Cunningham
TRATADO DE
FISIOLOGIA VETERINÁRIA

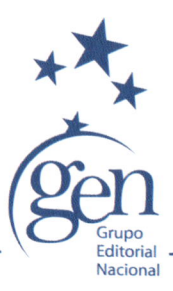

O GEN | Grupo Editorial Nacional – maior plataforma editorial brasileira no segmento científico, técnico e profissional – publica conteúdos nas áreas de ciências da saúde, exatas, humanas, jurídicas e sociais aplicadas, além de prover serviços direcionados à educação continuada e à preparação para concursos.

As editoras que integram o GEN, das mais respeitadas no mercado editorial, construíram catálogos inigualáveis, com obras decisivas para a formação acadêmica e o aperfeiçoamento de várias gerações de profissionais e estudantes, tendo se tornado sinônimo de qualidade e seriedade.

A missão do GEN e dos núcleos de conteúdo que o compõem é prover a melhor informação científica e distribuí-la de maneira flexível e conveniente, a preços justos, gerando benefícios e servindo a autores, docentes, livreiros, funcionários, colaboradores e acionistas.

Nosso comportamento ético incondicional e nossa responsabilidade social e ambiental são reforçados pela natureza educacional de nossa atividade e dão sustentabilidade ao crescimento contínuo e à rentabilidade do grupo.

Cunningham
TRATADO DE FISIOLOGIA VETERINÁRIA

BRADLEY G. KLEIN, PHD

Associate Professor of Neuroscience
Department of Biomedical Sciences and Pathobiology
Virginia-Maryland College of Veterinary Medicine
Virginia Polytechnic Institute and State University
Blacksburg, Virginia

Revisão Técnica
Mitika Kuribayashi Hagiwara
Médica-Veterinária. Professora Titular aposentada pela Faculdade de
Medicina Veterinária e Zootecnia da Universidade de São Paulo (FMVZ-USP).

Tradução
Renata Scavone (Capítulos 1 a 17; Apêndice)
Fernanda Saules Ignácio (Capítulos 18 a 36)
Felipe Gazza Romão (Capítulos 37 a 55)

Sexta edição

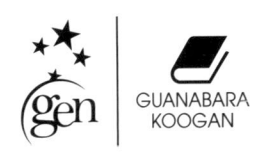

- **Atendimento ao cliente: (11) 5080-0751 | faleconosco@grupogen.com.br**

- Traduzido de:
CUNNINGHAM'S TEXTBOOK OF VETERINARY PHYSIOLOGY, SIXTH EDITION
Copyright © 2020 by Elsevier, Inc.
Previous edition copyrighted 2013, 2007, 2002, 1997, 1992.
All rights reserved.
This edition of *Cunningham's Textbook of Veterinary Physiology*, 6th edition, by Bradley G. Klein, is published by arrangement with Elsevier Inc.
ISBN: 978-0-323-55227-1
Esta edição de *Cunningham's Textbook of Veterinary Physiology*, 6ª edição, de Bradley G. Klein, é publicada por acordo com a Elsevier Inc.

- Direitos exclusivos para a língua portuguesa
Copyright © 2021 by
GEN | GRUPO EDITORIAL NACIONAL S.A.
Publicado pelo selo Editora Guanabara Koogan Ltda.
Travessa do Ouvidor, 11
Rio de Janeiro – RJ – CEP 20040-040
www.grupogen.com.br

- Editoração eletrônica: Diretriz

Nota
Este livro foi produzido pelo GEN	Grupo Editorial Nacional, sob sua exclusiva responsabilidade. Profissionais da área da Saúde devem fundamentar-se em sua própria experiência e em seu conhecimento para avaliar quaisquer informações, métodos, substâncias ou experimentos descritos nesta publicação antes de empregá-los. O rápido avanço nas Ciências da Saúde requer que diagnósticos e posologias de fármacos, em especial, sejam confirmados em outras fontes confiáveis. Para todos os efeitos legais, a Elsevier, os autores, os editores ou colaboradores relacionados a esta obra não podem ser responsabilizados por qualquer dano ou prejuízo causado a pessoas físicas ou jurídicas em decorrência de produtos, recomendações, instruções ou aplicações de métodos, procedimentos ou ideias contidos neste livro.

- Ficha catalográfica

CIP-BRASIL. CATALOGAÇÃO NA PUBLICAÇÃO
SINDICATO NACIONAL DOS EDITORES DE LIVROS, RJ

K72b
6. ed.

Klein, Bradley G.
  Cunningham tratado de fisiologia veterinária / Bradley G. Klein ; tradução Renata Scavone, Fernanda Ignácio, Felipe Gazza Romão ; revisão técnica Mitika Kuribayashi Hagiwara. - 6. ed. - [Reimpr.]. Rio de janeiro : GEN | Grupo Editorial Nacional S.A. Publicado pelo selo Editora Guanabara Koogan Ltda., 2023.
664 p. : il. ; 28 cm.

  Tradução de: Cunningham's textbook of veterinary physiology
  Apêndice
  Inclui bibliografia e índice
  ISBN 978-85-9515-779-8

  1. Fisiologia veterinária. I. Scavone, Renata. II. Ignácio, Fernanda. III. Romão, Felipe Gazza. IV. Hagiwara, Mitika Kuribayashi. V. Título.

21-68667

CDD: 636.089
CDU: 636.09:591.4

Leandra Felix da Cruz Candido – Bibliotecária – CRB-7/6135

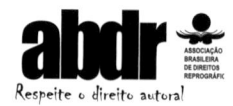
Respeite o direito autoral

Em memória de Ira Matthew Klein (1985-2013),
com amor e para sempre.

Colaboradores

S. Ansar Ahmed, DVM, PhD
Professor and Associate Dean for Research, Department of Biomedical Sciences and Pathobiology, Virginia-Maryland College of Veterinary Medicine, Virginia Polytechnic Institute and State University Blacksburg, Virginia.

Steven P. Brinsko, DVM, MS, PhD, DACT
Professor and Associate Department Head of Academics, Department of Large Animal Clinical Sciences, College of Veterinary Medicine and Biomedical Sciences Texas A&M University College Station, Texas.

Autumn P. Davidson, DVM, MS, DACVIM (Internal Medicine)
Clinical Professor. Veterinary Medical Teaching Hospital, Department of Medicine and Epidemiology, School of Veterinary Medicine, University of California-Davis, Davis, California.

Susan L. Ewart, DVM, PhD, DACVIM
Professor and Special Assistant to the Dean, Department of Large Animal Clinical Sciences, College of Veterinary Medicine, Michigan State University East Lansing, Michigan.

Deborah S. Greco, DVM, PhD, DACVIM-SAIM
Senior Research Scientist, Nestle Purina Petcare, St. Louis, Missouri.

Steven R. Heidemann, PhD
Professor Emeritus, Department of Physiology Michigan State University, East Lansing, Michigan.

Thomas H. Herdt, DVM, MS, DACVIM, DACVN
Professor and Chief of Nutrition, Department of Large Animal Clinical Sciences and Veterinary Diagnostic Laboratory, College of Veterinary Medicine, Michigan State University East Lansing, Michigan.

Xin M. Luo, MS, PhD
Associate Professor of Immunology, Department of Biomedical Sciences and Pathobiology, Virginia-Maryland College of Veterinary Medicine, Virginia Polytechnic Institute and State University, Blacksburg, Virginia.

Brian K. Petroff, DVM, PhD
Associate Professor and Section Chief, Endocrinology, Department of Pathobiology and Diagnostic Investigation, Diagnostic Center for Population and Animal Health College of Veterinary Medicine, Michigan State University, East Lansing, Michigan.

Juan E. Romano, DVM, MS, PhD, DACT
Professor Department of Large Animal Clinical Sciences, College of Veterinary Medicine and Biomedical Sciences, Texas A&M University College Station, Texas.

John H. Rossmeisl Jr., DVM, MS, DACVIM
Professor, Neurology and Neurosurgery, Department of Small Animal Clinical Sciences, Virginia-Maryland College of Veterinary Medicine, Virginia Polytechnic Institute and State University Blacksburg, Virginia.

Gerhardt G. Schurig, DVM, MS, PhD
Professor and International Programs Strategist, Department of Biomedical Sciences and Pathobiology, Virginia-Maryland College of Veterinary Medicine, Virginia Polytechnic Institute and State University, Blacksburg, Virginia.

George H. Stabenfeldt, DVM, PhD (*in memoriam*)
Professor, Department of Reproduction School of Veterinary Medicine, University of California-Davis, Davis, California.

Robert B. Stephenson, PhD
Associate Professor, Department of Physiology, Michigan State University, East Lansing, Michigan.

Jill W. Verlander, DVM
Scientist, Department of Medicine Division of Nephrology, Hypertension, and Renal Transplantation, University of Florida College of Medicine Gainesville, Florida.

Sharon G. Witonsky, DVM, PhD, DACVIM
Associate Professor, Equine Field Service, Department of Large Animal Clinical Sciences, Virginia-Maryland College of Veterinary Medicine, Virginia Polytechnic Institute and State University, Blacksburg, Virginia.

Prefácio

Fisiologia é o estudo das funções normais do corpo – moléculas, células, sistemas orgânicos e as relações entre eles. Uma vez que a medicina é o estudo das funções anormais do corpo, é essencial entender a fisiologia normal para compreender os mecanismos da doença. Por esse motivo, a fisiologia e outras importantes ciências básicas da medicina fazem parte do currículo de medicina veterinária.

Fisiologia é um assunto vasto; porém, as frequentes restrições de tempo dos estudantes de medicina veterinária geralmente impedem o aprendizado de tudo o que a envolve. Portanto, tentamos limitar os conceitos apresentados neste livro ao que é mais relevante à prática. Como o escopo da fisiologia abrange muitas disciplinas científicas e níveis de análise, os colaboradores representam outros campos do conhecimento, como neurociência, biologia celular, biologia molecular, imunologia e diversas especialidades clínicas. Muitos deles também são veterinários ou consultaram médicos-veterinários para compor o conteúdo. As seções sobre sistema imune e câncer ressaltam a íntima relação entre o entendimento da biologia celular e molecular, a função fisiológica e a medicina veterinária.

Esta edição de *Cunningham Tratado de Fisiologia Veterinária* se destina a estudantes do primeiro ano de medicina veterinária, e seus objetivos são: apresentar ao aluno os princípios e conceitos da fisiologia pertinentes à prática da profissão, oferecer ao leitor a fisiopatologia e as técnicas de resolução de problemas clínicos e ajudá-lo a entender a relação entre fisiologia e a prática da medicina veterinária.

O livro foi concebido para que seu entendimento pelos alunos seja o mais fácil possível; por isso, novos conceitos foram introduzidos no texto por enunciados que resumem o essencial, os quais também são listados no início do capítulo como "Pontos-chave". Esse formato ajudará o leitor a estudar o assunto abordado ou fazer uma revisão para a prova.

Ao final de cada capítulo, há uma seção denominada "Correlações clínicas". De acordo com a crescente tendência de integração precoce da ciência básica com o material clínico nos currículos veterinários, essas correlações mostram ao leitor como o conhecimento da fisiologia é aplicado ao diagnóstico e ao tratamento de animais. Isso possibilita que o aluno reflita de outra maneira sobre os princípios e conceitos apresentados, podendo servir como base para discussões de casos em sala de aula.

Outro recurso para que os alunos revisem o conteúdo do livro são as "Questões de revisão", incluídas em cada capítulo. A bibliografia indica ao leitor livros mais avançados, já que as restrições de tempo mencionadas podem impedir o acesso dos estudantes de medicina veterinária à literatura original. No entanto, para aqueles que têm tempo, algumas referências originais também estão incluídas em vários capítulos.

Tenho imensa gratidão aos colaboradores, que trabalharam muito para garantir que as informações desta sexta edição fossem precisas e atualizadas. Isso resultou em novas ilustrações e correlações clínicas, além da adição de material sobre novas descobertas (p. ex., sistema linfático cerebral; armadilhas extracelulares de neutrófilos). É bem-vinda a excelência de dois novos colaboradores: Dra. Susan L. Ewart, na Parte 8, *Função Respiratória*, e Dr. Brian K. Petroff, na Parte 5, *Endocrinologia*. A Dra. Xin M. Luo contribuiu no capítulo sobre imunologia. O Dr. N. Edward Robinson merece um agradecimento especial por aposentar-se deste projeto depois de contribuir com todas as edições anteriores, sendo o autor do primeiro conteúdo sobre fisiologia respiratória e homeostase. Agradeço também ao Dr. Ayman Sayegh por colaborar para uma edição anterior do capítulo sobre a regulação da função gastrintestinal. Sugestões de como melhorar o texto nas próximas edições serão sempre bem-vindas.

Sou especialmente grato à ilustradora do livro, Jeanne Robertson, que desenhou as novas ilustrações para esta edição e revisou grande parte da arte preexistente. Também agradeço ao pessoal da Elsevier, que foi fundamental na produção da sexta edição, entre eles Penny Rudolph, Jennifer Flynn-Briggs, Ellen Wurm-Cutter, Anna Miller, Madhavan Kamatchi e Haritha Dharmarajan. Um agradecimento especial a Kathleen Nahm, especialista em desenvolvimento de conteúdo da Elsevier, que acompanhou quase todas as etapas deste projeto e passou por várias provações e tribulações, fazendo um trabalho primoroso ao gerenciar meu frequente atraso. Drs. Jonathan Abbott, Virginia Buechner-Maxwell e Shireen Hafez deram opiniões valiosas sobre vários aspectos do livro, as quais levaram ao aperfeiçoamento dele. A Dra. Bonnie Smith deu ótimos conselhos sobre a ilustração da capa. Mais uma vez, este livro não existiria sem a inestimável experiência dos colaboradores, que trabalharam arduamente para que ele seja o melhor texto de fisiologia veterinária possível.

Devo muitíssimo ao Dr. Jim Cunningham, cujas visão, orientação e experiência transformaram esta obra em uma realidade e um sucesso, tornando "Cunningham" um nome familiar entre os estudantes e professores de medicina veterinária de várias gerações. Colocar seu nome no título do livro é uma forma de reconhecimento parcial dessa dívida. O Dr. Jim Cunningham também é reconhecido aqui por ter criado o primeiro material de neurofisiologia, que continuei a construir ao longo dos anos. O estilo didático continua nesta edição e será mantido nas próximas.

Também gostaria de agradecer à minha família, cujo amor e apoio sustentam a minha existência, e a Ira (sentimos muito a sua falta). Você está sempre em nosso coração e em nossa memória.

Por fim, este livro é uma homenagem aos estudantes de veterinária em todo o mundo. São esses alunos que dão prazer, significado e valor ao nosso ensino.

Brad Klein

Sumário

1

Bases Celulares e Moleculares da Regulação Fisiológica

STEVEN R. HEIDEMANN

PONTOS-CHAVE

1. Toda alteração fisiológica é mediada por proteínas.
2. A função da proteína depende da forma da molécula e de suas modificações.
3. Uma série de reações enzimáticas converte a tirosina em moléculas de sinalização dopamina, norepinefrina (noradrenalina) e epinefrina (adrenalina).
4. A contração muscular e seu início e fim dependem da especificidade da ligação e das propriedades alostéricas das proteínas.
5. As membranas biológicas são um mosaico de proteínas embutidas na dupla camada fosfolipídica.

Transporte

1. Apenas as moléculas pequenas sem carga e as moléculas com gordura podem penetrar nas biomembranas sem o auxílio de proteínas.
2. As moléculas se movem espontaneamente das regiões de alta energia livre para as regiões de baixa energia livre.
3. Importantes equações de transporte resumem as contribuições de várias forças motrizes.
4. A hipótese de Starling relaciona o fluxo de líquidos pelos capilares com as pressões hidrostáticas e osmóticas.
5. As proteínas da membrana que desempenham as triplas funções de transporte seletivo, catálise e acoplamento podem bombear íons e moléculas para regiões de maior energia livre.
6. Muitas proteínas da membrana facilitam o transporte seletivo de íons/moléculas do alto para o baixo potencial eletroquímico.
7. O transporte passivo de K^+ pela membrana plasmática cria um potencial elétrico.

8. A organização espacial das proteínas de transporte ativo e passivo permite a passagem completa do material para a célula.
9. A fusão da membrana permite uma combinação de compartimentalização e transporte do material.

Transmissão e transdução da informação

1. A sinalização celular geralmente ocorre por uma longa cadeia de interações moleculares sequenciais.
2. As vias de sinalização se iniciam com a ligação de uma molécula extracelular ao receptor.
3. A informação fisiológica específica é inerente ao complexo receptor/ligante, não à molécula de hormônio/ neurotransmissor.
4. Os receptores associados à proteína G são a maior família (uma *superfamília*) de receptores e auxiliam a regulação de quase todos os processos fisiológicos.
5. A maioria das informações associadas à proteína G é enviada ao citoplasma por *segundos mensageiros*.
6. O transporte de Ca^{2+} através das membranas plasmáticas e intracelulares é um importante segundo mensageiro.
7. O monofosfato de adenosina (AMP) cíclico é produzido pela ativação de uma enzima ligada à membrana em resposta à interação do hormônio/ligação do neurotransmissor com os receptores.
8. A hidrólise mediada por receptor de um raro fosfolipídio da membrana plasmática produz dois segundos mensageiros diferentes, com ações distintas.
9. Os hormônios esteroides e outros sinais lipídicos interagem com receptores nucleares que, por sua vez, são fatores de transcrição no interior da célula.

A fisiologia é o estudo da regulação das alterações no organismo, neste caso, dos animais mais evoluídos. Nossa compreensão da fisiologia foi drasticamente modificada nos últimos 35 anos em razão do conhecimento das bases moleculares da regulação biológica. Este capítulo resume (e simplifica bastante) nosso atual conhecimento sobre as bases moleculares e celulares desta regulação. A maioria dos princípios expostos aqui se aplica a todas as células animais. A abordagem adotada é a da anatomia molecular funcional, isto é, a estrutura molecular da célula é examinada com ênfase especial na função fisiológica, no animal intacto, das moléculas e das estruturas supramoleculares responsáveis por esta função. Somente os aspectos da função celular relevantes para a fisiologia dos animais mais evoluídos são discutidos; o leitor deve consultar a seção Bibliografia para uma abordagem mais completa da célula. Este capítulo também traz algumas revisões de conceitos básicos e vocabulário. No entanto, a discussão pressupõe que o leitor esteja familiarizado com a célula e seus constituintes moleculares apresentados nos cursos de Biologia Geral e nos currículos básicos de Bioquímica.

Toda alteração fisiológica é mediada por proteínas

Toda alteração fisiológica é mediada por uma única classe de macromoléculas poliméricas (moléculas grandes), as proteínas. As funções das proteínas podem ser divididas em diversas categorias: catálise, reação de acoplamento, transporte, estrutura e sinalização.

Catálise é a capacidade de aumentar consideravelmente a taxa de reação química sem alteração de seu equilíbrio. A grande maioria das reações bioquímicas se dá na taxa fisiológica adequada por causa das proteínas catalisadoras, denominadas *enzimas*. Exemplos de catálise enzimática na síntese de uma classe de moléculas de regulação fisiológica, as catecolaminas, são mostrados no fim deste capítulo.

Na *reação de acoplamento*, há união de duas reações com transferência de energia. A energia de uma reação espontânea (como a água fluindo morro abaixo) é canalizada para uma reação não espontânea (p. ex., serrar madeira), de modo que a soma das duas reações seja espontânea. Ou seja, a energia liberada pela reação "morro abaixo" é usada para ativar a reação "morro acima". Esta é a função básica de um motor; a queima de gasolina "morro abaixo" é acoplada ao movimento do carro "morro acima". Por causa da capacidade das proteínas em acoplar reações espontâneas e não espontâneas, as células se assemelham a um motor químico, usando a energia química para realizar diversas atividades. Uma delas, a contração do músculo estriado, é discutida, posteriormente, com particular ênfase nas proteínas envolvidas.

As proteínas constituem-se em uma via de *transporte pela membrana* da maioria das moléculas e todos os íons para dentro e para fora da célula. O transporte e as proteínas de transporte são apresentados com mais detalhes após a discussão sobre a membrana de dupla camada lipídica, o principal obstáculo ao transporte.

As proteínas que formam filamentos e unem as células umas às outras e ao seu ambiente são responsáveis pela *estrutura* e organização celular e pelas agregações multicelulares (*i. e.*, os tecidos e órgãos dos animais). A estrutura interna da célula muscular, bem como sua capacidade de realização de trabalho, é decorrente das propriedades das proteínas musculares, abordadas mais tarde.

Em seu nível mais básico, a *sinalização* requer somente uma mudança controlada ou diferença. A sinalização humana é realizada por meio de circuitos elétricos abertos e fechados (telegrafia), sopros de fumaça no ar e marcas pretas complexas sobre um fundo contrastante (números e letras). Como será discutido a seguir, uma propriedade fundamental das proteínas é a capacidade de mudar de forma. A célula pode utilizar as alterações de forma da proteína para enviar sinais e a função de algumas modificações destas é puramente informativa. Ou seja, tudo que algumas proteínas fazem pela alteração de forma é transmitir e transduzir informação. A *informação* pode ser definida como "qualquer diferença que faça uma diferença" ou, de modo mais simples, qualquer diferença que regule algo. As funções de catálise, acoplamento, transporte, estrutura e sinalização podem ser combinadas em moléculas proteicas individuais. Como se tornará evidente, tais proteínas multifuncionais cumprem funções fisiológicas muito importantes. Também é fundamental que a alteração em uma ou mais dessas funções proteicas possa ser usada para transmitir informações, atuando como um sinal no interior da célula. Portanto, além das proteínas especializadas exclusivamente em conduzir informações, as alterações na atividade enzimática ou no transporte de íons também podem fazer uma diferença, transmitindo as informações e desencadeando a resposta apropriada.

A função da proteína depende da forma da molécula e de suas modificações

A função proteica está fundamentada em duas características moleculares: (1) as proteínas podem ligar-se, de maneira muito específica, a outras moléculas, e (2) as proteínas podem mudar de forma, o que, por sua vez, altera suas propriedades de ligação e sua função. A especificidade de ligação das proteínas é o resultado de sua complexa estrutura tridimensional. Sulcos ou endentações na superfície das moléculas de proteína, denominados *sítios de ligação*, permitem interações específicas com uma molécula de formato complementar, denominada *ligante*. Este mecanismo de formato complementar, que é a base da ligação, é semelhante à interação entre uma chave e uma fechadura.

Vários aspectos da analogia chave-fechadura são dignos de nota. À semelhança de uma fechadura, somente uma pequena parte da proteína participa da ligação. A ligação é muito específica; pequenas alterações na forma do sítio de ligação (buraco da fechadura) ou no formato do ligante (chave) podem modificar o comportamento da proteína (fechadura). Como a chave e a fechadura, a interação complementar da forma tem função de reconhecimento; somente as moléculas com o exato formato afetam a função da proteína. Essa função de reconhecimento desempenha um papel primário na transferência de informação. A proteína reconhece um determinado sinal por meio da ligação; assim, altera sua forma e, consequentemente, sua função. Ao contrário da maioria das fechaduras, porém, as proteínas frequentemente têm múltiplos sítios de ligação para múltiplos ligantes.

Portanto, o formato tridimensional da proteína, sua *conformação*, determina sua função. A principal força que estabiliza a conformação da proteína é a *interação hidrofóbica*. Aminoácidos oleosos, *hidrofóbicos* (avessos à água) tendem a se reunir no meio da proteína, distante da água, ao passo que os aminoácidos *hidrofílicos* (com afinidade por água) tendem a ser encontrados na superfície mais externa da proteína, interagindo com a abundante água celular. A interação hidrofóbica também é importante na estabilização da interação de proteínas com os lipídios das membranas biológicas, como será discutido mais adiante. O formato da proteína também é estabilizado por *pontes de hidrogênio* entre os pares de aminoácidos polares na cadeia polipeptídica (proteína).

As mesmas fracas forças responsáveis pela conformação da proteína são também utilizadas para manter o ligando no sítio de ligação da proteína. A posição desse ligando no sítio de ligação é estabilizada pelas pontes de hidrogênio entre seus grupos polares e os grupos laterais dos aminoácidos polares que revestem o sítio de ligação, bem como as pontes de hidrogênio no interior da cadeia polipeptídica estabilizam o formato da molécula. Como as mesmas forças são responsáveis pelo formato da proteína e por suas propriedades de ligação, a forma influencia a ligação e, por sua vez, a ligação pode influenciar o formato da proteína. A capacidade de as proteínas alterarem seu formato é chamada *alosterismo* (termo em grego para "outras formas").

As modificações alostéricas na conformação da proteína ocorrem por quatro mecanismos gerais. Um deles, já mencionado, é a mudança de formato da maioria das proteínas conforme o ligante que interage com determinado sítio de ligação (Figura 1.1A). A sequência – interação específica com o ligante → mudança no formato da proteína → alteração nas propriedades de ligação

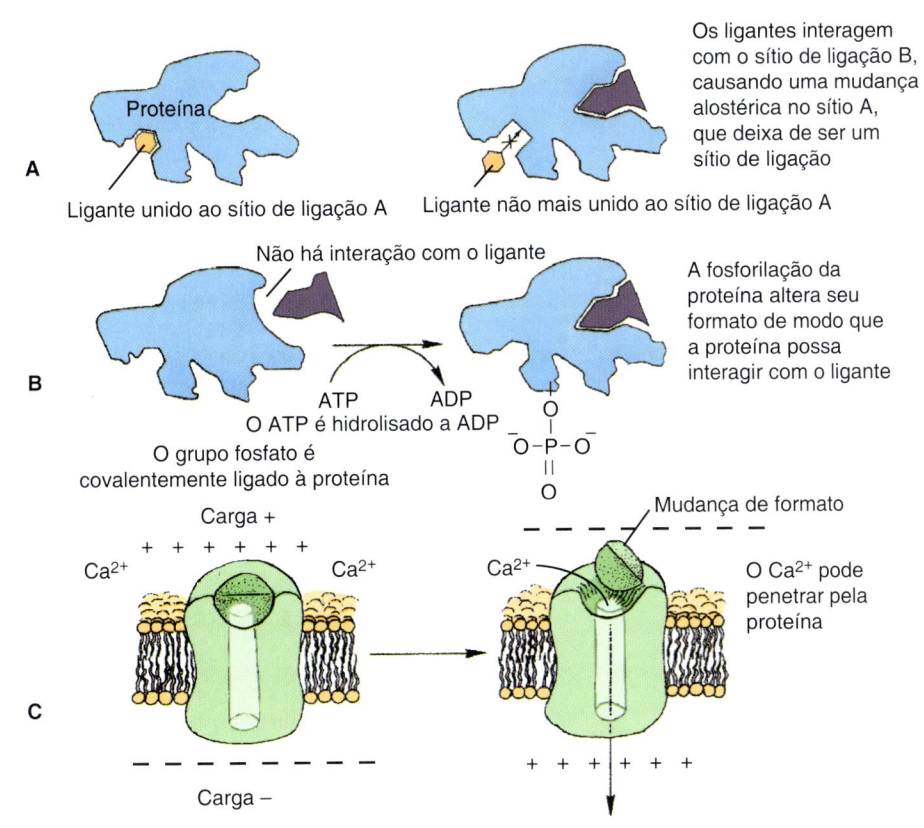

● **Figura 1.1** Três mecanismos comuns de mudança de formato alostérico nas proteínas. **A.** Interação com o ligante. A interação do ligante com um sítio alostérico (sítio B) em uma proteína muda a conformação desta molécula alterando a ligação no sítio A; o ligante não interage mais com o sítio A por causa do evento de ligação no sítio B. **B.** Fosforilação. A adição de um grupo fosfato aos resíduos serina, treonina ou tirosina de uma proteína altera sua conformação, mudando suas características de ligação. Nesse exemplo hipotético, a fosforilação ativa uma proteína inativa. Algumas proteínas são inativadas por este mecanismo. *ADP*, difosfato de adenosina; *ATP*, trifosfato de adenosina. **C.** Proteínas dependentes de voltagem. A conformação de algumas proteínas, principalmente canais iônicos, é alterada pelo campo elétrico ao redor da proteína. Mostra-se, aqui, a abertura (ativação) de um canal de Ca^{2+} acionado por voltagem quando a membrana é despolarizada.

proteica e na função da proteína → esta mudança regula algo – é um mecanismo molecular comum que está sob o controle fisiológico. Este método não envolve nenhuma alteração na estrutura covalente da proteína.

Um segundo método que produz modificação conformacional, entretanto, é decorrente da modificação covalente de um ou mais grupos laterais de aminoácidos da proteína (ver Figura 1.1B). A alteração mais comum é a adição covalente de um grupo fosfato ao grupo hidroxila (–OH) ao lado da cadeia de resíduos de serina, treonina ou tirosina na proteína. Esta modificação é chamada *fosforilação*. Como o grupo fosfato apresenta alta carga, a fosforilação de uma proteína altera as pontes de hidrogênio e outras interações eletrostáticas na cadeia proteica, modificando sua conformação e propriedades funcionais.

Em um terceiro método, algumas proteínas fisiologicamente importantes alteram sua forma em resposta ao campo elétrico ao redor da proteína (ver Figura 1.1C). Estas proteínas respondem à mudança de voltagem por meio da alteração da posição de aminoácidos carregados, modificando, portanto, seu formato.

O quarto método de modificação no formato da proteína é o menos compreendido (não mostrado). Algumas proteínas mudam a forma de maneira controlada em resposta às forças mecânicas. Embora isto não seja surpreendente, porque todas as substâncias sólidas e similares modificam a forma ao menos de maneira superficial em resposta à força, sabemos relativamente pouco a respeito das proteínas sensíveis às forças mecânicas. O melhor exemplo atual é uma proteína participante dos primeiros eventos da audição, que

muda seu transporte de íons em resposta ao estímulo mecânico do som (pequenas alterações ondulares da pressão do ar).

A importância da especificidade de ligação e do alosterismo pode ser demonstrada por dois exemplos de seus papéis na função fisiológica. O primeiro exemplo é o papel das enzimas na síntese de três pequenas moléculas de sinalização não proteicas e de estrutura similar. Este exemplo mostra como a especificidade de ligação é importante na função catalítica e como o alosterismo está sujeito à regulação da síntese. O segundo é mais complexo: o papel de proteínas na contração muscular. A contração do músculo mostra como as proteínas podem explorar as propriedades básicas de ligação específica e formato alostérico, para realizar mais de uma função ao mesmo tempo; as proteínas musculares têm papel estrutural, exercem função catalítica e acoplam a hidrólise "morro abaixo" de *trifosfato de adenosina* (ATP) para fazer o trabalho mecânico, a sustentação de peso "morro acima".

Uma série de reações enzimáticas converte a tirosina nas moléculas de sinalização dopamina, norepinefrina (noradrenalina) e epinefrina (adrenalina)

A Figura 1.2 é um diagrama da série de reações que convertem o aminoácido tirosina em três diferentes moléculas de sinalização: (1) *dopamina*, um neurotransmissor cerebral; (2) *norepinefrina*, um neurotransmissor do sistema nervoso autônomo periférico; e (3) *epinefrina*, um neurotransmissor autonômico e hormônio. Essas

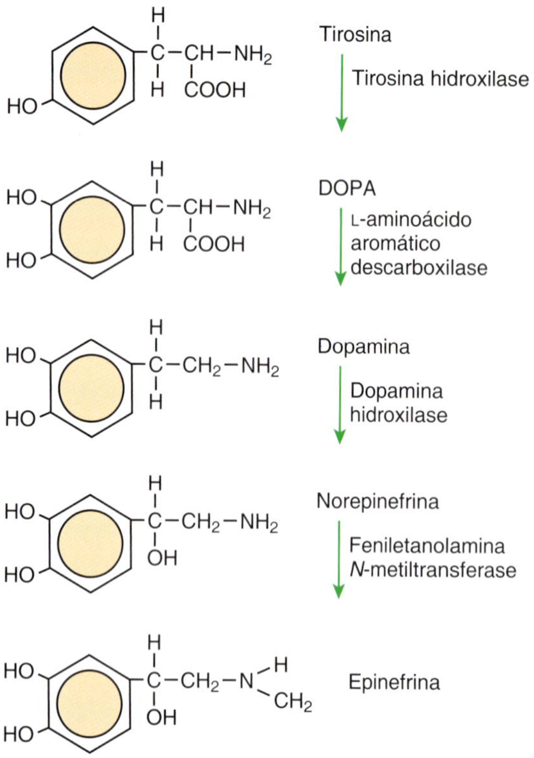

• **Figura 1.2** Via biossintética da epinefrina. O aminoácido tirosina é metabolizado nos neurotransmissores dopamina, norepinefrina e epinefrina. O diagrama mostra os nomes e as fórmulas estruturais de cada composto da via e os nomes das enzimas que catalisam cada reação. *DOPA*, Di-hidroxifenilalanina.

moléculas compartilham uma estrutura semelhante, pois todas contêm um anel fenil (benzeno) com dois grupos hidroxila (p. ex., catecol) e um grupo amina (logo, *catecolaminas*). Estão entre o grande número de moléculas que atuam como neurotransmissores. Assim, a informação eletricamente codificada enviada pelos neurônios causa a liberação de uma substância química, o neurotransmissor, no terminal próximo à célula-alvo, como outro nervo, um músculo ou uma célula endócrina. A informação eletricamente codificada do nervo é transmitida à célula-alvo pela ligação dos neurotransmissores às proteínas na superfície da célula-alvo. A síntese do neurotransmissor apropriado é crucial para a função e regulação fisiológica do sistema nervoso.

Na primeira etapa da biossíntese de catecolamina, a tirosina se liga à enzima tirosina hidroxilase, que catalisa a adição de outro grupo hidroxila ao grupo fenil para formar di-hidroxifenilalanina, chamada *DOPA*. Esse grupo hidroxila altera a interação enzima-ligante; a chave não se encaixa na fechadura. A DOPA é liberada da tirosina hidroxilase e, então, se liga à outra enzima, a aminoácido descarboxilase L-aromática. Como o próprio nome diz, esta enzima catalisa a remoção do grupo carboxila, convertendo a DOPA em dopamina. Esta última é convertida em norepinefrina pela atividade da dopamina hidroxilase, que acrescenta outro grupo hidroxila, desta vez no carbono dois da dopamina. Finalmente, a adição de um grupo metil ao nitrogênio amino pela feniletanolamina *N*-metiltransferase dá origem à epinefrina (também conhecida como *adrenalina*). Note a especificidade de ligação das enzimas: embora as catecolaminas tenham estruturas semelhantes, diferentes enzimas se ligam a cada uma dessas moléculas (p. ex., a epinefrina não interage com a dopamina hidroxilase).

As propriedades alostéricas de uma enzima nessa via constituem-se em um exemplo de regulação fisiológica. Certos hormônios e neurotransmissores causam a *fosforilação* da tirosina hidroxilase, a primeira enzima da via, aumentando sua atividade. Isto é, a

fosforilação da enzima aumenta a taxa de catálise da conversão da tirosina em DOPA. Como essa etapa é a mais lenta, o aumento na atividade dessa proteína aumenta a taxa livre de síntese de todas as catecolaminas. A redução controlada na taxa é obtida por um mecanismo alostérico diferente: ligação dos produtos finais com a enzima. A dopamina, a norepinefrina e a epinefrina podem ligar-se à tirosina hidroxilase em um local que não o sítio da tirosina. Esses eventos de ligação inibem a atividade enzimática. A inibição da via pelos próprios produtos finais é um caso clássico de controle alostérico, denominado *inibição pelo produto final*. Muitas substâncias regulam sua própria síntese por meio da inibição de uma das primeiras enzimas da via. Em quantidades suficientes, os produtos finais inibem a síntese adicional por alterações alostéricas na enzima. Este é um exemplo desta sequência: ligação específica → mudança no formato da proteína → alteração nas propriedades de ligação e nas funções da proteína → esta alteração regula algo.

A contração muscular e seu início e fim dependem da especificidade de ligação e das propriedades alostéricas das proteínas

Há três tipos de tecido muscular nos vertebrados: (1) o *músculo esquelético*, responsável pela capacidade de movimentação dos animais; (2) o *músculo cardíaco*, um tipo de músculo encontrado somente no coração, mas estruturalmente similar ao músculo esquelético; e (3) o *músculo liso*, encontrado nos vasos sanguíneos, no intestino e no útero. Os três produzem força tensora por contração e redução de seu comprimento. Toda contração muscular deve-se à ligação e às propriedades alostéricas das duas proteínas, a actina e a miosina. O início e a interrupção do processo de contração dependem de mais duas proteínas nos músculos esqueléticos e cardíacos, a troponina e a tropomiosina. No músculo liso, esse processo depende de um sistema diferente com outras proteínas envolvidas e será discutido mais adiante, neste capítulo.

A *miosina* é uma proteína grande, cuja forma se assemelha a um taco de golfe de duas cabeças. A cauda alongada da molécula de miosina corresponde ao cabo do taco de golfe e há duas protuberâncias no final da cauda que, como no taco de golfe, são chamadas *cabeças*. A cauda da miosina se liga, especificamente, a outras caudas de miosina e forma agregados bipolares denominados *filamentos espessos* (Figura 1.3). As cabeças de miosina, especificamente, se conectam ao ATP e a outra proteína muscular, a actina. A actina se liga a si própria para formar filamentos longos e finos, denominados *filamentos finos* no músculo e *F-actina* (actina filamentosa) em outros tipos celulares. Os filamentos de actina desempenham importante papel arquitetônico em todas as células animais. Embora a actina seja mais bem compreendida nas células musculares, todas as células animais dependem de seus filamentos para manter o formato e para conseguir migrar em seu ambiente. Os filamentos de actina podem ser "tecidos" de várias maneiras para produzir estruturas diferentes, como feixes amarrados e redes de tecido. Esses feixes e redes são usados para sustentar a célula em formatos particulares, como cordas que seguram a cobertura de uma tenda.

No músculo, a interação entre miosina, ATP e actina produz contração e força, como mostra a Figura 1.4:

- Etapa A: o ATP liga-se à cabeça da miosina; nesta conformação, a miosina tem pouca capacidade de ligar-se à actina
- Etapa B: a atividade enzimática associada à cabeça da miosina, um *trifosfato de adenosina* (ATPase), rapidamente produz hidrólise parcial do ATP a *difosfato de adenosina* (ADP) e *fosfato inorgânico* (P_i), que ficam ligados à miosina. Com o ADP e o P_i ligados, a miosina tem formato ligeiramente diferente que se liga com avidez aos filamentos de actina próximos

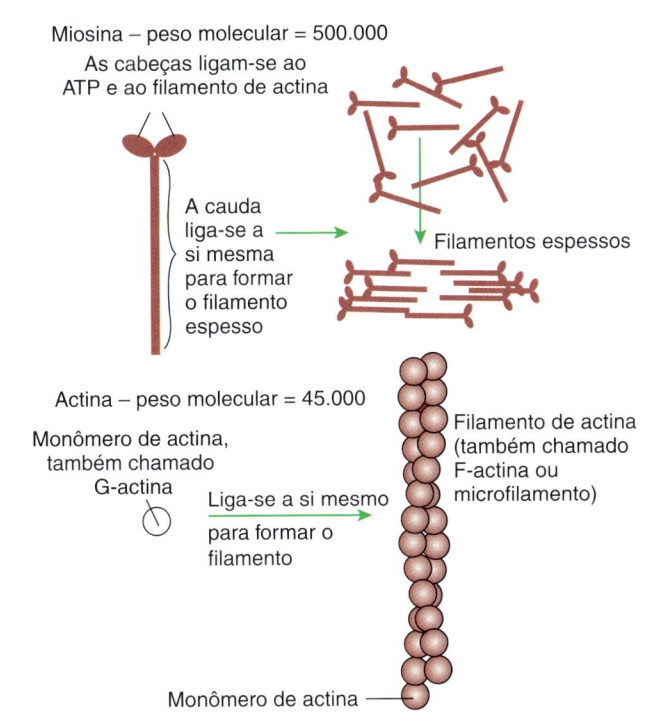

Miosina – peso molecular = 500.000

As cabeças ligam-se ao ATP e ao filamento de actina

A cauda liga-se a si mesma para formar o filamento espesso

Filamentos espessos

Actina – peso molecular = 45.000

Monômero de actina, também chamado G-actina

Liga-se a si mesmo para formar o filamento

Filamento de actina (também chamado F-actina ou microfilamento)

Monômero de actina

• **Figura 1.3** Montagem de miosina e actina para formação da estrutura filamentosa. As caudas de miosina se agregam umas às outras para formar um filamento espesso, uma subestrutura de músculo estriado. Os monômeros de actina (G-actina) constituem uma cadeia polipeptídica única, que forma uma proteína globular que pode ligar-se a outros monômeros de actina e formar os filamentos, também chamados microfilamentos. O filamento de actina é a estrutura básica dos filamentos finos do músculo estriado; estes filamentos também contêm troponina e tropomiosina em sua estrutura. *ATP*, Trifosfato de adenosina.

• Etapa C: quando a miosina se liga à actina, formando *pontes cruzadas*, a cabeça da miosina acopla a hidrólise completa do ATP e se flexiona de maneira vigorosa. Esta mudança alostérica faz com que o filamento de actina deslize sobre o filamento espesso. Esse deslizamento põe o filamento de actina sob tensão, o que, por sua vez, leva o músculo a se contrair (encurtar) contra a sua carga (p. ex., levantamento de um peso ou bombeamento de sangue). Toda contração muscular depende do *mecanismo de deslizamento dos filamentos* de actina e miosina. Essa mesma alteração alostérica da miosina modifica também suas propriedades de ligação; assim, ADP e P_i são liberados

• Etapa D: a ligação de uma nova molécula de ATP à cabeça da miosina modifica novamente o formato da molécula; a cabeça não se flexiona e perde afinidade pela actina, o que desmancha a ponte cruzada; assim, o ciclo pode ser reiniciado. O *rigor mortis* dos animais mortos é causado pela falta de um novo ATP para ligação à cabeça da miosina. Na ausência de ATP, as cabeças de miosina permanecem na Etapa C (p. ex., ligadas à actina). O músculo fica rígido porque está completamente unido por pontes cruzadas.

O *motor de actomiosina* usa as propriedades de ligação e alosterismo das proteínas para (1) criar filamentos estruturais capazes de suportar e transmitir força mecânica; (2) catalisar a hidrólise do ATP; e (3) acoplar a hidrólise do ATP "morro abaixo" para que a contração "morro acima" produza força. Em apenas uma proteína, a miosina, há vários exemplos da sequência característica já descrita: ligação específica → mudança no formato da proteína → alteração nas propriedades de ligação proteica e na função da proteína → esta mudança faz a diferença.

Esse sistema de proteínas contráteis requer algum controle, de modo que, por exemplo, o coração bata de maneira ritmada e a contração musculoesquelética seja coordenada. No organismo, a contração dos músculos esqueléticos e cardíacos está sob controle, primariamente, da estimulação elétrica de nervos ou de outras células eletricamente ativas (ver Capítulo 6). A transmissão da excitação elétrica para o sistema actomiosina é denominada *acoplamento-excitação-contração*. *Em todos os tipos de músculo, o acoplamento-excitação-contração depende de mudanças na concentração intracelular de íon cálcio* (Ca^{2+}). Nos músculos esqueléticos e cardíacos, mas não na musculatura lisa, outras duas proteínas de filamentos finos, a troponina e a tropomiosina, são necessárias para esse acoplamento. (O acoplamento excitação-contração no músculo liso será discutido posteriormente neste capítulo.) Nos músculos estriados, a *troponina* liga-se à tropomiosina e ao Ca^{2+}. A *tropomiosina* é uma proteína longa e delgada, que se liga ao sulco do filamento de actina de maneira que suas posições, protuberantes no sulco ou acomodadas no fundo dele, permitem ou impedem o acesso da cabeça da miosina ao filamento fino (Figura 1.5). O acoplamento excitação-contração do músculo estriado funciona da seguinte maneira:

• Etapa A: a excitação elétrica de uma célula do músculo estriado aumenta a concentração intracelular de Ca^{2+}
• Etapa B: o Ca^{2+} adicional liga-se à troponina, causando uma alteração alostérica na molécula
• Etapa C: como Ca^{2+} está ligado à troponina, que por sua vez está ligada à tropomiosina, a alteração induzida por Ca^{2+} na conformação da troponina é transmitida à molécula de tropomiosina. Quando

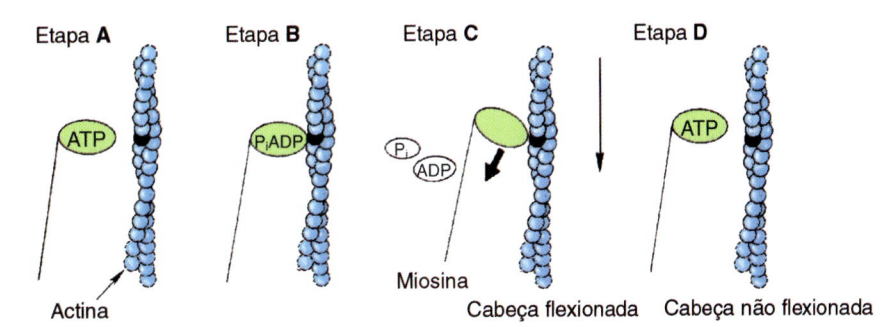

Etapa **A**   Etapa **B**   Etapa **C**   Etapa **D**

Actina   Miosina   Cabeça flexionada   Cabeça não flexionada

• **Figura 1.4** Liberação de energia pela actomiosina. **A.** A cabeça da miosina ligou-se ao trifosfato de adenosina (ATP). Nesta conformação, a miosina tem pouca afinidade de ligação à actina. **B.** ATP é parcialmente hidrolisado a difosfato de adenosina (ADP) e fosfato inorgânico (P_i); a hidrólise é parcial porque os produtos permanecem ligados à cabeça da miosina. A mudança na ligação à miosina (ADP e P_i, não ATP) muda a conformação desta última, que se liga à actina com alta afinidade. **C.** A hidrólise está completa; a miosina libera ADP e P_i. Esta mudança na ligação à cabeça da miosina provoca uma alteração alostérica na molécula, que se flexiona. Como a cabeça da miosina ainda está ligada ao filamento fino, a flexão faz com que este deslize pelo filamento espesso. **D.** Uma nova molécula de ATP liga-se à cabeça da miosina; como na etapa A, a miosina tem pouca afinidade pela actina neste estado, a cabeça é liberada do filamento fino e volta à posição original.

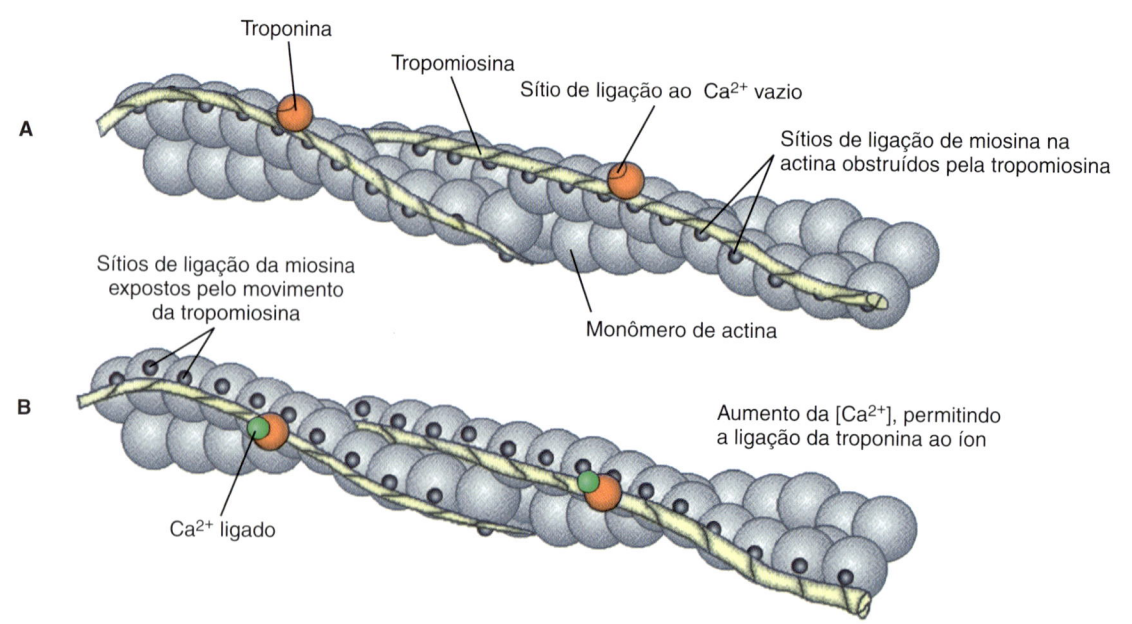

● **Figura 1.5** Regulação da actomiosina trifosfato de adenosina (ATPase) e da contração do músculo estriado pelo Ca^{2+}. **A.** Na ausência de altas concentrações de Ca^{2+}, a tropomiosina permanece no sulco do filamento de actina, onde obstrui os sítios de ligação para miosina. **B.** Na presença de altas concentrações de Ca^{2+}, o íon liga-se à troponina, causando uma alteração alostérica na interação da troponina com a tropomiosina. Essa alteração, por sua vez, muda a interação da tropomiosina com o filamento de actina para expor os sítios de ligação desta última.

a troponina se liga ao Ca^{2+}, a tropomiosina altera sua ligação à actina de tal maneira que o sítio da actina para a ponte cruzada de miosina fica exposto. (A tropomiosina acomoda-se de maneira mais profunda no sulco da actina, expondo essa última à cabeça da miosina.) À medida que a troponina se liga ao Ca^{2+}, o músculo se contrai conforme o ciclo da actomiosina apresentado anteriormente

● Etapa D: entretanto, quando a concentração de Ca^{2+} cai, alcançando os limites normais, a troponina não se liga mais ao Ca^{2+}. Isso faz com que a tropomiosina se mova para cima no sulco do filamento fino para novamente bloquear o sítio da actina de ligação à miosina. As cabeças de miosina não podem mais formar pontes cruzadas e a contração muscular é interrompida.

Como ocorre na produção de força pela actomiosina, sua regulação também revela muitos exemplos de função específica de ligação. A ligação específica de Ca^{2+} à troponina é um uso puramente informativo da ligação da proteína e alteração de formato; isto é, a troponina não tem função catalítica, de transporte ou estrutural, mas transmite o sinal "ligar" para a próxima proteína. A ligação da tropomiosina à actina possui não somente um papel regulador, mas também um papel estrutural; o filamento de actina é estabilizado pela tropomiosina, diminuindo a probabilidade de desagregação da actina em subunidades. A mudança na geometria da ligação da tropomiosina, que regula diretamente o acesso da miosina à actina, é um bom exemplo da importância da alteração alostérica, como essa sequência: ligação específica (troponina para tropomiosina) → mudança no formato da proteína (tropomiosina) → alteração nas propriedades de ligação (tropomiosina para actina) → uma diferença na posição da tropomiosina, que, por sua vez, regula o motor de actomiosina.

As membranas biológicas são um mosaico de proteínas embutidas na dupla camada fosfolipídica

Antes de prosseguir na discussão das bases celulares do controle fisiológico, outra estrutura básica deve ser introduzida. Trata-se da dupla camada fosfolipídica das biomembranas celulares. Os

fosfolipídios são moléculas que têm duas longas caudas de ácidos graxos hidrofóbicos e uma cabeça contendo um grupo fosfato hidrofílico, com cargas elétricas. Sob condições aquosas apropriadas, essas moléculas formam, espontaneamente, uma estrutura organizada de membrana, semelhante ao filme de uma bolha de sabão. Esta camada membranosa é composta por duas camadas (uma dupla camada) de moléculas fosfolipídicas. Nas duas camadas, as cabeças hidrofílicas apontam para fora, em direção às pontes de hidrogênio com água, e as caudas de ácidos graxos, oleosas, apontam para dentro, em direção uma à outra e longe da água. As proteínas embutidas nessa dupla camada lipídica, denominadas *proteínas intrínsecas de membrana* ou apenas *proteínas de membrana*, produzem a estrutura de mosaico fluido das biomembranas, mostrada na Figura 1.6. Todas as membranas biológicas compartilham dessa estrutura de *mosaico fluido*, seja a membrana plasmática externa, que separa o citoplasma do líquido extracelular, seja a membrana que circunda as organelas membranosas intracelulares, como o retículo endoplasmático ou os lisossomos. O nome "mosaico fluido" deve-se ao mosaico de proteínas entre os fosfolipídios e à natureza fluida da camada fosfolipídica; as proteínas podem mover-se e difundir-se no plano da dupla camada "como *icebergs* flutuando em um mar de fosfolipídios" (a apropriada frase de S. J. Singer, um dos criadores do modelo).

As membranas biológicas se constituem em outra estrutura molecular crucial que está sob controle fisiológico. A estrutura básica de mosaico fluido desempenha quatro funções amplas: (1) compartimentalização; (2) transporte seletivo; (3) processamento e transmissão da informação; e (4) organização de reações bioquímicas no espaço.

A *compartimentalização* é a propriedade de separar e segregar diferentes regiões por composição e função. O lisossomo, por exemplo, é uma organela membranosa intracelular que contém enzimas hidrolíticas (digestivas) que podem digerir a célula. A membrana lisossomal compartimentaliza essas enzimas potencialmente perigosas, segregando-as do volume citoplasmático. O *rigor mortis*, já mencionado, que se inicia logo após a morte, é transitório porque

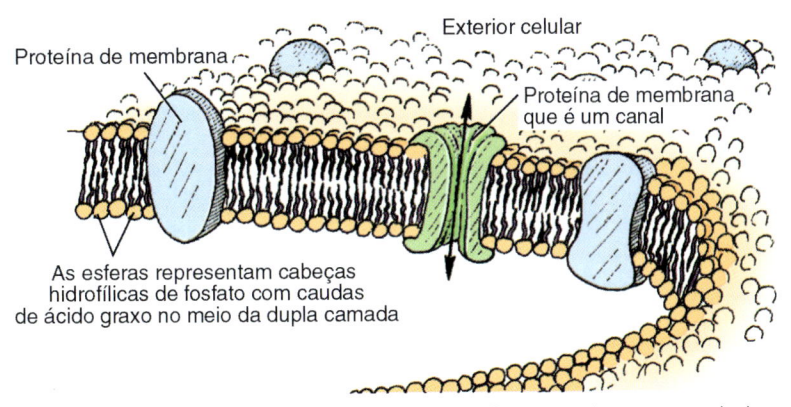

Exterior celular

Proteína de membrana

Proteína de membrana que é um canal

As esferas representam cabeças hidrofílicas de fosfato com caudas de ácido graxo no meio da dupla camada

• **Figura 1.6** Modelo de mosaico fluido para biomembranas. As biomembranas são compostas por uma dupla camada lipídica que embute as proteínas de membrana.

os lisossomos começam a se romper nessas condições, liberando suas enzimas, que digerem e separam as pontes cruzadas de actomiosina.

Obviamente, a membrana não pode manter o compartimento perfeitamente selado; o material deve entrar e sair da célula e de seus compartimentos internos. O *transporte seletivo* é decorrente, em parte, das propriedades da dupla camada fosfolipídica, mas, em sua maioria, é causado pela atividade das proteínas de transporte embutidas na membrana. Essas proteínas são caracteristicamente seletivas em sua função de transporte; por exemplo, a proteína que é o canal iônico especializado responsável pela sinalização neuronal é 15 vezes mais permeável aos íons sódio (Na^+) que aos íons potássio (K^+). O transporte é o principal tópico da fisiologia celular e é discutido, posteriormente, em mais detalhes.

Se as células de um organismo respondem a mudanças externas, devem receber informação sobre o estado do ambiente externo. Da mesma maneira que nós, animais maiores, temos nossos órgãos sensoriais – olhos, orelhas, nariz e assim por diante – dispostos em nossa superfície exterior, as células também têm a maioria do seu aparato de processamento e transmissão da informação ambiental em suas superfícies externas. São as proteínas de membrana intrínsecas da membrana plasmática, denominadas *receptores de membrana*, que apresentam funções puramente informativas, como discutido anteriormente.

À primeira vista, pode parecer estranho que uma membrana líquida possa ser responsável pela organização espacial das reações bioquímicas. Entretanto, retornando à analogia dos "*icebergs* em um mar de fosfolipídios", as colisões aleatórias de um material são muito mais prováveis em uma superfície de membrana bidimensional do que no volume tridimensional do citoplasma. (Se o Titanic pudesse mergulhar ou voar, teria alternativas para desviar do *iceberg*!) Essa probabilidade muito maior de colisão é explorada pela célula em inúmeros processos fisiológicos. As membranas também podem ser separadas em regiões distintas, onde a difusão das proteínas de membrana é limitada. Certas células renais, por exemplo, têm duas regiões de membrana que são completamente distintas no que se refere ao transporte de proteínas, o que é importante na regulação do equilíbrio de água e sal pelo animal.

Transporte

Apenas as moléculas pequenas sem carga e as moléculas oleosas podem penetrar nas biomembranas sem o auxílio de proteínas

As partículas carregadas (p. ex., íons) não atravessam a dupla camada fosfolipídica pura por causa de sua região interna e hidrofóbica. As *moléculas polares* (moléculas sem carga, mas com desequilíbrios

elétricos) com peso molecular superior a cerca de 100 dáltons também não conseguem passar facilmente pela dupla camada lipídica pura, o que exclui, portanto, todas as moléculas de açúcar (monossacarídeos), aminoácidos, nucleosídios e seus polímeros (polissacarídeos, proteínas, ácidos nucleicos). Por outro lado, algumas moléculas polares muito importantes (p. ex., água, ureia) são suficientemente pequenas para atravessarem a dupla camada lipídica. As moléculas de tamanho pequeno, moderado e grande que são solúveis em óleo facilmente atravessam a dupla camada lipídica pura. As moléculas fisiologicamente importantes dessa classe são O_2, N_2 e hormônios esteroides (ver Capítulos 33 e 34). No entanto, muitas moléculas sintéticas tóxicas, como os inseticidas, também estão nessa categoria.

As moléculas se movem espontaneamente das regiões de alta energia livre para as regiões de baixa energia livre

A maioria das substâncias bioquímicas não atravessa a dupla camada fosfolipídica com facilidade. O transporte dessas moléculas requer uma via proteica através da biomembrana. Também há necessidade de uma força que produza movimento ao longo dessa via. Antes de tecer considerações sobre as proteínas de membrana como meios de transporte através da dupla camada lipídica, os fatores energéticos que orientam o transporte serão considerados.

Os objetos caem espontaneamente por causa da gravidade. Essa é uma manifestação do princípio de que o movimento ocorre para minimizar a energia em potencial desse objeto. Na verdade, todas as mudanças no universo (em escalas maiores que as partículas subatômicas) ocorrem para minimizar a energia em potencial do objeto, também chamada *energia livre* do sistema. O movimento de moléculas é fortemente influenciado por forças como concentração, pressão (ambas são parte do potencial químico) e voltagem (potencial elétrico). As moléculas se movem espontaneamente de uma região mais alta para outra mais baixa, seja de concentração, pressão e potencial elétrico. Cada um desses fatores – concentração, pressão e potencial elétrico – é uma fonte de energia livre. O transporte de uma molécula não depende, necessariamente, de qualquer um desses fatores; é mais adequado considerar que a soma de todas as contribuições de energia livre é o determinante de transporte. Em uma substância, essa soma é geralmente expressa em base molar, como o potencial eletroquímico. O *potencial eletroquímico* é a energia livre, de todas as fontes, por mol da substância.

A ocorrência de transporte espontâneo depende da diferença no potencial eletroquímico da substância entre duas regiões. As duas regiões são normalmente dois compartimentos separados por uma membrana. Essa diferença de potencial eletroquímico é denominada *força motriz*. De modo geral, os estudantes têm pouca dificuldade em entender a direção do fluxo espontâneo, uma vez que somente um fator contribui para o potencial eletroquímico, a pressão, a concentração ou a voltagem. No entanto, a compreensão do transporte fisiológico, tanto por células como por tecidos, requer o entendimento da contribuição de cada fator para a força motriz. Por exemplo, o fluxo de líquido nos capilares do sistema vascular depende do equilíbrio entre a diferença de pressão hidrostática e a diferença de concentração de solutos (pressão osmótica) nestes vasos. De maneira semelhante, o movimento dos íons Na^+ e K^+ através da membrana plasmática dos neurônios depende das forças motrizes derivadas tanto da diferença de voltagem como da diferença de concentração iônica pela membrana.

O material se move espontaneamente das regiões de alto potencial eletroquímico para as de baixo potencial eletroquímico. Este transporte é denominado *difusão* ou *transporte passivo*. O movimento total do material (p. ex., difusão) cessa quando a diferença eletroquímica entre as regiões é igual a zero. O estado em que a energia livre ou a diferença de potencial eletroquímico é zero é chamado de *equilíbrio*, que significa "balanço", não igualdade. Este equilíbrio é alcançado quando a energia livre (potencial eletroquímico) está balanceada; o valor em um lado é o mesmo do outro. Na maioria dos casos, a fonte de energia livre nos dois lados nunca se torna igual; a concentração, a pressão e a voltagem permanecem diferentes, mas suas diferenças "se equilibram" de modo que as disparidades da soma de energia livre sejam zero.

O equilíbrio é um conceito muito importante porque descreve o estado em que as mudanças ocorrem sem adição de trabalho ao sistema. Ao alcançar o equilíbrio, o sistema não sofre qualquer nova mudança, a menos que haja trabalho adicional. A expressão *alteração resultante* é relevante. As moléculas em equilíbrio ainda se movem e trocam de lugar, mas, como vão tanto em uma direção como em outra, não há fluxo resultante do material.

Se a célula requer que o material se mova do potencial eletroquímico baixo para o alto (*i. e.*, na direção contrária do equilíbrio), aumentando a diferença na energia livre entre as duas regiões, alguma força motriz ou trabalho deve ser propiciado por outra diminuição de energia livre. Este tipo de transporte é o *transporte ativo*. O transporte ativo utiliza proteínas que combinam as funções de transporte e reação de acoplamento; a proteína realiza o movimento "morro acima" do material que vai realizar uma reação "morro abaixo", como a hidrólise do ATP.

Importantes equações de transporte resumem as contribuições de várias forças motrizes

Vale a pena abordar alguns aspectos do transporte, começando com exemplos e equações desenvolvidas para o efeito de mais do que uma força motriz. Essas equações podem ser vistas como resumos das leis da física. Na maioria dos casos, as equações descrevem fenômenos que conhecemos por vivermos em uma sociedade tecnológica. Nessas equações, c corresponde à concentração, V ao volume, P à pressão, e assim por diante; esses são conceitos gerais. É importante, entretanto, pensar nessas equações em termos da vida real, não como símbolos abstratos.

Uma dessas equações refere-se à força motriz hidrostática (pressão) para o movimento da água, que apenas equilibra uma força motriz causada por uma diferença de potencial químico. *Osmose* é o movimento da água através de uma membrana semipermeável em resposta à diferença em seu potencial eletroquímico dos dois lados da membrana (Figura 1.7). O potencial químico da água é mais baixo em 1 litro (ℓ) de água (H_2O) em que estão dissolvidos

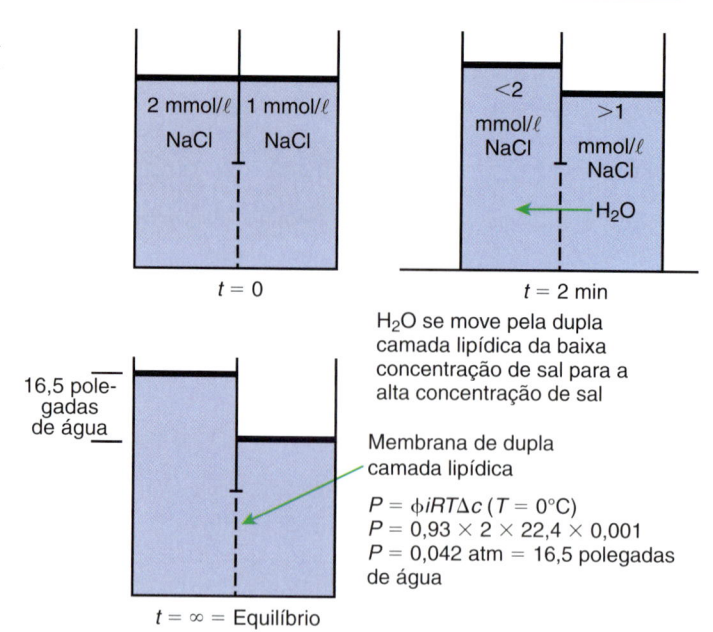

• **Figura 1.7** Osmose. No tempo (t) = 0, os dois compartimentos estão separados por membrana de dupla camada lipídica (sem proteínas de transporte), que contém soluções de sal em diferentes concentrações. Em t = 2 minutos, os íons de sal não podem se mover através da membrana para equilibrar suas concentrações, mas a água pode. A água se move da região de potencial hídrico mais alto (baixo sal) para a região de potencial hídrico mais baixo (alto sal). A água continua passando pela dupla camada lipídica até t = equilíbrio; a diferença na altura de água entre os dois lados cria uma distinção na pressão que é igual, mas oposta, à disparidade no potencial hídrico entre os dois lados. Isto é, a diferença de energia livre resultante das concentrações de sal diferentes é equilibrada por uma diferença de energia livre igual, mas oposta, produzida pela pressão.

2 milimoles (mmol) de cloreto de sódio (NaCl) do que em 1 ℓ de H_2O em que está dissolvido 1 mmol de NaCl. Se estas duas soluções estiverem separadas por uma dupla camada lipídica pura, os íons Na^+ e Cl^- não podem se mover para equilibrar a concentração. Em vez disso, a água permeável move-se livremente do lado com o potencial mais alto (menor concentração de soluto) para o lado com potencial mais baixo (maior concentração de soluto). Portanto, *a água segue o soluto* (um bom resumo de osmose) e esse movimento de água dilui a solução de 2 mmol. No entanto, o movimento da água nunca produz concentrações iguais de sal. Na verdade, outra força motriz surge conforme a água se movimenta. A pressão hidrostática da água aumenta no lado para o qual se move, aumentando o potencial eletroquímico naquele lado. O movimento da água cessa quando o aumento de seu potencial, em decorrência da pressão hidrostática, se equilibra exatamente com a diminuição em seu potencial por causa do sal dissolvido; assim, o potencial eletroquímico se iguala nos dois lados da membrana.

A diferença de potencial inicial da água na Figura 1.7 é causada pela diferença na concentração de material dissolvido na água. A explicação apropriada do porquê a água em uma solução tem potencial químico mais baixo que a água pura (e porque a água em uma solução concentrada tem um potencial mais baixo que em uma solução diluída) está além do objetivo deste capítulo. No entanto, os leitores familiarizados com o conceito de *entropia* perceberão que o distúrbio de um sistema aumenta com a introdução de partículas diferentes em uma substância pura e com o número de partículas diferentes inseridas. Como analogia, considere que um recipiente com açúcar e sal misturados é mais desordenado e, portanto, apresenta maior entropia em comparação a um recipiente com apenas sal puro ou açúcar puro. O distúrbio do sistema também aumenta conforme a adição de mais açúcar ao sal (até 50:50); uma pitada de açúcar em um recipiente de sal aumenta discretamente o distúrbio. Como um aumento na entropia provoca uma redução na energia livre, a energia livre de uma solução é diminuída conforme a fração molar do soluto aumenta.

A osmose é importante para as células e tecidos porque, de modo geral, a água pode se mover livremente através deles, mas não a maioria dos materiais dissolvidos. Em decorrência de uma diferença de concentração de algumas substâncias não permeáveis, a *equação de van't Hoff* relaciona quanta pressão de água é necessária para trazer equilíbrio ao sistema, ou seja, a energia livre contribuinte para uma diferença de pressão através da membrana que equilibra exatamente uma contribuição de energia livre oposta causada pela diferença de concentração:

$$\Pi = iRT\,\Delta c$$

Π = Pressão osmótica, a força motriz para o movimento da água expressa como uma pressão hidrostática equivalente em atmosferas (1 atm = 15,2 libras/polegada^2 = 760 mmHg). A pressão osmótica é simbolizada por Π para distingui-la de outros tipos de pressão.

i = Número de íons formados pela dissolução de solutos (p. ex., 2 para NaCl, 3 para CaCl$_2$).

R = Constante de gás = 0,082 ℓ atm/grau molar.

T = Temperatura na escala Kelvin; 0°C = 273° K. *(RT* é a medida da energia livre de 1 mol de material por causa de sua temperatura. A 0°C, RT = 22,4 ℓ atm/mol.)

Δc = Diferença na concentração molar da substância *impermeável* através da membrana.

Essa equação resume um equilíbrio das forças motrizes; a quantidade de pressão (P) hidrostática (osmótica) Π é a mesma força motriz que a uma diferença de concentração, Δc, particular. A pressão osmótica depende somente da diferença de concentração da substância; nenhuma outra propriedade da substância precisa ser considerada. (Os fenômenos que só dependem da concentração, como a pressão osmótica, depressão do ponto de congelamento e a elevação do ponto de ebulição, são chamados *propriedades coligativas.*) A equação de van't Hoff é estritamente verdadeira somente para as soluções ideais que são, em nosso mundo não ideal, exemplificadas apenas por soluções muito diluídas. As soluções reais requerem um "fator de adaptação", denominado *coeficiente osmótico*, simbolizado por Φ (fi). O coeficiente osmótico pode ser procurado em uma tabela e, então, inserido na equação da seguinte maneira:

$$\Pi = \Phi iRT\Delta c$$

O termo Φic para uma determinada substância representa sua concentração osmoticamente efetiva e é denominada *concentração osmolar* ou *osmótica*, medida em osmoles por litro (Osm/ℓ). De modo geral, a concentração osmolar de uma substância é determinada pela concentração usual vezes o número de íons formados pela substância; o coeficiente osmótico proporciona uma pequena correção. A osmolaridade de uma solução de 100 mmol de NaCl (0,1 mol) é, então, 0,93 (Φ para NaCl) × 2(NaCl → Na$^+$ + Cl$^-$) × 0,1 mol = 0,186 Osm = 186 mOsm.

A equação anterior resume um fenômeno crucial para a função fisiológica. Quanto maior a diferença de concentração de uma substância impermeável através de uma membrana, maior é a tendência de movimentação da água para o lado de alta concentração (a água segue o soluto). Na verdade, ao inserir alguns números nessa equação, você pode se surpreender com a grande pressão necessária para equilibrar pequenas diferenças de concentração.

Uma diferença de concentração de NaCl de 0,1 mol (5,8 g/ℓ), por exemplo, é equilibrada por uma pressão (4,2 atm) igual a uma coluna de água de 43 m de altura (os mergulhadores devem estar atentos à despressurização quando emergem de profundidades superiores a 21 m). A importância disso é que uma pequena diferença de concentração pode produzir uma força intensa para movimentar a água. O corpo usa isso para transportar água em muitos tecidos: íons/moléculas são transportados para dentro e fora de um compartimento e a água segue por osmose.

A hipótese de Starling relaciona o fluxo de líquidos pelos capilares com as pressões hidrostáticas e osmóticas

Um excelente exemplo prático de como o equilíbrio das forças motrizes é responsável pelo fluxo de água e substâncias permeáveis por uma membrana semipermeável é o movimento da água e íons pela camada única de células (células endoteliais) que compõe os capilares sanguíneos. Essa camada é, na prática, uma membrana semipermeável com diferentes qualidades de transporte em comparação a uma membrana de dupla camada lipídica simples. As junções entre as células são suficientemente permeáveis para permitir a difusão de pequenas moléculas e íons entre os compartimentos. Somente as moléculas maiores, em sua maioria proteínas importantes, não conseguem atravessar os orifícios. A diferença na concentração de proteína entre o sangue e a solução aquosa que circunda as células teciduais, denominada *líquido extracelular (ECL)* ou *líquido intersticial (ISL)*, cria uma pressão osmótica para a movimentação de água com todas as suas pequenas moléculas e íons dissolvidos. Essa pressão osmótica decorrente das proteínas dissolvidas tem um nome especial: *pressão osmótica coloidal* ou *pressão oncótica*. A concentração de proteína é maior no sangue do que no ISL, produzindo uma pressão oncótica de cerca de 0,02 a 0,03 atm = 15 a 25 mmHg que leva a água para dentro dos capilares. Com base apenas nessa força motriz, os capilares se encheriam de água, desidratando, portanto, os espaços celulares. No entanto, o coração é uma bomba que exerce uma pressão hidrostática verdadeira, tendendo a levar a água (e outras moléculas permeáveis) para fora dos capilares. A força motriz resultante é a soma algébrica da diferença de pressão oncótica e da diferença de pressão hidrostática entre os capilares e o ISL, da seguinte maneira:

$$\text{Força motriz resultante no capilar} = (P_c - P_i) - (\pi_c - \pi_i)$$

P_c = Pressão hidrostática nos capilares.

P_i = Pressão hidrostática no espaço intersticial (em geral próxima de 0).

π_c = Pressão oncótica do plasma sanguíneo nos capilares (~28 mmHg).

π_i = Pressão oncótica do ISL (~5 mmHg, mas depende de cada tecido).

Essa equação tem enorme relevância para a função do sistema circulatório. Na terminação arterial dos capilares, a pressão hidrostática (P_c) é alta, cerca de 35 mmHg. Inserindo este número dentro da equação, juntamente com os outros, a pressão resultante no capilar é + 2 mmHg; o líquido está sendo direcionado para fora do capilar no lado arterial (*filtração capilar*). O fluxo do líquido através da resistência do capilar diminui a pressão e, assim, a pressão hidrostática no lado venoso é baixa, P_c = 15 mmHg. A pressão oncótica não se altera; logo, a força motriz resultante no lado venoso é −8 mmHg; há uma absorção resultante de líquido para dentro dos capilares no lado venoso (*reabsorção capilar*). Esse arranjo é responsável por uma importante função do sistema circulatório;

dessa forma, o líquido do sangue circula entre as células e é, então, reciclado, voltando à circulação.

As alterações patológicas nesse sistema enfatizam a importância fisiológica do equilíbrio das forças motrizes no transporte. A doença hepática crônica ocorre com alguma frequência em equinos e cães, entre outros mamíferos. A capacidade de síntese e secreção de uma importante proteína sanguínea pelo fígado, a albumina sérica, é comprometida. A diminuição na concentração da albumina diminui a pressão oncótica no sangue. Consequentemente, há mais força motriz para levar o líquido para fora dos capilares no lado arterial e menos força motriz para absorção resultante do líquido no lado venoso dos capilares. Isso faz com que os espaços teciduais dos animais doentes se encham de líquidos, um sintoma doloroso e obviamente visível, denominado *edema*. O Boxe "Correlações clínicas", no fim do capítulo, discute outros exemplos de edema em que a maior pressão hidrostática nas veias e nos capilares eleva a filtração capilar e diminui a reabsorção capilar.

As proteínas da membrana que desempenham as triplas funções de transporte seletivo, catálise e acoplamento podem bombear íons e moléculas para regiões de maior energia livre

A equação de van't Hoff e a hipótese de Starling referem-se ao transporte passivo (*i. e.*, movimentação de material na direção de mais baixo potencial eletroquímico). No entanto, as células movem muitos íons/moléculas contra seus potenciais eletroquímicos, isto é, o transporte seletivo requer o gasto de energia pela célula. O transporte em uma direção que precisa de um gasto de energia (*i. e.*, consumo de energia) é denominado *transporte ativo*. Este transporte depende das proteínas intrínsecas de membrana, da ligação específica e do alosterismo para desempenhar uma dupla função de transporte seletivo e reação de acoplamento. Muitas (mas não todas) proteínas de transporte ativo obtêm a energia para o transporte da hidrólise do ATP; essas proteínas também devem funcionar como enzimas (ATPases).

Um exemplo importante de transporte ativo é a bomba de Na^+, K^+ (também conhecida como Na^+, K^+-ATPase). Esta proteína intrínseca da membrana é constituída por quatro cadeias polipeptídicas (2 α + 2 β) e sua massa é de aproximadamente 300.000 dáltons. Essa molécula catalisa a hidrólise do ATP e acopla sua energia ao movimento de Na^+ para fora e de K^+ para dentro da célula. Essa bomba iônica cria e mantém um gradiente de concentração considerável através da membrana celular para os dois íons (Tabela 1.1).

A Figura 1.8 mostra nosso conhecimento atual da estrutura dessa proteína e esboça o ciclo de ligação e alterações conformacionais que formam a base da função de transporte. A Na^+, K^+-ATPase bombeia três íons Na^+ *para fora* da célula e dois íons K^+ *para dentro* da célula para cada molécula de ATP hidrolisada. Essas direções de bombeamento de íons geram uma alta concentração de Na^+ do lado de fora da célula e a uma baixa concentração em seu interior, ao passo que a concentração de K^+ é alta dentro e baixa fora da célula. As diferentes direções de bombeamento, para os dois íons, dependem da especificidade de ligação diferenciada da bomba proteica em dois estados conformacionais. A propriedade da proteína em acoplar esse transporte para a quebra do ATP permite que o transporte ocorra contra os gradientes de concentração, do potencial eletroquímico mais baixo para o mais alto para ambos os íons. No caso particular da bomba de Na^+, K^+, o número de cargas elétricas transportadas é assimétrico; três cargas positivas saem para cada duas cargas positivas que entram. Essa assimetria de transporte de carga elétrica significa que a bomba de Na^+, K^+ é *eletrogênica*, fazendo uma contribuição menor ao potencial elétrico (voltagem) através das membranas celulares, como será discutido posteriormente.

Diferentes proteínas intrínsecas da membrana transportam ativamente uma grande variedade de íons e moléculas contra o gradiente eletroquímico de moléculas transportadas. Muitas delas, como a bomba de Na^+, K^+, associam o transporte "morro acima" dependente de energia à hidrólise "morro abaixo" de ATP. Entretanto, qualquer possível fonte de energia livre pode ser associada ao transporte dependente de energia. Na verdade, o gradiente de Na^+ estabelecido pela bomba de Na^+, K^+ geralmente é usado como fonte de energia em si. Isto é, o fluxo "morro abaixo" de Na^+ do lado de fora da célula para o lado de dentro é uma reação espontânea, cuja energia pode ser acoplada a alguma reação "morro acima" (Figura 1.9). Por exemplo, o transporte de glicose e de muitos aminoácidos do bolo alimentar do intestino delgado para as células que revestem o intestino é um processo de

Tabela 1.1	Concentrações de várias substâncias nos líquidos intracelulares, extracelulares e plasmáticos.		
	CONCENTRAÇÃO (mmol/ℓ)		
	Intracelular	Extracelular	Plasma sanguíneo
Na^+	15	140	142
K^+	150	5	4
Ca^{2+}	0,0001	1	2,5
Mg^{2+}	12	1,5	1,5
Cl^-	10	110	103
HCO_3^-	10	30	27
Fosfato	40	2	1
Glicose	1	5,6	5,6
Proteína	4,0	0,2	2,5

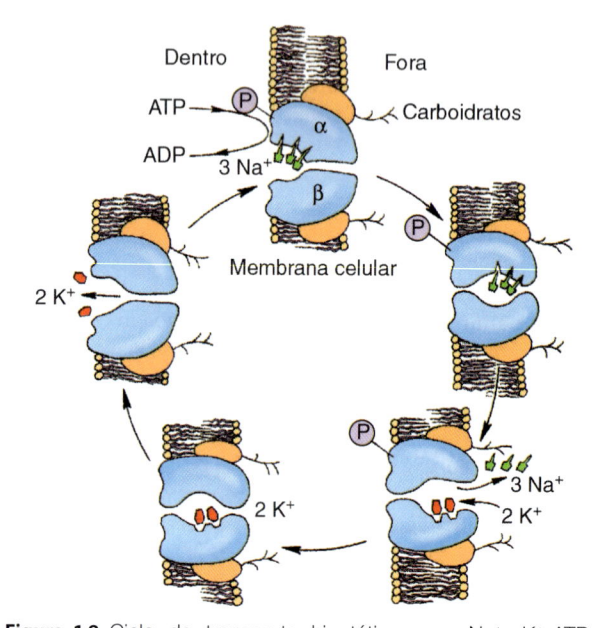

● **Figura 1.8** Ciclo de transporte hipotético para Na^+, K^+-ATPase. Mudanças na conformação desta proteína de transporte orientadas pela hidrólise do ATP e pelos eventos de ligação iônica fazem com que, para cada ATP hidrolisado, três íons Na^+ saiam da célula, contra o gradiente de concentração, e dois íons K^+ entrem na célula, também contra o gradiente de concentração. *ADP*, difosfato de adenosina; *ATP*, trifosfato de adenosina. (Redesenhada a partir do diagrama de Dr. Seth Hootman.)

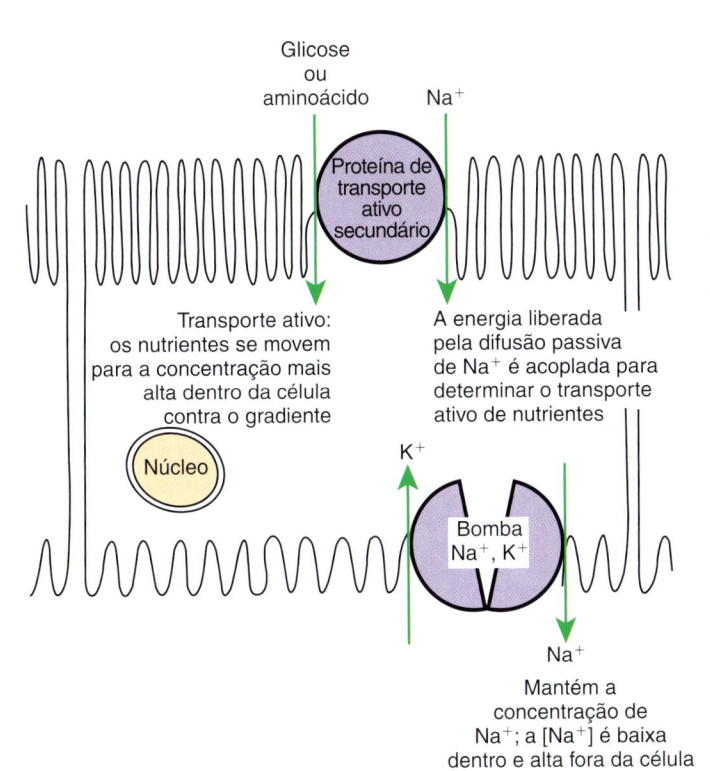

• **Figura 1.9** Transporte ativo secundário, exemplificado pela absorção de nutrientes pelo epitélio intestinal. Os nutrientes, como glicose e aminoácidos, devem ser transportados de forma ativa de uma concentração relativamente baixa no lúmen intestinal para concentrações mais altas dentro das células de revestimento do intestino. Esse processo de transporte ativo usa o gradiente de concentração dos íons Na^+ estabelecido pela Na^+, K^+-ATPase (ver Figura 1.8) como fonte de energia. Em outras palavras, a energia liberada pela difusão passiva de Na^+ para dentro da célula ao longo de seu gradiente de concentração é associada ao transporte de glicose ou aminoácidos dependente de energia contra seus gradientes de concentração. Logo, a proteína de transporte ativo secundário desempenha tanto uma função de transporte, como associa o transporte "morro abaixo" de Na^+ ao transporte "morro acima" de nutrientes. Existem muitos outros processos de transporte ativo secundário como este no organismo. Por exemplo, o mesmo mecanismo mostrado aqui é usado para reabsorver nutrientes do sangue filtrado nos rins. *ATPase*, trifosfatase de adenosina.

transporte ativo e requer um gradiente de concentração de Na^+. As proteínas de transporte na membrana plasmática das células epiteliais intestinais associam a difusão espontânea de Na^+ para o interior das células ao transporte interno, dependente de energia, de açúcar e aminoácidos. Esses nutrientes estão em concentração mais alta dentro da célula do que do lado de fora; logo, devem ser transportados ativamente para dentro das células à custa da energia estocada no gradiente eletroquímico de Na^+. Ou seja, a energia da difusão "morro abaixo" de Na^+ para dentro da célula é associada ao transporte "morro acima" de nutrientes para seu interior. Esse transporte ativo associado à difusão de Na^+ através da membrana celular é denominado *transporte ativo secundário* devido à sua dependência do gradiente de concentração de Na^+ estabelecido pelo transporte ativo primário da bomba de Na^+, K^+.

Exemplos de transporte podem ser identificados em diversas vias. Nossos exemplos foram casos em que dois íons/moléculas devem ser transportados juntos ou não são transportados; tal transporte é chamado *cotransporte*. O cotransporte pode envolver um processo de transporte passivo (difusão) e ativo, como nos dois exemplos já citados; pode envolver dois processos de transporte ativo (p. ex., Na^+, K^+-ATPase) ou de difusão. No primeiro caso, o

cotransporte é necessário por uma questão energética; o fluxo de um íon é necessário para direcionar o outro. Nos dois últimos, a necessidade é a restrição baseada nas propriedades de ligação da proteína de transporte, que não pode se ligar a um sem o outro. As proteínas de cotransporte que levam as duas substâncias na mesma direção são denominadas *simportes* ou *simportadoras*. O cotransportador de Na^+/açúcar no intestino é um simporte. As proteínas de cotransporte que transportam as duas substâncias em direções opostas (p. ex., Na^+, K^+-ATPase) são denominadas *antiportes* ou *antiportadoras*. Já as proteínas que transportam somente um íon ou molécula são chamadas *uniportes* ou *uniportadoras*.

Muitas proteínas da membrana facilitam o transporte seletivo de íons/moléculas do alto para o baixo potencial eletroquímico

A movimentação de íons e das moléculas polares médias e grandes requer uma proteína para atuar como via através da obstrução da dupla camada fosfolipídica. Se o movimento de substâncias está na direção natural do gradiente eletroquímico (movimento de alto para baixo), o processo de transporte é denominado *difusão facilitada*. As proteínas de membrana mediadoras desse processo de transporte através da dupla camada fosfolipídica são os *canais* ou *transportadores* (ver Figura 1.10). Estas proteínas se distinguem pela extensão em que interagem com a substância transportada.

Os *transportadores* se ligam à substância transportada de maneira similar a uma chave em uma fechadura; portanto, há uma ligação sítio-específica entre a substância transportada e a proteína transportadora (ver Figura 1.10A). O transporte mediado por transportador é caracteristicamente muito mais lento que a difusão mediada por canal em razão da relativa lentidão dos processos de ligação e desligamento. A bomba de Na^+, K^+ e o simporte de Na^+/glicose são exemplos de transportadores.

Os canais podem ser considerados "proteínas perfuradas" incrustadas na dupla camada fosfolipídica. O orifício na proteína é um poro na membrana, pelo qual pequenos íons, como Na^+, K^+, Ca^+, Cl^- e H^+, são transportados. Embora a maior parte dos canais transporte íons, uma classe de canais denominados *aquaporinas* compreende canais para fluxo de água. (Embora a água passe através de uma dupla camada lipídica pura, esse transporte é muito lento para algumas funções. As células renais, por exemplo, são particularmente ricas em aquaporinas, necessárias à função de equilíbrio hídrico do rim.) Em todos os casos, o tamanho do poro e a interação do material transportado com os grupos laterais de aminoácidos que o revestem permitem que os canais de membrana sejam seletivos. Somente moléculas ou íons específicos podem mover-se através de um determinado canal. O movimento do material através dos canais é quase tão rápido quanto uma difusão simples por um espaço cheio de água de área igual à do poro.

As membranas plasmáticas da maioria das células têm escoamento passivo de íons, principalmente K^+. Esses escoamentos iônicos são caracteristicamente considerados *canais de escoamento*, que estão abertos a toda hora (ver Figura 1.10B). No entanto, a maior parte dos canais de íon se abre ou se fecha em resposta a sinais. Esses últimos tipos são denominados *canais com acionamento*. A abertura e o fechamento dos canais são exemplos da propriedade alostérica das proteínas. O mesmo sinal responsável pelas mudanças alostéricas gerais – interação com o ligante, fosforilação e diferenças de voltagem – também controla a abertura e o fechamento dos canais com acionamento, como mostra a Figura 1.10. (Como os canais de acionamento mecânico são muito pouco conhecidos, não são discutidos aqui.)

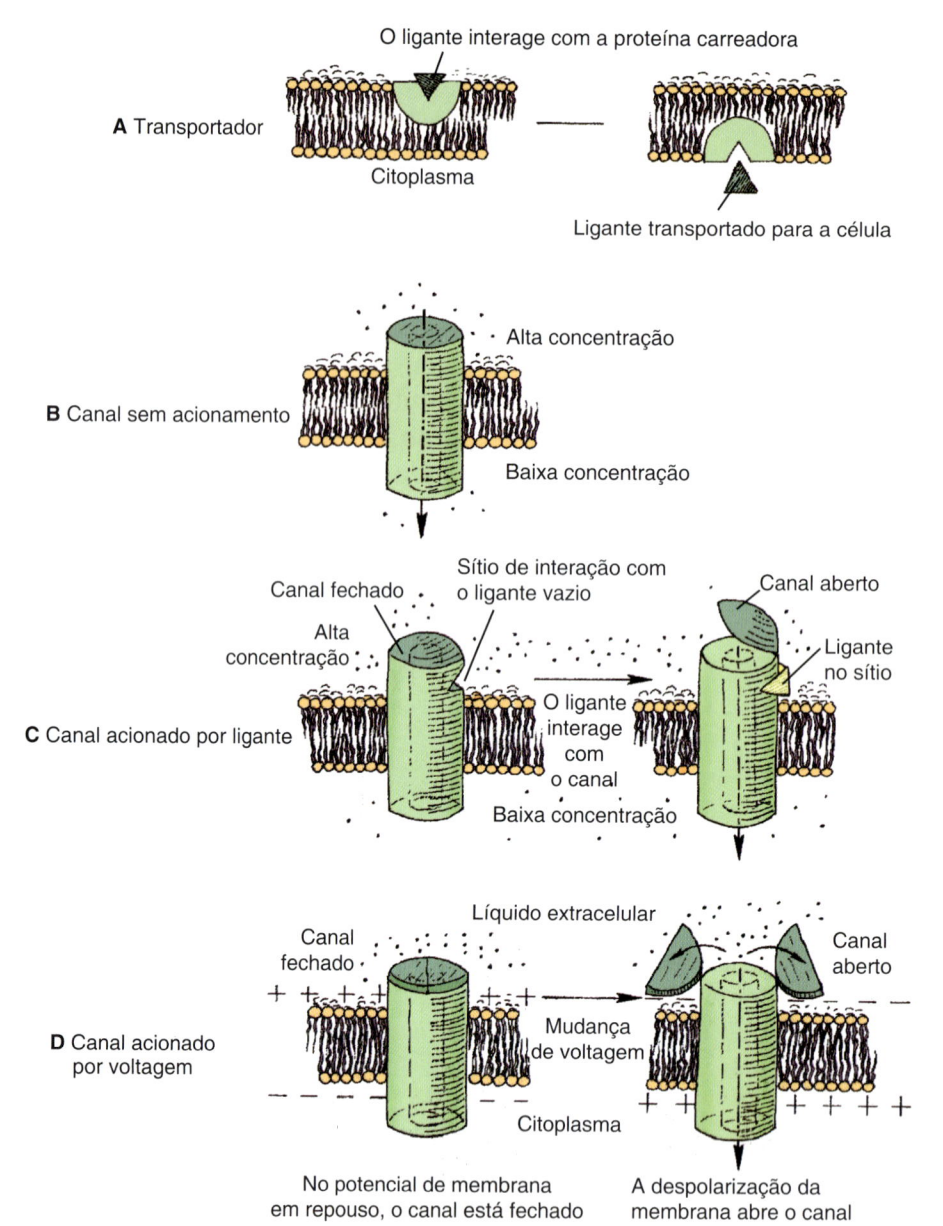

O ligante interage com a proteína carreadora

A Transportador

Citoplasma

Ligante transportado para a célula

B Canal sem acionamento

Alta concentração

Baixa concentração

Canal fechado
Alta concentração

Sítio de interação com o ligante vazio

Canal aberto

Ligante no sítio

C Canal acionado por ligante

O ligante interage com o canal

Baixa concentração

Líquido extracelular

Canal fechado

Canal aberto

D Canal acionado por voltagem

Mudança de voltagem

Citoplasma

No potencial de membrana em repouso, o canal está fechado

A despolarização da membrana abre o canal

● **Figura 1.10** Tipos de proteínas de transporte mediadoras da difusão facilitada. Em todos os casos, o íon passa da região de alto potencial (mostrada aqui como alta concentração) para a região de baixo potencial. **A.** Transportadores. Em alguns casos, o material é carreado por uma proteína de transporte que se liga firmemente a ele e o complexo atravessa a dupla camada lipídica. **B.** Canais de escoamento. Acredita-se que esses canais não abram e fechem como os canais com acionamento e, portanto, haja um escoamento pequeno, mas persistente, de determinado íon pelo poro. Embora sua existência seja postulada há muito tempo, só recentemente os canais de escoamento distintos, sem acionamento, foram identificados e isolados, contrapondo-se aos canais de escoamento, normalmente com acionamento. A seletividade destes e de outros canais é baseada no tamanho do poro e nas interações fracas de íons com os átomos do revestimento do poro. **C.** Canais acionados por ligante. A proteína de transporte forma, novamente, um poro através da membrana. Nos canais com acionamento, o acesso do íon ao poro é controlado por uma subestrutura da proteína de transporte que pode abrir e fechar a passagem. Nos canais acionados por ligante, a abertura e o fechamento são controlados pela interação de um ligante com o canal. **D.** Os canais acionados por voltagem são similares aos canais acionados por ligantes, exceto pela abertura e fechamento, que são controlados pelo campo elétrico ao redor do canal.

Os canais que se abrem em resposta à interação com o ligante são chamados *canais acionados por ligante* (ver Figura 1.10C). O receptor nicotínico da acetilcolina é um canal acionado por ligante encontrado na membrana dos músculos esqueléticos, diretamente sob os neurônios (células nervosas) receptores. Esse canal também é encontrado na membrana dos neurônios nos gânglios autônomos e no cérebro. Como o nome diz, o receptor nicotínico da acetilcolina se liga à droga nicotina e ao neurotransmissor acetilcolina. Nos dois casos, o canal se abre em resposta à interação com o ligante.

Esse canal nicotínico de acetilcolina desempenha um papel primordial na transmissão do estímulo elétrico dos neurônios para as células do músculo esquelético. Resumidamente, os neurônios motores liberam o neurotransmissor acetilcolina em resposta ao sinal elétrico proveniente do neurônio. Essa acetilcolina se liga ao canal acionado por ligante, abrindo-o sobre o músculo esquelético. O influxo de Na^+ para dentro da célula muscular inicia uma resposta elétrica no músculo, levando à liberação de Ca^{2+} (através dos canais com acionamento do retículo endoplasmático), causando, por sua vez, uma contração (esta breve consideração da transmissão neuromuscular, apresentada apenas para ilustrar a função do canal de acetilcolina, é expandida nos Capítulos 5 e 6). No caso do receptor/canal nicotínico de acetilcolina, a ligação específica e as propriedades alostéricas da proteína desempenham a dupla função de transporte seletivo através da membrana e recepção da informação e transmissão à célula muscular.

Os canais que se abrem em resposta às mudanças de voltagem através da membrana são chamados *canais acionados por voltagem* ou *dependentes de voltagem* (ver Figura 1.10D). Este tipo de canal é amplamente responsável pela capacidade de transmissão da informação dos neurônios ao longo de sua extensão e liberação de neurotransmissores. Todos os canais acionados por voltagem têm uma variação de potenciais de membrana que causa sua abertura; esta é a faixa de ativação do canal. O potencial de membrana mínimo que causa abertura é o *limiar* do canal. A faixa de ativação e o limiar variam de canal para canal, dependendo da conformação da proteína e das propriedades elétricas dos grupos laterais de aminoácidos responsáveis pelo acionamento. Além da configuração aberta e fechada, muitos canais dependentes de voltagem têm uma terceira conformação, denominada *inativada*. Como a configuração fechada, a conformação inativada impede a difusão de íons através do canal. Diferente da configuração fechada, esta não se abre imediatamente em resposta às mudanças no potencial de membrana. A inativação pode ser considerada um período de descanso forçado para o canal. Os canais dependentes de voltagem, que não sofrem inativação, apresentam apenas as conformações aberta e fechada, adquirindo uma ou outra, dependendo do potencial de membrana.

Como foi previamente discutido, qualquer função das proteínas pode ser usada para transmitir informação caso uma diferença funcional altere a célula. Os canais acionados por ligantes e voltagem são candidatos ideais à transmissão da informação porque suas funções mudam: abrem e fecham, permitindo ou não a transmissão. Realmente, a única função fisiológica do receptor/canal nicotínico da acetilcolina, como foi descrito anteriormente, é a transmissão de informação: a troca da estimulação química do neurônio do músculo pela estimulação elétrica (discutida a seguir) da membrana muscular, que provoca contração muscular.

O transporte passivo de K^+ pela membrana plasmática cria um potencial elétrico

Como foi discutido, os canais iônicos com acionamento convertem a informação química em elétrica. A sinalização elétrica no organismo animal é decorrente dos desequilíbrios elétricos mantidos através da membrana plasmática de praticamente todas as células: as células mantêm uma diferença de potencial elétrico através das suas membranas plasmáticas. Ou seja, a membrana celular é uma bateria; ao ligar eletrodos nas duas extremidades da bateria, ou no lado interno e externo de uma célula, observa-se uma diferença de voltagem entre as duas extremidades ou lados. Se uma propiciar via para movimentação das cargas elétricas – um cabo metálico com elétrons livres, no caso de uma bateria, ou um canal de membrana que permite a passagem de íons, no caso da célula – uma corrente flui do potencial elétrico mais alto para o mais baixo. A diversidade de aparelhos movidos à bateria em nossa sociedade demonstra as inúmeras maneiras de exploração deste potencial elétrico. A fisiologia dos animais também explora o potencial elétrico basal através da membrana plasmática, denominado *potencial de membrana em repouso*. A palavra "repouso" é acrescentada para diferenciar o potencial basal dos valores instantâneos do potencial de membrana durante a passagem de correntes.

O potencial de membrana em repouso é o resultado indireto dos gradientes de concentração de íons através da membrana plasmática em decorrência da atividade da bomba Na^+, K^+-ATPase. Esse potencial de membrana é parcialmente resultante da assimetria no número de íons bombeados pela Na^+, K^+-ATPase. Entretanto, a maior parte dos potenciais de membrana é produzida pelo fluxo passivo de K^+ através dos *canais de escoamento de* K^+ em resposta ao gradiente de concentração do íon (alto dentro, baixo fora da célula). Este gradiente de concentração estabelece uma força motriz elétrica (voltagem) que equilibra com exatidão a força motriz de concentração. A concentração de K^+ dentro de uma célula mamífera é de aproximadamente 150 mmol; fora, no ISL, é de cerca de 5 mmol. Assim, o K^+ tende a se difundir do citoplasma para o ISL através do canal de escoamento. No entanto, quando o K^+ deixa o citoplasma isoladamente, sem estar acompanhado por um íon de carga negativa, há produção de um desequilíbrio elétrico. A saída de íons K^+ deixa o interior da célula com cargas negativas não neutralizadas por esses íons de carga positiva e, nesse momento, o ISL tem íons K^+ não equilibrados pelas cargas negativas. A célula está construindo uma diferença de potencial elétrico, através da membrana plasmática, conforme o citoplasma se torna negativo em relação ao ISL.

Essa força motriz de potencial elétrico aumenta até equilibrar a força motriz de concentração de K^+. Essa situação é análoga à osmose: o fluxo orientado pela concentração de água através de uma membrana semipermeável cria uma força motriz diferente, a pressão, que equilibra a força motriz de concentração. De modo semelhante, no potencial de membrana em repouso, o fluxo orientado pela concentração de K^+ através da membrana semipermeável (no sentido em que os íons negativos não acompanham o K^+) cria uma força motriz diferente, uma voltagem elétrica, que equilibra a força de concentração. Como no caso da osmose, uma equação relaciona o tamanho do gradiente de concentração ao tamanho do potencial elétrico para gerar o equilíbrio exato. Esta equação é denominada *equação de Nernst*:

$$E_X = RT/zF\ln[X_{do\,lado\,de\,fora}]/[X_{do\,lado\,de\,dentro}]$$

E_X = Potencial de equilíbrio para o íon X
RT = Constante gasosa $\times$ Temperatura absoluta
z = Valência elétrica para o íon, + 1 para Na^+ e K^+, –1 para Cl^-, e assim por diante
F = Constante de Faraday = número de coulombs de carga elétrica em um mol de íons = 96.500 coulombs/mol
ln = Logaritmo natural (*i. e.*, log na base e)
[X] = Concentração do íon X

Uma forma simples de escrever essa equação, aproveitando o fato de que R e F são constantes, T é quase constante sob condições fisiológicas e o log natural de um número é 2,3 vezes o log comum ($\log_{10}$), é (mV, milivolts):

$$E_X = -60\,mV/z\log[X_{do\,lado\,de\,dentro}]/[X_{do\,lado\,de\,fora}]$$

Como o estado de equilíbrio entre a força motriz elétrica e a força motriz de concentração é o equilíbrio, o valor do potencial elétrico é denominado *potencial de equilíbrio* do íon. Considerando as concentrações de K^+ dentro (150 mmol) e fora (5 mmol) da célula, o potencial de equilíbrio para K^+ é:

$$
\begin{aligned}
E_{K^+} &= -60\,mV/+1 \times \log 150/5 \\
&= -60\,mV \times \log 30 \\
&= -60\,mV \times 1,47 \\
&= -88,2\,mV
\end{aligned}
$$

Realmente, a medida do potencial de membrana em repouso através da célula muscular humana é –90 mV.

Vários aspectos desta importante equação precisam ser discutidos mais detalhadamente. Se o potencial de equilíbrio para determinado íon for o mesmo que o potencial de membrana medido, a força motriz resultante para o íon é zero. Neste caso, não há qualquer movimentação, mesmo na presença de amplos canais abertos, para formar uma via através da membrana. No entanto, para qualquer gradiente de um íon específico, se o potencial de membrana medido *não* for seu potencial de equilíbrio, há uma força motriz para o transporte daquele íon. Ou seja, quando o potencial de membrana é qualquer outro que não o potencial de equilíbrio, o íon flui através da membrana se o canal apropriado for aberto. Logo, o potencial de equilíbrio para um íon proporciona uma "linha basal" para comparação com o potencial de membrana verdadeiro, para determinar se um íon tenderá a atravessar a membrana plasmática. Se o potencial de membrana medido tiver o mesmo sinal, mas magnitude maior do que o potencial de equilíbrio, o íon fluirá na direção do potencial elétrico. Se o sinal for o mesmo, mas a magnitude for menor, a força motriz de concentração determinará a direção do fluxo do íon. Se o potencial medido tiver o sinal oposto ao potencial de equilíbrio, as duas forças, elétrica e de concentração, estão atuando sobre os íons na mesma direção. O fluxo de íons através da membrana plasmática (*i. e.*, corrente elétrica), em resposta ao balanço de forças entre concentração e voltagem, produz alterações nos neurônios que são a base do sistema nervoso, como discutido no Capítulo 4.

Seria razoável, mas incorreto, assumir que o transporte de íons necessário ao estabelecimento de um potencial elétrico altera o gradiente de concentração de forma substancial. Isto não ocorre por causa da grande quantidade de energia necessária à separação das cargas elétricas. A separação da carga por causa do transporte de poucos íons equilibra a energia de gradientes de concentração muito altos. Realmente, os íons que se movem são tão poucos que não podem ser medidos por métodos químicos. Portanto, as medições elétricas, e não as químicas, são usadas rotineiramente para análise do transporte de íons nas células. As alterações mensuráveis de voltagem, causadas por pequenas alterações imensuráveis na concentração de íons, significam também que o fenômeno elétrico na membrana persiste por muitas horas, mesmo em caso de inativação da Na$^+$, K$^+$-ATPase por uma toxina. Isto é, um gradiente de concentração de K$^+$ existente poderia precisar de horas para se dissipar na taxa de escoamento de K$^+$ característica da membrana plasmática. Usando a analogia da bateria de membrana, a Na$^+$, K$^+$-ATPase é uma bateria recarregável. Um telefone celular não precisa, minuto a minuto, dos serviços de uma bateria recarregável. Há energia suficiente estocada na bateria para operá-lo por um período considerável, embora a bateria precise ser recarregada. Da mesma maneira, há energia suficiente estocada no gradiente de concentração de K$^+$ para manter o potencial de membrana por um período. A Na$^+$, K$^+$-ATPase não é requisitada minuto a minuto, embora, por fim, isto seja necessário para manter o gradiente de concentração que sustenta o potencial de membrana em repouso.

A organização espacial das proteínas de transporte ativo e passivo permite a passagem completa do material para a célula

Embora as macromoléculas e biomembranas participem claramente da função fisiológica, muitos fenômenos no animal intacto não parecem, a princípio, uma simples soma das partes. Um exemplo interessante é a organização espacial das proteínas de transporte na membrana plasmática para que os íons possam atravessar a célula de um compartimento extracelular a outro. Isto é chamado *transporte transcelular* ou, uma vez que normalmente ocorre por uma camada de células epiteliais, *transporte epitelial*. Este transporte epitelial é

importante no rim (ver Capítulo 42). A membrana plasmática das células epiteliais dos túbulos proximais do rim contém duas regiões distintas. As regiões apicais da membrana estão de frente para o lúmen do túbulo e o líquido que se tornará urina, e as regiões basolaterais estão próximas dos capilares e do sangue. A superfície apical contém canais de escoamento de Na$^+$ sem acionamento e a superfície basolateral apresenta moléculas de Na$^+$, K$^+$-ATPase (as proteínas da membrana de uma região não podem se difundir para a outra graças a uma "barreira" proteica, denominada *junção de oclusão*). O Na$^+$ do líquido se difunde para o interior da célula a partir da superfície apical, orientado pelos gradientes de concentração e pelo potencial de membrana em repouso. No citoplasma celular, o Na$^+$ é bombeado da superfície basolateral, essencialmente para o sangue, pela Na$^+$, K$^+$-ATPase. Isso permite que o rim reabsorva e, portanto, conserve o Na$^+$. Contanto que a Na$^+$, K$^+$-ATPase permaneça restrita à superfície basolateral e ao canal passivo da membrana apical, o Na$^+$ pode mover-se através da célula, do líquido urina símile no túbulo, para o sangue nos capilares. Se uma ou outra proteína perdesse sua restrição espacial, o Na$^+$ seria transportado para dentro e para fora da célula na mesma superfície, meramente consumindo ATP, sem nenhum ganho no transporte de Na$^+$ do lúmen ao capilar.

A fusão da membrana permite uma combinação de compartimentalização e transporte de material

Moléculas impermeáveis podem ser transportadas através da membrana celular por meio de outras proteínas, diferentes das proteínas de membrana. Este método envolve o uso da membrana propriamente dita como um compartimento transportador. A dupla camada lipídica das membranas biológicas tem estrutura semelhante a bolhas de sabão. Como ocorre com as bolhas de sabão, as pequenas vesículas da biomembrana (em essência, "bolhas membranosas") podem se fundir para formar superfícies de membrana maiores. Uma extensa superfície de membrana também pode se romper (dependendo da fusão de duas superfícies membranosas) em vesículas menores. Esses processos, ao ocorrerem na membrana plasmática, são denominados *exocitose* e *endocitose*, respectivamente (Figura 1.11). De forma geral, o rompimento de uma membrana ou a fusão de duas vesículas de membrana (p. ex., em membranas internas) é conhecido como *fusão de membrana*, qualquer que seja a direção. A fusão de membrana é o mecanismo responsável pelo tráfego de muitas das vesículas de membrana ao redor da célula. Esse tráfego cria vesículas intracelulares, renova a membrana plasmática pela adição de membranas recém-sintetizadas e transporta material para dentro da célula e através da membrana plasmática. Uma vez que o transporte é compartimentalizado em uma bolha membranosa, o material transportado pode ser dirigido, especificamente, para uma ou outra região da célula. Além disso, as alterações da "carga" podem ocorrer no interior de um determinado compartimento de membrana, como visto no transporte do colesterol.

A exocitose e a endocitose são cruciais no transporte de colesterol (Figura 1.12). O *colesterol* é um componente lipídico essencial de muitas biomembranas animais; os lipídios da membrana plasmática de animais são constituídos por cerca de 15% de colesterol e 60% de fosfolipídios. O colesterol também é a matéria-prima para a síntese de um grupo inteiro de hormônios denominados *esteroides* (ver Capítulos 33 e 34). O colesterol pode ser sintetizado por animais e também absorvido através da dieta nas espécies carnívoras. Como o colesterol é solúvel em óleo, passa do alimento para as células do revestimento intestinal através da membrana plasmática sem a mediação de proteínas. Entretanto, o transporte do colesterol proveniente da dieta pelo sistema circulatório requer a formação

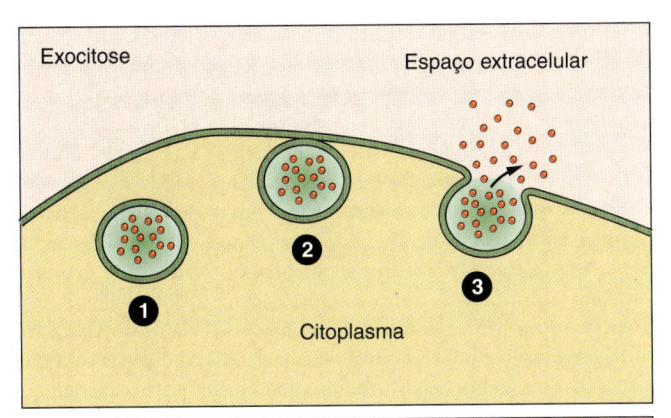

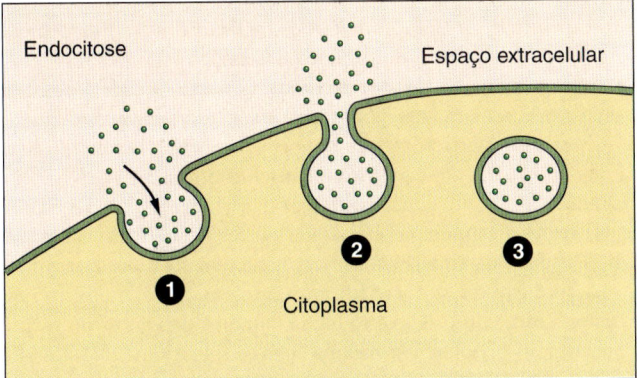

• **Figura 1.11** Dois processos de fusão de membranas: exocitose e endocitose. (*Superior*) Na exocitose, uma vesícula do citoplasma ligada à membrana (*1*) faz contato e se funde com a membrana plasmática (*2*). Como a membrana da vesícula se torna contínua à membrana plasmática, o conteúdo da vesícula é liberado no espaço extracelular (*3*). (*Inferior*) Na endocitose, a membrana plasmática envolve algum material do espaço extracelular (*1*) e continua a ser invaginada até que suas bordas consigam se fundir (*2*), levando à formação de uma vesícula (*3*). A fusão de membrana pode ocorrer entre dois compartimentos quaisquer, dentro da célula, separados por uma dupla camada lipídica, não somente entre o citoplasma e o espaço extracelular, como mostrado aqui.

de um complexo molecular de colesterol e proteína, criando as lipoproteínas de baixa densidade (LDLs). Para absorver o colesterol da circulação, as células ligam as LDLs em proteínas intrínsecas de membrana que atuam como receptores de LDL, como mostra a Figura 1.12. O complexo receptor/LDL se difunde, então, no plano da membrana para regiões específicas, formando vesículas revestidas. Esta vesícula é levada para o citoplasma por endocitose. Além da função de transporte, a *endocitose mediada por receptor* também concentra o material extracelular antes da internalização. A vesícula revestida não é interiorizada na célula até que tenha sido coletado LDLs de um volume maior de ECL do que aquele que a célula possa "beber". As vesículas de membrana formadas por esta endocitose, subsequentemente, se fundem para se tornarem um *endossomo*. O compartimento endossômico fica ácido, o que leva à dissociação da LDL e do receptor. Por meios desconhecidos, o endossomo pode, então, se separar mais e compartimentalizar o receptor da LDL. As vesículas de membrana contendo o receptor de LDL recém-vago retornam à membrana plasmática e se fundem por exocitose. O receptor de LDL é reciclado para a membrana plasmática para carrear mais LDL. Evidências experimentais sugerem que uma única molécula de receptor de LDL pode circular entre a membrana plasmática e a vesícula endossômica mais de 100 vezes antes de perder sua atividade. Enquanto isso, metade das LDLs é segregada para outra vesícula endossômica, que se funde com o lisossomo. O lisossomo contém enzimas hidrolíticas, o que possibilita a digestão do LDL internalizado. O colesterol agora pode ser usado pela célula para a síntese de esteroides ou incorporação na membrana.

Outras moléculas também são recicladas por endocitose. Como ocorre com o receptor de LDL, por exemplo, muitos receptores de sinal, discutidos na próxima seção, são endocitados e voltam para o interior das células que os liberaram, poupando-as do trabalho de sintetizar novos receptores. Nem todas as moléculas endocitadas são recicladas; muitas estão degradadas após a fusão do endossomo com o lisossomo. Na verdade, como será descrito posteriormente, este é um meio de regulação do número de receptores sobre a membrana plasmática.

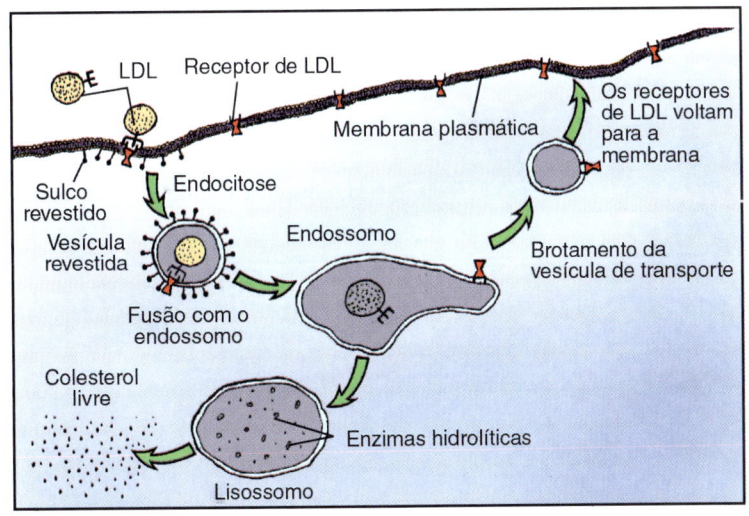

• **Figura 1.12** Processos de fusão de membrana envolvidos na para absorção de colesterol pelas células. Começando pela esquerda, uma lipoproteína de baixa densidade (LDL) contendo colesterol se liga a uma proteína receptora de LDL na membrana plasmática e sofre endocitose, formando um endossomo. O receptor é desligado de seu ligante, LDL, no endossomo. A porção LDL do endossomo se funde com um lisossomo para digerir a LDL e produzir colesterol livre, enquanto a porção do endossomo que contém receptores se separa em uma vesícula para retornar à membrana plasmática, reciclando, portanto, os receptores. (Redesenhada por Alberts B, Bray D, Lewis J *et al*. Molecular Biology of the Cell, New York: Garland; 1983.)

Transmissão e transdução da informação

A sinalização celular geralmente ocorre por uma longa cadeia de interações moleculares sequenciais

Uma das áreas de progresso mais rápido na fisiologia celular tem sido a da elucidação dos mecanismos usados por sinais extracelulares, como hormônios, fatores de crescimento e neurotransmissores, para alterar a função da célula, o que, por sua vez, modifica a função do tecido, do órgão e afeta diretamente o animal. Em nível molecular, quase todos os sinalizadores químicos compartilham uma "estratégia" comum de mecanismo: o sinal é enviado como uma longa cadeia de interações químicas de causa e efeito, transmitido entre muitas etapas químicas sequenciais. Na verdade, as vias de sinalização química são estruturadas de maneira semelhante às "máquinas" excêntricas dos desenhos de Rube Goldberg (1883-1970), o famoso cartunista de um jornal americano. A Figura 1.13 mostra um de seus desenhos, de 1928, ilustrando um estranho aparelho (*uma invenção de Rube Goldberg*) que funciona como um abridor automático de porta de garagem, versão realista do que ainda não havia sido inventado. O automóvel (A) se desloca, fazendo com que o martelo (B) acione uma espoleta de brinquedo (C), que assusta o coelho (D) com um barbante (F) amarrado em sua pata, o que faz com que a pistola (G) dispare, e assim por diante, até que uma conexão a um irrigador rotativo promova a abertura lateral da porta da garagem por deslizamento (portas suspensas ainda não haviam sido inventadas). Embora muito do humor dessa paródia de máquina tenha se perdido para nós (nossas atitudes com relação às máquinas mudaram muito desde o auge de Goldberg), o invento do desenhista é uma analogia bastante interessante do mecanismo geral da sinalização química celular.

Assim como o abridor da porta de garagem da Figura 1.13 depende de uma série de interações sequenciais de causa e efeito, as sinalizações químicas ocorrem por uma série de alterações de causa e efeito no formato e na capacidade de ligação da proteína. Da mesma maneira que os eventos complexos do invento de Rube Goldberg estão ligados para sinalizar e atuar na abertura da porta de garagem, uma cascata de mudanças no formato e na função da proteína está interligada para sinalizar e atuar nos eventos fisiológicos. Nosso exemplo anterior de contração muscular ilustra bem essa via de causa

e efeito e a analogia ao invento de Goldberg. A excitação elétrica (A) de uma célula muscular aumenta a concentração intracelular de Ca^{2+} (B), fazendo com que o íon se ligue à troponina (C). Isto, por sua vez, altera a ligação da tropomiosina (D) à actina (E), o que possibilita a ligação da cabeça da miosina (F) à actina, levando à ativação da ponte cruzada (G), à hidrólise de ATP e à contração.

Como este exemplo mostra, a sequência de causa e efeito é complexa tanto na sinalização química como no invento do cartunista. Ambos envolvem muitos elementos diferentes, mas nenhum pode ser identificado como *o* controlador; todos os elementos participam do controle. Essencialmente, isso cria múltiplos sítios para a regulação e para a ação de fármacos. Da mesma forma que o aumento do calibre da pistola no abridor da porta de garagem poderia mudar o tempo de abertura, um fármaco que se ligue a um elemento no meio da via de sinalização na célula poderia aumentar ou diminuir a mudança fisiológica final em resposta a determinado hormônio, por exemplo. O fato de a cadeia de causa e efeito não ser óbvia também está associada à complexidade; a sequência, em particular, que conecta determinado sinal (a ligação da epinefrina ao receptor no músculo cardíaco) a certo efeito (aumento do débito cardíaco) deve ser memorizada. No entanto, ao entender a sequência, é possível prever, a partir do estado de um elemento na cadeia, o que acontece em seguida. Por fim, o invento de Rube Goldberg foi montado a partir de itens domésticos bastante comuns, como balde, aquário, irrigador de jardim e até mesmo pistolas. Da mesma maneira, os elementos das vias de sinalização química tendem a ser altamente conservados e, ao longo de seus estudos, você verá que a mesma molécula ou os mesmos tipos de moléculas participam de ampla variedade de diferentes vias de estímulo-resposta.

As vias de sinalização se iniciam com a ligação de uma molécula extracelular ao receptor

Além das vias de sinalização similares à sequência de Rube Goldberg, outro aspecto da "estratégia" geral de transmissão de informação celular é que as vias de sinalização quase sempre começam com a ligação da molécula de sinalização do ambiente a uma molécula proteica especializada na transferência de informação, denominada *receptor*. O receptor de LDL, já discutido, participa do transporte de material para dentro das células (ver Figura 1.12). No entanto,

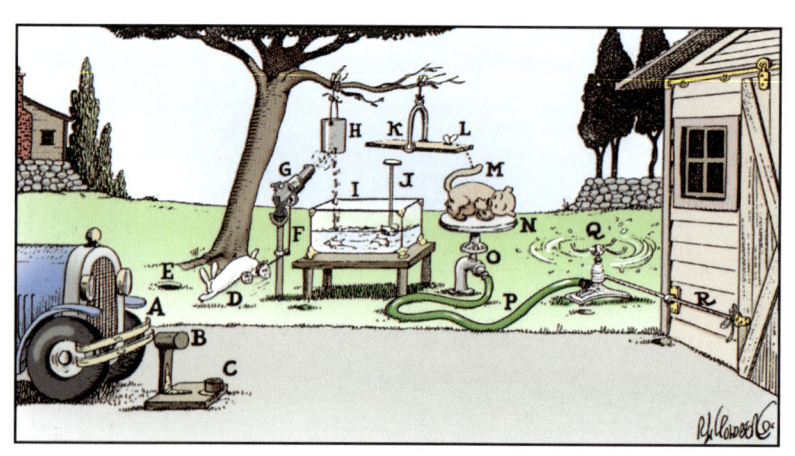

● **Figura 1.13** Invenção de Rube Goldberg (abridor de porta de garagem, por volta de 1928) como uma analogia à complexa sequência de causa e efeito que é característica da sinalização química celular. O automóvel (A) se desloca, fazendo com que o martelo (B) acione a espoleta (C), assustando o coelho (D) para dentro da sua toca (E), fazendo com que a pistola (G) dispare e assim por diante, levando, finalmente, à abertura da porta da garagem (R). Como explicado no texto, essa "máquina" estranha é uma analogia para a sinalização química dentro das células em decorrência dos múltiplos elementos de controle, sua conexão como uma sequência de causa e efeito e o uso de itens domésticos, semelhante à utilização de proteínas evolutivamente conservadas na sinalização celular.

a maior parte dos demais receptores são proteínas cujo trabalho é transmitir e transduzir a informação do meio extracelular para as células. Os receptores distinguem-se entre o grande número de moléculas de sinalização externa (p. ex., vários hormônios, neurotransmissores, fatores de crescimento) pelo mecanismo proteico usual de ligação altamente específica.

Três grandes classes de receptores, chamadas *famílias de receptores*, são muito importantes na função fisiológica e são discutidos neste capítulo e no Capítulo 2. Duas dessas famílias, os *receptores associados à proteína G* (GPCRs) e os *receptores tirosinoquinases* (RTKs), são as proteínas intrínsecas da membrana plasmática. Estes receptores de membrana se ligam à molécula sinalizadora no meio extracelular e o sinal é, então, transmitido intracelularmente através de uma sequência de Rube Goldberg de "diferenças que fazem uma diferença". A terceira classe de receptores é a família de *receptores nucleares*. Estas não são as proteínas de membrana, mas proteínas intracelulares que transduzem sinais de moléculas lipídicas que podem entrar facilmente na célula. Dentre as moléculas sinalizadoras que ligam e ativam os receptores nucleares, estão os hormônios esteroides e tireoidianos, moléculas lipídicas da dieta e derivados das vitaminas A e D. A via de transdução da informação dos receptores nucleares é mais simples do que a via dos receptores de membrana, já que são por si só, reguladores diretos de transcrição de genes; isto é, são fatores de transcrição. A ligação de moléculas de sinalização ativa o receptor nuclear para que possa se ligar diretamente a regiões específicas do ácido desoxirribonucleico (DNA) e estimular a ligação da polimerase do ácido ribonucleico (RNA) para a produção, portanto, de RNA mensageiros de um ou mais genes, em particular naquela região do DNA. Um exemplo da produção específica da proteína do ovo em galinhas é discutido mais adiante neste capítulo.

A informação fisiológica específica é inerente ao complexo receptor/ligante, não à molécula de hormônio/neurotransmissor

Antes de discutir os receptores específicos, é bom esclarecer alguns pontos importantes acerca da natureza e da regulação da transferência de informação entre a molécula externa sinalizadora e o receptor. Este texto fornece amplas evidências de que o mesmo hormônio e, especificamente, a mesma molécula de neurotransmissor pode ligar-se a diferentes receptores. Estes diferentes eventos de ligante-receptor enviam distintas informações para a célula a partir da mesma molécula sinalizadora externa. A acetilcolina, por exemplo, se liga a dois receptores, o canal iônico nicotínico, já descrito, e o receptor muscarínico, que é um GPCR, não um canal iônico, e envia uma informação completamente diferente à célula. O hormônio/neurotransmissor em si não contém nenhuma informação específica; de fato, é um simples sinal, como o toque de um telefone. Deve-se atendê-lo para receber a informação. O conteúdo da informação do hormônio/neurotransmissor está realmente contido no formato tridimensional da molécula do receptor. A mudança no formato do receptor durante a ligação do hormônio/neurotransmissor é a mensagem específica para a célula.

As células podem tornar-se, por si só, mais ou menos sensíveis ao sinal do hormônio/neurotransmissor. Por exemplo, a maioria das células responde a um período prolongado de exposição ao hormônio/neurotransmissor por meio da redução de sua sensibilidade àquela molécula. Para os receptores de membrana, um caminho é internalizar o receptor por endocitose, fundir o endossomo com um lisossomo e digerir o receptor. De modo geral, o número de receptores de membrana é diminuído por endocitose em resposta à manutenção de uma alta concentração de ligantes. Isso é denominado

regulação negativa *(downregulation)* do receptor. Esse processo permite que a célula se adapte a altas concentrações de ligantes. A interação do receptor com o ligante está em perfeito equilíbrio químico, tanto que a proporção de complexos receptor-ligante, que determina a resposta fisiológica, depende da concentração de ambos. Na presença de alta concentração de ligante, uma diminuição no número de receptores retorna o equilíbrio da ligação à proporção normal de receptores ligados/desligados. Isto possibilita que a célula responda ao aumento e à diminuição da concentração do ligante, mesmo que esta seja alta. Outra forma de regulação da resposta ao hormônio/neurotransmissor é a alteração da função de ligação do receptor, por exemplo, pela fosforilação, de forma a reduzir *(dessensibilização)* ou aumentar *(hipersensibilização)* sua afinidade pelo ligante. Os receptores nucleares parecem ser menos sujeitos à regulação rápida de responsividade, mas ao menos alguns precisam de constante renovação pela degradação proteolítica e nova síntese para manutenção da função.

Os receptores associados à proteína G são a maior família (uma *superfamília*) de receptores e auxiliam a regulação de quase todos os processos fisiológicos

Seria difícil exagerar a importância e a versatilidade do processamento de informação que se inicia com a ligação de uma molécula sinalizadora aos GPCRs. Existem aproximadamente 900 GPCRs em seres humanos (ver Tabela 1.2). São em número ainda maior nos animais que dependem mais do olfato, sendo cerca de 1.300 nos roedores, porque o olfato é mediado por diferentes odorizantes que interagem com diferentes GPCRs. Estima-se que 40 a 50% de todos os fármacos comerciais atuem em uma via GPCR, exemplificando sua importância para a medicina. Todos compartilham um formato molecular semelhante; são proteínas integrais de membrana, constituídas por uma única cadeia polipeptídica que atravessa a membrana plasmática, indo e vindo por sete vezes, como uma serpente (Figura 1.14). Assim, dois outros nomes para essas moléculas são *receptores heptatransmembranosos* e *receptores serpentinas*. No entanto, o nome GPCR revela mais de seu mecanismo porque todos compartilham a mesma "etapa seguinte" em suas sequências de sinais de Rube Goldberg: ativam um "interruptor liga-desliga" – conhecido como *proteína G*, assim chamada por ser uma *guanosina trifosfatase* (GTPase).

Os GPCRs se ligam a um tipo particular de proteína G (outra das muitas "famílias" de proteínas relacionadas com a transmissão de informações), que é uma proteína trimérica associada à membrana, composta por subunidades α, β e γ. Logo, este tipo de proteína G é denominado *proteína G heterotrimérica* ("três subunidades diferentes"). Esta proteína se liga diretamente ao domínio citoplasmático de um GPCR. Embora não sejam proteínas de membrana intrínsecas, as proteínas G heterotriméricas estão intimamente associadas à membrana plasmática por meio de moléculas lipídicas adicionadas após a tradução às subunidades e que se inserem na dupla camada lipídica (ver Figura 1.14).

Como observado, as proteínas G são "interruptores liga-desliga" moleculares, que também são ativadas por GTPases pela ligação de uma molécula sinalizadora ao seu GPCR cognato. Ou seja, além de se ligarem ao GPCR, as proteínas G também se ligam ao *trifosfato de guanosina* (GTP) e o hidrolisam a *difosfato de guanosina* (GDP). A ligação e a hidrólise de GTP a GDP é o mecanismo bioquímico básico do interruptor liga-desliga. Na Figura 1.15A, o GPCR não estimulado não se liga à proteína G heterotrimérica que, por sua vez, está em seu estado "desligado" em virtude de a subunidade α estar ligada ao GDP e as subunidades β e γ. Na Figura 1.15B, o

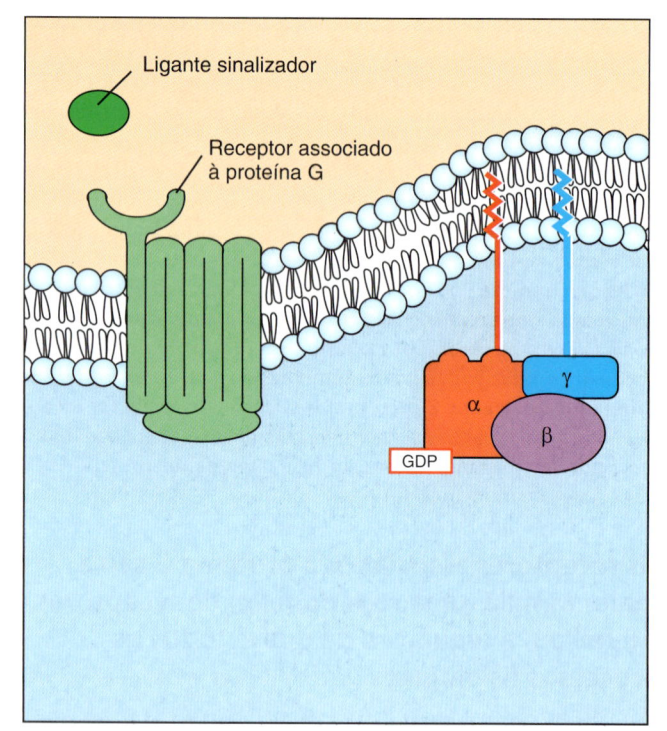

• Figura 1.14 Receptor associado à proteína G (GPCR) e proteína G heterotrimérica. As centenas de GPCRs compartilham o mesmo formato proteico, serpenteando para dentro e fora da membrana sete vezes. Logo, os GPCRs também são denominados *receptores serpentinas* e *receptores heptaelicoidais*. Estes receptores interagem com a molécula guanosina trifosfatase (GTPase) associada à membrana, composta por três subunidades polipeptídicas distintas (*heterotrimérica*). A proteína G heterotrimérica não é uma proteína intrínseca de membrana, mas está associada à membrana através das caudas lipídicas. *GDP*, Difosfato de guanosina.

ligante sinalizador interage com seu GPCR, ativando o receptor e a proteína G. A ativação da proteína G provoca dissociação do complexo β/γ da subunidade α, o que permite que essa subunidade troque GDP por GTP. A principal atividade de "ligar" da proteína G é representada pela subunidade G_α ligada a GTP. A G_α ligada ao GTP estimula diversas enzimas e canais iônicos que enviam sinais ao citoplasma (ver Figura 1.15C), como será discutido na próxima seção. No entanto, o complexo $G_{\beta\gamma}$ outrora considerado o único fator inibidor da subunidade G_α, ativa certos canais de K$^+$ e inibe determinados canais de Ca^{2+} dependentes de voltagem. Após estimular o elemento seguinte na via de sinalização, a subunidade G_α ligada ao GTP retorna a um estado inativo, "desligado", devido à sua atividade GTPase intrínseca (ver Figura 1.15D). Ou seja, o GTP ligado é hidrolisado a GDP e o complexo $G_{\beta\gamma}$ volta a se ligar à subunidade G_α, retornando-a (e o complexo $G_{\beta\gamma}$) ao seu estado inativo, esperando pelo próximo evento de interação ligante-receptor.

Como já foi observado, um dos aspectos da analogia de Rube Goldberg é que os mesmos tipos conservados de moléculas geralmente são usados em muitas vias diferentes. Entre as várias proteínas da série de "diferenças que fazem diferença" para transmitir uma informação, uma das mais amplamente utilizadas é uma GTPase com estados liga-desliga com base na interação ou não de GTP ou GDP. Portanto, as proteínas G heterotriméricas que se aderem aos GPCRs são apenas um tipo de proteína GTPase que atua como um interruptor liga-desliga nas vias de sinalização. A maior parte dos outros membros da superfamília de proteínas G (GTPase) são mais simples e lembram a subunidade G_α sozinha. Por exemplo, uma classe destas *pequenas proteínas G*, denominadas *Rabs*, ajuda a mediar os processos de fusão de membrana que são à base da exocitose e da

Tabela 1.2	Lista parcial de receptores associados à proteína G (GPCRs).	
Receptor/Família do receptora*	**Exemplo de função**	**Fármacos ligantes**
α-adrenérgico	Regula a vasculatura	Fenilefrina, oximetazolina
β-adrenérgico	Regula o coração e a vasculatura	Atenolol, propranolol
Angiotensina	Principal regulador da pressão arterial	Losartana
Calcitonina	Regula a reabsorção óssea	b
Canabinoide	A função é desconhecida, mas o receptor é amplamente encontrado no cérebro	Maconha e derivados
Dopamina	Movimento, cognição e emoções	Clorpromazina, bromocriptina
Frizzled	Regula a proliferação e a diferenciação, principalmente em células-tronco	b
Gastrina	Regula a secreção ácida no estômago	Pentagastrina
Glucagon	Regula a resposta à "inanição"	Exendina 4
Histamina	Medeia a inflamação e a alergia	Difenidramina, clorfeniramina
Muscarínico	Secreção de hormônios e neurotransmissores	Atropina, carbacol
Olfatório	Medeia o olfato	b
Opioide	Medeia a analgesia	Morfina, codeína, heroína
Opsinas	Medeia a transdução de luz na retina	b
Prostaglandina	Vasodilatação	Sulprostona
Serotonina^c	Regula a motilidade intestinal, a estimulação comportamental, a alimentação e os ritmos circadianos	Sumatriptana, cetanserina
Vasopressina	Regula o equilíbrio hídrico corpóreo	Terlipressina, desmopressina

^{a}Na maioria dos casos, o receptor é nomeado conforme seu ligante.
^{b}Nenhum comumente conhecido.
^{c}Um membro da família de receptores da serotonina não está associado à proteína G.

endocitose já discutidas. Todas as proteínas G compartilham sítios de ligação ao GTP e hidrólise enzimática evolutivamente conservados e um mecanismo semelhante de liga-desliga: quando GTP está ligado, a proteína está "ligada" e quando GDP está ligado, a proteína está "desligada". O Capítulo 2 discute uma pequena proteína G em particular, Ras, que desempenha um papel crucial na regulação da divisão celular e cuja disfunção é importante no câncer. Consequentemente, as proteínas G geralmente são discutidas no Capítulo 2 e essa discussão está centrada nos mecanismos de sinalização ligados, especificamente, à proteína G heterodimérica.

A maior parte das informações associadas à proteína G é enviada ao citoplasma por segundos mensageiros

Conforme já observado, a proteína G ativa (heterotrimérica) estimula uma enzima ou canal iônico associado à membrana plasmática. A alteração resultante no canal iônico ou na função

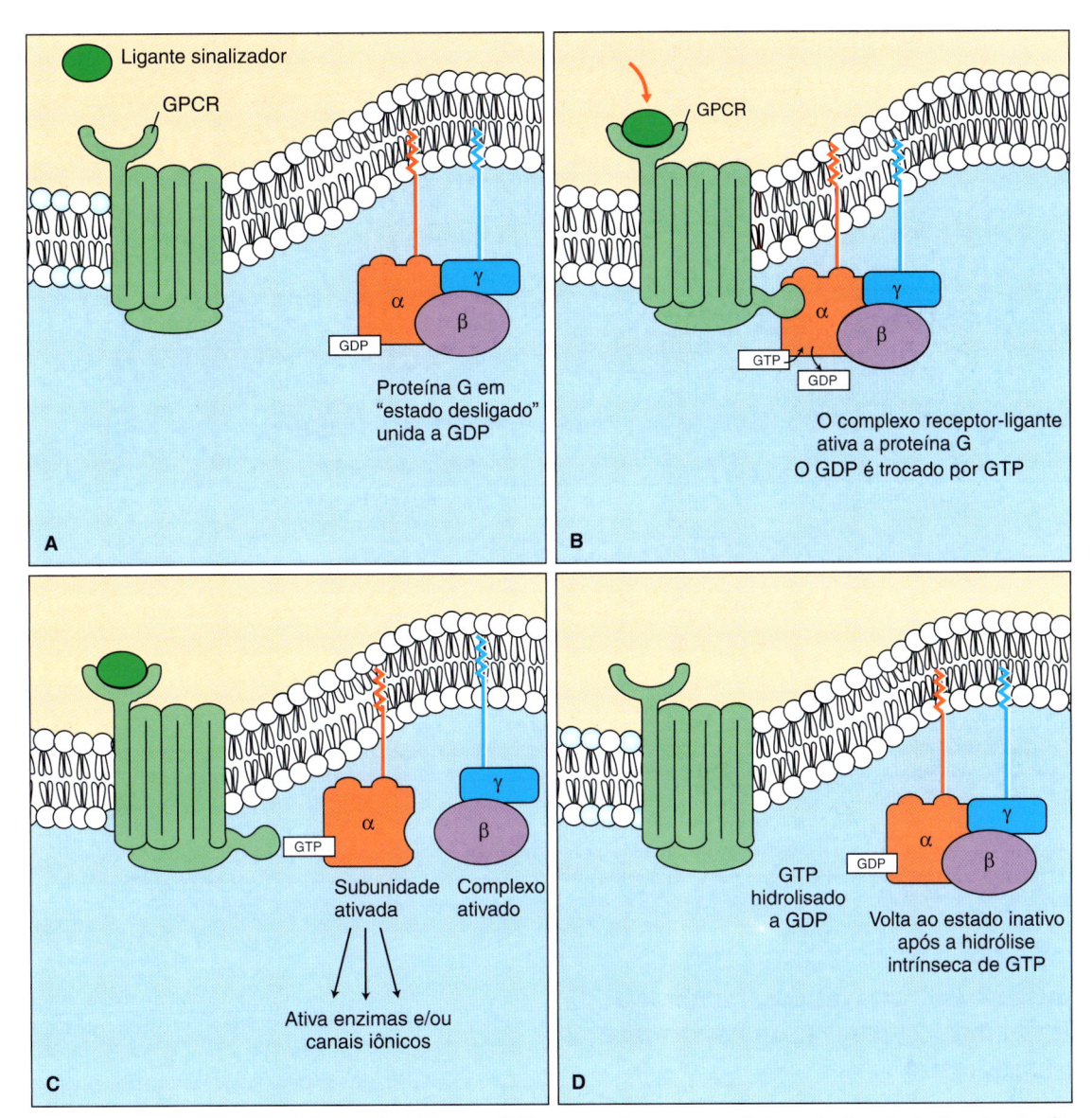

● **Figura 1.15** Ciclo de serviço da proteína G heterotrimérica, uma GTPase que atua como um "interruptor liga-desliga" molecular. Consulte mais detalhes no texto. **A.** O GPCR não estimulado não está ligado à proteína G heterotrimérica. **B.** O ligante sinalizador interage com seu GPCR, ativando o receptor e a proteína G. **C.** O GTP ligado à subunidade G_α estimula diversas enzimas e canais iônicos que enviam sinais para o citoplasma. **D.** Após a estimulação, o próximo elemento na via de sinalização, a subunidade G_α ligada ao GTP ativado, volta ao estado inativo, "desligado", em decorrência à sua atividade GTPase intrínseca. *GDP*, difosfato de guanosina; *GPCR*, receptor associado à proteína G; *GTP*, trifosfato de guanosina.

da enzima pode alterar o potencial de membrana ou modificar a concentração citoplasmática de certas moléculas/íons. Aqueles íons e moléculas que estão associados à ligação do receptor com o ligante são denominados *segundos mensageiros*. Este é um íon ou molécula que transporta a informação dentro do citoplasma de uma célula em resposta a um sinal sobre sua superfície externa (a primeira mensagem), como a ligação de um hormônio ou neurotransmissor, ou a um evento elétrico. A maior parte da informação associada à proteína G é transduzida para dentro do citoplasma da mesma maneira. Um dos maiores avanços no nosso entendimento das bases moleculares da sinalização fisiológica foi a percepção de que existem poucos sistemas de segundos mensageiros nas células animais. Os mais importantes são (Figura 1.16):

1. Dois segundos mensageiros, o 1,4,5-trifosfato de inositol (IP_3) e o diacilglicerol (DAG), são produzidos pela ativação de uma enzima fosfolipase C (PLC) pela proteína G (ver Figura 1.19 e discussão posterior).

2. Alteração na concentração de *monofosfato cíclico de adenosina* (cAMP).

3. Alteração na concentração de Ca^{2+} no citoplasma.

Obviamente, há muito mais GPCRs que segundos mensageiros. Isso significa que vários eventos mediados por receptor são convertidos para o mesmo sinal intracelular. Como a célula diferencia esta informação? Diferentes células respondem de maneira distinta ao mesmo íon/molécula do segundo mensageiro por causa da função especializada e a constituição celular (*i. e.*, estado diferenciado é obtido durante o desenvolvimento do animal). Por exemplo, as células do músculo liso respondem de maneira diversa à ativação dos receptores muscarínicos de acetilcolina (ver Tabela 1.2) em comparação às nervosas porque as duas têm proteínas diferentes que são responsáveis por suas tarefas especializadas. No entanto, isso é apenas parte da resposta, e sua especificidade ao mesmo segundo mensageiro e para a ativação de receptores semelhantes ou idênticos é uma importante questão que permanece em aberto na fisiologia.

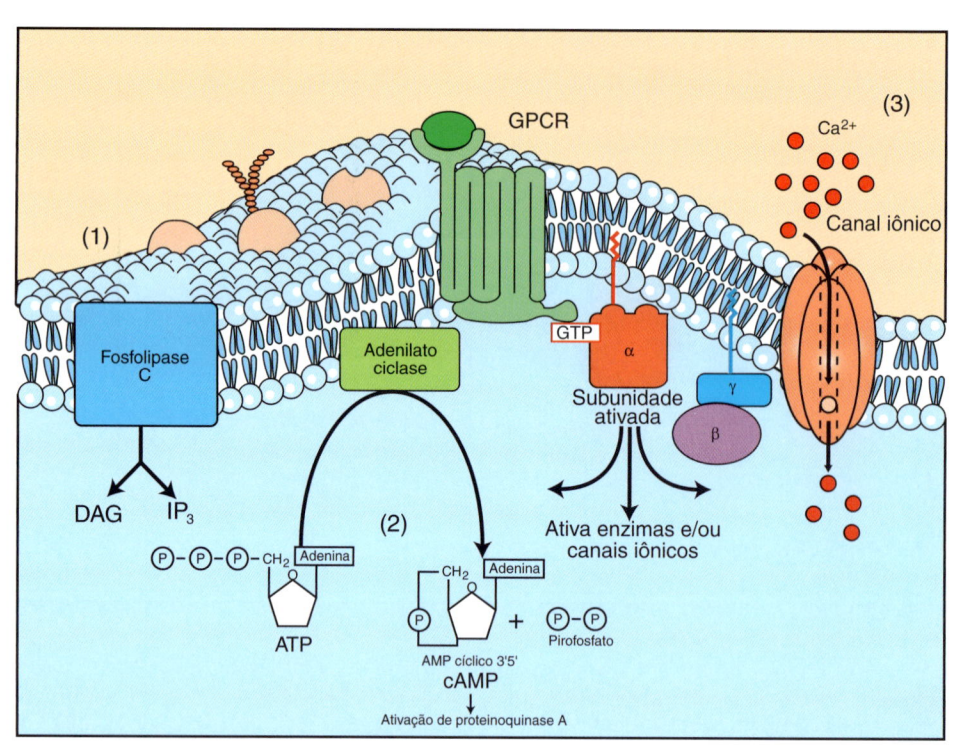

● **Figura 1.16** A subunidade α ativada da proteína G (G$_\alpha$) pode ativar enzimas e canais iônicos, levando à sinalização por segundo mensageiro no citoplasma. Os três principais segundos mensageiros enviam a informação do receptor associado à proteína G (GPCR) para o citoplasma. Estes segundos mensageiros são gerados pela ativação dos canais iônicos e enzimas que, por sua vez, é estimulada por G$_\alpha$. Os segundos mensageiros são (1) aumento na concentração de 1,4,5-trifosfato de inositol (IP$_3$) no citoplasma e aumento na concentração de diacilglicerol (DAG) na membrana plasmática, ambos em razão da degradação de um raro fosfolipídio de membrana, o 4,5-bifosfato de fosfatidilinositol (PIP$_2$) pela fosfolipase C, outra enzima estimulada por G$_\alpha$; (2) alterações na concentração de monofosfato cíclico de adenosina (cAMP), um produto especial da degradação hidrolítica do trifosfato de adenosina (ATP) criado pela enzima adenilil ciclase, que pode ser ativada ou inibida por subunidades α; e (3) alterações na concentração de Ca^{2+} no citoplasma em decorrência do transporte do íon por canais com acionamento estimulado por G$_\alpha$. GTP, trifosfato de guanosina.

O transporte de Ca^{2+} através das membranas plasmáticas e intracelulares é um importante segundo mensageiro

O transporte de íons Ca^{2+} pelos canais portas através da membrana plasmática e das membranas intracelulares (p. ex., retículo endoplasmático) é um importante sistema de segundo mensageiro para a transferência da informação fisiológica. As atuais evidências sugerem que o principal papel do Ca^{2+} *dentro* das células é a atuação como sinal fisiológico. No compartimento extracelular, sua função fisiológica mais importante é ser o principal mineral dos ossos. O Ca^{2+} é um excelente íon para ser usado como segundo mensageiro porque sua concentração citoplasmática é extremamente baixa, cerca de 10^{-7} mol/ℓ em uma célula em repouso. O aumento da concentração intracelular pode ser (1) detectado facilmente porque sua concentração basal é muito baixa e (2) alcançado facilmente porque a concentração de Ca^{2+} [Ca^{2+}] no ECL e em alguns compartimentos celulares, como o retículo endoplasmático e a mitocôndria, é 10^4 mais alta que no citoplasma (ver Tabela 1.1). Logo, existe uma enorme força motriz para a difusão de Ca^{2+} para dentro do citoplasma sob a maioria das condições.

Embora muitos GPCRs usem Ca^{2+} como parte de suas vias intracelulares, a interação é mais complexa que a usual, conforme discutido resumidamente. Portanto, nos concentraremos em um exemplo mais simples e muito importante de Ca^{2+} como um segundo mensageiro, que já foi mencionado: seu papel na regulação da actomiosina-ATPase do músculo.

Aumento da [Ca^{2+}] no citoplasma altera a função celular pela interação com qualquer uma das muitas proteínas ligadas ao Ca^{2+} que atuam como proteínas de controle. Como já mencionado, a troponina é uma proteína ligada ao Ca^{2+}. Revendo o exemplo da contração do músculo estriado a partir do ponto de vista do Ca^{2+}, este íon (segundo mensageiro) difunde-se pelos canais com acionamento no retículo endoplasmático (retículo sarcoplasmático) do músculo em resposta a eventos elétricos (primeira mensagem) na membrana plasmática da célula muscular. A difusão de Ca^{2+} dos depósitos concentrados do retículo sarcoplasmático aumenta a [Ca^{2+}] no citoplasma da célula muscular, onde o íon se liga à troponina. A ligação muda a interação da troponina com a tropomiosina, que agora se move para permitir que a cabeça da miosina acesse a actina do filamento fino. A actomiosina-ATPase é ativada e há contração muscular.

A *calmodulina* é uma proteína ligada ao Ca^{2+} que tem importante função de controle em quase todas as células animais. Como a troponina, a calmodulina se liga ao Ca^{2+} quando a concentração citoplasmática do íon aumenta. O complexo Ca^{2+}/calmodulina ativa grande número de diferentes processos celulares. Na maioria desses casos, mas não em todos, este complexo se liga a uma enzima, ativando-a. Esta enzima, uma proteinoquinase, participa do acoplamento excitação-contração no músculo liso (Figura 1.17), não discutido anteriormente nos tipos de músculo estriado. De modo geral, as proteinoquinases catalisam a hidrólise de ATP e o acoplam à fosforilação simultânea de outras proteínas da seguinte maneira:

$$\text{ATP} + \text{Proteína} \xrightarrow[\text{calmodulina}]{\text{proteinoquinase ativada por Ca}^{2+}} \text{Fosfato de proteína} + \text{ADP}$$

No caso do músculo liso, a proteinoquinase em particular é a *miosinoquinase*, que, como o nome diz, fosforila especificamente a miosina. Essa fosforilação aumenta a afinidade das cabeças de miosina

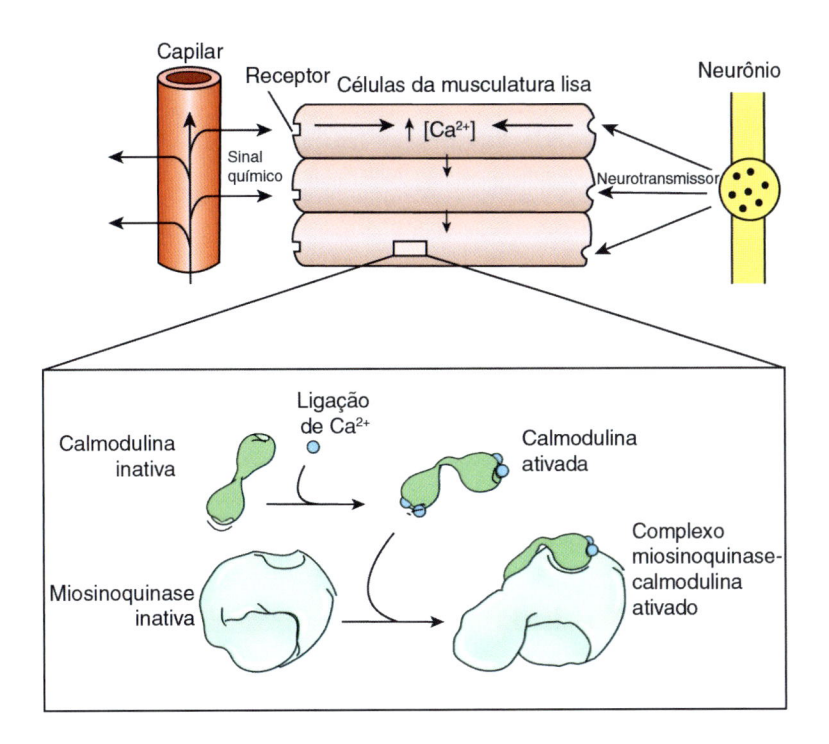

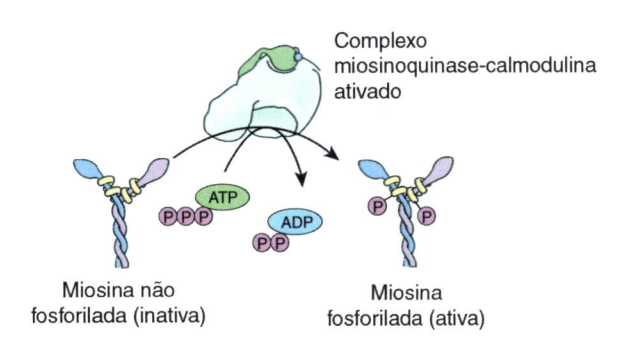

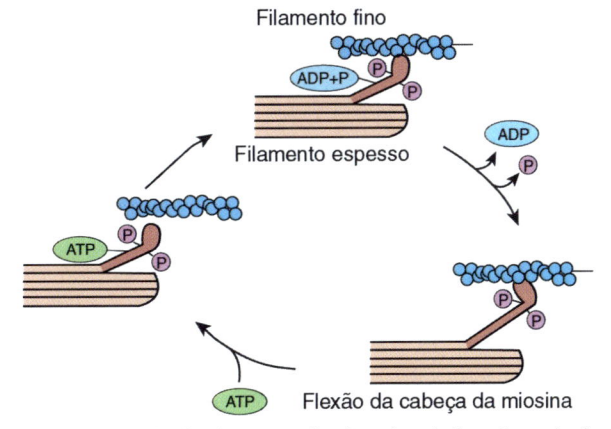

● **Figura 1.17** Papel do Ca^{2+} e da calmodulina na regulação da contração do músculo liso. A regulação do músculo liso é mais complexa que a do músculo estriado e este relato é uma simplificação. A contração do músculo liso pode ser estimulada de várias maneiras, inclusive por sinais nervosos e os sinais químicos solúveis, como mostrado aqui. Todos estes sinais externos estimulam o aumento de $[Ca^{2+}]$ intracelular, o que provoca contração do músculo liso. Na presença de maior $[Ca^{2+}]$ intracelular, os íons se ligam à calmodulina, ativando-a por causar uma mudança conformacional. No citoplasma do músculo liso, o complexo Ca^{2+}/calmodulina ativa a miosinoquinase, o que catalisa a fosforilação da miosina. A miosina fosforilada ativada, por sua vez, catalisa a hidrólise de ATP actina-dependente (ciclo das pontes cruzadas). Logo, a contração do músculo liso é regulada pelo filamento espesso porque as mudanças na miosina ativam a ponte cruzada, enquanto a contração do músculo estriado é controlada pelo filamento fino, pois mudanças em sua troponina e tropomiosina ativam a ponte cruzada. *ADP*, difosfato de adenosina; *ATP*, trifosfato de adenosina.

pelos filamentos de actina, permitindo, portanto, a formação da ponte cruzada com a actina. Para formar a ponte, a miosina toca o filamento fino, o que provoca seu deslizamento, a contração e a produção de força pelo músculo liso. O fim da contração é obtido pela clivagem do fosfato da miosina por outra enzima, a *miosina fosfatase.*

Portanto, o início da contração do músculo liso envolve a sequência de Rube Goldberg, em que a estimulação ambiental da célula muscular lisa causa aumento de $[Ca^{2+}]$, o segundo mensageiro. Isto, por sua vez, leva a uma cascata de causa e efeito. A maior $[Ca^{2+}]$ intracelular faz com que a calmodulina se ligue ao íon. O complexo Ca^{2+}/calmodulina ativa a miosinoquinase. Esta enzima fosforila a cabeça de miosina, permitindo a formação de uma ponte cruzada com a actina. A ponte cruzada ativa a actomiosina, provocando o deslizamento do filamento que é observado como contração muscular no tecido.

Essa discussão de Ca^{2+} como o segundo mensageiro enfatiza uma de suas principais funções fisiológicas: a mediação da contração de todos os tipos de músculo (esquelético, cardíaco e estriado), embora os detalhes de cada via sejam diferentes.

O monofosfato de adenosina (AMP) cíclico é produzido pela ativação de uma enzima ligada à membrana em resposta à interação do hormônio/ligação do neurotransmissor com os receptores

Mudanças na atividade da enzima associada à membrana são mecanismos importantes da transmissão da informação pela membrana celular e são usadas por muitos GPCRs. A ligação da molécula sinalizadora aos receptores na face extracelular da membrana plasmática altera a atividade de uma enzima localizada na face citoplasmática. A enzima catalisa a reação de degradação; um ou mais metabólitos liberados no citoplasma são segundos mensageiros. Um importante sistema destes segundos mensageiros, e o primeiro a ser descoberto, é a degradação hidrolítica de ATP em 3',5'-monofosfato de adenosina, ou cAMP, pela enzima *adenilil ciclase* (previamente chamada *adenilciclase* e *adenilato ciclase*). O AMP cíclico é o segundo mensageiro e a adenilil ciclase é ligada ou desligada como resultado da interação de vários hormônios e neurotransmissores aos receptores da superfície celular.

Conforme resumido na Figura 1.18, três diferentes proteínas de membrana interagem para produzir cAMP: (1) quaisquer dos vários receptores, inclusive muitos GPCRs; (2) a proteína G heterotrimérica; e (3) a proteína catalítica que, na realidade, hidrolisa ATP a cAMP. Suas interações proporcionam um exemplo da habilidade das biomembranas em organizar reações bioquímicas espaciais. A probabilidade de as três proteínas colidirem e, portanto, poderem interagir é muito maior no "mar fosfolipídico" bidimensional do que no citoplasma tridimensional.

Muitos diferentes hormônios/neurotransmissores, que se ligam a distintos receptores de membrana, usam cAMP para transmitir a informação através da membrana. Entre os GPCRs (ver Tabela 1.2) e seus hormônios/neurotransmissores que usam cAMP como seus segundos mensageiros estão os *receptores β-adrenérgicos*, que se ligam à epinefrina ou à norepinefrina, aumentando a produção de cAMP e proporcionando uma importante regulação para quase todos os tecidos. A mensagem de inanição transportada pela ligação do glucagon ao seu receptor (ver Capítulo 34) é levada ao citoplasma

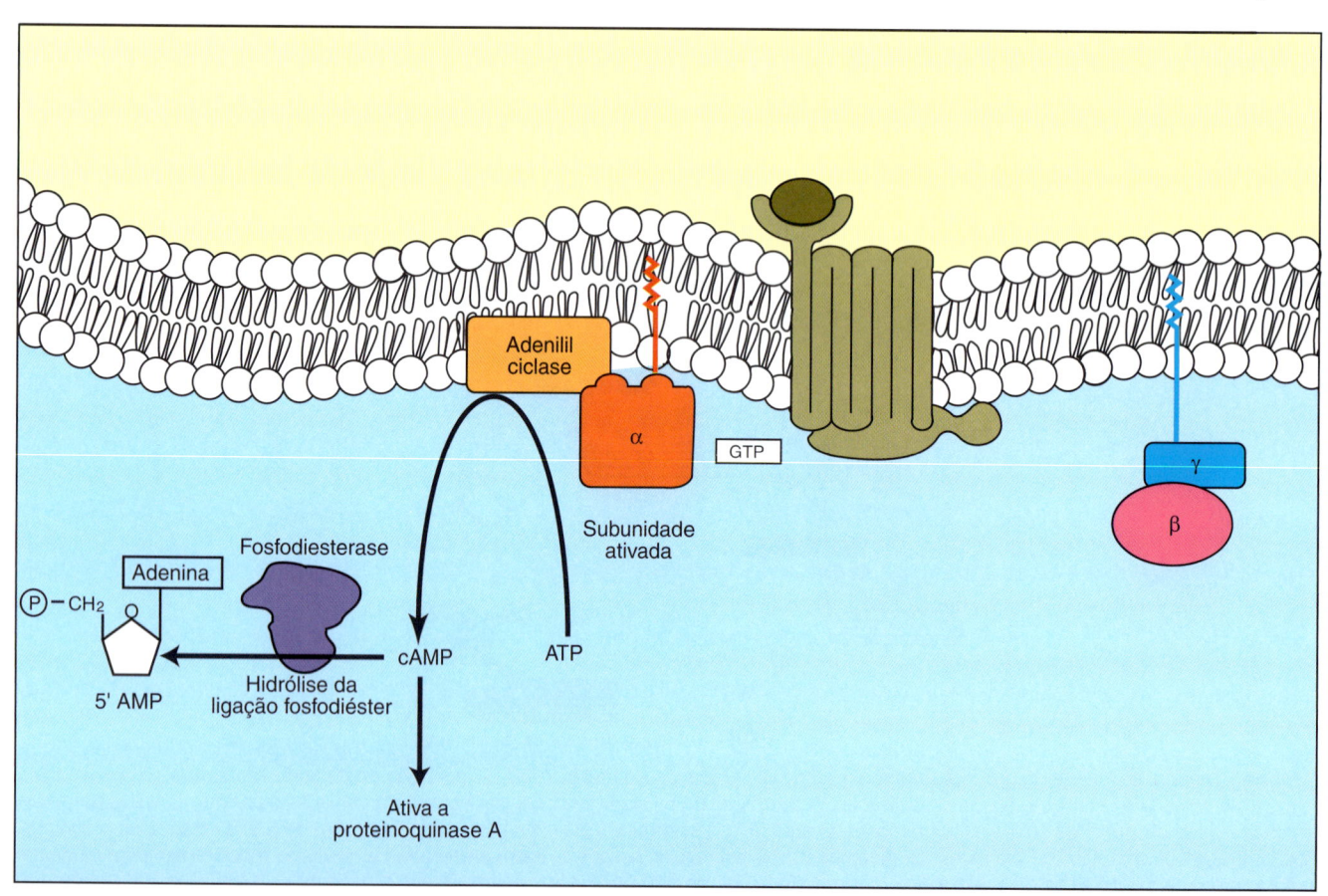

• **Figura 1.18** Atividade do monofosfato cíclico de adenosina (cAMP) como segundo mensageiro. O AMP cíclico é gerado pela ativação da adenilil ciclase ligada ao receptor associado à proteína G (GPCR), o que causa hidrólise do trifosfato de adenosina (ATP) em cAMP. O cAMP gerado se liga a uma proteinoquinase específica, a proteinoquinase A, e a ativa; essa proteína, por sua vez, pode fosforilar e alterar a atividade de vários substratos celulares. Uma vez gerado, o cAMP é degradado pela fosfodiesterase, que hidrolisa cAMP a AMP "normal" (*i. e.*, 5' AMP). *GTP*, trifosfato de guanosina.

pelo aumento de cAMP. A ligação da *vasopressina* (também chamada *hormônio antidiurético*, ADH) aos seus receptores nas células renais utiliza cAMP para regular a produção de urina (ver Capítulo 33). Muitos fármacos se ligam a esses mesmos receptores e mimetizam ou impedem a ação fisiológica do hormônio/neurotransmissor que normalmente se liga ao receptor.

Após a interação com o ligante, o complexo receptor-ligante é capaz de se conectar e ativar a proteína G reguladora (ver Figura 1.15B). Esta proteína, por sua vez, muda de formato e se liga à subunidade catalítica, alterando sua forma e regulando a habilidade de se ligar ao ATP, e hidrolisa a subunidade catalítica a cAMP (ver Figura 1.18). Há dois tipos de proteínas G no sistema adenilil ciclase, com diferentes subunidades α. A G_s (mais especificamente, $G_{\alpha s}$, em que "s" indica "estimulador") ativa a subunidade catalítica; essa é a proteína G mostrada na Figura 1.18. Uma proteína G diferente, a subunidade α da G_i, inibe a adenilil ciclase quando ativada. Algumas doenças se desenvolvem devido à ligação de toxinas bacterianas a proteínas G. Os sintomas do cólera são provocados, em parte, pela ligação da toxina da bactéria *Vibrio cholerae* à proteína G_s e a ativação irreversível dessa proteína G_s que, por sua vez, ativa de forma também irreversível a subunidade catalítica. A toxina pertússis (coqueluche) se liga de maneira irreversível e ativa G_i, interrompendo a atividade enzimática.

Como sugerido pela proteína G inibidora (G_i), a diminuição regulada na concentração de cAMP constitui-se em uma parte importante desse sistema de segundo mensageiro. Existem dois mecanismos para tais reduções: queda da taxa de produção e eliminação de cAMP após a formação. O primeiro é obtido por G_i, que inibe a subunidade catalítica. Certos receptores inibidores interagem, especificamente, com a G_i. O ópio e seus derivados, como a codeína e a morfina, são exemplos de moléculas de sinalização que se ligam aos receptores inibidores de GPCR (opioides), ativam G_i e inibem a produção de cAMP. Outros exemplos são a norepinefrina e a epinefrina que atuam pelos receptores adrenérgicos α_2. Lembre-se de que esses mesmos neurotransmissores ativam a adenilil ciclase ao se ligarem aos receptores β_2-adrenérgicos. Este é outro exemplo do princípio de que a informação está contida no complexo receptor/ligante, não no hormônio/neurotransmissor em si.

O outro controle sobre os níveis de cAMP é sua eliminação após a formação. Isto é regulado pela *fosfodiesterase nucleotídio cíclica* (PDE). Esta enzima hidrolisa a ligação éster 3' entre o fosfato e o açúcar para produzir o AMP 5' "simples" (ver Figura 1.18). Como ocorre com a miosinoquinase, discutida anteriormente, a PDE é uma enzima ativada por Ca^{2+}/calmodulina e, em muitas células, as atividades do Ca^{2+} e do sistema de segundo mensageiro de cAMP são antagônicas.

O aumento ou diminuição na concentração do cAMP geralmente afeta a função celular através da interação com uma proteinoquinase. Esta molécula é chamada *proteinoquinase dependente de cAMP* ou *proteinoquinase A* (PKA). Essa proteinoquinase é diferente da proteinoquinase dependente de Ca^{2+}/calmodulina já discutida, embora o perfil básico de ação seja similar. A PKA é ativada pela ligação de cAMP; quanto maior a concentração de cAMP em uma célula, maior é o número de moléculas ativas de PKA. A quinase ativada se liga a proteínas e ATP que são, respectivamente, fosforiladas e hidrolisado. Como mostram os exemplos anteriores, essa fosforilação altera a atividade de proteínas-alvo, mudando sua função particular característica: catálise, transporte, acoplamento e assim por diante.

Os mamíferos respondem a estímulos estressantes pelo aumento da força e da taxa de contração cardíaca, entre outros efeitos fisiológicos. O crescimento de força demonstra o papel do cAMP como segundo mensageiro e a função do Ca^{2+} na sinalização de GPCR, além de ser outro exemplo da base fisiológica do invento de Rube Goldberg sobre as alterações alostéricas das proteínas. O estímulo estressante faz com que a medula adrenal libere epinefrina no sangue e os nervos simpáticos liberem norepinefrina no coração. As duas catecolaminas se ligam aos GPCRs beta-adrenérgicos sobre as células do músculo cardíaco. A interação receptor-ligante estimula a adenilil ciclase via G_s, aumentando [cAMP] intracelular e a atividade da PKA. A PKA fosforila inúmeros substratos nas células do músculo cardíaco, incluindo os canais de Ca^{2+} dependentes de voltagem na membrana plasmática. No estado fosforilado, esses canais permanecem abertos por um tempo maior em resposta aos potenciais de membrana acima do limiar. Consequentemente, mais Ca^{2+} entra na célula por determinado estímulo elétrico do que nos níveis mais baixos de cAMP. O aumento de Ca^{2+} possibilita que mais troponina se ligue ao íon; mais tropomiosina se afasta das cabeças de miosina, produzindo mais pontes cruzadas e força. (Rube Goldberg teria amado a fisiologia moderna!)

Outro nucleotídio cíclico, o *monofosfato cíclico de guanosina* (cGMP), também atua como segundo mensageiro, mas não é tão amplamente usado como cAMP. O GMP cíclico (cGMP) é o segundo mensageiro estimulado pelas opsinas (ver Tabela 1.2) nos bastonetes da retina, que são a base da visão, e causa relaxamento de alguns músculos lisos vasculares, inclusive daquele responsável pela ereção do pênis (ou seja, fluxo sanguíneo no corpo cavernoso). O papel do cGMP nas ereções é mediado pela ativação das proteinoquinases do cGMP, semelhante à ação do cAMP via PKA. A ativação dessa proteinoquinase dependente de cGMP causa relaxamento de certos músculos lisos, inclusive aqueles responsáveis pelo fluxo sanguíneo para o corpo cavernoso. Isso tem uma correlação clínica importante: o medicamento sildenafila inibe a degradação de cGMP pela fosfodiesterase nucleotídio cíclica, aumentando, portanto, o fluxo sanguíneo para o pênis e auxiliando a ereção, mas somente se o sinal nervoso (ou seja, estimulação sexual) estimular a produção de cGMP inicialmente. Este é um bom exemplo de como a via de várias etapas da sinalização celular proporciona possíveis múltiplos sítios para intervenção terapêutica adequada; um fármaco que simplesmente estimulasse a produção de cGMP causaria ereções inapropriadas, enquanto a inibição de sua degradação auxilia as ereções no momento certo. Embora usada na maioria das vezes por seres humanos, a sildenafila também é, ocasionalmente, administrada a garanhões para auxiliá-los na cobertura de uma égua.

Além de ativarem a proteinoquinase, o cAMP e o cGMP também podem se ligar diretamente e causar a abertura de uma classe de canais iônicos acionados por ligantes, os canais iônicos acionados por nucleotídio cíclico. Estes canais são atípicos: sua estrutura lembra canais de K^+ acionados por voltagem, mas sua abertura é provocada pela ligação direta a um nucleotídio cíclico. Eles desempenham importante papel no olfato, em que cAMP é o segundo mensageiro relevante. Na visão, como já mencionado, cGMP é o segundo mensageiro e mutações nos canais iônicos acionados por nucleotídio nos cones são responsáveis por muitas formas de cegueira completa de cor (que é rara).

Os exemplos de controle fisiológico por segundos mensageiros discutidos até agora são alterações de curta duração (segundos a horas), o que, historicamente, tem sido o alcance dos "fisiologistas". Tornou-se cada vez mais claro, entretanto, que a maioria (se não todos) dos sinais importantes têm efeitos a longo prazo (dias e semanas), com base em mudanças de transcrição gênica que, por sua vez, medeiam alterações no crescimento, diferenciação e comportamento a longo prazo. Por exemplo, cAMP agora é conhecido por ser um importante regulador de transcrição gênica que controla o aprendizado, a produção de gametas e a divisão celular. O efeito do cAMP sobre a expressão gênica é o decorrente da fosforilação por PKA de um fator de transcrição associado à sinalização por cAMP (CREB, do inglês *cyclic AMP response element binding protein*, "proteína ligada ao elemento de resposta de AMP cíclico"). Embora o espaço não permita mais discussões sobre os papéis de transcrição das vias "clássicas" de sinais fisiológicos, é bom lembrar do aviso no primeiro parágrafo: a função celular apresentada aqui é altamente simplificada!

A hidrólise mediada por receptor de um raro fosfolipídio da membrana plasmática produz dois segundos mensageiros diferentes, com ações distintas

Outro sistema de segundo mensageiro difere do Ca^{2+} e do cAMP pelo fato de que *duas* moléculas distintas de segundos mensageiros são produzidas pela ativação enzimática por um complexo receptor/ligante. O *fosfatidilinositol* (PI) é um fosfolipídio de membrana que pode aceitar mais grupos fosfato pela reação com grupos –OH do inositol (Figura 1.19). O *4,5-bifosfato de fosfatidilinositol* (PIP_2) é um fosfolipídio de membrana que é digerido para produzir dois segundos mensageiros importantes. O PIP_2 é hidrolisado a DAG e IP_3 por uma enzima mediada por receptor chamada PLC ou fosfoinositidase. Embora muitos processos distintos sejam controlados pela via PIP_2, ela desempenha um papel particularmente importante no controle do crescimento e da secreção mediada por

receptor. O efeito da ação da acetilcolina através dos receptores muscarínicos (*não* os receptores nicotínicos/canais iônicos da sinapse neuromuscular) geralmente é transmitido e transduzido pela ativação da via PIP_2.

Os eventos envolvidos na produção mediada por receptor de IP_3 e DAG a partir do PIP_2 são similares àqueles da produção de cAMP. O sistema da membrana parece consistir em três proteínas intrínsecas: (1) qualquer um dos muitos GPCRs diferentes, inclusive o receptor muscarínico de acetilcolina e os receptores para alguns fatores de crescimento; (2) uma proteína G heterotrimérica, semelhante, mas não idêntica, à G_s da via do cAMP; e (3) a enzima hidrolítica PLC. Um hormônio/neurotransmissor ou fator de crescimento se liga ao receptor, formando um complexo receptor/ligante. Este complexo ativa a proteína G, que, por sua vez, ativa a enzima hidrolítica. Até o momento, somente uma atividade G estimuladora sobre a PLC é conhecida; não há evidência de uma atividade G inibidora neste sistema.

A ativação da enzima hidrolítica aumenta a concentração de IP_3, que é solúvel em água e, portanto, se difunde através do citoplasma. O IP_3 se liga aos canais de Ca^{2+} no retículo endoplasmático, acionando-os. Isso libera o Ca^{2+} do compartimento com alta $[Ca^{2+}]$ para o citoplasma. O Ca^{2+} torna-se, então, o "terceiro mensageiro" neste sistema (embora este termo não seja amplamente utilizado) e é outro exemplo de seu papel na sinalização por GPCR. O aumento subsequente na $[Ca^{2+}]$ citoplasmática afeta a função celular pelo mesmo mecanismo já descrito para o íon como segundo mensageiro (p. ex., ligação à calmodulina) e o

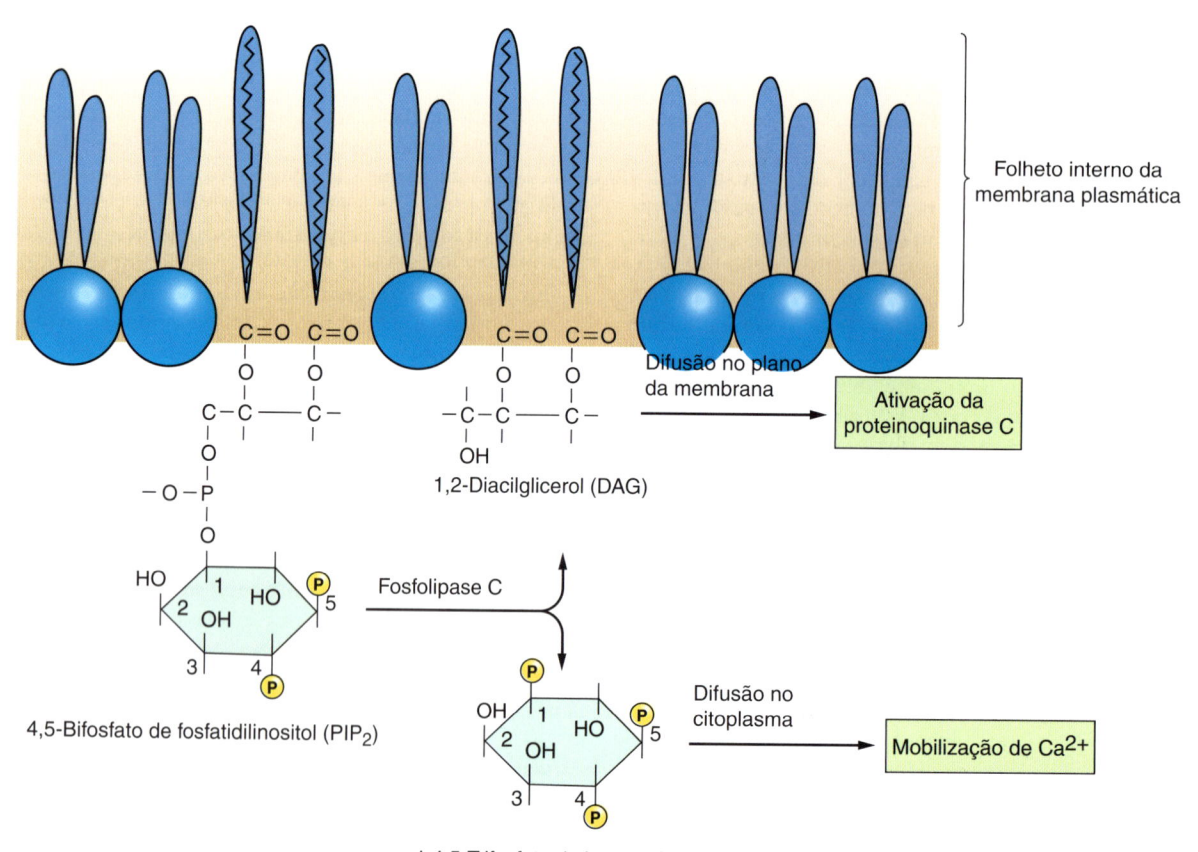

• **Figura 1.19** A hidrólise de uma membrana lipídica produz dois segundos mensageiros. Após a ativação do receptor apropriado e da proteína G, um fosfolipídio de membrana raro mostrado à esquerda, o 4,5-bifosfato de fosfatidilinositol (PIP_2), é hidrolisado pela fosfolipase C em dois segundos mensageiros distintos. O fosfato da "cabeça" da molécula de PIP_2 é clivado para produzir o mensageiro solúvel 1,4,5-trifosfato de inositol (IP_3), que mobiliza o Ca^{2+} intracelular, bem como o mensageiro diacilglicerol (DAG), que permanece na membrana e ativa a proteinoquinase C.

complexo Ca^{2+}/calmodulina, por sua vez, ativa várias atividades enzimáticas. Na secreção mediada por receptor, por exemplo, a ligação da acetilcolina aos receptores muscarínicos no pâncreas (o órgão que secreta as enzimas digestivas) produz aumento na degradação de PIP$_2$ e na concentração citoplasmática de IP$_3$. O IP$_3$ abre os canais de Ca^{2+} acionados por ligante no retículo endoplasmático e a [Ca^{2+}] intracelular aumenta. O processo se torna, então, semelhante à contração do músculo liso. A calmodulina se liga ao Ca^{2+} e o complexo ativa uma proteinoquinase. No entanto, mais do que ativar a miosina, como ocorre no músculo liso, a ativação desta proteinoquinase causa exocitose de vesículas secretoras (bolhas membranosas cheias de produtos secretores) com a membrana plasmática, liberando as enzimas em um espaço extracelular contíguo ao intestino.

O DAG também é produzido com a ativação de PLC, mas não é de todo solúvel. O DAG se difunde na membrana plasmática e interage e ativa uma proteinoquinase associada à membrana, a *proteinoquinase* C (PKC). A PKC não é uma proteína intrínseca de membrana e pode-se ligar de maneira reversível à face citoplasmática da membrana plasmática. A PKC fosforila outras proteínas e muda suas atividades. Por causa do caráter de ligação à membrana da enzima, a maioria das evidências indica que a PKC fosforila as proteínas de membrana, como receptores e canais iônicos, regulando sua função. No caso da resposta secretora a alguns estímulos de hormônios/neurotransmissores, a PKC tende a agir separadamente, mas junto à IP$_3$ para produzir a resposta. Como ocorre com cAMP e PKA, porém, há muito interesse concentrado nos efeitos a longo prazo da ativação de PKC pela DAG, principalmente por seu papel no controle do crescimento e no câncer. Uma classe de substâncias químicas, conhecida há muito tempo por promover o surgimento de tumores, os ésteres de forbol, é um potente substituto de DAG na ativação de PKC. Hoje, sabe-se que a PKC ativa indiretamente um importante fator de transcrição participante da proliferação celular, o fator nuclear *kappa* B (NF-κB). Logo, como um segundo mensageiro e com cAMP, DAG tem efeitos de transcrição a curto e longo prazos.

Os hormônios esteroides e outros sinais lipídicos interagem com receptores nucleares que, por sua vez, são fatores de transcrição no interior da célula

Os *receptores nucleares* constituem outra grande classe de moléculas proteicas, especializadas na transmissão e transdução da informação. Estes receptores são suficientemente numerosos e diversos, compondo uma "superfamília" de moléculas similares conservadas evolutivamente, como os GPCRs. Todos os receptores nucleares são fatores de transcrição que respondem à ligação de seu sinal lipídico cognato e regulam os genes expressos por células específicas sob determinadas condições. Consequentemente, uma das características conservadas dos receptores nucleares é seu domínio de ligação ao DNA, que pode interagir de forma direta com sequências próprias desta molécula (regiões promotoras) que controlam a expressão do(s) gene(s) vizinho(s) (Figura 1.20). Como ocorre com todas as outras proteínas, a função dos receptores nucleares de ligação ao DNA é baseada em seu formato. O domínio desta ligação, por exemplo, é uma parte da proteína moldada em forma de "dedos" por um íon zinco. Estes *dedos de zinco*, também encontrados em muitos outros fatores de transcrição, encaixam-se nos sulcos da dupla-hélice do DNA na sequência de pares de base apropriada.

Lembre-se de que os hormônios esteroides são solúveis em solventes oleosos e capazes de se difundir pela dupla camada lipídica sem a mediação de proteínas de transporte. Os hormônios da tireoide também são lipofílicos e se difundem através da dupla camada lipídica. Além disso, vários nutrientes solúveis em lipídios são também moléculas de sinalização, inclusive as vitaminas A e D. A vitamina A é necessária para a visão porque é o cofator covalentemente ligado dos GPCRs opsina, mas também atua no desenvolvimento embrionário. A vitamina D controla o metabolismo do Ca^{2+}. De maneira semelhante, as gorduras saturadas e insaturadas da dieta são também conhecidas por propiciarem sinais que controlam sua própria degradação e metabolismo e por regularem a diferenciação das células adiposas (tecido adiposo). Consequentemente, os receptores para esses sinais lipídicos são proteínas solúveis dentro das células-alvo. A localização celular dos receptores nucleares é variável. Alguns podem ser encontrados no citoplasma antes da interação com o ligante, enquanto outros são, em grande parte, restritos ao núcleo (após sua síntese inicial no citoplasma), mas todos são funcionais como fatores de transcrição no núcleo após a ativação. O hormônio/nutriente lipossolúvel se difunde do sangue para dentro da célula e se liga ao seu receptor; o complexo hormônio/receptor é, como nos exemplos prévios, a entidade fisiologicamente ativa que dispara uma resposta celular. Como já foi observado, por causa do complexo do receptor nuclear ser, em si, um fator de transcrição, os hormônios esteroides e da tireoide não precisam de um segundo mensageiro; o complexo hormônio/receptor é, por si só, ativo dentro da célula, alterando a expressão gênica.

Um exemplo bem estudado da ação do receptor nuclear como um fator de transcrição regulado, com alguma relevância em medicina veterinária, é a ação do estrógeno sobre o trato reprodutivo de galinhas (ver Figura 1.20). Este é o principal hormônio sexual feminino de aves e mamíferos e, é claro, as galinhas põem ovos cujos embriões e gemas estão envolvidos pela clara. A principal proteína da clara de ovo é a ovalbumina, que é secretada pelas células epiteliais do oviduto conforme o ovo desliza por ele. Logo, um dos alvos do estrógeno na galinha são as células epiteliais do oviduto. O estrógeno entra no citoplasma destas células e se liga ao seu receptor, o *receptor de estrógeno*. O complexo hormônio/receptor, mas não o receptor sem o ligante, é capaz de mediar a transcrição gênica estrógeno-específica, essencialmente particular ao sexo feminino. O complexo receptor de estrógeno se liga a uma sequência de DNA, denominada *elemento de resposta ao estrógeno*, que controla a transcrição de um gene vizinho, nesse caso, para a albumina. Em outras células da fêmea, a ligação do receptor de estrógeno aos elementos de resposta do estrógeno de diferentes genes poderia fazer com que estes genes específicos fossem transcritos e, por fim, expressos como uma proteína (p. ex., proteínas na gema do ovo). Diferentes esteroides se ligam a receptores (p. ex., o hormônio sexual masculino, testosterona, se liga ao receptor de testosterona), que se ligam a elementos de resposta diversos, levando à expressão de genes característicos (p. ex., expressão gênica macho-específica).

A princípio, a expressão gênica diferencial e sua regulação foram investigadas, principalmente, por biólogos moleculares. Esse tópico rapidamente ganhou importância na fisiologia e logo o fará na medicina veterinária. A humanidade terá menos escrúpulos sobre o controle da expressão gênica nos animais domésticos do que em sua própria espécie (um fato que ilustraremos nos estudos de câncer em ratos, como os discutidos no próximo capítulo). De fato, entender o controle da expressão gênica pode-se provar mais importante aos estudantes de veterinária, no termo estrito, do que aos estudantes de medicina humana.

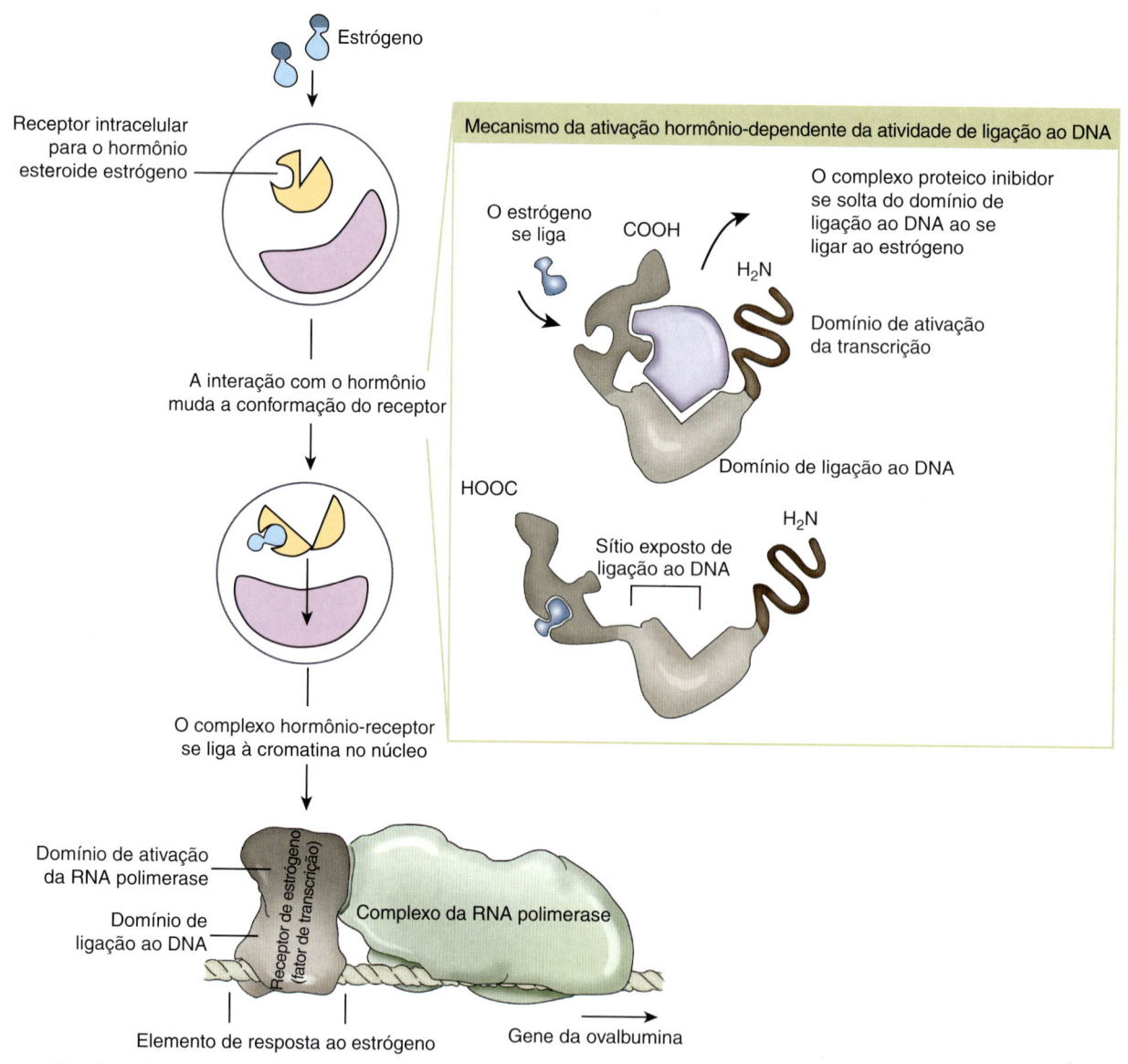

Estrógeno

Receptor intracelular para o hormônio esteroide estrógeno

A interação com o hormônio muda a conformação do receptor

O complexo hormônio-receptor se liga à cromatina no núcleo

Mecanismo da ativação hormônio-dependente da atividade de ligação ao DNA

O estrógeno se liga

COOH

H₂N

O complexo proteico inibidor se solta do domínio de ligação ao DNA ao se ligar ao estrógeno

Domínio de ativação da transcrição

Domínio de ligação ao DNA

HOOC

H₂N

Sítio exposto de ligação ao DNA

Domínio de ativação da RNA polimerase

Domínio de ligação ao DNA

Receptor de estrógeno (fator de transcrição)

Complexo da RNA polimerase

Elemento de resposta ao estrógeno

Gene da ovalbumina

• **Figura 1.20** Ação do hormônio esteroide ilustrada pelo controle da expressão de ovalbumina pelo estrógeno em galinhas. O hormônio esteroide estrógeno penetra na dupla camada lipídica passivamente por causa de sua lipossolubilidade. Dentro da célula, o estrógeno se liga ao receptor citoplasmático, o receptor de estrógeno. Essa interação muda a conformação da proteína do receptor, o que, por sua vez, altera a atividade de ligação ao DNA do receptor. O complexo hormônio-receptor entra no núcleo e se liga a sequências reguladoras do ácido desoxirribonucleico (DNA), o elemento de resposta ao estrógeno. Esta ligação, por sua vez, ativa a ácido ribonucleico (RNA) polimerase. Isto inicia a transcrição do gene da ovalbumina, um gene responsivo ao estrógeno, para produção de RNA mensageiro (mRNA) que, enfim, é traduzido para secreção da proteína ovalbumina.

CORRELAÇÕES CLÍNICAS

Edema periférico

Relato

Você examina uma vaca de 2 anos de idade que tem sido alimentada em um pasto de baixa qualidade. O proprietário relata que a vaca parece ter pouco apetite, anda lentamente e fica separada do restante do rebanho. O animal desenvolveu edema subcutâneo no peito e no tórax ventral.

Exame clínico

Ao exame clínico, a vaca está abatida, em estação, em um pasto sujo com vários objetos metálicos. O exame do sistema cardiovascular revela distensão das veias jugulares e ruídos cardíacos anormais, caracterizados por sons irregulares durante todo o ciclo cardíaco, com abafamento drástico da primeira e da segunda bulhas cardíacas. O edema subcutâneo (inchaço) pode ser visto em todo o peito e abdome, mas é mais proeminente nas áreas ventrais pendentes do tórax. A pressão destas áreas inchadas deixa uma depressão (edema compressivo).

Comentário

Este é um caso característico de pericardite traumática em bovinos. Ao se alimentar em um pasto sujo, com fragmentos metálicos, a vaca engoliu pregos, arames e assim por diante. Como esses objetos são mais pesados que a comida, caem no retículo, uma câmara gástrica localizada caudalmente ao diafragma e ao coração. Com as contrações do retículo, o objeto metálico migra pela parede reticular, diafragma e pericárdio, gerando uma resposta inflamatória neste último (pericardite). O processo resultante é causado tanto pela inflamação quanto por infecções bacterianas secundárias decorrentes de um objeto metálico contaminado atravessando regiões do trato gastrintestinal, que contém numerosos microrganismos, antes de penetrar no pericárdio. Um exsudato inflamatório preenche o saco pericárdico, o que abafa os ruídos cardíacos e causa um som característico que pode ser ouvido à auscultação. Como este líquido exsudativo enche o saco pericárdico, limita a eficiência do bombeamento do coração por restringir seu preenchimento durante a diástole e por obstruir o retorno venoso para o coração (ver Capítulo 21). O resultado é a insuficiência cardíaca do lado esquerdo porque o coração não

CORRELAÇÕES CLÍNICAS (*continuação*)

consegue bombear o sangue pelo corpo. A princípio, isso causa acúmulo de sangue, aumentando a pressão hidrostática nas veias e nos capilares. Conforme a pressão hidrostática capilar aumenta, a filtração capilar é superior à reabsorção e a água deixa o capilar e se acumula no espaço intersticial. Este líquido intersticial acumulado, primariamente como resultado do aumento da filtração capilar, é clinicamente observado como edema. Outra causa comum de edema é a diminuição da pressão osmótica coloidal capilar devido à baixa concentração sérica de proteínas. Entretanto, isto normalmente não ocorre na pericardite traumática.

Tratamento
O tratamento inclui a remoção cirúrgica dos corpos estranhos e a administração de anti-inflamatórios e antibióticos para a resolução da pericardite. Mesmo considerando a inflamação presente, a infecção bacteriana secundária geralmente contribui para a resposta. Nestes casos avançados, porém, o tratamento tende a não ser completamente bem-sucedido.

Paralisia periódica hiperpotassêmica equina
Relato
Uma égua Quarto de Milha de 3 anos de idade, em sua terceira prova de desempenho da noite, começou a ter contrações musculares espontâneas (fasciculações). Ela desabou na pista e não conseguiu se levantar. O transporte no dia anterior foi longo e o tratador modificou um pouco sua dieta, já que havia pouco de seu feno normal. Ela nunca havia tido isso antes.

Exame clínico
Ao exame, temperatura, pulso e frequência respiratória da égua estavam elevados. Ela está suando, apresenta fasciculações musculares e parece ter cãibras. O animal não é muito responsivo e não consegue se erguer ao ser colocado em decúbito esternal.

Comentário
Esta égua provavelmente tem paralisia periódica hiperpotassêmica (HYPP, do inglês *hyperkalemic periodic paralysis*). Essa doença é causada por mutação autossômica dominante com uma única substituição de pares de bases no DNA. Isso produz uma população anormal de canais de sódio dependentes de voltagem na membrana da célula muscular e acredita-se que a porta de inativação tenha dificuldade em se fechar. É provável que a combinação de várias provas (aumento do esforço), a mudança na dieta e o transporte longo tenham desencadeado este episódio. Alimentos diferentes, tanto naturais como comerciais, podem ter grande variação em seu teor de potássio (K^+) e a mudança na dieta pode ter aumentado a concentração sérica e extracelular do íon. O aumento do esforço tem efeito similar. Este excesso de K^+ extracelular provoca leve despolarização no potencial de membrana, o que abre os canais de sódio (Na^+) dependentes de voltagem, mas a inativação desses canais defeituosos é difícil. Isto leva a um fluxo persistente de Na^+ na célula, prolongando, de forma anormal, a mudança no potencial de membrana. Essa alteração anormal de voltagem pode estar associada à inativação prolongada dos canais normais de Na^+ dependentes de voltagem, o que causa perda de excitabilidade elétrica por estimulação normal e, portanto, paralisia. O estresse, como o associado ao transporte prolongado, exacerba o início destes episódios de HYPP.

Tratamento
O tratamento inicial para cavalos com HYPP é a administração de xarope de milho para promover o transporte de K^+ mediado por insulina a partir do líquido extracelular pela bomba Na^+, K^+. Casos mais graves podem ser tratados com gliconato de cálcio, já que o cálcio aumenta o limiar para a estimulação muscular. Além disso, a administração intravenosa de dextrose pode ser usada para promover o movimento intracelular de K^+, estimulando a produção de ATP, o que ativa a bomba de Na^+, K^+. A longo prazo, a dieta e o manejo devem ser modificados para limitar o estresse e a ingestão de K^+. A acetazolamida também pode ser usada para aumentar a excreção renal de K^+ e estimular a secreção de insulina, que estabiliza a glicemia e a concentração do íon. Os episódios graves podem causar a morte. Os cavalos podem ser testados para detecção desta mutação.

Questões de revisão

1. O aumento da concentração extracelular de K^+:
   a. Não tem efeito sobre o potencial de membrana em repouso
   b. Diminui o potencial de membrana em repouso (*i. e.*, faz o lado interno tornar-se menos negativo com relação ao lado externo)
   c. Aumenta o potencial de membrana em repouso (*i. e.*, faz o lado interno tornar-se mais negativo com relação ao lado externo)
   d. Aumenta o potencial de concentração para o K^+ atravessar a membrana plasmática
   e. Requer maior atividade da bomba Na^+, K^+ para bombear o K^+

2. As proteínas G são semelhantes aos receptores porque ambos:
   a. Ligam-se a moléculas de sinalização extracelular
   b. Interagem diretamente com a subunidade catalítica da adenilil ciclase
   c. Têm estados ativado e desativado, dependentes da interação com o ligante
   d. São moléculas proteicas extracelulares
   e. Ativam diretamente a atividade de uma proteinoquinase

3. Qual das seguintes afirmações referentes ao Ca^{2+} intracelular é *falsa*?
   a. É um segundo mensageiro para hormônios e neurotransmissores
   b. É o responsável pelo acoplamento excitação-contração no músculo liso
   c. Um aumento em sua concentração em uma terminação nervosa estimula a liberação de um neurotransmissor

   d. Ativa a proteinoquinase A
   e. Sua concentração é aumentada na presença de IP_3

4. Se, em um leito capilar específico, a pressão oncótica do plasma aumentasse e a pressão hidrostática permanecesse constante:
   a. Mais plasma sanguíneo seria filtrado a partir dos capilares
   b. O efeito de transporte deveria ser similar à diminuição da pressão hidrostática
   c. Haveria suspeita de uma deficiência nos níveis das proteínas sanguíneas
   d. Haveria suspeita de aumento nas concentrações proteicas no líquido extracelular
   e. A reabsorção de líquidos no lado venoso do leito capilar deveria diminuir

5. A substância X é encontrada em uma concentração muito mais alta do lado de fora de uma célula do que em seu citoplasma, mas não há transporte de X do líquido extracelular para este compartimento. Qual das seguintes afirmativas é inconsistente com essa situação?
   a. A substância X tem o mesmo potencial eletroquímico fora e dentro da célula
   b. A substância X é grande, pouco solúvel em óleo e não tem proteínas de transporte na membrana
   c. A substância X é um íon e o potencial de membrana medido é o potencial de equilíbrio calculado pela equação de Nernst
   d. A substância X é uma molécula esteroide
   e. A substância X é ativamente transportada da célula para o líquido extracelular

Bibliografia

Alberts B, Johnson A, Lewis J, et al. *Molecular Biology of the Cell.* 6th ed. New York: Garland Science; 2014.

Lodish H, Berk A, Kaiser CA, et al. *Molecular Cell Biology.* 8th ed. New York: Macmillan Learning; 2016.

Luttrell LM. Reviews in molecular biology and biotechnology: transmembrane signaling by G protein-coupled receptors. *Mol Biotechnol.* 2008;39(3):239–264.

Novac N, Heinzel T. Nuclear receptors: overview and classification. *Curr Drug Targets Inflamm Allergy.* 2004;3(4):335–346.

Valberg SJ. Diseases of muscles. In: Smith BP, eds. *Large Animal Internal Medicine.* 5th ed. St Louis: Mosby; 2014.

Valberg SJ, Carlson G. Muscle cramping. In: Smith BP, eds. *Large Animal Internal Medicine.* 5th ed. St Louis: Mosby; 2014.

2

Câncer | Doença de Proliferação, Vida e Morte Celular

STEVEN R. HEIDEMANN

PONTOS-CHAVE

1. O câncer é causado por uma disfunção genética na regulação do ciclo celular, duração de vida da célula e suicídio celular.

Controle do ciclo celular (proliferação)
1. A divisão celular é o produto de um ciclo celular cronometrado.
2. As quinases dependentes de ciclina (CDKs) são os "motores" da divisão celular.
3. "Motores" de CDK são controlados por aceleradores (oncogenes) e freios (supressores tumorais).

Via dos fatores de crescimento | Principal estimulador da proliferação celular
1. O ciclo celular é estimulado por fatores de crescimento que se ligam a receptores de tirosinoquinase e os ativam.
2. O oncogene *ras* contribui para o desenvolvimento de muitos cânceres e é um modelo para o entendimento de *pequenas proteínas G*.
3. A via MAP quinase leva à expressão de ciclinas e outros estimuladores do ciclo celular.
4. A via da MAP quinase também medeia a estimulação do ciclo celular pela adesão celular.

Supressores tumorais | Inibidores do ciclo celular
1. Pontos de checagem no ciclo celular são controlados por supressores tumorais.

2. As proteínas do retinoblastoma e P53 são os principais controladores do ciclo celular.

Mecanismos de regulação do suicídio celular e da duração da vida da célula
1. Apoptose é o processo de suicídio celular.
2. Resistência à apoptose por via intrínseca é a principal característica do câncer.
3. Muitos tipos de células tumorais suprimem o ataque imune e, assim, impedem a apoptose por via extrínseca.
4. A duração da vida celular é determinada por sequências de DNA nas extremidades dos cromossomos.

Origem do tumor e disseminação do câncer
1. As células tumorais podem ser associadas às células-tronco.
2. A morte por câncer geralmente é causada por sua disseminação, não pelo tumor original.
3. O crescimento de tumores sólidos depende do desenvolvimento de novos vasos sanguíneos.

Perspectivas para o tratamento do câncer
1. O futuro do tratamento do câncer traz esperanças, mas muitos desafios.

Tradicionalmente, o câncer era (e, em grande parte, ainda é) detectado em seres humanos e animais domésticos por clínicos que percebiam massa incomum de células, as células tumorais. Portanto, o câncer é, intuitivamente, uma doença que interfere no crescimento celular. Nos últimos 30 anos, a compreensão das várias vias normais de controle que regulam o crescimento celular aumentou enormemente, bem como a forma como essas vias *Rube Goldberg* (ver Capítulo 1) funcionam da maneira errada no câncer.

A primeira via a ser compreendida, e que há muito era considerada importante no câncer, foi a de controle da proliferação celular. No início do século XX, acreditava-se que a proliferação celular ocorresse como um ciclo regular cronometrado em

que os cromossomos fossem duplicados e as células sofressem divisão mitótica, o chamado *ciclo celular*. No entanto, o controle molecular do ciclo celular só começou a ser entendido na década de 1980, com o estudo de células tumorais, mas também de pesquisas importantes com as proteínas sintetizadas por ovos fertilizados de ouriço-do-mar, a ovulação em rãs e a divisão celular em leveduras. O número de células depende não apenas das novas células formadas por divisão celular, mas também daquelas que morrem. Ao estudar em detalhes a história e o destino de todas as células que surgem durante o desenvolvimento embrionário de um verme (um nematódeo) encontrado no solo, descobriu-se que são programadas para cometer "suicídio". Isto é, as células podem se matar de forma ativa usando a maquinaria metabólica durante o desenvolvimento normal (p. ex., um girino que perde sua cauda) e também se tiverem danos internos, como mutações ou estresse oxidativo. Esta descoberta surpreendente logo levou à compreensão de que as células tumorais não apenas se dividem de forma inapropriada, mas também são mais resistentes à morte programada e, portanto, continuam a se dividir apesar do dano interno. O processo geral final que acomete o crescimento celular é que as células normais, como os organismos das quais fazem parte, vivem por um período característico. No entanto, as células tumorais são conhecidas por serem "imortais", capazes de se dividirem de maneira indefinida. Não se sabia como as células envelhecem ou se tornam imortais até o estudo de processo de duplicação cromossômica em protozoários ciliados, semelhantes ao familiar *Paramecium* dos laboratórios escolares de Biologia.

Como esses exemplos ilustram, nossa compreensão da proliferação, duração da vida e suicídio celular veio, em grande parte, do estudo de problemas que inicialmente pareciam ser distantes do câncer visto na clínica. Da mesma maneira, o recente progresso em câncer é um exemplo dramático e incomum da importância do conhecimento da Biologia básica para a compreensão da Medicina. A grande maioria dos estudos sobre a doença é conduzida em seres humanos ou camundongos, *o modelo animal proeminente para pesquisas nessa área*, e utiliza células em cultura derivadas de tumores humanos e murinos. O número muito menor de análises em animais domésticos é um forte indicativo de que os princípios derivados dos seres humanos e camundongos geralmente são aplicáveis a outras espécies. No entanto, também está claro que seres humanos e camundongos diferem em alguns aspectos do câncer e, portanto, é provável que existam aspectos "especiais" da doença em cada espécie. No caso dos animais domésticos, diferentes espécies e raças são conhecidas pelas diferentes frequências de vários tumores. A Bibliografia no fim deste capítulo, por exemplo, traz duas revisões sobre a biologia do câncer em cães. Os clínicos veterinários precisam avaliar cuidadosamente a aplicação do conhecimento sobre tumores de seres humanos e murinos em seus pacientes.

O câncer é causado por uma disfunção genética na regulação do ciclo celular, duração de vida da célula e suicídio celular

O câncer é uma doença genética (mas, de modo geral, não hereditária) e celular de características únicas. Como mostra a Figura 2.1, os tumores e outros cânceres surgem da divisão de uma única célula mutante, cujos descendentes acumulam várias outras mutações e apresentam danos progressivos relacionados com o controle da proliferação, duração da vida e morte celular. Isto é, o câncer é uma doença genética causada pelo acúmulo de mutações nas células do organismo, como aquelas nas células epiteliais que revestem os pulmões ou o epitélio secretor das glândulas mamárias.

Todas as células de um tumor são descendentes de uma única célula que desenvolveu uma primeira mutação deletéria. Esta mutação geralmente ocorre em um gene que controla a proliferação e, então, a célula produz uma proteína mutante[1] não funcional, um regulador mais permissivo do ciclo celular. Esta maior "permissividade" possibilita que a célula mutante tenha mais oportunidades de se proliferar. Isso gera uma vantagem seletiva da célula mutante em relação às suas vizinhas normais. Talvez por causa desta v antagem seletiva, ou por causa da exposição contínua a substâncias mutagênicas (p. ex., tabagismo, produtos químicos agrícolas), um descendente desta célula acumule outra mutação, que também afeta algum aspecto do ciclo de vida ou morte celular. Isto duplica a vantagem seletiva das células mutantes e, assim, a divisão de células anormais e seu crescimento numérico fogem ao controle. Os cientistas concordam que este acúmulo de mutações em genes individuais é necessário para o desenvolvimento do câncer, mas alguns acreditam que isso não seja suficiente. Mais precisamente, esses profissionais argumentam

[1] Em todos os casos em que o gene e a proteína compartilham o mesmo nome, este capítulo adota uma convenção amplamente usada, mas nem sempre universal, para diferenciá-los. Os nomes dos genes estão em itálico e em letras minúsculas (p. ex., *ras*), enquanto o nome da proteína não está em itálico e apresenta uma ou mais letras maiúsculas (p. ex., Ras). Essa convenção é usada em toda esta obra em preferência às várias convenções dependentes de espécie também usadas na literatura.

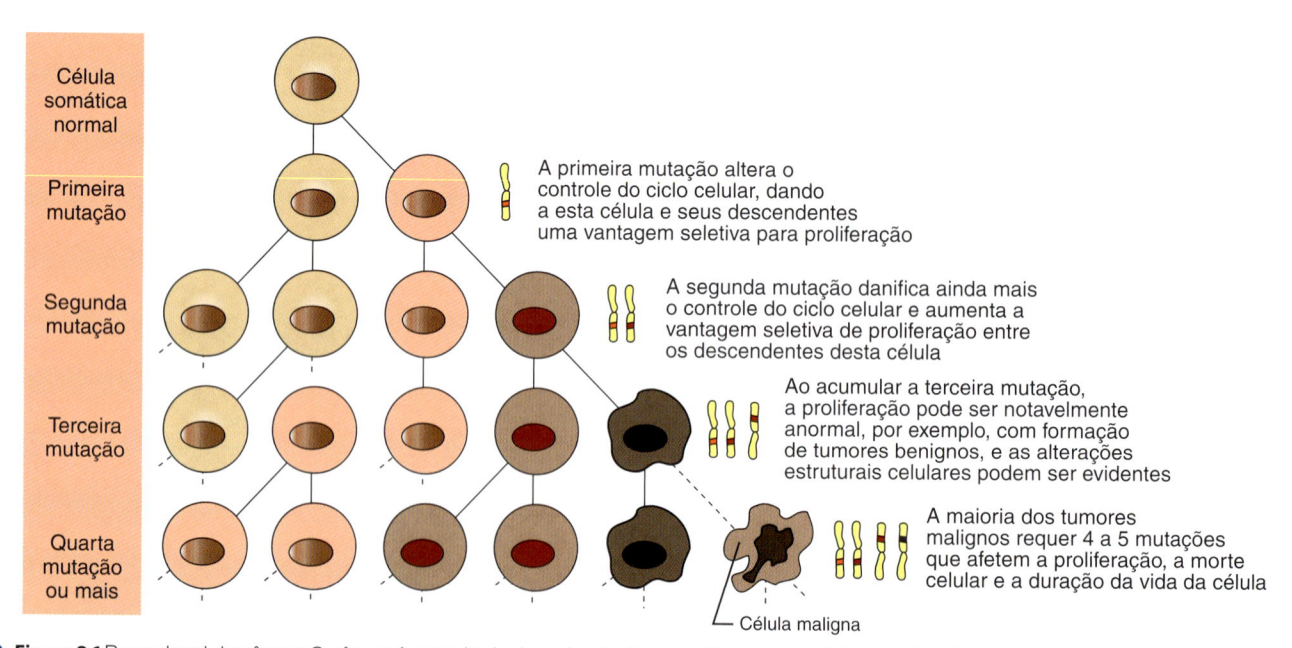

Célula somática normal

Primeira mutação

A primeira mutação altera o controle do ciclo celular, dando a esta célula e seus descendentes uma vantagem seletiva para proliferação

Segunda mutação

A segunda mutação danifica ainda mais o controle do ciclo celular e aumenta a vantagem seletiva de proliferação entre os descendentes desta célula

Terceira mutação

Ao acumular a terceira mutação, a proliferação pode ser notavelmente anormal, por exemplo, com formação de tumores benignos, e as alterações estruturais celulares podem ser evidentes

Quarta mutação ou mais

A maioria dos tumores malignos requer 4 a 5 mutações que afetem a proliferação, a morte celular e a duração da vida da célula

Célula maligna

● **Figura 2.1** Base clonal do câncer. O câncer é o resultado do acúmulo de mutações em uma linhagem de células somáticas (não gametas) do organismo. Começando com uma célula normal, as mutações ocorrem por acaso ou são provocadas por fatores ambientais, como radiação ou substâncias químicas oncogênicas, e se acumulam até causarem o câncer.

que a doença apenas acontece quando o acúmulo de mutações gera uma instabilidade genética em larga escala, como naquelas em que há perda ou ganho de cromossomos inteiros. A maioria dos tumores espontâneos tem células com conjuntos anormais de cromossomos, um fenômeno chamado *aneuploidia*. Não se sabe se a aneuploidia é necessária ao desenvolvimento do câncer, mas não há discordâncias quanto ao fato de que as células tumorais apresentam alguma forma de dano grave nos genes controladores do crescimento.

As mutações geradoras do câncer são do mesmo tipo daquelas que fundamentam as leis de Mendel sobre a hereditariedade. Isso inclui trocas de pares de bases, deleções ou adições de nucleotídios no gene, além da translocação de uma parte de um cromossomo para outro. No entanto, é importante entender que as *células* que sofrem mutações são diferentes daquelas que fundamentaram as leis de Mendel sobre herança. A herança mendeliana é decorrente de mutações na *linhagem germinativa* do organismo. Estas são as células que formam gametas, tanto espermatozoides quanto óvulos, e cujo ácido desoxirribonucleico (DNA) será transmitido para todas as células descendentes. As mutações que causam câncer ocorrem em células não reprodutoras do organismo, conhecidas como *células somáticas*. Essas mutações são transmitidas para um número limitado de outras células somáticas por divisão celular, e não para os descendentes por reprodução sexual. Portanto, embora o câncer seja uma doença genética, somente cerca de 10% das vezes é uma "doença hereditária", isto é, causada por uma mutação herdada de um genitor. De modo geral, o câncer parece ser o resultado do acúmulo de mutações que causam instabilidade genética em determinada linhagem de células somáticas.

Tradicionalmente, os cânceres são divididos em categorias conforme o tipo celular envolvido. Os carcinomas são cânceres de células epiteliais; os sarcomas são derivados do tecido conjuntivo ou muscular; e as leucemias são tumores das células sanguíneas. Existem várias subdivisões baseadas nos tipos celulares específicos e na localização dos tumores. No entanto, estes nomes são apenas tradicionais; não refletem qualquer diferença fundamental na biologia da doença. Pelo contrário, hoje está claro que todos os tipos desta doença compartilham amplamente formas semelhantes de disfunções no controle da proliferação, suicídio e duração da vida celular.

Controle do ciclo celular (proliferação)

A divisão celular é o produto de um ciclo celular cronometrado

O *dispositivo de Rube Goldberg* que controla o crescimento celular é bastante complexo, com muito, muito mais componentes que o "abridor de porta de garagem" da Figura 1.13. Para explicar estas vias, começamos com o ciclo celular que, como a porta de entrada da casa, está próxima do fim do sistema de controle. Isto é, a maioria dos elementos controladores atua "a jusante" (*downstream*, continuando a sequência de ativação) para controlar o ciclo celular ou interage com algum aspecto desse controle.

A Figura 2.2 mostra o diagrama clássico do ciclo celular em que as células mudam seu estado para a divisão celular de maneira progressiva, contornando o diagrama como os ponteiros de um relógio. Na maioria das células mamíferas em cultura, a duração de um ciclo celular varia de 18 a 30 h. A princípio, foram identificadas duas fases que pareciam abrigar os eventos mais importantes do ciclo celular. A primeira é a *fase de síntese (S)*, durante a qual há duplicação do DNA. A segunda é a *fase de mitose (M)*, quando os cromossomos duplicados são separados em extremidades opostas da célula e o citoplasma é dividido. Além da necessidade óbvia de

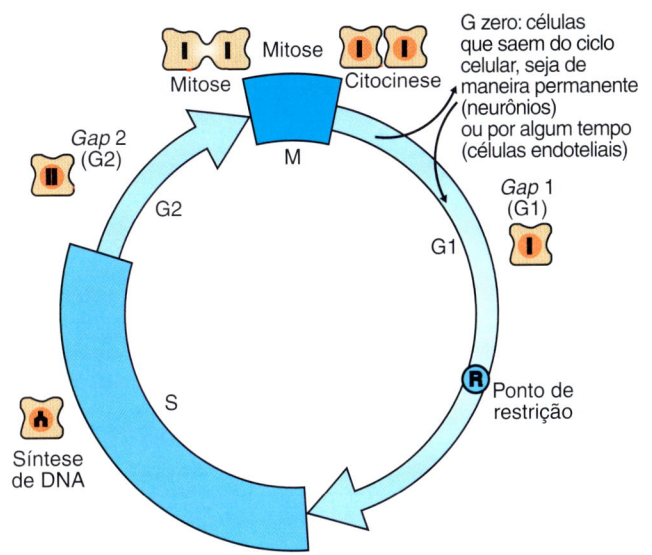

● **Figura 2.2** Ciclo celular em mamíferos. A proliferação celular ocorre por uma progressão cronometrada de fases que apresentam eventos característicos. A mais conhecida é a fase M (mitose), durante a qual o citoplasma e os cromossomos replicados são distribuídos para as células-filhas. A seguir, as células entram em G1, em que "decisão" de continuar ou não no ciclo celular é tomada; este é o ponto R (restrição). Os eventos em G1, então, permitem o prosseguimento para a fase S (síntese), durante a qual há replicação do DNA para produção de duas cópias exatas. Depois da síntese de DNA, a célula se prepara para a mitose em G1 e o ciclo termina. Embora as células em cultura normalmente realizem o ciclo de forma contínua, a maioria das células do organismo se divide apenas de maneira ocasional. Estas células quiescentes, bem como células como os neurônios, que nunca se dividem após a diferenciação, estão em G0, uma fase sem divisão. Sob os estímulos apropriados, podem sair de G0 e reentrar no ciclo celular.

cada evento para a reprodução da célula, observe que ambas as fases precisam ser altamente precisas. É crucial para a célula que a síntese de DNA produza *exatamente* duas vezes a quantidade original da molécula, nem mais, nem menos. Do contrário, não haveria duas cópias idênticas do material genético para repassar para duas células iguais. Da mesma maneira, a maquinaria que separa os cromossomos duplicados durante a mitose deve dividi-los exatamente em números e tipos iguais para as células-filhas, ou estas serão aneuploides. Se o DNA não for precisamente replicado ou se os cromossomos não estiverem bem alinhados, o ciclo celular é interrompido pelos pontos de checagem (*checkpoints*), como será descrito a seguir.

No entanto, os eventos durante as fases G1 e G2 continuam sendo um mistério. O "G" significa *gap*, "lacuna" em inglês, porque houve, durante décadas, uma lacuna em nossa compreensão sobre o que acontecia nesse período. Embora se suspeitasse que a célula estivesse se preparando para a síntese de DNA durante G1 e para a mitose durante G2, a determinação da natureza destas "preparações" foi difícil. Em meados da década de 1980, um trabalho inicialmente conduzido com oócitos de rãs revelou que proteinoquinases especializadas eram ativadas durante G1 e G2 para direcionar a célula para a fase S e M, respectivamente. Estas proteinoquinases especiais agora são chamadas *quinases dependentes de ciclina* (CDKs).

As quinases dependentes de ciclina (CDKs) são os "motores" da divisão celular

Recordando o Capítulo 1, as proteinoquinases, enzimas que fosforilam outras proteínas, são elementos importantes das vias de sinalização. O segundo mensageiro monofosfato cíclico de adenosina (cAMP), por exemplo, ativa a proteinoquinase A (ver Figura 1.18) e, como segundo mensageiro, o diacilglicerol ativa a proteinoquinase C (ver Figura 1.19). As proteinoquinases exercem um papel central em vários aspectos do controle do ciclo celular; ainda mais importante, as CDKs, quando ativadas, podem induzir diretamente uma célula a entrar na fase S ou de mitose, esteja ela preparada ou não.

As CDKs ativas são compostas por dois diferentes tipos de subunidades proteicas (Figura 2.3). As subunidades catalíticas (numeradas, como CDK1, CDK2 etc.) apresentam atividade enzimática por hidrólise do trifosfato de adenosina (ATP) e transferência de um grupo fosfato para o substrato proteico. A outra subunidade é um ativador da subunidade catalítica e é denominada *ciclina*; a abundância desta proteína aumenta e diminui durante o ciclo celular (*i. e.*, a concentração da proteína também sofre ciclos, aumentando e abaixando durante o ciclo celular, daí seu nome). Diferentes ciclinas são específicas para as várias CDKs e as diferentes fases do ciclo celular. As ciclinas são identificadas por letras, como A e B. Estas moléculas precisam atingir determinada concentração para ativar a subunidade catalítica e este limiar é decorrente do acúmulo de proteínas de uma nova síntese durante as fases G.

A interação da ciclina com sua subunidade catalítica apropriada ativa o complexo ciclina-CDK como um todo por atingir um estado particular de *fosforilação*. Existem sítios de fosforilação inibidores próximos ao aminoácido 15 da subunidade catalítica que precisam ser desfosforilados. Há também um sítio de fosforilação estimulador no aminoácido 167 que deve ser fosforilado para a atividade ciclina-CDK. Uma vez ativada, a CDK fosforila vários substratos associados à fase S ou à M. Por exemplo, o complexo ciclina-CDK responsável pela mitose fosforila diretamente os filamentos proteicos que formam a membrana nuclear (lâminas). Esta fosforilação promove a desestruturação destes filamentos, permitindo a dissolução da membrana nuclear, um dos primeiros eventos da mitose.

As diferentes fases do ciclo celular são controladas por pares distintos de ciclinas-CDK, como mostra a Figura 2.4. Assim, o complexo de CDK1 com ciclina B ou ciclina A é o par de CDK responsável por levar a célula à mitose. As ciclinas A e E, ao interagirem com CDK2, têm importante papel no desencadeamento e na manutenção da síntese de DNA na fase S. A ciclina D, ao interagir com as CDK4 ou CDK6, atua na fase G1 tardia para que a célula "decida" se comprometer com a síntese de DNA. Essa decisão é denominada *ponto de restrição (R)* e é discutida na seção posterior sobre supressores tumorais.

Em decorrência da importância das ciclinas e CDKs no ciclo celular, espera-se que tenham alguma conexão com o câncer. A superexpressão de ciclina D é associada ao câncer de mama humano e murino, enquanto a diminuição de ciclina D confere certa proteção contra este tipo de câncer em camundongos. Praticamente todos os mielomas múltiplos, um tipo de leucemia, apresentam superexpressão de ciclina D. A superexpressão de ciclina A está fortemente associada a alguns cânceres de pulmão e de testículo em humanos. A superexpressão de ciclina E está associada a determinadas leucemias humanas. Curiosamente, ao contrário da subunidade ciclina, uma subunidade enzimática CDK mutante não foi encontrada nos cânceres comuns.

"Motores" de CDK são controlados por aceleradores (oncogenes) e freios (supressores tumorais)

Os pares de ciclina-CDK são controlados por vias estimuladoras e inibidoras, como os mecanismos de aceleração e frenagem de um automóvel. Os mecanismos de aceleração são amplamente resultantes dos sinais provenientes do ambiente celular. Isto é, vários sinais ambientais, tanto moléculas solúveis de sinalização quanto moléculas insolúveis de sinalização das células vizinhas são necessários para a divisão celular. No entanto, as vias que enviam sinais inibidores para o ciclo celular, os "freios" da divisão celular, são principalmente internas e ativadas por dano ou estresse celular. De modo geral, estes sinais inibidores são parecidos com as travas de segurança de um automóvel. Assim como não é possível ligar o carro engrenado, a célula não deve se dividir se a síntese de DNA não tiver duplicado exatamente todos os genes e cromossomos ou se houver algo errado com o fuso mitótico.

Os sinais estimuladores ambientais para a divisão celular podem ser tão simples e inespecíficos quanto a disponibilidade de nutrientes, já que as células só se dividem quando atingem aproximadamente o dobro do tamanho por meio de crescimento sintético. No entanto, dois estimuladores mais específicos do ciclo celular são bastante implicados no câncer. Um é a resposta aos fatores de crescimento solúveis encontrados na circulação e no líquido extracelular próximo às células (ver Capítulo 1). Os fatores de crescimento são proteínas secretadas por diversos outros tipos celulares e necessários para a divisão e sobrevivência de células normais não cancerosas. As células tumorais, porém, podem dividir-se e sobreviver com pouco ou nenhum estímulo dos fatores de crescimento porque adquiriram a capacidade de sintetizá-los ou pela ativação inadequada dos elementos seguintes da via de sinalização.

A segunda via estimuladora de importância geral no câncer é a adesão celular. Sob o ponto de vista simplesmente mecânico, é óbvio que as células dos organismos multicelulares devem estar fortemente aderidas umas às outras e à matriz adjacente (como um tendão), caso contrário seríamos geleias, caldos ou bolhas no chão. No entanto, a adesão das células ao ambiente adjacente

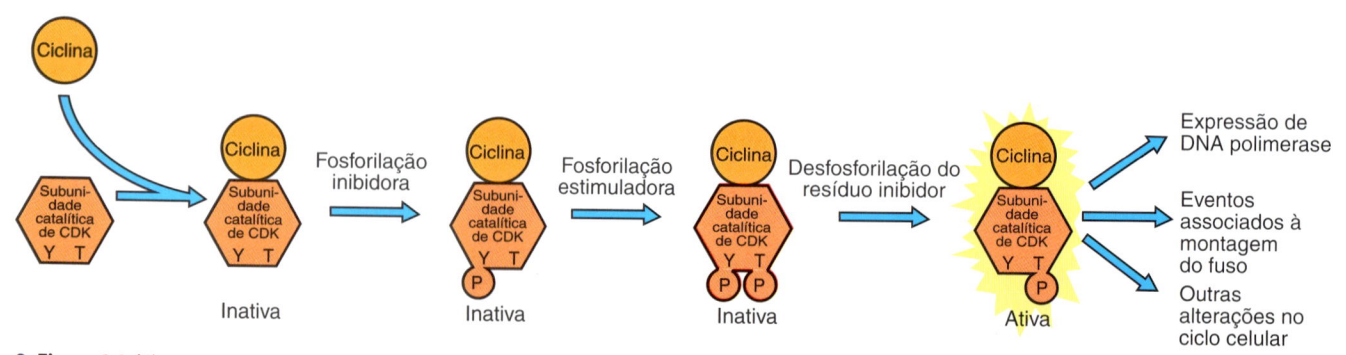

● **Figura 2.3** Ativação dos "motores" de ciclina-CDK do ciclo celular. A ativação das CDKs depende da associação de uma ciclina a uma subunidade catalítica e, então, de um padrão apropriado de fosforilações inibidoras e estimuladoras na subunidade catalítica. *CDK,* Quinase dependente de ciclina.

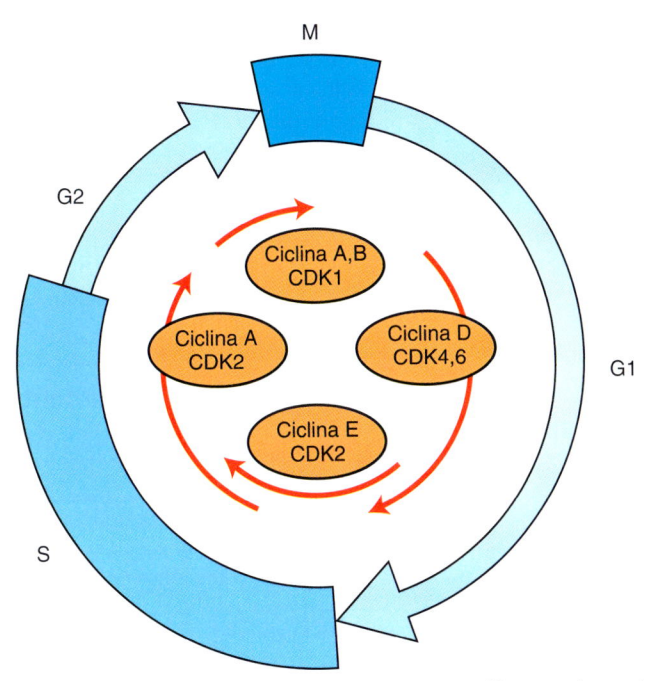

● **Figura 2.4** Ciclinas e CDKs do ciclo celular. As diferentes fases do ciclo celular são associadas e determinadas por pares distintos de ciclina-CDK, como mostrado aqui. *CDK,* Quinase dependente de ciclina.

também é uma fonte de informações específicas e complexas para a fisiologia celular. Uma destas mensagens mais importantes é um sinal "permissivo" para a divisão. As células normais devem estar ancoradas em algum substrato para responder a outros sinais para se dividirem. Isto é, a maioria das células animais normais apresenta *crescimento dependente de ancoragem.* Por esta razão, as células de vertebrados em cultura crescem na superfície de uma placa ou garrafa, e não em suspensão, como as bactérias em cultura. Mais uma vez, as células tumorais perderam sua restrição normal à proliferação e várias delas podem dividir-se e sobreviver em suspensão. O teste comum para a falta de dependência de ancoragem é a cultura em ágar líquido: células tumorais, mas não células normais, se dividem e formam colônias quando suspensas neste meio. Portanto, as células tumorais podem sobreviver não aderidas, enquanto estão na circulação, para se alojarem em um tecido diferente daquele do tumor original. Desta forma, as células tumorais podem "sair por aí" e se espalharem pelo organismo, um processo conhecido como *metástase,* que é a principal causa de morte na maioria dos casos da doença.

Se a adesão entre células normais tivesse apenas efeito estimulador sobre a divisão celular, poderíamos imaginar que favoreceria a proliferação ilimitada, o crescimento excessivo de órgãos e a formação tumoral. Assim, não é surpreendente que a divisão celular de células normais com adesão "suficiente" seja inibida. Na verdade, quando as células normais estão bem aderidas e completamente cercadas por suas vizinhas, a proliferação é inibida. As células normais detectam a densidade celular adjacente e, em certo limiar, "tiram o pé do acelerador" e param de se proliferar. Isso é chamado *inibição do crescimento por contato* e, em parte, controlado pela ativação de CDK. Por isso, as células normais em cultura crescem de modo a formar somente uma "monocamada", com uma célula de espessura. As células normais não ficam "empilhadas" e formam grumos com múltiplas camadas, basicamente minitumores, em uma placa de cultura. Mais uma vez, não é surpresa que as células tumorais percam essa regulação de "bom vizinho" do ciclo celular e, assim, possam formar tumores. Da mesma maneira, em cultura,

as células tumorais podem crescer além da "monocamada" e, como o crescimento em ágar líquido, este é um teste comum com base em adesão para diferenciar células tumorais e células normais.

As vias Rube Goldberg que fundamentam os sinais de proliferação dos fatores de crescimento e adesão, tanto estimuladoras quanto inibidoras, são semelhantes e se interseccionam. Estes dispositivos "aceleradores" são ativados por um sinal solúvel que se liga ao receptor de fator de crescimento e um sinal do "estado sólido" sobre a adesão ao tecido circundante. No entanto, as duas vias rapidamente convergem para a mesma via de estimulação de divisões celulares conservadas. Estas vias estimuladoras são dirigidas por proteínas a princípio identificadas como codificadas por genes em vírus causadores de câncer em animais. Assim, esses genes foram denominados *oncogenes,* literalmente "genes do câncer". Um grande avanço ocorreu quando se descobriu que estes genes, na realidade, eram derivados do genoma do hospedeiro e não dos genes normalmente codificados pelo vírus. Isto é, os vírus roubaram os genes de controle do ciclo celular das células animais hospedeiras. Sendo vírus, não cuidaram bem dos genes do ciclo celular animal que roubaram. Os genes roubados sofreram mutações que alteraram os reguladores do ciclo celular. Subsequentemente, os mesmos genes mutantes encontrados em vírus também foram descobertos como explicação para vários cânceres espontâneos em humanos e muitos tumores experimentais há muito estudados em camundongos. A descoberta de que o câncer foi causado por genes do hospedeiro ajudou a confirmar que esta é uma doença genética somática provocada por mutações nas células tumorais.

Outras análises revelaram que estes oncogenes geralmente codificam estimuladores normais do ciclo celular e que as mutações envolvidas têm o efeito de ativar de maneira permanente um elemento na via do ciclo celular. Veja como isso funciona com base no desenho de Rube Goldberg, na Figura 1.13. Note que todos os elementos do abridor da porta da garagem são estimuladores; se qualquer um deles for "ligado", um sinal é enviado pela sequência para que a porta da garagem se abra. Se o aquário do desenho fosse "mutante" por ter um vazamento, o sinal de "ligar" poderia ser enviado adiante independentemente da presença de um carro na entrada da garagem. O mesmo ocorre com os elementos oncogenes que controlam o ciclo celular. Se um dos elementos estiver modificado para "autoligar", isto é, se adquiriu *mutação de ganho de função,* estimulará a divisão celular e contribuirá para o desenvolvimento do câncer. Retornando à analogia com um automóvel, os oncogenes representam um acelerador emperrado. As versões normais e bem-comportadas dos oncogenes (um aquário impermeável antes do furo, Figura 1.13) são denominadas *proto-oncogenes.* Portanto, estritamente falando, os equivalentes normais dos "oncogenes" são os "proto-oncogenes". No entanto, em decorrência de seu emprego confuso, cada vez mais as versões normais também são informalmente denominadas oncogenes e, de modo geral, o contexto esclarece se a discussão é acerca da versão mutante ou normal. As moléculas e os eventos moleculares na via do oncogene (também denominada *via do fator de crescimento* ou *MAP quinase*) são discutidos a seguir.

Os mecanismos para cessar o ciclo celular, os "freios", são denominados *pontos de checagem* (*checkpoints,* em inglês). O progresso no ciclo celular depende da obtenção de condições apropriadas dentro da célula antes da "decisão" de continuar a divisão ser tomada. O primeiro ponto de checagem ocorre antes da fase S. Durante G1, a célula verifica se seu DNA sofreu danos. A célula tem vias sofisticadas para detectar e reparar o dano no DNA, como o não emparelhamento de bases na dupla-hélice. A realização dos reparos necessários, porém, atrasa a síntese de DNA; o ponto de verificação é "ativado". Se o DNA for devidamente reparado, o ponto de verificação será desativado e, após o atraso, a célula vai em frente, para a fase S. No entanto, se os danos ao DNA não puderem ser reparados, o mecanismo do ponto de verificação deve sinalizar uma consequência mais grave. Se o ponto de checagem não for desativado depois de cerca de um dia, a célula "comete suicídio". Assim, o ponto de checagem (ou maquinaria de frenagem) está associado aos motores de CDK e ao processo de morte celular, como descrito mais à frente. Da mesma maneira, há um segundo ponto de checagem na mitose, que verifica a conformação apropriada do fuso mitótico e o alinhamento correto dos cromossomos. Aqui, novamente, existem mecanismos de reparo se houver detecção de danos e a célula reparada da forma apropriada entra na fase M após o atraso para o reparo. Se o reparo não puder ser realizado, a célula comete suicídio.

As moléculas e suas interações que fundamentam as vias de oncogene ("acelerador") e as vias de ponto de checagem ("freio") serão descritas com mais detalhes, começando com o papel dos fatores de crescimento.

Via dos fatores de crescimento | Principal estimulador da proliferação celular

O ciclo celular é estimulado por fatores de crescimento que se ligam a receptores de tirosinoquinase e os ativam

A via do fator de crescimento/oncogene começa com os fatores de crescimento que funcionam de forma familiar, como discutido no Capítulo 1; essas moléculas se ligam a um receptor proteico integral da membrana e o ativam. Na verdade, os receptores de fatores de crescimento pertencem à terceira grande família de receptores de sinais ambientais, a família dos *receptores de tirosinoquinase*. Esta família de transdutores de sinais apresenta algumas semelhanças com os receptores associados à proteína G (GPCRs), mas também diferenças importantes. Os receptores de tirosinoquinases (RTKs) não precisam de segundos mensageiros, mas atuam por meio de uma proteinoquinase (como muitos GPCRs). A estrutura dos RTKs é caracterizada pela interação de um ligante (um fator de crescimento) com a porção extracelular do receptor que ativa diretamente a proteinoquinase por sua porção citoplasmática. O receptor em si é uma enzima (Figura 2.5). Assim, o RTK ativa um sinal citoplasmático sem a necessidade de um segundo mensageiro. Os RTKs, especificamente, adicionam um grupo fosfato ao resíduo de tirosina do substrato proteico. Esta ação difere das proteinoquinases discutidas no Capítulo 1 (PKA e PKC), que adicionam o fosfato aos resíduos de serina ou treonina. A fosforilação de resíduos de tirosina na proteína é altamente (mas não exclusivamente) especializada para controlar as vias de crescimento celular e, portanto, a atividade da tirosinoquinase geralmente está associada ao estímulo para proliferação.

Os fatores de crescimento que se ligam aos RTKs são muito diversos para serem longamente discutidos neste capítulo. Uma semelhança importante aos estudantes é que todos estes fatores são mal nomeados; então, não os julgue pelos seus nomes. Algumas vezes, os fatores de crescimento são realmente chamados "fator de crescimento"; alguns são referidos como *citocinas*; e outros são denominados *fatores estimuladores de colônia* (para o crescimento de colônias em ágar líquido, como mencionado anteriormente). Outras confusões surgem porque seus nomes sempre refletem seus históricos, mas raramente suas funções mais amplas. Assim, o "fator de crescimento epidérmico" estimula a divisão celular em mais tipos celulares do que apenas as células epiteliais, onde foi descoberto. Por outro lado, a semelhança mais importante entre os fatores de crescimento é que, independentemente dos seus nomes, assim como os numerosos ligantes de GPCRs e receptores nucleares, compartilham uma via básica conservada e a "estratégia" para controle dos motores de CDK do ciclo celular. A ativação de RTKs por fatores de crescimento estimula uma via com interruptor "liga-desliga" de proteína G, a *proteína Ras* introduzida no Capítulo 1, e usa uma cascata de proteinoquinases, tanto tirosinas quanto serino-treoninas, denominada *via MAP quinase*. Em última análise, a via MAP quinase ativa fatores de transcrição que, por sua vez, controlam a expressão de ciclinas e outros reguladores diretos das CDKs (ver Figura 2.5).

O oncogene *ras* contribui para o desenvolvimento de muitos cânceres e é um modelo para o entendimento de pequenas proteínas G

Após a ativação do RTK, o próximo passo importante na via do fator de crescimento/oncogene em células normais é a ativação do produto proteico do proto-oncogene *ras*. As investigações acerca do seu funcionamento revelaram que a proteína Ras é um importante membro da "família de pequenas proteínas G" de reguladores moleculares, em que todos apresentam uma atividade trifosfato de guanosina (GTPase) intrínseca e agem como "interruptores liga-desliga". Estas proteínas controlam muitas funções celulares básicas e a proteína G heterotrimérica evoluiu de proteínas ancestrais similares a Ras (ver Capítulo 1). Além disso, em leveduras, é Ras, e não uma proteína G heterotrimérica, que controla a adenilciclase e a fosfolipase C (ver Figura 1.16). A Figura 2.6 ilustra o ciclo de funções deste interruptor liga-desliga e sua semelhança básica com a subunidade alfa (G_α) da proteína G heterotrimérica. Ras, outras pequenas proteínas G e G_α estão todas no estado "ligado" quando unidas a trifosfato de guanosina (GTP) (por causa da ativação do receptor). Todas são "desligadas" quando a proteína G hidrolisa seu GTP e, agora, estão unidas à difosfato de guanosina (GDP). Veja que esse gene poderia ter sido descoberto como um oncogene, isto é, um gene em que a mutação de ganho de função contribui para o desenvolvimento do câncer. Se uma mutação levar à perda da atividade GTPase, este simples interruptor enzimático liga-desliga fica preso na posição "ligada" (o pedal da aceleração está travado). Isto continua enviando um sinal de ativação para a maquinaria do ciclo celular a jusante sem a presença de fatores de crescimento ou ativação dos RTKs. Na verdade, estas mutações em Ras são responsáveis por sua função oncogênica e estima-se que 30% dos cânceres humanos apresentem mutações no gene *ras*.

Outras pequenas proteínas G controlam diversas funções celulares, inclusive envolvidas no câncer. Assim, a subfamília Rho de pequenas proteínas G participa diretamente da disseminação do câncer por auxiliar a regulação da conformação e atividade da actina. Como descrito a seguir, a disseminação da doença depende da capacidade de migração tecidual da célula. Esta mobilidade por "rastejo", por sua vez, depende de um mecanismo com base em actina e miosina semelhante ao observado nos músculos (ver Figura 1.4). Embora as atividades básicas de "liga-desliga" de Ras e Rho sejam as mesmas, como mostra a Figura 2.6, Rho é conectada à actina, enquanto a Ras ativa estimula os elementos da via MAP quinase.

A via MAP quinase leva à expressão de ciclinas e outros estimuladores do ciclo celular

A Ras ligada ao GTP causa a ativação sequencial de uma série de proteinoquinases, denominadas Raf, Mek e Erk. Raf fosforila e ativa Mek, que, por sua vez, fosforila e ativa Erk, como mostra a Figura 2.5. Este trio de quinases é denominado via *proteinoquinase*

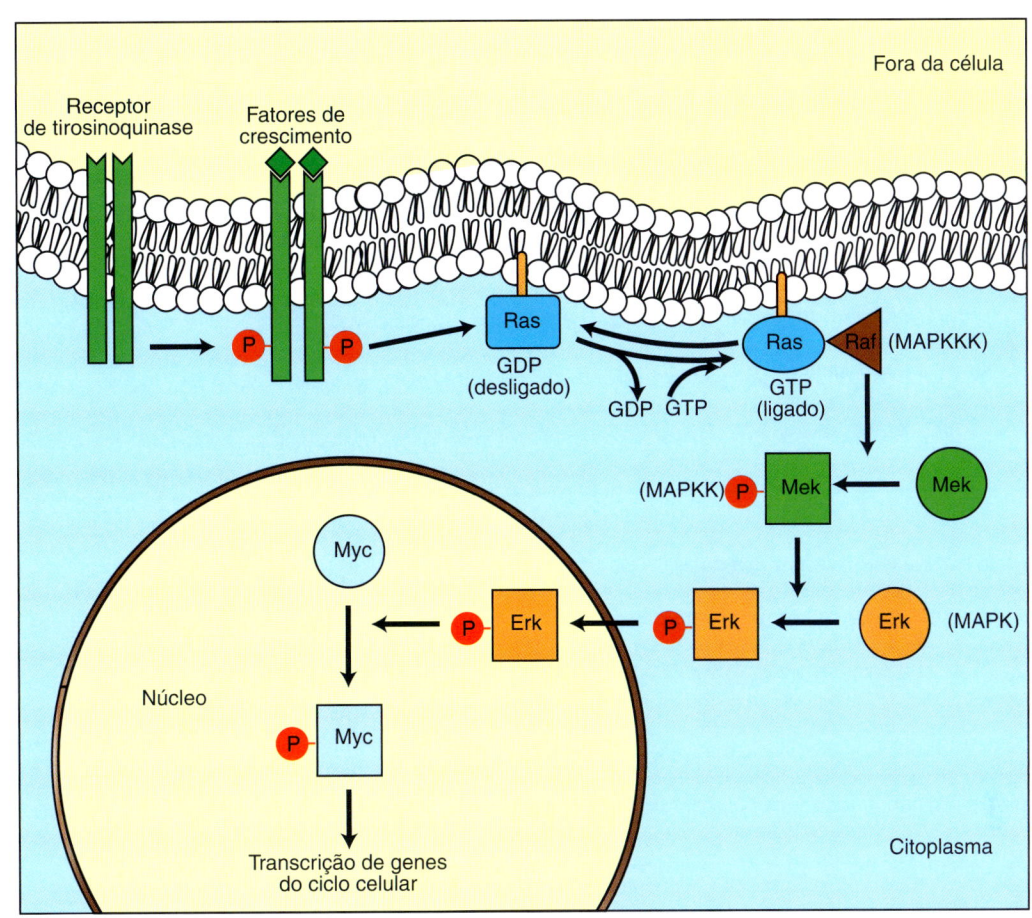

● **Figura 2.5** Via do fator de crescimento/oncogene. Este diagrama mostra a via estimuladora normal, em que os fatores de crescimento levam à divisão celular. Estes fatores se ligam aos receptores de membrana (receptores de tirosinoquinases, RTKs), que são proteinoquinases. Como mostrado aqui, após a ativação pela ligação do fator de crescimento, a primeira proteína a ser fosforilada no resíduo tirosina é o próprio receptor de proteína. Isto, por sua vez, faz com que uma pequena proteína G, Ras, troque GDP por GTP e, assim, seja "ligada". A Ras ativada, então, ativa a primeira proteinoquinase em uma via conservada de três quinases, denominada MAP quinase. Ver mais detalhes no texto. Por fim, esta série de fosforilações ativadoras provoca a ativação de fatores de transcrição, como Myc, que, por sua vez, levam à expressão de genes diretamente envolvidos no direcionamento do ciclo celular (p. ex., expressão de ciclina D). Nesta via, mutações de ganho de função nos RTKs, Ras e Myc são particularmente importantes nos cânceres humanos. *GDP,* Difosfato de guanosina; *GTP,* trifosfato de guanosina.

ativada por mitógeno ou MAP quinase (um *mitógeno* é um estimulador de mitose, por exemplo, um fator de crescimento). Se uma dessas três proteinoquinases sofrer uma mutação de ganho de função que ative a proteinoquinase de forma irreversível, um sinal estimulador é enviado para o restante da via. Portanto, da mesma forma que Ras, estes três genes de quinases agem como oncogenes.

Um exemplo importante de uma mutação de ganho de função nas três MAP quinases ocorre na primeira delas, Raf. Uma única mutação de aminoácidos no domínio quinase de Raf (a substituição de glutamato por valina normal no aminoácido 600) provoca sua ativação permanente em aproximadamente 50% dos melanomas humanos, um câncer muito mortal, e é também comum em tumores de tireoide. Como descrito nas mutações em Ras, a ativação de Raf envia um sinal a jusante não regulado que estimula as outras MAP quinases, o que provoca proliferação desregulada das células tumorais. O progresso clínico recente no melanoma ilustra a importância da via de Raf, Mek e Erk e do entendimento de quais mutações em particular estão envolvidas no câncer de determinado paciente. Dois fármacos novos, o vemurafenibe e o dabrafenibe, têm como alvo a Raf mutante e prolongam, de maneira significativa, a sobrevida dos pacientes com melanoma que apresentam essa mutação *raf,* mas não têm efeito nos casos de melanoma com Raf/*raf* normal. No entanto, os pacientes com melanoma normalmente desenvolvem resistência a esses dois fármacos direcionados a Raf que, agora, são combinados a medicamentos que inibem Mek de maneira específica. Essa combinação terapêutica fortalece o bloqueio da via Raf, Mek, Erk e produz resultados melhores.

Raf, Mek e Erk são exemplos específicos de outro módulo geral conservado, embora diverso, de transdução de informação. Há outros trios de MAP quinase além de Raf, Mek e Erk. Embora não seja necessário dar nomes específicos para todas as vias, deve-se notar que há um grupo sistemático de nomes para os elementos desses trios. Raf é uma MAP quinase, quinase, quinase (uma MAPKKK). Mek é uma MAP quinase, quinase (MAPKK) e Erk é uma MAP quinase (MAPK) propriamente dita. Este jargão é estranho, mas lógico e bastante utilizado, como sugere a Figura 2.5.

Quando ligada, Erk ativa um ou mais fatores que controlam a transcrição e tradução de um regulador fundamental do motor ciclina-CDK. Um destes fatores de transcrição, *Myc,* é codificado por outro importante oncogene/proto-oncogene. Como *ras,* o gene *myc* é modificado com alta frequência nos tumores humanos, gerando uma forma oncogênica capaz de ativar o ciclo celular. Como mostrado na Figura 2.5, a proteína Myc participa da transcrição de diversas ciclinas e da subunidade catalítica CDK2 e exerce um papel significativo por permitir que a célula passe da fase G1 para a fase S. Myc também está envolvida em vários outros eventos de transcrição associados ao crescimento e à diferenciação celular e ao câncer.

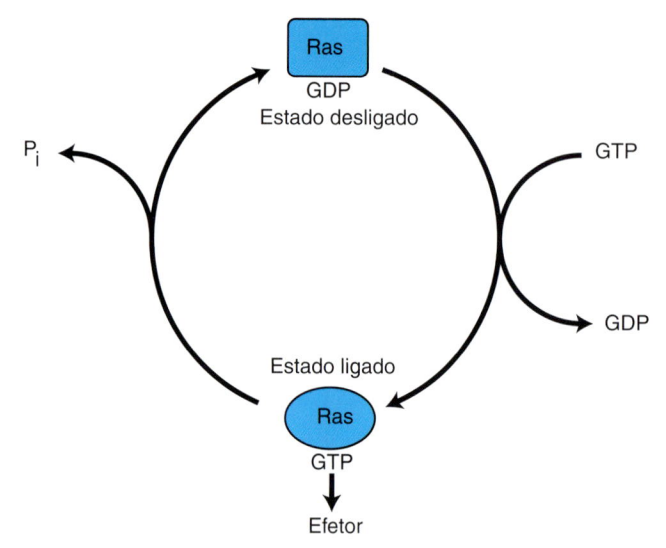

• **Figura 2.6** Ciclo do "interruptor molecular liga-desliga" Ras. A Ras serve como um modelo para a atividade das pequenas proteínas G, que existem às centenas na célula. O mecanismo molecular de Ras é semelhante ao da subunidade alfa da proteína G heterotrimérica, discutida no Capítulo 1, e que evoluiu a partir de proteínas semelhantes à Ras. Como mostrado aqui, a Ras está "desligada" quando unida ao GDP. A ativação dos receptores de tirosinoquinase provoca a troca de nucleotídios: há perda de GDP e ligação a GTP. Na forma unida a GTP, Ras está "ligada" e envia um sinal estimulador a jusante, neste caso a Raf na via da MAP quinase (ver Figura 2.4). Normalmente, Ras logo retorna ao estado desligado porque sua atividade GTPase intrínseca hidrolisa GTP em GDP. Este ciclo liga-desliga dependente de nucleotídio é característico de todas as pequenas proteínas G normais. *GDP*, Difosfato de guanosina; *GTP*, trifosfato de guanosina.

Isto completa a via estimuladora do crescimento que começa com a ligação de um fator de crescimento ao seu receptor RTK que, pela Ras, uma cascata de MAP quinase e um fator de transcrição, provoca a "aceleração" direta do motor ciclina-CDK. Esta mesma via é usada de forma semelhante na transdução de informação de outro grande estimulador da divisão celular, a adesão celular.

A via da MAP quinase também medeia a estimulação do ciclo celular pela adesão celular

Como já observado, outro grande mecanismo acelerador para regulação dos motores ciclina-CDK do ciclo celular é a adesão celular. A adesão celular, assim como a estimulação pelo fator de crescimento, basicamente estimula os pares ciclina-CDK por meio da via MAP quinase. Dois tipos de contato celular participam do crescimento normal e da proliferação. O mais óbvio é a adesão célula a célula; a maioria das células está firmemente aderida às vizinhas. O segundo tipo é a adesão celular à matriz extracelular (MEC) de proteínas fibrosas. Oitenta por cento dos cânceres humanos e murinos são originários de células epiteliais (carcinomas) e todas as camadas epiteliais estão aderidas à MEC. As proteínas de adesão que se ligam a outras células ou à MEC são *receptores de adesão*. Estes receptores são responsáveis pelo aspecto mecânico da adesão, mas também agem de maneira semelhante a outros receptores na transdução de informações por meio da membrana plasmática. Neste caso, os receptores de adesão comunicam a informação de que as células estão ancoradas e podem-se dividir.

Tanto a adesão célula à célula quanto a adesão célula à MEC ativam a via MAP quinase de forma semelhante aos fatores de crescimento, mas a via intermediada por Ras é menos importante

aqui. A Figura 2.7 mostra a ativação da via MAP quinase em decorrência da adesão da célula à MEC. Os receptores de adesão que se ligam à MEC são denominados *integrinas* e ativam a via MAP quinase por meio de dois importantes intermediários, que são oncogenes. Um deles é Src ("sark"), uma proteína tirosinoquinase e o primeiro oncogene (*src*) a ser descoberto. Ao contrário dos RTKs anteriormente descritos, Src não é um receptor. Todavia, está localizado na face interna da membrana plasmática, onde pode interagir com os receptores de adesão. Outro importante intermediário também é uma proteína tirosinoquinase, chamada Fak (quinase de adesão focal). Como já mencionado, a ativação de Src e Fak ativa a via MAP quinase, aumentando a divisão celular. Mais uma vez, a mutação ou superexpressão de *src* e *fak* envia estímulos inapropriados para a maquinaria do ciclo celular, facilitando o desenvolvimento de câncer. Como oncogenes mutantes, *fak* está associado aos melanomas agressivos em seres humanos. O oncogene *src* foi assim nomeado por causa da sua capacidade em causar sarcomas em galinhas.

Várias outras vias estimuladoras do crescimento trabalham da mesma forma que as vias do fator de crescimento e adesão. A maioria das vias estimuladoras envolve proteinoquinases e proteínas G que controlam a transcrição de genes codificadores de proteínas, que são parte dos motores ciclina-CDK ou estão associadas a eles.

Uma vez introduzidos os fundamentos das vias estimuladoras do ciclo celular, agora consideraremos as vias semelhantes às de Rube Goldberg que atuam como freios do ciclo celular.

Supressores tumorais | Inibidores do ciclo celular

Pontos de checagem no ciclo celular são controlados por supressores tumorais

A maquinaria do ciclo celular também possui cruciais mecanismos de "frenagem" que funcionam como pontos de checagem, como já mencionado. A existência de mecanismos de frenagem e pontos de checagem no ciclo celular foi descoberta pela fusão de uma célula normal com uma célula tumoral do mesmo tipo, formando uma célula híbrida com dois núcleos. A célula híbrida resultante sempre apresentava regulação normal do crescimento. Aparentemente, uma cópia normal de um ou mais genes da célula normal podia suprimir a atividade alterada de um gene mutante na célula cancerosa. Assim, estes genes e suas proteínas codificadas foram denominados *supressores tumorais*.

Os supressores tumorais exercem vários papéis funcionais diferentes na frenagem e checagem e podem ser divididos em dois tipos abrangentes, *gatekeepers* ("porteiros") e *caretakers* ("zeladores"). Os *gatekeepers* são genes e proteínas envolvidos na verdadeira maquinaria do ponto de checagem, conectando o dano celular à parada do ciclo celular. Assim, a *P53* ("proteína com massa de 53 quilodáltons") é um importante *gatekeeper* na via que detecta o dano no DNA; essa proteína paralisa o ciclo celular e, se o dano não puder ser reparado, envia um sinal para que a célula sofra morte programada. Acredita-se que cerca de 50% dos cânceres humanos apresentam mutações em P53. Os genes *caretakers* geralmente são proteínas envolvidas no reparo do dano ou na manutenção normal das proteínas cruciais do ciclo celular. Um exemplo de gene e proteína *caretaker* em humanos é Brca1 (*breast cancer* [câncer de mama, em inglês] 1). Esta proteína normalmente participa do reparo de nucleotídios desemparelhados (p. ex., G emparelhado com T em vez de C na fita de DNA complementar) e seu alelo mutante foi considerado causa do câncer de mama hereditário em algumas famílias.

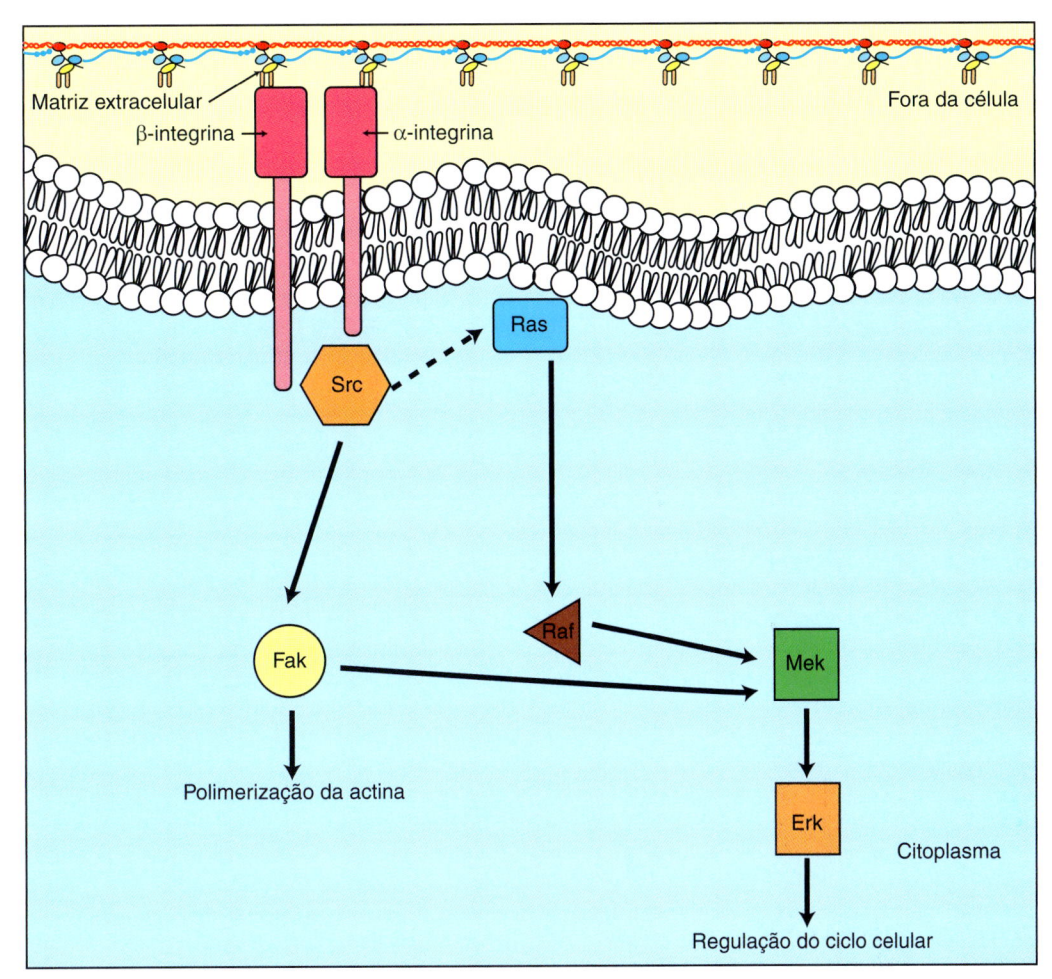

● **Figura 2.7** A adesão celular estimula a divisão celular por meio da via MAP quinase. Além do estímulo do fator de crescimento para a proliferação, mostrado na Figura 2.5, as células epiteliais normais também requerem estímulo da via MAP quinase pela adesão à matriz extracelular. Os receptores de adesão são proteínas integrais de membrana, denominadas integrinas, que são ativadas pela ligação das proteínas da matriz extracelular. A ativação das integrinas acarreta a ativação de duas proteinoquinases, Src e a quinase de adesão focal (Fak), que, por sua vez, ativam a via MAP quinase.

Com essas funções normais, pode-se observar como esses genes e proteínas suprimem a atividade tumoral e a proliferação celular. Se estiverem funcionando, o DNA é reparado antes de a célula tentar se dividir; isto tende a prevenir a ocorrência de mutações ou outros tipos de instabilidade genética. Entretanto, a *mutação de perda de função* nestes genes significa que a célula perdeu a capacidade de detectar ou reparar o dano no DNA. Por exemplo, caso a P53 não seja funcional, até mesmo uma célula muito danificada pode não receber um sinal adequado para cometer suicídio e esta célula mutante continua a se dividir. Assim, os genes supressores de tumor estão associados a mutações de perda de função no câncer, e não de ganho, como ocorre com os oncogenes. Retornando à analogia dos freios de um automóvel, os genes supressores tumorais mutantes se parecem com sistemas de frenagem desregulados ou totalmente ausentes.

Nosso foco recai sobre dois tipos de supressores tumorais do tipo *gatekeeper* porque seus papéis e importância no câncer são claros. O papel de *caretakers*, como Brca1, é mais complexo e menos definido (ver leitura sugerida sobre *brca* na Bibliografia).

As proteínas do retinoblastoma e P53 são os principais controladores do ciclo celular

O retinoblastoma é um câncer infantil raro e hereditário da retina do olho. Apesar de ser incomum e não poder ser induzido em

camundongos, tem desempenhado papel importante nas pesquisas do câncer. Um estudo estatístico da doença, realizado no início da década de 1970, forneceu a melhor evidência, até então, de que o câncer humano é uma doença genética. Alfred Knudsen mostrou que crianças com retinoblastoma normalmente herdavam uma cópia mutante de um dos pais (uma *mutação na linhagem germinativa*), mas depois necessitavam de uma segunda *mutação somática* nas células que davam origem à retina. A *hipótese de dois golpes* (*two-hit hypothesis*, em inglês) de Knudsen foi precursora da ideia de que o câncer se desenvolve por causa do acúmulo de mutações em uma linhagem celular (os retinoblastomas precisam do acúmulo de outras mutações além dos dois genes mutantes). Subsequentemente, o gene do retinoblastoma, *rb*, foi o primeiro gene supressor de tumor a ser clonado. O estudo da proteína codificada, pRb, mostrou que ela exerce um papel importantíssimo no controle da transição de G1 para a fase S do ciclo celular.

A *proteína do retinoblastoma* é repressora de um fator de transcrição cuja atividade é necessária para a célula entrar na fase S a partir de G1 (Figura 2.8). Este fator de transcrição é E2F, que controla a expressão de uma grande variedade de genes/proteínas necessárias para a síntese de DNA, inclusive ciclina A, CDK1 (ver Figura 2.4) e subunidades da DNA polimerase. A proteína do retinoblastoma é um potente inibidor de E2F apenas quando diretamente ligada ao E2F e, assim, proteína pRb não deve estar fosforilada. A repressão de

E2F é liberada pela fosforilação de pRb pelos pares de ciclina-CDK que atuam no início de G1 do ciclo celular. Como discutido, o estímulo por fator de crescimento da via MAP quinase leva à expressão de ciclina D (ver Figura 2.5) que, por sua vez, forma par com CDK4 ou CDK6 para fazer uma CDK ativa. Um dos substratos de ciclina D/CDK4,6 é a proteína do retinoblastoma. Quando pRb é fosforilada por CDK4,6, solta-se de E2F, permitindo que este fator de transcrição promova a atividade RNA polimerase nos genes com regiões promotoras E2F (ver Figura 2.8). Essa liberação da inibição pela fosforilação mediada por CDK de pRb constitui o mecanismo molecular subjacente à "decisão" do ponto R de divisão tardia em G1, já mencionada e mostrada na Figura 2.2. Se as duas cópias de *rb* forem mutantes, como no retinoblastoma, não haverá moléculas ativas repressoras para ligação ao E2F e a decisão será sempre a de dividir, independentemente de outras condições. E2F, então, promove a expressão descontrolada de genes da fase S, mesmo que CDK4,6 não esteja ativada (em parte) por fatores de crescimento e adesão, contribuindo então para o crescimento desregulado e para o câncer. Por outro lado, em sua forma normal, não mutante, pRb tende a suprimir a formação do tumor por agir como um *gatekeeper* (porteiro), permitindo que a célula "atravesse a fronteira" de G1 para a fase S somente se os sinais normais do fator de crescimento e adesão forem enviados. Assim, pRb desempenha um papel crucial no controle do ciclo celular normal saudável.

O outro *gatekeeper* crucial entre G1 e a fase S é a P53. Ao contrário de pRb, a P53 não participa nos ciclos celulares saudáveis; é apenas ativada em resposta ao dano celular, geralmente do DNA, ou em caso de estresse, como baixa concentração de O_2 ou ativação de oncogene (Figura 2.9). O papel da P53 é garantir que as células estressadas/danificadas sejam reparadas ou, caso contrário, cometam suicídio antes de poderem replicar seus DNA. Como *gatekeeper*, o mecanismo P53 também é mais direto que o mecanismo pRb; P53 é um fator de transcrição e sua ativação estimula a expressão de proteína que é poderosa inibidora geral de todos os motores ciclina/CDK. Como fator de transcrição, a P53 também medeia a expressão de genes que codificam estimuladores da morte celular, como brevemente discutido. Se a célula responde à P53 por parada do ciclo celular para permitir o reparo ou cometendo suicídio; isto depende de múltiplos fatores, mas a presença de um oncogene está entre os mais importantes. Normalmente, a atividade da P53 em parar o ciclo celular é dominante sobre sua atividade de induzir a morte. Todavia, na presença de oncogenes, inclusive *myc*, o suicídio é favorecido. Isso ilustra claramente a atividade supressora tumoral normal de P53: embora uma célula expressando um oncogene tenda a apresentar maior proliferação, o mesmo oncogene, agindo através da P53, ativa uma via de morte para prevenir a expansão de uma população de células mutantes.

A ativação de P53 ocorre em parte por mecanismos familiares de exemplos prévios de controle proteico, inclusive fosforilação e ligação a outras proteínas. Além disso, sua atividade também é regulada simplesmente pelo aumento da sua concentração no interior da célula. Isto é, a P53 normalmente é sintetizada de forma constante, mas em concentrações baixas, durante todo o ciclo celular, e degradada em taxas semelhantes. Nas células saudáveis, a meia-vida da molécula P53 é de cerca de 30 minutos, mas aumenta de três a sete vezes em resposta ao dano no DNA. Até mesmo a ruptura da dupla fita do DNA induz o rápido aumento da concentração de P53 em algumas células. Novamente, está claro que a P53 funciona tanto como *gatekeeper* quanto como supressor tumoral. Ativada, esta proteína não permite que uma célula com dano no DNA cruze as fronteiras G1-S (sua função como "porteiro") o que, por sua vez, impede que as células mutantes acumulem mais mutações (sua função como supressor tumoral).

No entanto, se o gene *p53* sofrer uma mutação de perda de função e a proteína não puder agir como fator de transcrição, a célula danificada poderá se dividir, aumentando a probabilidade de acumular mais danos e causar câncer. Assim, *p53*/P53 é um dos mais importantes genes e proteínas envolvidas em tumores humanos; em 1993, o periódico *Science* a chamou de "Molécula do Ano". Aproximadamente 50% dos tumores humanos têm uma mutação em *p53*, em sua maioria com eliminação da ligação com

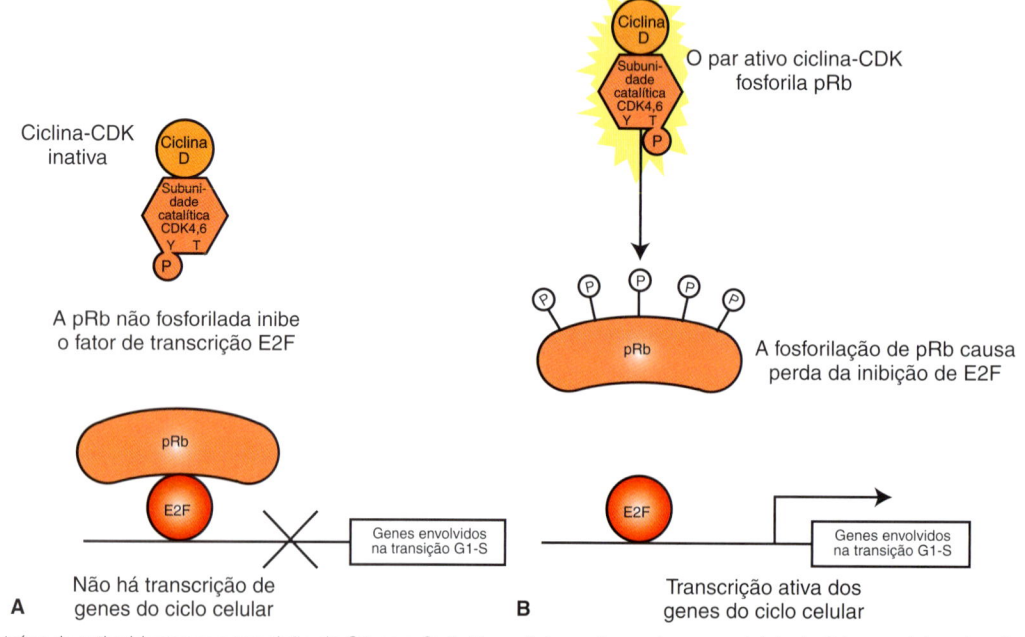

• **Figura 2.8** Proteína do retinoblastoma e transição de G1 para S. **A.** Nas células quiescentes ou no início de G1, a proteína do retinoblastoma (pRb) existe no estado não fosforilado, que é um inibidor direto do fator de transcrição E2F. O principal par CDK de G1, ciclina D com CDK4 ou CDK6, fosforila pRb, levando à perda da inibição de E2F. **B.** E2F ativado, então, participa da expressão de diversos genes necessários para a fase S, inclusive suas ciclinas e CDKs e as subunidades da DNA polimerase.

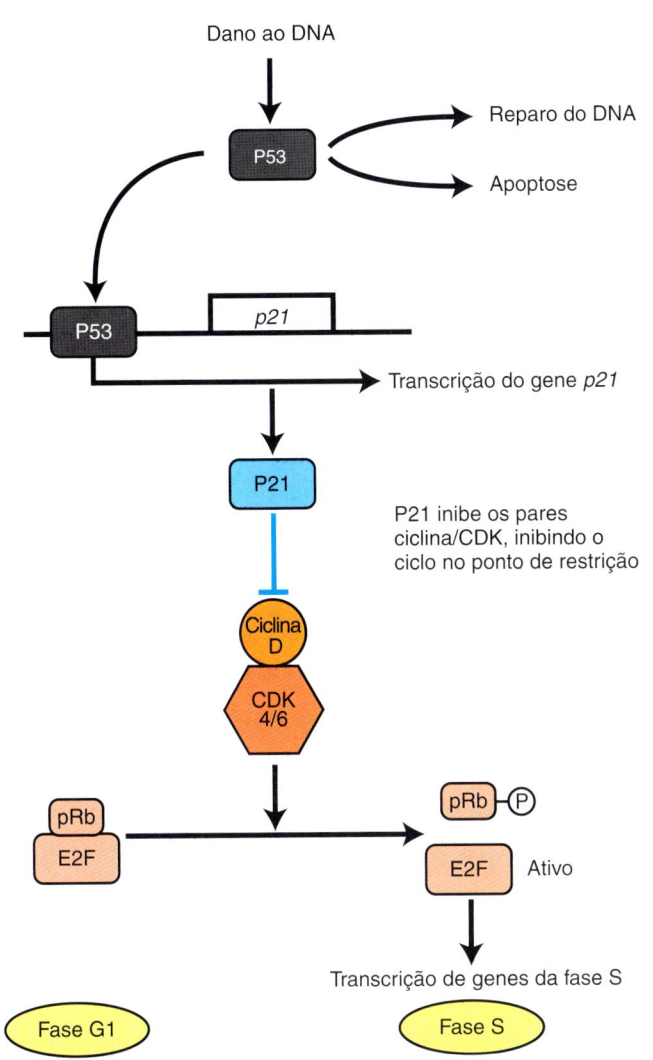

Dano ao DNA

Reparo do DNA

Apoptose

P53

p21

Transcrição do gene *p21*

P21

P21 inibe os pares ciclina/CDK, inibindo o ciclo no ponto de restrição

Ciclina D

CDK 4/6

pRb

E2F

pRb – P

E2F   Ativo

Transcrição de genes da fase S

Fase G1

Fase S

● **Figura 2.9** P53 e a resposta ao dano no DNA. Normalmente, a P53 é mantida em baixos níveis na célula por síntese e degradação contínuas. Danos ao DNA inibem a degradação, permitindo o acúmulo de P53 até os níveis funcionais. A P53 é, em si, um fator de transcrição e, dentre seus alvos, está *p21*, cuja proteína é um inibidor potente de todos os pares de ciclina-CDK. Assim, o aumento de P53 provoca a parada do ciclo celular, geralmente por inibição da fosforilação de pRb, como mostrado aqui. A seguir, se o DNA for reparado, a concentração de P53 abaixa. Se o DNA continuar danificado, a P53 desencadeia uma resposta apoptótica por mediar a expressão de proteínas pró-apoptóticas, como descrito no texto. *CDK*, quinase dependente de ciclina.

o DNA, interrompendo sua atividade como fator de transcrição. O "nocaute" do gene *p53* em camundongos fez com que 74% dos animais desenvolvessem câncer aos 6 meses de idade (adultos jovens). Apenas 1% dos camundongos com uma ou duas cópias normais do gene desenvolveu tumores aos 9 meses de idade.

Além do ponto de checagem da fase S, onde o dano no DNA é um importante sinal regulador, outro importante ponto de checagem ocorre durante a mitose. Este ponto responde às alterações no fuso mitótico ou a danos e alterações no arranjo dos cromossomos no fuso. Novamente, é possível observar como as mutações que prejudicam estas "travas de segurança" causam mais danos, segregando os dois cromossomos replicados em uma célula-filha, por exemplo, sem que haja qualquer cópia deste cromossomo na outra. Isto poderia provocar aneuploidia de maneira direta. Entre os tumores humanos, o câncer de cólon frequentemente apresenta mutações nos genes do ponto de checagem mitótico.

Todavia, deixaremos o tópico de pontos de checagem mitóticos neste nível um tanto quanto intuitivo e não detalharemos mecanismos moleculares. Isso exigiria necessária e extensa discussão da estrutura, funções e controle do crescimento mitótico com base em microtúbulos, mais adequada a um curso de biologia celular, e não fisiologia animal. Em vez disso, discutiremos os controles de crescimento celular além da proliferação e resumiremos sucintamente o que se sabe sobre morte celular programada e controle da duração da vida celular.

Mecanismos de regulação do suicídio celular e da duração da vida da célula

Apoptose é o processo de suicídio celular

O processo de morte celular por dano externo, com aumento do volume celular, ruptura e desencadeamento da resposta inflamatória, foi descrito há mais de 100 anos. Esta forma de morte celular é chamada *necrose* e é familiar por causa de experiências como um corte ou abrasão. Um processo diferente de morte celular foi descrito na década de 1970 e caracterizado por contração celular, fragmentação sistemática do DNA, formação de bolhas e agitação da membrana plasmática e ruptura da célula em pequenos pedaços, que são rapidamente englobados pelas células vizinhas (Figura 2.10). Esta forma "limpa e ordenada" de morte celular foi denominada *apoptose* (do grego "recuar"). A apoptose foi amplamente ignorada nos 20 anos seguintes, até que estudos sobre o desenvolvimento de nematódeos descobriram genes cuja única função era controlá-la. Outras pesquisas revelaram mecanismos de apoptose altamente conservados e suas importâncias no desenvolvimento normal, na função imune e em doenças. A resistência à apoptose é, claramente, a principal contribuição para o câncer (inversamente, também desempenha papel muito importante nas doenças neurodegenerativas e no acidente vascular encefálico). Particularmente relevante para a prática clínica, a maioria dos medicamentos contra o câncer e a radioterapia matam as células-alvo (e, infelizmente, várias células próximas), estimulando a apoptose. Também relevante para a prática clínica, tratamentos antitumorais recentemente descobertos aumentam a capacidade do sistema imune de desencadear a apoptose em células cancerosas, como brevemente discutido.

Existem duas vias principais que levam à apoptose. A *via intrínseca* responde a danos internos ou ao estresse na célula. A *via extrínseca* começa com a interação de uma molécula de sinalização a um "receptor de morte" na superfície celular (Figura 2.11). No entanto, as duas vias convergem para os mesmos "efetores". As *caspases* são famílias de enzimas proteolíticas com um aminoácido cisteína em seus sítios ativos (o "*c*" de caspase) e clivam o substrato proteico em seu aminoácido aspartato (o "asp" de caspase). Como várias outras proteases, inclusive enzimas digestivas e fatores da coagulação, as caspases são ativadas por clivagem proteolítica. Isto é, quando traduzida pela primeira vez, a protease contém um peptídeo inibidor que precisa ser clivado para permitir a proteólise ativa pela enzima. No caso das caspases, a protease ativadora é outra caspase. Assim, essas moléculas são divididas em *caspases ativadoras,* que respondem diretamente a um ou outro elemento na via intrínseca ou extrínseca, e *caspases efetoras* a jusante, que provocam a clivagem específica das estruturas celulares. Entre outras funções, as caspases efetoras clivam as proteínas do citoesqueleto, o que provoca o encolhimento da célula e a ativação de enzimas que degradam o DNA e participam de sua fragmentação sistemática.

A via extrínseca básica de apoptose, também chamada *via do receptor de morte*, é anormalmente curta e simples considerando o

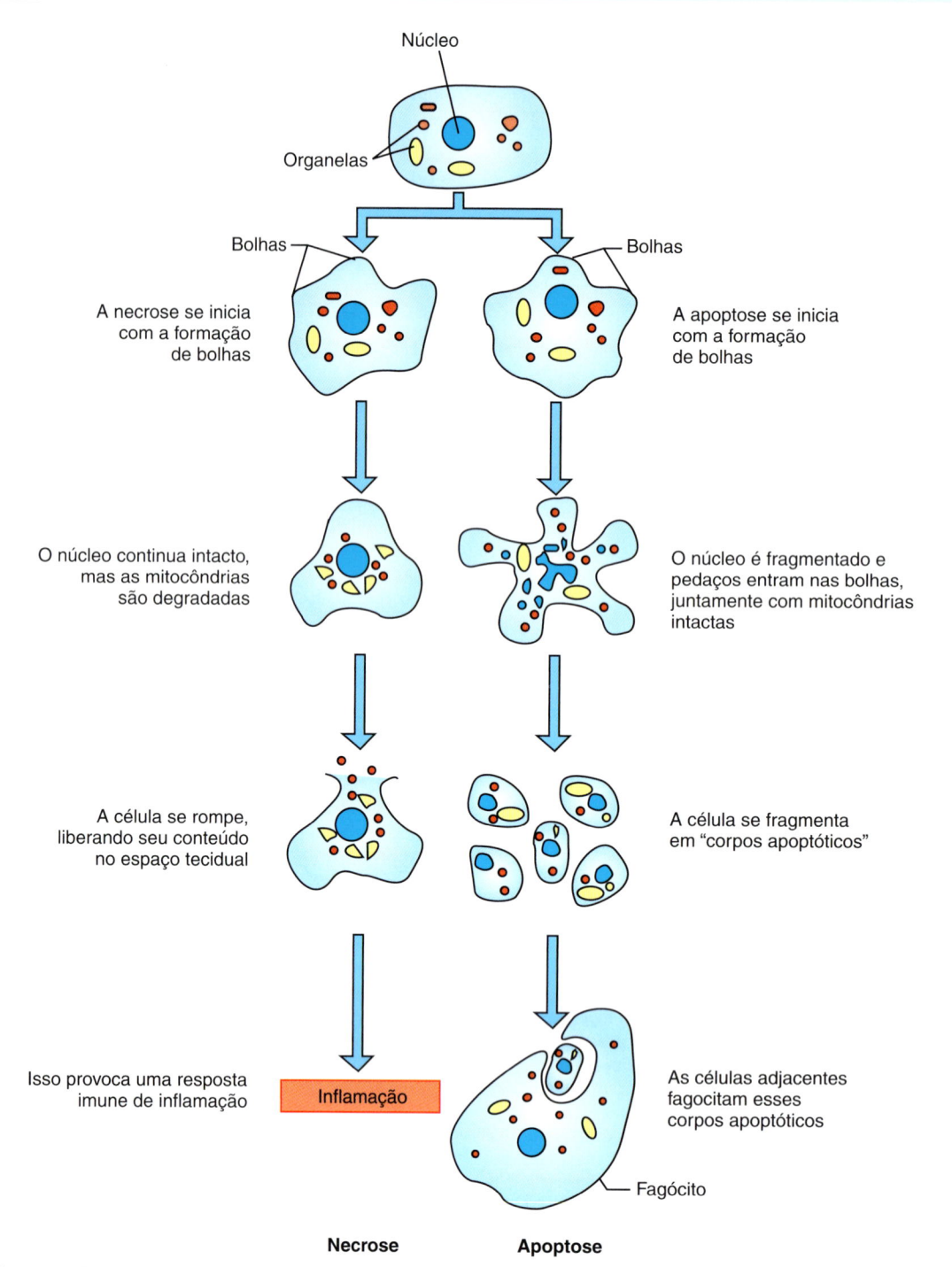

Núcleo

Organelas

Bolhas

Bolhas

A necrose se inicia
com a formação
de bolhas

A apoptose se inicia
com a formação
de bolhas

O núcleo continua intacto,
mas as mitocôndrias
são degradadas

O núcleo é fragmentado e
pedaços entram nas bolhas,
juntamente com mitocôndrias
intactas

A célula se rompe,
liberando seu conteúdo
no espaço tecidual

A célula se fragmenta
em "corpos apoptóticos"

Isso provoca uma resposta
imune de inflamação

Inflamação

As células adjacentes
fagocitam esses
corpos apoptóticos

Fagócito

Necrose　　　**Apoptose**

● **Figura 2.10** Comparação entre necrose e apoptose. Necrose é a morte celular decorrente de um dano externo à célula que resulta em sua ruptura e a liberação do conteúdo intracelular, provocando desenvolvimento de inflamação. Apoptose é a morte celular decorrente de mecanismos intrínsecos que degradam a célula em fragmentos que, em seguida, são fagocitados pelas células vizinhas. A apoptose não produz reação inflamatória e é tão "ordenada" que sua observação é difícil.

resultado extremo e irreversível. Um sinal extracelular, que pode ser solúvel ou ligado à superfície de outra célula, liga-se a um receptor de morte na célula destinada a cometer suicídio e o ativa. O domínio citoplasmático do receptor de morte recruta uma ou duas proteínas adaptadoras que ativam diretamente uma caspase ativadora que, por sua vez, ativa uma ou mais caspases efetoras (ver Figura 2.11). A caspase ativadora da via extrínseca também pode interagir de maneira cruzada com a via intrínseca, descrita brevemente, para aumentar a extensão da ativação de caspases. A via extrínseca desempenha papel crucial na regulação do sistema imune, cuja grande maioria das células inicialmente geradas é

eliminada. No câncer, a via extrínseca também é importante porque muitas células tumorais inibem a capacidade das células imunes de matá-las por essa via. A restauração do ataque imunológico é uma das novas armas clínicas promissoras contra determinados cânceres, como brevemente descrito.

Resistência à apoptose por via intrínseca é a principal característica do câncer

O dano celular interno ou estresse, inclusive o dano ao DNA, a ausência de adesão celular, o grande aumento ou diminuição do

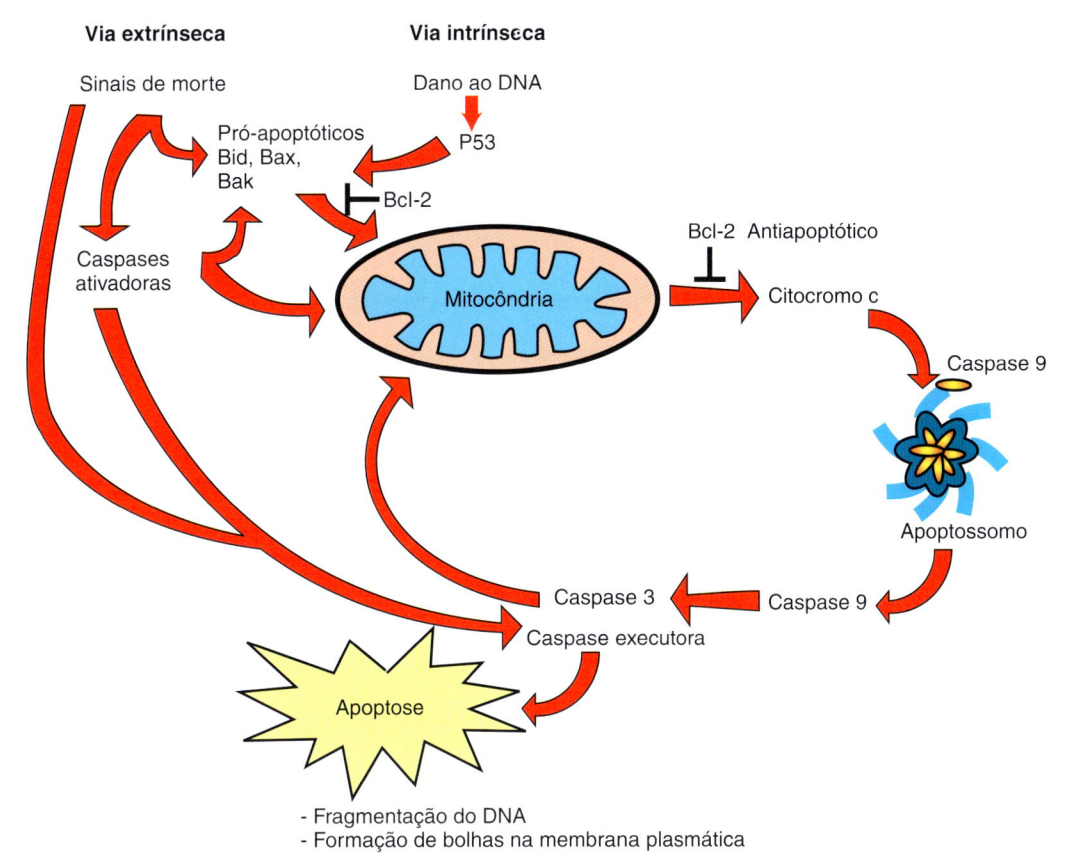

Figura 2.11 Vias extrínseca e intrínseca da apoptose. Ver detalhes no texto.

metabolismo de oxigênio, a ativação de oncogenes e o dano por radiação podem estimular a via intrínseca de apoptose em células normais. A maioria ou, talvez, todas as células tumorais são mais resistentes à apoptose por esta via do que as células normais. A resistência não apenas aumenta a probabilidade de a célula acumular mais danos genéticos, mas também reduz a chance de eliminação das células tumorais. Isto acontece porque a atividade antitumoral do sistema imune, bem como a maioria dos tratamentos por quimioterapia e radioterapia, depende de apoptose. Assim, a resistência à apoptose geralmente significa resistência ao tratamento.

A via intrínseca é consideravelmente mais complexa do que a via extrínseca e a discussão está centrada nos três principais elementos envolvidos na ativação das caspases: P53, a mitocôndria e a *família Bcl* de proteínas (ver Figura 2.11). Esta família foi originalmente descoberta em um câncer (a sigla "Bcl" é derivada de linfoma de células B, o tipo de leucemia em que a primeira dessas proteínas foi descoberta) e inclui membros pró-apoptóticos e antiapoptóticos. O equilíbrio entre estes membros determina se a célula irá viver ou morrer. A resistência das células tumorais à apoptose surge não apenas a partir de mutações, como aquelas descritas para *p53,* mas também da menor expressão de mediadores pró-apoptóticos e maior expressão de proteínas antiapoptóticas.

Iniciaremos com a *mitocôndria*, popularmente conhecida como a "usina de energia" da célula responsável pela geração de ATP, mas também ponto central de controle da via intrínseca de apoptose. Lembre-se de que a mitocôndria tem uma membrana interna responsável pelo transporte de elétrons e uma membrana externa encarregada da compartimentalização da organela. Os sinais pró-apoptóticos tornam a membrana externa da mitocôndria permeável, liberando várias proteínas pró-apoptóticas que normalmente não são encontradas no citoplasma. Entre as mais importantes está o citocromo c, uma proteína transportadora de elétrons fracamente aderida à membrana interna. No citoplasma, o citocromo c estimula a formação do complexo multiproteico (o apoptossomo) que estimula diretamente a atividade da caspase ativadora (caspase 9), o que, finalmente, provoca ativação das caspases efetoras. O que, então, determina a extensão da permeabilidade da membrana externa mitocondrial?

Os membros da família Bcl são os principais reguladores da permeabilidade da membrana externa da mitocôndria. Os integrantes pró-apoptóticos desta família, como Bax, aumentam a permeabilidade por meio da formação de canais na membrana externa que permitem a passagem do citocromo c. Os membros pró-apoptóticos também induzem maior expansão dos canais normalmente usados pelo ATP para chegar ao citoplasma. Os membros antiapoptóticos da família, como Bcl-2, parecem se ligar às moléculas pró-apoptóticas e inibir suas atividades. Em uma célula saudável, os membros antiapoptóticos da família Bcl estão em alta concentração, suficiente para neutralizar a atividade pró-apoptótica. O dano aumenta a quantidade de moléculas Bcl pró-apoptóticas e provoca a permeabilização da membrana. Assim, o equilíbrio entre os membros pró e antiapoptóticos da família controla a permeabilidade da mitocôndria e a sobrevivência da célula.

Em uma família com cerca de 20 diferentes membros, o equilíbrio entre moléculas Bcl pró e antiapoptóticas tem múltiplos controles, mas a atividade de P53 é, certamente, o mais importante. Lembre-se de que, quando ativada (p. ex., por dano no DNA), a P53 é um fator de transcrição e atua em pelo menos três diferentes genes Bcl pró-apoptóticos. Dentre eles estão Bax e uma proteína pró-apoptótica bastante poderosa, PUMA. A P53 também ativa a jusante a transcrição do gene ativador da caspase 9 e o gene do principal componente citoplasmático do apoptossomo. Além de agir como fator de transcrição ativador, a P53 atua como fator de transcrição inibidor de alguns genes, como a proteína antiapoptótica Bcl-2. Por fim, e independentemente de transcrição, a P53 ativada pode ativar Bax de maneira direta, como necessário por causa de sua capacidade de se transformar em estruturas em forma de canal. Com estes múltiplos efeitos nos genes apoptóticos e proteínas, a P53 é considerada um ponto central de controle da apoptose, além de seu papel na regulação do ciclo celular.

Como já foi mencionado na discussão sobre P53, a importância da apoptose na tumorigênese é que, quando normal, a apoptose elimina a maioria das células danificadas. Em sua ausência, as células danificadas sobrevivem e acumulam mais danos, ilustrando por que múltiplas mutações e disfunções são necessárias para que os tumores atinjam estágio clinicamente significativo. A resistência das células tumorais à apoptose é decorrente de vários tipos de mutação e desregulação na expressão gênica normal. Em alguns casos, a mutação no gene *p53* elimina sua capacidade de ligação ao DNA e, portanto, a atividade de transcrição. Há uma proteína que regula a degradação proteolítica normal de P53 (ver a discussão anterior). A superexpressão desta proteína (MDM2) em vários cânceres de tecidos moles inibe o acúmulo de P53 para atingir o nível ativo e, portanto, impossibilita tanto a parada do ciclo celular quanto a apoptose. A proteína Bcl-2 antiapoptótica é expressa em demasia em diversos cânceres humanos, inclusive 60% dos linfomas foliculares, mas também alguns cânceres de pulmão, no melanoma e em tumores de próstata. Outra lesão apoptótica comum observada em células tumorais é a excessiva expressão de proteínas que se ligam às caspases e as inativam, além de mutações nas próprias caspases ou a perda de sua expressão.

Muitos tipos de células tumorais suprimem o ataque imune e, assim, impedem a apoptose por via extrínseca

Diferentemente da via intrínseca de apoptose, as células tumorais em si raramente são resistentes à via extrínseca da apoptose. Na verdade, muitos tipos de células tumorais evitam a apoptose pela via extrínseca por interferência no primeiro sinal de morte que viria do sistema imune. O sistema imune é o "estabelecimento de defesa" do corpo que funciona, em grande parte, pelo reconhecimento de células "próprias" e sua diferenciação de células "não próprias". Estas células estranhas são, então, geralmente destruídas por apoptose. O sistema imune é muito complexo; uma introdução sobre o sistema imune pode ser encontrada nos Capítulos 54 e 55 deste livro. Apesar de o tópico estar um pouco fora de ordem, recentes avanços encorajadores no tratamento do câncer mediado pelo sistema imune fazem com que seja essencial comentar essas novas terapias. Na verdade, o Prêmio Nobel de Medicina ou Fisiologia de 2018 foi concedido ao trabalho, inclusive à descoberta do receptor PD-1 discutido abaixo, que levou a esse novo tipo de tratamento. É provável que você ouça mais a respeito disso em seu curso de imunologia.

Basta dizer que as células tumorais, embora derivadas de células do próprio corpo, estão tão danificadas que o sistema imune deve, e geralmente o faz, atacá-las como células estranhas, não próprias. Esta é a mesma base pela qual o sistema imune ataca células infectadas por vírus (ver Figura 55.3). As evidências sugerem que a remissão espontânea do câncer é decorrente da destruição do tumor pelas células imunes do paciente. Em uma forma de ataque imunológico, as células imunes enviam sinais para as células tumorais sofrerem apoptose por via extrínseca. Como em um estabelecimento de defesa militar, é essencial que apenas células não próprias (bactérias, fungos, células infectadas e danificadas) sejam atacadas, mas não as células "próprias" normais, ou seja, essas últimas devem evitar o "fogo amigo", no jargão atual. Consequentemente, as células imunes de ataque apresentam

receptores moleculares para serem ativadas, ou "armadas", e também para serem inibidas, ou "desarmadas".

Entre esses últimos receptores, está uma proteína denominada PD-1 (*programmed death* [morte programada] 1); como seu nome indica, este receptor foi descoberto como um "receptor de morte" cuja ativação leva à apoptose pela via extrínseca. Com a precisão limitada dos nomes de fatores de crescimento, já mencionada, estudos subsequentes revelaram que PD-1 raramente causa apoptose em algumas células imunes normais. Em vez disso, este receptor atua, principalmente, como regulador a jusante da ativação de células imunes. As células do melanoma, por exemplo, expressam altos níveis de um ligante que ativa PD-1 e, assim, regula negativamente as células imunes que, caso contrário, atacariam o melanoma. O avanço terapêutico foi o desenvolvimento de fármacos (neste caso, anticorpos) que se ligam ao receptor PD-1 e o inativam, ou seja, inibem o inibidor. Isso permite que as células imunes ataquem o melanoma e levem à remissão. Este tratamento foi usado no ex-presidente norte-americano Jimmy Carter e foi eficaz em seu melanoma em estágio avançado. O mesmo tratamento é usado no carcinoma pulmonar de células pequenas e é promissor em diversos outros tumores sólidos, inclusive no câncer de mama e em tumores renais. Mais informações sobre essa nova estratégia de tratamento imunomediado do câncer podem ser encontradas no artigo de Messerschmidt *et al.* na Bibliografia deste capítulo.

A duração da vida celular é determinada por sequências de DNA nas extremidades dos cromossomos

A última disfunção importante do controle do crescimento observada nas células tumorais foi descoberta há pouco tempo, mas também parece ser a lesão molecular mais comum nos cânceres: a expressão de uma transcriptase reversa denominada *telomerase* (transcriptase reversa é qualquer enzima que sintetiza DNA a partir de um molde [*template*] de RNA). A telomerase é responsável pelo alongamento dos *telômeros,* as regiões não codificadoras do DNA no fim dos cromossomos. No entanto, a telomerase normalmente é expressa apenas por células embrionárias e *células-tronco* adultas (as células-tronco são células normais especializadas que possuem potencial ilimitado de replicação, como aquelas que geram os gametas e as células do sangue na medula óssea, como discutido adiante). A grande maioria das células somáticas normais não apresenta telomerase, mas esta enzima é expressa em 85 a 90% de todos os cânceres e é o principal fator determinante da "imortalidade" das células tumorais.

Os telômeros são segmentos de DNA altamente repetitivos, representando centenas de repetições da sequência de nucleotídios TTAGGG (em vertebrados) nas extremidades dos cromossomos. Os telômeros agem como capas nas extremidades dos cromossomos, protegendo-os de junções terminoterminais entre si. Os telômeros também previnem o reconhecimento das extremidades dos cromossomos como sítios de dano do DNA (quebra na dupla fita). Ainda mais importante, os telômeros impedem a perda de DNA codificador em cada extremidade do cromossomo a cada rodada de duplicação do DNA; isto é necessário porque as DNA polimerases normais apresentam séria limitação: não podem replicar completamente a extremidade de uma molécula de DNA de dupla cadeia. Por isso, as extremidades dos cromossomos tornam-se mais curtas a cada replicação do DNA (as bactérias resolveram este problema tendo cromossomos de DNA circular).

Os telômeros são DNAs elimináveis nas extremidades dos cromossomos, cujo encurtamento progressivo não compromete a função de codificação do genoma. Embora nenhuma sequência codificadora seja perdida, os telômeros mais curtos desempenham papel importante na célula. O encurtamento dos telômeros funciona mais ou menos como um relógio, medindo o número de vezes que uma célula replicou seu DNA; assim, o comprimento dos telômeros reflete a idade da célula. Por meio de mecanismos pouco compreendidos, as células podem detectar o comprimento de seus telômeros e, quando esse é muito curto, as células param de dividir e sofrem *senescência* (do latim, "envelhecer"). Como já observado, as células normais apresentam uma vida finita, de forma que, quando retiradas de uma pessoa de meia-idade, se dividem de 20 a 40 vezes em cultura antes da senescência. Em cultura, o número de divisões celulares subsequentes antes da senescência reflete o comprimento original dos telômeros. Além disso, em várias doenças degenerativas, inclusive a cirrose hepática, há aceleração do encurtamento do telômero. A princípio, a senescência é um poderoso bloqueador do câncer porque a célula danificada original (ver Figura 2.1) seria incapaz de se dividir pelo número suficiente de gerações para acumular as mutações múltiplas necessárias à produção de um tumor. A expressão da telomerase (e outros meios menos comuns de alongamento dos telômeros) elimina este bloqueio do desenvolvimento do câncer por tornar as células imortais.

A telomerase tem componentes proteicos e de RNA. A proteína é responsável pela transcriptase reversa catalítica, permitindo que a enzima alongue a sequência dos telômeros com base no molde de RNA que carrega. Isto é, o componente RNA da telomerase é complementar à sequência de DNA do telômero e é utilizado como molde para alongamento deste telômero. A telomerase não é expressa em células somáticas adultas normais, exceto em células-tronco, como já mencionado. No entanto, células teciduais imortalizadas em cultura expressam telomerase, da mesma forma que as células tumorais. A expressão experimental de telomerase em células humanas aumenta dramaticamente a duração da vida replicativa das células. Desta forma, a expressão observada na vasta maioria dos cânceres humanos permite que estas células se dividam de maneira indefinida, conferindo outra vantagem seletiva e permitindo o acúmulo de outros danos com o passar do tempo.

Nas últimas seções deste capítulo, voltaremos nossa atenção à célula cancerosa no contexto de um *tumor*, que é uma população de células neoplásicas que interagem entre si e com o tecido circundante normal. Terminaremos nossa discussão sobre controle de crescimento intrínseco de células normais e tumorais com um resultado experimental que parece confirmar a importância dos tipos de danos discutidos até agora. Este experimento mostrou que quatro alterações genéticas foram suficientes para transformar uma célula de rim humano normal em células tumorais capazes de formar tumores quando transplantadas em um camundongo (sem sistema imune). As quatro alterações genéticas foram uma mutação ativadora do oncogene *ras*, a inativação das proteínas do retinoblastoma e P53 e a expressão da subunidade catalítica da telomerase. Assim, o dano nos genes ou a expressão destas moléculas, enfatizados aqui, refletem o mínimo necessário para que uma célula normal venha a formar um câncer.

Origem do tumor e disseminação do câncer

As células tumorais podem ser associadas às células-tronco

Como observado na seção anterior, algumas células adultas normais apresentam potencial ilimitado de replicação. Essas são as *células-tronco*, um tipo celular que está no noticiário há décadas (ver K. Servick, *The Stem Cell Skeptic,* na Bibliografia do capítulo). Uma célula-tronco é uma célula autorrenovadora de alto potencial

proliferativo que também pode gerar outras células diferenciadas. Normalmente, a divisão da célula-tronco produz duas células, uma que continua sendo uma célula-tronco e outra que se diferencia em uma célula especializada com a usual duração limitada de vida (Figura 2.12). A que continua sendo célula-tronco não perde qualquer capacidade de desenvolvimento e pode-se dividir de maneira indefinida, continuando a produzir mais células-tronco e células diferenciadas.

No noticiário, a atenção é voltada, principalmente, às células-tronco *embrionárias*. Estas células podem continuar a formar células-tronco ou diferenciadas, a princípio, em qualquer tipo celular do organismo. Mesmo em adultos, a manutenção de vários tecidos normais é criticamente dependente de células-tronco. As células-tronco *adultas*, no entanto, só podem diferenciar-se em um conjunto limitado de tipos celulares diferentes, não em qualquer tipo de célula do organismo. Para melhor compreensão, todas as várias células do sangue surgem da divisão de células-tronco hematopoéticas na medula óssea. Uma célula-filha continua como célula-tronco na medula óssea enquanto a outra se diferencia para se tornar um dos vários tipos de células sanguíneas (mas as células-tronco hematopoéticas só podem formar células sanguíneas, e não outras). As células que revestem o intestino e que formam pelos também são derivadas de uma população adulta de células-tronco adultas, das quais algumas descendentes se diferenciam em células especializadas do intestino ou que produzem pelos. Por esta razão, a quimioterapia com o objetivo de causar apoptose nas células tumorais tende a afetar estas mesmas populações de células-tronco normais; dentre os efeitos colaterais comuns da quimioterapia estão anemia, perda de pelos e disfunção digestiva.

A célula tumoral se parece com a célula-tronco na sua imortalidade, mas esta relação pode ir mais além. A apresentação feita aqui pode gerar a imagem mental de um tumor composto por uma população

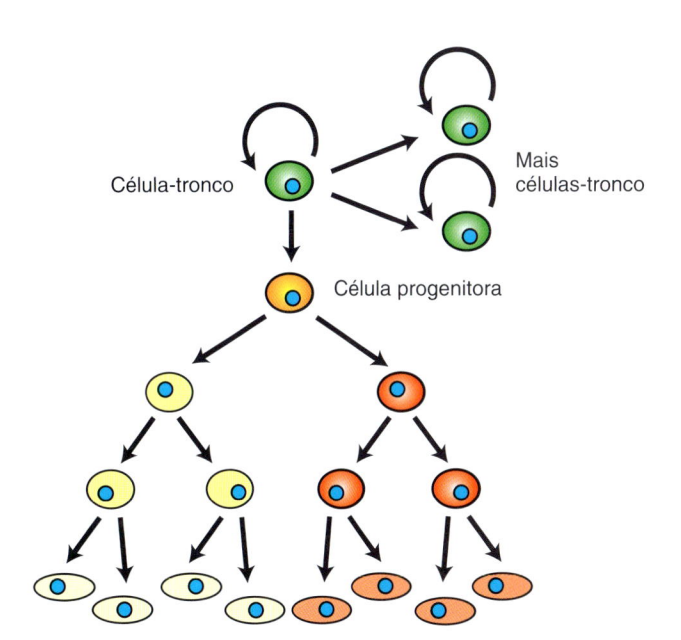

Célula diferenciada de tipo A   Célula diferenciada de tipo B

● **Figura 2.12** Células-tronco. As células-tronco são células de autor-renovação com potencial replicativo alto, às vezes ilimitado. (A palavra "potencial" é crucial; de modo geral, as células-tronco raramente se replicam. A população em rápida divisão é formada por células progenitoras.) Sua proliferação forma mais células-tronco e células progenitoras. Estas células progenitoras se dividem, geralmente de maneira rápida, e, por fim, se diferenciam em um ou mais tipos de células somáticas especializadas em certas funções (p. ex., hemácias e monócitos do sangue).

uniforme de células gravemente danificadas, todas capazes de formar um novo tumor quando transplantadas. Na verdade, os tumores reais não são uma população de células homogêneas; ao contrário, são compostos por diversas células que diferem de maneira significativa em seus fenótipos apesar de todas serem descendentes clonais de uma única célula somática, como mostra a Figura 2.1 (lembre-se de que todas as células somáticas do organismo são descendentes clonais de um óvulo fertilizado; portanto, as diferenças fenotípicas que surgem dentro de linhagens clonais não são surpreendentes). Além disso, experimentos com diversos cânceres mostram que apenas 1%, ou menos, de células tumorais são capazes de formar outro tumor, até no mesmo paciente (ou camundongo). Assim, o tumor pode conter uma pequena população de *células-tronco tumorais* responsáveis pela produção de células heterogêneas e que são as únicas capazes de continuar o crescimento do câncer. Isso também daria aos tumores a capacidade de se adaptarem ao meio que os cerca; como as células-tronco podem diferenciar-se de várias formas, as células diferenciadas que permitissem o crescimento contínuo e a sobrevivência seriam selecionadas.

Essa hipótese tem sido sustentada de forma persuasiva apenas nas leucemias, mas também pode ser aplicada a outros cânceres. Nas leucemias, as células-tronco tumorais expressam algumas proteínas marcadoras características de células-tronco hematopoéticas normais. Além disso, somente as células-tronco de leucemias que expressam certos marcadores normais são capazes de formar novos cânceres, quando transplantadas. Finalmente, uma possível relação entre a doença e as células-tronco é que, talvez, as alterações genéticas resumidas neste capítulo devam ocorrer em uma célula-tronco adulta normal para que haja produção de células tumorais. Aqui, novamente, a melhor evidência em favor de tal mecanismo vem da leucemia. No entanto, o sangue é incomum por ser líquido, e não um tecido sólido, e não está claro se os outros tipos de câncer serão semelhantes.

Na verdade, resultados recentes obtidos no melanoma desafiam alguns dos conceitos da hipótese das células-tronco tumorais. Uma fração relativamente grande de células de melanoma, talvez até 25% dessas células, por exemplo, podem produzir tumores após o transplante. Esta alta frequência não é compatível com a concepção dos cientistas sobre as células-tronco. Ainda mais preocupante, algumas evidências sugerem que a capacidade de formação de novos tumores pelas células do melanoma é transitória. É como se o "tronco" de células de melanoma fosse instável, com idas e vindas. Assim, a hipótese de células-tronco para o câncer é controversa. Por outro lado, os tumores que mostram as propriedades das células-tronco levantam a possibilidade de que o tratamento do câncer talvez devesse ser dirigido, principalmente, às células-tronco tumorais e não à maioria das células de uma neoplasia. Além disso, os marcadores de células-tronco poderiam ser usados como alvos para medicamentos, livrando a vasta maioria das células do organismo dos efeitos colaterais do tratamento. Por outro lado, não sabemos como muitos cânceres ou tumores aderem ou não ao modelo de células-tronco. A Bibliografia no fim do capítulo traz mais textos sobre o estado atual da hipótese de célula-tronco no câncer (Kreso e Dick e van Niekerk *et al.*).

A morte por câncer geralmente é causada por sua disseminação, não pelo tumor original

A morte por câncer geralmente é o resultado de sua disseminação a partir do tumor original, o *tumor primário,* para vários locais distantes. Este processo das células tumorais que coloniza outros tecidos é denominado *metástase.* Em alguns tipos de câncer, inclusive leucemias e tumores cerebrais, a neoplasia primária em si pode

ser fatal. Por outro lado, o tumor primário do melanoma é um pouco mais que uma mancha escura parecida com uma verruga na pele que não é grave até que essas células tumorais se disseminem. Embora a metástase seja o aspecto mortal do câncer, sabe-se menos sobre ela do que sobre as disfunções do crescimento celular que levam ao tumor primário.

O aspecto mais bem compreendido da metástase é sua ocorrência por um processo de várias fases, denominado *cascata metastática.* Neste processo gradual, as células escapam do tumor primário, atravessando barreiras teciduais para chegar ao sistema circulatório. As células são transportadas até saírem da circulação para invadir um novo tecido (Figura 2.13). As etapas sugerem que distúrbios de três tipos principais de função celular são particularmente importantes na metástase: adesão celular, motilidade celular e secreção de proteases. Novamente, não se sabe como estas disfunções surgem a partir do dano genético no crescimento do tumor primário, mas sugere-se que as mutações decorrentes da instabilidade genética do tumor primário estejam relacionadas com elas.

A primeira etapa da cascata metastática é a perda da adesão entre a célula tumoral e as células vizinhas e a MEC. Desta maneira, vários tipos de células tumorais apresentam expressão bem menor de um receptor de adesão intercelular, E-caderina, importante para a adesão epitelial. Da mesma maneira, as células do tumor primário apresentam diversas alterações no número e tipo de receptores de adesão célula-MEC, integrinas, que expressam. Além da perda de adesão do tumor primário, permitindo o escape das células, uma hipótese sugere que estas alterações nas moléculas de adesão celular explicam a curiosa tendência de vários cânceres apresentarem metástases preferencialmente em certos tecidos. O melanoma, por exemplo, apresenta forte tendência de metástase em cérebro e ossos. O conjunto particular de moléculas de adesão anormais (para a pele) do melanoma pode representar um "código postal" que favorece a colonização de um sítio distante em particular.

Por ter sua adesão alterada, possibilitando o escape do tumor primário, as células metastáticas precisam abrir caminho até alcançarem o sistema circulatório e entrarem na circulação (um processo denominado *intravasamento*) para "pegar uma carona" para outros locais do organismo. Embora "circulação" normalmente se refira à corrente sanguínea, as células tumorais também são disseminadas pelo sistema linfático, que coleta líquidos teciduais extracelulares para devolvê-los ao sangue. Realmente, a invasão dos linfonodos, que são os principais sítios de coleta de líquidos extracelulares e *debris*, comumente requer uma avaliação para detecção de metástases. Independentemente da rota, porém, a capacidade celular de intravasamento depende da ativação da motilidade e da expressão de proteases. A maioria das células animais pode se locomover por "rastejamento" (mas praticamente não o fazem) por meio de mecanismos que utilizam actina e miosina, como a contração muscular (ver Figura 1.4). Esta locomoção por rastejamento é parecida com aquela realizada pelas amebas. Imagens diretas de células de câncer de mama em migração mostraram sua morfologia ameboide. Todo o sistema de actina e miosina da maioria das células tumorais é desregulado, causando alterações na forma e na tendência e capacidade de locomoção. As células epiteliais normais, por exemplo, tendem a ser praticamente fixas, mas as células do melanoma são bastante móveis. A desregulação do sistema actomiosina é provocado, em parte, por mutações na família Rho de pequenas proteínas G semelhantes a Ras, brevemente mencionadas. As mutações em *rho* são comuns entre as células de melanoma altamente metastáticas, mas são raras entre as linhagens com fraco potencial metastático.

Como as células dos tecidos sólidos são fortemente unidas, a maior motilidade parece ser facilitada pela secreção de proteases

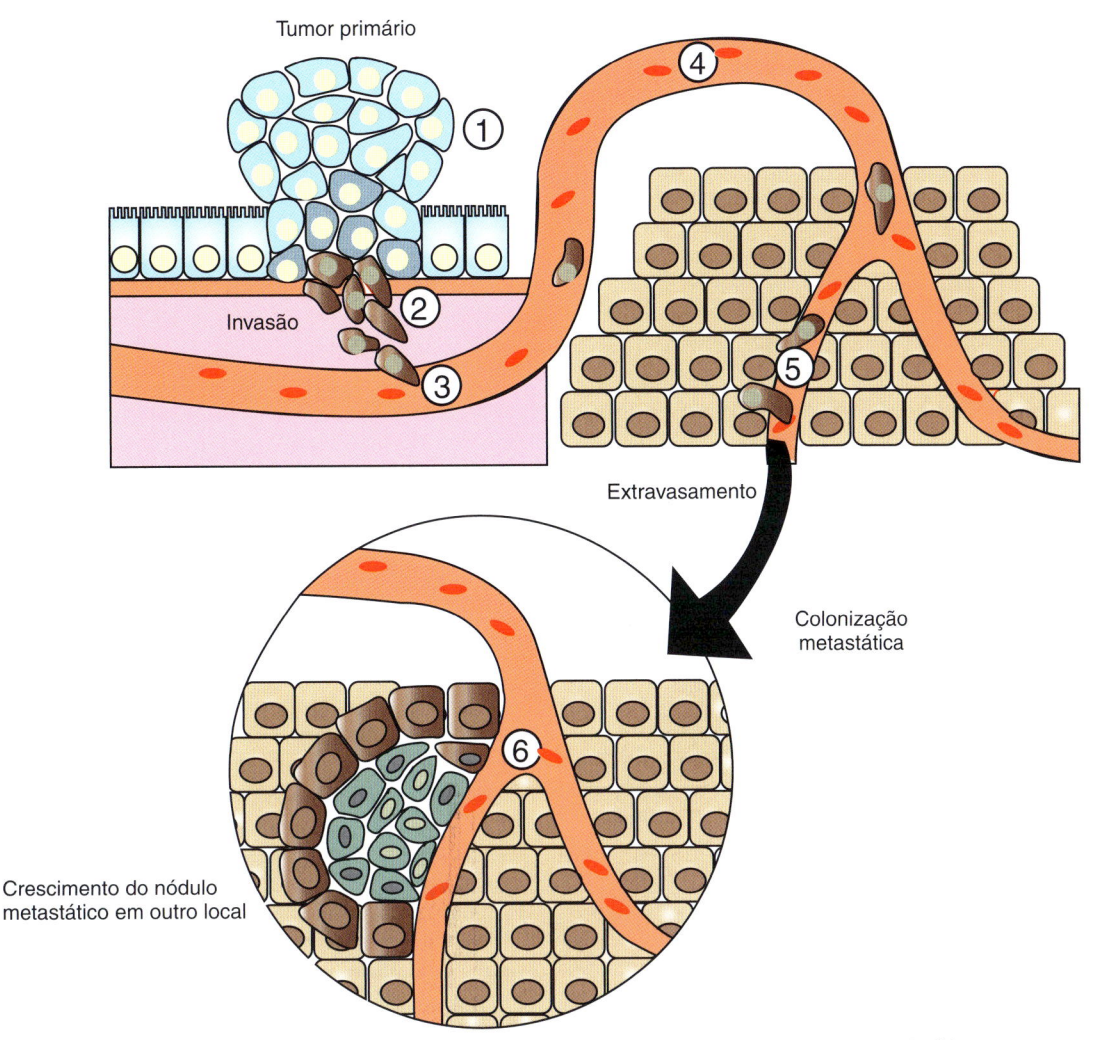

• **Figura 2.13** Cascata metastática, o caminho do tumor primário para o tumor metastático. As células do tumor primário apresentam propriedades de adesão e motilidade celulares alteradas para migrarem de seu sítio (1). Estas células secretam proteases para digerir o caminho pelos tecidos vizinhos (2). A seguir, entram na vasculatura (3), um processo chamado *intravasamento*, onde são carreadas passivamente pela circulação (4). Em algum ponto, as células aderem à parede do vaso sanguíneo e saem da vasculatura (5), um processo chamado *extravasamento*. Algumas células metastáticas são capazes de colonizar outro local para formar um novo e mortal tumor metastático (6).

que digerem alguns dos "obstáculos" da matriz celular no caminho das células tumorais. Oitenta por cento dos cânceres humanos são derivados de células epiteliais. Como já mencionado, todas essas células estão aderidas à MEC, que é caracterizada por um tipo específico de colágeno. As proteases específicas para este colágeno geralmente são superexpressas pelas células metastáticas. O número de diferentes proteases e a quantidade de protease secretada tendem a ser maiores com o aumento do potencial metastático. Além disso, as células tumorais parecem ser capazes de induzir as células normais circundantes a aumentar a secreção de proteases. Estas enzimas, por sua vez, não auxiliam apenas o intravasamento das células metastáticas, mas também estimulam a sobrevivência e a proliferação celulares (p. ex., por liberação de fatores de crescimento ligados à MEC). No entanto, nem toda a MEC representa um obstáculo ao movimento que precisa ser degradado por proteólise. Alguns tipos de MEC parecem ter vias estimuladoras para que as células em migração cheguem à circulação. A migração para a circulação também é auxiliada por moléculas quimiotáticas; o fator de crescimento epidérmico dos vasos sanguíneos parece atrair as células do câncer de mama.

Após o intravasamento, as células metastáticas viajam pela circulação até poderem aderir à parede vascular de um capilar.

Então, revertendo esse processo, "saem" da circulação em um processo denominado *extravasamento*. Como esperado, este processo também depende de alterações na adesão, motilidade e secreção de proteases. Após o extravasamento, as células metastáticas devem conseguir sobreviver e proliferar em seu novo ambiente.

Pouco menos de 1 a cada 10.000 células que saem do tumor primário consegue colonizar um novo local. Assumiu-se que esta alta taxa de insucesso reflete uma "viagem extremamente difícil" pelo sistema circulatório. Evidências mais recentes sugerem que o fator limitante da metástase é a sobrevivência da célula em novo local. Isto representa outro exemplo de seleção natural, a "microevolução", no câncer. O ambiente estranho exerce forte pressão seletiva negativa nas células tumorais recém-chegadas e a grande maioria não sobrevive. Ironicamente, o nosso pensamento atual sobre a metástase é semelhante à "hipótese de sementes e do solo", proposto pela primeira vez em 1889. As metástases requerem uma célula do tumor primário (a semente) capaz de executar (selecionada para) todos os passos da cascata metastática, enquanto a célula metastática deve colonizar a região (solo) apropriada para o seu crescimento subsequente. As células normais não podem sobreviver em novo local no mesmo organismo. Os diferentes tecidos têm meios químicos distintos (p. ex., misturas variadas de fatores de crescimento) e são especializados para a sobrevida e o crescimento de determinados tipos celulares encontrados na região. O processo de metástase necessariamente escolhe as células capazes de crescer em ambiente estranho. Acreditava-se que a maioria das células metastáticas ficava dormente no novo local e que mais alterações genéticas são necessárias e devem ser selecionadas para possibilitar o crescimento descontrolado. Genes cujos produtos atuam na adaptação das células a certos ambientes têm sido chamados *genes de paisagismo* [*landscaping genes*, no original em inglês], outra alusão à visão atual da metástase como uma planta. Acredita-se que mutações nestes genes permitam o crescimento no ambiente externo; menos de 1% das micrometástases crescem até um tamanho clinicamente relevante. Um aspecto importantíssimo deste processo de seleção para crescimento descontrolado em outros locais é a secreção, tanto pelas células tumorais quanto pelas células vizinhas, de diversos mediadores que estimulam o desenvolvimento de novos vasos sanguíneos para alimentar o tumor. Outra característica importante da seleção é o remodelamento da MEC local, que normalmente é necessário à proliferação. Este fenômeno e a indução de novos vasos sanguíneos são outros aspectos da metástase que são pouco compreendidos.

Além disso, o modo como a metástase realmente provoca a morte é um processo pouco compreendido, exceto pela ocorrência de uma debilitação geral e profunda do organismo, denominada *caquexia*. Este processo de debilitação atinge até 80% das pessoas com câncer e talvez seja responsável por até um terço das mortes. Recentes resultados experimentais, de novo com camundongos, indicam que a inibição da caquexia, mesmo sem a inibição do crescimento tumoral, aumenta dramaticamente o período de vida dos animais. A caquexia é complexa, mas parece ser causada, em grande parte, pela liberação, pelas células tumorais, de moléculas de sinalização que estimulam vias anormais do desenvolvimento em miócitos e adipócitos. A ativação dessas vias de desenvolvimento, por sua vez, gera níveis anormalmente altos de degradação de gorduras e proteínas nas células afetadas. Outro possível mecanismo subjacente à caquexia envolve reações inflamatórias generalizadas, que atacam outros aspectos da fisiologia geral do paciente. A presença de células estranhas, selecionadas para o crescimento em uma localização anormal, talvez mobilize por completo os mecanismos de defesa do organismo e induza o autoataque, um pesadelo do "fogo amigo" biológico, na linguagem militar atual. Acredita-se que o estrangeirismo do tumor metastático explique a resposta extremamente inadequada que normalmente não é induzida por tumores primários. É por isso que, em parte, a remoção *completa* do tumor primário, antes da ocorrência de metástase, geralmente provoca recuperação total. Em outros casos, a morte por doença metastática, semelhante à morte por tumores primários, é causada, simplesmente, pelo domínio de órgãos vitais pelas células tumorais, o que provoca falência do órgão.

O crescimento de tumores sólidos depende do desenvolvimento de novos vasos sanguíneos

Os tumores, assim como os tecidos normais, precisam de vasos sanguíneos para receber oxigênio e nutrientes e para que seus detritos sejam removidos. O desenvolvimento de capilares tumorais vem sendo muito estudado por ser um passo limitante no crescimento e progressão do tumor. Tanto os tumores primários quanto os metastáticos precisam de novos vasos; sem eles, o tumor continua muito pequeno para ser visível ou palpável, cerca de 1 a 2 mm de diâmetro. Como tumores dormentes deste tamanho foram encontrados em necropsias de pessoas que não morreram de câncer, nem todas as neoplasias desenvolvem o suprimento sanguíneo necessário

ao crescimento. Assim, a capacidade dos tumores em estimular o desenvolvimento de novos vasos sanguíneos é uma etapa distinta e importante na progressão tumoral. Como se sugere, esta também é uma etapa relativamente inicial na progressão tumoral, mas é abordada aqui, após a metástase, porque a maioria dos vasos é originária de capilares existentes que invadem novas regiões de tecido, compartilhando algumas características com a metástase.

A discussão da hipótese de Starling, no Capítulo 1, afirma que os capilares sanguíneos são compostos, primariamente, por uma camada simples de um tipo especializado de célula epitelial, a célula endotelial. Os primeiros capilares no embrião são formados por *vasculogênese*, a diferenciação de células precursoras (angioblastos) para formação da rede capilar básica. No entanto, a maioria dos novos capilares é formada por *angiogênese*, o crescimento e ramificação de capilares existentes para suprir novas regiões do tecido. Vasos sanguíneos maiores, como as arteríolas e veias, se desenvolvem a partir do crescimento subsequente dos capilares. Em adultos, apenas a angiogênese ocorre normalmente e depende de processos celulares invasivos semelhantes àqueles envolvidos na metástase: proliferação de células endoteliais existentes; migração das células para a região a ser suprida, envolvendo mudanças na função da actina e adesão às células circundantes; e o remodelamento da MEC circundante, de modo que as células estendidas entre as células teciduais formem um tubo oco. Embora as células tumorais de uma neoplasia sejam anormais, as células endoteliais que compõem os novos capilares são normais. Assim, os capilares tumorais podem surgir por vasculogênese (por causa do ambiente anormal do tumor) ou, e primariamente, por angiogênese. De modo similar, as células endoteliais dos capilares tumorais respondem aos sinais estimuladores e inibidores para a angiogênese. No entanto, os aspectos patológicos do tumor estimulam o crescimento anormal dos vasos sanguíneos, cujos padrão, composição e função diferem dos capilares normais.

As células endoteliais estão entre os tipos celulares que proliferam mais lentamente no tecido adulto normal, exceto no trato reprodutivo feminino. Somente 1 em cada 10.000 células endoteliais adultas está em divisão celular em determinado momento, em comparação a cerca de 10% das células epiteliais do intestino. A angiogênese normal está sob regulação rigorosa por influências estimuladoras e inibidoras. As influências estimuladoras são lesão e hipoxia, que, por sua vez, induzem a secreção de fatores de crescimento angiogênicos, como o *fator de crescimento endotelial vascular* (VEGF). Este fator estimula fortemente a proliferação e migração de células endoteliais, suprime a apoptose e aumenta a permeabilidade dos vasos existentes. As influências inibidoras são trombospondina 1, um componente da MEC que impede a proliferação e a motilidade das células endoteliais; fatores solúveis, como a angiostatina, que estimula a apoptose de células endoteliais em proliferação; e a endostatina, que coíbe a migração das células endoteliais. O crescimento, estase ou regressão dos capilares depende do equilíbrio entre estímulos pró e antiangiogênicos, assim como a vida e morte celulares dependem do equilíbrio entre sinais pró e antiapoptóticos, como já discutido.

A quiescência relativa dos capilares normais contrasta com os capilares dos tumores, que foram comparados a "feridas que nunca cicatrizam" e estão sob crescimento e remodelagem constantes. As células endoteliais tumorais se dividem 20 a 40 vezes mais do que as células normais e os tumores normalmente apresentam uma densidade de vasos muito maior que um tecido normal. Assim, sua vasculatura é anormal em estrutura e na função. A vasculatura tumoral pode exibir combinações estranhas de estruturas capilares, veias e arteríolas e geralmente incorpora células tumorais como parte da parede do vaso. Os vasos tendem a ser retorcidos e dilatados, seguindo caminhos tortuosos, e podem se fechar. Dessa maneira, o fluxo sanguíneo é igualmente anormal, com vasos mais hemorrágicos do que os normais e, em alguns casos, o fluxo sanguíneo vai para trás e para frente em vez de circular.

Talvez o fator mais importante nesta patologia vascular seja a alta concentração de VEGF nos tumores e regiões adjacentes. A maioria dos tumores humanos secreta grande quantidade de VEGF e induz o tecido vizinho a secretar essa molécula. Muitas evidências de experimentos com camundongos indicam o papel crucial do VEGF na angiogênese e no crescimento do tumor. Os anticorpos contra VEGF suprimem o crescimento de tumores existentes; além disso, as células neoplásicas construídas para não expressarem VEGF não conseguem formar tumores e a inibição do receptor de VEGF inibe o crescimento de diversos cânceres. Em parte, a secreção de VEGF pelas células tumorais parece ser o resultado das condições hipóxicas iniciais do tumor avascular. A hipoxia normalmente é um forte indutor da produção de VEGF e o centro de vários tumores sólidos apresenta células necróticas, indicando a morte por falta de oxigênio. Além disso, o dano genético às células na sua progressão em célula tumoral também parece contribuir para a superexpressão de VEGF. Nesse aspecto foi demonstrado o importante papel desempenhado pelas mutações em Ras e superexpressão de Bcl-2, o fator antiapoptótico.

Os vasos tumorais também são substancialmente mais permeáveis que os normais, a ponto de serem quase hemorrágicos. Isto também parece ser causado pela superexpressão de VEGF (que também tem o nome alternativo de *fator de permeabilidade vascular*). A permeabilidade dos vasos tumorais tem várias consequências em relação à fisiologia, disseminação e tratamento do tumor. Acredita-se que a alta permeabilidade vascular auxilia as metástases, pois os vasos mais permeáveis aumentam a probabilidade de intravasamento das células tumorais para a circulação e interrompem o transporte de líquidos capilares, como discutido no Capítulo 1. Lembre-se que a filtração e reabsorção pelos capilares dependem do balanço entre as pressões hidrostática e oncótica através da parede do capilar. O aumento da saída de líquido dos vasos tumorais distende o espaço intersticial, aumentando sua pressão hidrostática e reduzindo o gradiente de pressão através da parede do capilar. O gradiente da pressão oncótica também diminui porque a perda de proteínas para o espaço intersticial significa que sua pressão oncótica se aproxima à do sangue, provocando o aumento incomum da pressão do líquido intersticial. Isto pode causar o colapso de alguns vasos e provocar hipoxia dos tecidos circundantes e ao maior aumento da expressão de VEGF. A alta pressão do líquido intersticial também prejudica o transporte de líquidos do sangue para o tumor. Esta troca insuficiente parece inibir a distribuição de agentes quimioterápicos do sangue para o tumor. Estudos sobre a quimioterapia do câncer de mama e do melanoma mostraram que os tumores com alta pressão do líquido intersticial tendiam a não responder bem à terapia.

A possibilidade de controle terapêutico da angiogênese tumoral está sendo ativamente investigada, da mesma forma como outros aspectos da biologia tumoral. Até o presente momento, mais de uma dúzia de compostos antiangiogênicos está sendo testada. Um deles, bevacizumabe (um anticorpo para o VEGF), foi aprovado como terapia de primeira linha para o câncer de cólon metastático, embora este mesmo medicamento recentemente tenha sido considerado ineficaz no câncer da mama. Ao contrário da maioria das terapias contra o câncer que tentam eliminar as células tumorais anormais, a antiangiogênese poderia ter como alvo as células endoteliais normais. Estas células não são geneticamente instáveis e, portanto, a probabilidade de desenvolvimento de resistência ao fármaco pode ser menor (ver discussão a seguir). Além disso, como as células endoteliais normais serem extraordinariamente quiescentes, a inibição da angiogênese produziria menos efeitos colaterais tóxicos do que as quimioterapias comuns. Assim como em outras terapias dirigidas contra células, no entanto, a eficácia dos inibidores antiangiogênicos que apresentaram resultados dramáticos nos estudos pré-clínicos foi bem menor no tratamento dos pacientes.

Perspectivas para o tratamento do câncer

O futuro do tratamento do câncer traz esperanças, mas muitos desafios

A maioria dos tratamentos para o câncer faz pouco ou nenhum uso dos avanços em nossa compreensão de sua base molecular. No entanto, o Congresso dos EUA fundou o programa Cancer Moonshot para acelerar o desenvolvimento de novas terapias por meio do maior conhecimento sobre o câncer. Hoje, o declínio na mortalidade (humana) pela doença no mundo industrializado é decorrente, principalmente, da melhor triagem para detecção precoce dos cânceres de mama e de cólon e da instituição de medidas preventivas (p. ex., desencorajar o tabagismo). Tanto a quimioterapia como a radioterapia normalmente são tratamentos citotóxicos não seletivos destinados a reduzir o tamanho total do tumor, com graves efeitos secundários da citotoxicidade geral. Os ensaios clínicos para teste de novos medicamentos quase sempre inscrevem grandes números de pacientes sem pensar em investigar as mutações particulares subjacentes ao tumor. Esta situação está mudando lentamente, mas talvez em ritmo mais acelerado para uma das *terapias direcionadas* [*targeted therapies*, em inglês), em que o genótipo do tumor é considerado e, se possível, fármacos específicos para as mutações são preferencialmente utilizados. Um exemplo de terapia direcionada, já discutido, é a utilização de vemurafenibe para atingir as mutações Raf que ocorrem em alguns, mas não todos os melanomas. Outros exemplos são mostrados aqui, mas o desenvolvimento destas terapias e de técnicas práticas de diagnóstico molecular continua a ser um desafio, muitas vezes decepcionante, em que três temas comuns são responsáveis pelas falhas terapêuticas, refletindo as propriedades fundamentais do câncer. Na verdade, o principal objetivo do projeto Cancer Moonshot é superar as dificuldades, descritas a seguir, no tratamento do câncer. Mais informações sobre os atuais trabalhos em tratamentos do câncer podem ser encontradas no artigo "The Evolving War on Cancer," na Bibliografia deste capítulo. Além disso, a revista *Science*, volume 335, número 6.330, tem uma seção especial sobre as novas terapias antitumorais.

Primeiro, apesar do sucesso com Raf e melanoma, o acúmulo de mutações, juntamente com as diferenças neste processo de um indivíduo para outro, significa que marcadores moleculares únicos não são muito importantes em diagnósticos refinados. A avaliação de diferentes mutações em genes importantes, como *ras* ou *p53,* no câncer de mama, por exemplo, apresenta resultados conflitantes na previsão da evolução da doença. Acredita-se que isto ocorra porque estas mutações têm efeitos diferentes, dependendo da presença de outra mutação no câncer ou de suas interações com os alelos normais de cada paciente. Dessa maneira, parece que as "assinaturas" moleculares multiproteicas/multigênicas serão necessárias. A verificação destas assinaturas a partir de líquidos corporais ou outros exames relativamente não invasivos poderá melhorar o tratamento. Além disso, o diagnóstico da doença o mais precoce possível é crucial para o prognóstico favorável.

O segundo motivo é que os múltiplos tipos de dano genético e os processos seletivos necessários ao desenvolvimento do câncer também causam resistência ao tratamento. Isto é, o estado genético instável e anormal das células tumorais que produz alterações no crescimento também gera uma resposta anormal a medicamentos e outras intervenções. Ironicamente, uma vívida ilustração disso é um dos grandes sucessos da terapia direcionada ao câncer. A leucemia mieloide crônica (LMC) é conhecida por ser iniciada por uma mutação especializada (determinada translocação cromossômica) que danifica o gene de uma tirosinoquinase característica, Abl, e transforma-o em um oncogene ativado. Foi desenvolvido um inibidor razoavelmente específico desta tirosinoquinase, o imatinibe, que bloqueia a ligação do ATP, impedindo a atividade quinase. Este medicamento foi extremamente benéfico em pacientes no estágio inicial, crônico, da LMC, que é debilitante, mas não fatal. Em vários indivíduos, o imatinibe causou a remissão completa da LMC e, até então, preveniu a progressão para o estado agudo e fatal. No entanto, alguns pacientes desenvolveram resistência e, na maioria destes casos, o oncogene *abl* havia sofrido outra mutação que reestabelecia a ligação ao ATP apesar do medicamento. O mais intrigante é que a análise cuidadosa do sangue dos pacientes com LMC em remissão indicou a presença de um grupo remanescente de células leucêmicas (aparentemente células-tronco cancerosas) que, subsequentemente, poderia levar ao desenvolvimento da resistência nos anos seguintes. Todavia, hoje existem mais de 20 inibidores de proteinoquinases específicas em testes clínicos e os profissionais poderão ter à disposição outros fármacos com a eficiência do imatinibe, apesar das suas limitações.

Além das mutações que levam ao câncer, mencionamos vários exemplos em que alterações na expressão gênica de proteínas normais estimulam o desenvolvimento desta doença. Tal situação está associada a outro sucesso precoce da terapia direcionada baseada em uma única lesão genética. O câncer de pulmão de células não grandes é a principal causa de morte por câncer nos EUA. Cerca de 40 a 80% desses cânceres superexpressam o receptor do fator de crescimento epidérmico (EGFR), um RTK, como já descrito. O gefitinibe bloqueia o sítio de ligação de ATP do EGFR, inibindo a atividade quinase de maneira similar ao imatinibe. Como o vemurafenibe e as mutações *raf,* o gefitinibe foi eficaz em pacientes com câncer de pulmão de células não grandes depende da mutação do receptor, mas não entre os indivíduos com EGFR normal.

No entanto, as alterações da expressão de genes também representam um desafio para o tratamento do câncer, em especial no que diz respeito à resistência aos medicamentos, cujo mecanismo está relacionado com outro exemplo mais amplo do obstáculo terapêutico, a condição genética das células tumorais. A *resistência a múltiplos fármacos* (RMF) é um fenótipo em que as células desenvolvem resistência a diversos agentes quimioterápicos atuais, a princípio eficazes, para ampla variedade de cânceres. Esta resistência é decorrente da superexpressão de uma proteína de bomba que provoca a saída de diferentes fármacos da célula. Assim como a seleção das células tumorais com capacidade de continuar a proliferação, a administração do fármaco seleciona variantes celulares com expressão gênica alterada, como aquelas em que a bomba de efluxo reduz a eficiência do tratamento. Assim, o desenvolvimento de novos medicamentos deve combater não apenas a genética do câncer, mas também os genes e a expressão gênica envolvidos na resistência à terapia (um aspecto interessante da bomba de efluxo de fármaco expressa por células tumorais é sua expressão também em células-tronco normais).

O terceiro motivo comum identificado como um obstáculo ao tratamento molecular do câncer é que, como discutido, esta doença reflete disfunções fisiológicas muito fundamentais. Além de não ser fácil interferir nestas funções sem comprometer outras, a intervenção pode envolver mecanismos compensatórios normalmente utilizados para que as funções cruciais não sejam prejudicadas. No nível mais simples, as intervenções que alteram estes mecanismos básicos de vida e morte celulares geralmente prejudicam muito a fisiologia de algumas células normais que não são importantes. Embora o vemurafenibe, o inibidor da Raf, e o gefitinibe, o inibidor de EGFR, já mencionados tenham sido considerados eficazes contra alguns tipos de câncer, por exemplo, muitos outros inibidores da via do fator de crescimento/MAP quinase (ver Figura 2.5) se mostraram promissores em culturas de células, mas revelaram ser muito tóxicos para utilização terapêutica em camundongos.

Outros resultados indicam que os tratamentos eficazes precisarão considerar a biologia molecular normal da célula com muita atenção. Os experimentos sobre *p53* são notáveis neste aspecto. Como a mutação no gene *p53* predispõe ao desenvolvimento de câncer (a perda de outra cópia também levaria à perda de um ponto de checagem importante), a ativação da cópia normal restante poderia proteger o indivíduo da doença. Essa maior atividade de P53 realmente protegeu camundongos do câncer, mas os animais também apresentaram expectativas de vida muito menores e sinais visíveis de envelhecimento precoce. Como mostra essa ação inesperada de P53 no envelhecimento, as atuações centrais de proto-oncogenes e genes de supressão tumoral na vida da célula indicam que geralmente desempenham múltiplos papeis, complicando o desenvolvimento de terapias. Nos experimentos em que a expressão da P53 ativada foi limitada ao tecido mamário, os camundongos foram novamente protegidos contra o câncer, mas ao custo da inibição do desenvolvimento das mamas e da lactação. Os melhores resultados contra o câncer obtidos a partir da manipulação experimental da expressão de P53 vieram de análises em que cromossomos artificiais inteiros, com o gene *p53* e todos os seus elementos normais de controle, foram introduzidos em camundongos. Estes animais apresentaram maior resistência aos cânceres quimicamente induzidos sem nenhum efeito aparente de envelhecimento. No entanto, a introdução de genes com todos os elementos de controle relevantes é uma enorme barreira para a prática terapêutica.

Por fim, a importância destes genes e proteínas normais para a função celular indica que esses elementos geralmente apresentam mecanismos redundantes de controle. Isto parece ser aplicável àquele outro "suspeito comum" no câncer, Ras/*ras*. Evidências de que a associação à membrana plasmática por meio de "caudas" lipídicas é necessária à atividade de Ras (semelhante à subunidade alfa da proteína G heterotrimérica; ver Figura 1.14) levaram ao desenvolvimento de fármacos *inibidores da farnesil transferase* (FTIs) que bloqueiam a adição da cauda lipídica. Embora os FTIs tenham sido clinicamente eficazes contra certos tipos de câncer em alguns pacientes, seus efeitos foram altamente variáveis. Uma hipótese é que inibem apenas uma via de associação de Ras à membrana. Empregados isoladamente, esses medicamentos apresentaram efeitos modestos sobre os tumores, mas, combinados aos quimioterápicos comuns, os FTIs tiveram relativa eficácia em alguns cânceres. No entanto, não se sabe o motivo de alguns cânceres com mutações em Ras, como o câncer de pulmão, não serem afetados por esses inibidores. Além disso, alguns tumores independentes de Ras foram suscetíveis aos FTIs. Agora parece que estes fármacos podem não estar agindo apenas na associação de Ras à membrana. A Bibliografia traz um artigo (Papke e Der) sobre as atuais tentativas direcionadas contra Ras no tratamento do câncer.

É importante notar que as quimioterapias comuns e radioterapias são altamente tóxicas para os padrões usuais da prática clínica. O tratamento do câncer é um excelente exemplo médico de "nadar para manter a cabeça fora d'água". Assim, os poucos sucessos claros das terapias direcionadas baseadas em avanços de nossa compreensão molecular do câncer são amplamente considerados esperançosos, mas a eficácia de terapias químicas é influenciada pelo enorme sucesso dos antibióticos e das vacinas contra as doenças infecciosas e da prevenção de doenças orgânicas com moléculas específicas, por exemplo, da doença cardiovascular com fármacos direcionados a GPCR. Estes podem ser modelos irreais de sucesso para uma doença de nível profundamente celular, genético, como o câncer. Para os clínicos veterinários, uma evolução muito positiva seria a utilização de um animal doméstico como modelo no estudo do câncer, em especial no desenvolvimento de terapias. A Bibliografia deste capítulo apresenta dois artigos (de Pang *et al.* e Schiffman *et al.*) que descrevem as possíveis vantagens do cão como modelo de câncer.

CORRELAÇÕES CLÍNICAS

Cadela que sofreu colapso ao correr

Relato
Uma cadela Golden Retriever castrada, de 10 anos de idade, sofreu um colapso enquanto corria hoje pela manhã. Ela ainda está muito letárgica e não quer se mover.

Exame clínico
A cadela apresentava palidez de mucosas e temperatura normal. O tempo de preenchimento capilar estava prolongado. As frequências cardíacas e respiratórias estavam aumentadas. À palpação, parecia haver líquidos no abdome e a cadela sentia dor.

Comentário
Com base na anamnese e no exame físico, existe uma preocupação quanto à presença de hemorragia abdominal. O hemangiossarcoma é um tumor comum em cães idosos e originário da transformação de uma célula endotelial. Os cães geralmente são diagnosticados após sofrerem um colapso quando o tumor, presente no fígado, causa hemorragia interna. De modo geral, os animais são submetidos a uma cirurgia de urgência para esplenectomia (remoção do baço). Em alguns casos, podem apresentar outros sinais clínicos inespecíficos (inapetência, letargia) e o diagnóstico pode ser feito antes de sofrerem colapso por hemorragia aguda. O diagnóstico é feito, principalmente, por meio da combinação de modalidades, inclusive radiografias, ultrassonografias, biopsias, histopatologia e imuno-histoquímica, para determinação da natureza do tumor. Em vários casos, no momento do diagnóstico, o tumor já metastatizou, geralmente por via hematogênica, para outros órgãos. Os pulmões e o fígado tendem a ser os órgãos mais acometidos, mas outros locais afetados são rim, músculo, cérebro, mesentério, pele e linfonodos. Foi recentemente demonstrado que os hemangiossarcomas caninos expressam fator de crescimento derivado de plaquetas beta (PDGF-β). A supressão da sinalização deste RTK com imatinibe suprimiu a linhagem de células caninas em um modelo murino.

Tratamento
O tratamento depende do estágio do tumor ao diagnóstico; neste caso, o animal apresenta choque e hemorragia. Quando isso ocorre, o paciente é estabilizado, a cirurgia é realizada e o baço (neste paciente) é removido. O prognóstico geral para estes casos é ruim porque o tumor geralmente já gerou metástases quando o diagnóstico foi estabelecido. Nessas circunstâncias, a radioterapia é paliativa e, às vezes, usada caso haja uma grande massa local não passível de ressecção. A quimioterapia quase sempre é o tratamento de escolha, embora o tempo médio de sobrevida destes cães normalmente não seja longo. Uma das quimioterapias mais utilizadas é o protocolo VAC: doxorubicina, ciclofosfamida e vincristina. A doxorrubicina inibe a síntese de DNA, a síntese de RNA dependente de DNA, a síntese proteica e age no ciclo celular. A ciclofosfamida inibe a replicação e a transcrição de DNA e RNA. A vincristina se liga a proteínas microtubulares específicas para inibir a divisão celular. Dentre as complicações associadas à quimioterapia, estão mielossupressão e sepse. Tratamentos experimentais ainda estão sendo testados e têm como alvo as células endoteliais, o bloqueio dos fatores de adesão e a inibição dos fatores de crescimento associados ao desenvolvimento das células endoteliais.

Bóxer castrado de 8 anos de idade com convulsão

Relato
Um Bóxer castrado de 8 anos de idade foi levado à clínica por apresentar comportamento anormal há 2 dias. Os proprietários também notaram que o cão evitava dobrar o pescoço e não queria comer. Duas horas depois da consulta, o cão apresentou uma convulsão de cerca de 30 segundos.

Exame clínico
Durante o exame, o cão estava apático. A temperatura, o pulso e a frequência respiratória estavam aumentados. O cão resistiu à palpação do pescoço e, agora, sua cabeça pendia para a direita. O animal não havia viajado para fora do país e não havia outros cães na casa. As vacinações estavam em dia. Os achados de convulsão, apatia e dor cervical são sinais condizentes com uma doença neurológica. Uma das principais causas de convulsão é a hipoglicemia, que foi descartada pela análise da glicemia.

Comentário
Para chegar ao diagnóstico, amostras de sangue e liquor foram coletadas. O exame do liquor mostrou aumento da concentração de proteínas e dos números de neutrófilos e linfócitos. Uma ressonância magnética e a histopatologia feita com as amostras coletadas localizaram o tumor no cérebro. O diagnóstico de glioblastoma multiforme maligno (GBM) foi estabelecido. Radiografias de tórax e abdome não revelaram a existência de metástases.

Tratamento
O prognóstico tendia a ser muito ruim, com taxas de sobrevida de 0,2 a 4,9 meses, dependendo do tratamento, que podia ser de suporte, cirurgia de citorredução ou combinado (radioterapia e cirurgia ou crioterapia). Recentemente, a terapia de eletroporação irreversível (IRE) foi muito promissora em um pequeno estudo com 7 cães. A IRE envolve ablação não térmica, principalmente com uso de eletrodos minimamente invasivos no tecido tumoral ou região adjacente para descarga de pulsos curtos de alta voltagem elétrica. Isso desestabiliza as membranas das células neoplásicas. As ressonâncias magnéticas foram repetidas depois do tratamento. Houve melhora em 4 dos 5 cães. Embora precise de refinamento, este estudo é promissor no tratamento do GBM maligno intracraniano.

Questões de revisão

1. Qual das alternativas a seguir está associada à estimulação normal da proliferação celular?
   a. Oncogenes
   b. Genes de supressão tumoral
   c. Telomerase
   d. Proto-oncogenes
   e. Caspases

2. Na via do fator de crescimento, o fator de crescimento se liga inicialmente a _____, que leva à ativação de _____, que, por sua vez, causa a ativação da cascata das enzimas _____, levando a alterações na transcrição.

   a. receptores associados à proteína G; proteínas G; adenilciclase
   b. receptores tirosinoquinases; Ras; MAP quinase
   c. receptores tirosinoquinases; Bcl-2; caspase
   d. quinases dependentes de ciclina; pRb; telomerase
   e. supressores tumorais; oncogenes; ponto de checagem

3. Qual(is) da(s) alternativa(s) a seguir medeia(m) a apoptose?
   a. Telomerase
   b. Citocromo c
   c. Receptores de tirosinoquinase
   d. Quinases dependentes de ciclina
   e. Ciclinas

4. O supressor tumoral pRb é um(a) _____ e participa na regulação do ciclo celular de células _____, enquanto a p53 é um _____ e participa na regulação do ciclo celular de células _____.

   a. inibidor da transcrição; saudáveis; fator de transcrição; saudáveis

   b. fator de transcrição; danificadas; inibidor da apoptose; saudáveis

   c. caspase; danificadas; inibidor da transcrição; danificadas

   d. inibidor da transcrição; saudáveis; receptor tirosinoquinase; saudáveis

   e. inibidor da transcrição; saudáveis; fator de transcrição; danificadas

5. As células-tronco normais são semelhantes às células tumorais, mas diferem das células somáticas normais. A semelhança entre as células-tronco normais e as células tumorais é que ambas:

   a. Não apresentam controles por pontos de checagem no ciclo celular

   b. Apresentam ciclos celulares independentes da ativação de quinases dependentes de ciclina

   c. Apresentam telomerase ativada

   d. São resistentes à apoptose em resposta ao dano no DNA

   e. São capazes de metastatizar para tecidos distantes, diferentes

Vocabulário

Este capítulo é incomum porque contém grande número de palavras de vocabulários especializados em câncer e tópicos relacionados que geralmente não serão utilizados nos capítulos seguintes. Você deve conhecer esses termos e conseguir defini-los e estabelecer seus papéis em células normais; além disso, deve saber se diferem nas células tumorais e, em caso afirmativo, de que maneira.

aneuploidia
angiogênese
apoptose (via intrínseca e extrínseca)
caquexia
cascata metastática
caspase(s) (ativadoras e executoras)
células somáticas
células-tronco
ciclina
ciclo celular (fase G1, fase S, fase G2, fase M)
crescimento dependente de ancoragem
extravasamento
família Bcl
fenótipo MDR
inibição do crescimento por contato
intravasamento
linhagem germinativa
metástase
mutação com ganho de função
mutação com perda de função
mutação somática
oncogenes
P53
ponto de verificação (*checkpoint*)
quinase dependente de ciclina (CDK)
Ras
retinoblastoma (pRb)
supressor tumoral
telomerase
telômeros
terapia direcionada [*targeted therapy*]
vasculogênese
VEGF
via da MAP quinase

Bibliografia

Batlle E, Clevers H. Cancer stem cells revisited. *Nature Med.* 2017;23: 1124–1134.

Bieging KT, Mello SS, Attardi LD. Unravelling the mechanisms of p53-mediated tumour suppression. *Nature Rev Cancer.* 2014;14: 359–370.

Chan SR, Blackburn EH. Telomeres and telomerase. *Philos Trans R Soc Lond B Biol Sci.* 2004;359:109–121.

Goldman JM, Melo JV. Targeting the BCR-ABL tyrosine kinase in chronic myeloid leukemia. *N Engl J Med.* 2001;344:1084–1086.

Haber DA, Gray NS, Baselga J. The evolving war on cancer. *Cell.* 2011;145:19–24.

Hanahan D, Weinberg RA. Hallmarks of cancer: the next generation. *Cell.* 2011;144:646–674.

Harris SL, Levine AJ. The p53 pathway: positive and negative feedback loops. *Oncogene.* 2005;24:2899–2908.

Hengartner MO. The biochemistry of apoptosis. *Nature.* 2000;407:770–776.

Klopfleisch R, von Euler H, Sarli G, et al. Molecular carcinogenesis of canine mammary tumors: news from an old disease. *Vet Pathol.* 2011;48(1):98–116.

Kreso A, Dick JE. Evolution of the cancer stem cell model. *Cell Stem Cell.* 2014;14:275–291.

Krontiris TG. Oncogenes. *N Engl J Med.* 1995;333:303–306.

Langley RR, Fidler I. The seed and soil hypothesis revisited—the role of tumor-stroma interactions in metastasis to different organs. *Int J Cancer.* 2011;128(11):2527–2535.

Messerschmidt JL, Prendergast GC, Messerschmidt GL. How cancer cells escape immune destruction and mechanisms of action for the new significantly active immune therapies: helping non-immunologists decipher recent advances. *Oncologist.* 2016;21:233–243.

Pang LY, Argyle DJ. Veterinary oncology: biology, big data and precision medicine. *Vet J.* 2016;213:38–45.

Papke B, Der CJ. Drugging Ras: know the enemy. *Science.* 2017;355:1158–1163.

Schiffman JD, Breen M. Comparative oncology: what dogs and other species can teach us about humans with cancer. *Philos Trans R Soc Lond B Biol Sci.* 2015;370:1673–1685.

Servick K. The stem cell skeptic. *Science.* 2017;357:441–443.

Tisdale MJ. Molecular pathways leading to cancer cachexia. *Physiology (Bethesda).* 2005;20:340–348.

van Niekerk G, Davids LM, Hattingh SM, et al. Cancer stem cells: a product of clonal evolution? *Int J Cancer.* 2017;140:993–999.

Venkitaraman AR. Cancer susceptibility and the functions of BRCA1 and BRCA2. *Cell.* 2002;108:171–182.

3

Introdução ao Sistema Nervoso

BRADLEY G. KLEIN

PONTOS-CHAVE

1. O neurônio é a principal unidade funcional do sistema nervoso.
2. O sistema nervoso dos mamíferos tem duas subdivisões principais: sistema nervoso central e sistema nervoso periférico.
3. O sistema nervoso central pode ser dividido em seis regiões anatômicas.
4. O sistema nervoso central é protegido pelas meninges e pelo líquido cefalorraquidiano.
5. O sistema nervoso reúne e integra informações sensoriais, formula um plano de resposta e produz resposta motora.

O sistema nervoso é o primeiro sistema multicelular descrito neste livro por ser um dos principais sistemas de coordenação do corpo e porque muitos conceitos que lhe dizem respeito devem ser esclarecidos para que os outros sistemas orgânicos sejam compreendidos.

Em neurologia veterinária, a maioria dos sinais clínicos refere-se à movimentação anormal (p. ex., convulsões, paralisia); portanto, a fisiologia do controle muscular e sua coordenação pelo sistema nervoso central são enfatizadas nos próximos capítulos. Como a oftalmologia veterinária é uma subespecialidade extensa, a fisiologia da visão também é discutida. Outros sistemas sensoriais que podem, facilmente, produzir sinais clínicos reconhecíveis (p. ex., aparelho vestibular, audição) também são discutidos na Parte 2. A compreensão do sistema nervoso autônomo é essencial para o entendimento da farmacologia e do controle involuntário de muitas funções mais importantes do corpo. Da mesma maneira, o entendimento do funcionamento da barreira hematencefálica e do sistema do líquido cefalorraquidiano é essencial para assimilar os resultados de sua punção diagnóstica e da homeostase do microambiente celular do sistema nervoso central (SNC). O eletroencefalograma e os potenciais sensoriais evocados são descritos em virtude da sua importância clínica em medicina veterinária. Em razão da limitação de espaço, apenas os conceitos fisiológicos básicos, essenciais ao conhecimento dos mecanismos das doenças e à prática da medicina veterinária, são enfatizados. Para um estudo mais aprofundado de neurofisiologia, o leitor deve procurar os textos relacionados na Bibliografia do capítulo.

O neurônio é a principal unidade funcional do sistema nervoso

A principal unidade funcional do sistema nervoso é o *neurônio*, um tipo celular cuja forma pode variar consideravelmente de acordo com sua localização e sua atuação específica no sistema nervoso. Quase todos os neurônios apresentam uma área de recepção de informações na membrana celular, normalmente composta por *dendritos* irradiados; um corpo celular, ou *soma*, que contém as organelas para a maior parte das atividades metabólicas da célula; um prolongamento da membrana celular que transmite informações, chamado *axônio*; e um *terminal pré-sináptico* na extremidade do axônio para transmitir as informações para outras células. O axônio geralmente é revestido por um material gorduroso e irregular, a *bainha de mielina*, que aumenta a velocidade de condução das informações ao longo de seu comprimento. Os neurônios são os principais integradores e comunicadores rápidos de informações no sistema nervoso.

Os neurônios não estão isolados; de modo geral, são interconectados em circuitos ou tratos nervosos com função específica (Figura 3.1). Os circuitos/tratos nervosos de função similar são coletivamente chamados *sistemas neurais*. O trato retinotectal, por exemplo, fornece informações para a orientação reflexa dos olhos em direção a uma fonte de luz, enquanto o trato retino-hipotalâmico conduz mensagens que afetam os ritmos fisiológicos do corpo em resposta a ciclos de claro e escuro. Estes dois tratos nervosos são parte do sistema visual.

Outro tipo celular no sistema nervoso é a *célula da glia*. Estas células são importantes na manutenção da integridade estrutural e funcional dos neurônios. As células da glia desempenham um papel importante na produção da bainha de mielina dos axônios, na modulação do crescimento de neurônios com lesões ou em desenvolvimento, no tamponamento das concentrações extracelulares de potássio e neurotransmissores e na formação de contatos entre os neurônios (sinapses), além de participarem de determinadas respostas imunes do sistema nervoso. As células da glia não produzem potenciais de ação, mas as evidências cada vez mais indicam que podem monitorar a atividade elétrica de neurônios de maneira indireta, usando essas informações para modular a eficácia da comunicação nervosa. No entanto, nem todas as ações das células da glia são benéficas para o sistema nervoso. As respostas neuroinflamatórias mediadas por células da glia foram implicadas em algumas doenças neurodegenerativas e no desenvolvimento da dor crônica.

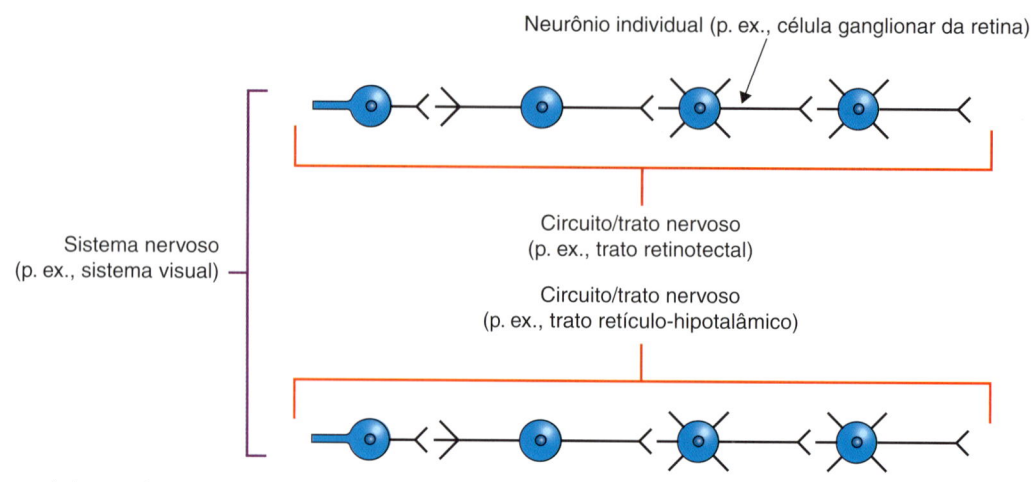

● Figura 3.1 Os neurônios geralmente são interconectados em circuitos ou tratos nervosos. Os circuitos/tratos nervosos de funções similares são coletivamente chamados sistemas neurais.

O sistema nervoso dos mamíferos tem duas subdivisões principais: sistema nervoso central e sistema nervoso periférico

O *sistema nervoso central* (SNC) é dividido em encéfalo e medula espinal (Quadro 3.1). Uma série de ossos protetores circunda completamente o SNC. O encéfalo é cercado pelo crânio e a medula espinal por uma série de vértebras e ligamentos cervicais, torácicos e lombares.

O *sistema nervoso periférico* (SNP) é composto por *nervos* espinais e cranianos que conduzem sinais elétricos, chamados *potenciais de ação*, de ou para o SNC. Esses nervos são feixes de axônios do SNP. Os axônios que conduzem potenciais de ação em direção ao SNC são chamados *aferentes* e os que conduzem tais sinais a partir do SNC são denominados *eferentes*. Uma forma de agrupar funcionalmente os elementos do SNP é em subsistemas sensorial e motor. Os elementos dos nervos espinais e cranianos que desempenham uma função motora são (1) os axônios dos neurônios eferentes somáticos, que levam comandos de potencial de ação do SNC para as junções, chamadas *sinapses*, na musculatura esquelética e (2) os axônios de neurônios eferentes viscerais, que conduzem potenciais de ação em direção a sinapses com neurônios periféricos, que controlam a musculatura lisa e cardíaca e algumas glândulas. Os componentes do SNP que desempenham função sensorial são os axônios dos neurônios aferentes, que trazem mensagens de potencial de ação para o SNC a partir de receptores sensoriais periféricos. Estes receptores são direta ou indiretamente responsáveis pela transdução de estímulos elétricos ou químicos do ambiente interno ou externo do corpo em potenciais de ação que trafegam até o SNC. A intensidade dessa estimulação do receptor geralmente é codificada pela alteração da frequência dos potenciais de ação conforme a intensidade do estímulo é modificada.

Os componentes sensoriais dos nervos cranianos e espinais são os axônios de (1) neurônios aferentes somáticos e (2) neurônios aferentes viscerais. Os axônios aferentes *somáticos* conduzem potenciais de ação resultantes do estímulo de receptores, como os fotorreceptores dos olhos, os receptores auditivos e vestibulares da orelha interna, os receptores táteis da pele e os receptores de estiramento do músculo esquelético. Os potenciais de ação gerados por receptores de estiramento ou quimiorreceptores (p. ex., O_2, CO_2) localizados em órgãos viscerais do tórax e do abdome são levados para o SNC pelos axônios aferentes *viscerais*. A maioria dos axônios viscerais eferentes e aferentes faz parte do *sistema nervoso autônomo*, formado por porções do SNP e do SNC responsáveis pelo controle involuntário da musculatura lisa, do músculo cardíaco, de algumas glândulas e de muitas funções fisiológicas de suporte à vida (p. ex., frequência cardíaca, pressão arterial, digestão).

Os axônios de nervos periféricos que vão ou vêm de determinadas regiões do tronco e dos membros convergem para formar um único nervo espinal em cada um dos forames intervertebrais. Dentro do canal espinal, axônios sensoriais aferentes e motores eferentes se separam; os primeiros penetram na medula espinal por meio das raízes dorsais, enquanto os segundos deixam a medula espinal pelas raízes ventrais (Figura 3.2). Os axônios de nervos periféricos que vão ou vêm da face e da cabeça formam os nervos cranianos do encéfalo que trafegam pelos diversos forames do crânio.

O SNP e o SNC diferem na capacidade regenerativa dos axônios de seus neurônios após uma lesão física. Os axônios de nervos periféricos podem voltar a crescer lentamente, conectando-se outra vez a seus alvos periféricos. Já os axônios do SNC que sofreram lesão não se regeneram de maneira eficiente, em grande parte em razão das características inibidoras de seu ambiente local. Manipulações experimentais deste ambiente melhoraram o novo crescimento de axônios do SNC. As células da glia são componentes importantes deste ambiente e o maior entendimento de suas respostas pró e antirregenerativas à lesão nervosa deve melhorar a regeneração de axônios do SNC e do SNP após lesões.

● Boxe 3.1 **Organização do sistema nervoso.**

Sistema nervoso central (SNC)
    Encéfalo
    Medula espinal

Sistema nervoso periférico (SNP)
Eferente (motor)
    Somático – para a musculatura esquelética
    Visceral   – para a musculatura cardíaca
                – para a musculatura lisa
                – para algumas glândulas

Aferente (sensorial)
    Somático – da pele
                – a partir da retina
                – do labirinto membranoso da orelha interna
    Visceral   – dos órgãos torácicos e abdominais

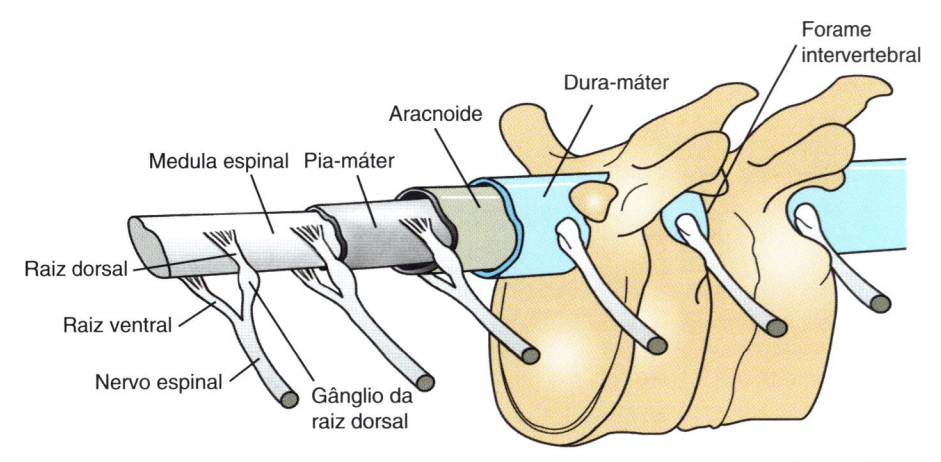

● **Figura 3.2** Medula espinal e as três camadas de meninges do canal vertebral. Os potenciais de ação gerados nos aferentes sensoriais chegam à medula espinal pelos axônios nas raízes dorsais. Aqueles gerados nos eferentes motores deixam a medula espinal pelos axônios nas raízes ventrais. (Redesenhada de Cunningham & Klein: Textbook of Veterinary Physiology; Introduction to the Nervous System Elsevier, 2007.)

O sistema nervoso central pode ser dividido em seis regiões anatômicas

O SNC é organizado de forma longitudinal e caracterizado pela localização mais caudal das partes filogeneticamente mais antigas e localização rostral das porções mais novas. O SNC pode ser dividido em seis regiões principais (Figura 3.3): a medula espinal e as cinco maiores regiões do encéfalo. De caudal para rostral, essas regiões são: bulbo (medula), ponte, mesencéfalo, diencéfalo e telencéfalo. (O cerebelo, uma estrutura encefálica situada dorsalmente em relação à ponte e à bulbo, é, às vezes, chamado sétima região principal do SNC.) A medula, a ponte e o mesencéfalo formam o *tronco encefálico*; o diencéfalo e o telencéfalo formam o *prosencéfalo*.

De modo geral, a medula espinal, o tronco encefálico e o prosencéfalo representam uma hierarquia de organização funcional. A medula espinal recebe informações sensoriais do tronco e dos membros e envia uma resposta motora para o tronco e os membros; o tronco encefálico é responsável por essas funções na face e na cabeça. Portanto, os reflexos sensorimotores podem ser organizados em cada um desses níveis. As informações sensoriais que entram no tronco encefálico são passadas para o prosencéfalo, onde ocorrem as formas mais sofisticadas de processamento. As informações sensoriais que chegam à medula espinal também podem ser transmitidas para o prosencéfalo pelo tronco encefálico. O prosencéfalo também formula os tipos mais sofisticados de comandos motores. Estas respostas são encaminhadas para o tronco encefálico para a execução de movimentos da face e da cabeça ou retransmissão à medula espinal para a execução dos movimentos de tronco e membros. O prosencéfalo também é capaz de enviar comandos motores diretamente para a medula espinal. Feixes de axônios que correm de um local para outro no SNC são denominados *tratos*.

Cada uma das seis regiões do SNC tem características anatômicas e funcionais distintas. Algumas delas são:

1. A *medula espinal* é a região mais caudal do SNC. Os axônios sensoriais da raiz dorsal conduzem potenciais de ação para a medula que foram gerados pela estimulação de receptores

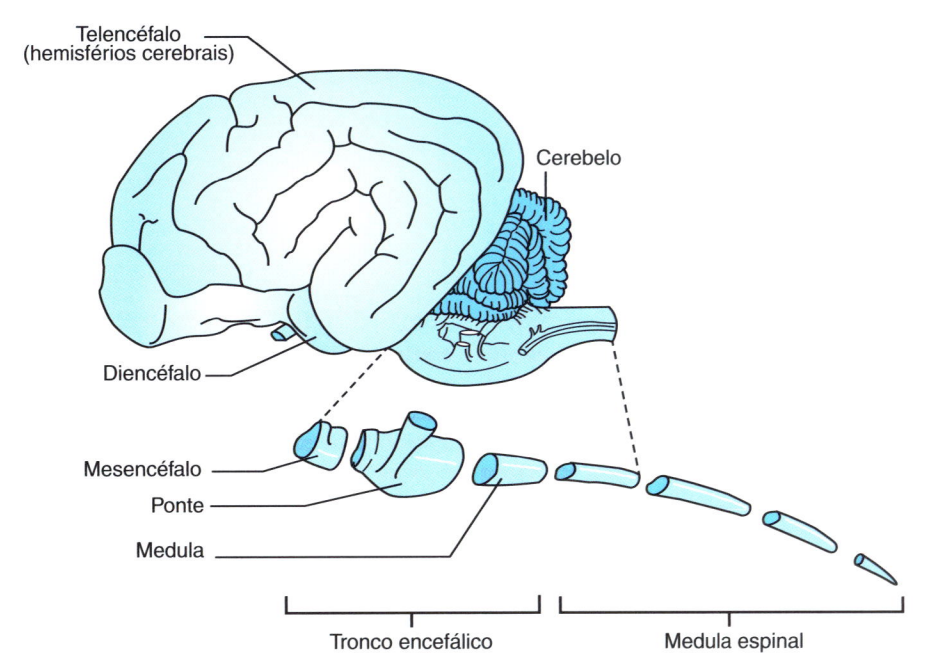

● **Figura 3.3** O SNC é organizado de forma longitudinal e caracterizado pela localização mais caudal das partes filogeneticamente mais antigas e localização rostral das porções mais novas. O SNC pode ser dividido em seis regiões principais: medula espinal, bulbo (medula), ponte, mesencéfalo, diencéfalo e telencéfalo (hemisférios cerebrais).

sensoriais na pele, músculos, tendões, articulações e órgãos viscerais. A medula espinal contém os corpos celulares e dendritos de neurônios motores cujos axônios saem pelas raízes ventrais para alcançarem a musculatura esquelética ou lisa. Também contém tratos de axônios que conduzem informações sensoriais para o encéfalo e comandos motores do encéfalo para os neurônios motores. A medula espinal é capaz de controlar reflexos simples, como os de estiramento muscular e de retirada de membro em resposta a estímulos dolorosos.

2. O *bulbo* é rostral à medula espinal e assemelha-se a ela de várias maneiras. Por meio dos nervos cranianos, o bulbo também recebe informações dos receptores sensoriais internos e externos do corpo e envia comandos motores para a musculatura lisa e esquelética. Grandes populações desses receptores e músculos estão na região da cabeça e do pescoço. Os corpos celulares de neurônios medulares que recebem a informação sensorial de nervos cranianos ou que enviam a resposta motora estão reunidos em agregados, denominados, respectivamente, *núcleos de nervos cranianos* sensoriais ou motores. Os núcleos de nervos cranianos desempenham um papel importante nas funções de suporte à vida dos sistemas respiratório e cardiovascular e em aspectos da alimentação (p. ex., paladar, movimentação da língua, deglutição, digestão) e vocalização.

3. A *ponte* é rostral ao bulbo e contém os corpos celulares de uma grande quantidade de neurônios em uma cadeia de dois neurônios que retransmite informações do córtex cerebral para o cerebelo. O *cerebelo* não é parte do tronco encefálico, mas geralmente é descrito junto com a ponte em virtude de sua origem embriológica semelhante. É importante para o movimento coordenado, preciso e uniforme e para o aprendizado motor. Os núcleos de nervos cranianos da ponte desempenham papéis importantes no recebimento de informações sensoriais do tato orofacial e no controle motor da mastigação.

4. O *mesencéfalo* situa-se rostralmente à ponte e contém os colículos superior e inferior, que são importantes no processamento e na retransmissão, respectivamente, de informações visuais e auditivas que entraram no encéfalo em outros níveis. O mesencéfalo também contém núcleos de nervos cranianos que controlam diretamente o movimento ocular, induzem a constrição da pupila e, algumas regiões, coordenam movimentos reflexos oculares específicos. Uma região mesencefálica chamada *substância cinzenta periaquedutal* é muito importante no controle endógeno da analgesia.

Cada região do tronco encefálico contém tratos de axônios que conduzem potenciais de ação de ou para o prosencéfalo, bem como outros que transportam potenciais de ação de ou para a medula espinal. Agregados discretos de corpos de neurônios do SNC, que geralmente dão origem aos axônios dos tratos, são chamados *núcleos* (não confunda com a organela celular que abriga o DNA). Cada região do tronco encefálico também possui uma parte da *formação reticular*, um complexo de pequenos núcleos mais ou menos agregados entremeados a projeções axonais de organização mais frouxa, localizados no centro do tronco encefálico. A formação reticular desempenha um papel importante na modulação de funções mais globais do sistema nervoso, inclusive da consciência e da estimulação, da percepção da dor e dos reflexos espinais, assim como do movimento.

5. O *diencéfalo* contém o tálamo e o hipotálamo, que são estruturas grandes compostas por vários subnúcleos. O *tálamo* é uma estação de retransmissão para o córtex cerebral e modula as informações que estão sendo passadas para o córtex a partir de sistemas sensoriais e outras regiões do encéfalo. O *hipotálamo* regula o sistema nervoso autônomo, controla a secreção hormonal da glândula hipófise e desempenha um papel importante em aspectos fisiológicos e comportamentais da homeostasia (p. ex., manutenção da temperatura e pressão arterial, alimentação).

6. O *telencéfalo*, também comumente chamado *hemisfério cerebral*, é composto pelo córtex cerebral e uma pequena quantidade de estruturas subcorticais salientes, como os núcleos da base e o hipocampo. O *córtex cerebral*, a camada celular mais externa dos hemisférios cerebrais, medeia as formas mais complexas de *integração* sensorial e percepção sensorial consciente. Além disso, formula e executa sequências de movimento voluntário. Os *núcleos da base* são uma coleção de núcleos que modulam as funções motoras do córtex cerebral e o *hipocampo* desempenha um papel importante na memória e no aprendizado espacial. Considerando sua função, é fascinante que seja uma das poucas regiões do encéfalo mamífero adulto onde surjam novos neurônios.

O sistema nervoso central é protegido pelas meninges e pelo líquido cefalorraquidiano

Todo o SNC é envolvido por três camadas protetoras denominadas *meninges*: a pia-máter, a aracnoide e a dura-máter (Figura 3.2). A camada mais interna, situada junto ao SNC, é a *pia-máter*, uma camada única de fibroblastos unida à superfície externa do encéfalo e da medula espinal. A camada média, *aracnoide*, assim denominada em virtude de seu aspecto de teia de aranha, é uma fina camada de fibroblastos que aprisiona o líquido cefalorraquidiano entre si e a pia-máter (no *espaço subaracnóideo*). A mais externa das meninges, a *dura-máter*, é uma camada muito mais espessa de fibroblastos que protege o SNC. Na cavidade cerebral do crânio, a dura-máter geralmente se funde à superfície interna do osso.

O *líquido cefalorraquidiano* é um fluido transparente e incolor encontrado no espaço subaracnóideo, no canal central da medula espinal e no sistema ventricular do encéfalo (ver Capítulo 15). O líquido cefalorraquidiano é produzido, principalmente, nos ventrículos do encéfalo; por gradiente de pressão, flui dos ventrículos para o espaço subaracnóideo, onde embebe a superfície do SNC, e, por fim, passa para o sistema venoso. É um líquido dinâmico e substituído várias vezes ao dia. Como pode realizar trocas livremente com o líquido extracelular do SNC, é um importante determinante do microambiente neuronal, remove resíduos metabólicos e macromoléculas que podem ser danosas, e fornece determinados micronutrientes. Também pode ser importante ferramenta para diagnóstico de infecção, inflamação ou atividade tumoral no SNC. O líquido cefalorraquidiano e as meninges constituem o recipiente membranoso e preenchido por líquido em que o SNC "flutua". Assim, o líquido cefalorraquidiano também funciona como um absorvedor de choques para o SNC durante movimentos corporais abruptos.

O sistema nervoso reúne e integra informações sensoriais, formula um plano de resposta e produz resposta motora

Simplificando, o sistema nervoso (1) reúne informações sensoriais a partir de seus ambientes externo e interno, (2) integra consciente ou inconscientemente essas diferentes informações para formular um plano de resposta, e (3) produz um resultado final motor, que pode modificar o ambiente (externo ou interno) ou mantê-lo constante (Figura 3.4). As principais responsabilidades do SNP são reunir informações sensoriais e executar o resultado final motor, enquanto a atividade de integração é desempenhada, principalmente, pelo SNC. Como é descrito no Capítulo 4, essas mesmas funções ocorrem no nível de cada neurônio, o principal elemento de construção do sistema nervoso.

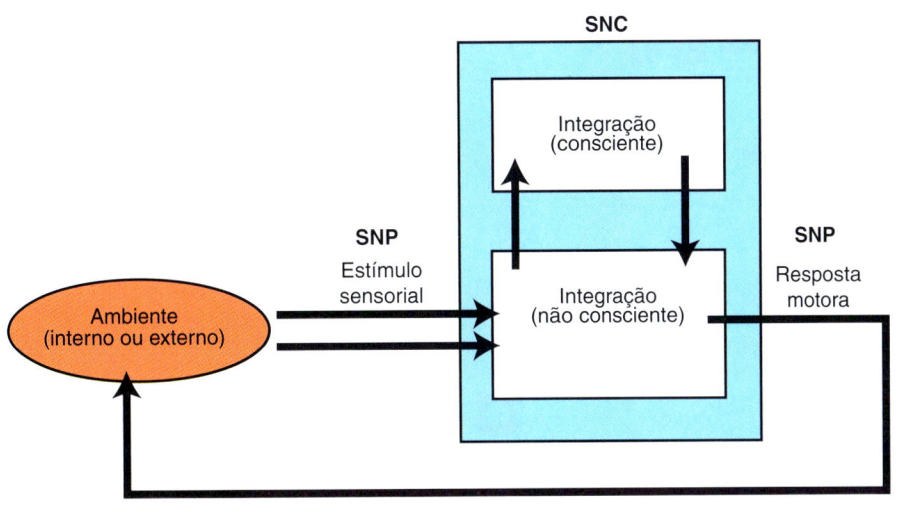

Figura 3.4 Organização funcional geral do sistema nervoso. A informação sensorial e a resposta motora são mediadas, principalmente, pelo sistema nervoso periférico (SNP). A integração é o principal papel do sistema nervoso central (SNC).

CORRELAÇÕES CLÍNICAS

Doença neurológica em um cavalo

Relato

Um cliente telefona e pede que você examine uma potranca da raça Árabe, com 4 meses de idade. O animal está com os proprietários desde o nascimento e sempre pareceu um pouco desajeitado em comparação aos outros potros. No entanto, eles acreditam que a potranca esteja piorando e dizem que ela tropeça no chão. A potranca, às vezes, cai enquanto está brincando com os outros potros e parece muito tensa, quase atacando o solo quando está caminhando.

Exame clínico

A potranca está esperta e atenta. Sua temperatura, pulso e respiração estão normais. As alterações são limitadas a seu exame neurológico. Ela apresenta paresia (fraqueza) nos membros posteriores e anteriores (grau II), com maior gravidade nos posteriores (grau III). À avaliação da consciência proprioceptiva, o animal apresenta alterações substanciais (ataxia de grau III nos membros posteriores e de grau II nos anteriores). Ao caminhar, a potranca parece bater no solo (hipermetria) e arrasta as patas pelo chão. Não há outros déficits neurológicos.

Comentário

Essa potranca apresenta *mieloencefalopatia degenerativa equina*. O diagnóstico *antemortem* é difícil. É importante excluir outras causas. Os níveis séricos de vitamina E geralmente, mas nem sempre, estão baixos. O diagnóstico definitivo é realizado à necropsia.

A patogênese da doença não está clara, mas os fatores de risco são dietas pobres em vitamina E, uso de inseticidas, manutenção de animais em terrenos sujos e exposição a conservantes de madeira. No exame histopatológico, há alterações significativas no bulbo e na medula espinal. Há degeneração neuronal difusa na substância branca. Astrocitose e acúmulo de pigmentos do tipo lipofuscina são observados nas áreas afetadas e a desmielinização é bastante acentuada.

Animais com esta doença apresentam perda de neurônios funcionais, assim como da bainha de mielina que os envolve. Consequentemente, a capacidade de condução de impulsos fica muito comprometida. Clinicamente, isso afeta a resposta do animal a estímulos externos e o início de respostas conscientes.

Tratamento

O único tratamento possível é de suporte. A manutenção dos cavalos em pastagens novas demonstrou ter algum efeito protetor. A suplementação com vitamina E pode melhorar o quadro de alguns animais e retardar a progressão da doença. Existem algumas tendências familiares em cavalos das raças Árabe, Appaloosa, Puro-sangue Inglês e Paso Fino.

Sinais neurológicos em um Pembroke Welsh Corgi castrado de 10 anos de idade

Relato

Os proprietários trouxeram o cão à clínica por notarem dificuldade de locomoção com os membros posteriores nos últimos 2 meses. Eles acreditam que o lado direito seja mais afetado que o esquerdo. Acreditavam que fosse apenas artrite, mas querem que você examine o cão para assegurar que não haja nada de errado. Os proprietários estão dando um nutracêutico (componente alimentar usado com fins medicinais) para a artrite, mas parece que não está adiantando, já que o cão tem cada vez mais dificuldades para andar, correr e subir ou descer escadas.

Exame clínico

A temperatura, o pulso e a frequência respiratória estão normais. O nível de consciência do cão parece normal. Há atrofia muscular nos músculos glúteos posteriores, principalmente do lado direito. As respostas patelares estão diminuídas e o cão apresenta paresia (fraqueza) nos dois membros posteriores, com maior gravidade do lado direito. Não há evidências de traumatismo. Os resultados do hemograma e da bioquímica sérica são normais. O líquido cefalorraquidiano é coletado e apresenta aumento do número de células (pleiocitose) e da concentração de proteínas. Uma amostra enviada a um laboratório de pesquisa revela que o nível de neurofilamento pesado fosforilado (pNF-H), uma abundante proteína estrutural de axônios motores mielinizados, está aumentado.

Comentário

Há suspeita de mielopatia degenerativa, uma degeneração lentamente progressiva de mielina e axônios. No entanto, não há diagnóstico definitivo *antemortem* para essa doença. O diagnóstico é baseado em sinais clínicos, no descarte de outras doenças e nos resultados negativos à ressonância magnética. Alguns cães acometidos apresentam um defeito na enzima superóxido dismutase (SOD1), que normalmente ajuda a controlar a inflamação. Há exames para detecção da SOD1 alterada. Recentemente, observou-se maior nível de pNF-H em alguns cães e essa pode ser outra forma de obtenção do diagnóstico *antemortem*. Os cães acometidos desenvolvem degeneração ou perda axonal, além de desmielinização da substância branca da medula espinal cervical, torácica e lombar. Além disso, apresentam astrocitose com proliferação de astrócitos fibrosos ou reativos (gemistocíticos). Parece haver perda preferencial de grandes fibras mielinizadas. O mecanismo das alterações degenerativas e progressivas ainda está sendo determinado, mas se acredita que haja participação do estresse oxidativo.

Tratamento

A maioria dos cães é submetida à eutanásia no período de 1 ano após a paraplegia. Como o mecanismo exato não é conhecido, o tratamento é de suporte.

Questões de revisão

1. Qual parte de um neurônio é caracterizada, principalmente, como o componente receptor de informações?
   a. Axônio
   b. Terminal pré-sináptico
   c. Corpo celular
   d. Dendrito
   e. Mielina
2. Qual das seguintes alternativas *não* é característica de células da glia?
   a. Produção de potenciais de ação
   b. Respostas imunes do sistema nervoso
   c. Produção da bainha de mielina dos axônios
   d. Modulação do crescimento de neurônios lesionados ou em desenvolvimento
   e. Tamponamento das concentrações extracelulares de alguns íons e neurotransmissores
3. Os elementos de nervos espinais e cranianos que conduzem comandos de potencial de ação do SNC para as sinapses na musculatura esquelética são:
   a. Axônios de neurônios eferentes viscerais
   b. Axônios de neurônios aferentes somáticos
   c. Axônios de neurônios eferentes somáticos
   d. Raízes dorsais
   e. Axônios de neurônios aferentes viscerais
4. O tálamo e o hipotálamo são componentes de qual divisão principal do encéfalo?
   a. Medula
   b. Ponte
   c. Mesencéfalo
   d. Diencéfalo
   e. Telencéfalo

Bibliografia

Allen NJ, Barres BA. Glia—more than just brain glue. *Nature.* 2009;457(7230):675–677.

Behan M. Organization of the nervous system. In: Reece WO, eds. *Duke's Physiology of Domestic Animals.* 12th ed. Ithaca, NY: Comstock Publishing; 2004.

Boron WF, Boulpaep EL. *Medical Physiology.* 3rd ed. Philadelphia: Saunders; 2017.

Brodal P. *The Central Nervous System: Structure and Function.* 5th ed. New York: Oxford University Press; 2016.

Brosius Lutz A, Barres BA. Contrasting the glial response to axon injury in the central and peripheral nervous systems. *Dev Cell.* 2014;28(1):7–17.

Evans HE, de Lahunta A. *Miller's Anatomy of the Dog.* 4th ed. St. Louis: Saunders; 2013.

Greener M. Don't underestimate glial cells. *Prog Neurol Psychiatry.* 2015;19(1):5–8.

Hall JE. *Guyton and Hall Textbook of Medical Physiology.* 13th ed. Philadelphia: Saunders; 2016.

Purves D, Augustine GJ, Fitzpatrick D, et al. *Neuroscience.* 5th ed. Sunderland, Mass: Sinauer; 2012.

Vallejo R, Tilley DM, Vogel L, et al. The role of glia and the immune system in the development and maintenance of neuropathic pain. *Pain Pract.* 2010;10(3):167–184.

4

O Neurônio

BRADLEY G. KLEIN

PONTOS-CHAVE

1. Os neurônios possuem quatro regiões anatômicas distintas.
2. As membranas dos neurônios apresentam potencial elétrico de membrana em repouso.
3. O potencial de membrana em repouso é o resultado de três determinantes principais.
4. O potencial de membrana em repouso pode ser alterado por sinais sinápticos de uma célula pré-sináptica.
5. Os potenciais de ação começam no segmento inicial do axônio e se propagam por toda sua extensão.

Existem duas classes principais de células no sistema nervoso: o neurônio e a célula da glia (ver Capítulo 3). O neurônio é a unidade básica funcional do sistema nervoso. O grande número de neurônios e suas interconexões respondem pela complexidade do sistema nervoso. O número de neurônios no sistema nervoso dos vertebrados varia amplamente. Existem, aproximadamente, 100 milhões em um pequeno mamífero (p. ex., um camundongo), 100 bilhões em um ser humano e mais de 200 bilhões em baleias e elefantes: muito mais neurônios em um sistema nervoso do que pessoas na Terra. Estima-se que a razão entre células da glia e neurônios varie de 1:1 a 10:1; estes números oscilam de acordo com a região cerebral. O suporte estrutural e funcional fornecido aos neurônios pelas células da glia e seu potencial de modulação da comunicação, desenvolvimento, patologia e reparo neural constituem uma importante contribuição para a integridade operacional do sistema nervoso. A quantidade de células desse sistema é enorme, mas o conhecimento de seus elementos comuns facilita a compreensão.

Os neurônios possuem quatro regiões anatômicas distintas

Um neurônio comum possui quatro regiões morfologicamente definidas (Figura 4.1): os dendritos, o corpo celular, o axônio e os terminais pré-sinápticos axonais. Essas quatro regiões anatômicas são importantes para as principais atribuições elétricas e químicas dos neurônios: receber sinais de terminais pré-sinápticos de outros neurônios (nos dendritos); integrar esses sinais, que geralmente se opõem (no segmento inicial do axônio); transmitir os impulsos de potencial de ação ao longo do axônio e enviar sinais para uma célula adjacente a partir do terminal pré-sináptico. Essas funções são coletivamente análogas ao papel geral do sistema nervoso: reunir informações do ambiente, integrá-las e produzir um resultado que possa alterar o ambiente.

O *corpo celular* (também denominado *soma* ou *pericário*) desempenha um papel importante na produção de proteínas essenciais para a função das células nervosas. Quatro organelas são especialmente relevantes para esse propósito: o núcleo, que contém o projeto para a montagem de proteínas; os ribossomos livres, que montam proteínas do citosol; o retículo endoplasmático rugoso, em que proteínas secretoras e de membrana são montadas; e o aparelho de Golgi, que processa mais extensamente e separa os componentes secretores e de membrana para transporte. O corpo celular também apresenta organelas (p. ex., lisossomo, proteassomo) para degradação de proteínas usadas, danificadas ou em excesso. O corpo celular normalmente dá origem a vários prolongamentos semelhantes a ramos, denominados *dendritos*, cuja área de superfície e extensão excede em muito a sua própria. Os dendritos funcionam como o principal aparelho receptor do neurônio, recebendo sinais de outros neurônios. Esses sinais, normalmente de natureza química, interagem com proteínas ou complexos proteicos especializados (*receptores*) que residem nos dendritos. O corpo celular também dá origem ao *axônio*, um processo tubular geralmente longo (> 1 m em animais de grande porte). O axônio é a unidade condutora do neurônio e rapidamente transmite um impulso elétrico (o potencial de ação) de seu segmento inicial, no corpo celular, até sua extremidade muitas vezes distante, no terminal pré-sináptico. Axônios adultos intactos não possuem ribossomos e, assim, normalmente não podem sintetizar proteínas. Em vez disso, as macromoléculas são sintetizadas no corpo celular e transportadas ao longo do axônio para regiões distantes e os terminais pré-sinápticos por meio de um processo denominado *transporte axoplasmático*. Grandes axônios são envolvidos por um material lipídico isolante, denominado *mielina*. No sistema nervoso periférico, a mielina é formada pelas *células de Schwann*, células da glia especializadas que envolvem o axônio de forma muito semelhante a papel higiênico em volta de um cabo de vassoura. Uma função similar é desempenhada no sistema nervoso central (SNC) por células da glia denominadas *oligodendrócitos*. A bainha de mielina é interrompida, a intervalos regulares, por espaços denominados *nós de Ranvier*. Essa bainha aumenta a velocidade de condução do potencial de ação ao longo do axônio de maneira significativa.

Próximo de suas extremidades, os axônios se ramificam em várias terminações especializadas, denominadas *terminais pré-sinápticos* (ou *botões sinápticos*). Quando o potencial chega rapidamente, esses terminais pré-sinápticos transmitem um sinal químico para uma célula adjacente. O local de contato entre as células é denominado *sinapse*, mostrado no detalhe da Figura 4.1. A sinapse é formada pelo terminal pré-sináptico de uma célula (a célula pré-sináptica), pela superfície receptora da célula adjacente (a célula pós-sináptica) e pelo espaço entre as duas (a *fenda sináptica*).

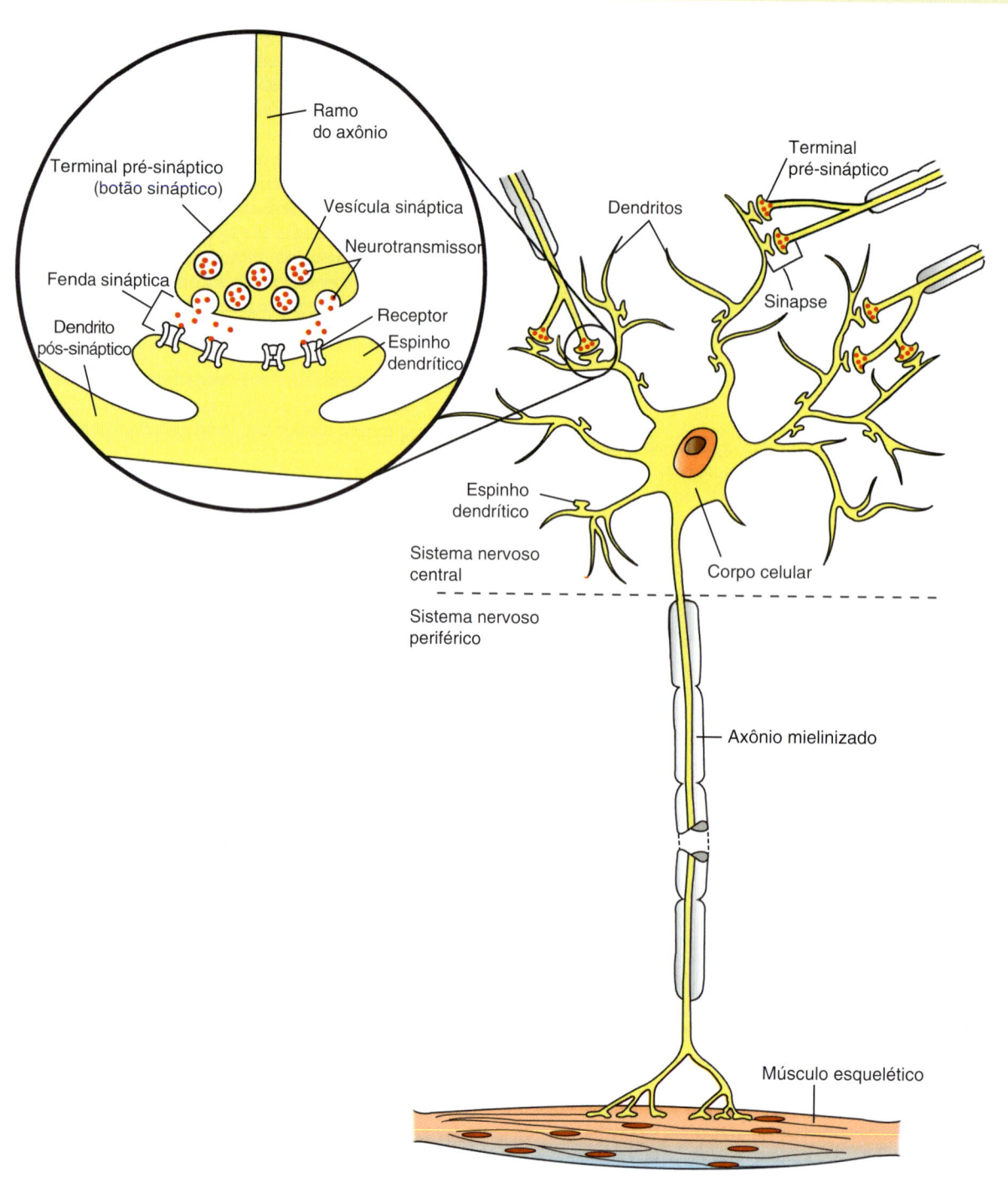

Figura 4.1 labels:
Ramo do axônio
Terminal pré-sináptico (botão sináptico)
Vesícula sináptica
Neurotransmissor
Fenda sináptica
Receptor
Dendrito pós-sináptico
Espinho dendrítico
Dendritos
Terminal pré-sináptico
Sinapse
Espinho dendrítico
Sistema nervoso central
Corpo celular
Sistema nervoso periférico
Axônio mielinizado
Músculo esquelético

● **Figura 4.1** Um neurônio típico possui quatro regiões funcionalmente importantes. O corpo celular fabrica proteínas para manter o neurônio; os dendritos recebem sinais dos neurônios vizinhos; o axônio integra esses sinais e rapidamente transmite potenciais de ação por todo seu comprimento; e o terminal pré-sináptico envia sinais para as células adjacentes. O detalhe mostra uma ampliação da sinapse circundada.

Os terminais pré-sinápticos contêm *vesículas sinápticas*, cheias de transmissor químico, que podem liberar seu conteúdo na fenda sináptica. Essas terminações de um axônio normalmente entram em contato com a superfície receptora de um neurônio ou uma célula muscular adjacente, em geral com os dendritos do neurônio, mas, às vezes, essa comunicação é feita no corpo celular ou, então, nos terminais pré-sinápticos de outra célula (p. ex., para a inibição pré-sináptica). Em muitos neurônios, os terminais pré-sinápticos estabelecem sinapse em pequenas saliências da membrana dendrítica, denominadas *espinhos dendríticos* (Figura 4.2 e ver Capítulo 5). A superfície receptora das células pós-sinápticas contém receptores especializados para o transmissor químico liberado pelo terminal pré-sináptico. Coletivamente, os terminais pré-sinápticos de um neurônio fazem sinapses com mais de um neurônio pós-sináptico.

As funções de sinalização dos componentes morfológicos do neurônio podem ser brevemente resumidas (Figura 4.3) da seguinte maneira: receptores, normalmente dendríticos, recebem sinais neuroquímicos liberados dos terminais pré-sinápticos de muitos outros neurônios. Esses sinais, após serem transduzidos pelos receptores para uma forma diferente (mudanças de pequena voltagem), são integrados no segmento inicial do axônio. Dependendo dos resultados dessa integração, um potencial de ação (grande alteração de voltagem) pode ser produzido no axônio. Esse potencial viaja com muita rapidez para os terminais pré-sinápticos, geralmente distantes do axônio, para induzir a liberação do neurotransmissor químico em outro neurônio ou célula muscular.

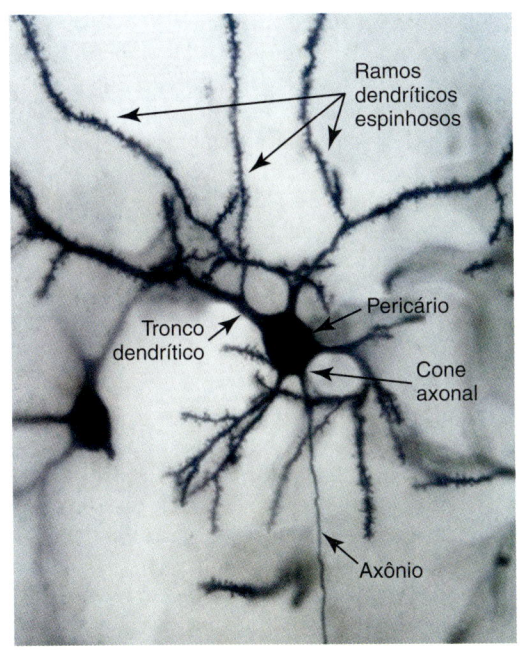

● **Figura 4.2** Morfologia de um neurônio no córtex cerebral mamífero revelada com o método de coloração de Golgi. O corpo celular (soma ou pericário), os dendritos e as porções proximais do axônio são visíveis. Espinhos dendríticos minúsculos podem ser vistos ao longo dos dendritos. O corpo celular tem aproximadamente 20 μm de diâmetro. (Imagem cortesia do Dr. Ceylan Isgor.)

As membranas dos neurônios apresentam potencial elétrico de membrana em repouso

Os neurônios, assim como outras células do corpo, possuem potencial elétrico, ou voltagem, que pode ser medido em sua membrana celular (*potencial de membrana em repouso*). Entretanto, o potencial elétrico da membrana dos neurônios e das células musculares é distinto de praticamente todas as demais células, já que sua magnitude e sinal podem ser alterados em razão da sinalização sináptica de outras células ou podem ser modificados em um órgão sensorial receptor, como uma resposta à transdução de alguma energia do ambiente. Quando a alteração no potencial da membrana de um neurônio ou uma célula muscular atinge o valor limiar, esse potencial sofre outra alteração drástica, denominada potencial de ação, que se move com muita rapidez ao longo de todo o comprimento do axônio (como discutido adiante).

As origens do potencial elétrico da membrana em repouso são complicadas, especialmente do ponto de vista quantitativo. Em termos qualitativos, entretanto, o potencial de membrana em repouso é o resultado da separação diferencial de íons, especialmente sódio (Na^+) e potássio (K^+), através da membrana, e da permeabilidade diferencial da membrana em repouso a esses íons que tentam se mover contra sua concentração e potenciais elétricos (ver Capítulo 1). Embora a concentração líquida de cargas positiva e negativa seja semelhante nos líquidos intra e extracelular, há um acúmulo de cargas positivas junto à face externa da membrana celular e um excesso de cargas negativas junto à face interna (Figura 4.4). Isto torna o interior da célula carregado negativamente em relação ao exterior. A magnitude da diferença (ou voltagem) elétrica resultante através da membrana varia de célula para célula entre 40 e 90 milivolts (mV) e é em geral de cerca de 70 mV em neurônios mamíferos. Como a

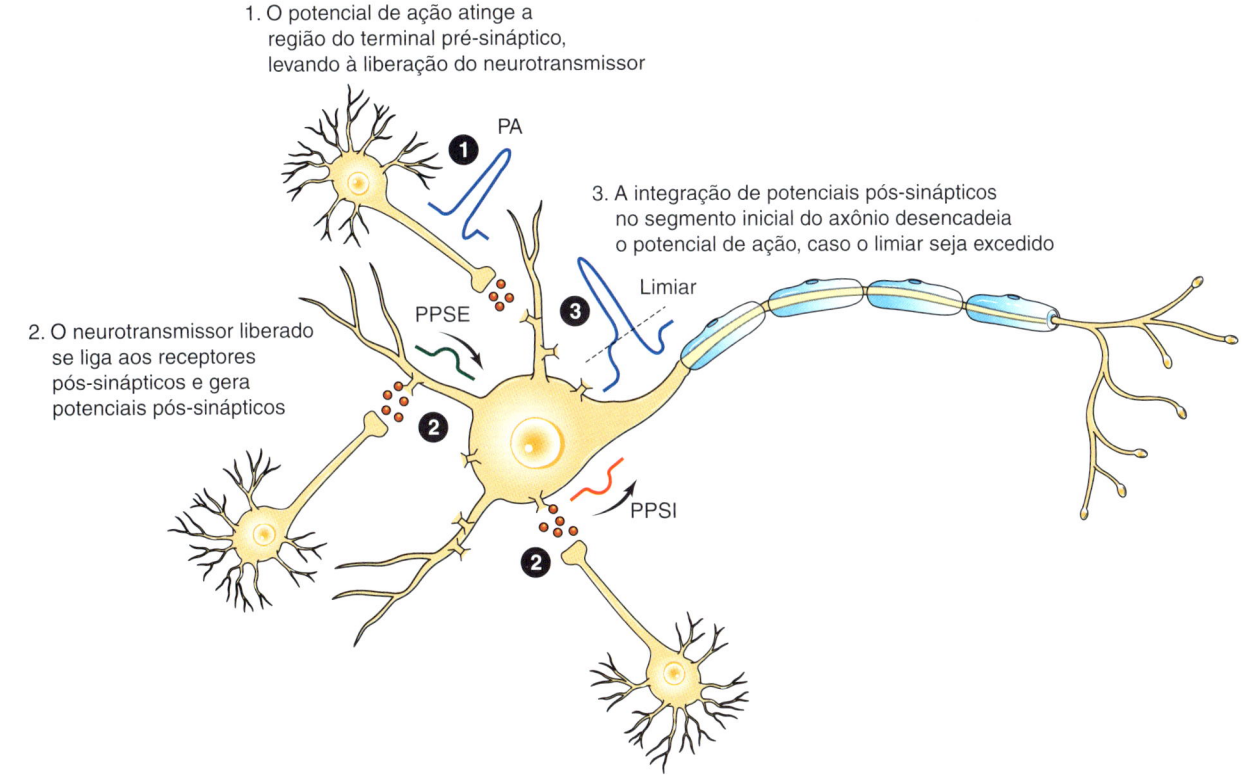

● **Figura 4.3** Resumo da comunicação neural. *PA*, Potencial de ação; *PPSE*, potencial pós-sináptico excitatório; *PPSI*, potencial pós-sináptico inibitório. (Partes modificadas de Klein BG. Membrane potentials: the generation and conduction of electrical signals in neurons. In: Reece WO, ed. *Duke's Physiology of Domestic Animals*. 12th ed. Ithaca, NY: Comstock Publishing; 2004.)

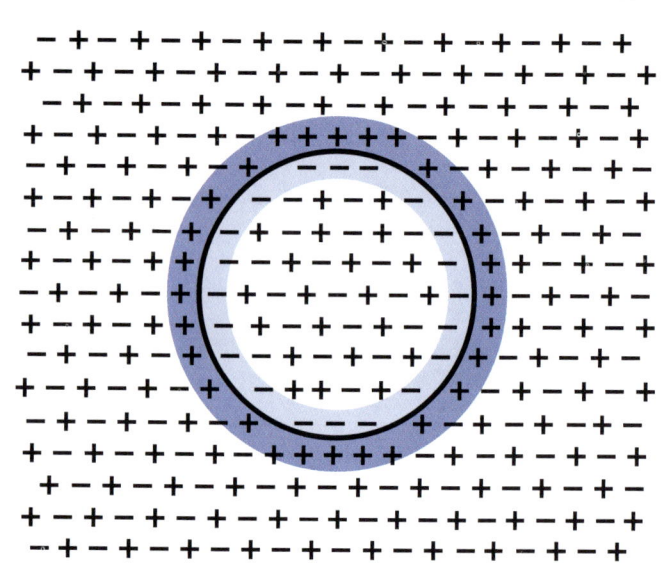

● **Figura 4.4** As concentrações líquidas de cargas positivas e negativas são semelhantes no espaço intracelular e no espaço extracelular. As cargas positivas, porém, se acumulam junto à face externa da membrana celular (*azul*), e as cargas negativas se acumulam na face interna da membrana (*azul-claro*), produzindo uma diferença de potencial (voltagem) pela membrana.

voltagem do líquido extracelular é arbitrariamente considerada 0 mV, o potencial de membrana em repouso é de –70 mV, mais negativo do lado de dentro do que do lado de fora da membrana.

O potencial de membrana em repouso é o resultado de três determinantes principais

O potencial de membrana em repouso tem três determinantes principais:

- *A bomba Na⁺, K⁺.* As membranas celulares possuem uma bomba dependente de energia, que bombeia íons Na⁺ para fora da célula e traz íons K⁺ para dentro dela contra os seus gradientes de concentração. Isto mantém a distribuição diferencial de cada um desses íons de um lado a outro da membrana, o que fundamenta sua capacidade de produzir uma voltagem através da membrana. A própria bomba faz uma pequena contribuição direta para o potencial de membrana porque expele três átomos de Na⁺ a cada dois átomos de K⁺ que entram, concentrando, assim, as cargas positivas do lado de fora.
- *Um íon, em particular, desloca-se em direção a um equilíbrio dinâmico se puder se difundir pela membrana.* Usando K⁺ como exemplo, a diferença de concentração através da membrana ativamente mantida pela bomba de Na⁺, K⁺ produz um gradiente de concentração, ou *força de direcionamento químico*, que tenta impelir passivamente o íon através da membrana, da alta concentração do lado de dentro da célula para a baixa concentração, do lado de fora. Se o K⁺ puder se difundir por canais iônicos da membrana, o íon que sai deixará para trás uma carga negativa sem oposição (geralmente de macromoléculas proteicas de carga negativa aprisionadas no interior da célula), estabelecendo, assim, um gradiente elétrico, ou *força de direcionamento elétrico*, que empurra o K⁺ de volta para dentro da célula. Esses gradientes opostos finalmente produzem um equilíbrio dinâmico, embora ainda possa haver mais K⁺ no interior do que no exterior da célula, bem como um desequilíbrio de carga de um lado a outro da membrana. Essa distribuição irregular de cargas em equilíbrio dinâmico produz uma voltagem, denominada *potencial de equilíbrio* para aquele

íon. Quando um íon pode atravessar um canal na membrana, segue em direção a seu estado de equilíbrio e leva a voltagem através da membrana na direção de seu potencial de equilíbrio.

- *Permeabilidade diferencial da membrana para difusão de íons.* A membrana em repouso é muito mais permeável aos íons K⁺ do que aos Na⁺, porque nela existem mais canais de escoamento de K⁺ do que de Na⁺. Essa maior permeabilidade aos íons K⁺ significa que podem estar mais próximos do seu estado de equilíbrio dinâmico e do potencial de equilíbrio em comparação aos íons Na⁺, que têm dificuldade para atravessar a membrana. Portanto, o potencial de equilíbrio dos íons K⁺, mais permeáveis (cerca de –90 mV em muitos neurônios mamíferos), terá influência predominante sobre o valor do potencial de membrana em repouso em comparação ao potencial de equilíbrio dos íons Na⁺, muito menos permeáveis (cerca de +70 mV em muitos neurônios mamíferos). Portanto, como já observado, o potencial de membrana em repouso de muitos neurônios mamíferos é de aproximadamente –70 mV, próximo do potencial de equilíbrio para os íons K +.

Esses três determinantes – a bomba de Na⁺, K⁺, o movimento de um íon permeável em direção ao equilíbrio dinâmico e a membrana de permeabilidade diferencial – são a principal fonte do potencial de membrana em repouso. É possível prever o valor desse potencial pelas equações de Nernst e de Goldman; consulte o Capítulo 1 e a Bibliografia para entender melhor os aspectos quantitativos do potencial de membrana em repouso.

Esta discussão do potencial de membrana em repouso apresenta uma série de implicações clínicas importantes. A bomba de Na⁺, K⁺ requer energia na forma de trifosfato de adenosina (ATP), derivado do metabolismo intracelular de glicose e oxigênio. Na verdade, estima-se que 50 a 70% da energia cerebral derivada de ATP seja gasta na bomba. Como o neurônio não pode armazenar glicose nem oxigênio, qualquer coisa que prive o sistema nervoso de um dos dois substratos pode danificar a bomba e causar déficits neurológicos clinicamente graves. Felizmente, hormônios e outros fatores tendem a manter os níveis séricos desses substratos dentro de limites estreitos. Como Na⁺ e K⁺ são íons importantes, envolvidos no estabelecimento do potencial de membrana em repouso, é essencial que seus níveis séricos sejam cuidadosamente regulados. O sistema endócrino (ver Capítulo 33) e os rins (ver Capítulo 41) mantêm os níveis desses íons dentro de limites rigorosos. Qualquer coisa que altere os níveis séricos de um dos dois além dos limites normais também provoca déficits neurológicos que podem ser graves.

O potencial de membrana em repouso pode ser alterado por sinais sinápticos de uma célula pré-sináptica

Embora a maioria das células do corpo tenha um potencial de membrana em repouso, os neurônios e as células musculares são diferentes porque seus potenciais podem ser alterados por um sinal sináptico de outra célula. Um neurotransmissor liberado de um terminal pré-sináptico de um axônio se liga aos receptores na membrana pós-sináptica, o que causa a abertura ou fechamento de canais iônicos seletivos e a alteração do potencial de membrana da célula pós-sináptica. Embora haja trilhões de sinapses no sistema nervoso, um sinal pré-sináptico pode alterar o potencial da membrana pós-sináptica de, basicamente, apenas duas maneiras: tornando-o mais negativo ou mais positivo (menos negativo). O tipo de alteração depende da natureza do receptor ativado pelo transmissor químico liberado pelas vesículas sinápticas da terminação do axônio pós-sináptico. A alteração no potencial de membrana pós-sináptico é denominada *potencial pós-sináptico*.

Se uma transmissão química na sinapse levar a um potencial pós-sináptico mais positivo do que o nível em repouso (p. ex., de –75 para –65 mV), diz-se que se trata de um *potencial pós-sináptico excitatório* (PPSE) (Figura 4.5A). É chamado "excitatório" porque aumenta as chances de que o limiar para o desencadeamento de um potencial de ação seja atingido no segmento inicial do axônio da célula pós-sináptica. Quando um PPSE modifica o potencial de membrana pós-sináptica para um valor mais positivo, diz-se que esta está *despolarizada*. A despolarização da membrana pós-sináptica pode resultar na interação dos transmissores químicos e seus receptores apropriados na membrana pós-sináptica e causa a abertura dos canais de Na^+ (dependente de ligante). Isto permite que os íons Na^+ se difundam pelo neurônio, à medida que começam a atravessar a membrana em direção ao equilíbrio, movendo o potencial de membrana na direção do potencial de equilíbrio do sódio, mais positivo. Os canais iônicos que normalmente alteram sua condutividade em consequência da ligação de um neurotransmissor com um receptor são os *acionados por ligantes* ou *acionados por substâncias químicas* (ver Capítulo 1).

Como o transmissor químico é rapidamente removido da sinapse, a alteração pós-sináptica é transitória, durando apenas alguns milésimos de segundo. Além disso, como a modificação no fluxo iônico resultante da ativação do receptor é limitada, a magnitude do potencial pós-sináptico geralmente é bem pequena (p. ex., 2 a 3 mV). Entretanto, é maior na sinapse. Embora a despolarização se difunda pela membrana pós-sináptica, diminui com a distância a partir da sinapse de origem, assim como as ondas criadas por uma pedra atirada em um lago diminuem de tamanho a partir de onde a pedra caiu.

Se, em vez disso, a interação entre o neurotransmissor pré-sináptico e o receptor pós-sináptico provocar a abertura dos canais de K^+ acionados por ligantes, esses íons K^+ se difundem, aproximando ainda mais o potencial de membrana do seu potencial de equilíbrio (–90 mV). Essa alteração do potencial de repouso para um potencial de membrana mais negativo é denominada *hiperpolarização*. A hiperpolarização da membrana pós-sináptica tem o nome de *potencial pós-sináptico inibitório* (PPSI) (ver Figura 4.5B), porque cada uma dessas transmissões torna menos provável que um potencial de ação se forme no segmento inicial do axônio. A exemplo dos PPSEs, os PPSIs se difundem pela membrana do neurônio, e a hiperpolarização diminui com a distância a partir da sinapse em que se originou. Deve-se notar que apenas dois dos efeitos mediados por receptores em canais iônicos acionados por ligantes, responsáveis pela produção de PPSEs ou PPSIs, foram aqui discutidos.

Os potenciais de ação começam no segmento inicial do axônio e se propagam por toda sua extensão

Tanto os PPSEs quanto os PPSIs da membrana pós-sináptica são o resultado subsequente dos potenciais de ação que ocorreram em muitas células pré-sinápticas e de sua transmissão sináptica. A integração desses potenciais pós-sinápticos no neurônio pós-sináptico é importante para determinar se o neurotransmissor será finalmente liberado nas terminações neuronais. Entretanto, a magnitude desses potenciais diminui conforme sua propagação ao longo da membrana celular pós-sináptica. Como muitos neurônios ou miócitos são longos, precisam de um mecanismo eficiente para enviar um sinal de sua terminação receptora de informações, perto da membrana do soma e dos dendritos pós-sinápticos, para a zona transmissora de informações nos terminais axonais, geralmente longos, para desencadear a liberação de neurotransmissores. Isso é conseguido mediante um evento explosivo, denominado *potencial de ação*, um impulso elétrico regenerativo, que começa no segmento inicial do axônio, é desencadeado pela integração entre PPSE e PPSI no potencial de membrana e se propaga por toda a extensão do axônio sem diminuir sua magnitude.

Os PPSEs e PPSIs podem-se somar respectivamente na membrana pós-sináptica para produzirem alterações maiores no potencial de membrana do que cada sinal isoladamente. No segmento inicial do axônio, os PPSEs e PPSIs que chegam são integrados. Se apenas alguns PPSEs chegarem, seu potencial de membrana não será suficientemente positivo para atingir seu potencial limiar (de modo geral, 10 a 20 mV mais positivo que o de repouso) para desencadear um potencial de ação. Entretanto, a chegada de uma quantidade muito maior de PPSEs do que de PPSIs faz com que o potencial de membrana do segmento inicial fique suficientemente positivo para atingir seu *potencial limiar,* e um potencial de ação é criado no axônio. Este potencial de ação é resultado da abertura sequencial de canais de íon dependentes de voltagem na membrana, que são abertos primeiro para o sódio e logo depois para o potássio.

As mudanças explosivas no potencial de membrana que caracterizam o potencial de ação podem ser descritas como se segue: primeiro, ocorre uma despolarização rápida e drástica no potencial de membrana axonal, e o interior da célula apresenta mais cargas positivas do que

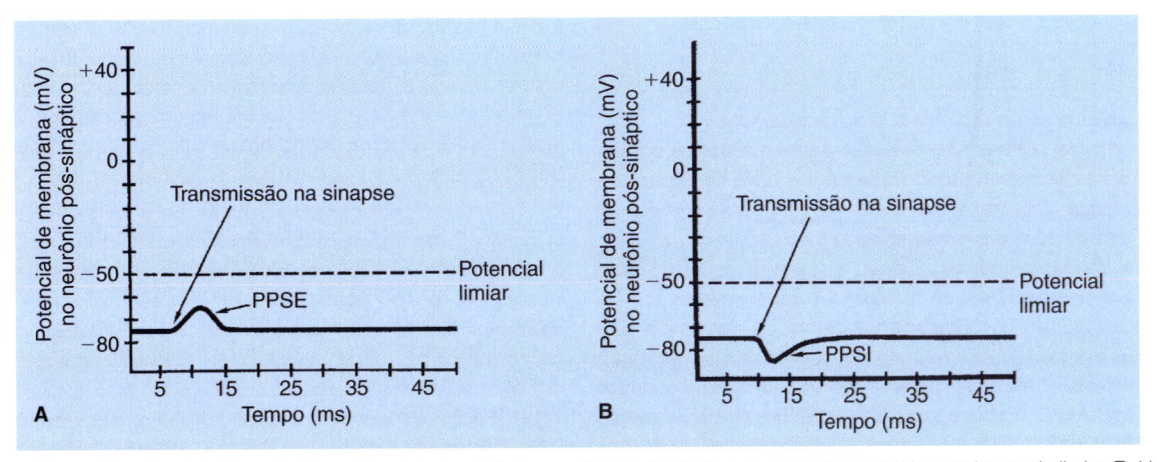

• **Figura 4.5** Potenciais pós-sinápticos. **A.** Um potencial pós-sináptico excitatório (PPSE) aproxima o potencial de membrana do limiar. **B.** Um potencial pós-sináptico inibitório (PPSI) afasta o potencial de membrana do limiar.

o exterior; em seguida, há uma repolarização, em que o potencial de membrana volta a cair em direção ao potencial de repouso. A primeira fase é causada pela abertura imediata e extensa de canais de Na$^+$ dependentes de voltagem e pelo consequente influxo de íons Na$^+$ que tentam se propagar em direção ao equilíbrio. Isso aproxima o potencial de membrana do potencial de equilíbrio do Na$^+$, que é de cerca de +70 mV. Com o prosseguimento da fase de despolarização do potencial de ação, os canais de Na$^+$ mencionados são espontaneamente inativados, e os canais de K$^+$ dependentes de voltagem, que se abrem com retardo maior do que os canais de Na$^+$, começam a permitir uma saída ainda maior de íons K$^+$, que se aproximam do seu estado de equilíbrio. Isso interrompe a despolarização e permite a repolarização, enquanto o potencial de membrana se aproxima do potencial de equilíbrio de K$^+$, de cerca de –90 mV. À medida que a repolarização continua, o potencial de membrana temporariamente ultrapassa o nível de repouso até um estado hiperpolarizado. Esta hiperpolarização pode ser atribuída à saída de íons K$^+$ por meio dos canais dependentes de voltagem e pelos canais de escoamento do íon, aproximando o potencial de membrana ainda mais do potencial de equilíbrio do K$^+$ (–90 mV) do que em repouso. O potencial de membrana finalmente retorna ao seu estado de repouso, à medida que os canais de K$^+$ dependentes de voltagem gradualmente se fecham. Por fim, o potencial de membrana volta ao estado de repouso com o fechamento gradual dos canais de K$^+$ acionados por voltagem. Todo o potencial de ação leva cerca de 2 a 3 ms em muitos neurônios, mas é mais longo em muitas células musculares. A Figura 4.6 ilustra essa sequência de eventos em um neurônio.

Podemos usar uma analogia para entender esses conceitos difíceis. Imagine a membrana da célula nervosa em repouso como a descarga de um vaso sanitário. O vaso armazenou energia em potencial preenchendo a caixa de descarga (o neurônio fez isso pela produção de potencial de membrana em repouso). Ao apertar a descarga de forma breve, por uma curta distância, um pouco da água corre para o vaso, mas o ciclo de descarga não começa (isso se assemelha a um PPSE sem o potencial de ação). Entretanto, ao apertá-la de maneira adequada, pelo tempo necessário, o limiar crítico é atingido, e o ciclo de descarga é desencadeado e deve seguir seu curso, o que inclui o enchimento da caixa de descarga antes de um novo acionamento. O potencial de ação é análogo a esse ciclo de descarga. É desencadeado ao atingir o limiar crítico de despolarização. De modo geral, deve seguir seu curso, inclusive

o restabelecimento do potencial de membrana em repouso, antes que outro potencial de ação possa ser iniciado. Como o ciclo de descarga tem duração finita, somente uma quantidade limitada de ciclos pode ser realizada em uma hora, mesmo que o vaso sanitário seja esvaziado toda vez que a caixa de descarga estiver cheia. De modo semelhante, como o potencial de ação também tem duração finita, existe um limite para o número de potenciais de ação que podem ser gerados por segundo em um axônio (entretanto, tanto para vasos sanitários como para neurônios, é possível empregar estratégias para dar descarga ou produzir um potencial de ação antes que a caixa de descarga esteja completamente cheia ou antes que a membrana retorne por completo ao potencial de repouso).

Certas toxinas animais, como a tetrodotoxina do peixe japonês baiacu e diversos peptídios de aracnídeos venenosos, podem bloquear canais de Na$^+$ dependentes de voltagem e, portanto, interferir na produção de potenciais de ação nos axônios. Muitos anestésicos locais (p. ex., lidocaína), usados de forma controlada para eficácia clínica, têm mecanismo de ação similar. Estudos sobre componentes de venenos animais que podem modificar ações de elementos específicos de canais iônicos são promissores no que se refere ao controle ainda mais refinado de processos fisiológicos mediados por esses canais.

O potencial de ação se propaga de forma ativa pelo axônio a partir de sua origem no segmento inicial. O influxo drástico de íons Na$^+$, que acompanha a despolarização do potencial de ação da membrana em um primeiro momento, leva à difusão passiva dessas cargas positivas em direção ao segmento de membrana adjacente, em repouso. Essa migração na superfície interna, denominada *corrente eletrotônica*, despolariza esse segmento próximo até o limiar, causando a abertura dos canais de Na$^+$ dependentes de voltagem. Isto provoca o desenvolvimento de um potencial de ação, que, por sua vez, desencadeia um ciclo semelhante na membrana vizinha e assim por diante por todo o axônio. Dessa maneira, um potencial de ação se propaga a partir do segmento inicial do axônio até o terminal pré-sináptico em sua extremidade distal (Figura 4.7).

A velocidade de condução do potencial de ação pelo axônio é variável. O diâmetro interno e o grau de mielinização desempenham um papel importante na determinação dessa velocidade. Em um axônio não mielinizado, com diâmetro pequeno, a velocidade de condução é relativamente lenta (p. ex., 0,5 metro/segundo [m/s]); sabe-se, entretanto, que velocidades acima de 90 m/s (ou seja, uma distância tão grande quanto a de um campo de futebol americano percorrida em um segundo) ocorrem em axônios de diâmetro maior e intensamente mielinizados. Isto acontece porque a *corrente eletrotônica passiva*, responsável pelo desencadeamento do potencial de ação no trecho adjacente de membrana axonal, se desloca mais depressa e por uma distância maior em axônios mais largos ou em trechos mielinizados. Nos axônios mielinizados, a troca iônica pela membrana e, portanto, a produção do potencial de ação só pode ocorrer nos nós de Ranvier sem mielina, onde há uma alta densidade de canais de Na$^+$ dependentes de voltagem. Considerando a rápida propagação da corrente eletrotônica ao longo dos trechos mielinizados (*internós*) e o processo comparativamente mais lento de troca iônica nos nós, o potencial de ação parece saltar funcionalmente de nodo para nodo (*condução aos saltos*) em axônios mielinizados (Figura 4.8).

A facilitação normal da velocidade de condução do potencial de ação pela mielina pode ser percebida ao considerarmos as doenças que a alteram, como a polirradiculoneurite idiopática aguda ("paralisia do Coonhound"). Esta doença é associada ao retardo nos sinais elétricos evocados pelos nervos sensoriais e motores e à depressão dos reflexos espinais. No entanto, há novas evidências de que o remodelamento de mielina pode ocorrer como um substrato normal e dependente de atividade do aprendizado em animais maduros.

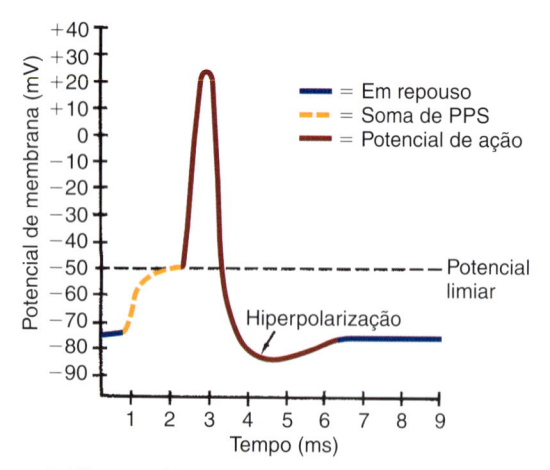

• **Figura 4.6** O potencial de membrana do axônio muda drasticamente durante um potencial de ação. Depois que o limiar é atingido pela somatória de potenciais pós-sinápticos (PPS), a membrana do axônio é despolarizada, repolarizada, hiperpolarizada e, então, retorna ao seu potencial de repouso original. (Modificada de Sherwood L. *Human Physiology: From Cells to Systems*. St. Paul: Wadsworth; 1989.)

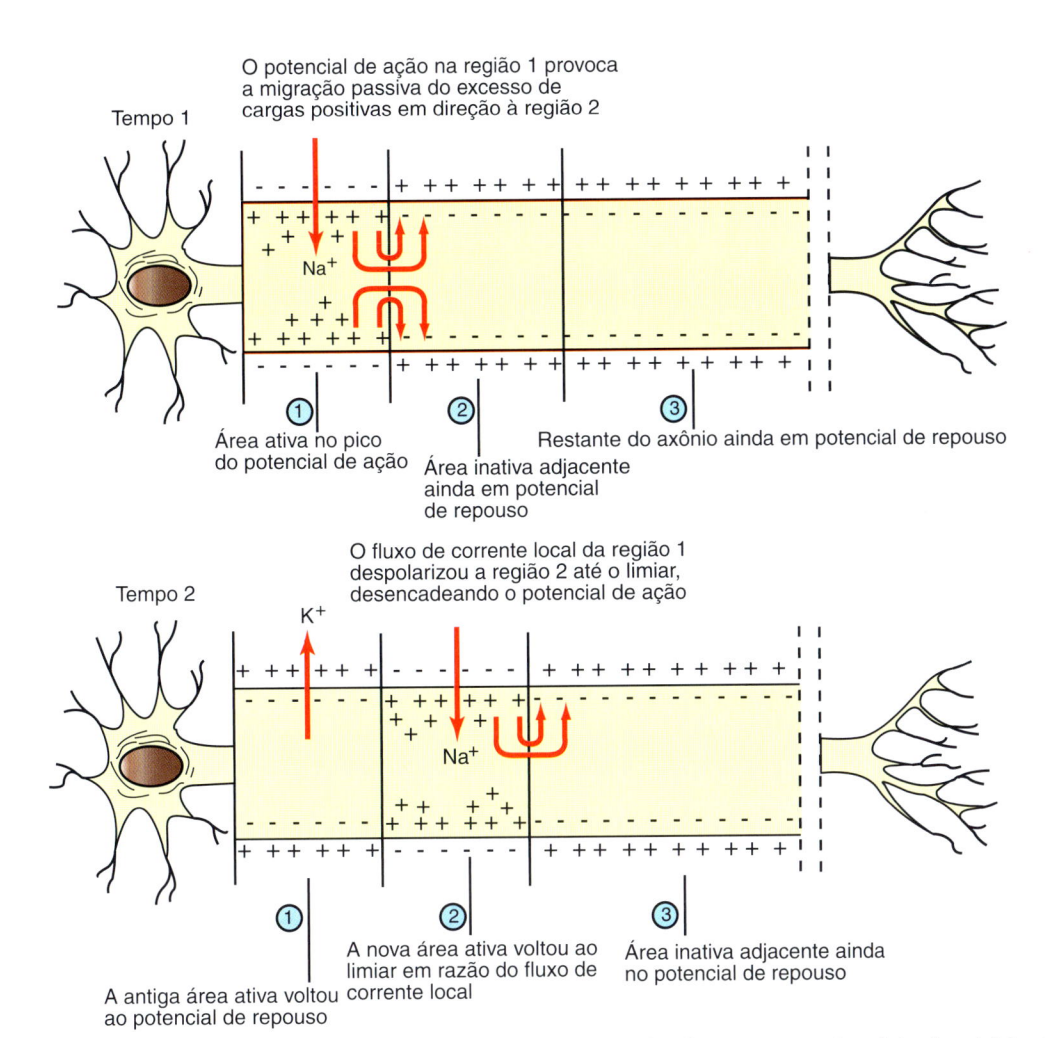

Tempo 1

O potencial de ação na região 1 provoca a migração passiva do excesso de cargas positivas em direção à região 2

Na⁺

① ② ③

Área ativa no pico do potencial de ação

Área inativa adjacente ainda em potencial de repouso

Restante do axônio ainda em potencial de repouso

Tempo 2

O fluxo de corrente local da região 1 despolarizou a região 2 até o limiar, desencadeando o potencial de ação

K⁺

Na⁺

① ② ③

A antiga área ativa voltou ao potencial de repouso

A nova área ativa voltou ao limiar em razão do fluxo de corrente local

Área inativa adjacente ainda no potencial de repouso

• **Figura 4.7** O potencial de ação, gerado no segmento inicial do axônio (tempo 1, região 1), se propaga pelo axônio não mielinizado pela migração passiva de cargas positivas para a membrana imediatamente adjacente, para lá desencadear um potencial de ação (tempo 2, região 2). (Redesenhada de Sherwood L. *Human Physiology: From Cells to Systems*. St. Paul: Wadsworth; 1989.)

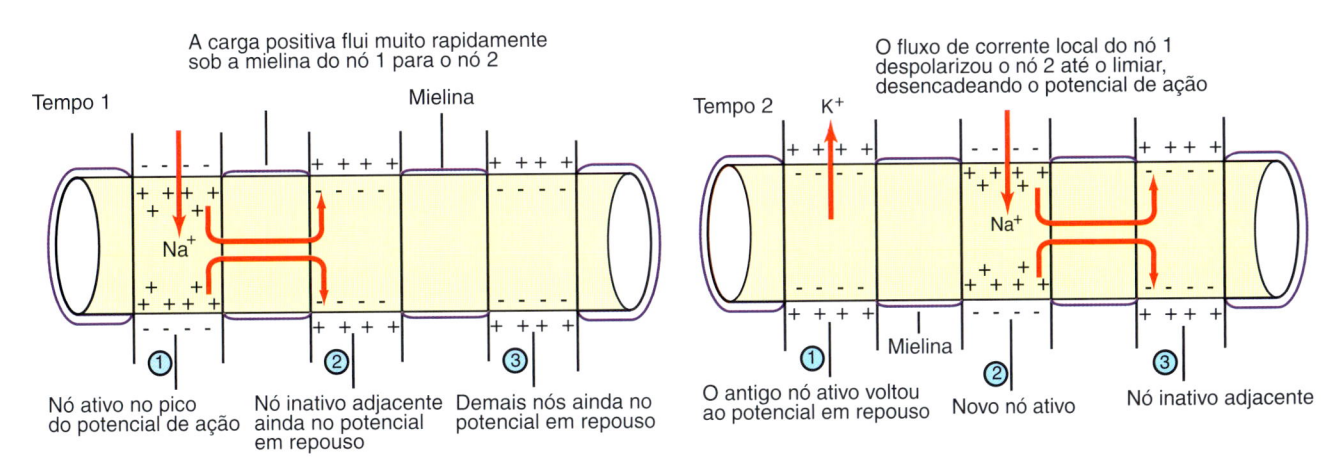

A carga positiva flui muito rapidamente sob a mielina do nó 1 para o nó 2

Tempo 1

Mielina

Na⁺

① ② ③

Nó ativo no pico do potencial de ação

Nó inativo adjacente ainda no potencial em repouso

Demais nós ainda no potencial em repouso

O fluxo de corrente local do nó 1 despolarizou o nó 2 até o limiar, desencadeando o potencial de ação

Tempo 2   K⁺

Na⁺

① ② ③

O antigo nó ativo voltou ao potencial em repouso

Mielina

Novo nó ativo

Nó inativo adjacente

• **Figura 4.8** A condução aos saltos dos potenciais de ação nos axônios mielinizados é mais rápida que a condução dos potenciais de ação nos axônios não mielinizados, porque a corrente local passiva flui muito rapidamente sob a mielina para iniciar o potencial de ação no nó seguinte. Assim, o potencial de ação parece funcionalmente saltar de um nó para outro. (Modificada de Sherwood L. *Human Physiology: From Cells to Systems*. St. Paul: Wadsworth; 1989.)

CORRELAÇÕES CLÍNICAS

Hipoglicemia
Relato
Você examina um cão Bóxer, macho, com 8 anos de idade, cujo proprietário relata que o animal apresenta convulsões, fraqueza e confusão mental perto do horário das refeições.

Exame clínico
Os resultados do exame clínico do animal, inclusive seu exame neurológico, estavam dentro dos limites normais. A glicemia sérica em jejum, entretanto, era de 29 mg/dℓ (o normal está entre 70 e 110 mg/dℓ), e a relação entre os níveis séricos de insulina e glicose estava significativamente elevada.

Comentário
Os neurônios dependem principalmente de oxigênio e glicose como metabólitos para produção de energia por meio de ATP e não conseguem armazenar quantidades importantes de glicose. O ATP é necessário para a manutenção do potencial elétrico da membrana normal. Privado de glicose e, subsequentemente, de ATP, o encéfalo não funciona da maneira adequada; os sinais clínicos são convulsões, fraqueza e confusão mental. Neste animal, esses sinais eram mais comuns na hora da alimentação porque, conforme o cão pressentia a alimentação, ou realmente começava a comer, a insulina era liberada, causando hipoglicemia.

Neste caso, a relação entre insulina e glicose está elevada, provavelmente em razão de um tumor pancreático secretor de insulina. Como a insulina facilita o transporte de glicose pelas membranas celulares, seu excesso promove a transferência de uma grande quantidade de glicose sérica para o citoplasma de outras células do corpo, privando, assim, os neurônios desse metabólito essencial.

Tratamento
De modo geral, os insulinomas podem ser encontrados e removidos do pâncreas cirurgicamente. Após a remoção cirúrgica do tumor, o tratamento medicamentoso é obrigatório para manter a normoglicemia. As medicações incluem glicocorticoides, para estimular a gliconeogênese; diazóxido, para inibir a secreção de insulina; estreptozocina, que é tóxica para as células beta; e somatostatina, que aumenta a gliconeogênese. Esse tipo de tumor tem alto índice de metástases; assim, a permanência de outros focos tumorais no fígado e em novos locais, produzindo insulina em abundância, é possível.

Intoxicação por sal em porca Vietnamita
Relato
Um cliente telefona e diz que recentemente ganhou uma porca Vietnamita jovem de um amigo. O animal passou bem a primeira semana, mas, agora, parece agir de um jeito estranho. Ela parece estar deprimida e não tão ativa, tromba em objetos, está descoordenada e não responde tão bem quando a chamam. Também parece não estar se alimentando e bebendo água de forma satisfatória, e suas fezes podem estar amolecidas. O animal estava sendo alimentado com ração para cães porque o cliente ainda não conseguiu ir à loja de rações. O cliente conversou com o antigo dono da porca, que alegou que todos os outros porcos estão normais.

Exame clínico
A porca parece deprimida e não está respondendo normalmente. Seus olhos parecem fundos pela desidratação, e seus sons gastrintestinais estão mais intensos. Um breve exame neurológico demonstra depressão, ataxia (descoordenação) com igual acometimento de membros anteriores e posteriores e cegueira. Um hemograma completo e perfil bioquímico são solicitados. Você também conversa com o proprietário a respeito da possibilidade de fazer uma punção de líquido cefalorraquidiano para coletar uma amostra para análise e identificar a causa dos sinais clínicos, caso os exames de sangue não levem ao estabelecimento do diagnóstico.

Comentário
O exame de sangue revela níveis muito altos de sódio e cloreto (hipernatremia/hipercloremia), bem como doença renal (elevação da concentração sérica de ureia e creatinina). Esta porca Vietnamita está intoxicada por sal em decorrência da quantidade excessiva de sódio na ração para cães. A grande quantidade de sódio ingerida é responsável pelos níveis aumentados no sangue. O sódio do sangue se difunde de maneira passiva para o líquido cefalorraquidiano e o encéfalo. No encéfalo, reduz os mecanismos de transporte dependentes de energia e a glicose anaeróbica, que normalmente trabalham para removê-lo. O aumento da quantidade de sódio causa o movimento passivo de líquido para equilibrar os níveis do íon e de eletrólitos, provocando inchaço (edema) e inflamação.

Tratamento
Os animais devem ser tratados com líquidos contendo sódio, pois a redução muito rápida de seus níveis pode exacerbar o edema cerebral. O prognóstico é reservado.

Questões de revisão

1. No tratamento de pacientes em estado crítico com líquidos intravenosos, quais são os dois íons mais importantes para o potencial de membrana dos neurônios?
   a. Na^+ e Cl^-
   b. K^+ e Cl^-
   c. Ca^{2+} e Cl^-
   d. K^+ e Ca^{2+}
   e. Na^+ e K^+
2. A energia exigida pela bomba de Na^+, K^+ da membrana neuronal é derivada do ATP. No neurônio, essa energia resulta quase que exclusivamente do metabolismo de oxigênio e:
   a. Aminoácidos
   b. Ácidos graxos
   c. Glicose
   d. Glicogênio
   e. Proteínas
3. Se o número de PPSIs na membrana dendrítica diminuir, enquanto o número de PPESs permanecer o mesmo, o que acontece com os potenciais de ação nesse neurônio?
   a. A probabilidade de desencadear potenciais de ação aumenta
   b. A probabilidade de desencadear potenciais de ação diminui
   c. A probabilidade de desencadear potenciais de ação não é alterada

   d. Os potenciais de ação seriam eliminados
   e. Os potenciais de ação poderiam ser conduzidos com maior velocidade
4. Durante um potencial excitatório pós-sináptico na membrana de uma célula nervosa, qual dos seguintes fluxos iônicos é o mais importante?
   a. Os íons sódio se difundem para fora da célula
   b. Os íons sódio se difundem para dentro da célula
   c. Os íons potássio se difundem para fora da célula
   d. Os íons potássio entram na célula por meio da bomba de Na^+, K^+
   e. Nenhuma das alternativas anteriores
5. Escolha a afirmativa *incorreta* abaixo:
   a. A velocidade de condução de potenciais de ação é menor nos axônios mielinizados do que nos axônios não mielinizados
   b. A velocidade de condução dos potenciais de ação é maior nos axônios mielinizados do que nos axônios não mielinizados
   c. Na condução aos saltos dos potenciais de ação, o potencial de ação parece saltar funcionalmente de um nó para outro (nós de Ranvier)
   d. Os potenciais de ação têm a mesma magnitude no início e fim de um axônio

Bibliografia

Bear MF, Connors BW, Paradiso MA. *Neuroscience: Exploring the Brain.* 4th ed. Philadelphia: Wolters Kluwer; 2016.

Brodal P. *The Central Nervous System: Structure and Function.* 5th ed. New York: Oxford University Press; 2016.

Fields RD. A new mechanism of nervous system plasticity: activity-dependent myelination. *Nat Rev Neurosci.* 2015;16(12): 756–767.

Garrett LD. *Insulinomas: a review and what's new. Proceedings ACVIM* 2003.

Hall JE. *Guyton and Hall Textbook of Medical Physiology.* 13th ed. Philadelphia: Saunders; 2016.

Herculano-Houzel S. The glia/neuron ratio: how it varies uniformly across brain structures and species and what that means for brain physiology and evolution. *Glia.* 2014;62:1377–1391.

Klein BG. Membrane potentials: the generation and conduction of electrical signals in neurons. In: Reece WO, eds. *Duke's Physiology of Domestic Animals.* 12th ed. Ithaca, NY: Comstock Publishing; 2004.

Klint JK. Spider-venom peptides that target voltage-gated sodium channels: pharmacological tools and potential therapeutic leads. *Toxicon.* 2012;60:478–491.

Smith MO, George LW. Diseases of the nervous system. In: Smith BP, eds. *Large Animal Internal Medicine.* 5th ed. St. Louis: Mosby; 2014.

Utkin YN. Animal venom studies: current benefits and future developments. *World J Biol Chem.* 2015;6(2):28–33.

5

Sinapse

BRADLEY G. KLEIN

PONTOS-CHAVE

1. A anatomia da junção neuromuscular é especializada para a comunicação sináptica em um só sentido.
2. Um potencial de ação no neurônio pré-sináptico desencadeia outro na célula muscular por meio da liberação de acetilcolina.
3. Há uma variação maior nas características da transmissão sináptica de neurônio a neurônio do que na da junção neuromuscular.

Os neurônios se comunicam entre si e com outras células do corpo, como células musculares ou secretoras. O Capítulo 4 discutiu a produção do potencial de ação e sua rápida condução pelo axônio até o terminal pré-sináptico. Usando esses processos, o neurônio pode notificar rapidamente seus terminais pré-sinápticos, geralmente localizados distante do seu corpo celular, para iniciar a transferência de informações para outras células. Tal comunicação ocorre de maneira veloz entre as células, normalmente de modo focal, em junções especializadas chamadas *sinapses* (do grego "junção" ou "união forte"). A transmissão sináptica pode ser elétrica ou química. Nas *sinapses elétricas*, a corrente iônica flui diretamente entre as células pré e pós-sinápticas como o mediador para a transmissão do sinal. As sinapses elétricas do sistema nervoso mamífero parecem ser distribuídas de maneira mais ampla do que originalmente se acreditava e os locais, mecanismos e funções específicas destas estruturas continuam a ser elucidados. Muito mais se sabe sobre a transmissão sináptica mediada por um mensageiro *químico*. Este mensageiro, liberado pelos terminais pré-sinápticos na chegada do potencial de ação, se difunde rapidamente para a membrana celular pós-sináptica, onde se liga a receptores. Esta ligação inicia uma alteração na função pós-sináptica, normalmente produzindo um potencial pós-sináptico.

A sinapse química mais estudada é aquela entre o neurônio motor e uma célula (fibra) muscular esquelética. A área especializada do miócito em que essa comunicação ocorre é conhecida como *junção neuromuscular* (Figura 5.1). Em razão da ênfase sobre a postura e a locomoção no diagnóstico neurológico veterinário, a comunicação sináptica na junção neuromuscular é o ponto principal deste capítulo. Embora a nomenclatura da junção neuromuscular entre os diferentes autores possa ser confusa, a comunicação sináptica nessa estrutura é bastante similar àquela entre os neurônios. No entanto, os aspectos específicos da transmissão sináptica entre os neurônios são bem diferentes, como também foi discutido.

A anatomia da junção neuromuscular é especializada para a comunicação sináptica em um só sentido

Os neurônios motores, que fazem sinapses em músculos esqueléticos, têm seus corpos celulares no sistema nervoso central (SNC), na medula espinal ou no tronco encefálico. Seus axônios seguem pelos nervos periféricos para fora do músculo, onde cada um estabelece sinapses em várias fibras (células) musculares. Entretanto, cada fibra muscular esquelética recebe estímulo sináptico de um neurônio motor e, portanto, sua contração é controlada por apenas um único neurônio motor.

A junção neuromuscular, como a maioria das sinapses químicas, tem (1) elementos *pré-sinápticos*; (2) elementos pós-sinápticos; e (3) um espaço estreito entre as áreas de comunicação do neurônio e da fibra muscular, chamado *fenda sináptica* (ver Figura 5.1). O lado pré-sináptico da junção neuromuscular é formado pelo agrupamento espacial de terminais (porção transmissora) do neurônio motor. Esses terminais pré-sinápticos têm aspecto intumescido, em forma de botão, e também são chamados de *botões sinápticos*. Cada terminal (ou botão sináptico) contém uma grande quantidade de vesículas de armazenamento, denominadas *vesículas sinápticas*, que possuem uma substância química neurotransmissora – neste caso, a *acetilcolina*. Estas vesículas estão enfileiradas ao longo da superfície interna da membrana do terminal (Figura 5.2). A região da membrana pré-sináptica associada a cada fileira dupla de vesículas é chamada de *zona ativa* e é o local em que as vesículas sinápticas finalmente liberam acetilcolina para a fenda sináptica. O terminal pré-sináptico também apresenta mitocôndrias, uma indicação de metabolismo ativo no citoplasma. Alguns produtos mitocondriais (p. ex., acetil-CoA, trifosfato de adenosina [ATP]) atuam na síntese local de acetilcolina e seu movimento para as vesículas sinápticas.

Na região em que um terminal pré-sináptico (nervoso) da junção neuromuscular se comunica com um *locus* na célula pós-sináptica (miócito), as membranas são separadas por um espaço estreito, a fenda sináptica, que tem cerca de 50 nm de largura (ver Figuras 5.1 e 5.2). A fenda contém fluido extracelular e uma lâmina basal composta por uma matriz de moléculas, que é uma região especializada da membrana basal do músculo. Algumas dessas moléculas da matriz medeiam a adesão sináptica entre neurônio e músculo.

A membrana da célula muscular pós-sináptica tem várias características especializadas que facilitam a transmissão sináptica na junção neuromuscular. Diretamente oposta à face do terminal pré-sináptico, a membrana da célula muscular pós-sináptica apresenta receptores para o transmissor acetilcolina (ver Figuras 5.1 e 5.2). Nesta região complementar, a membrana tem uma série de

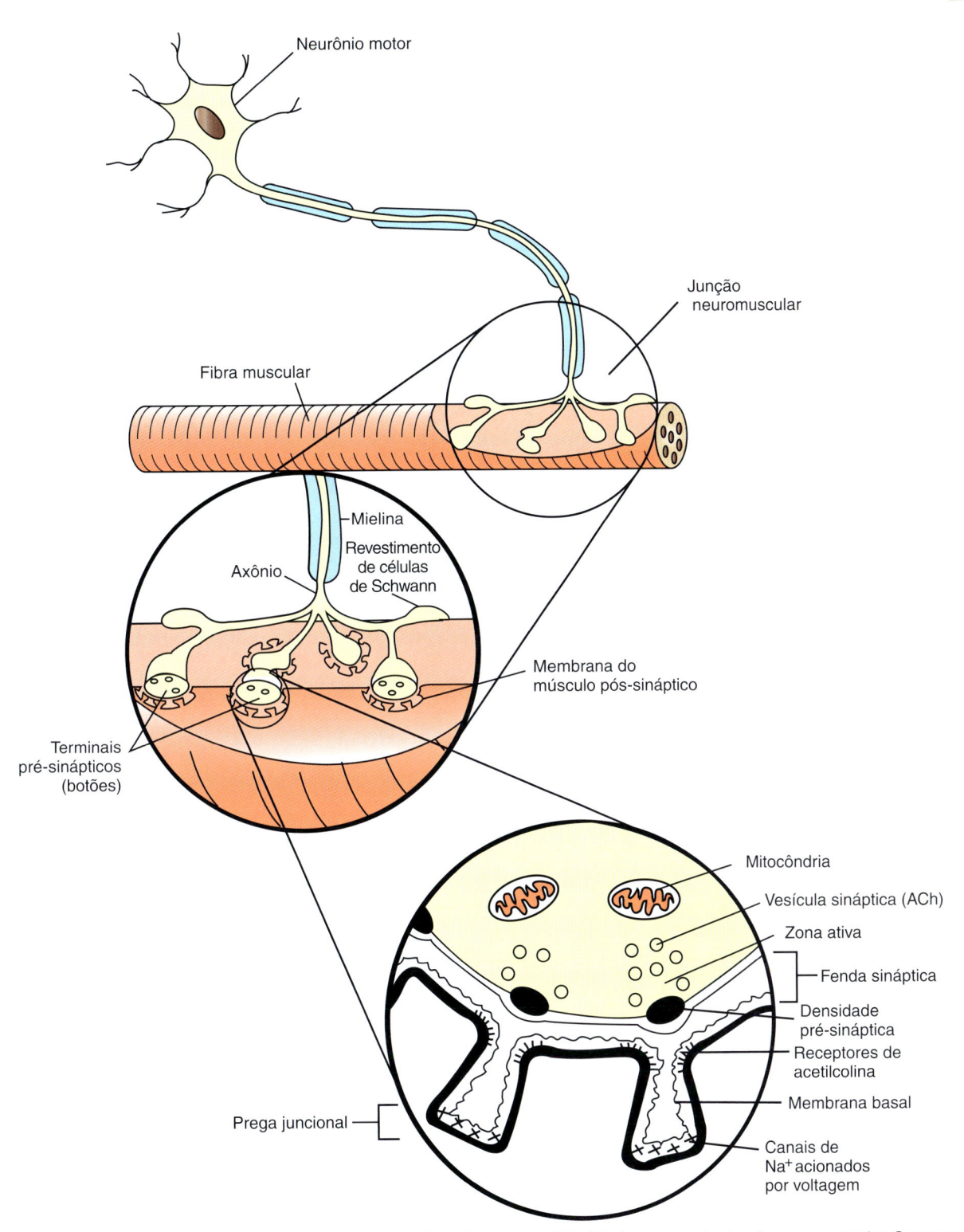

Neurônio motor

Junção
neuromuscular

Fibra muscular

Mielina

Revestimento
de células
de Schwann

Axônio

Terminais
pré-sinápticos
(botões)

Membrana do
músculo pós-sináptico

Mitocôndria

Vesícula sináptica (ACh)

Zona ativa

Fenda sináptica

Densidade
pré-sináptica

Receptores de
acetilcolina

Membrana basal

Prega juncional

Canais de
Na⁺ acionados
por voltagem

● **Figura 5.1** A região de comunicação sináptica entre um neurônio motor e uma célula (fibra) muscular é a junção neuromuscular. O agrupamento espacial de terminais de neurônios motores (botões), que contêm vesículas cheias de acetilcolina (ACh), representa os elementos pré-sinápticos; os agregados de pregas juncionais na fibra muscular, que contêm receptores de acetilcolina, representam os elementos pós-sinápticos; o espaço estreito entre os terminais do neurônio motor pré-sináptico e as pregas juncionais da fibra muscular é a fenda sináptica.

invaginações, chamadas *pregas juncionais*, que aumentam a área de superfície para estabelecimento dos receptores de acetilcolina. Estes receptores são mais densamente compactados nas porções mais largas dessas pregas, que são intimamente alinhadas com as zonas ativas dos terminais pré-sinápticos que liberam a acetilcolina. Assim, há uma boa combinação entre as regiões específicas de liberação de transmissor do neurônio motor e a localização específica dos receptores na fibra muscular. Coletivamente, as regiões da fibra muscular que contêm esses agregados de pregas juncionais e receptores de acetilcolina são chamadas de *placa motora* da junção neuromuscular. Como o neurotransmissor é encontrado somente do lado neural pré-sináptico da junção neuromuscular, a transmissão só pode ir do neurônio para o músculo, e não na direção inversa.

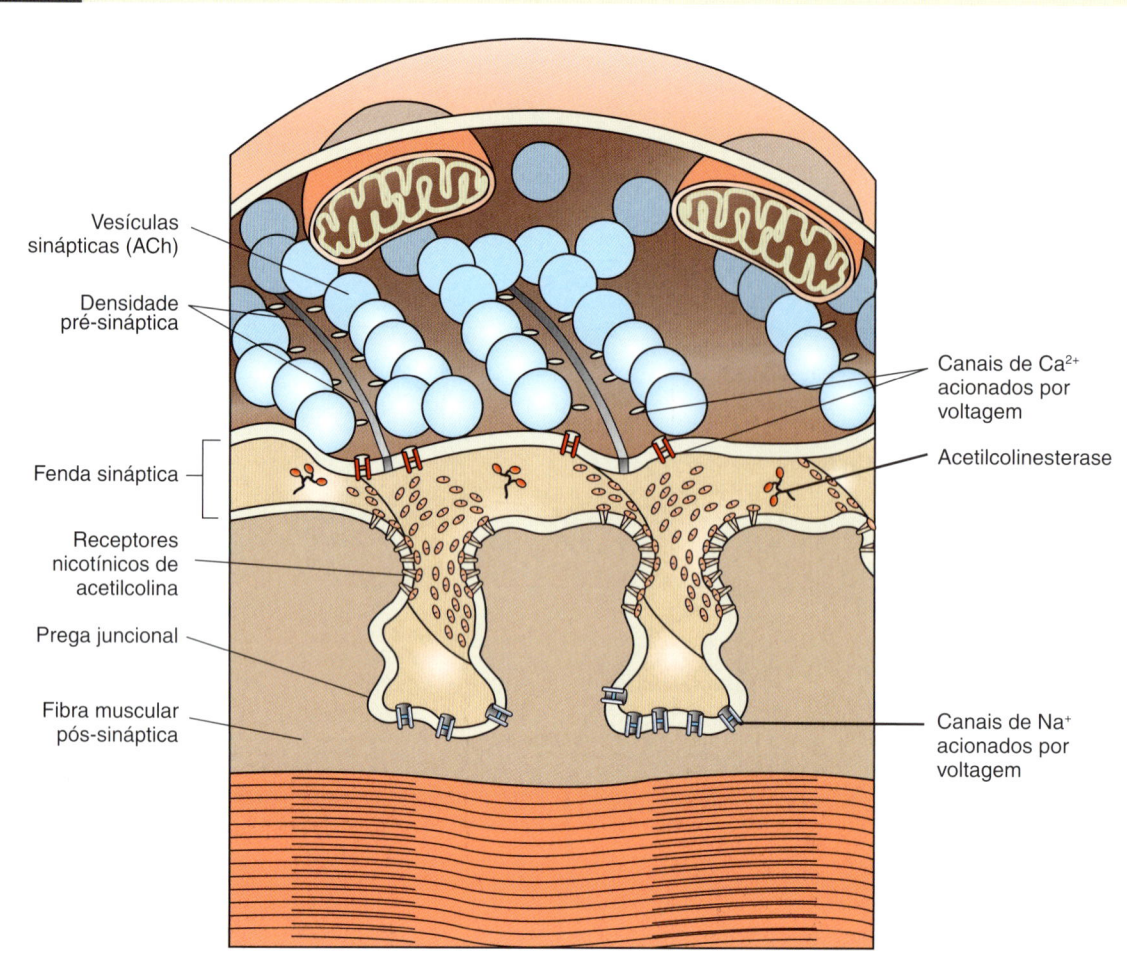

Vesículas sinápticas (ACh)

Densidade pré-sináptica

Fenda sináptica

Receptores nicotínicos de acetilcolina

Prega juncional

Fibra muscular pós-sináptica

Canais de Ca²⁺ acionados por voltagem

Acetilcolinesterase

Canais de Na⁺ acionados por voltagem

● **Figura 5.2** As vesículas pré-sinápticas cheias de acetilcolina são enfileiradas, perto de canais de Ca²⁺ dependentes de voltagem em zonas ativas. A acetilcolina liberada se liga aos receptores nicotínicos de acetilcolina nas pregas juncionais da membrana pós-sináptica da fibra muscular. (Redesenhada e modificada de Bear MF, Connors BW, Paradiso MA. *Neuroscience: exploring the brain*. 3ʳᵈ ed. Philadelphia: Lippincott, Williams & Wilkins; 2007.)

Como se observou, a sinalização do neurotransmissor pela junção neuromuscular para ativação da contração da fibra muscular favorece a direção do nervo para o músculo. Entretanto, há algumas evidências de que outros tipos de moléculas podem atuar durante o desenvolvimento na sobrevida, diferenciação e funcionamento normal dos terminais dos neurônios motores pré-sinápticos.

Um potencial de ação no neurônio pré-sináptico desencadeia outro na célula muscular por meio da liberação de acetilcolina

A função da junção neuromuscular é transmitir uma mensagem química, de forma unidirecional, entre um neurônio motor e uma célula (fibra) muscular esquelética em frequência estabelecida pelo SNC. A chegada de um potencial de ação no terminal do neurônio motor desencadeia a liberação do transmissor acetilcolina que, então, se liga a receptores na membrana pós-sináptica da fibra muscular. Isso produz um potencial de ação ao longo da membrana dessa fibra, o que provoca sua contração (ver Capítulo 6).

Em um neurônio motor, um potencial de ação se origina no segmento inicial do axônio e depois se propaga por toda a estrutura até chegar ao terminal pré-sináptico (ver Capítulo 4). Como já mencionado, a troca de íons Na⁺ e K⁺ por meio de seus canais específicos acionados por voltagem é responsável pela produção de um potencial de ação e por sua condução até o terminal. Entretanto, conforme o potencial de ação chega à membrana pré-sináptica,

a onda de despolarização abre os canais de Ca²⁺ dependentes de voltagem localizados nessa região (ver Figura 5.2); os íons Ca²⁺ se difundem pela membrana em direção ao equilíbrio e penetram no terminal pré-sináptico. Esse aumento no nível intracelular de Ca²⁺ é importante para a liberação do neurotransmissor do terminal.

Lembre-se de que as vesículas sinápticas que contêm acetilcolina estão enfileiradas nas zonas ativas do terminal pré-sináptico. Nesse local, as vesículas formam um *atracadouro* (fase de ancoragem) por meio da montagem de um complexo de proteínas solúveis que se liga tanto à vesícula quanto aos canais de Ca²⁺ acionados por voltagem da membrana do terminal, recrutando esses canais para a vesícula e a zona ativa. Parte do complexo montado de proteínas solúveis também interage com ligantes proteicos que, respectivamente, residem na membrana da vesícula (sinaptobrevina) e na superfície interna da membrana da terminação (sintaxina e SNAP-25), permitindo o entrelaçamento destas proteínas ligantes (Figura 5.3). Esse entrelaçamento de proteínas ligantes complementares nas membranas da vesícula e do terminal é parte de um processo de *priming* que mantém a vesícula perto da membrana do terminal e dos canais de Ca²⁺ acionados por voltagem previamente recrutados, preparando a vesícula para a rápida liberação de neurotransmissor induzida por Ca²⁺. No último estágio desse processo de *priming*, outra proteína na vesícula sináptica (sinaptotagmina), capaz de se ligar ao Ca²⁺ e, assim, atuar como sensor do íon, se associa às proteínas ligantes entrelaçadas (o complexo SNARE) das membranas da vesícula e do terminal. Quando o potencial de ação induz o fluxo de Ca²⁺

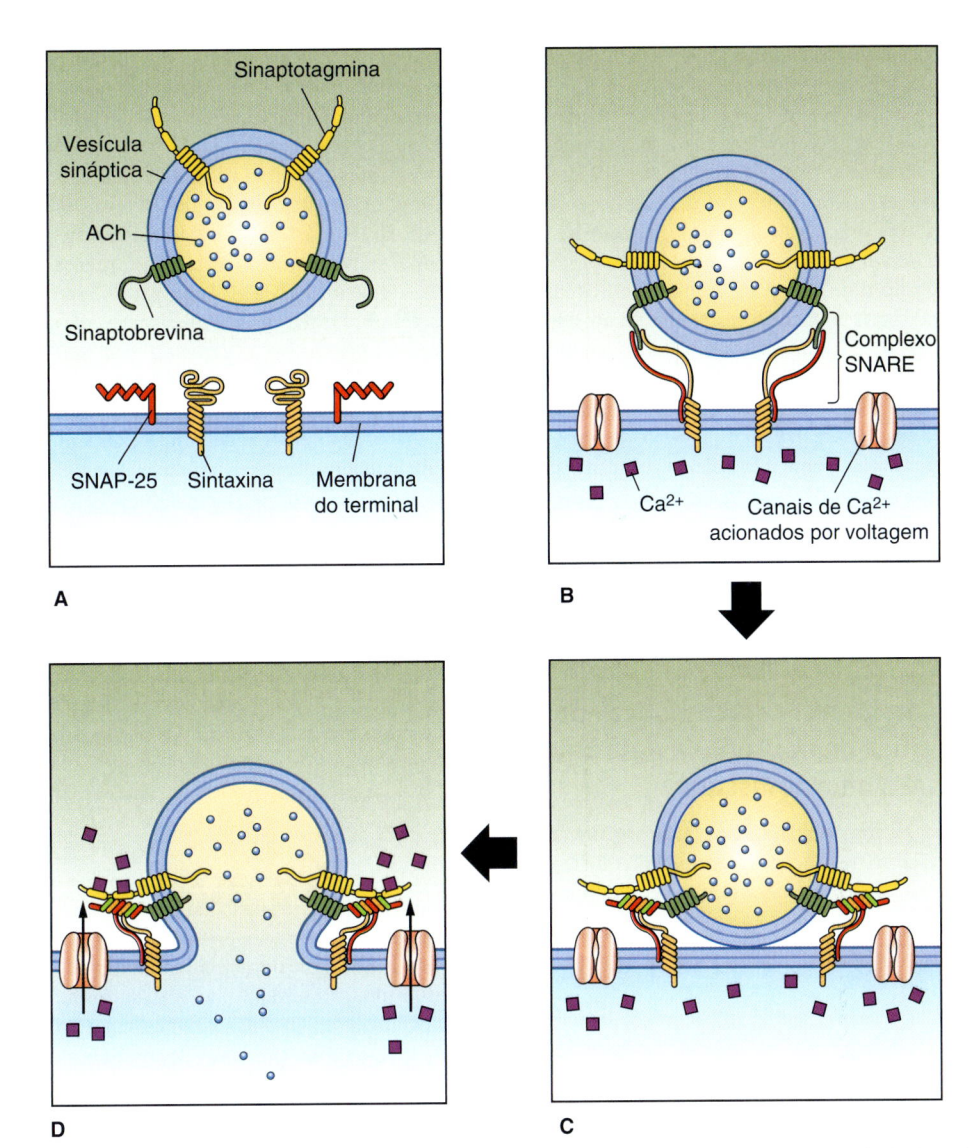

● **Figura 5.3** Liberação de acetilcolina (ACh) da vesícula sináptica na zona ativa do terminal de um neurônio motor. **A.** A sinaptobrevina é uma proteína ligante na vesícula sináptica; SNAP-25 e sintaxina são proteínas ligantes na membrana do terminal. A sinaptotagmina é uma proteína vesicular e uma molécula sensora de cálcio (Ca^{2+}). **B.** As proteínas ligantes na membrana da vesícula se entrelaçam às proteínas ligantes no interior da membrana do terminal, formando um complexo SNARE. Isso é parte do processo de *priming* que mantém as membranas vesiculares e terminais bem próximas, preparando a vesícula para a rápida liberação de neurotransmissor induzida por Ca^{2+} (a fase anterior, de ancoragem, não é mostrada). **C.** Com a continuação do processo de *priming*, as membranas da vesícula e do terminal são aproximadas e se unem, e a molécula sensora de Ca^{2+} (sinaptotagmina) se associa ao complexo SNARE. **D.** A despolarização da membrana do terminal, causada pelo potencial de ação, abre os canais de Ca^{2+} acionados por voltagem na membrana do terminal. O íon entra no terminal e se liga à sinaptotagmina. Esta interação leva à fusão extremamente rápida das membranas da vesícula e do terminal e à liberação de ACh na fenda sináptica por exocitose. (Modificada de Boron WF, Boulpaep EL. *Medical physiology*. 2nd ed. Philadelphia: Saunders; 2009.)

para o terminal por meio de seus canais acionados por voltagem, os íons se ligam à molécula sensora de Ca^{2+} (sinaptotagmina). Isso desencadeia rapidamente a fusão da vesícula com a membrana do terminal pré-sináptico, a abertura da vesícula e o lançamento de acetilcolina na fenda sináptica. Após a liberação do transmissor, a membrana da vesícula é recuperada no terminal pré-sináptico e pode ser reciclada para formar uma nova vesícula, que mais uma vez será preenchida com acetilcolina sintetizada no citoplasma. Certas toxinas bacterianas (p. ex., tetânica, botulínica) podem destruir as proteínas ligantes do complexo SNARE que são elementos importantes do *priming* da vesícula, o que interfere com sua capacidade de liberar seu conteúdo na fenda sináptica.

Depois da liberação, a acetilcolina se difunde pela fenda sináptica e se liga a receptores específicos do transmissor, os *receptores nicotínicos de acetilcolina*, na membrana muscular pós-sináptica.

Estes receptores, encontrados na junção neuromuscular, são assim denominados porque também podem ligar-se à substância alcaloide nicotina. Há subtipos desse receptor e nem todos são encontrados no músculo esquelético; alguns residem em neurônios específicos dos sistemas nervosos central e periférico. Na realidade, este é um canal iônico dependente de ligante (ver Capítulo 1), permeável a cátions pequenos, com dois sítios de ligação para a molécula de acetilcolina. À medida que se ligam, o canal se abre e, entre outros movimentos iônicos, os íons Na^+ se difundem para as células musculares em direção ao equilíbrio. Isso contribui para a despolarização da membrana pós-sináptica da célula muscular, análoga a um potencial pós-sináptico excitatório (PPSE). No entanto, na junção neuromuscular, o potencial pós-sináptico unitário produzido, chamado *potencial de placa*, é suficiente para abrir os canais de Na^+ dependentes de voltagem, localizados no fundo das pregas juncionais, causando produção de um potencial de ação na membrana da célula muscular.

A acetilcolina se liga a seu receptor de forma breve (cerca de 1 ms). Quando liberada, é destruída pela enzima *acetilcolinesterase*. Esta enzima, ancorada na lâmina basal da fenda sináptica, inativa a acetilcolina, decompondo-a em moléculas de acetato e colina (Figura 5.4). A colina, um precursor da síntese de acetilcolina, pode, então, ser levada de volta para o terminal pré-sináptico por uma proteína transportadora de alta afinidade na membrana do terminal e reciclada para síntese do neurotransmissor. As substâncias químicas que inibem a acetilcolinesterase, como alguns inseticidas organofosforados (p. ex., malation, clorpirifós) e gases que atacam o sistema nervoso (p. ex., sarin), podem causar o prolongamento anormal da presença de acetilcolina na sinapse, quase sempre com consequências fisiológicas desastrosas. Como o neurotransmissor normalmente é destruído logo após sua ligação com o receptor da membrana da célula muscular e como não há mais transmissor disponível na sinapse em quantidade suficiente para se ligar aos receptores até que ocorra outro potencial de ação de neurônio motor, existe uma razão de aproximadamente 1:1 entre os potenciais de ação nas membranas das células nervosas e musculares.

Há uma variação maior nas características da transmissão sináptica de neurônio a neurônio do que na da junção neuromuscular

Como já mencionado, existem algumas diferenças significativas entre a transmissão sináptica na junção neuromuscular e entre os neurônios. Embora a acetilcolina seja o neurotransmissor responsável pelo efeito pós-sináptico primário na junção neuromuscular, uma série considerável de neurotransmissores, além da acetilcolina, pode ser usada para produzir o efeito pós-sináptico principal nas sinapses entre neurônios (Boxe 5.1). Além disso, nem todos esses transmissores são liberados de zonas ativas morfologicamente distintas, embora sua liberação do terminal ainda possa depender do influxo de Ca^{2+}. Nestes casos, é possível que a liberação pelo terminal nem sempre ocorra diretamente na fenda sináptica e, assim, a distribuição pós-sináptica do transmissor é mais ampla. É interessante notar que algumas moléculas, geralmente chamadas de *neurotransmissores atípicos* ou *não tradicionais* (p. ex., endocanabinoides, óxido nítrico), são realmente produzidas em um neurônio pós-sináptico após a transmissão sináptica tradicional, mas, então, se difundem de volta pela membrana lipídica da célula pós-sináptica e a fenda sináptica para afetar a função do terminal pré-sináptico. Portanto, a comunicação entre os neurônios pode não ser tão especializada para uma comunicação unidirecional como a junção neuromuscular.

A membrana pós-sináptica de uma sinapse entre neurônios pode ser o soma, os dendritos ou até mesmo os terminais do neurônio pós-sináptico; além disso, não apresentam pregas juncionais. Entretanto, a membrana pós-sináptica dendrítica geralmente possui pequenas protuberâncias, denominadas *espinhos dendríticos* (ver Capítulo 4). A exemplo das pregas juncionais das células musculares, esses espinhos aumentam a área de superfície da membrana pós-sináptica e, como o colo do espinho é estreito, acredita-se que proporcionem uma forma de isolamento bioquímico entre sinapses vizinhas. Acredita-se que os espinhos ajam como coletores e reservatórios de diversas moléculas envolvidas na transdução pós-sináptica de sinais de neurotransmissores. Polirribossomos são, ocasionalmente, observados na base dos espinhos, sugerindo um papel na síntese proteica local desencadeada pela transmissão sináptica. Ademais, os espinhos podem mudar de tamanho e formato durante a vida de um animal, modulando a eficácia funcional da sinapse e indicando a participação dessas estruturas nos processos de aprendizado e memória. Enquanto a liberação de transmissor na junção neuromuscular sempre produz excitação pós-sináptica (despolarização da membrana), a liberação nas sinapses entre neurônios pode produzir excitação ou inibição (hiperpolarização da membrana). No entanto, as sinapses nos espinhos dendríticos são quase sempre excitatórias.

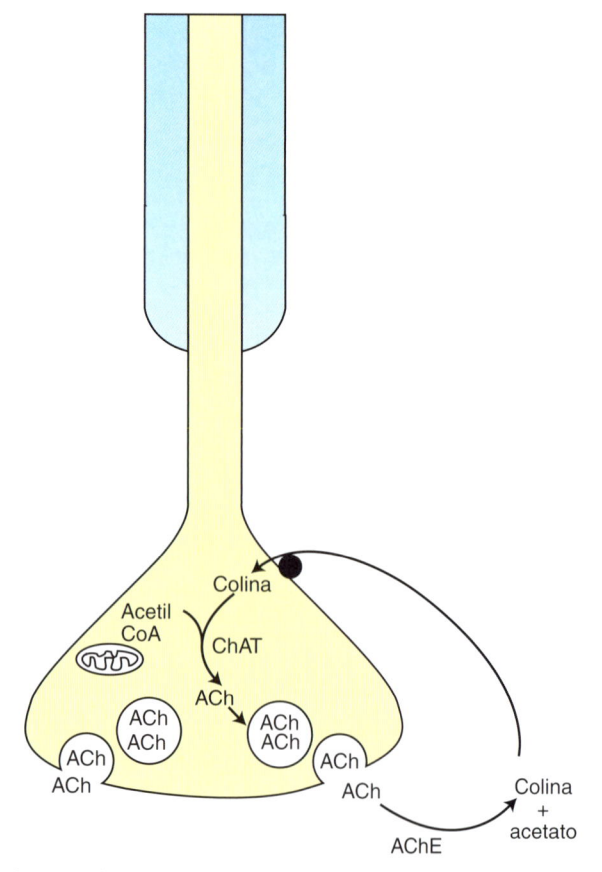

• **Figura 5.4** Inativação sináptica de acetilcolina (*ACh*). A ACh liberada é decomposta em acetato e colina pela enzima acetilcolinesterase sináptica. A colina é transportada ativamente de volta para o terminal e pode ser reutilizada na síntese de ACh. *ChAT*, colina acetiltransferase.

• **Boxe 5.1**	**Membros das principais classes de neurotransmissores.**

Aminoácidos	**Opioides**
Glutamato	Endorfinas
Glicina	Encefalinas
Ácido γ-aminobutírico (GABA)	Dinorfinas
	Endomorfinas
Aminas	
Acetilcolina	**Purinas**
Serotonina	Adenosina
Histamina	Trifosfato de adenosina (ATP)
Catecolaminas	**Atípicos (não tradicionais)**
Dopamina	**Gases**
Norepinefrina	Óxido nítrico
Epinefrina	Monóxido de carbono
	Sulfeto de hidrogênio
Peptídios*	
Substância P	**Canabinoides endógenos (endocanabinoides)**
Vasopressina	Anandamida
Somatostatina	2-Araquidonilglicerol

*Esta é uma lista apenas parcial de neurotransmissores peptídicos.

Na junção neuromuscular, o receptor pós-sináptico é quase exclusivamente o receptor nicotínico de acetilcolina, um canal iônico dependente de ligante. As sinapses entre neurônios apresentam uma variedade bem maior de receptores. Esses receptores podem diferir dos receptores nicotínicos da acetilcolina não apenas no que diz respeito ao transmissor ligante, mas também em seu mecanismo (p. ex., acoplado à proteína G; ver Capítulo 1). Além disso, vários tipos diferentes de receptores de neurotransmissor são encontrados em um único neurônio.

O uso de outros transmissores nas sinapses entre neurônios além da acetilcolina, dependendo do transmissor, o término de sua ação pode ser conseguido por recaptação mediada por transportador do transmissor em si ou por uma forma de decomposição enzimática de maneira menos específica e um pouco mais lenta em comparação à acetilcolinesterase. Embora a difusão simples do neurotransmissor para longe da sinapse contribua para o término da ação da maioria dessas moléculas em algum grau, este modo pode desempenhar um papel mais importante para alguns neurotransmissores do que para outros. Para alguns neurotransmissores gasosos atípicos, o rápido decaimento espontâneo parece ser importante para o término da ação. Por fim, nas sinapses mencionadas, um único potencial de ação em um neurônio pré-sináptico raramente leva ao desenvolvimento de um potencial de ação no neurônio pós-sináptico. É necessário haver alguma forma de somatória de estímulos pré-sinápticos para gerar um potencial de ação pós-sináptico.

Como discutido no Capítulo 6, os potenciais de ação na membrana da célula muscular provocam sua contração, ou encurtamento mecânico. Quando essa contração é combinada ao encurtamento de muitas células musculares, o corpo se move.

CORRELAÇÕES CLÍNICAS

Miastenia *gravis*
Relato
Você examina uma cadela da raça Pastor-alemão, com 5 anos de idade, cujo proprietário afirma apresentar fraqueza progressiva. Ele também relata que, recentemente, logo após comer, a cadela vomita o alimento em bolos de formato cilíndrico.

Exame clínico
Todas as anomalias encontradas no exame físico se referiam ao sistema neuromuscular. Após o repouso, os achados do exame neurológico estavam dentro dos limites normais. Entretanto, mesmo com exercícios moderados, a cadela ficava cada vez mais fraca, especialmente nos membros anteriores. A injeção intravenosa de um inibidor da acetilcolinesterase, o edrofônio, eliminou todos os sinais clínicos de fraqueza. As radiografias de tórax revelaram dilatação do esôfago e aumento do volume do timo.

Comentário
O histórico de esôfago dilatado (megaesôfago) e a resposta ao inibidor da acetilcolinesterase confirmam o diagnóstico de *miastenia gravis* ("fraqueza muscular grave"). Esta doença é causada por uma falha na transmissão da acetilcolina na sinapse neuromuscular, consequência de anticorpos produzidos pelo organismo contra seus próprios receptores dessa substância. Esses anticorpos anormais se ligam aos receptores e formam complexos que impedem a interação da acetilcolina com seus próprios receptores. Consequentemente, não há despolarização na membrana pós-sináptica dos miócitos. Os anticorpos também alteram as pregas juncionais e o número de receptores de acetilcolina disponíveis para a interação com o transmissor. Os inibidores de acetilcolinesterase impedem o metabolismo de acetilcolina, permitindo sua permanência na sinapse por mais tempo para ligação com os receptores, facilitando a transmissão normal.

A grande quantidade de músculo esquelético existente no esôfago do cão explica sua dilatação pela paralisia. Esses pacientes tendem a regurgitar bolos formados de alimento logo após as refeições.

A miastenia *gravis* pode estar associada a massas no mediastino, normalmente no timo. Os autoanticorpos que o organismo produz geralmente são contra antígenos tímicos ou receptores de acetilcolina. Além dessa causa de miastenia *gravis*, a doença idiopática (de causa desconhecida) também é comum.

Tratamento
Remissões espontâneas são comuns, dependendo da causa. Até então, o tratamento é composto pela administração diária de inibidores da acetil-colinesterase por via oral. Também pode ser necessária a remoção cirúrgica de massas no mediastino.

Tétano
Relato
Um cliente telefona porque seu cavalo Quarto de Milha de 6 anos de idade pisou em um prego há alguns dias com o membro anterior direito. O objeto foi retirado, e a ferida foi lavada, mas agora o cavalo parece deprimido e não quer se mover.

Exame clínico
A temperatura do cavalo está alta (febre) e há aumento da frequência cardíaca e dos pulsos da artéria digital no membro anterior direito. A perna está quente, inchada e dolorida. O cavalo parece estar muito sensível a qualquer estímulo. Sua vacinação está atrasada.

Comentário
A exposição a *Clostridium tetani* pode ocorrer por meio de cortes/feridas. A bactéria tem uma neurotoxina, a tetanospasmina, que bloqueia a liberação sináptica de glicina e ácido gama-aminobutírico (GABA) por meio da clivagem da proteína ligante da vesícula sináptica, a sinaptobrevina. Impedir a liberação desses transmissores, que normalmente têm efeito inibidor nos neurônios motores que inervam os músculos esqueléticos, leva à excitação anormal destes neurônios. Isto gera um estímulo muscular contínuo, que se manifesta como hipertonia e espasmos musculares. Os animais acometidos podem apresentar enrijecimento da cabeça e do pescoço, além de andar rígido. Em decúbito, podem desenvolver uma postura de cavalete. Espasmos musculares são facilmente provocados, inclusive rigidez da mandíbula e do lábio, além de retração do olho com presença de terceira pálpebra. Os músculos respiratórios geralmente são acometidos e, como não funcionam da maneira correta, os animais podem desenvolver pneumonia por aspiração e hipoxia, que são causas comuns de morte.

Tratamento
O tratamento após o desenvolvimento dos sinais clínicos é difícil. Os animais podem ser tratados com antitoxina para a ligação com a toxina ainda presente. Em algumas situações, também são vacinados contra tétano para ajudar a estimular uma resposta humoral. Os animais também são tratados com antibióticos para matar o *Clostridium*. Além disso, como são muito sensíveis a estímulos, os animais são colocados em um ambiente quieto e geralmente precisam de sedação. O prognóstico é ruim, com aproximadamente 80% de mortalidade.

Questões de revisão

1. Na junção neuromuscular, os íons Ca^{2+} são necessários para:
   a. Ligar o transmissor ao receptor pós-sináptico
   b. Facilitar a difusão do transmissor até a membrana pós-sináptica
   c. Degradar o transmissor na fenda, promovendo, assim, sua desativação
   d. Fundir a vesícula pré-sináptica com a membrana pré-sináptica, liberando, assim, o transmissor
   e. Metabolizar o transmissor na vesícula pré-sináptica

2. Os fármacos que poderiam prevenir a liberação de acetilcolina na junção neuromuscular causariam quais sinais clínicos, caso haja algum?
   a. Convulsões e contrações musculares em excesso
   b. Paralisia
   c. Nenhum efeito sobre a movimentação do animal

3. Qual das seguintes afirmações é *verdadeira* no que se refere à interrupção da ação sináptica na junção neuromuscular?
   a. A recaptação de moléculas intactas de acetilcolina no terminal do neurônio motor é responsável pela interrupção da ação sináptica
   b. A difusão de acetilcolina longe da sinapse é o único responsável pelo término da ação sináptica
   c. A acetilcolinesterase rapidamente decompõe a acetilcolina em colina e acetato
   d. A dissociação de acetilcolina a partir do receptor muscarínico, depois de ligação por vários segundos, é a única responsável pelo término da ação sináptica

4. Vários fármacos antagonistas competem com a acetilcolina pelo receptor pós-sináptico na junção neuromuscular. Caso você administre uma dose excessiva de um desses fármacos competitivos a um paciente, o que o antídoto precisaria fazer na sinapse?
   a. Diminuir a liberação de acetilcolina
   b. Diminuir a eficácia de acetilcolinesterase
   c. Diminuir o influxo de Ca^{2+} no terminal do neurônio motor
   d. Diminuir a frequência do potencial de ação no neurônio motor
   e. Nenhuma das anteriores

5. Qual das seguintes afirmações referentes à sinapse entre neurônios é *falsa*?
   a. A membrana pós-sináptica é sempre um dendrito
   b. Espinhos dendríticos aumentam a área de superfície da membrana pós-sináptica
   c. Um único potencial de ação em um neurônio pré-sináptico geralmente não é suficiente para produzir um potencial de ação em um neurônio pós-sináptico
   d. O neurotransmissor nem sempre é liberado de uma zona ativa morfologicamente distinta do terminal pré-sináptico
   e. Dependendo do neurotransmissor pré-sináptico liberado e do receptor pós-sináptico ativado, a membrana pós-sináptica pode ser despolarizada ou hiperpolarizada

Bibliografia

Bear MF, Connors BW, Paradiso MA. *Neuroscience: Exploring the Brain*. 6th ed. Philadelphia: Lippincott, Williams & Wilkins; 2018.

Boron WF, Boulpaep EL. *Medical Physiology*. 3rd ed. Philadelphia: Saunders; 2017.

Brodal P. *The Central Nervous System: Structure and Function*. 5th ed. New York: Oxford University Press; 2016.

Brunton L, Hilal-Dandan R, Knollman B, eds. *Goodman and Gilman's the Pharmacological Basis of Therapeutics*. 13th ed. New York: McGraw Hill; 2018.

Hall JE. *Guyton and Hall Textbook of Medical Physiology*. 13th ed. Philadelphia: Saunders; 2016.

Jones RA, Harrison C, Eaton SL, et al. Cellular and molecular anatomy of the human neuromuscular junction. *Cell Rep*. 2017;21(9):2348–2356.

Li XM, Dong XP, Luo SW. Retrograde regulation of motoneuron differentiation by muscle beta-catenin. *Nat Neurosci*. 2008;11(3):262–268.

MacKay RJ, Van Metre DC. Diseases of the nervous system. In: Smith BP, eds. *Large Animal Internal Medicine*. 5th ed. St Louis: Mosby Elsevier; 2015.

Meyer JS, Quenzer LF. *Psychopharmacology: Drugs, The Brain, and Behavior*. 2nd ed. Sunderland, Mass: Sinauer; 2013.

Nestler EJ, Hyman SE, Holtzman DM, Malenka RC. *Molecular Neuropharmacology: A Foundation for Clinical Neuroscience*. 3rd ed. New York: McGraw-Hill; 2015.

Sudhof TC. Neurotransmitter release: the last millisecond in the life of a synaptic vesicle. *Neuron*. 2014;80:675–690.

6

Fisiologia do Músculo

BRADLEY G. KLEIN

PONTOS-CHAVE

1. O movimento do corpo é o resultado da contração de um músculo esquelético ao longo de uma articulação móvel.
2. Há vários níveis de organização em qualquer músculo esquelético.
3. Os potenciais de ação no sarcolema se propagam para o interior da célula pelos túbulos transversos.
4. O potencial de ação no sarcolema é indiretamente associado ao mecanismo de contração por meio da liberação de Ca^{2+} do retículo sarcoplasmático.
5. O deslizamento da actina sobre a molécula de miosina provoca o encurtamento físico do sarcômero.
6. A maioria das fibras musculares esqueléticas pode ser classificada como de contração rápida ou de contração lenta.
7. Os músculos alteram sua força de contração variando o número de unidades motoras ativas ou sua taxa de ativação.
8. O eletromiograma é a medida clínica do comportamento elétrico em um músculo esquelético.
9. A estrutura dos músculos cardíacos e lisos é diferente da estrutura do músculo esquelético.
10. O papel dos íons Ca^{2+} no acoplamento de excitação-contração nos músculos cardíacos e lisos é diferente no músculo esquelético.

Existem três tipos de músculo no corpo: esquelético, cardíaco e liso. O músculo esquelético compõe cerca de 40% do corpo, e os músculos lisos e cardíacos, cerca de mais 10%. Como em medicina veterinária a maior parte dos pacientes com doenças do sistema neuromuscular apresenta anomalias do movimento, é importante entender o funcionamento do músculo esquelético e seu controle pelo sistema nervoso. As anomalias do músculo cardíaco e liso são bastante destacadas em muitos outros distúrbios clínicos (p. ex., miocardiopatia dilatada, hipertensão, hipertrofia do músculo detrusor) e são frequentes alvos de intervenções clínicas farmacológicas (p. ex., simpatomiméticos, antagonistas de receptores adrenérgicos).

Este capítulo explica a fisiologia do músculo esquelético e faz breves comparações com os músculos cardíacos e lisos. A musculatura cardíaca é descrita em mais detalhes nos capítulos da Parte 3. O papel da musculatura lisa em outros sistemas corpóreos é mencionado em todo este livro, e seu controle neural é discutido no Capítulo 13.

O movimento do corpo é o resultado da contração de um músculo esquelético ao longo de uma articulação móvel

O músculo esquelético consiste em um "ventre" muscular carnoso contrátil central e dois tendões, um em cada extremidade do músculo. O músculo e seus tendões se distribuem no corpo de tal maneira que se originam em um osso e se inserem em um osso diferente, passando sobre uma articulação. À medida que o músculo se contrai, encurtando a distância entre os tendões de origem e de inserção, os ossos se movem um em relação ao outro, e a articulação se dobra (Figura 6.1). Ativado por um nervo motor, o músculo esquelético só pode encurtar. A maioria das articulações tem um ou mais músculos em ambos os lados, para diminuir (*flexão*) ou aumentar seu ângulo (*extensão*).

O movimento do corpo realizado por um animal é decorrente da contração do músculo esquelético ao longo de uma articulação móvel. Portanto, é importante compreender a anatomia e a fisiologia do músculo antes de discutir como o sistema nervoso coreografa a contração de grupos de células musculares para realização da série impressionante de movimentos corpóreos.

Há vários níveis de organização em qualquer músculo esquelético

A Figura 6.2 ilustra os níveis de organização em um músculo esquelético típico. Cada ventre muscular, observado durante uma dissecção, é formado por uma quantidade diferente de células musculares (normalmente chamadas de *fibras musculares*), com comprimento de vários centímetros entre os tendões de origem e de inserção. As fibras têm 5 a 100 μm de diâmetro e contêm muitos núcleos, mitocôndrias e outras organelas intracelulares. A membrana limitante externa da fibra é chamada de *sarcolema*. O sarcolema é composto por uma membrana celular verdadeira, denominada *membrana plasmática*, e uma camada externa polissacarídica, que se liga aos tendões nas extremidades das células. Com poucas exceções, cada fibra muscular é inervada por um único neurônio motor, e a região da junção neuromuscular está localizada aproximadamente no meio da fibra, em relação às extremidades.

Uma fibra muscular é formada por subunidades sucessivamente menores (Figura 6.2), contendo centenas a milhares de *miofibrilas* dispostas paralelamente ao longo de seu comprimento, como um punhado de espaguete. Cada miofibrila é formada por uma série linear de *sarcômeros*, as unidades básicas contráteis da fibra muscular, que podem ser contadas em dezenas de milhares.

O sarcômero tem um disco em cada extremidade, chamado de *disco Z* (Figuras 6.2 e 6.3). Ele contém diversos tipos de moléculas

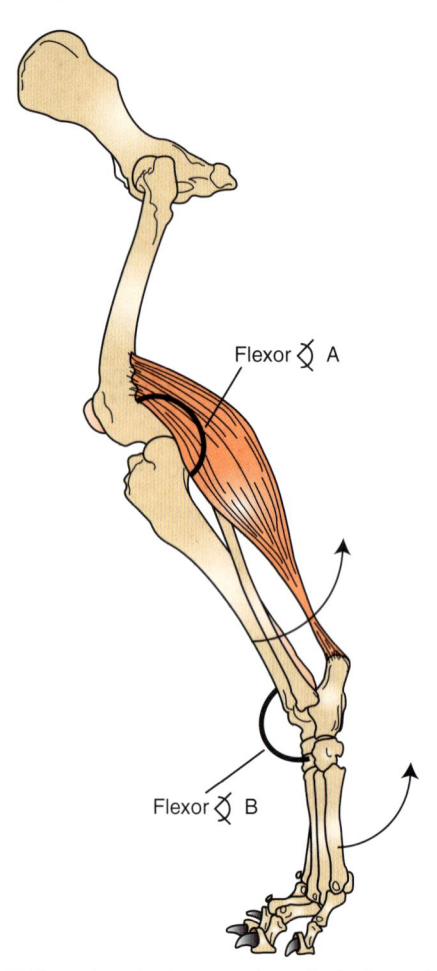

Figura 6.1 O movimento do corpo é resultado da contração (encurtamento) de um músculo esquelético ligado a uma articulação móvel. A contração do músculo diminui o ângulo flexor na articulação *A* (joelho) e aumenta o ângulo de flexão na articulação *B* (articulação do tarso). Isso produz os respectivos movimentos articulares indicados pelas *setas*.

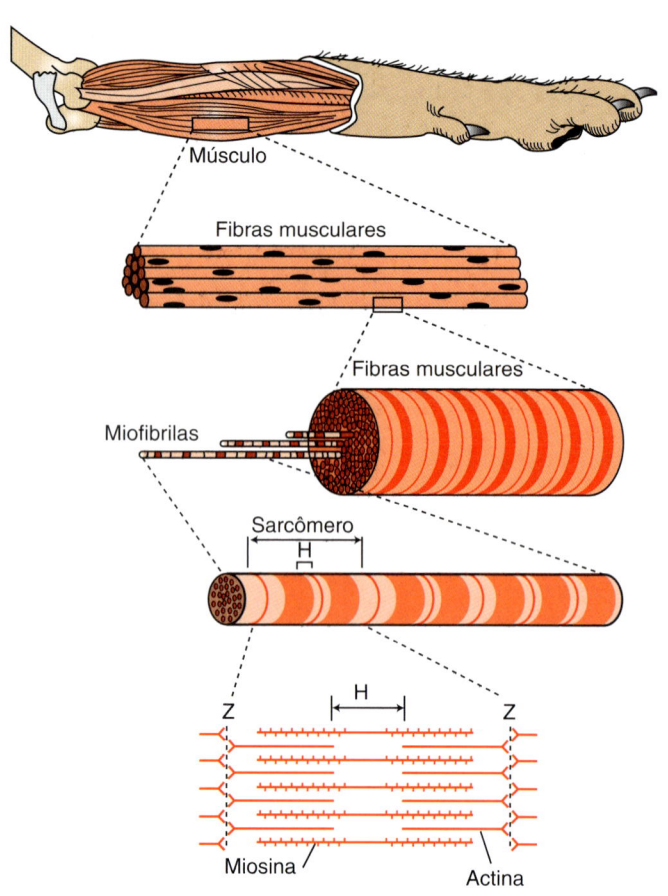

Figura 6.2 Um músculo esquelético típico apresenta vários níveis de organização. As letras *H* e *Z* foram escolhidas para identificar as faixas observadas durante o exame microscópico.

proteicas grandes responsáveis pela contração muscular, muitas das quais são polimerizadas. Numerosos filamentos finos de uma proteína, denominada *actina*, estão ligados aos discos Z e se estendem em direção ao centro do sarcômero, como dedos paralelos apontando uns para os outros. Cada filamento de actina é composto por dois cordões helicoidais entrelaçados da proteína actina e dois semelhantes da proteína *tropomiosina*, todos ligados uns aos outros como uma grande hélice complexa (ver Capítulo 1, Figura 1.5). Também localizadas intermitentemente ao longo dos cordões de tropomiosina-actina estão moléculas de uma proteína globular complexa, denominada *troponina*, que podem ligar tropomiosina e actina e têm afinidade pelos íons cálcio (Ca^{2+}). Suspensos entre os finos filamentos de actina, e paralelos a eles, estão outros filamentos mais grossos de polímeros da proteína *miosina* (Figura 6.3). Uma molécula de miosina contém uma cauda de hélices entrelaçadas e duas cabeças globulares, que podem se ligar tanto a trifosfato de adenosina (ATP) quanto a actina (ver Capítulo 1, Figuras 1.3 e 1.4). Cerca de 500 cabeças de um filamento grosso de miosina formam pontes cruzadas que interagem com a actina para encurtar o sarcômero à medida que essas cabeças se flexionam e relaxam. O sarcômero também contém uma proteína grande, a *titina*. A titina, ligada à miosina e ao disco Z, ajuda a manter a relação lado a lado de actina e miosina, bem como o comprimento de repouso durante o relaxamento.

Abaixo da membrana plasmática da célula muscular, está o *retículo sarcoplasmático,* uma organela intracelular de armazenamento que forma uma rede ao redor das miofibrilas (Figura 6.4). Essa extensa bolsa de armazenamento sequestra íons Ca^{2+} no músculo relaxado e é análoga ao retículo endoplasmático liso em outras células.

Localizados perpendicularmente ao eixo longitudinal da fibra muscular, há tubos de membranas plasmáticas formados por invaginações periódicas do sarcolema (ver Figura 6.4). Esses *túbulos transversos*, ou *túbulos T*, atravessam todo o diâmetro dessa fibra como um canudo flexível que passa em sentido transversal pelo punhado de espaguete (miofibrilas) já citado. Os túbulos T serpenteiam entre as miofibrilas, formando junções com a rede de retículo sarcoplasmático que as rodeia (Figura 6.5). Como são formados por invaginações do sarcolema (membrana plasmática), esses túbulos são preenchidos pelo líquido extracelular e são importantes porque permitem que a membrana plasmática eletricamente excitável da fibra muscular conduza a despolarização do potencial de ação para o interior da fibra.

Os potenciais de ação no sarcolema se propagam para o interior da célula pelos túbulos transversos

As células do músculo esquelético, como as células nervosas, têm um potencial em repouso da membrana que pode ser despolarizado por transmissão sináptica na junção neuromuscular (ver Capítulo 5). Nessa junção, a acetilcolina liberada pelo neurônio motor ativa receptores nicotínicos no sarcolema da placa motora da célula muscular. A despolarização resultante, chamada *potencial de placa terminal* (*EPP*), é análoga a um potencial pós-sináptico

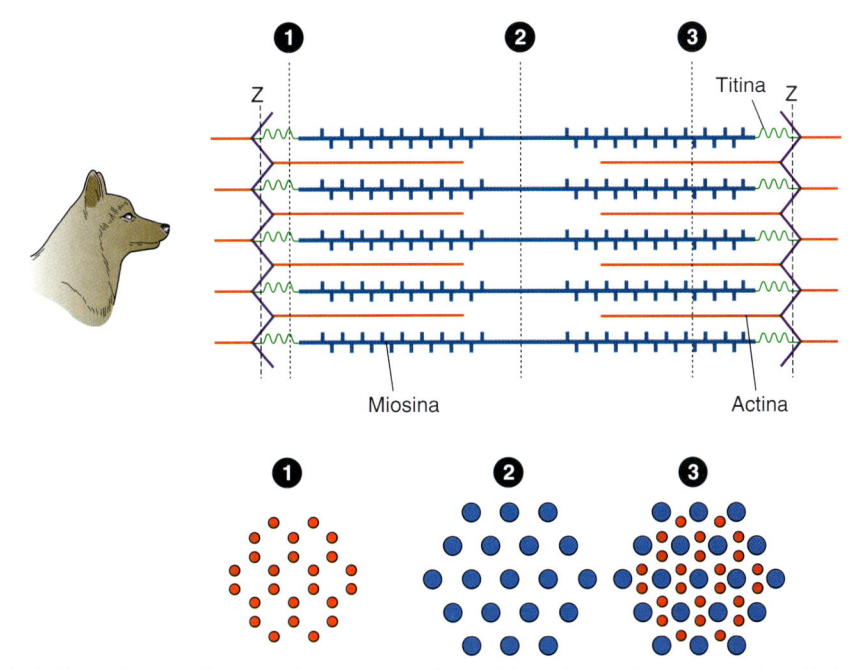

● **Figura 6.3** Arranjo paralelo de filamentos de actina e miosina em um sarcômero. Na *parte superior*, o espectador está olhando a extremidade de um sarcômero. Na *parte inferior*, visualiza-se a organização dos filamentos de actina e miosina, respectivamente, em cada um dos três pontos de corte transversal indicados na *parte superior* da figura. (Modificada de Boron WF, Boulpaep EL. *Medical physiology*. 2nd ed. Philadelphia: Saunders; 2009.)

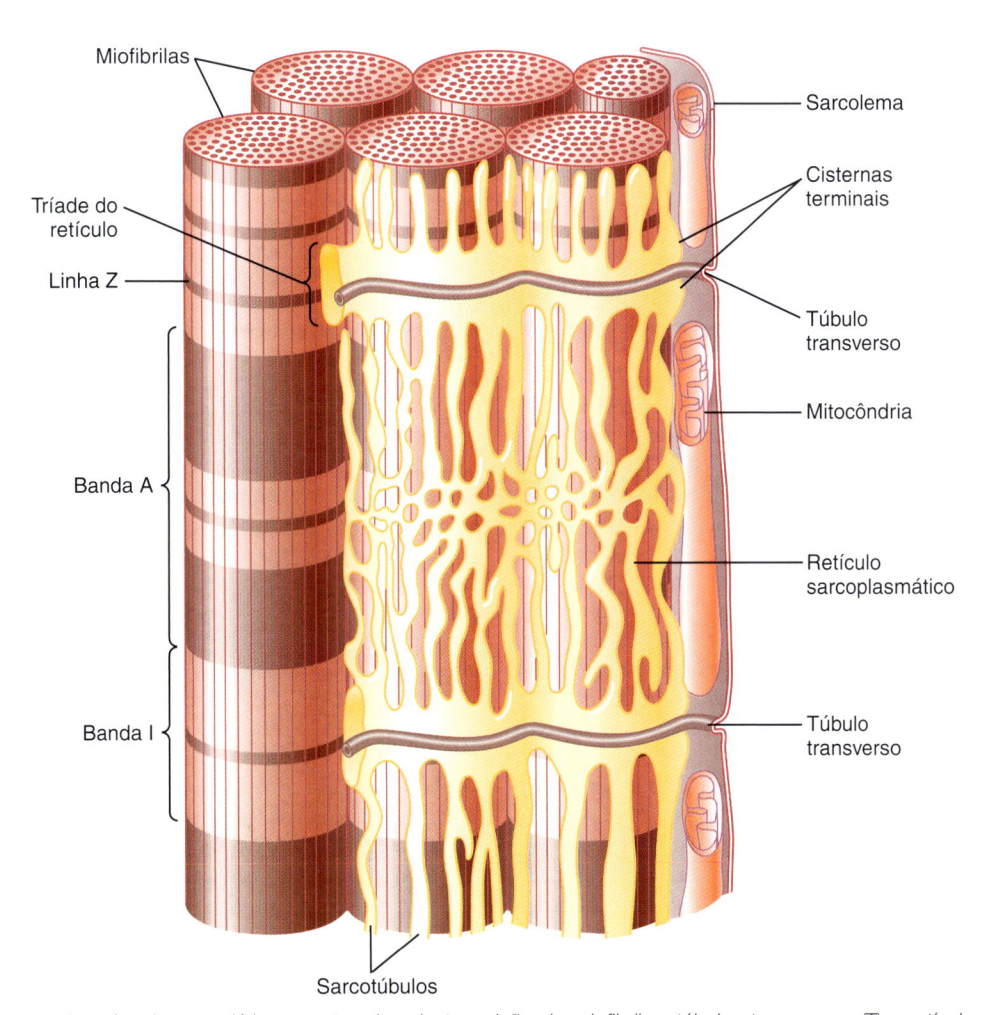

● **Figura 6.4** Diagrama do músculo esquelético, mostrando a justaposição de miofibrilas, túbulos transversos (T) e retículos sarcoplasmáticos. (Redesenhada de Bloom W, Fawcett DW. *A Textbook of histology*. Philadelphia: WB Saunders; 1986. Modificada de Peachey LD. J Cell Biol. 1965; 25:209. Desenhada por Sylvia Colard Keene. In Guyton AC, Hall JE. *Textbook of medical physiology*. 11th ed. Philadelphia: Saunders; 2006.)

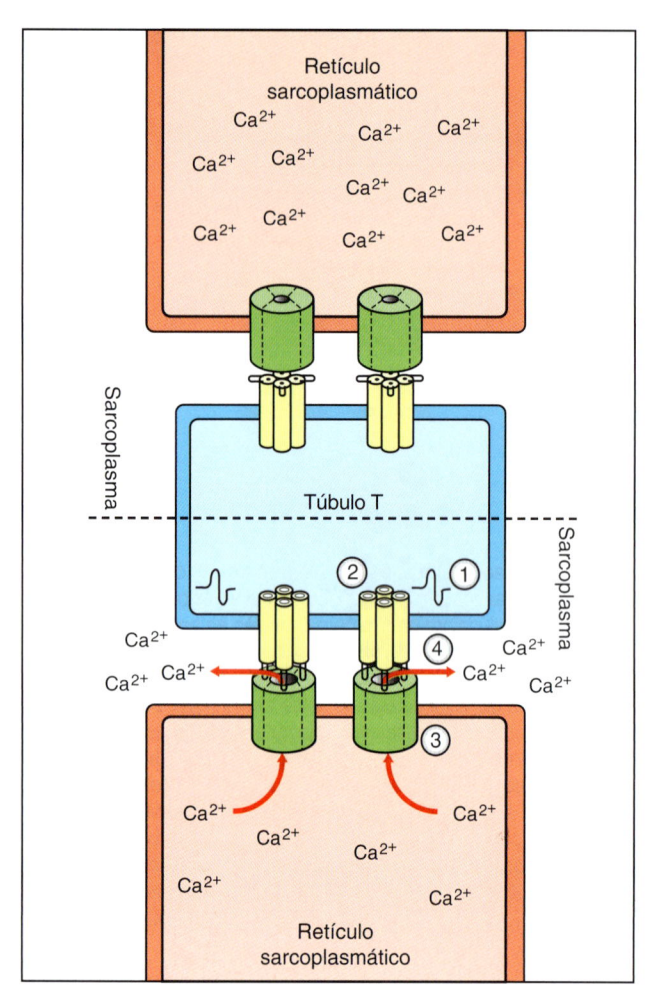

• Figura 6.5 Relação entre os túbulos T (TT) e retículo sarcoplasmático (SR) durante acoplamento excitação-contração. *Acima da linha tracejada*, Junção TT-retículo sarcoplasmático em repouso. *Abaixo da linha tracejada*, *1*, A propagação do potencial de ação produz a despolarização da membrana do TT. *2*, A despolarização induz a alteração conformacional dos agregados de canais de Ca^{2+} dependentes de voltagem (em *amarelo*) na membrana do TT. *3*, A abertura dos canais de liberação de Ca^{2+} na membrana do SR (em *verde*) é causada pelo acoplamento mecânico com alteração conformacional dos canais de Ca^{2+} dependentes de voltagem no TT. *4*, O Ca^{2+} é liberado do SR para o sarcoplasma, onde pode banhar os sarcômeros (*não mostrados*) e induzir a contração. (Modificada de Boron WF, Boulpaep EL. *Medical physiology: a cellular and molecular approach*. Updated edition. Philadelphia: Saunders; 2005.)

excitatório (PPSE) (ver Capítulo 4, Figura 4.5) em um neurônio. No entanto, a magnitude de um EPP é suficiente para abrir canais de sódio (Na^+) dependentes de voltagem, também encontrados no sarcolema da placa motora (ver Capítulo 5, Figuras 5.1 e 5.2), em quantidade suficiente para disparar um potencial de ação na fibra muscular. Portanto, é no sarcolema da junção neuromuscular que os potenciais de ação da fibra muscular são gerados.

O potencial de ação gerado na junção neuromuscular perto do meio da fibra muscular se difunde em ambas as direções por todo o seu comprimento por mecanismos similares aos usados para propagação do potencial de ação em axônios de neurônios não mielinizados. No entanto, os potenciais de ação no sarcolema são também transmitidos para o interior da fibra muscular pelos túbulos T (ver Figura 6.5). Isto permite que o potencial de ação alcance o retículo sarcoplasmático que cerca as miofibrilas, mesmo nas regiões mais internas da fibra muscular. As consequências da chegada do potencial de ação no retículo sarcoplasmático são fundamentais para o acoplamento de excitação (o potencial de ação) com a contração (encurtamento) dos sarcômeros das miofibrilas.

O potencial de ação no sarcolema é indiretamente associado ao mecanismo de contração por meio da liberação de Ca^{2+} do retículo sarcoplasmático

Enquanto uma elevação do Ca^{2+} citoplasmático no terminal do neurônio é fundamental para iniciar o processo de liberação de transmissor, no sarcoplasma (citoplasma) da célula muscular é importante para iniciar a *contração*. Em repouso, os íons Ca^{2+} são bombeados para fora do sarcoplasma e armazenados no retículo sarcoplasmático por uma bomba dependente de energia em conjunto com proteínas ligantes de Ca^{2+} no retículo sarcoplasmático. Isso deixa a concentração de Ca^{2+} no sarcoplasma muito baixa para iniciar a contração. Entretanto, à medida que um potencial de ação se difunde ao longo da superfície da fibra muscular e para o seu interior ao longo dos túbulos T, a despolarização chega à junção entre os túbulos e o retículo sarcoplasmático (ver Figura 6.5). A chegada do potencial de ação nessa junção leva à liberação de íons Ca^{2+} armazenados pelo retículo sarcoplasmático. Esses íons Ca^{2+} se difundem pelo sarcoplasma de acordo com seu gradiente de concentração, banham o sarcômero das miofibrilas e, então, desencadeiam a contração. À medida que o potencial de ação passa, os íons Ca^{2+} são novamente bombeados para o retículo sarcoplasmático e há relaxamento. Esse ciclo de eventos é conhecido como *acoplamento excitação-contração*.

A ligação entre o potencial de ação no túbulo transverso e a liberação de Ca^{2+} do retículo sarcoplasmático é mediada por complexos de canais de Ca^{2+} dependentes de voltagem no túbulo T e por canais de liberação de Ca^{2+} no retículo sarcoplasmático (ver Figura 6.5). Os canais de Ca^{2+} acionados por voltagem também são chamados de receptores de di-hidropiridina (DHP) porque podem ser inibidos por essa classe de anti-hipertensivos/antiarrítmicos, também conhecidos como *bloqueadores de canais de Ca^{2+}*. Os canais de liberação de Ca^{2+} também são denominados receptores de rianodina e podem ser ativados por cafeína. Na musculatura esquelética, acredita-se que há um mecanismo de acoplamento do complexo de canais de Ca^{2+} acionados por voltagem com subunidades do canal de liberação de Ca^{2+} para que a abertura dos canais de Ca^{2+} acionados por voltagem no túbulo T, induzida pelo potencial de ação, produza uma alteração direta na configuração dos canais de liberação do retículo endoplasmático, permitindo o escape dos íons Ca^{2+} para o sarcoplasma. Além da abertura em decorrência da interação mecânica com os canais de Ca^{2+} acionados por voltagem do túbulo T, os canais de liberação do íon no retículo sarcoplasmático podem ser abertos pelo Ca^{2+} que entra pelos canais acionados por voltagem. No entanto, esse mecanismo é mais importante no acoplamento excitação-contração no músculo cardíaco do que no músculo esquelético (como discutido a seguir).

O deslizamento da actina sobre a molécula de miosina provoca o encurtamento físico do sarcômero

A Figura 6.6 ilustra o sarcômero no estado de relaxamento e em seu estado mais curto, contraído. O sarcômero passa de relaxado para contraído na presença de íons Ca^{2+}. Na presença de Ca^{2+} e de uma fonte suficiente de ATP, os filamentos finos de actina se movem paralelamente ao longo dos filamentos grossos de miosina

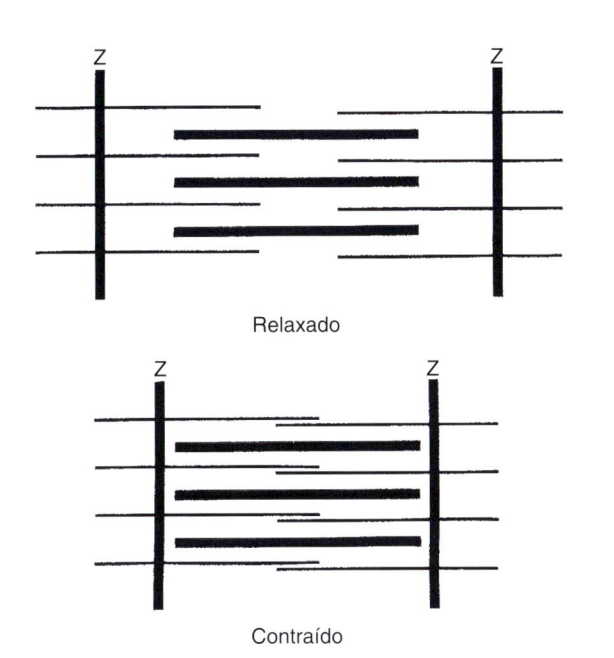

Relaxado

Contraído

● **Figura 6.6** O deslizamento da actina sobre a molécula de miosina provoca o encurtamento físico (contração) do sarcômero.

Conformação não ligada, em extensão

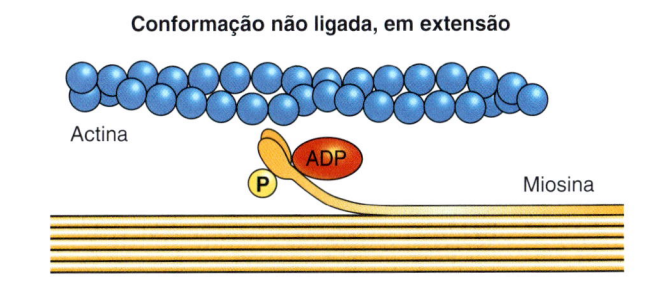

Conformação ligada, em flexão

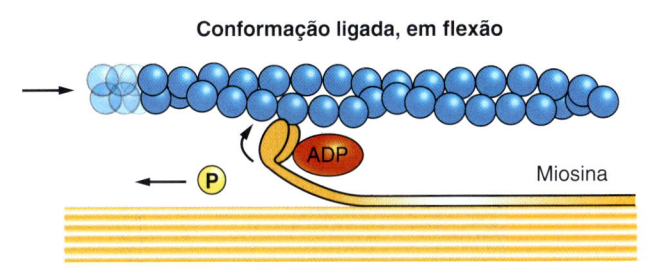

● **Figura 6.7** A ligação actina-miosina e a flexão das cabeças de miosina fazem com que a actina deslize sobre os filamentos de miosina. *Superior*, O ATP ligado à cabeça da miosina sofreu hidrólise em ADP e fosfato inorgânico (*P*). Neste estado, a cabeça da miosina está estendida e separada da actina. *Inferior*, A cabeça da miosina em repouso se liga à actina, formando uma ponte cruzada. A dissociação de P da cabeça da miosina induz sua flexão, puxando o filamento de actina e a miosina. Isto provoca *liberação de energia*. (Redesenhada de Boron WF, Boulpaep EL. *Medical physiology*. 2nd ed. Philadelphia: Saunders; 2009.)

devido ao movimento repetitivo das cabeças dessas moléculas, encurtando o sarcômero. Como cada miofibrila é composta por uma série linear de sarcômeros repetidos e conectados, o resultado é o encurtamento da distância física entre as duas extremidades do músculo. Uma explicação molecular mais detalhada deste mecanismo de deslizamento de filamentos para encurtamento do sarcômero é dada no Capítulo 1 como um exemplo de especificidade de ligação e interações alostéricas de proteínas. No entanto, os eventos podem ser brevemente resumidos da seguinte maneira.

Há sítios para ligação à cabeça da molécula de miosina em vários pontos do filamento fino de actina (ver Capítulo 1, Figuras 1.4 e 1.5). Na ausência de íons Ca^{2+}, esses sítios são cobertos por moléculas de tropomiosina, que normalmente estão entrelaçadas na hélice de actina. Na presença de Ca^{2+} e sua ligação à troponina – um complexo molecular regulador ligado à tropomiosina – o complexo de troponina sofre uma alteração em sua configuração. Acredita-se que isso faça a molécula de tropomiosina se afastar, revelando o sítio de ligação da miosina no ligamento fino de actina e permitindo a interação entre actina e miosina. Isso é associado ao ciclo de formação de pontes cruzadas de actina e miosina. Por meio da ligação e da hidrólise de ATP (a difosfato de adenosina [ADP] + fosfato) e subsequente dissociação do fosfato, a cabeça da miosina alternadamente se estende (estado "levantado") e flexiona (a liberação de energia) enquanto, de maneira coordenada, se une e se solta dos sítios de ligação expostos no filamento fino de actina (Figura 6.7). Isto resulta no deslizamento em paralelo desses filamentos ao longo dos filamentos grossos de miosina para encurtar o sarcômero (ver Figura 6.6). Na ausência de íons Ca^{2+}, os sítios de ligação de miosina na actina ficam novamente bloqueados, e o sarcômero relaxa.

A maioria das fibras musculares esqueléticas pode ser classificada como de contração rápida ou de contração lenta

As fibras dos músculos esqueléticos com altas velocidades de contração são, às vezes, chamadas de *fibras de contração rápida*. Essas fibras tendem a ser maiores, têm retículo sarcoplasmático extenso

para liberação rápida de íons Ca^{2+} e possuem um suprimento menor de sangue e menos mitocôndrias, porque o metabolismo aeróbico é menos importante. Essas fibras sofrem fadiga um pouco mais rápido, mas são bem adaptadas para salto, corrida e outros movimentos breves e potentes.

Por outro lado, as *fibras de contração lenta* são fibras musculares menores, têm um suprimento abundante de sangue e mitocôndrias e possuem uma grande quantidade de mioglobina, uma proteína que contém ferro e armazena oxigênio, semelhante à hemoglobina. Essas fibras dependem mais do metabolismo oxidativo e, embora se contraiam a velocidades menores, são menos sujeitas à fadiga e estão mais bem adaptadas para a contração contínua de músculos extensores antigravidade.

Como as fibras de contração lenta apresentam mais mioglobina, às vezes são chamadas de *músculo vermelho*; e as de contração rápida são denominadas *músculo branco*. Um terceiro tipo, uma subclasse das fibras de contração rápida, tem propriedades entre os dois tipos anteriores. Normalmente, o ventre muscular é composto por uma mistura desses três tipos em proporções variáveis de acordo com o uso do músculo. Até certo ponto, essa combinação pode ser alterada com exercícios, como em um atleta que treina para um tipo diferente de modalidade esportiva. Na verdade, os tipos de fibras musculares podem ser mais bem representados como contínuos, com as fibras de contração rápida e lenta nos extremos, como opostos pertencentes a categorias exclusivas.

Os músculos alteram sua força de contração variando o número de unidades motoras ativas ou sua taxa de ativação

Ainda que cada fibra muscular seja inervada por um único neurônio, cada axônio do neurônio motor se ramifica à medida que atinge o músculo e inerva várias fibras musculares. Uma *unidade motora* é definida como um neurônio motor alfa (α) e o conjunto das fibras musculares *extrafusais* (estriadas, geradoras de força) por ele inervadas (Figura 6.8A). Todas as fibras musculares de cada unidade motora são do mesmo tipo funcional (p. ex., de contração lenta ou rápida), e um potencial de ação no neurônio motor faz com que todas se contraiam de maneira simultânea. Nas unidades motoras, existe uma relação entre o tipo funcional de fibra muscular inervada, o número de fibras musculares inervadas e o tamanho do neurônio motor. As unidades motoras pequenas tendem a ser formadas por um único neurônio motor, com um corpo celular pequeno e um axônio estreito, de condução mais vagarosa, que inerva um número reduzido de fibras de contração lenta. Já as unidades motoras grandes têm um neurônio motor com corpo celular extenso e um axônio largo, de condução mais rápida, inervando um vasto número de fibras de contração rápida. A ativação de uma unidade motora pequena produz um aumento menor, mais lento e menos fatigável da força contrátil do músculo

em comparação a outra maior. Os corpos celulares dos neurônios de todas essas unidades de um único músculo formam um agrupamento no sistema nervoso central (SNC), chamado de *agrupamento de neurônio motor* desse músculo (Figura 6.8B). No interior deste agrupamento, existem unidades motoras de vários tamanhos. Músculos com uma proporção maior de unidades motoras menores tendem a estar receptivos a um controle mais fino da força contrátil.

Embora um potencial de ação de um neurônio motor produza uma contração simultânea, breve, em todas as fibras musculares da unidade motora, o padrão de excitação das unidades motoras originárias do SNC produz a contração gradual, uniforme, de que a maior parte dos músculos é capaz. O SNC pode levar um músculo a se contrair com força maior, principalmente pelo aumento do número de unidades motoras que se contraem de uma só vez, o que é chamado de *somatória de múltiplas fibras* (ou *somatória espacial*). A força da contração também pode ser aumentada pela elevação da frequência de ativação de uma unidade motora, em que a contração subsequente começa antes do relaxamento da anterior; isso é denominado *somatória de frequência* (ou *somatória temporal*). Esses dois processos atuam juntos, por quase toda a gama de contração muscular, para ajustar a força muscular de maneira precisa.

O recrutamento de unidades motoras para aumentar a força contrátil pela somatória de múltiplas fibras ocorre de maneira ordenada, de acordo com o tamanho destas estruturas; assim, as menores são ativadas antes. Isso provoca o aumento gradual da força, em quantidades pequenas, mais precisas, quando a força muscular necessária é baixa. À medida que se expande, a força contrátil aumenta de forma rápida e progressiva devido à ativação ordenada de unidades motoras maiores. Assim, há uma uniformidade geral de contração, mantendo o movimento o mais preciso possível, até que sejam necessários aumentos maiores, mais grosseiros, geralmente quando já há uma tensão significativa no músculo. Em alguns músculos esqueléticos, o SNC pode comandar a ativação de uma porcentagem de unidades motoras por períodos extensos, e várias delas se revezam, mantendo a força de contração e a distância entre o tendão de origem e o tendão de inserção relativamente constantes.

Durante a somatória de frequência, o aumento da frequência de estimulação a um ponto em que o relaxamento entre os espasmos é mínimo ou nulo faz com que esses se unam para produzir a contração contínua do músculo. Caso isso gere a força contrátil máxima do músculo, há *tetania completa*. A tetanização do músculo cardíaco seria fatal, porque o coração precisa relaxar para ser enchido antes de se contrair para bombear o sangue. O Capítulo 19 descreve como o músculo cardíaco previne a tetania.

O eletromiograma é a medida clínica do comportamento elétrico em um músculo esquelético

À medida que um potencial de ação se propaga ao longo da fibra muscular, uma pequena parte da corrente elétrica gerada se difunde para longe da fibra, chegando até a pele sobrejacente. Eletrodos colocados sobre a pele ou inseridos na massa muscular podem registrar a somatória do potencial elétrico, quando o músculo se contrai. Essa medida, exibida visualmente, é chamada de *eletromiograma* (EMG) e representa para o músculo esquelético o mesmo que o eletrocardiograma (ECG) para o músculo cardíaco. O EMG, frequentemente utilizado junto à análise da condução nervosa, ajuda a determinar se a fraqueza ou paralisia é causada por alterações no músculo esquelético, na junção neuromuscular, no neurônio motor ou no SNC.

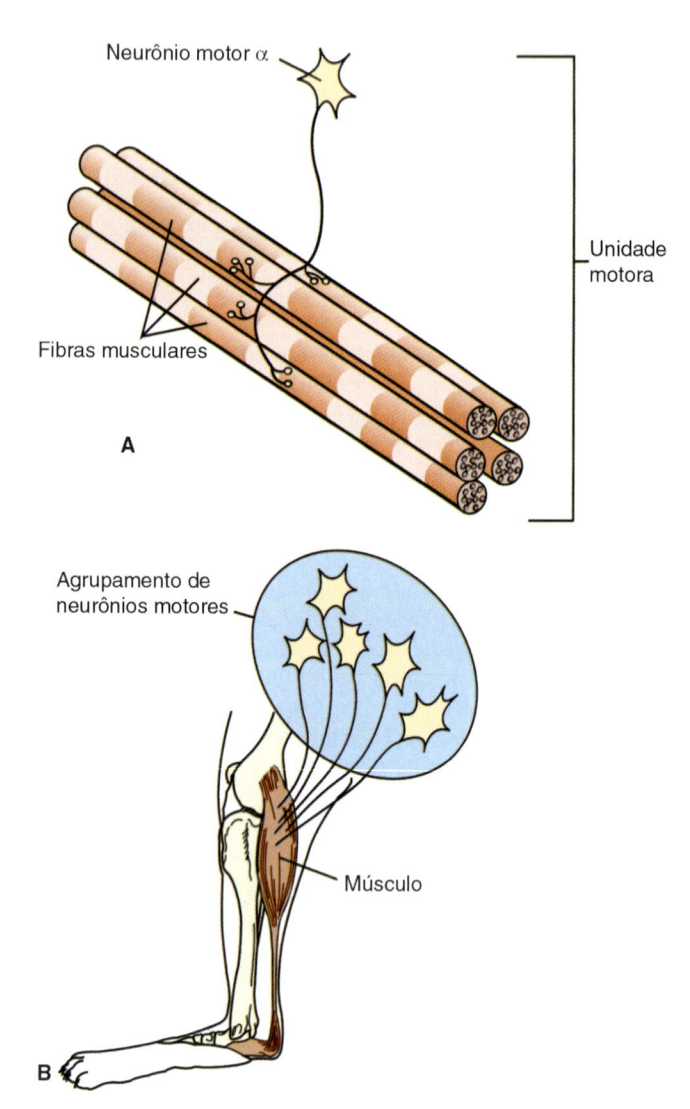

● **Figura 6.8** Inervação do músculo esquelético por neurônios motores α do sistema nervoso central (SNC). **A.** A unidade motora é um neurônio motor α e todas as fibras musculares esqueléticas por ele inervadas. **B.** Corpos de células nervosas de todas as unidades motoras de um único músculo formam um agrupamento dentro do SNC, chamado de *agrupamento de neurônio motor* daquele músculo. (Redesenhada de Bear MF, Connors BW, Paradiso MA. *Neuroscience: exploring the brain.* 3rd ed. Philadelphia: Lippincott, Williams & Wilkins; 2007.)

A estrutura dos músculos cardíacos e lisos é diferente da estrutura do músculo esquelético

O *músculo cardíaco* é estriado, a exemplo do músculo esquelético, e contém retículo sarcoplasmático e miofibrilas; o componente contrátil fundamental é formado por subunidades de actina e miosina (ver Capítulo 19, Figura 19.1). O músculo cardíaco também contém túbulos transversos, mas difere do esquelético em alguns aspectos importantes. As células mais curtas do músculo cardíaco são eletricamente unidas entre si pelas junções em hiato (*gap junctions*) interconectadas que se encontram em *discos intercalados*, regiões de grande proximidade das membranas celulares alinhadas de ponta a ponta. Como as junções em hiato proporcionam continuidade entre o citoplasma de células adjacentes, os potenciais de ação podem propagar-se de uma célula muscular cardíaca para outra através desses discos intercalados, sem a necessidade de neurotransmissão química. Essa continuidade citoplasmática e o acoplamento elétrico não são características de fibras musculares esqueléticas. Além disso, diferentemente das fibras de músculo esquelético, as células do músculo cardíaco apresentam extensões semelhantes a ramos que formam as interconexões já mencionadas com algumas de suas vizinhas paralelas. Na verdade, como explicado no Capítulo 19, os potenciais de ação surgem espontaneamente em células especializadas do músculo cardíaco e, então, se propagam por uma grande população dessas células, como se fossem um sincício funcional. Isso pode provocar a contração coordenada de uma grande região muscular do coração. A frequência de tais potenciais de ação e a força da contração resultante são influenciadas pelo sistema nervoso autônomo, mas essa inervação não é necessária para a gênese do potencial de ação.

As células do *músculo liso*, a exemplo dos miócitos cardíacos, são menores e mais curtas do que as do músculo esquelético. Essas células não contêm túbulos T, e seu retículo sarcoplasmático é mal desenvolvido (Figura 6.9). As células do músculo liso dependem, principalmente, da difusão transmembrânica de íons Ca^{2+} a partir do líquido extracelular para induzirem as interações actina-miosina que são responsáveis pela contração (como discutido adiante). Embora as moléculas sobrepostas de actina e miosina formem as unidades contráteis das células do músculo liso, sua disposição não tem a regularidade estrutural responsável pelo aspecto estriado das células dos músculos esqueléticos e cardíacos. Os filamentos de actina estão ancorados em *corpos densos* (em vez de discos Z), que são encontrados no interior do citoplasma e na membrana celular. Portanto, essas células podem parecer encolher durante a contração.

Alguns tecidos de celulares musculares lisas, normalmente chamadas de *músculo liso unitário* ou *visceral* (por atuarem juntos como unidade), têm junções de hiato entre as células e são semelhantes a um sincício funcional, com transmissão do potencial de ação de célula para célula, e contração coordenada, como no músculo cardíaco. Esse tipo de tecido é abundante no trato gastrintestinal e em outros órgãos torácicos e abdominais (esse tipo de músculo liso é descrito em mais detalhes no Capítulo 28). Outro tipo de tecido celular do músculo liso, geralmente denominado *músculo liso multiunitário*, tem células musculares eletricamente isoladas, capazes de se contraírem de forma independente umas das outras. Este tecido pode ser encontrado, por exemplo, na íris e no corpo ciliar do olho, onde o controle da contração muscular deve ser preciso.

O tecido muscular liso é inervado por neurônios do sistema nervoso autônomo. Ao contrário das junções neuromusculares do músculo esquelético, tanto acetilcolina quanto norepinefrina podem ser liberadas (por diferentes neurônios) nas junções do músculo liso, e suas células podem ser excitadas ou inibidas por

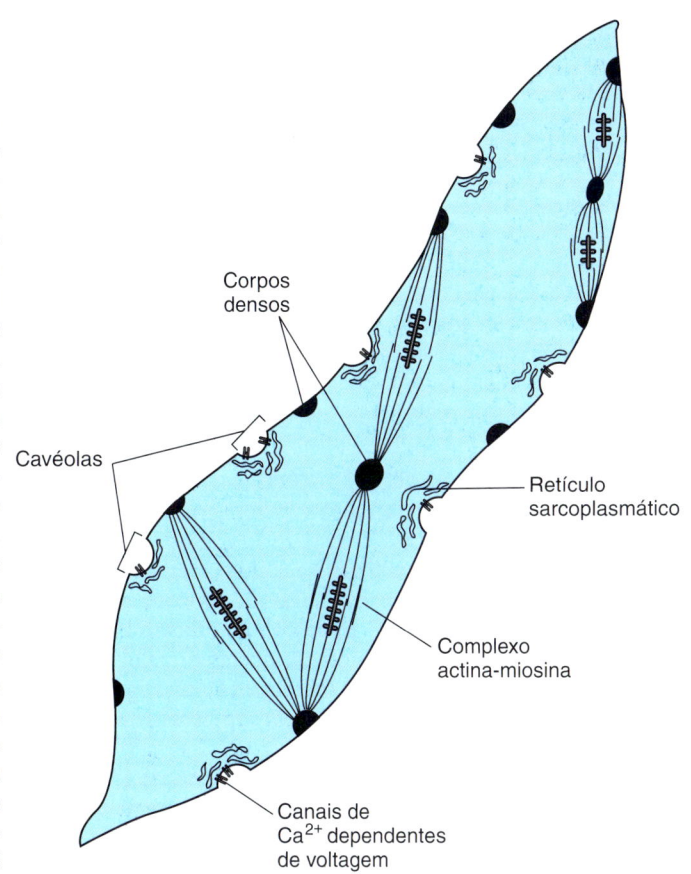

• **Figura 6.9** Organização geral de uma célula muscular lisa. Não há túbulos T, e o retículo sarcoplasmático é pouco desenvolvido. A difusão transmembrânica de Ca^{2+} por seus canais dependentes de voltagem na cavéola tem um papel importante no início da contração. Há actina e miosina, e a primeira está ancorada a corpúsculos densos. A ativação do complexo actina-miosina pode alterar o formato celular. (Modificada de Guyton AC, Hall JE. *Textbook of medical physiology*. 11th ed. Philadelphia: Saunders; 2006.)

sua estimulação pré-sináptica. O músculo liso visceral tende a receber uma inervação mais difusa de um neurônio autônomo, e o neurotransmissor é liberado a uma distância maior da célula muscular lisa em comparação a uma junção neuromuscular esquelética. No tecido muscular liso visceral de múltiplas camadas, a ativação pelo neurotransmissor nas células da superfície pode disseminar-se para as camadas profundas por meio de muitas junções em hiato entre as células. No músculo liso multiunitário, é mais comum encontrar estimulação sináptica em cada célula e uma fenda sináptica de largura semelhante à junção neuromuscular esquelética. Isso condiz com as ações mais independentes destas células, que têm continuidade elétrica intercelular. Além do controle pelos neurônios autônomos, vários tipos de tecido muscular liso podem contrair-se em resposta à geração autoinduzida de atividade elétrica, ação hormonal ou estiramento.

O papel dos íons Ca^{2+} no acoplamento de excitação-contração nos músculos cardíacos e lisos é diferente no músculo esquelético

A contração das células dos músculos cardíacos e lisos é provocada pelo deslizamento conjunto dos filamentos proteicos de actina e miosina, como ocorre no músculo esquelético. O deslizamento da actina sobre a miosina requer ATP e não ocorre a menos que haja íons Ca^{2+}, novamente, como no músculo esquelético. Entretanto, o que difere é a origem dos íons Ca^{2+} intracitoplasmáticos que permitem a contração.

No músculo esquelético, o Ca^{2+} está preso no retículo sarcoplasmático. Com a chegada do potencial de ação ao longo do sarcolema e do túbulo T, o Ca^{2+} é liberado do retículo e se difunde para o citoplasma, onde desencadeia a contração. Aqui, o mecanismo de abertura dos canais de liberação de Ca^{2+} do retículo sarcoplasmático pela abertura dos canais de Ca^{2+} acionados por voltagem do túbulo T é o veículo mais significativo para o aumento da concentração citoplasmática do íon. Após a passagem do potencial de ação, os íons Ca^{2+} são bombeados de volta para o interior do retículo sarcoplasmático, e o músculo relaxa. No músculo esquelético, pouco ou nenhum influxo de Ca^{2+} extracelular (o lúmen dos túbulos T é uma extensão do espaço extracelular) pelos canais iônicos, dependentes de voltagem do túbulo T, é necessário para a contração.

No músculo cardíaco, o retículo sarcoplasmático não é tão bem desenvolvido como no músculo esquelético. Portanto, o influxo de Ca^{2+} extracelular, por meio dos canais iônicos dependentes de voltagem do túbulo T, e a liberação de Ca^{2+} pelo retículo sarcoplasmático são importantes para o desencadeamento da contração. No músculo cardíaco, a chegada de um potencial de ação na membrana celular e nos túbulos T abre os canais de Ca^{2+} dependentes de voltagem, permitindo o influxo de Ca^{2+} extracelular para dentro do citoplasma. Estes íons Ca^{2+} podem ativar os canais de liberação do íon no retículo sarcoplasmático, e essas fontes combinadas de aumento da concentração intracelular de Ca^{2+} podem desencadear a contração. Esse cenário não mecanicamente acoplado de abertura dos canais de liberação de Ca^{2+} no retículo sarcoplasmático das células musculares cardíacas é chamado *liberação de Ca^{2+} induzida por Ca^{2+}*. A administração de *bloqueadores de canais de cálcio* (medicamentos anti-hipertensivos, como as di-hidropiridinas) impede a entrada de Ca^{2+} extracelular e reduz a força da contração. Após a passagem do potencial de ação, o relaxamento muscular é alcançado principalmente pelo bombeamento do Ca^{2+} citoplasmático de volta para o retículo sarcoplasmático, embora um pouco do íon seja transportado para o espaço extracelular pelo sarcolema.

Em muitas células do músculo liso, o retículo sarcoplasmático é pouco desenvolvido, e o influxo de Ca^{2+} extracelular é o elemento principal no desencadeamento do processo contrátil. Ainda que suas células não possuam túbulos T, o influxo de Ca^{2+} se deve, na despolarização da membrana, à ativação de canais de Ca^{2+} acionados por voltagem, que se localizam em pequenas depressões da membrana (*cavéolas*) (ver Figura 6.9). Os bloqueadores desses canais de cálcio interferem no processo e podem relaxar o músculo liso das paredes arteriais, o que dilata as artérias e abaixa a pressão arterial. Em muitas células do músculo liso, a contração é interrompida principalmente pelo transporte de Ca^{2+} de volta para o espaço extracelular, um processo um tanto lento.

Em alguns casos, a estimulação, mediada por receptores, das células do músculo liso por neurônios ou hormônios não provoca a despolarização da membrana celular, mas ainda causa a contração da célula muscular lisa. Por exemplo, a ativação de certos receptores da membrana acoplada à proteína G de músculos lisos (ver Capítulo 1, Figura 1.19), como aqueles que empregam inositol-trifosfato-diacilglicerol (IP$_3$-DAG) na via do segundo mensageiro, pode induzir a liberação dos depósitos de Ca^{2+} do retículo sarcoplasmático da célula muscular lisa, provocando contração.

O mecanismo usado pelo Ca^{2+} para indução do ciclo das pontes cruzadas de actina-miosina no músculo liso é diferente do observado nos músculos cardíacos e esqueléticos (ver Capítulo 1, Figura 1.17). Nos músculos cardíacos e esqueléticos, o ciclo das pontes cruzadas depende principalmente da remoção, induzida por Ca^{2+}-troponina, do bloqueio de tropomiosina no sítio de ligação da actina. Isso acontece porque a atividade ATPase da cabeça de miosina, que facilita a interação eficaz entre miosina e actina, é normalmente alta nesses tipos musculares. No músculo liso, onde não há troponina, o ciclo depende de Ca^{2+} para aumentar a atividade ATPase da cabeça da miosina (um processo lento) para que a interação com actina seja eficiente. Esse aumento da atividade ATPase é provocado pelo aumento da concentração intracelular de Ca^{2+}, que se liga à calmodulina e ativa a enzima *miosinoquinase (cadeia leve)* que, por sua vez, induz a fosforilação da cabeça da miosina.

CORRELAÇÕES CLÍNICAS

Vaca prostrada após o parto

Relato
Uma vaca Jersey, de 4 anos de idade, pariu seu segundo bezerro no início da manhã. O produtor chama você porque, depois do parto, a vaca se levantou, mas parecia descoordenada. Agora, algumas horas depois, ela está em decúbito e parece entorpecida. Ofereceram-lhe água e feno, mas ela não aceitou. Nenhuma outra vaca foi acometida. Esse animal não tem histórico de problemas médicos.

Exame clínico
A vaca parece entorpecida e não presta muita atenção em você e nem nas outras atividades do estábulo. Sua temperatura está um pouco baixa, e a frequência cardíaca ligeiramente aumentada. Seus movimentos respiratórios estão normais, mas ela está um pouco desidratada. Suas orelhas estão frias ao toque, o pulso periférico está fraco, e as contrações ruminais estão diminuídas. Ao exame, a vaca não parece apresentar qualquer lesão que a impeça de se levantar. O resultado do breve exame neurológico que você realiza é normal, mas há uma curvatura em formato de S na coluna vertebral.

Comentário
O mais provável é que esta vaca tenha *hipocalcemia* provocada pela alta demanda de cálcio para o desenvolvimento do bezerro no fim da gestação, associada à produção de colostro e leite. Como revisto neste capítulo, o cálcio é essencial para as contrações musculares. Também auxilia a estabilização da membrana (o retorno à fisiologia mais normal) em patologias dos nervos periféricos. A liberação de acetilcolina (ACh) nas junções neuromusculares é mediada por cálcio. A hipocalcemia diminui a liberação de ACh, o que pode causar paralisia. As deficiências de cálcio também podem causar tetania branda, às vezes observada em vacas com hipocalcemia. A causa não é clara, mas pode estar relacionada com uma influência direta do cálcio extracelular nos canais de outros íons. Todos os sinais clínicos – hipotermia, aumento da frequência cardíaca, pulsos fracos, paresia, extremidades frias, coluna vertebral curvada em forma de S e contrações ruminais diminuídas – podem ser atribuídos à hipocalcemia. É possível realizar um diagnóstico definitivo por meio da medida do cálcio ionizado. Entretanto, a maior parte dos veterinários e produtores fará o tratamento conforme os sinais clínicos, e o diagnóstico será confirmado pela resposta ao tratamento.

Tratamento
As vacas são tratadas com gliconato de cálcio, administrado lentamente por via intravenosa. A maior parte dos animais apresenta melhora dos sinais clínicos durante o tratamento. De modo geral, ficam mais espertas, a contratilidade do rúmen e a circulação periférica melhoram, e a temperatura corpórea é normalizada. A maioria tenta se levantar depois da medicamentação, cuja dose normalmente é de 1 g para cada 45 kg. Há alguns casos de recaída e necessidade de novo tratamento.

CORRELAÇÕES CLÍNICAS (*continuação*)

Hipertermia maligna

Relato
Você é o veterinário de um hospital universitário. Os clínicos de grandes animais e anestesistas anestesiaram um suíno com halotano. O animal começa a ter espasmos, e sua temperatura está aumentando.

Exame clínico
O halotano é desligado. O suíno está rígido, com aumento da temperatura, da frequência cardíaca (taquicardia) e da frequência respiratória (taquipneia). Os exames laboratoriais mostraram o aumento das enzimas musculares, originadas de danos musculares, e acidose.

Comentário
A maioria das espécies que desenvolvem hipertermia maligna apresenta um defeito no receptor de rianodina (outro nome para os canais de liberação de Ca^{2+} no retículo sarcoplasmático). Isso aumenta a liberação de Ca^{2+} no sarcoplasma, estimulando os músculos. Esta ativação descontrolada provoca rigidez, e, por causa das contrações musculares constantes, o animal havia sofrido danos musculares e consumido uma quantidade considerável de oxigênio. Assim, as enzimas musculares estão aumentadas, e o animal apresenta acidose em razão do consumo de energia e oxigênio.

Tratamento
O dantroleno pode ser dado para intervir na liberação de Ca^{2+} do retículo sarcoplasmático. O mecanismo exato é desconhecido; no entanto, por interferir na liberação de Ca^{2+}, o íon não pode ser usado nas contrações musculares. Por isso, o dantroleno pode causar o relaxamento dos músculos. Além disso, os pacientes devem ser bem ventilados para normalizar os resultados da gasometria. Líquidos geralmente são administrados para reduzir o acúmulo de creatinoquinase no músculo, sangue e rim. A reidratação pode normalizar o estado acidobásico em razão da correção da acidose láctica. Entretanto, se houver necessidade, a acidose pode ser corrigida com bicarbonato.

Questões de revisão

1. Troponina e tropomiosina são componentes de qual das seguintes estruturas?
   a. Filamento grosso de miosina
   b. Sarcolema
   c. Túbulo T
   d. Filamento fino de actina
   e. Retículo sarcoplasmático
2. Potenciais de ação no músculo esquelético desencadeiam a liberação do retículo sarcoplasmático de qual íon essencial para o processo contrátil do músculo?
   a. Ca^{2+}
   b. Na^+
   c. K^+
   d. Cl^-
   e. HCO_3^-
3. Massa volumosa de músculo esquelético pode ser levada (pelo sistema nervoso central) a se contrair com mais força por meio de:
   a. Aumento do número de suas unidades motoras que se contraem simultaneamente
   b. Aumento da quantidade de acetilcolina liberada durante cada transmissão sináptica neuromuscular
   c. Aumento da frequência dos potenciais de ação no axônio do neurônio motor α
   d. Alternativas a e c
   e. Alternativas b e c
4. Qual dos seguintes elementos *não* é encontrado no músculo liso?
   a. Filamentos de actina
   b. Filamentos de miosina
   c. Túbulos T
   d. Canais de cálcio acionados por voltagem
   e. Retículo sarcoplasmático
5. Escolha a afirmativa *incorreta*:
   a. As membranas da fibra muscular e da célula nervosa são semelhantes porque ambas têm um potencial de membrana em repouso
   b. É possível fazer um músculo inteiro, como o gastrocnêmio, se contrair com mais força por meio do aumento do número de unidades motoras que se contraem
   c. O sistema de túbulos transversos da membrana muscular transmite o potencial de ação para o interior da célula muscular
   d. A membrana da célula muscular transmite os potenciais de ação por condução aos saltos
   e. O encurtamento de um músculo esquelético durante a contração é causado pelo deslizamento conjunto de filamentos de actina e miosina
6. Qual dos seguintes elementos tem *a menor probabilidade* de estar associado, de maneira significativa, a um músculo que realize principalmente movimentos breves e poderosos?
   a. Corpo celular grande de neurônio motor α
   b. Unidade motora pequena
   c. Fibras de contração rápida
   d. Músculo branco
   e. Unidade motora grande

Bibliografia

Bailey JG. Muscle physiology. In: Reece WO, eds. *Duke's Physiology of Domestic Animals*. 12th ed. Ithaca, NY: Comstock Publishing; 2004.

Bear MF, Connors BW, Paradiso MA. *Neuroscience: Exploring the Brain*. 4th ed. Philadelphia: Wolters Kluwer; 2016.

Boron WF, Boulpaep EL. *Medical Physiology*. 3rd ed. Philadelphia: Saunders; 2017.

Goff JP. Acute hypocalcemia (milk fever) in dairy cows (and goats). In: Smith BP, eds. *Large Animal Internal Medicine*. 5th ed. St Louis: Mosby; 2015.

Hall JE. *Guyton and Hall Textbook of Medical Physiology*. 13th ed. Philadelphia: Saunders; 2016.

Jiang D, Chen W, Xiao J, et al. Reduced threshold for luminal Ca^{2+} activation of RyR1 underlies a causal mechanism of porcine malignant hyperthermia. *J Biol Chem*. 2008;283(30):20813–20820.

Kandel ER, Schwartz JH, Jessell TM, et al, eds. *Principles of Neural Science*. 5th ed. New York: McGraw-Hill; 2013.

Koeppin BM, Stanton BA. *Berne and Levy Physiology*. 7th ed. Philadelphia: Elsevier; 2018.

Matthews GG. *Cellular Physiology of Nerve and Muscle*. 4th ed. Malden, Mass: Wiley-Blackwell; 2003.

Myhre JL, Pilgrim D. A titan but not necessarily a ruler: assessing the role of titan during thick filament patterning and assembly. *Anat Rec*. 2014;297:1604–1614.

Rosenberg H, Davis M, James D, et al. Malignant hyperthermia. *Orphanet J Rare Dis*. 2007;2:21–35.

Witherspoon JW, Meilleur KG. Review of RyR1 pathway and associated pathomechanisms. *Acta Neuropathol Commun*. 2016;4:121–140.

7

O Conceito de Reflexo

BRADLEY G. KLEIN

PONTOS-CHAVE

1. O arco reflexo contém cinco componentes fundamentais.
2. Os arcos reflexos podem ser segmentares, intersegmentares ou suprassegmentares.
3. Os arcos reflexos são amplamente distribuídos pelo sistema nervoso, e a avaliação dos reflexos constitui uma parte importante do exame neurológico.

O *arco reflexo*, o substrato neural de um reflexo, é fundamental para a fisiologia da postura e locomoção, assim como para o exame clínico do sistema nervoso. Um *reflexo* pode ser definido como uma resposta involuntária e qualitativamente invariável do sistema nervoso a um estímulo. Os reflexos são os exemplos comportamentais mais simples da função geral do sistema nervoso: coleta de informação sensorial, integração e resposta motora. Os reflexos são essenciais para a sobrevivência e são componentes de comportamentos mais complexos. A anatomia e a função de um arco reflexo, normalmente, já estão completamente desenvolvidas ao nascimento.

O arco reflexo contém cinco componentes fundamentais

Todos os arcos reflexos contêm cinco componentes básicos (Figura 7.1). Caso algum deles não funcione da maneira adequada, a resposta do reflexo é alterada.

1. Todos os reflexos começam com um *receptor sensorial* (Figura 7.1, nº 1). Os receptores sensoriais são bastante variáveis em um organismo, mas dividem uma função comum: transformam uma quantidade de energia ou a presença de um elemento químico ambiental em uma resposta celular que, direta ou indiretamente, produz potenciais de ação em um neurônio sensorial. Em outras palavras, esses receptores detectam sinais ambientais e os modificam em um formato que possa ser compreendido pelo sistema nervoso. Por exemplo, os receptores da retina transferem luz; os da pele transmitem calor, frio, pressão e outros estímulos cutâneos; os do fuso muscular, o estiramento do músculo; e os gustativos, o estímulo químico gerado pelas substâncias ingeridas. Um *receptor sensorial primário* é um neurônio com uma região especializada na transdução de estímulos (Figura 7.2; ver Capítulo 14). Um *receptor sensorial secundário* é uma célula não nervosa especializada para transdução de estímulo que, por sua vez, afeta a atividade neural pela liberação do neurotransmissor em um neurônio

(Figura 7.2; ver Capítulo 11). Os potenciais de ação resultantes da transdução de estímulos são gerados nos neurônios sensoriais com uma frequência proporcional à intensidade do estímulo transduzido. Esta proporcionalidade entre a intensidade de estimulação do receptor e a frequência dos potenciais de ação gerados no neurônio sensorial é chamada de *codificação de frequência*; é uma maneira importante utilizada pelo receptor para comunicar ao sistema nervoso central (SNC) a intensidade de luz, calor e estiramento, entre outros, que foi transduzida. Estímulos mais intensos também ativam um número maior de receptores sensoriais graças à *codificação populacional* da intensidade do estímulo.

2. O componente seguinte de um arco reflexo, já mencionado, é o *neurônio sensorial* (aferente do SNC; Figura 7.1, nº 2). Ele transmite potenciais de ação, resultantes da ativação do receptor, para o SNC. Novamente, em alguns casos, o receptor nada mais é do que uma região especializada, normalmente periférica, do

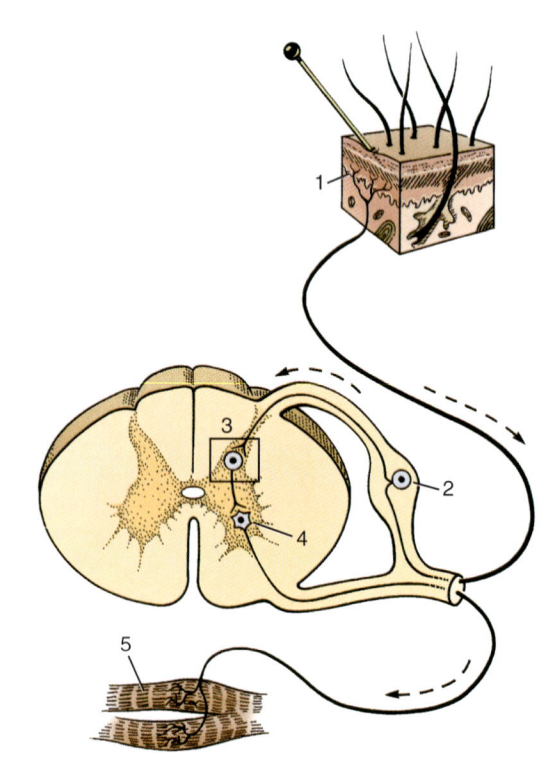

• **Figura 7.1** Um arco reflexo contém cinco componentes fundamentais: *1*, um receptor; *2*, um neurônio sensorial; *3*, uma ou mais sinapses no sistema nervoso central; *4*, um neurônio motor; *5*, um órgão-alvo, normalmente um músculo. (Fonte: Lahunta A, ed. *Veterinary neuroanatomy and clinical neurology*. 2nd ed. Philadelphia: Saunders; 1983.)

neurônio sensorial (receptores primários). Em outros casos, é fisicamente separado do neurônio motor e transmite o sinal através de uma sinapse (receptores secundários). Os neurônios sensoriais se ligam à medula espinal pelas raízes dorsais ou ao encéfalo pelos nervos cranianos.

3. O terceiro componente do arco reflexo é uma *sinapse* no SNC (Figura 7.1, nº 3). Na verdade, na maioria dos arcos reflexos, há mais de uma sinapse em série (*polissináptico*). Porém, alguns arcos reflexos originários do fuso muscular são monossinápticos (há uma única sinapse entre o neurônio sensorial estimulado e o neurônio motor de resposta). Nos reflexos polissinápticos, em que um ou mais neurônios se encontram entre o neurônio sensorial estimulado, o SNC e o neurônio motor de resposta, esses neurônios interpostos são chamados de *interneurônios* e podem ser considerados parte deste terceiro componente do arco reflexo.

4. O quarto componente é um *neurônio motor* (eferente do SNC; Figura 7.1, nº 4), que carreia os potenciais de ação do SNC em direção à sinapse com o órgão-alvo (efetor). Esses neurônios saem da medula espinal pelas raízes ventrais e deixam o encéfalo pelos nervos cranianos.

5. O último componente é um *órgão-alvo* (órgão efetor) que causa a resposta do reflexo (Figura 7.1, nº 5). Este órgão é geralmente um músculo, como as fibras de músculo esquelético do quadríceps do membro pélvico, no caso do reflexo patelar, ou do músculo liso da íris no reflexo pupilar à luz. O alvo também pode ser uma glândula, como a glândula salivar no reflexo salivar.

Na verdade, a resposta reflexa final a um estímulo em mamíferos raramente é o produto de um arco reflexo monossináptico de ação isolada. Mesmo que um neurônio sensorial participe de um arco reflexo monossináptico, normalmente estimula ramos que participam de circuitos reflexos polissinápticos no SNC. Além disso, até a resposta reflexa mais simples dos mamíferos envolve não somente a excitação de um ou mais músculos, mas também a inibição de outros músculos (normalmente seus antagonistas). O reflexo patelar é uma boa ilustração desses pontos (ver Capítulo 8). Com relação aos neurônios sensoriais que compõem esse reflexo, alguns de seus ramos terminais efetuam conexões monossinápticas de excitação com neurônios motores, que ativam o músculo quadríceps. Outros ramos terminais deste mesmo neurônio sensorial participam de circuitos dissinápticos, que inibem os neurônios motores que inervam os músculos isquiossurais antagônicos.

Além disso, os reflexos não operam isolados do restante do sistema nervoso. Os estímulos vindos de outras regiões do sistema nervoso, até os componentes do arco reflexo no SNC, podem modular a sensibilidade da resposta reflexa. Por exemplo, se a comunicação entre o encéfalo e a medula espinal estiver prejudicada, os reflexos nesta região da medula poderão ficar exagerados.

Os arcos reflexos podem ser segmentares, intersegmentares ou suprassegmentares

Um *reflexo segmentar* é aquele em que o arco reflexo passa por somente uma pequena porção rostrocaudal do SNC (Figura 7.3A). Nesses casos, a entrada do neurônio sensorial no SNC, o circuito no SNC e a região de saída do neurônio motor apresentam localização rostrocaudal similar. O termo reflexo segmentar é mais, frequentemente, utilizado em relação aos reflexos da medula espinal, mas alguns reflexos encefálicos têm natureza segmentar porque seu circuito é restrito a uma ou mais divisões maiores do órgão (p. ex., mesencéfalo, diencéfalo). O reflexo de

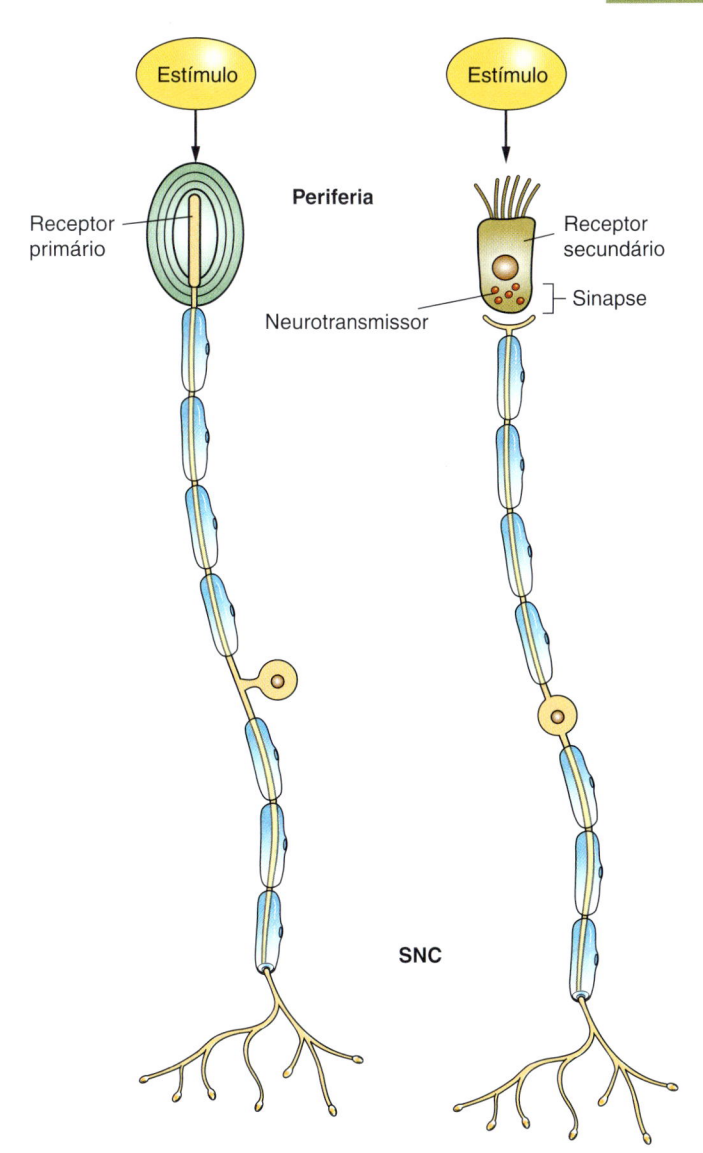

● Figura 7.2 Receptores sensoriais primários e secundários. Um receptor primário (*esquerdo*) é um neurônio com fim periférico especializado para a transdução de estímulo. Neste caso, em particular, a terminação periférica encapsulada do neurônio transduz o estímulo. O receptor secundário (*direito*) é uma célula não neural concebida para a transdução de estímulos, que subsequentemente libera o neurotransmissor para um neurônio adjacente. *SNC*, sistema nervoso central.

alongamento do quadríceps (reflexo patelar) e o reflexo pupilar à luz são exemplos de reflexos segmentares, pois utilizam, somente, um pequeno número de segmentos da medula espinal (p. ex., L4-L6) ou uma pequena região rostrocaudal do tronco encefálico, respectivamente.

O termo *reflexo intersegmentar* geralmente se refere a um arco reflexo em que o circuito do SNC abarca diversos segmentos da medula espinal rostral ou caudal ao sítio de entrada dos sinais do neurônio sensorial (ver Figura 7.3B). Um exemplo é o reflexo cutâneo do tronco. Nesse reflexo, os sinais de um beliscão na pele do dorso do tronco que entrem na região caudal até L5-L6, são levados em sentido rostral, até a região T8-C1, para excitar neurônios motores que saem da medula para ativação do músculo cutâneo do tronco. Caso o trajeto de um arco reflexo intersegmentar também passe por uma parte do encéfalo, o fenômeno é chamado *reflexo suprassegmentar*. Os reflexos vestibuloespinais, que produzem ajustes posturais em resposta à aceleração ou movimentação da

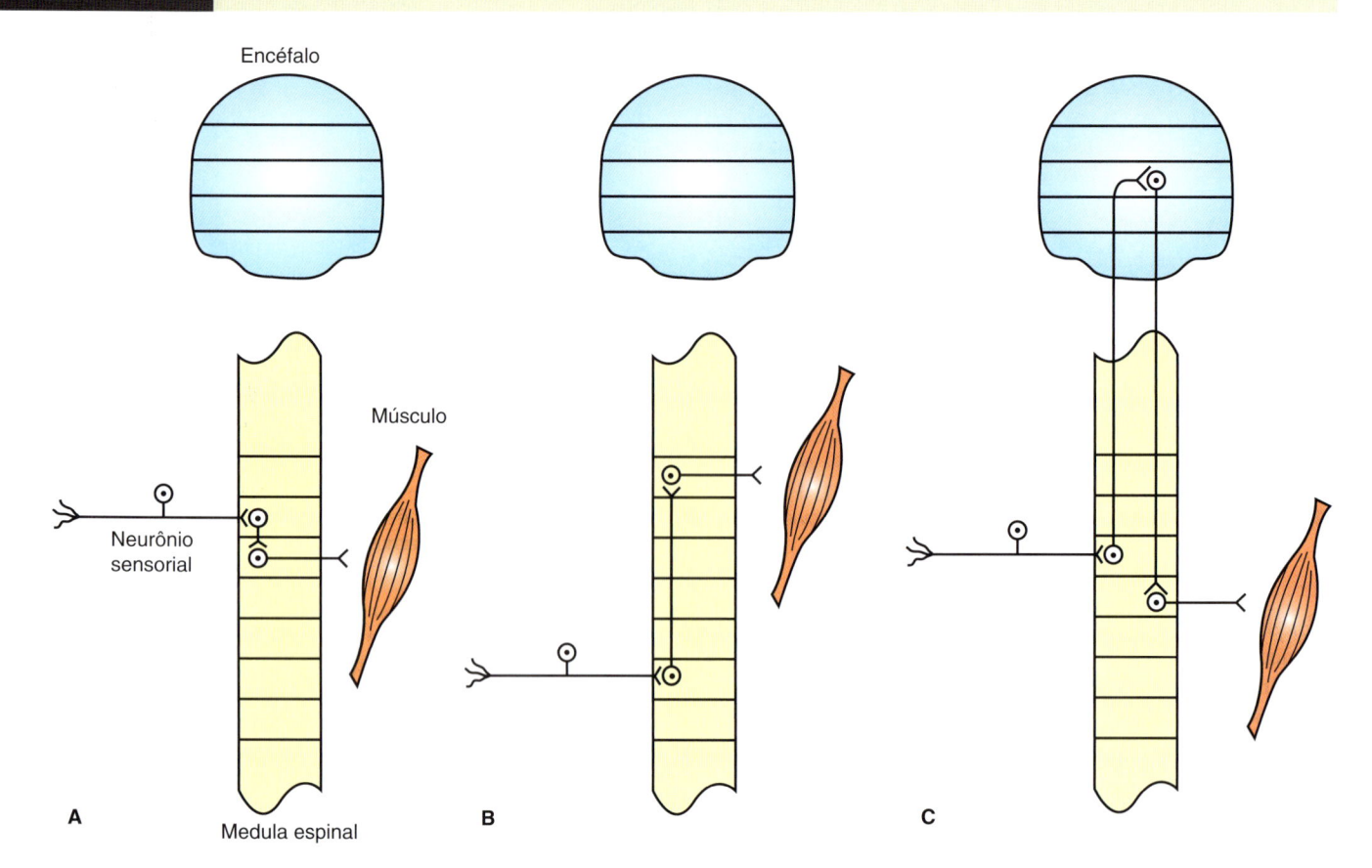

• **Figura 7.3** Reflexos segmentares, intersegmentares e suprassegmentares. **A.** No reflexo segmentar, a estimulação do neurônio sensorial, o circuito do sistema nervoso central (SNC) e a resposta do neurônio motor, atravessam somente um pequeno número de segmentos rostrocaudais do SNC. **B.** Os arcos reflexos intersegmentares atravessam vários segmentos da medula espinal a partir do local de estimulação do neurônio sensorial. **C.** Os reflexos suprassegmentares são arcos reflexos intersegmentares que incluem parte do encéfalo. Em alguns reflexos suprassegmentares, a estimulação do neurônio sensorial e a resposta do neurônio motor são bastante próximas no segmento rostrocaudal, e componentes do SNC vão e voltam do encéfalo distante. Estes são conhecidos como reflexos de alça longa. As linhas horizontais delimitam os segmentos da medula espinal (p. ex., L1 e L2), ou principais divisões encefálicas (p. ex., medula e ponte).

cabeça, são exemplos de reflexos supraespinais. Nestes reflexos vestibuloespinais, a informação sensorial, originária do aparelho vestibular da orelha interna, entra no SNC perto da borda pontobulbar do tronco encefálico e os neurônios motores que saem do SNC geralmente se distribuem por vários segmentos da medula espinal.

Em alguns reflexos suprassegmentares, a entrada do neurônio sensorial no SNC e a saída do neurônio motor têm localização rostrocaudal similar, mas o circuito do SNC entre elas vai e volta de uma região distante (ver Figura 7.3C). Estes reflexos são, ocasionalmente, chamados de reflexos de *alça longa*. A reação de posicionamento proprioceptivo (recolocação do membro) é uma avaliação clínica geralmente associada a essa categoria. Nessa reação, o animal imediatamente reposiciona o membro com os coxins para baixo depois que o clínico o flexiona para que sua superfície dorsal toque o solo ou o tampo da mesa. O circuito motor e sensorial dessa reação vai desde os nervos periféricos dos membros e segmentos associados da medula espinal até o encéfalo, e volta pelos mesmos segmentos da medula espinal e nervos periféricos do mesmo membro. Embora denominado reflexo por sua natureza consistente em animais normais, o termo "reação" é mais, comumente, usado por considerar as influências corticais conscientes.

Os arcos reflexos são amplamente distribuídos pelo sistema nervoso, e a avaliação dos reflexos constitui uma parte importante do exame neurológico

Os arcos reflexos são onipresentes no sistema nervoso, além de serem a base de grande parte da resposta inconsciente e involuntária de um animal ao seu ambiente. Muito do exame clínico do sistema nervoso feito por um médico-veterinário provoca respostas reflexas, como o reflexo pupilar à luz, o reflexo de alongamento muscular (patelar) e os reflexos de flexão.

O mau funcionamento de qualquer um dos cinco componentes do arco reflexo faz com que a resposta reflexa esperada seja alterada ou não aconteça. É importante conhecer a anatomia geral, a fisiologia e a resposta clínica normal esperada dos reflexos comuns, para realizar um bom exame neurológico e poder localizar as lesões. Por exemplo, a ausência da contração pupilar em resposta à luz, quando associada a uma resposta normal a outros estímulos visuais – como evitar um objeto que se aproxima rapidamente – sugere que o problema não está em componentes do receptor sensorial ou do neurônio sensorial do arco reflexo. Muitos desses reflexos serão discutidos nos capítulos seguintes.

CORRELAÇÕES CLÍNICAS

Traumatismo em um potro

Relato

Proprietários desesperados ligam para você para falar a respeito do seu potro Tennessee Walking Horse, de 4 meses de idade. Ele parecia normal esta manhã, quando o soltaram para pastar com sua mãe. Porém, ao fim da tarde, ele e a égua não retornaram para serem alimentados. Com isso, os proprietários foram até o pasto e encontraram a égua com o potro que não se levantava. Ele estava deitado de lado e parecia incapaz de se colocar em posição esternal. Quando os proprietários tentaram reposicioná-lo, o animal se debateu, tentando fugir. Então, você disse aos proprietários que não movessem o potro, pois chegaria ao local em breve.

Exame clínico

O potro parece responsivo, porém com muita dor e incapaz de se levantar. Temperatura, pulso e frequência respiratória estão ligeiramente elevados. Parece haver um inchaço de consistência firme (óssea) e com um pouco de líquido (inflamação) na área cervical (pescoço) da região de C1 até C3. Há um pouco de crepitação (estalos feitos pelo atrito de fragmento ósseo) na área do inchaço (possível local de fratura). O animal não apresenta nenhuma outra área de inchaço ou traumatismo. O exame neurológico revelou nervos cranianos normais. Nos membros torácicos, os reflexos do bíceps e tríceps parecem estar aumentados bilateralmente, assim como a sensibilidade cutânea. Há dor intensa, e nos membros pélvicos, as respostas femoral, ciática e tibial estão aumentadas.

Comentário

Apesar da dificuldade de localização definitiva, a anamnese e o exame físico indicam a existência de uma fratura. Aparentemente, a lesão está na região de C1 até C3. Radiografias seriam ideais para o diagnóstico definitivo. Os exames neurológicos de resposta do bíceps, tríceps, ciático, femoral e tibial cranial avaliam os arcos reflexos segmentares. A fratura cervical superior afetou os tratos motores descendentes que inervam os membros torácicos e pélvicos. Do ponto inicial, os reflexos segmentares examinados envolvem os fusos musculares, que detectam estiramento, seguidos por fibras sensoriais dos nervos periféricos à raiz dorsal e seu gânglio; e os ramos dorsais de fibras sensoriais que se projetam na célula do corno ventral do mesmo segmento medular. O caminho eferente envolve a célula do corno ventral (neurônio motor inferior), seguida pela raiz ventral, fibras motoras dos nervos periféricos, junção neuromuscular e, depois, as fibras musculares examinadas. A presença, apesar de exagerada, dos reflexos segmentares reflete uma mudança em sua modulação pelos tratos motores descendentes danificados que passam pela área da lesão.

Tratamento

O prognóstico para este potro não é bom. Com base no exame físico e nos sinais clínicos, sabendo da probabilidade de presença de uma fratura, há pouca chance de melhora. As complicações associadas à manutenção de um animal como esse, durante a recuperação de uma fratura, são enormes. A fratura pode não cicatrizar e o potro pode apresentar deficiências neurológicas graves. Na maioria dos casos, estes animais são imediatamente submetidos à eutanásia devido ao mau prognóstico.

Questões de revisão

1. Qual das seguintes alternativas *nem* sempre é um componente de um arco reflexo?
 a. Receptor
 b. Neurônio sensorial (aferente do SNC)
 c. Interneurônio do sistema nervoso central (SNC)
 d. Neurônio motor (eferente do SNC)
 e. Órgão-alvo (efetor)

2. Qual das seguintes alternativas a respeito de receptores sensoriais é *falsa*?
 a. São responsáveis pela transdução direta ou indireta dos sinais ambientais em potenciais de ação nos neurônios
 b. Um receptor primário pode ser uma região especializada de um neurônio sensorial
 c. São responsáveis pela transdução direta dos potenciais de ação do SNC em atividade física no órgão-alvo
 d. São os componentes iniciais do arco reflexo

3. Quando a intensidade de estimulação de um receptor é maior, o que acontece com a *frequência* dos potenciais de ação ao longo do neurônio sensorial deste receptor?
 a. Aumenta
 b. Diminui
 c. Não muda

4. Qual das seguintes alternativas é um exemplo de reflexo segmentar?
 a. Reflexo de alongamento do quadríceps
 b. Reflexo cutâneo do tronco
 c. Reflexos posturais vestibuloespinais

5. Um arco reflexo intersegmentar é aquele em que:
 a. O trajeto do arco está restrito a um pequeno número de segmentos do SNC
 b. Não há órgão-alvo
 c. Não há receptor
 d. O trajeto do arco atravessa vários segmentos do SNC
 e. Alternativas b e c

Bibliografia

Binder MD. Peripheral motor control: spinal reflex actions of muscle, joint and cutaneous receptors. In: Patton HD, Fuchs AF, Hille B, et al, eds. *Textbook of Physiology*. 21th ed. Philadelphia: Saunders; 1989.

Boron WF, Boulpaep EL. *Medical Physiology*. 3rd ed. Philadelphia: Saunders; 2017.

Divers TJ. Spinal fractures and luxations and spinal cord trauma. In: Smith BP, ed. *Large Animal Internal Medicine*. 4th ed. St Louis: Mosby; 2009.

Fischer DB, Truog RD. What is a reflex? A guide for understanding disorders of consciousness. *Neurology*. 2015;85:543–548.

Hall JE. *Guyton and Hall Textbook of Medical Physiology*. 13th ed. Philadelphia: Saunders; 2016.

Kandel ER, Schwartz JH, Jessell TM, et al, eds. *Principles of Neural Science*. 5th ed. New York: McGraw-Hill; 2013.

Lorenz MD, Coates JR, Kent M. *Handbook of Veterinary Neurology*. 5th ed. Philadelphia: Saunders; 2011.

Schatzberg SJ. Neurologic examination and neuroanatomic diagnosis. In: Ettinger SJ, Feldman EC, Cote E, eds. *Textbook of Veterinary Internal Medicine*. 8th ed. St Louis: Elsevier; 2017.

8

Órgãos Receptores da Musculatura Esquelética

BRADLEY G. KLEIN

PONTOS-CHAVE

1. O receptor de estiramento do fuso muscular é um órgão encapsulado de fibras musculares especializadas, com inervações motoras e sensoriais separadas.
2. O fuso muscular transmite informações sobre o comprimento muscular para o sistema nervoso central.
3. O estiramento muscular e os potenciais de ação ao longo dos neurônios sensoriais do fuso provocam contração reflexa das fibras musculares extrafusais.
4. O sistema nervoso central (SNC) pode controlar diretamente a sensibilidade do fuso por intermédio dos neurônios motores gama (γ).
5. O órgão tendíneo de Golgi repousa em série entre o músculo e o tendão e detecta a tensão muscular.
6. Receptores sensoriais (não orgânicos) livres nas articulações e nos músculos podem fornecer informações sobre o posicionamento e o movimento articulares e estímulos indutores de dor nas articulações e nos músculos.

A movimentação, uma característica de todos os animais, é o produto da contração do músculo esquelético. É orquestrada pelo sistema nervoso central (SNC) por meio de seu controle da unidade motora (ver Capítulo 6). Para comandar adequadamente o movimento corporal, o SNC precisa (1) avaliar o efeito da gravidade na maioria dos músculos do corpo; (2) determinar a posição inicial das partes que serão movimentadas; e (3) detectar qualquer discrepância entre o movimento que se pretende executar e o que ocorre de fato. Os ajustes apropriados podem ser feitos assim que tais disparidades forem detectadas.

Dois importantes sistemas de receptores evoluíram nos músculos esqueléticos dos mamíferos para abastecer o SNC com as informações mencionadas: os fusos musculares e o órgão tendíneo de Golgi (Figura 8.1). Os *fusos musculares*, dispostos em paralelo com as fibras contráteis do músculo esquelético, fornecem informações sobre o comprimento muscular. O *órgão tendíneo de Golgi*, disposto em série com as fibras contráteis da musculatura esquelética, detecta a tensão muscular. Este capítulo discute a anatomia e a fisiologia desses dois órgãos receptores; o Capítulo 10 discute como o SNC usa as informações enviadas por esses órgãos para coordenar a postura e a locomoção. Algumas dessas informações são usadas nos arcos reflexos do tipo descrito no Capítulo 7.

O receptor de estiramento do fuso muscular é um órgão encapsulado de fibras musculares especializadas, com inervações motoras e sensoriais separadas

O fuso muscular é um grupo encapsulado de cerca de 3 a 12 pequenas e delgadas fibras musculoesqueléticas especializadas (ver Figuras 8.1 e 8.2). Como sua cápsula tem formato de fuso, ou *fusiforme*, estas estruturas são chamadas de *fibras musculares intrafusais*. As que provocam encurtamento físico do músculo (a maioria das fibras do ventre muscular), localizadas do lado de fora da cápsula, são denominadas *fibras musculares extrafusais*. Essas fibras frequentemente abrangem o comprimento de todo o músculo, desde o tendão de origem até o de inserção; as fibras musculares intrafusais e suas cápsulas são muito mais curtas (cerca de 4 a 10 mm de comprimento). Além disso, suas extremidades estão situadas em paralelo com as fibras extrafusais e ligadas à matriz extracelular destas fibras. Portanto, o alongamento do músculo que estira as fibras musculares extrafusais também provoca o estiramento das fibras intrafusais do fuso muscular.

Diferentemente das fibras musculares extrafusais, os elementos contráteis das fibras intrafusais restringem-se às suas extremidades polares, sem que haja qualquer elemento em sua região medial (equatorial). Portanto, essas extremidades podem contrair-se, mas sua região equatorial não. Tal contração não contribui diretamente para o encurtamento de todo o músculo, mas pode retesar a região da fibra intrafusal situada entre os dois polos. Como discutido adiante, isto pode ter um efeito drástico na sensibilidade do fuso muscular para transdução do estiramento muscular.

Os neurônios sensoriais do fuso são originários da região equatorial das fibras musculares intrafusais e conduzem potenciais de ação do fuso até o sistema nervoso central (SNC) através dos nervos periféricos. Esses aferentes do SNC penetram na medula espinal pelas raízes dorsais (Figura 8.3). As regiões polares, contráteis, das fibras musculares intrafusais são inervadas por neurônios motores, chamados de *neurônios motores gama (γ)*. As fibras musculares extrafusais – as que provocam o encurtamento físico do músculo – são inervadas por uma população diferente de neurônios motores (aqueles que compreendem as unidades motoras), denominados *neurônios motores alfa (α)*. Embora neurônios motores γ sigam para as fibras musculares intrafusais e os α sigam para as fibras extrafusais, ambos os eferentes do SNC têm seus corpos celulares no corno ventral da medula espinal e seus axônios deixam a medula através das raízes ventrais.

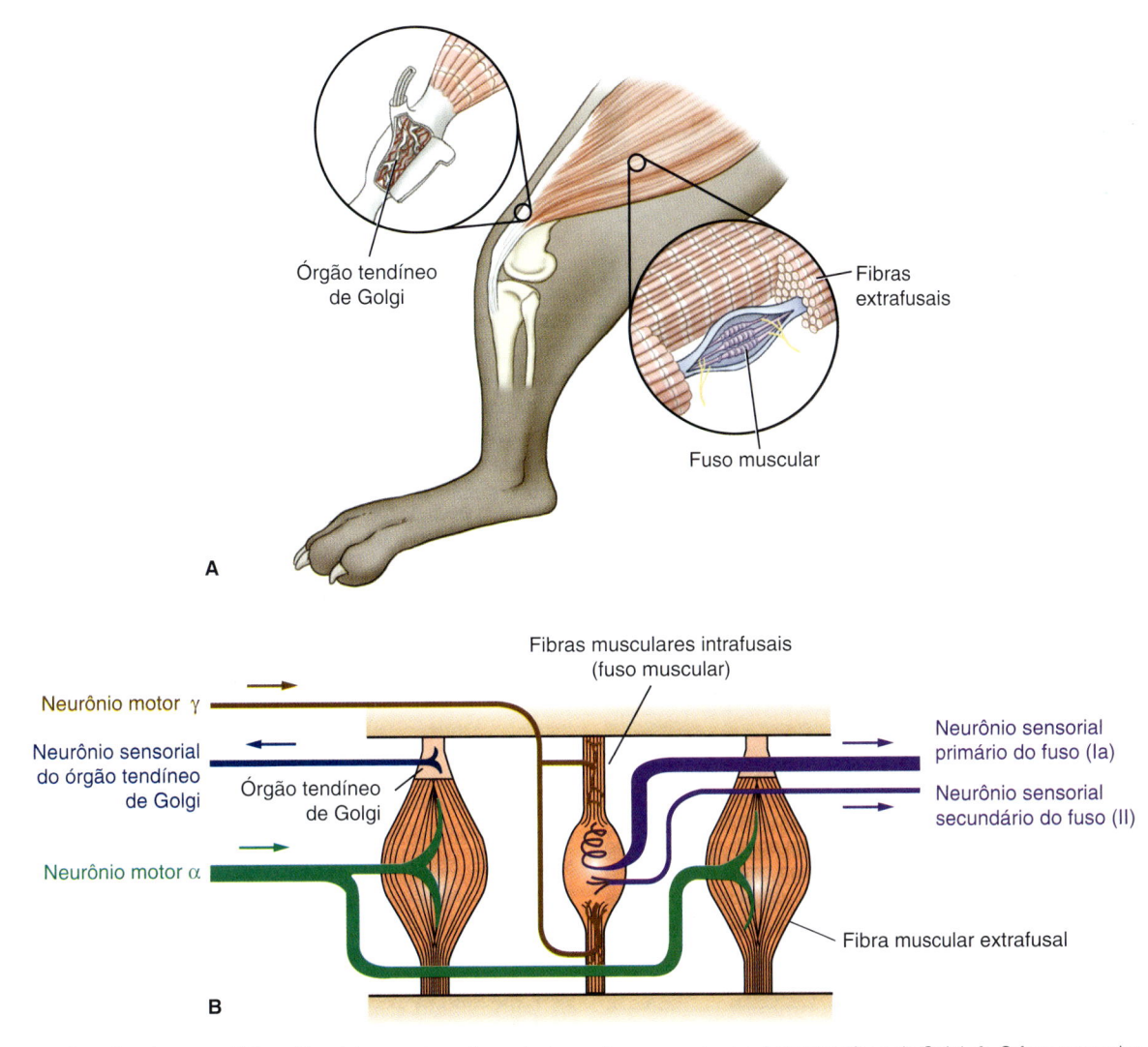

● **Figura 8.1** Os músculos esqueléticos têm dois receptores importantes: o fuso muscular e o órgão tendíneo de Golgi. **A.** O fuso muscular, que contém as fibras intrafusais, está disposto em paralelo às fibras musculares extrafusais; o órgão tendíneo de Golgi está disposto em série com as fibras extrafusais. **B.** Tipos de neurônios que suprem os músculos e seus órgãos sensoriais e direção do fluxo do potencial de ação (*setas*) ao longo destes neurônios. (Modificada de Kandel ER, Schwartz JH. *Principles of neural science*. 2nd ed. New York: Elsevier Science; 1985.)

O fuso muscular transmite informações sobre o comprimento muscular para o sistema nervoso central

Como foi observado, o estiramento de um músculo pode esticar as fibras intrafusais do fuso muscular situadas em paralelo às fibras extrafusais. O estiramento (alongamento) do segmento equatorial da fibra intrafusal gera potenciais de ação ao longo dos neurônios sensoriais do fuso. Conforme o segmento equatorial é alongado, acredita-se que ocorra abertura de canais iônicos sensíveis a estiramento nesses neurônios, levando à despolarização da membrana e à geração de potenciais de ação. Os potenciais de ação, por sua vez, são gerados ao longo da saída do neurônio sensorial do fuso muscular, de forma proporcional à quantidade de alongamento da parte central das fibras intrafusais. Na verdade, existem subclasses de fibras intrafusais (em bolsa nuclear dinâmica ou estática, em cadeia nuclear) e neurônios sensoriais do fuso (Ia, II). Essa variedade permite que a saída do neurônio motor do fuso detecte não apenas a alteração no comprimento durante a fase dinâmica do alongamento muscular, como também a taxa de alongamento e o comprimento do músculo em

estado de equilíbrio quando o animal mantém a articulação inerte (Figura 8.4).

Para manter um músculo em um comprimento constante, como durante a imobilização da articulação, geralmente requer o estiramento suficiente dos fusos musculares para produzir uma frequência estável de descarga de potenciais de ação no neurônio sensorial de saída deste fuso. Essa descarga, em estado de equilíbrio, confere ao órgão do fuso muscular a capacidade de informar o SNC não apenas um subsequente alongamento do músculo, que produziria um aumento proporcional na descarga do potencial de ação, como também certo encurtamento muscular, o que causaria uma redução proporcional na descarga do potencial de ação a partir do estado de equilíbrio (ver Figura 8.4).

O estiramento muscular e os potenciais de ação ao longo dos neurônios sensoriais do fuso provocam contração reflexa das fibras musculares extrafusais

Os neurônios sensoriais de saída do fuso muscular entram no SNC, onde estabelecem conexões monossinápticas, de excitação,

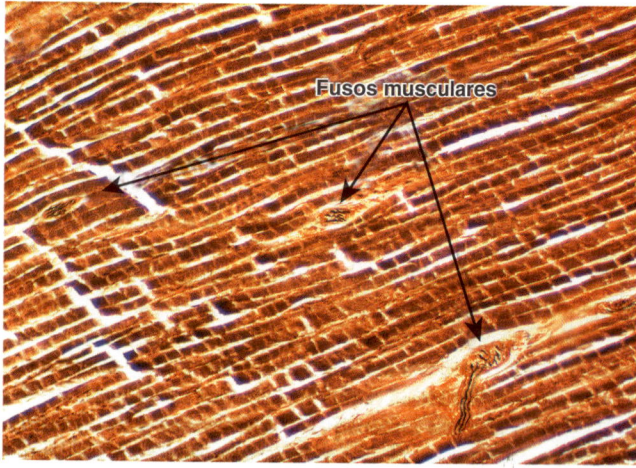

Fusos musculares

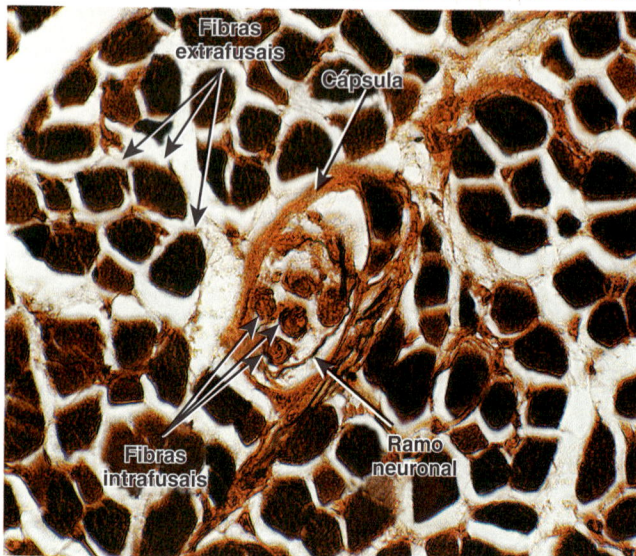

Fibras extrafusais

Cápsula

Fibras intrafusais

Ramo neuronal

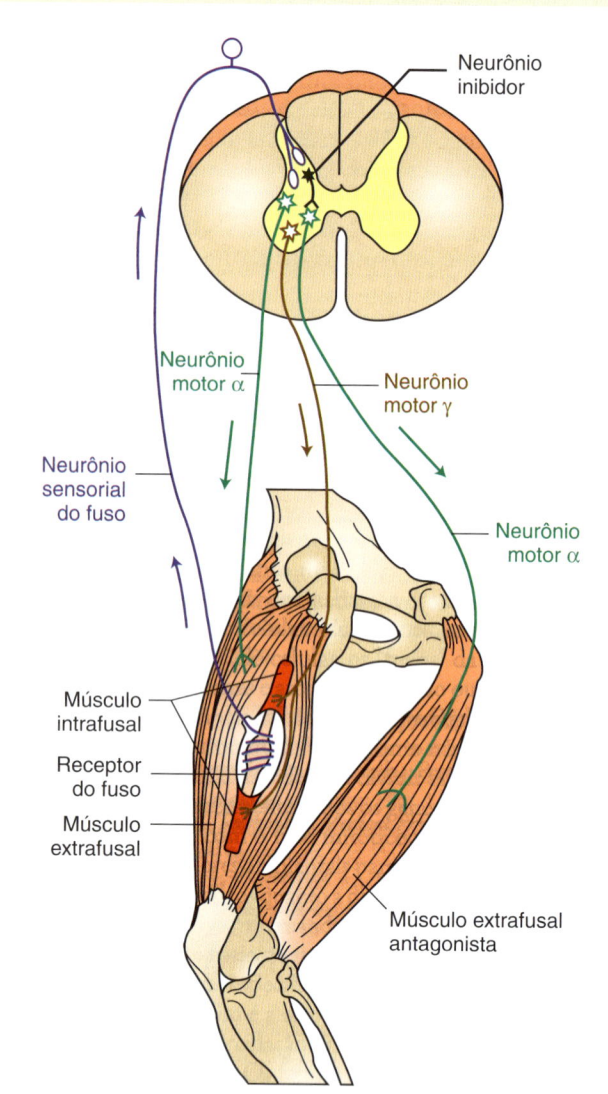

Neurônio inibidor

Neurônio motor α

Neurônio motor γ

Neurônio sensorial do fuso

Neurônio motor α

Músculo intrafusal

Receptor do fuso

Músculo extrafusal

Músculo extrafusal antagonista

● **Figura 8.2** O receptor do fuso muscular é um grupo encapsulado de fibras musculoesqueléticas especializadas (intrafusais) inervadas por neurônios motores e sensoriais. Na *parte superior*, corte longitudinal de um músculo esquelético mostrando os fusos musculares encapsulados orientados em paralelo com as fibras extrafusais do músculo, mais numerosas. As extremidades do fuso muscular são ligadas à matriz extracelular dessas fibras. Na *parte inferior*, vista em maior aumento de um corte transversal do fuso muscular. Fibras intrafusais podem ser observadas no interior da cápsula de tecido do fuso. Essas fibras são menos numerosas, mais curtas e delgadas do que as extrafusais que as cercam. Uma porção da inervação do fuso também pode ser observada. (Imagem cortesia do Dr. Tom Caceci, Department of Biomedical Sciences and Pathobiology, College of Veterinary Medicine, Virginia Tech, Virgínia, EUA.)

com neurônios motores α, que retornam para as fibras extrafusais do mesmo músculo (ver Figura 8.3). Portanto, o estiramento de músculo pode provocar uma contração reflexa, rápida, fazendo com que o músculo volte ao seu comprimento original. O estiramento do músculo alonga as fibras musculares intrafusais, aumentando a frequência de descarga do potencial de ação nos neurônios sensoriais de saída do fuso. Isso aumenta a frequência do potencial de ação nos neurônios motores α com quem os neurônios sensoriais do fuso estabelecem sinapses. Assim, há contração das fibras extrafusais inervadas pelos neurônios α, o que provoca contração (encurtamento) do músculo e da região equatorial do fuso muscular. Por fim, isso reduz a frequência dos potenciais de ação que ocorrem nos neurônios sensoriais do fuso até o nível de pré-estiramento, terminando a resposta (o ciclo é um sistema clássico de *feedback* negativo).

● **Figura 8.3** O reflexo de estiramento do fuso muscular (ilustrado aqui como o *reflexo patelar*) começa com o alongamento do órgão receptor. Isso gera potenciais de ação nos neurônios sensoriais do receptor que, por sua vez, provocam potenciais pós-sinápticos excitatórios nos neurônios motores α que retornam para as fibras musculares extrafusais desse mesmo músculo. Potenciais de ação nestes neurônios provocam a contração das fibras musculares extrafusais e a perna se estende ("contrai"). Simultaneamente, os neurônios motores α dos músculos antagonistas são inibidos por um neurônio inibidor.

O reflexo descrito pode ser desencadeado pelo golpeamento do tendão patelar (tendão de inserção do músculo quadríceps) com um objeto rombo, como um martelo de reflexo. Como esse tendão passa sobre uma "*roldana*" (a patela), o golpe provoca o estiramento longitudinal de todo o músculo quadríceps e, portanto, dos fusos musculares. Os potenciais de ação dos neurônios sensoriais do fuso seguem para a medula espinal lombar, via raízes dorsais, e provocam potenciais pós-sinápticos excitatórios (PPSE) nos neurônios motores α das unidades motoras que retornam para o músculo quadríceps (ver Figura 8.3). Isso causa a contração deste músculo e uma extensão da articulação do joelho, um exemplo de *reflexo de estiramento muscular* ou *reflexo miotático*. Quando aplicado ao músculo quadríceps, é chamado de *reflexo patelar*, mas os mecanismos estão presentes em quase todos os músculos. Entretanto, é mais fácil evocar o reflexo de estiramento nesse músculo porque se trata de um dos poucos em que o tendão passa sobre uma roldana sesamoide antes de se inserir no osso seguinte. Por causa desta roldana sob o tendão, sua deflexão lateral, como

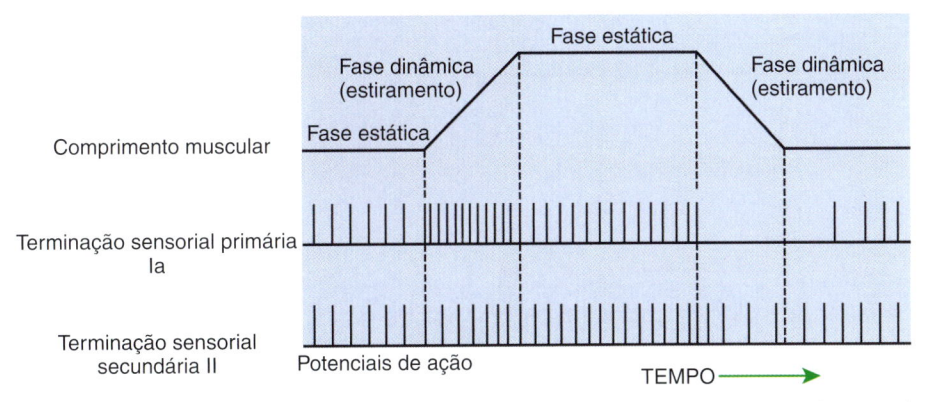

● **Figura 8.4** O fuso muscular pode sinalizar o comprimento do músculo em estado de equilíbrio, bem como o início e a velocidade do estiramento. O estiramento do fuso muscular faz com que os dois tipos de neurônios sensoriais do fuso, Ia e II, apresentem uma taxa de disparo de potenciais de ação mais alta no novo comprimento estático do músculo. Durante a fase dinâmica do estiramento, a taxa de disparo do potencial de ação do neurônio sensorial tipo Ia aumenta rápida e proporcionalmente à velocidade do estiramento. Os neurônios sensoriais do fuso também podem registrar um comprimento menor do músculo em estado de equilíbrio, mas os neurônios dos tipos Ia e II apresentam sensibilidade diferencial para a fase dinâmica do encurtamento. (De Brodal P. *The central nervous system: structure and function*. 2nd ed. New York: Oxford University Press; 1998.)

a provocada por um martelo de reflexo, provoca o estiramento longitudinal do músculo e, portanto, o reflexo. O golpeamento de outros tendões apenas move o ventre muscular em sentido muscular, sem causar o reflexo de estiramento. Portanto, no exame neurológico clínico da maioria dos animais, o reflexo patelar é o reflexo de estiramento muscular mais comumente realizado.

O órgão receptor do fuso muscular e o reflexo de estiramento permitem que o SNC faça ajustes automáticos, normalmente inconscientes, no estiramento muscular imposto por pequenas alterações na posição do corpo ou pela colocação de peso em um músculo. Esses ajustes podem fazer o músculo retornar ao seu comprimento original, o que frequentemente devolve a articulação a sua posição inicial. O exame clínico do reflexo de estiramento avalia a integridade dos componentes motores e sensoriais periféricos ou do SNC. Uma vez que projeções descendentes do encéfalo para a medula espinal podem modular a atividade dos elementos dos circuitos de reflexos medulares, a avaliação dos reflexos de estiramento também pode revelar informações sobre as condições dessas projeções descendentes, como na hiper-reflexia (resposta reflexa exagerada).

Quando a atuação do reflexo de estiramento devolve uma articulação à sua posição original, o músculo antagônico, ao ser estirado, deve relaxar para que a articulação possa se movimentar. Portanto, no reflexo de estiramento, alguns ramos terminais dos neurônios sensoriais de fusos isolados não estabelecem sinapse diretamente nos neurônios motores α do músculo estirado, mas, em vez disso, estabelecem sinapse em interneurônios espinais inibidores (ver Figura 8.3). Tais neurônios, situados na medula espinal, também são ativados pelo estiramento do músculo. Entretanto, quando disparam potenciais de ação, causam potenciais pós-sinápticos inibidores (PPSI) em neurônios motores α que inervam o antagonista do músculo estirado, o que impede a contração do músculo antagônico.

O sistema nervoso central pode controlar diretamente a sensibilidade do fuso por intermédio dos neurônios motores gama (γ)

A contração das fibras musculares extrafusais é controlada pelos neurônios motores α maiores; já as fibras intrafusais são controladas pelos neurônios motores γ menores. Esses últimos inervam as fibras

musculares intrafusais nas suas extremidades polares (ver Figuras 8.1 e 8.3), as regiões que contêm proteína contrátil. Os potenciais de ação nos neurônios motores γ causam encurtamento das regiões polares das fibras intrafusais, estirando a porção equatorial.

Uma função importante para essa inervação motora de um órgão receptor é regular a sensibilidade do fuso muscular. O encurtamento da totalidade de um músculo devido ao início da contração da fibra muscular intrafusal, pode afrouxar estas fibras por causa de seu relacionamento em paralelo com as fibras extrafusais. Isso limitaria muito a capacidade de transdução do estiramento pelo fuso muscular. Entretanto, isso normalmente não ocorre porque a contração das regiões polares de fibras intrafusais, resultante da ativação de neurônio motor γ, é iniciada juntamente com o encurtamento de fibras extrafusais causado pela ativação do neurônio motor α. Isso permite que o órgão receptor do fuso permaneça esticado e sensível a estiramentos súbitos da totalidade do músculo, por toda a extensão do seu comprimento. Esse mecanismo de controle do neurônio motor γ também pode regular diferencialmente a sensibilidade do fuso muscular, dependendo do tipo de movimento a ser feito (p. ex., inusitado e imprevisível ou estereotipado). Existem dois tipos de neurônios motores γ: um regula a sensibilidade do fuso muscular para a fase dinâmica do alongamento (γ_D; gama dinâmico) e outro regula a sensibilidade do comprimento em estado de equilíbrio (γ_S; gama estático). O Capítulo 10 descreve como a ativação conjunta dos neurônios motores α e γ permite avaliar a real ocorrência da quantidade de contração pretendida pelo encéfalo.

O órgão tendíneo de Golgi repousa em série entre o músculo e o tendão e detecta a tensão muscular

Cada órgão tendíneo de Golgi é uma cápsula delgada que se localiza na junção entre músculo e tendão, em séries com 10 a 15 fibras musculares esqueléticas extrafusais (Figuras 8.1 e 8.5). A cápsula de cada órgão tendíneo contém um complemento de fascículos trançados de colágeno, no meio dos quais estão entrelaçados os ramos de um único neurônio sensorial. Este neurônio sensorial, como aqueles do fuso muscular, conduz potenciais de ação para o SNC através do nervo periférico e da raiz dorsal. O órgão tendíneo de Golgi não possui inervação motora.

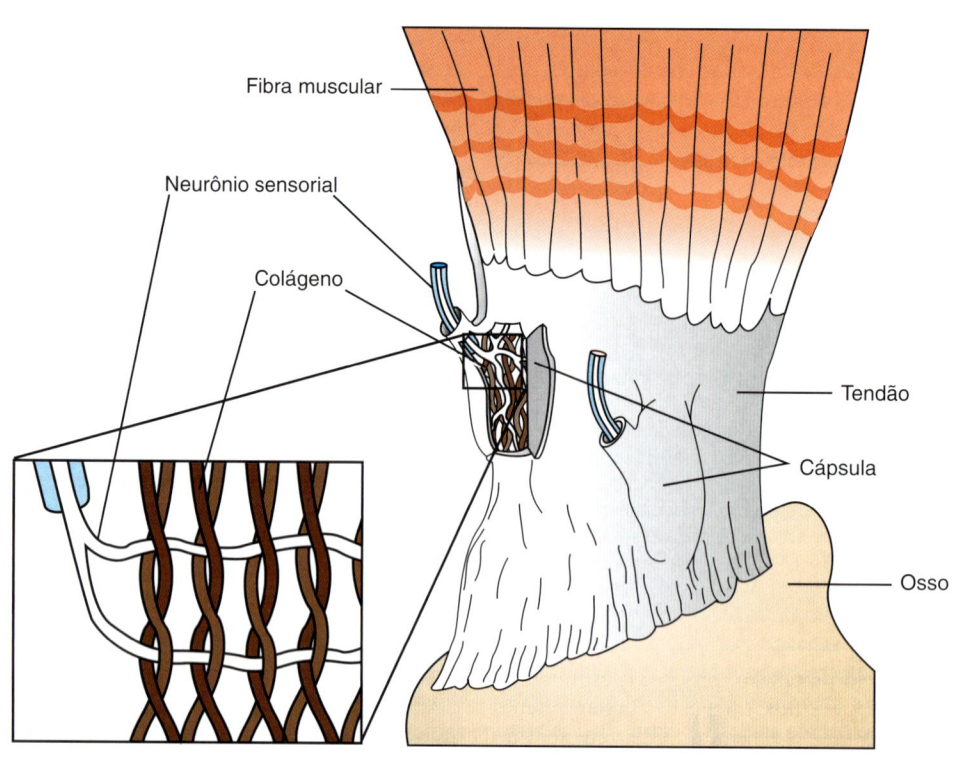

Fibra muscular

Neurônio sensorial

Colágeno

Tendão

Cápsula

Osso

● **Figura 8.5** O órgão tendíneo de Golgi está localizado nos tendões do músculo esquelético, em série com as fibras extrafusais. Esse órgão detecta a tensão no tendão que é produzida pela contração muscular e envia informações sobre a contração para o sistema nervoso central (SNC). Os ramos do neurônio sensorial do órgão estão entrelaçados com fibrilas colágenas trançadas (*detalhe*), que se dobram e pressionam os ramos neurais quando há desenvolvimento de tensão no tendão.

Como o órgão tendíneo de Golgi está em série com um grupo de fibras extrafusais e o tendão, quando ocorre o encurtamento das fibras extrafusais durante a contração, uma tensão é aplicada sobre o órgão tendíneo. Isso faz com que as fibrilas colágenas trançadas do órgão se retesem e comprimam as extremidades do neurônio sensorial. Portanto, potenciais de ação são gerados e enviados ao SNC ao longo deste neurônio, em uma frequência proporcional à tensão desenvolvida pelo músculo. Por outro lado, o fuso muscular é disposto em paralelo com as fibras musculares extrafusais e, quando elas se contraem, reduz a frequência do potencial de ação dos neurônios sensoriais do fuso.

Quando os potenciais de ação de neurônios sensoriais do fuso alcançam o SNC, como mencionado anteriormente, produzem, de maneira monossináptica, PPSE nos neurônios motores que retornam para o mesmo músculo. Os potenciais de ação ao longo de neurônios sensoriais dos órgãos tendíneos de Golgi têm o efeito oposto: ativam interneurônios inibidores, produzindo, de maneira polissináptica, PPSI nos neurônios motores α para o mesmo músculo. Isso gera uma contração menor da fibra muscular extrafusal.

Receptores sensoriais (não orgânicos) livres nas articulações e nos músculos podem fornecer informações sobre o posicionamento e o movimento articulares e estímulos indutores de dor nas articulações e nos músculos

As informações dos órgãos sensoriais musculares não são o único tipo de informação sensorial muscular para o SNC e não são a

única fonte de informação sensorial sobre o movimento das partes corpóreas. Terminações periféricas não orgânicas dos neurônios sensoriais, com projeções centrais na medula espinal, podem ser encontradas nas cápsulas das articulações e em ligamentos próximos. Alguns desses receptores respondem a mudanças na tensão dessas cápsulas e podem, portanto, fornecer informações sobre o posicionamento da articulação; outros respondem à velocidade do movimento articular. Algumas terminações sensoriais associadas às articulações são ativadas por fortes estímulos mecânicos ou mediadores inflamatórios associados às sensações de dor (p. ex., artrite). Terminações sensoriais não orgânicas e mediadoras de dor também são encontradas no músculo e podem contribuir para a sensação de dor muscular. É interessante observar que existe uma população de receptores sensoriais não orgânicos que podem ser encontrados tanto nos músculos quanto nas articulações e que, presumivelmente, desencadeiam os reflexos circulatórios e respiratórios associados ao início da movimentação do corpo.

Os dois órgãos receptores do músculo esquelético, discutidos neste capítulo, abastecem o SNC com as informações mais importantes e vitais sobre o comprimento do músculo (o fuso) e a tensão muscular (o órgão tendíneo de Golgi) e, por meio de seu circuito reflexo integrado, ajudam a manter esses parâmetros nos limites ideais. As informações proporcionadas por essas estruturas, com aquelas provenientes de receptores cutâneos e articulares, são essenciais quando o SNC precisa coordenar a postura e a locomoção.

Agradecimento

Os autores agradecem ao Dr. Tom Caceci, por perseverar na busca por suas amostras histológicas para captar as belas imagens do fuso muscular da Figura 8.2.

CORRELAÇÕES CLÍNICAS

Mononeuropatia do nervo femoral

Relato

Você examina um Golden Retriever macho de 8 anos de idade. O proprietário do animal relata que o cão não consegue sustentar o peso no membro posterior direito.

Exame clínico

Os déficits observados no exame físico se limitam ao membro posterior direito e você percebe que os músculos quadríceps femorais desse lado são muito menores do que os do lado esquerdo. O cão não consegue sustentar o peso no membro posterior direito porque os músculos quadríceps femorais deste lado estão paralisados. Ao testar o reflexo patelar esquerdo com um martelo, o joelho se estende rapidamente. Entretanto, do lado direito, não há movimento algum.

Comentário

O grupo do músculo quadríceps femoral é um dos principais grupos musculares antigravitacionais da perna e estendem a articulação do joelho. A paralisia desse músculo é o motivo pelo qual o animal não consegue sustentar o peso na perna. O tamanho reduzido do músculo quadríceps direito é causado por atrofia, ou emaciação muscular, que, por sua vez, é provocada pela perda de neurônios motores α para as fibras musculares extrafusais do ventre muscular do quadríceps (ver Capítulo 9). Isso também causaria a perda do reflexo muscular de estiramento porque, embora o fuso detecte o alongamento do músculo provocado pela gravidade ou pelo martelo de reflexos, os neurônios motores que retornam para o músculo quadríceps não conseguem ordenar sua contração, aumentando, assim, o arco reflexo. Esta síndrome poderia ocorrer se o nervo femoral estivesse danificado por um tumor ou traumatismo. Se a lesão estivesse no nervo periférico, e não somente nas raízes ventrais, provavelmente haveria alguma perda sensorial, além dos déficits motores.

Tratamento

Esse é um caso de *mononeuropatia do nervo femoral*. O tratamento depende da causa da lesão no nervo (p. ex., traumatismo, neoplasia ou inflamação).

Paralisia do nervo obturador em uma vaca recém-parida

Relato

Um cliente chama você para atender uma vaca Holstein que pariu há alguns dias. O parto foi difícil (distocia) e o bezerro precisou ser retirado com tração. Desde o parto, a vaca passa muito tempo deitada e fica rígida e descoordenada quando anda pelo celeiro, quase caindo algumas vezes.

Exame clínico

Durante o exame, o animal se alimenta e bebe água normalmente. Temperatura, pulso e frequência respiratória estão dentro dos limites normais. Você a vê se levantar e deitar e parece haver uma descoordenação no membro superior direito. Em pé, a vaca mantém base ampla (abdução); com o animal deitado, você testa alguns dos seus reflexos musculares, inclusive de alongamento (miotático) do fuso muscular. A ausência ou redução de tais reflexos espinais e a localização do efeito em um grupo muscular ou bilateral podem indicar qual o dano, que pode estar nos componentes motores ou sensoriais do nervo periférico ou na medula espinal. Reflexos exagerados podem indicar a perda do controle inibidor eferente para partes mais rostrais do SNC. O reflexo do alongamento do quadríceps (reflexo patelar, abordado neste capítulo) é testado, mas como o animal parece capaz de apoiar o peso em seus membros, você não espera que haja alterações. O reflexo de alongamento tibial cranial também é avaliado pelo golpeamento do ventre desse músculo, bem abaixo da extremidade proximal da tíbia. A resposta desse flexor do jarrete é utilizada para avaliar a integridade do ramo fibular do nervo ciático. O reflexo flexor do membro pélvico é uma resposta ao pinçamento nocivo da pele do membro distal, envolve todos os músculos flexores do membro e avalia a integridade do nervo ciático. Todos esses reflexos parecem normais.

Comentário

Com base no relato e nos sinais clínicos, você suspeita de paralisia do nervo obturador por traumatismo durante o parto. Esse nervo supre os músculos adutor, pectíneo e grácil, que, em conjunto, afetam a adução do membro superior (aproximando-o da linha média) e o movimento dos quadris. Portanto, a vaca pode ficar em pé e andar, mas tem problemas para manter os membros na posição correta, principalmente em superfícies escorregadias ou ao correr.

Tratamento

Os sintomas ocorrem por causa da inflamação e lesão do nervo obturador. Normalmente, as vacas não são tratadas e o grau de recuperação é baseado na extensão da inflamação e no dano atual do nervo. Os casos mais graves podem ser tratados com anti-inflamatórios não esteroides ou corticosteroides para limitar a inflamação.

Questões de revisão

1. Se a distância entre os tendões de origem e inserção for aumentada (o músculo for estirado), o que acontece com a frequência dos potenciais de ação ao longo dos axônios sensoriais que deixam os fusos musculares desse músculo?
   a. Aumenta
   b. Diminui
   c. Não se altera

2. A ativação do órgão tendíneo de Golgi de um determinado músculo:
   a. Produz PPSE de forma monossináptica no neurônio motor α que retorna para aquele músculo
   b. É produzida mais efetivamente pelo alongamento das fibras extrafusais daquele músculo
   c. Produz PPSI de forma polissináptica no neurônio motor α que retorna para aquele músculo
   d. Produz PPSE de forma polissináptica no neurônio motor α que retorna para aquele músculo
   e. Ativa neurônios motores que retornam para o próprio órgão tendíneo de Golgi

3. Qual das seguintes alternativas *não* é característica do fuso muscular?
   a. Fibras intrafusais encapsuladas
   b. Sensibilidade à tensão muscular
   c. Sensibilidade ao estiramento dinâmico do músculo
   d. Paralelo às fibras musculares extrafusais
   e. Sensibilidade ao comprimento do músculo em estado de equilíbrio

4. Neurônios motores gama (γ):
   a. Inervam e produzem contração da região equatorial (média) de uma fibra intrafusal
   b. Têm seus corpos celulares no corno dorsal da medula espinal
   c. Nunca são ativados com os neurônios motores α
   d. Podem regular a sensibilidade do órgão sensorial do fuso muscular
   e. Inervam e regulam a sensibilidade do órgão tendíneo de Golgi

Bibliografia

Bewick GS, Banks RW. Mechanoreception in the muscle spindle. *Pflugers Arch*. 2015;467:175–190.

Brodal P. *The Central Nervous System: Structure and Function*. 5th ed. New York: Oxford University Press; 2016.

Haines DE, ed. *Fundamental Neuroscience*. 5th ed. New York: Elsevier; 2018.

Hall JE. *Guyton and Hall Textbook of Medical Physiology*. 13th ed. Philadelphia: Elsevier; 2016.

Kandel ER, Schwartz JH, Jessell TM, et al, eds. *Principles of Neural Science*. 5th ed. New York: McGraw-Hill; 2013.

Lorenz MD, Coates JR, Kent M. *Handbook of Veterinary Neurology*. 5th ed. Philadelphia: Saunders; 2011.

MacKay RJ, Van Metre DC. Diseases of the nervous system. In: Smith BP, eds. *Large animal internal medicine*. 5th ed. St Louis: Mosby Elsevier; 2015.

Purves D, Augustine GJ, Fitzpatrick D, et al. *Neuroscience*. 6th ed. New York: Sinauer; 2018.

Schatzberg SJ. Neurologic examination and neuroanatomic diagnosis. In: Ettinger SJ, Feldman EC, Cote E, eds. *Textbook of Veterinary Internal Medicine*. 8th ed. St Louis: Saunders Elsevier; 2017.

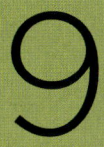

9

Conceito de Neurônios Motores Inferiores e Superiores e sua Disfunção

BRADLEY G. KLEIN

PONTOS-CHAVE

1. O neurônio motor inferior é classicamente definido como neurônio motor alfa (α).
2. A doença dos neurônios motores inferiores causa sinais clínicos estereotipados.
3. Os neurônios motores superiores estão situados inteiramente no sistema nervoso central e controlam neurônios motores inferiores.
4. Os sinais de doença do neurônio motor superior são diferentes dos sinais de doença do neurônio motor inferior.

A maioria dos pacientes veterinários com doença neurológica apresenta alguma anomalia de postura e locomoção. Essas anomalias variam de fraqueza ou paralisia até espasticidade, rigidez e convulsões. Nesses pacientes, o objetivo do processo diagnóstico é determinar a localização, a extensão e a causa da lesão. O cerne da lógica diagnóstica em neurologia é decidir se a lesão do paciente está nos neurônios motores inferiores ou superiores (as outras duas possíveis localizações de lesões que causam distúrbios de movimento são a junção neuromuscular e o músculo esquelético).

Este capítulo define neurônio motor inferior e neurônio motor superior porque tais conceitos auxiliam o entendimento da fisiologia da postura e da locomoção e são essenciais para a localização de processos patológicos no sistema nervoso. Disfunções nessas duas populações de neurônios também são descritas de maneira sucinta.

O neurônio motor inferior é classicamente definido como neurônio motor alfa (α)

O conceito de neurônio motor inferior existe há décadas em neurologia. O neurônio motor alfa (α) é definido classicamente como um neurônio com corpo celular e dendritos localizados no sistema nervoso central (SNC) e cujo axônio se prolonga pelos nervos periféricos para estabelecer sinapse com as fibras musculoesqueléticas extrafusais (Figura 9.1). Os corpos celulares desses neurônios se localizam no corno ventral da substância cinzenta da medula espinal ou nos núcleos dos nervos cranianos do tronco encefálico. Essa é a "via final comum" usada pelo SNC para enviar comandos para os músculos esqueléticos a fim de produzir movimento. Os neurônios motores gama (γ) que inervam as fibras intrafusais dos fusos musculares, bem como os neurônios autônomos pré e pós-ganglionares

(ver Capítulo 13), são incluídos na definição de neurônios motores inferiores por alguns autores. No entanto, a vasta maioria dos sinais clínicos causados por doença do neurônio motor inferior pode ser atualmente explicada pela perda ou disfunção do neurônio motor α.

A doença dos neurônios motores inferiores causa sinais clínicos estereotipados

Independentemente da base patológica para a doença dos neurônios motores inferiores, há um conjunto estereotipado de sinais clínicos nos músculos esqueléticos que inervam.

- *Paralisia* ou *paresia*: a doença dos neurônios motores normalmente impede que os potenciais de ação cheguem à junção neuromuscular. Assim, apesar do comando cerebral para que o músculo se contraia, a mensagem não consegue atingi-lo, o que provoca paralisia. Na verdade, a paralisia pode ser tão completa que o adjetivo *flácida* é utilizado para descrevê-la quando não ocorre contração muscular alguma. Como nem todos os axônios do neurônio motor α de um nervo periférico podem estar afetados por uma lesão, e como os músculos podem ser inervados por axônios de mais de um nervo espinal, a paralisia pode ser incompleta. Esse sintoma é chamado *paresia*
- *Atrofia*: é a redução ou perda da massa muscular esquelética, distal à lesão no neurônio motor inferior, que ocorre alguns dias após o traumatismo do nervo (Figura 9.2). As origens exatas dessa atrofia são controversas. Entretanto, evidências indicam que a redução da frequência do estímulo muscular, causada pela lesão no neurônio motor α, e a consequente redução na utilização do músculo reduzem a síntese proteica muscular e aumentam proteólise muscular. Há evidências de que a ativação das vias proteolíticas de ubiquitina-proteassomo e autofagia-lisossomo é um substrato importante nessa degradação muscular. A menor atividade muscular decorrente da lesão do neurônio motor inferior parece afetar a regulação positiva ou negativa de diversos genes relacionados à atrofia muscular, denominados "atrogenes", e os produtos de alguns desses genes podem afetar elementos dessas vias proteolíticas. Além disso, há evidências de interação cruzada entre elementos das vias de proteólise e síntese proteica durante a atrofia muscular. Alguns estudos sugeriram que a magnitude da atrofia por denervação pode ser reduzida pela estimulação elétrica direta do músculo em si ou pela imposição repetitiva de alongamento manual, mas sua eficácia clínica ainda é controversa
- *Perda de reflexos segmentares e intersegmentares*: a resposta desses dois reflexos requer um neurônio motor α viável no arco reflexo

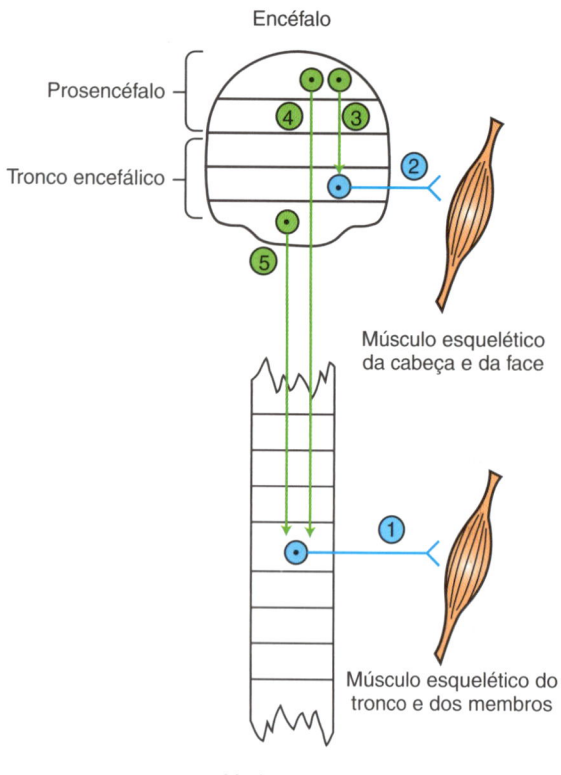

Figura 9.1

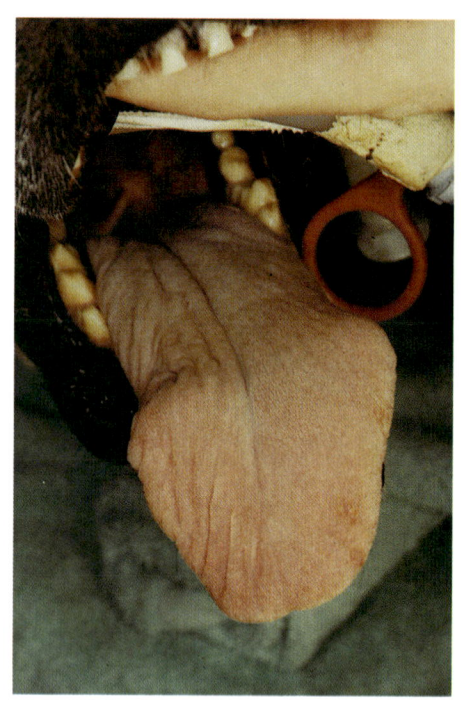

• **Figura 9.2** Atrofia do lado direito da língua de um Golden Retriever devida ao acometimento das raízes do nervo hipoglosso direito por um meningioma. (Fonte: Lahunta A, Glass E. *Veterinary neuroanatomy and clinical neurology*. 3rd ed. Philadelphia: Saunders; 2009.)

• **Figura 9.1** Organização geral dos neurônios motores inferiores e superiores. Em *azul*, os neurônios motores inferiores geralmente são originários do corno ventral da medula espinal (*neurônio 1*) ou núcleos de nervos cranianos (*neurônio 2*) e estabelecem sinapses dentro do músculo esquelético. Em *verde*, os neurônios motores superiores geralmente são originários do encéfalo e se projetam e controlam os neurônios motores inferiores. Os neurônios motores superiores normalmente pertencem às vias corticobulbar (*neurônio 3*), corticospinal (*neurônio 4*) ou bulboespinal (*neurônio 5*). As *setas* indicam que as sinapses locais podem ser interpostas entre os neurônios motores superiores e inferiores. As *linhas horizontais* delimitam os segmentos da medula espinal (p. ex., L1, L2), ou as principais divisões encefálicas (p. ex., bulbo, ponte).

(ver Capítulo 7). Portanto, alguns reflexos, como o de estiramento muscular (reflexo patelar) e o de retirada após pinçamento digital (nociceptivo), bem como a reação de posicionamento proprioceptivo, não ocorrem porque a parte do neurônio motor do arco, que ativa o músculo esquelético, não existe mais

• *Alterações eletromiográficas*: alguns dias após a lesão nos neurônios motores α, é possível observar a atividade elétrica anormal do músculo em um eletromiograma (ver Capítulo 6).

Danos em neurônios motores α frequentemente ocorrem na lesão de um nervo periférico que também contém axônios de neurônios sensoriais. Portanto, pode haver uma perda associada de modalidades sensoriais, embora não seja um sinal principal de dano ao neurônio motor inferior.

Os neurônios motores superiores estão situados inteiramente no sistema nervoso central e controlam neurônios motores inferiores

Os neurônios motores superiores são aqueles que, no SNC, influenciam os inferiores. De modo geral, são considerados os neurônios de origem das vias corticospinal (do córtex cerebral para a medula

espinal), corticobulbar (do córtex cerebral para o tronco encefálico) e motora eferente do tronco encefálico (do tronco encefálico para a medula espinal; também chamada de bulboespinal) (ver Capítulo 10). Os neurônios motores superiores enviam axônios para a medula espinal ou o tronco encefálico para controlar os neurônios motores inferiores (ver Figura 9.1). O movimento voluntário é iniciado por neurônios motores superiores de origem cortical.

Os sinais de doença do neurônio motor superior são diferentes dos sinais de doença do neurônio motor inferior

Lesões dos neurônios motores superiores causam sinais clínicos que diferem significativamente daqueles produzidos pela doença do neurônio motor inferior, embora seja possível observar paralisia/paresia em ambos os casos.

• *Movimento inadequado*: lesões de neurônios motores superiores podem causar uma série de distúrbios do movimento dependendo da localização da lesão. Doenças da medula espinal que afetam porções desses neurônios que se projetam para a medula geralmente provocam vários graus de fraqueza abaixo da lesão. A doença cerebral que os acomete pode causar convulsões, rigidez, marcha em círculos e outros movimentos inadequados. Exemplos mais específicos dessa categoria geral são apresentados nos Capítulos 10, 11 e 12, que tratam do controle central do movimento, sistema vestibular e cerebelo, respectivamente

• *Ausência de atrofia*: como o neurônio motor inferior está intacto, o músculo geralmente não sofre atrofia (mais tarde, pode haver atrofia discreta por desuso)

• *Os reflexos segmentares persistem, mas são exagerados*: como na doença do neurônio motor superior o circuito neuronal do arco reflexo segmentar (ver Capítulo 7) não é interrompido, reflexos como o estiramento muscular e o de retirada do membro por pinçamento digital são preservados; por outro lado, esses reflexos se perdem ou são deprimidos na doença do neurônio motor inferior. Entretanto, como os neurônios motores superiores normalmente são capazes de exercer controle inibidor significativo sobre os reflexos espinais, danos a esses neurônios podem reduzir essa inibição, gerando uma resposta reflexa exagerada (*hiper-reflexia*)

- *Eletromiograma normal*: como o músculo não está atrofiado e os neurônios motores inferiores estão intactos, a atividade elétrica do músculo parece normal.

As correlações clínicas a seguir ilustram exemplos comuns de doenças do neurônio motor inferior e superior. Antes de passar para o Capítulo 10, o leitor deve entender estes conceitos e o porquê de esses cães apresentarem os sinais clínicos mencionados.

Agradecimento

Os autores agradecem à Dra. Karen Inzana pelos comentários ponderados sobre o assunto deste capítulo.

CORRELAÇÕES CLÍNICAS

Doença do neurônio motor inferior

Relato

Um Braco-alemão de pelo curto, macho, com 2 anos de idade, foi internado em uma clínica veterinária local. Suas vacinas estavam atualizadas, e o cão não tinha histórico de doença que pudesse ter contribuído para o estado atual.

Alguns dias antes, o animal havia brigado com um gambá. Nas 48 h que precederam a internação na clínica, desenvolveu paralisia ascendente, caracterizada inicialmente por fraqueza e, depois, pela falta de movimentos voluntários, a princípio nos membros posteriores e, depois, nos anteriores. O cão não latiu durante a doença. Podia controlar a bexiga e o intestino e movimentar a cabeça.

Exame clínico

Ao ser internado, o animal não conseguia sustentar o peso em nenhum dos membros. Exceto pela frequência respiratória elevada, as alterações observadas no exame físico eram limitadas ao sistema nervoso. O animal conseguia comer, beber e movimentar a cabeça. Foi observada paralisia grave em todos os membros, e não houve resposta ao pinçamento digital ou reflexo patelar. Os músculos dos quatro membros apresentavam atrofia disseminada, assim como os músculos do tórax e do abdome. O cão parecia perceber os estímulos dolorosos (resposta à dor profunda). Não havia déficit de nervos cranianos. Os resultados do hemograma completo e da bioquímica sérica estavam dentro dos limites normais.

Comentário

Atrofia generalizada, paralisia e perda dos reflexos segmentares indicam perda bilateral ampla da função do neurônio motor inferior. Felizmente, a doença poupou os músculos da cabeça e o diafragma, embora a frequência respiratória elevada indique uma tentativa de compensar a paralisia de alguns músculos respiratórios. Foi estabelecido o diagnóstico clínico de *polirradiculoneurite* ("paralisia do Coonhound"). Essa doença frequentemente é precedida pela mordida de outro animal. As alterações patológicas são encontradas predominantemente nas raízes ventrais da medula espinal, onde os axônios dos neurônios motores inferiores deixam a medula. Normalmente, as raízes dorsais são poupadas, o que explica a aparente capacidade do cão de sentir dor. Os sinais clínicos são condizentes com a doença generalizada do neurônio motor inferior. A síndrome é semelhante à de Guillain-Barré em seres humanos, e foi sugerido que a origem de ambas seja autoimune.

Tratamento

De modo geral, os animais com essa forma de paralisia se recuperam de maneira espontânea. Durante a doença, cuidados adequados são essenciais. Pode haver necessidade temporária de um respirador em caso de paralisia respiratória.

Doença do neurônio motor superior

Relato

Um Dachshund macho de 5 anos de idade foi levado a uma clínica veterinária local. Seu calendário de vacinação estava atualizado, e não havia histórico de doença ou cirurgia que pudesse ter contribuído para seu estado atual. Dois dias antes da consulta, o cão parecia sentir dor. No dia seguinte, sofreu uma fraqueza progressiva nos membros posteriores.

Exame clínico

As anomalias observadas no exame físico se limitavam ao sistema nervoso. O cão estava esperto, alerta, responsivo e podia sustentar normalmente seu peso nos membros anteriores. Entretanto, estava fraco e instável nos membros posteriores. Não havia atrofia aparente. Todos os reflexos dos nervos cranianos estavam normais, assim como os reflexos espinais segmentares nos membros anteriores e posteriores. As respostas intersegmentares e a reação de posicionamento proprioceptivo eram normais nos membros anteriores, porém ausentes nos posteriores (ver Capítulo 7). Os resultados do hemograma completo e da bioquímica sérica estavam dentro dos limites normais.

Comentário

A ausência da reação normal de posicionamento proprioceptivo indica uma lesão em algum ponto das vias motoras ou sensoriais dessa resposta. Essa via é formada por nervos periféricos para aquele membro, a medula espinal rostral àquele membro do mesmo lado e o encéfalo contralateral. Entretanto, a ausência de atrofia e a preservação dos reflexos segmentares nos membros acometidos indicam que os neurônios motores inferiores, a junção neuromuscular e o músculo esquelético estão normais e que esta é uma doença do neurônio motor superior. Como somente os membros posteriores estão afetados pela fraqueza e exibem déficit no posicionamento proprioceptivo, a medula espinal cervical e o encéfalo devem estar normais, uma vez que os comandos motores para os membros anteriores são transmitidos da maneira correta. Portanto, a lesão deve estar entre os membros anteriores e posteriores. Esses são o quadro típico e a apresentação clínica comum de um cão com *hérnia de disco intervertebral*.

Tratamento

O tratamento e o prognóstico dependem da gravidade do traumatismo da medula espinal. O objetivo do tratamento clínico é reduzir o edema, o espasmo vascular, a inflamação e outras consequências metabólicas da doença que pioram a lesão medular. A indicação de cirurgia pela gravidade do traumatismo tem como objetivo aliviar a compressão da medula espinal. Com tratamento clínico e cirúrgico adequados, muitos cães recuperam a função medular de maneira satisfatória.

Questões de revisão

1. Qual das seguintes alternativas *não* deve ser considerada um neurônio motor superior?
   a. Neurônios motores bulboespinais
   b. Neurônios motores corticospinais
   c. Neurônios motores α do corno ventral da medula espinal
   d. Neurônios motores corticobulbares
2. Você examina um cão que é incapaz de levantar e sustentar seu peso no membro posterior direito. O diâmetro desse membro é menor do que o do posterior esquerdo. O pinçamento digital no membro posterior esquerdo provoca sua retirada, mas, no membro direito, não causa movimento algum. A resposta de posicionamento proprioceptivo no membro posterior esquerdo está normal, mas a do direito está ausente. Onde se localiza a lesão patológica nesse cão?
   a. Neurônio motor inferior para o membro posterior direito
   b. Neurônio motor inferior para o membro posterior esquerdo

c. Neurônio motor superior que controla o membro posterior direito

d. Neurônio motor superior que controla o membro posterior esquerdo

e. Sinapse neuromuscular do membro posterior esquerdo

3. Você examina uma cadela que está esperta, alerta e responsiva. Ela pode ficar em pé e apoiar o peso em ambos os membros anteriores, mas não consegue levantar nem sustentar peso nos membros posteriores. O reflexo patelar e o reflexo de retirada do membro por pinçamento digital são normais em todos os quatro membros. Não há atrofia. A resposta de posicionamento proprioceptivo está normal nos membros anteriores, mas ausente em ambos os posteriores. A injeção de inibidores da acetilcolinesterase não provoca alteração alguma nos sinais clínicos. Qual é a localização mais provável da lesão patológica nessa cadela?

a. Junção neuromuscular

b. Medula espinal cervical (do pescoço)

c. Medula espinal, entre os membros anteriores e posteriores (toracolombar)

d. Neurônios motores inferiores para os quatro membros

e. Tronco encefálico

4. Você examina um cão que está esperto, alerta e responsivo, mas incapaz de permanecer em pé sobre algum dos quatro membros, apesar de os reflexos de pinçamento digital e patelar local (segmentar) estarem normais e não haver atrofia. A resposta de posicionamento proprioceptivo está ausente em todos os membros. A injeção de inibidores da acetilcolinesterase não provoca alteração alguma nos sinais clínicos. Qual é a localização mais provável da lesão patológica nesse animal?

a. Medula espinal cervical (do pescoço)

b. Medula espinal entre os membros anteriores e posteriores (toracolombar)

c. Neurônios motores inferiores para os quatro membros

d. Junção neuromuscular

5. Você examina um cavalo que não consegue se levantar ou sustentar qualquer peso nos membros posteriores. A estimulação elétrica dos nervos ciáticos e femorais não provoca contração muscular. Entretanto, a estimulação direta do músculo gastrocnêmio e do quadríceps femoral do membro posterior leva à contração. A partir dessas observações, qual é a sua conclusão lógica sobre a localização da lesão patológica nesse cavalo?

a. Neurônios motores superiores que controlam os membros posteriores

b. Neurônios motores inferiores para os membros posteriores

c. Sinapses neuromusculares dos membros posteriores

d. Músculos dos membros posteriores

e. Alternativas b e c

6. Você examina um gato que está esperto, alerta e responsivo, apesar de não conseguir sustentar peso nos membros posteriores, que estão atrofiados. Os reflexos dos nervos cranianos, assim como os segmentares e as respostas de posicionamento proprioceptivo nos membros anteriores, estão dentro dos limites normais. O reflexo patelar e o reflexo de retirada de membro por pinçamento digital estão ausentes nos membros posteriores. Qual é a localização mais provável da lesão patológica nesse gato?

a. Tronco encefálico

b. Medula espinal cervical (do pescoço)

c. Medula espinal toracolombar (entre as pernas dianteiras e traseiras)

d. Neurônios motores inferiores para as pernas dianteiras

e. Neurônios motores inferiores para as pernas traseiras

Bibliografia

Agata N, Sasai N, Inoue-Miyazu M, et al. Repetitive stretch suppresses denervation-induced atrophy of soleus muscle in rats. *Muscle Nerve.* 2009;39:456–462.

Bonaldo P, Sandri M. Cellular and molecular mechanisms of muscle atrophy. *Dis Model Mech.* 2013;6(1):25–39.

Brodal P. *The Central Nervous System: Structure and Function.* 5th ed. New York: Oxford University Press; 2016.

De Lahunta A, Glass E. *Veterinary Anatomy and Clinical Neurology.* 4th ed. Philadelphia: Saunders; 2015.

Dow DE, Dennis RG, Faulkner JA. Electrical stimulation attenuates denervation and age-related atrophy in extensor digitorum longus muscles of old rats. *J Gerontol A Biol Sci Med Sci.* 2005;60(4):416–424.

Kandarian SC, Jackman RW. Intracellular signaling during skeletal muscle atrophy. *Muscle Nerve.* 2006;33:155–165.

Kandel ER, Schwartz JH, Jessell TM, et al, eds. *Principles of Neural Science.* 5th ed. New York: McGraw-Hill; 2013.

Lorenz MD, Coates JR, Kent M. *Handbook of Veterinary Neurology.* 5th ed. Philadelphia: Saunders; 2011.

Purves D, Augustine GJ, Fitzpatrick D, et al. *Neuroscience.* 6th ed. Sunderland, Mass: Sinauer; 2017.

Salvini TF, Durigan JLQ, Peviani SM, Russo TL. Effects of electrical stimulation and stretching on the adaptation of denervated skeletal muscle—implications for physical therapy. *Rev Bras Fisioter.* 2012;16(3):175–183.

Sandri M. Protein breakdown in muscle wasting: role of autophagy-lysosome and ubiquitin-proteasmome. *Int J Biochem Cell Biol.* 2013;45:2121–2129.

Tisdale MJ. Is there a common mechanism linking muscle wasting in various disease types? *Curr Opin Support Palliat Care.* 2007;1(4):287–292.

10

Controle Central do Movimento

PONTOS-CHAVE

1. As estruturas do sistema nervoso central que controlam o movimento estão organizadas de maneira hierárquica.
2. A medula espinal é o nível mais caudal e mais simples na hierarquia do controle do movimento.
3. As vias do neurônio motor superior do tronco encefálico são a fonte de todos os estímulos do sistema motor eferente para a medula espinal, exceto por outra via principal.
4. As vias motoras eferentes mediais e laterais do tronco encefálico controlam, respectivamente, os músculos proximais da postura e os músculos mais distais do movimento hábil.
5. Os tratos reticuloespinais e vestibuloespinais são vias motoras mediais do tronco encefálico importantes para a manutenção da posição ereta do corpo contra a força da gravidade.
6. O trato rubroespinal é uma via motora lateral do tronco encefálico que pode controlar a musculatura distal do membro associada ao movimento hábil.
7. O trato corticospinal (piramidal) é uma projeção direta do córtex cerebral para a medula espinal e é responsável pela maior parte dos movimentos voluntários hábeis dos mamíferos.
8. Na medula espinal, o trato corticospinal tem um grande componente lateral que controla a musculatura distal e um componente medial menor que controla os músculos axiais e proximais.
9. Os córtices motores do lobo frontal ou adjacentes a ele, o nível mais alto da hierarquia do controle motor, consistem em três regiões funcionais diferentes.
10. A coativação do trato corticospinal por neurônios motores inferiores alfa (α) e gama (γ) pode fazer pequenas correções automáticas nos movimentos voluntários.
11. O sistema motor compartilha alguns princípios de organização com os sistemas sensoriais.
12. Os núcleos da base e o cerebelo modulam a atividade dos componentes do sistema motor para os respectivos seleção e ajuste do movimento.

Diferentemente do sistema sensorial, que transforma energia física em informação nervosa, o sistema motor transforma informação nervosa em energia física. Todo movimento é o resultado da contração de um número variável de fibras musculoesqueléticas extrafusais entre diversos números de unidades motoras (ver Capítulo 6, Figura 6.8). Essas fibras não se contraem até receberem o comando do neurônio motor inferior alfa (α). Este, por sua vez, não envia tal comando de potencial de ação até receber a sinalização dos neurônios motores superiores aferentes (ver Capítulo 9, Figura 9.1) ou dos sensoriais aferentes (ou interneurônios) em um arco reflexo.

O movimento pode ser dividido em duas formas gerais: a primeira é, em grande parte, aprendida, voluntária, consciente e hábil, frequentemente mediada pela ativação do músculo flexor; já a segunda é caracterizada pela atividade muscular postural, antigravitacional, que é geralmente subconsciente, involuntária e dominada pela contração do músculo extensor. O movimento hábil resulta da contração bastante discreta de poucos grupos musculares, muitos distais à medula espinal, enquanto a manutenção da postura geralmente é feita pela contração prolongada de grandes grupos musculares, muitos localizados mais próximos (proximais) à medula espinal. De forma correspondente, na substância cinzenta da medula espinal, os neurônios motores α que controlam os músculos mais distais, tendem a se localizar lateralmente; ao passo que aqueles que controlam os músculos mais proximais e axiais da postura têm localização medial.

O início do movimento aprendido, hábil e voluntário da musculatura distal é responsabilidade, principalmente, de um subgrupo dos tratos do neurônio motor superior que se projetam pelas regiões mais laterais da substância branca da medula espinal e terminam nas laterais da substância cinzenta da medula espinal. O início da atividade muscular antigravitacional e postural é responsabilidade dos tratos do neurônio motor superior, que estão associados a regiões mais mediais das substâncias branca e cinzenta da medula espinal, respectivamente. Essa distinção lateral-medial é um princípio organizacional significativo no controle motor do sistema nervoso central (SNC). O movimento hábil e voluntário da musculatura distal é primariamente controlado por um sistema lateral de tratos espinais dos neurônios motores inferiores e superiores. Os sistemas mais mediais desses neurônios e tratos controlam, principalmente, a atividade postural e antigravitacional das musculaturas proximal e axial.

As estruturas do sistema nervoso central que controlam o movimento estão organizadas de maneira hierárquica

Outro princípio organizacional do controle nervoso do movimento é sua hierarquia. De modo geral, os movimentos mais simples ou os padrões de movimentos são organizados por porções mais caudais do SNC (Figura 10.1, *parte inferior*), enquanto os mais complexos e precisos são organizados por regiões progressivamente mais rostrais (Figura 10.1, *parte superior*).

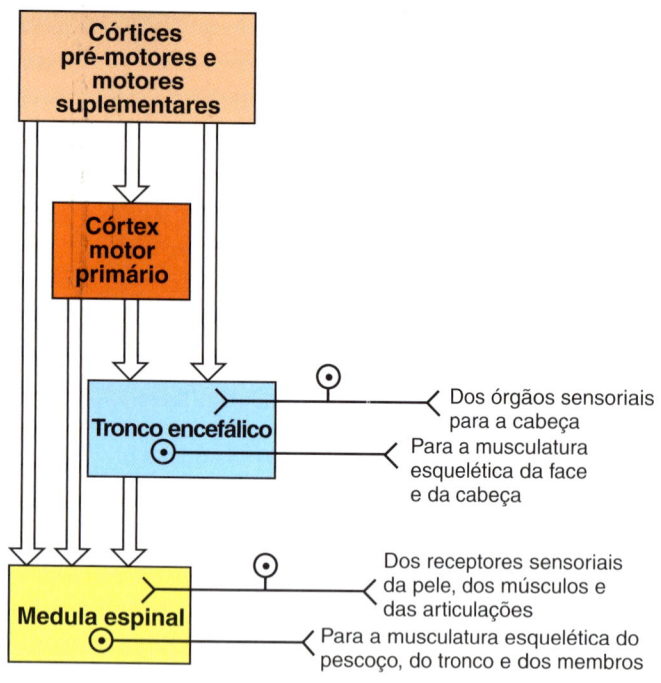

• **Figura 10.1** Hierarquia do sistema motor.

A medula espinal é o nível mais caudal e mais simples na hierarquia do controle do movimento

A medula espinal contém os neurônios motores inferiores que representam a via comum final para os músculos do tronco e dos membros (ver Figura 10.1). Como citado no Capítulo 6, um neurônio motor inferior α inerva várias fibras musculares extrafusais de um único músculo, formando uma *unidade motora* (ver Capítulo 6, Figura 6.8). Os corpos celulares dos neurônios dessas unidades de um determinado músculo são agrupados em um *aglomerado de neurônios motores,* localizado no corno ventral da substância cinzenta da medula espinal. Esse aglomerado de um

músculo tem a forma de um charuto, com organização longitudinal na medula, frequentemente estendida em sentido rostrocaudal sobre alguns poucos segmentos da medula espinal (p. ex., L1-L3; Figura 10.2). Esses aglomerados de neurônios motores têm *organização somatotópica* (ou, nesse caso, *organização musculotópica*), ou seja, sua posição relativa no SNC corresponde à posição do corpo em relação aos músculos inervados por seus neurônios. Em outras palavras, tais aglomerados de neurônios motores cujos neurônios inervam músculos distais dos membros tendem a se localizar em partes mais laterais do corno ventral, enquanto os aglomerados de neurônios motores associados a músculos axiais e proximais tendem a ter localização mais medial no corno ventral.

De modo geral, os neurônios motores inferiores que se projetam para fora dos músculos são sinapticamente ativados por *neurônios pré-motores,* cujos corpos celulares tendem a se localizar na zona intermediária da substância cinzenta da medula espinal (ver Figura 10.2), embora alguns neurônios pré-motores também possam ser encontrados no corno ventral. A ativação de um neurônio pré-motor na porção *lateral* da zona intermediária em um lado do corpo tende a ativar um número modesto de neurônios motores α, na porção *lateral* do corno ventral desse mesmo lado. Isso, por sua vez, provoca a ativação de um número limitado de músculos *distais* de um membro, que normalmente seriam utilizados para movimentos hábeis e voluntários. A ativação de neurônios pré-motores *mediais* em um lado do corpo geralmente ativa um maior número de neurônios motores α na porção *medial* do corno ventral em ambos os lados do corpo e em mais de um segmento da medula espinal. Isso, por sua vez, leva à ativação extensa dos músculos antigravitacionais *axiais* ou *proximais* de ambos os lados. Tal complemento de músculos é responsável pela estabilização ou ajuste involuntário da postura. É possível observar, portanto, que porções mais laterais da substância cinzenta da medula espinal participam do controle da musculatura distal de um membro, responsável pelo movimento voluntário hábil, enquanto porções mais mediais estão associadas aos músculos axiais e proximais do controle postural.

O tipo mais simples de comportamento motor, o reflexo segmentar espinal (p. ex., o reflexo patelar; ver Capítulo 7), pode ser organizado na medula espinal, sem um controle significativo das divisões

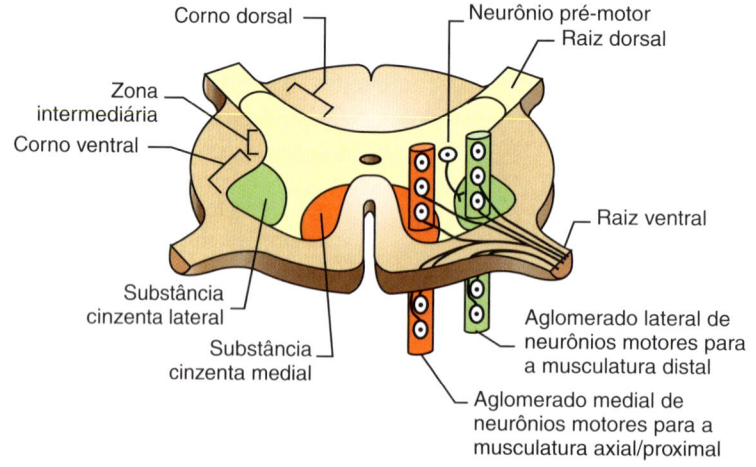

• **Figura 10.2** Organização somatotópica (musculotópica) dos neurônios motores inferiores no corno ventral da medula espinal que suprem a musculatura distal e axial/proximal, respectivamente. Os corpos celulares das unidades motoras que suprem um determinado músculo estão dispostos em colunas longitudinais no corno ventral, denominadas *aglomerados de neurônios motores.* Os aglomerados de neurônios motores para os músculos mais distais são laterais àqueles que suprem as musculaturas axiais e proximais. Os neurônios pré-motores espinais, que fazem sinapse com os neurônios motores que suprem os músculos, são comumente encontrados na zona intermediária da substância cinzenta da medula espinal e também têm uma organização somatotópica (musculotópica). (Modificada de Kandel ER, Schwartz JH, Jessell TM. *Principles of neural science.* 3rd ed. New York: Elsevier Science Publishing; 1991.)

mais rostrais do SNC (p. ex., o encéfalo). Entretanto, embora o controle encefálico não seja *necessário* para tais comportamentos, esses reflexos simples geralmente podem ser influenciados pelo comando encefálico. Em circunstâncias diferentes, porém, os mesmos neurônios espinais pré-motores e motores α que participam de um reflexo espinal simples poderiam ser ativados pelo encéfalo para participar de uma elegante e hábil sequência de movimentos.

As vias do neurônio motor superior do tronco encefálico são a fonte de todos os estímulos do sistema motor eferente para a medula espinal, exceto por outra via principal

Quatro tratos axonais principais são originários do tronco encefálico e descem até a medula espinal para influenciar os neurônios motores inferiores medulares: os *tratos vestibuloespinais*, os *tratos reticuloespinais*, o *trato tectoespinal* e o *trato rubroespinal* (Figura 10.3). Coletivamente, os três primeiros estão envolvidos na manutenção e ajuste involuntário da postura e na orientação reflexa da cabeça. Dessa forma, estão comprometidos principalmente com o controle das musculaturas axiais e proximais. O trato rubroespinal participa

principalmente do controle da musculatura do membro distal que medeia os movimentos hábeis e voluntários. Esses quatro tratos (geralmente com os componentes dos núcleos da base e do cerebelo) são algumas vezes denominados de *sistema motor extrapiramidal*. O *sistema motor piramidal*, por outro lado, origina-se no córtex cerebral e é a outra via motora eferente principal para a medula espinal, como discutido mais adiante. Como o termo *extrapiramidal* pode abranger um grupo diverso de estruturas e é aplicado de maneira inconsistente, tem sido menos utilizado. Os quatro tratos do tronco encefálico para a medula espinal são aqui coletivamente referidos como *vias motoras eferentes do tronco encefálico*.

O tronco encefálico, assim como a medula espinal, contém neurônios motores inferiores que podem ativar músculos esqueléticos sinapticamente, neste caso, a musculatura da face e da cabeça (ver Figura 10.1). Os corpos celulares desses neurônios motores a residem em vários núcleos de nervos cranianos (p. ex., motor facial, hipoglosso, oculomotor). O tronco encefálico também recebe impulsos diretos dos órgãos sensoriais na face e na cabeça (p. ex., olho, sistema vestibular). Logo, como na medula espinal, alguns reflexos segmentares bastante simples podem ser organizados pelo tronco encefálico sem a necessidade de um controle significativo de outros segmentos do sistema motor. Como o tronco encefálico apresenta as vias motoras eferentes para a medula espinal, previamente citadas, ele permite que os impulsos provenientes dos órgãos sensoriais na face e na cabeça alcancem e controlem os neurônios motores inferiores da medula espinal que operam os músculos do tronco e dos membros (ver Figura 10.3). Algumas das vias motoras eferentes do tronco encefálico também permitem que as regiões mais rostrais do sistema motor (p. ex., o córtex motor) influenciem os neurônios motores inferiores de maneira indireta.

As vias motoras eferentes mediais e laterais do tronco encefálico controlam, respectivamente, os músculos proximais da postura e os músculos mais distais do movimento hábil

As vias motoras eferentes do tronco encefálico para a medula espinal podem ser divididas em um grupo medial e uma via lateral. Os tratos vestibuloespinal, reticuloespinal e tectoespinal formam as *vias motoras mediais do tronco encefálico*, enquanto o trato rubroespinal representa a *via motora lateral do tronco encefálico* (ver Figura 10.3). Os agrupamentos são geralmente baseados na posição relativa desses tratos dentro da substância branca da medula espinal. Os axônios desses tratos que representam as vias motoras mediais do tronco encefálico (vestibuloespinal, reticuloespinal, tectoespinal) trafegam pelas regiões mais mediais da substância branca da medula espinal (p. ex., coluna ventral) e fazem sinapses nas regiões mais mediais da substância cinzenta. Essas regiões mais mediais da substância cinzenta contêm neurônios pré-motores mediais e motores α mediais, que controlam as musculaturas extensoras axiais e proximais primariamente envolvidas na manutenção e no ajuste involuntário da postura. Os axônios da via motora lateral do tronco encefálico (rubroespinal) correm em uma região mais lateral da substância branca espinal (coluna lateral) e formam sinapse na substância cinzenta espinal mais lateral. Os neurônios pré-motores e motores α dessa região controlam, principalmente, a musculatura flexora distal responsável pelo movimento voluntário preciso.

Assim, as vias motoras mediais do tronco encefálico projetam-se para as regiões mediais da substância cinzenta da medula espinal, cujos neurônios controlam os músculos extensores da postura (axial

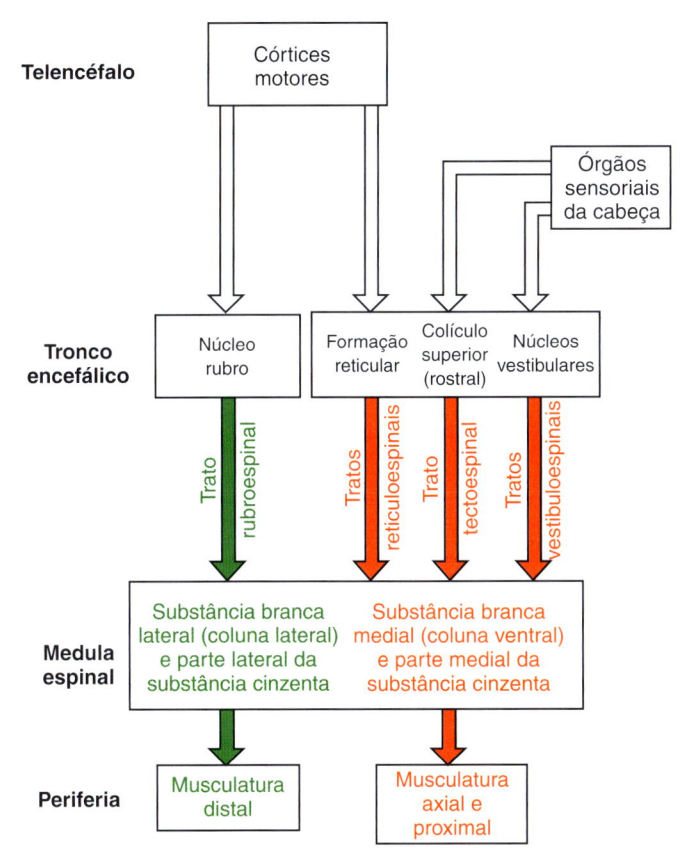

• **Figura 10.3** Organização das vias motoras eferentes do tronco encefálico para a medula espinal. As vias motoras mediais do tronco encefálico são os tratos reticuloespinal, vestibuloespinal e tectoespinal (*setas vermelhas identificadas*). Essas vias trafegam principalmente nas regiões mais mediais da substância branca da medula espinal e fazem sinapse nas regiões mais mediais da substância cinzenta da medula espinal que controlam as musculaturas axiais e proximais. O trato rubroespinal (*seta verde identificada*) é uma via motora lateral do tronco encefálico que trafega nas regiões mais laterais da substância branca espinal e faz sinapse nas regiões mais laterais da substância cinzenta espinal que controlam a musculatura distal do membro. O cruzamento de algumas das vias não está representado.

e proximal) de localização mais medial, enquanto a via motora lateral do tronco encefálico se projeta para as regiões laterais da substância cinzenta espinal, cujos neurônios controlam os músculos flexores do movimento hábil (distais) de localização mais lateral.

Os tratos reticuloespinais e vestibuloespinais são vias motoras mediais do tronco encefálico importantes para a manutenção da posição ereta do corpo contra a força da gravidade

A principal responsabilidade das vias motoras eferentes mediais do tronco encefálico é manter, de maneira inconsciente, o corpo na posição ereta contra a força da gravidade. Os tratos reticuloespinal e vestibuloespinal desempenham um papel importante nesse controle involuntário das musculaturas extensoras axiais e proximais que impedem que o animal caia. Os tratos reticuloespinais são muito importantes no controle da magnitude da contração em condições estacionárias, ou *tônus muscular*, desses músculos antigravitacionais. Os componentes dos tratos vestibuloespinais são essenciais na ativação dos músculos antigravitacionais em resposta à desestabilização do corpo em relação à gravidade. Lembre-se que o controle inconsciente da musculatura postural é uma parte integrante da habilidade de execução eficiente de movimentos voluntários hábeis da musculatura distal, uma vez que a ocorrência desses movimentos requer uma "plataforma" estável.

Os tratos reticuloespinais são originários dos corpos celulares na *formação reticular* do tronco encefálico (ver Figura 10.3). Esse é um complexo de núcleos menores e menos agregados, com projeções axonais organizadas de forma um pouco mais frouxa, de localização medial. Outrora considerada um sistema difuso e bastante inespecífico, hoje se sabe que a formação reticular contém numerosos núcleos de função específica. Além de ser a origem das vias motoras eferentes mediais do tronco encefálico para a medula espinal, as projeções aferentes da formação reticular desempenham um papel importante na modulação da consciência, do despertar e da atenção. A formação reticular recebe uma ampla gama de informações sensoriais e tem função fundamental na percepção da dor, na respiração e na atividade circulatória.

Os axônios dos tratos reticuloespinais formam sinapses na região medial da substância cinzenta da medula espinal, que primariamente controla as musculaturas extensoras axiais e proximais (ver Figura 10.3). Coletivamente, o trato se projeta em praticamente todos os níveis rostrocaudais da medula espinal. O trato reticuloespinal *pontino* é originário das células dos núcleos reticulares da *ponte* e, depois de trafegar pela coluna ventral da medula espinal, tende a ter efeito *excitatório* nos neurônios motores inferiores para os músculos antigravitacionais. O trato *reticuloespinal bulbar*, vindo os núcleos reticulares do *bulbo*, tende a apresentar efeito *inibidor* nos neurônios motores inferiores para os músculos antigravitacionais. Em algumas espécies, os axônios do trato reticuloespinal bulbar, embora trefeguem perto da coluna ventral, passam pela porção ventral da coluna lateral, perto do corno ventral. No entanto, os axônios ainda fazem sinapse em algumas regiões mais mediais da substância cinzenta da medula espinal. Essas porções opostas dos tratos reticuloespinais interagem para regular o tônus muscular antigravitacional. Influências de outras regiões do tronco encefálico, do cerebelo e da medula espinal conferem aos núcleos reticulares pontinos, e seus axônios do trato reticuloespinal pontino, um alto grau de atividade espontânea. Os efeitos dessa atividade excitatória espontânea no tônus muscular antigravitacional podem ser equilibrados

pela ativação de núcleos reticulares bulbares inibidores e seus axônios do trato reticuloespinal bulbar. Projeções descendentes do córtex cerebral para o tronco encefálico representam uma fonte significativa do prosencéfalo para controle relativo dos dois tratos reticuloespinais. Essa rota corticorreticuloespinal enfatiza o fato de que algumas das vias motoras eferentes do tronco encefálico são uma via indireta para os níveis mais rostrais do sistema de hierarquia motora influenciarem os neurônios motores inferiores espinais (ver Figura 10.3).

As projeções corticais eferentes para as origens dos tratos reticuloespinais conferem a eles duas importantes funções motoras além de seu papel essencial na modulação inconsciente do tônus muscular antigravitacional. A primeira está relacionada ao movimento voluntário hábil que, como já citado, exige uma postura estável. Imediatamente *antes* da execução de tal movimento voluntário, o trato reticuloespinal, de forma *inconsciente*, ativa as musculaturas axiais e proximais adequadas que compensarão a desestabilização postural que será produzida pelo movimento voluntário intencional (geralmente da musculatura distal). Os componentes do trato reticuloespinal sob controle das projeções corticais descendentes também atuam na execução voluntária de um movimento grosseiro (não hábil), geralmente estereotipado, da musculatura proximal do membro, como aqueles envolvidos em um simples apontar ou na locomoção.

Como observado no Capítulo 8, os neurônios motores γ são geralmente ativados junto com os neurônios motores α, de modo que os fusos musculares mantêm sua sensibilidade ao estiramento mesmo quando os músculos se encolhem durante uma contração. Essa *coativação* α-γ é um princípio comum para a excitação dos neurônios motores inferiores pelos neurônios motores superiores. Sob certas circunstâncias, entretanto, parece que esse processo pode ser dissociado, de forma que a sensibilidade do fuso muscular mediada pelo neurônio motor γ e, portanto, do reflexo de estiramento, possa ser ajustada separadamente da contração muscular extrafusal. Embora os componentes do trato reticuloespinal participem da coativação α-γ dos neurônios motores inferiores, parecem fortemente associados à capacidade de regulação da atividade de neurônios motores γ de maneira independente. É provável que essa capacidade de modulação independente da sensibilidade do reflexo de estiramento por componentes do trato reticuloespinal baseie seu papel significativo no ajuste do tônus muscular antigravitacional.

Os tratos vestibuloespinais são originários dos corpos celulares do *complexo nuclear vestibular*, um grupo bilateral de quatro subnúcleos distintos que ocupam uma porção substancial do bulbo e parte da ponte, perto da parede lateral do quarto ventrículo (ver Capítulo 11, Figura 11.8). Os subnúcleos desse complexo recebem impulsos sinápticos principais das fibras do oitavo nervo craniano que trazem as informações sensoriais do aparelho vestibular da orelha interna (ver Capítulo 11). O aparelho vestibular produz informações sensoriais sobre a posição da cabeça em relação à gravidade e a aceleração da cabeça através do espaço, indicando, assim, a posição do corpo e os distúrbios do equilíbrio. O complexo nuclear vestibular também recebe estímulos significativos do cerebelo, mas não dos níveis prosencefálicos da hierarquia do sistema motor.

Como nos tratos reticuloespinais, os axônios dos tratos vestibuloespinais fazem sinapses nas regiões mediais da substância cinzenta da medula espinal que controlam principalmente as musculaturas extensoras axiais e proximais (ver Figura 10.3). O *trato vestibuloespinal lateral* (ver Capítulo 11) projeta-se em todos os níveis rostrocaudais da medula espinal e excita a musculatura extensora antigravitacional quando o aparelho vestibular detecta um distúrbio de equilíbrio, em uma tentativa de corrigi-lo. O *trato vestibuloespinal medial*, menos substancial, chega apenas até os níveis cervicais e torácicos superiores da medula espinal. Controla principalmente a musculatura do pescoço para produção dos movimentos compensatórios da cabeça em resposta a distúrbios de equilíbrio relacionados à rotação (ver Capítulo 11). Embora os tratos vestibuloespinais atuem principalmente para produção de ajustes compensatórios em distúrbios posturais, seus componentes também parecem fazer certa contribuição para o tônus muscular antigravitacional.

Alguns dos aspectos funcionais das vias motoras eferentes reticuloespinais e vestibuloespinais do tronco encefálico podem ser mais bem compreendidos no quadro clínico de *rigidez de descerebração*. Esse quadro é ocasionalmente observado em consequência de uma doença prosencefálica grave ou de uma transecção cirúrgica do encéfalo à altura do mesencéfalo rostral, como descoberto pelo neurofisiologista britânico Charles Sherrington. Conforme já observado, os neurônios do trato reticuloespinal pontino, que excitam os neurônios motores inferiores para os músculos antigravitacionais, têm um alto grau de atividade espontânea. A excitação dos neurônios do trato reticuloespinal bulbar inibe os neurônios motores inferiores para os músculos antigravitacionais. Quando o prosencéfalo é desconectado do tronco encefálico, as projeções eferentes do córtex cerebral não podem excitar esses neurônios reticulares bulbares que se projetam para a medula espinal; portanto, uma fonte significativa de inibição dos neurônios motores inferiores dos músculos antigravitacionais é perdida. A excitação dos neurônios motores inferiores, produzida pela atividade espontânea dos neurônios reticuloespinais pontinos, perde, então, uma fonte significativa de oposição, e, consequentemente, o tônus muscular antigravitacional é muito maior. O animal, então, assume uma postura semelhante a um cavalinho de pau, tão rígida que permanece em uma posição fixa. A seção subsequente de uma porção do trato vestibuloespinal lateral reduz um pouco essa rigidez; logo, o trato aparentemente desempenha algum papel na regulação do tônus dos músculos antigravitacionais além de sua função principal na resposta à desestabilização postural em relação à gravidade.

Como já observado, os tratos reticuloespinal e vestibuloespinal dão importantes contribuições para o controle das musculaturas axiais e proximais para manter o corpo ereto. Contudo, a ritmicidade para frente e para trás da caminhada e da corrida é organizada por circuitos de interneurônios espinais que controlam os neurônios motores inferiores de maneira oscilante e repetitiva. Embora essas redes neurais espinais possam produzir esse comportamento oscilatório simples sem o controle de porções mais rostrais da hierarquia do sistema motor, os neurônios reticuloespinais desempenham um papel importante no início desse comportamento locomotor e no controle da sua velocidade.

O *trato tectoespinal* é uma via motora medial do tronco encefálico que está envolvida principalmente na orientação do reflexo da cabeça em direção ao estímulo ambiental. As células de origem desse trato estão localizadas nos colículos superiores do mesencéfalo (geralmente chamados de *colículos rostrais* em quadrúpedes; ver Figura 10.3). Como as vias motoras reticuloespinais e vestibuloespinais do tronco encefálico para a medula espinal, os axônios do trato tectoespinal formam sinapse dentro das regiões mediais da substância cinzenta da medula espinal que controlam principalmente as musculaturas axiais e proximais. Entretanto, esses axônios só se projetam até as regiões cervicais superiores da medula espinal. Isso condiz com o fato de que o trato tectoespinal controla, principalmente, a musculatura que move a cabeça. O colículo superior processa as informações visuais, auditivas e somatossensoriais acerca da posição do estímulo ambiental em relação ao corpo. Também pode controlar os movimentos reflexos rápidos (sacudidelas) do

olho em resposta ao estímulo. O trato tectoespinal participa da produção do movimento da cabeça em direção ao estímulo, o que corresponde ao rápido movimento ocular para que o olhar do animal se fixe diretamente no estímulo.

O trato rubroespinal é uma via motora lateral do tronco encefálico que pode controlar a musculatura distal do membro associada ao movimento hábil

Como já observado, os tratos reticuloespinal, vestibuloespinal e tectoespinal são vias motoras eferentes mediais do tronco encefálico, cujos axônios se dispõem rostrocaudalmente nas porções mais mediais da substância branca espinal e fazem sinapse em porções mais mediais da substância cinzenta espinal. Essa região da substância cinzenta exerce controle amplo, geralmente bilateral, das musculaturas axiais e proximais envolvidas no controle postural e na orientação da cabeça. Por outro lado, o *trato rubroespinal* é uma via motora eferente lateral do tronco encefálico cujos axônios correm nas regiões mais laterais da substância branca espinal e fazem sinapse em porções mais laterais da substância cinzenta espinal (ver Figura 10.3). Essa região da substância cinzenta exerce controle unilateral sobre um complemento limitado de músculos dos membros distais, frequentemente flexores, ligados a movimentos hábeis das extremidades.

Os axônios do trato rubroespinal são originários das células do *núcleo rubro* do mesencéfalo. Esses axônios recebem um impulso eferente muito significativo dos níveis superiores da hierarquia do sistema motor no córtex cerebral. Essa rota corticorrubroespinal permite que os córtices motores influenciem indiretamente os neurônios motores inferiores da medula espinal que atuam na musculatura flexora distal de um membro. Desta forma, a via participa do controle voluntário da musculatura responsável pelos movimentos hábeis, geralmente de manipulação dos membros (embora não na maioria dos ágeis movimentos dos dedos). Esse trato é mais importante para esses tipos de movimento em quadrúpedes do que em primatas. Nos primatas, as projeções diretas dos córtices motores para a medula espinal (o trato corticospinal, descrito a seguir) são mais relevantes do que o trato rubroespinal no controle do movimento hábil voluntário dos membros. Como a maioria dos núcleos que dão origem aos tratos que desempenham um papel direto no movimento, o núcleo rubro também recebe um estímulo significativo do cerebelo, cujo papel no controle motor é descrito de maneira superficial adiante e com mais detalhes no Capítulo 12.

O trato corticospinal (piramidal) é uma projeção direta do córtex cerebral para a medula espinal e é responsável pela maior parte dos movimentos voluntários hábeis dos mamíferos

Os córtices motores do prosencéfalo constituem a porção da hierarquia do sistema motor superior à do tronco encefálico e representam o nível mais complexo. Como já mencionado, essas regiões corticais são coletivamente capazes de operar os neurônios motores inferiores espinais de forma indireta, através de algumas vias motoras efetoras do tronco encefálico para a medula espinal (p. ex., vias corticorreticuloespinal e corticorrubroespinal). Em mamíferos, existe um sistema mais eficiente para o controle cortical dos neurônios motores inferiores da medula espinal: uma projeção direta partindo das células presentes nos córtices motores até a substância cinzenta da medula espinal. Esse *trato corticospinal* direto, também conhecido como *trato piramidal*, é o responsável por grande parte das sequências de movimentos mais elaborados e de maior destreza que os mamíferos são capazes de fazer, especialmente com os membros. Entretanto, também participa de movimentos voluntários menos elaborados da musculatura distal e pode exercer algum controle sobre os músculos posturais.

Na medula espinal, o trato corticospinal tem um grande componente lateral que controla a musculatura distal e um componente medial menor que controla os músculos axiais e proximais

Os axônios do trato corticospinal são originários principalmente de células localizadas nos córtices motores do lobo frontal do hemisfério cerebral ou suas adjacências (dependendo da espécie) (Figura 10.4). Todas as células que contribuem para a formação do trato estão localizadas na quinta camada das seis camadas histológicas do tecido cortical (ver Capítulo 16, Figura 16.1). Ao longo de sua via partindo do córtex cerebral, esses axônios atravessam a cápsula interna do prosencéfalo pelos pedúnculos cerebrais na superfície ventral do mesencéfalo e os núcleos pontinos da ponte ventral e emergem na superfície ventral do bulbo, adjacente à linha média, como as pirâmides. Isso gera um formato de pirâmide ao corte transversal, o que parcialmente inspira o nome *trato piramidal* dado aos axônios que o atravessam.

Conforme os axônios do trato corticospinal alcançam a borda espinobulbar, a grande maioria (75% em caninos a 90% em primatas) atravessa a linha média na altura de uma estrutura conhecida como *decussação piramidal* (ver Figura 10.4). Os axônios que atravessam formam, então, o *trato corticospinal lateral*, localizado na substância branca da medula espinal, e fazem sinapses dentro das regiões laterais da substância cinzenta da medula espinal (Figura 10.5). Como já observado, essas regiões contêm os neurônios pré-motores e motores α que controlam, primariamente, a musculatura flexora distal das extremidades envolvida nos movimentos hábeis, de manipulação e normalmente voluntários. Diante dessa organização, uma lesão nos córtices motores de um lado do corpo tem efeitos devastadores nos movimentos hábeis voluntários da musculatura flexora distal do lado oposto. Uma porcentagem muito menor dos axônios localizados na pirâmide bulbar não atravessa a linha média à altura da decussação piramidal e permanece do mesmo lado do corpo, formando o *trato corticospinal ventral*, de tamanho bem menor (ver Figura 10.4). Os axônios desse trato estão localizados em regiões mais mediais da substância branca espinal e fazem sinapse em regiões mediais da substância cinzenta espinal, que controlam as musculaturas axiais e proximais da postura (Figura 10.5). Na verdade, muitos axônios do trato corticospinal ventral cruzam a linha média antes da sinapse na substância cinzenta da medula espinal. Esse trato permite o controle voluntário direto dos músculos que normalmente participam da função antigravitacional inconsciente.

A capacidade do trato corticospinal de controlar a maioria dos movimentos hábeis e de destreza superior do corpo deriva do padrão de terminação sináptica de muitos dos seus axônios. Quanto maior o número de sinapses estabelecidas entre um neurônio nos córtices motores e um neurônio motor α localizado no corno ventral da medula espinal, maior é o número de neurônios

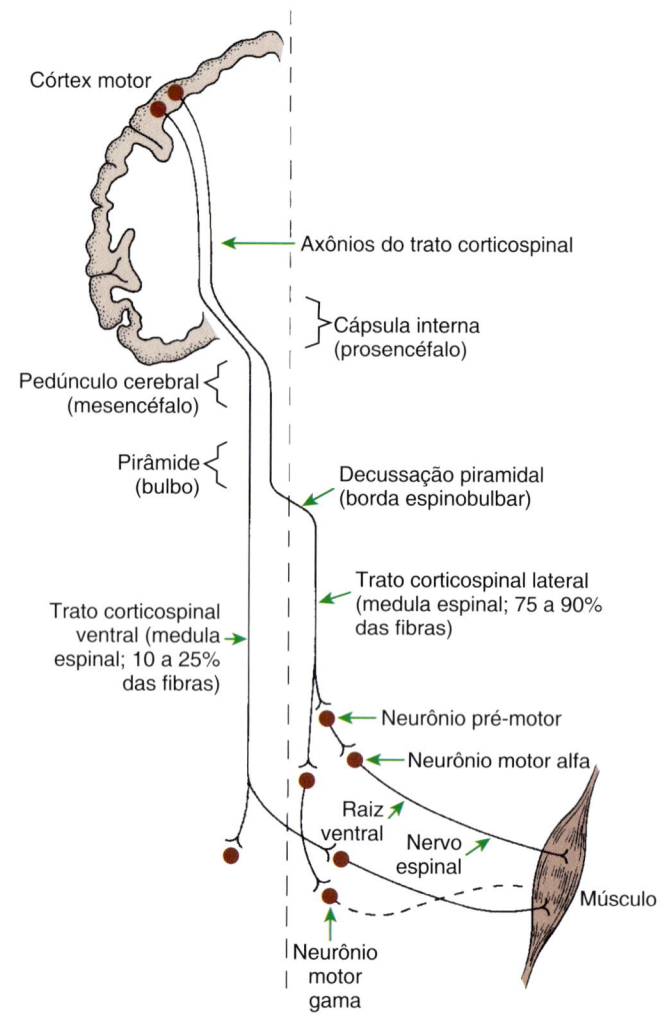

● **Figura 10.4** O trato corticospinal é uma rota direta primária dos córtices motores para a substância cinzenta da medula espinal contralateral. A maior parte dos axônios do trato faz sinapse nos neurônios pré-motores da zona intermediária, mas, alguns, dependendo da filogenia da espécie, fazem sinapse diretamente nos neurônios motores inferiores α e γ. Cerca de 75 a 90% (dependendo novamente da filogenia) dos axônios do trato cruzam a linha média na borda espinobulbar para formar o trato corticospinal lateral; e cerca de 10 a 25% permanecem do mesmo lado para formar o trato corticospinal ventral. Algumas estruturas anatômicas importantes, formadas por axônios do trato corticospinal no encéfalo, e suas localizações também são indicadas.

motores α ativados e menos preciso o controle da musculatura. Isso se confirma porque cada neurônio que é excitado na via geralmente ativa vários outros neurônios pós-sinápticos. Os axônios corticospinais fazem um desvio através de sinapses com neurônios das vias motoras do tronco encefálico para a medula espinal, porém, mais significativamente, alguns podem fazer desvio de sinapse com neurônios pré-motores da substância cinzenta espinal, contatando diretamente os neurônios motores α. Consequentemente, um determinado neurônio corticospinal pode, em termos finais, controlar números menores de neurônios motores α e um complemento menor da musculatura. Isso permite um aumento na *fragmentação* do movimento e na independência das ações de diferentes músculos (p. ex., a habilidade para mover os dedos individualmente em vez de movê-los todos juntos). A proporção de neurônios corticospinais que fazem conexões monossinápticas com neurônios motores α espinais está relacionada à filogenia. Essas conexões não existem em gatos, são observadas

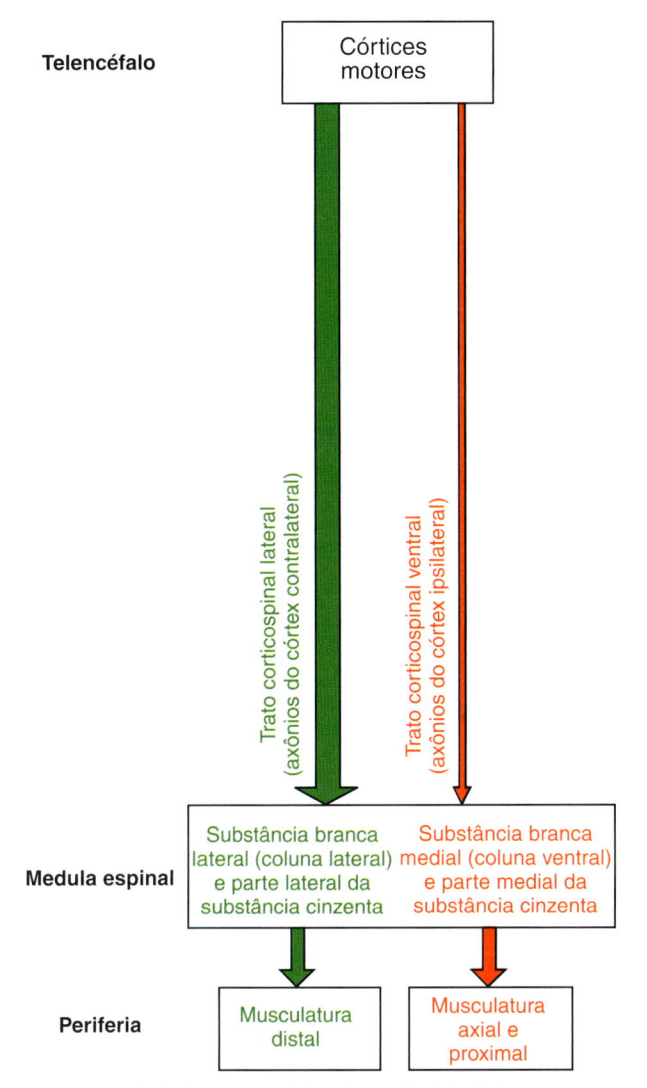

Telencéfalo — Córtices motores

Trato corticospinal lateral (axônios do córtex contralateral)

Trato corticospinal ventral (axônios do córtex ipsilateral)

Medula espinal — Substância branca lateral (coluna lateral) e parte lateral da substância cinzenta | Substância branca medial (coluna ventral) e parte medial da substância cinzenta

Periferia — Musculatura distal | Musculatura axial e proximal

• **Figura 10.5** Relação somatotópica (musculotópica) dos componentes do trato corticospinal. Da mesma forma que para as vias motoras eferentes do tronco encefálico, o trato corticospinal pode ser dividido em componentes que se dispõem em regiões mais laterais ou mais mediais da substância branca da medula espinal. O extenso trato corticospinal lateral, de localização lateral, faz sinapses nas regiões mais laterais da substância cinzenta da medula espinal que controlam a musculatura distal dos membros. Os axônios desse trato se originam de córtices motores contralaterais. O trato corticospinal ventral, muito menor e cujos axônios se originam de córtices motores ipsilaterais, passa pelas regiões mais mediais da substância branca espinal e faz sinapses nas regiões mais mediais da substância cinzenta espinal, que controlam as musculaturas axiais e proximais.

em pequena proporção nos macacos, em proporção maior nos macacos antropoides e maior ainda nos humanos, que exibem os movimentos manipulativos mais hábeis e fracionados.

Como já mencionado, os núcleos de nervos cranianos no tronco encefálico contêm neurônios motores inferiores que trafegam através deles e controlam os músculos da face e da cabeça (ver Figura 10.1). Um complemento significativo dos axônios que deixam os córtices motores para formar o trato corticospinal não continua até a medula espinal, mas deixa o trato para estabelecer sinapses nos núcleos motores do nervo craniano do tronco encefálico. Esse complemento de axônios é denominado *trato corticobulbar* ("bulbo" é o termo arcaico para porções do tronco encefálico; também chamado *trato corticonuclear*). De modo geral, um determinado núcleo do nervo craniano recebe informações corticobulbares significativas dos dois hemisférios cerebrais

Os córtices motores do lobo frontal ou adjacentes a ele, o nível mais alto da hierarquia do controle motor, consistem em três regiões funcionais diferentes

Os córtices motores do lobo frontal, a origem da maioria dos axônios do trato corticospinal, são compostos pelo córtex motor primário, córtex motor suplementar e córtex pré-motor (Figuras 10.1 e 10.6). Embora essas regiões do prosencéfalo representem, coletivamente, o nível mais alto da hierarquia do controle motor, as áreas parecem diferir em relação à complexidade das funções motoras controladas.

Nos primatas, o *córtex motor primário* (MI) é imediatamente rostral ao sulco central proeminente e, portanto, dispõe-se ao longo do giro pré-central (ver Figura 10.6A). Muitas espécies de mamíferos não primatas não apresentam sulco central e o MI parece ser próximo ao sulco cruzado (ver Figura 10.6B). A estimulação elétrica branda de uma região muito pequena do MI é capaz de ativar um reduzido número de músculos funcionalmente relacionados. Além disso, existe uma relação de ordem entre a região do corpo onde os músculos são ativados e a região estimulada do MI. Neste *mapa somatotópico* (ou, neste caso, *mapa musculotópico*) da musculatura corpórea no MI, os músculos da porção caudal do corpo (ou dos pés, nos bípedes) podem ser mais facilmente ativados a partir de porções mais dorsomediais, enquanto músculos da porção rostral do corpo (ou na cabeça, nos bípedes) podem ser

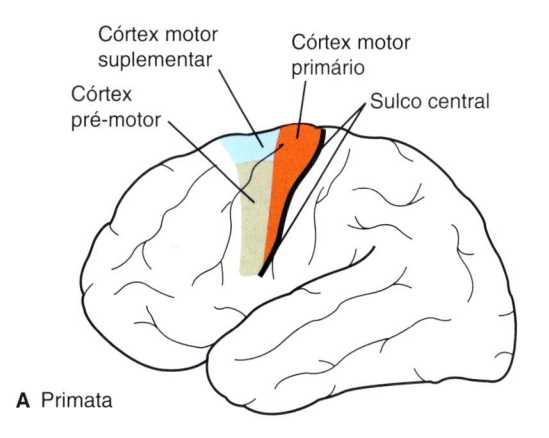

Córtex motor suplementar
Córtex pré-motor
Córtex motor primário
Sulco central

A Primata

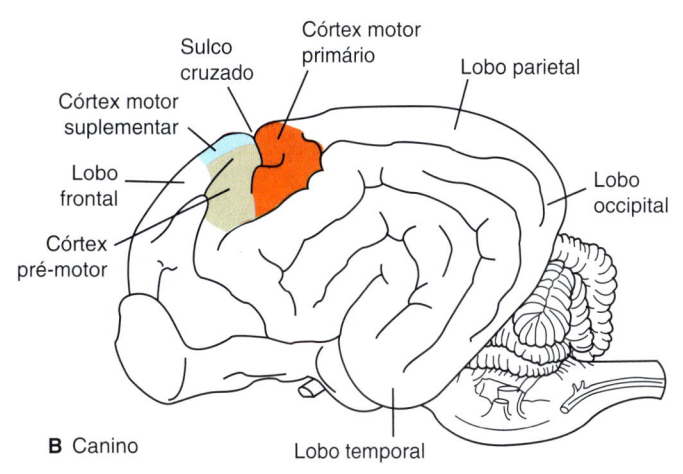

Sulco cruzado
Córtex motor primário
Córtex motor suplementar
Lobo parietal
Córtex motor suplementar
Lobo frontal
Lobo occipital
Córtex pré-motor
Lobo temporal

B Canino

• **Figura 10.6** Córtices motores. Região dos córtices motores primários, motores suplementares e pré-motores nos encéfalos humano (**A**) e canino (**B**). Partes dos córtices motores primários e suplementares se estendem até a superfície medial (não mostrada).

mais facilmente ativados a partir de porções mais ventrolaterais do MI; além disso, a representação de outras regiões do corpo entre essas partes do MI é suficientemente ordenada. Como mostra a Figura 10.7, a musculatura de diferentes partes do corpo não está igualmente representada no mapa somatotópico. Regiões descritas como maiores têm uma área maior do MI dedicada ao controle de sua musculatura voluntária, e, portanto, os movimentos dessa região serão, de forma geral, muito mais precisos e fracionados. No mapa somatotópico do MI em humanos, as musculaturas da mão e da boca têm uma representação proporcional muito grande, refletindo a respectiva importância dessas áreas na manipulação de objetos com os dedos e na articulação da fala. A representação proporcional da musculatura de diferentes partes do corpo no MI varia conforme a filogenia, mas os mapas somatotópicos dos primatas tendem a ser mais detalhados, refletindo o controle mais preciso dos movimentos hábeis voluntários.

O *córtex motor suplementar* e o *córtex pré-motor* também estão localizados no lobo frontal, imediatamente rostrais ao MI, com o primeiro em posição dorsomedial em relação ao segundo (ver Figura 10.6). As duas áreas também têm um mapa somatotópico da musculatura do corpo, mas é menos preciso do que no MI. Além dos axônios dos tratos corticospinal e corticobulbar, as duas também dão origem a projeções axonais para os núcleos originados de algumas vias eferentes do tronco encefálico (ver Figura 10.1). De forma mais significativa, entretanto, os córtices motores suplementares e pré-motores enviam axônios para formar sinapses no MI e, assim, podem representar "áreas supramotoras", com uma posição ainda mais alta na hierarquia do controle motor do que o MI; essas áreas podem instruir o MI a converter suas ações musculares bastante discretas em padrões de movimento mais elaborados. Esse conceito está fundamentado no fato de que, para um movimento voluntário, os neurônios dessas áreas supramotoras se tornam ativos antes dos neurônios do MI.

As evidências indicam que o córtex motor suplementar é muito importante para o *planejamento e organização de sequências complexas* de movimentos discretos, normalmente executados pelo MI. O córtex motor suplementar parece ser, por exemplo, bastante ativo quando um indivíduo ensaia mentalmente uma sequência específica de movimentos dos dedos. Além disso, também parece ser importante para instruir os membros (em especial os anteriores) nos dois lados do corpo a trabalhar juntos, de maneira simultânea, para cumprir uma tarefa. O córtex pré-motor parece desempenhar um papel importante na *orientação preparatória do corpo* para a execução de uma tarefa motora em particular. Um exemplo, nos primatas, seria a rotação dos ombros e o movimento dos braços em direção a um alvo que deva ser manipulado pelas mãos. Essas duas áreas recebem informações sensoriais e visuoespaciais do córtex parietal posterior que provavelmente atua em suas respectivas funções.

Fazendo uma analogia com a ação de tocar piano, poderíamos ver o MI como responsável pela ativação muscular mais simples, necessária para pressionar uma única tecla do piano; o córtex motor suplementar como responsável pelo planejamento e pela organização da sequência de tais movimentos do dedo necessários para tocar uma melodia; e o córtex pré-motor como responsável pela orientação dos braços e das mãos para a região correta do teclado para tocar várias sequências. Naturalmente, a interação entre essas áreas na determinação da atividade do trato corticospinal (e corticobulbar) adequado, necessária para produzir o movimento voluntário, é, certamente, mais complexa, e seu papel funcional no controle motor e o modo como trabalham juntos ainda estão sob investigação.

A gravidade das perdas causadas por lesões do sistema corticospinal (piramidal) varia conforme a categoria filogenética do animal. Nos primatas, assim como nos humanos, nos quais o sistema piramidal é amplamente desenvolvido, as lesões localizadas rostrais à decussação

piramidal causam uma grande fraqueza no lado contralateral do corpo. Tal fraqueza unilateral é chamada de *hemiparesia* e é mais intensa na mão e nos músculos faciais (sintomas comuns do acidente vascular encefálico em humanos). Esses sintomas são compreensíveis porque um percentual muito grande dos axônios desse trato nos primatas cruza a linha média na altura da borda espinobulbar (a localização da decussação piramidal), e a mão e a face têm a maior representação proporcional no córtex motor primário (Figuras 10.4 e 10.7).

Na maioria das espécies veterinárias, o sistema corticospinal não é tão bem desenvolvido quanto nos humanos, e as lesões supraespinais desse sistema causam fraqueza contralateral muito menos grave e quase nenhuma alteração na marcha. Entretanto, o exame clínico pode revelar deficiências menos visíveis nos movimentos voluntários dos membros contralaterais. Um exemplo é a *reação de posicionamento proprioceptivo*, a habilidade de um animal retornar a sua pata para uma

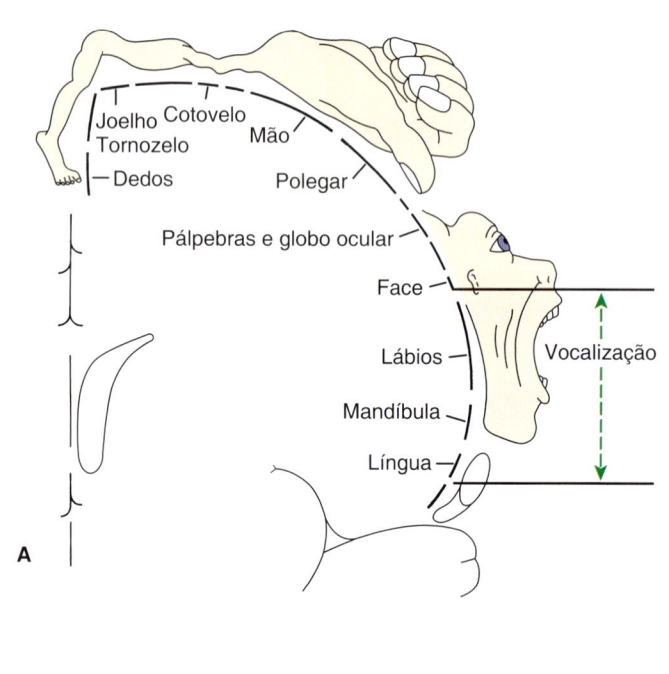

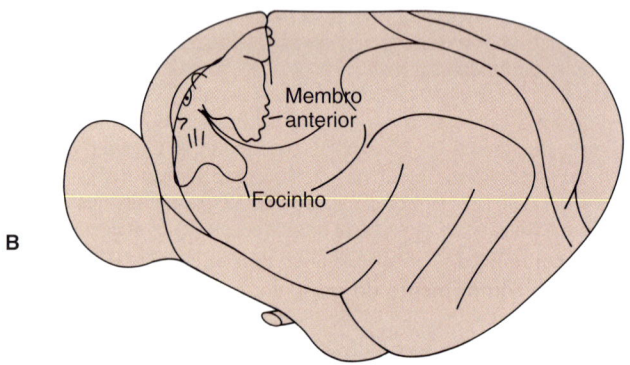

• **Figura 10.7** Mapa somatotópico (musculotópico) do córtex motor primário (MI) mostrando as origens dos axônios que controlam os diferentes músculos esqueléticos do corpo. As partes do corpo representadas de maneira proporcionalmente superior têm uma área maior de MI destinada ao seu controle voluntário, e o movimento daquela parte é geralmente muito mais preciso e fracionado. **A.** Em seres humanos, os músculos que controlam mãos/dedos e boca estão desproporcionalmente representados porque são necessários para os movimentos cruciais e precisos de apreensão/manipulação e fala. **B.** Mapa somatotópico (musculotópico) análogo de um gato (**A.** Redesenhada de Penfield W, Rasmussen T. *The cerebral cortex of man*. New York: Macmillan; 1950. Fonte: Berne RM, Levy MN. *Physiology*. 2nd ed. St Louis: Mosby; 1988. **B.** Fonte: Prosser CL. *Comparative animal physiology*. 3rd ed. New York: Wiley; 1988.)

postura normal, com o coxim para baixo, após o clínico flexioná-la para fazer a superfície dorsal tocar o chão ou a mesa. Essa resposta requer a percepção consciente do animal de que a pata está em uma posição flexionada (propriocepção consciente) e, portanto, exige que seja capaz de responder conscientemente, retornando-a à sua posição normal. Esta última resposta motora é influenciada pela integridade dos neurônios motores superiores do trato corticospinal. Em caso de lesão nesses neurônios, o animal demora mais para retornar sua pata à posição normal. Além disso, os dedos dos pés tendem a se arrastar no chão da mesma forma que a perna é levada para frente na marcha normal. Deve-se notar que tais defeitos também poderiam ser produzidos pelos axônios corticorrubrais (axônios para o núcleo rubro) danificados provenientes dos córtices motores. A observação desses déficits no posicionamento consciente e outras mudanças menos visíveis na marcha é importante para a localização das lesões no SNC.

A coativação do trato corticospinal por neurônios motores inferiores alfa (α) e gama (γ) pode fazer pequenas correções automáticas nos movimentos voluntários

Como observado previamente, a coativação α–γ é um princípio comum à excitação dos neurônios motores inferiores pelos neurônios motores superiores. Tem-se sugerido que tal coativação pode permitir que o fuso muscular funcione como um "sistema de correção automática de erro" quando um movimento voluntário contra uma carga provoca um pequeno desvio do resultado pretendido.

Como discutido no Capítulo 8, a ativação dos neurônios motores γ em conjunto com os α assegura que as fibras musculares intrafusais permaneçam esticadas o suficiente para transdução do estiramento mesmo quando o músculo alcança um comprimento menor durante a contração das fibras extrafusais. A ativação do neurônio motor γ pressiona as fibras extrafusais por provocar a contração das suas extremidades polares, o que ajusta a sensibilidade do fuso muscular ao seu novo comprimento. Acredita-se que a coativação α–γ, resultante de um comando motor voluntário, produza a contração simultânea das fibras intrafusais e extrafusais para que o fuso muscular se torne suficientemente sensível para transdução do estiramento em face do novo comprimento do músculo. Sob essas circunstâncias, se a carga for maior do que a esperada, a atividade do neurônio motor α não produzirá uma contração suficiente da fibra extrafusal para encurtar o músculo até o novo tamanho desejado. Entretanto, a atividade do neurônio motor γ terá gerado a contração adequada da fibra intrafusal para ajustar a sensibilidade do fuso muscular comprimento esperado. Essa má combinação, em que a sensibilidade do fuso foi ajustada para o novo comprimento do músculo, mas as fibras extrafusais não foram suficientemente contraídas a ponto de alcançar tal comprimento, provoca o estiramento do fuso muscular e a ativação dos mecanismos segmentares do reflexo de alongamento, ou seja, o estiramento desse fuso gera mais potenciais pós-sinápticos excitatórios (PPSE) nos neurônios motores α para o músculo, aumentando o disparo de seu potencial de ação e elevando a contração da fibra extrafusal para auxiliar a obtenção do novo comprimento.

Esse tipo de correção de erro, em que o mecanismo de reflexo de alongamento segmentar ajuda a realizar o encurtamento intencional do músculo quando a via corticospinal não produz a atividade suficiente do neurônio motor α, é denominado *função servoassistida*. Embora decorrente de uma coativação α–γ, essa função é análoga à potência da direção hidráulica de um carro em que o compressor do motor adiciona potência para que o motorista vire o volante quando os pneus encontram uma resistência significativa.

O sistema motor compartilha alguns princípios de organização com os sistemas sensoriais

Na maior parte dos componentes principais e vias do sistema motor descritos até agora, parece que o sistema motor compartilha princípios de organização comuns a outros sistemas encefálicos (p. ex., sistemas sensoriais). Um desses princípios é a existência de mapas topográficos do corpo. Como já observado, há mapas somatotópicos organizados da musculatura corporal nos córtices motores. Muitos sistemas sensoriais também apresentam organização topográfica, exceto que é a superfície receptora que está mapeada topograficamente. Por exemplo, os componentes do SNC do sistema somatossensorial (tato), assim como o córtex somatossensorial primário, contém um mapa somatotópico organizado de diferentes regiões da superfície da pele.

Dois outros princípios de organização compartilhados pelos sistemas motor e sensorial são processamentos seriados e paralelos da informação do sistema nervoso. Nos sistemas sensoriais, o *processamento seriado* geralmente se refere à passagem de informações da periferia para as regiões mais rostrais do sistema nervoso, sucessivamente, de maneira contínua. Por exemplo, no sistema visual, os axônios de células na retina formam sinapse no núcleo geniculado lateral do tálamo, e esses neurônios talâmicos, por sua vez, remetem seus axônios para fazer sinapse no córtex visual primário. De modo geral, no processamento seriado dos sistemas sensoriais, a informação sucessivamente obtida nos níveis mais rostrais do sistema nervoso está organizada de forma mais sofisticada. O processamento seriado também pode ser observado no sistema motor, embora em uma direção diferente, das regiões mais rostrais para as mais caudais. A via corticorreticuloespinal é um exemplo disso. Entretanto, no sistema motor de processamento seriado, os comandos muitas vezes procedem de áreas com organização mais complexa para aqueles mais simples (ver Figura 10.1).

O *processamento paralelo* refere-se às diferentes vias dentro de um determinado sistema sensorial de operação paralela, respectivamente, para carrear diferentes formas qualitativas de informação. Mais uma vez, usando o sistema somatossensorial como exemplo, existem vias separadas para o córtex cerebral que levam informação sobre o toque suave da pele e o contato cutâneo intenso, normalmente percebido como dor. No sistema motor, um exemplo de processamento paralelo é o controle respectivo da musculatura antigravitacional proximal por um grupo de vias eferentes do tronco encefálico (vestibuloespinal, reticuloespinal) e o controle da musculatura flexora distal por uma via motora eferente do tronco encefálico diferente (rubroespinal).

Sem dúvida, uma combinação dos dois tipos de processamento, seriado e paralelo, é necessária para a função integrada do sistema sensorial e do sistema motor.

Os núcleos da base e o cerebelo modulam a atividade dos componentes do sistema motor para os respectivos seleção e ajuste do movimento

Partes do sistema motor são importantes para a função motora propriamente dita, mas não parecem participar de maneira direta no início do movimento. Essas estruturas – os núcleos da base e o cerebelo – atuam principalmente na modulação da atividade de outras estruturas desse sistema sem produção direta do movimento (Figura 10.8).

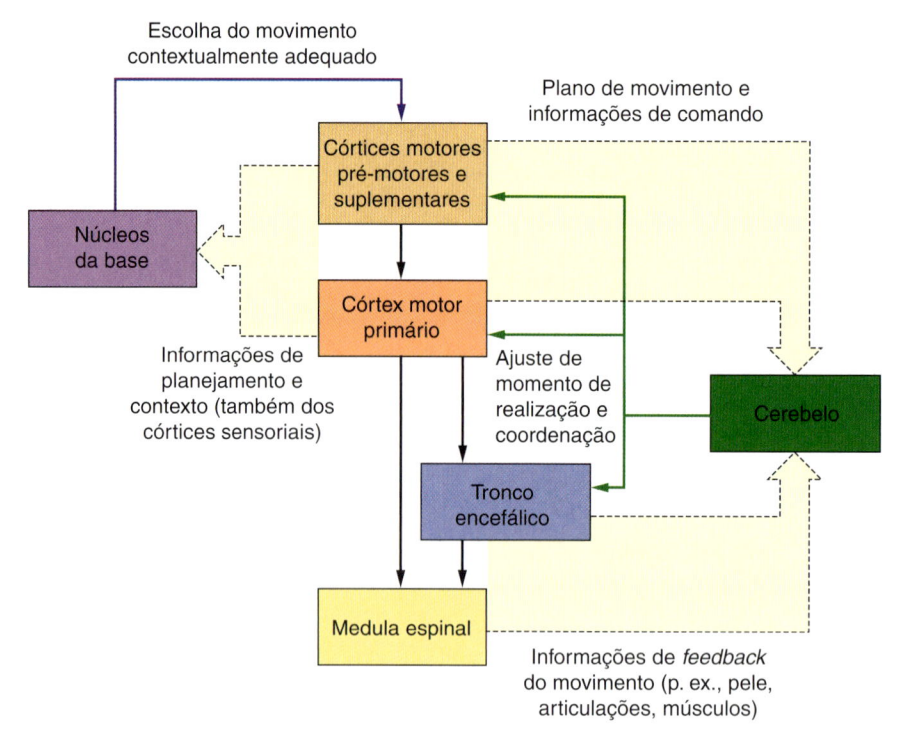

Escolha do movimento
contextualmente adequado

Plano de movimento e
informações de comando

Córtices motores
pré-motores e
suplementares

Núcleos
da base

Córtex motor
primário

Cerebelo

Informações de
planejamento e
contexto (também dos
córtices sensoriais)

Ajuste de
momento de
realização e
coordenação

Tronco
encefálico

Medula espinal

Informações de *feedback*
do movimento (p. ex., pele,
articulações, músculos)

● **Figura 10.8** Papéis moduladores do cerebelo e dos núcleos da base em relação à hierarquia do sistema motor. Os relés sinápticos interpostos não são representados.

Os *núcleos da base* são um grupo de núcleos, a maioria de localização profunda nos hemisférios cerebrais. Esses núcleos compreendem o núcleo caudado e o putame (conhecidos coletivamente como estriado), o globo pálido, a substância negra e o núcleo subtalâmico. O circuito neural interno dessa unidade funcional multinuclear é extremamente complexo e participa de várias vias paralelas ao longo dos núcleos da base. Os núcleos da base recebem impulsos dos córtices motores e de muitas outras áreas do córtex cerebral e, através do tálamo, projetam seus impulsos de volta para os córtices motores, principalmente o córtex motor suplementar e o córtex pré-motor (ver Figura 10.8). Novamente, essas regiões são importantes no planejamento e na preparação do movimento. Alguns impulsos desses núcleos se projetam diretamente nos núcleos do tronco encefálico, controlando o movimento.

De modo geral, acredita-se que os núcleos da base usem a informação recebida do córtex, inclusive sobre o plano de movimento e o contexto da situação, para *auxiliar a escolha do padrão adequado de movimento enquanto suprime os padrões competidores menos apropriados*. Dois circuitos principais dos núcleos da base desempenham um papel importante nesse processo. Um atua para facilitar o impulso inibidor dos núcleos da base, presumivelmente agindo para suprimir o padrão de movimento competidor e inapropriado. O outro age para reduzir o impulso inibidor desses núcleos, presumivelmente "removendo as travas" do padrão apropriado de movimento. Os neurônios contendo dopamina que se projetam da substância negra dos núcleos da base para seu estriado desempenham um importante papel na regulação desses dois circuitos. Em humanos, a degeneração desses neurônios secretores de dopamina na doença de Parkinson, há o desenvolvimento de déficit motor grave, como, por exemplo, dificuldade em iniciar adequadamente o movimento, lentidão de movimento, rigidez e tremor de repouso. A doença de Parkinson não ocorre naturalmente nas espécies veterinárias, mas algumas toxinas podem destruir, de maneira seletiva, esses neurônios secretores de dopamina em animais, produzindo déficits motores similares aos observados na patologia humana. Em equinos, a ingestão de cardo-estrelado-amarelo (*Centaurea solstitialis*) pode produzir lesão nos núcleos da base. Alguns dos movimentos anormais decorrentes dessa lesão, com acometimento dos lábios e

da língua do cavalo, lembram os movimentos anormais observados nos dedos de pessoas com doença de Parkinson. É interessante notar que as estruturas respectivas nas duas espécies são utilizadas nos movimentos de apreensão.

A estrutura e função do *cerebelo* e seu papel no controle motor são discutidas no Capítulo 12 e são mencionadas aqui de maneira superficial. A importância do cerebelo no controle motor é indicada pela observação de que praticamente todos os núcleos que dão origem às vias motoras do tronco encefálico recebem estímulos cerebelares. Além disso, o cerebelo recebe estímulos indiretos (através dos núcleos pontinos) dos córtices motores (MI, córtex motor suplementar, córtex pré-motor). Assim como os núcleos da base, o cerebelo não apenas recebe informações dos córtices motores, mas também retorna informações para eles. É também importante por receber muitas informações sensoriais da pele, das articulações, dos músculos, do aparelho vestibular e até do sistema visual. Logo, o cerebelo recebe informação acerca do planejamento e início do movimento, bem como um *feedback* sensorial contínuo sobre o progresso do movimento (ver Figura 10.8). O cerebelo, por sua vez, pode influenciar a atividade dos córtices motores e das vias motoras do tronco encefálico para a medula espinal.

Por meio dessa organização, acredita-se que o cerebelo *compare informações sobre o planejamento do movimento com informações sobre como este está realmente sendo realizado*. Talvez possa, então, *fazer ajustes para o andamento do movimento em si ou ainda ajustar o plano de movimento* para futura execução. Nessa estrutura, parece particularmente relacionado à obtenção de informações de *feedback* sensorial sobre o tempo de movimento e ajustar seu controle. Estudos experimentais e clínicos mostram que o dano cerebelar produz déficits significativos na coordenação e na suavidade de movimentos complexos. É provável que esses déficits sejam decorrentes de problemas de sincronização dos componentes da contração muscular do movimento. Se os componentes da contração muscular não estiverem adequadamente sincronizados, o movimento pode parecer espasmódico e descoordenado, ter força inadequada e não parar no momento apropriado.

CORRELAÇÕES CLÍNICAS

Lesão focal do córtex motor

Relato

Você examina uma cadela Bóxer de 11 anos de idade, cujas vacinas estão em dia. Ela teve um adenocarcinoma na glândula mamária que foi removido 6 meses antes dessa consulta.

O proprietário relata que, nos últimos dias, a cadela apresentou fraqueza progressiva nos membros anterior e posterior do lado esquerdo e, ocasionalmente, parava com a pata anterior esquerda flexionada de tal maneira que a superfície dorsal tocava o chão. Um dia antes, a cadela teve uma convulsão.

Exame clínico

Ao exame físico da paciente, você encontra alterações senis rotineiras e os resultados da cirurgia mamária. Você também percebe que a cadela parece sonolenta e apresenta fraqueza nos membros anterior e posterior do lado esquerdo. Ela tem um déficit na reação de posicionamento proprioceptivo em ambas as patas, anterior e posterior, do lado esquerdo. O estudo radiográfico do tórax revelou lesões metastáticas e neoplásicas nos pulmões.

Comentário

A reação (ou resposta) de posicionamento proprioceptivo é testada pela flexão da pata do animal, com a face dorsal para baixo, enquanto seu peso é gentilmente sustentado. Um cão normal sente (propriocepção consciente) que a pata está invertida e a retorna à sua posição normal, virada para baixo (resposta motora). Esta é considerada uma "resposta" (ou reação), mais do que um reflexo, porque envolve um grau de controle consciente. Esta resposta particular requer a função normal dos receptores da pele, das articulações e do nervo periférico no membro testado e dos tratos dos neurônios sensoriais que ascendem em direção ao encéfalo ao longo do lado ipsilateral (o mesmo) da medula espinal. Disposta ao longo de uma via multissináptica, a informação sensorial cruza para o lado contralateral (oposto) do encéfalo no tronco encefálico e alcança o córtex cerebral contralateral (em relação ao lado do estímulo original). Quando o animal percebe conscientemente que sua pata está em uma posição não usual, potenciais de ação são reenviados para baixo, através do trato corticospinal, para os neurônios motores inferiores dos músculos do membro, fazendo com que o membro retorne à sua posição normal.

Com o diagrama de circuitos dessa resposta em mente, você pode ver que o déficit na reação de posicionamento proprioceptivo dos membros anterior e posterior esquerdos poderia ser causado por uma lesão da medula espinal cervical esquerda, do córtex motor direito ou de porções supraespinais do trato corticospinal direito (antes de atravessar a decussação piramidal). As convulsões da cadela (manifestação de doença cerebral), quase ao mesmo tempo, sugerem que a lesão está no córtex cerebral direito. O encéfalo é um local comum para metástases, e as lesões pulmonares radiografadas sugerem que o tumor mamário se espalhou tanto para o pulmão quanto para o lado direito do encéfalo. O pulmão contém o primeiro leito capilar provavelmente encontrado por uma célula tumoral metastática ao entrar no sistema venoso da glândula mamária. Algumas param ali e crescem.

Tratamento

Cães com carcinomas mamários metastáticos geralmente não são tratados, exceto para deixá-los mais confortáveis.

Vaca com hipomagnesemia

Relato

É maio no sudoeste da Virgínia. Um cliente liga para você porque tem uma vaca Angus (corte), de 2 anos de idade, que deu cria 2 semanas atrás. No início da manhã, notaram que a vaca estava agindo de forma um pouco fora do normal, agitada e hiperexcitável. Nos últimos 20 a 30 min, a vaca caiu e parece não conseguir se levantar. O bezerro está aparentemente normal, mas parece ter dificuldade para mamar devido ao estado de agitação e decúbito atual da mãe.

Exame clínico

Você vai para lá imediatamente, e a vaca continua caída. Parece incapaz de ficar de pé, e você percebe que ela apresenta nistagmo e espasmos musculares. A temperatura, a frequência cardíaca e a frequência respiratória estão aumentadas. Você desconfia que ela possa ter convulsões em breve caso não seja tratada da maneira adequada.

Comentário

Você suspeita de hipomagnesemia com base nos sinais clínicos, no parto recente e no fato de que há grama bem tratada, que muitas vezes é rica em potássio e nitrogênio, mas tem baixo teor de sódio e magnésio. O pasto viçoso também aumenta o pH do rúmen e diminui o tempo de trânsito no intestino, o que diminui a absorção de magnésio. O magnésio é um cofator para grande número de reações enzimáticas e é necessário para praticamente todos os processos envolvendo trifosfato de adenosina (ATP). É, portanto, fundamental para uma enorme variedade de vias metabólicas, inclusive o controle das contrações musculares e a condução nervosa normal. Assim, sua deficiência limita o metabolismo básico e a atividade do corpo, além de alterar a despolarização das células nervosas e musculares. O cálcio e o magnésio, por serem cátions divalentes, geralmente competem de maneira direta em processos fisiológicos. Assim, na hipomagnesemia, a maior ligação do cálcio altera a atividade muscular e nervosa, inclusive a liberação de neurotransmissores e a condução cardíaca. No SNC, a diminuição do nível de magnésio reduz a impedância do influxo neuronal de cálcio, que ainda é agravada pelas ações mediadas pelo receptor do neurotransmissor glutamato. O influxo excessivo de cálcio leva ao prolongamento anormal da ativação da sinalização intraneuronal mediada por este elemento, provocando, assim, danos neurotóxicos pela ativação excessiva da enzima, o que pode provocar morte celular. Consequentemente, a sinalização a partir do córtex motor através dos tratos corticospinais ventrais e laterais, bem como os neurônios pré-motores, os neurônios motores α e o músculo, são afetados. Isso pode explicar os sintomas motores proeminentes nesta vaca.

Tratamento

O tratamento imediato com magnésio intravenoso é essencial. A suplementação adicional com magnésio é administrada por via oral para diminuir as chances de reincidências. Os animais tratados não devem ser incomodados por pelo menos 30 min. Recidivas são comuns.

Questões de revisão

1. O aglomerado de neurônios motores de localização mais lateral no corno ventral da medula espinal provavelmente opera um músculo que controla o movimento do:
   a. Membro proximal
   b. Pescoço
   c. Membro distal
   d. Abdome

2. Qual das seguintes alternativas é *verdadeira* em relação à rigidez de descerebração?
   a. Pode ser causada por uma grave doença prosencefálica
   b. A interrupção do controle cortical dos neurônios reticuloespinais bulbares é o principal fator contribuinte para este quadro
   c. Pode fazer com que os quadrúpedes assumam uma posição fixa, em cavalinho de pau
   d. A remoção da inibição normal para alguns dos músculos antigravitacionais contribui para o quadro
   e. Todas as alternativas são verdadeiras

3. Qual das seguintes vias motoras eferentes do tronco encefálico controla a musculatura distal do membro associada ao movimento preciso?
   a. Trato vestibuloespinal medial
   b. Trato rubroespinal
   c. Trato reticuloespinal pontino
   d. Trato tectoespinal
   e. Todas as alternativas desempenham um papel principal nesse controle

4. O trato corticospinal (piramidal) geralmente inicia qual forma de movimento?
   a. Movimento antigravitacional
   b. Ajuste postural
   c. Movimento preciso, voluntário, principalmente flexor
   d. Movimento trêmulo, espasmódico
   e. Nenhuma das anteriores

5. Você examina um cão com fraqueza e déficit na reação de posicionamento proprioceptivo nos membros anterior e posterior esquerdos. Um único sítio patológico poderia causar estes sinais se estivesse localizado no:
   a. Lado esquerdo da medula espinal cervical
   b. Córtex cerebral esquerdo
   c. Córtex cerebral direito
   d. Alternativas a ou b
   e. Alternativas a ou c

6. O trato corticospinal coativa simultaneamente os neurônios motores inferiores α e γ. Se a coativação inicial não for suficiente para causar o encurtamento intencional do músculo, que influência terá a atividade do neurônio sensorial do fuso muscular deste músculo sobre os neurônios motores α do mesmo músculo?
   a. Aumento de PPSE
   b. Aumento de PPSI
   c. Nenhuma influência
   d. Diminuição na frequência dos potenciais de ação
   e. Alternativas b ou d

Bibliografia

Bear MF, Connors BW, Paradiso MA. *Neuroscience: Exploring the Brain*. 4th ed. Philadelphia: Wolters Kluwer; 2016.

Brodal P. *The Central Nervous System: Structure and Function*. 5th ed. New York: Oxford University Press; 2016.

Chang HT, Rumbeiha WK, Patterson JS, et al. Toxic equine parkinsonism: an immunohistochemical study of 10 horses with nigropallidal encephalomalacia. *Vet Pathol*. 2012;49(2):398–402.

De Lahunta A, Glass E, Kent M. *Veterinary Anatomy and Clinical Neurology*. 4th ed. Philadelphia: Elsevier Saunders; 2015.

Fletcher TF. Spinal cord and meninges. In: Evans HE, de Lahunta A, eds. *Miller's Anatomy of The Dog*. 4th ed. Philadelphia: Saunders; 2013.

Fletcher TF, Beitz AJ. The brain. In: Evans HE, de Lahunta A, eds. *Miller's Anatomy Of the Dog*. 4th ed. Philadelphia: Saunders; 2013.

Haines DE, ed. *Fundamental Neuroscience*. 5th ed. New York: Elsevier; 2018.

Hall JE. *Guyton and Hall Textbook of Medical Physiology*. 13th ed. Philadelphia: Elsevier; 2016.

Jennings DP. Supraspinal control of posture and movement. In: Reece WO, eds. *Duke's Physiology of Domestic Animals*. 12th ed. Ithaca, NY: Comstock Publishing; 2004.

Lemon RN. Descending pathways in motor control. *Annu Rev Neurosci*. 2008;31:195–218.

Lorenz MD, Coates JR, Kent M. *Handbook of Veterinary Neurology*. 5th ed. Philadelphia: Saunders; 2011.

McFarlane D. Endocrine and metabolic diseases. In: Smith BP, eds. *Large Animal Internal Medicine*. 4th ed. St Louis: Mosby Elsevier; 2009.

Nicholls JG, Martin AR, Fuchs PA, et al. *From Neuron to Brain*. 5th ed. Sunderland, Mass: Sinauer; 2012.

Purves D, Augustine GJ, Fitzpatrick D, et al. *Neuroscience*. 6th ed. New York: Sinauer; 2018.

Stewart AJ. Magnesium disorders. In: Reed SM, Bayly WM, Sellon DC, eds. *Equine Internal Medicine*. 2nd ed. St Louis: Saunders; 2004.

11

Sistema Vestibular

BRADLEY G. KLEIN

PONTOS-CHAVE

1. O sistema vestibular é um sistema receptor bilateral localizado na orelha interna.
2. Regiões especializadas do sistema vestibular contêm receptores.
3. Os ductos semicirculares detectam a aceleração e a desaceleração por rotação da cabeça.
4. O utrículo e o sáculo detectam a aceleração e a desaceleração lineares e a inclinação estática da cabeça.
5. O sistema vestibular dá informações sensoriais para os reflexos que envolvem os neurônios motores espinais, o cerebelo e os músculos extrínsecos do olho.
6. Os reflexos vestibulares coordenam os movimentos da cabeça e dos olhos para maximizar a acuidade visual.

Para coordenar a postura e a locomoção, o encéfalo precisa saber não apenas qual o movimento que se pretende comandar, mas também a orientação do corpo e qual o movimento que está realmente sendo executado. O Capítulo 8 descreve o fuso muscular, uma importante fonte de informações para o encéfalo sobre a posição e o movimento do corpo. Outra fonte importante de informações é o sistema vestibular. Este sistema receptor bilateral está localizado na orelha interna e informa o encéfalo a respeito da posição e do movimento da cabeça.

O sistema vestibular é responsável pelo sentido de equilíbrio do corpo. Gera informações sobre a orientação do corpo ou sua inclinação em relação à gravidade e sobre a aceleração do corpo no espaço. Isso é obtido por meio da detecção da (1) inclinação estática da cabeça (p. ex., a cabeça está parada a 5° da vertical), (2) aceleração linear da cabeça (p. ex., a cabeça acelera em linha reta quando o indivíduo começa a correr ou se levanta) e (3) a aceleração rotacional da cabeça (p. ex., a cabeça se movimenta de forma circular quando o indivíduo começa a virar a sua cabeça em direção a um alvo ou quando alguém começa a girar em uma cadeira de escritório). Essas informações são usadas principalmente para fazer ajustes automáticos e inconscientes da postura para impedir a queda do corpo após mudanças na orientação, sejam impostas pelo próprio indivíduo ou pelo ambiente. O sistema vestibular também auxilia a fixação dos olhos sobre um alvo importante diante de tais mudanças na orientação do corpo.

O sistema vestibular é um sítio comum de lesões patológicas. Na maioria das espécies veterinárias, lesões no sistema vestibular causam uma síndrome caracterizada pela inclinação de cabeça, movimentos rotatórios compulsivos, como andar em círculos ou rolar, e nistagmo espontâneo, que é um movimento oscilatório dos olhos.

Para compreender como tais sinais clínicos surgem e a importância do sistema vestibular na fisiologia do movimento, é preciso, primeiramente, estudar a sua anatomia e a sua função.

O sistema vestibular é um sistema receptor bilateral localizado na orelha interna

A orelha interna, ou *labirinto*, é composta por duas partes: o labirinto ósseo e o labirinto membranoso. O labirinto ósseo é um sistema de cavidades e túneis no osso temporal petroso do crânio. O *labirinto ósseo* abriga os órgãos receptores do sistema vestibular, bem como o órgão receptor da audição, a *cóclea* (Figura 11.1; ver Capítulo 17). Esses órgãos receptores fazem parte do *labirinto membranoso*, que consiste em uma fina membrana do epitélio localizada no interior do labirinto ósseo. Essa membrana epitelial é especializada em alguns locais para se tornar as células receptoras sensoriais que formam os órgãos receptores vestibulares e auditivos. O labirinto membranoso é preenchido por um fluido chamado de *endolinfa* e está separado do labirinto ósseo por um fluido denominado *perilinfa*. A porção vestibular do labirinto membranoso é composta por dois conjuntos principais de estruturas: (1) três *ductos semicirculares*, localizados em ângulos aproximadamente retos entre si; e (2) um par de estruturas semelhantes a sacos, *utrículo* e *sáculo*, às vezes denominadas *órgãos otolíticos*. Como será discutido adiante, cada conjunto principal de estruturas está respectivamente envolvido na transdução de diferentes classes principais de estímulos vestibulares.

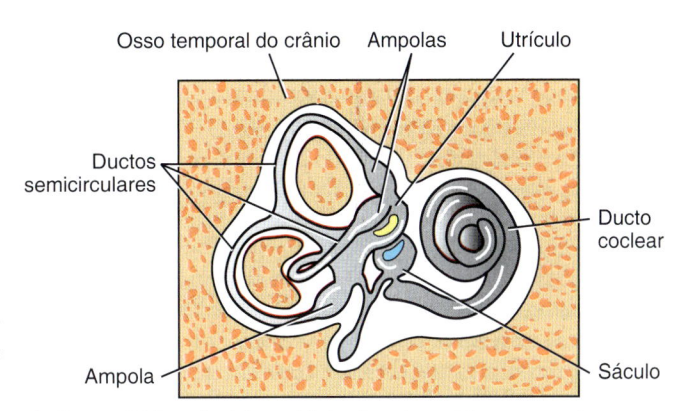

● **Figura 11.1** A orelha interna bilateral contém sistemas receptores para a audição (cóclea) e para detectar a orientação e aceleração/desaceleração da cabeça (sistema vestibular). O aparelho vestibular periférico, de cada lado da cabeça, contém um utrículo, um sáculo e três ductos semicirculares, cada um com uma ampola em uma extremidade.

Regiões especializadas do sistema vestibular contêm receptores

Cada estrutura vestibular do labirinto membranoso tem uma região de revestimento epitelial que se tornou especializada em um grupo de células receptoras secundárias (ver Capítulo 7) chamadas de *células ciliadas* (Figura 11.2). Essas células formam a base de um órgão receptor sensorial dentro de cada estrutura vestibular. Cada célula ciliada tem vários cílios em seu ápice, arranjados de acordo com seu tamanho. As células ciliadas formam sinapses na sua base com neurônios sensoriais, que conduzem potenciais de ação ao tronco encefálico. Os corpos celulares desses neurônios sensoriais estão localizados nos gânglios de Scarpa e seus axônios formam, coletivamente, a porção vestibular do nervo vestibulococlear (oitavo nervo craniano). Os cílios de todas as células ciliadas dentro de qualquer estrutura vestibular se projetam em massa gelatinosa; o deslocamento dessa massa gelatinosa em uma determinada direção leva à inclinação de todos os cílios nessa mesma direção.

Em repouso, quando os cílios não estão flexionados, os neurônios sensoriais que formam sinapse com as células ciliadas vestibulares transmitem espontaneamente potenciais de ação em uma frequência aproximada de 100 por segundo (Figura 11.3). Quando os cílios das células ciliadas estão flexionados em direção ao cílio maior, sofrem despolarização e há aumento da liberação de seu transmissor sobre os neurônios sensoriais e da frequência do potencial de ação dos neurônios. Quando os

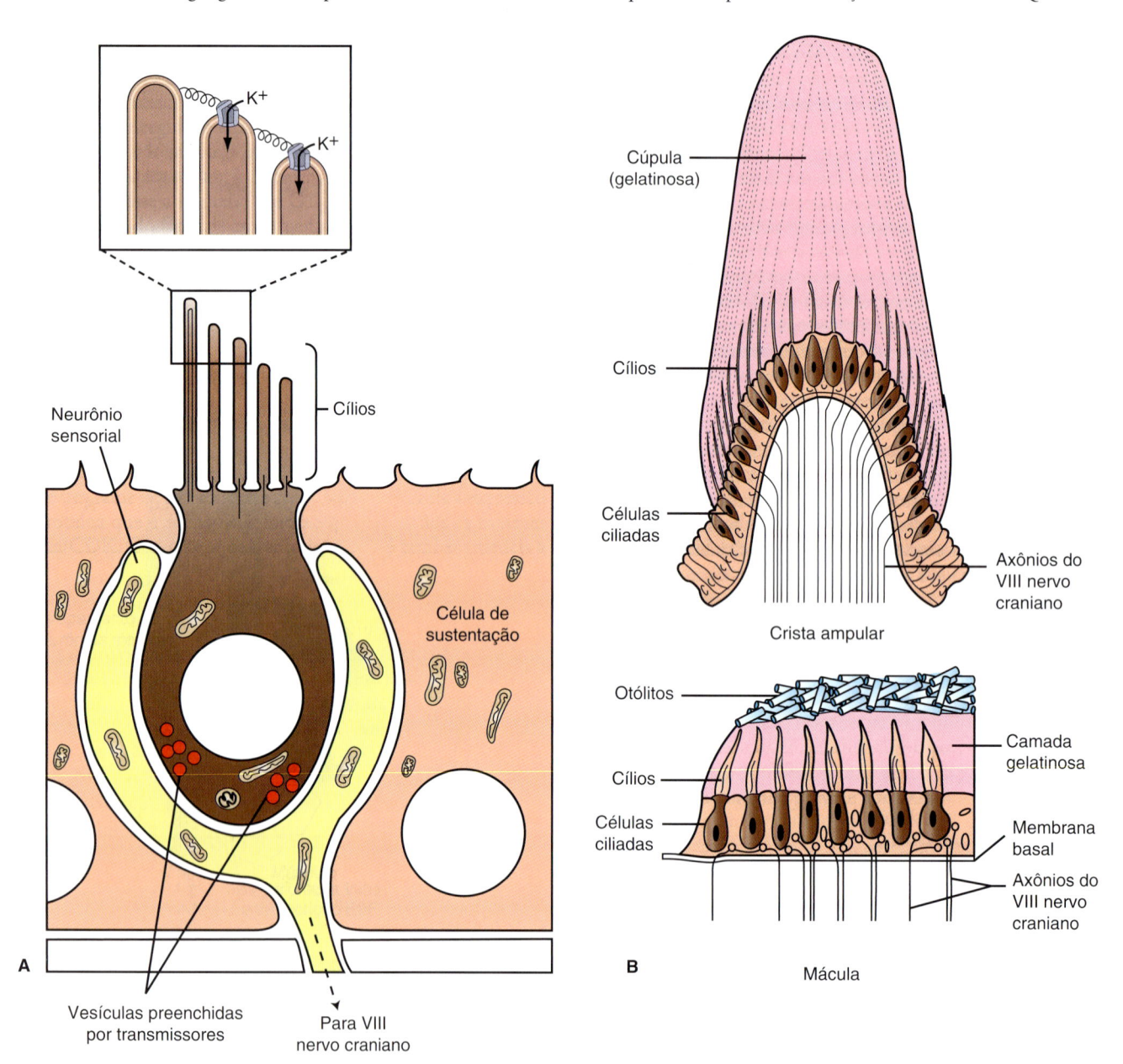

● **Figura 11.2** Cada estrutura do aparelho vestibular periférico contém uma região de células ciliadas que formam a base do órgão receptor sensorial. **A.** Cada célula ciliada tem vários cílios em seu ápice, arranjados de acordo com o tamanho, e faz sinapse com o neurônio sensorial do VIII nervo craniano em sua base. *Detalhe*, Canais iônicos mecanicamente sensíveis e elasticamente ligados nas pontas dos cílios regulam a despolarização ou hiperpolarização da membrana da célula ciliada, dependendo da direção de dobramento dos cílios. **B.** Cada ampola dos ductos semicirculares apresenta uma crista de células ciliadas, cujos cílios se projetam para dentro da massa gelatinosa, denominada *cúpula*, formando um órgão receptor chamado de *crista ampular*. O órgão receptor de célula ciliada no utrículo e no sáculo é a mácula, uma camada de células ciliadas cujos cílios se projetam para dentro da camada gelatinosa, sobre a qual há uma camada de cristais de carbonato de cálcio, denominados otólitos. (Detalhe modificado de Bear MF, Connors BW, Paradiso, MA. *Neuroscience: exploring the brain.* 4th ed. Philadelphia: Wolters Kluwer; 2016.)

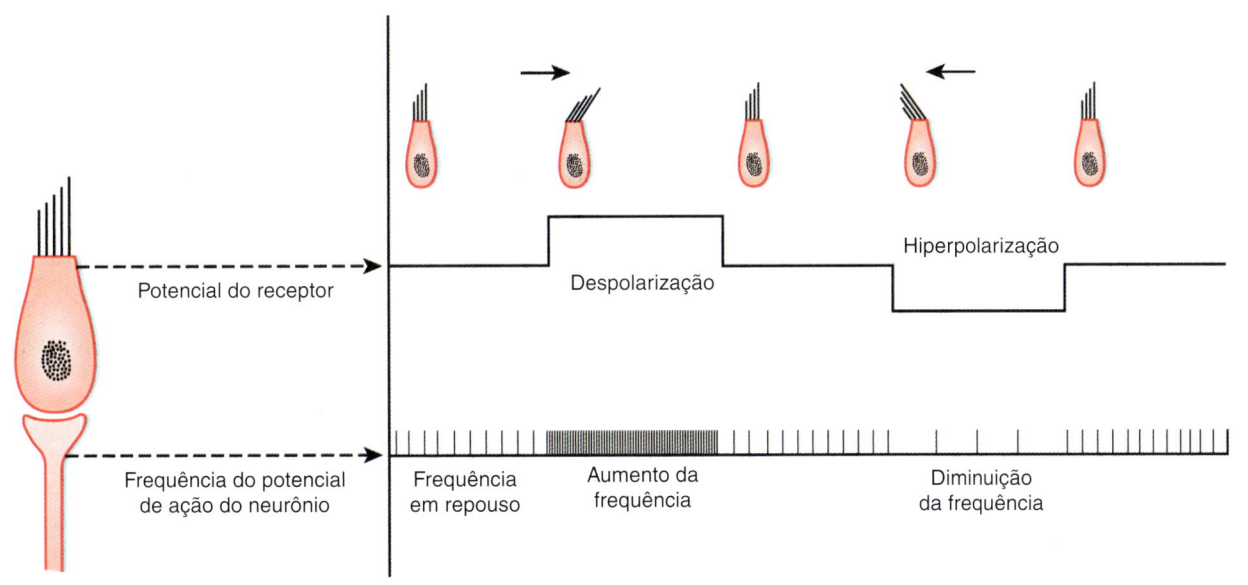

● **Figura 11.3** Em repouso, os neurônios sensoriais que fazem sinapses com as células ciliadas vestibulares transmitem potenciais de ação de maneira espontânea a uma frequência de cerca de 100 por segundo. Quando os cílios da célula ciliada são inclinados em uma direção, a frequência de potencial de ação aumenta; quando os cílios são inclinados na direção oposta, a frequência diminui.

cílios estão flexionados na direção oposta, orientados ao cílio menor, as membranas das células ciliadas são hiperpolarizadas, a liberação do transmissor diminui e a frequência do potencial de ação dos neurônios sensoriais também diminui. Dessa forma, o deslocamento dos cílios das células ciliadas em qualquer dessas direções pode ser detectado pelo encéfalo como um aumento ou uma diminuição da frequência de repouso do potencial de ação. Flexões em outras direções são muito menos eficazes. A despolarização ou hiperpolarização da membrana das células ciliadas, dependendo da direção de flexão dos cílios, é regulada por canais iônicos sensíveis a movimentos na porção superior dos cílios (ver Figura 11.2A). Elos elásticos entre os cílios e esses canais iônicos aumentam a abertura dos canais (em comparação ao estado em repouso) quando os cílios são flexionados em uma direção e diminuem sua abertura quando flexionados na direção oposta. A forma como o encéfalo usa essas informações das células ciliadas para detectar a direção do movimento da cabeça é descrita adiante.

Os ductos semicirculares detectam a aceleração e a desaceleração por rotação da cabeça

Três ductos membranosos semicirculares estão localizados dentro dos canais semicirculares correspondentes de cada labirinto ósseo (Figura 11.4). Eles estão posicionados em ângulos aproximadamente retos entre si, e as duas extremidades de cada ducto preenchido por fluido terminam no utrículo. Cada ducto semicircular tem uma dilatação em uma das extremidades, chamada de *ampola*, próximo à junção com o utrículo. A ampola contém um órgão receptor de célula ciliada, denominado *crista ampular* (ver Figura 11.2). A crista é formada pelo ápice das células ciliadas que, na sua base, fazem sinapses na projeção dos neurônios sensoriais no sistema nervoso central (SNC) e cujos cílios estão embebidos em massa gelatinosa sobrejacente. Essa massa, chamada de *cúpula*, se liga ao topo da ampola (Figura 11.5). Todas as células ciliadas de uma determinada crista ampular estão orientadas na mesma direção em relação

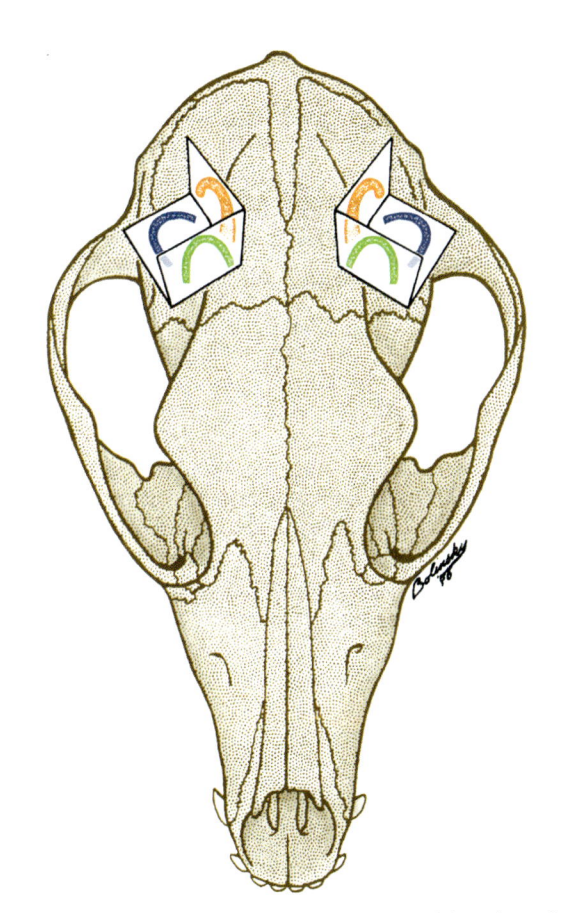

● **Figura 11.4** Três ductos semicirculares, cada um posicionado em ângulo quase reto em relação aos outros dois, estão localizados em cada lado da cabeça e detectam sua aceleração e desaceleração rotacionais.

aos seus cílios. Juntos, o ápice das células ciliadas e a cúpula sobrejacente ocupam o diâmetro da ampola.

Os ductos semicirculares, em conjunto com a ampola e seu conteúdo, estão envolvidos na transdução da aceleração e da desaceleração rotacionais da cabeça. Quando a cabeça começa a

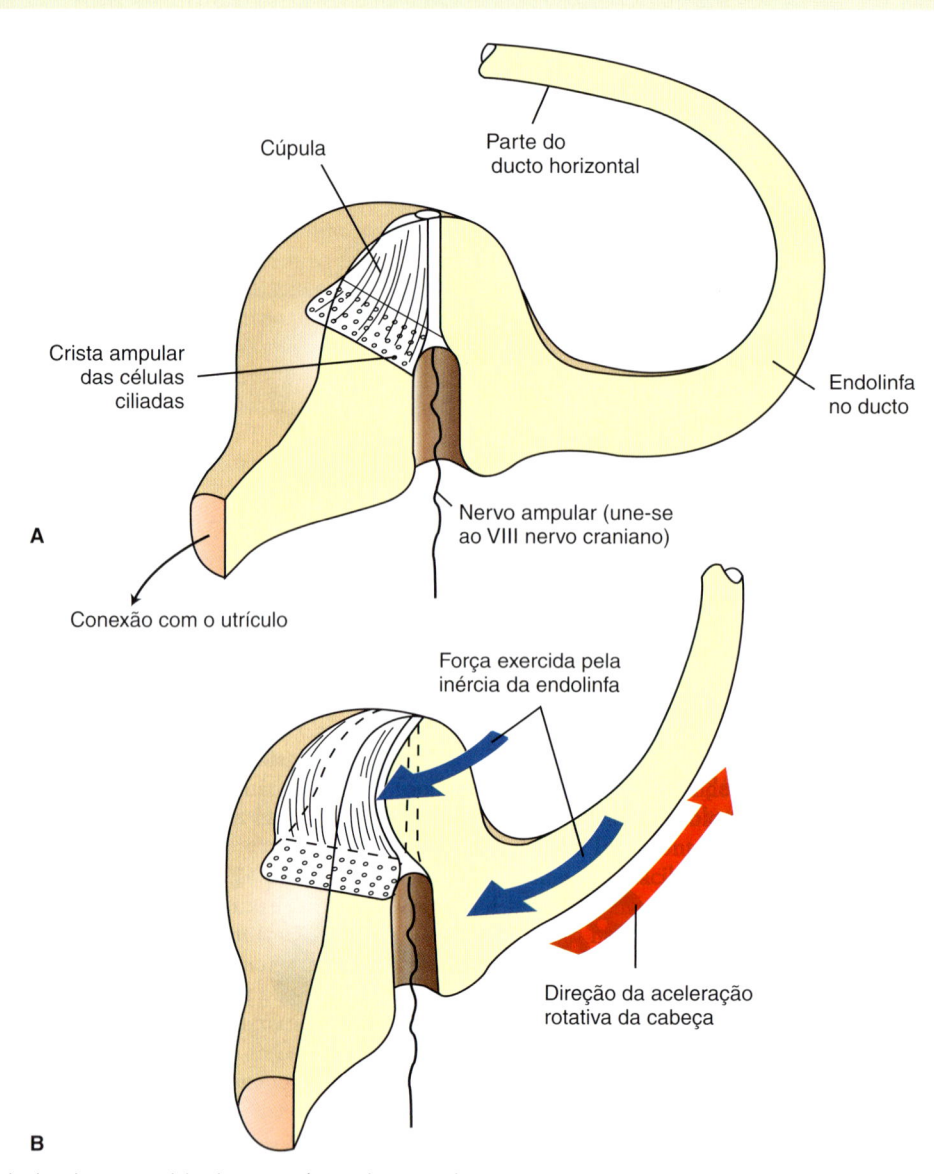

Cúpula

Parte do
ducto horizontal

Crista ampular
das células
ciliadas

Endolinfa
no ducto

A

Nervo ampular (une-se
ao VIII nervo craniano)

Conexão com o utrículo

Força exercida pela
inércia da endolinfa

Direção da aceleração
rotativa da cabeça

B

● **Figura 11.5** A ampola dos ductos semicirculares contém a crista ampular, que transduz a aceleração/desaceleração rotacional da cabeça. Os ductos são preenchidos por endolinfa. **A.** Crista ampular do canal horizontal com a cabeça em repouso. **B.** Na aceleração rotacional da cabeça na direção indicada, a inércia relativa do fluido endolinfático desloca a cúpula e, então, os cílios da célula ciliada, na direção oposta. (Modificada de Kandel ER, Schwartz JH, eds. *Principles of neural science.* 2nd ed. New York: Elsevier Science Publishing; 1985.)

acelerar de maneira rotacional, o ducto semicircular e seu órgão receptor giram com a cabeça, mas a aceleração da endolinfa se atrasa devido à inércia. Essa diferença relativa na taxa de aceleração do ducto semicircular e de sua endolinfa leva a crista ampular a "colidir" com a endolinfa de movimento mais lento. Isso gera um deslocamento da cúpula gelatinosa na direção oposta à da rotação da cabeça com uma inclinação correspondente à das células ciliadas. Isso, por sua vez, altera a taxa de ativação dos neurônios sensoriais que se projetam para o SNC. Na desaceleração ocorre o oposto, pois os ductos semicirculares e a crista ampular desaceleram imediatamente junto com a cabeça enquanto a inércia continua a impulsionar a endolinfa para adiante. A estimulação da crista ampular ocorre em aceleração ou desaceleração rotativa da cabeça, não durante a velocidade de rotação constante. Durante esta última, o movimento da endolinfa acaba por se alinhar ao movimento dos ductos semicirculares e as células ciliadas não se dobram mais.

Ductos semicirculares localizados em lados opostos da cabeça, mas aproximadamente no mesmo plano (coplanares), trabalham aos pares para dar ao encéfalo informações a respeito da direção e da natureza do movimento da cabeça. Por exemplo, uma aceleração rotativa no sentido horário da cabeça curvaria os cílios das células ciliadas sensíveis à direção em cada membro de um par coplanar de ductos semicirculares em lados opostos da cabeça. No entanto, os axônios sensoriais que saem da crista ampular do ducto de um lado da cabeça aumentariam a frequência potencial de ação, enquanto aqueles a partir do ducto contralateral diminuiriam a frequência do potencial de ação. O encéfalo interpreta tais alterações recíprocas na frequência do potencial de ação sensorial decorrentes de uma aceleração ou desaceleração em sentido horário ou anti-horário em um determinado plano de movimento. Na realidade, a aceleração/desaceleração rotacional em qualquer dos planos normalmente afeta todos os três conjuntos de pares de ductos semicirculares, mas cada par em diferentes graus. Desta maneira, o sistema bilateral de seis dos ductos semicirculares detecta a direção tanto da aceleração quanto da desaceleração rotacional da cabeça e ativa ou inibe estruturas particulares do SNC para produzir a resposta reflexa apropriada.

O utrículo e o sáculo detectam a aceleração e a desaceleração lineares e a inclinação estática da cabeça

No utrículo e no sáculo, o órgão receptor é chamado de *mácula* (ver Figura 11.2). A mácula é uma formação oval das células ciliadas com orientação horizontal primária na cobertura superior do utrículo e orientação vertical primária na parede do sáculo. Os cílios das células ciliadas da mácula estendem-se pela camada gelatinosa sobre essas células. Embebida no topo dessa massa gelatinosa, há uma camada de cristais de carbonato de cálcio denominados *otólitos*. Essa camada de otólitos é mais pesada e densa que a endolinfa e outras estruturas adjacentes.

Considerando a organização do aparelho receptor dentro do utrículo e do sáculo, essas estruturas vestibulares podem transmitir a aceleração e a desaceleração lineares da cabeça, bem como a inclinação estática (Figura 11.6). A mácula do utrículo tem orientação horizontal; assim, se a cabeça for acelerada para frente em uma linha reta, o movimento dessa densa camada de otólito será retardado em relação ao das células ciliadas da mácula. Esse "arraste" produz uma força de cisalhamento que inclina as pontas dos cílios das células ciliadas, através da camada gelatinosa, até que uma velocidade constante seja alcançada e a camada de otólito se iguale à camada de células ciliadas. Ao contrário da crista ampular, nem todos os grupos de células ciliadas de uma determinada mácula são orientados na mesma direção que seus cílios (Figura 11.7). Além disso, como já foi discutido, a mácula do utrículo é orientada no plano horizontal, enquanto a mácula do

sáculo está no plano vertical. Dessa maneira, a aceleração linear em uma direção específica inclina as células ciliadas de uma determinada orientação e localização, o que aumenta transitoriamente a frequência de ativação do potencial de ação dos neurônios sensoriais associados; aquelas de outra localização e orientação se inclinam de forma a diminuir transitoriamente a frequência de ativação; e as células de outra localização e orientação se inclinam de modo a exercer pouco ou nenhum efeito sobre a frequência de ativação. Este padrão topográfico de inclinação das células ciliadas e alterações transitórias associadas no disparo do potencial de ação é diferente para a aceleração linear em uma direção diferente. O SNC pode decifrar esses vários padrões de atividade neural para determinar o início e a direção da aceleração linear e iniciar uma resposta apropriada compensatória.

Considerando mais uma vez a orientação horizontal da mácula do utrículo, quando a cabeça é inclinada a partir da posição ereta, a camada densa e pesada de otólito "desliza" de maneira eficiente, à medida que é puxada pela força da gravidade (ver Figura 11.6B). Isso inclina os cílios das células ciliadas, por meio da camada gelatinosa, e os mantém curvados enquanto a cabeça está inclinada. A inclinação contínua (em comparação à inclinação transitória durante a aceleração linear) é traduzida em alterações contínuas na frequência de ativação do potencial de ação (em comparação às mudanças transitórias durante a aceleração linear) em determinadas populações de neurônios sensoriais associados. Dessa maneira, o utrículo e o sáculo podem informar o encéfalo a respeito de uma inclinação estacionária da cabeça. A direção da inclinação é detectada por um mecanismo similar ao de detecção da direção da aceleração linear. Os astronautas, em condições de

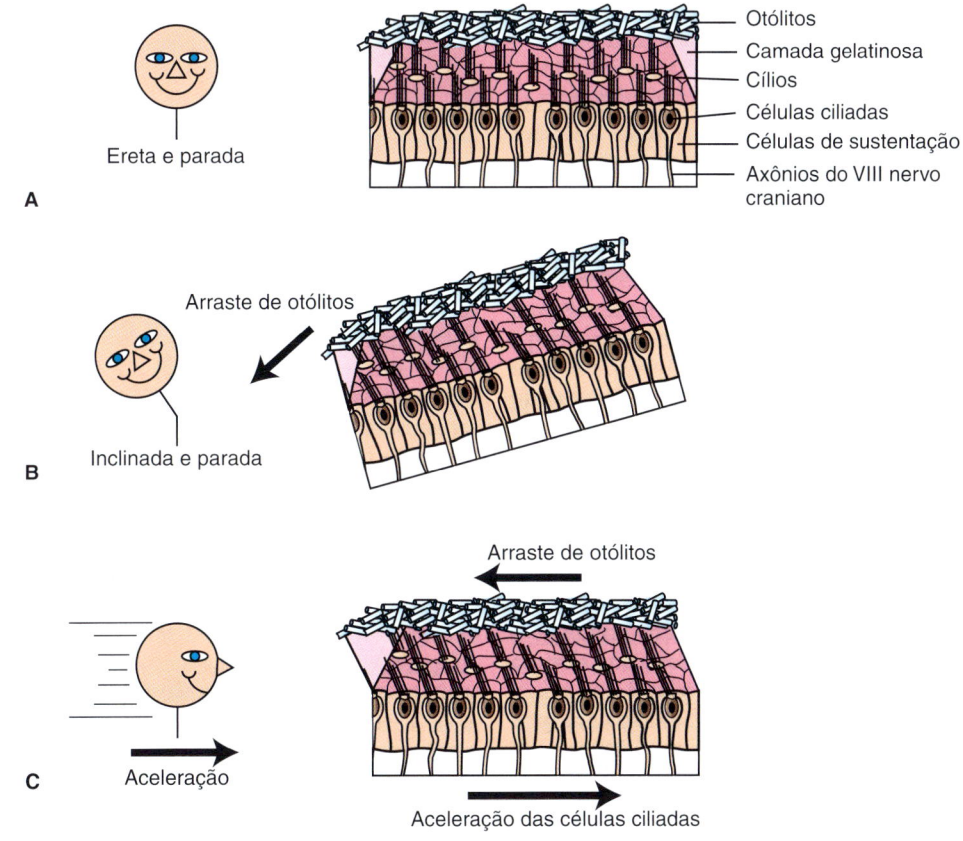

• **Figura 11.6** Cada utrículo e sáculo contém uma mácula, que transduz a inclinação estacionária ou a aceleração/desaceleração da cabeça. A mácula do utrículo tem orientação horizontal. **A.** Quando a cabeça está parada e ereta, há pouca ou nenhuma inclinação dos cílios da célula ciliada. **B.** Quando a cabeça se inclina e assim permanece, a camada de otólitos pesados "desliza", produzindo um arraste. Isso flexiona os cílios da célula ciliada, por meio da camada gelatinosa interposta, na direção da inclinação. **C.** Quando a cabeça acelera em uma linha reta, as células ciliadas aceleram na mesma direção, mas a camada de otólitos pesados fica para trás, produzindo um arraste na direção oposta. Isso flexiona os cílios da célula ciliada, por meio da camada gelatinosa interposta, na direção oposta à aceleração. (Partes modificadas de Purves D, Augustine GJ, Fitzpatrick D *et al. Neuroscience.* 3rd ed. Sunderland, Mass: Sinauer; 2004.)

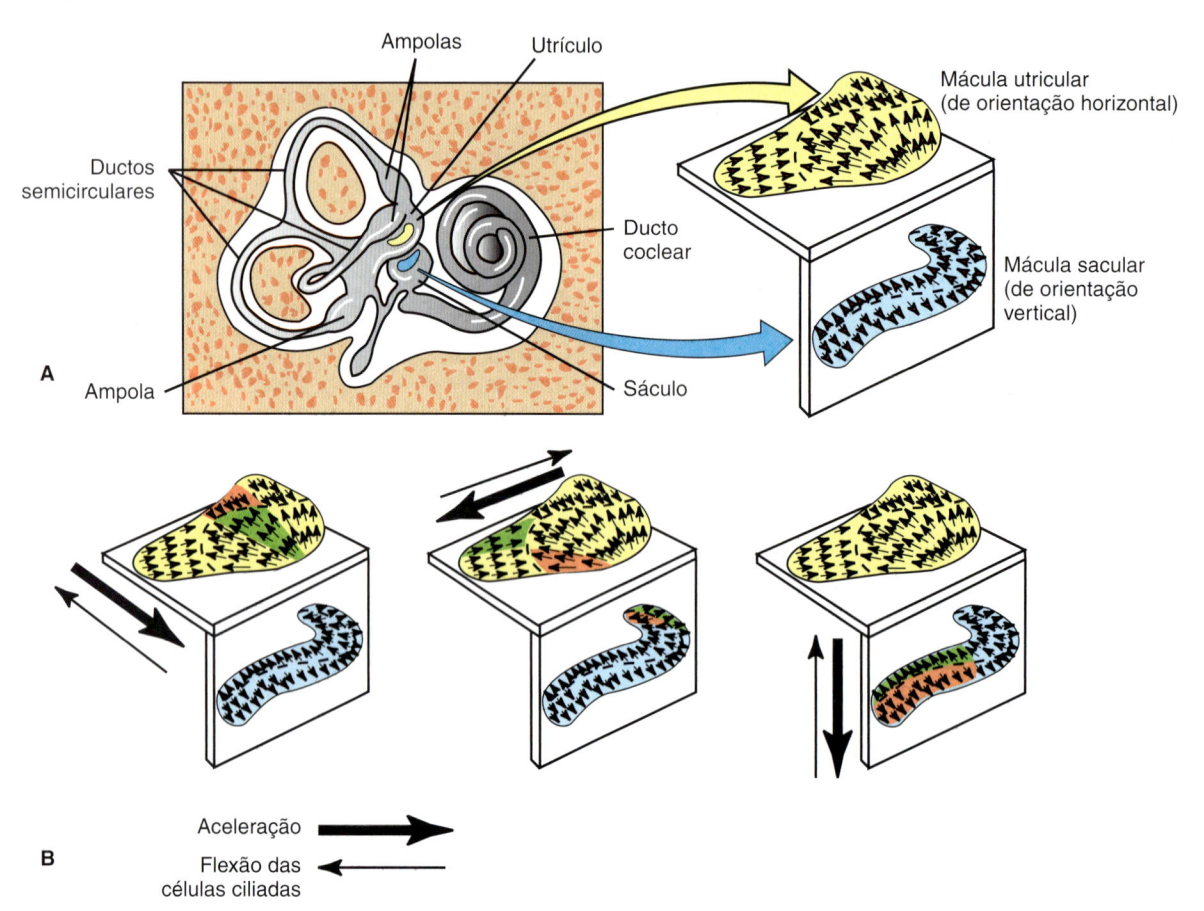

Figura 11.7 A. A mácula do utrículo tem orientação horizontal e a mácula do sáculo tem orientação vertical. As *pequenas setas* na mácula representam a orientação aproximada das células ciliadas naquela região em relação aos seus cílios. Para uma determinada célula ciliada, a *ponta da seta* representa a posição dos cílios maiores e a *cauda da seta* representa os cílios menores. **B.** A aceleração em uma determinada direção (*setas grandes espessas*) provoca a inclinação dos cílios da célula ciliada na direção oposta (*setas grandes finas*) devido ao arraste dos otólitos. As células ciliadas cujos cílios estejam inclinados diretamente para o cílio maior (*regiões verdes*) serão, em sua maior parte, despolarizadas e produzirão o maior aumento na frequência dos potenciais de ação em seus neurônios sensoriais associados. Inversamente, as células ciliadas cujos cílios estejam inclinados em direção diretamente oposta ao cílio maior (*regiões vermelhas*) serão, na sua maioria, hiperpolarizadas e produzirão a maior diminuição na frequência dos potenciais de ação em seus neurônios sensoriais associados. As células ciliadas cujos cílios estejam inclinados ao longo dos outros fusos serão afetadas de maneira menos significativa. (Partes modificadas de Fuchs AF. Peripheral motor control: the vestibular system. In: Patton HD, Fuchs AF, Hille B *et al.*, eds. *Textbook of physiology*. 21st ed. Philadelphia: Saunders; 1989.)

baixa força gravitacional, recebem relativamente pouca informação de seus utrículos e sáculos sobre a posição estacionária de sua cabeça e precisam confiar mais nas informações visuais e em outras indicações sensoriais para perceber a posição da cabeça.

O sistema vestibular dá informações sensoriais para os reflexos que envolvem os neurônios motores espinais, o cerebelo e os músculos extrínsecos do olho

Como já foi observado, as células ciliadas vestibulares fazem sinapse sobre neurônios motores cujos axônios compõem parte do VIII nervo craniano (vestibulococlear), que conduz potenciais de ação para o bulbo. Quase todos esses axônios fazem sinapse no *complexo nuclear vestibular*, um grupo bilateral de quatro núcleos distintos que ocupa uma porção substancial do bulbo e parte da ponte, ao lado da parede lateral do quarto ventrículo (Figura 11.8). A partir desse ponto, neurônios de segunda ordem (aqueles que fazem sinapse com os axônios do VIII nervo craniano) se projetam para três áreas do sistema nervoso, como descrito a seguir.

Alguns dos neurônios do complexo nuclear vestibular recebem estímulos significativos a partir do utrículo e sáculo (os órgãos otólitos), e seus axônios formam o trato vestibuloespinal lateral. Esse trato fornece a simplificação excitatória para os neurônios motores gama (γ) e alfa (α) dos músculos antigravitacionais do tronco e dos membros em resposta à aceleração/desaceleração linear ou à inclinação estática da cabeça (ver Capítulo 10). Outros neurônios do complexo nuclear vestibular recebem estímulos sensoriais significativos a partir da crista ampular dos ductos semicirculares e seus axônios formam uma via que se projeta para os núcleos do nervo craniano que controlam os movimentos do olho. Esta via, chamada de *fascículo longitudinal medial* (FLM), produz movimentos oculares compensatórios em resposta à aceleração/desaceleração rotacional da cabeça. O complexo nuclear vestibular também envia e recebe projeções para o cerebelo, especialmente o lobo floculonodular. Por intermédio dessas conexões recíprocas, o cerebelo pode fazer um ajuste fino da coordenação de reflexos posturais e oculomotores, que são controlados pelo sistema vestibular. Por fim, algumas das projeções que partem do complexo nuclear vestibular participam de circuitos neurais que levam ao córtex cerebral, gerando sensações vestibulares conscientes.

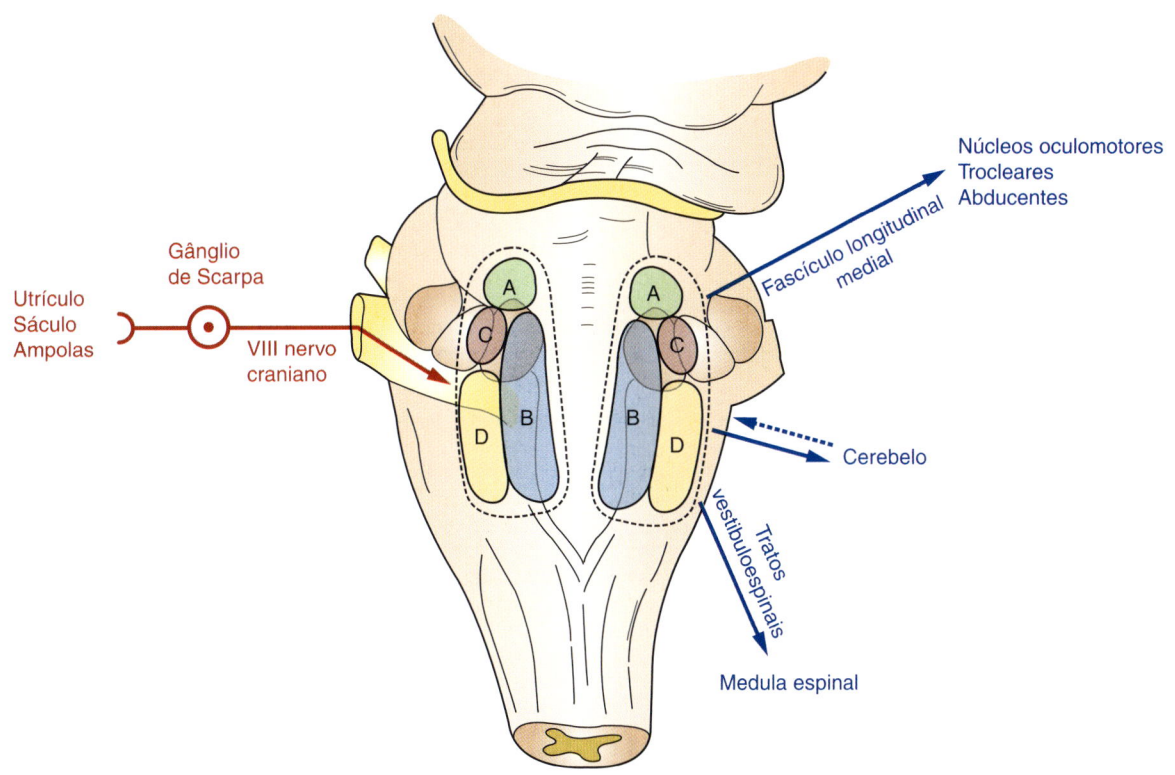

Núcleos oculomotores
Trocleares
Abducentes

Fascículo longitudinal medial

Gânglio de Scarpa

Utrículo
Sáculo
Ampolas

VIII nervo craniano

Cerebelo

Tratos vestibuloespinais

Medula espinal

● **Figura 11.8** Vista dorsal do tronco encefálico (com cerebelo removido) e da medula espinal rostral mostrando o complexo nuclear vestibular (dentro de *bordas tracejadas*), com seus principais aferentes (*esquerda*) e eferentes (*direita*). O complexo nuclear vestibular é composto pelos núcleos vestibulares rostrais (*A*), mediais (*B*), laterais (*C*) e caudais (*D*). O complexo abarca partes do bulbo e da ponte. Diferentes subconjuntos desses núcleos recebem aferentes a partir de porções particulares do aparelho vestibular e outros subconjuntos dão origem a determinadas vias eferentes, embora essa característica não tenha sido especificada na figura. A *seta tracejada* indica que a projeção para o cerebelo é recíproca. Note que há fibras aferentes e eferentes descritas em ambos os lados da linha média. (Partes de De Lahunta A, Glass E. *Veterinary anatomy and clinical neurology*. 3rd ed. Philadelphia: Saunders; 2009.)

Os reflexos vestibulares coordenam os movimentos da cabeça e dos olhos para maximizar a acuidade visual

O reflexo vestibular, conhecido como *reflexo vestíbulo-ocular* (RVO), coordena os músculos extrínsecos do olho e os movimentos dos olhos e da cabeça, de modo que, ao virar a cabeça, os olhos permanecem fixos no campo de visão original tanto quanto possível. Imagine que um cão é colocado em um banco de piano e girado no sentido horário para a direita. À medida que gira lentamente para a direita, seus olhos giram lentamente para a esquerda para que permaneçam fixos no mesmo campo de visão tanto quanto possível. Conforme os olhos alcançam o limite da sua excursão para a esquerda, rapidamente se movem para a direita, na direção do movimento da cabeça, até que se fixem em um novo campo de visão. Se a cabeça continuar a girar, o ciclo se repete até alcançar uma velocidade constante. Isso dá tempo para que o animal interprete um campo de visão a despeito da aceleração rotacional da cabeça. Quando esse padrão de movimento de olhos ocorre durante o RVO, é considerado *nistagmo normal* ou *nistagmo fisiológico*; a movimentação lenta se opõe à rotação da cabeça, seguida de um súbito e rápido movimento para trás em direção à mesma rotação da cabeça. Há um *nistagmo pós-rotatório* transitório, com o padrão inverso de movimento dos olhos em relação àquele recentemente descrito, se a rotação de um animal ou uma pessoa for parada de repente. A inércia da endolinfa produz a continuidade da rotação dentro dos ductos semicirculares, pressionando a crista ampular, mesmo que a cabeça e o ducto tenham parado de se mover.

Esses padrões reflexos de movimento dos olhos exigem estímulos sensoriais normais provenientes dos ductos semicirculares, FLM intacto no tronco encefálico e unidades motoras dos músculos extrínsecos funcionalmente normais (bem como um cerebelo intacto). O RVO ocorre na rotação da cabeça no plano horizontal ou vertical, em sentido horário ou anti-horário. O controle voluntário dos olhos é independente dos reflexos vestibulares e é controlado pelo córtex cerebral.

O nistagmo pode ser ocasionalmente observado em condições patológicas do sistema vestibular, mesmo quando a cabeça está reta e em repouso. Essa condição é conhecida como *nistagmo espontâneo*. A inclinação persistente da cabeça, quedas e o andar em círculos ou rolamento compulsivo frequentemente acompanham o nistagmo espontâneo em animais com patologia vestibular aguda. Essas ações tendem a ser orientadas em um padrão consistente em relação ao lado de uma lesão periférica do sistema vestibular. Acredita-se que isso seja decorrente de estímulos de potenciais de ação anormais e assimétricos para o tronco encefálico que são provenientes do aparelho vestibular nos dois lados da cabeça.

Outro reflexo compensatório que pode ser provocado pela aceleração rotacional é o *reflexo vestibulocólico* (RVC). Esse reflexo estabiliza a cabeça, ativando os elementos da musculatura do pescoço. Um exemplo extremo desse reflexo é de um cenário em que o seu cão ou gato está em um barco a remo com você e, de repente, o barco começa a virar para um lado; a cabeça do animal se move em direção oposta para tentar voltar à sua posição original. Curiosamente, o RVC é mais eficaz em espécies que fazem movimentos oculares mínimos, como pombos e corujas. Nessas espécies, é possível que o RVC tenha papel significativo na estabilização do olhar.

CORRELAÇÕES CLÍNICAS

Síndrome vestibular em um cão

Relato

Um Cocker Spaniel macho de 3 anos é trazido à sua clínica. O proprietário relata que há 2 dias o cão está com a orelha direita mais baixa do que a esquerda. Ele também tende a andar em círculos, no sentido horário, para a direita. Você já tratou este cão de uma infecção na orelha externa direita.

Exame clínico

Ao exame físico do cão, você percebe a persistência da infecção na orelha externa. Você também confirma que ele sempre inclina a cabeça com a orelha direita baixa e anda em círculos para a direita; além disso, o animal apresenta nistagmo horizontal espontâneo. Os resultados do exame físico restante e do exame neurológico estão dentro dos limites normais.

Comentário

A inclinação de cabeça, o andar em círculos e o nistagmo espontâneo constituem um conjunto comum de sinais clínicos, frequentemente chamados de *síndrome vestibular*. Essa síndrome é causada por uma anomalia do sistema vestibular, geralmente no labirinto membranoso. Essa anomalia é geralmente provocada pela extensão de uma infecção da orelha externa e média para o labirinto da orelha interna. Isto causa um desequilíbrio nas frequências do potencial de ação entre os lados normal e anormal do sistema vestibular, levando a uma estimulação assimétrica dos mecanismos reflexos oculares e posturais que são normalmente controlados pelos núcleos vestibulares.

Tratamento

Quando tais labirintites são causadas por uma infecção bacteriana, o tratamento com antibióticos apropriados é geralmente eficaz na eliminação dos sinais clínicos devido à normalização da função do receptor periférico. Nos casos de síndrome vestibular idiopática em gatos e cães mais velhos, a recuperação espontânea, sem tratamento, é comum.

Cavalo com doença vestibular

Relato

Um cliente chama você para examinar uma égua Quarto de Milha de 6 anos de idade que não tem se alimentado bem nos últimos dias. A égua parece deprimida e está menos ativa do que o normal no campo. Essa é a égua favorita do cliente e acabou de voltar do treinamento há alguns meses. Durante a primavera, teve um episódio de *garrotilho*, mas parecia ter se recuperado sem intercorrências. O garrotilho é causado pela bactéria *Streptococcus equi*. Ela não teve outros problemas de saúde.

Exame clínico

A égua parecia estar mais quieta do que o esperado e não estava muito sensível a estímulos externos. Apresentava aumento da temperatura (39°C), com as frequências cardíaca e respiratória normais. A égua também estava com a cabeça inclinada para a direita e apresentava nistagmo de posicionamento (que ocorre quando a cabeça é colocada em posição não neutra) e estrabismo ventrolateral (os olhos não ficam centrados sobre o mesmo ponto focal) do lado direito. O tônus muscular da égua é normal, mas há déficits proprioceptivos conscientes (piores do lado direito do que do lado esquerdo). Em razão dessa ataxia, ela tende a virar para a direita quando está em pé e ao andar.

Comentário

Com base nos déficits, inclusive a inclinação da cabeça, a égua provavelmente tem uma doença vestibular central. Embora a inclinação da cabeça e o estrabismo voltado para o lado da lesão possam ser observados na doença vestibular periférica, o nistagmo posicional que muda de direção conforme a posição da cabeça é mais característico de uma alteração vestibular central (massa ou foco de infecção). O déficit de propriocepção consciente, normalmente não associado a um defeito vestibular periférico, também sugere o acometimento do SNC. Para determinar a causa da doença, radiografias da articulação temporomandibular (ATM) devem ser feitas (há certa associação entre vertigem e problemas na ATM), além de punção de líquido cefalorraquidiano (LCR) com solicitação de cultura bacteriana. O leucograma total e diferencial e bioquímica sérica também devem ser realizados para auxiliar a identificação de uma causa. Devido ao histórico de infecção por *S. equi*, os sinais clínicos podem ser causados por um abscesso no SNC/medula espinal.

Tratamento

A égua apresenta aumento do número de leucócitos, com elevação do número de neutrófilos e da concentração de fibrinogênio. Os resultados da bioquímica sérica são normais. As radiografias são normais. A punção de LCR revela aumento do número de neutrófilos e presença de proteínas. A cultura de LCR demonstra a presença de *S. equi*. A meningite bacteriana é a causa dos sinais vestibulares centrais. O animal será tratado com antibióticos por via intravenosa e, depois, por via oral durante um período prolongado. O prognóstico é reservado devido à gravidade da infecção.

Questões de revisão

1. O órgão receptor que detecta a aceleração e a desaceleração rotacionais da cabeça está localizado no(a):
   a. Utrículo
   b. Sáculo
   c. Ampola do ducto semicircular
   d. Escala média da cóclea
   e. Complexo nuclear vestibular
2. Quais dos *dois* itens a seguir geralmente *não* estão associados à mácula?
   a. Otólitos
   b. Cúpula
   c. Detecção da aceleração linear da cabeça
   d. Células ciliadas
   e. Nistagmo normal
3. Você examina um cão com a cabeça inclinada, andar em círculos compulsivo e nistagmo espontâneo. O local mais provável da lesão patológica deste cão é:
   a. Núcleo oculomotor
   b. Córtex cerebral
   c. Sistema vestibular
   d. Medula espinal cervical
   e. Nervo acessório (NC XI)
4. Qual das seguintes alternativas é *falsa*?
   a. Em um determinado utrículo, os cílios de todas as células ciliadas estão orientados na mesma direção horizontal
   b. Em uma única célula ciliada vestibular, o deslocamento dos cílios em direção ao cílio maior aumenta a taxa de ativação dos neurônios sensoriais associados à célula ciliada
   c. Os axônios dos neurônios sensoriais sinapticamente associados às células ciliadas vestibulares formam o oitavo par de nervos cranianos
   d. A camada gelatinosa está associada à mácula vestibular
   e. O complexo nuclear vestibular está localizado no tronco encefálico
5. Se um cão normal estiver sentado sobre um banco de piano e eu começar a girar (acelerar) o banco para a direita, quais serão as duas afirmativas *falsas* dentre as sentenças apresentadas, em relação ao nistagmo observado?
   a. O padrão de nistagmo observado no início da rotação será revertido logo após a interrupção abrupta da rotação
   b. A integridade do fascículo longitudinal medial (FLM) é importante para a produção do nistagmo
   c. O nistagmo continuará por muito tempo após a velocidade constante ser alcançada
   d. Os olhos virarão lentamente para a esquerda, o máximo possível, e, então, voltarão rapidamente para a direita
   e. O nistagmo será observado por muito tempo após o término da rotação, com o cão parado

Bibliografia

Bear MF, Connors BW, Paradiso MA. *Neuroscience: Exploring the Brain*. 4th ed. Philadelphia: Wolters Kluwer; 2016.

Brodal P. *The Central Nervous System: Structure and Function*. 5th ed. New York: Oxford University Press; 2016.

De Lahunta A, Glass E, Kent M. *Veterinary Anatomy and Clinical Neurology*. 4th ed. Philadelphia: Elsevier Saunders; 2015.

Goldberg JM, Cullen KE. Vestibular control of the head: possible functions of the vestibulocollic reflex. *Exp Brain Res*. 2011;210(3–4):331–345.

Haines DE, ed. *Fundamental Neuroscience*. 5th ed. New York: Elsevier; 2018.

Hall JE. *Guyton and Hall Textbook of Medical Physiology*. 13th ed. Philadelphia: Elsevier; 2016.

Kandel ER, Schwartz JH, Jessell TM, et al, eds. *Principles of Neural Science*. 5th ed. New York: McGraw-Hill; 2013.

MacKay RJ, Van Metre DC. Diseases of the nervous system. In: Smith BP, eds. *Large Animal Internal Medicine*. 5th ed. St Louis: Mosby Elsevier; 2015.

Purves D, Augustine GJ, Fitzpatrick D, et al. *Neuroscience*. 6th ed. New York: Sinauer; 2018.

Rush BR. Vestibular disease. In: Reed SM, Bayly WM, Sellon DC, eds. *Equine Internal Medicine*. 4th ed. St Louis: Saunders Elsevier; 2018.

12

Cerebelo

BRADLEY G. KLEIN

PONTOS-CHAVE

1. O cerebelo constantemente compara o movimento pretendido com o movimento em execução e faz os ajustes apropriados.
2. A histologia e a filogenia do cerebelo fornecem indícios da função do órgão.
3. O vestibulocerebelo auxilia a coordenação do equilíbrio e do movimento dos olhos.
4. O vestibulocerebelo auxilia a coordenação do tônus muscular e do movimento dos membros.
5. O cerebrocerebelo auxilia o planejamento do movimento coordenado, sequencial e adequadamente sincronizado.
6. O cerebelo desempenha um papel importante no aprendizado motor.
7. A doença cerebelar causa anomalias de movimento e torna ainda mais clara a função cerebelar.

Os capítulos precedentes, que descrevem a fisiologia do movimento, discutem a função dos neurônios motores inferiores, pela qual o sistema nervoso central (SNC) pode iniciar e controlar o movimento mediante a contração do músculo esquelético. As vias motoras descendentes, os sistemas piramidais (corticospinais) e extrapiramidais são descritos nos capítulos anteriores como os principais subgrupos de neurônios motores superiores que influenciam os neurônios motores inferiores. As porções mais mediais desses sistemas, passando pela medula espinal, são responsáveis primeiramente pelo controle antigravitacional axial e proximal dos músculos extensores. As porções mais laterais controlam principalmente os movimentos voluntários aprendidos, mais hábeis, causados pela contração dos músculos flexores distais. Este capítulo descreve a função do cerebelo, parte de um outro subgrupo de neurônios motores superiores cruciais para o movimento adequado.

O *cerebelo* ("pequeno cérebro" em latim) é caudal em relação ao córtex cerebral e dorsal ao tronco encefálico (Figura 12.1A). Apesar de constituir apenas cerca de 10% do volume total do encéfalo por causa da sua estrutura altamente pregueada, o cerebelo contém mais da metade de todos os neurônios do SNC. A região medial elevada do cerebelo é chamada de *verme* e é lateralmente delimitada, dos dois lados, pelos *hemisférios cerebelares* (Figura 12.1B). Os hemisférios também podem ser subdivididos em zonas intermediárias (mais próximas ao verme) e laterais (mais distantes do verme) para as considerações funcionais discutidas adiante. O lobo floculonodular é normalmente encaracolado sob a porção caudal do cerebelo.

A camada externa da substância cinzenta do cerebelo, o *córtex cerebelar*, tem aparência histológica bastante regular, formada por três camadas, o que sugere que todas as regiões cerebelares podem realizar tarefas semelhantes. Como no córtex cerebral, determinados impulsos recebidos em uma determinada região do córtex cerebelar, assim como os impulsos enviados para um determinado alvo que influencia, são, em grande parte, responsáveis pelas diferenças funcionais entre as regiões cerebelares. Além do córtex cerebelar e da substância branca cerebelar com axônios que entram e saem do córtex, um grupo de *núcleos cerebelares* profundos é envolto por substância branca cerebelar (Figura 12.2). As células desses núcleos são a principal origem dos axônios que deixam o cerebelo. Dois pares de grandes hastes de substância branca, os *pedúnculos cerebelares rostrais* e *médios*, respectivamente, carregam axônios para fora e para dentro do cerebelo. Um terceiro par menor de pedúnculos cerebelares, os *pedúnculos cerebelares caudais*, carregam axônios tanto para dentro quanto para fora do cerebelo.

O cerebelo não é necessário para o início do movimento. A força muscular permanece em grande parte intacta em caso de destruição completa do cerebelo. No entanto, o cerebelo desempenha um papel crucial no momento e na coordenação do movimento iniciado pelas partes da hierarquia do sistema motor discutido no Capítulo 10. Isso é feito por meio do ajuste e modulação da saída do córtex motor, do trato corticospinal, das vias descendentes do tronco encefálico motor e da medula óssea. As lesões cerebelares causam déficits clínicos importantes na precisão e na destreza da realização do movimento.

O cerebelo constantemente compara o movimento pretendido com o movimento em execução e faz os ajustes apropriados

No desempenho do papel essencial de ajuste do momento e coordenação do movimento, o cerebelo inicialmente recebe informações vindas dos componentes hierárquicos do sistema motor sobre o movimento que ordenou. O cerebelo também recebe informações dos fusos musculares, do sistema vestibular, do sistema visual e de outros receptores sensoriais sobre o movimento que o corpo executa naquele momento. Quando o movimento pretendido e o movimento em execução não são os mesmos, o trabalho do cerebelo é fazer os ajustes necessários para se igualarem. Por exemplo, se o encéfalo pretende que o gato mova sua boca na direção de um pedaço de alimento em um prato, mas os receptores sensoriais informam ao cerebelo que a trajetória da cabeça fará com que a boca erre o prato, o cerebelo faz os ajustes apropriados nos componentes hierárquicos do sistema motor para corrigir a trajetória da cabeça. A correção pode ser feita com o movimento em execução e no planejamento do movimento subsequente.

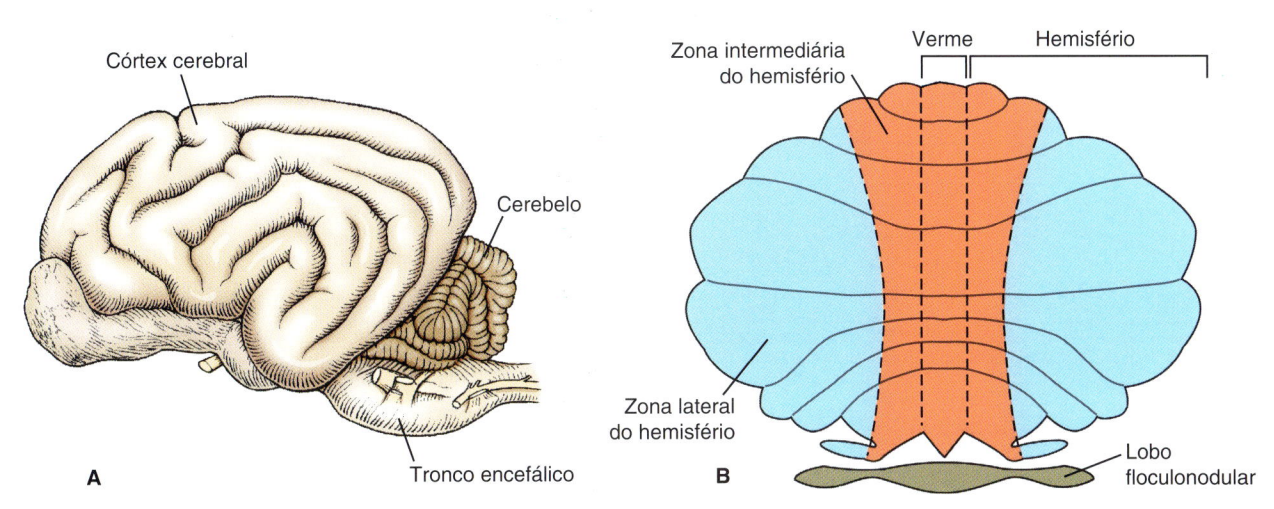

- **Figura 12.1 A.** O cerebelo ("pequeno cérebro", em latim) é caudal aos hemisférios cerebrais e dorsal em relação ao tronco encefálico. (Redesenhada de Miller ME, Christiansen GC, Evans HE. *The Anatomy of the Dog*. Philadelphia: Saunders; 1964.) **B.** Vista da superfície dorsal do cerebelo aberto, mostrando as duas regiões anatômicas principais: a região medial, normalmente elevada, do verme e os hemisférios, mais laterais. Os hemisférios ainda podem ser subdivididos em zonas laterais e intermediárias em relação às considerações funcionais feitas a seguir. O lobo floculonodular está abaixo da porção caudal do cerebelo. (Modificada de Kandel ER, Schwartz JH, Jessell TM, eds. *Principles of neural science*. 2nd ed. New York: Elsevier Science & Technology; 1985.)

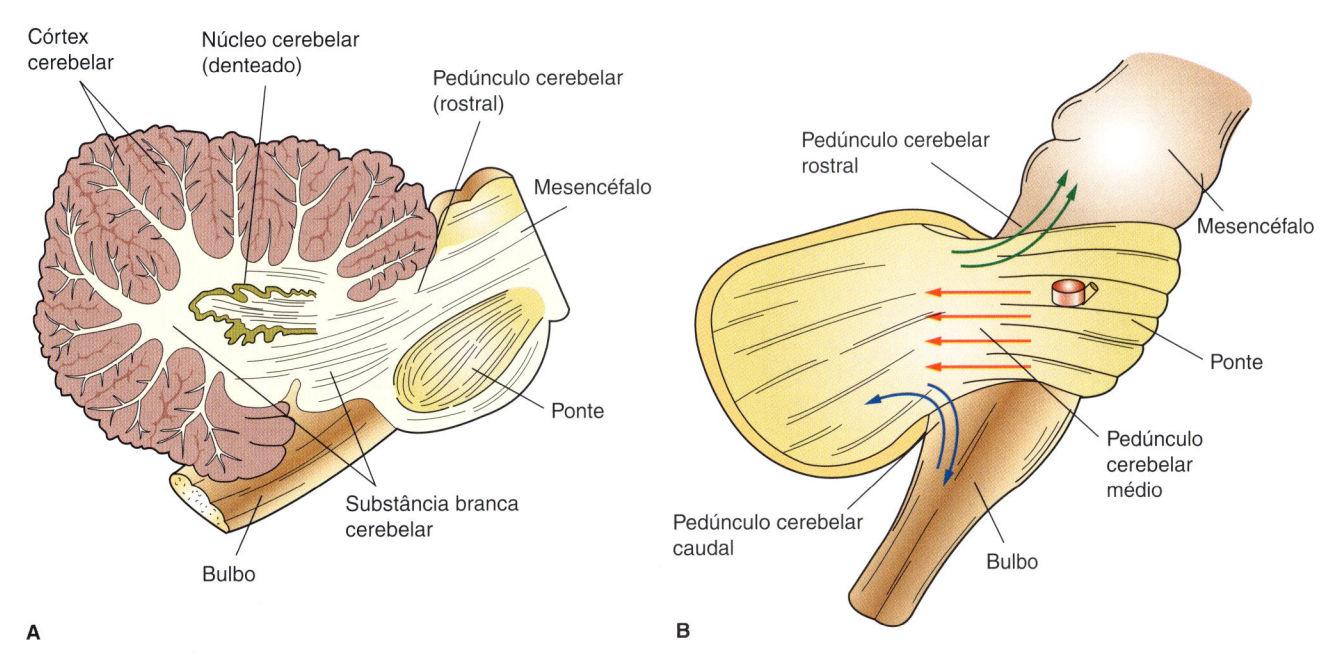

- **Figura 12.2 A.** Corte sagital mediano da região do tronco encefálico que mostra a organização interna do cerebelo. **B.** Vista lateral da região do tronco encefálico enfatizando os pedúnculos cerebelares e as direções principais em que os axônios trafegam em seu interior.

A histologia e a filogenia do cerebelo dão indícios da função do órgão

O córtex de todo o cerebelo é bastante uniforme e composto por três camadas e cinco tipos principais de neurônios: células estreladas, em cesto, de Golgi, granulares e de Purkinje (Figura 12.3). A camada mais externa é a *camada molecular* e formada, principalmente, por axônios das células granulares, conhecidos como *fibras paralelas* (Figura 12.4). A camada molecular também contém dendritos dos neurônios localizados nas camadas mais profundas, assim como interneurônios inibidores espalhados. Esses últimos são as células *estreladas* e *em cesto*.

A camada média, a *camada das células de Purkinje* do córtex cerebelar, consiste em grandes corpos celulares dos neurônios de Purkinje, com a sua porção dendrítica achatada, porém extremamente expansiva, que se estende para o interior da camada molecular (ver Figuras 12.3 e 12.4). Esse campo dendrítico é orientado em ângulos retos às fibras paralelas. Portanto, uma célula de Purkinje é contatada por matriz extensa de axônios de fibras paralelas excitatórios de células granulares, e cada fibra paralela faz contato com os dendritos de muitas células de Purkinje. Os interneurônios inibidores das células estreladas e em cesto, já mencionados, podem refinar ou podar este padrão espacial extenso de ativação de células Purkinje por fibras paralelas.

A *camada de células granulares* mais interna do córtex cerebelar contém vasto número de somas de células granulares que dão origem às fibras paralelas (ver Figuras 12.3 e 12.4). Essa camada também contém alguns corpos de células de Golgi. Estes são interneurônios

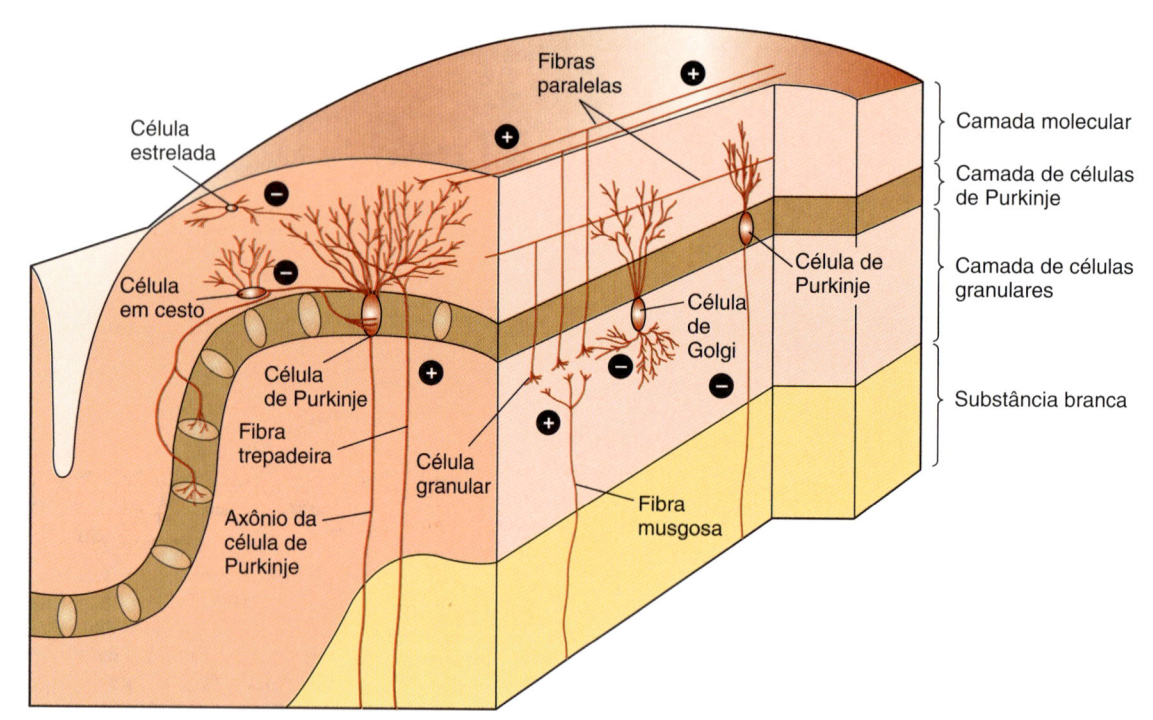

● **Figura 12.3** Cinco tipos principais de neurônios são organizados em três camadas no córtex cerebelar. Uma única folha cerebelar de orientação vertical está cortada no plano sagital e transversal para ilustrar a organização geral do córtex cerebelar. O sinal positivo indica um efeito excitatório de um elemento neural em seu alvo pós-sináptico. O sinal negativo indica um efeito inibidor de um elemento neural em seu alvo pós-sináptico. (Modificada de Kandel ER, Schwartz JH, eds. *Principles of neural science*. 4th ed. New York: McGraw-Hill; 2000.)

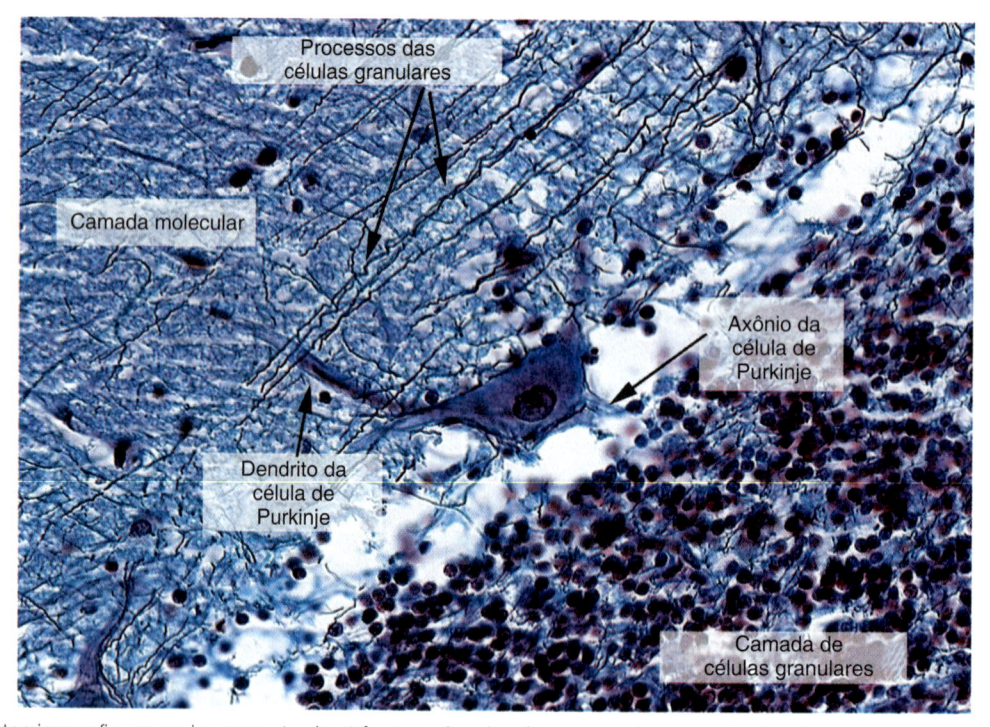

● **Figura 12.4** Fotomicrografia em maior aumento das três camadas do córtex cerebelar: camada de células granulares, camada de células de Purkinje (não marcada) e camada molecular. A imagem dá um bom exemplo de como as fibras paralelas, identificadas como *processos das células granulares*, atravessam a região dendrítica das células de Purkinje na camada molecular. Entretanto, o padrão elaborado de ramificação dos dendritos das células de Purkinje não é visível com esta coloração. (Imagem cortesia de Dr. Tom Caceci, Department of Biomedical Sciences and Pathobiology, College of Veterinary Medicine, Virginia Tech, EUA.)

inibidores que podem regular o nível global de excitação das células de Purkinje pelas fibras paralelas de células granulares.

Os axônios dos neurônios de Purkinje seguem profundamente para os núcleos cerebelares, localizados fora do córtex cerebelar, incorporados na substância branca do cerebelo (ver Figura 12.2).

As células de Purkinje são os únicos neurônios eferentes do córtex cerebelar e são todas inibidoras. Podem inibir os neurônios espontaneamente ativos dos núcleos cerebelares profundos, cujos axônios deixam o cerebelo. Essa inibição seletiva representa um refinamento temporal sensível do processamento cerebelar que complementa o refinamento espacial já mencionado. Os neurônios cerebelares de saída participam na regulação da atividade das vias motoras do tronco encefálico e dos córtices motores envolvidos na execução e planejamento de movimento.

Os dois grupos primários de axônios aferentes para o cerebelo são os axônios das *fibras musgosas* e das *fibras trepadeiras* (ver Figura 12.3). Ambas são excitatórias; causam potenciais excitatórios pós-sinápticos (PEPS) no córtex cerebelar e, por intermédio de axônios colaterais, nos núcleos cerebelares profundos (Figura 12.5). As fibras musgosas e trepadeiras coletivamente levam a informação dos componentes hierárquicos do sistema motor e dos receptores sensoriais periféricos considerando o planejamento, a iniciação e a execução do movimento. O breve circuito aferente/eferente do cerebelo (alça excitatória profunda) consiste na estimulação dos núcleos cerebelares profundos pelas fibras trepadeiras e musgosas, cuja saída faz com que o cerebelo modifique sucessivamente os componentes hierárquicos do sistema motor. No entanto, essa saída dos núcleos cerebelares profundos é refinada pela inibição dos axônios das células de Purkinje que se originam no córtex cerebelar. A inibição dos núcleos cerebelares profundos pelas células de Purkinje está baseada na integração do próprio córtex cerebelar dos impulsos aferentes das fibras musgosas e trepadeiras (alça inibidora cortical). Em outras palavras, a mesma informação que entra no cerebelo para comandar os núcleos cerebelares também é processada pelo córtex cerebelar, cuja resposta da célula de Purkinje refina ou "esculpe" a resposta do núcleo do cerebelo que se projeta para os componentes do sistema motor. No córtex cerebelar, os interneurônios inibidores ajudam a refinar ou "esculpir" a resposta da célula de Purkinje do córtex cerebelar.

Embora o mecanismo das sinapses corticais seja conhecido, não se sabe exatamente como o cerebelo integra o *feedback* dos movimentos com o planejamento do sistema motor modificando o impulso eferente dos neurônios dos núcleos profundos. Conforme referido anteriormente, como a aparência histológica do córtex é semelhante em todo o cerebelo, é provável que haja um mecanismo de processamento cortical similar independentemente da região do órgão. Entretanto, dentro do cerebelo, variações regionais de estímulos vindos de diferentes partes do sistema nervoso e transduzidos para elas geram resultados motores diferentes em regiões distintas do cerebelo. Isso pode ser considerado uma forma de compartimentalizar o cerebelo em diferentes módulos funcionais. Do ponto de vista funcional e filogenético, o cerebelo pode ser dividido em três regiões distintas: o *vestibulocerebelo*, o *espinocerebelo* e o *cerebrocerebelo* (Figura 12.6).

O vestibulocerebelo auxilia a coordenação do equilíbrio e do movimento dos olhos

O vestibulocerebelo ocupa o lobo floculonodular e recebe a maioria dos seus impulsos aferentes do sistema vestibular por meio dos pedúnculos cerebelares caudais (ver Figuras 12.1, 12.2 e 12.6). Seus impulsos eferentes retornam aos núcleos vestibulares através dos mesmos pedúnculos diretamente a partir do córtex cerebelar ou através dos núcleos cerebelares profundos (especificamente o núcleo fastigial). Os impulsos eferentes para os núcleos vestibulares auxiliam a coordenação dos músculos axiais e proximais, controlando o equilíbrio por meio do trato vestibuloespinal, e ajudam a coordenação dos movimentos da cabeça e dos olhos por meio do fascículo longitudinal medial (ver Capítulo 11). Em resumo, o vestibulocerebelo ajusta a coordenação dos reflexos vestibulares. Como esta parte do cerebelo foi a primeira a aparecer na evolução dos vertebrados, é algumas vezes chamada de *arquicerebelo*.

O vestibulocerebelo auxilia a coordenação do tônus muscular e do movimento dos membros

O espinocerebelo estende-se em sentido rostrocaudal pelo verme e zona intermediária do hemisfério (ver Figuras 12.1 e 12.6). Recebe impulsos sensoriais dos músculos e de receptores cutâneos através da medula espinal e do núcleo trigeminal. Também recebe impulsos aferentes dos neurônios do circuito reflexo da medula espinal, alguns dos quais recebem comandos das vias motoras piramidais e extrapiramidais. Os aferentes cerebelares provenientes da medula espinal formam vários tratos espinocerebelares que, em sua maioria, entram no cerebelo através do pedúnculo cerebelar caudal (ver Figura 12.2). Alguns impulsos aferentes para a região espinocerebelar também vêm diretamente dos córtices motores e somatossensoriais primários. Por esse motivo, o espinocerebelo recebe informações sobre o comando para o movimento e informações significativas de *feedback* sobre a execução do movimento em si. Seus impulsos eferentes passam pelos núcleos cerebelares profundos (especificamente os núcleos fastigiais e interpósitos) para o núcleo extrapiramidal que controla a musculatura antigravitacional (p. ex., núcleo reticular), assim como para um núcleo extrapiramidal que controla a musculatura distal dos membros (p. ex., núcleo rubro). Alguns dos impulsos espinocerebelares eferentes vão até o córtex motor primário, particularmente importante para o movimento de membros voluntários, via tálamo. Por intermédio dessas projeções eferentes, que deixam o cerebelo pelos pedúnculos caudal e rostral, o espinocerebelo pode ajustar a duração e a coordenação do movimento em curso e o tônus muscular. Acredita-se que tais ajustes sejam baseados na comparação dos impulsos aferentes espinocerebelares quanto ao comando do movimento (p. ex., do córtex motor primário) com o *feedback* acerca do movimento em execução (p. ex., a partir de receptores do músculo, articulação e pele). Como essa porção do cerebelo aparece em seguida na evolução, é algumas vezes chamada de *paleocerebelo*.

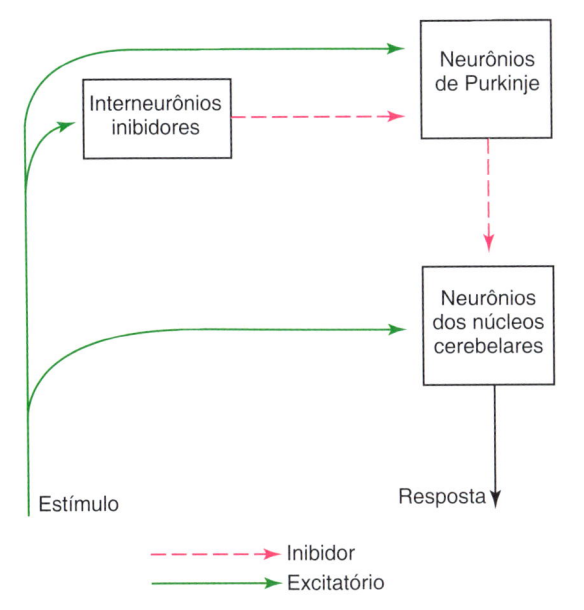

• **Figura 12.5** Organização dos impulsos aferentes/eferentes do cerebelo. Ver explicação no texto.

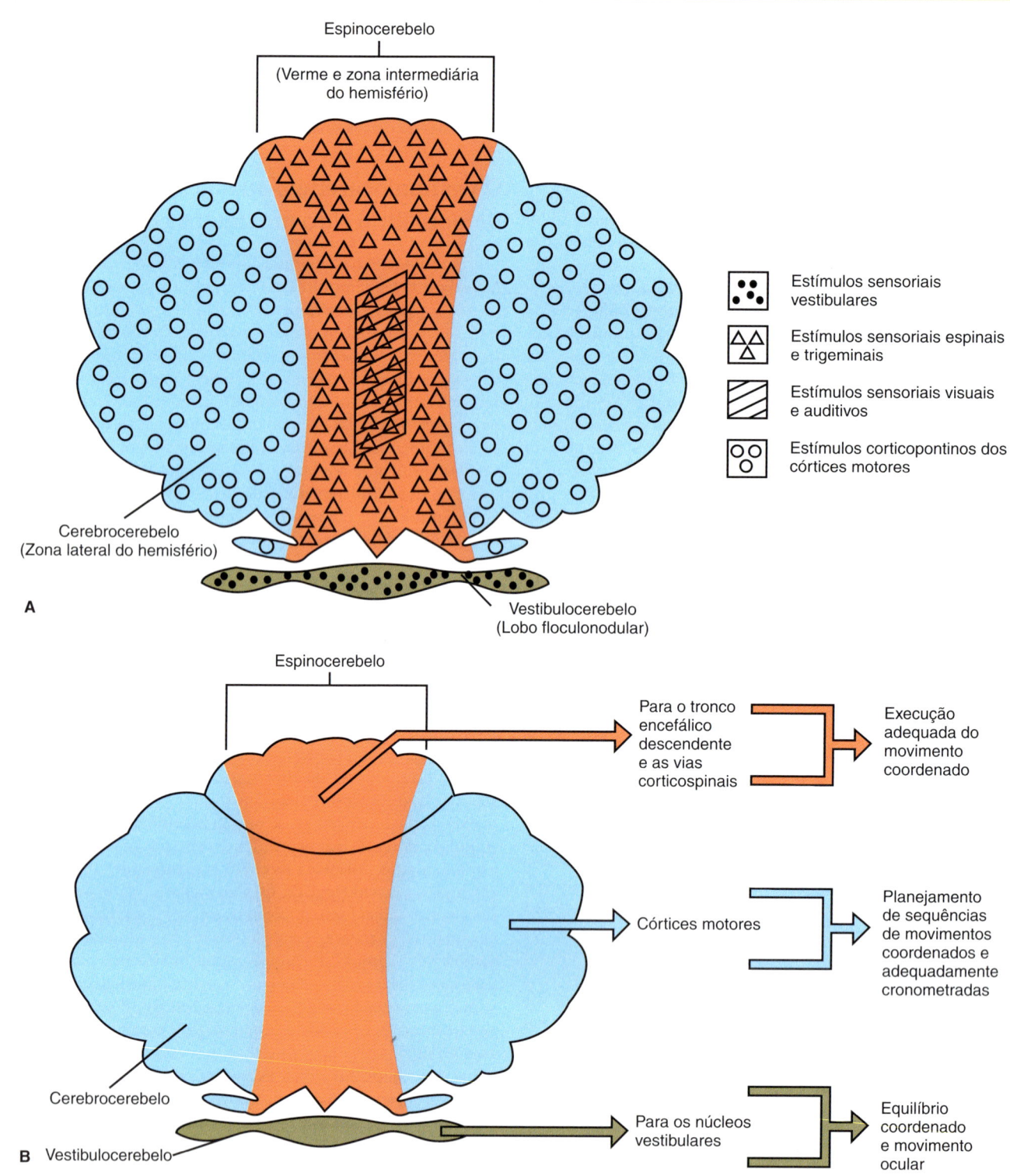

O cerebrocerebelo auxilia o planejamento do movimento coordenado, sequencial e adequadamente sincronizado

O cerebrocerebelo ocupa a zona lateral dos hemisférios cerebelares (ver Figuras 12.1 e 12.6). Essa região também recebe impulsos aferentes do córtex motor primário, porém, o que é mais importante, recebe impulsos aferentes substanciais dos córtices pré-motores e motores suplementares. Esses estímulos corticais atingem o cerebelo por intermédio do sistema corticopontino cerebelar, que entra no órgão através dos pedúnculos cerebelares maciços médios. O cerebrocerebelo não tem acesso direto à informação dos receptores periféricos, como o espinocerebelo. Suas informações, que viajam pelo pedúnculo cerebelar rostral, voltam para o córtex motor através do tálamo. Por-tanto, o cerebrocerebelo é parte de um circuito de comunicação com as regiões do córtex motor envolvidas no planejamento e no preparo do movimento. Ao passo que o espinocerebelo ajuda a coordenar a execução do movimento, parece que o cerebrocerebelo ajuda os córtices motores com o planejamento antecipado para execução apropriada do movimento subsequente para que a transição entre os componentes de uma sequência de movimento seja suave e adequadamente sincronizada. O desenvolvimento dramático do cerebrocerebelo e do córtex cerebral foi a principal adição filogenética ao encéfalo durante a evolução dos primatas; por isso, é frequentemente chamado de *neocerebelo*. Presumivelmente está ligado à habilidade dos primatas de executar movimentos voluntários refinados, complexos e em intervalos adequados, como o movimento coordenado dos dedos, bem como os movimentos de boca e de língua, que podem produzir a fala.

O cerebelo desempenha um papel importante no aprendizado motor

Muitas linhas de evidência sugerem que o cerebelo desempenha um papel significativo no aprendizado motor. Por exemplo, estudos funcionais com imagens de ressonância magnética têm demonstrado que o cerebelo é bastante ativo durante o aprendizado de uma nova sequência de movimentos, mas não é tão ativo quando o movimento se torna relativamente automático. Isso sugere que o cerebelo esteja envolvido na *transição* da necessidade de concentração ao aprendizado de uma nova habilidade motora, como onde colocar cada dedo nas teclas do piano para formar um acorde, até a capacidade de realização automática dessa habilidade, sem pensar muito. Alguns comportamentos reflexos, como o reflexo vestíbulo-ocular (ver Capítulo 11), embora automáticos, precisam ser muito bem regulados ou ajustados (p. ex., com respeito à quantidade de rotação ocular necessária à contraposição de uma determinada rotação da cabeça para manter o olhar fixo em um alvo) conforme as proporções da cabeça mudam durante o crescimento. Lesões em certas regiões do cerebelo podem evitar esse tipo de ajuste adaptativo. Além disso, algumas formas de aprendizado associativo, como as respostas condicionadas clássicas, podem ser abolidas após lesões cerebelares. A capacidade de fazer adaptações motoras após alterações no campo visual, como aprender a lançar dardos de maneira precisa após o uso de óculos, pode ser muito prejudicada em indivíduos com danos cerebelares.

Mudanças estruturais e funcionais no sistema de circuitos cerebelares também têm sido observadas durante o aprendizado motor. Por exemplo, o aumento no número de contatos sinápticos de fibras paralelas e trepadeiras com as células de Purkinje tem sido observado após o aprendizado de comportamentos motores complexos. Além disso, a ativação simultânea desses dois tipos de fibras que fazem sinapse com uma célula de Purkinje, presumindo-se que a fibra trepadeira esteja carregando um sinal de erro motor, pode produzir um longo período de depressão da atividade da célula de Purkinje, tornando-a menos responsiva a novos sinais da fibra trepadeira. Tal depressão pode ter um efeito significativo na atividade dos neurônios dos núcleos cerebelares profundos que deixam o cerebelo para controlar os componentes motores hierárquicos.

A doença cerebelar causa anomalias de movimento e torna ainda mais clara a função cerebelar

Como discutido anteriormente, o cerebelo constantemente compara o movimento pretendido com o movimento que está sendo executado e faz os ajustes apropriados. Na doença cerebelar, esses ajustes apropriados não são feitos, o que gera diversos distúrbios de movimento. Os animais acometidos tendem a distanciar muito os membros (*marcha de base ampla*) e andam de maneira descoordenada (*ataxia*), o que reflete a incapacidade do vestibulocerebelo e do espinocerebelo em coordenar o equilíbrio e o movimento do esqueleto axial. Os animais acometidos também apresentam graus variados de *dismetria* (grau inadequado de contração muscular), exibindo movimentos longos demais ou insuficientes. Isso frequentemente se manifesta como uma dificuldade em levar o focinho a um ponto fixo no espaço, como uma vasilha de alimento, e movimentos de marcha exagerados – "passos de ganso". A *assinergia*, falha dos componentes de um movimento complexo de múltiplas articulações que ocorre de modo coordenado, também é observada. É bastante característica de lesões no cerebrocerebelo. Na doença cerebelar, também é comum o *tremor de intenção* (tremor de ação), um distúrbio do movimento oscilante (tremor) que piora quando o animal está se movendo, especialmente perto do fim do movimento. O tremor de intenção é bem menos intenso quando o animal está relaxado e parado e piora durante a execução do movimento. Nos animais, os tremores de intenção parecem mais intensos na cabeça e nos músculos axiais (proximais) antigravitacionais. A lesão do vestibulocerebelo também pode causar nistagmo (ver Capítulo 11). Esses sinais clínicos comumente associados à doença cerebelar exemplificam como o mecanismo patológico pode ser compreendido com o conhecimento da fisiologia normal.

Alguns estudos clínicos em seres humanos sugerem que o cerebelo também pode atuar no funcionamento cognitivo. Indivíduos com lesão cerebelar têm problemas para fazer movimentos rítmicos, como esperado, mas também parecem ter problemas de julgar ou perceber o ritmo. Problemas com a estimativa de velocidade de estímulos visuais também são relatados. Alguns indivíduos com lesão cerebelar também parecem ter problemas na mudança rápida de sua atenção de um estímulo para outro. Alguns estudos de imagem mostraram aumento da atividade no cerebelo de indivíduos normais que contavam em silêncio ou imaginavam um movimento. O estudo do papel do cerebelo na função cognitiva ainda é relativamente recente em comparação à análise de sua função motora. Por fim, diversos déficits motores e cognitivos já descritos parecem refletir uma relação temporal. O cerebelo parece bem adaptado a esse papel por causa de seu circuito celular: longas fibras paralelas de células granulares que podem intersectar perpendicularmente e excitar a árvore dendrítica de muitas células de Purkinje em uma sequência temporal fixa (ver Figura 12.3).

CORRELAÇÕES CLÍNICAS

Hipoplasia cerebelar

Relato
Uma gatinha que vive em celeiro, de 11 semanas de idade, é levada à sua clínica para exame. Seu proprietário relata que esta gatinha e muitos outros da ninhada vinham apresentando incoordenação desde que começaram a andar.

Exame clínico
Ao exame físico, as anomalias estão limitadas ao sistema nervoso. A gatinha está esperta, responsiva e parece ter um tamanho normal para a sua idade.

Todos os reflexos segmentares dos nervos cranianos e espinais e as respostas intersegmentares estão dentro dos limites normais. Não há atrofia. A gatinha é incoordenada (atáxica) ao se mover e, quando caminha, tende a levantar suas patas dianteiras mais alto que o normal (hipermetria ou "passo de ganso"). Quando anda, afasta muito as patas. Os movimentos da cabeça e dos músculos proximais antigravitacionais são grosseiros e rítmicos, ausentes em repouso e com piora quando o animal tenta fazer um movimento preciso, como levar a cabeça até uma vasilha de alimento (tremor de intenção).

CORRELAÇÕES CLÍNICAS (*continuação*)

Os resultados do hemograma completo e da bioquímica sérica estão dentro dos limites normais.

Comentário

Esta gatinha apresenta sinais clássicos de doença cerebelar. O cerebelo constantemente compara o movimento pretendido com o que está sendo executado e, quando estes não são os mesmos, faz os ajustes necessários. Quando o cerebelo não pode fazer isso, ocorrem distúrbios de movimento caracterizados por marcha de base ampla, ataxia, dismetria, assinergia e tremor de intenção. Estes distúrbios de movimento pioram com o movimento preciso e estão quase ausentes no repouso.

Os sinais clínicos da gatinha são provavelmente causados por *hipoplasia cerebelar*, o desenvolvimento incompleto do cerebelo no útero. A infecção uterina pelo *vírus da panleucopenia felina* resulta na destruição das células granulares (neurônios) que estão se dividindo ativamente, com um subdesenvolvimento (hipoplasia) da camada de células granulares do cerebelo. As células de Purkinje também podem ser afetadas. Gatos de celeiro geralmente não são vacinados contra esta doença, e, muitas vezes, diversos gatinhos de uma ninhada são afetados.

Tratamento

Não há tratamento para hipoplasia cerebelar causada por essa infecção viral intrauterina. Não é uma doença progressiva, e, se os filhotes acometidos forem mantidos em um ambiente razoavelmente seguro, sua expectativa de vida pode ser normal.

Uma bezerra recém-nascida incapaz de se levantar

Relato

Um produtor telefona para falar sobre uma bezerra Angus nascida hoje que ainda não ficou em pé. A bezerra tentou, mas não parecia suficientemente coordenada para se levantar. O produtor havia alimentado a bezerra com colostro através de um tubo e solicitava o exame do animal. Este é o segundo bezerro nesta estação com este problema. O outro bezerro foi submetido à eutanásia depois de não ter melhorado em 2 a 3 dias. Os bezerros são muito valiosos, e o produtor gostaria de manter esse animal no rebanho. Os demais questionamentos do produtor revelaram um aumento na porcentagem de abortos neste ano. Ele também comprou muitas vacas novas que foram introduzidas no rebanho para repor as últimas perdas.

Exame clínico

A bezerra apresenta temperatura, pulso e respiração normais. Está responsiva a ruídos, quase hiperexcitável. Não há evidências de traumatismo. Quando a bezerra é posta de pé, oscila para trás e para frente, tenta se manter em equilíbrio, mas algumas vezes cai ou retorna à posição inicial. A bezerra parece apresentar incoordenação e hipermetria (movimento contínuo muito longo) extremas. Ela também apresenta ataxia em nível 4/5, sendo o 5 o mais grave. Outras anomalias são a resposta tardia a ameaças e bater em objetos ao tentar andar. Ao ser deitada para exame, todas as respostas da bezerra são hiper-reflexivas.

Comentário

Com base no histórico do rebanho e da bezerra, é provável que haja um problema com o *vírus da diarreia viral bovina* (BVDV). O vírus foi provavelmente introduzido com a substituição das vacas. A infecção por BVDV explicaria os abortos e os dois casos de bezerros acometidos. Esse vírus infecta as células germinativas do cerebelo, destruindo as células de Purkinje. A infecção dessas células provoca inflamação local, morte celular, hemorragia e necrose. Por causa das lesões nas células de Purkinje, a função inibidora é interrompida, comprometendo o vestibulocerebelo, o espinocerebelo e o cerebrocerebelo. As deficiências nessas áreas estão associadas a sintomas clínicos de anomalias no equilíbrio (vestibulocerebelo), movimento dos olhos (vestibulocerebelo), ataxia e posição em base ampla (vestíbulo e espinocerebelo) e coordenação motora e encadeamento lógico (espinocerebelo e cerebrocerebelo).

Tratamento

Como o BVDV causa um dano irreversível, o prognóstico para esta bezerra é ruim. Mesmo que houvesse tratamento, é provável que a bezerra esteja infectada pelo BVDV, podendo transmitir o vírus caso seja reintroduzida no rebanho. A eutanásia é a melhor opção para esta bezerra. O produtor deve investigar o rebanho e identificar os animais infectados e persistentemente infectados (PI). Além disso, a vacinação com BVDV vivo ou morto pode melhorar o resultado global.

Questões de revisão

1. Qual dentre as seguintes estruturas participa principalmente do planejamento do próximo movimento adequado?
   a. Vestibulocerebelo
   b. Espinocerebelo
   c. Cerebrocerebelo
   d. Arquicerebelo
   e. Alternativas a e b
2. A perda do cerebelo causa déficits sensoriais imediatamente óbvios e impede o início do movimento.
   a. Verdadeiro
   b. Falso
3. Qual das seguintes alternativas é *verdadeira* ao considerar as células de Purkinje do cerebelo?
   a. Estão localizadas no córtex cerebelar
   b. Têm corpos celulares grandes
   c. Têm árvores dendríticas extensas
   d. Quando ativas, inibem a atividade das células nos núcleos cerebelares profundos, cujos axônios saem do cerebelo
   e. Todas as alternativas anteriores

4. A perda do cerebelo causa a perda do reflexo de alongamento muscular.
   a. Verdadeiro
   b. Falso
5. Gatos com malformações congênitas de cerebelo geralmente apresentam ataxia, tremor de intenção e marcha de base ampla.
   a. Verdadeiro
   b. Falso
6. Qual das seguintes alternativas sobre o espinocerebelo é falsa?
   a. Recebe estímulos de receptores musculares e cutâneos
   b. Ocupa a zona lateral dos hemisférios cerebelares
   c. Recebe alguns estímulos do córtex somatossensorial primário
   d. É ocasionalmente chamado de paleocerebelo
   e. Recebe alguns estímulos do córtex motor primário
7. Em relação aos sintomas da disfunção cerebelar, movimentos que continuam por muito tempo ou não têm a duração esperada são mais corretamente referidos por qual dos termos a seguir?
   a. Ataxia
   b. Assinergia
   c. Hipoplasia
   d. Dismetria

Bibliografia

Brodal P. *The Central Nervous System: Structure and Function*. 5th ed. New York: Oxford University Press; 2016.

De Lahunta A, Glass E, Kent M. *Veterinary Anatomy and Clinical Neurology*. 4th ed. Philadelphia: Elsevier Saunders; 2015.

Haines DE, ed. *Fundamental Neuroscience*. 5th ed. New York: Elsevier; 2018.

Hall JE. *Guyton and Hall Textbook of Medical Physiology*. 13th ed. Philadelphia: Elsevier; 2016.

Jennings DP. Supraspinal control of posture and movement. In: Reece WO, eds. *Duke's Physiology of Domestic Animals*. 12th ed. Ithaca, NY: Comstock Publishing; 2004.

Kandel ER, Schwartz JH, Jessell TM, et al, eds. *Principles of Neural Science*. 5th ed. New York: McGraw-Hill; 2013.

Purves D, Augustine GJ, Fitzpatrick D, et al. *Neuroscience*. 6th ed. New York: Sinauer; 2018.

13

Sistema Nervoso Autônomo

BRADLEY G. KLEIN

PONTOS-CHAVE

1. O sistema nervoso autônomo periférico difere do sistema motor somático em várias características importantes.
2. O sistema nervoso autônomo periférico tem duas subdivisões, uma originada do sistema nervoso central e a outra não.
3. O sistema nervoso simpático é originário da medula espinal toracolombar.
4. O sistema nervoso parassimpático é originário do tronco encefálico e da medula espinal sacral.
5. A maioria dos neurônios simpáticos e parassimpáticos secreta acetilcolina ou norepinefrina como neurotransmissor.
6. A acetilcolina e a norepinefrina têm receptores pós-sinápticos diferentes.
7. Outros neurotransmissores além da acetilcolina e da norepinefrina desempenham alguns papéis na função autônoma periférica.
8. Existem diferenças gerais entre as funções simpáticas e parassimpáticas.
9. Os neurônios aferentes viscerais (sensoriais) exercem um importante papel na função do sistema nervoso autônomo.
10. O sistema nervoso autônomo participa de muitos reflexos homeostáticos.
11. Os neurônios pré-ganglionares são influenciados por diferentes regiões encefálicas.
12. Existem interações do sistema nervoso autônomo com o sistema imune.

O sistema nervoso autônomo (SNA) é a parte do sistema nervoso que normalmente não está sob controle voluntário, nem o corpo tem consciência de sua atuação. O SNA normalmente é definido como um *sistema motor periférico*, inervando os músculos lisos, o músculo cardíaco, o tecido glandular e os órgãos das cavidades orgânicas, conhecidos como *vísceras* (p. ex., estômago, bexiga), formados por esses tecidos. É preciso lembrar, porém, que esses destinos periféricos e sua inervação motora geralmente fazem parte das vias reflexas que também incluem os aferentes viscerais (ver Capítulo 3) e estruturas do sistema nervoso central (SNC) (p. ex., hipotálamo), que são ocasionalmente englobados em definições mais amplas de SNA.

A principal função do SNA é manter a estabilidade do ambiente interno do corpo, ou *homeostase*. Nesse sentido, o SNA regula as funções do organismo realizadas de maneira inconsciente, como

pressão arterial, frequência de batimentos cardíacos, motilidade intestinal, esvaziamento da bexiga, transpiração e o diâmetro da pupila ocular. A anatomia do SNA, sua transmissão sináptica e seus efeitos em diversos órgãos-alvo são únicos. Este capítulo descreve a função e a anatomia geral do SNA. Concentra-se nos seus aspectos motores periféricos, com especial relevância no entendimento das ações do amplo espectro de fármacos que afetam o SNA. Entretanto, os aferentes viscerais e a regulação da função autônoma pelo SNC também são mencionados. O efeito do SNA em órgãos-alvo específicos será descrito no capítulo referente a cada um deles.

O sistema nervoso autônomo periférico difere do sistema motor somático em várias características importantes

O SNA difere do sistema motor somático em seus órgãos-alvo e no número de neurônios em seu circuito periférico e na natureza da sinapse no órgão-alvo. O sistema motor somático inerva músculos esqueléticos, responsáveis pelos movimentos corporais, como foi descrito nos Capítulos 5 e 6. Por outro lado, o SNA inerva músculos lisos, músculos cardíacos e tecido glandular (Figura 13.1). O músculo cardíaco é o músculo do coração (ver Capítulo 19). O músculo liso é encontrado nos vasos sanguíneos, em grande parte do trato gastrintestinal, na bexiga e em outras estruturas viscerais ocas. As células glandulares também podem fazer parte dos órgãos viscerais, além de comporem glândulas não viscerais (p. ex., glândulas salivares, glândulas lacrimais).

O SNA também difere no número de neurônios que tem na via do sistema nervoso periférico até seu alvo (ver Figura 13.1). O sistema nervoso somático é composto por um neurônio com corpo celular localizado no SNC e cujos axônios se estendem ininterruptamente até o músculo esquelético, onde ocorre a sinapse química periférica. Por outro lado, o SNA é composto por dois neurônios periféricos. O primeiro, chamado *neurônio pré-ganglionar*, também tem seu corpo celular no SNC, mas seu axônio faz sinapse com um segundo neurônio, chamado de neurônio *pós-ganglionar*. O último corpo celular está em uma estrutura periférica chamada *gânglio*, uma coleção de corpos celulares externa ao SNC. Existem sinapses quimicamente mediadas entre os neurônios pré e pós-ganglionares e também entre os neurônios pós-ganglionares e as células de seu órgão-alvo.

O SNA também difere do sistema motor periférico na quantidade de *mielina* presente ao longo dos axônios periféricos; os neurônios pós-ganglionares autônomos normalmente são axônios não mielinizados de condução lenta. Além disso, neurônios motores somáticos somente são capazes de estimular seus músculos esqueléticos-alvo,

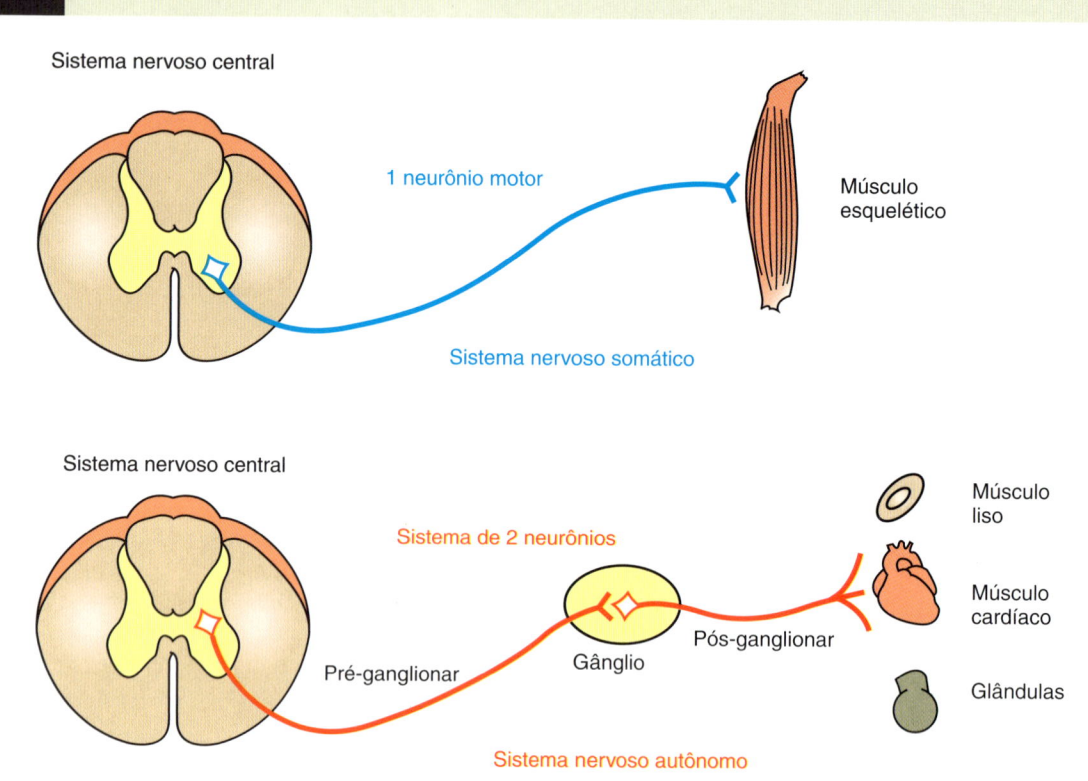

Figura 13.1 O sistema nervoso autônomo (SNA) difere do sistema motor somático no número de neurônios que há na via do sistema nervoso periférico até seu alvo. O sistema motor somático tem um neurônio, cujo corpo celular está localizado no sistema nervoso central (SNC) e cujo axônio se estende ininterruptamente até o músculo esquelético, onde há a sinapse química periférica. Por outro lado, o SNA tem dois neurônios do SNC ao órgão-alvo. O primeiro, chamado *neurônio pré-ganglionar*, também tem seu corpo celular localizado no SNC, porém seu axônio faz sinapse com um segundo neurônio, chamado de *neurônio pós-ganglionar*. Seu corpo celular está localizado em uma estrutura periférica, chamada de *gânglio*.

enquanto neurônios pós-ganglionares autônomos podem estimular ou inibir seus órgãos-alvo. Além do mais, diferentemente da estreita fenda sináptica na junção neuromuscular focal de uma célula do músculo esquelético, as células-alvo do SNA geralmente são ativadas a uma distância maior por um neurônio pós-ganglionar bastante ramificado com botões sinápticos (chamados *varicosidades*) distribuídos ao longo dessas ramificações. Isso pode contribuir para uma latência maior para ativação celular pós-sináptica pelos neurônios pós-ganglionares autônomos e maior distribuição desta ativação. No entanto, essas latência e distribuição espacial podem variar de acordo com a natureza de um determinado tecido-alvo autônomo e algumas distâncias entre as varicosidades e seus alvos são muito similares às encontradas na junção neuromuscular esquelética. Alguns aspectos da ativação neural do tecido-alvo autônomo foram discutidos no Capítulo 6.

O sistema nervoso autônomo periférico tem duas subdivisões, uma originada do sistema nervoso central e a outra não

O SNA periférico é subdividido em duas classes principais, com base na respectiva origem no SNC de seus neurônios pré-ganglionares e nos transmissores sinápticos utilizados no órgão-alvo. Essas duas subdivisões são o *sistema nervoso simpático* e o *sistema nervoso parassimpático*. O *sistema nervoso entérico* pode ser considerado uma terceira subdivisão do SNA periférico. É uma rede extensa de neurônios sensoriais, motores e interneurônios interconectados na parede dos intestinos (trato gastrintestinal) que pode controlar a função intestinal independentemente do SNC. Entretanto, esses neurônios também podem ser influenciados pelo SNC por meio de estímulos das subdivisões simpáticas e parassimpáticas.

O sistema nervoso entérico será discutido em mais detalhes quanto à regulação da função gastrintestinal no Capítulo 27.

O sistema nervoso simpático é originário da medula espinal toracolombar

O sistema nervoso simpático é, em sua maior parte, composto por axônios pré-ganglionares curtos e pós-ganglionares longos. Os axônios pré-ganglionares do sistema nervoso simpático deixam a medula espinal através das raízes ventrais do primeiro nervo espinal torácico até o terceiro ou quarto nervo espinal lombar (Figura 13.2). Por isso, é comum referir-se ao sistema nervoso simpático como *sistema toracolombar*. Os axônios pré-ganglionares passam inicialmente pelas raízes ventrais, depois por um ramo comunicador (*ramo branco*), para, então, entrarem na *cadeia ganglionar paravertebral simpática* (também chamada de "*tronco simpático*"), onde a maioria faz sinapse com um neurônio pós-ganglionar (Figura 13.3A). A cadeia ganglionar estende-se da região cervical até a região sacral, e alguns dos neurônios toracolombares pré-ganglionares estendem seus axônios em sentido rostral ou caudal no interior da cadeia para alcançar esses gânglios cervicais e sacrais (Figura 13.3A). Um grande complemento dos axônios pós-ganglionares de cada um dos gânglios da cadeia é inserido próximo aos nervos espinais, por meio de um ramo de comunicação diferente (*ramo cinzento*), e percorre a parede corpórea ou os membros para controlar os vasos sanguíneos, glândulas sudoríparas ou músculos eretores de pelos (Figura 13.3A, nº 1). Outro complemento desses neurônios pós-ganglionares, principalmente dos gânglios da cadeia torácica ou cervical, não entra nos nervos espinais, mas forma nervos separados que percorrem, respectivamente, as vísceras torácicas (p. ex., coração, brônquios) ou órgãos e glândulas da cabeça (p. ex., olhos, glândula lacrimal; Figura 13.3A, nº 2).

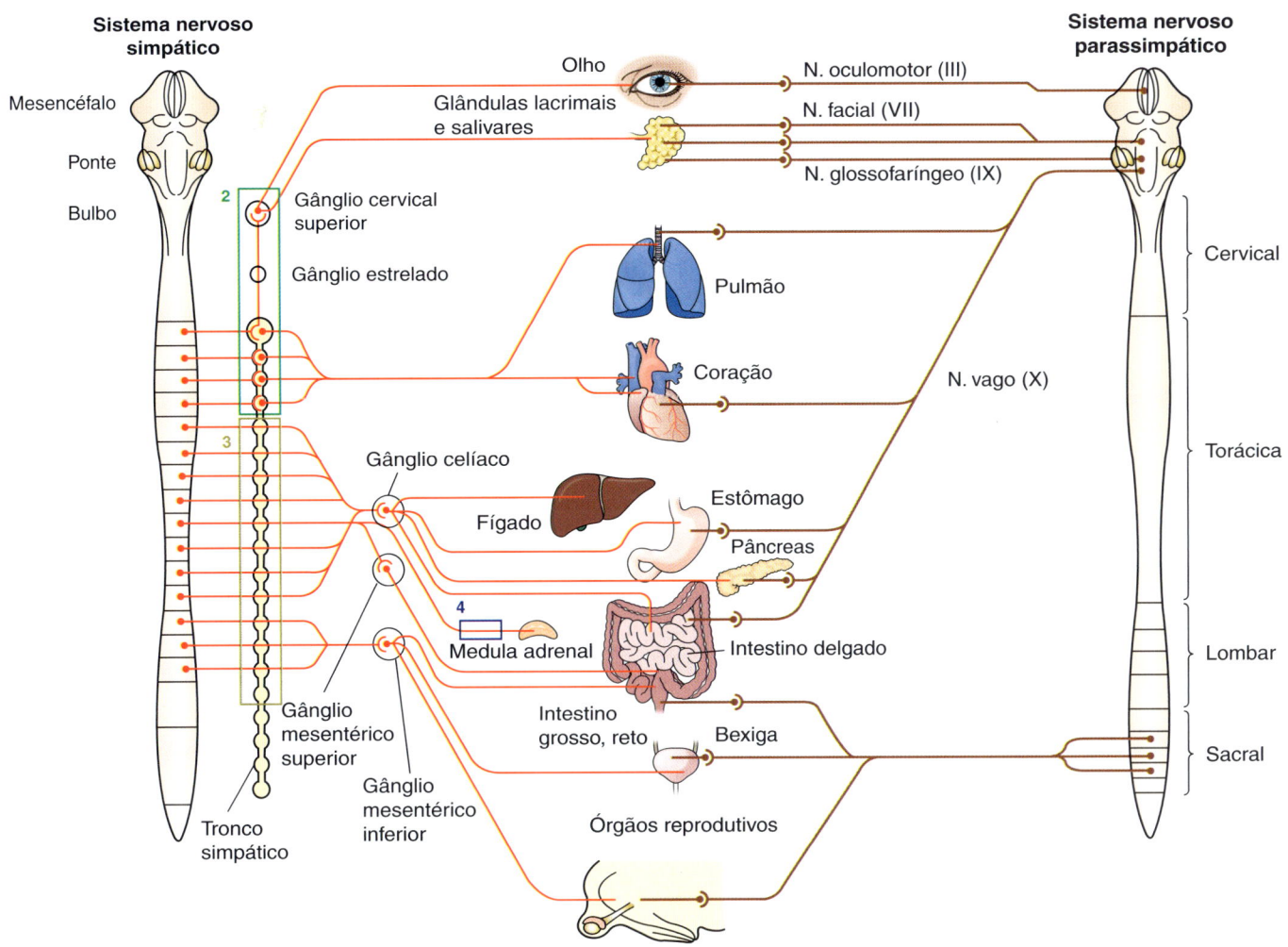

Figura 13.2 O local de origem dos neurônios pré-ganglionares no sistema nervoso central, tanto do sistema nervoso simpático (*à esquerda*) quanto parassimpático (*à direita*). Vários locais de projeção de axônios pós-ganglionares também estão mostrados. Os *retângulos coloridos* destacam algumas trajetórias diferentes que o sistema simpático pode fazer até o órgão-alvo depois de sair do sistema nervoso central. Essas trajetórias, com os números correspondentes, são apresentadas em detalhes na Figura 13.3. (Modificada de Kandel ER, Schwartz JH, Jessell TM. *Principles of neural science*. 4th ed. New York: McGraw-Hill; 2000.)

Alguns axônios pré-ganglionares toracolombares simplesmente passam pelos gânglios da cadeia simpática sem fazer sinapse. Esses axônios formam *nervos esplâncnicos* que fazem sinapse com neurônios pós-ganglionares nos *gânglios pré-vertebrais* (ver Figura 13.3A, nº 3), geralmente com a denominação dos vasos sanguíneos adjacentes (p. ex., celíaco, mesentérico). Neurônios pós-ganglionares vindos de gânglios pré-vertebrais inervam órgãos viscerais abdominais e pélvicos. Algumas fibras nervosas esplâncnicas já mencionadas se desviam dos gânglios pré-vertebrais e continuam seu caminho pela *medula adrenal* (sobre o rim), onde fazem sinapses com neurônios pós-ganglionares rudimentares que compõem as células secretoras da medula adrenal (ver Figura 13.3A, nº 4). Esses neurônios pós-ganglionares vestigiais, chamados *células cromafins*, secretam seu transmissor diretamente na corrente sanguínea. Esse transmissor é transportado pelo sangue para todos os tecidos do corpo, agindo como um hormônio.

O sistema nervoso parassimpático é originário do tronco encefálico e da medula espinal sacral

O sistema nervoso parassimpático é, em sua maioria, composto por axônios pré-ganglionares longos e pós-ganglionares curtos.

Os axônios pré-ganglionares do sistema parassimpático deixam o SNC através dos pares de nervos cranianos III (oculomotor), VII (facial), IX (glossofaríngeo) e X (vago) e diversos nervos espinais sacrais. Por esse motivo, é comum referir-se ao sistema nervoso parassimpático como *sistema craniossacral* (ver Figura 13.2). Os axônios pré-ganglionares parassimpáticos que saem dos nervos cranianos III, VII e IX fazem sinapse em gânglios bem definidos fora do crânio (p. ex., ótico, submandibular; ver Figura 13.3B, *parte superior*). Os neurônios pós-ganglionares parassimpáticos projetam-se em músculos lisos e glândulas-alvo na cabeça (p. ex., músculo ciliar, glândula parótida).

Os axônios pré-ganglionares que saem do nervo craniano X percorrem todo o caminho até a cavidade do corpo para fazer sinapse em gânglios parassimpáticos mais difusos, localizados perto ou dentro das vísceras torácicas e abdominais (ver Figura 13.3B, *parte inferior*). Os neurônios pós-ganglionares curtos controlam os músculos lisos, o músculo cardíaco e as células glandulares desses órgãos.

Os axônios pré-ganglionares parassimpáticos que saem pelos nervos espinais sacrais se separam para formar os nervos pélvicos que fazem sinapse em gânglios parassimpáticos difusos que residem perto ou no interior das vísceras pélvicas (p. ex., reto, bexiga; ver Figura 13.3C). Os neurônios pós-ganglionares curtos controlam esses órgãos, assim como o tecido erétil dos genitais.

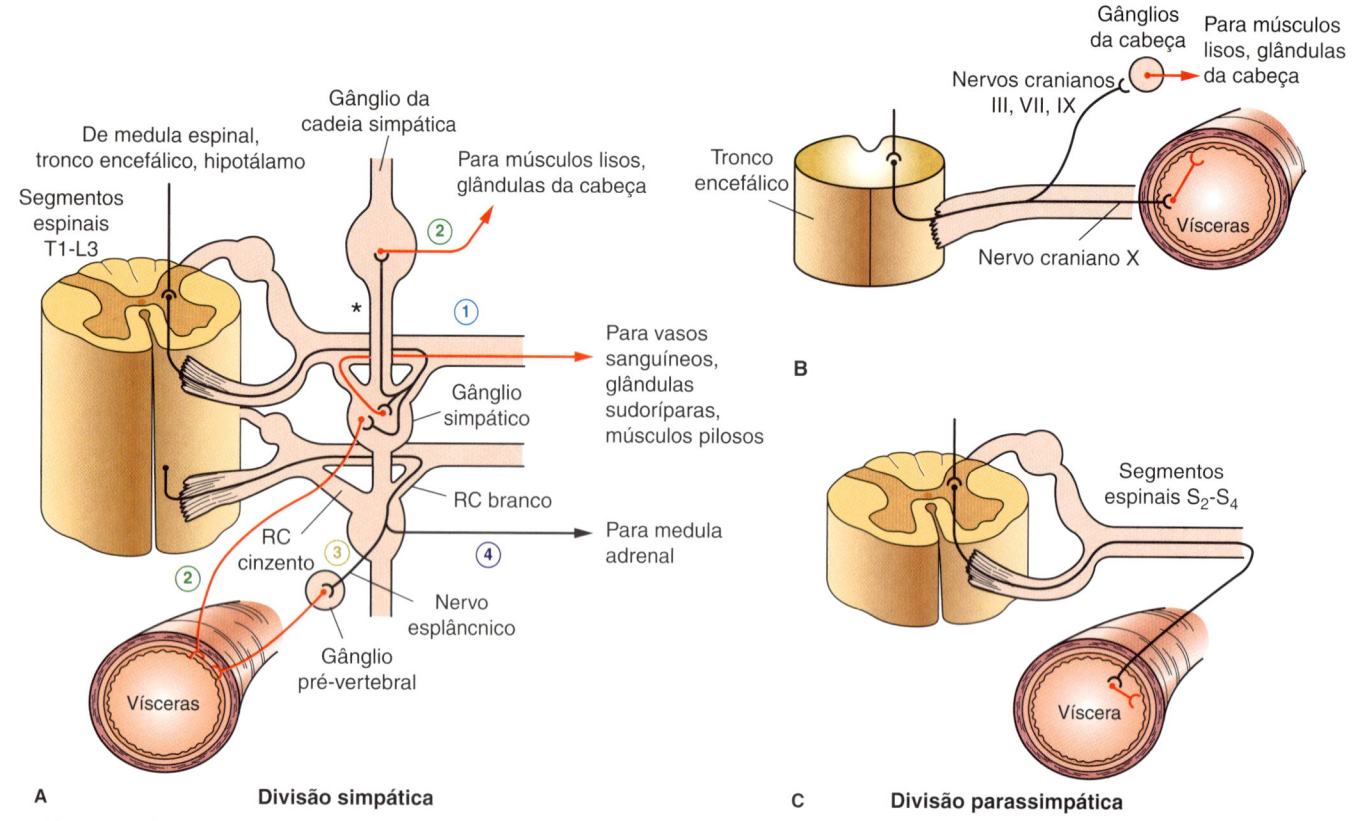

Figura 13.3 Organização sináptica dos neurônios pré-ganglionares e pós-ganglionares nas divisões simpáticas (**A**) e parassimpáticas (**B** e **C**) do sistema nervoso autônomo. A localização anatômica de cada esquema numerado na parte **A** pode ser vista na Figura 13.2, à exceção do número *1*. *RC*, ramo comunicante. (Modificada de Ganong WF. *Review of medical physiology*. 13th ed. Norwalk, Conn: Appleton & Lange; 1987.)

A maioria das vísceras é inervada tanto pelo sistema simpático como pelo sistema parassimpático (ver Figura 13.2). Apesar de o sistema parassimpático ser originário do tronco encefálico e de regiões sacrais, é capaz de inervar órgãos nas regiões torácicas e lombares do corpo, como já havia sido mencionado, por intermédio do nervo vago (nervo craniano X). O sistema simpático toracolombar pode influenciar órgãos nas regiões craniais e sacrais através dos axônios pré-ganglionares, que fazem sinapses com neurônios pós-ganglionares simpáticos localizados nas regiões cervicais e sacrais da cadeia ganglionar simpática (ver Figura 13.3A, asterisco). Embora os vasos sanguíneos de todas as partes do corpo recebam inervação simpática, que, em sua maioria, produz vasoconstrição, muitos não recebem inervação parassimpática (exceto aqueles em glândulas e órgãos genitais externos).

A maioria dos neurônios simpáticos e parassimpáticos secreta acetilcolina ou norepinefrina como neurotransmissor

Como descrito no Capítulo 5, a *acetilcolina* é o neurotransmissor utilizado na sinapse neuromuscular somática. A acetilcolina também é liberada pelos neurônios pré-ganglionares em todos os gânglios autônomos (Figura 13.4). Os neurônios pós-ganglionares parassimpáticos também liberam acetilcolina em seus órgãos-alvo. As sinapses que liberam acetilcolina são chamadas de *colinérgicas*. A maioria dos neurônios simpáticos anatomicamente classificados como pós-ganglionares secreta *norepinefrina*. As sinapses que liberam norepinefrina são denominadas *adrenérgicas*. Porém, em diversas espécies, neurônios simpáticos anatomicamente classificados como pós-ganglionares que inervam glândulas sudoríparas secretam acetilcolina, assim como alguns neurônios pós-ganglionares

simpáticos de vasos sanguíneos nos músculos esqueléticos, onde podem produzir vasodilatação.

Os axônios pré-ganglionares que inervam a medula adrenal liberam acetilcolina, mas as células cromafins pós-ganglionares, de natureza neuroendócrina, liberam principalmente epinefrina e certa quantidade de norepinefrina diretamente na corrente sanguínea. Essas células cromafins podem ser consideradas análogas em estrutura e função aos neurônios pós-ganglionares simpáticos.

É importante que, quando liberado, o neurotransmissor não fique por muito tempo na fenda sináptica. O neurotransmissor deve ser destruído na própria fenda ou retirado para que a membrana pós-sináptica possa voltar ao potencial de repouso e se preparar para a próxima transmissão sináptica. Como algumas sinapses podem transmitir até centenas de impulsos por segundo, a eliminação do neurotransmissor na fenda deve ser rápida. A acetilcolinesterase é a responsável pela destruição de acetilcolina na fenda sináptica. Para a norepinefrina, a principal maneira de terminar o efeito sináptico na membrana pós-sináptica é por meio de sua recaptação pela membrana pré-sináptica. Entretanto, as ações hormonais da epinefrina e norepinefrina liberadas na circulação sanguínea pela medula adrenal são interrompidas principalmente pela enzima *catecol-O-metiltransferase* (COMT), com uma pequena participação da enzima *monoamina oxidase* (MAO). Essas enzimas são amplamente distribuídas no organismo e suas concentrações mais altas são encontradas no fígado e nos rins.

A acetilcolina e a norepinefrina têm receptores pós-sinápticos diferentes

Os neurotransmissores secretados pelo SNA geralmente estimulam seu órgão-alvo por meio da ligação a um receptor pós-sináptico. Esses receptores são proteínas na membrana celular. Quando o

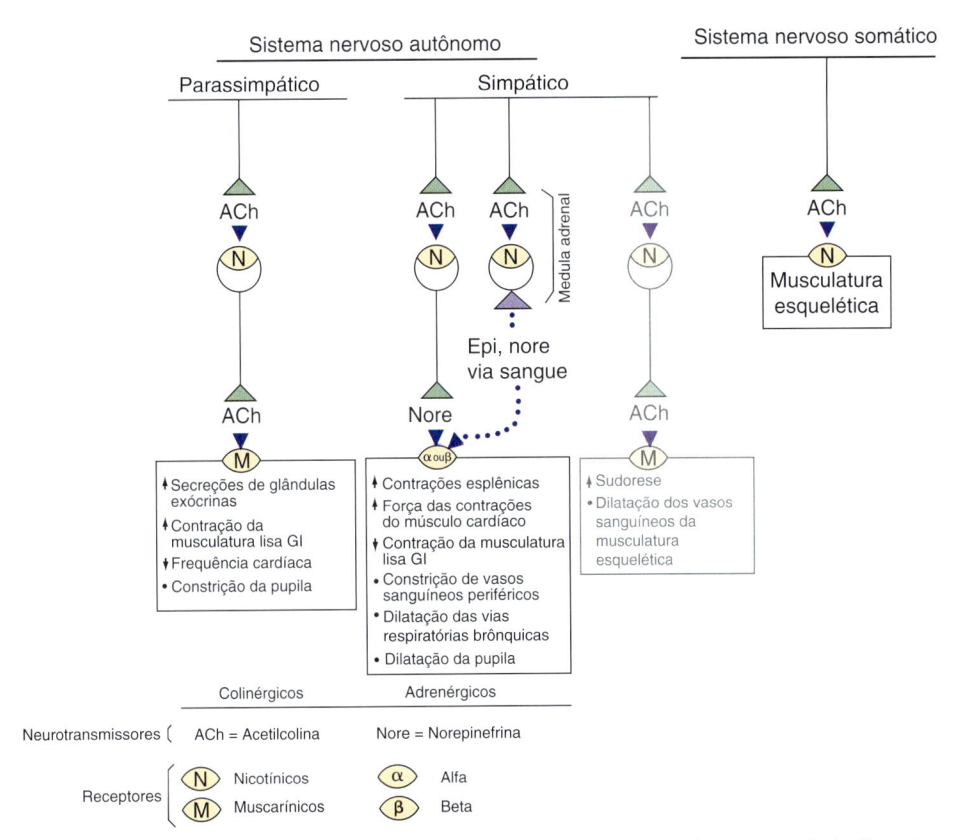

● **Figura 13.4** Classificação dos neurônios motores somáticos e autônomos em relação ao transmissor ou mediador liberado, seus receptores pós-sinápticos e sua influência geral em alguns órgãos efetores. A acetilcolina (*ACh*) liberada pela membrana pré-sináptica pode estimular receptores pós-sinápticos muscarínicos (*M*) ou nicotínicos (*N*), dependendo do alvo. A norepinefrina (*Nore*) liberada pelos terminais pós-sinápticos ou a norepinefrina e a epinefrina (*Epi*) liberadas juntas da medula adrenal podem estimular receptores α e/ou β, também dependendo do tecido-alvo. A parte sombreada da figura indica a exceção, e não a regra, da ativação simpática. *GI*, gastrintestinal.

transmissor se liga ao receptor pós-sináptico, a permeabilidade da membrana pós-sináptica a íons específicos é alterada e seu potencial aumenta ou diminui, o que altera os potenciais de ação na célula pós-sináptica.

A acetilcolina estimula dois tipos diferentes de receptores (ver Figura 13.4). Os receptores *muscarínicos* de acetilcolina são receptores associados à proteína G (RAPG; ver Capítulo 1) encontrados em todas as células-alvo estimuladas por neurônios pós-ganglionares parassimpáticos e neurônios colinérgicos pós-ganglionares simpáticos (e por um número relativamente pequeno de neurônios pós-ganglionares simpáticos que são colinérgicos). Os receptores *nicotínicos*, de ação rápida, são canais iônicos ativados por ligante (ver Capítulo 1), encontrados em todas as sinapses pré-ganglionares autônomas, neurônios pré e pós-ganglionares, e na junção neuromuscular somática.

A classificação dos principais tipos e subtipos de receptores de neurotransmissores é geralmente baseada em diversas combinações: respostas a fármacos agonistas ou antagonistas, distribuição em vários tecidos e órgãos, mecanismo de transdução de sinal (p. ex., associado à proteína G, ativado por ligante). Os receptores muscarínicos foram assim denominados porque são estimulados pela *muscarina*, um veneno extraído de cogumelos. A muscarina não é capaz de estimular receptores nicotínicos. A *nicotina* estimula receptores nicotínicos, porém não os muscarínicos. A acetilcolina é capaz de estimular os dois receptores e diferentes fármacos são utilizados para bloquear cada receptor. Por exemplo, a atropina é capaz de bloquear receptores muscarínicos, enquanto o curare é capaz de bloquear receptores nicotínicos. Embora haja subtipos respectivos de receptores de acetilcolina nicotínicos (p. ex., N_m, N_n) e muscarínicos

(p. ex., M_1-M_5), existem poucos fármacos terapêuticos que possam distinguir os membros dos subtipos.

Os receptores adrenérgicos estão localizados nas sinapses entre os tecidos-alvo periféricos e neurônios pós-ganglionares simpáticos que liberam norepinefrina. No entanto, esses receptores também podem ser estimulados pela liberação de epinefrina e norepinefrina na corrente sanguínea pela medula adrenal. Existem duas classes principais de receptores adrenérgicos, denominados receptores alfa (α) e beta (β). Os receptores β foram subdivididos em grupos chamados receptores $β_1$ e $β_2$ (e $β_3$, encontrados principalmente em células adiposas) com base nos efeitos de fármacos adrenérgicos bloqueadores e estimulantes. Há duas classes de receptores α ($α_1$ e $α_2$), cada uma das quais pode ser subdividida em subtipos adicionais. Todos os receptores adrenérgicos são RAPG, e os vários subtipos (como os subtipos de receptores colinérgicos muscarínicos) têm distribuições diferenciais nos vários tecidos-alvo. A representação relativa dos subtipos de receptores em um tecido-alvo determina a resposta daquele tecido à estimulação simpática. Muitos fármacos utilizados na prática clínica podem distinguir os membros de grupos de subtipos de receptores adrenérgicos.

Outros neurotransmissores além da acetilcolina e da norepinefrina desempenham alguns papéis na função autônoma periférica

Mais como regra do que exceção, cada neurônio pode liberar mais de um neurotransmissor. A liberação múltipla muitas vezes depende do vigor da ativação dos neurônios pela estimulação pré-sináptica. Assim, os neurônios pré-ganglionares e pós-ganglionares simpáticos e parassimpáticos que liberam acetilcolina ou norepinefrina são, respectivamente, capazes de liberar *cotransmissores* em determinadas circunstâncias. Na maioria das vezes, esses cotransmissores são peptídios (p. ex., peptídio intestinal vasoativo, neuropeptídio Y, hormônio liberador de hormônio luteinizante), mas também foi demonstrada a liberação de algumas purinas (p. ex., ATP) e neurotransmissores atípicos (p. ex., óxido nítrico). Essas moléculas podem ser coletivamente chamadas *transmissores não adrenérgicos, não colinérgicos (NANC)* do SNA. Muitas vezes, a resposta pós-sináptica dos neurotransmissores é modificada mediante liberação de um cotransmissor do mesmo neurônio. Por exemplo, a acetilcolina liberada por neurônios pós-ganglionares do sistema parassimpático pode ativar as glândulas salivares, mas a coliberação do peptídio intestinal vasoativo a partir dos mesmos neurônios pode afetar o diâmetro dos vasos sanguíneos na região-alvo.

A acetilcolina e a norepinefrina também podem ser encontradas no sistema nervoso entérico: a acetilcolina é liberada pelos neurônios entéricos excitatórios do intestino (ver Capítulo 27) e os neurônios pós-ganglionares simpáticos podem liberar norepinefrina nos plexos neuronais entéricos para induzir inibição. Assim como os sistemas simpáticos/parassimpáticos, vários neurônios entéricos também empregam peptídio intestinal vasoativo, neuropeptídio Y, ATP e óxido nítrico. No entanto, a variedade de outros neurotransmissores, além da acetilcolina e da norepinefrina, utilizados pelos neurônios do sistema nervoso entérico é muito mais extensa do que aquela encontrada no sistema simpático e no sistema parassimpático.

Existem diferenças gerais entre as funções simpáticas e parassimpáticas

Apesar de os sistemas simpático e parassimpático serem importantes para a homeostasia – manutenção da constância do ambiente interno – existem algumas importantes diferenças básicas em suas funções.

No estresse físicos e em certos estresses emocionais, o sistema simpático é capaz de estimulação coordenada em massa com efeitos generalizados sobre os tecidos e órgãos do corpo. Isso aumenta a frequência de batimentos cardíacos e a pressão arterial, dilata a pupila ocular, eleva a glicemia e a concentração sanguínea de ácidos graxos livres e provoca um estado de grande excitação. Esses efeitos generalizados mobilizam os recursos do organismo para o esforço extra em resposta a uma emergência. Por esse motivo, o sistema simpático é algumas vezes referido como sistema de *luta ou fuga*. O efeito da descarga simpática não é somente disseminado, mas também dura mais tempo do que uma descarga parassimpática (colinérgica) em virtude da circulação prolongada de epinefrina e norepinefrina. Realmente, a secreção de epinefrina e norepinefrina da medula adrenal para a circulação sanguínea estabelece uma estimulação adrenérgica prolongada em todo o organismo, mesmo em tecidos que não têm estimulação pós-ganglionar simpática direta.

Sob condições menos estressantes, o sistema simpático desempenha um papel importante na homeostase, mas com menor controle universal. Por exemplo, o controle simpático da pele para a termorregulação ou do músculo liso dilatador da íris para a dilatação da pupila com pouca luz ambiente pode ocorrer sem a ativação extensa de outros órgãos.

O sistema parassimpático é caracterizado por um elevado grau de controle independente dos tecidos e órgãos, bem como pelo controle mais preciso em um determinado tecido ou órgão em comparação ao sistema simpático. Além disso, ao contrário do sistema nervoso simpático, que inerva praticamente todas as partes do corpo, o sistema parassimpático não inerva estruturas da parede corpórea e dos membros. O sistema parassimpático está geralmente relacionado aos aspectos de restauração da vida diária. Por exemplo, a estimulação parassimpática auxilia a digestão e a absorção de alimentos pelo aumento da secreção gástrica, aumentando a motilidade intestinal e relaxando o esfíncter pilórico. Por esse motivo, o sistema nervoso parassimpático é comumente referido como sistema *anabólico* ou *restaurador*, e também como sistema de *digestão e repouso*.

Muitos órgãos do corpo têm ambas as inervações, simpáticas e parassimpáticas, cada uma com um efeito específico. Por exemplo, a estimulação simpática provoca o aumento da frequência cardíaca, enquanto a estimulação parassimpática promove sua diminuição. A estimulação simpática aumenta o diâmetro pupilar, enquanto a estimulação parassimpática promove a constrição pupilar. Os sistemas simpático e parassimpático trabalham em parceria, juntamente com o sistema entérico, para manter o ambiente orgânico interno primorosamente estável.

A Tabela 13.1 mostra uma lista mais completa das respostas de vários órgãos à estimulação adrenérgica e colinérgica pelo SNA periférico.

Os neurônios aferentes viscerais (sensoriais) exercem um importante papel na função do sistema nervoso autônomo

Os *reflexos autônomos* regulam muitas das funções viscerais do corpo. Como os arcos reflexos do sistema nervoso somático (ver Capítulo 7), arcos reflexos autônomos também são compostos por uma porção sensorial, formada por um receptor visceral, um neurônio sensorial, comumente chamado de neurônio *visceral aferente*, e uma ou mais sinapses no SNC. De modo geral, o SNA é definido como neurônios motores periféricos pré e pós-ganglionares. Os neurônios aferentes viscerais normalmente não são incluídos nesta definição, mas, por se constituírem em parte essencial do arco reflexo autônomo, serão descritos resumidamente a seguir.

A parte periférica de um axônio do neurônio aferente visceral segue em direção ao SNC ao longo dos nervos esplâncnicos, cranianos e pélvicos, que carreiam os eferentes viscerais simpáticos ou parassimpáticos até seus destinos periféricos. Como os neurônios aferentes somáticos que transportam informações de tato da pele, os neurônios aferentes viscerais têm seus corpos celulares localizados na raiz dorsal ou cranial do gânglio nervoso. A parte centralmente direcionada do axônio faz sinapses na superfície dorsal da coluna vertebral ou em um núcleo de nervo craniano no encéfalo.

De modo geral, os neurônios aferentes viscerais que transmitem informações nociceptivas (de reconhecimento da dor) percorrem os nervos simpáticos (p. ex., esplâncnico), ao passo que os transmissores de informações não nociceptivas percorrem os nervos parassimpáticos (p. ex., vago, pélvico). Os estímulos nociceptivos das vísceras podem ser decorrentes da forte dilatação ou contração de um órgão, mas tendem a apresentar natureza química, sendo resultantes da inflamação ou isquemia (ausência de suprimento sanguíneo) de um órgão. O estiramento normal ou o movimento de um órgão ou vaso sanguíneo, ou ainda alterações na concentração de oxigênio ou dióxido de carbono no sangue, são exemplos de estímulos viscerais não nociceptivos.

Os sinais sensoriais não nociceptivos das vísceras normalmente não atingem a consciência, mas aqueles que têm essa tendência são difusos e de difícil localização. Embora os sinais viscerais nociceptivos muitas vezes cheguem à consciência e, a princípio, sejam difíceis de localizar, o órgão origem da dor muitas vezes é "referido" a (sente como se fosse proveniente de) regiões da pele

Tabela 13.1 Respostas de órgãos efetores aos impulsos nervosos autônomos e catecolaminas circulantes.

Órgão efetor	Impulsos colinérgicos: resposta	Impulsos noradrenérgicos	
		Receptor	Resposta
Olhos			
Músculo radial da íris	–	α_1	Contração (midríase)
Músculo esfíncter da íris	Contração (miose)	–	–
Músculo ciliar	Contração para visão próxima	β_2	Relaxamento para visão distante
Coração			
Nó sinoatrial	Diminuição da frequência cardíaca	$\beta_1 > \beta_2$	Aumento da frequência cardíaca
Átrios	Diminuição da contratilidade e duração AP encurtada	$\beta_1 > \beta_2$	Aumento da contratilidade e velocidade de condução
Nó atrioventricular (AV)	Diminuição na velocidade de condução, bloqueio AV	$\beta_1 > \beta_2$	Aumento da velocidade de condução
Sistema de condução His-Purkinje	Pouco efeito	$\beta_1 > \beta_2$	Aumento da velocidade de condução
Ventrículos	Pouco efeito	$\beta_1 > \beta_2$	Aumento da contratilidade e velocidade de condução
Arteríolas			
Músculo esquelético, pulmonares, vísceras abdominais	Dilatação (ocasionalmente, músculos esqueléticos)	α_1	Constrição
		β_2	Dilatação
Coronárias, renais	–	α_1, α_2	Constrição
		β_2 (também β_1 renal)	Dilatação
Pele e mucosa, cerebral, glândula salivar	–	α_1, α_2 (apenas α_1 cerebral)	Constrição
Veias sistêmicas	–	α_1, α_2	Constrição
		β_2	Dilatação
Pulmão			
Músculo brônquico	Contração	β_2	Relaxamento
Glândulas brônquicas	Estimulação	α_1	Redução da secreção
		β_2	Aumento da secreção
Estômago (monogástricos)			
Motilidade e tônus	Aumento	$\alpha_1, \alpha_2, \beta_1, \beta_2$	Diminuição (normalmente)
Esfíncteres	Relaxamento (normalmente)	α_1	Contração (normalmente)
Secreção	Estimulação	α_2	Inibição
Intestino			
Motilidade e tônus	Aumento	$\alpha_1, \alpha_2, \beta_1, \beta_2$	Redução
Esfíncteres	Relaxamento (normalmente)	α_1	Contração
Secreção	Estimulação	α_2	Inibição
Vesícula e ductos biliares			
Vesícula e ductos biliares	Contração	β_2	Relaxamento
Bexiga			
Detrusor	Contração	β_2	Relaxamento
Trígono e esfíncter	Relaxamento	α_1	Contração
Ureter			
Motilidade e tônus	Aumento (?)	α_1	Aumento
Sistema reprodutivo			
Útero	Variável*	α_1, β_2	Variável
Órgãos sexuais masculinos	Ereção	α_1	Ejaculação
Pele			
Músculos pilomotores	–	α_1	Contração
Glândulas sudoríparas	Secreção generalizada	α_1	Secreção localizada**

(continua)

Tabela 13.1	Respostas de órgãos efetores aos impulsos nervosos autônomos e catecolaminas circulantes. (*continuação*)		
		Impulsos noradrenérgicos	
Órgão efetor	**Impulsos colinérgicos: resposta**	**Receptor**	**Resposta**
Estruturas abdominais superiores			
Cápsula do baço	–	α_1	Contração
		β_2	Relaxamento
Medula adrenal	Secreção de epinefrina e norepinefrina	–	–
Fígado	–	α_1, β_2	Glicogenólise e gliconeogênese
Rim	–	α_1	Diminuição da secreção de renina
		β_1	Aumento da secreção de renina
Pâncreas			
Ácinos	Aumento da secreção	α	Diminuição da secreção
Ilhotas	–	α_2	Redução da secreção de insulina e glucagon
		β_2	Aumento da secreção de insulina e glucagon
Outras glândulas			
Glândulas salivares	Secreção de K+ e H_2O	α	Secreção de K+ e H_2O
Glândulas lacrimais	Secreção	α	Secreção
Glândula pineal	–	β	Aumento da síntese e da secreção de melatonina

*Depende do estágio do ciclo estral, da quantidade de estrógeno e progesterona na circulação, se há gestação, e de outros fatores. **Nas palmas das mãos humanas e em alguns outros locais (sudorese adrenérgica). (Adaptada de Westfall TC, Westfall DP. Neurotransmission: the autonomic and somatic motor nervous systems. In: Brunton L, Hilal-Dandan R, Knollman B. *Goodman and Gilman's the pharmacological basis of therapeutics.* 13th ed. New York: McGraw-Hill; 2018.)

próximas ao órgão. Essa *dor referida* é resultante da convergência de aferentes somáticos (p. ex., pele) e viscerais na superfície dorsal do mesmo segmento da medula espinal. Em medicina humana, o local da dor na pele pode ser um indicador confiável quanto à localização do órgão afetado.

O sistema nervoso autônomo participa de muitos reflexos homeostáticos

Reflexos autônomos são extremamente comuns e descritos em detalhes para cada sistema corpóreo nos capítulos seguintes. Alguns serão brevemente descritos neste capítulo como exemplos.

Controle da pressão arterial

Uma das principais prioridades do organismo é manter um fluxo de sangue suficiente para o encéfalo. Receptores sensíveis ao estiramento muscular no interior da artéria carótida e da aorta detectam a pressão arterial sistêmica. Quando esses receptores detectam uma queda de pressão, um aumento na atividade de neurônios adrenérgicos simpáticos produz vasoconstrição periférica e eleva a resistência vascular para aumentar a pressão arterial e restabelecer o fluxo sanguíneo suficiente para o encéfalo. O aumento da pressão arterial dos animais acima do limite normal inibe os nervos vasoconstritores adrenérgicos simpáticos e a pressão diminui até se normalizar.

Reflexo pupilar à luz

Ao apontar uma lanterna para o olho de um animal, a luz estimula os fotorreceptores da retina (Capítulo 14). Potenciais de ação sensoriais são transmitidos ao tronco encefálico ao longo do nervo óptico, onde, por meio de vários interneurônios, neurônios colinérgicos parassimpáticos estimulam o músculo liso constritor da íris. Isso promove a diminuição do diâmetro da pupila.

Micção

A regulação normal da *micção* representa uma interação complexa da atividade reflexa autônoma e do controle muscular esquelético com sobreposição de um elemento de regulação voluntária. O controle eferente autônomo do esvaziamento da bexiga ocorre principalmente por estimulação parassimpática da pelve que causa a contração da parede da bexiga (músculo detrusor). A capacidade de armazenamento de urina é facilitada pelo controle eferente simpático originário dos nervos esplâncnicos lombares (Figura 13.5A). Esse controle simpático impede a contração do músculo detrusor de maneira direta e indireta, inibindo neurônios pós-ganglionares simpáticos que a estimulam. Além disso, esse efeito também facilita o armazenamento de urina por contração do músculo do esfíncter interno liso localizado no colo da bexiga. Sobreposta ao sistema simpático de facilitação do armazenamento da urina está a contração de um músculo esquelético do esfíncter externo (músculo uretral), controlado por neurônios motores somáticos da medula espinal sacral, que também são passíveis de regulação voluntária consciente. A facilitação simpática do armazenamento da urina, em conjunto com a contração do esfíncter estriado externo, pode ser coletivamente chamada de *reflexos de armazenamento de urina*, que são organizados principalmente na medula espinal.

Aferentes viscerais da medula espinal lombossacra, a partir da parede da bexiga e da uretra, dão informações de distensão sobre o grau de enchimento da bexiga. À medida que a bexiga começa a se encher com urina, esse aferente visceral ativa os reflexos de armazenamento de urina para a medula espinal, como foi descrito previamente (ver Figura 13.5A).

A informação relativa à distensão da bexiga é também enviada a partir da medula espinal de uma região do mesencéfalo chamada *substância cinzenta periaquedutal* (SCPA; ver Figura 13.5B). Quando o preenchimento da bexiga atinge um nível crítico, a SCPA envia um sinal para uma região da ponte chamada *centro pontino da micção* (CPM) que, por sua vez, tem projeções para a medula espinal

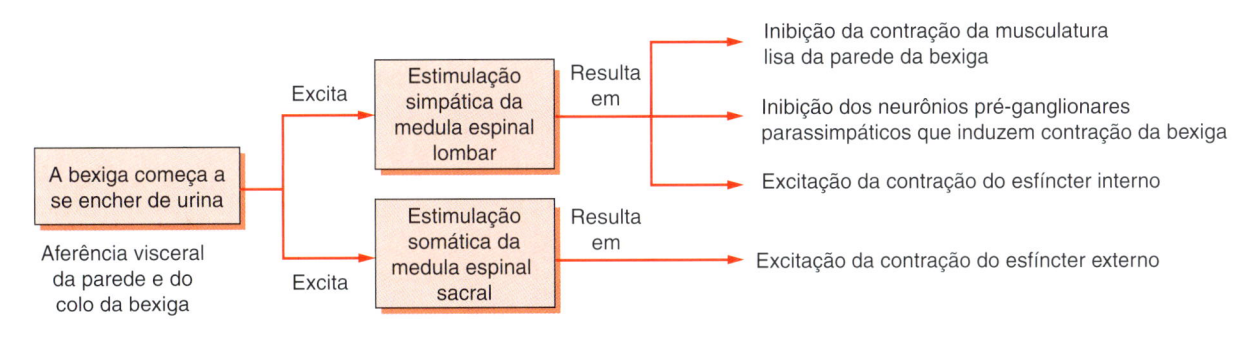

A

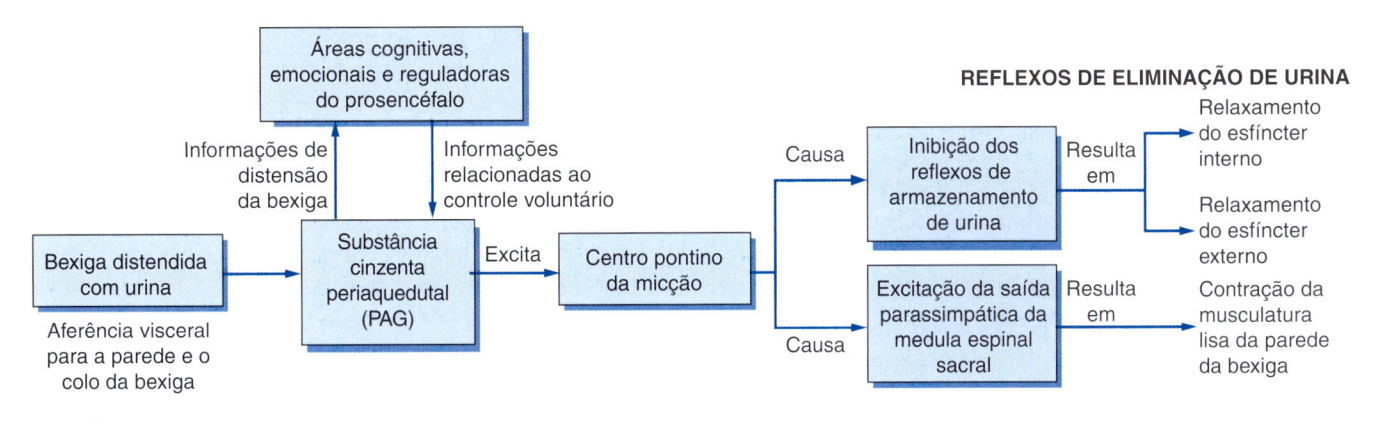

B

• **Figura 13.5** Organização da micção. **A.** Eventos neurais envolvidos nos reflexos de armazenamento de urina a partir do momento que a bexiga começa se encher. **B.** Eventos neurais envolvidos nos reflexos de esvaziamento quando a bexiga fica cheia e distendida.

que coordenam os componentes dos *reflexos de esvaziamento*. Os resultados do reflexo de micção são (1) inibição dos reflexos de armazenamento de mediação simpática, o que relaxa os esfíncteres internos e externos, e (2) excitação da inervação parassimpática da bexiga, o que contrai a bexiga.

Os animais não urinam assim que a bexiga está repleta porque as condições sociais ou de sobrevivência nem sempre são favoráveis. Há um elemento de controle voluntário sobre o CPM do tronco encefálico que é ativado para acionar os reflexos miccionais da medula espinal. A informação de distensão enviada para a SCPA é transmitida a partir dela para regiões prosencefálicas que podem perceber conscientemente a plenitude da bexiga e para regiões prosencefálicas envolvidas em processos cognitivos (p. ex., córtex pré-frontal), reguladores (p. ex., hipotálamo) e emocionais (p. ex., amígdala) (ver Figura 13.5B). Essas áreas comunicam as informações de controle voluntário de volta para a SCPA quanto à segurança e ao contexto social da situação. A SCPA integra essa informação, juntamente com os sinais de distensão, para determinar se o CPM deve ser ativado para iniciar os reflexos que produzem o esvaziamento da bexiga.

A secreção gástrica de líquidos digestivos em antecipação à alimentação e o esvaziamento do reto em resposta ao seu enchimento são alguns dos reflexos autônomos descritos com maiores detalhes ao longo deste livro.

Os neurônios pré-ganglionares são influenciados por diferentes regiões encefálicas

Assim como o neurônio motor inferior do sistema somático é influenciado pelo neurônio motor superior (ver Capítulo 9), o neurônio autônomo pré-ganglionar também é influenciado por axônios do SNC descendentes do tronco encefálico e prosencéfalo. No entanto, deve-se observar que muitas das estruturas do SNC que afetam a função autônoma não podem ser facilmente atribuídas a um papel simpático ou parassimpático e muitas participam do controle não autônomo do organismo.

Muitas estruturas do tronco encefálico são conhecidas por influenciar os neurônios pré-ganglionares autônomos para controlar determinadas funções viscerais; acabamos de ver um exemplo a respeito da micção (p. ex., CPM). Outro exemplo é o centro vasopressor do bulbo que aumenta a resistência vascular periférica e o débito cardíaco. Muitas vezes, esses "centros" estão dispostos em uma rede de grupos de neurônios, e não em um núcleo distinto. Algumas estruturas do tronco encefálico são, na realidade, compostas por corpos celulares dos neurônios autônomos pré-ganglionares (p. ex., núcleo motor do nervo vago).

A maior parte das regiões do tronco encefálico que influenciam neurônios autônomos pré-ganglionares é estimulada pelo *hipotálamo* do diencéfalo, uma estrutura essencial para a homeostase. O hipotálamo coordena a atividade dessas regiões do tronco encefálico como um importante meio de regulação da função visceral para fins de homeostase. O hipotálamo exerce seu controle sobre essas regiões do tronco encefálico utilizando a orientação de estímulos corticais e telencefálicos relacionados aos processos cognitivos e emocionais e a orientação de informações somáticas e sensoriais viscerais. No seu papel crítico na homeostase, o hipotálamo regula não só a função autônoma, mas também a função endócrina, assim como certas ações motoras somáticas. Ao coordenar esses três papéis, o hipotálamo pode produzir alguns comportamentos complexos relacionados à homeostase, como a alimentação.

Muitas das informações aferentes viscerais podem ser usadas por estruturas encefálicas que influenciam sinapses de neurônios autônomos pré-ganglionares no *núcleo solitário* do bulbo. O núcleo solitário distribui essa informação, seja direta ou indiretamente, ao tronco encefálico ou áreas prosencefálicas, como já observado, que influenciarão os neurônios autônomos pré-ganglionares. Alguns dos núcleos solitários fazem sinapses diretamente com os neurônios pré-ganglionares do tronco encefálico, produzindo alguns dos reflexos autônomos mais simples.

Embora a organização de estruturas do encéfalo que afetam a função de neurônios pré-ganglionares autônomos seja apresentada de forma um tanto simples, hierárquica e rostrocaudal, a relação dessas estruturas encefálicas é bem mais complicada. Por exemplo, o hipotálamo pode se projetar diretamente nos neurônios autônomos pré-ganglionares do tronco encefálico e da medula espinal, existem projeções telencefálicas relacionadas às estruturas do tronco encefálico autônomo que ignoram o hipotálamo e também interconexões entre as diferentes regiões corticais que participam da função autônoma. Portanto, o controle central da função autônoma representa mais uma rede autônoma central complexa do que uma simples hierarquia de controle. Esse sistema complexo de neurônios motores superiores dentro do SNC ajuda a coordenar reflexos autônomos e influencia diretamente a frequência do potencial de ação nos neurônios pré-ganglionares. Quanto mais esses sistemas centrais controladores do SNA são estudados, mais seu papel em doenças como a hipertensão e vários distúrbios gastrintestinais se torna mais claro.

Existem interações do sistema nervoso autônomo com o sistema imune

Uma área científica em expansão é a relação entre estruturas centrais associadas ao SNA (principalmente o hipotálamo), estruturas do SNA periférico e a função imune. Por exemplo, algumas citocinas liberadas por células imunes podem se ligar a aferentes viscerais do nervo vago que enviam informações para o núcleo solitário do bulbo, já mencionado, que, por sua vez, envia axônios para partes do hipotálamo. A secreção de glicocorticoides pelo córtex da adrenal, regulada pelo hipotálamo, é conhecida por modular a neuroinflamação. Além disso, neurônios simpáticos pós-ganglionares inervam diversas estruturas do sistema imune, como linfonodos, baço e timo, e a ativação de axônios parassimpáticos do nervo vago modula a liberação de citocinas das células imunes. Esses neurônios periféricos do SNA são passíveis de controle pelo hipotálamo. É interessante notar que, sabendo que os axônios pós-ganglionares simpáticos liberam norepinefrina e que a medula adrenal pode secretar epinefrina e norepinefrina, os linfócitos possuem receptores β-adrenérgicos. Novas pesquisas sobre as interações do SNA com o sistema imune terão implicações significativas para a saúde animal e humana.

CORRELAÇÕES CLÍNICAS

Síndrome de Horner

Relato

Um Golden Retriever macho, de 7 anos de idade, é trazido à sua clínica para ser examinado. O proprietário relata que, nas últimas 3 semanas, o animal apresenta fraqueza progressiva no membro torácico esquerdo e que agora já não consegue mais apoiar o peso no membro. O proprietário também notou que a pálpebra superior esquerda do animal parece caída.

Exame clínico

As anomalias encontradas no exame físico se limitaram ao sistema nervoso. O cão está esperto, alerta e responsivo. Os reflexos dos nervos cranianos estão dentro dos limites normais. O cão não consegue apoiar peso no membro torácico esquerdo, cujos músculos estão atrofiados. Nenhum dos reflexos segmentares (p. ex., retirada ao pinçamento) ou respostas intersegmentares (p. ex., posicionamento proprioceptivo) são passíveis de avaliação no membro torácico esquerdo. A pálpebra superior esquerda está mais baixa do que a pálpebra superior direita, e a pupila esquerda está menor do que a direita. A membrana nictitante esquerda (terceira pálpebra) está prolapsada (fora do lugar) em cima de parte da córnea e o olho esquerdo parece mais afundado na órbita do que o olho direito.

Comentário

Este cão tem uma lesão no plexo braquial esquerdo, provavelmente uma neoplasia. Essa lesão causou uma síndrome do neurônio motor inferior ao membro anterior esquerdo, caracterizada por atrofia, paralisia e perda de reflexos. O tumor danificou os neurônios pré-ganglionares do sistema nervoso simpático esquerdo na saída dos primeiros dois segmentos torácicos em direção ao olho. A perda de inervação simpática na região do olho causa diminuição do tamanho pupilar (miose), queda da pálpebra superior (ptose), uma aparência afundada do olho (enoftalmia) e prolapso da membrana nictitante. Esse conjunto de sintomas clínicos é chamado *síndrome de Horner*.

Os neurônios pré-ganglionares simpáticos atravessam o plexo braquial (local onde eles estavam danificados neste animal) e ascendem no tronco vagossimpático para fazer sinapses com neurônios pós-ganglionares no gânglio cervical cranial. Os axônios celulares pós-ganglionares vão, então, para a região do olho, onde inervam células do músculo liso dilatador da íris. Quando estão paralisadas, as fibras constritoras da íris não têm antagonista e, assim, há miose. O sistema nervoso simpático também inerva muitas fibras musculares responsáveis por elevar as pálpebras superiores e auxilia o posicionamento da membrana nictitante e do globo ocular na órbita. Como as fibras pré-ganglionares são relativamente expostas no pescoço, são geralmente lesadas nessa condição.

A síndrome de Horner também pode ser causada pela lesão de neurônios pós-ganglionares ou neurônios que descendem do hipotálamo para a medula torácica rostral para controlar os neurônios pré-ganglionares.

Tratamento

O tratamento envolve a remoção da causa da lesão do nervo simpático, que tem efeito variável sobre sintomas neurológicos.

Cólica por administração de atropina para tratamento de úlcera de córnea

Relato

Um cliente liga para você e diz que a égua de 14 anos de idade submetida ao tratamento de uma úlcera de córnea está agora agitada, olhando para os lados, e tenta rolar. A égua não está interessada em comer ou beber. Estava bem de manhã quando a trataram, mas, à tarde, ficou agitada.

Exame clínico

A égua apresenta aumento da frequência cardíaca, da frequência respiratória e da temperatura corpórea. A pupila do olho com a úlcera de córnea está dilatada (midríase). Seus borborigmos (sons) gastrintestinais estão diminuídos em todos os quadrantes. A égua é tratada com anti-inflamatório (flunixina meglumina). Em alguns minutos, fica menos agitada e permanece de pé com maior conforto. A passagem da sonda nasogástrica revela a presença de uma quantidade moderada de gás. A palpação retal revela maior quantidade de gás no ceco, mas sem outros achados anormais. A égua aparenta estar mais confortável. Você pergunta se houve qualquer alteração no tratamento, medicamentos e/ou no manejo. Ao mostrarem os medicamentos para a úlcera de córnea, você percebe que a frequência de administração foi acidentalmente alterada: o antibiótico triplo era dado 2 vezes/dia e a atropina, 4 vezes/dia, em vez de antibiótico, 4 vezes/dia, e atropina, 2 vezes/dia; isso acontecia há 3 a 4 dias.

CORRELAÇÕES CLÍNICAS (*continuação*)

Comentário

Embora existam diferentes causas de cólica, uma possibilidade é a administração excessiva e inadvertida de atropina. A atropina pode ser absorvida sistemicamente a partir da administração oftálmica. A atropina bloqueia os efeitos pós-sinápticos da acetilcolina nos receptores muscarínicos e é parassimpaticolítica (interrompe a função parassimpática), reduzindo, assim, o antagonismo dos efeitos simpáticos nos órgãos terminais. O aumento relativo do tônus simpático pode aumentar a frequência cardíaca, diminuir a motilidade gastrintestinal (GI) e aumentar o tônus do esfíncter, assim como diminuir a secreção GI e causar retenção de urina.

Tratamento

A cólica da égua foi tratada com flunixina meglumina, que inibe a ciclo-oxigenase e é anti-inflamatório e analgésico. Além disso, a égua recebeu xilazina, um agonista α_2-adrenérgico, com ou sem butorfanol. A xilazina diminui a liberação de neurotransmissores pelo neurônio por ligação aos receptores α_2 pré-sinápticos (receptores de *feedback* negativo). Isso diminuiu o fluxo simpático, podendo inclusive causar bradicardia (diminuição da frequência cardíaca). O butorfanol, um receptor opiáceo agonista κ (kappa) e antagonista μ (mi) fraco, é ocasionalmente combinado à xilazina. Além de anti-inflamatórios e analgésicos, óleo mineral e/ou água podem ser administrados pela sonda nasogástrica para corrigir a possível desidratação. Em alguns casos, se houver compactação do bolo alimentar ou ingestão de uma quantidade excessiva de alimento, o óleo mineral também pode ser administrado.

Questões de revisão

1. Escolha a afirmativa *incorreta*:
   a. Um gânglio é um conjunto de corpos celulares nervosos localizados fora do SNC
   b. A acetilcolina é o transmissor químico na sinapse parassimpática pós-ganglionar para o órgão-alvo
   c. Neurônios simpáticos pós-ganglionares são normalmente mais longos que os do sistema parassimpático
   d. A medula adrenal secreta principalmente norepinefrina e relativamente pouca epinefrina
   e. Receptores colinérgicos muscarínicos são encontrados em alvos periféricos de neurônios pós-ganglionares parassimpáticos

2. O neurotransmissor químico entre neurônios pré e pós-ganglionares do componente parassimpático do sistema nervoso autônomo é:
   a. Norepinefrina
   b. Acetilcolina
   c. Epinefrina
   d. Serotonina
   e. Ácido γ-aminobutírico

3. O neurotransmissor mais encontrado na sinapse entre neurônios pós-ganglionares e seus alvos é:
   a. Norepinefrina
   b. Epinefrina
   c. Acetilcolina
   d. Dopamina
   e. Ácido γ-aminobutírico

4. Qual das alternativas relacionadas aos neurônios simpáticos pré-ganglionares é *verdadeira*?
   a. Seus corpos celulares estão localizados nas regiões torácicas e lombares da medula espinal
   b. Seus axônios fazem sinapses na cadeia ganglionar simpática
   c. Seus axônios formam nervos esplâncnicos
   d. Seus axônios trafegam pela raiz ventral
   e. Todas as alternativas estão corretas

5. A síndrome de Horner é causada pela perda de:
   a. Inervação simpática do olho
   b. Inervação parassimpática pós-ganglionar do olho
   c. Receptores muscarínicos periféricos
   d. Fibras do nervo vago
   e. Músculo liso da íris

6. Qual das seguintes alternativas sobre as interações do sistema nervoso autônomo com o sistema imune é verdadeira?
   a. Os linfócitos podem apresentar receptores β-adrenérgicos
   b. O hipotálamo pode modular indiretamente a neuroinflamação
   c. Neurônios simpáticos pós-ganglionares inervam os linfonodos
   d. A ativação de axônios parassimpáticos do nervo vago pode modular a liberação de citocinas pelas células imunes
   e. Todas as alternativas são verdadeiras

Bibliografia

Benarroch EE. Central autonomic control. In: Robertson D, Biaggioni I, Burnstock G, et al, eds. *Primer on the Autonomic Nervous System.* 3rd ed. London, UK: Academic Press; 2012.

Boron WF. *Boulpaep EL: Medical Physiology.* 3rd ed. Philadelphia: Saunders; 2017.

Brodal P. *The Central Nervous System: Structure and Function.* 5th ed. New York: Oxford University Press; 2016.

De Lahunta A, Glass E, Kent M. *Veterinary Anatomy and Clinical Neurology.* 4th ed. Philadelphia: Elsevier Saunders; 2015.

Evans HE, de Lahunta A. *Miller's Anatomy of the Dog.* 4th ed. Philadelphia: Saunders; 2013.

Fowler CJ, Griffiths D, de Groat WC. The neural control of micturition. *Nat Rev Neurosci.* 2008;9(6):453–466.

Haines DE, ed. *Fundamental Neuroscience.* 5th ed. New York: Elsevier; 2018.

Hall JE. *Guyton and Hall Textbook of Medical Physiology.* 13th ed. Philadelphia: Elsevier; 2016.

Matsukawa K, Shirai M, Murata J, et al. Sympathetic cholinergic vasodilation of skeletal muscle small arteries. *Jpn J Pharmacol.* 2002;88(1):14–18.

Nichols JG, Martin AR, Fuchs PA, Brown DA. *From Neuron to Brain.* 5th ed. Sunderland, Mass: Sinauer; 2011.

Papich M. *Saunders Handbook of Veterinary Drugs.* 4th ed. St Louis: Saunders; 2016.

Plumb D. *Veterinary Drug Handbook.* 8th ed. Hoboken, New Jersey: Wiley Blackwell; 2015.

Purves D, Augustine GJ, Fitzpatrick D, et al. *Neuroscience.* 6th ed. New York: Sinauer; 2018.

Strain GM. Autonomic nervous system. In: Reece WO, eds. *Duke's Physiology of Domestic Animals.* 12th ed. Ithaca, NY: Comstock Publishing; 2004.

Westfall TC, Westfall DP. Neurotransmission: the autonomic and somatic motor nervous systems. In: Brunton L, Hilal-Dandan R, Knollman B, eds. *Goodman and Gilman's the Pharmacological Basis of Therapeutics.* 13th ed. New York: McGraw-Hill; 2018.

14

Sistema Visual

BRADLEY G. KLEIN

PONTOS-CHAVE

1. A anatomia do olho está adaptada à sua função como órgão receptor visual.
2. Pelo processo de acomodação, o cristalino muda de formato para focalizar imagens de várias distâncias até a retina.
3. A retina dos vertebrados é constituída por cinco tipos celulares principais.
4. Em algumas espécies, a fóvea minimiza a distorção de luz em comparação a outras áreas da retina.
5. As camadas de tecido atrás da retina absorvem luz ou podem refleti-la, dependendo dos hábitos da espécie.
6. A fotorrecepção e a transdução da luz ocorrem nos bastonetes e nos cones.
7. O processamento visual de imagem na retina começa assim que a resposta do fotorreceptor à luz é transmitida sinapticamente pelas células bipolares para as células ganglionares.
8. O eletrorretinograma registra a resposta elétrica da retina a um lampejo de luz.
9. As células ganglionares da retina transmitem sinais neurais para o córtex visual pelo núcleo geniculado lateral.
10. O diâmetro da pupila é controlado pelo sistema nervoso autônomo.
11. A retina, o nervo óptico e o suprimento nervoso autônomo que controlam a pupila podem ser testados com uma lanterna.
12. O humor aquoso determina a pressão intraocular.

Os olhos são órgãos sensoriais complexos, basicamente uma extensão do encéfalo. Evoluíram de pontos primitivos sensíveis à luz na superfície dos invertebrados e, em algumas espécies, desenvolveram diversas variações notáveis, conferindo vantagens especiais em vários nichos ecológicos. Cada olho apresenta uma camada de receptores, um sistema de lentes para focalização de uma imagem sobre esses receptores e um sistema de axônios para transmitir potenciais de ação ao encéfalo. Este capítulo descreve o funcionamento destes e de outros componentes do olho.

A anatomia do olho está adaptada à sua função como órgão receptor visual

A Figura 14.1 mostra a anatomia do olho normal no plano horizontal. A camada externa de proteção, branca e que envolve a maior parte do globo ocular, é chamada de *esclera*. É anteriormente modificada em uma região clara, a *córnea*, que consiste em um arranjo especializado de fibrilas de colágeno com camadas epiteliais sobrepostas, estratificadas e espinocelulares. Nos dois terços posteriores do olho, a superfície interna da esclera é revestida por uma camada pigmentada e vascular, a *coroide*. A *retina*, camada que contém os fotorreceptores, está localizada na face interna da coroide.

Ao atravessar a córnea transparente, a luz sofre alguma angulação que, em última instância, auxilia a focalizá-la na retina. Após passar através da córnea, a luz entra em um compartimento chamado *câmara anterior* (ver Figura 14.1). A câmara anterior e a *câmara posterior* estão preenchidas com um líquido semelhante à água, transparente, denominado *humor aquoso*, que supre a córnea (bem como o cristalino) com importantes nutrientes. Separando a câmara anterior e a posterior, existe um diafragma de tamanho variável chamado *íris*. A íris é uma estrutura pigmentada contendo fibras musculares lisas dilatadoras e constritoras, dispostas de forma a variar o diâmetro da *pupila*, o orifício na íris através do qual a luz passa em direção à retina. O tamanho da pupila regula a intensidade de luz que entra no olho. Atrás da íris está o cristalino. O cristalino está suspenso no olho pelos ligamentos suspensores (conhecidos como *fibras zonulares*) que se ligam ao cristalino e ao *corpo ciliar*, uma estrutura muscular próxima à base da íris. Como discutido

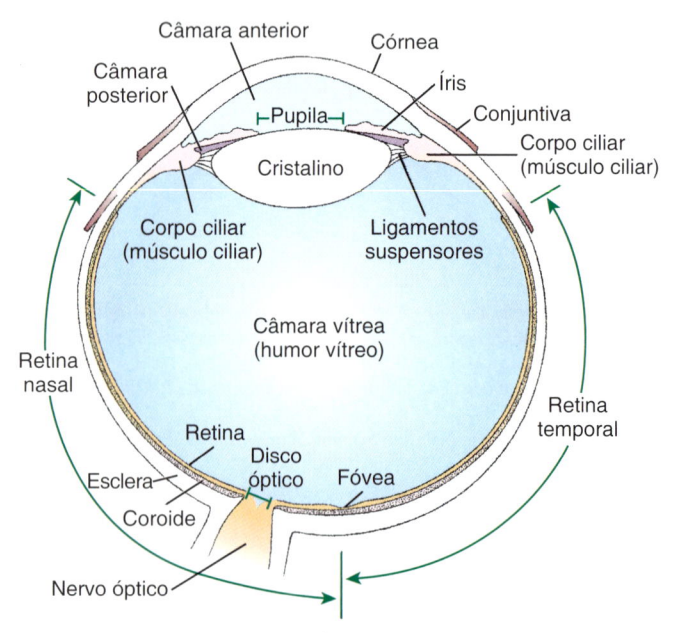

● **Figura 14.1** Diagrama esquemático de um corte horizontal do olho direito visto de cima. (Redesenhada de Walls GL. The vertebrate eye and its adaptive radiation. *Cranbrook Inst Sci.* 1942; 19:1-785.)

adiante, o cristalino proporciona poder de focalização variável, em contraste com a córnea fixa.

Atrás do cristalino, há uma câmara preenchida por um líquido gelatinoso, denominado *humor vítreo*. Em virtude da viscosidade desse líquido, da pressão causada pelo humor aquoso e da natureza bastante inelástica da esclera e da córnea, o globo ocular é basicamente esférico. O humor vítreo também contém células fagocíticas que podem remover os *debris* oculares, que podem obstruir o caminho da luz. Atrás do humor vítreo, está a camada neural da retina, onde a luz é transduzida em atividade elétrica de neurônios. A retina é interrompida em um ponto onde os axônios de sua camada de células ganglionares, que atravessam sua superfície mais interna, deixam o olho em seu caminho para o encéfalo. Esse ponto, o *disco óptico*, é uma estrutura reconhecível quando o olho é examinado com um oftalmoscópio (Figura 14.2). A interrupção do processamento de luz da retina na região do disco óptico produz um *ponto cego*, outro nome para o disco óptico. Os axônios das células ganglionares deixam o olho na região do disco óptico, dando origem ao *nervo óptico* (nervo craniano [NC] II), que é tão rico em axônios que há mais dessas estruturas nele do que em todas as raízes dorsais da medula espinal.

Também visíveis em um oftalmoscópio, na superfície da retina, estão os *vasos sanguíneos da retina* (ver Figura 14.2). Essa rede de artérias e veias entra na retina na região do disco óptico e proporciona a maior parte da nutrição da retina. Os vasos da coroide, que entram depois de perfurar a esclera perto do disco óptico, são responsáveis pelo restante da nutrição para a retina. O exame dos vasos sanguíneos da retina geralmente fornece dados valiosos sobre anomalias em outras partes do sistema cardiovascular.

A *glândula lacrimal*, localizada próxima ao canto lateral do olho (onde as pálpebras superiores e inferiores se encontram), produz lágrimas em resposta à estimulação nervosa parassimpática. As lágrimas, então, fluem sobre a córnea e são drenadas para dentro do nariz pelo ducto nasolacrimal. Um fluxo regular de lágrimas pela córnea é essencial para sua saúde.

O olho é direcionado para fontes ambientais de luz por seis *músculos extraoculares* estriados que se originam na órbita e se inserem na esclera. Os músculos podem girar os olhos em torno dos eixos dorsoventral, mediolateral e anteroposterior. O terceiro (oculomotor), o quarto (troclear) e o sexto (abducente) nervos cranianos contribuem para esse movimento.

Pelo processo de acomodação, o cristalino muda de formato para focalizar imagens de várias distâncias até a retina

Quando a câmera focaliza a imagem de objetos a distâncias variáveis do sensor, a distância entre ele e a lente é alterada. O olho, no entanto, focaliza imagens pela mudança do formato do cristalino, não pela mudança da distância entre o cristalino e a retina.

A Figura 14.3 mostra o processo de *acomodação*, em que o cristalino aumenta a potência do foco alterando a sua forma. O cristalino é constituído por uma *cápsula* elástica contendo lâminas de fibras dispostas como as camadas de uma cebola. Em função dessa anatomia, se o cristalino fosse retirado do olho, assumiria formato esférico, principalmente devido à elasticidade da sua cápsula. Quando suspenso no olho relaxado, no entanto, os ligamentos suspensos tracionam a região do equador do cristalino, causando seu achatamento na sua dimensão anteroposterior. Esta lente achatada, menos convexa, provoca menor refração (flexão) dos raios de luz e permite o foco na retina de objetos a mais de 6 m de distância. Entretanto, para focalizar objetos mais próximos ao olho, o cristalino deve assumir um formato mais esférico, convexo. Isso é obtido pela contração dos músculos ciliares do corpo ciliar. Essa contração faz com que o músculo ciliar se mova em sentido

Visualização do alvo distante

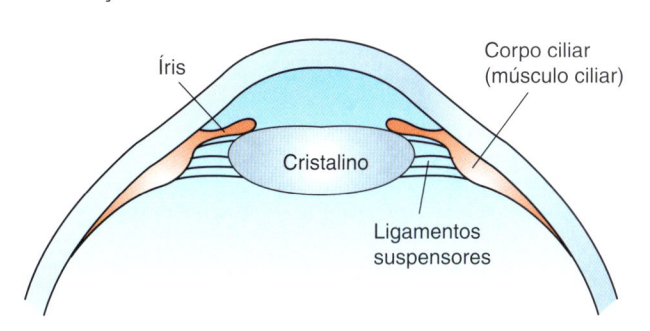

Olhar muda para alvo próximo

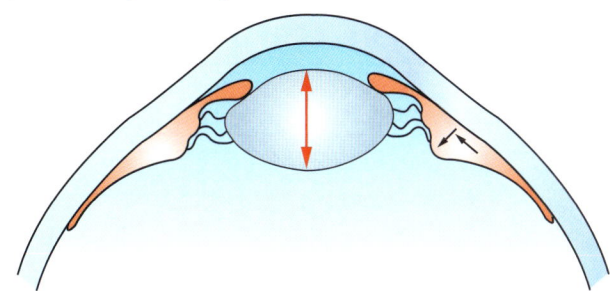

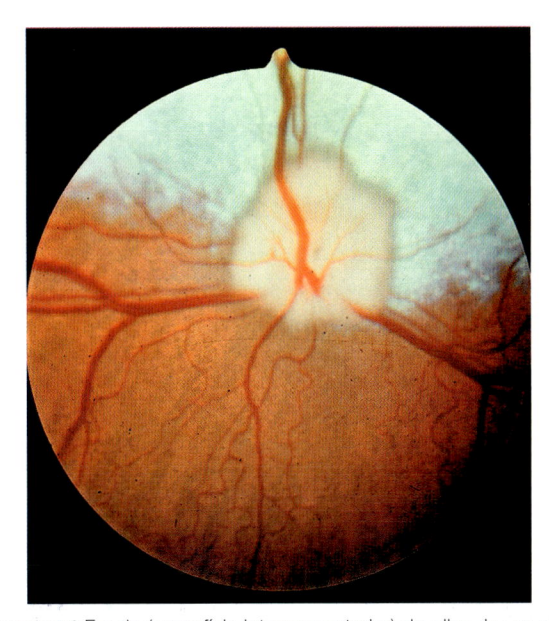

• **Figura 14.2** Fundo (superfície interna posterior) do olho de um cão de médio porte, visto com um oftalmoscópio, mostrando o disco óptico, os vasos sanguíneos da retina e o *tapetum lucidum*. O disco óptico aparece como uma região circular clara com borda mais escura, localizada ao lado do centro da imagem. O *tapetum lucidum* é observado como a área de cor esbranquiçada ao redor do disco óptico e compreendendo o terço superior da imagem. (Fonte: de Lahunta A, Glass E. *Veterinary Anatomy and clinical neurology*. 3rd ed. Philadelphia: Saunders; 2009.)

• **Figura 14.3** Processo de acomodação visto em um corte horizontal do olho. À medida em que o olhar muda de um alvo distante a um próximo, os músculos ciliares se contraem, avançando e retrocedendo (*pequenas setas pretas*), liberando a tensão dos ligamentos suspensores. Essa tensão reduzida e a elasticidade inerente do cristalino permitem sua ampliação anteroposterior (*seta vermelha*) para sua configuração mais natural, não estirada e esférica.

anterocentrípeto (para frente e para dentro), o que relaxa a tensão nos ligamentos suspensores. O resultado, em virtude da elasticidade inerente da cápsula do cristalino, é um formato mais esférico, com mais refração de luz, permitindo que a imagem de objetos mais próximos seja focalizada na retina. Quanto maior a contração do músculo ciliar, mais esférico se torna o cristalino.

Em seres humanos, o envelhecimento torna o cristalino menos elástico e menos esférico, mesmo durante a contração dos músculos ciliares. Essa condição é conhecida como *presbiopia*. Muitas pessoas com mais de 40 anos de idade precisam de óculos de leitura para auxiliar seus cristalinos menos elásticos a focalizar os objetos mais próximos. Uma doença similar em cães e gatos, chamada *esclerose nuclear*, pode começar por volta dos 7 anos de idade, mas não parece produzir um déficit visual tão significativo quanto a presbiopia humana.

O cristalino deve ser transparente e livre de opacidades. Na *catarata*, no entanto, o cristalino se torna mais opaco, produzindo uma refração aleatória da luz e turvando a visão, geralmente resultando em eventual cegueira.

A retina dos vertebrados é constituída por cinco tipos celulares principais

Devido a sua arquitetura sofisticada, a retina, a porção neural do olho, é capaz de um processamento considerável da imagem visual antes de a informação ser transmitida para o encéfalo. A retina dos vertebrados é constituída por cinco tipos celulares principais: células fotorreceptoras, células bipolares, células horizontais, células amácrinas e células ganglionares (Figura 14.4). Como no córtex

cerebral e no córtex cerebelar, o arranjo desses componentes celulares é bastante consistente através da retina, sugerindo um mecanismo simples de processamento, que é a sua base, e dando à retina um aspecto histológico em camadas. Entretanto, variações locais na densidade de alguns tipos celulares e na arquitetura sináptica são responsáveis por variações funcionais particulares na retina.

Existem dois tipos de células fotorreceptoras na retina: *bastonetes* e *cones* (ver Figura 14.4). Tanto bastonetes quanto cones fazem conexões sinápticas diretas com interneurônios chamados de *células bipolares*, que conectam os receptores às células ganglionares. Os axônios das células ganglionares cruzam a superfície mais interna da retina e convergem ao disco óptico para deixar o olho como nervo óptico, enviando potenciais de ação para o encéfalo.

Dois tipos celulares de interneurônios modificam o fluxo de informação nas sinapses entre os fotorreceptores, as células bipolares e as células ganglionares: as células horizontais e as células amácrinas (ver Figura 14.4). As *células horizontais* medeiam as interações laterais dos fotorreceptores com as células bipolares. As *células amácrinas* medeiam interações laterais das células bipolares com as células ganglionares.

Em algumas espécies, a fóvea minimiza a distorção de luz em comparação a outras áreas da retina

Na retina, as células ganglionares estão localizadas em sua porção mais interna (mais próxima ao humor vítreo), enquanto as células fotorreceptoras (bastonetes e cones) estão localizadas em sua porção

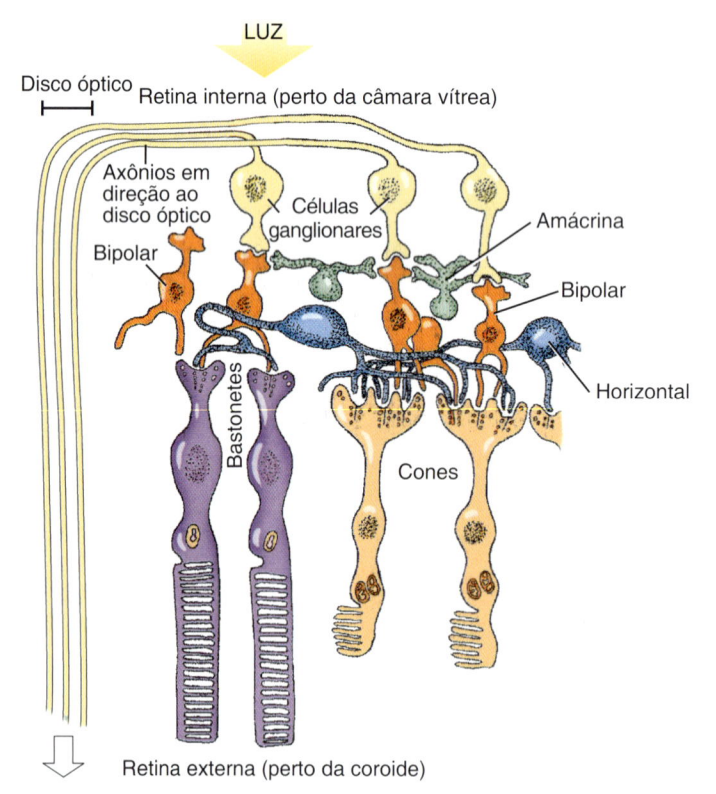

• **Figura 14.4** Esquema de parte da retina de vertebrados, ao redor do disco óptico, mostrando os cinco principais tipos de células da retina: células fotorreceptoras (bastonetes ou cones), células bipolares, células horizontais, células amácrinas e células ganglionares. O disco óptico é formado por axônios de células do gânglio retiniano, que correm ao longo da superfície interna da retina e saem do olho para formar o nervo óptico. (Modificada de Kandel ER, Schwartz JH, eds. *Principles of neural science.* 2nd ed. New York: Elsevier Science & Technology; 1985.)

mais externa (próxima à coroide; ver Figura 14.4). Portanto, na maior parte da retina, os raios luminosos viajam através das células ganglionares, das células bipolares, das células amácrinas e das células horizontais antes de chegar aos fotorreceptores. Embora esses neurônios mais internos não sejam mielinizados (os axônios das células ganglionares são mielinizados ao deixar o olho) e, portanto, relativamente transparentes, ainda causam alguma distorção dos raios luminosos.

A *fóvea*, uma área que demarca a retina central em muitos primatas, é projetada para minimizar essa distorção. Esse poço inclinado é formado quando o tecido nervoso perto da superfície interna da retina central é pressionado lateralmente, permitindo que os raios de luz tenham um caminho menos obstruído à retina externa. A distorção é menor no centro da fóvea, em uma área chamada *fovéola*, onde os raios de luz têm acesso quase livre aos fotorreceptores (Figura 14.5). Isso é funcionalmente importante porque permite que a luz tenha uma via menos distorcida para a região da retina associada à maior acuidade visual (capacidade de discernir detalhes). O disco óptico fica na região imediatamente nasal à fóvea.

Em muitas espécies mamíferas veterinárias, embora a área central da retina também seja a área de maior acuidade visual, não há formação de uma fóvea distinta. No entanto, nessas espécies, bem como nos primatas, grandes vasos sanguíneos que podem interferir no caminho de passagem da luz evitam passar através da retina central. Além disso, nas espécies veterinárias, a região de alta acuidade visual tem orientação mais ovoide e horizontal. O local de maior acuidade é dorsal e temporal ao disco óptico, com uma extensão temporal mais curta e extensão nasal progressivamente mais fina (Figura 14.6). Acredita-se que essa orientação horizontal dê melhor acuidade visual para um campo visual mais amplo ao olhar para o horizonte.

As camadas de tecido atrás da retina absorvem luz ou podem refleti-la, dependendo dos hábitos da espécie

Nos animais que dependem fortemente da visão diurna, aguda, existe um pigmento de melanina escuro na camada epitelial entre os fotorreceptores e a coroide. Esse pigmento absorve a luz que passou pelos fotorreceptores sem estimulá-los. Se essa luz fosse refletida de volta para a retina, a nitidez da imagem visual seria obscurecida. Em animais noturnos e na maioria dos mamíferos domésticos, no entanto, existe uma área de material refletor na coroide, chamada de *tapetum lucidum* (ver Figura 14.2). Em presença do *tapetum lucidum*, a região da camada epitelial que o recobre não contém o pigmento escuro, absorvedor de luz já mencionado. Esse arranjo facilita a reflexão de luz não absorvida de volta para a retina, permitindo otimizar a utilização da luz que recebe, mas à custa da acuidade visual. A reflexão da luz no *tapetum* produz o familiar "brilho" dos olhos dos animais noturnos.

A fotorrecepção e a transdução da luz ocorrem nos bastonetes e nos cones

As estruturas anatômicas dos fotorreceptores do tipo bastonete e do tipo cone são semelhantes, mas existem algumas diferenças importantes. Como são neurônios, os bastonetes e os cones são receptores primários. Os dois tipos celulares são divididos em três partes: um terminal sináptico, um segmento interno e um segmento externo (Figura 14.7). O terminal sináptico do fotorreceptor faz sinapse com as células bipolares. O segmento interno é composto por núcleo, mitocôndrias e outras estruturas citoplasmáticas. Os segmentos internos e externos estão conectados por cílios contendo microtúbulos. As porções externas são especializadas para a fotorrecepção. Essas áreas contêm um elaborado arranjo de discos empilhados, cujas membranas contêm fotopigmentos visuais. O *fotopigmento visual* é um complexo molecular sensível à luz que inicia uma cadeia de eventos bioquímicos, transformando a luz em sinais elétricos neurais.

Os discos dos segmentos mais externos dos fotorreceptores são formados regularmente próximos aos cílios e fagocitados pelo epitélio pigmentar; seus fotopigmentos são reciclados para os discos recém-formados. A perda dessa renovação normal no segmento externo pode ser importante em várias doenças da retina (p. ex., retinite pigmentosa). O fotopigmento dos discos é composto por uma proteína, chamada *opsina*, e *retinal*, um aldeído de vitamina A. A molécula de retinal, sensível à luz, está ligada à opsina, que é um membro da família de receptores associados à proteína G (ver Capítulo 1). Quando a luz é absorvida por um bastonete ou cone, o retinal é transformado de forma a ativar a opsina e produzir uma alteração na concentração de um

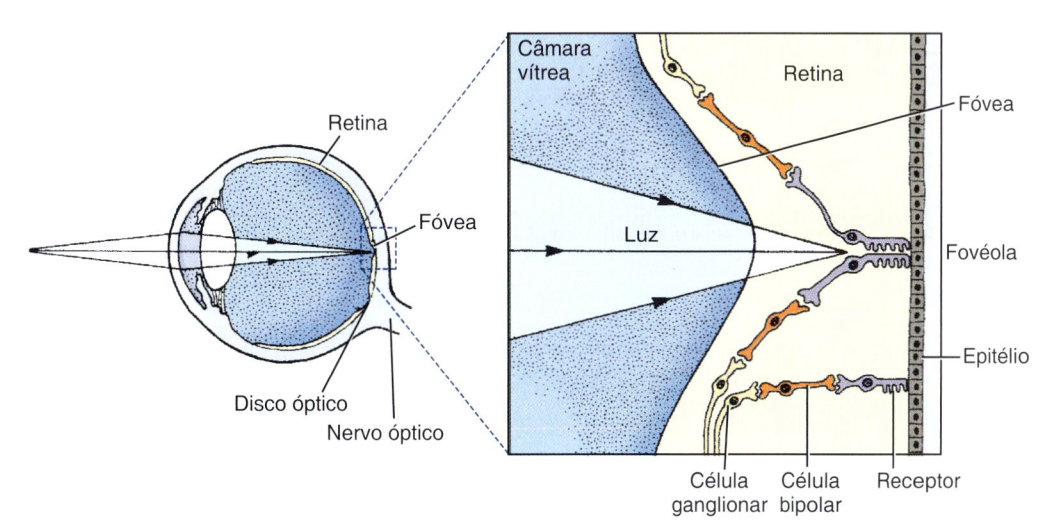

• **Figura 14.5** Na maior parte da retina, a luz deve passar primeiramente pelas camadas internas e depois externas de neurônios e de seus processos, antes de chegar aos fotorreceptores. No centro da fóvea (encontrada em muitos primatas), em uma região chamada *fovéola*, esses elementos neurais estão afastados para os lados; assim, nessa região, a luz tem um caminho desobstruído até os fotorreceptores. Um desenho aumentado da região da fóvea é mostrado à direita. (Fonte: Kandel ER, Schwartz JH, Jessell TM, eds. *Principles of neural science*. 4th ed. New York: McGraw-Hill; 2000.)

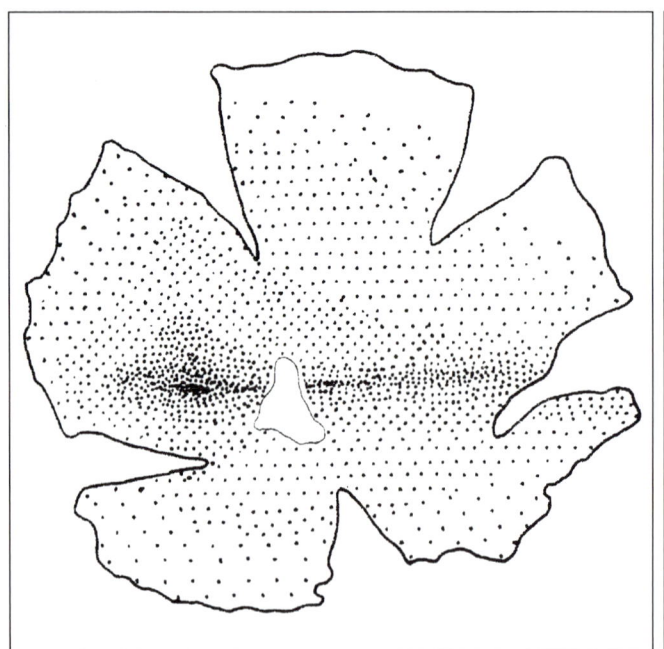
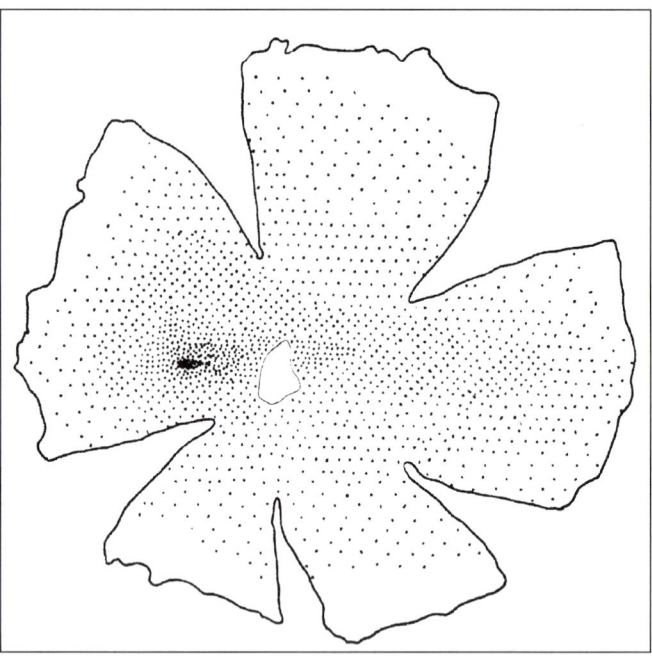

● **Figura 14.6** Representação da região de raia visual em porções achatadas das retinas direitas de duas raças diferentes. Nas duas imagens, temporal está à esquerda do leitor e nasal, à direita. A região de raia tem formato ovoide em orientação horizontal com cabeça mais arredondada em sentido temporal e afunilamento progressivo em sentido caudal. A intensidade dos pontos indica a densidade de células ganglionares na retina, o que reflete a acuidade visual. O orifício branco de formato irregular perto do centro de cada imagem é o disco óptico. A imagem à esquerda é de um Pastor-alemão (mais semelhante a um lobo), e a imagem à direita é de um Beagle. (Modificada, com autorização, de Peichl L. The topography of ganglion cells in the dog and wolf retina. *J Comp Neurol*. 1992; 324:603-20.)

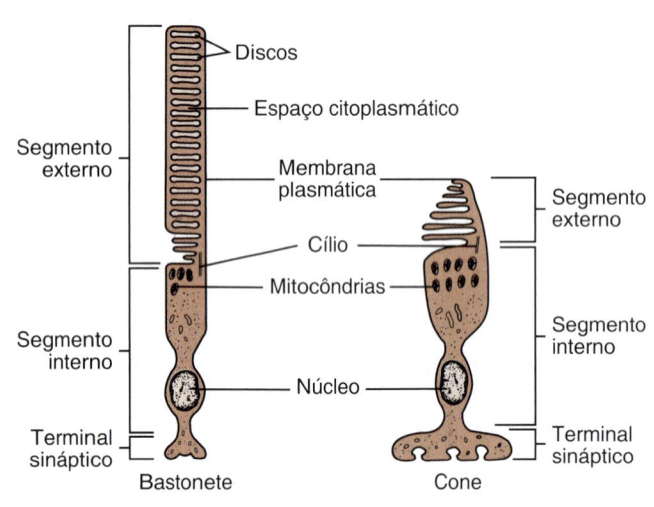

● **Figura 14.7** Os dois tipos de fotorreceptores, bastonetes e cones, têm estruturas características. Os bastonetes e os cones são diferenciados em segmentos externos e internos, conectados por um cílio. Os segmentos internos dos dois tipos celulares contêm o núcleo e a maior parte da maquinaria biossintética da célula e são contínuos com os terminais sinápticos. Os discos membranosos nos segmentos externos contêm o fotopigmento de transdução da luz. Os discos nos segmentos externos dos bastonetes são separados da membrana plasmática, ao passo que os discos dos cones não o são. (Modificada de O'Brien DF. The chemistry of vision. *Science*. 1982; 218[4576]:961-6; Kandel ER, Schwartz JH, Jessell TM, eds. *Principles of neural science*. 4th ed. New York: McGraw-Hill; 2000.)

segundo mensageiro intracelular, o que leva à mudança no potencial de membrana da célula fotorreceptora. A alteração na configuração do retinal é o único evento sensível à luz na visão.

Ao contrário da maioria das membranas das células receptoras sensoriais que se despolarizam com a estimulação, os fotorreceptores hiperpolarizam ao serem atingidos pela luz. Nos bastonetes, os fotopigmentos visuais são chamados de *rodopsina*. No escuro, muitos canais de sódio/cálcio permanecem abertos, permitindo a saída de íons Na^+ e Ca^{2+} para o interior do bastonete, o que mantém a membrana em um estado despolarizado. Quando os fótons de luz atingem a rodopsina, a alteração resultante na concentração do segundo mensageiro produz o fechamento de muitos canais de Na^+/Ca^{2+}. O resultado é a hiperpolarização da membrana da célula receptora e a diminuição da liberação do transmissor na sinapse com a célula bipolar. A fotorrecepção nos cones funciona de maneira semelhante, excetuando-se o fato de que o fotopigmento opsina é diferente da rodopsina. Dependendo das espécies, diferentes populações de cones podem ter diferentes opsinas. Como opsinas distintas diferem na capacidade de absorver um determinado comprimento de ondas de luz, o número de diferentes populações de cones em uma espécie está relacionado com a habilidade daquelas espécies em discriminar cores diferentes.

Diferenças nas propriedades funcionais dos bastonetes e cones, na distribuição de seu retinal e na organização sináptica de outros neurônios da retina para os quais passam sua informação geram um "sistema retinal de bastonetes" e um "sistema retinal de cones" com atributos funcionais distintos (Tabela 14.1). Como os bastonetes são mais sensíveis à luz do que os cones e devido ao fato de que muitos bastonetes fazem sinapse com uma única célula bipolar (convergência), o sistema de bastonetes é o sistema de visão noturna relacionado à detecção da presença de luz. Devido à convergência de muitos bastonetes em uma célula bipolar, entretanto, o sistema de bastonetes não é bom para o discernimento de detalhes na imagem visual (baixa acuidade visual). Além disso, como os bastonetes estão mais altamente concentrados na periferia da retina do que os cones, essa região está mais bem adaptada para detectar a presença de luz do que para discernir detalhes. Finalmente, como todos os bastonetes contêm o mesmo fotopigmento visual, esse sistema não pode discriminar cores diferentes.

Tabela 14.1	Diferenças funcionais entre os sistemas de bastonetes e cones.
Sistema de bastonetes	**Sistema de cones**
Mais sensível à luz	Menos sensível à luz
Visão noturna (baixa luminosidade)	Visão diurna (ambiente normal e luz do dia)
Baixa acuidade	Alta acuidade (bom no discernimento de detalhes da imagem)
Acromático	Visão colorida
Retina periférica	Retina central

Como observado, o cone é menos sensível à luz do que o bastonete. Além disso, um ou alguns cones fazem sinapse com uma única célula bipolar. Portanto, o funcionamento do sistema de cones necessita de níveis maiores de iluminação em comparação ao sistema de bastonetes. De fato, o sistema de cones representa o sistema de visão diurna, já que o sistema de bastonetes não funciona bem em alta intensidade de iluminação. Entretanto, devido à escassez de convergência para as células bipolares, o sistema de cones é bom no discernimento de detalhes da imagem. Como a densidade de cones na região da fóvea, ou retina central, é particularmente alta, essa área é a parte da retina com maior acuidade visual. Isso faz sentido, considerando que a fóvea, ou retina central, é o local onde a luz cai quando o animal olha diretamente para um objeto de interesse. Novamente, populações distintas de cones contêm diferentes fotopigmentos, cada um com diferente sensibilidade a uma variedade de frequências de luz. Logo, o sistema de cone também é o sistema de visão colorida. De modo geral, quanto mais fotopigmentos de cones presentes na retina, cada um em uma população diferente de cones, maior é a capacidade da espécie em discriminar diferentes comprimentos de luz, ou "enxergar" cores (Figura 14.8). Nos primatas, há três diferentes populações de cones, cada uma com fotopigmentos distintos. De acordo com a *teoria de Young-Helmholtz*, o encéfalo determina a cor para um determinado comprimento de luz pela comparação da ativação relativa das diferentes populações de cones. Os seres humanos que perdem um ou mais desses tipos de cones por um problema na transmissão genética não podem ver cores em uma certa faixa do espectro de luz visível. O tipo mais comum de "cegueira de cor" (daltonismo) é ligado ao cromossomo X.

A extensão em que as várias espécies animais percebem a cor ainda é controversa. Acredita-se que os ancestrais mamíferos tivessem quatro tipos diferentes de cones, enquanto os primeiros mamíferos noturnos tinham apenas dois tipos de cones, tendo trocado algumas de suas habilidades de discriminação de cor por bastonetes sensíveis à luz. Na atualidade, a maior parte dos mamíferos, inclusive cães, bovinos, suínos e equinos, tem apenas dois tipos de cones. Como foi observado, os primatas têm três tipos de cones. Acredita-se que sua exploração bem-sucedida do ambiente arbóreo rico em cores possa ter induzido uma pressão seletiva para maior capacidade de discriminação de cor do que a conferida por duas populações de cones. Os pássaros modernos parecem ter quatro populações de cones, sendo uma sensível à luz na extensão ultravioleta (UV) do espectro. Experimentos comportamentais que mostram sua capacidade para discriminar luz UV sugerem que os pássaros têm uma percepção mais rica de cor do que os primatas. Lagartos, tartarugas e alguns peixes também possuem cones sensíveis à UV. Sabe-se que somente os primatas têm a visão colorida, com a qual os seres humanos estão familiarizados. Embora haja algumas evidências de que gatos também têm três tipos de cones, estudos comportamentais sugerem que esses três tipos podem não ser usados para discriminação de cores; assim, a visão dos gatos seria similar à dos seres humanos com daltonismo vermelho-verde.

O processamento visual de imagem na retina começa assim que a resposta do fotorreceptor à luz é transmitida sinapticamente pelas células bipolares para as células ganglionares

A resposta hiperpolarizante dos bastonetes e cones à luz influencia sinapticamente as células bipolares; a célula bipolar, por sua vez, influencia frequências dos potenciais de ação nos axônios das células ganglionares em seu caminho para o encéfalo. Como já foi mencionado, essa transmissão de informações do exterior para o interior da retina pode ser modulada pelas células horizontais e células amácrinas (ver Figura 14.4). As células horizontais estão em comunicação com as sinapses nas células bipolares-fotorreceptores e umas com as outras para permitir a comunicação lateral entre essas diferentes sinapses. As células amácrinas podem ter função semelhante em relação às interações sinápticas de células bipolares-células ganglionares. Uma consequência interessante dessa arquitetura é que a luz que atinge um ponto específico na retina pode influenciar a atividade e/ou resposta à luz de células em uma parte adjacente de retina.

Um processamento considerável da imagem visual ocorre na retina, que é bastante boa em detectar mudanças de iluminação em pequenos pontos de luz. Os estágios iniciais de discriminação de cor, detecção de contraste e aperfeiçoamento e sensibilidade direcional também ocorrem na retina. As interações sinápticas entre os fotorreceptores, as células bipolares e as células horizontais desempenham um papel significativo no aumento de contraste e da sensibilidade de direção. As interações das células amácrinas com as células bipolares e as células ganglionares parecem atuar em processos como a capacidade para detectar *mudanças* na taxa de alternância entre claro e escuro. Uma descrição mais detalhada das alterações sinápticas e das membranas na cadeia de transmissão na retina em relação a esses tipos de processamento da imagem da retina está além do objetivo deste livro. Para aprender mais sobre os muitos fenômenos interessantes e incomuns que ocorrem na retina, o leitor deve consultar a seção Bibliografia.

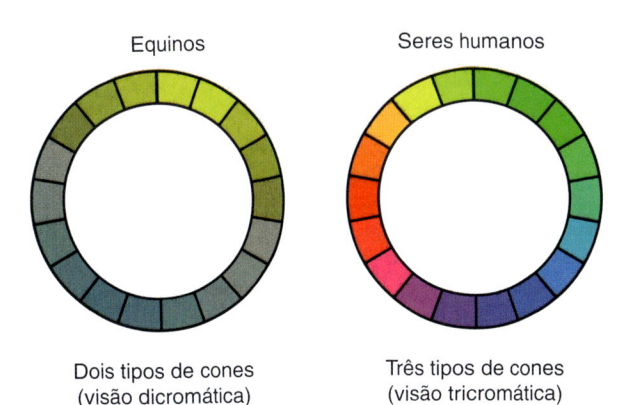

Equinos

Seres humanos

Dois tipos de cones (visão dicromática)

Três tipos de cones (visão tricromática)

● **Figura 14.8** Círculos cromáticos representando a diferença de percepção de cor entre equinos, que apresentam duas populações de cones (visão dicromática), e seres humanos, que possuem três populações de cones (visão tricromática). (Modificada de Carrol J, Murphy CJ, Neitz M et al. Photopigment basis for dichromatic color vision in the horse. *J Vis Sci.* 2001; 1:80.)

O eletrorretinograma registra a resposta elétrica da retina a um lampejo de luz

O *eletrorretinograma* (ERG) é um registro eletrofisiológico clínico da córnea e da pele próxima ao olho. O ERG registra a resposta elétrica da retina à luz que incide no olho. Tem três ondas: a *onda A*, que corresponde primariamente à ativação do pigmento visual e dos fotorreceptores; a *onda B*, originada primariamente pela resposta das células bipolares da retina; e a *onda C*, mais lenta, aparentemente originada do epitélio pigmentar. As latências e amplitudes de ondas relacionadas ao início do lampejo ou entre as ondas podem ser usadas para avaliar a integridade funcional da retina. O ERG é uma ferramenta bastante simples de eletrodiagnóstico geral para avaliação de algumas formas de disfunção ou degeneração da retina. Pode ser bastante útil caso um déficit visual seja identificado pelo exame neurológico, mas os resultados oftalmoscópicos pareçam normais, ou para análise de uma possível disfunção da retina caso a catarata impeça o exame oftalmoscópico adequado da retina.

As células ganglionares da retina transmitem sinais neurais para o córtex visual pelo núcleo geniculado lateral

Os conjuntos de axônios de células ganglionares da retina que deixam o olho participam em três importantes vias visuais: a *via retinogeniculoestriada*, a *via retinotectal* e a *via retino-hipotalâmica*. A via retinogeniculoestriada está envolvida principalmente na percepção visual consciente de forma, cor, movimento, orientação e profundidade. A via retinotectal desempenha um importante papel nos reflexos pupilares e no reflexo de orientação do olho ao alvo visual. A via retino-hipotalâmica atua na regulação do ritmo fisiológico pelos ciclos de claro-escuro (p. ex., mudanças sazonais na duração do dia).

Para que a imagem da retina originada da luz no campo visual alcance a consciência, a informação deve ser transferida ao córtex visual. A Figura 14.9 mostra a via retinogeniculoestriada pela qual os axônios das células ganglionares da retina se projetam no núcleo geniculado lateral do tálamo e as células no *núcleo geniculado lateral* projetam seus axônios no córtex visual primário do lobo occipital. Deve-se observar que os axônios das células ganglionares da retina temporal (mais próxima à orelha; ver Figura 14.1) trafegam ao longo do *nervo óptico* para o quiasma óptico e, então, se projetam ipsilateralmente no núcleo geniculado lateral do mesmo lado do cérebro. Os axônios das células ganglionares da retina nasal (próxima ao nariz) chegam ao *quiasma óptico* e cruzam para o núcleo geniculado lateral contralateral. Os axônios das células ganglionares entre a região do quiasma óptico e os núcleos geniculados laterais são denominados *tratos ópticos*. As células de cada núcleo geniculado lateral, então, enviam os axônios para o *córtex visual primário* ipsilateral, no lobo occipital, por meio das *radiações ópticas*. Assim, a metade direita de cada retina envia informações para o córtex visual primário direito e a metade esquerda de cada retina envia informações para o córtex visual primário esquerdo. A luz originada na metade esquerda do campo visual do ambiente geralmente cai na metade direita da retina de cada olho, enquanto a luz originada na metade direita do campo visual do ambiente cai na metade esquerda da retina de cada olho. Dado o mapa anatômico da via retinogeniculoestriada na Figura 14.9, a informação de uma imagem que surge do campo esquerdo da visão seria recebida no córtex visual primário direito, enquanto a informação da imagem que surge do campo direito da visão seria recebida no córtex visual primário esquerdo.

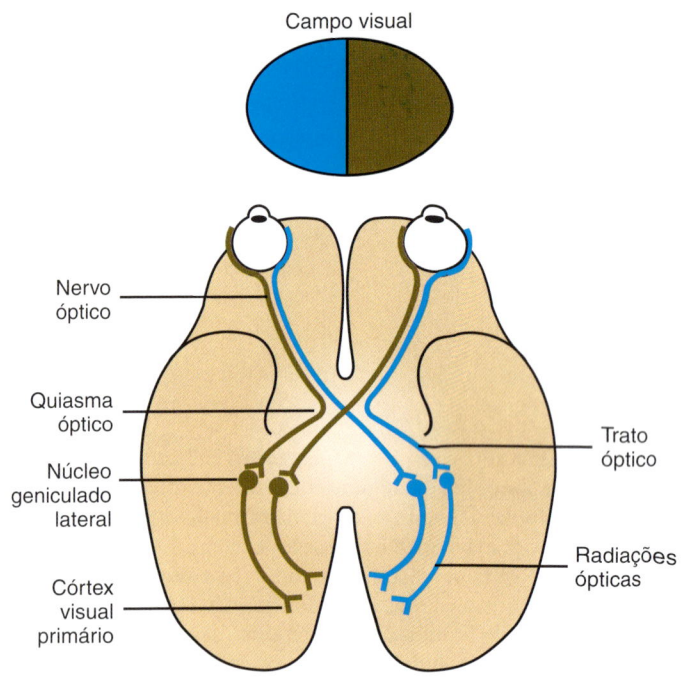

Campo visual

Nervo óptico

Quiasma óptico

Núcleo geniculado lateral

Córtex visual primário

Trato óptico

Radiações ópticas

• **Figura 14.9** Via reticulogeniculoestriada para o córtex cerebral. Os axônios das células ganglionares da retina se projetam no núcleo geniculado lateral no tálamo e os axônios das células do núcleo geniculado lateral se projetam no córtex visual primário ipsilateral do lobo occipital. O campo visual ambiental direito se projeta para a metade esquerda de cada retina, e o campo visual ambiental esquerdo se projeta para a metade direita de cada retina. A metade direita de cada retina envia informações para o geniculado lateral direito e, de lá, para o córtex visual primário direito. A metade esquerda de cada retina envia informações para o geniculado lateral esquerdo e, de lá, para o córtex visual primário esquerdo. Portanto, a informação do campo visual esquerdo chega ao córtex visual primário direito e a informação do campo visual direito chega ao córtex visual primário esquerdo. Os componentes rotulados de cada via estão presentes em ambos os lados do cérebro.

As características da imagem visual que provocam respostas das células do núcleo geniculado lateral são surpreendentemente semelhantes aos elementos processados pela retina (já discutidos). Entretanto, a extração de características mais complexas pode começar no córtex visual primário. Por exemplo, enquanto a retina processa informações sobre pequenos pontos de luz e o núcleo geniculado lateral processa informações sobre pontos maiores de luz compostos por esses pontos menores, o córtex visual primário pode processar informação sobre barras ou arestas de luz que são constituídas pelos pontos maiores. Além disso, o córtex visual primário também processa a informação sobre a orientação dessas barras ou arestas e se a informação vem de um olho ou ambos os olhos. A informação que alcança o *córtex visual primário*, ou *V1* (também chamado de *córtex estriado*) é passada para outras áreas do córtex visual do lobo occipital (p. ex., V2, V3) para o processamento ainda mais complexo e, então, para áreas de associação visual nos lobos parietal e temporal para as formas mais altas de processamento de informação visual e integração com outras modalidades sensoriais. Parece haver um processamento paralelo da informação retinal na via retinogeniculoestriada e suas regiões de processamento de ordem maior. Aparentemente, uma corrente principal de informação nesse sistema está relacionada com a identificação consciente de objetos (p. ex., forma, cor), enquanto uma corrente paralela de informação se relaciona ao conhecimento consciente do local onde um objeto está localizado (p. ex., movimento, posição). As três principais vias de projeção dos axônios das células ganglionares da retina – reticulogeniculoestriada, retinotectal e retino-hipotalâmica – representam outro exemplo de processamento paralelo da informação da retina.

O *potencial visual evocado* (PVE) é uma técnica eletrodiagnóstica que pode auxiliar na identificação de anomalias na via visual pós-retiniana. Registros de estímulos fóticos transientes (p. ex., fachos de luz) são feitos na pele sobre a região do córtex visual primário. Como o sinal geralmente é pequeno, a média de múltiplos registros é obtida para remoção da atividade do "ruído" aleatório de fundo do eletroencefalograma (EEG; ver Capítulo 16), deixando o pequeno sinal evocado. Como a resposta auditiva evocada do tronco encefálico (RAETE; ver Capítulo 16), os múltiplos picos de sinal evocado representam a atividade de diferentes estruturas na via da retina à região do córtex visual. Alterações nas latências e amplitudes dos picos das ondas do PVE podem ser usadas na avaliação de suspeitas de anomalias na via.

O diâmetro da pupila é controlado pelo sistema nervoso autônomo

A íris do olho contém dois conjuntos de fibras musculares lisas. Um conjunto, disposto em um padrão circular ao redor da pupila, faz a pupila diminuir (*constrição*) quando as fibras se contraem. Essas fibras constritoras são inervadas pelos neurônios pós-ganglionares parassimpáticos, cujos corpos celulares se localizam no gânglio ciliar, imediatamente atrás do olho, e que secretam acetilcolina como neurotransmissor para o músculo. Esses neurônios pós-ganglionares parassimpáticos são ativados por neurônios pré-ganglionares parassimpáticos, cujos axônios percorrem o *nervo craniano oculomotor* (nervo craniano III) e cujos corpos celulares residem no *núcleo de Edinger-Westphal* do mesencéfalo.

As outras fibras musculares lisas da íris estão dispostas radialmente em torno da pupila, lembrando raios de uma roda. Quando essas fibras musculares lisas radiais se contraem, tornam a pupila maior (*dilatação*). Essas fibras dilatadoras são inervadas pelo sistema nervoso simpático. Os neurônios pré-ganglionares simpáticos começam nos três ou quatro primeiros segmentos torácicos e percorrem cranialmente o tronco vagossimpático até a sinapse no gânglio cervical superior do pescoço. Os axônios pós-ganglionares simpáticos originam-se nas células desse gânglio e se dirigem para a região dos olhos, onde inervam as fibras dilatadoras da íris, além do músculo responsável pela suspensão da pálpebra superior e o músculo que auxilia na manutenção da localização da "terceira pálpebra", no canto medial do olho. Os axônios pós-ganglionares simpáticos também inervam as glândulas sudoríparas e o músculo liso vascular da face.

A retina, o nervo óptico e o suprimento nervoso autônomo que controlam a pupila podem ser testados com uma lanterna

A incidência de luz no olho faz com que sua pupila se contraia. Essa ação é chamada de reflexo *pupilar direto à luz* (Figura 14.10).

A luz desencadeia o mecanismo de fotorrecepção, fazendo com que os potenciais de ação da célula ganglionar sejam transmitidos ao longo do nervo óptico. Alguns dos axônios das células ganglionares da via retinotectal fazem sinapse no núcleo pré-tectal do encéfalo (próximo à borda diencefálica/mesencefálica). Os neurônios pré-tectais fazem, então, sinapse com os neurônios pré-ganglionares parassimpáticos do núcleo de Edinger-Westphal (no mesencéfalo), cujos axônios correm pelo nervo oculomotor para fazer sinapse com os neurônios pós-ganglionares parassimpáticos no gânglio ciliar (da órbita). A estimulação desses neurônios pós-ganglionares leva à constrição da pupila por estimulação da contração das fibras musculares lisas da íris. Um reflexo pupilar direto normal testa a integridade da retina, do segundo e terceiro nervos cranianos ipsilaterais, uma região limitada do tronco encefálico e da íris. Considerando que uma significativa porção dos axônios do nervo óptico cruzam a linha média do quiasma óptico e que muitos axônios dos neurônios pré-tectais também cruzam a linha média (Figura 14.10B), quando uma luz incide sobre um olho, não somente a pupila do mesmo lado se contrai (reflexo luminoso pupilar direto), mas também a pupila contralateral se contrai. Essa ação é denominada *reflexo pupilar indireto* ou *consensual à luz*. Esse reflexo também requer a integridade do nervo craniano oculomotor (terceiro) contralateral.

O humor aquoso determina a pressão intraocular

O humor aquoso é um líquido claro encontrado nas câmaras anterior e posterior do olho. Sua taxa de produção e absorção é suficientemente alta para repor todo o volume da câmara várias vezes ao dia.

O humor aquoso é produzido pelo epitélio que recobre os *processos ciliares*, um sistema de projeções similares a dedos no corpo ciliar da câmara posterior. Acredita-se que o humor aquoso seja formado pelo transporte ativo de íons sódio, cloreto e bicarbonato para dentro da câmara posterior. Isso estabelece um gradiente osmótico, produzindo um fluxo passivo de água para o interior da câmara posterior. O humor aquoso flui da câmara posterior para a anterior através da pupila. O fluxo é causado por um gradiente de pressão estabelecido pelo processo ativo de formação na câmara posterior.

O humor aquoso é, então, absorvido para o sistema venoso no ângulo entre a córnea e a íris. Essa absorção é promovida por um gradiente de pressão e é assistida, em muitas espécies, por um sistema de trabéculas e canais. Se essa absorção para o sistema venoso é obstruída, a pressão intraocular aumenta porque a produção de humor aquoso continua. Esse aumento patológico de pressão intraocular é chamado *glaucoma*. Como a pressão intraocular excede a pressão intravascular no suprimento sanguíneo para a retina, provoca cegueira.

CORRELAÇÕES CLÍNICAS

Hemianopia homônima

Relato

Você examina um Pastor-alemão de 10 anos de idade que, segundo o relato do proprietário, recentemente começou a bater em objetos com o lado esquerdo da face e teve duas convulsões. As convulsões foram caracterizadas por desvio da cabeça para a esquerda e enrijecimento do membro anterior esquerdo.

Exame clínico

As anomalias encontradas no exame físico foram limitadas ao sistema nervoso. Quando introduzido em um labirinto de objetos não familiares na sala de exame, o cão colidiu com os objetos como se não os visse do lado esquerdo. Ele parecia ter certa fraqueza no membro anterior esquerdo. Fora isso, o cão estava esperto, alerta e responsivo. Os reflexos dos nervos cranianos e dos segmentos medulares, bem como as respostas intersegmentares e de

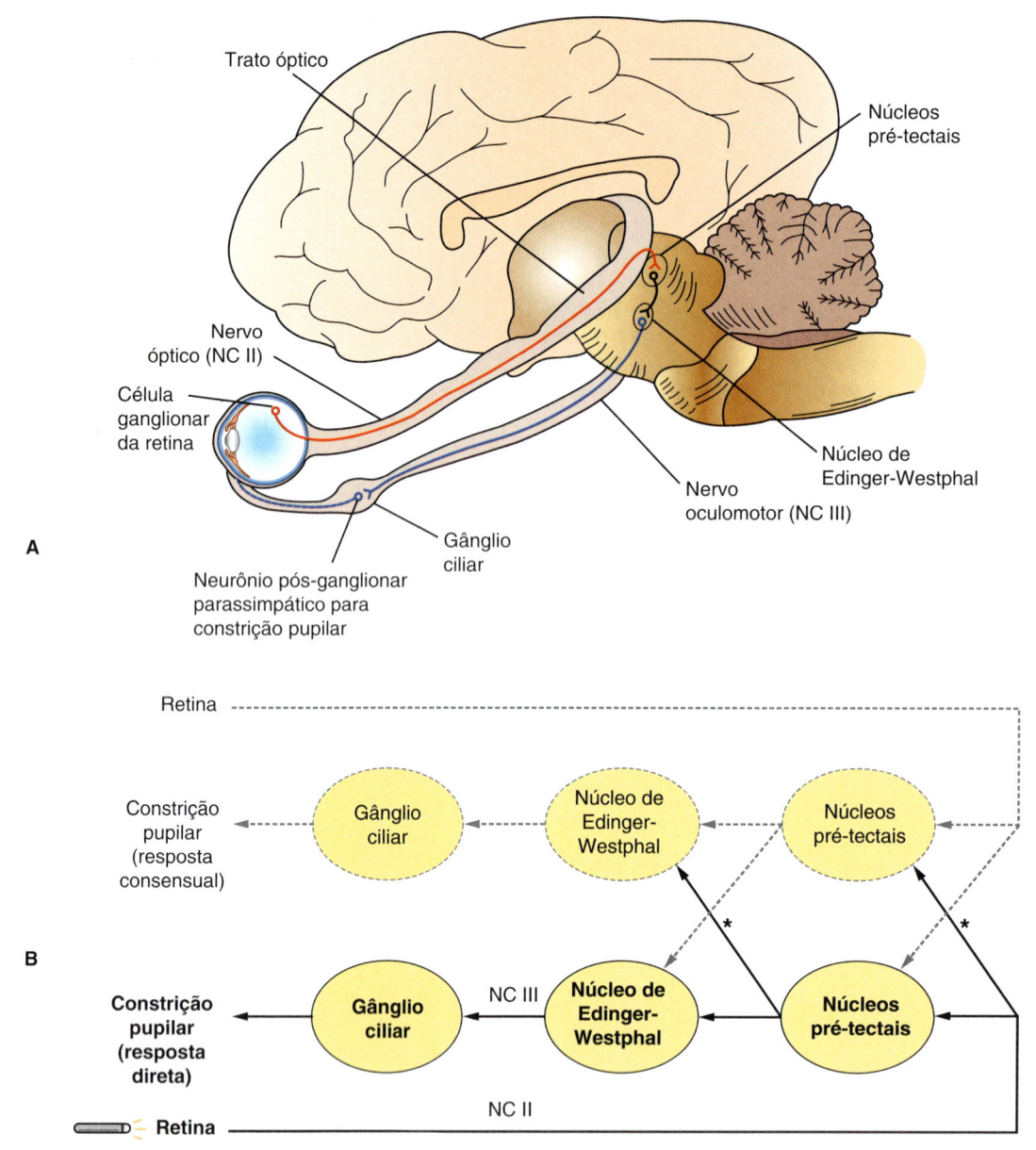

Figura 14.10 Reflexo pupilar à luz. **A.** Estruturas e sinapses envolvidas no reflexo pupilar à luz direta representadas em um lado do animal. **B.** Diagrama esquemático mostrando as conexões que cruzam a linha média e são responsáveis pelo reflexo pupilar consensual (indireto) à luz. Axônios da retina que cruzam a linha média o fazem no quiasma óptico (não identificado). Embora bilateralmente simétricas, as estruturas e conexões originárias de um dos lados do animal foram enfatizadas para facilitar a interpretação do leitor. *NC*, nervo craniano.

CORRELAÇÕES CLÍNICAS (*continuação*)

propriocepção, estavam nos limites normais nos membros anterior e posterior direitos. Entretanto, as respostas proprioceptivas dos membros anterior e posterior esquerdos estavam bastante aumentadas.

Comentário

O histórico deste cão e as anomalias no exame neurológico são comuns em cães com tumores cerebrais. Este cão tinha um tumor (neoplasia) originado das meninges sobre o córtex cerebral posterior direito. É nesse córtex posterior (occipital) que a imagem visual, proveniente do campo visual do lado esquerdo, é interpretada (ver Figura 14.9). O dano funcional induzido pela lesão no córtex occipital direito provoca perda da visão no campo esquerdo (*hemianopia homônima*). Também é no córtex cerebral direito que a resposta de propriocepção consciente para os membros esquerdos é interpretada. As convulsões do cão caracterizavam-se pelo desvio de cabeça para a esquerda e pela rigidez transitória do membro anterior esquerdo porque a atividade convulsiva se originou no córtex cerebral, no local do tumor, e se propagou para

o córtex motor direito, mas permaneceu limitada ao córtex cerebral direito. Como o trato corticospinal do sistema piramidal que controla os músculos do lado esquerdo do pescoço e do membro anterior esquerdo tem origem no córtex motor direito (Capítulo 10), a atividade convulsiva causa um desvio transitório de cabeça e enrijecimento do membro esquerdo.

Tratamento

Este cão tinha um meningioma no córtex cerebral posterior direito. Sua remoção cirúrgica não foi tentada.

Uveíte em um cavalo

Relato

Um cliente pede para que você avalie o olho direito de sua égua Appaloosa de 8 anos de idade, que apresenta estrabismo, dor e secreção ocular há alguns dias. A égua não tem nenhum outro sinal clínico além das alterações oculares.

CORRELAÇÕES CLÍNICAS (*continuação*)

Exame clínico

O exame oftalmológico demonstra miose (contração da pupila), edema de córnea (que confere aparência nebulosa) e *flare* (turvação do humor aquoso; refração da luz na câmara anterior causada pelo excesso de proteínas) no olho direito. Ao utilizar tintura de fluoresceína para corar o olho, você observa que há uma úlcera superficial de córnea de 3 × 4 mm. Após dilatar o olho com tropicamida, você vê que o disco óptico parece edemaciado (inchado) nas bordas. O exame do olho esquerdo não revela anomalias.

Comentário

Esta égua provavelmente apresenta uveíte associada a uma úlcera de córnea. A úvea é composta por coroide, íris e corpo ciliar. É possível que a égua tenha desenvolvido uveíte devido a uma infecção por *Leptospira* (um espiroqueta bacteriano) ou por outra causa, e, em seguida, porque o olho estava dolorido, ela arranhou a córnea, causando a úlcera. Alternativamente, a égua poderia ter desenvolvido a úlcera ao esfregar a face ou sofrer um arranhão causado por um corpo estranho (p. ex., terra, galhos) e, depois, desenvolveu uveíte secundária à úlcera.

Com a uveíte, há uma quebra da barreira hematoaquosa normal, permitindo a entrada de proteínas, células e fibrina no humor aquoso, que fica turvo. As células endoteliais da córnea também são comprometidas, o que pode reduzir a remoção do líquido pelo tecido córneo, o que causa edema. As glândulas lacrimais, sob estímulo parassimpático, liberam lágrimas. Devido à inflamação, o corpo ciliar e o esfíncter pupilar podem se contrair ou expandir, o que pode afetar a pupila e provocar dor.

Tratamento

Na presença de uma úlcera de córnea, corticosteroides geralmente não são utilizados por via tópica em virtude da maior possibilidade de infecção. A égua é tratada com a administração tópica de atropina, um anticolinérgico, para ajudar a dilatar a pupila e aliviar o espasmo ciliar, o que diminui a dor. O animal também recebe antibióticos tópicos para tratamento de uma possível infecção e medicações anti-inflamatórias sistêmicas, como flunixina meglumina. Em alguns casos, a medicação tópica anti-inflamatória também é necessária. A égua é tratada por alguns dias após o desaparecimento da úlcera para maximizar as chances de normalização da produção de lágrimas. Se o disco óptico ainda estiver edematoso e a égua apresentar dor, com base no estrabismo e/ou na miose, poderá receber corticosteroides tópicos para melhorar o controle da inflamação.

Questões de revisão

1. Em um paciente com diâmetro pupilar esquerdo menor que o normal, a pálpebra superior esquerda caída e "terceira pálpebra" esquerda deslocada de maneira anormal, qual das seguintes estruturas provavelmente apresenta uma lesão?
   a. Nervo oculomotor esquerdo
   b. Tronco nervoso vagossimpático esquerdo
   c. Nervo oculomotor direito
   d. Tronco nervoso vagossimpático direito
   e. Trato óptico esquerdo
2. Qual das seguintes alternativas *não* é característica do sistema de cones?
   a. Muitos fotorreceptores convergindo para uma única célula bipolar
   b. Boa acuidade visual
   c. Fotopigmentos múltiplos
   d. Visão diurna
   e. Visão colorida
   f. Todas as alternativas anteriores são características do sistema de cones
3. Na sala de espera do médico-veterinário, sua amiga, membro do time de futebol, está tentando, sem muito sucesso, explicar a causa das derrotas recentes da equipe. Diversas explicações implausíveis são propostas até que ela menciona sua perda progressiva de visão, mas somente no campo visual esquerdo, e dores de cabeça frequentes. Você recomenda que ela procure um neurologista porque provavelmente tem uma lesão no:
   a. Trato óptico esquerdo
   b. Nervo óptico direito
   c. Trato óptico direito
   d. Quiasma óptico
   e. Radiações ópticas esquerdas
4. Qual das seguintes afirmações sobre o cristalino é *falsa*?
   a. Está localizado atrás da íris
   b. Desempenha um importante papel na focalização da imagem visual na retina
   c. Apresenta camadas de fibras dispostas "como uma cebola"
   d. Seu formato normalmente não se altera
   e. Um aumento em sua opacidade é chamado de *catarata*
5. Você examina os reflexos pupilares à luz de um paciente. A incidência de luz no olho esquerdo produz tanto resposta pupilar direta positiva quanto resposta consensual positiva. Entretanto, a incidência de luz no olho direito não produz nenhuma resposta direta ou indireta da pupila. A lesão patológica deste paciente está localizada em qual das seguintes estruturas?
   a. Nervo óptico esquerdo
   b. Nervo oculomotor esquerdo
   c. Nervo óptico direito
   d. Nervo oculomotor direito
   e. Córtex visual primário esquerdo

Bibliografia

Bear MF, Connors BW, Paradiso MA. *Neuroscience: Exploring the Brain*. 4th ed. Philadelphia: Wolters Kluwer; 2016.

Brodal P. *The Central Nervous System: Structure and Function*. 5th ed. New York: Oxford University Press; 2016.

Carrol J, Murphy CJ, Neitz M, et al. Photopigment basis for dichromatic color vision in the horse. *J Vis*. 2001;1:80.

De Lahunta A, Glass E, Kent M. *Veterinary Anatomy and Clinical Neurology*. 4th ed. Philadelphia: Elsevier Saunders; 2015.

Goldsmith TH. What birds see. *Sci Am*. 2006;295(1):68–75.

Goldstein BE. *Sensation and Perception*. 8th ed. Pacific Grove, Calif: Wadsworth; 2009.

Haines DE, ed. *Fundamental Neuroscience*. 5th ed. New York: Elsevier; 2018.

Hall JE. *Guyton and Hall Textbook of Medical Physiology*. 13th ed. Philadelphia: Elsevier; 2016.

Kandel ER, Schwartz JH, Jessell TM, et al, eds. *Principles of Neural Science*. 5th ed. New York: McGraw-Hill; 2013.

Maggs D, Miller P, Ofri R. *Slatter's Fundamentals of Veterinary Ophthalmology*. 6th ed. St. Louis: Elsevier/Saunders; 2017.

Miller PE, Murphy CJ. Vision in dogs. *J Am Vet Med Assoc*. 1995;207(12):1623–1634.

Mowat FM, Petersen-Jones SM, Williamson H, et al. Topographical characterization of cone photoreceptors and the area centralis of the canine retina. *Mol Vis*. 2008;14:2518–2527.

Nicholls JG, Martin AR, Fuchs PA, Brown DA. *From Neuron to Brain*. 5th ed. Sunderland, Mass: Sinauer; 2012.

Purves D, Augustine GJ, Fitzpatrick D, et al. *Neuroscience*. 6th ed. New York: Sinauer; 2018.

Sheppard AL, Davies LN. In vivo analysis of ciliary muscle morphologic changes with accommodation and axial ametropia. *Invest Ophthalmol Vis Sci*. 2010;51(12):6882–6889.

15

Líquido Cefalorraquidiano e Barreira Hematencefálica

BRADLEY G. KLEIN

PONTOS-CHAVE

1. O líquido cefalorraquidiano tem várias funções.
2. A maior parte do líquido cefalorraquidiano é formada no plexo coroide dos ventrículos.
3. O líquido cefalorraquidiano flui por um gradiente de pressão do sistema ventricular até o espaço subaracnoide.
4. O líquido cefalorraquidiano é parte do sistema "glinfático" do encéfalo que ajuda a eliminação de metabólitos.
5. O líquido cefalorraquidiano é absorvido pelo sistema venoso.
6. A hidrocefalia é o aumento de volume de líquido cefalorraquidiano no crânio.
7. Há barreiras de permeabilidade entre o sangue e o encéfalo.

O líquido cefalorraquidiano (LCR) é um líquido claro presente nos ventrículos (cavidades principais) cerebrais, no canal que corre no centro da medula espinal e no espaço subaracnoide que envolve toda a superfície externa do encéfalo e da medula espinal (Figura 15.1). Ele contém pouquíssimas hemácias, poucas proteínas e difere do plasma em relação à concentração de diversos íons. Sua taxa de formação, fluxo e absorção é suficientemente alta para que seja renovado várias vezes ao dia. A medida da pressão, do número de células e da concentração de vários componentes bioquímicos constitui um procedimento diagnóstico comum para as patologias do sistema nervoso central (SNC), denominado *punção lombar*. A injeção de corantes radiopacos no LCR presente no espaço subaracnoide é a base de uma técnica neurorradiográfica comum, denominada *mielografia*, frequentemente utilizada associada à imaginologia computadorizada para análise da integridade do canal medular. A obstrução do fluxo do LCR causa uma disfunção chamada *hidrocefalia*. Compreender a formação, o fluxo e a absorção do LCR é essencial para o entendimento desses procedimentos diagnósticos, bem como da fisiopatologia da hidrocefalia.

A *barreira hematencefálica* (BHE) é determinada pela natureza seletiva dos vasos sanguíneos do SNC com respeito aos materiais que podem atravessar suas paredes em comparação aos vasos de outras partes do corpo. A compreensão da barreira hematencefálica ajuda a esclarecer como o encéfalo é protegido contra substâncias químicas neuroativas que podem ser lesivas e a dificuldade de determinados fármacos em alcançarem o encéfalo.

O líquido cefalorraquidiano tem várias funções

A função adequada do SNC requer não apenas proteção contra as lesões físicas, mas também contra variações significativas no ambiente local de seus neurônios. Um acúmulo de toxinas ou uma mudança significativa na concentração iônica nesse microambiente pode causar alterações patológicas na fisiologia neuronal.

Uma das funções mais importantes do LCR é revestir o encéfalo, protegendo-o de golpes na cabeça. O encéfalo flutua no SNC porque a gravidade específica de ambos é semelhante. Assim, a força de um golpe na cabeça é disseminada pelo LCR, em vez de ser transferida diretamente para o tecido cerebral.

Uma vez que a composição do LCR é estritamente controlada e está em equilíbrio com o líquido extracelular encontrado no encéfalo e na medula espinal, o LCR também auxilia na manutenção de um microambiente extracelular constante para os neurônios e as células da glia do SNC. Esse equilíbrio difuso entre o LCR e o líquido extracelular, aliado ao fluxo e à substituição múltipla diária do LCR, também o torna um sistema eficaz de remoção de metabólitos celulares que podem ser tóxicos. Há evidências de que essas propriedades também permitem que o LCR funcione como um sistema de distribuição cerebral de alguns hormônios polipeptídios, fatores de crescimento, citocinas e células imunes nele secretados, alguns dos quais são importantes no desenvolvimento do encéfalo.

A maior parte do líquido cefalorraquidiano é formada no plexo coroide dos ventrículos

Os *ventrículos* compreendem uma série de cavidades interconectadas na região central do cérebro, que são revestidos por células ependimais e preenchidos por LCR (Figura 15.2). Os *ventrículos laterais* são respectivamente localizados nos dois hemisférios cerebrais; o *terceiro ventrículo* está na porção medial do diencéfalo e o *quarto ventrículo* fica entre o cerebelo e a superfície dorsal do rombencéfalo (ponte e bulbo) (Figura 15.3).

O plexo coroide localizado em cada um dos quatro ventrículos forma a maior parte do LCR. Esses plexos são pequenas estruturas de vilos unidos, com aparência similar a couve-flor, que formam uma porção do assoalho ou do teto de cada ventrículo (ver Figura 15.3). Os plexos são compostos por tufos capilares recobertos por uma camada de células epiteliais. Essas células epiteliais, diferentemente das células que recobrem as demais porções do ventrículo, são fortemente unidas entre si e formam uma barreira seletiva às secreções de capilares drenantes, bem como aos líquidos adjacentes (p. ex., o LCR e o líquido extracelular). Transportadores de membranas e canais seletivos regulam a passagem de íons e moléculas através da barreira de células epiteliais, controlando de forma eficaz a composição do LCR sintetizado nos ventrículos. O transporte

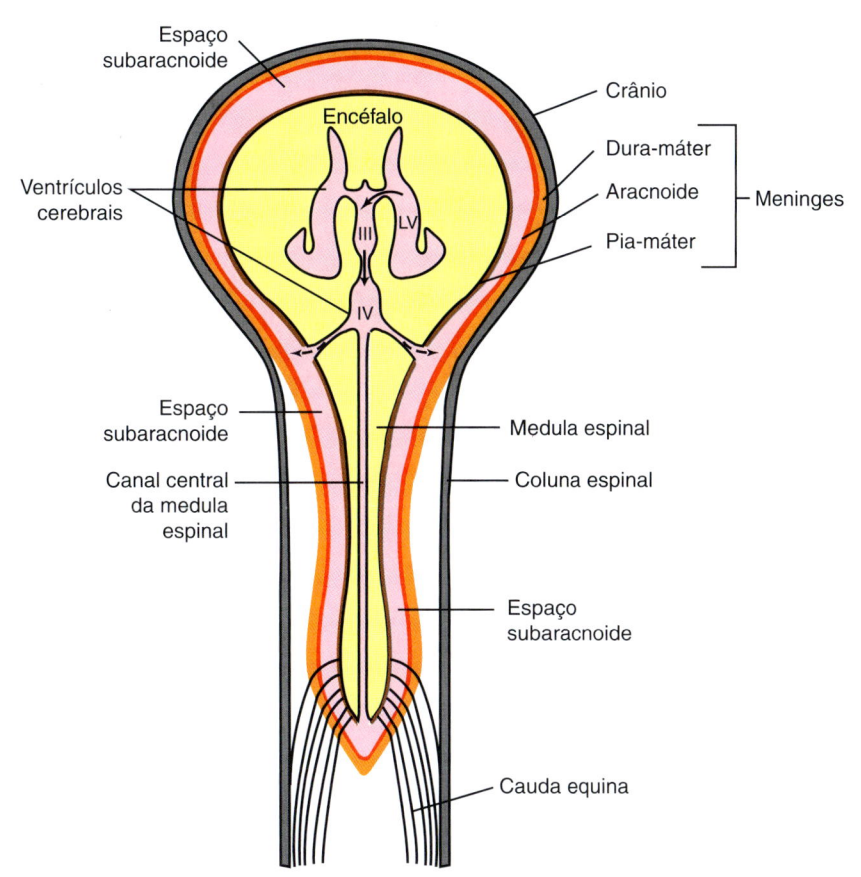

• **Figura 15.1** Diagrama esquemático das relações entre o sistema nervoso central, os ventrículos, o líquido cefalorraquidiano (LCR) e as meninges. O LCR aparece em rosa. *seta curva tracejada*, Abertura lateral do quarto ventrículo; *III*, terceiro ventrículo; *IV*, quarto ventrículo; *LV*, ventrículo lateral; *seta curva contínua*, forame interventricular; *seta reta contínua*, aqueduto cerebral. (Modificada de Behan M. Organization of the nervous system. In: Reece WO, ed. *Duke's physiology of domestic animals*. 12th ed. Ithaca, NY: Comstock Publishing; 2004.)

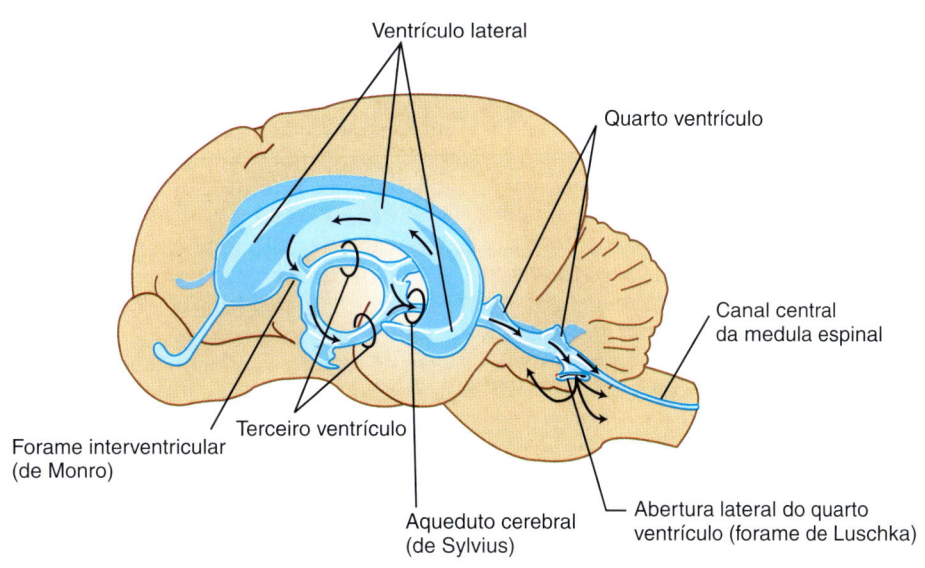

• **Figura 15.2** Vista lateral das cavidades ventriculares e sua posição espacial aproximada no encéfalo. As *setas* representam o fluxo de líquido cefalorraquidiano pelos ventrículos e sua saída pelas aberturas laterais. (Fonte: de Lahunta A, Glass E. *Veterinary neurology and clinical neurology*. 3rd ed. St. Louis: Saunders; 2009.)

ativo de íons sódio (Na+) contribui para a movimentação do cloreto de sódio (NaCl) nos ventrículos. Esse gradiente osmótico regula o conteúdo aquoso do LCR, já que a água segue o NaCl passivamente para dentro do ventrículo. Acredita-se que alguns metabólitos potencialmente tóxicos depositados no LCR possam ser absorvidos e removidos pelo plexo coroide.

É importante observar que o LCR é formado em uma taxa quase constante, independentemente da sua pressão ou da pressão arterial. Portanto, se houver aumento da pressão intracraniana ou liquórica devido a uma obstrução ao seu fluxo ou à presença de massa que ocupe espaço dentro do crânio, sua produção continuará.

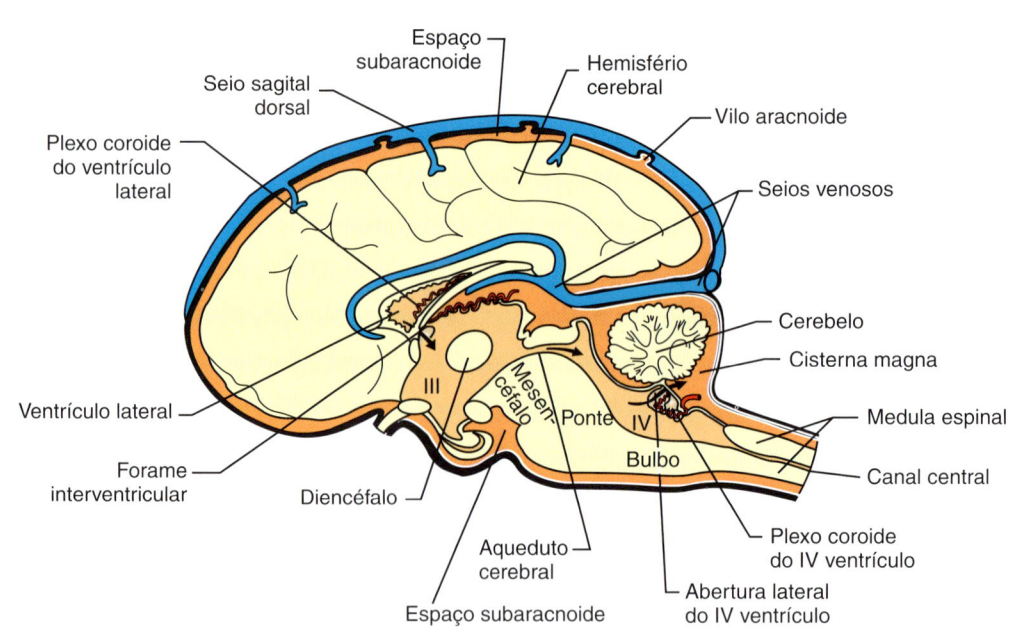

- **Figura 15.3** Corte sagital medial do encéfalo mostrando porções dos ventrículos e o espaço subaracnoide, os plexos coroides que produzem líquido cefalorraquidiano (LCR) e o seio sagital dorsal que absorve grande parte dele. A cisterna magna é o local mais comum de coleta de LCR. O LCR dentro dos ventrículos tem *cor ligeiramente acastanhada*, e o que veio dos ventrículos para o espaço subaracnoide (através das aberturas laterais) é *castanho mais escuro*. A maior parte do ventrículo lateral fica oculta nos hemisférios. *III*, Terceiro ventrículo; *IV*, quarto ventrículo. (Modificada de Fletcher TF. Spinal cord and meninges. In: Evans HE, ed. *Miller's anatomy of the dog.* 3rd ed. Philadelphia: Saunders; 1993.)

O líquido cefalorraquidiano flui por um gradiente de pressão do sistema ventricular até o espaço subaracnoide

O LCR flui por um gradiente de pressão de seu local de formação, no plexo coroide, até o sistema venoso, através do sistema ventricular e o espaço subaracnoide. O líquido produzido nos ventrículos laterais passa pelo terceiro ventrículo através dos forames interventriculares (forames de Monro) (ver Figuras 15.1 a 15.3). Após se juntar ao líquido formado no terceiro ventrículo, o LCR passa pelo *aqueduto cerebral* (aqueduto de Sylvius) do mesencéfalo até o quarto ventrículo. O líquido do quarto ventrículo passa para o espaço subaracnoide através de duas aberturas laterais, os forames de Luschka. Alguns mamíferos possuem uma terceira passagem entre o quarto ventrículo e o *espaço subaracnoide*; essas passagens têm localização medial e são chamadas de forames de Magendie.

É importante lembrar-se de que o encéfalo e a medula espinal são recobertos por ossos (o crânio e o canal medular, respectivamente) e por uma série de membranas denominadas *meninges* (ver Capítulo 3). De fora para dentro, essas membranas são a dura-máter, a aracnoide e a pia-máter (ver Figura 15.1). O espaço subaracnoide localiza-se entre aracnoide e pia; quando o LCR deixa o encéfalo através da abertura (forame) do quarto ventrículo, preenche o espaço subaracnoide e difunde-se por toda a superfície externa do encéfalo e da medula espinal (também na superfície das paredes externas dos vasos sanguíneos penetrantes). Desse modo, todo o SNC flutua em uma bolsa membranosa preenchida por líquido. Ao circular pela convexidade dorsal do encéfalo, o LCR é absorvido pelo sistema venoso, próximo à linha média.

A pressão, a contagem celular e os constituintes químicos do LCR podem ser determinados pela colocação de uma agulha com mandril próprio para este fim no espaço subaracnoide. Anatomicamente, o local mais conveniente para realização desse procedimento varia conforme a espécie animal. Em seres humanos, é geralmente feita na coluna lombar, já que a medula espinal

humana se estreita, formando um cone (o cone medular), perto da primeira vértebra lombar (os seres humanos têm cinco vértebras lombares), enquanto a dura-máter e a aracnoide continuam até a segunda vértebra sacral. Assim, há um espaço subaracnoide relativamente grande (cisterna lombar) na porção lombar da coluna vertebral humana para coleta de LCR. Na maioria das espécies veterinárias, porém, o cone medular se estende até a sexta ou sétima vértebra lombar, deixando um pequeno espaço subaracnoide na coluna vertebral espinal. Portanto, em medicina veterinária, a maior parte das punções de LCR são feitas no espaço subaracnoide entre o crânio e a primeira vértebra cervical (atlas) em animais anestesiados (Figura 15.4). Essa porção do espaço subaracnoide, formada pela extensão da aracnoide da superfície cerebelar caudal até a superfície dorsal do bulbo, é chamada de *cisterna magna* ("grande reservatório"; também denominada cisterna cerebelobulbar) e é muito mais profunda do que outras porções do espaço subaracnoide (ver Figura 15.3). Essas punções geram informações valiosas acerca de lesões neuropatológicas, além de tumores e inflamações intracranianos.

O LCR normal é claro e translúcido. A turbidez indica celularidade aumentada, e a coloração rosada sugere presença de sangue. Uma causa comum de aumento do seu número de células é a inflamação do SNC. Os neutrófilos podem ser indicativos de infecção bacteriana, e a hemorragia subaracnoide pode ser responsável pela presença de sangue no LCR. O aumento de proteínas no LCR, na ausência de contagem aumentada de células nucleadas, pode ser causado por neurodegeneração ou neoplasia. O LCR pode ser submetido à cultura em caso de suspeita de infecção bacteriana.

O líquido cefalorraquidiano é parte do sistema "glinfático" do encéfalo que ajuda a eliminação de metabólitos

A maioria dos órgãos do corpo apresenta uma série de vasos linfáticos que auxiliam na eliminação de produtos do metabolismo

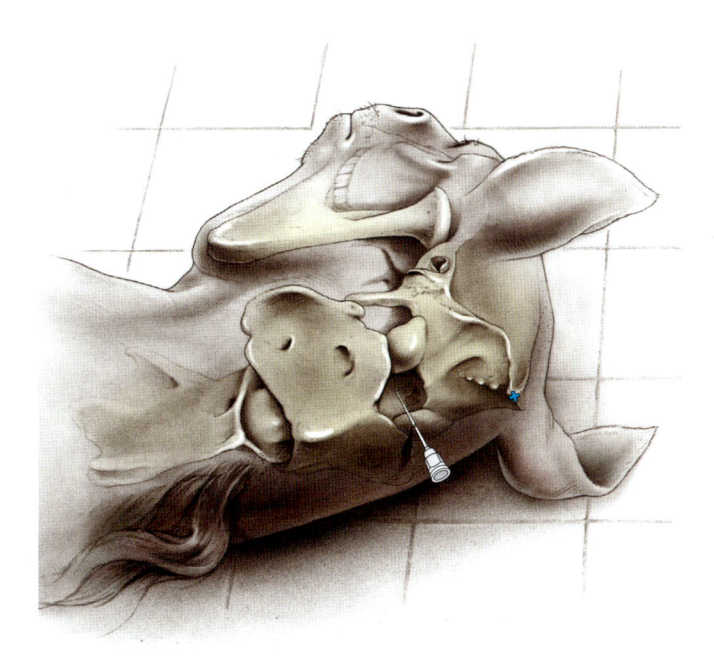

• **Figura 15.4** Região a ser abordada, entre o crânio e a primeira vértebra cervical (atlas), para coleta de amostra de líquido cefalorraquidiano da cisterna magna (cisterna cerebelobulbar) em um cavalo em decúbito. (Fonte: de Lahunta A, Glass E. *Veterinary anatomy and clinical neurology*. 3rd ed. Philadelphia: Saunders; 2008.)

cerebrais, são como túneis em formato de rosquinhas que percorrem todo o comprimento do vaso até os processos podais dos astrócitos a seu redor. Essa disposição lembra um braço em uma manga longa de uma camisa, em que o braço representa o vaso sanguíneo, a manga representa os processos podais dos astrócitos e a área entre o braço e a manga representa o espaço perivascular. As células cerebrais repousam fora da manga. Acredita-se que as forças de convecção empurrem o LCR periarterial para fora do tecido cerebral nos pontos de interface e carreiem os metabólitos do líquido intersticial cerebral para os espaços perivasculares venosos. O líquido perivascular venoso contendo os metabólitos pode, então, ser desaguado nos espaços subaracnoides. Acredita-se que o fluxo de LCR para fora dos espaços perivasculares arteriais e o subsequente movimento do líquido intersticial cerebral contendo os metabólitos para esses mesmos espaços sejam facilitados por aquaporinas, canais de água nos processos podais dos astrócitos que envolvem os espaços perivasculares. Essa eliminação similar à linfática e associada ao LCR do tecido cerebral, combinada à suposta ação das aquaporinas nos processos podais dos astrócitos, fez com que esse processo fosse denominado linfático e relacionado à glia, ou sistema "glinfático". Há algumas evidências de que a função do *sistema glinfático* diminua com a idade, o que talvez contribua para o acúmulo cerebral de proteínas Aβ na doença de Alzheimer.

O líquido cefalorraquidiano é absorvido pelo sistema venoso

O LCR é absorvido pelo sistema venoso, principalmente pelos seios venosos revestidos por dura-máter do crânio. O *seio sagital dorsal* repousa entre as superfícies dorsais dos hemisférios cerebrais (ver Figura 15.3), enquanto os *seios transversos* estão entre os hemisférios cerebrais e o cerebelo. Em primatas, o seio venoso sagital desempenha a função mais significativa, enquanto os seios transversos são mais importantes em quadrúpedes. A maior parte do líquido é absorvida do espaço subaracnoide até os seios da dura através dos *vilos aracnoides* (Figuras 15.3 e 15.6). Esses vilos são pequenas projeções da membrana aracnoide, semelhantes a dedos, que atravessam a parede do seio. A absorção parece ser dependente de pressão e é unidirecional; o LCR pode

celular do *líquido intersticial* (líquido nos espaços entre células teciduais) para o sangue venoso. O encéfalo e a medula espinal representam os únicos órgãos que não contêm vasos linfáticos. No entanto, foi recentemente demonstrado que o LCR é parte do que pode ser considerado um sistema pseudolinfático que ajuda a remoção de metabólitos intersticiais do encéfalo, principalmente daqueles de alto peso molecular. Depois que o LCR entra no espaço subaracnoide, o pulso arterial cerebral ajuda a levá-lo pelos espaços arteriais perivasculares que repousam adjacentes aos vasos arteriais que mergulham desse espaço até o cérebro (Figura 15.5). Os espaços perivasculares, que também repousam fora das veias

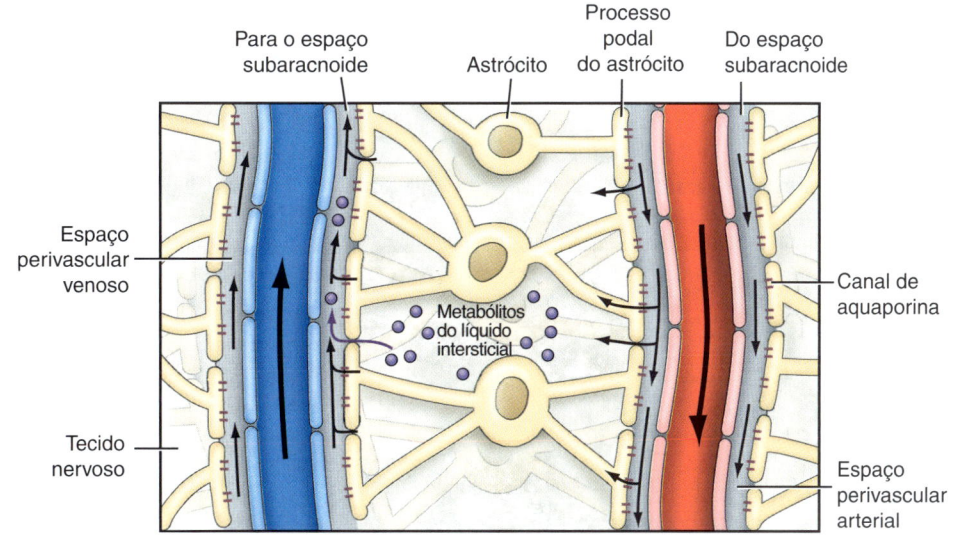

Para o espaço subaracnoide   Astrócito   Processo podal do astrócito   Do espaço subaracnoide

Espaço perivascular venoso

Metabólitos do líquido intersticial

Canal de aquaporina

Tecido nervoso

Espaço perivascular arterial

• **Figura 15.5** Principais elementos do sistema glinfático. O efluxo de líquido cefalorraquidiano periarterial, originário do espaço subaracnoide, adentra o encéfalo, onde se encontra com o líquido intersticial cerebral e remove metabólitos. Esse fluxo, então, entra no espaço perivascular venoso, de onde volta para os espaços subaracnoides. Os canais de água de aquaporina nos processos podais dos astrócitos facilitam a troca de líquidos entre o encéfalo e os espaços perivasculares. (Modificada de Louveau A, Plog BA, Antila S *et al*. Understanding the functions and relationships of the glymphatic system and meningeal lymphatics. *J Clin Invest*. 2017; 127(9):3210-9.)

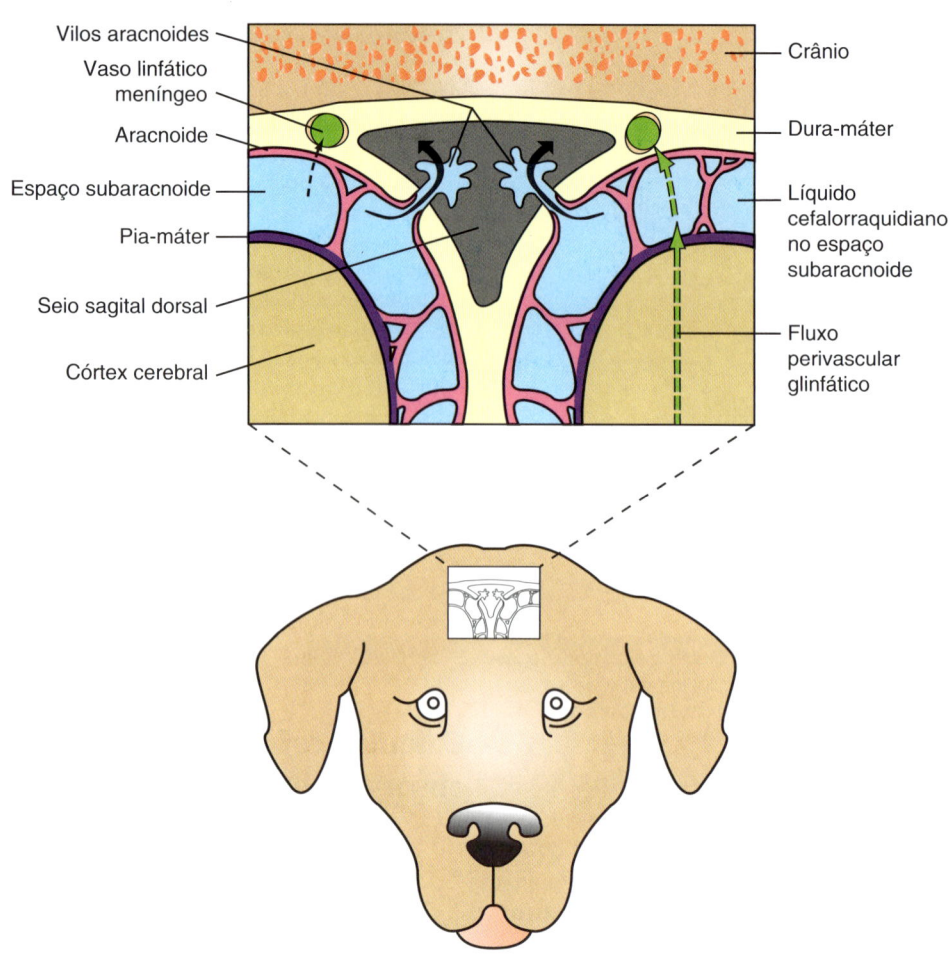

● **Figura 15.6** Corte transversal (coronal) pela linha média dorsal do cérebro mostrando a absorção do líquido cefalorraquidiano (LCR) no seio sagital dorsal através dos vilos aracnoides. O LCR está em *azul-claro*. Os vasos linfáticos meníngeos também são mostrados junto com a suposta drenagem de LCR (*seta preta tracejada*) e o fluxo glinfático (*setas verdes tracejadas*) nesses vasos intracranianos. A pequena janela na cabeça do cão mostra a posição dorsoventral aproximada do seio sagital dorsal (Modificada de Oliver JE, Lorenz MD. *Handbook of veterinary neurology*. 2nd ed. Philadelphia: Saunders; 1993.)

fluir do espaço subaracnoide para o seio venoso, mas o sangue venoso não pode, em condições normais, fluir do seio de volta para o espaço subaracnoide. O movimento do LCR dentro do seio venoso é algumas vezes chamado de "fluxo de massa", uma vez que todos os seus constituintes, inclusive metabólitos e outros materiais estranhos (p. ex., hemácias), migram para o seio. Os materiais atravessam as células dos vilos aracnoides por transporte vesicular ou pela formação e movimentação de vacúolos gigantes preenchidos por líquido. O LCR também pode passar do espaço aracnoide para o seio através dos espaços intercelulares entre as células dos vilos. O LCR é produzido a uma taxa de 1 mℓ/h em gatos, aproximadamente 3 mℓ/h em cães e aproximadamente 20 mℓ/h em seres humanos. Todo o volume de LCR é substituído aproximadamente 6 vezes/dia em espécies como a caprina e a ovina.

Além da absorção de LCR nos seios venosos da dura-máter, também foi demonstrado que o LCR pode sair da caixa craniana nos espaços subaracnoides perineurais que se estendem ao redor dos nervos cranianos e acabam drenando nos linfonodos cervicais profundos da periferia. A principal contribuição para essa via é ao longo dos nervos olfatórios. No entanto, número substancial de pesquisas recentes revelaram a existência de uma rede intracraniana de vasos linfáticos que trafegam pela dura-máter, adjacentes aos seios venosos, o suprimento vascular meníngeo e os nervos cranianos (ver Figura 15.6). Esses vasos linfáticos meníngeos representam uma conexão direta entre o espaço intracraniano e a vasculatura linfática periférica, principalmente os linfonodos cervicais profundos. Além disso, acredita-se que essa rede linfática intracraniana possa representar uma via importante de drenagem para o sistema glinfático, embora não se saiba como o retorno perivenoso desse sistema acessa os vasos linfáticos intracranianos. A relação entre o sistema glinfático e a rede intracraniana de vasos linfáticos promete ser uma área frutífera de pesquisas em interações neuroimunes, mecanismos de doenças do SNC e possíveis abordagens terapêuticas.

A hidrocefalia é o aumento de volume de líquido cefalorraquidiano no crânio

Em animais normais, a pressão do LCR é significativamente regulada por sua absorção nos vilos aracnoides, já que a taxa de absorção pode responder a alterações nessa pressão, enquanto a formação do líquido é constante e independente dessas mudanças. Assim, qualquer obstrução na absorção do LCR no seio venoso provoca o aumento quase imediato de sua pressão. Em algumas doenças, como tumores cerebrais ou meningites, esse aumento pode ser dramático.

A *hidrocefalia* é definida como um aumento de volume do LCR no crânio, frequentemente associado a um maior volume ventricular e ao aumento de pressão intracraniana. Em teoria, a hidrocefalia pode ser causada pelo excesso de produção de líquido no plexo coroide, obstrução de seu fluxo pelo sistema ventricular ou espaço subaracnoide ou, ainda, por má absorção nos vilos aracnoides. Na prática, o excesso de produção é raro, enquanto a obstrução do fluxo é mais comum, principalmente em locais vulneráveis, como o estreito aqueduto cerebral (que conecta o terceiro e o quarto ventrículo) e as saídas do quarto ventrículo. Esses bloqueios no sistema ventricular produzem uma *hidrocefalia não comunicante*, que provoca o acúmulo de LCR recém-produzido em porções do sistema ventricular anteriores ao bloqueio. Isso faz com que as regiões ventriculares do cérebro se expandam à custa do tecido cerebral adjacente, o que eleva a pressão intracraniana (Figura 15.7).

Os problemas de absorção (que causam *hidrocefalia comunicante*) podem ser secundários a meningites ou hemorragias, talvez em decorrência da presença de *debris* celulares que obstruem a transferência de LCR do espaço subaracnoide para o sistema venoso nos vilos aracnoides. Isso aumenta o volume de LCR no espaço subaracnoide e, consequentemente, a pressão, não apenas na superfície externa do encéfalo, mas também intracraniana.

A patogênese de muitos casos de hidrocefalia é desconhecida. Uma forma comum de tratamento em seres humanos é a implantação cirúrgica de um tubo que leva o LCR para o átrio do coração ou a cavidade peritoneal, aliviando o aumento de pressão intracraniana e prevenindo danos cerebrais. Derivações ventriculoperitoneais também foram usadas em espécies veterinárias. O inibidor de anidrase carbônica acetazolamida ou o diurético furosemida foram usados para diminuir a produção de LCR.

Há barreiras de permeabilidade entre o sangue e o encéfalo

Muitos corantes, quando injetados no sangue, chegam a vários tecidos do corpo, mas não ao encéfalo. Isso sugere que os vasos sanguíneos do encéfalo têm a capacidade de restringir o acesso de certas substâncias ao órgão. Essa propriedade fisiológica dos vasos sanguíneos do SNC é conhecida como *barreira hematencefálica* (BHE). A BHE contribui para que o ambiente dos neurônios e células da glia seja estável. Tal proteção à exposição direta do suprimento sanguíneo é necessária porque a composição do sangue pode variar significativamente de acordo com diversos fatores, como

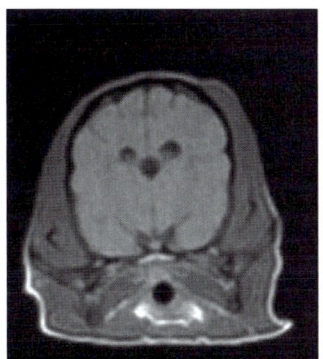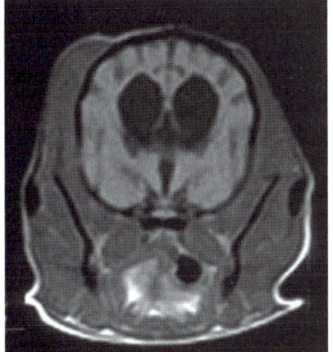

• **Figura 15.7** Imagem de ressonância magnética (RM) mostrando um exemplo do desfecho de um caso de hidrocefalia não comunicante em um cão Maltês (*à direita*). As grandes elipses escuras na porção superior da imagem à direita são os ventrículos laterais muito expandidos. Uma imagem de um cão normal é mostrada à esquerda para comparação. (Fonte: Nam JW, Choi CB, Woo DC *et al*. Evaluation of hydrocephalic ventricular alterations in Maltese dogs using low field MRI. *Intern J Appl Res Vet Med*. 2011; 9(1):58-67.)

dieta, exercício, atividade metabólica, doenças, idade e contato com toxinas ambientais. Muitos dos componentes variáveis do sangue, como nutrientes, metabólitos e toxinas, são neuroativos e podem afetar receptores, transportadores ou canais iônicos de membranas. Na ausência da BHE, essas substâncias poderiam causar mudanças desreguladas e indesejáveis na atividade neuronal, bem como no comportamento.

Na maioria dos capilares, compostos hidrossolúveis passam por fissuras abertas entre as células endoteliais capilares em uma troca relativamente irrestrita. Nos capilares cerebrais, porém, junções de oclusão (*tight junctions*) bloqueiam a passagem entre as fissuras intercelulares, e a troca de solutos do sangue é altamente seletiva (Figura 15.8). Como regra geral, moléculas pequenas, não iônicas, lipossolúveis e não ligadas a proteínas plasmáticas (p. ex., O_2, CO_2, etanol, nicotina) passam facilmente através do endotélio capilar da BHE. Algumas moléculas que não se encaixam neste perfil (p. ex., glicose, alguns aminoácidos) são capazes de atravessar a BHE através de mecanismos específicos de transporte, que são mediados por carreadores. Os capilares sanguíneos possuem muitas mitocôndrias, o que reflete a operação desses transportadores. Algumas enzimas de degradação expressas no endotélio capilar do cérebro (p. ex., monoamina oxidase) restringem ainda mais as substâncias que podem atravessar a BHE.

As células endoteliais capilares que caracterizam a BHE residem em um microssistema celular complexo que também inclui pericitos vizinhos, processos podais de astrócitos e neurônios (ver Figura 15.8). Esse sistema é denominado *unidade neurovascular*. A interação desses elementos da unidade neurovascular, embora ainda não totalmente compreendida, parece ser importante para o desenvolvimento, a manutenção e o funcionamento da BHE endotelial capilar especializada que facilita a homeostase molecular do encéfalo.

A integridade da BHE pode ser comprometida por determinados estados patológicos, como derrame isquêmico ou lesão cerebral traumática. A redução da integridade das junções de oclusão da BHE é uma característica da doença neuroinflamatória. É interessante que mesmo a inflamação dos nervos periféricos parece comprometer as junções de oclusão da BHE. Em seres humanos, doenças como diabetes, esclerose múltipla e Alzheimer parecem estar associadas à menor integridade da BHE, embora a natureza causal não esteja clara nesses casos.

Infelizmente, em muitos pacientes, a proteção conferida ao SNC pela BHE evita a chegada ao encéfalo de muitos antibióticos e outros medicamentos, em especial aqueles com baixa lipossolubilidade ou ligados às proteínas plasmáticas. Esse problema é agravado pelo fato de que alguns medicamentos com propriedades que normalmente permitiriam o movimento passivo através do endotélio capilar da BHE são movidos ativamente do endotélio de volta para o sangue por meio do transporte mediado por carreadores que parecem ter afinidade por algumas dessas moléculas. Tentativas de contornar este problema tiveram como objetivo a interrupção temporária da BHE, o envio direto para o encéfalo, a "carona" em transportadores de membrana específicos da BHE e o aumento da lipossolubilidade dos medicamentos.

Em algumas partes do encéfalo conhecidas como *órgãos circunventriculares*, que incluem o hipotálamo, não há junções de oclusão entre as células dos capilares cerebrais e a BHE, aparentemente, não é eficaz. Isso é significativo porque essas regiões cerebrais participam de funções como o controle da osmolalidade sérica e da glicemia, a comunicação hormonal, a ingestão de alimentos e bebidas e a ocorrência de vômitos; portanto, é necessário que detectem os níveis de muitos solutos séricos.

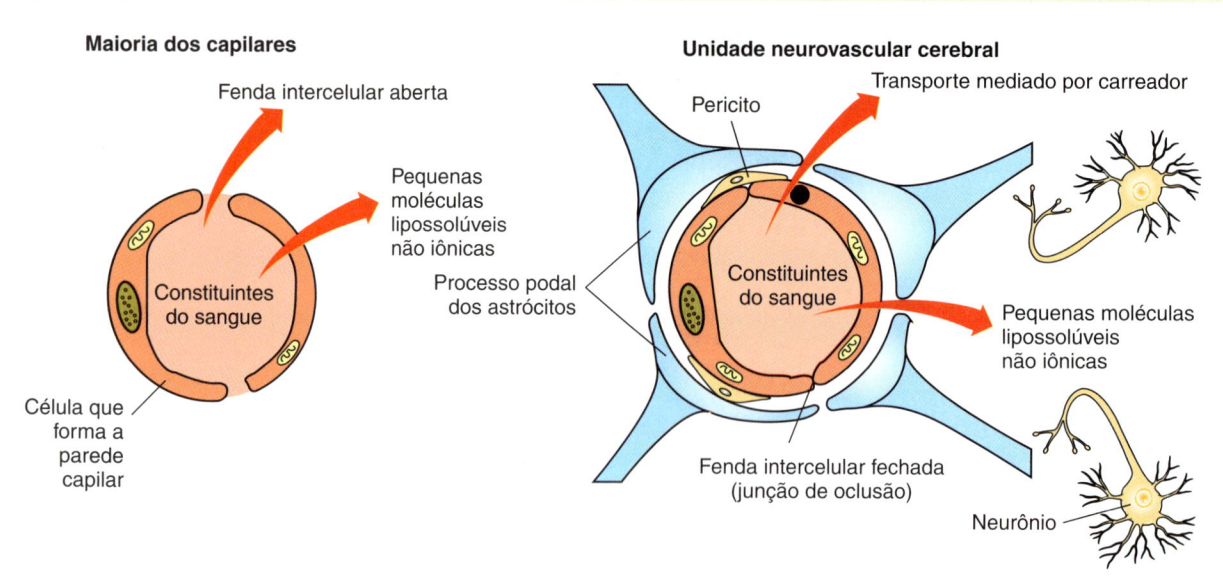

Maioria dos capilares

Fenda intercelular aberta

Pequenas moléculas lipossolúveis não iônicas

Constituintes do sangue

Célula que forma a parede capilar

Unidade neurovascular cerebral

Transporte mediado por carreador

Pericito

Processo podal dos astrócitos

Constituintes do sangue

Pequenas moléculas lipossolúveis não iônicas

Fenda intercelular fechada (junção de oclusão)

Neurônio

● **Figura 15.8** A barreira hematencefálica (BHE). Diferentemente do que ocorre na maioria dos capilares do corpo, as células das paredes dos capilares do encéfalo são unidas por junções de oclusão, que restringem a passagem de material entre as células. Esses capilares cerebrais são parte de um microssistema celular complexo, denominado *unidade neurovascular*. A unidade também inclui pericitos, processos podais dos astrócitos e neurônios. Os materiais que saem pelos capilares cerebrais devem passar pelas células que formam a parede capilar. As substâncias que não são pequenas, iônicas e lipossolúveis devem atravessar as células por meio de mecanismos de transporte seletivos. Acredita-se que as interações dos elementos da unidade neurovascular contribuam para o desenvolvimento e a manutenção da organização das junções de oclusão.

CORRELAÇÕES CLÍNICAS

Aumento da pressão intracraniana

Relato

Você examina uma cadela Bóxer de 9 anos de idade. O proprietário relata que o animal parece mais sonolento que o normal e que, na noite passada, apresentou o que você reconhece ser uma convulsão tônico-clônica.

Exame clínico

O exame físico da cadela revelou massa nodular endurecida na glândula mamária. Outras deficiências estão relacionadas ao sistema nervoso e são caracterizadas por uma aparente sonolência e confusão mental, bem como pela perda da reação de posicionamento proprioceptivo nos membros anterior e posterior do lado direito. Radiografias laterais do tórax revelaram lesões neoplásicas metastáticas no pulmão. A pressão do LCR, medida com um manômetro acoplado à agulha colocada na cisterna magna, é de 310 mm H_2O. (A pressão normal do LCR em cães é menor que 180 mm H_2O.)

Comentário

Este é um caso típico de neoplasia de glândula mamária com disseminação para os pulmões, que contêm o primeiro leito capilar encontrado pelas células tumorais ao invadirem o sistema venoso, e, então, para o encéfalo. À medida que a massa tumoral cresce no espaço fixo da calota craniana, o volume do LCR e de outros líquidos é deslocado. Alguma perda de mielina pode compensar temporariamente o crescimento da massa, mas o tumor em expansão acaba por aumentar a pressão intracraniana, o que se reflete no aumento da pressão do LCR na cisterna magna. Para medir essa pressão, com o animal anestesiado, coloca-se uma agulha com mandril para punção na cisterna magna. Após a remoção do mandril, conecta-se um tubo rígido de vidro ou plástico (manômetro), utilizando uma válvula tripla em ângulo reto. O LCR sobe pelo manômetro a uma altura proporcional à pressão intracraniana. A altura é mensurada por graduações milimétricas marcadas no tubo.

O déficit proprioceptivo nos membros anterior e posterior do lado direito é resultado de uma lesão focal e assimétrica do córtex cerebral esquerdo. A convulsão também foi causada por essa massa. Com o tumor mamário, as lesões metastáticas no pulmão, os sinais neurológicos assimétricos, as convulsões e a alta pressão do LCR, é razoável concluir que esta cadela apresenta uma neoplasia intracraniana que provavelmente se disseminou da glândula mamária para os pulmões e o encéfalo. A realização de uma ressonância magnética pode definir o tumor no encéfalo.

Tratamento

Se esta cadela apresentasse um tumor focal no SNC, outros tratamentos seriam possíveis. Porém, um tratamento extenso neste caso seria inútil, pois há lesões metastáticas. Cuidados paliativos (que oferecem alívio, mas não a cura) e a administração de corticosteroides e analgésicos a deixarão mais confortável.

Convulsões em um potro

Relato

Um potro-macho Árabe de 2 dias de idade, de um parto não assistido, apresenta letargia e incapacidade de se levantar, e há 1 hora começou a ter convulsões. Ele se levantou, mas demorou mais tempo do que o normal para fazê-lo. Foi amamentado, mas parece que a égua tem pouco leite; é seu primeiro filhote. O potro parece menos ativo que os animais normais de sua idade e ficou ainda mais letárgico no decorrer do dia. Finalmente, ficou aparente que não iria se levantar mais e teve uma convulsão no trajeto para a clínica.

Exame clínico

O potro tem febre; o pulso e a respiração estão acelerados. As mucosas estão vermelhas, mais escuras do que o normal, e secas (desidratação); o tempo de preenchimento capilar está aumentado (má perfusão). A ausculta (escuta de sons dentro do corpo) revela sons pulmonares ásperos e crepitantes. O umbigo está aumentado e úmido. Há petéquias (hemorragia petequial) nos ouvidos e na esclera. Há sinais de uma possível uveíte (ver Capítulo 14) nos olhos. Durante o exame, o potro não responde à manipulação, mesmo mais brusca, embora não esteja convulsionando. O animal também não apresenta reflexo de sucção.

Comentário

Existem muitas causas possíveis para as convulsões neste potro; as duas mais prováveis são hipoglicemia (baixos níveis de glicose no sangue) e meningite (infecção). A glicemia, porém, está alta; logo, meningite (inflamação das meninges) com septicemia é a causa mais provável. Com base em seu histórico e sinais clínicos, aliados ao fato de que o potro não ingeriu suficiente colostro e pode não estar recebendo leite suficiente da égua, supõe-se que o animal apresente sepse (disseminação hematógena de infecção). Sem colostro e nutrição adequados, o sistema imune do potro está mais suscetível a infecção. O aumento de volume do umbigo, os sons pulmonares, a febre, as

CORRELAÇÕES CLÍNICAS (continuação)

petéquias, a uveíte e as convulsões são consistentes com septicemia, a qual está se manifestando em diferentes partes do corpo. O umbigo pode estar infectado (onfaloflebite), os sons pulmonares são consistentes com infecção (pneumonia) e as convulsões, com meningite.

Hemograma, bioquímica sérica, gasometria e hemocultura permitirão determinar o estado geral do potro. Em muitos casos, estes exames são necessários para fechar o diagnóstico e determinar o tratamento. Porém, algumas vezes, para fazer um diagnóstico definitivo, é necessária a coleta de LCR para análise. Uma punção atlanto-occipital (A/O) de LCR (da cisterna magna) é a melhor opção, por ser mais próxima do local da lesão em comparação à punção lombossacra. A punção também permite a realização de cultura para que o potro seja submetido a tratamento com os antibióticos mais eficazes. Ao realizar a punção do LCR, o potro pode ser sedado com diazepam. O LCR é analisado quanto aos níveis de proteína e glicose, além de ser submetido a citologia e cultura. De modo geral, o nível proteico aumenta nos casos de meningite e a citologia revela um aumento no número de leucócitos (neutrófilos). Há também a possibilidade de resultado falso-negativo na cultura.

Tratamento

O prognóstico do potro com septicemia é ruim, com vários fatores a considerar. Em relação à meningite, o tratamento é composto por antibióticos, anti-inflamatórios e, se necessário, anticonvulsivantes. As convulsões causam hipoxia na área afetada, o que pode causar dano permanente. Além da meningite, há outros problemas, inclusive a uveíte e a infecção umbilical e respiratória. Com a septicemia, outros órgãos também são infectados (como as articulações, o trato gastrintestinal e o sistema renal). Além disso, pode haver uma lesão renal causada pela desidratação ou complicações associadas a alguns antibióticos. O tratamento de suporte também deve ser considerado. O manejo de um potro em decúbito é desafiador, não apenas pelas razões já mencionadas, mas também por outros fatores, como outras infecções, aspiração e suporte nutricional.

Questões de revisão

1. A obstrução do fluxo do LCR no aqueduto cerebral (aqueduto de Sylvius) levaria à dilatação (aumento) do(s):
   a. Ventrículos laterais
   b. Quarto ventrículo
   c. Canal central da medula espinal
   d. Espaço subaracnoide
   e. Cone medular
2. O LCR é principalmente formado no(s):
   a. Vilos aracnoides
   b. Aqueduto de Sylvius
   c. Plexo coroide
   d. Espaço subaracnoide
   e. Seio sagital dorsal
3. Você está realizando uma punção de LCR em um cavalo anestesiado e mede a pressão do líquido. Os vilos aracnoides foram obstruídos por *debris* celulares após uma meningite. Como você espera que esteja a pressão do LCR?
   a. A pressão estará mais alta do que o normal
   b. A pressão estará mais baixa do que o normal
   c. A pressão estará normal
4. Na maioria das espécies veterinárias, a amostragem diagnóstica do LCR é frequentemente realizada por meio da colocação da agulha de coleta no(a)(s):
   a. Ventrículos laterais
   b. Seio sagital dorsal
   c. Terceiro ventrículo

   d. Aqueduto cerebral de Sylvius
   e. Cisterna magna
5. Quais das *duas* afirmações seguintes a respeito da barreira hematencefálica (BHE) são *falsas*?
   a. A BHE é muito eficaz nos órgãos circunventriculares do encéfalo
   b. Os processos podais dos astrócitos são parte da unidade neurovascular.
   c. Os capilares encefálicos geralmente apresentam maior número de junções de oclusão no endotélio.
   d. Muitos corantes injetados no sangue penetram todos os tecidos corpóreos, mas não o encéfalo.
   e. Moléculas pequenas, não iônicas e lipossolúveis, geralmente não atravessam a BHE.
6. Qual das seguintes afirmações sobre o sistema glinfático é *falsa*?
   a. Os espaços perivasculares venosos são seu principal componente.
   b. Desempenha um papel importante na eliminação de metabólitos do líquido intersticial do encéfalo.
   c. O pulso arterial cerebral é a força motriz do sistema.
   d. O movimento de água pelos canais de aquaporina nos processos podais da micróglia é um importante componente funcional.
   e. Os vasos linfáticos intracranianos podem representar importante via de drenagem para o sistema.

Bibliografia

Abbott NJ, Rönnbäck L, Hansson E. Astrocyte-endothelial interactions at the blood-brain barrier. *Nat Rev Neurosci.* 2006;7(1):41–53.

Benarroch EE. Choroid plexus–CSF system: recent developments and clinical correlations. *Neurology.* 2016;86:286–296.

Boron WF, Boulpaep EL. *Medical Physiology.* 3rd ed. Philadelphia: Saunders; 2017.

Brodal P. *The Central Nervous System: Structure and Function.* 5th ed. New York: Oxford University Press; 2016.

De Lahunta A, Glass E, Kent M. *Veterinary Anatomy and Clinical Neurology.* 4th ed. Philadelphia: Elsevier Saunders; 2015.

Di Terlizzi R, Platt SR. The function, composition and analysis of cerebrospinal fluid in companion animals: part I—function and composition. *Vet J.* 2006;172(3):422–431.

Di Terlizzi R, Platt SR. The function, composition and analysis of cerebrospinal fluid in companion animals: part II—analysis. *Vet J.* 2009;180(1):15–32.

Fletcher TF. Spinal cord and meninges. In: Evans HE, de Lahunta A, eds. *Miller's Anatomy of the Dog.* 4th ed. Philadelphia: Saunders; 2013.

Hall JE. *Guyton and Hall Textbook of Medical Physiology.* 13th ed. Philadelphia: Elsevier; 2016.

Hawkins BT, Davis TP. The blood-brain barrier/neurovascular unit in health and disease. *Pharmacol Rev.* 2005;57(2):173–185.

Kandel ER, Schwartz JH, Jessell TM, et al, eds. *Principles of Neural Science*. 5th ed. New York: McGraw-Hill; 2013.

Louveau A, Plog BA, Antila S, et al. Understanding the functions and relationships of the glymphatic system and meningeal lymphatics. *J Clin Invest*. 2017;127(9):3210–3219.

Mollanji R, Papaiconomou C, Boulton M, et al. Comparison of cerebrospinal fluid transport in fetal and adult sheep. *Am J Physiol Regul Integr Comp Physiol*. 2001;281(4):R1215–R1223.

Paolinelli R, Corada M, Orsenigo F, Dejanaa E. The molecular basis of the blood-brain barrier differentiation and maintenance. Is it still a mystery? *Pharmacol Res*. 2011;63(3):165–171.

Plog BA, Nedergaard M. The glymphatic system in CNS health and disease: past, present and future. *Annu Rev Pathol*. 2018;13:379–394.

Pollay M. The function and structure of the cerebrospinal fluid outflow system. *Cerebrospinal Fluid Res*. 2010;7:9.

Purves D, Augustine GJ, Fitzpatrick D, et al. *Neuroscience*. 6th ed. New York: Sinauer; 2018.

Rossmeisl JH Jr. Cerebrospinal fluid collection, analysis, and myelography. In: Ettinger SJ, Feldman EC, Cote E, eds. *Textbook of Veterinary Internal Medicine*. 8th ed. St. Louis: Elsevier; 2017.

Thomas WB. Hydrocephalus in dogs and cats. *Vet Clin North Am Small Anim Pract*. 2010;40(1):143–159.

16

Eletroencefalograma e Potenciais Evocados Sensoriais

BRADLEY G. KLEIN
EDITADO POR JOHN H. ROSSMEISL, JR.

PONTOS-CHAVE

1. Todas as áreas do córtex cerebral compartilham características histológicas comuns.
2. O eletroencefalograma (EEG) é uma ferramenta diagnóstica comum.
3. O comportamento coletivo de neurônios corticais pode ser estudado de modo não invasivo por meio do uso de macroeletrodos colocados na cabeça.
4. A estimulação de vias sensoriais pode ser registrada como potenciais evocados.

Quando muitas células excitáveis estão presentes em um tecido vivo, seu comportamento elétrico pode ser detectado por macroeletrodos colocados no corpo, distante destas células. Muitos procedimentos diagnósticos eletrofisiológicos importantes são fundamentados neste conceito.

Esses procedimentos são fundamentados em uma teoria chamada *volume de condução.* Esta teoria descreve a difusão de correntes iônicas pelo líquido extracelular a partir de um grupo de neurônios ou células musculares até pontos mais distantes do corpo, como a pele, onde podem ser medidas. As formas de suas ondas são características dos seus tecidos de origem. O registro eletrofisiológico mais conhecido é o eletrocardiograma do músculo cardíaco (ver Capítulo 20). A eletromiografia do músculo esquelético (ver Capítulo 6) e a eletrorretinografia (ver Capítulo 14) são outros exemplos.

Este capítulo apresenta outras duas ferramentas eletrofisiológicas clínicas: o *eletroencefalograma* (*EEG*) e os *potenciais evocados sensoriais*, em especial as respostas auditivas evocadas no tronco encefálico (RAETE). Estas ferramentas representam dois tipos gerais de registro eletrofisiológico. O primeiro é o registro da atividade espontânea do tecido. O segundo é o registro dos potenciais que são artificialmente evocados pela estimulação elétrica ou magnética do tecido ou pela ativação de receptores em órgãos sensoriais. Antes de discutir o EEG e os potenciais evocados sensoriais, é necessário saber mais a respeito da histologia e da eletrofisiologia do córtex cerebral.

Todas as áreas do córtex cerebral compartilham características histológicas comuns

Diferentes regiões do córtex cerebral têm funções distintas. Por exemplo, os córtices motores (ver Capítulo 10) se projetam no tronco encefálico e na medula espinal para iniciar o movimento hábil, aprendido e consciente. O córtex occipital processa informações visuais recebidas pela retina do olho (ver Capítulo 14). O córtex temporal processa informações similares vindas dos ouvidos (ver Capítulo 17). Porém, embora as diferentes regiões corticais desempenhem funções distintas, apresentam similaridades histológicas. Assim, o processamento sináptico cortical de informações compartilha características comuns entre estas regiões, mas diferenças na origem dos sinais aferentes e o destino dos sinais eferentes contribuem significativamente para as particularidades funcionais entre as regiões. Entretanto, as células corticais cerebrais podem trabalhar coletivamente por vastas regiões do encéfalo, tanto em estados normais, como o sono e a vigília, bem como em estados patológicos, como coma e convulsões.

O córtex cerebral apresenta diferentes tipos celulares, mas que pertencem principalmente a duas classes: as células piramidais e as células estreladas (Figura 16.1). Estas são dispostas em seis camadas (I a VI). As *células piramidais*, assim chamadas por terem corpo celular em forma de pirâmide, possuem dendritos que se projetam em direção à superfície pial do córtex, atingindo a camada I e por ela se ramificando. Essas células também possuem dendritos basais que se estendem horizontalmente a partir do corpo celular. As células piramidais são neurônios de projeção e seus axônios deixam a região cortical de origem e se projetam em outras partes do sistema nervoso central (SNC) ou demais regiões do córtex cerebral. As células piramidais são geralmente excitatórias na sinapse de seus axônios. As *células estreladas*, assim denominadas por apresentarem aspecto de estrela, são interneurônios do circuito local do córtex e podem ser excitatórias ou inibidoras. A maior parte da informação subcortical chega ao córtex por meio de uma aferência em massa do núcleo talâmico, grande parte direcionada para a camada IV. A aferência de certas partes do tálamo, bem como de outras regiões corticais cerebrais, tem terminações mais difusas pelas camadas corticais. A informação vinda dos aferentes corticais é processada pelo circuito cortical local e as células piramidais, então, carreiam a informação processada para outras regiões do SNC.

Assim como outras regiões do encéfalo, os neurônios do córtex cerebral são bastante associados anatômica e funcionalmente às células da glia. Três tipos de células da glia estão presentes no córtex: *astrócitos, oligodendrócitos* e *micróglia*. Essas células não desenvolvem potenciais de ação, mas, como observado no Capítulo 3, podem monitorar indiretamente a atividade elétrica neuronal e modular a eficiência da comunicação neurológica. A glia também retira o excesso de íons potássio, neurotransmissores e toxinas do espaço

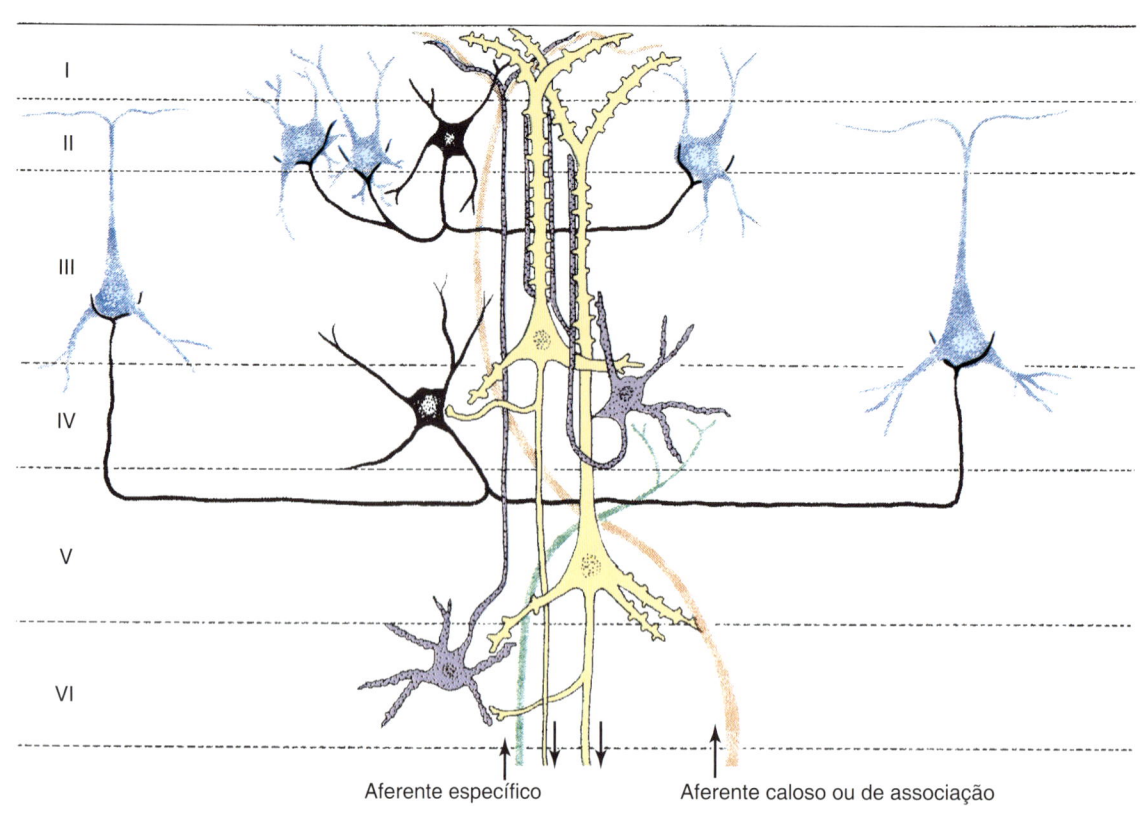

Aferente específico · Aferente caloso ou de associação

Figura 16.1 Os principais tipos de neurônios e suas interconexões apresentam uma similaridade básica nas várias regiões do córtex cerebral. Observe duas grandes células piramidais (*amarelas*) nas camadas III e V que recebem múltiplos contatos sinápticos de um interneurônio em formato de estrela (célula estrelada [*violeta, pontilhada*]) na camada IV. A inibição da célula em cesto (*preta*) é dirigida para os corpos dos neurônios corticais. O estímulo principal para o córtex deriva de núcleos talâmicos específicos (aferentes específicos) e é direcionado principalmente para a camada IV; estímulos calosos e de associação (aferentes calosos ou de associação) têm um padrão de terminação mais difuso entre as camadas corticais. (Fonte: Kandel ER, Schwartz JH, eds. *Principles of neural science*. 2nd ed. New York: Elsevier Science & Technology; 1985.)

extracelular, além de apresentar função imunológica. Além disso, ajuda a guiar o curso de desenvolvimento de neurônios e estabiliza sua posição, daí a origem do termo glia ("cola").

O eletroencefalograma é uma ferramenta diagnóstica comum

Sabe-se desde a década de 1930 que uma voltagem elétrica flutuante, refletindo a atividade do encéfalo, podia ser registrada por meio de macroeletrodos colocados no crânio (Figura 16.2). Tal registro é conhecido como EEG. A frequência das ondas registradas varia inversamente com sua amplitude. Tanto a frequência quanto a amplitude mudam de acordo com alterações nos níveis de estímulos (Figura 16.3). Um animal alerta apresenta EEG de frequência moderadamente alta e amplitude relativamente baixa, enquanto um animal mais relaxado apresenta um EEG de frequência mais lenta e maior amplitude. No início do período de sono, o EEG tem alta amplitude, com uma onda lenta. Paradoxalmente, há períodos durante o ciclo do sono em que o EEG apresenta alta frequência e baixa amplitude. Quatro faixas de frequência foram identificadas: *alfa* (8 a 13 Hz), *beta* (13 a 30 Hz), *delta* (0,5 a 4 Hz) e *teta* (4 a 7 Hz).

Esta técnica tem sido clinicamente empregada desde a década de 1960. A atividade anormal no EEG foi empiricamente associada a várias doenças cerebrais. Na neurologia humana, os EEG têm sido usados para classificar epilepsias, localizar lesões e ajudar a definir a "morte cerebral". Os EEG não têm sido usados de maneira extensiva na medicina veterinária, mas ainda são clinicamente empregados na neurologia veterinária, principalmente no diagnóstico de distúrbios

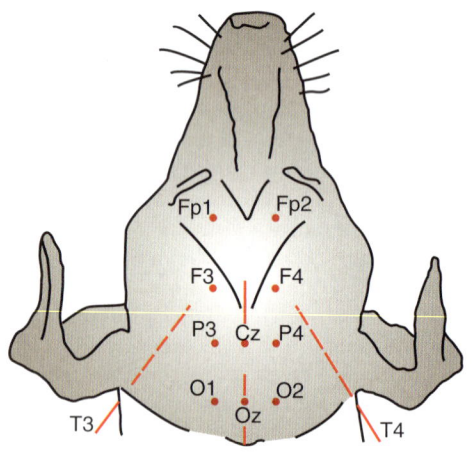

Figura 16.2 Pontos de colocação dos eletrodos na cabeça (montagem de eletrodos) para registro do eletroencefalograma (EEG). Os registros são comumente realizados por meio de combinações múltiplas de pares de eletrodos subdérmicos (pontos). Em razão dos grandes músculos mastigatórios dos cães, o registro dos locos temporais (T3 e T4) requer o uso de eletrodos de agulha monopolar isolada mais longos que atravessem a musculatura até o crânio (*linhas tracejadas*) (Fonte: Pellegrino FC, Sica REP. Canine electroencephalographic recording technique: findings in normal and epileptic dogs. *Clin Neurophysiol*. 2004; 115:477-87.)

convulsivos (Figura 16.4). O desenvolvimento de microssistemas ambulatoriais de EEG é uma nova área de pesquisa em medicina veterinária. Quando implantados no paciente, esses dispositivos miniaturizados são capazes de registrar continuamente a atividade do EEG por meses. Protótipos desta tecnologia demonstraram ser eficazes e bem tolerados em cães com epilepsia. As novas gerações desses instrumentos devem ser capazes de gravação transcraniana sem fio e transmissão de dados de EEG por meio de plataformas baseadas na web. Em última análise, o objetivo desses dispositivos é produzir circuitos de *biofeedback* dinâmicos e em tempo real que permitam a intervenção antes do início clínico real de uma convulsão. Caso uma atividade convulsiva iminente seja detectada no EEG do paciente por meio do uso de algoritmos preditivos produzidos por computador, a unidade envia um alerta para um dispositivo móvel que fica com o cuidador do animal, indicando a necessidade de realização de uma intervenção médica específica. Alternativamente, a convulsão iminente pode ativar automaticamente outro dispositivo implantado, como um reservatório de medicamento parenteral, para administração do tratamento anticonvulsivo.

Será discutido, a seguir, de onde esses registros da superfície da cabeça se originam e qual a sua relação com a função encefálica.

O comportamento coletivo de neurônios corticais pode ser estudado de forma não invasiva por meio do uso de macroeletrodos colocados na cabeça

O EEG registra uma voltagem flutuante resultante de mudanças nos potenciais pós-sinápticos em milhares de neurônios localizados anteriormente aos eletrodos. Cada mudança na voltagem tem uma polaridade.

Por convenção, as mudanças de voltagem medidas por eletrodos extracelulares, como os colocados no crânio, têm uma direção padronizada de registro de deflexão. Quando a voltagem muda em uma direção positiva, a deflexão é registrada como "para baixo"; quando em uma direção negativa, a deflexão é "para cima" (Figura 16.5). A polaridade da mudança de voltagem no crânio depende da natureza e da localização da mudança de potencial pós-sináptico. Se um *potencial pós-sináptico*

excitatório (PPSE) ocorrer em uma camada cortical profunda, íons positivos (p. ex., Na^+) entram nas células, tornando o líquido extracelular relativamente negativo neste local. Pelo princípio da condução de volumes, isso faz o líquido extracelular próximo à superfície cortical ficar positivo em relação ao líquido extracelular negativamente carregado da região mais profunda (Figura 16.5; para simplificar, apenas uma célula é indicada). Isto faz com que uma mudança de voltagem positiva seja registrada pelo macroeletrodo no crânio próximo à superfície cortical. Com base nos mesmos princípios, a ocorrência de um PPSE próximo à superfície cortical (Figura 16.5) faz com que a voltagem registrada no crânio seja negativa. A polaridade destas mudanças pode ser revertida em *potenciais pós-sinápticos inibitórios* (PPSI).

As mudanças de voltagem registradas no crânio são o resultado da somatória das mudanças de voltagem extracelulares causadas pelos potenciais pós-sinápticos de um grande número de neurônios corticais ativos, em especial células piramidais, já que a alteração de voltagem de uma única célula é muito pequena para ser registrada. Os potenciais de ação contribuem pouco para o EEG com eletrodos craniais.

A *amplitude* (altura) das flutuações de voltagem nos registros cranianos do EEG é uma função da quantidade de células corticais que alteram seus potenciais pós-sinápticos na mesma direção, ao mesmo tempo. Uma vez que uma mudança de voltagem de alta amplitude poderia fazer com que um grande número de neurônios disparasse de maneira sincronizada, um EEG de amplitude alta e frequência baixa é chamado de *EEG sincronizado*. Quando o disparo dos neurônios é feito relativamente ao acaso, o EEG tem baixa amplitude e alta frequência, sendo denominado *EEG dessincronizado*.

A *frequência* de ocorrência de cada mudança de voltagem é amplamente determinada pelo *sistema de ativação reticular*. Como mencionado no Capítulo 10, projeções ascendentes da formação reticular desempenham funções importantes na modulação da consciência, do estímulo e da atenção. Muitas destas projeções fazem sinapse principalmente no tálamo e no hipotálamo, ou se difundem diretamente no córtex cerebral. É provável que projeções corticais difusas de porções do tálamo (núcleos intralaminares) e

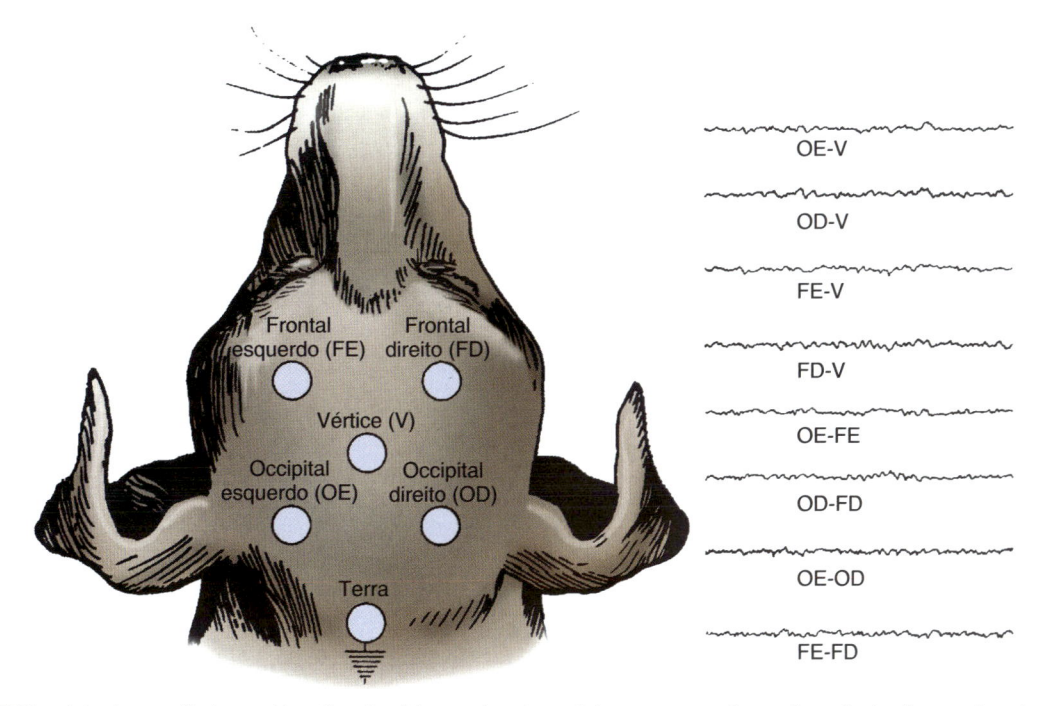

• **Figura 16.3** EEG registrado a partir de combinações de vários pontos de contato em uma configuração mais simples e antiga de posicionamento de eletrodos (a configuração de Redding). Este EEG mostra a diferença na frequência e amplitude entre um animal alerta (*44*), em repouso (*45*) ou em sono leve (*80*). Observe a diminuição na frequência e o aumento na amplitude na progressão entre o estado de alerta, o repouso e o sono leve. (Fonte: Oliver JE, Hoerlein BF, Mayhew IG, eds. *Veterinary neurology*. Philadelphia: Saunders; 1987.) (*continua*)

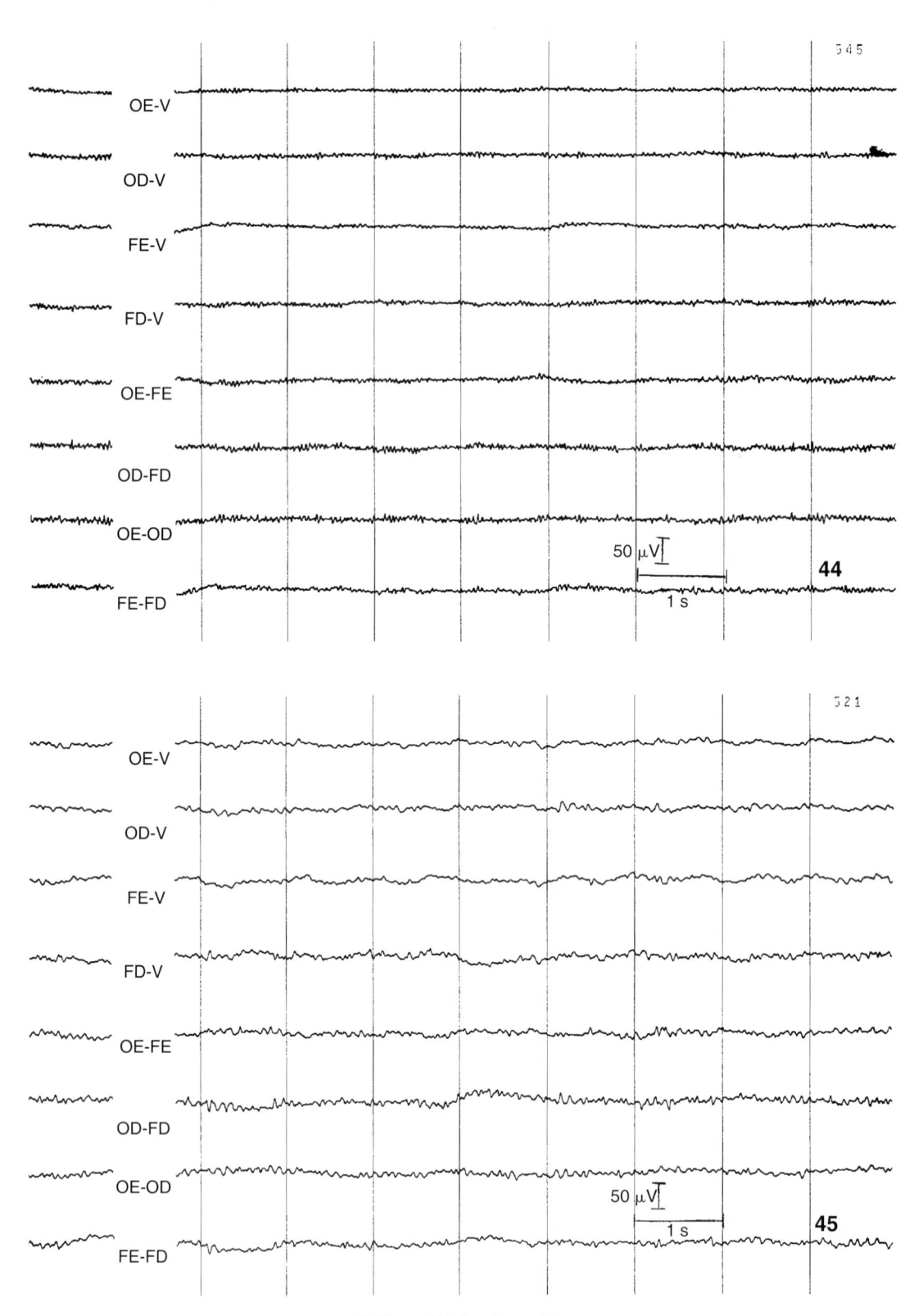

● **Figura 16.3** (*continuação*)

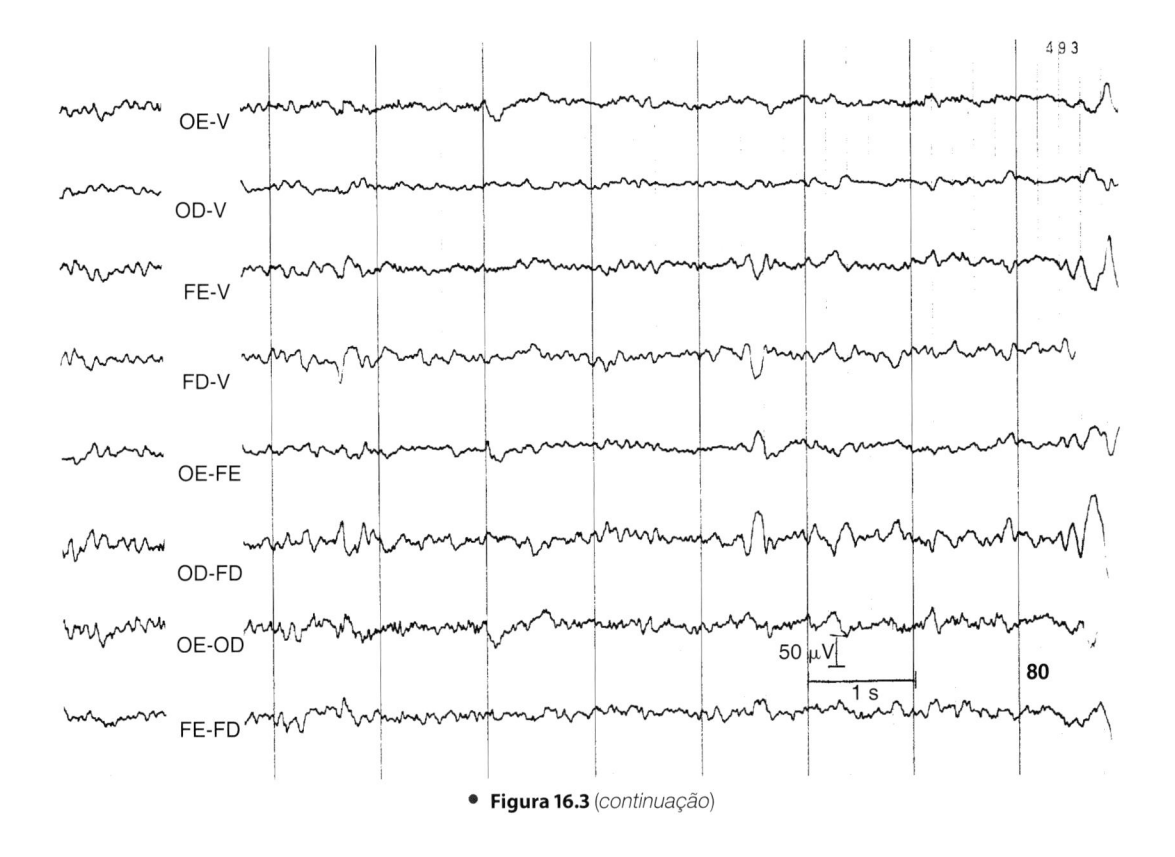

● **Figura 16.3** (*continuação*)

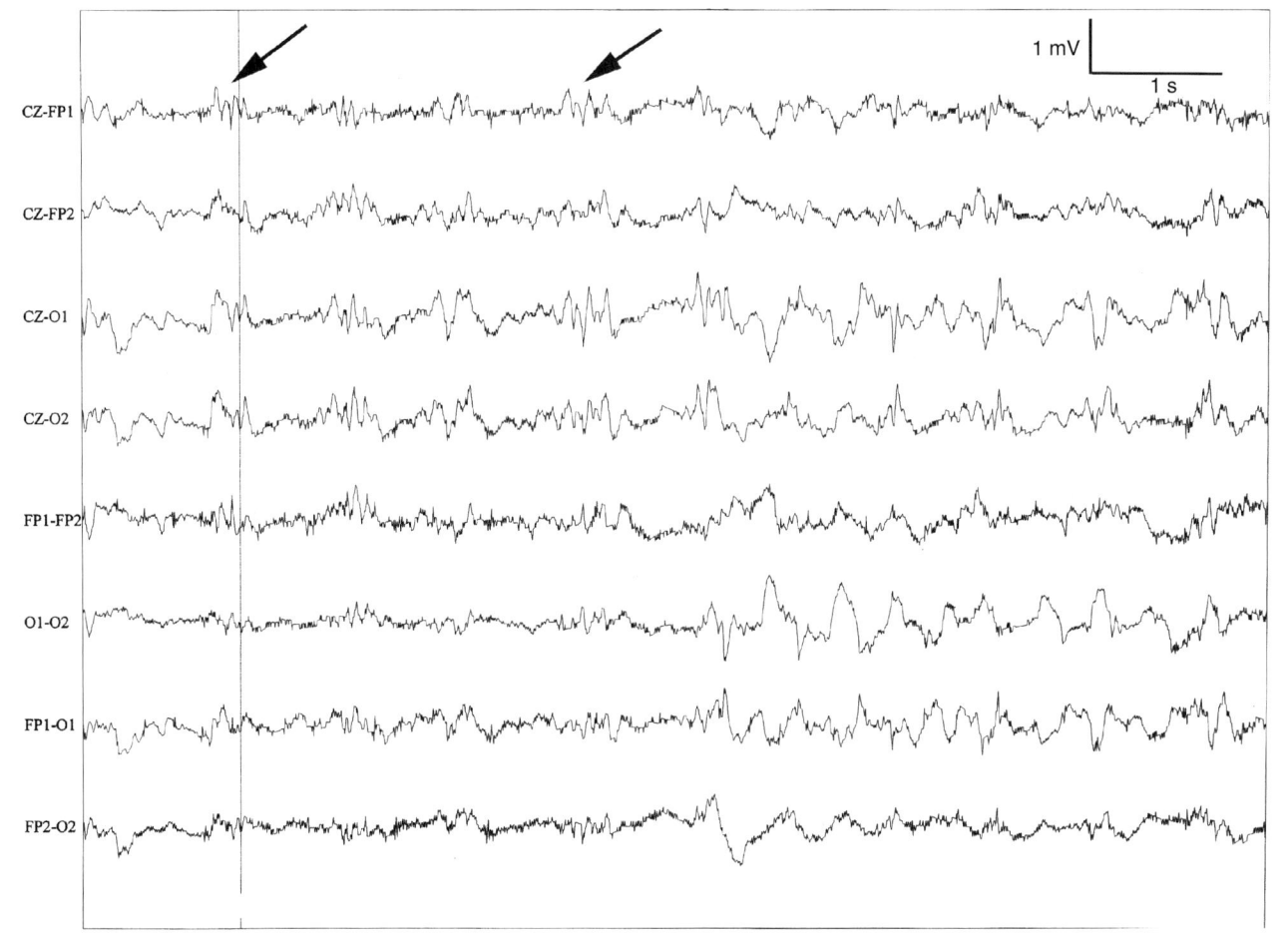

● **Figura 16.4** EEG de um cão usando a montagem de eletrodos mostrada na Figura 16.2. Este traçado mostra descargas generalizadas de picos e ondas (*setas*) condizentes com a atividade convulsiva epiléptica. (Imagem cortesia de Dr. John H. Rossmeisl Jr., Department of Small Animal Clinical Sciences, Virginia-Maryland College of Veterinary Medicine, Virginia Tech., EUA.)

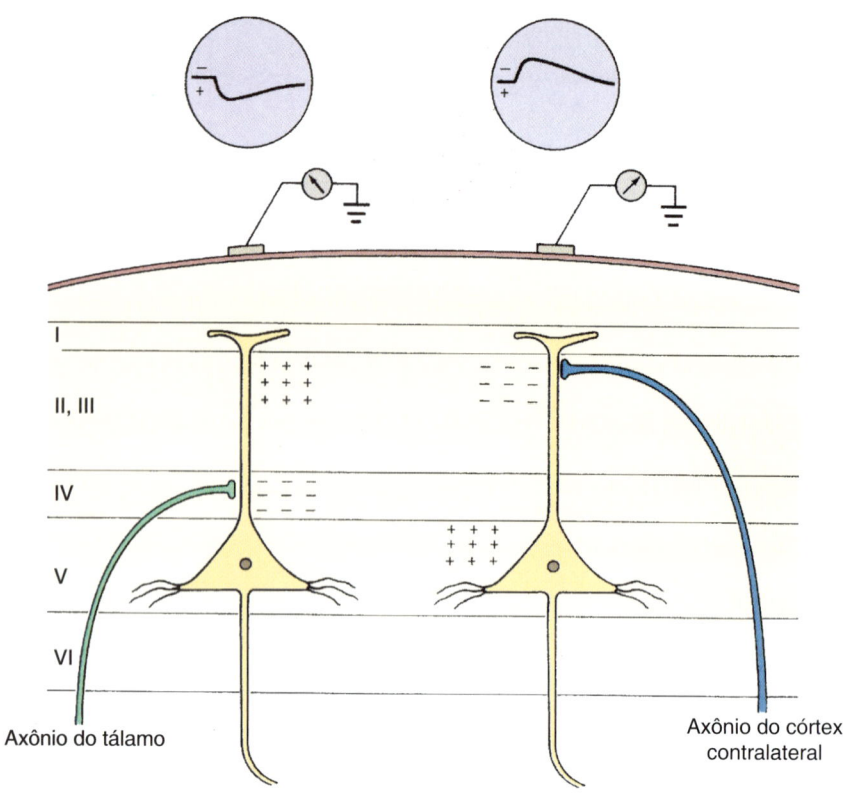

● **Figura 16.5** Eletrodos craniais e mecanismos sinápticos subjacentes. *À esquerda*, potencial registrado por um eletrodo craniano após a ativação de aferências talâmicas. As terminações dos neurônios talamocorticais fazem conexões excitatórias com os neurônios corticais, predominantemente na camada IV. Assim, o local de entrada do fluxo de corrente na camada IV deixa o líquido extracelular desta região relativamente negativo e o líquido próximo à superfície cortical relativamente positivo. Uma vez que o eletrodo de registro está localizado no crânio, próximo à superfície cortical, um potencial positivo é registrado. Por convenção, um potencial positivo registrado extracelularmente é, diferentemente do registro intracelular, uma deflexão para baixo. *À direita*, potencial registrado de uma aferência excitatória originada no córtex contralateral. O axônio atravessou o corpo caloso e termina em uma camada cortical superficial. Um potencial negativo (deflexão para cima) é registrado porque o eletrodo está mais próximo do local de entrada do fluxo de corrente, o que deixa o líquido extracelular próximo à superfície cortical relativamente negativo. (Fonte: Kandel ER, Schwartz JH, eds. *Principles of neural science.* 2nd ed., New York: Elsevier Science & Technology; 1985.)

do hipotálamo (hipotálamo lateral), juntamente com projeções corticais diretas vindas da formação reticular, regulem a consciência e a estimulação. Os neurônios que se projetam para o córtex, vindos de núcleos sensores específicos retransmissores do núcleo do tálamo, e recebem estímulo da formação reticular, provavelmente influenciam a atenção. O termo sistema de ativação reticular refere-se de forma coletiva a estes neurônios ascendentes da formação reticular, bem como a neurônios que retransmitem sua atividade ao córtex; ambos afetam a consciência, a resposta à excitação e a atenção.

A estimulação de vias sensoriais pode ser registrada como potenciais evocados

Grandes áreas do encéfalo e da medula espinal não têm sua atividade refletida no EEG. Outros registros clínicos eletrofisiológicos podem ajudar a examinar a função destas áreas.

A atividade sináptica em uma via sensorial pode ser registrada a partir do crânio por uma técnica computadorizada que retira a atividade mais aleatória de fundo do EEG, permitindo a detecção mais clara da resposta elétrica a múltiplas estimulações do sistema sensorial. Estes sinais são chamados de *potenciais evocados sensoriais*.

Uma vez que os macroeletrodos colocados no crânio podem registrar com maior facilidade os sinais elétricos do EEG produzidos pelas células corticais cerebrais mais próximas, esses sinais de alta voltagem devem ser eliminados; caso contrário, poderiam mascarar os potenciais evocados sensoriais. Como os sinais de fundo do EEG são relativamente aleatórios, um computador pode juntá-los

e funcionalmente apagá-los do registro, ao mesmo tempo que mede os sinais não aleatórios dos potenciais evocados sensoriais registrados a partir de múltiplas estimulações de uma via sensorial. Dessa maneira, os macroeletrodos colocados no crânio podem ser usados para registrar eventos elétricos gerados no encéfalo distantes do eletrodo registrador. Por essa razão, os potenciais evocados sensoriais são frequentemente chamados de *potenciais de campo distante*.

Um deles é a RAETE. O procedimento clínico eletrofisiológico em que a colocação dos eletrodos é configurada para inclusão da atividade do tronco encefálico registra eventos elétricos por 10 milissegundos após um estímulo (um estalido) na orelha (Figura 16.6). Em geral, sete ondas são registradas, e acredita-se que sejam geradas pela atividade neurológica nos componentes da via auditiva a partir do nervo auditivo, através de radiações auditivas saídas no núcleo médio geniculado do tálamo (Figura 16.7). Registros mais longos do que 10 milissegundos são obtidos em algumas situações e são conhecidos como *registros de latência média*. Estas ondas tardias refletem a resposta cortical ao estímulo auditivo. A RAETE é usada em animais e seres humanos para avaliar a função geral do tronco encefálico e a função auditiva em particular. Outros potenciais evocados sensoriais podem ser registrados a partir de estímulos dos sistemas visual e somatossensorial, bem como de outras modalidades sensoriais.

A RAETE é também utilizada simultaneamente com o registro do EEG para confirmar a morte cerebral. Um EEG achatado, o principal indicador da morte cerebral, combinado a um RAETE viável sugere que o déficit funcional pode não ser irreversível.

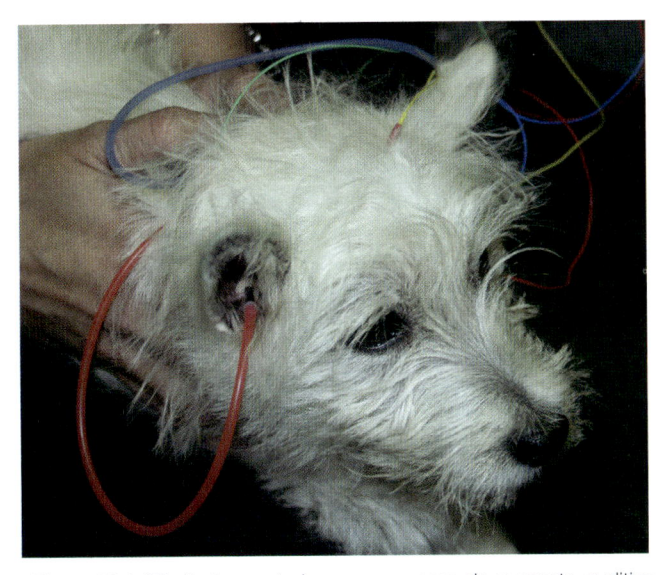

● **Figura 16.6** Cão instrumentado para o exame de resposta auditiva evocada no tronco encefálico (RAETE) com inserção de tubos na orelha (*tubos grossos vermelho e azul*) e montagem de eletrodos cutâneos vértice-mastoide (*fios finos*). (Imagem cortesia de Dr. John H. Rossmeisl Jr., Department of Small Animal Clinical Sciences, Virginia-Maryland College of Veterinary Medicine, Virginia Tech., EUA.)

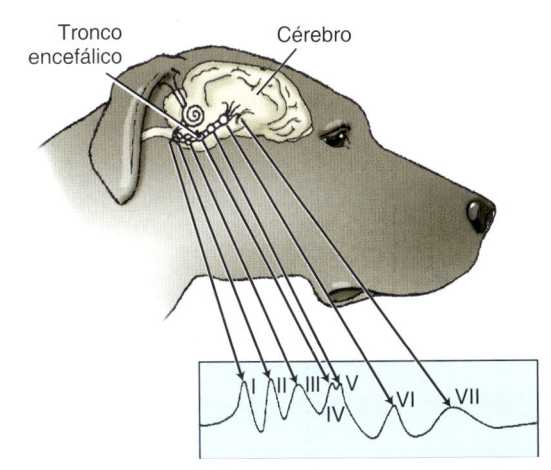

● **Figura 16.7** Resposta auditiva evocada no tronco encefálico (RAETE): diagrama idealizado de ondas registradas pela média dos sinais. Os supostos elementos neurais responsáveis pela produção sequencial das ondas auditivas são agrupados da seguinte maneira: a onda I reflete a cóclea, o gânglio espiral e o oitavo nervo craniano. A onda II reflete os núcleos cocleares. A onda III reflete o núcleo do corpo trapezoide. As ondas IV e V refletem os lemniscos laterais, os núcleos lemniscais e o colículo caudal, respectivamente (estas duas ondas são frequentemente combinadas para formar uma única onda). A onda VI reflete o corpo geniculado medial. A onda VII reflete as radiações auditivas. As deflexões positivas são direcionadas para cima. (Fonte: Oliver JE, Hoerlein BF, Mayhew IG, eds. *Veterinary neurology*. Philadelphia: Saunders; 1987.)

CORRELAÇÕES CLÍNICAS

Tumor cerebral
Relato
Você examina um Boston Terrier de 10 anos de idade. O proprietário relata que, nas últimas 3 semanas, o cão apresentou convulsões cada vez mais frequentes, caracterizadas por virar a cabeça para a direita, rigidez dos membros anterior e posterior direitos, quedas no chão e micção. Mais recentemente, o cão parece fraco, desorientado e confuso. Tende a andar em círculos e aparenta fraqueza do membro anterior direito.

Exame clínico
O exame físico revela deficiências consideráveis no sistema nervoso. O cão parece fraco, desorientado, confuso e sua marcha é instável. Tende a andar em círculos no sentido anti-horário. Os reflexos segmentares cranianos e medulares estão dentro dos limites normais. A reação de posicionamento proprioceptivo é anormal no membro anterior direito e normal nos outros três membros (Capítulos 7 e 10). O EEG revelou que a frequência dominante está mais lenta e a amplitude é mais alta no córtex parietal esquerdo do que no restante do cérebro. Picos ocasionais de atividade elétrica também puderam ser visualizados na área do córtex parietal esquerdo. Uma ressonância magnética (RM) do cérebro deve ser realizada para determinar a existência e a natureza de um tumor ou outro processo patológico focal suspeito devido aos padrões do EEG. A RM fornece as melhores imagens das lesões intracranianas para determinar se este é um tumor primário (originário do tecido cerebral) ou secundário (originário de outras partes do corpo; por exemplo, hemangiossarcoma, linfossarcoma). À RM, os tumores primários comumente são observados como massas solitárias no cérebro, enquanto tumores secundários tendem a ser multifocais.

Comentário
Este é um cão idoso, com histórico recente de uma doença cerebral progressiva e assimétrica que sugere lesão intracraniana focal e talvez tumor cerebral. Uma lesão focal é confirmada pelo EEG e técnicas de diagnóstico por imagem do cérebro. Os tumores nos hemisférios cerebrais geralmente causam diminuição focal na frequência do EEG com aumento de amplitude. Isso é chamado de *foco de ondas lentas*. O tumor em si é eletricamente silencioso, mas seus efeitos no córtex cerebral adjacente são lentificadores e os picos elétricos intermitentes representam a atividade convulsiva no córtex. Entre as convulsões clínicas,

estes picos ainda podem ser vistos no EEG, mas não se espalham o suficiente pelo córtex para provocar um episódio convulsivo. Durante uma convulsão clínica, esta atividade elétrica anormal se espalha de forma mais ampla por todo o tecido cerebral, causando os diversos eventos motores e outros observados da epilepsia. Ainda não se sabe por que estes picos se difundem apenas ocasionalmente para partes mais distantes do cérebro para causar as convulsões, nem o que faz com que estas convulsões parem.

Tratamento
Muitas formas de distúrbios convulsivos são passíveis de tratamento com remoção da causa de base; a frequência das convulsões também pode ser reduzida com a administração de fármacos anticonvulsivantes. Neste cão, a causa provável é um tumor cerebral. Dependendo da natureza do tumor, cirurgia e radioterapia podem ser realizadas para aumentar a sobrevida do animal. Porém, é mais provável que o prognóstico seja ruim. Medicações antiepilépticas e corticosteroides podem aumentar a qualidade da vida que resta ao cão.

Surto de doença neurológica em caprinos
Relato
Um produtor de cabras leiteiras chama você e diz que, nos últimos dias, notou vários animais que estão tropeçando e perambulando pelo capril. Alguns têm cabeça inclinada e, aparentemente, não estão se alimentando bem. Em alguns, o acometimento é brando, outros têm quadros mais graves, mas todos parecem estar piorando. A fazenda recebeu uma nova silagem nas últimas 3 semanas.

Exame clínico
Você examina a cabra em pior estado. Ela apresenta febre, aumento da frequência cardíaca e da frequência respiratória e parece pressionar a cabeça (em pé, com a cabeça contra a parede ou outro objeto sem razão aparente) inclinada para a direita. A cabra não está interessada no alimento oferecido. Além do aparente envolvimento vestibular sugerido pelos problemas da cabeça, outros nervos cranianos parecem normais. Ela tem déficits proprioceptivos conscientes (ataxia) nos quatro membros. Com base no histórico de mudança na silagem e o número de animais acometidos, *Listeria monocytogenes* seria um dos principais diferenciais. A análise do líquido cefalorraquidiano

CORRELAÇÕES CLÍNICAS (*continuação*)

(LCR) revela aumento de leucócitos e proteínas, o que também apoia o diagnóstico de listeriose. A cultura do LCR também pode ser realizada.

Comentário

A forma neurológica de *Listeria* pode causar doença que acomete o tronco encefálico, o cérebro ou a medula espinal. As alterações comuns são incluem inflamação de células mononucleares e microabscessos no SNC. A infecção do tronco encefálico caudal (ponte e bulbo) pode afetar o quinto, sétimo, oitavo, nono e décimo par de nervos cranianos e o acometimento do sistema de ativação reticular pode reduzir o nível de consciência ou alterar a atividade mental. A inclinação da cabeça é indicativa de infecção do nervo craniano VIII. Os déficits de propriocepção consciente se devem à infecção e à

interferência nas vias sensoriais ascendentes. A RAETE poderia ser realizada aqui para identificar a localização de algumas das alterações, embora o EEG seja de pouca utilidade no caso de envolvimento focal do tronco encefálico caudal sugerido aqui. No entanto, devido aos custos, prefere-se investir no tratamento que em outros exames diagnósticos.

Tratamento

As cabras são geralmente tratadas com oxitetraciclina ou penicilina procaína. Outros animais acometidos devem ser tratados e o restante do rebanho deve ser monitorado. A silagem deve ser examinada como uma possível fonte de *Listeria* e/ou desprezada; além disso, a obtenção de uma nova silagem deve ser considerada.

Questões de revisão

1. Qual das afirmações a seguir, a respeito do EEG, é *falsa*?
   a. Sua medida é baseada no volume de condução
   b. O EEG mede principalmente os potenciais pós-sinápticos no córtex cerebral
   c. O EEG é comumente usado para medir a atividade de um pequeno número de neurônios
   d. O EEG mede a atividade espontânea do tecido cerebral
   e. Alternativas a e d

2. Em qual dessas estruturas uma lesão teria menor probabilidade de exercer um efeito significativo no EEG?
   a. Córtex cerebral
   b. Tálamo
   c. Hipotálamo
   d. Cerebelo
   e. Sistema de ativação reticular

3. Qual das afirmações a seguir é *verdadeira*?
   a. Um EEG de baixa frequência e alta amplitude é denominado "dessincronizado"

   b. O EEG isoladamente é utilizado para confirmar a morte cerebral
   c. Há alguns períodos durante o sono em que o EEG apresenta alta frequência e baixa amplitude
   d. O EEG é geralmente medido na resposta à estimulação de um órgão sensorial

4. A RAETE requer a retirada da atividade aleatória de fundo do EEG antes de ser observada.
   a. Verdadeiro
   b. Falso

5. Um tumor cerebral pode causar diminuição focal do EEG do tecido cerebral adjacente ao tumor.
   a. Verdadeiro
   b. Falso

Bibliografia

Bagley RS. *Fundamentals of Veterinary Clinical Neurology*. Ames, Iowa: Blackwell Publishing; 2005.

Bear MF, Connors BW, Paradiso MA. *Neuroscience: Exploring the Brain*. 4th ed. Philadelphia: Wolters Kluwer; 2016.

Blades Golubovic S, Rossmeisl JH Jr. Status epilepticus in dogs and cats, part 1: etiopathogenesis, epidemiology, and diagnosis. *J Vet Emerg Crit Care (San Antonio)*. 2017;27(3):278–287.

Dewey CW, da Costa RC, Ducote JM. Neurodiagnostics. In: Dewey CW, da Costa RC, eds. *A Practical Guide to Canine and Feline Neurology*. 3rd ed. Oxford, UK: Wiley-Blackwell; 2015.

Haines DE, ed. *Fundamental Neuroscience for Basic and Clinical Applications*. 3rd ed. Philadelphia: Churchill Livingstone; 2006.

Hall JE. *Guyton and Hall Textbook of Medical Physiology*. 13th ed. Philadelphia: Saunders; 2016.

Kandel ER, Schwartz JH, Jessell TM, et al, eds. *Principles of Neural Science*. 5th ed. New York: McGraw-Hill; 2012.

Lorenz MD, Coates JR, Kent M. *Handbook of Veterinary Neurology*. 5th ed. Philadelphia: Saunders; 2010.

Pellegrino FC, Sica REP. Canine electroencephalographic recording technique: findings in normal and epileptic dogs. *Clin Neurophysiol*. 2004;115:477–487.

Poma R, Chambers H, da Costa RC, et al. MRI measurement of the canine auditory pathways and relationship with brainstem auditory evoked responses. *Vet Comp Orthop Traumatol*. 2008;21(3):238–242.

Rossmeisl JH, Pancotto TE. Intracranial neoplasia and secondary pathological effects. In: Platt S, Garosi L, eds. *Small Animal Neurological Emergencies*. London, UK: Manson Publishing Ltd; 2012.

Smith B. *Large Animal Internal Medicine*. 5th ed. St. Louis: Mosby Elsevier; 2015.

Strain GM. Consciousness and higher cortical function. In: Reece WO, eds. *Duke's Physiology of Domestic Animals*. 12th ed. Ithaca, NY: Comstock Publishing; 2004.

Williams DC, Aleman T, Holliday TA, et al. Qualitative and quantitative characteristics of the electroencephalogram in normal horses during spontaneous drowsiness and sleep. *J Vet Intern Med*. 2008;22(3):630–638.

17

Audição

BRADLEY G. KLEIN

PONTOS-CHAVE

1. As ondas sonoras são fases alternadas de condensação e rarefação (ondas de pressão) das moléculas no ambiente externo.
2. As orelhas externas e médias afunilam as ondas sonoras para a cóclea.
3. A cóclea está localizada na orelha interna.
4. A cóclea converte as ondas sonoras em potenciais de ação do oitavo par de nervos cranianos.
5. A frequência das ondas sonoras começa a ser decifrada na cóclea.
6. Os potenciais de ação da cóclea são transmitidos pelo tronco encefálico até o córtex cerebral.
7. A surdez é decorrente de uma interrupção nos processos da audição.

Nossas vidas são enriquecidas por músicas e conversas e alteradas pelos sons de perigo. Muitas espécies de mamíferos apresentam audição bastante acurada. A audição depende de propriedades notáveis de células receptoras ciliadas na cóclea que traduzem o som em potenciais de ação que são, então, enviados para o encéfalo. Felizmente, o sistema auditivo não é um local frequente de lesões patológicas em medicina veterinária, exceto por defeitos congênitos ocasionais e exposição a substâncias ototóxicas. Todavia, a audição é suficientemente importante para garantir uma breve discussão de sua fisiologia.

As ondas sonoras são fases alternadas de condensação e rarefação (ondas de pressão) das moléculas no ambiente externo

As *ondas sonoras* são vibrações longitudinais de moléculas no ambiente externo, caracterizadas por fases alternadas de condensação e rarefação (aumento e diminuição na pressão). Estas alterações de pressão produzem a sensação de som após atingirem a membrana timpânica e são subsequentemente traduzidas em sinais nervosos que finalmente chegam ao córtex cerebral. As ondas sonoras que alcançam a membrana timpânica podem ser expressas como mudanças na pressão do som em função do tempo (Figura 17.1).

De modo geral, o subjetivo *ruído* do som está correlacionado à *amplitude* de uma onda sonora; a *altura* de um som está correlacionada à *frequência* da onda. A amplitude de um som é, em geral, quantificada de acordo com a *escala* logarítmica de *decibel*, que expressa a energia do som com relação à energia de referência de um som-padrão. Este,

representando 0 decibel (dB), é o limiar para a audição humana, em que o som de ambiente com suas moléculas em movimento quase pode ser ouvido. A conversação normal é de cerca de 60 dB e o som mais alto tolerável para os seres humanos é de cerca de 120 dB, cerca de 1 milhão de vezes o limiar de amplitude. O som mais alto relacionado com o latido de um cão foi registrado como 108 dB. A frequência sonora, o número de ciclos de oscilação de pressão por unidade de tempo, é expressa em unidades chamadas hertz (Hz), em que 1 Hz = 1 ciclo por segundo.

As orelhas externas e médias afunilam as ondas sonoras para a cóclea

A orelha externa, composta pelo pavilhão auricular e o canal auditivo, afunila as ondas sonoras para a *membrana timpânica* ou tímpano (Figura 17.2). Alguns animais podem movimentar o pavilhão auricular para melhor captação mais eficiente das ondas sonoras e seu formato natural pode filtrar ou acentuar algumas frequências sonoras. Em algumas espécies, os contornos do pavilhão auricular ajudam a localização do som no plano vertical. O tímpano é uma membrana entre as orelhas externas e médias. A orelha média é uma cavidade preenchida por ar no osso temporal, conectada à nasofaringe pela tuba auditiva (tuba de Eustáquio).

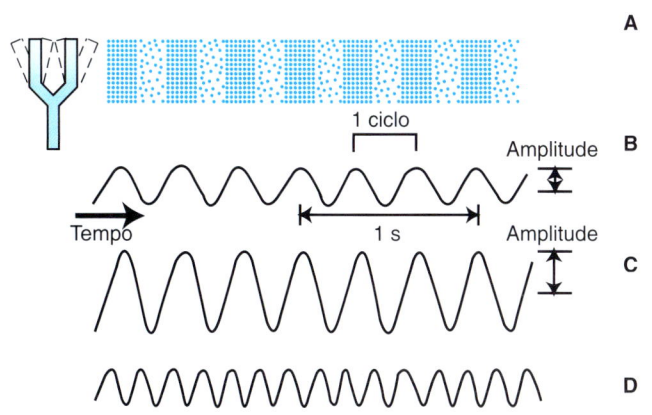

● **Figura 17.1** Características das ondas sonoras. **A.** A expansão e contração cíclicas de um diapasão produzem um ciclo de compressão e rarefação das moléculas do ar e mudança cíclica na pressão do ar. **B.** Mudanças cíclicas na pressão do ar correspondem a um tom puro. O número de ciclos por segundo é a frequência do tom expressa em hertz (Hz). A frequência do tom em **B** é 3 Hz. A amplitude da onda reflete a magnitude do aumento da pressão e é, em geral, expressa em decibéis (dB). **C.** O tom com maior amplitude é percebido como mais alto do que **B**. **D.** O tom com frequência maior é percebido como mais alto do que **B** e **C**.

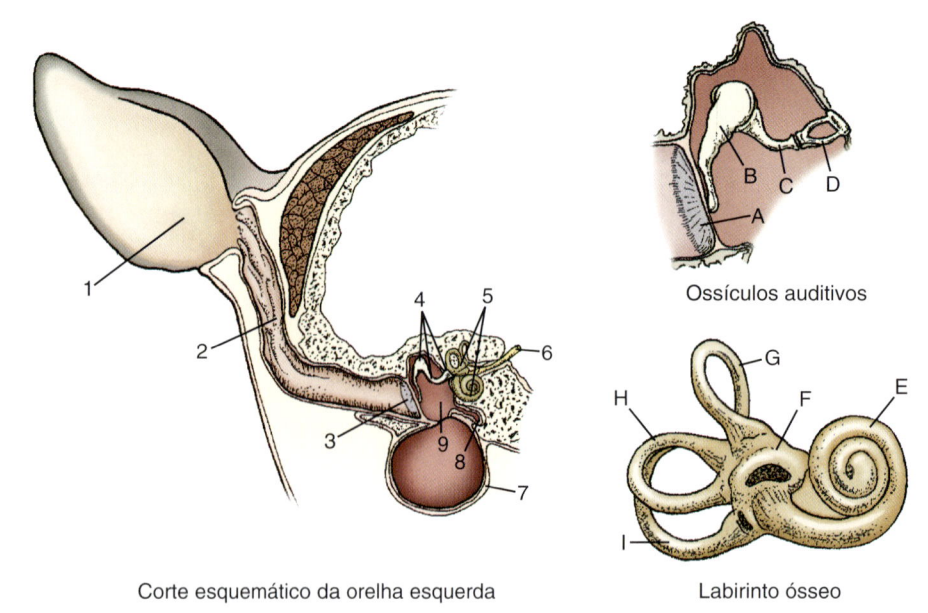

Ossículos auditivos

Corte esquemático da orelha esquerda

Labirinto ósseo

• **Figura 17.2** Diagramas esquemáticos de um corte da orelha esquerda, dos ossículos auditivos e do labirinto ósseo. *1*, pavilhão auricular; *2*, canal auditivo; *3*, membrana timpânica; *4*, ossículos auditivos; *5*, labirinto ósseo; *6*, oitavo nervo craniano; *7*, bula timpânica; *8*, tuba auditiva; *9*, orelha média; *A*, membrana timpânica; *B*, martelo; *C*, bigorna; *D*, estribo; *E*, cóclea; *F*, utrículo; *G*, *H*, e *I*, canais semicirculares. (Fonte: Getty R. *Atlas for applied veterinary anatomy*. 2nd ed. Ames, Iowa: Iowa State University Press; 1964.)

Três pequeninos ossos – o martelo, a bigorna e o estribo – coletivamente chamados de *ossículos*, estão conectados uns aos outros e localizados na orelha média. O martelo está ligado à membrana timpânica e o estribo está conectado à membrana da janela oval, que separa a orelha média da orelha interna. Os ossículos transferem a vibração da membrana timpânica para a membrana da janela oval de modo a evitar perda significativa de energia à medida que o som é transferido da orelha externa preenchida por ar para a orelha interna preenchida por líquido. Dois pequenos músculos esqueléticos também estão localizados na orelha média, um inserido no martelo e um inserido no estribo. Suas contrações reduzem a transferência de vibração entre a membrana timpânica e a membrana da janela oval. Este reflexo de atenuação pode proteger a orelha interna de sons muito altos.

A cóclea está localizada na orelha interna

A orelha interna (labirinto) contém os órgãos receptores de dois sistemas sensoriais: (1) o sistema vestibular, que detecta a aceleração e a inclinação estática da cabeça (ver Capítulo 11) e (2) o sistema auditivo, que detecta e analisa o som. A orelha interna é formada pelo *labirinto ósseo*, em cujo interior está o *labirinto membranoso*. O labirinto ósseo é uma série de túneis na porção petrosa do osso temporal. Dentro desses túneis, cercado por um líquido chamado *perilinfa*, está o labirinto membranoso. O labirinto membranoso segue o contorno do labirinto ósseo e contém *endolinfa*. As porções vestibular e auditiva da orelha interna são contíguas e o desenho de um "túnel membranoso dentro de um túnel ósseo" é uma característica anatômica das duas partes. A porção auditiva do complexo da orelha interna é chamada de *cóclea* (ver Figuras 11.1 e 17.2).

A porção coclear do labirinto é espiralada como a concha de um caracol. Se pudéssemos desenrolar mentalmente este arranjo em uma forma linear e fizéssemos um corte transverso, perpendicular ao seu longo eixo (como cortando um salame e olhando para a última fatia), veríamos duas membranas, a membrana basilar e a membrana de Reissner, dividindo a cóclea em três câmaras ou *escalas* (Figura 17.3). A *escala vestibular*, de localização dorsal, e a

escala timpânica, de localização ventral, contêm perilinfa. A *escala média* (ducto coclear) é formada pela porção membranosa do labirinto e contém endolinfa. A *membrana basilar* é o assoalho da escala média e sobre essa membrana está o órgão receptor de células ciliadas para audição, chamado de *órgão de Corti*. Uma superfície coberta por gel ancorada imediatamente sobre as células ciliadas do órgão de Corti é denominada *membrana tectorial*. A organização morfológica que acaba de ser descrita é praticamente a mesma ao longo de todo o comprimento da cóclea, exceto naquele em que a escala vestibular e a escala timpânica se conectam na porção distal (mais afastada da janela oval).

A cóclea converte as ondas sonoras em potenciais de ação do oitavo par de nervos cranianos

O órgão de Corti medeia a transdução de ondas sonoras em potenciais de ação. As células ciliadas receptoras do órgão de Corti são semelhantes em estrutura e função às células ciliadas que formam os órgãos sensoriais vestibulares. As células ciliadas fazem sinapse com os neurônios sensoriais que formam a porção coclear do oitavo nervo craniano (vestibulococlear), que se projeta nos *núcleos cocleares* do tronco encefálico. Os corpos celulares destes neurônios sensoriais residem no *gânglio espiral* (ver Figura 17.3). O movimento induzido pelo som nos cílios das células ciliadas muda a frequência dos potenciais de ação nas fibras do oitavo nervo craniano.

As ondas sonoras no ambiente externo são coletadas pela orelha externa e provocam vibrações na membrana timpânica. Estas vibrações são transmitidas através da orelha média, pelo movimento dos ossículos, produzindo uma vibração similar à da membrana da janela oval da cóclea. Conforme a membrana da janela oval vibra, o som é transferido ao longo da perilinfa da escala vestibular e através da endolinfa da escala média para a membrana basilar. Esta energia produz uma série de ondas migratórias que começam próximo à base da membrana

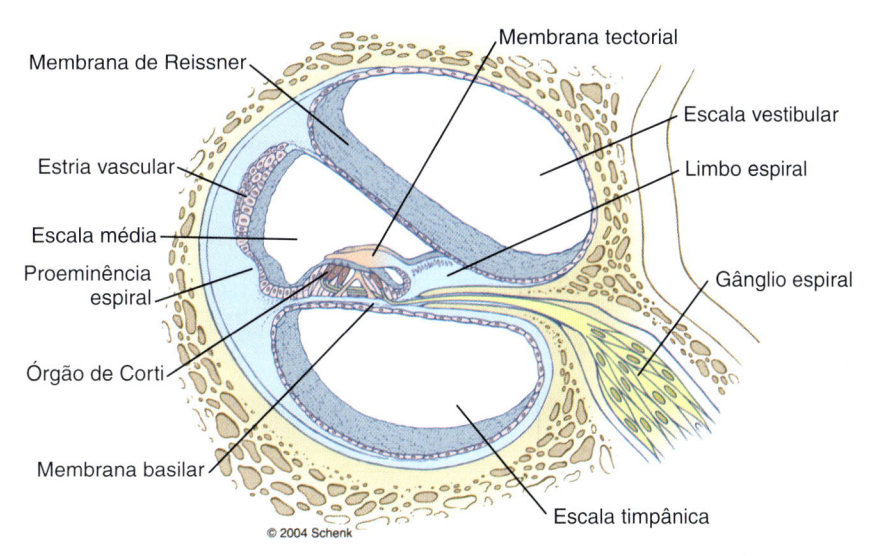

Membrana de Reissner

Estria vascular

Escala média

Proeminência espiral

Órgão de Corti

Membrana basilar

Membrana tectorial

Escala vestibular

Limbo espiral

Gânglio espiral

Escala timpânica

© 2004 Schenk

Figura 17.3 Representação esquemática de um corte através de um dos giros da cóclea. (Fonte: Hall JE. *Guyton and Hall textbook of medical physiology*. 12th ed. Philadelphia: Saunders; 2011.)

basilar (próximo à janela oval) e propagam-se ao longo do seu comprimento. A situação é análoga a chicotear uma extremidade livre de uma corda que esteja fixada na extremidade oposta. Um diagrama dessa transmissão é mostrado na Figura 17.4. O movimento das ondas migratórias faz com que porções flexíveis da membrana basilar movam-se para cima e para baixo. Como o órgão de Corti está situado acima da membrana basilar, este movimento de sobe e desce faz com que os cílios das células ciliadas se movam excessivamente para trás e para frente contra a membrana tectorial ancorada (Figura 17.5). Isto, por seu turno, altera a liberação de transmissores das células ciliadas para os neurônios do oitavo nervo, alterando o potencial de ação ao alimentar a taxa destes neurônios. É neste ponto que o órgão de Corti transduz a energia de ondas sonoras em atividade neuronal. À medida que a amplitude de um som ambiente aumenta (normalmente percebido como um som alto), maior área da membrana basilar é deslocada. Isto faz com que um grande número de células ciliadas se mova contra a membrana tectorial, afetando sucessivamente a atividade de um grande número de neurônios do oitavo nervo craniano. Esta é uma via de codificação da intensidade do som pelo sistema nervoso central.

A frequência das ondas sonoras começa a ser decifrada na cóclea

As propriedades físicas da membrana basilar não são uniformes ao longo do seu comprimento. A sua base é mais estreita e relativamente firme (próxima à janela oval), tornando-se progressivamente mais larga e flexível na direção do seu ápice (ver Figura 17.4B). Dessa maneira, as propriedades ressonantes da membrana não são uniformes. Uma região próxima à base é deslocada significativamente por um som de alta frequência e, à medida que a frequência do som diminui, a região de deslocamento significativo se aproxima progressivamente do ápice (ver Figura 17.4C). Como o órgão de Corti fica sobre a membrana basilar, sons de alta frequência afetam mais facilmente as células ciliadas e seus neurônios associados próximos à base da membrana. À medida que a frequência diminui, as células ciliadas e os neurônios ativados são aqueles progressivamente mais próximos ao ápice. Por causa deste relacionamento ordenado entre a frequência de uma onda sonora e a região da

cóclea que é ativada por esta frequência, diz-se que a cóclea possui uma *organização tonotópica*. Assim, o principal meio pelo qual o sistema nervoso começa a decifrar a frequência de um som é por meio da localização das células ciliadas e dos neurônios que são mais afetados por aquele som.

Entre as espécies, há uma correlação aproximada positiva entre o número de espirais na cóclea e a faixa de frequência da audição, embora haja exceções para algumas espécies com cócleas especializadas (p. ex., morcego-ferradura, rato-canguru). A gama de frequências superiores da audição parece ser negativamente correlacionada à distância entre as duas orelhas.

Os potenciais de ação da cóclea são transmitidos pelo tronco encefálico até o córtex cerebral

Os potenciais de ação originados na cóclea percorrem a porção coclear do oitavo nervo craniano até o núcleo coclear no bulbo. De lá, a atividade neuronal é retransmitida através de sinapse, de forma sequencial, para o *complexo olivar superior* (um grupo de núcleos que abrange a região de fronteira pontobulbar), *o colículo inferior* do mesencéfalo, *o núcleo geniculado médio* do tálamo e, finalmente, o *córtex auditivo* do lobo temporal (Figura 17.6). A percepção consciente do som ocorre no córtex cerebral. Por causa do grande número de conexões dos neurônios do centro auditivo cruzando o plano mediano, a informação originada no núcleo coclear de um lado pode alcançar outros núcleos auditivos em ambos os lados do encéfalo. No entanto, a informação proveniente de determinada cóclea é predominantemente conduzida até o córtex auditivo contralateral. Cada núcleo na via auditiva tem uma representação tonotópica de frequência do som, mas é especializado em processar características particulares do som. Por exemplo, o complexo olivar superior desempenha um papel importante na determinação de qual lado da cabeça uma fonte de som ambiente é proveniente. Importantes estímulos ambientais para essa localização direcional são diferenças na intensidade, e no tempo de chegada, de um som nas duas diferentes orelhas. Por outro lado, o núcleo geniculado medial é especializado em detectar certas combinações de frequências, bem como padrões de temporização entre os sons.

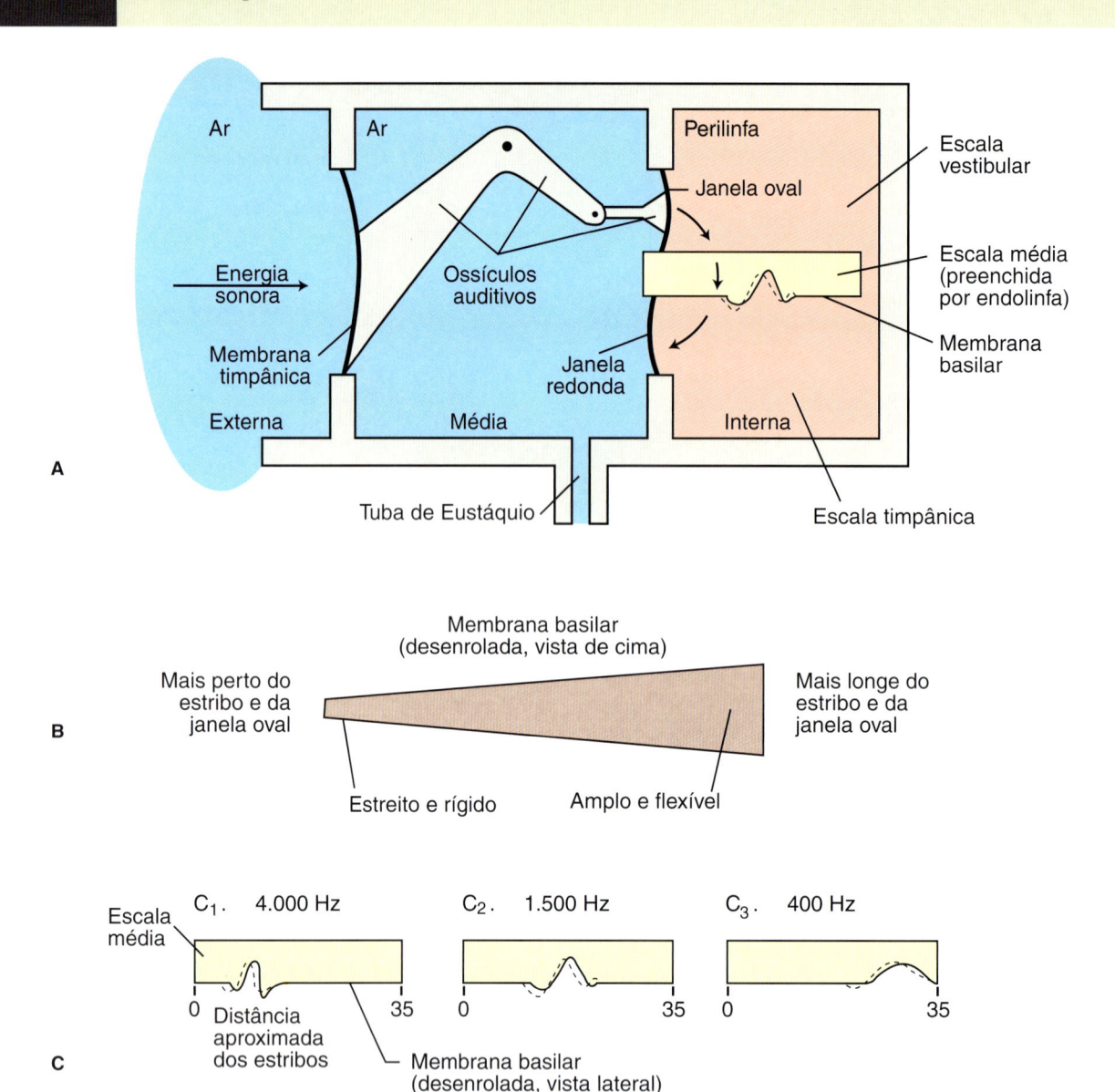

Figura 17.4 Representação esquemática da transmissão da energia sonora da orelha externa para a orelha interna. **A.** A energia sonora entra na orelha externa preenchida por ar e faz vibrar a membrana timpânica, que produz o movimento dos ossículos na orelha média preenchida por ar. O movimento dos ossículos desloca a membrana da janela oval da orelha interna preenchida por líquido, resultando em uma onda migratória na membrana basilar. **B.** A membrana basilar é estreita e firme na sua base e mais larga e flexível distante da base. **C.** À medida que a frequência de um som diminui, a região de distensão máxima da membrana basilar produzida pelas ondas migratórias localiza-se progressivamente mais longe da base. (Redesenhada de Lippold OCJ, Winton FR. *Human physiology*. 6th ed. New York: Churchill Livingstone; 1972.)

A surdez é decorrente de uma interrupção nos processos da audição

A surdez clínica pode ser decorrente de uma perda na transmissão sonora na orelha externa ou na orelha média, denominada *surdez de condução*, da disfunção das células ciliadas cocleares ou das fibras nervosas do oitavo nervo craniano, chamada *surdez neurossensorial*. Considerando que a informação auditiva de uma orelha é significativamente distribuída para ambos os lados do sistema nervoso central, a perda unilateral do sistema auditivo no encéfalo é difícil de ser detectada ou localizada por meio dos exames tradicionais.

Em medicina veterinária, lesões inflamatórias e neoplasias das orelhas externas ou médias são frequentemente a causa de surdez de condução. Às vezes, a inflamação pode se espalhar de forma secundária para a orelha interna e também causar surdez neurossensorial. A surdez em animais jovens é geralmente causada por defeitos congênitos na cóclea (surdez neurossensorial hereditária) e associada à pelagem de cor branca. Certos antibióticos, diuréticos e agentes antineoplásicos têm propriedades ototóxicas capazes de danificar estruturas cocleares (surdez neurossensorial adquirida). Assim como os seres humanos, cães e gatos também são suscetíveis à perda de audição com a idade (*presbiacusia*).

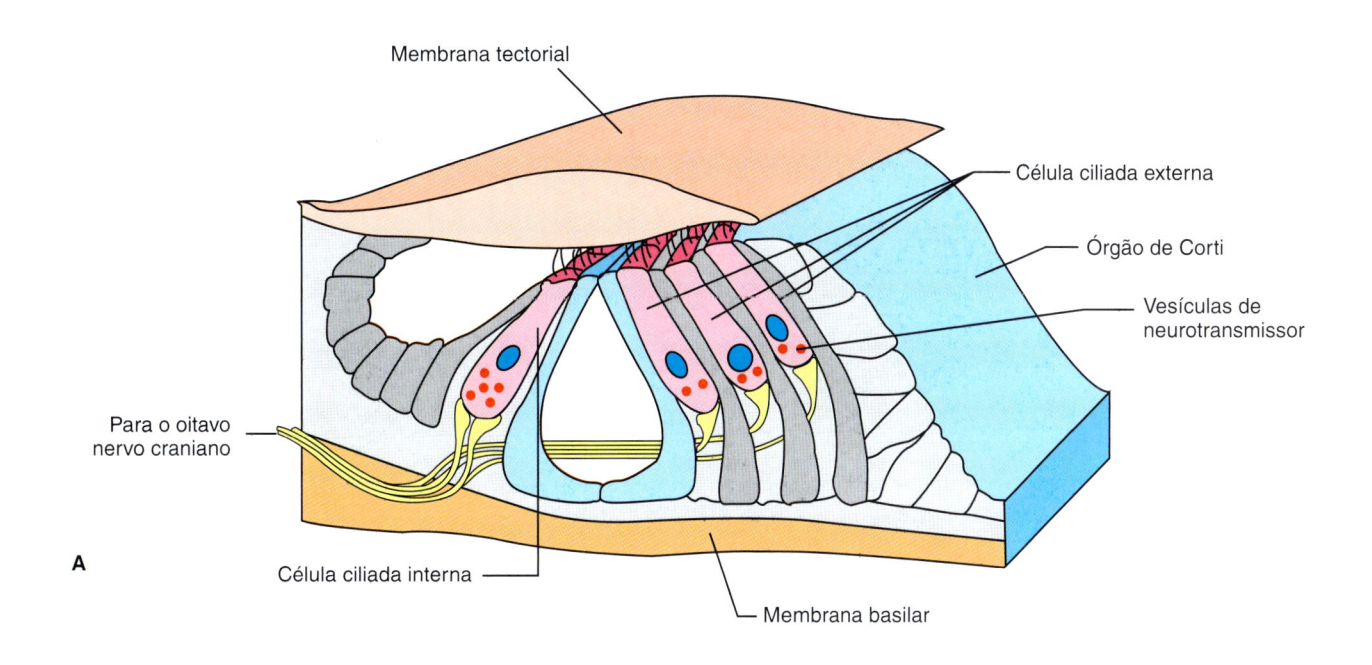

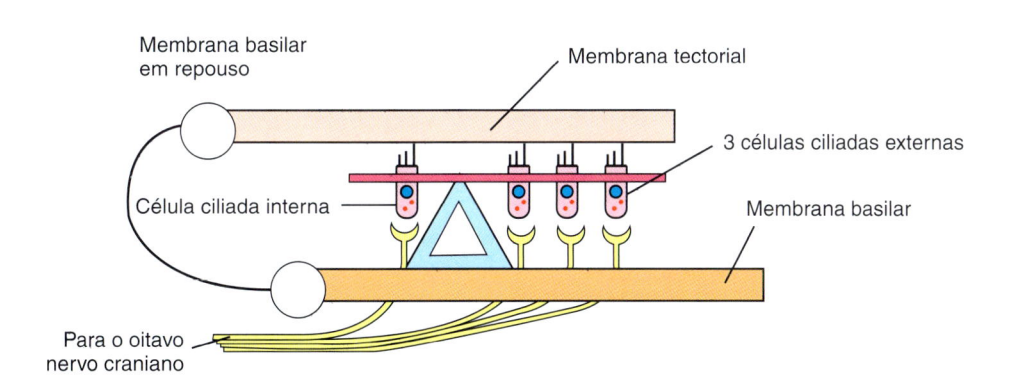

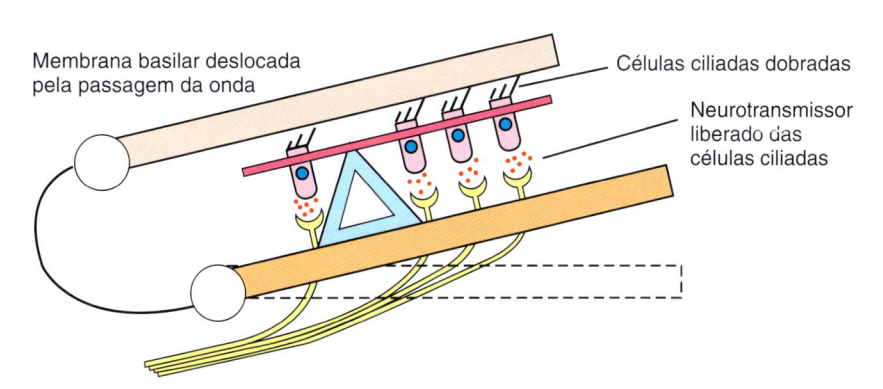

Figura 17.5 A transdução do som em atividade neuronal ocorre no órgão de Corti. **A.** Organização estrutural do órgão de Corti e os seus receptores de células ciliadas, assentados sobre a membrana basilar. **B.** Ondas que viajam ao longo da membrana basilar deslocam a membrana e o órgão de Corti para cima, inclinando os cílios das células ciliadas contra a membrana tectorial sobrejacente. Esta inclinação dos cílios induz a liberação de neurotransmissores a partir de células ciliadas em neurônios sensoriais do oitavo nervo craniano. (Modificada de Goldstein EB. *Sensation and perception*. 6th ed. Pacific Grove, Calif: Wadsworth; 2002.)

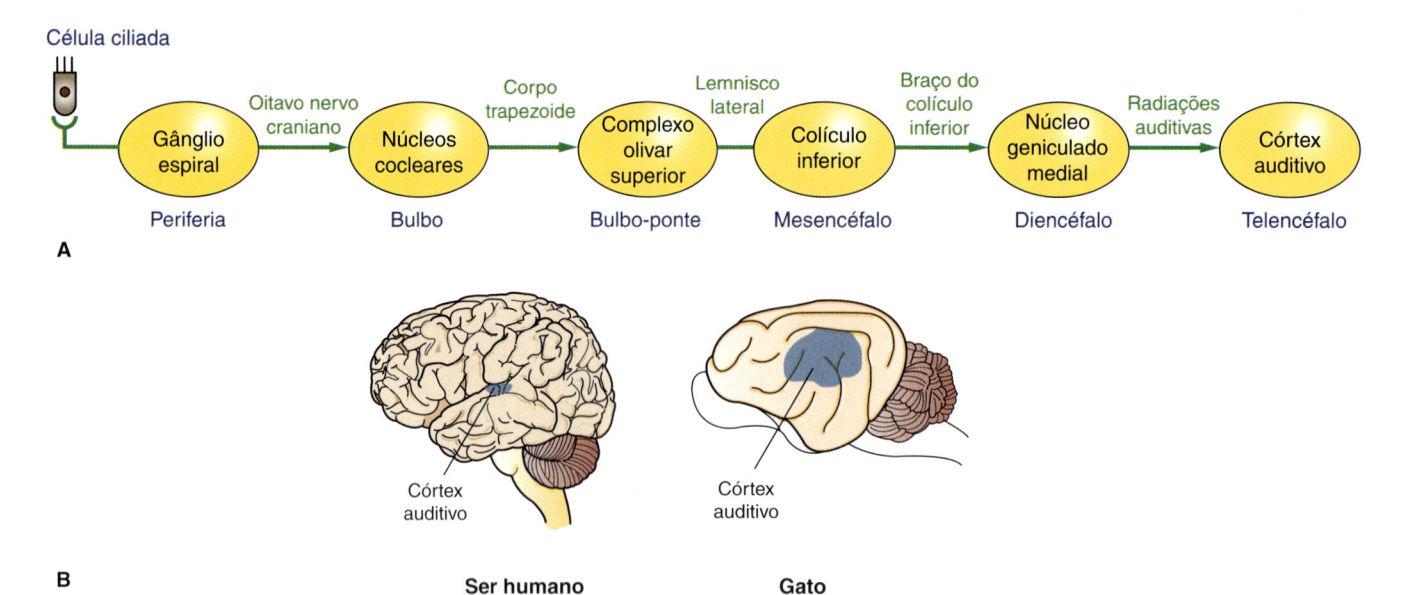

A

Periferia — Bulbo — Bulbo-ponte — Mesencéfalo — Diencéfalo — Telencéfalo

B   Ser humano   Gato

● **Figura 17.6** Principais componentes da via auditiva de células ciliadas até o córtex cerebral. **A.** As *elipses* representam gânglios (sistema nervoso periférico) ou núcleos (sistema nervoso central) e as *setas* representam conexões axonais nomeadas entre eles. As divisões encefálicas maiores (p. ex., bulbo, ponte etc.) em que as estruturas residem também são observadas. **B.** Localização do lobo temporal do córtex auditivo em encéfalos humano e felino. (Modificada de Bear MF, Connors BW, Paradiso MA. *Neuroscience: exploring the brain*. 3rd ed. Philadelphia: Lippincott, Williams & Wilkins; 2007.)

CORRELAÇÕES CLÍNICAS

Surdez congênita

Relato
O proprietário trouxe um Dálmata macho de 8 semanas de idade, quase completamente branco, relatando que o animal parece não ouvir nada.

Exame clínico
O exame físico revela um cachorrinho Dálmata aparentemente normal, sadio, exceto por uma surdez aparente. Ele parece não responder a comandos de voz ou sons altos. Seus reflexos vestibulares e todos os outros reflexos neurológicos estão dentro dos limites normais. O exame de resposta auditiva evocada do tronco encefálico (RAETE; Capítulo 16) resultou em uma linha reta, o que sugere que o encéfalo não recebe nenhum sinal da cóclea.

Comentário
A *surdez congênita* é relativamente comum em cães e outros animais com pelagem branca. De modo geral, é causada pela ausência parcial ou completa da cóclea e, ocasionalmente, pela ausência de outros elementos neurais na via auditiva. Essa doença é conhecida como *surdez neurossensorial* e geralmente está presente ao nascer (congênita). Não se sabe por que é ligada à pelagem branca, mas o padrão sugere que seja um problema genético, em geral bilateral, no desenvolvimento da cóclea. Este cachorro pode ter uma vida relativamente normal desde que seus proprietários estejam atentos.

Surdez em cavalo Paint Horse associada a defeito genético
Relato
Uma proprietária recentemente adotou um cavalo-macho castrado da raça Paint Horse, de 13 anos de idade e padrão overo, de uma organização local de resgate. Ela relata que o animal parece menos ativo do que o normal e se assusta com facilidade.

Exame clínico
Os resultados do exame físico estão dentro dos limites normais, à exceção do fato de que o cavalo se assusta com facilidade. Os exames de sangue de rotina têm resultados normais, mas o animal não apresenta resposta comportamental se os estímulos auditivos forem apresentados fora do campo visual. A resposta auditiva evocada do tronco encefálico (RAETE) revela a ausência quase total de ondas e o sangue enviado para análise do receptor de endotelina B (RENDB) demonstra uma mutação.

Comentário
Várias espécies apresentam uma associação entre defeitos genéticos, cor da pelagem e surdez. Em alguns cavalos Paint Horse, há um defeito no gene RENDB, que tem sido associado à síndrome letal do overo branco. A presença e o fenótipo do defeito genético foram determinados em cavalos surdos, com suspeita de surdez e não surdos de pelagem overo e pinto. Todos os cavalos surdos não apresentavam RAETE, tinham pelo menos um olho azul e extensas marcas brancas nos membros e na cabeça. Noventa e um por cento dos animais surdos e com suspeita de surdez possuíam a mutação RENDB. A audição é regulada pela orelha externa, que coleta ondas sonoras e, em seguida, causa vibrações da membrana timpânica. Estas vibrações são então passadas para a orelha média através do movimento dos ossículos. Isso provoca vibrações na janela oval da cóclea. A janela oval então vibra, transferindo a energia sonora através da endolinfa da escala média até a base da membrana basilar. Como o órgão de Corti fica no topo da membrana basilar, a energia sonora é transmitida aos cílios das células ciliadas, que então se dobram contra a membrana tectorial, o que provoca liberação do neurotransmissor nas fibras do oitavo par de nervos cranianos. Os melanócitos são células que desempenham um papel importante na determinação da pigmentação da pele. No entanto, acredita-se que um defeito nos melanócitos funcionais contribua para algumas formas de surdez, pois essas células normalmente contribuem para a estria vascular rica em vasos sanguíneos da escala média da orelha interna. A estria vascular geralmente regula a composição química da endolinfa da escala média que abriga o órgão de Corti. A falta de melanócitos normais, associados a algumas variações de pigmentação, pode alterar o desenvolvimento e a função da estria vascular, bem como da endolinfa. Isso pode provocar a degeneração das células ciliadas da cóclea e dos neurônios do nervo auditivo. Portanto, a relação entre o padrão de pigmentação do revestimento, a função dos melanócitos e a mutação do gene RENDB justifica um estudo mais aprofundado da surdez congênita equina.

Tratamento
Após a identificação como surdos, os cavalos podem se adaptar muito bem com algumas adaptações (p. ex., confiar em estímulos visuais e táteis durante o treinamento). Muitos cavalos com suspeita de surdez ainda são usados como pretendido.

Questões de revisão

1. Qual das seguintes estruturas é a *primeira* a ser deslocada pela energia sonora que entra na orelha?
   a. Janela oval
   b. Membrana tectorial
   c. Membrana basilar
   d. Membrana timpânica
   e. Estribo

2. As células ciliadas semelhantes àquelas do órgão de Corti são importantes para a função de *dois* de quais seguintes órgãos sensoriais?
   a. Fuso muscular
   b. Retina
   c. Crista ampular
   d. Órgão tendíneo de Golgi
   e. Mácula utricular

3. Qual das seguintes alternativas é *falsa*?
   a. Um aumento na frequência da onda sonora é percebido quando há um aumento no volume do som
   b. A área de grande deslocamento da membrana basilar se aproxima de sua base (na direção da janela oval) à medida que a frequência do som diminui
   c. Uma diminuição na amplitude da onda sonora é percebida conforme o ruído diminui
   d. Um aumento na amplitude da onda sonora desloca maior região da membrana basilar
   e. A contração dos músculos ligados aos ossículos reduz a energia sonora que alcança a orelha interna

4. Qual dos seguintes nervos cranianos transmite o som ao encéfalo?
   a. Segundo
   b. Sétimo
   c. Oitavo
   d. Décimo

5. Qual dos seguintes núcleos encefálicos recebe a informação auditiva por *último*?
   a. Núcleo geniculado medial
   b. Núcleo coclear
   c. Complexo olivar superior
   d. Colículo inferior

Bibliografia

Bear MF, Connors BW, Paradiso MA. *Neuroscience: Exploring the Brain.* 4th ed. Philadelphia: Wolters Kluwer; 2016.

Brodal P. *The Central Nervous System: Structure and Function.* 5th ed. New York: Oxford University Press; 2016.

De Lahunta A, Glass E, Kent M. *Veterinary Anatomy and Clinical Neurology.* 4th ed. Philadelphia: Elsevier Saunders; 2015.

Goldstein EB. *Sensation and Perception.* 8th ed. Pacific Grove, Calif: Wadsworth; 2009.

Haines DE, ed. *Fundamental Neuroscience.* 5th ed. New York: Elsevier; 2018.

Hall JE. *Guyton and Hall Textbook of Medical Physiology.* 13th ed. Philadelphia: Elsevier; 2016.

Magdesian KG, Williams DC, Aleman M, Lecouteur RA, Madigan JE. Evaluation of deafness in American Paint Horses by phenotype, brainstem auditory-evoked responses, and endothelin receptor B genotype. *J Am Vet Med Assoc.* 2009;235(10):1204–1211.

Purves D, Augustine GJ, Fitzpatrick D, et al. *Neuroscience.* 6th ed. New York: Sinauer; 2018.

Strain GM. Deafness prevalence and pigmentation and gender associations in dog breeds at risk. *Vet J.* 2004;167(1):23–32.

Strain GM, Myers LJ. Hearing and equilibrium. In: Reece WO, eds. *Duke's Physiology of Domestic Animals.* 12th ed. Ithaca, NY: Comstock Publishing; 2004.

18

Visão Geral da Função Cardiovascular

ROBERT B. STEPHENSON

PONTOS-CHAVE

1. A função cardiovascular é essencial para a vida e para a saúde.
2. Funções cardiovasculares deficientes (*fisiopatologia cardiovascular*) são frequentemente encontradas na medicina veterinária.
3. O sistema cardiovascular transporta nutrientes, produtos não aproveitáveis, água, eletrólitos, hormônios e calor.
4. Dois tipos de transporte são utilizados no sistema cardiovascular: fluxo em massa e difusão.
5. Como a difusão é muito lenta, cada célula metabolicamente ativa do corpo deve estar próxima a um capilar carregando sangue por fluxo em massa.
6. As circulações pulmonar e sistêmica estão dispostas em série, mas os vários órgãos na circulação sistêmica estão dispostos em paralelo.
7. Débito cardíaco é o volume de sangue bombeado a cada minuto por um ventrículo.
8. A pressão de perfusão para a circulação sistêmica é muito maior do que a pressão de perfusão para a circulação pulmonar.
9. Cada tipo de vaso sanguíneo tem propriedades adaptadas às suas funções particulares.
10. O sangue é uma suspensão de células em um líquido extracelular (plasma).
11. O componente celular do sangue inclui hemácias, leucócitos e plaquetas.
12. A maior parte do oxigênio do sangue é carreada em combinação química com a proteína hemoglobina, no interior das hemácias.

A função cardiovascular é essencial para a vida e para a saúde

A fisiologia cardiovascular é o estudo da função do coração, dos vasos sanguíneos e do sangue. A função primária do sistema cardiovascular pode ser resumida em uma palavra: *transporte*. A corrente sanguínea transporta numerosas substâncias essenciais para a vida e para a saúde, incluindo o oxigênio e os nutrientes necessários para cada célula no corpo. O sangue também transporta dióxido de carbono e outros produtos metabólicos não aproveitáveis para longe das células metabolicamente ativas, encaminhando-os para o pulmão, para os rins e para o fígado, onde serão excretados.

O sangue também transporta água, eletrólitos, hormônios e calor de um local a outro do corpo.

Para estimar a importância do transporte cardiovascular, considere o que acontece se o coração parar de se contrair e a circulação cessar. Perda de consciência em um minuto. Danos cerebrais e de outros tecidos corporais sensíveis ocorrem em poucos minutos, e a morte ocorre pouco tempo depois. Contudo, a circulação não precisa parar completamente para que uma disfunção significativa ocorra.

Em cada tecido do corpo, a função normal depende da chegada de fluxo sanguíneo adequado. Quanto maior a taxa de metabolismo em um tecido, maior a necessidade de fluxo sanguíneo. A condição em que há inadequado fluxo sanguíneo para alcançar as necessidades metabólicas de um tecido é denominada *isquemia*. Mesmo uma isquemia transitória pode provocar *disfunção*. Por exemplo, a perda de tão pouco quanto 10% do volume sanguíneo normal pode reduzir a potência cardíaca e prejudicar o desempenho atlético. A isquemia grave persistente causa lesão tecidual irreversível e, por fim, morte celular (*necrose*). A sequência de mudanças (isquemia → lesão tecidual reversível → lesão tecidual irreversível → necrose) é denominada *infarto*. Uma área de necrose isquêmica é chamada de *infarto*.

Em razão de a função cardiovascular normal ser essencial para a vida e a saúde, o entendimento prático da função e da disfunção cardiovascular é vital para a clínica veterinária. Muitos estudantes de veterinária ainda têm dificuldade em entender a fisiologia cardiovascular. Tendem a concordar com William Harvey, o pai da fisiologia cardiovascular, cuja impressão inicial era de que os movimentos do coração e do sangue eram tão complicados que poderiam apenas ser compreendidos por Deus. Harvey insistiu, todavia, em seus cuidadosos e deliberados estudos da função cardiovascular e, em 1628, apresentou a primeira prova de que o coração bombeia o sangue através dos vasos sanguíneos em um padrão circulatório. Antes da época de Harvey, pensava-se que o sangue fluísse para fora do coração por dentro de vasos sanguíneos e que depois retornasse ao coração por um fluxo reverso através dos mesmos vasos. Em outras palavras, pensava-se que o sangue fluísse como uma maré, da mesma maneira que o ar flui em um único conjunto de vias respiratórias: primeiro para dentro do pulmão e retornando em seguida.

Atualmente, admite-se que o sistema cardiovascular é um *sistema circulatório*, e não um sistema em marés. Entretanto, o caráter circulatório do sistema cardiovascular é exatamente o que o torna difícil de entender. Não apresenta começo ou fim definido e distúrbios em uma região do sistema cardiovascular acabam afetando também todas as outras regiões. Em reconhecimento a esta complexidade, os Capítulos 18 a 26 foram escritos com o objetivo de identificar os conceitos mais importantes e básicos da *função cardiovascular normal*, explicando-os da melhor maneira e preparando o leitor para entender, diagnosticar e tratar a *disfunção cardiovascular* (doença cardiovascular). Este capítulo revisa os aspectos gerais do sistema cardiovascular; o 19 ao 25 discutem em detalhe os vários elementos do sistema cardiovascular. O Capítulo 26 resume a função e a disfunção cardiovasculares, descrevendo os efeitos globais da insuficiência cardíaca, da hemorragia e do exercício.

Funções cardiovasculares deficientes (*fisiopatologia cardiovascular*) são frequentemente encontradas na medicina veterinária

Algumas disfunções cardiovasculares são *primárias*, significando que o distúrbio ou a doença de base afeta o sistema cardiovascular diretamente. Um exemplo de disfunção cardiovascular primária é a *hemorragia* (perda de sangue dos vasos sanguíneos). Disfunções cardiovasculares primárias podem ser *congênitas* (presentes ao nascimento) ou *adquiridas* após o nascimento. Valvas cardíacas defeituosas, que podem não ser capazes de abrir ou fechar completamente, podem estar presentes ao nascimento. Em contrapartida, *cardiomiopatias* (literalmente, doenças do músculo cardíaco) são muito frequentemente adquiridas como resultado de toxicidade química, isquemia cardíaca (resultante de uma doença arterial coronariana), ou infecção viral ou bacteriana que inflama o músculo cardíaco e prejudica a capacidade de o coração bombear o sangue.

Apesar de um coração com defeito congênito ou doença adquirida poder bombear uma quantidade adequada de sangue quando o animal está em repouso, normalmente não pode fornecer o maior fluxo de sangue requerido pelo corpo durante o exercício. Quando uma disfunção do coração compromete sua capacidade de bombear o sangue, denomina-se tal condição como *insuficiência cardíaca* (ou falência da bomba). O paciente com insuficiência cardíaca classicamente exibe uma capacidade ou disposição limitada ao exercício (*intolerância ao exercício*).

Parasitos são outras causas comuns de disfunção cardiovascular adquirida. Em cães, por exemplo, vermes cardíacos adultos (*Dirofilaria immitis*) alojam-se no ventrículo direito e na artéria pulmonar, onde impedem o fluxo sanguíneo. Esses vermes também liberam substâncias na circulação que interferem na capacidade de o organismo controlar a pressão arterial e o fluxo sanguíneo. Em cavalos, os vermes sanguíneos (*Strongylus vulgaris*) alojam-se nas artérias mesentéricas e diminuem o fluxo de sangue para o intestino. A isquemia intestinal resultante deprime as funções digestivas (motilidade, secreção e absorção) e o cavalo exibe sinais de desconforto gastrintestinal (*cólica*).

Em muitas outras enfermidades, as complicações cardiovasculares desenvolvem-se ainda que o sistema cardiovascular não seja o alvo primário da doença. Estas *disfunções cardiovasculares secundárias* frequentemente se tornam os aspectos mais graves da doença e com maior ameaça à vida. Por exemplo, queimaduras graves ou vômitos e diarreia persistentes provocam perda significativa de água e eletrólitos (íons pequenos e solúveis nos líquidos corporais; por exemplo, Na^+, Cl^- K^+, Ca^{2+}). Ainda que nestas condições o volume de sangue não seja reduzido a níveis perigosamente baixos, a alteração na concentração dos eletrólitos pode resultar em ritmos cardíacos anormais (*arritmias cardíacas*) e, então, bombeamento insuficiente do sangue pelo coração (insuficiência cardíaca). As anormalidades eletrolíticas neste paciente podem tornar-se ainda piores caso uma fluidoterapia incorreta seja administrada. Uma fluidoterapia incorreta pode também provocar um acúmulo excessivo de líquido nos tecidos do organismo; este "alagamento" dos tecidos é chamado de *edema*. Se o líquido em excesso se acumular no tecido pulmonar, a condição é denominada *edema pulmonar*. O edema pulmonar representa ameaça à vida porque retarda o fluxo de oxigênio dos *alvéolos* para a corrente sanguínea.

O edema pulmonar é uma complicação secundária em muitas situações de enfermidade. Um exemplo adicional é a *síndrome do choque pulmonar*, que surge quando substâncias tóxicas no organismo desencadeiam aumento na permeabilidade dos vasos sanguíneos pulmonares. Estes vasos "que vazam" permitem que água, eletrólitos, proteínas plasmáticas e leucócitos saiam da corrente sanguínea e acumulem-se no tecido pulmonar e nas vias respiratórias. O edema pulmonar resultante pode provocar a morte.

O *choque* é um estado de depressão profunda no processo vital do corpo, em geral causado pela função cardiovascular deficiente. Síndrome do desconforto respiratório agudo (*shock-lung*) é só um exemplo. O *choque hemorrágico* é uma insuficiência cardiovascular generalizada causada por intensa perda de sangue. O *choque cardiogênico* é um colapso cardiovascular causado pela insuficiência cardíaca. O *choque séptico* é causado por infecção bacteriana na corrente sanguínea (*bacteriemia*). O *choque endotóxico* ocorre quando endotoxinas (fragmentos de paredes celulares bacterianas) entram na corrente sanguínea; isto frequentemente ocorre quando o revestimento epitelial dos intestinos é danificado. A lesão epitelial pode ser resultado de infecções bacterianas nos intestinos ou de isquemia das paredes intestinais (como no caso dos vermes sanguíneos nos cavalos). Quando o epitélio intestinal é rompido, as endotoxinas do intestino podem entrar na corrente sanguínea. Estas endotoxinas, por sua vez, induzem o organismo a produzir substâncias que diminuem a capacidade de bombear do coração. A insuficiência cardíaca resultante causa baixo fluxo sanguíneo e isquemia em todos os órgãos vitais do organismo. Insuficiência do rim (*renal*), insuficiência respiratória, depressão do sistema nervoso central (SNC) e morte ocorrem em seguida.

O excesso anestésico é outro problema clínico no qual complicações cardiovasculares secundárias são os sintomas mais graves e com maior risco à vida. A maioria dos anestésicos deprime o SNC, e os resultantes sinais nervosos, anormais ao coração e aos vasos sanguíneos, podem reduzir o débito cardíaco e diminuir a pressão arterial. Alguns anestésicos também deprimem diretamente a capacidade contrátil do coração.

Há muitos outros exemplos de disfunções cardiovasculares primárias e secundárias, mas estas que acabaram de ser mencionadas ilustram a importância e a variedade de disfunções cardiovasculares encontradas em medicina veterinária. A distinção entre disfunção cardiovascular primária e secundária muitas vezes não é muito clara, mas esta dificuldade simplesmente enfatiza o quão íntima é a interligação do sistema cardiovascular com todos os outros sistemas do organismo e o quão dependente do funcionamento do sistema cardiovascular são todos os outros sistemas.

O sistema cardiovascular transporta nutrientes, produtos não aproveitáveis, água, eletrólitos, hormônios e calor

O sangue transporta os substratos metabólicos necessários para cada célula do organismo, incluindo oxigênio, glicose, aminoácidos, ácidos graxos e diversos lipídios. O sangue também provoca vários produtos metabólicos não aproveitáveis, incluindo dióxido de carbono, ácido láctico, resíduos nitrogenados do metabolismo proteico, e calor, para longe de cada célula no organismo. Apesar de o calor produzido por processos metabólicos nas células não ser um produto não aproveitável, seu transporte pelo sistema cardiovascular até a superfície corpórea é essencial, pois os tecidos mais profundos do organismo poderiam, de outra maneira, ficar superaquecidos e apresentar disfunções.

O sangue também transporta mensageiros químicos essenciais: os hormônios. Estes são sintetizados e liberados por células em um órgão e transportados pela corrente sanguínea para células em outros órgãos, onde irão alterar a função deste órgão. Por exemplo, a insulina, que é produzida por células do pâncreas, é carreada pelo sangue às células ao longo do organismo, onde promove a captação celular de glicose. A produção inadequada de insulina (como no diabetes tipo 1) resulta na entrada inadequada de glicose nas células, ao mesmo tempo que a concentração de glicose no sangue aumenta para níveis muito altos. A baixa concentração intracelular de glicose é particularmente prejudicial para a função nervosa, e as consequências podem ser graves (coma diabético) ou letais. Como outro exemplo, os hormônios epinefrina e norepinefrina são liberados na corrente sanguínea por células da medula adrenal durante períodos de estresse. A epinefrina e a norepinefrina circulam para vários órgãos do corpo, onde têm efeitos que ajudam a preparar um animal ameaçado para a resposta "luta ou fuga". Estes efeitos incluem aumento em frequência e contratilidade cardíacas, dilatação dos vasos sanguíneos da musculatura esquelética, aumento na pressão arterial, aumento na glicogenólise, dilatação das pupilas e vias respiratórias e piloereção (pelos arrepiados).

Finalmente, o sangue transporta água e eletrólitos essenciais, incluindo Na^+, Cl^-, K^+, Ca^{2+}, H^+ e HCO_3^-. Os rins são os órgãos primariamente responsáveis por manter a composição normal de água e eletrólitos no corpo. Os rins realizam essa função alterando as concentrações de eletrólitos do sangue conforme passa através do órgão. O sangue alterado circula, então, por todos os outros órgãos do corpo, onde normaliza o conteúdo de água e eletrólitos nos líquidos extracelulares de cada tecido.

Dois tipos de transporte são utilizados no sistema cardiovascular: fluxo em massa e difusão

O sangue move-se através do coração e dos vasos sanguíneos por fluxo em massa. A característica mais importante do fluxo em massa é ser rápido por longas distâncias. O sangue bombeado para fora do coração viaja rapidamente através da aorta e de seus vários ramos e em 10 segundos alcança partes distantes do corpo, incluindo a cabeça e os membros. Todo transporte requer energia, e a fonte de energia para o fluxo em massa é a diferença de pressão hidrostática. A menos que a pressão em uma extremidade do vaso sanguíneo seja maior do que na outra, o fluxo não ocorrerá. A diferença de pressão entre dois pontos em um vaso sanguíneo é chamada de *diferença de pressão de perfusão* ou, mais frequentemente, de *pressão de perfusão* simplesmente. Perfusão significa, literalmente, "fluxo através". Pressão de perfusão é a diferença de pressão responsável pela movimentação do sangue através dos vasos sanguíneos. O efeito de bomba muscular produzido pelo coração produz a pressão de perfusão, que constitui a força motriz para o fluxo em massa do sangue através da circulação.

É importante distinguir diferença de pressão de perfusão de *diferença de pressão transmural* (geralmente abreviada como *pressão transmural*). Transmural significa "através da parede", e pressão transmural é a diferença entre a pressão do sangue dentro de um vaso sanguíneo e a pressão do líquido no tecido imediatamente adjacente ao vaso (a pressão transmural é igual à pressão interna menos a pressão externa). A pressão transmural é a diferença

de pressão que causaria o extravasamento de sangue do vaso, se existisse uma ruptura na parede desse vaso. A pressão transmural é chamada, também, de *pressão de distensão*, porque corresponde ao "empurrão" do líquido externo na parede do vaso sanguíneo. A Figura 18.1 enfatiza a diferença entre pressão de perfusão e pressão transmural.

Difusão é o segundo tipo de transporte no sistema cardiovascular. Difusão é o mecanismo primário pelo qual substâncias dissolvidas movem-se através das paredes dos vasos sanguíneos, da corrente sanguínea para o líquido intersticial, ou vice-versa. *Líquido intersticial* é o líquido extracelular fora dos capilares. É o líquido que envolve cada célula de um tecido. A maior parte do movimento de substâncias entre o sangue e o líquido intersticial ocorre através das paredes dos *capilares*, os menores vasos sanguíneos. O movimento de uma substância (p. ex., oxigênio) da corrente sanguínea para uma célula do tecido ocorre primeiro por difusão através da parede de um capilar até o líquido intersticial, e, depois, difunde-se do líquido intersticial para a célula do tecido.

A fonte de energia para a difusão é a *diferença de concentração*. Uma substância difunde-se da corrente sanguínea, através da parede de um capilar para o líquido intersticial, apenas se a concentração da substância for maior no sangue do que no líquido intersticial (e se a parede do capilar for permeável à substância). Se a concentração da substância for maior no líquido intersticial do que no sangue, a substância vai difundir-se do líquido intersticial para o sangue do capilar. É importante diferenciar *difusão*, em que a substância se move passivamente de uma área de alta concentração para uma área de baixa concentração, de *transporte ativo*, em que substâncias são forçadas a se mover em uma direção oposta ao seu gradiente de concentração. Geralmente, as substâncias não são transportadas ativamente através das paredes dos capilares. O movimento de substâncias entre a corrente sanguínea e o líquido intersticial ocorre por difusão passiva.

Como a difusão é muito lenta, cada célula metabolicamente ativa do corpo deve estar próxima a um capilar carregando sangue por fluxo em massa

Para se entender mais detalhadamente como os dois tipos de transporte (fluxo em massa e difusão) são utilizados no sistema cardiovascular, consideremos o transporte de oxigênio do ar externo para

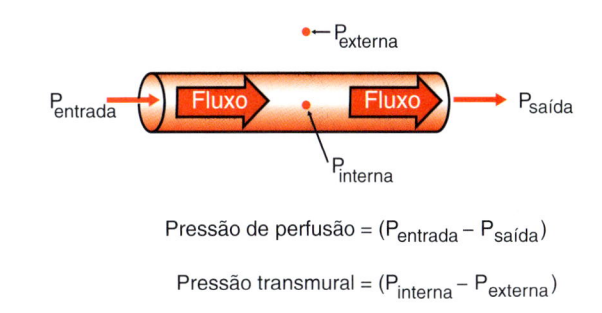

$$\text{Pressão de perfusão} = (P_{entrada} - P_{saída})$$

$$\text{Pressão transmural} = (P_{interna} - P_{externa})$$

● **Figura 18.1** Pressão do líquido associada ao vaso sanguíneo. $P_{entrada}$, $P_{saída}$ e $P_{interna}$ referem-se à pressão dentro do vaso. $P_{externa}$ refere-se à pressão no líquido nos tecidos (líquido intersticial) imediatamente fora do vaso sanguíneo. Pressão de perfusão é a diferença de pressão *ao longo do comprimento* de um vaso sanguíneo. Pressão transmural (pressão de distensão) é a diferença de pressão *através da parede* do vaso, indicada, aqui, no meio do vaso. Pressão de perfusão é a força que direciona o fluxo sanguíneo *através do vaso*, enquanto a pressão transmural é a força que causaria o extravasamento do sangue se houvesse uma ruptura desse vaso.

um neurônio no encéfalo. A cada inspiração, o ar fresco, contendo oxigênio (O_2), move-se por fluxo em massa progressivamente através de vias respiratórias menores (traqueia, brônquios e bronquíolos) e finalmente entra nos sacos alveolares (Figura 18.2A). As finas paredes que separam os alvéolos contêm uma rede de capilares (Figura 18.2B). O sangue circulante dos *capilares alveolares* passa extremamente perto (até 1 μm) do ar nos alvéolos (Figura 18.2C). O sangue em um capilar alveolar acabou de retornar dos tecidos corpóreos, onde deixou um pouco do seu oxigênio. Portanto, a concentração de oxigênio no sangue dos capilares alveolares é mais baixa do que a concentração de oxigênio no ar alveolar. Esta diferença de concentração faz com que o oxigênio se difunda do ar alveolar para o sangue capilar.

Um cão de grande porte tem aproximadamente 300 milhões de alvéolos, com uma área de superfície total de 130 m² (igual à metade da área de superfície de uma quadra de tênis). Essa imensa área de superfície é entremeada por capilares pulmonares. Apesar de apenas uma pequena quantidade de oxigênio difundir-se em cada capilar pulmonar, o agregado total de oxigênio na corrente sanguínea pulmonar é substancial (tipicamente, 125 mℓ O_2/min em um cão de grande porte, em repouso, aumentado em dez vezes ou mais durante exercício árduo). Em resumo, tanto a grande área de superfície alveolar quanto a proximidade do ar alveolar com relação ao sangue nos capilares alveolares promovem difusão eficiente do oxigênio; o sangue no capilar alveolar leva menos de 1 segundo para tornar-se oxigenado.

Quando sai do pulmão, cada 100 mℓ de sangue oxigenado normalmente transporta 20 mℓ de oxigênio. Cerca de 1,5% desse oxigênio é carreado em solução; os outros 98,5% são ligados à proteína *hemoglobina* contida nos *eritrócitos* (hemácias). O sangue oxigenado move-se através do fluxo em massa do pulmão ao coração. O coração bombeia esse sangue oxigenado para fora da aorta e, de

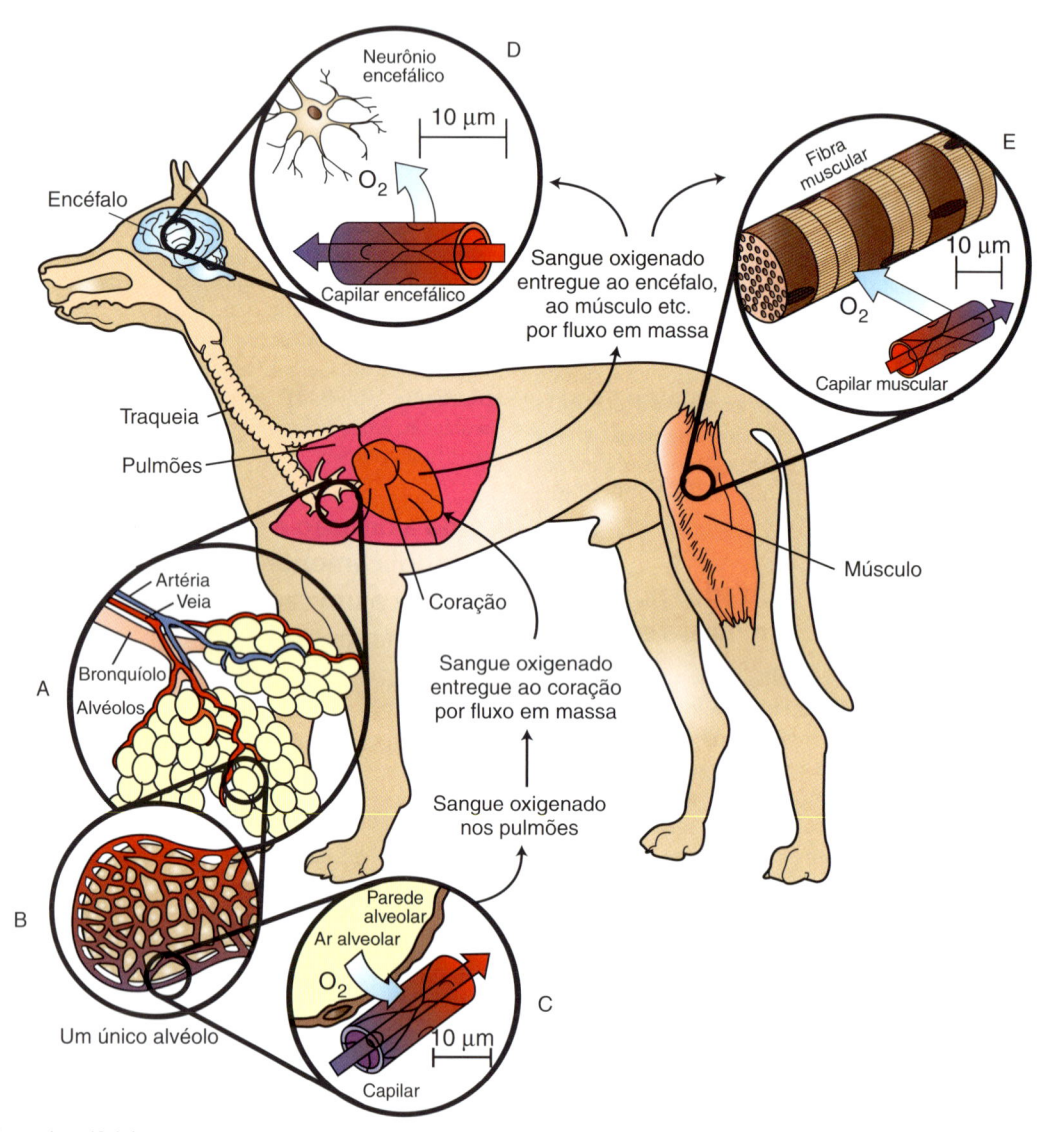

● **Figura 18.2** O oxigênio (O_2) é transportado da atmosfera às células ao longo do corpo por uma combinação de fluxo em massa e difusão. Primeiro, o O_2 move-se por fluxo em massa pelas vias respiratórias, da atmosfera até os alvéolos (minúsculos sacos aéreos) do pulmão (*círculo A*). A parede de cada alvéolo contém malha de capilares alveolares (pulmonares) (*círculo B*). O O_2 difunde-se prontamente do ar alveolar para o sangue que está fluindo pelos capilares pulmonares (*círculo C*). O fluxo em massa do sangue próximo transporta o O_2 dos pulmões para o coração. De lá, o O_2 é levado por fluxo em massa aos capilares de todos os órgãos do corpo (com exceção do pulmão). No encéfalo (*círculo D*), no músculo esquelético (*círculo E*) e em outros tecidos, o O_2 move-se por difusão do capilar sanguíneo para o líquido intersticial, e então para as células do tecido, onde é utilizado para o metabolismo oxidativo. O fluxo em massa é rápido e pode transportar O_2 para todas as partes do organismo em poucos segundos. A difusão é lenta; pode transportar O_2 eficientemente apenas ao longo de distâncias menores do que 100 μm (note a escala de distância nos *círculos C, D e E*). O sangue oxigenado tem coloração vermelho-brilhante; o sangue desoxigenado é mais escuro e vermelho-azulado.

lá, é distribuído através de um complexo sistema de ramos arteriais a todas as partes do corpo (incluindo o encéfalo e a musculatura esquelética, conforme ilustrado na Figura 18.2). Os capilares do encéfalo levam um fluxo em massa do sangue oxigenado para bem perto de cada neurônio encefálico (ver Figura 18.2D). Os processos metabólicos dos neurônios consomem oxigênio; então, a concentração de oxigênio dentro dos mesmos é baixa. O gradiente de concentração de oxigênio (alto no sangue capilar e baixo nos neurônios) promove a força de direção para que o oxigênio se difunda, primeiramente, do sangue para o líquido intersticial, e, depois, para os neurônios.

Cada neurônio encefálico deve estar a pelo menos 100 μm (*i. e.*, 0,1 mm) distante de um capilar carreando sangue por fluxo em massa para que ocorra difusão do oxigênio suficientemente rápida a ponto de sustentar o seu metabolismo normal. A troca por difusão em distâncias de até 100 μm, tipicamente, leva apenas 1 a 5 segundos. Se a distância envolvida fosse de poucos milímetros, a difusão levaria alguns minutos para acontecer. A difusão do oxigênio a poucos centímetros através dos líquidos orgânicos levaria horas. Por isso, os processos normais de vida exigem que cada célula metabolicamente ativa esteja a menos de 100 μm de um capilar carreando sangue por fluxo em massa. Se esse fluxo em massa for interrompido por qualquer motivo, talvez em decorrência de um *trombo* (coágulo de sangue) na artéria que leva o sangue até determinada região de um tecido, essa região se torna isquêmica. Como já foi citado anteriormente, a isquemia provoca disfunção celular; quando persistente e grave, leva a danos irreversíveis e, por fim, necrose (a sequência chamada *infarto*). *Infarto cerebral* causa uma condição comumente conhecida como *derrame*.

A Figura 18.2E mostra um capilar carreando um fluxo em massa de sangue passando por uma célula muscular esquelética (fibra muscular). O oxigênio move-se por difusão do sangue capilar para o líquido intersticial muscular e depois para a célula muscular, onde é consumido por reações metabólicas que liberam energia para a contração do músculo. O consumo de oxigênio de um músculo esquelético depende da intensidade do exercício; em atividade máxima, o consumo de oxigênio pode atingir níveis 40 vezes maiores do que em repouso. Por causa de sua tremenda capacidade metabólica, o tecido muscular tem uma densidade especialmente alta de capilares. De fato, vários capilares estão tipicamente dispostos em volta de cada fibra muscular esquelética. Este arranjo permite maior área de superfície para trocas por difusão do que seria possível com um único capilar, e traz o fluxo em massa de sangue para extremamente perto de todas as partes de cada célula muscular esquelética.

O músculo cardíaco, assim como o músculo esquelético, consome grande quantidade de oxigênio. O sangue oxigenado é levado da aorta para a musculatura cardíaca por uma rede de ramos de *artérias coronárias*. Este sangue arterial próximo move-se por fluxo em massa para dentro das arteríolas e então para dentro dos *capilares coronários*, que passam perto de cada célula do músculo cardíaco. Se um trombo interromper o fluxo em massa de sangue em uma artéria coronária, as células musculares cardíacas, irrigadas por aquela artéria, tornam-se isquêmicas. A isquemia desenvolve-se até mesmo se a musculatura cardíaca privada de fluxo sanguíneo encontrar-se a poucos milímetros da câmara ventricular esquerda, que é preenchida com sangue rico em oxigênio. O oxigênio simplesmente não pode se difundir rápido o suficiente da câmara ventricular para as células isquêmicas, para sustentar seu metabolismo. O músculo cardíaco isquêmico perde sua capacidade de se contrair fortemente e, além disso, uma arritmia cardíaca pode se desenvolver. A intensa isquemia do miocárdio causa *infarto do miocárdio* ou *ataque cardíaco*.

Doença arterial coronariana e *doença cerebrovascular* são encontradas mais frequentemente em medicina humana do que em medicina veterinária. Em contraste, *doença cardíaca* (disfunção do músculo cardíaco ou valvas, o que é distinto de doença arterial coronariana) é encontrada mais frequentemente em medicina veterinária do que em medicina humana. Portanto, os Capítulos 19 a 26 dão mais ênfase à fisiologia cardíaca do que à fisiologia vascular.

As circulações pulmonar e sistêmica estão dispostas em série, mas os vários órgãos na circulação sistêmica estão dispostos em paralelo

Como mostrado na Figura 18.3, o sangue é bombeado do ventrículo esquerdo até a aorta. A aorta divide-se e subdivide-se para formar várias artérias, que levam sangue fresco e oxigenado para cada órgão do corpo, com exceção do pulmão. É chamado de *paralelo* o padrão de ramificação arterial que leva o sangue, com a mesma composição, a cada órgão. Depois que o sangue passa pelos capilares dos órgãos individualmente, ele entra nas veias. Pequenas veias se juntam para formar progressivamente veias maiores até que o fluxo sanguíneo inteiro é levado ao átrio direito através das veias cavas (veia cava superior e veia cava inferior). Os vasos sanguíneos presentes entre a aorta e as veias cavas (incluindo os vasos sanguíneos de todos os órgãos do corpo, exceto do pulmão) são coletivamente chamados de *circulação sistêmica*. Do átrio direito, o sangue passa ao ventrículo direito, que o bombeia para a artéria pulmonar. A artéria pulmonar ramifica-se, progressivamente, em artérias menores e arteríolas, que levam o sangue para cada capilar alveolar (pulmonar). O sangue dos capilares pulmonares é recolhido pelas veias pulmonares e levado ao átrio esquerdo. O sangue, então, passa ao ventrículo esquerdo, completando o circuito. Os vasos sanguíneos do pulmão, incluindo as artérias pulmonares e veias, constituem a *circulação pulmonar*. A circulação pulmonar e o coração são coletivamente denominados *circulação central*. A circulação pulmonar e a circulação sistêmica são dispostas em *série*; isto é, o sangue precisa passar pelos vasos pulmonares entre cada passagem pelo circuito sistêmico.

Em uma passagem através da circulação sistêmica, o sangue, geralmente, passa em um único leito capilar antes de ser coletado pelas veias e retornar ao coração, embora existam algumas exceções à regra. Uma exceção ocorre na *circulação esplâncnica*, que supre os órgãos digestivos com sangue. Como mostra a Figura 18.3, o sangue que sai dos capilares gástricos, esplênicos ou mesentéricos entra na *veia porta*. A veia porta leva o sangue venoso esplâncnico até o fígado, onde ele passa através de outra rede de capilares antes de voltar ao coração. Esse arranjo de dois leitos capilares em série é chamado de *sistema porta*. O sistema porta esplâncnico permite que os nutrientes que foram absorvidos pelo trato gastrintestinal sejam levados diretamente ao fígado. Lá, os nutrientes são transformados para armazenamento ou passam para a circulação geral. O fígado também recebe sangue diretamente da aorta pela artéria hepática.

Os rins também apresentam um sistema porta. Como mostra a Figura 18.3, o sangue entra no rim pela artéria renal e passa através de duas redes de capilares (chamadas de *glomerular* e *tubular*), antes de retornar ao lado venoso da circulação sistêmica. Grandes quantidades de água, eletrólitos e outros solutos são filtrados para fora do sangue, conforme passam pelos capilares glomerulares. A maior parte desse material filtrado é, subsequentemente, reabsorvida pela circulação sanguínea, à medida que passa pelos capilares peritubulares. O restante forma a urina. Os rins usam o *sistema porta renal* para ajustar as quantidades de água, eletrólitos e outros solutos críticos no sangue.

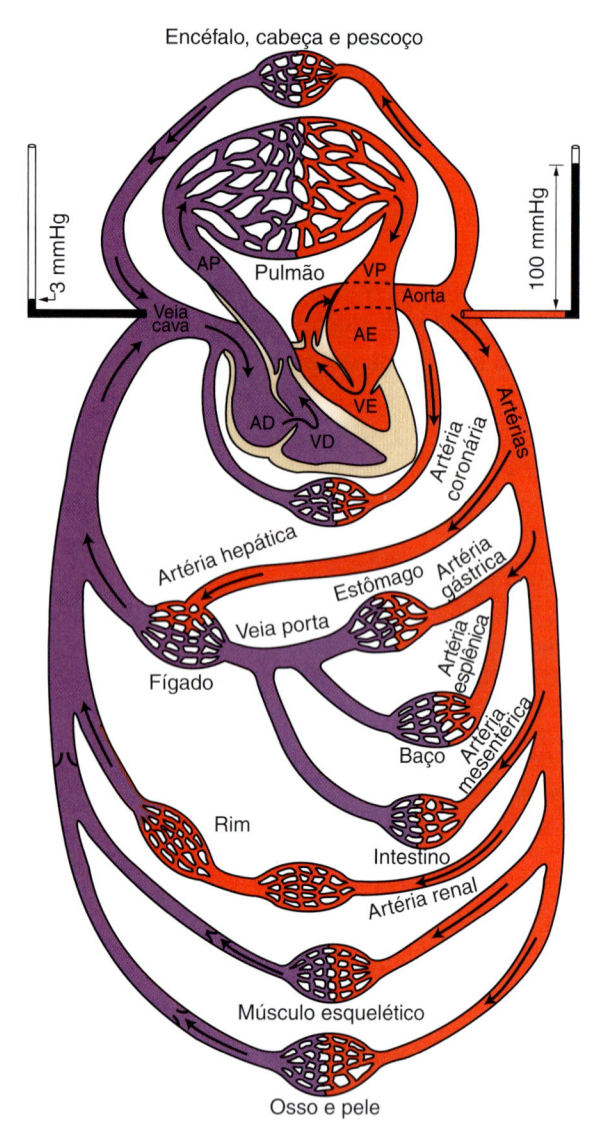

Encéfalo, cabeça e pescoço

• **Figura 18.3** Esquema geral do sistema cardiovascular, mostrando que as circulações sistêmica e pulmonar estão dispostas em série e que os órgãos da circulação sistêmica estão dispostos em paralelo. O sangue oxigenado tem uma coloração vermelho-brilhante; o sangue desoxigenado é mais escuro e vermelho-azulado. O desenho também mostra que, se um tubo aberto contendo mercúrio (*preto*) estivesse preso na aorta, a pressão normal do sangue dentro da aorta empurraria o mercúrio a aproximadamente 100 mm para cima e para dentro do tubo, ponto no qual a força ascendente da pressão do sangue seria equalizada pela força descendente da gravidade atuando sobre o mercúrio. Em contrapartida, a pressão do sangue nas veias cavas é muito menor (normalmente, cerca de 3 mmHg), conforme ilustrado no lado esquerdo do desenho. *AE*, átrio esquerdo; *VE*, ventrículo esquerdo; *AP*, artéria pulmonar; *VP*, veia pulmonar; *AD*, átrio direito; *VD*, ventrículo direito. (Modificada de Milnor WR. *Cardiovascular physiology*. New York: Oxford University Press; 1990.)

Um terceiro sistema porta é encontrado no encéfalo e é importante para controlar a secreção hormonal pela glândula hipófise. Após atravessar os capilares do hipotálamo, o sangue entra nos vasos porta, que o levam para a glândula hipófise anterior (*adeno-hipófise*) e para outra rede de capilares (ver Capítulo 33, Figuras 33.16 e 33.17). Ao atravessar os capilares hipotalâmicos, o sangue recebe várias substâncias químicas sinalizadoras que controlam a liberação de hormônios hipofisários. Quando esse sangue atinge os capilares da glândula hipófise anterior, as substâncias se difundem da

corrente sanguínea para o líquido intersticial hipofisário, e agem nas células hipofisárias para aumentar ou diminuir sua secreção de hormônios específicos. Este sistema é chamado de *sistema porta hipotalâmico-hipofisário*.

Para resumir, com exceção de poucos sistemas porta especializados, o sangue encontra somente um leito capilar em uma única passagem pela circulação sistêmica.

Débito cardíaco é o volume de sangue bombeado a cada minuto por um ventrículo

Em um cão em repouso, para o sangue atravessar toda a circulação sistêmica (do ventrículo esquerdo ao ventrículo esquerdo novamente), leva 1 minuto. Devido às circulações sistêmica e pulmonar estarem dispostas em série, volumes iguais de sangue devem ser ejetados por minuto pelos lados direito e esquerdo do coração. O volume de sangue ejetado por minuto, tanto pelo ventrículo direito quanto pelo ventrículo esquerdo, é denominado *débito cardíaco*. Entre as espécies mamíferas tipicamente encontradas em medicina veterinária, o débito cardíaco em repouso é ao redor de 3 ℓ por minuto por metro quadrado ($\ell/min/m^2$) de superfície corpórea. Um cão de grande porte (p. ex., Pastor-alemão), normalmente tem uma área de superfície corpórea um pouco menor do que 1 m², e um débito cardíaco, em repouso, de 2,5 ℓ/min, aproximadamente.

Em um animal em repouso, o sangue que entra na aorta é dividido de modo que 20%, aproximadamente, passam para a circulação esplâncnica e 20% através dos rins. Outros 20% vão para os músculos esqueléticos. O encéfalo recebe cerca de 15% do débito cardíaco, e as artérias coronárias, cerca de 3%. O restante segue para a pele e os ossos.

A pressão de perfusão para a circulação sistêmica é muito maior do que a pressão de perfusão para a circulação pulmonar

Quando o ventrículo esquerdo se contrai e ejeta sangue na aorta, esta torna-se distendida com sangue, e a pressão arterial aumenta até um valor chamado de *pressão arterial sistólica* (comumente 120 mmHg). Entre as ejeções, o sangue continua a sair da aorta para as artérias de menor calibre. Essa saída de sangue da aorta causa uma diminuição na pressão arterial. O valor mínimo da pressão arterial, alcançado imediatamente antes da próxima ejeção cardíaca, é denominado *pressão arterial diastólica* (tipicamente 80 mmHg). Um aspecto típico das pulsações de pressão na aorta é mostrado no painel central da Figura 22.7 (ver Capítulo 22). A *pressão arterial média* (valor médio da pressão arterial pulsátil na aorta) é de aproximadamente 98 mmHg. Isso significa que, se um tubo aberto contendo mercúrio estivesse preso na aorta, a pressão normal do sangue na aorta empurraria o mercúrio a 98 mm para cima e para dentro do tubo, ponto no qual a força ascendente da pressão do sangue seria equalizada pela força descendente da gravidade atuando sobre o mercúrio.

A pressão arterial média representa a energia potencial para levar o sangue através da circulação sistêmica. Conforme o sangue passa pelos vasos sanguíneos sistêmicos, essa energia pressurizada é dissipada através da fricção. A energia potencial (pressão arterial) restante no momento em que o sangue atinge a *veia cava* é de apenas 3 mmHg. Portanto, a pressão de perfusão para o circuito sistêmico é tipicamente 95 mmHg (*i. e.*, 98 mmHg menos 3 mmHg).

Contrações ventriculares direitas causam ejeções pulsáteis de sangue para a artéria pulmonar. As pulsações resultantes na pressão do sangue arterial pulmonar normalmente têm um valor de pico (sistólico) de 20 mmHg e um valor mínimo (diastólico) de 8 mmHg. A pressão média do sangue arterial pulmonar é tipicamente 13 mmHg. A pressão arterial nas veias pulmonares (no ponto em que elas entram no átrio esquerdo) é normalmente 5 mmHg. Sendo assim, sob essas condições, a pressão de perfusão para o sangue fluir pelo pulmão é de 8 mmHg (i. e., 13 mmHg menos 5 mmHg).

O mesmo volume de sangue (o débito cardíaco) passa a cada minuto pela circulação sistêmica e pelo pulmão; entretanto, como fica evidente a partir dos valores típicos que acabaram de ser fornecidos, a pressão de perfusão para o circuito sistêmico é muito maior do que a pressão de perfusão para o pulmão. A razão para esta diferença é que os vasos sistêmicos oferecem maior fricção contra o fluxo de sangue (i. e., têm uma *resistência* muito maior) do que os vasos pulmonares. Por esse motivo, a circulação sistêmica é referida como o *lado de maior pressão, maior resistência da circulação*. O circuito pulmonar é chamado de *lado de menor pressão, menor resistência*.

Por convenção, a pressão arterial é sempre aferida com relação à pressão atmosférica. Então, pressão arterial de 98 mmHg significa que a pressão do sangue na aorta é 98 mmHg maior do que a pressão atmosférica fora do corpo. Também, por convenção, a pressão do sangue é mensurada no nível do coração. É por isso que, em medicina humana, os manguitos de pressão arterial são colocados na artéria braquial (no antebraço), a artéria braquial estando no mesmo nível do coração. Se a pressão arterial for medida em uma artéria ou veia em um nível diferente do que o do coração, uma correção aritmética deve ser realizada para que a pressão seja apresentada como se tivesse sido medida no nível do coração. Essa correção é necessária, pois a gravidade puxa o sangue para baixo, e, portanto, afeta a pressão real do sangue nos vasos. A gravidade aumenta a pressão arterial real nos vasos que estão abaixo do nível do coração e diminui a pressão real nos vasos acima deste nível. O efeito gravitacional é significativo em um animal do tamanho de um cão, e substancial em um animal do tamanho de um cavalo. O fator de correção para o efeito da gravidade é 1 mmHg para cada 1,36 cm acima ou abaixo do nível do coração.

Cada tipo de vaso sanguíneo tem propriedades adaptadas às suas funções particulares

Em um animal em repouso, em qualquer momento, aproximadamente 25% do volume sanguíneo estão na circulação central, e 75% na circulação sistêmica (Tabela 18.1). A maior parte do sangue, na circulação sistêmica, é encontrada nas veias. Apenas 20% do sangue sistêmico encontram-se nas artérias, nas arteríolas e nos capilares. Portanto, as veias sistêmicas são conhecidas como o *reservatório de sangue* da circulação. As artérias funcionam como *condutos de alta pressão* para a distribuição rápida do sangue para os vários órgãos. As arteríolas são os "portões" da circulação sistêmica; *contraem-se* ou *dilatam-se* para controlar o fluxo sanguíneo para cada leito capilar. Apesar de ser encontrada apenas uma pequena fração do sangue sistêmico nos capilares, a qualquer momento, é nesses *vasos de troca* que acontece o importante transporte por difusão entre a corrente sanguínea e o líquido intersticial.

A Tabela 18.2 compara os vários tipos de vasos na circulação sistêmica de um cão. Conforme a aorta se ramifica em vasos progressivamente menores, os diâmetros desses vasos tornam-se menores, mas o número de vasos aumenta. Uma aorta abastece com sangue mais de 45.000 artérias terminais, cada uma ramificando-se, por sua vez, em mais de 400 arteríolas. Cada arteríola, tipicamente, ramifica-se em cerca de 80 capilares. Os capilares têm um diâmetro tão pequeno que as hemácias precisam passar em fila única. Entretanto, por causa do grande número de capilares, a área em corte transversal total é muito maior do que a área em corte transversal das artérias e arteríolas precedentes. Devido ao fluxo sanguíneo ser espalhado por uma grande área em corte transversal, a velocidade de fluxo nos capilares é baixa. O sangue move-se rapidamente (cerca de 13 cm/s) pela aorta e pelas grandes artérias. A essa velocidade, o sangue é levado do coração a todas as partes do corpo em menos de 10 segundos. A velocidade do fluxo sanguíneo diminui conforme o sangue deixa as artérias e entra nas arteríolas e capilares em cada tecido. A velocidade do fluxo sanguíneo nos capilares é tão baixa que o sangue leva, normalmente, 1 segundo para passar pelo curto (0,5 mm) comprimento de um capilar. Durante este tempo, a troca difusional acontece entre o sangue capilar e o líquido intersticial. O sangue dos capilares é coletado por vênulas e veias e é levado, com certa velocidade, de volta ao coração.

Uma compreensão da dinâmica normal do fluxo sanguíneo oferece uma base para a interpretação do *tempo de preenchimento capilar*, que é medido durante um exame físico clínico típico. O examinador localiza uma área de membrana epitelial não pigmentada (mais comumente uma área não pigmentada da gengiva). Esse tecido normalmente é cor-de-rosa, em decorrência de um fluxo adequado de sangue bem oxigenado através dos pequenos vasos (arteríolas, capilares e vênulas). O examinador aplica uma pressão firme à área com o dedo por 1 ou 2 segundos, o que comprime todos os pequenos vasos sanguíneos e retira o sangue deles. Imediatamente mediante liberação da pressão com o dedo, o tecido fica bastante pálido, em decorrência da ausência de sangue nos pequenos vasos. Uma circulação normal restaurará rapidamente o fluxo sanguíneo através dos pequenos vasos; a coloração rosada retornará em 1 a 2 segundos (o tempo normal de preenchimento dos capilares). Um tempo prolongado de preenchimento dos capilares é um indicativo de má perfusão do tecido e, por inferência, de uma circulação lenta.

A Figura 18.4 retrata o padrão de ramificação dos vasos sistêmicos e mostra um gráfico da velocidade do fluxo sanguíneo nos diferentes tipos de vasos. Essa figura enfatiza a rapidez do fluxo em massa pelos grandes vasos e o fluxo relativamente baixo pelos capilares. Percebe-se que a *velocidade* do fluxo sanguíneo, não o fluxo total por minuto, é menor nos capilares, porém, o mesmo *volume de* sangue necessariamente flui a cada minuto por uma artéria, pelo capilar que esta alimenta, e pelas veias que drenam esse capilar.

Somando-se a área em corte transversal grande (e, portanto, com velocidade baixa de fluxo sanguíneo), os capilares têm uma grande área de superfície. A área de superfície total da parede de todos os capilares da circulação sistêmica de um cão de grande porte é de aproximadamente 20 m², o que é cerca de 30 vezes maior do que a área de superfície corpórea deste cão. A grande área de superfície dos capilares ajuda a promover troca por difusão mais eficientemente entre o sangue capilar e o líquido intersticial.

Tabela 18.1	Distribuição do volume sanguíneo no sistema cardiovascular de um cão normal.
Distribuição	**Porcentagem**
Entre as circulações central e sistêmica	
Circulação central	25
Circulação sistêmica	75
Volume sanguíneo total	100
Nos diversos vasos da circulação sistêmica	
Artérias e arteríolas	15
Capilares	5
Vênulas e veias	80
Volume sistêmico sanguíneo total	100

Tabela 18.2	Geometria da circulação sistêmica de um cão de 30 kg em repouso.					
Vaso	Número	Diâmetro interno (mm)	Área total do corte transversal (cm²)	Comprimento (cm)	Velocidade do fluxo sanguíneo (cm/s)	Pressão arterial média (mmHg)
Aorta	1	20,0	3,1	40,0	13,0	98
Pequenas artérias	45.000	0,14	6,9	1,5	6,0	90
Arteríolas	20.000.000	0,030	140,0	0,2	0,3	60
Capilares	1.700.000.000	0,008	830,0	0,05	0,05	18
Vênulas	130.000.000	0,020	420,0	0,1	0,1	12
Pequenas veias	73.000	0,27	42,0	1,5	1,0	6
Veias cavas	2	24,0	9,0	34,0	4,5	3

Adaptada de Minor WR. *Cardiovascular physiology.* New York: Oxford University Press; 1990.

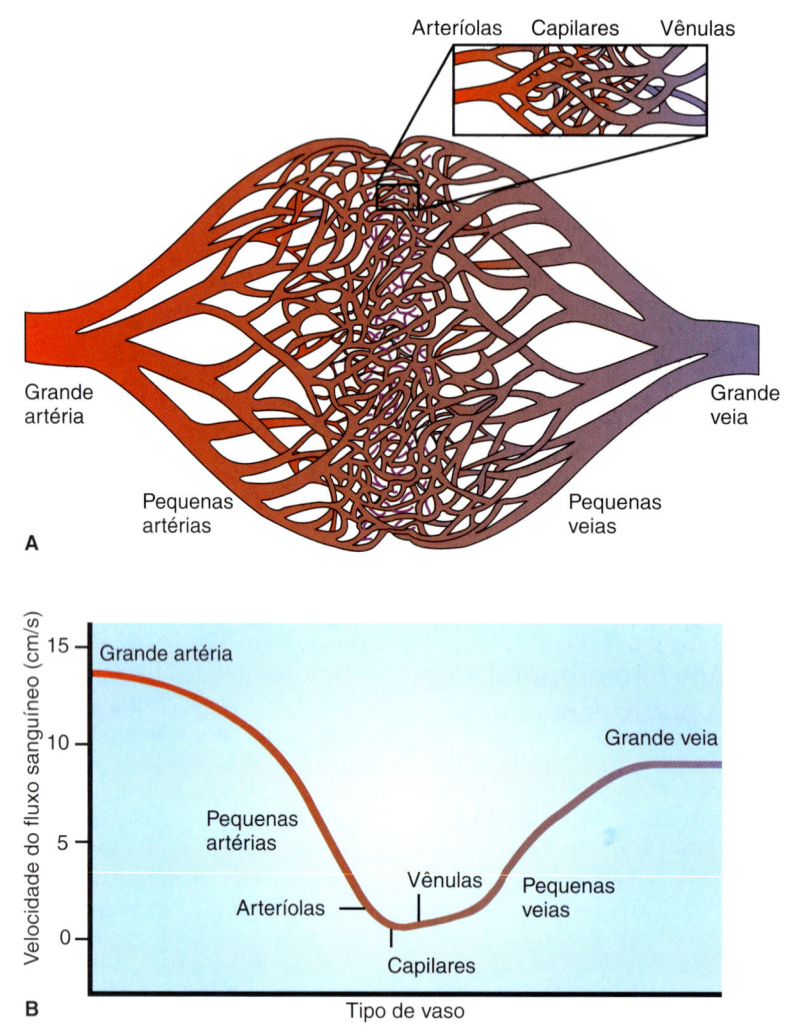

● **Figura 18.4** À medida que as artérias sistêmicas se ramificam em pequenas artérias, arteríolas e capilares (**A**), a área total dos vasos em corte transversal aumenta, então a velocidade do fluxo sanguíneo adiante diminui (**B**). Como o sangue dos capilares é coletado pelas vênulas e veias, a área em corte transversal total diminui, e a velocidade do fluxo sanguíneo aumenta novamente. Portanto, o sangue move-se rapidamente do coração até os microvasos, onde permanece por alguns segundos antes de voltar rapidamente ao coração.

O sangue é uma suspensão de células em um líquido extracelular (plasma)

Como mostrado na Figura 18.5, o sangue pode ser separado em seus componentes líquido e celular por centrifugação. A fase líquida do sangue é mais leve em peso do que as células, e, portanto, sobe ao topo de um tubo de centrifugação. Esse líquido acelular ou extracelular no sangue é chamado de *plasma*. A água constitui 93% do volume do plasma. Cerca de 5 a 7% do volume do plasma é constituído de moléculas de proteína. A presença de proteínas dá ao plasma a cor típica amarelo-pálido. As *proteínas plasmáticas* são sintetizadas no fígado e adicionadas à corrente sanguínea conforme passa pelos capilares hepáticos. Globulina, albumina e fibrinogênio são as proteínas primárias do plasma. A globulina e a albumina são importantes nas respostas imunes do corpo. O fibrinogênio é importante no processo de coagulação do sangue. Se o sangue é removido do corpo e deixado

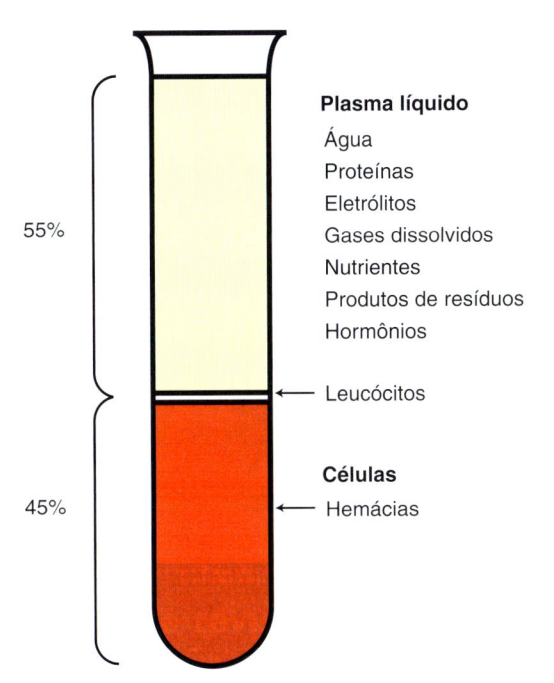

55%

Plasma líquido
Água
Proteínas
Eletrólitos
Gases dissolvidos
Nutrientes
Produtos de resíduos
Hormônios

— Leucócitos

Células

45% — Hemácias

• **Figura 18.5** O sangue anticoagulado pode ser separado em um componente líquido extracelular (plasma) e um componente celular (células), por centrifugação. O plasma é uma solução aquosa de muitas substâncias importantes. A presença de proteínas dá ao plasma a cor típica amarelo-pálido. As células são mais pesadas do que o plasma e depositam-se no fundo. A maioria das células são hemácias. Os leucócitos são discretamente mais leves em peso do que as hemácias e formam uma camada fina esbranquiçada no topo da camada de hemácias. A maior parte das plaquetas acaba na camada esbranquiçada, embora em velocidade lenta de centrifugação ("rotação suave"), e as plaquetas tendem a permanecer suspensas no plasma. A fração de células no sangue é chamada de hematócrito. Neste exemplo, o hematócrito é de 45%.

Tabela 18.3	Alguns constituintes do plasma canino (além da água, o principal constituinte).	
Componente	**Variação normal**	**Unidades**
Proteínas plasmáticas (carreadas em suspensão coloidal)		
Globulina (total)	2,7 a 4,4	g/dℓ
Albumina	2,3 a 3,1	g/dℓ
Fibrinogênio	0,15 a 0,30	g/dℓ
Eletrólitos (dissolvidos)		
Na^+	140 a 150	mmol/ℓ
K^+	3,9 a 5,1	mmol/ℓ
Ca^{2+} (ionizado)	1,2 a 1,5	mmol/ℓ
Mg^{2+} (ionizado)	0,5 a 0,9	mmol/ℓ
Cl^-	110 a 124	mmol/ℓ
HCO_3^-	17 a 24	mmol/ℓ
HPO_4^{2-} e $H_2PO_4^-$	1 a 1,4	mmol/ℓ
H^+	38 a 49	mmol/ℓ*
(H^+ expresso como pH)**	(7,31 a 7,42)	
Gases dissolvidos (valores para plasma arterial)		
O_2	0,26 a 0,30	mℓ/dℓ
CO_2	2 a 2,5	mℓ/dℓ
Exemplos de nutrientes, produtos de degradação, hormônios		
Colesterol	140 a 280	mg/dℓ
Glicose	76 a 120	mg/dℓ
Triglicerídeos	40 a 170	mg/dℓ
Nitrogênio ureico	8 a 28	mg/dℓ
Creatinina	0,5 a 1,7	mg/dℓ
Ácidos biliares	0 a 8	μmol/ℓ[a]
Tiroxina (T_4)	1,5 a 4	nmol/ℓ[a]

*Observe que [H^+] e [tiroxina] encontram-se em unidades nanomolares; 1.000 nmol = 1 μmol e 1.000 μmol = 1 mmol. **pH = −log [H^+], em que [H^+] é expressa em unidade molares; o pH é adimensional. (Adaptada de Latimer KS, Mahaffey EA, Prasse KW. *Duncan & Prasse's veterinary laboratory medicine: clinical pathology*. ed. Ames. Iowa: Wiley-Blackwell; 2003.)

em um frasco por alguns momentos, as moléculas solúveis de fibrinogênio polimerizam-se para formar matriz insolúvel de fibrina. Isso promove a solidificação do sangue, isto é, a *coagulação* do sangue. A coagulação pode ser prevenida adicionando-se um anticoagulante ao sangue; os anticoagulantes mais comuns são a heparina e o citrato. Deve ser adicionado um anticoagulante nas preparações para separação do sangue em suas frações celular e plasmática por centrifugação.

Muitas substâncias importantes, somadas às proteínas plasmáticas, estão dissolvidas no plasma. O plasma contém vários íons (*eletrólitos*) em solução. O cátion dominante é o sódio (Na^+). Os ânions predominantes são cloro (Cl^-) e bicarbonato (HCO_3^-). Outros íons estão presentes em menores quantidades, conforme indicado na Tabela 18.3. A concentração de cada eletrólito no plasma deve ser mantida em níveis precisos para que o funcionamento do corpo seja normal; muitos sistemas de controle realizam essa regulação. Em geral, os eletrólitos do plasma se difundem perfeitamente pelas paredes dos capilares; portanto, o líquido intersticial e o plasma, geralmente, têm concentrações de eletrólitos semelhantes.

O plasma contém pequenas quantidades de gases (O_2, CO_2 e N_2) em solução. No pulmão, o oxigênio entra no sangue como O_2 dissolvido, mas a maioria deste O_2 combina-se, rapidamente, com a hemoglobina (contida nas hemácias). Consequentemente, cerca de 98,5% do O_2 total no sangue é carreado como *oxi-hemoglobina* e apenas 1,5% como O_2 dissolvido. Semelhantemente, apenas uma pequena porção de dióxido de carbono (CO_2) no sangue é transportada na sua forma dissolvida. A maioria do CO_2 é hidratada para tornar-se HCO_3^-, ou combina-se com a hemoglobina ou com proteínas plasmáticas para formar *compostos carbaminos*.

Como substâncias nutrientes contidas no plasma, incluem-se glicose, aminoácidos, lipídios e algumas vitaminas. Como produtos

dissolvidos do lixo metabólico (além do CO_2) encontram-se ureia, creatinina, ácido úrico e bilirrubina. O plasma também contém hormônios (p. ex., insulina, epinefrina, tiroxina), que estão presentes em quantidades mínimas, porém extremamente importantes. A Tabela 18.3 lista alguns dos constituintes normais do plasma.

O componente celular do sangue inclui hemácias, leucócitos e plaquetas

As células, normalmente, constituem 30 a 60% do volume sanguíneo (dependendo da espécie). A fração de células no sangue é chamada de *hematócrito* (ver Figura 18.5). O hematócrito é determinado adicionando-se anticoagulante ao sangue e centrifugando-o em um tubo. As células são mais pesadas que o plasma e descem para o fundo do tubo durante a centrifugação. Como a centrifugação resulta em um agrupamento das células sanguíneas no fundo do tubo, o hematócrito é chamado, às vezes, de *volume celular agrupado*. A maioria dos componentes celulares parece vermelha porque a maioria das células sanguíneas é composta de *eritrócitos* (glóbulos vermelhos ou hemácias). Os eritrócitos adquirem a cor vermelha por causa da hemoglobina.

Os *leucócitos* (glóbulos brancos) são um pouco mais leves, ou seja, pesam menos do que os eritrócitos; em um tubo de centrífuga, os leucócitos localizam-se em uma camada esbranquiçada, na *"topocamada"* de eritrócitos. Essa camada esbranquiçada é normalmente muito fina, porque há cerca de 1.000 vezes mais hemácias do que leucócitos. Os leucócitos têm papel crítico nas respostas imunes e alérgicas do corpo. Os subtipos de leucócitos incluem neutrófilos, linfócitos, monócitos, eosinófilos e basófilos. A avaliação laboratorial do número total e distribuição relativa dos vários subtipos de leucócitos (*contagem diferencial de leucócitos*) fornece informações importantes para o diagnóstico de doenças. Tanto hemácias quanto leucócitos são produzidos na medula óssea. Eles se desenvolvem por mitose e diferenciação de uma linha de células progenitoras, as *células-tronco pluripotentes* (não comprometidas).

As *plaquetas*, ou *trombócitos*, no sangue são fragmentos celulares de membranas da célula precursora, os *megacariócitos*. Os megacariócitos residem na medula espinal e desprendem pedaços de seu citoplasma, delimitado pela membrana celular, no fluxo sanguíneo. As plaquetas participam da *hemostasia* (o controle da perda de sangue de vasos sanguíneos lesionados ou rompidos). Neste processo um grupo de plaquetas unidas (*agregação plaquetária*) começa a criar uma barreira física nas rupturas dos vasos sanguíneos. As plaquetas também liberam a substância *serotonina*, que faz com que os vasos sanguíneos se contraiam, reduzindo, assim, a pressão arterial e o fluxo sanguíneo no local de lesão. Substâncias adicionais liberadas pelas plaquetas interagem com o fibrinogênio e com vários fatores de coagulação do plasma, que provocam coagulação do sangue e formação de um coágulo estável, com base em fibrina.

A coagulação envolve uma complexa e interconectada sequência de reações químicas (*a cascata da coagulação*). O ponto-chave da cascata da coagulação é a formação de *trombina* no plasma, uma enzima que catalisa a transformação do fibrinogênio em fibrina. Vários exames laboratoriais são usados para avaliar o estado do sistema de coagulação do animal. Dois testes comuns envolvem a determinação do *tempo de protrombina* (TP) e o *tempo parcial de tromboplastina* (TPT).

Se o sangue coagular antes da centrifugação, a fibrina e outros fatores plasmáticos de coagulação depositam-se no fundo, juntamente com as hemácias, os leucócitos e as plaquetas. A parte líquida que permanece em cima (essencialmente plasma sem fibrinogênio e outros fatores de coagulação) é chamada de *soro*. A maior parte das análises químicas clínicas do sangue é realizada com o soro. Exemplos incluem a determinação de eletrólitos e colesterol.

Se após sofrer tratamento com anticoagulante, o sangue simplesmente permanecer em um tubo (sem centrifugação), os eritrócitos, lentamente, começam a sedimentar. Por motivos não muito conhecidos, a taxa dessa sedimentação tende a aumentar acima do normal em determinados estados de doença, e diminuir abaixo do normal em outros. Portanto, a *velocidade de sedimentação eritrocitária* ou (velocidade de hemossedimentação [VHS]) é um método de diagnóstico clinicamente útil. Uma observação importante é que a VHS varia substancialmente entre as espécies; por exemplo, é muito mais rápida no sangue do equino do que no sangue do cão.

A *contagem de células sanguíneas* é realizada por meio manual ou automático, e com um volume muito pequeno (p. ex., 1 $\mu\ell$) do sangue total com anticoagulante. A Tabela 18.4 apresenta um resumo dos valores hematológicos normais para o cão.

A maior parte do oxigênio do sangue é carreada em combinação química com a proteína hemoglobina, no interior das hemácias

Dos 20 mℓ de O_2 normalmente carreados em cada 100 mℓ de sangue oxigenado, apenas 1,5% (0,3 mℓ) é carreado na sua forma

Tabela 18.4	Hematologia canina.	
Teste	**Variação normal**	**Unidades**
Hematócrito	35 a 57	%
Contagens de células sanguíneas		
Hemácias	5.000 a 7.900	$\times 10^3/\mu\ell$
Leucócitos	5 a 14	$\times 10^3/\mu\ell$
Plaquetas	210 a 620	$\times 10^3/\mu\ell$
Medidas de hemoglobina		
Hemoglobina sanguínea	12 a 19	g/dℓ
HCM (hemoglobina corpuscular média)	21 a 26	pg*
CHCM (concentração de hemoglobina corpuscular média)	32 a 36	g/dℓ

*Observar que HCM é expressa em unidade de pg (picograma). 1 pg = 10^{-12} g. (Modificada de Latimer KS, Mahaffey EA, Prasse KW. *Duncan & Prasse's veterinary laboratory medicine: clinical pathology.* ed. Ames: Wiley-Blackwell; 2003.)

dissolvida. Os 98,5% restantes são carreados em uma combinação química com a hemoglobina (nas hemácias). A *hemoglobina oxigenada* (*oxi-hemoglobina*, HbO_2) é vermelho-brilhante. Quando o O_2 é liberado, a HbO_2 torna-se *hemoglobina reduzida* (Hb), que é vermelho-azulada escura. A adequação da oxigenação do sangue de um animal pode ser julgada observando-se a cor das membranas epiteliais não pigmentadas (p. ex., gengivas, narinas ou superfície interna das pálpebras). Tecidos bem oxigenados aparecem cor-de-rosa. Tecidos pouco oxigenados aparecem azulados (*cianóticos*) por causa da prevalência da hemoglobina reduzida.

A capacidade do sangue em carrear oxigênio é determinada pela quantidade de hemoglobina no mesmo e pelas características químicas dessa Hb. Por exemplo, cada decilitro (dℓ) de sangue de um cão normal contém cerca de 15 g de Hb. Cada grama de Hb pode-se combinar a 1,34 mℓ de O_2, quando totalmente saturado. Então, cada decilitro de sangue normal totalmente saturado de oxigênio pode carrear 20 mℓ de O_2. Várias doenças (*hemoglobinopatias*) resultam na síntese de Hb quimicamente anormal, com uma capacidade diminuída de ligar-se ao O_2. Além disso, várias toxinas comuns, incluindo o monóxido de carbono (CO) e nitratos, causam alterações na capacidade de a Hb se ligar ao O_2, trazendo riscos à vida.

Em decorrência do fato de a hemoglobina estar localizada dentro da hemácia, é possível inferir várias relações clínicas úteis entre a quantidade de Hb no sangue, contagem de hemácias, conteúdo de Hb em cada hemácia e hematócrito. Por exemplo, se um cão normal tem 15 g de Hb em cada decilitro de sangue e uma contagem de hemácias de 6 milhões de células por microlitro (mℓ) de sangue, segue que cada hemácia (em média), contém 25 picogramas (pg) de Hb:

$$\frac{15 \text{ g de hemoglobina/d}\ell \text{ de sangue}}{6 \times 10^6 \text{ hemácias/}\mu\ell \text{ de sangue}} = 25 \times 10^{-12} \text{ g de Hb/He}$$

O valor calculado neste caso é chamado de *hemoglobina corpuscular média* (HCM).

Um cálculo mais fácil, que serve para o mesmo propósito, é determinar quanto de hemoglobina está contida em cada decilitro de hemácias aglomeradas. Por exemplo, se um cão tem 15 g de Hb/dℓ de sangue e tem um hematócrito de 50%, a concentração de hemoglobina na porção de hemácias do sangue deve ser 30 g de Hb/dℓ de hemácias agrupadas:

$$\frac{15 \text{ g de hemoglobina/d}\ell \text{ de sangue}}{0,5 \text{ d}\ell \text{ de hemácias/d}\ell \text{ de sangue}} = \frac{30 \text{ g de Hb/d}\ell}{\text{de hemácias}}$$

O valor calculado dessa maneira é chamado de *concentração de hemoglobina corpuscular média* (CHCM). Para simplificar, o cálculo é frequentemente resumido conforme a fórmula a seguir:

CHCM = [hemoglobina]/hematócrito

Os colchetes em torno de "hemoglobina" significam concentração.

Um valor anormalmente baixo de HCM ou de CHCM é clinicamente importante porque aponta um déficit na síntese de hemoglobina (*i. e.*, não existe Hb suficiente para preencher cada hemácia). Em contraste, um valor anormalmente baixo para concentração de hemoglobina, por si só, é menos esclarecedor; [Hb] no sangue pode cair abaixo da normalidade por inúmeros motivos, incluindo um déficit de síntese de Hb, um déficit de síntese de eritrócitos, ou uma "diluição" do sangue, tanto por adição de líquido plasmático em excesso, quanto por uma perda das hemácias.

Desvios de valores do hematócrito (Htc) têm consequências importantes com relação à capacidade do sangue em transportar oxigênio. Mas o hematócrito também afeta a viscosidade do sangue, como mostra a Figura 18.6. *Viscosidade* é a medida da resistência ao fluxo. Por exemplo, o mel é mais viscoso (mais resistente ao fluxo) do que a água. O plasma, por si só, é cerca de 1,5 vez mais viscoso que a água por causa da presença das moléculas proteicas plasmáticas (albumina, globulina, fibrinogênio). A presença de células no sangue tem um efeito ainda maior sobre a viscosidade. O sangue com um Htc de 40% tem viscosidade duas vezes maior do que o plasma. Para um Htc maior do que 50%, a viscosidade aumenta rapidamente. Um hematócrito anormalmente aumentado é chamado de *policitemia*, o que, literalmente, significa "muitas células no sangue". O sangue de um paciente com policitemia pode carrear mais do que 20 mℓ de O$_2$/dℓ de sangue (desde que tenha um CHCM normal), e isso pode ser interpretado como benéfico. Entretanto, a viscosidade aumentada torna difícil o bombeamento do sangue policitêmico pelo coração. Portanto, a policitemia cria uma carga de trabalho muito pesada para o coração, e pode provocar insuficiência cardíaca, particularmente se o músculo cardíaco não estiver saudável.

O problema inverso, em que o hematócrito está muito baixo, é chamado de *anemia*. Anemia significa literalmente "sem sangue", mas a palavra é usada para se referir a qualquer condição na qual haja uma quantidade anormalmente baixa de hemácias em cada decilitro ou uma condição na qual haja uma concentração de hemoglobina

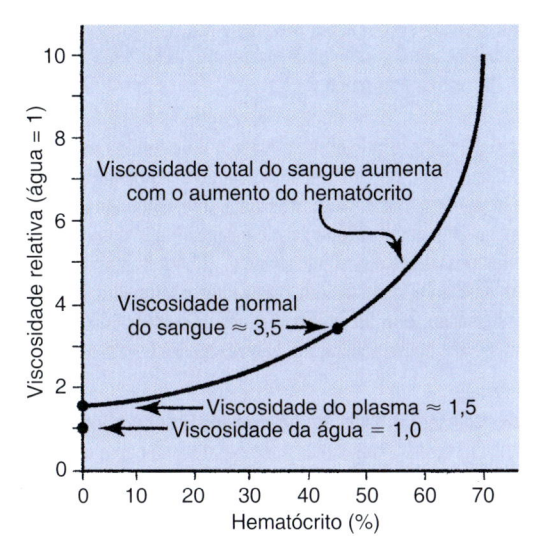

• **Figura 18.6** O plasma é mais viscoso que a água por causa da presença de proteínas. O sangue é mais viscoso do que o plasma por causa da presença de células sanguíneas. A viscosidade do sangue aumenta rapidamente quando a fração de células (hematócrito) sobe acima de 50%.

anormalmente baixa em cada hemácia (*i. e.*, HCM e/ou CHCM é baixa). Cada decilitro de sangue de um paciente anêmico transporta menos O$_2$ que a quantidade normal de 20 mℓ. Portanto, o débito cardíaco deve aumentar acima do normal, para levar a quantidade normal de O$_2$ para os tecidos a cada minuto. A necessidade de aumentar o débito cardíaco também impõe um aumento na carga de trabalho do coração e pode provocar insuficiência de um coração doente. Então, um Ht na variação normal supre o sangue de Hb suficiente para carrear a quantidade adequada de O$_2$, sem colocar uma carga excessiva sobre o coração. Para informações adicionais sobre o transporte de O$_2$, deve-se consultar o Capítulo 48.

A Figura 18.7 fornece uma ideia dos tamanhos e formas relativos dos maiores constituintes do sangue. As proteínas plasmáticas são muito, muito maiores do que os íons e as moléculas nutrientes dissolvidas no plasma. Os leucócitos e os eritrócitos são muitas, muitas vezes maiores do que as proteínas plasmáticas. Na verdade, como mencionado anteriormente, as células sanguíneas são tão grandes que elas quase não conseguem passar por um capilar típico.

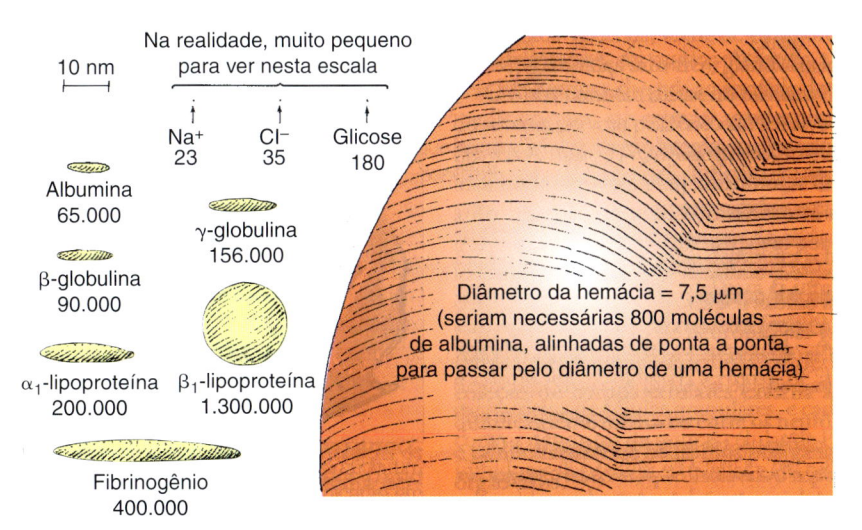

• **Figura 18.7** Tamanho relativo e forma dos principais constituintes do sangue. A figura enfatiza dois pontos: primeiro, que as moléculas de proteína plasmática são enormes em comparação aos demais solutos plasmáticos, como a glicose, Na$^+$ e Cl$^-$; e segundo, que as células sanguíneas (vermelhas e brancas) são enormes em comparação às moléculas de proteína plasmática. Os números sob os constituintes são o seu peso molecular (em dáltons). A escala (*acima, à esquerda*) indica o comprimento de 10 nm. Em comparação, o diâmetro da hemácia é de 7,5 μm, que é 750 vezes maior que o marcador da escala.

CORRELAÇÕES CLÍNICAS

Filhote de cabra letárgico

Relato

Um filhote de cabra de 6 meses de idade é apresentado por letargia e dificuldade respiratória. Dois meses atrás, em abril, os donos compraram essa cabra e uma outra, como companhia para seus filhos. As cabras recebem, diariamente, uma pequena quantidade de ração, além do acesso ao pasto. Os proprietários notaram que, inicialmente, as cabras eram muito brincalhonas, mas ambas se tornaram progressivamente letárgicas durante o último mês. Elas também têm apresentado maior dificuldade respiratória, mesmo em repouso. Não houve vacinações, vermifugações ou outros tratamentos.

Exame clínico

A cabra está magra e reluta em ficar de pé. Existe um inchaço (como um edema) na região inframandibular. A temperatura da cabra está ligeiramente aumentada. O pulso e frequência respiratória estão moderadamente elevados. As membranas mucosas estão muito pálidas, o que torna o tempo de preenchimento capilar difícil de ser avaliado. Os sons respiratórios estão aumentados (sugerindo um possível edema pulmonar). Não existem outras alterações no exame físico.

Comentário

As membranas mucosas muito pálidas sugerem anemia importante. De fato, a centrifugação de uma amostra sanguínea revelou que o volume do aglomerado de células (Htc) é apenas 12%. A concentração das proteínas plasmáticas também se mostrou abaixo do normal, em 4,5 g/dℓ. Em razão da falta de vermifugação, a suspeita é infecção parasitária associada a *Haemonchus contortus*, *Ostertagia* ou *Trichostrongylus*. A análise fecal é positiva para *Haemonchus* e *Ostertagia*.

O parasitismo é um problema comum nas ovelhas e cabras. Os parasitos mencionados danificam o abomaso, o que resulta em perda de sangue. A consequente anemia explicaria a letargia, pois a anemia limita o aporte de O_2 aos órgãos, principalmente durante os exercícios. As frequências respiratória e cardíaca elevadas refletem os esforços do animal para compensar a baixa distribuição de O_2 aos tecidos, aumentando o fluxo de ar nos pulmões e o fluxo sanguíneo na circulação. As proteínas plasmáticas são perdidas com as hemácias. Essa *hipoproteinemia* poderia contribuir com o edema, porque as proteínas plasmáticas exercem importante efeito osmótico, contrapondo-se à tendência da água contida no plasma de extravasar pelos capilares e ir para o líquido (intersticial) dos tecidos (ver Capítulo 23).

Tratamento

O ideal seria a realização da transfusão de sangue total para ajudar a restaurar as quantidades de hemácias e proteínas plasmáticas; e o filhote deveria, então, ser vermifugado. Entretanto, mesmo se a transfusão de sangue total adequada estivesse disponível, seria um procedimento muito arriscado neste animal. A capacidade de a cabra lidar com o estresse está gravemente comprometida, e mesmo a contenção física, necessária para a administração da transfusão, poderia provocar colapso físico ou até a morte. Por outro lado, sem a transfusão, o animal tem pequenas chances de recuperação, se for apenas submetido à terapia para a parasitose.

Cólica e choque endotóxico em cavalo secundários ao parasitismo por estrôngilos

Relato

Uma potranca Standardbred de 1 ano de idade é trazida à sua clínica pelo seu novo dono porque está agitada, rolando, chutando seu abdome e sapateando. O dono refere que o animal está apresentando pouco apetite por vários dias e agora recusa-se a comer tanto feno quanto cereais. Refere vermifugação do animal há pouco tempo, mas seu histórico de vermifugação prévia é desconhecido.

Exame clínico

A égua está abaixo do peso e tem um pelame ressecado. É evidente que está com dor. O exame físico revela temperatura anormalmente alta (39,7°C),

respiração rápida e difícil (40 movimentos/min) e frequência cardíaca aumentada (80 bpm). Todos os membros apresentam-se frios ao toque. As membranas mucosas estão anormalmente escuras, e o tempo de preenchimento capilar está prolongado (ambas as observações indicam circulação lenta). A auscultação gastrintestinal dos quatro quadrantes revelou anormalidades; nenhum *som abdominal* está presente nem do lado esquerdo, nem do lado direito, dorsal ou ventralmente. O toque retal revela várias alças intestinais distendidas.

Você realiza uma *abdominocentese* e retira algum líquido peritoneal. Normalmente, o líquido peritoneal é claro e de coloração de palha; o líquido dessa égua é amarelo mais escuro do que o normal e tem aparência turva. As medidas com o refratômetro revelam que o líquido tem cinco vezes mais proteína que o normal. O exame microscópico do líquido mostra a presença quatro vezes maior do número de leucócitos, especialmente de neutrófilos, e essas células contêm bactérias.

Resultado

Você fala ao dono que a potranca parece ter um intestino muito lesado e que o prognóstico é ruim. Você o informa que o tratamento cirúrgico é possível, mas as prováveis complicações pós-operatórias são de alto custo, pois aparentemente a infecção já se espalhou para o peritônio. Após considerar as opções, o dono opta por não operar o animal. Você institui tratamento de suporte com fluidoterapia intravenosa (IV), analgésicos e antibióticos. Dependendo da extensão do comprometimento do intestino, os cavalos podem responder ao tratamento clínico. Entretanto, com base nos sinais que a potranca está apresentando, incluindo o fato de estar com sinais de peritonite, o prognóstico é grave.

As condições da égua deterioram-se nas 12 horas seguintes. A frequência cardíaca aumenta progressivamente para 100 bpm. As membranas mucosas mostram evidente declínio do fluxo sanguíneo (coloração mais escura e tempo de preenchimento capilar maior). A égua começa a respirar ruidosamente e torna-se letárgica. Os sons intestinais continuam ausentes. Apesar da realização da fluidoterapia IV, não há débito urinário. Como consentimento do proprietário, você realiza a eutanásia da égua.

O exame necroscópico indica que o animal apresentava trombos (obstruções vasculares) em muitos ramos importantes das artérias mesentéricas, provavelmente secundários à infestação maciça por vermes hematófagos (*Strongylus vulgaris*). Muitas áreas do intestino apresentavam necrose. Bactérias gram-negativas foram cultivadas tanto a partir do líquido peritoneal, quanto do sangue. O pulmão estava edemaciado e líquido em excesso foi encontrado nas vias respiratórias e no espaço intrapleural.

Comentário

Em cavalos, o *S. vulgaris* se aloja nas artérias mesentéricas e diminui o fluxo sanguíneo no intestino. A vermifugação de um animal maciçamente infestado pode precipitar isquemia intestinal aguda, pois os vermes mortos/morrendo desprendem-se da parede das artérias mesentéricas maiores e param em artérias menores, que são ocluídas. Além disso, os vermes que estão morrendo liberam substâncias que provocam formação de coágulos de sangue nas artérias. O processo digestivo é interrompido e pode parar completamente. A isquemia intestinal e a distensão gasosa do intestino causam dor intensa. Com a isquemia persistente, os segmentos do intestino sofrem lesão irreversível. O dano isquêmico ao epitélio intestinal permite que bactérias intestinais e seus produtos (endotoxinas) entrem no peritônio e no sangue. Os leucócitos movem-se da corrente sanguínea para o líquido peritoneal, onde combatem as bactérias, engolfando-as (fagocitose). Entretanto, a infecção sobrepõe-se ao sistema imune. As bactérias e as endotoxinas (provenientes das bactérias gram-negativas) induzem a produção orgânica de substâncias que deprimem o coração e causam rupturas no endotélio capilar, especialmente no pulmão. A combinação resultante da insuficiência cardíaca e do edema pulmonar provoca insuficiência respiratória e insuficiência renal subsequente. A progressão desta disfunção torna-se irreversível.

Questões de revisão

1. Qual o nome da condição quando o fluxo sanguíneo para um tecido é inadequado para satisfazer as necessidades metabólicas do tecido?
   a. Anemia
   b. Edema
   c. Necrose
   d. Isquemia
   e. Infarto

2. O volume de sangue bombeado pelo ventrículo esquerdo em 1 minuto seria igual:
   a. O volume de sangue que flui através da circulação coronariana (no mesmo minuto)
   b. O volume de sangue que perfunde todos os órgãos da circulação sistêmica, exceto para a perfusão sanguínea coronariana
   c. O volume do sangue que perfunde através dos pulmões
   d. Metade do sangue bombeado pelo coração
   e. Duas vezes o sangue bombeado pelo coração

3. Uma transfusão de plasma normal para um cão normal iria:
   a. Diminuir o hematócrito no sangue do receptor
   b. Aumentar a viscosidade no sangue do receptor
   c. Diminuir a concentração de hemoglobina corpuscular média (CHCM) no plasma do receptor
   d. Aumentar o número de células no sangue do receptor
   e. Diminuir a concentração de proteínas no plasma do receptor

4. Qual a sequência de leitos capilares que uma hemácia encontraria em uma circulação normal?
   a. Pulmão, pele, pulmão, encéfalo
   b. Baço, fígado, mesentério, pulmão
   c. Coronárias, rim (glomerular), rim (tubular), pulmão
   d. Pulmão, coronárias, estômago, fígado
   e. Encéfalo, pulmão, fígado, coronárias

5. As paredes da maioria dos capilares apresentam poros ou aberturas, que têm, aproximadamente, 4 nm (4×10^{-9} m) de diâmetro. De acordo com a Figura 18.7:
   a. Um poro capilar é muitas vezes maior, em diâmetro, do que um íon sódio
   b. Um poro capilar é muitas vezes maior que o diâmetro de uma molécula de glicose
   c. O diâmetro de uma hemácia é muitas vezes maior do que o diâmetro do poro capilar
   d. Uma molécula de β-globulina ou γ-globulina poderia passar justamente por um poro capilar se fosse alinhada corretamente
   e. Todas as respostas anteriores estão corretas

6. Supondo que as seguintes condições existam em um vaso sanguíneo em particular: pressão arterial (PA) interna na entrada do vaso = 60 mmHg; PA interna no meio do vaso = 50 mmHg, e PA interna na saída do vaso = 40 mmHg. Pressão no líquido tecidual (líquido intersticial) na região imediatamente fora do vaso = 5 mmHg. Sob essas condições:
   a. Pressão de perfusão para o sangue fluir através desse vaso = 20 mmHg
   b. Pressão de perfusão para o sangue fluir através desse vaso = 15 mmHg
   c. Pressão de distensão no meio do vaso = 55 mmHg
   d. Pressão de distensão no meio do vaso = 45 mmHg
   e. As alternativas *a* e *d* estão corretas

7. Comparada com a circulação sistêmica, a circulação pulmonar:
   a. Transporta maior fluxo sanguíneo por minuto
   b. Tem menor pressão de perfusão
   c. Tem maior resistência ao fluxo sanguíneo
   d. Transporta sangue que tem hematócrito menor
   e. Contém maior volume de sangue

Bibliografia

Bowman DD. *Georgis' Parasitology for Veterinarians*. 10th ed. Elsevier; 2013.

Ettinger SJ, Feldman EC, Cote E. *Textbook of Veterinary Internal Medicine, Expert Consult*. 8th ed. Elsevier; 2017.

Hill RW, Wyse GA, Anderson M. *Animal Physiology*. 4th ed. Sinauer; 2016.

Kaneko JJ, Harvey JW, Bruss ML. *Clinical Biochemistry of Domestic Animals*. 6th ed. Academic Press/Elsevier; 2008.

Klabunde RE. *Cardiovascular Physiology Concepts*. 2nd ed. Lippincott Williams & Wilkins; 2011.

Kumar V, Abbas AK, Aster J. *Robbins Basic Pathology*. 10th ed. Elsevier; 2017.

Latimer KS, ed. *Duncan & Prasse's Veterinary Laboratory Medicine: Clinical Pathology*. 5th ed. Wiley-Blackwell; 2011.

Milnor WR. *Cardiovascular Physiology*. New York: Oxford University Press; 1990.

Mohrman DE, Heller LJ. *Cardiovascular Physiology*. 8th ed. McGraw-Hill; 2013.

Patteson MW. *Equine Cardiology*. Oxford, UK: Blackwell Science; 1996.

Physick-Sheard PW. Parasitic arteritis. In: Colahan PT, Merritt AM, Moore JN, et al, eds. *Equine Medicine and Surgery*. Vol. 1. 5th ed. St Louis: Mosby–Year Book; 1999.

Pugh DG, Baird N. *Sheep and Goat Medicine*. 2nd ed. Elsevier; 2011.

Reece WO, Erickson HH, Goff JP, eds. *Dukes' Physiology of Domestic Animals*. 13th ed. Wiley-Blackwell; 2015.

Reed SM, Bayly WM, Sellon DC. *Equine Internal Medicine*. 4th ed. Elsevier; 2017.

Smith BP, ed. *Large Animal Internal Medicine*. 5th ed. Elsevier; 2014.

Thrall MA, Weiser G, Allison R, Campbell T, eds. *Veterinary Hematology and Clinical Chemistry*. 2nd ed. Wiley-Blackwell; 2012.

Weiss DJ, Wardrop KJ. *Schalm's Veterinary Hematology*. 6th ed. Ames, Iowa: Wiley-Blackwell; 2010.

Zachary JF, ed. *Pathologic Basis of Veterinary Disease, Expert Consult*. 6th ed. Elsevier; 2016.

19
Atividade Elétrica do Coração

ROBERT B. STEPHENSON

PONTOS-CHAVE

1. No músculo cardíaco, o potencial de ação causa a contração (se não há potencial de ação, não há batimento cardíaco).
2. O mecanismo contrátil no músculo cardíaco é semelhante àquele do músculo esquelético.
3. O músculo cardíaco forma um sincício funcional.
4. As contrações cardíacas são iniciadas por potenciais de ação que surgem espontaneamente em células marca-passo especializadas.
5. Um sistema de células musculares cardíacas especializadas inicia e organiza cada batimento cardíaco.
6. Os potenciais de ação cardíacos são extremamente longos.
7. Os canais de cálcio da membrana desempenham um papel especial no músculo cardíaco.
8. A longa duração do potencial de ação cardíaco garante um período de relaxamento (e preenchimento) entre os batimentos cardíacos.
9. As células atriais têm potenciais de ação mais curtos do que as células ventriculares.
10. Canais iônicos especializados permitem que as células marca-passo se despolarizem no limiar e formem potenciais de ação.
11. Os nervos simpáticos e parassimpáticos atuam nas células marca-passo cardíacas aumentando ou diminuindo a frequência cardíaca.
12. As células do nodo atrioventricular atuam como marca-passos auxiliares e estabilizam a frequência ventricular.
13. Os nervos simpáticos agem em todas as células do músculo cardíaco, causando contrações mais fortes e mais rápidas.
14. Os efeitos parassimpáticos são opostos àqueles da ativação simpática, mas são mais evidentes no nodo sinoatrial, no nodo atrioventricular e nos átrios.
15. A disfunção no sistema especializado de condução leva a anormalidades no ritmo cardíaco (arritmias).
16. O bloqueio do nodo atrioventricular é uma causa comum de arritmias cardíacas.
17. As taquiarritmias cardíacas resultam da atividade anormal do marca-passo.
18. Fármacos antiarrítmicos afetam os canais iônicos responsáveis pela formação e propagação do potencial de ação cardíaco.

No músculo cardíaco, o potencial de ação causa a contração (se não há potencial de ação, não há batimento cardíaco)

O coração é uma bomba muscular que propele o sangue através dos vasos sanguíneos por relaxamento e contração alternadamente. Conforme o músculo cardíaco relaxa, os átrios e os ventrículos são preenchidos com sangue venoso. Durante a contração cardíaca, uma parte desse sangue é ejetada para dentro das artérias. A contração cardíaca acontece em dois estágios: (1) os átrios direito e esquerdo começam a se contrair e, (2) após um intervalo de aproximadamente 0,1 segundo, os ventrículos direito e esquerdo começam a se contrair. A contração atrial ajuda a terminar o preenchimento de sangue dos ventrículos. Esse intervalo possibilita o preenchimento completo do volume ventricular. A contração ventricular ejeta o sangue para fora do ventrículo esquerdo em direção à aorta e para fora do ventrículo direito em direção à artéria pulmonar. Depois de contraírem, os átrios e ventrículos relaxam e começam a se preencher. A sequência contrátil completa é iniciada e organizada por um sinal elétrico, um *potencial de ação*, que se propaga de célula muscular para célula muscular, através do coração.

Este capítulo é iniciado com uma breve descrição de como o músculo cardíaco se contrai, seguida de uma descrição detalhada dos potenciais de ação que iniciam e organizam as contrações do coração. Diversas disfunções elétricas comuns do coração são discutidas em seguida.

Ao longo deste capítulo, serão feitas comparações entre o músculo cardíaco e esquelético (Tabela 19.1). Em ambos os músculos, cardíaco e esquelético, um potencial de ação elétrico é necessário em cada célula muscular para desencadear a contração. Os mecanismos moleculares que conduzem à contração também são semelhantes nos dois tipos de músculo. Todavia, há diferenças importantes nas características dos potenciais de ação que iniciam a contração nos músculos cardíacos e esqueléticos.

O mecanismo contrátil no músculo cardíaco é semelhante àquele do músculo esquelético

O músculo cardíaco, assim como o músculo esquelético, tem uma aparência *estriada* ao microscópio de luz (Figura 19.1). Essas estrias cruzadas têm a mesma base estrutural nos músculos cardíaco e esquelético (ver Capítulo 6, Figura 6.2). Cada célula muscular cardíaca estriada (*fibra muscular*) é constituída de algumas centenas de miofibrilas. Cada *miofibrila* tem um padrão repetitivo de faixas claras e escuras. As diversas faixas no interior de uma miofibrila recebem denominações por letras (faixa A, faixa I, disco Z). O alinhamento dessas faixas em miofibrilas adjacentes é responsável pela aparência estriada da fibra muscular inteira.

Tabela 19.1 — Sequência de eventos na contração do músculo esquelético e do músculo cardíaco.

Músculo esquelético	Músculo cardíaco
O potencial de ação é gerado no neurônio motor somático	*Nota:* os potenciais de ação nos neurônios motores autônomos não são necessários para iniciar os batimentos cardíacos
A acetilcolina é liberada	*Nota:* neurotransmissores não são necessários para fazer o coração bater
Receptores colinérgicos nicotínicos na membrana da célula muscular são ativados	*Nota:* a ativação de receptores não é necessária – um coração completamente isolado ou denervado ainda assim bate
Abrem-se canais de Na^+ dependentes de ligantes na membrana do músculo	Os canais de Na^+ marca-passo abrem-se espontaneamente (e os canais de K^+ fecham-se) nas membranas das células marca-passo
A membrana do músculo despolariza-se até o nível limiar para a formação do potencial de ação	As membranas das células marca-passo despolarizam-se até o limiar para a formação do potencial de ação
O potencial de ação é formado em uma célula muscular, mas não entra em outras células	O potencial de ação é formado em uma célula marca-passo e então propagado, de célula para célula, ao longo de todo o coração
Nota: as células musculares esqueléticas *não* têm canais lentos de Ca^{2+}	Durante o potencial de ação, o Ca^{2+} extracelular (Ca^{2+} "desencadeante") entra na célula através dos canais "lentos" de Ca^{2+}
O potencial de ação causa uma liberação de Ca^{2+} do retículo sarcoplasmático; o Ca^{2+} liga-se à troponina	A entrada do Ca^{2+} extracelular desencadeante causa a liberação de mais Ca^{2+} pelo retículo sarcoplasmático; o Ca^{2+} liga-se à troponina
Os sítios de ligação da actina tornam-se disponíveis para a formação da ponte cruzada de actina-miosina	Os sítios de ligação da actina tornam-se disponíveis para a formação da ponte cruzada de actina-miosina
O ciclo da ponte cruzada gera força contrátil entre os filamentos de actina e miosina	O ciclo da ponte cruzada gera força contrátil entre os filamentos de actina e miosina
O músculo contrai-se (breve "puxão"); o Ca^{2+} é recolhido pelo retículo sarcoplasmático	O coração contrai-se ("batimento" ou "sístole" completos); e o Ca^{2+} é recolhido pelo retículo sarcoplasmático ou bombeado de volta para fora da célula, no líquido extracelular
O músculo relaxa	O coração relaxa

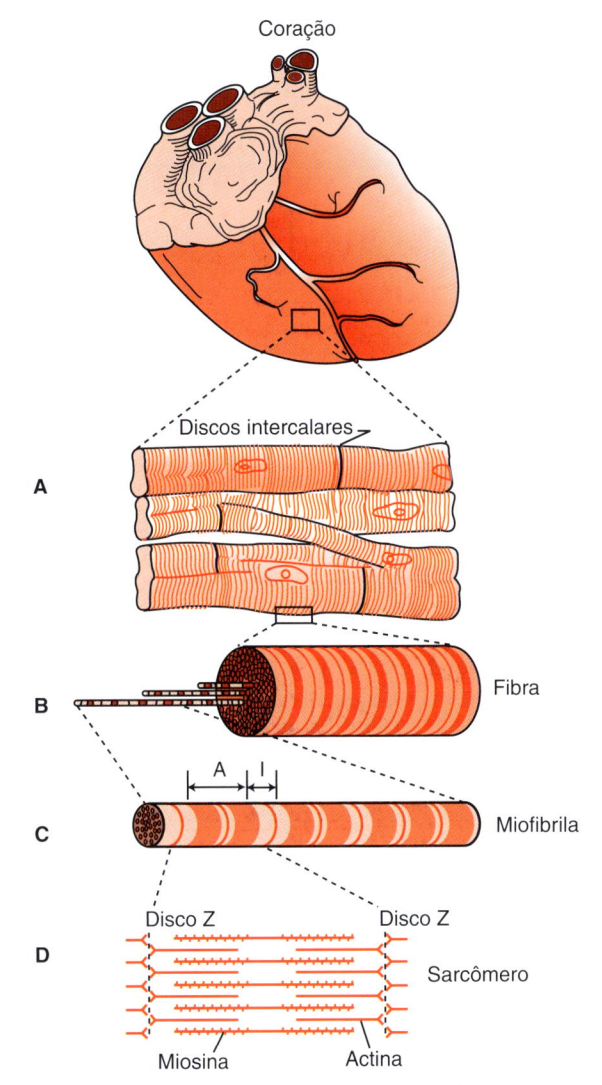

• **Figura 19.1 A.** Se uma secção do músculo esquelético for vista sob microscopia de luz, as fibras musculares cardíacas (células musculares) serão visualizadas como estriadas, semelhantes ao músculo esquelético. Diferentemente das fibras dos músculos esqueléticos, no entanto, as fibras do músculo cardíaco frequentemente ramificam-se e são ligadas ponta a ponta às fibras adjacentes por estruturas chamadas de discos intercalares. Não visualizadas nos discos intercalares estão as junções comunicantes (*gap junctions*) (canais pequenos, preenchidos por líquido intracelular) que permitem que o potencial de ação propague de célula a célula. **B** a **D.** A microscopia eletrônica revela que as estrias no músculo cardíaco (como as estrias no músculo esquelético) resultam de um arranjo ordenado dos filamentos de actina (finos) e dos filamentos de miosina (grossos) em subunidades musculares denominadas sarcômeros. Sarcômeros são as subunidades funcionais e estruturais do músculo cardíaco (e também do músculo esquelético).

Cada unidade repetida de faixas miofibrilares é chamada de *sarcômero*. Esse nome, que significa "pequeno músculo", é adequado porque um único sarcômero constitui a subunidade contrátil do músculo cardíaco. Por definição, um sarcômero estende-se de um disco Z até outro, uma distância de aproximadamente 2 μm (0,002 mm). Aproximadamente 50 sarcômeros compõem uma miofibrila, e cada miofibrila se estende pelo comprimento da célula do músculo cardíaco.

Como no músculo esquelético, cada sarcômero do músculo cardíaco é composto por um arranjo de filamentos espessos e finos. Os *filamentos finos* estão ancorados nos discos Z; eles se interdigitam com os filamentos espessos. Os filamentos finos são compostos por moléculas de *actina*. Os *filamentos espessos* são compostos por moléculas de *miosina*. Na presença de trifosfato de adenosina (ATP) e de íons cálcio (Ca^{2+}), a miosina interage com a actina em uma sequência de etapas denominada *ciclo da ponte cruzada*, que resulta em contração e geração de força em cada sarcômero e, portanto, na célula muscular inteira, assim como no músculo esquelético (mais detalhes no Capítulo 1, Figuras 1.3 a 1.5, e no Capítulo 6, Figura 6.6).

O músculo cardíaco forma um sincício funcional

Apesar de a base molecular da contração ser a mesma para os músculos cardíaco e esquelético, os dois tipos musculares diferem quanto às ligações elétricas entre as células vizinhas, e essa diferença tem importantes consequências. Individualmente, as células musculares esqueléticas são eletricamente isoladas umas das outras, sendo que os potenciais de ação não podem "pular" de um músculo esquelético para outro. Como foi descrito no Capítulo 5, um potencial de ação na célula muscular esquelética é iniciado apenas em resposta a um potencial de ação no neurônio motor somático que inerva essa célula. Cada potencial de ação neural causa a liberação do neurotransmissor acetilcolina, que ativa os receptores colinérgicos nicotínicos na célula muscular esquelética. Estes, por sua vez, despolarizam a célula muscular até o limiar para a formação do potencial de ação. Quando formado, o potencial de ação propaga-se ao longo da extensão daquela célula muscular específica e depois cessa. O potencial de ação do músculo resulta na contração da célula. As células vizinhas podem se contrair ao mesmo tempo ou não, dependendo de se os potenciais de ação foram, ou não, iniciados nessas células por seus respectivos neurônios motores.

Em contraste, as células musculares cardíacas estão eletricamente ligadas umas às outras. Junções especializadas entre células musculares cardíacas permitem que correntes iônicas criadas pelo potencial de ação em uma célula fluam para as células vizinhas e iniciem potenciais de ação nelas. Como um potencial de ação propaga-se de célula para célula através do tecido cardíaco, todas as células musculares cardíacas vizinhas contraem-se em sincronia, como uma unidade, e depois relaxam. Isto posto, o tecido muscular cardíaco comporta-se como se fosse uma única célula. Portanto, costuma-se dizer que o músculo cardíaco forma um *sincício funcional* (literalmente, "age como uma mesma célula").

Quando observado com microscópio de luz, o músculo cardíaco aparece com um arranjo de fibras estriadas (células musculares cardíacas individuais) dispostas quase em paralelo, mas com algumas ramificações (ver Figura 19.1). Bandas escuras (chamadas *discos intercalados*) são evidentes em locais onde células vizinhas ligam-se de ponta a ponta. Discos compreendem não apenas pontos de forte ligação física entre células adjacentes, mas também *junções comunicantes*, que são minúsculos canais abertos, pelos quais o líquido intracelular de células adjacentes entra em contato. Quando um potencial de ação despolariza a célula em uma extremidade de um disco intercalado, íons positivos fluem através das junções comunicantes e entram nas células vizinhas. Essa corrente iônica local despolariza as células vizinhas até o limiar para a formação de um potencial de ação. Na realidade, um potencial de ação propaga-se de célula para célula através das junções comunicantes localizadas no interior dos discos intercalados. Os músculos esqueléticos não têm discos intercalados ou junções comunicantes entre células.

As contrações cardíacas são iniciadas por potenciais de ação que surgem espontaneamente em células marca-passo especializadas

Como o tecido muscular cardíaco forma um sincício funcional e o potencial de ação cardíaco leva à contração, qualquer célula do músculo cardíaco pode iniciar um batimento cardíaco. Em outras palavras, se uma única célula muscular cardíaca despolarizar até o limiar e formar um potencial de ação, este irá ser propagado de célula para célula, através do coração, fazendo com que todo o coração se contraia. A maioria das células musculares cardíacas tem a propriedade de se manter estável durante o potencial de repouso da membrana, assim elas nunca geram potenciais de ação por si próprias. Entretanto, algumas poucas células musculares cardíacas especializadas têm a capacidade de se despolarizar espontaneamente, aproximando-se do limiar para a formação do potencial de ação. Quando qualquer uma dessas células especializadas atinge o limiar

e gera o potencial de ação, um batimento cardíaco acontece. As células cardíacas que se despolarizam espontaneamente são chamadas de *células marca-passo*, pois iniciam os batimentos cardíacos e, por conseguinte, determinam a frequência, ou ritmo, do coração.

Apesar de todas as células cardíacas que se despolarizam espontaneamente serem chamadas de células marca-passo, apenas uma célula marca-passo, aquela que atinge o limiar primeiro, realmente dispara um batimento em particular. No coração normal, as células marca-passo que se despolarizam mais rapidamente até o limiar estão localizadas dentro do *nodo sinoatrial* (SA). O nodo SA localiza-se na parede atrial direita, próximo de onde as veias cavas entram no átrio direito.

Por apresentar células marca-passo que se despolarizam espontaneamente, o coração inicia seus próprios potenciais de ação e contrações musculares. Os neurônios motores não são necessários para iniciar as contrações cardíacas, mas o são para iniciar as contrações dos músculos esqueléticos. Os neurônios motores (simpáticos e parassimpáticos) afetam a frequência cardíaca pela influência na rapidez com que as células marca-passo se despolarizam até o limiar, mas as células marca-passo iniciam os potenciais de ação e, portanto, os batimentos cardíacos ocorrem, mesmo sem qualquer influência simpática ou parassimpática. Desta maneira, um coração denervado ainda bate, enquanto um músculo esquelético denervado permanece relaxado (na verdade, paralisado). A capacidade de o coração bater sem estímulo nervoso permite que corações transplantados funcionem. Quando um coração do doador é conectado à circulação receptora durante o transplante cardíaco, nenhum nervo é ligado ao coração transplantado. As células marca-passo do coração transplantado iniciam seus potenciais de ação e suas contrações. O único fator ausente é o controle da frequência cardíaca por meio de nervos simpáticos e parassimpáticos.

Um sistema de células musculares cardíacas especializadas inicia e organiza cada batimento cardíaco

Cada batimento cardíaco normal é iniciado por um potencial de ação que surge espontaneamente em uma única célula marca-passo do nodo SA (Figura 19.2). Quando formado, o potencial de ação é propagado rapidamente de célula para célula através dos átrios direito e esquerdo, causando a contração de ambos os átrios. Em seguida, o potencial de ação se propaga *lentamente*, de célula para célula, através de uma via especial de células musculares cardíacas que se localizam entre os átrios e os ventrículos. Essa via é constituída pelo *nodo atrioventricular* (AV) e pela primeira parte do *feixe AV*, também denominado *feixe de His*. O nodo AV e o feixe AV representam a única via para a propagação dos potenciais de ação dos átrios para os ventrículos. Nas outras regiões, uma camada de tecido conjuntivo, que não pode formar e nem propagar potenciais de ação, separam o átrio e ventrículos. Além de representarem a única via condutora entre os átrios e os ventrículos, o nodo AV e a primeira parte do feixe AV têm a propriedade especial de conduzir o potencial de ação muito lentamente. Leva entre 50 e 150 ms para um potencial de ação atrial migrar através do nodo AV e da primeira parte do feixe AV; isso significa que leva entre 50 e 150 ms para um potencial de ação atrial ser propagado para os ventrículos. A condução lenta através da *junção AV* cria um intervalo entre as contrações atrial e ventricular.

Após passar pelas células de condução lenta da junção AV, o potencial de ação cardíaco entra em uma rede de ramos de células cardíacas especializadas, que tem a propriedade de propagação extremamente rápida do potencial de ação. A zona de transição de células de condução lenta a células de condução rápida situa-se

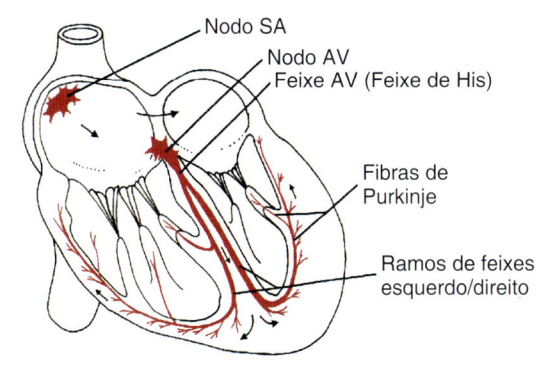

Figura 19.2 O sistema de condução especializado do coração é responsável pelo início e pela organização das contrações cardíacas. O sistema é composto por fibras musculares cardíacas especializadas, e não por nervos. *AV*, atrioventricular; *SA*, sinoatrial.

no interior do feixe AV, o qual apresenta células de condução lenta em sua primeira porção (adjacente ao nodo AV) e células de condução rápida mais além. A porção de condução rápida do feixe AV divide-se para formar os *feixes de ramos esquerdo* e *direito*. No ápice ventricular, os feixes de ramos dividem-se em uma dispersa rede de *fibras de Purkinje*, que transportam o potencial de ação rapidamente ao longo das paredes internas (camadas subendocárdicas) de ambos os ventrículos. Das fibras de Purkinje, os potenciais de ação então são propagados para fora, de célula para célula, através das paredes ventriculares. Conforme o potencial de ação atinge cada fibra muscular ventricular, esta fibra se contrai. A condução muito rápida, de célula para célula, através da porção final do feixe AV, dos feixes de ramos e do sistema de Purkinje resulta em uma contração quase sincrônica de todas as fibras em ambos os ventrículos.

Os nodos SA e AV, o feixe AV, os feixes de ramos e as fibras de Purkinje são, em conjunto, denominados *sistema especializado de condução do coração*. Esse sistema é composto por células musculares cardíacas especializadas, e não por nervos. As características particulares dos componentes do sistema especializado de condução fazem com que cada batimento cardíaco siga uma sequência padronizada e específica. Em um batimento normal, ambos os átrios se contraem quase simultaneamente. Na sequência, há uma breve pausa (causada pela propagação lenta do potencial de ação através do nodo AV). Os dois ventrículos, então, contraem-se, quase simultaneamente. Por fim, o coração inteiro relaxa e novamente se enche de sangue.

A Figura 19.3 reforça o papel do sistema especializado de condução no início e na organização de uma contração cardíaca normal. Nesta ilustração do "lapso de tempo", a excitação atrial começa no tempo $t = 0$, quando células do nodo SA alcançam o limiar e um potencial de ação está se iniciando para ser propagado para fora do nodo SA, para dentro do tecido atrial normal. Dentro de 0,1 segundo, o potencial de ação foi propagado completamente através dos átrios direito e esquerdo e uma contração coordenada de ambos os átrios está se iniciando. Conforme o potencial de ação é propagado através dos átrios, irá também despolarizar as primeiras células do nodo AV, começando no tempo $t = 0,04$ segundo. Enquanto os átrios estão em um estado despolarizado (excitado), o potencial de ação é propagado lentamente de célula para célula através do nodo AV e da primeira parte do feixe AV. Após atravessar essa região de condução lenta, o potencial de ação é propagado rapidamente através do restante do feixe de His e dos seus ramos. Como ilustrado na Figura 19.3, o potencial de ação chega ao ápice ventricular no tempo $t = 0,17$ segundo. Pode-se observar que leva cerca de 0,13 segundo (0,17 a 0,04 segundo) para o potencial de ação viajar através do nodo AV e dos feixes; isto é, 0,13 segundo

representa um intervalo típico entre a despolarização atrial e a despolarização ventricular (*intervalo A-V*). Do ápice ventricular, as fibras de Purkinje propagam o potencial de ação rapidamente ao longo de ambos os ventrículos. A excitação ventricular (despolarização) é completada no tempo $t = 0,22$ segundo, contraindo ambos os ventrículos. Neste momento, células atriais terminam seu potencial de ação; elas repolarizam até um estado de repouso e tornam-se relaxadas. Após excitação e contração ventriculares, as células ventriculares também repolarizam para o seu estado de repouso e os ventrículos relaxam. O coração inteiro permanece em estado relaxado, de repouso, até que a despolarização espontânea das células marca-passo do nodo SA dê origem à próxima batida.

Os potenciais de ação cardíacos são extremamente longos

As duas principais diferenças entre os potenciais de ação no músculo esquelético e no músculo cardíaco já foram mencionadas: a primeira é que os potenciais de ação no músculo cardíaco se propagam de célula a célula, enquanto no músculo esquelético as células são eletricamente isoladas umas das outras. Segunda, o coração tem células marca-passo que espontaneamente formam potenciais de ação, ao passo que as células musculares esqueléticas não formam. As células musculares esqueléticas despolarizam-se e formam um potencial de ação apenas quando "comandadas" por seu neurônio motor para isso.

Uma terceira diferença importante entre os potenciais de ação esquelético e cardíaco é a sua duração (Figura 19.4). Em um músculo esquelético, o potencial de ação inteiro dura apenas 1 a 2 ms. Um potencial de ação cardíaco dura aproximadamente 100 vezes mais (100 a 250 ms). O prolongamento do potencial de ação cardíaco é ocasionado por mudanças prolongadas na permeabilidade da membrana muscular cardíaca aos íons potássio e cálcio (K^+ e Ca^{2+}). As membranas das células musculares cardíacas têm rápidos canais de Na^+ dependentes de voltagem, canais de vazamento de potássio (K^+) e canais K^+ dependentes de voltagem similares àqueles encontrados no músculo esquelético, mas, além disso, as membranas das células cardíacas também têm outros tipos de canais de K^+, assim como canais de Ca^{2+} especiais, que não estão presentes no músculo esquelético. Esses canais de Ca^{2+} possibilitam que o Ca^{2+} extracelular entre no citoplasma das células do músculo cardíaco, e essa entrada de Ca^{2+} no citoplasma de células musculares cardíacas prolonga o potencial de ação cardíaco e controla a força resultante da contração cardíaca. A presença dos canais de Ca^{2+} (e sua influência sobre a duração do potencial de ação e a força de contração) é a quarta maior diferença entre os músculos cardíaco e esquelético.

Antes de investigar profundamente o significado especial dos canais de Ca^{2+} de membrana no músculo cardíaco, é útil revisar os papéis das bombas de troca de Na^+ e K^+ e dos canais de Na^+ e K^+ no músculo esquelético, porque essas bombas e canais funcionam de maneira similar entre células musculares cardíaca e esquelética. Como foi explicado no Capítulo 4, as bombas de troca de Na^+ e K^+ mantêm a concentração de K^+ mais alta dentro das células (do que no líquido extracelular) e a concentração de Na^+ mais baixa dentro das células (do que no líquido extracelular). Em cada ciclo de bombeamento, as trocas de Na^+ e K^+ transferem três Na^+ para fora e dois K^+ para dentro da célula. Esse desbalanço cria um pequeno potencial de membrana de repouso negativo (a carga é negativa dentro da membrana celular em comparação com o meio externo). Em células cardíacas e esqueléticas em repouso existem muitos canais de K^+ abertos (canais de vazamento) mas poucos canais de Na^+ abertos. Como resultado, a célula em repouso é muito

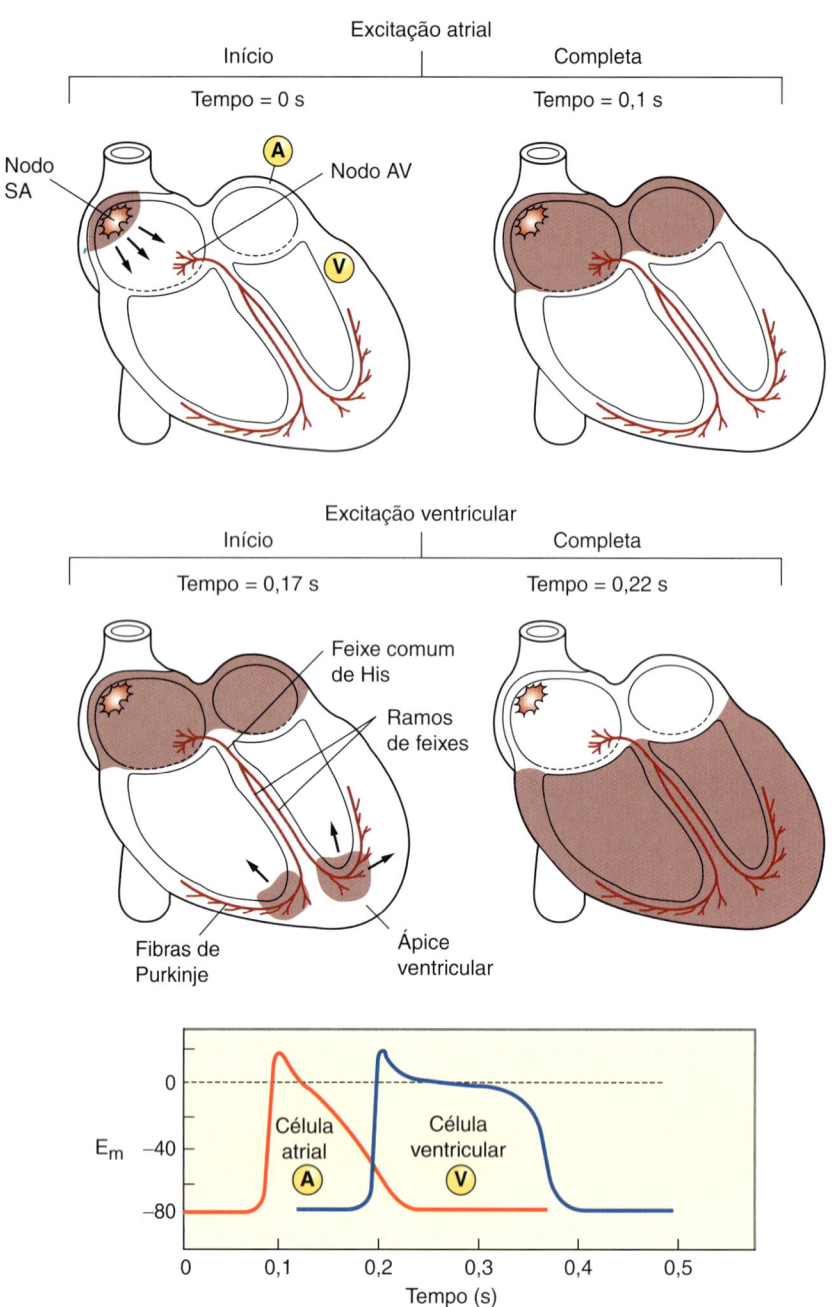

● **Figura 19.3** Na *parte superior*, o coração é ilustrado em quatro momentos durante o início de uma contração normal. As áreas *sombreadas* do coração indicam onde um potencial de ação está em andamento. *Tempo* = 0 s: as células marca-passo do nodo sinoatrial (SA) acabaram de alcançar o limiar, e um potencial de ação começou a propagar-se para fora através dos átrios. *Tempo* = 0,1 s: o potencial de ação alcançou todas as regiões de ambos os átrios (potencial de ação em andamento em todas as células atriais). *Tempo* = 0,17 s: o potencial de ação passou através do nodo atrioventricular (AV), desceu pelos ramos de feixes e acabou de alcançar o ápice ventricular. *Tempo* = 0,22 s: o potencial de ação acabou de propagar-se externamente ao longo das paredes de ambos os ventrículos (o potencial de ação está em andamento em todas as células ventriculares). Todas as células atriais encerraram seu potencial de ação. Na *parte inferior*, o gráfico mostra o momento dos potenciais de ação em uma célula do átrio esquerdo e em uma célula do ventrículo esquerdo (localizações *A* e *V* no desenho do topo). As localizações das células A e V fazem com que estejam entre as últimas células atriais e ventriculares a serem despolarizadas, conforme os potenciais de ação se propagam através dos átrios e dos ventrículos, respectivamente. E_m, potencial de membrana, em milivolts; *SA*, sinoatrial; *AV*, atrioventricular.

mais permeável ao K^+ do que ao Na^+, assim há uma tendência maior para o K^+ positivo sair da célula do que para o Na^+ positivo entrar. Esse desequilíbrio de carga é o principal contribuinte para o potencial de repouso da membrana negativo normal. O potencial de repouso da membrana nas células musculares esqueléticas está, tipicamente, entre –70 e –80 mV (ver Figura 19.4). Um potencial de ação é criado quando algo *despolariza* a célula (torna-a menos negativa no seu interior). Especificamente, a despolarização até a *voltagem limiar* para a abertura dos canais de Na^+ dependentes

de voltagem permite um influxo de Na^+ extracelular para dentro da célula. Essa rápida entrada de íons positivos faz com que a membrana celular se torne carregada positivamente em sua superfície interna. Contudo, esse potencial de membrana positivo persiste apenas por um momento, porque os canais de Na^+ dependentes de voltagem tornam-se *inativados* muito rapidamente. A entrada de Na^+ cessa e a célula rapidamente se repolariza em direção ao seu potencial de repouso da membrana. A repolarização também é promovida pela abertura de canais de K^+ de latência mais longa e

Célula do músculo cardíaco

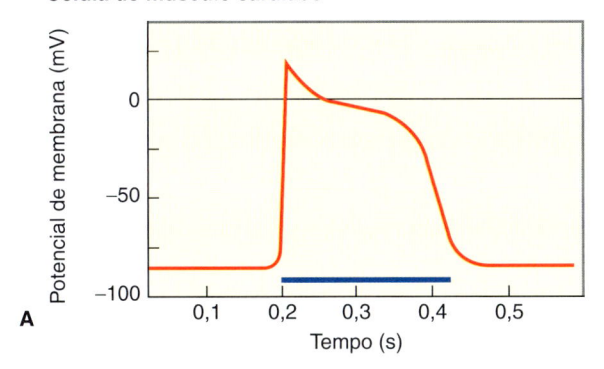

Célula nervosa ou do músculo esquelético

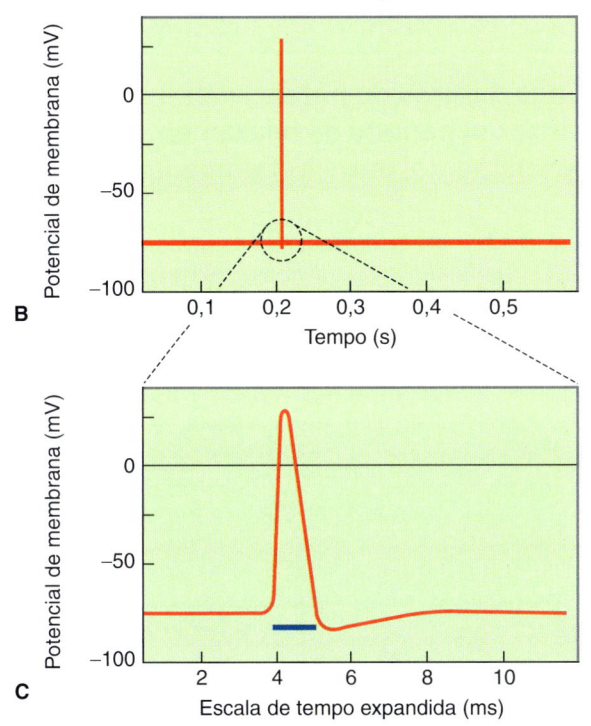

● **Figura 19.4** Os potenciais de ação em uma célula do músculo cardíaco (**A**) duram 100 vezes mais do que os potenciais de ação em uma célula nervosa ou do músculo esquelético (**B**). A fase prolongada de despolarização das células do músculo cardíaco é chamada de platô do potencial de ação. **C.** O potencial de ação do nervo ou do músculo esquelético é mostrado em uma escala de tempo substancialmente expandida para ilustrar que um potencial de ação em um nervo ou célula muscular esquelética tem um formato diferente daquele de um potencial de ação cardíaco, bem como uma duração muito mais curta. As *barras escuras* embaixo de cada potencial de ação indicam a duração do período refratário absoluto.

dependentes de voltagem. Na verdade, essa abertura de canais de K⁺ extras pode tornar os neurônios e as células musculares esqueléticas *hiperpolarizadas* (ainda mais negativas do que o potencial de repouso normal da membrana) por alguns milissegundos ao fim de cada potencial de ação (ver Figura 19.4, *painel C*).

Em uma célula muscular esquelética em repouso, os íons cálcio são isolados no interior do *retículo sarcoplasmático*. A ocorrência de um potencial de ação em uma célula muscular esquelética provoca a liberação de Ca^{2+} do retículo sarcoplasmático para dentro do líquido livre intracelular, que é chamado de *citosol*. O aumento na concentração de Ca^{2+} citosólico inicia a contração muscular (ver Capítulo 1, Figura 1.5). No músculo esquelético, a contração

iniciada por um único potencial de ação é muito breve, pois o Ca^{2+} citosólico é rapidamente bombeado de volta para o interior do retículo sarcoplasmático por transporte ativo, o qual causa o relaxamento da célula muscular. Deve-se observar que o Ca^{2+} responsável pelo início da contração muscular provém inteiramente de um sítio de estoque intracelular, o retículo sarcoplasmático. Nenhum Ca^{2+} extracelular entra na célula durante o potencial de ação porque as células do músculo esquelético não têm canais de Ca^{2+} na membrana. Em contraste, no músculo cardíaco os canais de Ca^{2+} da membrana e a entrada de Ca^{2+} extracelular nas células desempenham um papel-chave nos potenciais de ação e nas contrações.

Os canais de cálcio da membrana desempenham um papel especial no músculo cardíaco

A Figura 19.5 representa um potencial de ação da célula muscular cardíaca, alinhado em momentos com gráficos da sequência de mudanças na permeabilidade ao K^+, Na^+ e Ca^{2+}, que são responsáveis pelo potencial de ação. Conforme a linha do tempo tem início (no lado esquerdo de cada gráfico), a célula cardíaca encontra-se em um potencial de membrana normal, negativo, de aproximadamente –80 mV. O potencial de membrana cardíaco é negativo em repouso pela mesma razão que as células do músculo esquelético têm potenciais de membrana negativos em repouso: muitos canais de K^+ estão abertos em repouso e a maioria dos canais de Na^+ está fechada. Como resultado, a permeabilidade da membrana ao K^+ é muito maior do que a permeabilidade ao Na^+ (Figura 19.5, *registros a* e *b*). Nas células cardíacas em repouso, os canais de Ca^{2+} da membrana estão fechados, sendo a permeabilidade muito baixa (*registro c*); desta forma, o Ca^{2+} extracelular é impedido de entrar nas células cardíacas.

Como no músculo esquelético, o potencial de ação cardíaco é criado quando a célula é despolarizada até a voltagem limiar para a abertura dos canais de Na^+ dependentes de voltagem. O resultante aumento súbito na permeabilidade de Na^+ (*registro d*) permite um rápido influxo de Na^+ extracelular para o interior da célula, o que causa a rápida fase de despolarização (*Fase 0*) do potencial de ação cardíaco. Em alguns milissegundos, os canais de Na^+ tornam-se inativados, o que faz com que a permeabilidade do Na^+ diminua rapidamente (*registro e*). A queda resultante no influxo de Na^+ para dentro das células faz com que a membrana comece a repolarizar-se (*Fase 1*). Todavia, essa repolarização é interrompida e então é seguida pelo platô prolongado de despolarização, que dura aproximadamente 200 ms (*Fase 2*). O platô do potencial de ação cardíaco é provocado por duas condições que não ocorrem nos nervos e fibras musculares esqueléticas: (1) alguns tipos de canais dependentes de K^+ se fecham de modo que a permeabilidade do K^+ diminui (*registro f*); e (2) muitos dos canais dependentes de Ca^{2+} se abrem de modo que a permeabilidade do Ca^{2+} aumenta (*registro g*). Como a concentração de Ca^{2+} é maior no líquido extracelular do que no líquido intracelular, o Ca^{2+} flui através dos canais de Ca^{2+} abertos e para dentro do citosol. A combinação entre redução na área de saída do K^+ da célula e a permissão da entrada de Ca^{2+} na célula mantém a membrana celular em um estado despolarizado. Após aproximadamente 200 ms, os canais de K^+ reabrem e os canais de Ca^{2+} fecham: a permeabilidade ao K^+ aumenta e a permeabilidade ao Ca^{2+} diminui (*registro h e i*). A combinação entre o aumento na saída de K^+ da célula e a interrupção na entrada de Ca^+ na célula resulta na repolarização celular (*Fase 3*) e, eventualmente, retorna ao seu estável e negativo potencial de membrana em repouso (*Fase 4*).

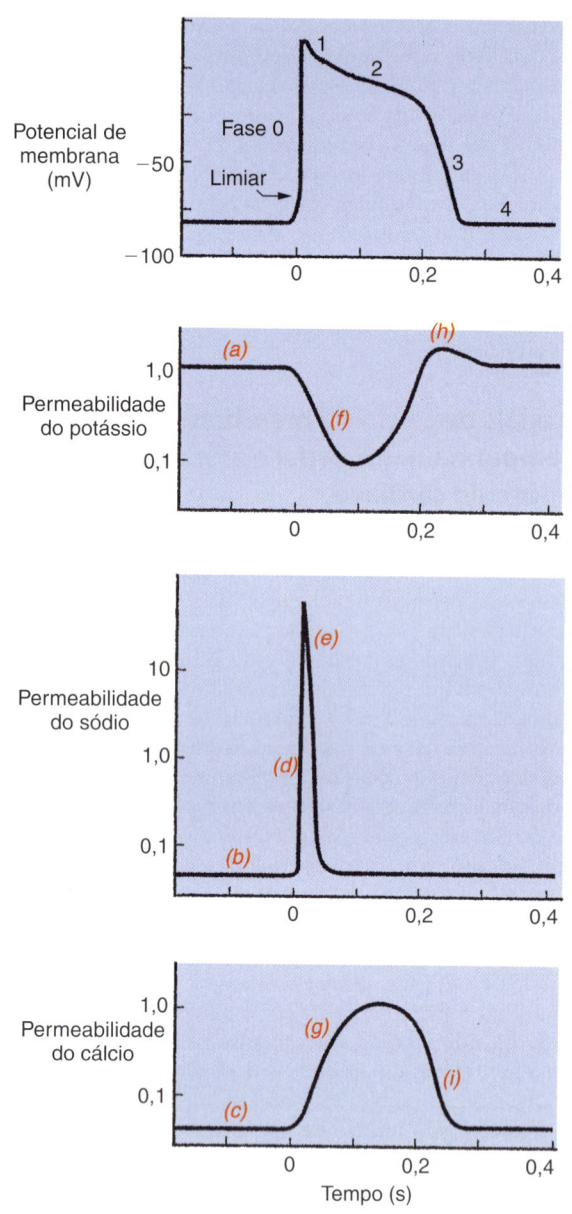

● **Figura 19.5** *Primeiro gráfico*: mudanças no potencial de membrana de uma célula muscular cardíaca durante um potencial de ação. A célula está inicialmente em potencial de membrana de repouso. A despolarização para o *Limiar* (*momento* = 0) desencadeia o potencial de ação. *Fase 0* do potencial de ação é chamada de despolarização rápida. *Fase 1* é a repolarização parcial. *Fase 2* é o platô. *Fase 3* é repolarização. *Fase 4* é o retorno para o potencial de membrana de repouso. Essa sequência de mudanças no potencial de membrana é causada por um padrão de mudanças sequenciais na permeabilidade relativa da membrana das células para o K^+, o Na^+ e o Ca^{2+}, como mostrado nos outros três gráficos. Ferramentas-chave dessas mudanças de permeabilidade (*registros a a i*) são discutidas no texto.

Os canais de Ca^{2+} especializados nas membranas da célula do músculo cardíaco são chamados de *canais lentos de Ca²⁺* (ou *canais Ca²⁺ do tipo L*), pois demoram muito mais para abrir do que os canais de Na^+ e ficam abertos por muito mais tempo. Como exposto na Figura 19.5, a permeabilidade ao Na^+ aumenta e depois diminui (os canais de Na^+ abrem-se e depois ficam inativos) em alguns milissegundos. A permeabilidade ao Ca^{2+}, em comparação, aumenta lentamente (os canais de Ca^{2+} abrem-se devagar) e permanece aumentada por aproximadamente 200 ms (o tempo em que os canais de Ca^{2+} permanecem abertos). Em reconhecimento às suas

respostas muito mais rápidas, os canais de Na^+ do músculo cardíaco são, muitas vezes, chamados de *canais rápidos de Na⁺*.

O Ca^{2+} que entra em uma célula cardíaca durante um potencial de ação desencadeia a liberação de Ca^{2+} adicional do retículo sarcoplasmático. Esse processo é denominado *liberação de cálcio desencadeada por cálcio* (ou *liberação de cálcio induzida por cálcio*). Em menos de 0,1 segundo, a concentração de Ca^{2+} livre no citosol aumenta cerca de 1.000 vezes. Como no músculo esquelético, esse aumento no Ca^{2+} citosólico inicia a contração. Quando os canais de Ca^{2+} fecham, ao final do potencial de ação, a maior parte do Ca^{2+} citosólico é bombeada de volta para o retículo sarcoplasmático ou bombeada de volta para o líquido extracelular através da membrana celular. Os dois processos envolvem transporte ativo, porque o Ca^{2+} está sendo bombeado contra o seu gradiente eletroquímico. Uma vez que a concentração de Ca^{2+} citosólico retorna ao seu nível baixo, de repouso, o músculo cardíaco relaxa.

A longa duração do potencial de ação cardíaco garante um período de relaxamento (e preenchimento) entre os batimentos cardíacos

Os canais de Na^+ tornam-se inativados no pico do potencial de ação cardíaco. O Na^+ não pode passar através de um canal inativado; portanto, enquanto os canais de Na^+ permanecerem inativos, outro potencial de ação não poderá acontecer. O estado inativo termina, e os canais de Na^+ tornam-se suscetíveis à reabertura, apenas quando o potencial da membrana celular retorna aos níveis de repouso ou se aproxima deles. Assim, a inativação dos canais de Na^+ impede que surja um segundo potencial de ação antes que o primeiro esteja completo (ou quase completo).

Enquanto os canais de Na^+ estão inativos, a célula é referida como *refratária* (resistente) em relação à formação de um novo potencial de ação. O período após o início de um potencial de ação, no qual outro potencial de ação não pode ser iniciado, é conhecido como *período refratário* (algumas vezes designado como *período refratário absoluto*). Como a inativação do Na^+ permanece até o potencial da membrana retornar aos níveis de repouso ou se aproximar deles, o período refratário tem quase a mesma duração do potencial de ação. Desta maneira, o período refratário em uma célula do músculo cardíaco dura aproximadamente 200 ms, enquanto o período refratário em uma célula do músculo esquelético dura apenas cerca de 2 ms (ver Figura 19.4).

O longo período refratário do músculo cardíaco garante um período de relaxamento (e preenchimento cardíaco) entre as contrações cardíacas. A Figura 19.6 (*gráfico superior*) retrata a sucessão mais rápida possível de três potenciais de ação em uma célula do músculo cardíaco: o segundo potencial de ação começa imediatamente após a conclusão do período refratário para o primeiro potencial de ação. Igualmente, o terceiro potencial de ação começa imediatamente após a conclusão do período refratário do segundo. O *gráfico inferior* da Figura 19.6 mostra o padrão da contração muscular que resulta desses três potenciais de ação. Deve-se observar que a força da contração alcança um pico tardio, na fase de platô de cada potencial de ação, e que a força contrátil diminui (o músculo começa a relaxar) durante a fase de repolarização de cada potencial de ação. Como resultado, a célula do músculo cardíaco fica parcialmente relaxada antes que a contração seguinte, a mais próxima possível, possa ser iniciada. Isso significa que cada potencial de ação produz uma contração cardíaca, a qual é distintamente separada da contração precedente. Em virtude do seu longo período refratário, o músculo cardíaco não pode sustentar uma contração contínua (*tetânica*). Assim, o coração tem um período de relaxamento (e preenchimento) garantido entre os batimentos cardíacos.

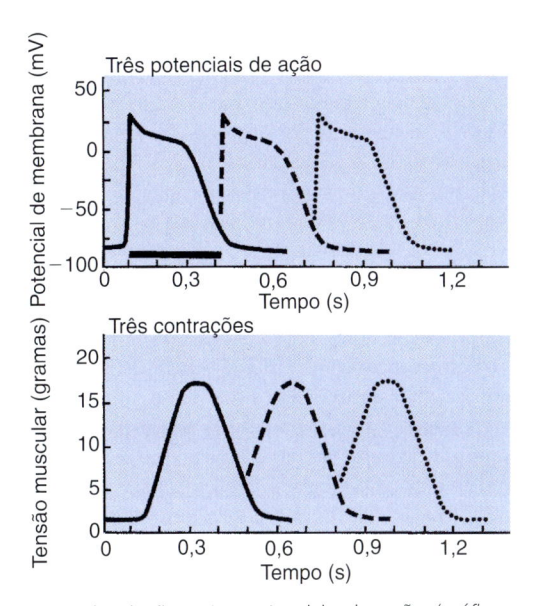

• **Figura 19.6** A relação entre potenciais de ação (*gráfico superior*) e contrações (*gráfico inferior*) em uma célula do músculo cardíaco. O primeiro dos três potenciais de ação cardíacos (*linha contínua, gráfico superior*) causa uma contração cardíaca (*linha contínua, gráfico inferior*). Observe que o potencial de ação e a contração têm durações semelhantes. A *barra horizontal grossa*, abaixo do primeiro potencial de ação, mostra a duração do período refratário absoluto. A *linha tracejada* e a linha pontilhada no gráfico de cima mostram a ocorrência mais precoce possível de um segundo e de um terceiro potenciais de ação, cada um ocorrendo logo após o período refratário absoluto do potencial de ação precedente. A *linha tracejada* e a *linha pontilhada* no gráfico inferior representam as contrações cardíacas correspondentes. Por causa do longo período refratário, cada contração está quase terminada antes de a contração seguinte, a mais próxima possível, poder começar. Isso garante um período de relaxamento cardíaco entre as contrações.

O padrão de mudanças na tensão muscular representado no gráfico inferior da Figura 19.6 corresponde fielmente às mudanças na concentração de Ca^{2+} citosólico. Isso faz sentido, considerando-se que o aumento na concentração de Ca^{2+} citosólico inicia a contração muscular, e que a subsequente remoção de Ca^{2+} do citosol permite que o músculo relaxe. A concentração de Ca^{2+} citosólico aumenta durante o platô do potencial de ação (por causa da liberação de Ca^+ desencadeada por Ca^{2+}) e diminui retornando ao seu nível de repouso durante a fase de repolarização do potencial de ação (conforme as bombas de transporte ativas movem o Ca^{2+} de volta para o retículo sarcoplasmático ou para fora, para o líquido extracelular).

Nas células musculares esqueléticas, um potencial de ação dura apenas 1 a 2 ms. A membrana é repolarizada (e o período refratário termina) antes mesmo de ter terminado a liberação de Ca^{2+} do retículo sarcoplasmático, e muitos milissegundos antes que o Ca^{2+} liberado seja bombeado de volta para o retículo sarcoplasmático. Como resultado, a concentração de Ca^{2+} citosólico no músculo esquelético alcança seu nível máximo depois que terminou o potencial de ação, e a tensão contrátil resultante do potencial de ação também alcança seu pico depois do término do potencial de ação. Como no músculo esquelético o movimento contrátil tem duração muito maior em relação ao período refratário, diversos potenciais de ação podem ocorrer durante o período de um único movimento contrátil. Múltiplos potenciais de ação em rápida sucessão fazem com que a concentração de Ca^{2+} citosólico atinja um nível elevado e que assim permaneça. A tensão contrátil resultante é mais forte que a tensão gerada por um único potencial de ação, sendo

sustentada por um período maior. Na realidade, os movimentos musculares causados por potenciais de ação sucessivos "fundem-se" uns aos outros. Esse fenômeno é chamado de *somação temporal*. A fusão e a somação temporal são os mecanismos que permitem o desenvolvimento de uma tensão prolongada e adequada no músculo esquelético. Em contraste, o longo período refratário nas células musculares cardíacas previne a fusão e somação das contrações cardíacas. Cada contração do coração (cada batimento cardíaco) é imediatamente seguida por relaxamento. A soma temporal da contração muscular não ocorre no coração.

As células atriais têm potenciais de ação mais curtos do que as células ventriculares

A descrição anterior dos canais iônicos cardíacos, dos potenciais de ação e das contrações baseia-se nas propriedades das células ventriculares normais. As células atriais são basicamente semelhantes, exceto pelo fato de seus potenciais de ação serem mais curtos do que aqueles das células ventriculares. Como as células ventriculares, as células atriais também apresentam canais rápidos de Na^+ que se abrem brevemente no começo de um potencial de ação e depois se tornam inativados. Da mesma forma, canais lentos de Ca^{2+} abrem-se durante o potencial de ação e canais de K^+ fecham-se. A diferença entre as células atriais e ventriculares é que os canais de Ca^{2+} ficam abertos por um tempo menor em relação àqueles das células ventriculares, e os canais de K^+ atriais ficam abertos por um período mais curto. Como resultado, o platô do potencial de ação de uma célula atrial é mais curto em duração e não é "plano" como o platô do potencial de ação da célula ventricular (ver Figura 19.3, *parte inferior*). Células atriais também têm um período refratário mais curto do que as células ventriculares. Por isso, as células atriais são capazes de formar mais potenciais de ação por minuto do que as células ventriculares. Ou seja, o átrio pode "bater" mais rápido do que os ventrículos. As implicações dessa diferença são discutidas mais adiante neste capítulo.

Canais iônicos especializados permitem que as células marca-passo se despolarizem no limiar e formem potenciais de ação

Conforme mencionado anteriormente, as células marca-passo cardíacas do nodo SA despolarizam-se espontaneamente até o limiar, originando potenciais de ação. A despolarização espontânea é chamada de *potencial marca-passo*, e ela é o aspecto primordial que distingue uma célula marca-passo (Figura 19.7, *gráfico superior*). Também, os potenciais de ação das células marca-passo tipicamente têm um aspecto arredondado, não apresentando a despolarização bastante rápida (fase 0) observada nas células atriais e ventriculares.

A despolarização espontânea e o aspecto arredondado dos potenciais de ação das células marca-passo são consequências de canais iônicos específicos encontrados nas células marca-passo. Células marca-passo apresentam um conjunto incomum de canais de K^+. Na conclusão de um potencial de ação em uma célula marca-passo, a permeabilidade do K^+ é relativamente alta, porque muitos canais de K^+ estão abertos. Assim, alguns canais de K^+ começam a se fechar. Quando a permeabilidade do K^+ diminui (ver Figura 19.7, *registro a*), cada vez menos K^+ sai das células, o que torna as células com uma carga interna cada vez menos negativa. Essas células não possuem os canais rápidos de Na^+ dependentes de voltagem comuns. Em seu lugar, apresentam *canais de Na^+ marca-passo* (também conhecidos como *canais de Na^+ estranhos* ["*funny*"]), os quais se fecham durante um potencial de ação e depois começam

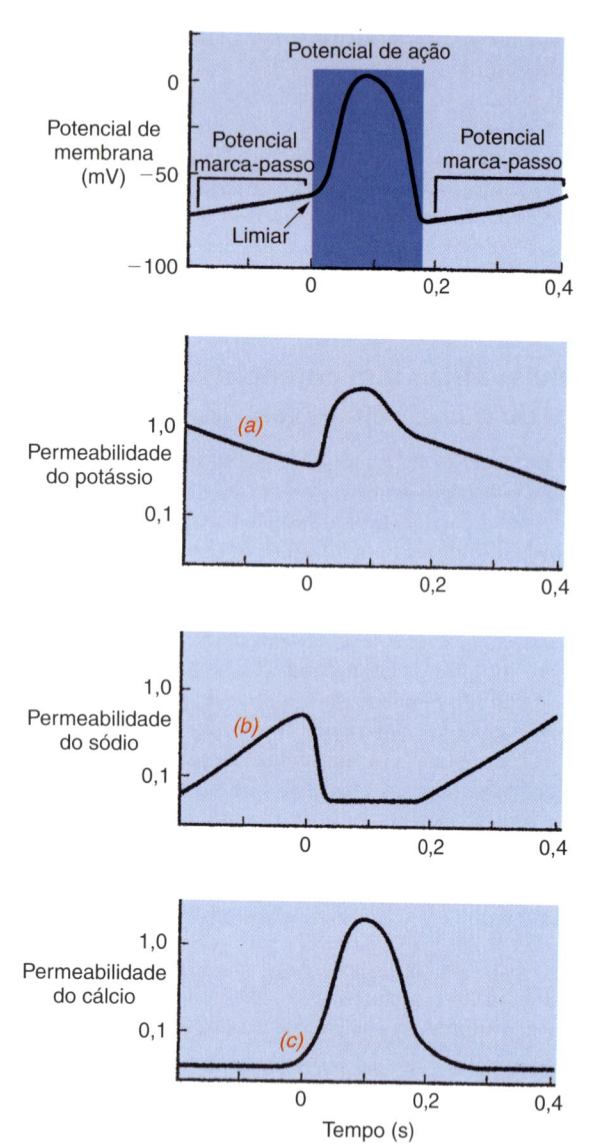

aumentar (ver Figura 19.7, *registro c*). A resultante entrada de Ca^{2+} para o interior da célula acelera sua aproximação final do limiar. Portanto, o potencial marca-passo é causado pelo fechamento dos canais de K^+, a abertura dos canais de Na^+ marca-passo, e (no fim do processo de alcance de limiar) pela abertura dos canais de Ca^{2+}. Essas mudanças espontâneas nos canais de Na^+, K^+ e Ca^{2+} das células marca-passo estão em contraste com o estado estável dos canais iônicos nas células atriais e ventriculares normais, em repouso.

Quando o limiar é alcançado em uma célula marca-passo, ocorre um potencial de ação. A elevação do potencial de ação é muito lenta em comparação com a rápida (fase 0) despolarização das células atriais e ventriculares normais, pois não há canais rápidos, dependentes de Na^+ nas células marca-passo, e, portanto, não há rápido influxo de Na^+ ao atingir o limiar. O principal íon responsável pelo potencial de ação na célula marca-passo é o Ca^{2+}. Quando o limiar é atingido, abrem-se muitos dos canais lentos de Ca^{2+} da célula. A permeabilidade ao Ca^{2+} aumenta e o Ca^{2+} extracelular flui para dentro da célula. Os potenciais de ação nas células marca-passo são frequentemente chamados de potenciais de ação lentos, pois não apresentam a rápida fase 0 de despolarização e porque são causados primariamente pela abertura dos canais lentos da Ca^{2+}. Em contraste, os potenciais de ação normais das células atriais e ventriculares são conhecidos como potenciais de ação rápidos. Deve-se observar, contudo, que todos os potenciais de ação cardíacos (sejam "lentos" ou "rápidos") têm uma duração bastante longa quando comparados com os potenciais de ação nas células nervosas ou nas células musculares esqueléticas.

Os nervos simpáticos e parassimpáticos atuam nas células marca-passo cardíacas aumentando ou diminuindo a frequência cardíaca

A Figura 19.8 mostra como os neurotransmissores *norepinefrina* e *acetilcolina* atuam sobre as células marca-passo no coração. A norepinefrina exerce seu efeito pela ativação de *receptores* β*-adrenérgicos* na membrana celular das células marca-passo. A ativação desses receptores acelera as mudanças no canal iônico que é responsável pela despolarização espontânea das células marca-passo. Consequentemente, as células marca-passo atingem o limiar mais rapidamente na presença de norepinefrina; há um intervalo mais curto entre os batimentos cardíacos. Portanto, a frequência cardíaca é elevada acima do seu nível intrínseco ou espontâneo.

A acetilcolina tem o efeito oposto. Ela ativa *receptores colinérgicos muscarínicos* na membrana celular das células marca-passo, o que retarda as mudanças no canal iônico que são responsáveis pela despolarização espontânea das células marca-passo. Como as células marca-passo levam mais tempo para atingir o limiar na presença de acetilcolina, há um intervalo mais longo entre os batimentos cardíacos. Portanto, a frequência cardíaca é reduzida abaixo do seu nível intrínseco ou espontâneo.

Os neurônios simpáticos liberam norepinefrina nas células do nodo SA; dessa maneira, a atividade nervosa simpática aumenta a frequência cardíaca. O mesmo efeito é promovido pela mistura de hormônios (epinefrina e norepinefrina), a qual é secretada pelas glândulas da medula adrenal em resposta a um estresse físico ou emocional. Os neurônios parassimpáticos liberam acetilcolina nas células do nodo SA e, assim, a atividade parassimpática diminui a frequência cardíaca. A Figura 19.9 ilustra como os neurônios simpáticos e parassimpáticos interagem no controle da frequência cardíaca. Na ausência da norepinefrina e da acetilcolina, o coração bate na sua frequência intrínseca. Para um cão grande, essa frequência é normalmente cerca de 140 bpm. Frequências cardíacas abaixo da

● **Figura 19.7** *Gráfico superior*: típico padrão de mudanças no potencial de membrana em uma célula marca-passo cardíaca. Uma célula marca-passo não apresenta um potencial de membrana de repouso estável. Em vez disso, despolariza espontaneamente até o *limiar* e isso inicia um *potencial de ação*. A despolarização espontânea (chamada de *potencial marca-passo*) e o potencial de ação são causados pela sequência padronizada de mudanças na permeabilidade ao K^+, Na^+ e Ca^{2+} da membrana celular, como mostrado nos três gráficos inferiores. As características-chave das mudanças na permeabilidade que causam o potencial de marca-passo estão marcadas como *a*, *b* e *c*, e são discutidas no texto. O potencial de ação é conduzido inicialmente por um grande e prolongado aumento na permeabilidade ao Ca^{2+}. A ausência de canais rápidos de Na^+ nas células marca-passo é responsável pela subida bem mais lenta do potencial de ação nas células marca-passo, comparadas às células que não são marca-passo. (Comparar com a Figura 19.5.)

a se abrir de novo, espontaneamente, após o término do potencial de ação. A abertura espontânea dos canais de Na^+-marca-passo gera um aumento progressivo na permeabilidade celular ao Na^+ (ver Figura 19.7, *registro b*). O aumento na permeabilidade ao Na^+ permite que o Na^+ do líquido extracelular entre na célula, o que contribui para a despolarização da célula em direção ao limiar. Os canais de Ca^{2+} também dão uma pequena contribuição para o potencial marca-passo. No fim do potencial marca-passo, logo após a célula marca-passo alcançar o seu limiar, os canais lentos de Ca^{2+} começam a abrir e a permeabilidade ao Ca^{2+} começa a

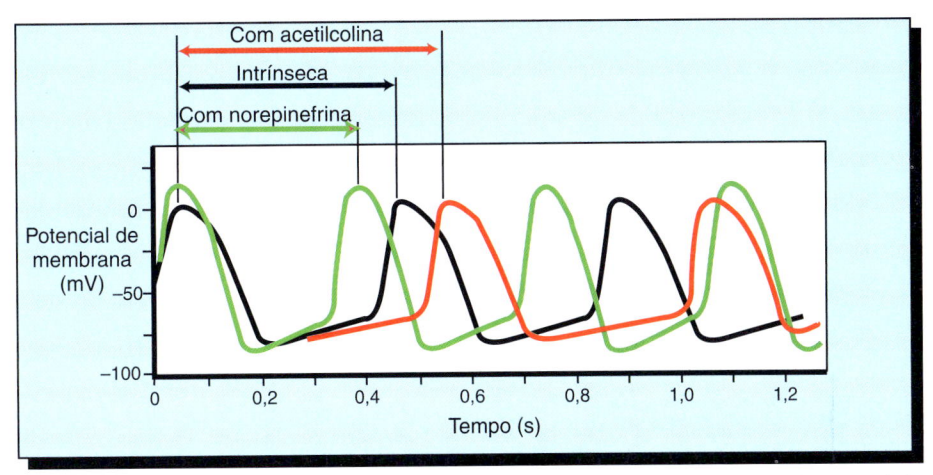

● **Figura 19.8** Na ausência de influências neurais ou hormonais, uma célula marca-passo do nodo sinoatrial (SA) despolariza-se espontaneamente até o limiar e inicia uma série de potenciais de ação, três dos quais são demonstrados pela *linha preta*. O intervalo entre os potenciais de ação sob essas condições determina a frequência cardíaca intrínseca, ou espontânea (neste caso, 0,43 s entre os potenciais de ação, o que corresponde a uma frequência cardíaca de 140 bpm). A norepinefrina aumenta a frequência de despolarização (*linha verde*) e então encurta o intervalo entre potenciais de ação (*i. e.*, aumenta a frequência cardíaca). A acetilcolina diminui a frequência de despolarização (*linha vermelha*) e, portanto, prolonga o intervalo entre os potenciais de ação (*i. e.*, diminui a frequência cardíaca). A norepinefrina aumenta a frequência de despolarização e, portanto, encurta o intervalo entre os potenciais de ação (*i. e.*, aumenta a frequência cardíaca). *SA*, sinoatrial.

frequência intrínseca são alcançadas pela ativação dos neurônios parassimpáticos e pela liberação da acetilcolina. Por conseguinte, o gráfico na Figura 19.9 indica que a atividade parassimpática é alta em animais acordados e em repouso (frequência cardíaca de 90 bpm) e muito alta durante o sono (frequência cardíaca de 55 bpm). Frequências cardíacas acima da frequência intrínseca (p. ex., durante o exercício ou em momentos de estresse) são atingidas pela ativação dos nervos simpáticos do coração e pela liberação de norepinefrina (ou pela epinefrina e norepinefrina liberadas dentro da circulação pelas glândulas adrenais). O nível mais alto possível de atividade simpática e, portanto, a frequência cardíaca mais alta possível ocorrem durante o exercício máximo ou uma *reação de alarme de defesa* (*resposta de "medo, luta ou fuga"*).

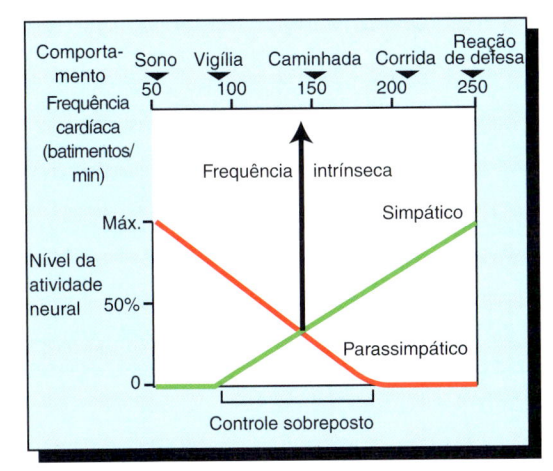

● **Figura 19.9** A escala superior mostra que a frequência cardíaca em um cão normal, de grande porte, varia de 50 a 250 bpm, dependendo do estado comportamental. O gráfico ilustra que essa ampla variação nas frequências cardíacas é ocasionada pelas interações da atividade nervosa simpática, que acelera o coração acima da frequência intrínseca, e a atividade nervosa parassimpática, que retarda o coração abaixo de sua frequência intrínseca. Os nervos simpáticos e parassimpáticos estão simultaneamente ativos durante uma considerável porção da variação de frequência cardíaca (*controle sobreposto*). Observe que o coração bate em sua frequência intrínseca (ao redor de 140 bpm) mesmo na ausência de qualquer influência neural, ou quando os efeitos simpáticos e parassimpáticos são equivalentes e opostos.

Pela mudança nos níveis da atividade (*tônus*) simpática ou parassimpática, o cão ajusta sua frequência cardíaca no intervalo de uma ampla variação, apropriada para cada situação comportamental. Quando ambos os nervos simpáticos e parassimpáticos estão ativos, a frequência cardíaca representa o resultado do "cabo de guerra" entre a ação simpática para aumentar a frequência cardíaca e a ação parassimpática para diminuir a frequência cardíaca. Tipicamente, os sistemas simpático e parassimpático estão parcialmente ativos durante estados de vigília, variando do repouso tranquilo (frequência cardíaca ao redor de 90 bpm) ao exercício moderado (frequência cardíaca de aproximadamente 175 bpm). A atividade parassimpática predomina na parte inferior desta variação, e a atividade simpática predomina na parte superior. Quando a atividade simpática e a parassimpática são iguais, seus efeitos são anulados e o coração irá bater em uma frequência intrínseca (espontâneo). A ativação simultânea parcial dos neurônios simpáticos e parassimpáticos parece conferir ao sistema nervoso um rigoroso controle sobre a frequência cardíaca sob várias condições comportamentais.

As células do nodo atrioventricular atuam como marca-passos auxiliares e estabilizam a frequência ventricular

Assim como as células do nodo SA, as células do nodo AV normalmente exibem atividade de marca-passo e potenciais de ação lentos. No entanto, conforme demonstrado na Figura 19.10, as células do nodo AV despolarizam-se espontaneamente em direção ao limiar muito mais lentamente em comparação com as células do nodo SA. Portanto, sob circunstâncias normais, as células do nodo SA alcançam o limiar primeiro e iniciam um potencial de ação, o qual é propagado, posteriormente, de célula para célula através dos átrios e para o nodo AV. No interior do nodo AV, esse potencial de ação encontra células que se despolarizam espontânea e lentamente em direção ao limiar. O potencial de ação ingressante rapidamente despolariza essas células do nodo AV até o limiar, formando um potencial de ação que será propagado para o feixe AV, feixes de ramos e o sistema Purkinje. Desta maneira, sob condições normais, a atividade marca-passo das células do nodo AV é apresentada, batimento após batimento, pelo potencial de ação mais frequente iniciado pelo marca-passo do nodo SA.

Célula do nodo SA (a primeira a alcançar o limiar)

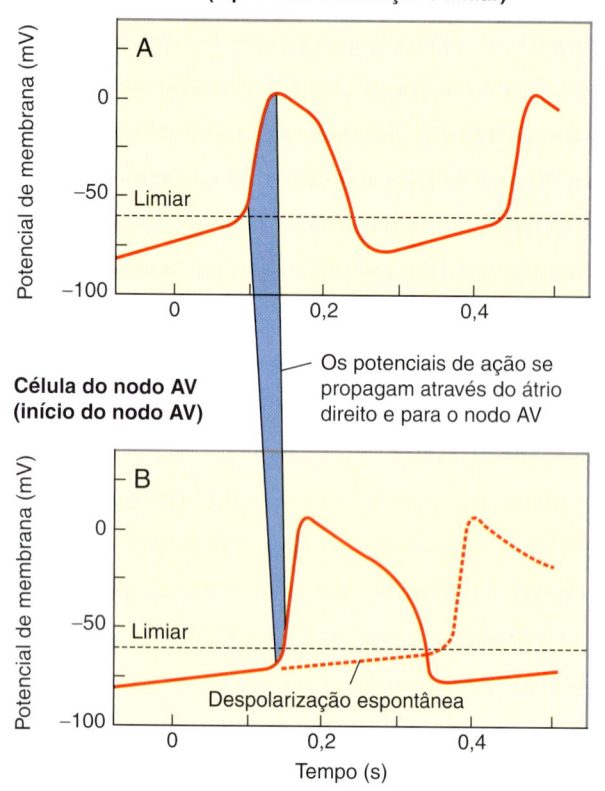

Célula do nodo AV (início do nodo AV)

Os potenciais de ação se propagam através do átrio direito e para o nodo AV

Despolarização espontânea

• **Figura 19.10** Tanto as células do nodo SA, sinoatrial, quanto as células do nodo AV, atrioventricular, apresentam atividade marca-passo (despolarização espontânea até o limiar). Normalmente, as células do nodo SA (*painel A*) despolarizam-se mais rapidamente e alcançam o limiar primeiro. O potencial de ação resultante propaga-se para dentro do nodo AV (conforme representado pela *faixa azul*) e despolariza rapidamente as células do nodo AV até o seu limiar, fazendo com que elas formem um potencial de ação (como mostrado pela *linha contínua no painel B*). Todavia, se as células marca-passo do nodo SA se tornarem não funcionais, ou se os potenciais de ação atriais não forem conduzidos para dentro do nodo AV, as células do nodo AV despolarizam-se, até o limiar, e iniciam potenciais de ação por si próprias (*linha tracejada no painel B*). Desta maneira, as células do nodo AV servem como um marca-passo ventricular auxiliar (*i. e.*, de emergência).

Sob certas condições anormais, a função de marca-passo do nodo AV torna-se fundamental para a sobrevivência. Por exemplo, se o marca-passo do nodo SA falhar na despolarização até o limiar (devido a lesão ou doença), ou se o potencial de ação atrial não se propagar com sucesso para dentro do nodo AV (bloqueio completo do nodo AV), células marca-passo do nodo AV irão espontaneamente iniciar potenciais de ação que se propagam para os ventrículos, fazendo-os contrair. Essa *função marca-passo auxiliar das células do nodo AV* é a única que mantém os ventrículos batendo em uma circunstância na qual o potencial de ação do átrio falha na formação ou falha ao entrar no nodo AV.

Como as células marca-passo do nodo AV despolarizam-se mais lentamente do que as células marca-passo normais do nodo SA, a frequência ventricular resultante da atividade dos marca-passos do nodo AV é muito baixa, ao redor de 30 a 40 bpm em um cão em repouso, comparada com os 80 a 90 bpm quando as células do nodo SA são os marca-passos. Além disso, os potenciais de ação iniciados pelos marca-passos do nodo AV normalmente não se propagam "de volta" para os átrios; por conseguinte, as contrações atriais podem estar ausentes. Todavia, a frequência de contrações ventriculares de 30 a 40 bpm é em geral suficiente para sustentar

a vida temporariamente, até o problema elétrico cardíaco ser medicado. Assim, as células do nodo AV são por vezes chamadas de *marca-passos de emergência* do coração.

Outra característica importante das células do nodo AV é que elas têm períodos refratários mais longos do que as células atriais normais. O período refratário mais longo das células do nodo AV ajuda a proteger os ventrículos de serem estimulados a se contrair em frequências rápidas demais, para permitir tempo para um repreenchimento ventricular adequado entre batimentos. Essa *função protetora do nodo AV* é fundamental para a sobrevivência de um animal quando disfunções atriais fazem com que potenciais de ação atriais cheguem ao nodo AV com muita frequência e/ou irregularmente (ver discussão adiante sobre *flutter*/fibrilação atrial).

O longo período refratário das células do nodo AV desempenha um importante papel, mesmo no coração normal. Quando um potencial de ação normal atinge os ventrículos, o estado refratário prolongado das células do nodo AV previne contra a "circulação reversa" (e reativação dos átrios).

A Tabela 19.2 resume as quatro características elétricas importantes do nodo AV discutidas anteriormente. Deve-se observar que três dessas características são influenciadas pelo sistema nervoso. Como indicado na tabela, a atividade simpática aumenta a velocidade de condução das células do nodo AV, encurta seu período refratário e acelera a sua atividade de marca-passo auxiliar. A ativação parassimpática tem efeitos opostos. Esses efeitos simpáticos e parassimpáticos são apropriados para diferentes frequências cardíacas. Por exemplo, durante o exercício, quando a atividade simpática é elevada e os marca-passos do nodo SA estão iniciando os batimentos cardíacos com maior frequência, todo o processo de contração e de relaxamento cardíacos deve ocorrer mais rapidamente. Assim, é apropriado que a ação simpática não só aumente a frequência cardíaca, mas também aumente a velocidade de condução do potencial de ação através do nodo AV, o qual encurta o intervalo AV. Além disso, a ativação simpática encurta o período refratário do nodo AV, permitindo que cada um dos frequentes potenciais de ação atriais seja conduzido aos ventrículos. Por fim, a ativação simpática aumenta a atividade de marca-passo auxiliar do nodo AV, o que fornece ao animal uma frequência ventricular alta o suficiente para arcar com algum estresse, mesmo se o marca-passo do nodo SA tiver falhado ou se o nodo AV estiver bloqueado. Por outro lado, quando a ativação parassimpática faz com que os marca-passos do nodo SA diminuam a frequência cardíaca, todos os aspectos da contração e do relaxamento cardíacos podem seguir em um ritmo mais vagaroso. Sob essas condições, é apropriado que a velocidade de condução do nodo AV seja reduzida e que o período refratário do nodo AV seja prolongado.

Os nervos simpáticos agem em todas as células do músculo cardíaco, causando contrações mais fortes e mais rápidas

Os neurônios simpáticos liberam norepinefrina em todas as regiões do coração, não apenas nas regiões dos nodos SA e AV, e todas as células musculares cardíacas têm receptores β-adrenérgicos, os quais são ativados pela norepinefrina. A epinefrina ou norepinefrina circulante (liberada da medula adrenal ou administrada como um fármaco) também pode ativar esses mesmos receptores. Os efeitos da ativação do receptor β nas células dos nodos SA e AV já foram descritos (ver Figura 19.8 e Tabela 19.2). Em todas as outras células atriais e ventriculares, a ativação do receptor β leva a potenciais de ação de duração mais curtos e mais amplos e a contrações mais fortes e mais rápidas. Uma razão para esse efeito é que a ativação do receptor β aumenta o número de canais de

Tabela 19.2	Características elétricas do nodo atrioventricular (AV).	
Característica (importância)	Efeito simpático*	Efeito parassimpático**
É a única via condutora entre os ventrículos (direciona os potenciais de ação atriais para o feixe AV e para os feixes de ramos, que os conduzem rapidamente)	–	–
Tem uma baixa velocidade de condução (gera um intervalo AV)	Aumenta a velocidade (encurta o intervalo AV)	Diminui a velocidade (prolonga o intervalo AV)
Despolariza espontaneamente até o limiar (atua como marca-passo auxiliar para o ventrículo)	Acelera a despolarização (marca-passo auxiliar rápido)	Desacelera a despolarização (marca-passo auxiliar lento)
Apresenta um período refratário muito longo (efeitos protetivos: limita a frequência máxima em que o átrio pode conduzir ao ventrículo para prevenir o potencial de ação ventricular de excitar novamente o átrio.	Reduz o período refratário (apropriado para altas frequências cardíacas).	Prolonga o período refratário (apropriado para baixas frequências cardíacas).

*Por meio da ativação de receptores β-adrenérgicos em células do nodo AV. **Por meio da ativação de receptores colinérgicos muscarínicos em células do nodo AV.

Ca^{2+} do tipo L que se abrem durante o platô (Fase 2) do potencial de ação, o que aumenta a quantidade de Ca^{2+} extracelular que entra na célula. Como a entrada de Ca^{2+} na célula é a principal influência durante o platô da despolarização, um aumento na entrada de Ca^{2+} eleva o platô (torna o potencial de membrana mais positivo). Esse potencial de ação também se torna mais curto por causa do efeito da elevação do platô sobre os canais de K^+. É importante lembrar que alguns canais de K^+ se fecham no começo de um potencial de ação cardíaco e então, depois de um certo tempo, reabrem (ver Figura 19.5). A reabertura dos canais de K^+ auxilia na repolarização da célula até o estado de repouso no fim do potencial de ação. Quando o potencial de membrana é mais positivo do que o normal durante o platô, os canais de K^+ reabrem mais cedo. Isso encurta o potencial de ação e acelera a repolarização. De forma geral, a ativação do receptor β torna cada potencial de ação mais amplo (mais platôs positivos) e de duração mais curta. Um potencial de ação de amplitude maior propaga-se mais rapidamente através de cada célula e de célula para célula, levando a maior velocidade de condução. O potencial de ação de duração mais curta significa um período refratário mais curto, o que permite mais batimentos por minuto.

A ativação do receptor β abre mais canais de Ca^{2+} e aumenta a entrada de Ca^{2+} extracelular nas células do músculo cardíaco durante o potencial de ação. A entrada de mais Ca^{2+} extracelular "desencadeante" origina um maior estímulo para a liberação dos estoques de Ca^{2+} do retículo sarcoplasmático. Portanto, a concentração de Ca^{2+} citosólico aumenta com muita rapidez e alcança um nível excepcionalmente alto durante o potencial de ação. Isso leva a uma contração mais rápida e forte. Além disso, a duração da contração é mais encurtada, pois a ativação do receptor β acelera as bombas que movem o Ca^{2+} citosólico de volta para o interior do retículo sarcoplasmático e de novo para fora da célula, para o líquido extracelular. Assim, mesmo que durante o potencial

de ação entre mais Ca^{2+} no citosol do que o normal, sua remoção, ao fim do potencial de ação, é mais rápida do que o normal. De maneira geral, a ativação do receptor β torna cada contração mais rápida para se desenvolver, mais forte e mais curta.

Em resumo, os nervos simpáticos agem: (1) nas células marca-passo do nodo SA, aumentando a frequência cardíaca, (2) nas células do nodo AV, aumentando a velocidade de condução e encurtando o intervalo AV, e (3) em todas as células cardíacas, encurtando o período refratário e tornando cada contração mais forte, mais rápida e mais curta. Todas essas mudanças fazem com que o coração bombeie mais sangue sob uma pressão maior, o que é a resposta normal do animal durante o exercício ou emocionalmente estressados.

Como os efeitos simpáticos no coração são todos ocasionados por meio da ativação dos receptores β-adrenérgicos das células musculares cardíacas, a administração de qualquer fármaco que ative o receptor β (*agonista β-adrenérgico*) produz os mesmos efeitos da ativação simpática. A epinefrina, a norepinefrina e o isoproterenol são três agonistas β-adrenérgicos comuns. Por outro lado, a administração de um fármaco que se liga ao receptor β e o bloqueia diminui todos os efeitos da ativação simpática. O propranolol e o atenolol são *antagonistas β-adrenérgicos* comuns. Exemplos de suas aplicações são fornecidos mais adiante.

Os efeitos parassimpáticos são opostos àqueles da ativação simpática, mas são mais evidentes no nodo sinoatrial, no nodo atrioventricular e nos átrios

Os nervos parassimpáticos agem no coração por meio da liberação de acetilcolina, que ativa os receptores colinérgicos muscarínicos nas células do músculo cardíaco. Qualitativamente, todos os efeitos da ativação parassimpática são opostos àqueles da ativação simpática, e os efeitos da ativação dos receptores colinérgicos muscarínicos são opostos aos da ativação de receptores β-adrenérgicos. Os nervos parassimpáticos têm efeitos bastante intensos nas células marca-passo do nodo SA (ver Figura 19.8) e nas células do nodo AV (ver Tabela 19.2). Além disso, os nervos parassimpáticos exercem forte influência antissimpática em todas as células atriais. Todavia, os nervos parassimpáticos têm efeitos relativamente fracos nas células do músculo ventricular porque bem poucas células ventriculares recebem inervação parassimpática direta. Em contraste, todas as células do músculo ventricular recebem inervação simpática direta. Em resumo, as influências parassimpáticas sobre o coração predominante é exercida sobre o nodo SA (para diminuir a frequência), sobre o nodo AV (para retardar a condução e prolongar o período refratário) e em todas as células supraventriculares (para prolongar o período refratário e tornar suas contrações mais fracas e mais lentas).

Os neurônios parassimpáticos exercem um curioso efeito indireto nas células do músculo ventricular. Nos ventrículos, os neurônios parassimpáticos liberam acetilcolina nos terminais de neurônios simpáticos. A acetilcolina ativa receptores colinérgicos muscarínicos que estão localizados nos terminais dos neurônios simpáticos. Essa ativação causa a inibição da liberação da norepinefrina dos terminais, o que enfraquece os efeitos da ativação simpática nas células ventriculares.

Os efeitos parassimpáticos no coração podem ser mimetizados pela administração de um *agonista colinérgico muscarínico* (p. ex., acetilcolina ou muscarina) e bloqueados pela administração de um *antagonista colinérgico muscarínico* (p. ex., atropina). Algumas aplicações terapêuticas são mencionadas mais adiante.

A disfunção no sistema especializado de condução leva a anormalidades no ritmo cardíaco (arritmias)

As *arritmias cardíacas* resultam tanto de problemas na formação dos potenciais de ação quanto de problemas na propagação (condução) dos potenciais de ação. Um exemplo de um problema com a formação do potencial é a *parada sinusal*, na qual o nodo SA falha completamente na formação dos potenciais de ação. Em um paciente com parada sinusal, a função de marca-passo auxiliar (emergência) do nodo AV conserva os ventrículos batendo, embora em uma frequência anormalmente baixa. Parada sinusal é um caso extremo na condição chamada *síndrome do seio doente*. Na sua forma menos grave, a síndrome do seio doente é caracterizada pela lenta despolarização das células marca-passo do nodo SA, que leva a uma frequência cardíaca intrínseca anormalmente baixa. Os pacientes normalmente apresentam uma frequência cardíaca anormalmente baixa em repouso (*bradicardia*) e um aumento insuficiente da frequência cardíaca durante o exercício.

Mesmo que na síndrome do seio doente o problema seja intrínseco ao próprio nodo SA, uma estratégia terapêutica é a administração de um fármaco antagonista colinérgico muscarínico (como a atropina) a fim de bloquear a ação parassimpática no coração. A Tabela 19.3 ilustra a lógica por trás dessa terapia. Em um cão grande, normal e saudável, a frequência cardíaca intrínseca do coração é de cerca de 140 bpm. Entretanto, a frequência cardíaca em repouso é inferior (cerca de 90 bpm), pois o tônus parassimpático retarda o marca-passo do nodo SA para uma frequência abaixo da intrínseca. Um fármaco que bloqueie os efeitos parassimpáticos no coração faz com que a frequência cardíaca de um cão em repouso retorne a 140 bpm. Um cão com um seio doente tem frequência cardíaca intrínseca baixa, ao redor de 90 bpm. O tônus parassimpático torna a frequência cardíaca de repouso ainda mais baixa, podendo chegar a 40 bpm. Um fármaco que bloqueie os efeitos parassimpáticos restabelece a frequência cardíaca para o seu valor intrínseco, 90 bpm. Esse exemplo ilustra que um cão com a síndrome do seio doente, submetido à terapia com atropina, pode ter uma frequência cardíaca rigorosamente igual à frequência cardíaca de um cão normal em repouso.

Outra possível abordagem terapêutica seria aumentar a frequência cardíaca pela administração de um fármaco bloqueador β-adrenérgico (p. ex., isoproterenol). O isoproterenol deve ser administrado em quantidade suficiente para aumentar a frequência, em repouso, de 40 para 90 bpm.

Se o tratamento médico da síndrome do seio doente for ineficaz, um caminho alternativo para aumentar a frequência cardíaca é o uso de um *marca-passo cardíaco artificial*. Tal equipamento aplica, periodicamente, um choque elétrico no coração, o que despolariza o músculo cardíaco até o limiar. Choques aplicados nos átrios desencadeiam potenciais de ação. Se o nodo AV estiver funcionando normalmente, esses potenciais de ação atriais são conduzidos para os ventrículos, e estes se contraem. Para o tratamento temporário ou emergencial, os eletrodos do marca-passo podem ser inseridos por via intravenosa (p. ex., via veia jugular) e avançados até a câmara atrial direita. Para a terapia a longo prazo, um estimulador elétrico movido a bateria pode ser implantado cirurgicamente sob a pele do paciente e anexado a eletrodos, os quais também são inseridos no interior de uma das câmaras cardíacas, ou implantados na superfície externa do coração.

O bloqueio do nodo atrioventricular é uma causa comum de arritmias cardíacas

Enquanto a síndrome do seio doente exemplifica uma disfunção na formação do potencial de ação, o *bloqueio do nodo AV* é uma disfunção comum na propagação (*condução*) do potencial de ação. Se o dano ao nodo AV impede (*bloqueia*) a condução dos potenciais de ação aos ventrículos, os átrios continuam a bater em uma frequência determinada pelas células marca-passo do nodo SA. Os ventrículos também continuam a bater, porém, em uma frequência muito mais baixa. Nesse caso, as contrações e os potenciais de ação ventriculares estão sendo iniciados pelas células marca-passo auxiliares, abaixo do nodo AV (*i. e.*, abaixo do nível do bloqueio). Como as células marca-passo do nodo AV despolarizam-se mais lentamente do que as células marca-passo do nodo SA, os ventrículos de um cão com bloqueio do nodo AV, em repouso, normalmente batem apenas 30 a 40 vezes por minuto. Além disso, esses batimentos ventriculares não são sincronizados com as contrações atriais.

São reconhecidos três graus de gravidade do bloqueio do nodo AV. O bloqueio completo do nodo AV, no qual nenhum potencial de ação é conduzido para os ventrículos, é denominado *bloqueio do nodo AV de terceiro grau*. É conhecida como *bloqueio do nodo AV de segundo grau* a condição em que potenciais de ação são conduzidos, esporadicamente, dos átrios para os ventrículos, de maneira que o nodo AV transmita alguns potenciais de ação atriais, mas não todos. Em um paciente com bloqueio de segundo grau, algumas contrações atriais são acompanhadas por contrações ventriculares e outras, não. A forte atividade parassimpática pode criar, ou aumentar, o bloqueio do nodo AV de segundo grau, uma vez que a atividade parassimpática aumenta o período refratário das células do nodo AV. Por exemplo, nos cavalos em repouso, o tônus parassimpático normalmente é tão intenso e o período refratário do nodo AV é tão longo, que alguns batimentos atriais não são conduzidos aos ventrículos. Portanto, se o pulso de um cavalo em repouso, relaxado, for palpado, algumas contrações ventriculares "perdidas" provavelmente poderão ser notadas. Quando o cavalo iniciar o exercício, o bloqueio do nodo AV provavelmente desaparecerá porque a atividade parassimpática foi reduzida e a atividade simpática foi aumentada. Essas mudanças encurtam o período refratário do nodo AV e asseguram ainda mais a condução de cada potencial de ação atrial aos ventrículos.

O bloqueio do nodo AV de segundo grau ou de terceiro grau frequentemente envolve o fenômeno elétrico conhecido como *condução decrescente*. Como foi mencionado anteriormente, as células do nodo AV têm potenciais de ação "lentos", caracterizados por uma subida menos rápida, menor amplitude de voltagem e menor velocidade de condução em relação aos potenciais de ação nas células atriais e ventriculares comuns. Todas essas diferenças tornam a propagação do potencial de ação pelo nodo AV, de

Tabela 19.3	Tratamento da síndrome do seio doente pelo bloqueio dos efeitos parassimpáticos na frequência cardíaca com um antagonista colinérgico muscarínico.	
Frequência cardíaca (batimentos/min) aproximada	Cão normal	Cão com a síndrome do seio cardíaco doente
Frequência intrínseca	140	90
Frequência em repouso (com o tônus parassimpático)	90	40
Frequência em repouso após atropina	140	90

célula para célula, menos confiável do que no tecido comum atrial ou ventricular. Quando as células do nodo AV estão em um estado eletricamente deprimido, um potencial de ação atrial pode simplesmente desaparecer dentro do nodo AV e não ser conduzido para os ventrículos. Essa atenuação e eventual interrupção de um potencial de ação cardíaco em uma região de condução lenta é chamada de condução decrescente.

O grau menos intenso de bloqueio do nodo AV é o *bloqueio de primeiro grau*, no qual todo potencial de ação atrial é transmitido aos ventrículos, porém propagado mais lentamente ainda do que o normal, através do nodo AV. Portanto, no bloqueio de primeiro grau, o atraso entre a contração atrial e a contração ventricular é anormalmente longo. O estado comportamental influencia no quanto o atraso no AV é prolongado por causa da redução na atividade parassimpática (e aumento da atividade simpática), a velocidade da condução do nodo AV.

O bloqueio do nodo AV pode ser causado por traumatismo cardíaco, toxinas, infecções virais ou bacterianas, isquemia, defeitos cardíacos congênitos ou fibrose cardíaca. Algumas vezes, o bloqueio do nodo AV é causado por um dano inadvertido no tecido do nodo AV durante a correção cirúrgica de um defeito de septo ventricular.

O bloqueio do nodo AV deve ser tratado se a frequência ventricular resultante for muito baixa para manter um fluxo sanguíneo adequado para o organismo. Nesse paciente, a administração de um antagonista colinérgico muscarínico (p. ex., atropina) deve reduzir o período refratário do nodo AV e a condução decrescente, de maneira suficiente para superar o estado bloqueado. O mesmo efeito deve ser alcançado com um fármaco que ative receptores β-adrenérgicos (p. ex., isoproterenol) (ver Tabela 19.2). Se o tratamento médico falhar em corrigir o bloqueio do nodo AV, será necessário um marca-passo artificial. Em caso de bloqueio do nodo AV, o marca-passo deve ser aplicado nos ventrículos; o estímulo dos átrios não seria benéfico porque os potenciais de ação atriais não estão sendo conduzidos de forma confiável aos ventrículos.

As taquiarritmias cardíacas resultam da atividade anormal do marca-passo

Taquiarritmias são arritmias nas quais a frequência atrial ou a frequência ventricular (ou ambas) encontram-se anormalmente altas. Um ocasional batimento extra-atrial ou ventricular é chamado de *contração prematura* (ou *pré-contração*). Pré-contrações esporádicas são comuns nos animais e nos humanos, sendo que normalmente não têm significado clínico. Se as pré-contrações se tornam frequentes ou contínuas, a condição é denominada *taquicardia*, o que significa "coração rápido". Taquicardia é uma frequência cardíaca mais rápida do que a apropriada para as circunstâncias comportamentais (p. ex., 160 bpm no cão em repouso). A taquicardia é um sinal clinicamente importante.

O marca-passo que inicia os batimentos rápidos ou "extras" pode ser o próprio nodo SA. Alternativamente, uma região com disfunção do músculo cardíaco fora do nodo SA pode atuar como um *marca-passo ectópico*, despolarizando-se espontaneamente até o limiar, antes que o marca-passo normal, o nodo SA, o faça. As causas comuns de atividade do marca-passo ectópico incluem infecção ou traumatismo cardíaco, reação a um fármaco ou a uma toxina, desequilíbrios eletrolíticos, isquemia miocárdica e infarto do miocárdio.

As taquiarritmias são denominadas de acordo com a região do marca-passo que as origina. Portanto, se a taquicardia parece ser causada por despolarizações anormalmente rápidas das células marca-passo do nodo SA, a condição é denominada *taquicardia sinusal*. Se a taquicardia é originada de um marca-passo ectópico dentro dos átrios, chama-se *taquicardia atrial*. A taquicardia atrial é comum em algumas raças caninas, incluindo Bóxers e Wolfhounds. *Taquicardias juncionais* surgem de marca-passos ectópicos dentro do nodo AV ou na primeira porção do feixe AV. *Taquicardia supraventricular* é um termo coletivo que engloba a taquicardia sinusal, a taquicardia atrial e a taquicardia juncional. Se o marca-passo ectópico que está causando a taquicardia estiver localizado no interior dos ventrículos, a condição é conhecida como *taquicardia ventricular*. Nessa situação, os ventrículos batem em uma frequência alta, conforme ditado pelo marca-passo ectópico ventricular. Em raros pacientes, alguns dos potenciais de ação iniciados pelo marca-passo ectópico ventricular podem ser conduzidos de volta através do nodo AV e podem causar pré-contrações atriais. Normalmente, entretanto, o nodo AV não conduz potenciais de ação retrógrados; os átrios continuam a bater em uma frequência ditada pelo marca-passo normal, o nodo SA. Em ambos os casos, as contrações ventriculares não são precedidas, pela via normal, pelas contrações atriais. A principal disfunção associada à taquicardia ventricular é o relaxamento ventricular por um período insuficiente, entre as contrações, para um enchimento adequado, sendo este problema exacerbado pela ausência de contrações atriais no tempo apropriado.

Uma taquicardia atrial extremamente rápida é chamada de *flutter atrial*. O *flutter* atrial não leva ao *flutter* ventricular por causa do longo período refratário das células do nodo AV; o nodo AV conduz ao ventrículo algumas das despolarizações atriais frequentes. Esse é um exemplo de como o nodo AV protege os ventrículos de batimentos em uma frequência muito rápida. Se as contrações atriais se tornarem tão rápidas a ponto de perderem a sincronia, a condição é chamada de *fibrilação atrial*. A fibrilação atrial é caracterizada pela passagem contínua e aleatória dos potenciais de ação através dos átrios. Os átrios em fibrilação parecem estremecer; não há contração efetiva e coordenada, e o sangue não é bombeado. A fibrilação atrial é comum em cavalos e em certas raças de cães, incluindo os Doberman Pinschers. A fibrilação atrial normalmente não leva à fibrilação ventricular. Por causa do longo período refratário do nodo AV, alguns potenciais de ação atrial que ocorrem aleatoriamente são propagados através do nodo AV. Em consequência, os ventrículos continuam a se contrair com um bombeamento sincronizado apesar do caos elétrico e contrátil que está acontecendo no átrio. Tipicamente, em um paciente com fibrilação atrial, contrações ventriculares são frequentes, mas irregularmente espaçadas.

As contrações ventriculares sincrônicas são essenciais para a vida. Se a sincronia dos batimentos ventriculares for interrompida e os ventrículos começarem a fibrilar, a bomba ventricular para. Na *fibrilação ventricular ("fib-V")*, cada minúscula região da parede ventricular contrai-se e relaxa de forma aleatória, em resposta aos potenciais de ação que se propagam aleatória e continuamente ao longo dos ventrículos. A condição de fibrilação ventricular é sinônimo de *morte súbita cardíaca*.

Na maioria dos casos, a fibrilação ventricular pode ser revertida apenas por *desfibrilação* elétrica. Nesse processo, uma forte corrente elétrica passa brevemente através do músculo cardíaco. Essa corrente despolariza todas as células cardíacas simultaneamente e as conserva em um estado despolarizado por vários milissegundos. Espera-se que, quando a corrente for desligada, todas as células do músculo cardíaco se repolarizem simultaneamente até o potencial de membrana em repouso, para que então o marca-passo normal do coração tenha a chance de iniciar batimentos de maneira organizada e sincronizada.

Algumas vezes isso funciona; todavia, se ainda estiverem presentes os problemas cardíacos que causaram o desenvolvimento da fibrilação ventricular inicialmente, ela provavelmente retornará. Geralmente, a desfibrilação é realizada colocando-se eletrodos estimulantes (*pás*) em ambos os lados do tórax. Assim, a corrente estimulante atravessa e despolariza os músculos esqueléticos do tórax, assim como os músculos cardíacos. A contração resultante e involuntária dos músculos esqueléticos faz com que o paciente "pule" no momento da desfibrilação.

A atividade do marca-passo ectópico normalmente surge quando uma região do músculo cardíaco isquêmico ou danificado desenvolve duas propriedades anormais: a de retardar a condução dos potenciais de ação e a habilidade de conduzir potenciais de ação em apenas uma direção. A Figura 19.11 ilustra como uma região de condução lenta, e em única via, na parede de uma câmara cardíaca, pode funcionar como um marca-passo ectópico. O processo começa com um potencial de ação de origem normal que chega à região lesionada ou isquêmica. Por causa da característica da condução unidirecional, o potencial de ação somente pode entrar na região anormal por um lado. Por causa da característica da condução lenta através da região anormal, todo o músculo normal circundante pode ter passado pelo seu período refratário no momento que o potencial de ação emerge da região anormal. O potencial de ação emergente pode então desencadear outro potencial de ação

no músculo normal. Se esse segundo potencial de ação depois se propaga ao longo da câmara cardíaca e volta para dentro da região anormal, um círculo vicioso pode ser desenvolvido. Mais uma vez, o potencial de ação propaga-se lentamente através da região anormal e, novamente, emerge desta região após o músculo normal ter passado por seu período refratário. O resultado é uma sequência de potenciais de ação reentrantes, cada qual iniciando uma contração (um batimento "extra") conforme esta se propaga através do músculo cardíaco normal. A via reentrante não deve necessariamente envolver toda a área ao redor da circunferência de uma câmara cardíaca. Uma área danificada, isquêmica, ou de infarto, do músculo cardíaco pode formar um centro não condutor ao redor do qual os potenciais de ação reentrantes podem migrar. A passagem cíclica de um potencial de ação por um centro não condutor é chamada de *movimento circular*. Contudo, para que o movimento circular do potencial de ação seja autoperpetuante, uma porção da via condutora circular deve ter as duplas propriedades de intervalo e condução em sentido único. Na realidade, uma área de condução lenta e em único sentido, dentro de uma via condutora circular, funciona como um marca-passo ectópico. A reentrada dos potenciais de ação cardíacos pode levar a pré-contrações esporádicas, à taquicardia contínua ou até mesmo à fibrilação. Em qualquer um desses casos, a taquiarritmia resultante é chamada de *arritmia reentrante*.

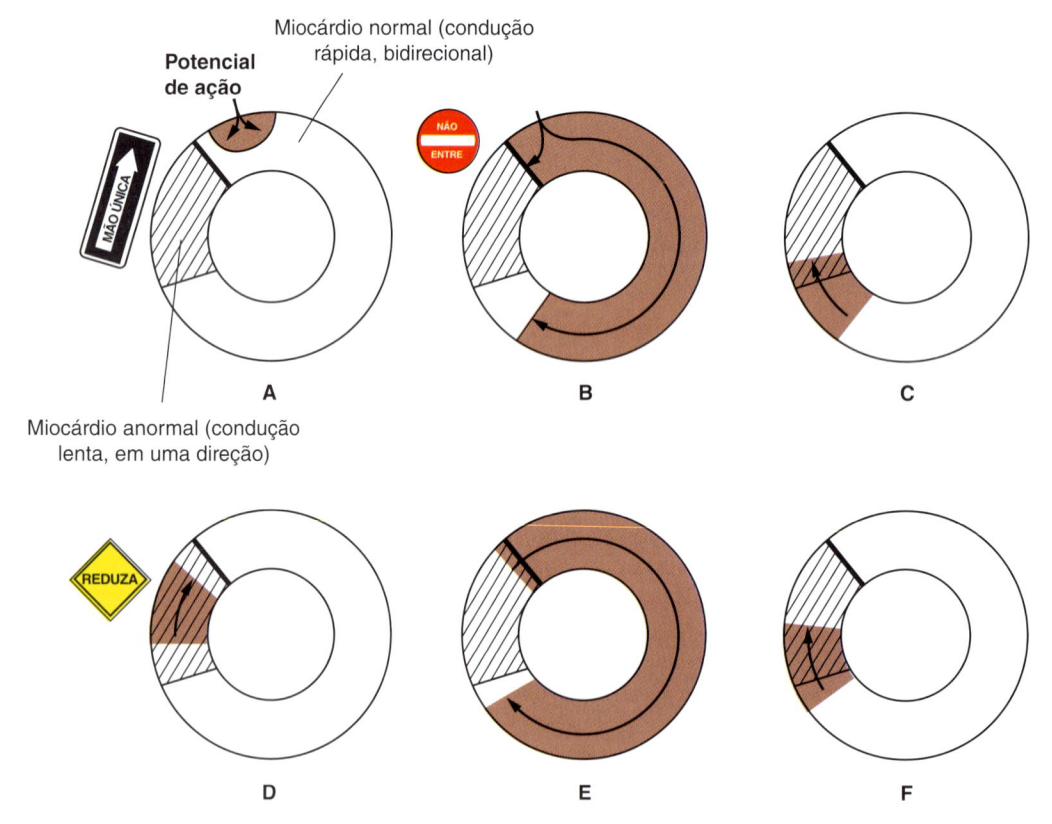

● **Figura 19.11** O corte transversal de uma câmara cardíaca (átrio ou ventrículo) está demonstrado em seis momentos sucessivos para ilustrar como as arritmias reentrantes ocorrem. Uma região de miocárdio anormal (*área hachurada*) conduz potenciais de ação lentamente e apenas em uma direção (*em sentido horário*, neste exemplo). *A coloração* indica áreas do coração onde um potencial de ação está em andamento. **A.** O potencial de ação normal acabou de entrar nesse anel de tecido e apenas a *área colorida* está despolarizada. **B.** O potencial de ação propaga-se rapidamente em ambas as direções através do tecido cardíaco normal, mas não pode se propagar para o miocárdio anormal em sentido anti-horário. **C.** O potencial de ação movendo-se em sentido horário pode entrar na região anormal. **D.** Enquanto o potencial de ação propaga-se lentamente, em sentido horário através da região anormal, o tecido cardíaco normal se repolariza até um estado de repouso (indicado pela *falta de coloração*). **E.** O potencial de ação surge da região anormal para o tecido cardíaco normal e propaga-se através do tecido normal pela segunda vez. Enquanto isso, o tecido anormal repolariza-se até um estado de repouso. **F.** O potencial de ação começa a caminhar lentamente através da região anormal pela segunda vez. Os estados **D**, **E** e **F** repetem-se por si mesmos. Dessa maneira, a região anormal funciona como um marca-passo ectópico.

Fármacos antiarrítmicos afetam os canais iônicos responsáveis pela formação e propagação do potencial de ação cardíaco

Enquanto a fibrilação ventricular geralmente é letal sem a desfibrilação elétrica, outras taquicardias podem frequentemente ser tratadas com sucesso pelo uso de *fármacos antiarrítmicos*. Como as taquiarritmias resultam de potenciais de ação cardíacos extras, os fármacos antiarrítmicos eficazes devem agir neutralizando tanto a formação quanto a propagação dos potenciais de ação extras.

Anestésicos locais (p. ex., quinidina, lidocaína, procaína) constituem-se em uma categoria de fármacos antiarrítmicos. Eles agem pela ligação a alguns dos canais de Na⁺ dependentes de voltagem (canais rápidos de Na⁺) nas células do músculo cardíaco, evitando a sua abertura, o que neutraliza a despolarização da membrana e a formação do potencial de ação. De fato, o bloqueio de alguns canais de Na⁺ eleva o limiar para a formação do potencial de ação. Isso tende a "silenciar" os marca-passos ectópicos e a "abafar" as arritmias reentrantes. Os bloqueadores do canal de Na⁺, como a lidocaína ou a procaína, são chamados de *anestésicos locais* porque, quando aplicados em neurônios sensoriais, impedem a propagação dos potenciais de ação nervosos que iriam sinalizar a dor no encéfalo. O efeito cardíaco, antiarrítmico, dos anestésicos locais não é resultado do bloqueio das vias de dor.

Bloqueadores de canais de cálcio constituem uma segunda categoria de fármacos antiarrítmicos. Exemplos incluem o verapamil, o diltiazem e a nifedipina. Esses fármacos se ligam a alguns dos canais de Ca²⁺ (lentos) do tipo L e os impedem de abrir, o que diminui a entrada de Ca²⁺ nas células do músculo cardíaco durante o potencial de ação. Como a entrada de Ca²⁺ é a influência primária para a despolarização durante o platô (fase 2) do potencial de ação cardíaco, um principal efeito do bloqueador do canal de Ca²⁺ é a redução do platô (torna o potencial de membrana menos positivo). Uma consequência secundária é o prolongamento do potencial de ação. Este fica maior por causa de um efeito complicador da amplitude do platô sobre os canais de K⁺, como discutido anteriormente com relação aos efeitos simpáticos sobre os potenciais de ação cardíacos. O prolongamento do potencial de ação cardíaco também prolonga o período refratário, o que torna menos provável a formação de potenciais de ação precoces extras nos marca-passos ectópicos, ou que esses potenciais, se formados, sejam propagados.

Bloqueadores do canal de cálcio específicos têm efeitos especialmente intensos nas células dos nodos SA e AV. O consequente aumento no período refratário reduz a probabilidade de as células marca-passo formarem potenciais de ação "extras". O período refratário aumentado no nodo AV é especialmente eficaz em limitar a frequência ventricular nos casos de *flutter* ou fibrilação atrial. Muitos dos potenciais de ação atriais extra simplesmente *desaparecem* (por meio de condução decrescente) no nodo AV.

Ao reduzirem a entrada de Ca²⁺ extracelular no interior da célula muscular cardíaca durante o potencial de ação, os bloqueadores do canal de Ca²⁺ não apenas inibem as taquiarritmias, mas também diminuem a força das contrações cardíacas. A menor entrada de Ca²⁺ extracelular "desencadeante" significa um estímulo menos intenso para a liberação, pelo retículo sarcoplasmático, do Ca²⁺ estocado. Portanto, a concentração de Ca²⁺ citosólico não aumenta mais do que o normal durante o potencial de ação, havendo, então, uma contração menos forte. Algumas situações clínicas, em que a redução na contração cardíaca é desejável, são discutidas no Capítulo 21.

Os *glicosídeos cardíacos* (p. ex., digitálicos) constituem a terceira categoria de fármacos antiarrítmicos. Eles atuam pela inibição da bomba de Na⁺, K⁺ nas membranas celulares. Conforme mencionado nos Capítulos 1 e 4, a bomba de Na⁺, K⁺ funciona para manter a concentração de Na⁺ baixa e a concentração intracelular de K⁺ alta. A bomba também, indiretamente, fornece energia para transportar o Ca²⁺ de volta para fora das células cardíacas após ter entrado durante o potencial de ação. A inibição da bomba de Na⁺, K⁺ com um glicosídeo cardíaco tem diversos efeitos importantes na função cardíaca. Os efeitos são listados aqui sem muita explicação porque os mecanismos são muito complexos. Primeiro, as células do músculo cardíaco não se repolarizam completamente ao fim de um potencial de ação; o potencial de membrana em repouso não é tão negativo quanto o normal. Como consequência, alguns canais de Na⁺ permanecem inativos, o que torna as células um tanto quanto refratárias em relação à formação de potenciais de ação subsequentes. Isso tende a silenciar os marca-passos ectópicos. Segundo, os efeitos no sistema nervoso central levam a um aumento no tônus parassimpático. Isso diminui a frequência cardíaca, silencia os marca-passos atriais ectópicos, retarda a condução através do nodo AV e aumenta o período refratário das células do nodo AV. O efeito global é a supressão dos potenciais de ação atriais ectópicos ou o desaparecimento dos potenciais de ação atriais extras dentro do nodo AV, não sendo conduzidos aos ventrículos. Um terceiro efeito dos glicosídeos cardíacos é a permissão do acúmulo de mais Ca²⁺ do que o normal dentro das células cardíacas, resultando em contrações cardíacas mais fortes. Em resumo, os glicosídeos cardíacos são antiarrítmicos e aumentam a contratilidade.

Antagonistas β-adrenérgicos (p. ex., propranolol) constituem uma quarta classe de fármacos antiarrítmicos. Os betabloqueadores, como são chamados, ligam-se a alguns dos receptores β-adrenérgicos das células cardíacas e impedem sua ativação pela norepinefrina dos nervos simpáticos ou pela epinefrina e pela norepinefrina circulante da medula adrenal. A ativação simpática tende a promover taquiarritmias por aumentar a frequência cardíaca, por encurtar o período refratário e por acelerar a condução dos potenciais de ação, especialmente através do nodo AV. Os betabloqueadores reduzem esses efeitos e, portanto, reduzem a probabilidade de formação e de propagação dos potenciais de ação extras. Um efeito adicional dos β-bloqueadores é a reversão dos aumentos simpáticos induzidos na contratilidade cardíaca.

Em resumo, das quatro categorias de fármacos utilizadas para tratar as taquiarritmias, três também têm pronunciado efeito sobre a contratilidade cardíaca. Os bloqueadores do canal de cálcio e os β-bloqueadores diminuem a contratilidade cardíaca, enquanto os glicosídeos cardíacos aumentam a contratilidade. Os anestésicos locais têm pouco efeito sobre a contratilidade cardíaca. Essa variedade de efeitos permite ao clínico selecionar o tipo de fármaco antiarrítmico que combine melhor com o estado contrátil do coração do paciente.

A disfunção elétrica do coração foi discutida em consideráveis detalhes para ilustrar como as anormalidades específicas no sistema especializado de condução cardíaco podem resultar em arritmias específicas e graves. Na prática clínica, a disfunção elétrica do coração é encontrada com frequência, e suas consequências são geralmente graves ou até mesmo letais. O Capítulo 20 é dedicado a uma explicação do eletrocardiograma, que é a ferramenta mais comumente utilizada para avaliar disfunções elétricas do coração.

CORRELAÇÕES CLÍNICAS

Bloqueio atrioventricular de terceiro grau

Relato

Um Buldogue inglês, macho, de 5 anos de idade, desmaiou diversas vezes nas últimas 3 semanas. Em cada ocasião na qual ele apresentou o colapso, ficou aparentemente inconsciente por poucos segundos e, depois, recuperou-se lentamente. Estes episódios ocorrem com maior frequência durante o exercício. Em geral, ele tende a ser menos ativo do que o normal, mas não apresenta nenhuma outra manifestação óbvia de doença.

Exame clínico

O cão é moderadamente obeso. Não há nenhum sinal claro de deficiências neurológicas. Suas membranas mucosas estão róseas, e o tempo de preenchimento capilar é normal (1,5 segundo). A auscultação torácica revela um ritmo cardíaco regular e uma frequência cardíaca baixa, de 45 bpm. O pulso femoral é forte e sua frequência também é de 45 bpm. A radiografia torácica revela um coração discretamente aumentado, mas todo o restante está nos limites normais.

O eletrocardiograma (ECG) revela uma disparidade entre a frequência atrial (as despolarizações atriais acontecendo regularmente, 140 por minuto) e a frequência ventricular (as despolarizações ventriculares acontecendo regularmente, 45 por minuto). Não há um intervalo de tempo constante entre as despolarizações atrial e ventricular.

Comentário

Conforme será discutido no Capítulo 20, as despolarizações atriais e ventriculares produzem flutuações características de voltagem na superfície corporal, que são detectadas pelo ECG. O ECG deste cão mostra uma completa dissociação entre as despolarizações atriais e ventriculares, o que fornece uma evidência diagnóstica definitiva de bloqueio completo do nodo AV (terceiro grau). Os átrios do cão estão despolarizando 140 vezes por minuto em resposta a potenciais de ação que estão sendo iniciados normalmente por células marca-passo do nodo SA. Contudo, os potenciais de ação atriais não estão sendo conduzidos através do nodo AV. Os potenciais de ação ventriculares estão sendo iniciados, na frequência baixa de 45 por minuto, por células marca-passo auxiliares localizadas abaixo da região bloqueada do nodo AV.

A baixa frequência ventricular neste cão permite um tempo de enchimento ventricular, entre os batimentos, maior do que o normal. Portanto, o volume de sangue ejetado pelos ventrículos em cada batimento (o volume ejetado) é maior do que o normal. Esse aumento no volume ejetado torna o pulso femoral bastante forte.

Em um cão normal, a ação dos nervos simpáticos e parassimpáticos nas células marca-passo do nodo SA promove um ajuste na frequência cardíaca, de maneira que o débito cardíaco seja compatível com os requerimentos metabólicos do organismo. Em um cão com bloqueio AV completo, os ventrículos não respondem a essas mudanças autonomamente mediadas, na frequência do marca-passo SA. Neste caso, a frequência das contrações ventriculares é caracteristicamente baixa em repouso e não aumenta muito durante o exercício. Portanto, durante o exercício, o débito cardíaco não aumenta o suficiente para atender às necessidades metabólicas aumentadas do músculo esquelético exercitado. Como consequência, a pressão arterial sanguínea diminui durante a tentativa de exercício e uma queda no fluxo sanguíneo cerebral pode chegar abaixo do nível necessário para manter a consciência. O cão desmaia.

Tratamento

O tratamento médico para o bloqueio do nodo AV é realizado bloqueando-se os efeitos dos nervos parassimpáticos sobre o nodo AV, com um fármaco antagonista colinérgico muscarínico, como a atropina, ou mimetizando-se os efeitos da ativação simpática, com o uso cuidadoso de um agonista β-adrenérgico, como o isoproterenol ou a dopamina. A lógica para esses tratamentos baseia-se na seguinte fisiologia: o bloqueio do nodo AV ocorre porque os potenciais de ação atriais "desaparecem" dentro do nodo AV (*condução decrescente*). A ativação parassimpática aumenta a tendência à condução decrescente, pois os nervos parassimpáticos agem sobre as células do nodo AV aumentando o período refratário e diminuindo a velocidade na qual os potenciais de ação são espalhados de célula para célula. Portanto, o bloqueio dos efeitos parassimpáticos é ocasionalmente eficaz na reversão do bloqueio do nodo AV. Em contrapartida, a ativação simpática reduz a tendência para a condução decrescente por meio da redução do período refratário das células do nodo AV e do aumento de sua velocidade de condução. Um fármaco simpatomimético (aquele que mimetiza os efeitos simpáticos por meio da ativação dos receptores β-adrenérgicos) pode, consequentemente, desbloquear o nodo AV. Mesmo se a administração de um fármaco simpatomimético não reverter o bloqueio do nodo AV, ela normalmente aumenta a frequência das células marca-passo auxiliares (de emergência) no nodo ou feixe AV, que estão iniciando as contrações ventriculares. A maior frequência ventricular melhora o débito cardíaco.

Muitos casos de bloqueio AV de terceiro grau não podem ser controlados de maneira efetiva com fármacos, havendo a necessidade do implante de um marca-passo artificial. O procedimento é simples; os eletrodos do marca-passo podem ser implantados no ventrículo direito através de uma veia sistêmica (p. ex., jugular externa) apenas com sedação e anestesia local. Os fios dos eletrodos são anexados a uma unidade marca-passo movida a bateria, que será então implantada sob a pele. O marca-passo fornece pulsos de corrente elétrica por meio dos eletrodos em uma frequência programada pelo clínico. Cada pulso de corrente despolariza o músculo ventricular direito. O potencial de ação ventricular resultante é então propagado de célula a célula através de ambos os ventrículos, direito e esquerdo, e ambos os ventrículos contraem.

Questões de revisão

1. Qual dos seguintes é *verdadeiro* para *ambos* os músculos, cardíaco e esquelético?
   a. O músculo forma um sincício funcional
   b. Um potencial de ação na membrana da célula muscular é requerido para iniciar contração
   c. Células marca-passo despolarizam espontaneamente para um limiar e iniciam um potencial de ação
   d. Potenciais de ação frequentes nos neurônios motores podem causar uma contração muscular contínua (tetânica)
   e. O Ca^{2+} extracelular entra nas células musculares durante um potencial de ação e desencadeia a liberação do restante do Ca^{2+} de dentro do retículo sarcoplasmático

2. O caminho normal seguido por um potencial de ação cardíaco é iniciado no nodo SA e então é propagado:
   a. Através do átrio no feixe de His
   b. Através das camadas de tecido conjuntivo que separam os átrios e ventrículos
   c. Através do átrio e para dentro do nodo AV
   d. Do átrio esquerdo para o átrio direito
   e. Do átrio esquerdo para o ventrículo esquerdo e do átrio direito para o ventrículo direito

3. No momento em que um potencial de ação começa a se propagar devagar através do nodo AV em um cão em repouso, as células do músculo ventricular estão:
   a. Em seu potencial de membrana de repouso
   b. Despolarizando devagar em direção ao limiar para a formação de um potencial de ação
   c. Passando por rápida despolarização no início de um potencial de ação
   d. No platô de um potencial de ação
   e. Simplesmente terminando seu potencial de ação (i. e., repolarizando retrogradamente em direção ao potencial da membrana em repouso)

4. Durante qual fase de um potencial de ação ventricular normal é mais provável que canais rápidos de Na^+ estejam em um estado inativado, canais lentos de Ca^{2+} estejam abertos e a maioria dos canais de K^+ esteja fechada?
  a. Fase 0 (despolarização rápida)
  b. Fase 1 (repolarização parcial)
  c. Fase 2 (platô)
  d. Fase 3 (repolarização)
  e. Fase 4 (repouso)

5. Um aumento na frequência cardíaca pode resultar de:
  a. Um aumento na atividade nervosa simpática sobre o coração
  b. Uma redução na atividade do nervo parassimpático para o coração
  c. Uma redução anormalmente rápida, durante a diástole, na permeabilidade das células do nodo SA ao K^+
  d. Um aumento anormalmente rápido, durante a diástole, na permeabilidade das células do nodo SA ao Na^+
  e. Todas as afirmativas anteriores estão corretas

6. Em quais das seguintes arritmias haverá mais batimentos atriais por minuto, em comparação com os batimentos ventriculares?
  a. Bloqueio AV completo (terceiro grau)
  b. Contrações ventriculares prematuras frequentes
  c. Síndrome do seio doente (bradicardia sinusal)
  d. Bloqueio AV de primeiro grau
  e. Taquicardia ventricular

7. Qual dos seguintes tipos de fármacos poderia ser a melhor escolha para tratar um paciente com taquicardia supraventricular e contratilidade cardíaca inadequada?
  a. Anestésico local (bloqueador do canal rápido de Na^+)
  b. Antagonista colinérgico muscarínico
  c. Agonista beta-adrenérgico
  d. Glicosídeo cardíaco (inibe a bomba de Na^+, K^+)
  e. Bloqueador do canal de cálcio

Bibliografia

Baca WJ Jr, Bacha LM. *Color Atlas of Veterinary Histology*. 3rd ed. Wiley-Blackwell; 2012.

Boron WF, Boulpaep EL. *Medical Physiology*. 3rd ed. Elsevier; 2017.

Ettinger SJ, Feldman EC, Cote E. *Textbook of Veterinary Internal Medicine, Expert Consult*. 8th ed. Elsevier; 2017.

Hall JE. *Guyton and Hall Textbook of Medical Physiology*. 13th ed. Elsevier; 2015.

Katz AM. *Physiology of the Heart*. 5th ed. Baltimore: Lippincott, Williams & Wilkins; 2010.

Koeppen BM, Stanton BA. *Berne & Levy Physiology*. 7th ed. Elsevier; 2017.

Lilly LS, ed. *Pathophysiology of Heart Disease: A Collaborative Project of Medical Students and Faculty*. 6th ed. Lippincott, Williams & Wilkins; 2015.

Pappano AJ, Wier WG. *Cardiovascular Physiology*. 10th ed. Mosby; 2013.

Reece WO, Erickson HH, Goff JP, eds. *Dukes' Physiology of Domestic Animals*. 13th ed. Wiley-Blackwell; 2015.

Smith FWK, Tilley LP, Oyama M, Sleeper MM. *Manual of Canine and Feline Cardiology*. 5th ed. Elsevier; 2015.

Tilley LP, Smith FWK, eds. *Blackwell's Five-Minute Veterinary Consult: Canine and Feline*. 6th ed. Wiley-Blackwell; 2015.

20

Eletrocardiograma

ROBERT B. STEPHENSON

PONTOS-CHAVE

1. O eletrocardiograma (ECG) é a ferramenta clínica mais frequentemente utilizada para o diagnóstico de disfunções elétricas do coração.
2. A despolarização atrial, a despolarização ventricular e a repolarização ventricular produzem flutuações de voltagem características no eletrocardiograma.
3. O eletrocardiograma registra o momento dos eventos elétricos no coração.
4. Seis derivações eletrocardiográficas padronizadas são utilizadas em medicina veterinária.
5. Voltagens anormais no eletrocardiograma são indicativas de anormalidades elétricas ou na estrutura cardíaca.
6. Disfunções elétricas no coração resultam em padrões anormais das ondas eletrocardiográficas.
7. Existe grande variação na polaridade e na amplitude das ondas do eletrocardiograma em animais de grande porte.

O eletrocardiograma é a ferramenta clínica mais frequentemente utilizada para o diagnóstico de disfunções elétricas do coração

O *eletrocardiograma* é simplesmente um gráfico de pequenas flutuações de voltagem na superfície do corpo causadas pela passagem de potenciais de ação de célula para célula através do coração. O voltímetro especializado que detecta e grava essas flutuações de voltagem é chamado de *eletrocardiógrafo*. O procedimento para realizar e interpretar um eletrocardiograma é chamado de eletrocardiografia. A mesma abreviação "*ECG*" é usada para todos os três: eletrocardiograma, eletrocardiógrafo e eletrocardiografia. Para tornar as coisas mais confusas, muitas pessoas usam a abreviatura "*EKG*" em vez de ECG, porque o nome original, *Elektrokardiogramm* (alemão), foi dado pelo seu inventor, Willem Einthoven, um fisiologista holandês e ganhador do Prêmio Nobel. Em sua aplicação mais comum, dois ou mais eletrodos de metal são aplicados na superfície da pele, e as voltagens registradas pelos eletrodos são exibidas em uma tela de vídeo ou desenhadas em uma tira de papel. A física de como o coração produz voltagens detectáveis na superfície do corpo é extraordinariamente complexa. No entanto, não é difícil desenvolver uma compreensão intuitiva de como funciona o eletrocardiograma; essa abordagem intuitiva é adequada para a maioria das aplicações clínicas.

Um entendimento intuitivo do eletrocardiograma começa com o conceito de um *dipolo elétrico* em um *meio condutor* (Figura 20.1). Um dipolo é um par de cargas elétricas (uma carga positiva e uma carga negativa) separadas por uma determinada distância. Uma pilha comum de lanterna é um bom exemplo de dipolo. Uma pilha tem um excesso de cargas positivas em uma extremidade (o lado "+") e um excesso de cargas negativas na outra extremidade (o lado "−"), e as duas extremidades são separadas por uma distância. Se tal dipolo for colocado em um meio condutor (p. ex., uma tigela contendo solução de cloreto de sódio em água), correntes iônicas fluirão através da solução. Íons positivos (Na^+) na solução fluem em direção à extremidade negativa do dipolo, e íons negativos (Cl^-) fluem em direção à extremidade positiva. O fluxo de íons cria diferenças de voltagem na solução salina. Essas diferenças de voltagem podem ser detectadas posicionando-se os eletrodos de um simples voltímetro no perímetro da solução salina. Como mostrado na Figura 20.1, um eletrodo posicionado no ponto A está mais próximo (mais exposto) da extremidade positiva do dipolo, e um eletrodo no ponto B está mais próximo (mais exposto) da extremidade negativa do dipolo. Portanto, a voltagem no ponto A será positiva em comparação com a voltagem no ponto B, isto é, o voltímetro detectaria uma diferença positiva de voltagem entre o ponto A e o ponto B. Usando V como uma abreviatura para *voltagem*, resumiríamos esta condição dizendo que "V_{A-B} é positiva." Os pontos C e D estão igualmente próximos (igualmente expostos) das extremidades positiva e negativa do dipolo, e não existe diferença de voltagem entre os eletrodos posicionados nos pontos C e D. Diríamos que "V_{C-D} é igual a zero."

Na Figura 20.2, a bateria na solução de NaCl foi substituída por uma tira alongada de músculo cardíaco. Novamente, um voltímetro é ajustado para detectar quaisquer diferenças de voltagem criadas no ponto A, em comparação com o ponto B, e no ponto C, em comparação com o ponto D. As diferenças de voltagem (A–B e C–D) são traçadas para cinco condições diferentes. Na *condição 1*, todas as células na tira de músculo cardíaco estão em um potencial de membrana em repouso; cada célula está carregada negativamente em seu interior e positivamente em seu exterior. Como as células cardíacas estão eletricamente interligadas por junções em fenda, a tira de músculo cardíaco tem um comportamento elétrico como se fosse uma única grande célula (um sincício funcional). Externamente, a tira de células "parece" uma grande célula que é simetricamente carregada positivamente ao redor de seu perímetro. Portanto, não existe dipolo. Não haverá diferença de voltagem entre o ponto A e o ponto B (i. e., V_{A-B} será zero). Também não haverá diferença de voltagem entre o ponto C e o ponto D (i. e., V_{C-D} também será zero).

Na *condição 2*, uma célula marca-passo na extremidade esquerda da tira muscular despolarizou-se até o nível limiar e formou um potencial de ação, e o potencial de ação é propagado de célula para célula, através da tira muscular, da esquerda para a direita. Em outras palavras, as células na extremidade esquerda da tira estão

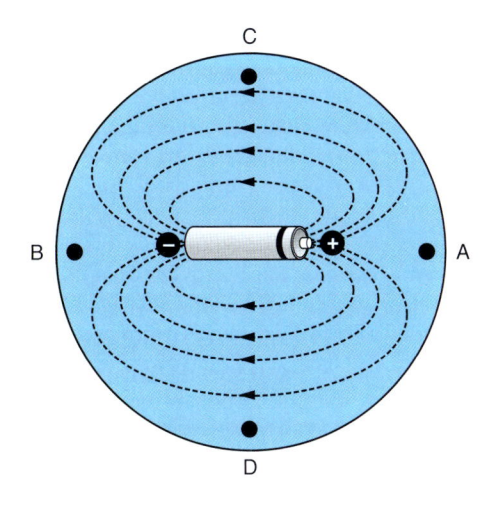

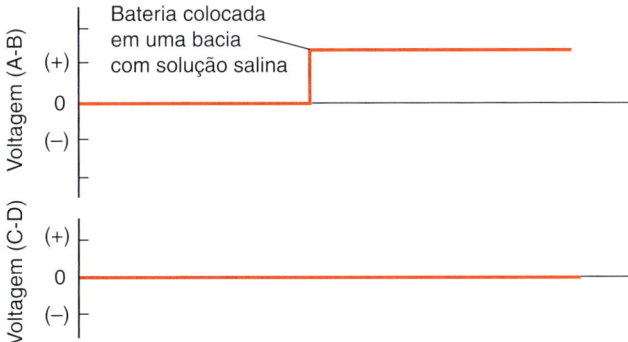

• **Figura 20.1** Se um dipolo elétrico (pilha) for colocado em um meio condutor (p. ex., solução de NaCl em água), a diferença de carga entre as duas extremidades do dipolo (pilha) fará com que os íons positivos (Na^+) fluam na solução, como indicado por *linhas tracejadas* e *setas*. Íons negativos (Cl^-) fluirão na direção oposta. Essas correntes iônicas criarão diferenças de voltagem na solução. Um simples voltímetro pode ser utilizado para detectar essas diferenças de voltagem, como é mostrado nos gráficos inferiores. Nesse exemplo, as correntes iônicas criariam uma voltagem positiva no ponto A, comparado com o ponto B, uma vez que o ponto A "está exposto a mais positivo" que o ponto B (*i. e.*, a voltagem A–B é positiva). Não existe diferença de voltagem entre o ponto C e o ponto D, porque esses dois pontos estão "igualmente expostos ao positivo" (*i. e.*, a voltagem C–D é zero).

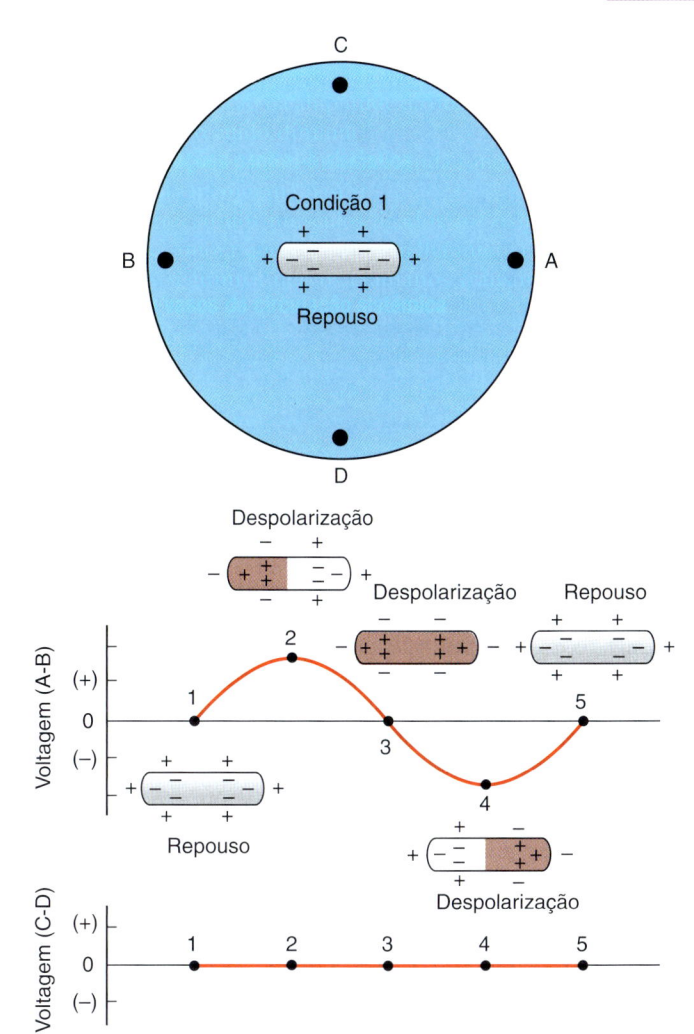

• **Figura 20.2** Uma tira de células musculares cardíacas em solução de cloreto de sódio produz diferenças de voltagem entre o ponto A e o ponto B, durante a fase de propagação da despolarização ou de propagação da repolarização, mas não quando todas as células estão em um estado uniforme de polarização (*i. e.*, não quando todas as células estão em repouso, ou quando todas as células estão despolarizadas). Nenhuma diferença de voltagem é criada entre o ponto C e o ponto D. Consulte o texto para uma descrição completa.

despolarizadas e estão no platô do potencial de ação, enquanto as células na extremidade direita da tira ainda estão em seu potencial de membrana em repouso. Sob essa condição, o exterior de cada célula despolarizada é carregado negativamente, enquanto o exterior de cada célula em repouso ainda é carregado positivamente. A tira de músculo criou um dipolo elétrico, positivo na extremidade direita e negativo na extremidade esquerda. Portanto, uma voltagem positiva existirá no ponto A, em comparação com o ponto B. Observe, contudo, que a voltagem no ponto C, em comparação com o ponto D, ainda será zero, pois nenhum desses pontos está próximo à extremidade positiva do dipolo. Os gráficos na Figura 20.2 resumem a condição 2 mostrando que V_{A-B} é positiva neste momento, e V_{C-D} é zero.

Na *condição 3*, a tira muscular inteira está despolarizada; isto significa que todas as células estão no platô do potencial de ação, com uma carga negativa uniforme no exterior de cada célula. Portanto, não existem diferenças de voltagens ao redor do perímetro da tira muscular. Não existe dipolo, então as voltagens registradas (A–B e C–D) são iguais a zero.

Na *condição 4*, a tira muscular está se repolarizando; as células na extremidade esquerda retornaram ao estado de repouso, enquanto

as células na extremidade direita ainda estão no platô do potencial de ação. Nessa condição, o exterior da tira muscular é carregado negativamente em sua extremidade direita e positivamente em sua extremidade esquerda. Existe um dipolo com a voltagem no ponto A sendo negativa em comparação com o ponto B. Isto é, V_{A-B} é negativa. O dipolo não cria uma diferença de voltagem entre C e D, então V_{C-D} ainda é igual a zero.

Na *condição 5*, todas as células na tira muscular retornaram ao estado de repouso (igual à condição 1). Mais uma vez, V_{A-B} é zero e V_{C-D} é zero.

Deve-se observar que, se a despolarização (na condição 2) estivesse se propagando da direita para a esquerda na tira muscular (ao invés de da esquerda para a direita), a voltagem no ponto A, comparada ao ponto B (V_{A-B}), seria negativa. Do mesmo modo, se a repolarização (na condição 4) estivesse se propagando da direita para a esquerda na tira muscular, V_{A-B} seria positiva durante essa repolarização. A Tabela 20.1 resume essas relações.

A Figura 20.3 representa o modelo intuitivo do ECG de uma nova maneira, representando o coração inteiro (em vez de uma tira de músculo cardíaco) na tigela de solução salina. O gráfico a

Tabela 20.1	Polaridade das voltagens geradas no ponto A comparado com o ponto B (V_{A-B}) quando uma tira de músculo está se despolarizando ou se repolarizando em um meio condutor.*	
	Despolarização	Repolarização
Aproximando-se de A	V_{A-B} é +	V_{A-B} é −
Afastando-se de A	V_{A-B} é −	V_{A-B} é +

*A disposição do músculo e dos eletrodos está representada na Figura 20.2.

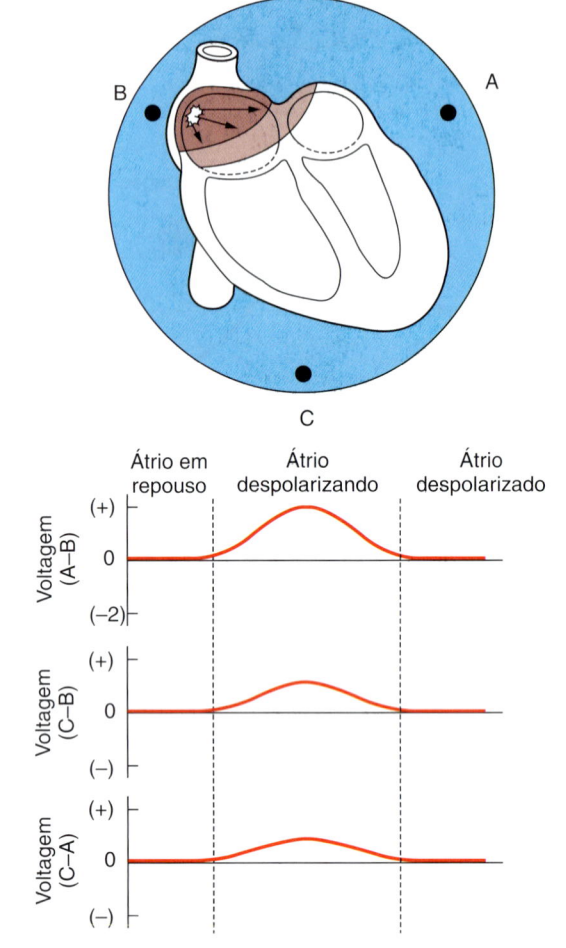

• **Figura 20.3** Um coração, colocado em uma solução de cloreto de sódio, não criaria diferenças de voltagem entre os eletrodos A, B e C durante o período de descanso entre os batimentos. Entretanto, durante a despolarização dos átrios (retratada no topo), uma voltagem positiva seria criada no ponto A comparado com o ponto B. A despolarização atrial também criaria voltagens positivas no ponto C comparado com o ponto B e no ponto C comparado com o ponto A. Consulte o texto para uma descrição completa.

seguir do desenho mostra as diferenças de voltagens que seriam detectadas pelos eletrodos, no perímetro da base. A representação começa no momento entre as contrações cardíacas, quando todas as células do coração estão em um potencial de membrana em repouso. Todas as células cardíacas estão carregadas negativamente no interior de suas membranas e positivamente no exterior. Portanto, ao redor do coração inteiro, visto como uma única grande célula, a carga será positiva, e não haverá diferenças de voltagens entre qualquer eletrodo.

Quando as células do marca-passo do nodo sinoatrial (SA) despolarizam até o nível limiar, iniciam um potencial de ação que se propaga de célula para célula para fora do nodo SA. No momento representado no diagrama superior da Figura 20.3, a maioria das células do átrio direito (sombreado) estão no platô do potencial de ação (*i. e.*, negativamente carregadas em seu exterior), enquanto as células do átrio esquerdo e as células da parte inferior do átrio direito (não sombreado) ainda estão em repouso (*i. e.*, positivamente carregadas em seu exterior). As setas na Figura 20.3 (*parte superior*) indicam que os átrios despolarizantes criam dipolos que são direcionados do átrio direito em direção ao átrio esquerdo (ou seja, em direção ao ponto A) e também para baixo nos átrios (ou seja, em direção ao ponto C). Os gráficos da Figura 20.3 (*parte inferior*) mostram que esses dipolos de despolarização criam uma voltagem que é positiva no ponto A em comparação com o ponto B, e também uma voltagem que é positiva no ponto C em comparação com o ponto B. A despolarização atrial também cria uma voltagem positiva no ponto C comparado com o ponto A, embora a razão para isto não seja evidente a partir da visão bidimensional dos átrios representados na Figura 20.3. Os gráficos também mostram que, depois de o átrio estar completamente despolarizado (com todas as células atriais no platô do potencial de ação), as diferenças de voltagens entre todos os pontos retornam a zero.

A despolarização atrial, a despolarização ventricular e a repolarização ventricular produzem flutuações de voltagem características no eletrocardiograma

Na Figura 20.4, o coração é retratado em seu posicionamento normal no tórax de um cão. Os líquidos extracelulares do corpo contêm NaCl (e outros sais) em solução. Dessa maneira, o corpo pode ser imaginado como um substituto para a tigela com solução salina, mostrada nas figuras anteriores. As posições do membro torácico esquerdo, do membro torácico direito e do membro pélvico esquerdo, na Figura 20.4, correspondem aos pontos A, B e C da Figura 20.3. A Figura 20.4A mostra que, enquanto a despolarização atrial está em progresso no início de um batimento cardíaco, haverá uma voltagem positiva no membro torácico esquerdo, em comparação ao membro torácico direito. Essa é simplesmente uma repetição da ideia ilustrada na Figura 20.3, sendo o membro torácico esquerdo equivalente ao ponto A, e o membro torácico direito equivalente ao ponto B.

No traçado do ECG, a deflexão durante a despolarização atrial é chamada de *onda P*. Ao fim da despolarização atrial (*i. e.*, ao final da onda P), a voltagem do ECG retorna a zero. Neste momento, durante um ciclo cardíaco normal, o potencial de ação é propagado lentamente, de célula para célula, através do nodo atrioventricular (AV) e da primeira porção do feixe AV. Contudo, estes tecidos têm massa tão pequena que, geralmente, suas despolarizações não criam uma diferença de voltagem detectável na superfície corpórea.

As próximas diferenças de voltagens detectáveis na superfície corpórea são aquelas associadas à despolarização dos ventrículos. A primeira parte da despolarização ventricular normalmente envolve uma despolarização que se alastra da esquerda para a direita (*i. e.*, da esquerda do cão para a direita do cão) através do septo interventricular, como mostrado na Figura 20.4B. Essa primeira fase da despolarização, em geral, causa uma pequena diferença de voltagem (*onda Q*) entre o membro torácico esquerdo e o membro torácico direito, sendo o membro torácico esquerdo ligeiramente negativo com relação ao direito.

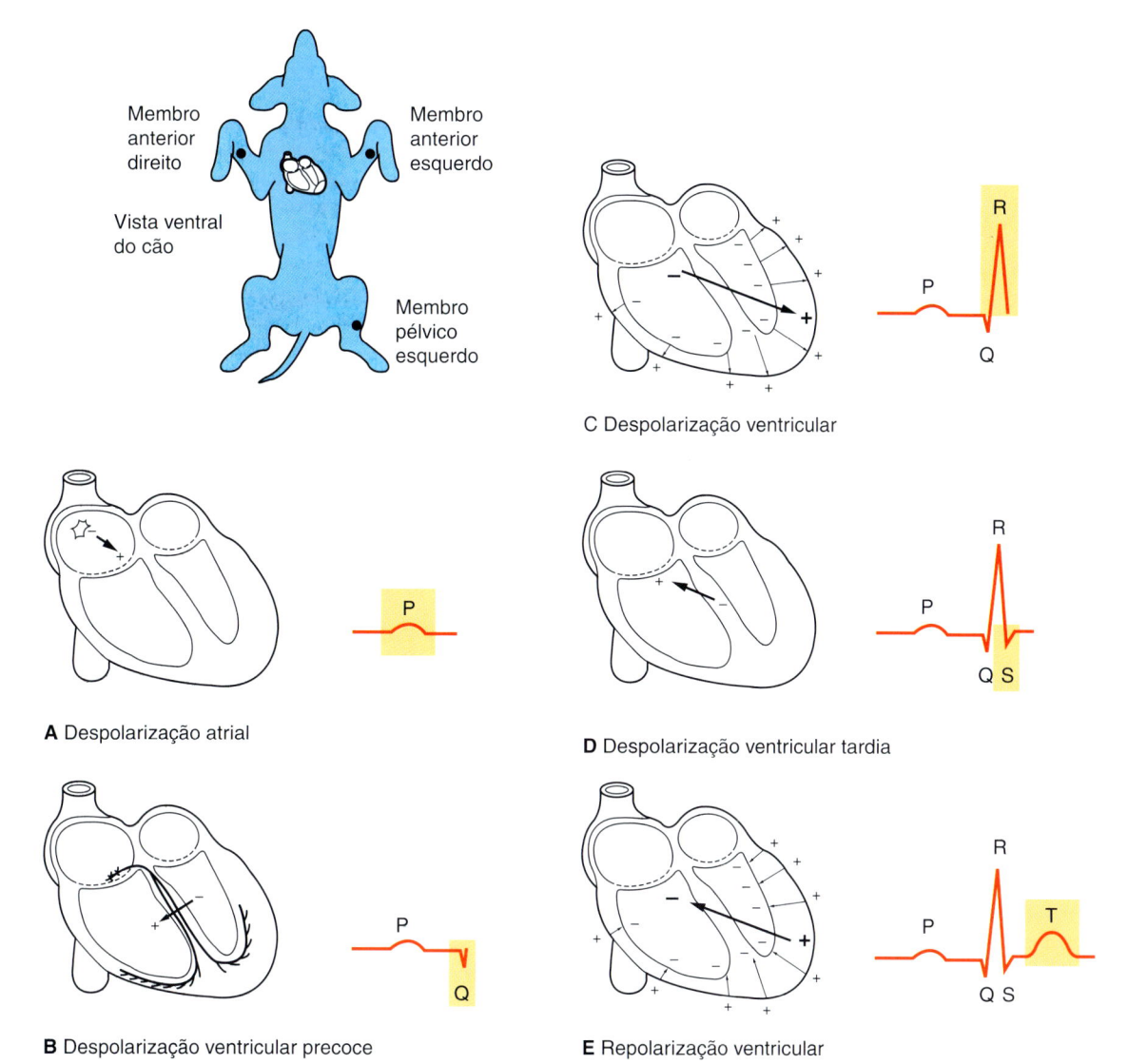

Membro anterior direito

Membro anterior esquerdo

Vista ventral do cão

Membro pélvico esquerdo

C Despolarização ventricular

A Despolarização atrial

D Despolarização ventricular tardia

B Despolarização ventricular precoce

E Repolarização ventricular

● **Figura 20.4** Gênese do ECG normal. Parte superior esquerda: vista ventral do coração no tórax do cão. **A** e **E.** Sequência de cinco lapsos de tempo "instantâneos" do coração de como um potencial de ação cardíaco normal é propagado através dos átrios e dos ventrículos. As setas indicam a orientação e a força relativa do dipolo elétrico criado no coração em cada passo da sequência. Os dipolos elétricos variáveis criam uma sequência previsível de flutuações de tensão (ondas) detectáveis na superfície do corpo. Os gráficos em vermelho mostram o padrão normal de flutuações na voltagem no membro anterior esquerdo em comparação com o membro anterior direito (análogo à voltagem no ponto B comparado ao ponto A na Figura 20.3). Por convenção, cada "onda" de voltagem na sequência do ECG é designada com uma letra (P–T), conforme indicado. Ver texto para mais detalhes.

O próximo evento na despolarização ventricular geralmente causa uma voltagem grande e positiva (*onda R*) no membro torácico esquerdo, comparado com o direito, como é representado na Figura 20.4C. Para entender como essa onda R é grande e positiva, lembre-se de que durante a despolarização ventricular os ramos de feixes, esquerdo e direito, conduzem o potencial de ação em propagação até o ápice ventricular. De lá, as fibras de Purkinje transportam o potencial de ação rapidamente para as paredes superiores de ambos os ventrículos. Dali, a despolarização se propaga de célula para célula, para o exterior através das paredes de ambos os ventrículos, como indicado pelas pequenas setas na Figura 20.4C. Este potencial de ação de propagação para o exterior cria dipolos em cada região da parede ventricular. Portanto, cada pequena seta na Figura 20.4C pode ser considerada um dipolo. A extremidade positiva de cada pequeno dipolo aponta para fora na parede ventricular porque a parede da porção interna despolariza antes da porção externa. O efeito elétrico resultante das despolarizações que se alastram para fora, através das paredes

de ambos os ventrículos, é um grande dipolo elétrico apontado diagonalmente para baixo (caudal) e em direção ao lado esquerdo do cão. Esse *dipolo resultante* (soma vetorial dos pequenos dipolos) é representado pela seta longa na Figura 20.4C. Embora os dipolos apontando para fora na parede ventricular direita tenderiam a cancelar os dipolos apontando para fora na parede ventricular esquerda, o dipolo líquido aponta para a esquerda por duas razões. Primeira, o eixo cardíaco é inclinado em direção à esquerda (*i. e.*, a orientação normal do coração é com o ápice ventricular angulado em direção à parede esquerda do tórax). Segunda, o ventrículo esquerdo tem massa muito maior do que o ventrículo direito, de modo que os dipolos gerados pela despolarização que se propaga para fora, pela enorme parede do ventrículo esquerdo, predominam, eletricamente, sobre os dipolos originados pela despolarização que se propaga para fora na parede mais delgada do ventrículo direito. O resultado final é uma voltagem grande e positiva (onda R) no membro torácico esquerdo, comparado com o direito. A onda R é a característica predominante de um ECG normal. Anormalidades na magnitude ou na polaridade da onda R têm grande importância para o diagnóstico, como será explicado mais adiante.

À medida que a despolarização encerra sua propagação para fora, através das paredes de ambos os ventrículos, a voltagem no membro torácico esquerdo, comparado ao direito, retorna a zero, e então frequentemente se torna ligeiramente negativa por poucos milissegundos (como representado na Figura 20.4D). A base física para essa onda S pequena e negativa é pouco clara. Depois da onda S, a voltagem no membro torácico esquerdo, comparado ao direito, retorna a zero e assim permanece por um tempo, pois todas as células ao longo de ambos os ventrículos estão uniformemente no platô do potencial de ação; portanto não existe dipolo.

No conjunto, o processo de *despolarização ventricular* produz um padrão de voltagens no ECG denominado *onda QRS* (ou *complexo QRS*). O aspecto importante que deve ser compreendido sobre o complexo QRS é porque seu componente predominante, a onda R, é normalmente grande e positiva.

A Figura 20.4E mostra que a repolarização do músculo ventricular causa uma deflexão de voltagem no ECG, denominada *onda T*. Enquanto a onda de *despolarização* propaga-se para fora através das paredes de ambos os ventrículos, o padrão de *repolarização* não é tão previsível. A Figura 20.4E ilustra um padrão comum, no qual a repolarização é propagada para dentro através das paredes de ambos os ventrículos; ou seja, a porção mais externa da parede ventricular foi o último tecido ventricular a despolarizar-se, mas o primeiro a se repolarizar. A repolarização para dentro cria dipolos, como retratado pelas pequenas setas na Figura 20.4E, com suas extremidades negativas apontadas em direção à superfície interna de ambos os ventrículos. O dipolo resultante dessa repolarização tem sua extremidade negativa apontada para cima (cranial) e em direção ao lado direito do cão, conforme representado pela seta maior na Figura 20.4E. Esse dipolo resultante cria uma voltagem positiva no membro torácico esquerdo, em comparação ao membro torácico direito (*onda T*). O dipolo total na Figura 20.4E, aponta na direção à direita do cão, simplesmente porque a parede ventricular esquerda é muito mais massiva que a parede ventricular direita. Ou seja, a repolarização originária do exterior para o interior nas paredes massivas do ventrículo esquerdo criam voltagens maiores (dipolos mais fortes) do que a repolarização originária do exterior para o interior nas paredes mais finas do ventrículo direito.

Em muitos cães normais, a repolarização ventricular continua na mesma direção da despolarização (de dentro dos ventrículos para fora). Esse padrão de repolarização produz uma voltagem negativa

no membro torácico esquerdo, em comparação ao membro torácico direito; ou seja, a onda T é negativa. Sendo positiva ou negativa, as ondas T são causadas pela repolarização dos ventrículos.

Resumindo, a onda P é causada pela despolarização atrial, o complexo QRS, pela despolarização ventricular, e a onda T, pela repolarização ventricular. O padrão da repolarização ventricular varia de cão para cão; a onda T pode ser positiva ou negativa. A repolarização atrial não causa uma onda identificável no ECG normal porque a repolarização atrial não segue um padrão ou direção suficientemente ordenado para produzir um dipolo elétrico resultante significativo.

O eletrocardiograma registra o momento dos eventos elétricos no coração

Como as ondas predominantes, em um ECG, correspondem a eventos elétricos específicos do coração, o tempo entre elas pode ser mensurado para determinar o momento dos eventos no coração. A Figura 20.5 indica as convenções utilizadas para definir os *intervalos* e os *segmentos* importantes no ECG. O *intervalo PR* corresponde ao tempo entre o início da despolarização atrial (início da onda P) e o início da despolarização ventricular (início do complexo QRS). Esse intervalo, tipicamente, é de cerca de 0,13 segundo em um cão grande em repouso. Durante esse período, o potencial de ação cardíaco é conduzido lentamente através do nodo AV. A duração do complexo QRS corresponde ao tempo em que os ventrículos levam para despolarizarem-se, uma vez que o potencial de ação cardíaco emerge do nodo AV e do feixe AV. Geralmente, dura menos do que 0,1 segundo. O *intervalo QT* (do início da onda Q ao final da onda T) corresponde ao tempo decorrido do início da despolarização ventricular até o fim da repolarização ventricular. Esse intervalo tem a duração aproximada de um potencial de ação no tecido ventricular. Em geral, o intervalo QT é de cerca de 0,2 segundo. O tempo entre ondas P sucessivas (*intervalo PP*) corresponde ao tempo entre as despolarizações atriais (e, portanto, entre as contrações atriais). O intervalo PP pode ser utilizado para calcular o número de contrações atriais por minuto (a frequência atrial), conforme ilustrado na Figura 20.5. Do mesmo modo, o tempo entre ondas R sucessivas (*intervalo RR*) corresponde ao tempo entre as despolarizações ventriculares (e, portanto, entre as contrações ventriculares). Assim, o intervalo RR pode ser utilizado para calcular a frequência ventricular. Evidentemente, em um coração normal, a frequência atrial é igual à frequência ventricular.

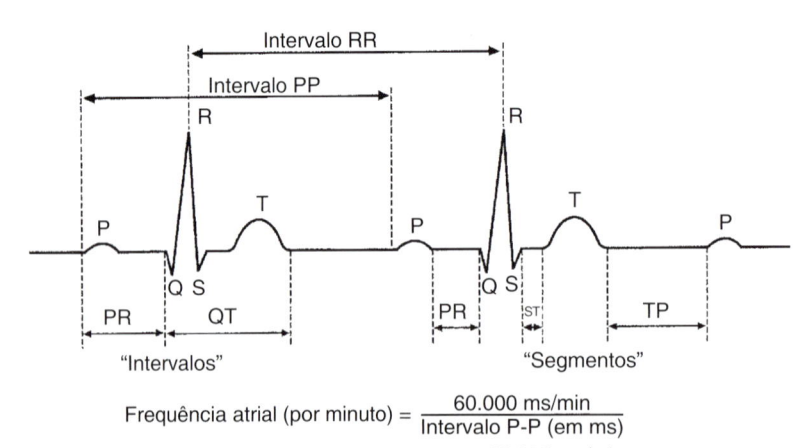

$$\text{Frequência atrial (por minuto)} = \frac{60.000 \text{ ms/min}}{\text{Intervalo P-P (em ms)}}$$

$$\text{Frequência ventricular (por minuto)} = \frac{60.000 \text{ ms/min}}{\text{Intervalo R-R (em ms)}}$$

● **Figura 20.5** O tempo entre as diversas ondas do eletrocardiograma corresponde ao momento de eventos elétricos específicos no coração. Ver texto para uma descrição completa. As equações mostram como as frequências atrial e ventricular podem ser calculadas pelos intervalos PP e RR, respectivamente. Evidentemente, em um coração funcionando normalmente, a frequência atrial = frequência ventricular = frequência cardíaca.

Seis derivações eletrocardiográficas padronizadas são utilizadas em medicina veterinária

A Figura 20.6 mostra registros reais de ECG obtidos de um cão normal. Para obter esses registros, os eletrodos foram posicionados no membro torácico esquerdo, no membro torácico direito e no membro pélvico esquerdo. Os eletrodos nestes membros, em geral, são imaginados como se formassem um triângulo ao redor do coração (como os eletrodos nos pontos A, B e C formam um triângulo ao redor do coração na Figura 20.3). Os vários traçados de ECG na Figura 20.6 foram obtidos pela interligação destes eletrodos em combinações padronizadas, recomendadas por Willem Einthoven, inventor do ECG. Como mostrado na Figura 20.6B, a voltagem no membro torácico esquerdo comparada à do membro torácico direito é chamada de *derivação I*. Observe que a derivação I corresponde às mensurações de voltagem discutidas na Figura 20.4. O mesmo padrão de ondas P, R e T distintas é evidente no traçado da derivação I na Figura 20.6, como foi observado na Figura 20.4 (apesar de a onda T ser negativa na Figura 20.6).

De acordo com a convenção de Einthoven, as conexões para as três derivações-padrão dos membros são representadas na Figura 20.6 na forma de um triângulo (*triângulo de Einthoven*). O triângulo indica que, para realizar a derivação I do ECG, a voltagem é registrada no membro torácico esquerdo (intitulado o *eletrodo +*), comparado ao membro torácico direito (denominado *eletrodo* –). De modo semelhante, o diagrama indica que a *derivação II* é a voltagem medida no membro pélvico esquerdo, comparado com o membro torácico direito, e que a *derivação III* é definida como a voltagem no membro pélvico esquerdo, comparado ao membro torácico esquerdo. É importante lembrar que os sinais + e – no triângulo de Einthoven são, simplesmente, anotações sobre como posicionar os eletrodos. Indicam, por exemplo, que a derivação I é obtida pela determinação da voltagem no membro torácico esquerdo, comparado ao membro torácico direito (não vice-versa). Os sinais + e – no triângulo não correspondem necessariamente à orientação dos dipolos criados no coração.

Como ilustrado na Figura 20.6A, os principais eventos do ECG (ondas P, R e T) normalmente são evidentes, não importa se alguém está olhando os registros na derivação I, II ou III. Essas *derivações-padrão dos membros* fornecem, simplesmente, diferentes ângulos para observar os dipolos elétricos criados pelo músculo cardíaco, conforme este se despolariza e se repolariza. Três vistas elétricas diferentes são fornecidas pelas *derivações unipolares aumentadas dos membros* (aV_R, aV_L e aV_F). A derivação aV_R mede a voltagem do eletrodo no membro torácico direito, comparada à voltagem média dos eletrodos nos outros dois membros. De maneira semelhante, aV_L e aV_F medem as voltagens do membro torácico esquerdo e do membro pélvico esquerdo respectivamente, comparadas à voltagem média dos outros dois eletrodos.

As derivações I, II e III são utilizadas rotineiramente na eletrocardiografia veterinária de pequenos animais. Os registros das derivações unipolares aumentadas dos membros (aV_R, aV_L e aV_F) também são frequentemente incluídos. Algumas vezes, seis derivações adicionais são registradas posicionando-se os eletrodos do ECG em seis locais padronizados do tórax. Estas *derivações precordiais* (*torácicas*) são usadas mais frequentemente na medicina humana do que na medicina veterinária. São úteis na avaliação de disfunções elétricas cardíacas bastante específicas.

A calibração vertical padronizada em um ECG é de 10 mm (duas divisões principais) igual a 1 milivolt (mV). Existem duas velocidades-padrão para o gráfico: 25 milímetros por segundo (mm/s), em que cinco divisões principais no eixo horizontal (tempo) representam 1 segundo, ou 50 mm/s, onde dez divisões principais no eixo horizontal equivalem a 1 segundo. A utilização de uma velocidade maior do gráfico (50 mm/s) ajuda a espalhar

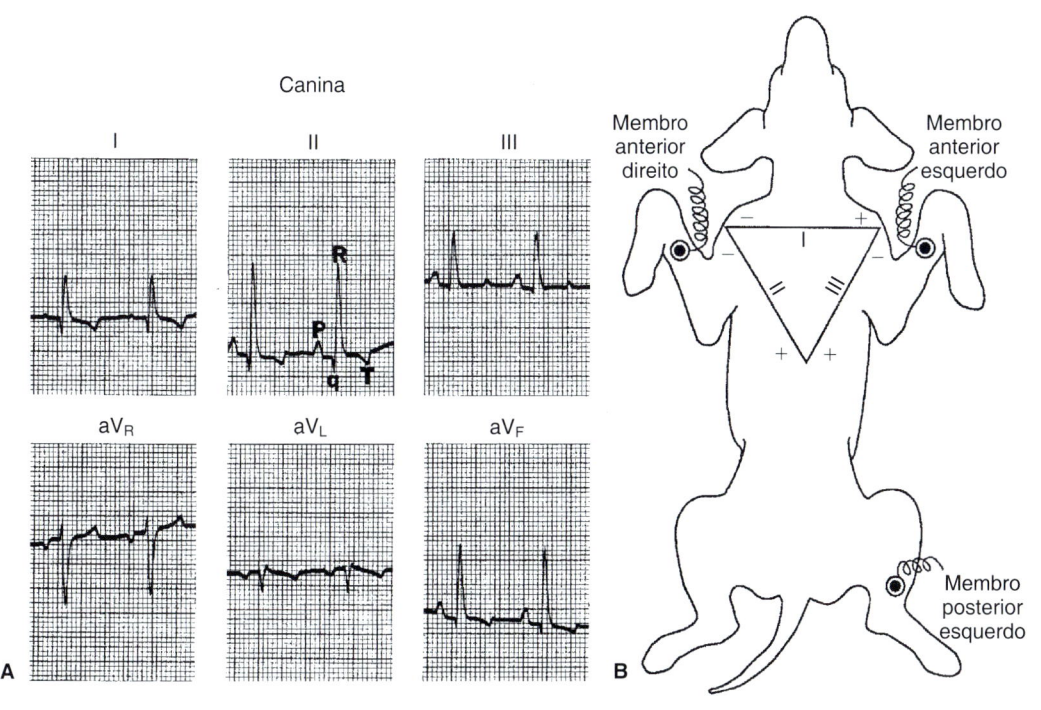

● **Figura 20.6 A.** As seis derivações do eletrocardiograma (ECG) de um cão normal. As ondas P, Q, R e T (visíveis em todas as seis derivações) estão identificadas na derivação II. Não existem ondas S distinguíveis nestes registros de ECG, e as ondas T estão negativas nas derivações I, II, aV_L e aV_F. Estes não são sinais anormais. **B.** O triângulo de Einthoven (superposto na vista ventral do cão) representa as convenções-padrão para a interconexão dos três eletrodos dos membros para a obtenção da derivação I, da derivação II e da derivação III do ECG. Ver texto para explicação adicional. (Fonte: **A.** Tilley LP. *Essentials of canine and feline electrocardiography: interpretation and treatment*. 2nd ed. Philadelphia: Lea & Febiger; 1985.)

os eventos do ECG em um animal com uma elevada frequência cardíaca (p. ex., um gato). A "velocidade do papel" é uma convenção derivada de máquinas de ECG analógicas antigas que funcionavam em modo de leitura. Embora atualmente o ECG seja comumente capturado e armazenado digitalmente, a convenção da velocidade do papel ainda é usada para configurar a resolução do mostrador digital. Além disso, muitas destas unidades digitais podem produzir uma impressão permanente dos dados em papel muito semelhante à antiga impressão.

Voltagens anormais no eletrocardiograma são indicativas de anormalidades elétricas ou na estrutura cardíaca

O ECG na Figura 20.7 foi obtido de um cão com hipertrofia ventricular direita. Observe-se que a sequência de ondas no ECG parece ser normal; ou seja, cada batimento cardíaco começa com a elevação de uma onda P, a qual é seguida por um complexo QRS e por uma onda T (que é positiva neste cão). As frequências atrial e ventricular são iguais, cerca de 100 bpm. Uma anormalidade é evidente, entretanto, pois a polaridade predominante do complexo QRS registrado na derivação I é negativa. Como mencionado anteriormente, o complexo QRS é causado pela despolarização ventricular, e sua característica predominante é uma onda R positiva e ampla. Como explicado anteriormente, a onda R normalmente é positiva quando registrada na derivação I, pois o eixo cardíaco normalmente é angulado para o lado esquerdo do tórax e porque a parede ventricular esquerda é muito maior do que a

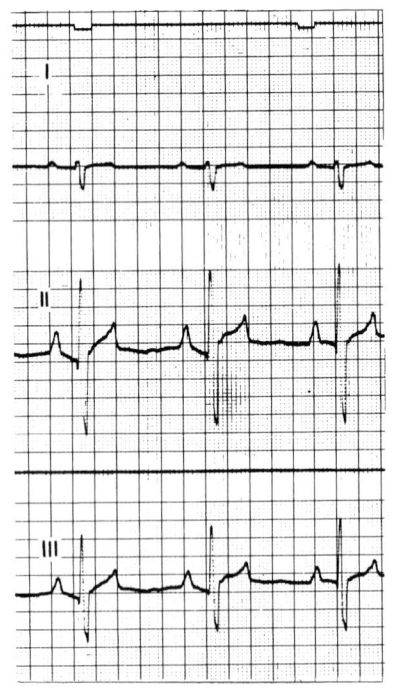

• **Figura 20.7** Eletrocardiograma (ECG) de um cão com hipertrofia ventricular direita. A velocidade do gráfico é de 50 mm/s; portanto, 10 divisões maiores no eixo horizontal são iguais a 1 segundo. As marcações correspondentes ao período de 1 segundo são visíveis como pequenas deflexões para baixo, no topo do gráfico. Tanto o intervalo PP quanto o intervalo RR têm 0,6 segundo; então, ambas as frequências, atrial e ventricular, são de 100 por minuto. As anormalidades evidentes são (1) os complexos QRS predominantemente negativos, registrados na derivação I, e (2) os complexos QRS bidirecionais e com grande amplitude, registrados nas derivações II e III. (Fonte: Ettinger SJ. *Textbook of veterinary internal medicine*. 3rd ed. Philadelphia: Saunders; 1989.)

parede ventricular direita. Ambas as características têm o efeito de fazer com que o dipolo resultante da despolarização ventricular aponte para o membro anterior esquerdo (como mostrado na Figura 20.4C). Portanto, a reversão desta polaridade sugere que o eixo cardíaco foi desviado para a direita, que a massa do ventrículo direito aumentou dramaticamente, ou ambos. As voltagens anormalmente altas do complexo QRS registradas nas derivações II e III são indicativas de hipertrofia ventricular. Os componentes negativos marcantes nos complexos QRS registrados nas derivações II e III sugerem que, durante parte da despolarização ventricular, a direção predominante da despolarização está em oposição ao membro pélvico esquerdo. Isto é condizente com um eixo cardíaco desviado para a direita e com um enorme ventrículo direito. A substancial hipertrofia ventricular direita é uma consequência comum de defeitos cardíacos que aumentam a pressão que deve ser gerada no ventrículo direito durante suas contrações. Exemplos incluem estenose pulmonar, persistência do ducto arterioso e defeito do septo ventricular (ver Capítulo 21).

Em alguns casos, as voltagens do ECG são anormalmente baixas. Uma causa comum de ondas de ECG com baixa voltagem é o acúmulo de líquido no pericárdio. Neste sentido, esse líquido pericárdico cria um circuito curto para as correntes iônicas que deveriam, normalmente, propagar-se para fora em direção à superfície corpórea. Portanto, voltagens menores do que a normal são criadas na superfície corpórea.

Um desvio do segmento ST para cima ou para baixo, comparado ao restante do ECG, frequentemente é indicativo de uma área isquêmica ou com infarto, no músculo ventricular. Geralmente, as células do músculo ventricular isquêmico ou infartado não podem manter um potencial de membrana em repouso normal, negativo; essas células estão sempre mais ou menos despolarizadas. Portanto, no intervalo das contrações ventriculares, quando as células ventriculares normais estão em um potencial de membrana em repouso normal, existe uma diferença de voltagem entre as células ventriculares normais e isquêmicas (ou com infarto). Esta diferença de voltagem origina um dipolo elétrico entre o músculo ventricular normal, em repouso, e o músculo ventricular isquêmico (ou com infarto). A Figura 20.8 (*embaixo, à esquerda*) mostra a orientação deste dipolo no caso de uma área isquêmica na parte inferior (caudal) dos ventrículos. O dipolo cria uma voltagem negativa na derivação II durante o repouso ventricular (*i. e.*, durante o segmento TP). Quando um potencial de ação entra neste ventrículo, o tecido ventricular normal torna-se despolarizado, sendo observado um complexo QRS. A área isquêmica não pode formar potenciais de ação; ela simplesmente permanece despolarizada. Como resultado, durante o segmento ST, o ventrículo inteiro, normal e isquêmico, está despolarizado (Figura 20.8, *embaixo, à direita*). Durante o segmento ST, não há diferença de voltagem (não há dipolo) entre a área lesada e a área normal. Sem nenhum dipolo presente, a voltagem do ECG durante o segmento ST fica próxima ao nível zero verdadeiro. Todavia, o segmento ST está elevado com relação à voltagem mais negativa encontrada durante o segmento TP (repouso ventricular). Então, a *elevação do segmento ST* (o que é, na verdade, uma "depressão do segmento TP") é indicativa de uma área isquêmica ou infartada na parte inferior (caudal) do ventrículo. A isquemia ou o infarto na área ventricular anterior (cranial) deverá causar *depressão do segmento ST*.

Estabelecer um diagnóstico de uma anormalidade estrutural baseando-se unicamente no ECG anormal é um risco. Teoricamente, se as propriedades elétricas e estruturais de um coração em particular são conhecidas em detalhes, a aparência do ECG pode ser prevista com certeza. Contudo, a situação oposta não é estritamente verdadeira. Diversas anormalidades cardíacas diferentes podem

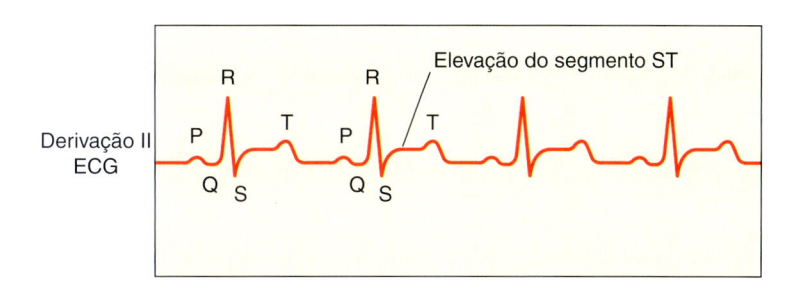

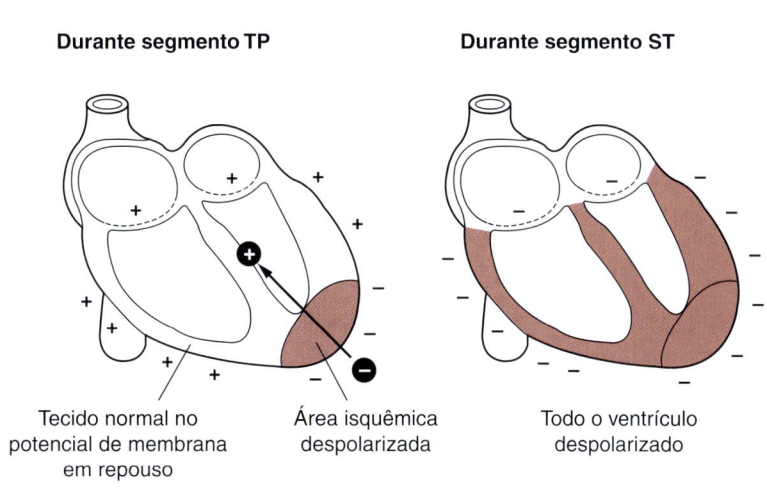

Durante segmento TP

Durante segmento ST

Tecido normal no potencial de membrana em repouso

Área isquêmica despolarizada

Todo o ventrículo despolarizado

● **Figura 20.8** A voltagem registrada durante o segmento ST está elevada em comparação à linha de base (segmento TP) nesta derivação II do eletrocardiograma (ECG) de um cão com infarto ventricular inferior (caudal). Os desenhos mostram por que uma área ventricular isquêmica ou com infarto produz um dipolo elétrico resultante no ventrículo em repouso (durante o segmento TP), mas não no ventrículo despolarizado (durante o segmento ST).

resultar em anormalidades semelhantes de voltagem. Então, uma anormalidade em um ECG não pode ser atribuída, com certeza, a um defeito cardíaco em particular. Por isso, outros dados clínicos (p. ex., radiografias torácicas ou ecocardiografias) são usados em conjunto com as observações do ECG no diagnóstico de anormalidades estruturais do coração.

Disfunções elétricas no coração resultam em padrões anormais das ondas eletrocardiográficas

A Figura 20.9 é um ECG de um cão com *contrações ventriculares prematuras*. Este registro em derivação I começa com cinco batimentos normais (cada complexo QRS é precedido por uma onda P e seguido por uma onda T). As ondas P são uniformemente espaçadas, com um intervalo PP de 0,5 segundo (então a frequência cardíaca é de 120 bpm). Após cinco batimentos normais, ocorre um complexo de ampla voltagem e com morfologia anormal, sem uma onda P precedente. Isto é indicativo de uma despolarização ventricular prematura (a despolarização atrial não poderia produzir flexões com voltagem tão ampla). A morfologia anormal e a longa duração do complexo indicam que a despolarização prematura não se propagou pelos ventrículos através dos ramos normais, ramos de feixes e fibras de Purkinje de rápida condução. Em outras palavras, o local ectópico que originou a despolarização prematura não estava no nodo AV ou dos ramos de feixes. A voltagem predominante no complexo anormal é positiva na derivação I, indicando que a despolarização ventricular prematura se propagou predominantemente na direção direita-esquerda através dos ventrículos do cão. A despolarização prematura provavelmente se originou em tecido ventricular não especializado no lado direito do coração.

Dado que a despolarização prosseguiu através dos ventrículos com direção e velocidade anormais, não é de surpreender que o padrão de repolarização também fosse anormal (fazendo com que a onda T tivesse uma amplitude incomum).

Se a despolarização ventricular prematura tem origem em um marca-passo ectópico no nodo AV, feixes, ou ramos de feixes, o padrão e o tempo da despolarização ventricular e da repolarização ventricular seriam normais; ou seja, o complexo QRS e a onda T do batimento prematuro seriam parecidos com as ondas QRS e T normais. A sequência QRS-T simplesmente aconteceria antes do esperado e não seria precedida por uma onda P.

Algumas vezes, contrações prematuras são iniciadas por marca-passos ectópicos nos átrios (*contrações atriais prematuras* [CAP]). Se uma despolarização atrial inicial for conduzida aos ventrículos (*i. e.*, se o nodo AV ainda não estiver refratário como resultado da despolarização atrial anterior), a despolarização e a repolarização ventricular resultantes seguiriam as rotas ventriculares normais. Portanto, o ECG mostraria uma onda P antes do esperado, seguida por uma sequência QRS-T de tamanho e formato normais.

A Figura 20.10 mostra exemplos adicionais de disfunções elétricas cardíacas, registradas em cães em repouso. No ECG da Figura 20.10A, as ondas R estão uniformemente espaçadas e indicam frequência ventricular de 235 bpm. Isto é para um cão em repouso. Entretanto, o padrão das ondas do ECG parece ser normal; cada complexo QRS é precedido por uma onda P clara, positiva, e seguido por uma onda T positiva (que se sobrepõe à próxima onda P). O diagnóstico mais adequado é *taquicardia sinusal* (frequência cardíaca alta, iniciada pelos marca-passos do nodo SA). A Figura 20.10B mostra o extremo oposto. O padrão de ondas ECG é normal, mas a frequência cardíaca é de apenas 55 bpm.

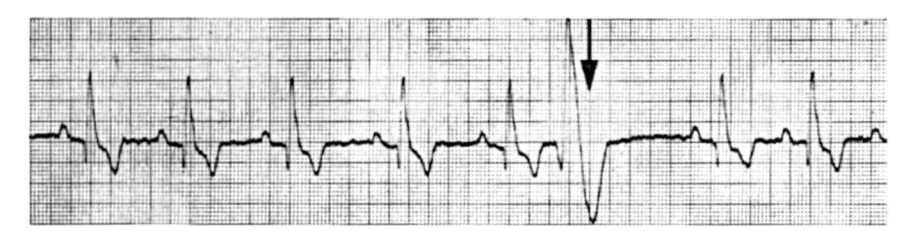

• **Figura 20.9** Derivação I do eletrocardiograma (ECG) de um cão mostrando cinco batimentos normais (padrão P-QRS-T normal), seguidos por um batimento ventricular prematuro. Uma sexta onda P era esperada no momento indicado pela *seta*. Esta onda P é ocultada pelas amplas voltagens associadas ao batimento ventricular prematuro. Ainda, o período refratário associado ao batimento ventricular prematuro impediu que o sexto batimento ventricular normal ocorresse; isso causou uma longa pausa (chamada de pausa compensatória) entre o batimento prematuro e o próximo batimento normal. Neste exemplo de ECG, bem como nos restantes, a velocidade do gráfico é de 50 mm/segundo (10 divisões maiores representam 1 segundo). (Fonte: Ettinger SJ. *Textbook of veterinary internal medicine*. 3rd ed. Philadelphia: Saunders; 1989.)

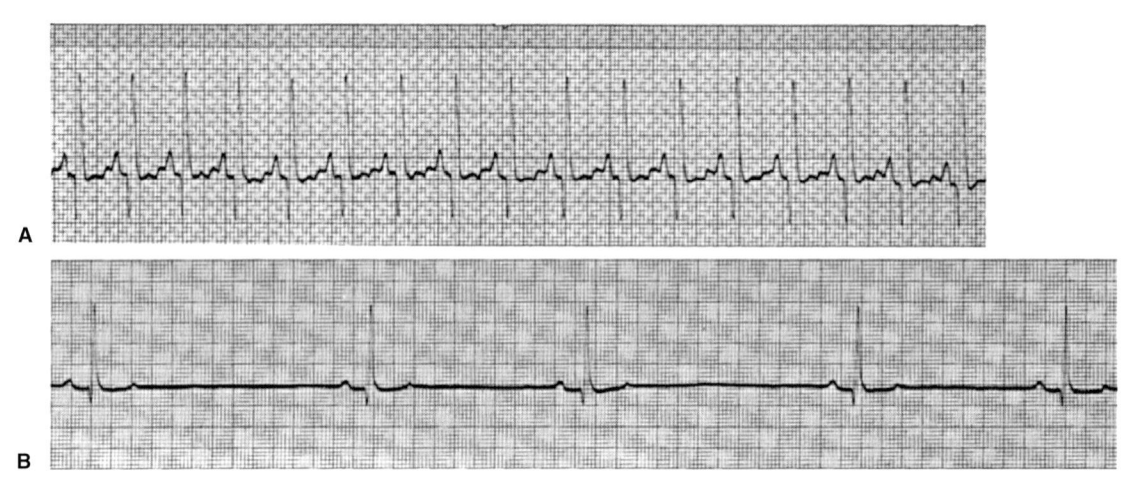

• **Figura 20.10** Taquicardia sinusal (**A**) e bradicardia sinusal (**B**) são evidentes nestes eletrocardiogramas (ECG), normais sob outros aspectos, de dois cães em repouso. A velocidade do papel é de 50 mm/s (Fonte: Ettinger SJ. *Textbook of veterinary internal medicine*. 3rd ed. Philadelphia: Saunders; 1989.).

O diagnóstico é *bradicardia sinusal* (o nodo SA é o marca-passo, mas sua frequência é anormalmente baixa).

O ECG fornece uma maneira fácil de diagnosticar o bloqueio do nodo AV. O ECG da Figura 20.11A, parece normal, exceto pelo fato de o intervalo PR ser anormalmente longo, o qual é indicativo de condução anormalmente lenta do potencial de ação através do nodo AV e do feixe AV, o chamado *bloqueio do nodo AV de primeiro grau*. Na Figura 20.11B, o espaçamento na onda P indica uma taxa atrial de 123 bpm. Quatro das ondas P são seguidas por complexos QRS altos (porém fracamente visíveis) e ondas T grandes e negativas, mas as outras sete ondas P não são seguidas por sequências QRS-T. Aparentemente, algumas despolarizações atriais, mas não todas, são conduzidas através do nodo AV, o que indica uma condição de *bloqueio AV de segundo grau*. A condição não oferece risco à vida, a menos que haja tantos batimentos ventriculares ausentes que o débito cardíaco caia para níveis perigosamente baixos.

A Figura 20.11C mostra um *bloqueio do nodo AV de terceiro grau* (*completo*) (e, por acaso, uma depressão do segmento ST). Dois complexos QRS amplos são levemente visíveis, seguidos por ondas T negativas. O intervalo RR é cerca de 2,9 segundos, indicando que a frequência ventricular é de apenas 21 bpm. Os complexos QRS são imediatamente precedidos por ondas P. Estão presentes ondas P pequenas e uniformemente espaçadas, indicando uma frequência atrial constante de 142 bpm, mas não há sincronia entre as ondas P e os complexos QRS. Os potenciais de ação atriais estão sendo aparentemente bloqueados no nodo

AV. Os ventrículos estão batendo lentamente em resposta a um marca-passo auxiliar (de emergência) mais adiante no nodo AV.

A Figura 20.12A mostra um registro do ECG de um cão que está entrando e saindo da taquicardia ventricular. As primeiras cinco ondas são complexos ventriculares com morfologia anormal, o que é indicativo de um marca-passo ventricular ectópico localizado fora do sistema de condução ventricular normal. Ondas P (se presentes) estão sendo obscurecidas pelos grandes complexos ventriculares. Depois há três sequências P-QRS-T com aspecto normal, sugerindo que um ritmo normal está sendo estabelecido. Todavia, o marca-passo ventricular ectópico assume o controle novamente, e a taquicardia ventricular retorna.

A taquicardia ventricular frequentemente evolui para fibrilação ventricular. O ECG na Figura 20.12B indica fibrilação ventricular. O registro mostra flutuações de voltagem irregulares e bastante amplas, sem um padrão distinguível. Os átrios podem ou não estar fibrilando; isto é, ondas P que ocorrem regularmente podem estar presentes, mas obscurecidas pela atividade elétrica aleatória nos ventrículos. Os ventrículos de fibrilação estão apenas pulsando e não bombeiam um débito cardíaco significativo, mesmo que os átrios continuem a se contrair de maneira sincronizada.

A fibrilação atrial, assim como a fibrilação ventricular, geralmente produz dipolos de voltagem aleatórios. Todavia, como a massa muscular atrial é relativamente pequena, as voltagens de ECG geradas pela fibrilação atrial são sempre muito menores do que aquelas vistas na Figura 20.12B. Um ECG de um animal com fibrilação atrial deve mostrar, normalmente, ondas QRS-T de

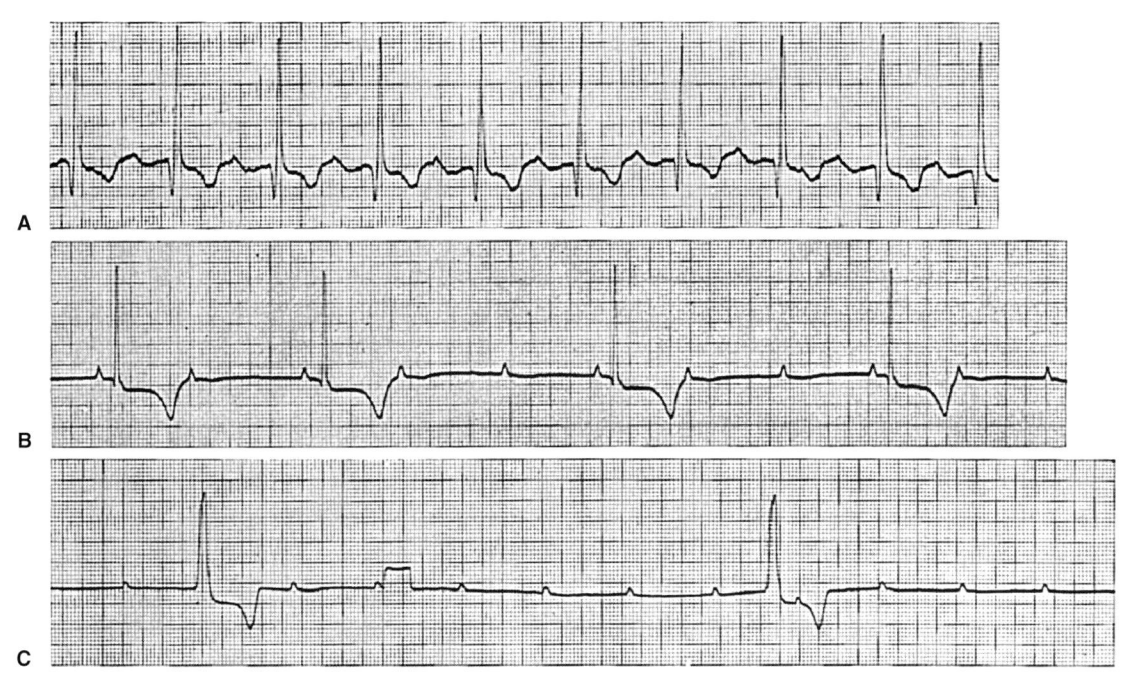

● **Figura 20.11 A.** Exemplo de um bloqueio do nodo atrioventricular (AV) de primeiro grau (condução AV anormalmente lenta). Cada complexo QRS é precedido por uma onda P positiva e seguido por uma onda T negativa, o que é normal. Contudo, o intervalo PR tem 0,2 segundo (o normal para um cão é menos que 0,14 segundo). **B.** Exemplo de um bloqueio do nodo AV de segundo grau (condução AV esporádica). Cada um dos quatro complexos QRS neste registro é precedido por uma onda P positiva e seguido por uma onda T negativa e ampla. Onde as ondas P são seguidas por complexos QRS-T, o intervalo PR é normal. Entretanto, várias ondas P não são seguidas de um complexo QRS-T; como resultado, há dois ou três batimentos atriais para cada batimento ventricular. **C.** Exemplo de um bloqueio do nodo AV de terceiro grau (completo). Ondas P regularmente espaçadas são evidentes (apesar de duas delas estarem ocultas pelos dois grandes complexos QRS-T). Os complexos QRS-T não são imediatamente precedidos pelas ondas P. A depressão no segmento ST também é evidente, mas é irrelevante para o diagnóstico do bloqueio AV. A deflexão retangular de um terço do caminho através do registro é um sinal de calibração de tensão (1 mV). A velocidade do papel é de 50 mm/s. (Fonte: Ettinger SJ. *Textbook of veterinary internal medicine.* 3ʳᵈ ed. Philadelphia: Saunders; 1989.)

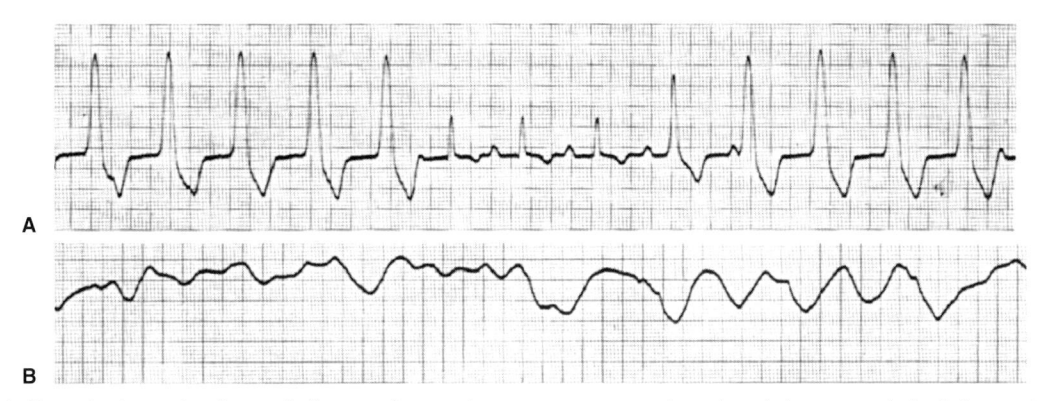

● **Figura 20.12 A.** Exemplo de taquicardia ventricular, a qual reverte brevemente para um ritmo sinusal. A taxa ventricular é de aproximadamente 165 bpm. Este padrão seria típico para um cão com um marca-passo ventricular ectópico funcionando quase na mesma frequência do marca-passo nodal sinoatrial (SA); alguns batimentos ventriculares seriam iniciados pelo marca-passo ectópico e outros seriam iniciados pela via normal, através do nodo atrioventricular (AV). **B.** Exemplo de fibrilação ventricular. As flutuações de voltagem aleatórias originadas pelos ventrículos em fibrilação devem ocultar quaisquer ondas P que poderiam estar presentes, não sendo possível, portanto, determinar se os átrios estão batendo normalmente ou se também estão fibrilando. A velocidade do papel é de 50 mm/s. (Fonte: Ettinger SJ. *Textbook of veterinary internal medicine.* 3ʳᵈ ed. Philadelphia: Saunders; 1989.)

morfologia normal, sobre um fundo de flutuações de voltagem com baixa amplitude, criadas pelos átrios em fibrilação. Neste caso, tecidos atriais bombardeiam o nodo AV com potenciais de ação frequentes, porém aleatoriamente espaçados. Alguns desses potenciais de ação são conduzidos aos ventrículos e outros são bloqueados (o longo período refratário do nodo AV permite isto para proteger os ventrículos de bater muito rapidamente). As sequências QRS-T teriam, tipicamente, morfologia normal, mas espaçamento irregular no tempo.

Existe grande variação na polaridade e na amplitude das ondas do eletrocardiograma em animais de grande porte

O aspecto das ondas normais do ECG varia mais, de animal para animal, entre equinos e bovinos do que entre cães e gatos. Por exemplo, é mais provável que o bovino saudável tenha complexos QRS (em qualquer derivação ECG específica) que são bastante diferentes em magnitude, duração e formato entre indivíduos.

Esta variabilidade surge das rotas menos consistentes seguidas pelas despolarizações cardíacas nos átrios e nos ventrículos de animais de grande porte comparados com animais de pequeno porte. Consequentemente, o ECG não é muito útil para detectar anomalias estruturais cardíacas (p. ex., hipertrofia ventricular) em animais de grande porte. Ainda assim, há consistência na sequência básica de eventos elétricos nos corações de animais normais, sejam eles grandes ou pequenos. Cada batimento cardíaco normal começa com uma despolarização do nodo SA, e a sequência consequente de eventos (despolarização dos átrios, despolarização dos ventrículos e repolarização dos ventrículos) produz ondas de voltagem que são evidentes em um ECG. Assim,

o ECG é muito útil para detectar e caracterizar arritmias cardíacas em animais de grande porte. A padronização do posicionamento de eletrodos para derivações de ECG específicas comumente não é necessária para este fim. Qualquer derivação de ECG ou posicionamento de eletrodos que resulte em ondas P, complexos QRS e ondas T será suficiente.

Técnicas sofisticadas são amplamente utilizadas na análise de ECG tanto em medicina humana quanto em muitas clínicas veterinárias. O objetivo deste capítulo é apresentar complexidade suficiente para estabelecer um modelo conceitual para pensar sobre o ECG e ilustrar a utilidade deste modelo no diagnóstico clínico de disfunções elétricas cardíacas.

CORRELAÇÕES CLÍNICAS

Cardiomiopatia dilatada com taquicardia atrial paroxística

Relato

O dono traz para você um São-bernardo, macho, de 5 anos de idade, por causa de distensão do abdome, fraqueza, tosse e dificuldade de respiração. O dono acredita que esses sinais tenham se desenvolvido gradualmente, ao longo de várias semanas; entretanto, antes de algumas poucas semanas, houve episódios ocasionais, nos quais o cão subitamente parecia fraco e muito apático. Os episódios duravam de alguns minutos a cerca de 1 hora.

Exame clínico

A palpação revela que o cão tem perda muscular e ascite (líquido na cavidade abdominal) importante. As veias jugulares estão distendidas. O pulso arterial está rápido e irregular; existem falhas de pulso frequentes (batimentos "ausentes"). A radiografia torácica revela coração aumentado e acúmulo de líquido próximo ao hilo pulmonar.

Você registra o ECG do cão por vários minutos e observa que as ondas P geralmente ocorrem a uma frequência de 160 a 170 por minuto e que cada onda P é seguida de um complexo QRS-T. Entretanto, o ECG também mostra episódios frequentes em que ocorrem 210 a 230 ondas P por minuto. Durante esses episódios, a maioria das ondas P é seguida por um complexo QRS-T, mas outras não. Como resultado, os complexos QRS-T ocorrem irregularmente, cerca de 180 por minuto.

A ecocardiografia revela dilatação grave das quatro câmaras, particularmente dos átrios. Apesar de os ventrículos estarem aumentados, as paredes ventriculares estão mais finas do que o normal, uma condição chamada de *hipertrofia excêntrica*. As contrações ventriculares estão fracas.

Comentário

O ECG indica que este cão tem taquicardia atrial. A informação apresentada não estabelece se o marca-passo atrial está localizado dentro do nodo SA ou em qualquer outro lugar no átrio. É provável que um marca-passo atrial esteja iniciando despolarizações a uma frequência de 160 a 170 por minuto e que outra área atrial, intermitentemente, prevaleça em relação ao primeiro marca-passo, iniciando despolarizações a uma frequência mais rápida, de 210 a 230 por minuto. Quando a taxa atrial é de 160 a 170 por minuto, o nodo AV conduz cada potencial de ação atrial aos ventrículos, de modo que os ventrículos também se contraem de 160 a 170 vezes/min. Entretanto, quando a taxa atrial é de 210 a 230 por minuto, alguns dos potenciais de ação chegam ao nodo AV quando as células nodais ainda estão refratárias como resultado do potencial de ação anterior. Esses potenciais de ações atriais não são conduzidos aos ventrículos, o que justifica cerca de apenas 180 contrações ventriculares por minuto. Este é um caso em que um bloqueio do nodo AV de segundo grau, criado pelo período refratário relativamente longo das células do nodo AV, é benéfico, porque impede que os ventrículos batam muito rápido. O problema, quando uma arritmia causa contrações ventriculares muito frequentes, é que o tempo disponível entre as contrações se torna muito curto para o adequado enchimento ventricular. Conforme a frequência ventricular aumenta, o volume de sangue bombeado a cada batimento (volume ejetado) diminui, assim como o débito cardíaco. Sob frequências ventriculares acima de 180 por minuto, o débito cardíaco poderia cair a um nível tão baixo que o cão poderia apresentar colapso.

O problema primário deste cão é, provavelmente, um enfraquecimento progressivo do seu músculo cardíaco (*cardiomiopatia*). Todos os sinais clínicos, incluindo taquicardia atrial, podem ser atribuídos a uma cardiomiopatia primária. A cardiomiopatia dilatada é comum em cães de raças gigantes, especialmente machos, e frequentemente (como neste caso), sem nenhuma causa perceptível.

Mesmo que a causa da cardiomiopatia não possa ser determinada pelas evidências disponíveis neste caso, pode-se inferir, com alguma certeza, a sequência das disfunções que resultaram da cardiomiopatia. A fraqueza ventricular causou a insuficiência cardíaca; o débito cardíaco caiu abaixo do normal, especialmente durante o exercício. O organismo do cão tentou compensar a insuficiência cardíaca, aumentando o volume de sangue, o que aumentou ambas as pressões, atrial e venosa, muito acima do normal. A pressão atrial elevada teve o efeito benéfico de "supercarregar" os ventrículos com um volume extra de sangue antes de cada contração, o que, parcialmente, retornou o *volume ejetado* (volume de sangue bombeado por um ventrículo a cada batimento cardíaco) para próximo do normal. Entretanto, o volume e a pressão excessivos de sangue nas veias causaram edema pulmonar (o que leva a tosse e dificuldade respiratória) e edema sistêmico (o que leva ao acúmulo de líquido no abdome). Também, a distensão dos átrios tornou as células atriais mais excitáveis eletricamente, o que resultou na formação do marca-passo ectópico e início da taquicardia atrial. A taquicardia limitou o tempo para o novo enchimento ventricular, causando posterior comprometimento no débito cardíaco. Iniciou-se um círculo vicioso, no qual o débito cardíaco diminuído causou posterior congestão venosa e distensão atrial, o que agravou a arritmia, e assim por diante. A taquicardia atrial irá, provavelmente, progredir para fibrilação atrial. O prognóstico é ruim, sem tratamento.

Este caso de insuficiência cardíaca fornece uma boa introdução para os próximos vários capítulos, que lidam, em detalhe, com os mecanismos fisiológicos do controle cardíaco e vascular tanto no estado normal quanto no de insuficiência cardíaca.

Tratamento

Uma medicação diurética (p. ex., furosemida) é administrada para promover aumento na formação de urina. O objetivo é reduzir o volume de sangue e as pressões atrial e venosa, minimizando, portanto, os sinais resultantes da congestão e edema. Algumas vezes a taquicardia atrial paroxística é resolvida após reduções atriais induzidas por diuréticos. Se não, fármacos antiarrítmicos (p. ex., quinidina ou lidocaína e/ou um glicosídeo cardíaco, como os digitálicos) podem ser usados para tentar reduzir a excitabilidade do tecido atrial.

Cavalo de corrida desfalece durante o exercício

Relato

Um treinador liga a respeito de um garanhão de 3 anos que começou a treinar na pista há 2 semanas. O potro começa forte, mas depois parece desfalecer e às vezes tropeça no fim do trabalho duro. De acordo com o treinador anterior e proprietário, o cavalo não tinha problemas de saúde anteriores. Ele não está tomando nenhum medicamento, e ele está vacinado e negativo para Coggins (um exame de sangue para anemia infecciosa equina).

CORRELAÇÕES CLÍNICAS (*continuação*)

Exame clínico

Quando examinado em repouso, a temperatura e a frequência respiratória estão normais. A taxa de pulso é de 40 por minuto, mas tanto a força do pulso como o intervalo entre os pulsos são bastante variáveis. Na ausculta cardíaca, você ausculta um ritmo cardíaco irregularmente irregular. Ou seja, não há um padrão previsível para o momento dos batimentos cardíacos. Quando você simultaneamente ausculta os sons cardíacos enquanto palpa o pulso arterial, você percebe que os pulsos são mais fracos quando os batimentos cardíacos ocorrem próximos no tempo, enquanto os pulsos são mais fortes quando há um intervalo maior entre os batimentos. Em outros aspectos, o exame físico é normal. Não se ouvem murmúrios cardíacos (sons cardíacos "extra" anormais, que indicariam valvas cardíacas defeituosas). A palpação dos músculos e articulações está dentro dos limites normais. Testes de casco são normais. Você tem alguém que anda, trota e galopa o cavalo e você não vê qualquer problema neurológico ou de claudicação. Os sons pulmonares (auscultados com o auxílio de uma bolsa de respiração) são normais.

Comentários

Com base no histórico de desfalecimento durante o exercício e batimentos cardíacos irregularmente irregulares, a fibrilação atrial é o diagnóstico diferencial mais provável. O ECG é usado para confirmar a fibrilação atrial (Figura 20.13). Ondas P distintas, bem espaçadas, estão ausentes. Em vez disso, os átrios fibrilantes criam flutuações aleatórias de alta frequência e baixa amplitude de voltagem no ECG, que são chamadas de *ondas f* (ondas de fibrilação). Com a fibrilação atrial, os complexos QRS-T geralmente parecem normais. No entanto, eles ocorrem de forma irregular por dois motivos. Primeiro, a chegada de despolarizações atriais fortes no nodo AV ocorre aleatoriamente no tempo. Segundo, as despolarizações atriais que chegam ao nodo AV durante o período refratário do nodo não são propagadas para os

ventrículos. Átrios fibrilantes não se contraem de forma síncrona ou eficaz, mas simplesmente tremem. A força variável do pulso arterial resulta do tempo variável disponível de preenchimento ventricular. O tempo de preenchimento mais curto entre contrações ventriculares estreitamente espaçadas provoca menor volume sistólico nesses batimentos e, portanto, uma pulsação arterial mais fraca. A principal razão pela qual a fibrilação atrial limita o desempenho no exercício é que a falta de contrações atriais eficazes e oportunas limita o preenchimento ventricular e, portanto, limita o volume sistólico e o débito cardíaco.

Tratamento

Com base na idade do potro e ausência de outros problemas médicos, uma doença cardíaca subjacente é improvável. No entanto, é recomendada uma ultrassonografia cardíaca para confirmar que não haja defeitos cardíacos estruturais ou funcionais subjacentes. A coleta de sangue também deve ser feita para confirmar que não haja anormalidades eletrolíticas no plasma subjacentes ou outros problemas de saúde. O objetivo do tratamento é a conversão ao ritmo sinusal normal. Isso é normalmente realizado pela administração de quinidina. A quinidina é um medicamento antiarrítmico da classe IA que atua basicamente no bloqueio de alguns dos canais de Na^+ rápidos e dependentes de voltagem. Com efeito, a quinidina deprime a excitabilidade miocárdica e diminui a velocidade de condução. Como resultado, prolonga o período refrativo e suprime as arritmias reentrantes. Bloqueadores dos canais de Na^+ são tóxicos; então é administrada uma dose teste de quinidina ao cavalo para garantir que não haja efeitos colaterais significativos. O cavalo recebe outra dose 2 horas depois, e a conversão ao ritmo cardíaco normal é monitorada. Se a conversão não ocorrer, até quatro doses adicionais são administradas, enquanto se monitoram os efeitos colaterais. Se a conversão ocorrer, ele ficará em repouso por 48 a 72 horas, quando poderá voltar ao trabalho leve.

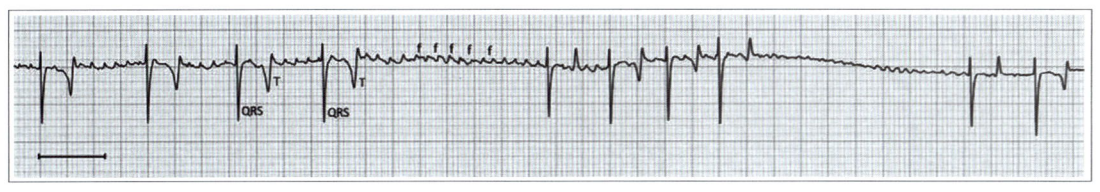

● **Figura 20.13** Eletrocardiograma (ECG) de um cavalo com fibrilação atrial. Ondas P estão ausentes. Os átrios fibrilantes criam flutuações de voltagem aleatórias, frequentes e de baixa amplitude (várias delas rotuladas *f*). Os complexos QRS-T (dois deles são rotulados) têm morfologia normal, mas os intervalos RR são irregularmente irregulares. Ver texto para uma explicação adicional. A barra indica 1 segundo. (Fonte: Verheyen T, Decloedt A, De Clercq D *et al.* Electrocardiography in horses – Part 2: how to read the equine ECG. *Vlaams Diergeneeskundig Tijdschrift*. 2010; 79:337-44.)

Questões de revisão

1. Qual dos seguintes intervalos de um ECG mais se aproxima ao tempo necessário para a propagação de um potencial de ação cardíaco através do nodo AV?
   - **a.** Intervalo RR
   - **b.** Intervalo PR
   - **c.** Intervalo ST
   - **d.** Intervalo PP
   - **e.** Intervalo QT
2. A onda T, em uma derivação I normal do ECG é:
   - **a.** Sempre negativa
   - **b.** Sempre positiva, se a onda R for positiva
   - **c.** Também conhecida como *marca-passo potencial*
   - **d.** Causada pelo atraso entre as despolarizações atrial e ventricular
   - **e.** Causada pela repolarização ventricular
3. Como seria a derivação I do ECG se um marca-passo ectópico na parede livre do átrio esquerdo assumisse o papel do nodo SA (*i. e.*, "assumisse" o início dos potenciais de ação atrial)?
   - **a.** O ECG pareceria normal

- **b.** A ordem das ondas seria invertida (*i. e.*, T-QRS-P, em vez de P-QRS-T)
   - **c.** As ondas P e T pareceriam normais, mas não haveria onda R
   - **d.** A onda P seria negativa e a onda R seria positiva
   - **e.** A onda P seria negativa e a onda R seria negativa
4. Em qual das seguintes arritmias o ECG mostrará, caracteristicamente, o mesmo número de ondas P e de complexos QRS?
   - **a.** Bloqueio AV completo (terceiro grau)
   - **b.** Bloqueio AV de primeiro grau
   - **c.** Taquicardia ventricular
   - **d.** *Flutter* atrial
   - **e.** Todas as anteriores
5. O ECG na Figura 20.14A, indica:
   - **a.** Bradicardia sinusal
   - **b.** Hipertrofia ventricular direita
   - **c.** Elevação do segmento ST
   - **d.** Contração ventricular prematura
   - **e.** Fibrilação atrial

6. O ECG na Figura 20.14B indica:
   a. Bloqueio AV de segundo grau
   b. Bloqueio AV de terceiro grau
   c. Bradicardia sinusal
   d. Taquicardia ventricular
   e. Elevação do segmento ST

7. Qual destes é a melhor estimativa para a taxa atrial no cão cujo ECG é representado na Figura 20.14B?
   a. 30/min
   b. 60/min
   c. 90/min
   d. 120/min
   e. 150/min

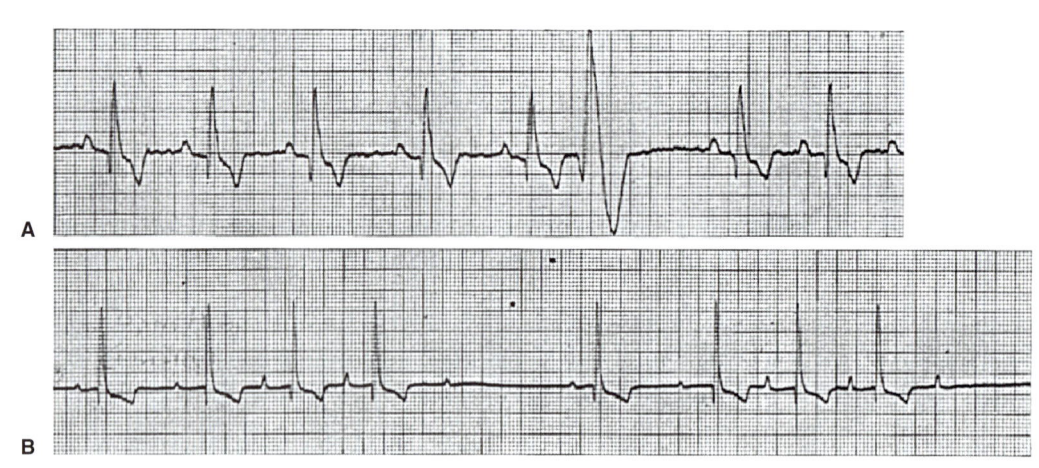

• **Figura 20.14** Registros do eletrocardiograma em derivação I, de dois cães. **A.** Base para a Questão de revisão 5. **B.** Base para as Questões de revisão 6 e 7. A velocidade do papel é 50 mm/s. (Fonte: Ettinger SJ. *Textbook of veterinary internal medicine*. 3rd ed. Philadelphia: Saunders; 1989.)

Bibliografia

Boron WF, Boulpaep EL. *Medical Physiology*. 3rd ed. Elsevier; 2017.

Ettinger SJ, Feldman EC, Cote E. *Textbook of Veterinary Internal Medicine, Expert Consult*. 8th ed. Elsevier; 2017.

Katz AM. *Physiology of the Heart*. 5th ed. Baltimore: Lippincott, Williams & Wilkins; 2010.

Marr C, Bowen M, eds. *Cardiology of the Horse*. 2nd ed. Philadelphia: Saunders; 2011.

Martin M. *Small Animal ECGs: An Introductory Guide*. 3rd ed. Wiley-Blackwell; 2015.

McMichael M, Fries R. *Life-Threatening Cardiac Emergencies for the Small Animal Practitioner (Rapid Reference)*. Wiley-Blackwell; 2016.

Pappano AJ, Wier WG. *Cardiovascular Physiology*. 10th ed. Mosby; 2013.

Reed S, Bayly W, Sellon D. *Equine Internal Medicine*. 4th ed. Elsevier; 2017.

Smith FWK, Tilley LP, Oyama M, Sleeper MM. *Manual of Canine and Feline Cardiology*. 5th ed. Elsevier; 2015.

Verheyen T, Decloedt A, De Clercq D, et al. Electrocardiography in horses – part 2: how to read the equine ECG. *Vlaams Diergeneeskd Tijdschr*. 2010;79:337–344.

21

O Coração Como uma Bomba

ROBERT B. STEPHENSON

PONTOS-CHAVE

1. Cada batimento cardíaco é constituído por uma sístole ventricular e por uma diástole ventricular.
2. O débito cardíaco é igual à frequência cardíaca multiplicada pelo volume ejetado.
3. O aumento no volume diastólico final ventricular causa aumento no volume ejetado.
4. O volume diastólico final ventricular é influenciado pela pré-carga ventricular, pela complacência ventricular e pelo tempo de enchimento diastólico.
5. Aumentos na contratilidade ventricular causam reduções no volume sistólico final ventricular.
6. O aumento na frequência cardíaca não eleva substancialmente o débito cardíaco, a menos que o volume ejetado seja mantido.
7. Sopros são bulhas cardíacas anormais causadas por fluxo turbulento através de defeitos cardíacos.
8. Alguns defeitos cardíacos aumentam a carga de trabalho do coração, o que causa hipertrofia cardíaca.
9. As consequências fisiopatológicas dos defeitos cardíacos são resultados diretos de pressões, volumes e trabalhos anormais criados nas câmaras cardíacas.

Cada batimento cardíaco é constituído por uma sístole ventricular e por uma diástole ventricular

O coração é composto, na verdade, por duas bombas (dois ventrículos) que trabalham juntos, lado a lado, em um ciclo sincronizado, primeiro relaxando e enchendo-se de sangue e, então, contraindo-se e ejetando sangue. Em cada *ciclo cardíaco* (pulsação), o ventrículo esquerdo recebe um volume de sangue das veias pulmonares do átrio esquerdo e, em seguida, ejeta para a aorta. O ventrículo direito recebe um volume semelhante de sangue das veias sistêmicas e do átrio direito, e depois ejeta o sangue na artéria pulmonar.

A Figura 21.1 mostra os eventos de um único ciclo cardíaco. A parte superior da figura mostra um traçado de eletrocardiograma normal (ECG). A contração atrial (*sístole atrial*) é iniciada por despolarização atrial, que é indicada pela onda P. A contração ventricular (*sístole ventricular*) é iniciada por despolarização ventricular, que é indicada pelo complexo QRS. O sangue é ejetado dos ventrículos durante a sístole ventricular. Cada sístole ventricular é seguida por um relaxamento ventricular (*diástole ventricular*), durante a qual os ventrículos são preenchidos com

sangue, antes da próxima sístole ventricular. É preciso observar que a diástole ventricular corresponde ao período entre a onda T e o complexo QRS subsequente (seta mais à direita e sua continuação à esquerda, Figura 21.1, *parte superior*), enquanto as células ventriculares estão em potencial de membrana em repouso.

Os ventrículos não se esvaziam completamente durante a sístole. Como mostrado no gráfico de volume ventricular (ver Figura 21.1, *segundo de cima para baixo*), cada ventrículo de um cão de porte grande contém cerca de 60 mℓ de sangue no final da diástole. Isso é chamado de *volume diastólico final*. Durante a sístole, cerca de 30 mℓ desse sangue são ejetados de cada ventrículo, porém 30 mℓ permanecem. Esse volume residual é chamado de *volume sistólico final*. O volume de sangue ejetado de um ventrículo em um batimento cardíaco é chamado de *volume ejetado*, expresso como se segue:

Volume ejetado = volume diastólico final − volume sistólico final

A fração do volume diastólico final que é ejetada durante a sístole ventricular é chamada de *fração de ejeção*, com se segue:

$$\text{Fração de ejeção} = \frac{\text{Volume ejetado}}{\text{Volume diastólico final}}$$

No exemplo representado na Figura 21.1, a fração de ejeção é de 50%. Valores entre 50 e 65% são típicos para cães em repouso.

Como mostrado na Figura 21.1, a pressão ventricular é baixa (menor que 10 mmHg) durante o preenchimento ventricular. Então, quando a sístole ventricular se inicia (ponto *A*), a contração poderosa do músculo ventricular faz com que a pressão ventricular aumente rapidamente. Esse aumento na pressão ventricular provoca um refluxo momentâneo do sangue dos ventrículos para os átrios, que fecha as *valvas atrioventriculares* (i. e., fecha a *valva mitral* no coração esquerdo e a *valva tricúspide* no coração direito). No entanto, o sangue não é imediatamente ejetado do ventrículo esquerdo para a aorta no início da sístole porque a valva aórtica permanece fechada até que a pressão ventricular esquerda exceda a pressão aórtica. Do mesmo modo, nenhum sangue é ejetado do ventrículo direito para a artéria pulmonar até que a pressão ventricular direita exceda a pressão arterial pulmonar. Portanto, o volume ventricular permanece inalterado durante essa primeira fase da sístole, que é apropriadamente denominada *contração isovolumétrica*.

Quando a pressão ventricular esquerda aumenta acima da pressão aórtica (ponto *B*), a valva aórtica é empurrada e aberta, e ocorre uma *ejeção rápida* de sangue para a aorta. A ejeção rápida é seguida de uma fase de *ejeção reduzida* de sangue, porque a pressão ventricular e a aórtica já passaram os seus valores de pico (*sistólico*) e começaram a cair. (Realmente, durante o período de ejeção reduzida, a pressão ventricular cai abaixo da pressão aórtica, mas a ejeção continua por alguns momentos, pois o sangue que

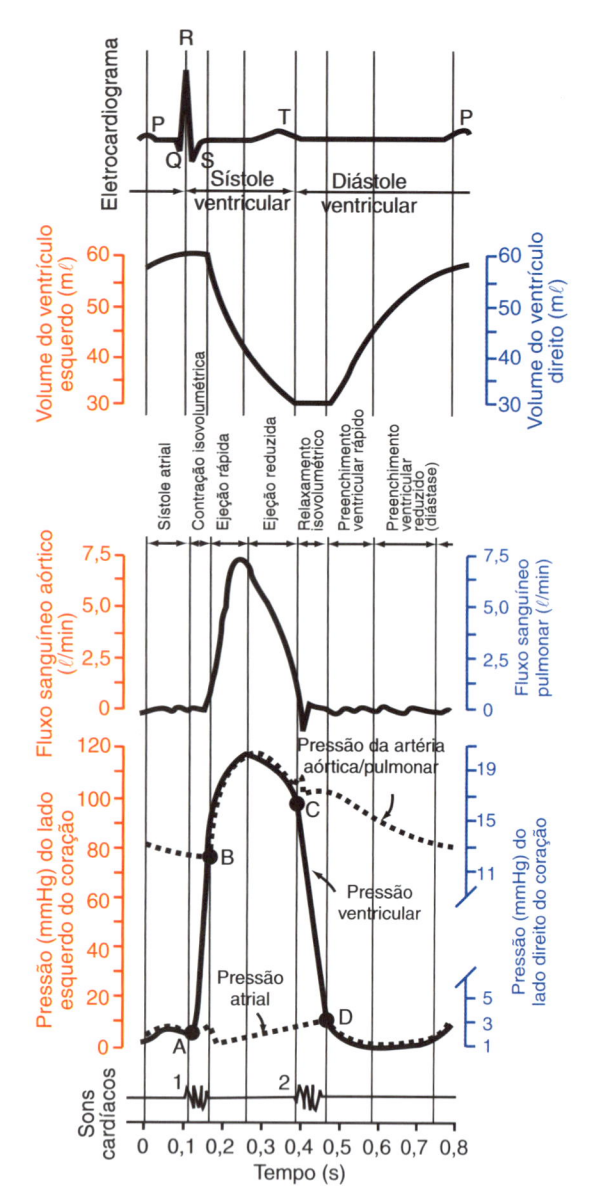

• Figura 21.1 Eventos e terminologia associados a um ciclo cardíaco (um batimento do coração) em um cão normal em repouso. O ciclo é descrito como começando com a ocorrência de uma onda P no eletrocardiograma e terminando, 0,75 s depois, quando a onda P subsequente ocorre. As escalas verticais do lado esquerdo dos gráficos (em *vermelho*) são para o lado esquerdo do coração. As escalas verticais do lado direito dos gráficos (em *azul*) são para o lado direito do coração. No gráfico da *pressão ventricular*, o ponto *A* indica o fechamento das valvas mitral e tricúspide (as valvas atrioventriculares); o ponto *B* indica a abertura das valvas aórtica e pulmonar; o ponto *C* indica o fechamento das valvas aórtica e pulmonar; e o ponto *D* indica a abertura das valvas mitral e tricúspide. Consulte texto para mais detalhes.

flui para fora do ventrículo é carreado adiante pela propulsão a ele imposta, durante a ejeção rápida). À medida que a pressão ventricular diminui, a ejeção chega a um fim. Um refluxo momentâneo da aorta para o ventrículo esquerdo fecha a valva aórtica (ponto *C*). O fechamento da valva aórtica demarca o fim da sístole e o começo da diástole ventricular.

Durante a primeira fase da diástole ventricular, o músculo ventricular relaxa, o que faz com que a pressão ventricular esquerda diminua rapidamente, de um valor próximo à pressão aórtica a um valor próximo à pressão atrial esquerda. Entretanto, nenhum enchimento ventricular esquerdo pode ocorrer, porque a valva

mitral permanece fechada até que a pressão ventricular esquerda caia abaixo da pressão atrial esquerda. Essa primeira fase da diástole ventricular é chamada de *relaxamento isovolumétrico*, pois não existem nem enchimento nem esvaziamento do ventrículo.

Quando a pressão do ventrículo esquerdo cai abaixo da pressão do átrio esquerdo, a valva mitral é empurrada e aberta, e o sangue começa a fluir do átrio esquerdo para o ventrículo esquerdo. Primeiro, existe um período de *preenchimento ventricular rápido*, que é seguido de uma fase de *preenchimento ventricular reduzido* (*diástase*). A diástase persiste até que as células do nodo sinoatrial iniciem um potencial de ação atrial, o qual inicia outra contração atrial (*sístole atrial*).

Em um cão em repouso, como é demonstrado na Figura 21.1 o volume ventricular quase alcança seu nível diastólico final, mesmo antes da contração da sístole. Normalmente, 80 a 90% do enchimento ventricular ocorrem antes da sístole atrial; a contração atrial simplesmente "completa" os ventrículos que já estão quase cheios. Uma consequência clínica importante desse fato é que os ventrículos, em um animal em repouso, bombeiam um volume quase normal, mesmo na ausência de contrações atriais rítmicas e apropriadas (p. ex., durante a fibrilação atrial). Por outro lado, durante o exercício, com o tempo devidamente monitorado, as contrações atriais dão uma importante contribuição para o enchimento ventricular, porque a frequência cardíaca rápida no exercício deixa um tempo menor para o enchimento diastólico. Por essa razão, animais com fibrilação atrial normalmente apresentam intolerância ao exercício. A sístole atrial também se torna importante para o preenchimento ventricular em pacientes com certos defeitos de valvas, como o estreitamento da valva mitral (*estenose mitral*).

No fim da sístole atrial, o átrio começa a relaxar e a pressão atrial diminui levemente. Então, quando os ventrículos começam a se contrair, existe um refluxo de sangue momentâneo, do ventrículo esquerdo ao átrio esquerdo. O refluxo fecha a valva mitral, o que marca o fim da diástole ventricular e o começo de uma nova sístole ventricular esquerda.

Por definição, o ciclo cardíaco é dividido em sístole e diástole ventriculares. O fechamento da valva mitral marca o início da sístole ventricular. O fechamento da valva aórtica marca o início da diástole ventricular. Deve-se observar que a sístole atrial acontece durante a diástole ventricular. As palavras *sístole* e *diástole*, se usadas sem um modificador, referem-se a sístole ventricular e a diástole ventricular.

Os parágrafos anteriores discutiram as alterações de pressões no átrio esquerdo, ventrículo esquerdo e aorta. Entretanto, os eventos correspondentes também acontecem do lado direito do coração, simplesmente substituindo-se "artéria pulmonar" por "aorta", "valva pulmonar" por "valva aórtica", e "valva tricúspide" por "valva mitral". Como indicado na Figura 21.1, os volumes ventriculares são semelhantes para o lado esquerdo e o direito, assim como as taxas de fluxo de sangue. As pressões, entretanto, diferem muito nos dois lados. A pressão sistólica (pico) no ventrículo direito e na artéria pulmonar é de apenas 20 mmHg, enquanto a pressão sistólica no lado esquerdo do coração atinge os 120 mmHg. Isso explica o porquê das diferentes escalas nos eixos de pressão da Figura 21.1, para os lados esquerdo e direito do coração.

A Figura 21.1 (*parte inferior*) mostra o sincronismo dos dois principais sons do coração. A *primeira bulha cardíaca* (S1) está associada ao fechamento das valvas AV (valvas mitral e tricúspide). O fechamento das valvas por si só não causa esse som; na verdade, os folhetos das valvas são tão leves e finos que o seu fechamento seria quase silencioso. Entretanto, há um refluxo momentâneo de sangue dos ventrículos para os átrios no início da sístole ventricular. Esse refluxo de sangue é provocado pela súbita parada contra os folhetos das valvas em fechamento. As vibrações breves resultantes dos folhetos das valvas e da parede ventricular são responsáveis pela bulha cardíaca.

A *segunda bulha cardíaca* (S2) está associada ao fechamento da valva aórtica do lado esquerdo, e da valva pulmonar do lado direito do coração. A S2, em geral, é mais curta, mais afiada e de um tom mais alto do que a S1. Novamente, o que causa as bulhas não é o fechamento dos folhetos valvares, mas sim a reverberação produzida quando o refluxo momentâneo de sangue dentro dos ventrículos é arremessado contra as valvas que estão se fechando. Os fechamentos das valvas aórtica e pulmonar são, normalmente, simultâneos. Sob certas circunstâncias, entretanto, as duas valvas se fecham com uma pequena diferença de tempo, e a segunda bulha cardíaca é auscultada como dois sons distintos em uma rápida sucessão; esta condição é chamada de desdobramento da *segunda bulha cardíaca*.

As valvas AV fecham-se no início da sístole ventricular, e as valvas aórtica e pulmonar fecham-se no fim da sístole ventricular. Portanto, a sístole ventricular é, algumas vezes, definida como a parte do ciclo cardíaco entre a primeira e a segunda bulha cardíaca.

Duas bulhas cardíacas adicionais podem ser comumente auscultadas em animais de grande porte (e ocasionalmente em cães). No início da diástole, fluxo rápido de sangue para os ventrículos pode criar turbulência suficiente para vibração das paredes ventriculares e criar uma *terceira bulha cardíaca* (S3). Uma *quarta bulha cardíaca* (S4), se audível, ocorre bem no fim da diástole, conforme a sístole atrial provoca um aumento súbito na entrada de sangue para os ventrículos.

O débito cardíaco é igual à frequência cardíaca multiplicada pelo volume ejetado

O número de batimentos cardíacos por minuto é chamado de *frequência cardíaca*. Durante cada batimento cardíaco, o ventrículo esquerdo ejeta um volume sistólico de sangue para a aorta, e o ventrículo direito ejeta um volume sistólico de sangue para a artéria pulmonar. Portanto, o *débito cardíaco* (o volume total de sangue bombeado por cada ventrículo em 1 min) é expresso da seguinte maneira:

Débito cardíaco = Volume ejetado × Frequência cardíaca

Essa relação enfatiza o fato de que o débito cardíaco pode ser aumentado apenas se a frequência cardíaca ou o volume injetado, ou ambos, aumentarem. Portanto, para se entender como o corpo controla o débito cardíaco, deve-se entender como o corpo controla a frequência cardíaca e o volume ejetado. A Figura 21.2 resume os fatores que influem na frequência cardíaca e no volume ejetado. Esses fatores são descritos em detalhes nas seções seguintes.

O aumento no volume diastólico final ventricular causa aumento no volume ejetado

O volume ejetado é igual ao volume diastólico final menos o volume sistólico final. Portanto, como é mostrado na Figura 21.2, o volume ejetado pode aumentar apenas se o volume diastólico final aumentar (*i. e.*, enchendo-se mais os ventrículos durante a diástole), ou diminuir o volume sistólico final (*i. e.*, esvaziando-se mais os ventrículos durante a sístole), ou ambos.

O efeito do aumento do volume diastólico final ventricular (VDF) no volume ejetado é demonstrado na Figura 21.3A. Os mecanismos fisiológicos detalhados que fundamentam essa relação são complexos. Basicamente, entretanto, o maior enchimento ventricular, durante a diástole, coloca as fibras musculares do ventrículo em uma posição geométrica mais favorável para a ejeção de sangue, durante a próxima sístole. Além disso, o estiramento das fibras musculares do ventrículo, durante a diástole, causa a liberação de maior quantidade de cálcio (Ca^{2+}) pelo retículo sarcoplasmático, durante a contração sistólica subsequente, e isso aumenta a força de contração. As condições de repouso em um animal normal situam-se próximo do meio dessa *curva de função ventricular*. Portanto, ao longo de uma variação considerável, aumentos ou diminuições no volume diastólico final normal resultam em aumentos ou diminuições aproximadamente proporcionais no volume ejetado.

O volume diastólico final ventricular é influenciado pela pré-carga ventricular, pela complacência ventricular e pelo tempo de enchimento diastólico

A *pré-carga ventricular* é a pressão durante o enchimento ventricular. Por causa das alterações de pressão ventricular ao longo do enchimento (ver Figura 21.1), o valor da pressão ventricular, ao fim da diástole, é geralmente aceito como uma única medida de pré-carga. Como demonstrado na Figura 21.1, os valores típicos de pré-carga (*pressão ventricular diastólica final*) são de cerca de 5 mmHg para o ventrículo esquerdo e cerca de 3 mmHg para o ventrículo direito. Em um coração normal, a pressão ventricular é essencialmente igual à pressão atrial, porque as valvas AV estão totalmente abertas. Além disso, porque não existem valvas entre as

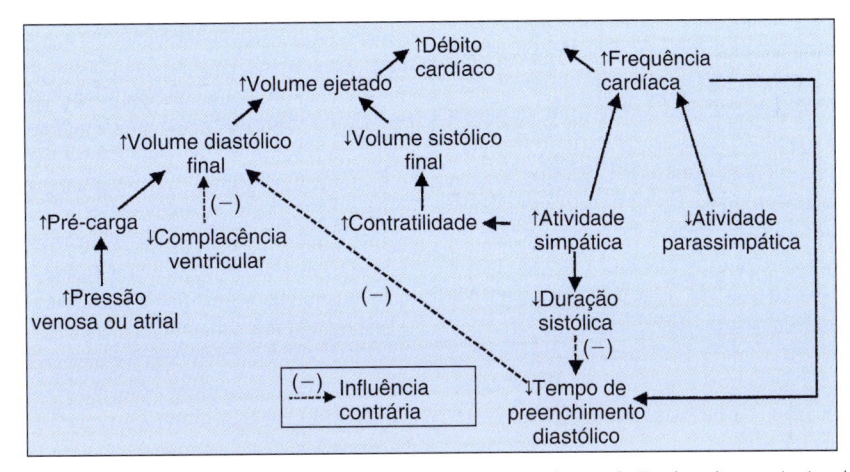

● **Figura 21.2** Resumo do controle do débito cardíaco. As relações mostradas aqui são descritas no texto, detalhadamente.

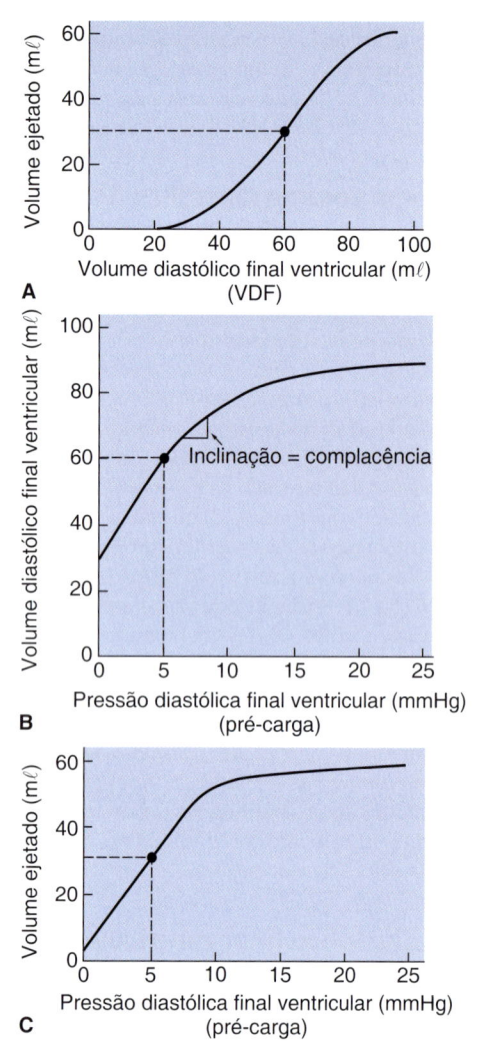

● **Figura 21.3 A.** Aumento no volume diastólico final ventricular causa aumento no volume ejetado. **B.** Aumento na pressão diastólica final ventricular (pré-carga) causa aumento no volume diastólico final ventricular. A inclinação dessa relação corresponde à complacência ventricular (detalhes no texto). **C.** Combinação das relações de *A* e *B* para mostrar que o aumento na pré-carga ventricular causa aumento no volume ejetado. Um limite superior é alcançado em cada relação (*A* a *C*) principalmente porque, em altos níveis de volume diastólico final ventricular, as paredes ventriculares tornam-se estiradas ao seu limite elástico. Os dados numéricos são para um ventrículo direito de um cão de grande porte. Os *pontos* e as *linhas tracejadas* indicam valores normais para o estado de repouso.

veias e os átrios, a pressão atrial é quase idêntica à pressão nas veias das proximidades. Então, a pressão na veia pulmonar, a pressão atrial esquerda e a pressão diastólica final ventricular esquerda são, essencialmente, medidas equivalentes da pré-carga ventricular esquerda. Igualmente, a pressão diastólica final ventricular direita, a pressão atrial direita e a pressão na veia cava são todas essencialmente medidas equivalentes da pré-carga ventricular direita. Na clínica, a pré-carga ventricular direita é medida introduzindo-se um cateter em uma veia periférica (p. ex., veia jugular) e avançando-o até a veia cava craniana (pré-cava) ou átrio direito. Tal cateter é chamado de *cateter venoso central*, e a pressão mensurada na sua ponta é chamada de *pressão venosa central* (*PVC*). A pré-carga ventricular esquerda é mais difícil de ser mensurada clinicamente, pois não existe um modo fácil de introduzir uma ponta de cateter no átrio esquerdo ou nas veias pulmonares.

A Figura 21.3 mostra que aumentos na pré-carga provocam aumentos no volume diastólico final ventricular. O gráfico mostra um ventrículo esquerdo, que tem um volume normal de 30 mℓ, em um estado de relaxamento, não pressurizado (*i. e..,* quando a pré-carga é igual a 0 mmHg). Elevações na pré-carga causam aumento no enchimento ventrículo. Uma pré-carga de 5 mmHg faz com que o volume diastólico final ventricular seja de 60 mℓ. No entanto, o tecido ventricular atinge seu limite elástico quando o volume ventricular se aproxima de 90 mℓ; então, aumentos posteriores na pré-carga não causam enchimento ventricular adicional importante.

Como o aumento da pré-carga ventricular causa aumento do volume diastólico final (ver Figura 21.3B) e o aumento no volume diastólico final causa aumento no volume sistólico (ver Figura 21.3A), conclui-se que o aumento na pré-carga causa aumento no volume ejetado (ver Figura 21.3C). Cada uma dessas relações atinge um limite superior. Vários fatores estão envolvidos, mas o principal (já mencionado) é que as paredes ventriculares se tornam distendidas, ao seu limite elástico, quando o volume diastólico final ventricular chega a altos níveis. Em um cão em repouso, os valores normais de pré-carga ventricular, volume diastólico final e volume ejetado encontram-se no meio do caminho entre os seus valores mínimo e máximo (ver Figura 21.3). Portanto, uma diminuição da pré-carga abaixo do normal causará uma diminuição tanto no volume diastólico final ventricular quanto no volume ejetado. Isso acontece, por exemplo, em resposta à hemorragia (ver Capítulo 26).

As relações entre pré-carga ventricular, volume diastólico final e volume ejetado foram, inicialmente, estudas por Ernest Henry Starling. A observação de que alterações na pré-carga causam alterações correspondentes no volume diastólico final ventricular e no volume ejetado é chamada de *lei de Starling do coração*. O mecanismo de Starling é crítico para o ajuste do volume ejetado, momento a momento. Por exemplo, se o ventrículo direito começa, por qualquer razão, a bombear um volume ejetado maior, o fluxo de sangue pulmonar adicional resultante causa um aumento na pressão venosa pulmonar, o que aumenta a pressão no átrio esquerdo, o que, por sua vez, aumenta a pré-carga ventricular esquerda, que aumenta o enchimento ventricular esquerdo durante a diástole. O aumento resultante no volume diastólico final do ventrículo esquerdo provoca maior volume ejetado do ventrículo esquerdo. Então, o aumento no volume ejetado pelo ventrículo direito resulta, rapidamente, em um aumento correspondente no volume ejetado pelo ventrículo esquerdo. O reverso também é verdadeiro.

A sequência anteriormente descrita tem um potencial para se tornar um círculo vicioso, com aumentos gradativos no volume ejetado. Outros mecanismos de controle evitam que isso ocorra, como é discutido no Capítulo 25. O que se enfatiza aqui é que os mecanismos de Starling mantêm equilibrado o volume ejetado pelos ventrículos direito e esquerdo. Se essa igualdade não fosse mantida (e um ventrículo bombeasse mais sangue do que o outro por vários minutos), uma grande parte do volume de sangue do corpo se acumularia no pulmão ou na circulação sistêmica.

Um nome alternativo para a lei de Starling do coração é *autorregulação heterométrica*. Esse nome implica um controle próprio (*autorregulação*) do volume ejetado pelo ventrículo em resposta à mudança ou diferença (*hétero*) no volume inicial (*métrico*). A heterometria refere-se a mudanças ou diferenças nos volumes ventriculares diastólicos finais entre os dois lados do coração.

O volume diastólico final ventricular é determinado não somente pela pré-carga, mas também pela *complacência ventricular*. Complacência é a medida da facilidade com que as paredes ventriculares se distendem para acomodar o sangue que entra durante a diástole. Um ventrículo complacente é aquele que permite, facilmente, a pressão da pré-carga, e enche-se de sangue prontamente, durante a diástole. Complacência é definida com mais rigor da seguinte maneira:

Complacência = Mudança de volume ÷ Mudança de pressão

A complacência ventricular, portanto, corresponde à curva do volume ventricular *versus* gráfico de pressão, como representado na Figura 21.3B. Essa figura mostra que um ventrículo normal é bem complacente em relação à variação dos volumes ventriculares até, e incluindo, o volume diastólico final ventricular normal. Nesta faixa, pequenas alterações na pré-carga resultam em alterações substanciais no volume diastólico final ventricular. Em pré-cargas maiores do que 10 mmHg; entretanto, os ventrículos tornam-se menos complacentes (mais rígidos). O tecido conjuntivo inelástico nas paredes ventriculares impede o aumento do volume ventricular acima de aproximadamente 90 mℓ.

A isquemia miocárdica, algumas doenças cardíacas ou a idade avançada podem levar as paredes ventriculares a se tornarem rígidas (menos complacentes). A Figura 21.4 mostra a comparação das curvas de volume *versus* pressão para um ventrículo normal e para um ventrículo não complacente. No ventrículo não complacente, acontece um menor aumento no volume ventricular, para qualquer aumento dado na pré-carga ventricular. Consequentemente, uma pré-carga maior do que a normal é necessária para a obtenção de um volume diastólico final ventricular normal e um volume ejetado normal. Uma pré-carga elevada necessita de pressões atrial e venosas elevadas, o que pode levar ao desenvolvimento de edema (nos tecidos acima da região do ventrículo enrijecido). Então, o enrijecimento do ventrículo esquerdo leva ao aumento da pressão nas veias pulmonares e ao edema pulmonar; e o enrijecimento do ventrículo direito provoca elevação da pressão nas veias sistêmicas e ao edema sistêmico (ver detalhes nos Capítulos 23 e 26).

Além da pré-carga e da complacência, um terceiro fator que afeta o volume diastólico final ventricular é o período disponível para o enchimento ventricular durante a diástole. A frequência cardíaca é o principal determinante do *tempo de enchimento diastólico*. Em uma frequência cardíaca normal, sob repouso, há um amplo intervalo de tempo para o enchimento ventricular durante a diástole; na verdade,

o enchimento ventricular está quase completo, mesmo antes que a sístole atrial ocorra (ver Figura 21.1). Conforme a frequência cardíaca aumenta, entretanto, a duração da diástole diminui, e isso tende a diminuir o volume ventricular diastólico. Essa limitação no preenchimento ventricular reduziria dramaticamente o volume ejetado quando a frequência cardíaca estivesse alta, se não fosse por uma influência compensatória adicional trazida pelo sistema nervoso simpático, como será discutido posteriormente.

A Figura 21.2 (*lado esquerdo*) fornece um resumo útil dessa discussão. O volume diastólico final ventricular é determinado pela pré-carga ventricular, pela complacência ventricular e pelo tempo de enchimento diastólico. Uma pré-carga aumentada provoca o aumento no enchimento ventricular. A diminuição da complacência ventricular ou a diminuição do tempo de enchimento diastólico podem limitar o enchimento ventricular.

Aumentos na contratilidade ventricular causam reduções no volume sistólico final ventricular

Contratilidade refere-se à capacidade de bombeamento do ventrículo. Com a contratilidade aumentada, há maior esvaziamento do ventrículo durante a sístole e, portanto, menor volume sistólico final. Um aumento na contratilidade leva ao aumento no volume ejetado sem requerer um aumento no volume diastólico final (ver Figura 21.2, *parte central*). A Figura 21.5 mostra, graficamente, que um aumento na contratilidade resulta em um aumento do volume ejetado para qualquer valor de volume diastólico final.

A atividade nervosa simpática aumenta a contratilidade ventricular por meio da ação do neurotransmissor norepinefrina, que ativa os receptores beta-adrenérgicos das células musculares do ventrículo. Como discutido no Capítulo 19, a ativação de receptores beta-adrenérgicos aumenta o influxo de Ca^{2+} extracelular para as células cardíacas durante um potencial de ação (além de outros efeitos); o resultado é que as contrações cardíacas tornam-se mais fortes, mais curtas e desenvolvem-se mais rapidamente. A epinefrina

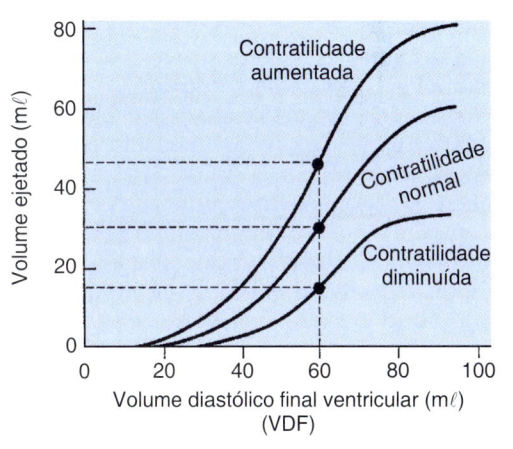

● **Figura 21.5** O aumento da contratilidade cardíaca é identificável, graficamente, como um desvio para cima e para a esquerda da curva de função ventricular. O aumento da contratilidade significa que existirá maior volume ejetado para qualquer valor de volume diastólico final. Inversamente, a diminuição da contratilidade (desvios para a direita e para baixo) significa que haverá um volume ejetado menor para qualquer valor de volume diastólico final. Com a contratilidade normal e com um volume diastólico final normal de 60 mℓ, o volume sistólico final é 30 mℓ, e, portanto, o volume ejetado é 30 mℓ (*ponto do meio*). Uma contratilidade aumentada, sem alterações no volume diastólico final, resulta em volume sistólico final reduzido. Por exemplo, se o volume sistólico final for reduzido para 15 mℓ, o volume ejetado aumenta para 45 mℓ (*ponto superior*).

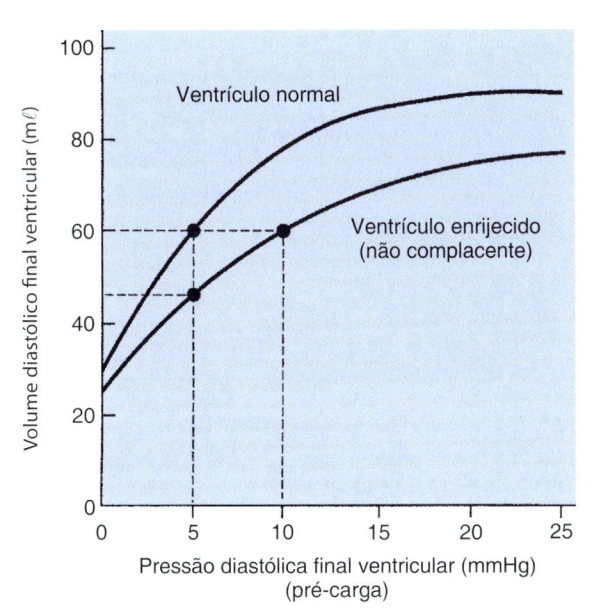

● **Figura 21.4** Um ventrículo rígido, não complacente, requer maior pressão de enchimento (pré-carga maior) para alcançar um grau de enchimento normal (volume diastólico final ventricular normal). O ventrículo não complacente também atinge seu limite elástico em um volume ventricular menor.

e a norepinefrina, liberadas da medula adrenal e circulando no sangue, podem, igualmente, ativar os receptores beta-adrenérgicos e aumentar a contratilidade, como podem, também, os fármacos agonistas beta-adrenérgicos (p. ex., isoproterenol). Os glicosídeos cardíacos (p. ex., digitálicos) são outra classe de fármacos que aumentam a contratilidade cardíaca, novamente aumentando a concentração do Ca^{2+} citosólico durante um potencial de ação.

Se a contratilidade cardíaca se tornar deprimida, ocorrerá um esvaziamento ventricular menor do que o normal durante a sístole. O volume sistólico final aumentará, e, como mostrado na Figura 21.5, o volume ejetado diminuirá. A diminuição na atividade simpática causa a diminuição na contratilidade cardíaca, como fazem os fármacos antagonistas beta-adrenérgicos (p. ex., propranolol e atenolol), que bloqueiam os receptores beta-adrenérgicos nas células musculares cardíacas. Como os antagonistas beta-adrenérgicos, os bloqueadores de canais de cálcio também diminuem a contratilidade cardíaca, fazendo com que menos Ca^{2+} fique disponível para a ativação das proteínas contráteis. Os barbitúricos, os opioides e alguns anestésicos gerais também deprimem a contratilidade cardíaca; isso deve ser considerado particularmente ao se administrarem tais fármacos a um paciente que já pode ter a função cardíaca comprometida. Uma diminuição na contratilidade cardíaca causa diminuição do volume ejetado, e, então, do débito cardíaco. Consequentemente, a pressão arterial do paciente pode cair a níveis perigosamente baixos.

A diminuição na contratilidade cardíaca é a marca da condição clínica chamada de *insuficiência miocárdica*, que pode resultar de uma doença arterial coronariana, isquemia miocárdica, infarto do miocárdio, miocardite, toxinas ou desequilíbrios eletrolíticos. A insuficiência miocárdica prejudica a capacidade de bombear um ou ambos os ventrículos. A insuficiência miocárdica é um subtipo de uma disfunção mais geral chamada *insuficiência cardíaca (falha na bomba)*, termo que engloba qualquer disfunção no coração que comprometa a capacidade do coração de fornecer aos órgãos sistêmicos o fluxo sanguíneo de que necessitam para sustentar seu metabolismo. A insuficiência cardíaca também pode ser causada por anormalidades estruturais no coração (p. ex., valvas cardíacas defeituosas). A doença cardíaca valvar será descrita subsequentemente.

Apesar de a contratilidade ventricular ser o fator predominante que altera o volume sistólico final ventricular, o efeito da pressão arterial também deve ser considerado. Um aumento importante na pressão arterial impede a ejeção ventricular, pois a pressão do ventrículo esquerdo, durante a sístole, deve exceder a pressão aórtica antes que a ejeção do sangue pelo ventrículo possa ocorrer. A pressão que um ventrículo deve gerar para a ejeção do sangue é chamada de *pós-carga cardíaca*. Quanto maior a pós-carga, mais difícil se torna o bombeamento de sangue pelo ventrículo. Se a pressão arterial estiver excessivamente alta, a ejeção ventricular é impedida, o volume sistólico final aumenta, e o volume ejetado diminui. Esse efeito é mínimo para um coração que está operando na faixa normal de pressão arterial. Entretanto, uma pós-carga alta pode, significativamente, limitar o volume ejetado para um coração que já está com insuficiência.

O aumento na frequência cardíaca não eleva substancialmente o débito cardíaco, a menos que o volume ejetado seja mantido

Como o débito cardíaco é igual ao volume ejetado multiplicado pela frequência cardíaca, seria esperado que o débito cardíaco fosse proporcional à frequência cardíaca; ou seja, dobrando-se a frequência cardíaca, seria esperado que o débito cardíaco dobrasse (Figura 21.6, *linha tracejada*). Entretanto, se a frequência cardíaca

for aumentada experimentalmente, acima do seu limite normal, com um marca-passo elétrico artificial, o débito cardíaco aumenta de alguma forma, porém não proporcional ao aumento da frequência cardíaca. A razão disso, como foi mencionado anteriormente, é que, com o aumento da frequência cardíaca, reduz-se o tempo de enchimento diastólico. A redução resultante no volume diastólico final diminui o volume ejetado, de modo que o débito cardíaco não aumenta na mesma proporção que a frequência cardíaca (Figura 21.6, *linha contínua inferior*). De fato, em frequências cardíacas maiores do que 160 bpm, o volume ejetado cai tanto que o débito cardíaco diminui, com aumentos superiores na frequência cardíaca. Esse problema foi encontrado quando as primeiras versões de marca-passos artificiais cardíacos funcionavam mal, de forma que causavam altas frequências ventriculares. Diminuição no volume ejetado, em frequências cardíacas altas, também é encontrada em certas arritmias cardíacas. Na *taquicardia atrial paroxística*, por exemplo, uma rápida frequência cardíaca é originada por um marca-passo ectópico atrial. A taquicardia ocorre, tipicamente, em salvas ou paroxismos. Durante períodos de frequência cardíaca muito alta, o enchimento diastólico se torna tão limitado que o débito cardíaco cai abaixo do normal. Isso faz a pressão arterial cair tanto que o paciente se torna letárgico e pode, até mesmo, desmaiar.

Como observado anteriormente, o aumento da frequência cardíaca por meio de um marca-passo artificial não causa o aumento proporcional esperado no débito cardíaco. Ao contrário, aumentos na frequência cardíaca no decorrer das atividades diárias normais são acompanhados por aumentos substanciais no débito cardíaco. Como mostrado na Figura 21.6 (*linha contínua superior*), o aumento real no débito cardíaco, durante exercícios progressivamente mais intensos, é até maior do que seria esperado, com base no aumento associado da frequência cardíaca. O motivo pelo qual o débito cardíaco aumenta tanto durante o exercício é que o volume ejetado também aumenta. Durante o exercício, a ativação simpática aumenta tanto a frequência cardíaca quanto a contratilidade cardíaca, de modo que os ventrículos se contraem mais vezes por minuto e também se esvaziam mais completamente em cada batimento. Além disso, a ativação simpática encurta a duração da sístole, o que ajuda a restaurar

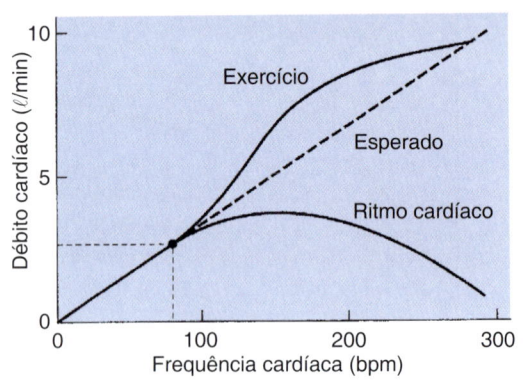

● **Figura 21.6** O ponto indica valores normais de frequência cardíaca (80 bpm) e débito cardíaco (2,4 ℓ/min) para um cão em repouso. A *linha tracejada* mostra que o débito cardíaco aumentaria em proporção à diminuição da frequência cardíaca (se o volume ejetado permanecesse constante). Entretanto, se o coração for artificialmente estimulado a frequências cada vez mais altas, o aumento observado do débito cardíaco é menor do que o esperado, por causa da diminuição do volume ejetado (*linha contínua inferior*). Em contraste, quando um cão aumenta sua própria frequência cardíaca, por meio da ativação simpática (p. ex., durante o exercício), o débito cardíaco aumenta acima do esperado, porque o volume ejetado aumenta (*linha contínua superior*).

o tempo de enchimento diastólico que, de outra forma, seria perdido em altas frequências cardíacas. Em resumo, sob ação simpática, o coração não somente se contrai mais frequentemente (frequência aumentada) e mais intensamente (contratilidade aumentada), mas também se contrai e relaxa mais rapidamente (ajudando a preservar o tempo de enchimento diastólico). A Figura 21.7 ilustra como o encurtamento da sístole ajuda a preservar o tempo de enchimento diastólico. No geral, a ativação simpática (especialmente quando associada à diminuição da atividade parassimpática) pode aumentar drasticamente o débito cardíaco (Tabela 21.1).

Neste ponto, é útil a revisão do controle do débito cardíaco, como resumido na Figura 21.2. O débito cardíaco é determinado pelo volume ejetado e pela frequência cardíaca. O volume ejetado é determinado pelo volume diastólico final e pelo volume sistólico final. O volume diastólico final depende da pré-carga, da complacência ventricular e do tempo de enchimento diastólico. O volume sistólico final depende da contratilidade e, em menor extensão, da pressão arterial ou pós-carga (não mostrado na Figura 21.2). A ativação simpática aumenta a contratilidade. A frequência cardíaca é aumentada pela ativação simpática e pela inibição parassimpática. A frequência cardíaca aumentada age diretamente, aumentando o débito cardíaco, mas também diminui o tempo de enchimento diastólico, o que reduz o volume diastólico final e compromete o aumento do débito cardíaco. A ativação simpática encurta a duração sistólica, o que ajuda a preservar o tempo de enchimento diastólico. Os efeitos gerais da ativação simpática no coração são evidenciados observando-se o aumento dramático do débito cardíaco que ocorre quando um cão normal passa do repouso para o exercício vigoroso (ver Tabela 21.1).

Tabela 21.1	Alterações cardíacas típicas durante exercício vigoroso em um cão de grande porte.	
Medida	Repouso	Exercício
Volume diastólico final ventricular (mℓ)	60	55
Volume sistólico final ventricular (mℓ)	30	15
Volume ejetado (mℓ)	30	40
Fração de ejeção (%)	50	73
Frequência cardíaca (batimentos/min)	80	240
Débito cardíaco (ℓ/min)	2,4	9,6

Sopros são bulhas cardíacas anormais causadas por fluxo turbulento através de defeitos cardíacos

Sopros cardíacos são bulhas cardíacas anormais e frequentemente indicam a presença de anormalidades cardíacas. Alguns sopros são exageros das bulhas cardíacas normais; outros são bulhas cardíacas adicionais ("extra"). Os sopros são causados por fluxo sanguíneo turbulento através de defeitos cardíacos. O princípio físico básico é que o *fluxo laminar, suave ou reduzido* de sangue ou outro fluido é silencioso, enquanto o *fluxo turbulento* é ruidoso. Uma analogia é um rio, que não faz nenhum barulho se ele flui suavemente através de um canal amplo e relativamente plano. Se o mesmo rio entra em um canal estreito ou que apresente quedas, formam-se cachoeiras ou cataratas. O fluxo torna-se turbulento, e o fluxo turbulento faz barulho.

O fluxo de sangue através do coração ou dos vasos sanguíneos é normalmente suave, e, portanto, silencioso, durante a maior parte do ciclo cardíaco. Um momento de fluxo turbulento normalmente ocorre no início da contração ventricular, no fechamento das valvas AV. Um segundo momento de fluxo turbulento ocorre no fim da sístole ventricular, quando as valvas aórtica e pulmonar se fecham. Os momentos de turbulência e vibração associada ao fechamento das valvas criam a primeira e a segunda bulhas cardíacas (S1 e S2), como foi discutido anteriormente e ilustrado na Figura 21.1. Às vezes (particularmente em animais de grande porte), a terceira e quarta bulhas cardíacas são vagamente audíveis com o estetoscópio durante o enchimento ventricular rápido (S3) ou durante a sístole atrial (S4). Em comparação com S3 e S4, sopros clinicamente importantes normalmente são mais altos e persistem por uma porção maior do ciclo cardíaco. Alguns sopros são até mesmo mais altos do que a primeira e a segunda bulhas cardíacas normais.

A Tabela 21.2 lista os defeitos das valvas cardíacas que causam momentos adicionais de fluxo turbulento e, portanto, sopros. A tabela também indica o tempo dos sopros em relação ao ciclo cardíaco. *Sopros sistólicos* ocorrem durante a sístole ventricular; *sopros diastólicos* ocorrem durante a diástole ventricular. *Sopros contínuos* ocorrem tanto durante a sístole quanto na diástole. O tempo de cada sopro é fácil de entender se dois princípios básicos forem considerados: sopros são causados por fluxo sanguíneo turbulento e fluxo sanguíneo em resposta a diferenças de pressão. Em outras palavras, o fluxo turbulento (ruidoso) por um defeito cardíaco ocorre apenas se existir uma diferença de pressão substancial de um lado do defeito para o outro.

A Figura 21.8 indica como esses princípios podem ser usados para avaliação dos sopros sistólicos. Os números da figura indicam as pressões máximas que existem, normalmente, em cada câmara cardíaca, durante a sístole ventricular. Deve-se observar, por exemplo, que a pressão no ventrículo esquerdo é, normalmente,

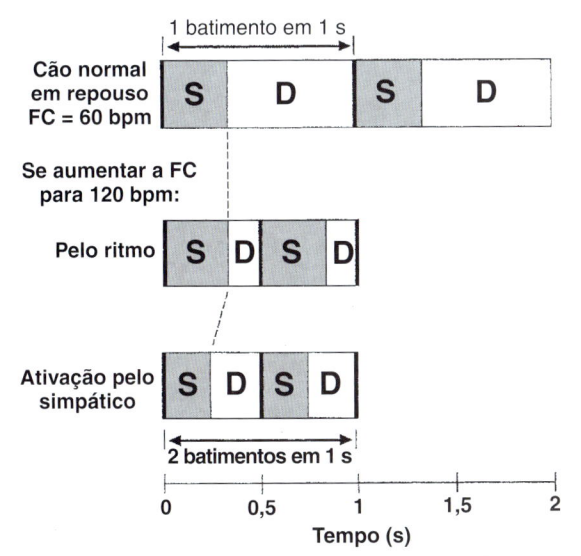

• **Figura 21.7** Como o encurtamento da sístole (pela ativação simpática) ajuda a preservar o tempo de enchimento diastólico. *Na parte superior*, um cão de grande porte está repousando bem quieto com uma frequência cardíaca (*FC*) de 60 batimentos por minuto (*bpm*); então, cada batimento ocupa 1 segundo. A sístole dura cerca de 1/3 de segundo, deixando 2/3 de segundo (tempo de sobra) para o enchimento diastólico. *No meio*, se a FC for aumentada a 120 bpm por um marca-passo artificial, cada batimento ocupa apenas 1/2 segundo. Se a duração da sístole for mantida, a duração da diástole (tempo de enchimento) é reduzida drasticamente. *Na parte inferior*, se a FC for aumentada a 120 bpm pela ativação simpática, a sístole torna-se mais curta, o que restaura parte do tempo de enchimento diastólico perdido. Assim, diz-se que a ativação simpática ajuda a preservar o tempo de enchimento diastólico.

Tabela 21.2	Defeitos de valvas cardíacas e sopros resultantes.	
	Natureza do defeito	
Local do defeito	**Incompetência (insuficiência) – permite regurgitação**	**Estenose (estreitamento da valva) – cria restrição**
Valvas atrioventriculares	Sopro sistólico	Sopro diastólico
Valvas aórtica ou pulmonar	Sopro diastólico	Sopro sistólico

muito maior do que a pressão no átrio esquerdo, durante a sístole ventricular. A valva mitral está normalmente fechada durante a sístole ventricular, e, então, nenhum sangue reflui do ventrículo para o átrio esquerdo. Se a valva mitral não se fechar completamente durante a sístole ventricular, a grande diferença de pressão entre o ventrículo e o átrio esquerdos causará um rápido refluxo de sangue através da valva parcialmente fechada. Esse refluxo turbulento cria um sopro sistólico. Uma valva mitral que não fecha totalmente é chamada de *insuficiente* ou *incompetente*. O refluxo através da valva é chamado *de regurgitação*. A regurgitação mitral está presente em cerca de 8% dos cães com mais de 5 anos de idade.

Um *defeito no septo ventricular* (DSV) é um buraco ou fissura no septo interventricular. O sangue flui através de um DSV do ventrículo esquerdo para o ventrículo direito durante a sístole ventricular, porque a pressão sistólica é muito maior no ventrículo esquerdo do que no direito. Tipicamente, o fluxo sanguíneo através de um DSV é turbulento, criando-se um sopro sistólico.

A turbulência sistólica também é criada se a valva aórtica não se abrir suficientemente. O sangue ejetado do ventrículo acelera a uma alta velocidade conforme é comprimido através da abertura aórtica restrita, ocorrendo a turbulência. Uma valva que não se abre o suficiente é chamada de *estenótica*; o defeito da *estenose aórtica* produz um sopro sistólico. Da mesma forma, a *estenose pulmonar* causa um sopro sistólico. A estenose aórtica e a pulmonar são defeitos congênitos comuns em cães.

Ducto arterioso persistente (DAP) é a persistência, após o nascimento, de uma abertura entre a aorta e a artéria pulmonar (ver Capítulo 51). O DAP produz um sopro característico que persiste ao longo do ciclo cardíaco (*sopro contínuo*). A pressão na aorta é maior do que a pressão na artéria pulmonar durante a sístole e a diástole. Portanto, parte do sangue flui através do DAP, da aorta para a artéria pulmonar, durante a sístole e a diástole, e esse fluxo é tipicamente turbulento. O sopro resultante, contínuo, é chamado de *sopro em maquinaria* porque lembra um estrondo de maquinaria. DAP é comum em cães jovens, especialmente mulheres.

O local no tórax onde pode ser ouvido (*auscultado*) mais nitidamente um determinado sopro é um indicativo da localização particular e do tipo de defeito que causa esse sopro. Por exemplo, o sopro do DAP é, caracteristicamente, auscultado nitidamente sobre a base esquerda do coração. Ocasionalmente, a turbulência causada por um defeito cardíaco será tão extrema que poderá causar uma vibração torácica palpável (*frêmito*).

Os animais, às vezes, têm aberturas anormais entre artérias periféricas e veias periféricas. Essas *fístulas arteriovenosas* transportam fluxo sanguíneo turbulento durante a sístole e a diástole e, portanto, criam sopros contínuos. O sopro de uma fístula arteriovenosa é mais audível na superfície do corpo perto da ponta da fístula.

A Figura 21.9 mostra defeitos que caracteristicamente produzem fluxo turbulento e, portanto, sopros durante a diástole. Por exemplo, uma valva mitral normal abre-se amplamente durante a diástole ventricular, o que cria uma via de baixa resistência para o sangue fluir suavemente do átrio esquerdo para o ventrículo esquerdo.

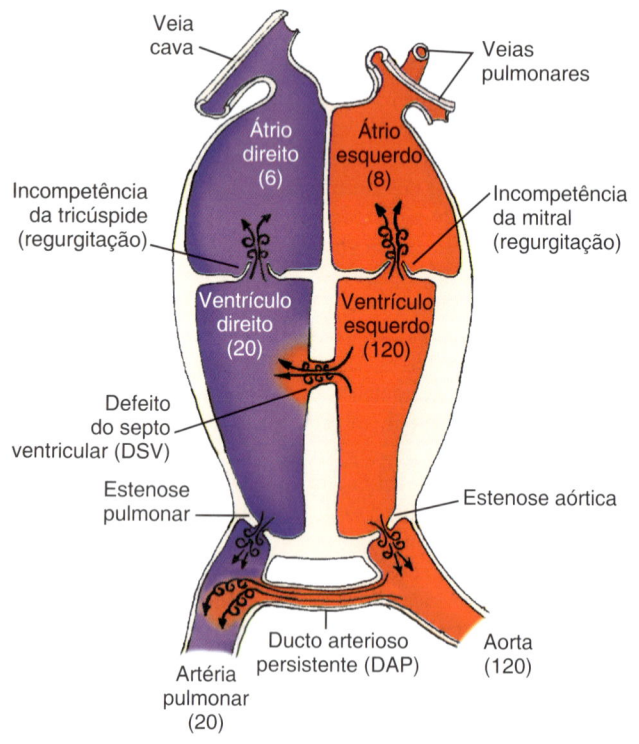

• **Figura 21.8** Desenho esquemático do coração, mostrando defeitos cardíacos que causam sopros sistólicos. Os *números entre parênteses* indicam as pressões máximas normais (mmHg) durante a sístole ventricular. As *setas em redemoinho* indicam os locais de fluxo turbulento (ruidoso). Consulte o texto para mais detalhes.

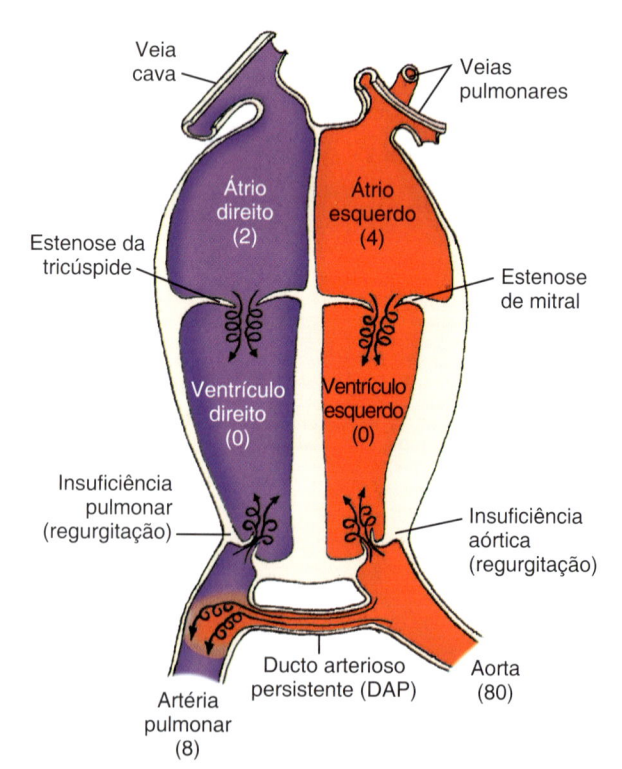

• **Figura 21.9** Defeitos cardíacos que causam sopros diastólicos. Os *números entre parênteses* indicam as pressões mínimas normais (mmHg) durante a diástole ventricular. As *setas em redemoinho* indicam os locais de fluxo turbulento (ruidoso).

Entretanto, se a valva mitral não se abre amplamente (*estenose mitral*), o enchimento ventricular deve ocorrer através de uma valva estenótica (estreita). Isso cria um fluxo turbulento e um sopro diastólico. A estenose mitral é um sopro comum entre os seres humanos que desenvolveram uma calcificação na valva mitral, como resultado de uma doença cardíaca reumática.

Durante a diástole, a pressão na aorta é muito maior do que a pressão no ventrículo esquerdo. No entanto, a valva aórtica é fechada durante a diástole, o que normalmente impede o refluxo do sangue da aorta para o ventrículo esquerdo. Se a valva aórtica não fechar bem durante a diástole um fluxo turbulento de sangue regurgita da aorta para o ventrículo esquerdo. Portanto, a *regurgitação aórtica* produz um sopro diastólico. O defeito é chamado *incompetência aórtica* ou insuficiência aórtica. A regurgitação aórtica é comum em cavalos, mas não em cães.

Sopros diastólicos também podem ser produzidos por defeitos no lado direito do coração. A regurgitação pulmonar ou a estenose da tricúspide produziriam um sopro diastólico, embora essas anormalidades sejam incomuns, pelo menos como defeitos congênitos. No entanto, uma forte infestação de vermes no coração direito pode criar uma estenose funcional na valva tricúspide e um sopro diastólico.

Os sopros cardíacos, por si sós, não são danosos ao organismo. Eles são clinicamente importantes, entretanto, porque os defeitos que causam os sopros também têm consequências fisiopatológicas. Defeitos cardíacos tipicamente têm uma ou mais das seguintes consequências: (1) fluxo sanguíneo anormalmente alto ou baixo a uma região do corpo, (2) pressão arterial anormalmente alta ou baixa em uma região do corpo e (3) *hipertrofia cardíaca* (aumento do músculo cardíaco).

Não é difícil entender por que os defeitos cardíacos causam fluxos sanguíneos anormais ou pressões sanguíneas anormais. Por exemplo, na presença de um DSV, o ventrículo direito recebe sangue tanto do átrio direito quanto do ventrículo esquerdo, o que causa um fluxo de sangue anormalmente alto através da circulação pulmonar. Na presença da estenose aórtica, o ventrículo esquerdo deve gerar uma pressão sistólica anormalmente alta para ejetar o sangue através da abertura valvar estreita. Em um animal com estenose mitral, o sangue se acumula (e uma pressão excessiva se desenvolve) no átrio esquerdo e nas veias pulmonares. Essa pressão elevada tem o efeito benéfico de ajudar a forçar o fluxo sanguíneo através da valva mitral estenótica e para o ventrículo esquerdo. No entanto, uma consequência adversa comum é o desenvolvimento de edema pulmonar.

É mais difícil entender por que alguns defeitos cardíacos causam hipertrofia cardíaca. O princípio básico é que alguns defeitos cardíacos aumentam a carga de trabalho de um ou ambos os ventrículos, e esse aumento na carga de trabalho do músculo cardíaco leva à hipertrofia. O desenvolvimento mais profundo desse conceito requer um entendimento da energética cardíaca, como será descrito a seguir.

Alguns defeitos cardíacos aumentam a carga de trabalho do coração, o que provoca hipertrofia cardíaca

Os defeitos cardíacos frequentemente comprometem a capacidade do coração em suprir os órgãos sistêmicos com o fluxo sanguíneo de que eles necessitam para manter seu metabolismo. Compensar essa *insuficiência cardíaca* ou *falência na bomba* frequentemente requer um ou ambos os ventrículos bombeando mais sangue que o normal ou o bombeamento do sangue a uma pressão maior do que a normal. Essas adaptações aumentam a carga de trabalho do coração. Um aumento persistente na carga de trabalho cardíaco leva, após várias semanas, à hipertrofia cardíaca. Um ventrículo que precisa bombear um volume maior de sangue do que o normal desenvolverá certo grau de hipertrofia, ao passo que um ventrículo que necessita bombear sangue a uma pressão mais alta do que o normal desenvolverá uma hipertrofia ainda maior. Essa observação é a base para o aforismo clínico, "o trabalho de manutenção da pressão é maior para o coração (*i. e.*, causa mais hipertrofia) do que o trabalho do volume". Para entender a razão fisiológica dessa diferença, devemos investigar a energética do músculo cardíaco. Para começar, é importante considerarmos o caso análogo de hipertrofia do músculo esquelético em resposta a um aumento da carga de trabalho (condicionamento físico).

Um músculo esquelético trabalha exercendo uma força enquanto se encurta. O trabalho mecânico útil (*trabalho externo*) realizado por um músculo esquelético é igual à força desenvolvida pelo músculo que se contrai, multiplicada pela distância movida durante uma contração, multiplicada pelo número de contrações (*i. e.*, o trabalho é igual à força multiplicada pela distância). Portanto, o trabalho externo realizado por um músculo esquelético pode ser incrementado, aumentando-se a energia da contração, a distância movida ou o número de contrações. Em um condicionamento de levantamento de peso, a ênfase é realizar poucas contrações, porém muito poderosas, do músculo esquelético. Em contraste, o condicionamento que envolve contrações repetitivas, de baixa força, do músculo esquelético (p. ex., corrida, natação) enfatiza, primariamente, os componentes de distância e duração do trabalho do músculo esquelético. Ambos, o "trabalho de peso" e o "trabalho de distância", levam à hipertrofia do músculo esquelético. Entretanto, uma observação comum é que o trabalho de peso causa uma hipertrofia substancialmente maior do que o trabalho de distância. A base para essa diferença é que o trabalho de peso envolve a geração de grandes volumes de *trabalho interno* (*trabalho perdido*), que aparece como calor. Esse grande desperdício de energia no trabalho interno aumenta muito o *trabalho total* (trabalho externo mais trabalho interno) realizado pelo músculo cardíaco durante o levantamento de peso em comparação com a corrida em distância. É o aumento total do trabalho do músculo, não apenas o trabalho externo, que é o estímulo primário para hipertrofia.

O coração trabalha bombeando o sangue. O trabalho útil mecânico (trabalho externo), realizado por qualquer bomba, é igual à pressão gerada pela bomba, multiplicada pelo volume de líquido que é bombeado em um único bombeamento, multiplicado pelo número de bombeamentos. Portanto, o trabalho externo realizado pelo ventrículo esquerdo em um minuto é igual à pressão gerada, multiplicada pelo volume ejetado, multiplicado pela frequência cardíaca. Como mostrado na equação a seguir, a pressão gerada pelo ventrículo esquerdo pode ser aproximada pela pressão média na aorta:

Trabalho do ventrículo esquerdo em 1 min = pressão aórtica média × volume ejetado × frequência cardíaca

O trabalho externo realizado pelo ventrículo em um ciclo cardíaco é chamado de *trabalho de ejeção*, como se segue:

Trabalho de ejeção do ventrículo esquerdo = pressão aórtica média × volume ejetado

O trabalho no ventrículo direito pode ser calculado por meio de uma forma similar, mas usando-se a pressão média da artéria pulmonar.

De acordo com a analogia com o condicionamento do músculo esquelético, a pressão aórtica média é análoga à força desenvolvida pelo músculo esquelético contraindo-se; o volume ejetado é análogo à distância movida durante uma contração; e a frequência cardíaca é análoga ao número de contrações. Obviamente, o trabalho externo realizado pelo ventrículo esquerdo poderia ser incrementado pelo aumento da pressão gerada pelo ventrículo esquerdo durante a ejeção sistólica, do volume ejetado ou da frequência cardíaca. Por exemplo, um aumento de 50% no trabalho ventricular externo poderia resultar de um aumento de 50% na pressão do ventrículo esquerdo, de um aumento de 50% no volume ejetado do ventrículo esquerdo ou de um aumento de 50% na frequência cardíaca. Qualquer uma dessas alterações poderia provocar, após um período de semanas, uma hipertrofia ventricular esquerda. Entretanto, um aumento na pressão ventricular sistólica causa uma hipertrofia muito mais pronunciada do que um aumento no volume ejetado ou na frequência cardíaca. A base para essa diferença é que, para iniciar a ejeção do sangue durante cada sístole ventricular, o músculo ventricular deve primeiro contrair com força suficiente para elevar a pressão ventricular de seu nível diastólico final baixo até um nível que exceda a pressão aórtica (do *ponto A* ao *ponto B* na Figura 21.1). Essa fase de *contração isovolumétrica* requer um gasto considerável de energia muscular. No entanto, como não há ejeção de sangue durante essa fase, a energia assume a forma de trabalho interno (trabalho desperdiçado, que aparece como calor). O trabalho externo (bombeamento) do ventrículo começa somente quando a pressão ventricular excede a pressão aórtica. Portanto, qualquer circunstância que eleve a pressão ventricular necessária para iniciar a ejeção sistólica aumentará substancialmente o *trabalho total* do ventrículo (trabalho externo mais trabalho interno). É o trabalho total do músculo cardíaco, não apenas o trabalho externo, que é o estímulo primário para a hipertrofia.

Sob circunstâncias normais de repouso, cerca de 85% da energia metabólica consumida pelo coração aparecem como calor (trabalho interno), e apenas 15% aparecem como trabalho externo. Um físico diria que o coração tem uma "eficiência termodinâmica" de cerca de 15%. Entretanto, a "eficiência termodinâmica" cardíaca depende do tipo de trabalho que está sendo realizado pelos ventrículos. O coração torna-se menos eficiente quando o trabalho externo é aumentado pela pressão sistólica. Por outro lado, o coração torna-se mais eficiente quando o trabalho externo é aumentado pelo aumento no volume de sangue bombeado.

O papel dominante da pressão em determinar o consumo de energia ventricular total é evidente em uma comparação entre o trabalho realizado pelos ventrículos esquerdo e direito. O volume ejetado e a frequência cardíaca são equivalentes para os ventrículos esquerdo e direito, mas a pressão sistólica gerada é cerca de 5 vezes maior no ventrículo esquerdo do que no direito (significa que a pressão aórtica é cinco vezes maior do que a pressão na artéria pulmonar). Portanto, o trabalho externo realizado pelo ventrículo esquerdo é aproximadamente cinco vezes maior do que o trabalho externo realizado pelo ventrículo direito. Entretanto, o consumo total de energia metabólica (trabalho total) do ventrículo esquerdo é muito maior do que cinco vezes a energia consumida pelo ventrículo direito, porque o trabalho externo extra é realizado pelo ventrículo esquerdo, em condição de maior pressão. Isto é, o trabalho interno (perdido) do ventrículo esquerdo é enormemente maior do que o trabalho interno (perdido) do ventrículo direito. Portanto, quase toda a energia metabólica requerida pelo coração é usada pelo ventrículo esquerdo; quase todo o oxigênio consumido pelo coração é consumido pelo ventrículo esquerdo, e quase todo o fluxo sanguíneo coronariano é entregue ao músculo ventricular esquerdo. Em virtude da grande quantidade de trabalho de pressão realizado pelo ventrículo esquerdo em comparação com o ventrículo direito, o ventrículo

esquerdo normalmente desenvolve paredes musculares muito mais grossas e mais espessas que o ventrículo direito.

Uma observação clínica vinda da medicina humana fornece uma ilustração adicional de como o aumento no trabalho da pressão ventricular leva à hipertrofia ventricular. Muitos dos humanos adultos têm hipertensão. Na maioria desses pacientes, o débito cardíaco é normal. A sua pressão arterial é aumentada por causa de maior resistência ao fluxo sanguíneo nas arteríolas sistêmicas. Uma pressão ventricular esquerda aumentada é necessária para forçar o débito cardíaco através dessas arteríolas sistêmicas estreitas. Em pacientes hipertensos, o trabalho da pressão aumentado realizado pelo ventrículo esquerdo resulta em uma hipertrofia ventricular esquerda impressionante.

Até certo ponto, a hipertrofia ventricular é uma adaptação apropriada e benéfica para aumentar a carga de trabalho imposta ao músculo ventricular. Entretanto, a hipertrofia excessiva é deletéria por três motivos. Primeiro, o aumento do músculo ventricular restringe a abertura da valva aórtica (ou valva pulmonar no caso de hipertrofia ventricular direita). Desenvolve-se um círculo vicioso. A hipertrofia ventricular provoca estenose aórtica e pulmonar, que faz com que o ventrículo precise gerar uma pressão sistólica ainda maior para ejetar o sangue, o que causa mais hipertrofia ventricular, e assim por diante. Uma segunda complicação da hipertrofia excessiva é que a circulação coronariana pode tornar-se incapaz de providenciar fluxo sanguíneo suficiente para suprir a demanda metabólica aumentada da maciça musculatura ventricular, particularmente durante o exercício. O fluxo sanguíneo coronariano inadequado ocorre, especialmente, se os vasos coronarianos se tornarem estreitos por causa de uma doença arterial coronariana (aterosclerose). Como resultado, pacientes com hipertrofia ventricular e doença arterial coronariana têm maior risco de isquemia cardíaca, infarto do miocárdio, arritmias ventriculares e morte súbita, especialmente durante períodos de exercício. Isso explica por que essa combinação tão comum de hipertensão e doença arterial coronariana é um problema tão sério em medicina humana. Afortunadamente, a doença arterial coronariana é rara na maioria dos animais. A terceira complicação da hipertrofia cardíaca é que os fatores de crescimento celular que medeiam a hipertrofia também predispõem o músculo cardíaco a apoptose (morte celular programada).

As consequências fisiopatológicas dos defeitos cardíacos são resultados diretos de pressões, volumes e trabalhos anormais criados nas câmaras cardíacas

A Figura 21.10 resume as consequências associadas a alguns defeitos cardíacos comuns. Primeiramente, considere a *regurgitação mitral*. Com cada contração do ventrículo esquerdo, um volume normal de sangue é ejetado para a aorta, e um volume adicional de sangue reflui (através da valva regurgitante) para o átrio esquerdo. Como resultado, ocorre um aumento no trabalho de volume realizado pelo ventrículo esquerdo. Desenvolve-se, então, uma hipertrofia leve a moderada. Também, em um coração com regurgitação de mitral, o átrio esquerdo torna-se distendido, e a pressão atrial esquerda aumenta, assim como a pressão venosa pulmonar. A pressão elevada nos vasos sanguíneos pulmonares força a água e os eletrólitos para fora da corrente sanguínea, entrando no espaço intersticial pulmonar, causando *edema pulmonar*, o que pode levar a disfunção respiratória (ver Capítulo 50).

As consequências da regurgitação de mitral são, em geral, mais evidentes durante o exercício do que durante o repouso. Uma razão é que, apesar da regurgitação, o ventrículo esquerdo pode,

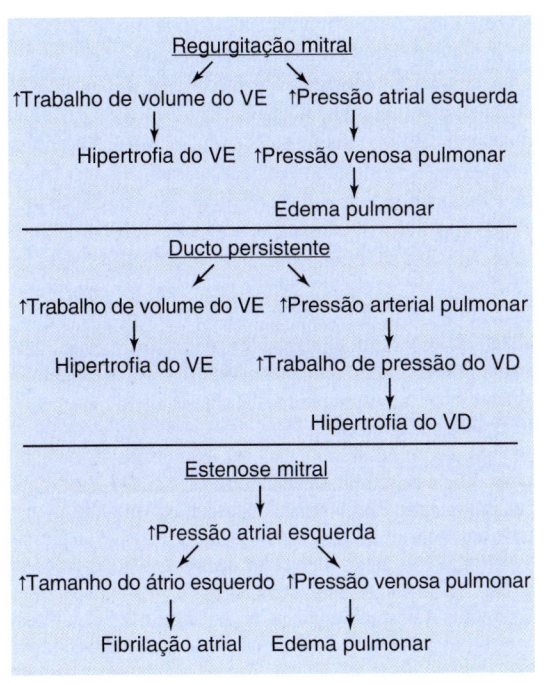

Regurgitação mitral

↑Trabalho de volume do VE   ↑Pressão atrial esquerda

Hipertrofia do VE   ↑Pressão venosa pulmonar

Edema pulmonar

Ducto persistente

↑Trabalho de volume do VE   ↑Pressão arterial pulmonar

Hipertrofia do VE   ↑Trabalho de pressão do VD

Hipertrofia do VD

Estenose mitral

↑Pressão atrial esquerda

↑Tamanho do átrio esquerdo   ↑Pressão venosa pulmonar

Fibrilação atrial   Edema pulmonar

● **Figura 21.10** Consequências fisiopatológicas de vários defeitos cardíacos comuns. *VE*, ventrículo esquerdo; *VD*, ventrículo direito.

geralmente, adaptar-se suficientemente por meio da hipertrofia e do aumento na frequência cardíaca, para manter um débito cardíaco normal na aorta (e, portanto, na circulação sistêmica) em repouso. Além disso, apesar de um pouco de edema pulmonar, a oxigenação do sangue é suficiente para suprir as necessidades do animal durante o repouso. Durante o exercício, entretanto, o débito do ventrículo esquerdo para a circulação sistêmica deve aumentar muitas vezes para suprir a quantidade adequada de sangue para o músculo esquelético em exercício. A entrega de oxigênio pelo sangue também deve aumentar em muitas vezes. Apesar da hipertrofia, o ventrículo esquerdo pode não ser capaz de levar fluxo sanguíneo adequado para a circulação sistêmica durante o exercício, se a regurgitação da mitral for grave. O edema pulmonar também pode impedir a entrega de oxigênio suficiente ao sangue, para manter o metabolismo de um animal em exercício.

Considere, agora, as anormalidades associadas à *estenose aórtica* (não mostradas na Figura 21.10). Para ejetar, a cada batimento, um volume normal de sangue pela valva estenótica, o ventrículo esquerdo deve desenvolver uma pressão sistólica anormalmente alta. Isso aumenta o trabalho de pressão do ventrículo esquerdo, que leva à hipertrofia ventricular esquerda importante. A hipertrofia tem o efeito desejável de aumentar a contratilidade do músculo ventricular esquerdo, de forma a poder gerar o aumento de pressão necessário para manter o débito cardíaco normal. Conforme a hipertrofia progride, entretanto, o músculo ventricular começa a comprometer a via de saída da aorta e isso também dificulta a capacidade do ventrículo de ejetar sangue. Isso quer dizer que o músculo ventricular hipertrófico "entra no seu próprio caminho" ou se torna limitado pelo seu próprio músculo. A limitação resultante na via de saída aórtica é um problema muito mais importante no exercício do que no repouso. Um paciente com estenose aórtica pode ser capaz de agir normalmente no repouso, mas, caracteristicamente, exibe intolerância ao exercício.

O DAP é um defeito que tipicamente resulta em hipertrofia tanto do ventrículo esquerdo quanto do direito (ver Figura 21.10). Em um paciente típico com DAP, o ventrículo esquerdo bombeia um volume de sangue próximo do normal, por minuto, para a circulação sistêmica, e também bombeia de duas a três vezes esse volume de sangue, por minuto, através do ducto arterioso persistente. Como resultado, o trabalho de volume realizado pelo ventrículo esquerdo excede, em muito, o trabalho normal, o que provoca hipertrofia ventricular esquerda. O sangue que flui através do DAP entra na artéria pulmonar, e, então, a pressão na artéria pulmonar excede os valores normais. Isso, por sua vez, aumenta o trabalho de pressão que precisa ser realizado pelo ventrículo direito. O ventrículo direito recebe um volume de sangue da circulação sistêmica, próximo do normal, a cada minuto, e ele precisa gerar uma pressão sistólica elevada para ejetar esse sangue na artéria pulmonar altamente pressurizada. O aumento no trabalho de pressão para o ventrículo direito é um poderoso estímulo para a hipertrofia, desenvolvendo-se, assim, uma hipertrofia ventricular direita pronunciada.

À medida que o paciente com DAP cresce, a intolerância ao exercício torna-se evidente. Por causa da hipertrofia, o ventrículo esquerdo não consegue suprir o fluxo sanguíneo maior necessário para o crescimento e para os músculos esqueléticos em exercício, além do sangue que flui pelo DAP. Em pacientes com DAP, a artéria pulmonar e os vasos sanguíneos pulmonares devem carrear não somente o sangue que é bombeado pelo ventrículo direito (como em um animal normal), mas também o sangue que é bombeado através do DAP. Nos casos mais graves, o fluxo sanguíneo pulmonar pode ser mais de quatro vezes maior do que o normal. O aumento resultante na pressão vascular pulmonar pode levar ao edema pulmonar. O reparo cirúrgico do DAP, em um animal jovem, leva à rápida reversão de todas as anormalidades cardiovasculares e pulmonares.

A compreensão dos exemplos precedentes deve tornar fácil a previsão das consequências patológicas de um DSV. Essas consequências incluem o aumento no trabalho de volume do ventrículo esquerdo, hipertrofia ventricular esquerda moderada, aumento no trabalho de volume e pressão do ventrículo direito, hipertrofia ventricular direita pronunciada, aumento do fluxo sanguíneo no pulmão, possível edema pulmonar e provável intolerância ao exercício. Deve ficar claro, também, por que a estenose pulmonar provoca aumento no trabalho de pressão para o ventrículo direito e hipertrofia ventricular direita pronunciada (ver Boxe "Correlações clínicas").

A Figura 21.10 também resume as consequências patológicas associadas ao sopro diastólico da *estenose mitral*. A pressão atrial esquerda deve exceder os níveis normais para forçar um volume de sangue normal, através de uma valva mitral estenótica, para o ventrículo esquerdo, durante cada diástole ventricular. A pressão atrial esquerda elevada distende o átrio esquerdo. Pode haver alguma hipertrofia do músculo atrial. Um problema é que os potenciais de ação atriais tendem a se tornar descoordenados em um átrio distendido, e uma consequência comum é a fibrilação atrial. O aumento da pressão no átrio esquerdo também causa refluxo de sangue e acúmulo nos vasos sanguíneos pulmonares; então, o edema pulmonar é comum. Poderia parecer que o refluxo de sangue nos vasos pulmonares levaria, também, a um aumento da pressão na artéria pulmonar, e então ao aumento no trabalho de pressão do ventrículo direito. Em outras palavras, pode-se prever que a estenose mitral poderia levar à hipertrofia ventricular direita. Essa previsão é lógica, mas, na prática, animais com pressões atriais esquerdas elevadíssimas na maioria das vezes morrem por causa dos efeitos do edema pulmonar antes que a pressão no ventrículo direito tenha tido a chance de se tornar suficientemente alta para induzir a hipertrofia ventricular direita. Portanto, a estenose mitral não causa, em geral, hipertrofia de nenhum ventrículo.

O defeito da *regurgitação aórtica* provoca hipertrofia ventricular. A cada sístole, o ventrículo esquerdo deve ejetar, na aorta, um volume anormalmente grande de sangue. Desse sangue, um volume normal vai para a circulação sistêmica; o resto é simplesmente regurgitado de volta, da aorta para o ventrículo esquerdo, durante a diástole. Então, o trabalho de volume do ventrículo esquerdo é aumentado a níveis acima do normal, e a pressão ventricular esquerda pode aumentar da mesma forma. Ambos os fatores estimulam a hipertrofia do ventrículo esquerdo. Em casos graves de regurgitação aórtica, a pressão ventricular diastólica torna-se elevada (porque, durante a diástole, o ventrículo esquerdo recebe sangue de ambos, o átrio esquerdo e a aorta). Isso causa o aumento na pressão atrial esquerda, e assim pode-se desenvolver edema pulmonar.

A consideração das anormalidades associadas aos defeitos cardíacos é importante por duas razões. Em primeiro lugar, esses defeitos e suas consequências são, frequentemente, encontrados em medicina veterinária. Em segundo lugar, essa discussão ilustra como os sinais clínicos e as consequências das condições das doenças podem ser entendidos e previstos com um raciocínio lógico, com base no conhecimento dos princípios elementares da fisiologia cardíaca.

CORRELAÇÕES CLÍNICAS

Estenose pulmonar
Relato
Uma Schnauzer fêmea de 6 meses de idade é trazida à clínica por causa de um sopro cardíaco, que foi detectado durante uma visita para cuidados de saúde de rotina. O filhote apresenta-se bastante ativo, mas é discretamente menor do que suas irmãs de ninhada. Ela também se cansa mais rapidamente do que seus irmãos, quando eles brincam juntos.

Exame clínico
Todos os parâmetros físicos estão normais, com exceção de um sopro sistólico cardíaco, que pode ser auscultado mais nitidamente do terceiro ao quarto espaço intercostal esquerdo. O pulso femoral está normal, e as veias jugulares não se apresentam distendidas. O eletrocardiograma revela que o cão tem um ritmo sinusal normal, com uma frequência cardíaca de 118 bpm. O intervalo PR é normal. Contudo, a maior deflexão QRS é negativa nas derivações I e aV_F. Além disso, ondas S profundas são notadas nas derivações II e III, e os complexos QRS estão discretamente prolongados, como resultado da onda S larga. As radiografias de tórax mostram aumento do ventrículo direito, além de o bordo direito da silhueta cardíaca se encontrar mais arredondado e localizado mais próximo à parede torácica direita do que o normal.

Um cateter é inserido na veia jugular, e as seguintes pressões são medidas quando o cateter é avançado através do lado direito do coração e para a artéria pulmonar: pressão venosa central (pressão atrial direita média), 8 mmHg (normal, 3 mmHg); pressão sistólica ventricular direita, 122 mmHg (normal, 20 mmHg); pressão sistólica da artéria pulmonar, 16 mmHg (normal, 20 mmHg).

O cateter jugular é introduzido até que a ponta chegue ao ventrículo direito. Radiografias adicionais são, então, realizadas, enquanto um corante radiopaco é injetado através do cateter. Essas radiografias revelam que a via de saída do ventrículo direito apresenta um estreitamento, justamente abaixo da valva pulmonar, e que a valva pulmonar não se abre amplamente durante a sístole ventricular.

Comentário
A idade jovem deste animal e a ausência de outros sinais de doença sugerem que o sopro resulta de uma anormalidade cardíaca congênita. Os sopros são graduados em uma escala de I a VI, sendo o grau VI o mais grave. O sopro desse cão é grau IV. Um sopro sistólico pode resultar de uma estenose aórtica ou pulmonar, regurgitação mitral ou tricúspide, ou de um defeito no septo ventricular (ver Figura 21.8). Com base na localização em que esse sopro pode ser mais bem auscultado, a estenose aórtica ou pulmonar é a causa mais provável. Todas as evidências clínicas adicionais suportam um diagnóstico de estenose pulmonar.

O ECG indica que o nodo sinoatrial esteja agindo como marca-passo, e que o nodo AV esteja conduzindo cada potencial de ação atrial para os ventrículos. Entretanto, as anormalidades observadas nas polaridades e formas do complexo QRS são indicativas de hipertrofia ventricular direita, e as radiografias confirmam esse achado. A estenose pulmonar leva à hipertrofia ventricular direita, porque o ventrículo direito precisa gerar pressões muito maiores do que o normal durante a sístole, com a finalidade de ejetar sangue através da estreita via de saída.

Normalmente, a valva pulmonar abre-se amplamente durante a sístole, e a pressão sistólica ventricular torna-se muito próxima da pressão sistólica da artéria pulmonar. Neste cão, existe uma diferença de 106 mmHg entre a pressão sistólica ventricular direita e a pressão sistólica na artéria pulmonar, logo após a valva pulmonar. Essa diferença indica uma grave obstrução na artéria pulmonar. O grau dessa obstrução pode ser visualizado nas radiografias durante a injeção de contraste.

A hipertrofia ventricular direita é uma das duas respostas adaptativas que auxiliam esse cão a manter um volume ejetado ventricular direito próximo do normal, apesar da estenose pulmonar. A outra resposta adaptativa é a pressão atrial direita média maior do que a normal (8 *versus* 3 mmHg). A pressão atrial direita é aumentada porque o sangue reflui ou se acumula nas áreas acima da estenose (*i. e.*, no ventrículo direito, átrio direito e veias sistêmicas). A pressão atrial elevada é adaptativa porque ela aumenta a pré-carga ventricular direita, a qual aumenta o volume diastólico final, que (de acordo com a lei de Starling do coração) ajuda a manter o volume ejetado ventricular direito em um nível normal, apesar da estenose. A pressão atrial direita não estava alta o suficiente neste cão para causar edema sistêmico ou ascite abdominal (ver Capítulo 23). Todavia, ambos os sinais são algumas vezes observados em cães com estenose pulmonar grave, pois a pressão atrial direita excessivamente alta provoca uma acentuada reserva no sangue e aumento da pressão nos capilares sistêmicos.

Os efeitos combinados da hipertrofia ventricular direita e do aumento da pré-carga ventricular direita permitem que o coração deste cão bombeie um volume ejetado próximo do normal, durante o repouso. Entretanto, a obstrução pulmonar limita o aumento do volume sistólico que pode ocorrer durante o exercício. A limitação do débito cardíaco resultante contribui para a falta de resistência deste cão durante o exercício. Em um período prolongado, tal limitação no débito cardíaco pode, inclusive, retardar o crescimento.

Tratamento
Teoricamente, o melhor tratamento para a estenose pulmonar seria remover cirurgicamente a obstrução. Um dilatador valvar pode ser utilizado, ou um conduto artificial poderia ser instalado através da valva estenótica. Apesar de os cães gravemente acometidos precisarem desses tratamentos intervencionistas, cães com estenoses pulmonares leves a moderadas podem levar uma vida sedentária, sem quaisquer tratamentos.

Algumas evidências indicam que os efeitos adversos da estenose pulmonar podem ser minimizados com a administração de antagonistas β-adrenérgicos (p. ex., propranolol) ou bloqueadores dos canais de cálcio (p. ex., verapamil). Apesar de os mecanismos e de a eficácia desses fármacos permanecerem indefinidos, há uma especulação de que esses agentes sejam benéficos, porque eles limitam a contratilidade ventricular, o que limita o trabalho do coração. Como o aumento do trabalho cardíaco é o estímulo para a hipertrofia, um medicamento que limite esse aumento no trabalho também limita a hipertrofia. Apesar de a hipertrofia moderada ser adaptativa (como explicado anteriormente), a hipertrofia em excesso é deletéria por dois motivos. Primeiro, o músculo ventricular aumentado pode reduzir a via de saída pulmonar, piorando a estenose. Segundo, a circulação coronariana pode tornar-se incapaz de levar volume maior de fluxo sanguíneo requerido por um músculo ventricular hipertrofiado.

Cavalo idoso com intolerância ao exercício
Relato
Uma égua da raça Puro-sangue inglês, de 22 anos de idade, é apresentada por causa de intolerância ao exercício. O dono usa-a para enduro e para concurso de hipismo com baixo nível de dificuldade. A égua apresentou artrite leve durante sua carreira, mas nos últimos 2 a 3 meses ela parece relutante ao trabalho, necessita de mais tempo para se recuperar depois dos passeios e apresenta atitude letárgica. Vacinação e vermifugação estão atualizadas.

CORRELAÇÕES CLÍNICAS (*continuação*)

Exame clínico

A égua parece estar discretamente abaixo do peso. Ela está responsiva, porém quieta (mais quieta do que o normal, de acordo com o dono). Sua temperatura está normal; o pulso e a respiração estão levemente aumentados. Suas membranas mucosas estão de coloração rosa mais escuro do que o normal (sugerindo redução de fluxo sanguíneo), mas o tempo de preenchimento capilar não está anormalmente longo. Ela apresenta um sopro sistólico grau IV no seu lado esquerdo, mais consistente com regurgitação mitral. Seus pulmões estão normais à ausculta. Nenhum outro achado anormal é notado durante o exame físico. A égua é exercitada por vários minutos e auscultada. Nenhuma anormalidade adicional é detectada, exceto que as frequências cardíaca e respiratória parecem levar mais tempo do que o normal para retornar aos níveis de repouso. Uma amostra de sangue é colhida para análise.

Comentário

Os resultados da contagem das células sanguíneas totais (hemograma) e da bioquímica sérica estão entre os limites normais. A ecocardiografia revelou regurgitação mitral associada a espessamento fibroso da valva mitral. As cordoalhas tendíneas estão intactas. Há um pouco de dilatação (hipertrofia excêntrica) do ventrículo esquerdo, mas não do átrio esquerdo.

O espessamento e a insuficiência da valva mitral frequentemente se desenvolvem com a idade, e a regurgitação mitral está, provavelmente, limitando o desempenho ventricular esquerdo desta égua. A tendência resultante da ineficiência de bombeamento de sangue para a circulação sistêmica pode contribuir para a diminuição da perfusão das membranas mucosas no repouso, e para a intolerância ao exercício e a apatia observadas pelo dono. A cada contração sistólica, o ventrículo esquerdo está bombeando sangue, tanto anterogradamente, para a aorta, quanto retrogradamente, através da valva mitral regurgitante, para o átrio esquerdo. A hipertrofia e a dilatação leves do ventrículo esquerdo são, provavelmente, respostas adaptativas a esse aumento do trabalho de volume. Animais com regurgitações mitrais mais graves também apresentam dilatação atrial esquerda, associada a um prognóstico muito pior do que se não existisse dilatação ou se existisse apenas dilatação ventricular esquerda.

Tratamento

Nenhum tratamento médico é indicado nesse momento. Entretanto, o dono precisa reduzir o trabalho da égua. A égua deve realizar apenas uma atividade leve, não estressante. Um exame de acompanhamento deve ser realizado em 3 a 6 meses para se determinar a taxa de progressão da doença da valva mitral. Se for notada uma progressão importante nesse exame, a égua deve ser aposentada.

Questões de revisão

1. Durante um ciclo cardíaco normal, qual dos seguintes eventos ocorre logo após o primeiro som do coração ser ouvido?
   a. Início da contração atrial
   b. Abertura da valva mitral
   c. Início da despolarização atrial
   d. Início da ejeção ventricular
   e. Fechamento da valva aórtica
2. No ciclo cardíaco normal:
   a. A onda P no eletrocardiograma coincide com o início da ejeção ventricular
   b. O segundo som do coração coincide com o início do relaxamento isovolumétrico
   c. A pressão do ventrículo esquerdo atinge seu nível mais alto exatamente quando a valva aórtica se fecha
   d. A pressão aórtica atinge seu nível mais alto no início da sístole ventricular
   e. A valva mitral está aberta por toda a diástole ventricular rápida
3. Uma anormalidade que provoca uma diminuição sustentada da complacência ventricular esquerda é mais provável de resultar em aumento:
   a. Do volume de ejeção do ventrículo esquerdo
   b. Do volume e da pressão do átrio esquerdo
   c. Da pós-carga ventricular esquerda
   d. Do fluxo sanguíneo pulmonar
   e. Do volume diastólico final do ventrículo esquerdo
4. Qual das seguintes declarações de causa e efeito é verdadeira para um coração normal?
   a. A ativação simpática faz com que o volume sistólico final ventricular aumente
   b. Um aumento na pré-carga ventricular causa diminuição do volume diastólico final ventricular
   c. O ritmo cardíaco acelerado causa diminuição do volume sistólico
   d. Um aumento na contratilidade ventricular causa aumento da duração sistólica
   e. Um aumento na contratilidade ventricular causa diminuição do trabalho externo do coração
5. A Figura 21.11 mostra um gráfico das mudanças na pressão e no volume que ocorrem no ventrículo esquerdo durante um ciclo cardíaco normal. Qual das seguintes afirmações é verdadeira em relação a este gráfico?
   a. O ponto D marca o início do relaxamento isovolumétrico
   b. O ponto B marca o fechamento da valva aórtica
   c. O ponto C marca a abertura da valva mitral
   d. O ponto A marca o início da contração isovolumétrica
   e. O ponto D marca o começo da sístole ventricular
6. Começando no círculo aberto na Figura 21.12, qual ponto seria alcançado depois que a contratilidade diminuísse e a pré-carga aumentasse?
   a. Ponto A
   b. Ponto B
   c. Ponto C
   d. Ponto D
   e. Ponto E

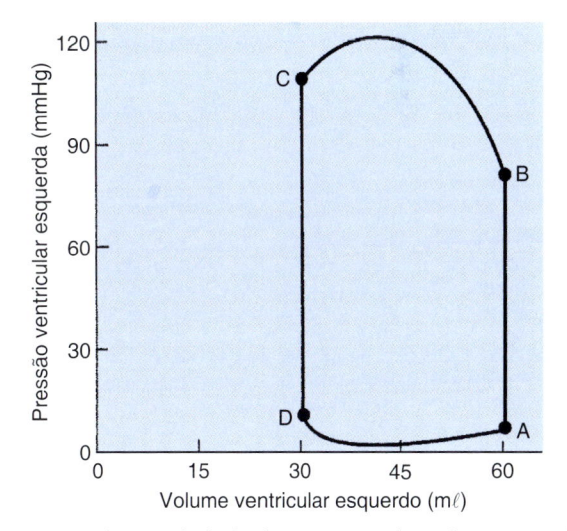

• **Figura 21.11** A curva fechada demonstra as alterações na pressão e no volume do ventrículo esquerdo que ocorrem durante um ciclo cardíaco. A Questão de revisão 2 é baseada neste gráfico. O primeiro passo para se entender a figura é determinar se a sequência normal de eventos acontece em sentido horário ou anti-horário, ao redor da curva. Para fazer esta distinção, lembre-se de que os ventrículos se enchem quando a pressão ventricular está baixa e se esvaziam quando a pressão ventricular está alta. Depois, identifique as fases do ciclo cardíaco que correspondem a cada traço da curva. Finalmente, determine o que acontece com as valvas mitral e aórtica em cada extremidade da curva. Dica: *A, B, C* e *D*, nesta figura, correspondem aos pontos marcados na Figura 21.1 (gráfico da *pressão ventricular*).

7. Você examina um Poodle de 7 anos e encontra evidências de um sopro sistólico (sem sopro diastólico), edema pulmonar (indicado por respiração e tosse rápidas e ruidosas), hipertrofia ventricular esquerda (sem hipertrofia ventricular direita) e intolerância ao exercício. A explicação mais provável para os sintomas é:

a. Insuficiência mitral

b. Estenose mitral

c. Regurgitação aórtica

d. Estenose pulmonar

e. Persistência do canal arterial

Bibliografia

Boron WF, Boulpaep EL. *Medical Physiology*. 3rd ed. Philadelphia: Elsevier; 2017.

Ettinger SJ, Feldman EC, Cote E. *Textbook of Veterinary Internal Medicine, Expert Consult*. 8th ed. St. Louis: Elsevier; 2017.

Hall JE. *Guyton and Hall Textbook of Medical Physiology*. 13th ed. Philadelphia: Elsevier; 2015.

Hinchcliff KW, Geor RJ. *Equine Exercise Physiology: The Science of Exercise in the Athletic Horse*. Edinburgh; New York: Saunders; 2008.

Katz AM. *Physiology of the Heart*. 5th ed. Baltimore: Lippincott, Williams & Wilkins; 2010.

Keene BW, Smith FWK, Tilley LP, Hansen B. *Rapid Interpretation of Heart and Lung Sounds: A Guide to Cardiac and Respiratory Auscultation in Dogs and Cats*. 3rd ed. St. Louis: Saunders; 2015.

Koeppen BM, Stanton BA. *Berne & Levy Physiology*. 7th ed. Philadelphia: Elsevier; 2018.

Marr C, Bowen M, eds. *Cardiology of the Horse*. 2nd ed. Philadelphia: Saunders; 2011.

Pappano AJ, Wier WG. *Cardiovascular Physiology*. 10th ed. Philadelphia: Mosby; 2013.

Smith FWK, Tilley LP, Oyama M, Sleeper MM. *Manual of Canine and Feline Cardiology*. 5th ed. St. Louis: Elsevier; 2016.

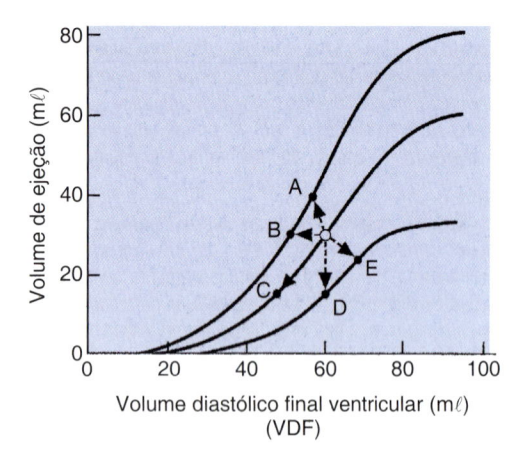

● **Figura 21.12** A Questão de revisão 6 é baseada neste gráfico de três curvas de função ventricular.

22

Circulações Sistêmica e Pulmonar

ROBERT B. STEPHENSON

PONTOS-CHAVE

1. A pressão sanguínea ou arterial representa uma energia potencial que propulsiona o sangue através da circulação.
2. A resistência vascular é definida como a pressão de perfusão dividida pelo fluxo.
3. A resistência líquida da circulação sistêmica é chamada de resistência periférica total.
4. A pressão arterial média é determinada pelo débito cardíaco e pela resistência periférica total.
5. O fluxo sanguíneo para cada órgão é determinado pela pressão de perfusão e pela resistência vascular do órgão.
6. A circulação pulmonar oferece muito menos resistência ao fluxo sanguíneo do que a circulação sistêmica.
7. As pressões arteriais são medidas em termos de níveis sistólico, diastólico e médio.
8. A pressão de pulso aumenta quando o volume ejetado aumenta, a frequência cardíaca diminui ou a complacência aórtica diminui.

A pressão sanguínea ou arterial representa uma energia potencial que propulsiona o sangue através da circulação

A *circulação sistêmica* tem a aorta como seu ponto de entrada e as veias cavas como seu ponto de saída. O restante da circulação (p. ex., coração direito, circuito pulmonar e coração esquerdo) é, por definição, a *circulação central*.

A Figura 22.1 mostra o perfil de pressão normal na circulação sistêmica. Essa figura retrata as pressões que seriam medidas se um instrumento de pressão miniatura fosse inserido nos vários vasos que o sangue encontra na sua passagem pela circulação sistêmica. Embora os dados sejam de um cão, as pressões sanguíneas são notavelmente consistentes entre uma grande variedade de espécies de mamíferos e tamanhos. A pressão sanguínea é mais alta na aorta (tipicamente, a pressão média da aorta é 98 mmHg) e mais baixa nas veias cavas (tipicamente, 3 mmHg). A diferença (95 mmHg) entre essas pressões constitui a força motriz para a circulação de sangue, por fluxo de massa, através da circulação sistêmica. Como discutido no Capítulo 18, tal diferença de pressão entre a entrada e a saída de um tubo (ou um sistema de tubos) é chamada de *diferença de pressão de perfusão* (ou apenas *pressão de perfus*ão).

A pressão sanguínea aórtica pode ser considerada como uma energia potencial disponível para mover o sangue. A diminuição na pressão nos segmentos sequenciais do circuito sistêmico representa a quantidade dessa energia potencial que é "consumida" para levar o sangue através de cada segmento. A energia de pressão é consumida por meio da *fricção*, que é gerada conforme as moléculas e células do sangue se friccionam uma contra a outra e contra as paredes dos vasos sanguíneos. A energia consumida pela fricção é, na verdade, convertida em calor, apesar de o aumento de temperatura do sangue e dos vasos sanguíneos, como resultado da fricção, ser muito pequeno.

A quantidade de energia da pressão sanguínea consumida em cada um dos segmentos sequenciais da circulação sistêmica depende do grau de fricção ou da resistência que o sangue encontra. A aorta e as grandes artérias oferecem muito pouca resistência ao fluxo sanguíneo (muito pouca fricção), então, a pressão sanguínea diminui apenas um pouco nesses vasos (de 98 para cerca de 95 mmHg). O maior decréscimo de pressão (a maior perda de energia de pressão através da fricção) ocorre quando o sangue flui pelas arteríolas; o que significa que a resistência ao fluxo sanguíneo é maior nas arteríolas do que em qualquer outro segmento da circulação sistêmica. Os capilares e as vênulas oferecem uma resistência substancial ao fluxo sanguíneo, mas a resistência (e, portanto, a diminuição da pressão) não é tão grande nesses vasos quanto nas arteríolas. As grandes veias e as veias cavas são vasos de baixa resistência, então, pouca energia de pressão é dispensada para direcionar o fluxo sanguíneo através desses vasos.

O bombeamento de sangue pelo coração mantém a diferença de pressão entre a aorta e as veias cavas. Se o coração parar, o sangue continua a fluir, por alguns momentos, da aorta em direção às veias cavas. À medida que esse sangue deixa a aorta, as paredes aórticas tornam-se menos distendidas, e a pressão sanguínea dentro da aorta diminui. Como o sangue extra se acumula nas veias cavas, ela se torna mais distendida do que antes, e a pressão sanguínea dentro das veias cavas aumenta. Logo, não existe mais diferença de pressão entre a aorta e as veias cavas. O fluxo sanguíneo na circulação sistêmica cessa, e a pressão em todos os pontos da circulação sistêmica é a mesma. Essa pressão, em tal circulação estática, é chamada de *pressão média de enchimento circulatório*; o valor normal é de aproximadamente 7 mmHg. A pressão média de enchimento circulatório é acima de zero (p. ex., acima da pressão atmosférica), porque existe um "preenchimento" da circulação; o que significa que, mesmo que o coração pare, o sangue ainda distende os vasos que o contêm. As paredes dos vasos, sendo elásticas, recuam em resposta a essa distensão, e isso conta para a persistência da pressão na circulação, mesmo se o coração parar. Se uma transfusão de sangue for administrada a um animal com o coração parado, os vasos irão tornar-se mais distendidos, e a pressão média de enchimento circulatório subirá acima de 7 mmHg. Contrariamente, se o sangue for removido de um animal com o coração parado, a pressão, em todos os lugares, cairá abaixo de 7 mmHg.

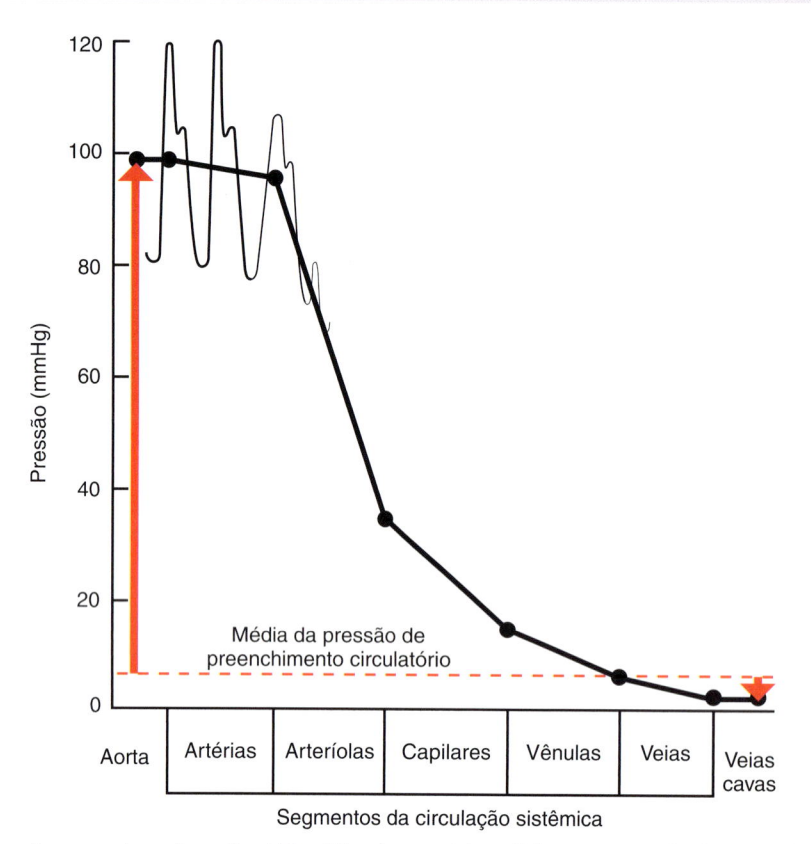

• **Figura 22.1** Gráfico das pressões sanguíneas (pressões hidrostáticas) que existem, tipicamente, na circulação sistêmica de um cão em repouso (*pontos pretos* e *linha preta contínua*). A pressão sanguínea na aorta e nas artérias é pulsátil, aumentando a cada ejeção cardíaca e diminuindo entre as ejeções; a pulsação desaparece no momento em que o sangue atinge as arteríolas (*linha preta desvanecendo*). Os pontos traçados indicam os valores médios daquelas pressões pulsáteis. A pressão média de enchimento circulatório (*linha vermelha tracejada*) é a pressão que persistiria através da circulação sistêmica se o coração parasse. As *setas vermelhas* mostram o contraste das direções e da magnitude das alterações de pressão que ocorreriam na aorta e nas veias cavas se um coração parado fosse reiniciado e o débito cardíaco retornasse ao normal.

Considere o que acontece se o coração é reiniciado, em um animal, após a equalização da pressão, em todos os locais, a 7 mmHg. Com cada batimento cardíaco, o coração leva o volume sistólico de sangue para fora da veia cava e transfere esse volume de sangue (através da circulação pulmonar) para a aorta. O volume de sangue nas veias cavas diminui, e elas se tornam, então, menos distendidas, e sua pressão cai abaixo de 7 mmHg. O volume de sangue na aorta aumenta, de modo que ela se torna mais distendida, e a pressão aórtica sobe acima de 7 mmHg. Conforme ilustrado na Figura 22.1, a pressão nas veias cavas cai cerca de 4 mmHg (de 7 para 3 mmHg), e a pressão aórtica aumenta cerca de 91 mmHg (de 7 para 98 mmHg). É importante entender por que a pressão abaixa apenas um pouco nas veias cavas mas aumenta muito na aorta, embora o volume de sangue adicionado à aorta a cada batimento cardíaco seja o mesmo que o volume de sangue removido das veias cavas. O motivo é que as veias são muito mais complacentes (distensíveis) do que as artérias; pode-se adicionar ou remover sangue das veias sem mudar muito a pressão venosa, enquanto adicionar ou remover sangue de artérias causa grandes alterações na pressão arterial.

Um vaso complacente distende-se prontamente quando volume ou pressão são adicionados. Ele cede à pressão. Como já apresentado no Capítulo 21, *complacência* é definida como a alteração de volume dentro de um vaso ou de uma câmara dividida pela alteração associada na pressão de distensão (transmural), como se segue:

$$\text{Complacência} = \frac{\Delta \text{Volume}}{\Delta \text{Pressão transmural}}$$

A complacência corresponde à curva de um gráfico volume-*versus*-pressão. Como ilustrado na Figura 22.2, as veias são cerca de 20 vezes

mais complacentes do que as artérias (na variação de pressões normalmente encontradas na circulação). Desse modo, as veias aceitam ou perdem um grande volume de sangue sem incorrer em grande alteração de pressão. Por exemplo, as veias expandem-se ou contraem-se prontamente para acomodar as alterações no volume sanguíneo que ocorrem com o aporte (p. ex., ingestão) ou perda (p. ex., suor) de líquidos. As veias, então, funcionam como os principais *reservatórios de volume* sanguíneo do corpo. Em contraste, as artérias funcionam como *reservatórios de pressão*, provendo um local de estoque temporário para a onda de energia de pressão criada com cada ejeção cardíaca. As artérias são vasos rígidos, com pouca complacência. As artérias podem aceitar um grande aumento na pressão durante a ejeção cardíaca e, então, sustentar a pressão alta o suficiente entre as ejeções cardíacas para fornecer um fluxo sanguíneo contínuo através da circulação sistêmica.

A resistência vascular é definida como a pressão de perfusão dividida pelo fluxo

A experiência diária nos diz que é mais fácil forçar um líquido através de um tubo grande do que através de um tubo pequeno. Por exemplo, é mais fácil beber um *milk-shake* com um canudo de diâmetro grande do que com um de diâmetro pequeno. Para uma dada força de direção (diferença de pressão de perfusão), o fluxo é mais alto em um tubo maior porque ele oferece menos resistência ao fluxo (menos atrito) do que o tubo pequeno. A definição precisa da resistência é:

$$\text{Resistência} = \frac{\Delta \text{Pressão}}{\text{Fluxo}}$$

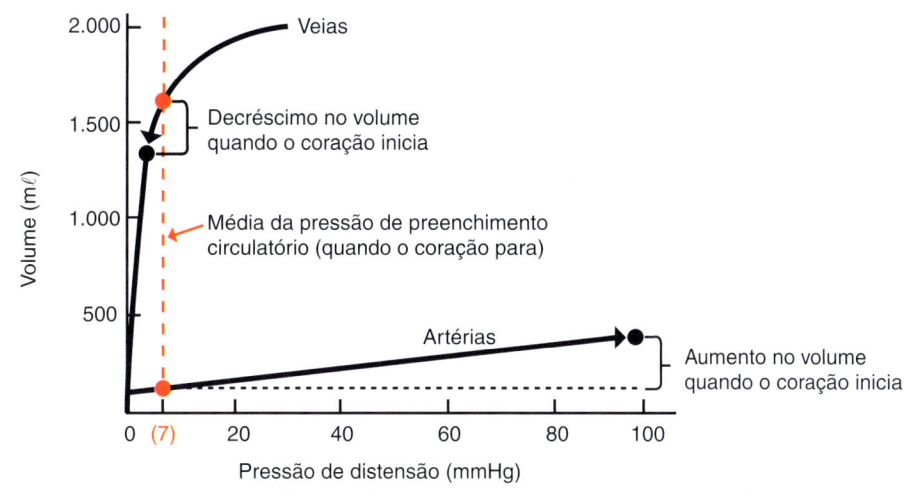

• **Figura 22.2** Relações contrastantes entre volume (de sangue) e pressão de distensão para veias e artérias. As veias são mais complacentes do que as artérias, então elas armazenam maior volume de sangue para uma dada pressão de distensão. Este conceito é ilustrado para uma pressão de distensão de 7 mmHg (*linha vermelha tracejada vertical*), que é um valor normal para a pressão média de enchimento circulatório (a pressão que existiria em todo lugar na circulação se o coração parasse, como mostra a Figura 22.1). Com a parada do coração, as veias contêm cerca de 1.600 mℓ de sangue, e as artérias, apenas 125 mℓ (*círculos vermelhos*). Se o coração for reiniciado, seu bombeamento transferirá algum volume de sangue das veias para as artérias; assim, o volume venoso e a pressão de distensão diminuem, e o volume arterial e a pressão de distensão aumentam (*círculos pretos*). Como as veias são muito mais complacentes do que as artérias, a redução na pressão venosa é muito pequena (cai de 7 para 3 mmHg), enquanto a elevação na pressão arterial é muito maior (aumenta de 7 para 98 mmHg).

em que ΔPressão é a *diferença de pressão de perfusão*, ou, simplesmente, *pressão de perfusão* (p. ex., a pressão no interior do tubo menos a pressão no seu exterior).

A Figura 22.3 apresenta esses conceitos nas formas gráfica e ilustrada. As linhas tracejadas nessa figura indicam que uma pressão de perfusão de 60 mmHg causa um fluxo de 1.600 mililitros por minuto (mℓ/min) através do tubo grande. Então, a resistência do tubo grande é de 37,5 mmHg/ℓ/min. A mesma pressão de perfusão (60 mmHg) causa um fluxo de apenas 100 mℓ/min através do tubo pequeno. A resistência do tubo pequeno é, portanto, 600 mmHg/ℓ/min. A resistência do tubo pequeno é 16 vezes maior do que a resistência do tubo grande.

No final dos anos 1800, o físico e clínico francês J.L.M. Poiseuille demonstrou o efeito dominante do raio sobre a resistência de um tubo. Ele mostrou o seguinte:

$$\text{Resistência do tubo} \cong \frac{8\eta l}{\pi r^4},$$

em que *l* é o comprimento do tubo, *r* é o raio, η é a viscosidade do líquido fluindo através do tubo, e π tem o seu significado usual.

Esta equação (*lei de Poiseuille*) mostra que a resistência de um tubo varia inversamente com a quarta potência do raio, então, dobrando-se o raio (*r*) do tubo, diminui-se a sua resistência por um fator de 16 (2⁴). Isso explica por que usar um canudo de diâmetro maior faz com que seja muito mais fácil beber um *milk-shake*. A resistência é também influenciada pelo comprimento (*l*) do tubo; é mais difícil forçar o líquido através de um tubo longo do que através de um tubo curto com o mesmo raio. O determinante final da resistência é a viscosidade (η) do líquido. Quanto maior a viscosidade do líquido, maior a resistência ao seu fluxo através de um tubo. Por exemplo, mel é mais viscoso do que a água, então um tubo oferece maior resistência ao fluxo do mel do que ao fluxo da água.

Como já foi descrito em relação à Figura 22.1, as artérias são os segmentos da circulação em que ocorrem os maiores decréscimos na pressão sanguínea (maiores perdas de energia de pressão durante fricção). Isto é, as arteríolas são o segmento da circulação sistêmica com a maior resistência ao fluxo sanguíneo.

Pode parecer paradoxal que as arteríolas sejam o local de maior resistência, quando os capilares são vasos menores. Afinal, a lei de Poiseuille e a Figura 22.3 enfatizam que um tubo menor tem uma resistência muito maior do que um tubo maior. A solução para esse paradoxo é apresentada na Figura 22.4. É verdade que cada capilar tem um raio menor e, portanto, maior resistência do que cada arteríola. Entretanto, cada arteríola no corpo distribui sangue para uma rede de muitos capilares, e a *resistência líquida* de todos aqueles capilares é menor do que a resistência da única arteríola que leva sangue a eles. É somente porque cada arteríola leva sangue para tantos capilares que a resistência líquida dos capilares é menor do que a resistência da arteríola.

As arteríolas constituem-se no local não apenas de maior resistência na circulação, mas também de ajuste de resistência. A variação na resistência arteriolar é o fator de maior importância que determina quanto sangue flui através de cada órgão no corpo; um aumento na resistência arteriolar em um órgão diminui o fluxo sanguíneo através daquele órgão, e vice-versa. As arteríolas mudam sua resistência, momento a momento, modificando o seu raio (o comprimento de uma arteríola não se altera, pelo menos não a curto prazo). As paredes das arteríolas são relativamente espessas e musculares. A contração do músculo liso arteriolar diminui o raio das arteríolas, e essa *vasoconstrição* aumenta substancialmente a resistência ao fluxo sanguíneo. O relaxamento do músculo liso permite o aumento do raio do vaso, e essa *vasodilatação* reduz, substancialmente, a resistência ao fluxo sanguíneo.

Na Figura 22.5 é ilustrado um exemplo de que uma pequena alteração no raio das arteríolas, em um órgão (o encéfalo nesse caso), causa uma grande alteração na resistência e, portanto, no fluxo sanguíneo. Neste exemplo, a pressão arterial é 93 mmHg, e a pressão venosa é 3 mmHg; então, a pressão de perfusão é 90 mmHg. O fluxo sanguíneo encefálico é, inicialmente, 90 mℓ/min. Com base na definição matemática de resistência, a resistência dos vasos sanguíneos do encéfalo é 1 mmHg/mℓ/min. A maior parte desta resistência vem das arteríolas encefálicas. A seguir, considere a consequência de uma discreta vasodilatação, tal que o raio das arteríolas aumente em 19% (p. ex., de um raio de 1,00 para um raio de 1,19). Recorde a lei de Poiseuille, que

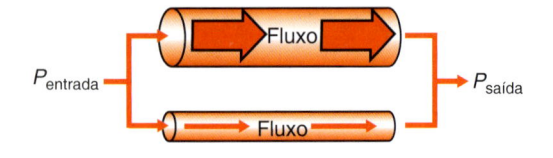

$$\Delta\,Pressão = (P_{entrada} - P_{saída})$$

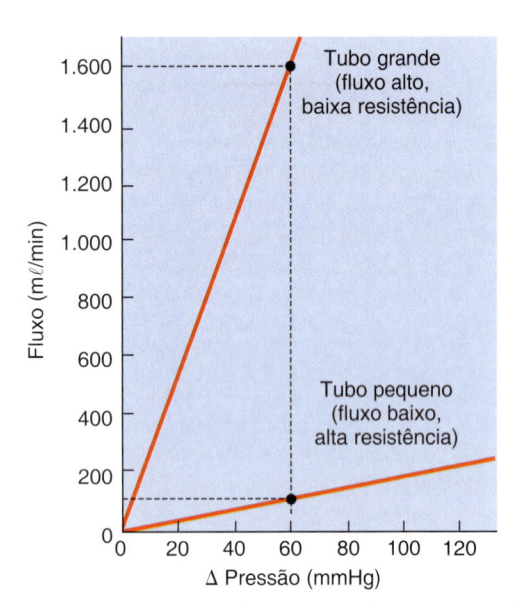

● **Figura 22.3** Relação entre fluxo de líquido e pressão de perfusão (ΔPressão) para dois tubos. A pressão de perfusão é a pressão na entrada ($P_{entrada}$) do tubo, menos a pressão na saída ($P_{saída}$). Neste exemplo, o tubo maior tem duas vezes o raio do tubo menor. Para uma dada pressão de perfusão, o fluxo através do tubo maior é 16 vezes mais elevado que o fluxo através do tubo menor. Isto é, a resistência do tubo maior é 1/16 da resistência do tubo menor.

diz que a resistência varia inversamente à quarta potência do raio. Como $1,19^4$ é igual a 2,00, um aumento de 19% no raio corta a resistência pela metade. Diminuindo-se a resistência encefálica pela metade (para 0,5 mmHg/mℓ/min), o fluxo sanguíneo encefálico seria dobrado (para 180 mℓ/min).

A resistência líquida da circulação sistêmica é chamada de resistência periférica total

A resistência é sempre definida como a diferença de pressão (pressão de perfusão) dividida pelo fluxo. Em um cálculo da resistência da circulação sistêmica, a pressão de perfusão é a pressão na aorta menos a pressão nas veias cavas. O fluxo é a quantidade total de sangue que flui através do circuito sistêmico, que é igual ao débito cardíaco:

$$RPT = \frac{(Pressão\,aórtica\,média - Pressão\,média\,na\,veia\,cava)}{Débito\,cardíaco}$$

Um sinônimo para resistência vascular sistêmica é a *resistência periférica total* (RPT).

Para um cão típico, em repouso, a pressão aórtica média é de 98 mmHg, a pressão média da veia cava é de 3 mmHg, e o débito cardíaco é de 2,5 ℓ/min. Sob essas condições, a RPT é 38 mmHg/ℓ/min, o que significa que é necessária uma pressão de direção de 38 mmHg para forçar 1 ℓ/min de sangue através do circuito sistêmico.

Como a pressão nas veias cavas é, geralmente, próxima de zero, ela é, algumas vezes, ignorada no cálculo da RPT. A equação

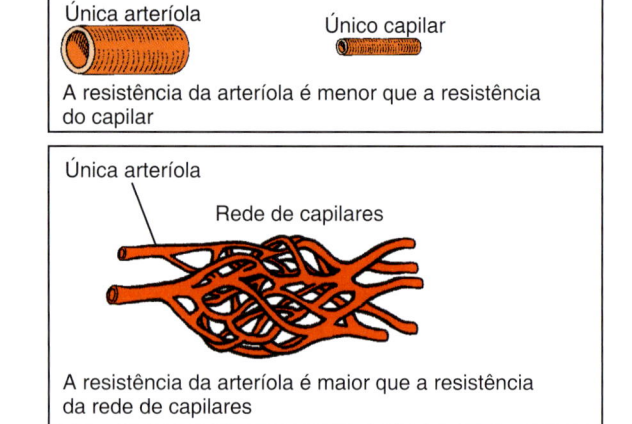

● **Figura 22.4** A resistência de uma única arteríola é menor do que a resistência de um único capilar, porque as arteríolas são maiores em diâmetro. Entretanto, cada arteríola leva sangue a uma rede inteira de capilares, e a resistência de uma arteríola é maior do que a resistência da rede de capilares que ela supre com sangue.

resultante simplificada determina que a RPT é, aproximadamente, igual à pressão média aórtica dividida pelo débito cardíaco. Em geral, essa equação é rearranjada para formar a afirmação de que a pressão sanguínea aórtica média (Pa) é aproximadamente igual ao débito cardíaco (DC) multiplicado pela RPT:

$$Pa \cong CO \times RPT$$

Esta equação expressa um dos conceitos centrais em fisiologia cardiovascular, ou seja, a pressão arterial média aórtica é determinada tão somente por dois fatores. Então, se a pressão aórtica está aumentada, deve ser porque o débito cardíaco aumentou, porque a RPT aumentou, ou ambos aumentaram. Não existem outras possibilidades.

A pressão arterial média é determinada pelo débito cardíaco e pela resistência periférica total

Três exemplos ilustram a aplicação do conceito de que a pressão sanguínea aórtica média é determinada pelo débito cardíaco e pela RPT. Primeiro, na forma mais comum de hipertensão essencial humana, o débito cardíaco é normal. A pressão sanguínea está elevada por causa das arteríolas excessivamente constritas, o que aumenta a RPT acima do normal. O que ainda não está claro sobre hipertensão essencial humana é o porquê de as arteríolas serem constritivas. A pressão sanguínea alta é um grave problema de saúde na medicina humana, porque os pacientes com hipertensão não controlada desenvolvem hipertrofia cardíaca e ficam sob grande risco de arritmias cardíacas, infarto do miocárdio, insuficiência renal e acidente vascular cerebral. Hipertensão de ocorrência espontânea é rara nas espécies veterinárias, porém foram desenvolvidas várias técnicas para induzir hipertensão em animais de laboratório para propósitos de pesquisa.

Hemorragia grave ou desidratação são outras condições nas quais a pressão arterial torna-se anormal, e elas apresentam muitos contrastes distintos em relação à hipertensão crônica. Hemorragia e desidratação são, comumente, encontradas em medicina veterinária. E, também, a pressão arterial é reduzida nessas condições, e não aumentada. A causa da diminuição da pressão é a diminuição no débito cardíaco. A hemorragia ou a desidratação, caracteristicamente, reduzem a pré-carga cardíaca, o que reduz o volume ejetado.

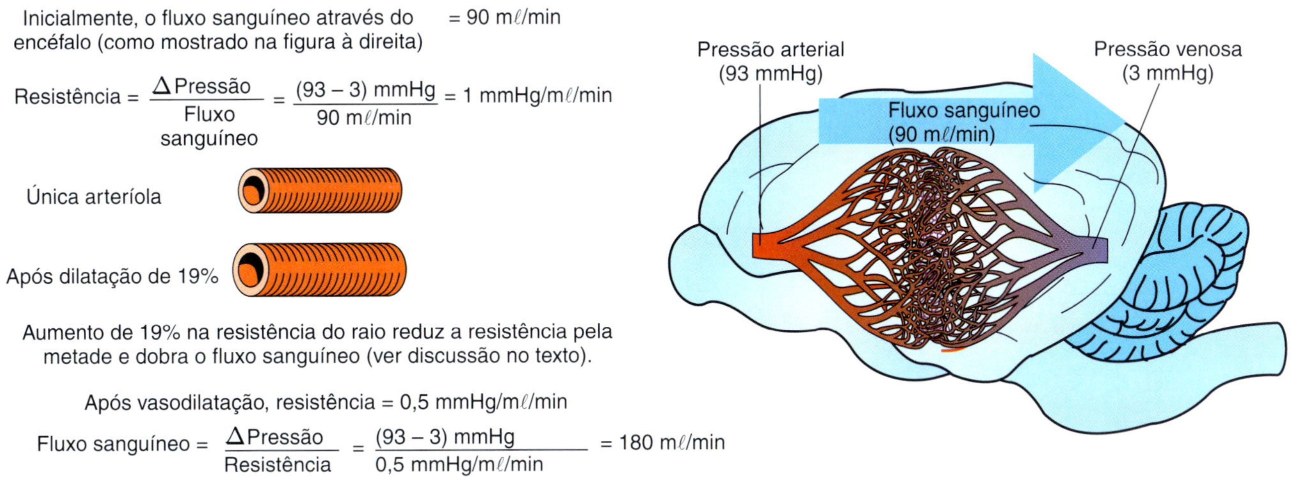

Inicialmente, o fluxo sanguíneo através do encéfalo (como mostrado na figura à direita) $= 90\ m\ell/min$

$$\text{Resistência} = \frac{\Delta\text{Pressão}}{\text{Fluxo sanguíneo}} = \frac{(93 - 3)\ mmHg}{90\ m\ell/min} = 1\ mmHg/m\ell/min$$

Única arteríola

Após dilatação de 19%

Aumento de 19% na resistência do raio reduz a resistência pela metade e dobra o fluxo sanguíneo (ver discussão no texto).

Após vasodilatação, resistência = $0,5\ mmHg/m\ell/min$

$$\text{Fluxo sanguíneo} = \frac{\Delta\text{Pressão}}{\text{Resistência}} = \frac{(93 - 3)\ mmHg}{0,5\ mmHg/m\ell/min} = 180\ m\ell/min$$

Pressão arterial (93 mmHg)

Pressão venosa (3 mmHg)

Fluxo sanguíneo (90 mℓ/min)

● **Figura 22.5** Exemplo ilustrativo de que uma pequena dilatação arteriolar (vasodilatação) aumentaria, substancialmente, o fluxo sanguíneo para um órgão (o encéfalo, nesse caso).

A RPT é, na verdade, aumentada acima do normal, porque o corpo faz a constrição das arteríolas dos rins, circulação esplâncnica e músculo esquelético em repouso. A vasoconstrição desses órgãos minimiza a queda da pressão arterial e direciona o débito cardíaco disponível para os órgãos mais críticos à sobrevivência momento a momento, o que inclui encéfalo, músculo esquelético em exercício e coração (p. ex., circulação coronária).

A resposta ao exercício físico intenso fornece uma terceira aplicação do conceito de que a pressão sanguínea aórtica média é determinada pelo débito cardíaco e pela RPT. Como na hemorragia, o exercício faz com que o débito cardíaco e a RPT se alterem em direções opostas. No exercício, entretanto, o débito cardíaco encontra-se elevado, e a RPT, diminuída. A RPT diminui porque as arteríolas da musculatura esquelética que está trabalhando dilatam-se, o que aumenta o fluxo sanguíneo no músculo. Durante o exercício intenso, a RPT diminui cerca de 1/4 do valor de repouso. O débito cardíaco aumenta cerca de quatro vezes. O resultado é que a pressão aórtica quase não é alterada. A Figura 22.6 demonstra os ajustes cardiovasculares no exercício intenso.

O fluxo sanguíneo para cada órgão é determinado pela pressão de perfusão e pela resistência vascular do órgão

Se a equação que define a resistência for resolvida para o fluxo, o resultado será:

$$\text{Fluxo} = \frac{\Delta\text{Pressão}}{\text{Resistência}}$$

Conforme é aplicada ao fluxo sanguíneo através de qualquer órgão, essa equação indica que o fluxo sanguíneo é determinado pela pressão de perfusão (pressão arterial menos pressão venosa) e pela resistência dos vasos sanguíneos do órgão. Não existem outros fatores. Todos os órgãos da circulação sistêmica recebem o fluxo sanguíneo arterial através de ramos da aorta, assim todos estão expostos essencialmente à mesma pressão arterial. Da mesma forma, o sangue venoso de todos os órgãos de circulação sistêmica é recolhido para as veias cavas, assim, em circunstâncias usuais, a pressão venosa média é a mesma para todos os órgãos. Como todos os órgãos sistêmicos são expostos a aproximadamente a mesma pressão de perfusão, as diferenças no fluxo sanguíneo

para os diversos órgãos resultam unicamente de suas diferentes resistências vasculares. Como já foi explicado, a resistência vascular de um órgão é determinada, primariamente, pelo diâmetro das suas arteríolas. Então, a vasodilatação e a vasoconstrição arteriolares são os mecanismos primários que aumentam ou diminuem o fluxo sanguíneo de um órgão, em relação a outro.

A Figura 22.6 ilustra como as mudanças na resistência vascular de vários órgãos alteram a distribuição do débito cardíaco entre os órgãos. Em um típico cão em repouso, as resistências arteriolares são semelhantes nos leitos esplâncnicos, renais e vasculares esqueléticos. Portanto, cada um desses leitos recebe aproximadamente o mesmo fluxo sanguíneo (indicados na Figura 22.6 pelas setas de igual largura). Durante o exercício, as arteríolas do músculo esquelético dilatam muito, quase dobrando em diâmetro, o que diminui a resistência ao fluxo sanguíneo em um fator de quase 16. Assim, o fluxo sanguíneo do músculo esquelético aumenta quase 16 vezes (de 0,5 para 7,8 ℓ/min). Também, durante o exercício, as arteríolas coronárias dilatam-se e o fluxo sanguíneo coronariano aumenta dramaticamente. As arteríolas do encéfalo mantêm seu diâmetro, então o fluxo sanguíneo encefálico permanece ina0-lterado. Inversamente, as arteríolas das circulações esplâncnica e renal contraem-se levemente durante o exercício, o que causa aumento nas resistências esplâncnica e renal em 20%. Portanto, os fluxos sanguíneos esplâncnico e renal diminuem em 20% (de 0,5 para 0,4 ℓ/min cada).

Essa discussão sobre fluxo sanguíneo durante o exercício descreve as respostas de um cão normal com um coração saudável. Tal cão pode aumentar, prontamente, seu débito cardíaco o suficiente para suprir as necessidades aumentadas de fluxo sanguíneo dos músculos esquelético e cardíaco. Como consequência, a pressão arterial (e, portanto, a pressão de perfusão) é muito semelhante durante o repouso e o exercício. Em contraste, um cão com insuficiência cardíaca não pode aumentar seu débito cardíaco muito acima do seu nível de repouso. Portanto, a pressão arterial (e a pressão de perfusão) diminuem durante o exercício, e nenhum dos órgãos recebe o fluxo sanguíneo de que necessita. É por isso que animais com insuficiência cardíaca demonstram fraqueza, fadiga e intolerância ao exercício. (Complicações adicionais de insuficiência cardíaca são discutidas no Capítulo 26.) O ponto agora é que a equação que relaciona fluxo sanguíneo, pressão de perfusão e resistência vascular é fundamental e inevitável; essa relação é profundamente importante para o entendimento de função e disfunção cardiovasculares.

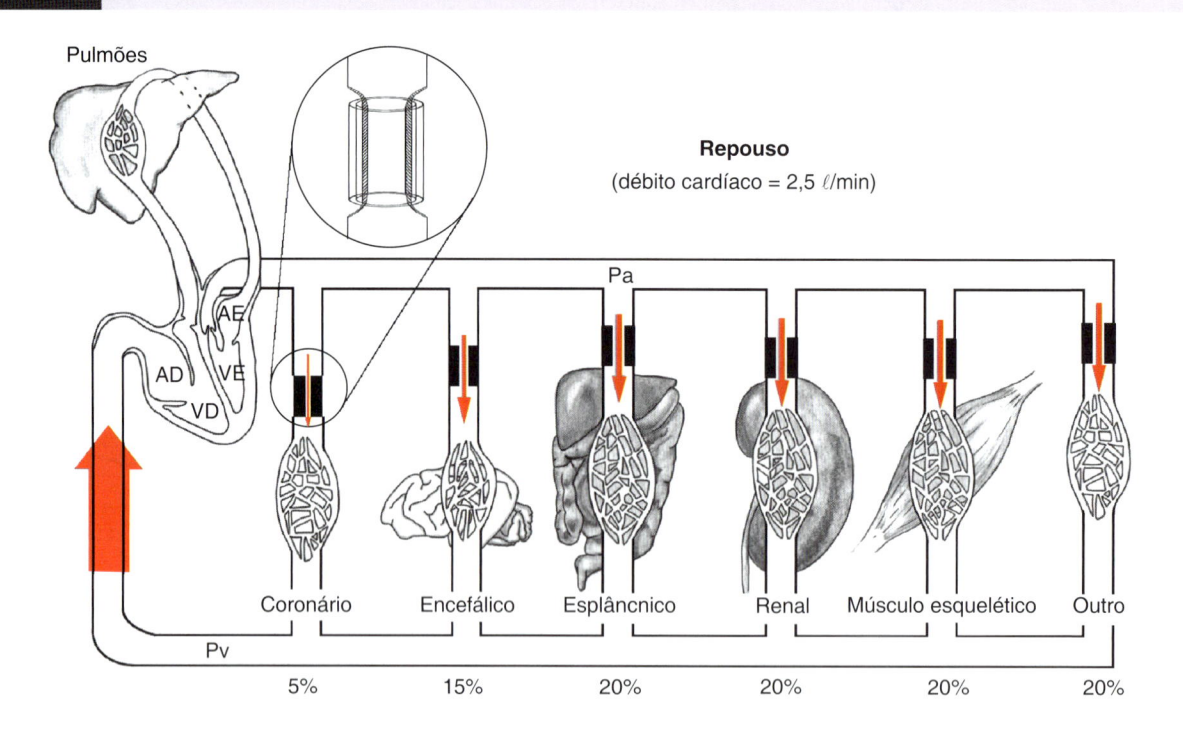

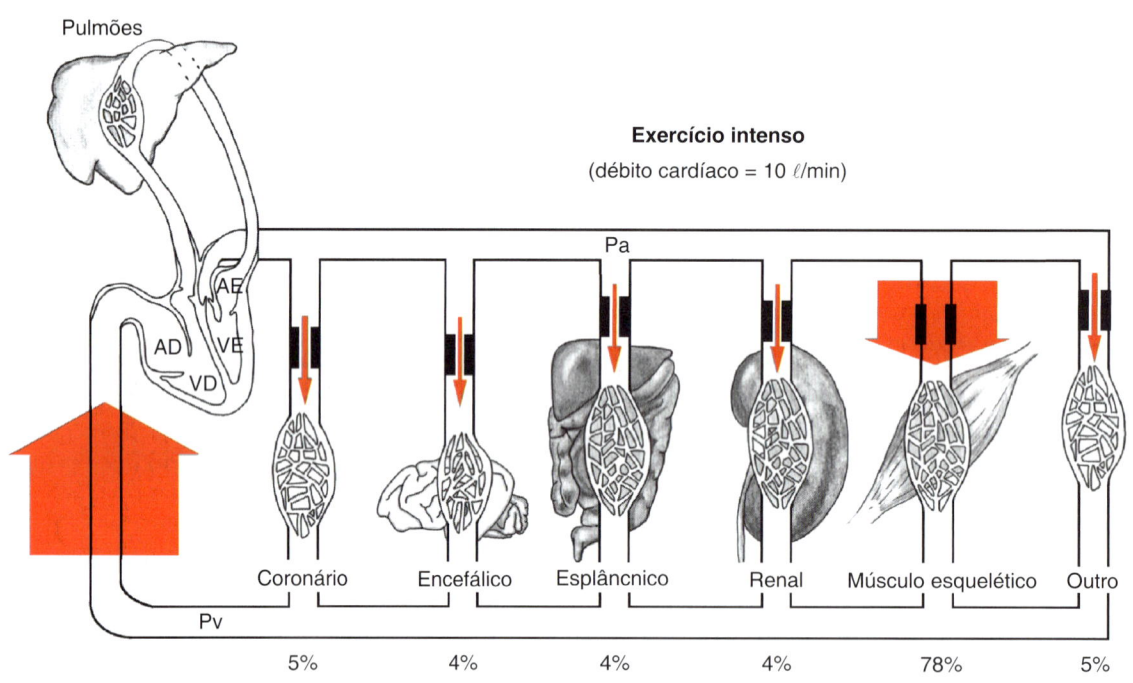

● **Figura 22.6** Débito cardíaco e sua distribuição comparada durante o repouso (*em cima*) e exercício intenso (*embaixo*) em um típico cão de grande porte. A largura das *setas vermelhas* denota a quantidade de fluxo sanguíneo. O fluxo sanguíneo para o lado direito do coração (o qual é igual ao débito cardíaco) é representado pelas *setas bem largas*, à esquerda. O débito cardíaco aumenta 4 vezes durante o exercício (de 2,5 ℓ/min para 10,0 ℓ/min). O débito cardíaco inteiro passa através do pulmão e, depois, é bombeado pelo ventrículo esquerdo (*VE*) para a circulação arterial sistêmica (*tubo horizontal de cima*). As artérias sistêmicas levam sangue para cada um dos leitos vasculares sistêmicos, que são agrupados aqui em *coronário*, *encefálico*, *esplâncnico*, *renal*, *músculo esquelético* e *outros*. Em cada órgão sistêmico, o sangue precisa passar através das suas arteríolas de alta resistência (*barras grossas pretas*) antes de alcançar os capilares. As arteríolas agem como manguitos ajustáveis ou constritores (ver visão ampliada, *em cima*). A proporção do débito cardíaco normal que passa por cada órgão está indicada pela porcentagem embaixo. Como cada órgão está exposto às mesmas pressão arterial (*Pa*) e pressão venosa (*Pv*), a proporção do débito cardíaco que cada órgão recebe é determinada pela sua resistência. A resistência é determinada, primariamente, pelo diâmetro arteriolar, que está indicado pelo tamanho da abertura entre as barras grossas pretas. Durante o exercício intenso, as arteríolas do músculo esquelético dilatam-se o suficiente para que o fluxo sanguíneo aos músculos em exercício possa aumentar em 16 vezes (de 0,5 ℓ/min em repouso para 7,8 ℓ/min neste exemplo). As arteríolas coronárias também se dilatam, e o fluxo sanguíneo coronário aumenta cerca de quatro vezes, o que suporta a demanda de oxigênio aumentada do músculo cardíaco. A vasoconstrição causa uma pequena diminuição no fluxo sanguíneo das circulações esplâncnica e renal. O fluxo sanguíneo para o encéfalo é basicamente inalterado, embora a porcentagem de débito cardíaco total recebido pelo encéfalo diminua. *VD*, Ventrículo direito; *AE*, átrio esquerdo; *AD*, átrio direito.

A circulação pulmonar oferece muito menos resistência ao fluxo sanguíneo do que a circulação sistêmica

Assim como qualquer outra resistência, a resistência pulmonar é calculada como a diferença de pressão (pressão de perfusão) dividida por um fluxo. A pressão de perfusão que força o sangue através do circuito pulmonar é a pressão da artéria pulmonar menos a pressão das veias pulmonares. O fluxo que atravessa o circuito pulmonar é igual ao débito cardíaco. Portanto:

$$\text{Resistência vascular pulmonar} = \frac{\text{(Pressão arterial pulmonar média} - \text{Pressão venosa pulmonar média)}}{\text{Débito cardíaco}}$$

Para um cão típico em repouso, a pressão arterial pulmonar média é de 13 mmHg, a pressão venosa pulmonar média é de 5 mmHg, e o débito cardíaco é de 2,5 ℓ/min. Então, a resistência pulmonar é de 3,2 mmHg/ℓ/min. Deve-se observar que isso é apenas 1/12 da resistência na circulação sistêmica. Como a maior parte da resistência sistêmica está nas arteríolas, é válido concluir que a arteríola pulmonar oferece uma resistência substancialmente menor do que para as arteríolas sistêmicas.

O débito cardíaco total passa através do pulmão, então um aumento de 4 vezes no débito cardíaco, durante o exercício, também necessita de um aumento de quatro vezes no fluxo sanguíneo pulmonar. Por causa da complacência dos vasos sanguíneos pulmonares, eles se distendem prontamente para aceitar o aumento do fluxo sanguíneo. Como até mesmo um pequeno aumento no raio dos vasos causa um grande aumento na resistência (de acordo com a lei de Poiseuille, mencionada anteriormente), a resistência dos vasos sanguíneos pulmonares cai imensamente durante o exercício. A resistência pulmonar diminuída durante o exercício é vantajosa, porque permite que o fluxo sanguíneo pulmonar aumente muito, sem necessitar de um grande aumento na pressão arterial pulmonar.

Os Capítulos 46 e 47 apresentam detalhes adicionais sobre as características do fluxo sanguíneo pulmonar, incluindo a explicação dos mecanismos que ajustam a resistência vascular em várias regiões dos pulmões, de modo que a quantidade de sangue que flui através de cada uma das regiões dos pulmões é apropriadamente correspondente à quantidade de ar fresco levado para o alvéolo nessa região (*correspondência ventilação-perfusão*).

As pressões arteriais são medidas em termos de níveis sistólico, diastólico e médio

A pressão sanguínea dentro da aorta não é constante, mas sim *pulsátil*, como é mostrado nas Figuras 21.1 e 22.7. A pressão arterial pulmonar também é pulsátil. Com cada ejeção cardíaca, aorta e artéria pulmonar tornam-se distendidas com sangue, o que causa um aumento na pressão dentro desses vasos até valores de pico, chamados de *pressões sistólicas arteriais*. Entre as ejeções cardíacas (p. ex., durante a diástole ventricular), o sangue continua a fluir para fora da aorta e artéria pulmonar e para as circulações sistêmica e pulmonar, respectivamente. À medida que o volume de sangue remanescente nessas grandes artérias diminui, as artérias tornam-se menos distendidas, então a pressão arterial diminui. A pressão continua a cair até que a próxima ejeção cardíaca se inicie. A pressão mínima alcançada antes de cada nova ejeção é chamada de *pressão diastólica arterial*. A Figura 22.7 ilustra valores típicos para as pressões sistólica e diastólica.

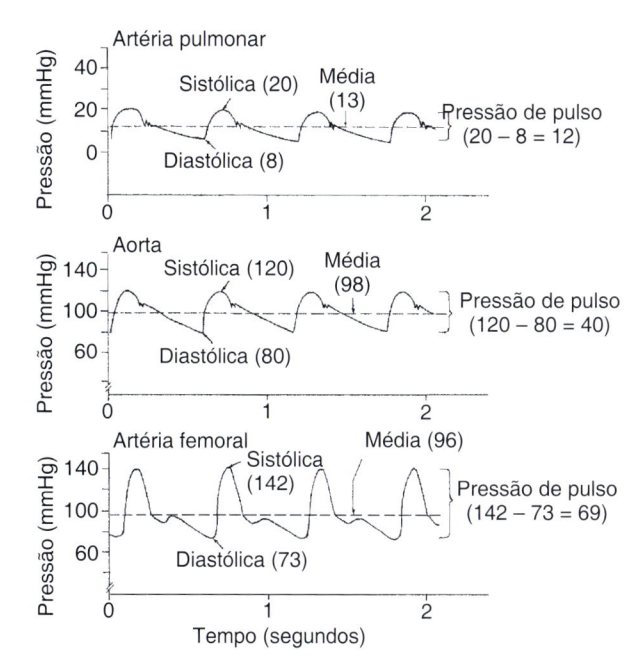

● **Figura 22.7** A pressão sanguínea nas grandes artérias é pulsátil. Os padrões de pressão típicos na artéria pulmonar, aorta e artéria femoral do cão são mostrados.

A amplitude das pulsações de pressão em uma artéria é chamada de *pressão de pulso*, especificamente:

$$\text{Pressão de pulso aórtica} = \text{(Pressão sistólica aórtica} - \text{Pressão diastólica aórtica)}$$

e

$$\text{Pressão de pulso da artéria pulmonar} = \text{(Pressão sistólica da artéria pulmonar} - \text{Pressão diastólica da artéria pulmonar)}$$

Os valores típicos para a pressão de pulso são apresentados na Figura 22.7. Deve-se notar o quanto as pressões sistólica, diastólica e de pulso são mais baixas na artéria pulmonar do que na aorta. Essas diferenças ilustram por que a circulação pulmonar é chamada de *circulação de baixa pressão, lado de baixa resistência da circulação*, enquanto a circulação sistêmica é chamada de *circulação de alta pressão, lado de alta resistência da circulação*.

É importante distinguir pressão sistólica, pressão diastólica e pressão de pulso, e distingui-las todas da *pressão média*. Pressão média aórtica é a pressão média na aorta ao longo de um ou mais ciclos cardíacos completos. Da mesma forma, a pressão arterial pulmonar média é a pressão média naquele vaso. Obviamente, a pressão média em uma artéria é algo entre os níveis de pressão sistólica (máxima) e diastólica (mínima). Entretanto, como as formas das curvas de pressão em artérias não são simétricas, a pressão média em geral não se situa exatamente no meio entre as pressões sistólica e diastólica.

Uma aproximação comum é que a pressão média é cerca de um terço da variação da pressão diastólica para a pressão sistólica, o que significa:

$$\text{Pressão arterial média} \cong \text{Pressão diastólica} + 1/3 \text{ Pressão de pulso}$$

A Figura 22.7 revela que esta *não* é uma aproximação válida para a determinação da pressão média na aorta. Entretanto, a aproximação é boa para pressões medidas na artéria femoral ou na maioria das outras artérias principais distais da aorta. A razão pela qual a regra é aplicada a artérias distais, mas não à aorta, é que a curva das pulsações de pressão arterial se altera conforme os pulsos se movem para fora, para longe do coração. A física por trás das mudanças de pressão em forma de onda é complexa; no entanto, uma consequência é que o nível médio da pressão nas artérias distais é muito abaixo do ponto médio entre a pressão arterial diastólica e sistólica (ver pressão em forma de onda da artéria femoral na Figura 22.7).

Outra consequência das referidas mudanças na pressão arterial em forma de onda é que o pulso tipicamente *aumenta* conforme o sangue flui da aorta para as artérias distais. Entretanto, a pressão média necessariamente *diminui*, de acordo com o princípio de conservação de energia. Como afirmado anteriormente, a pressão arterial média é a medida da energia potencial na corrente sanguínea, e esta energia potencial é consumida (convertida em calor, pelo atrito) conforme o sangue flui da aorta para a circulação sistêmica. A aorta e as grandes artérias oferecem apenas uma pequena resistência ao fluxo sanguíneo, o que explica por que a pressão arterial média diminui apenas 1 a 3 mmHg entre a aorta e a artéria femoral (ver Figura 22.7). A maior parte da resistência ao fluxo sanguíneo é encontrada nas arteríolas e capilares. Portanto, os maiores decréscimos na *pressão média* ocorrem nas arteríolas e nos capilares (ver Figura 22.1).

Um ponto importante a se lembrar é que a pressão aórtica média (não sistólica, diastólica e pressão de pulso) deve ser utilizada para o cálculo da RPT, como:

$$\text{Resistência periférica total} = \frac{\text{(Pressão aórtica média} - \text{Pressão média na veia cava)}}{\text{Débito cardíaco}}$$

Da mesma forma, a pressão média da artéria pulmonar (não sistólica, diastólica e pressão de pulso) deve ser utilizada para o cálculo da resistência vascular pulmonar, como:

$$\text{Resistência vascular pulmonar} = \frac{\text{(Pressão arterial pulmonar média} - \text{Pressão venosa pulmonar média)}}{\text{Débito cardíaco}}$$

Infelizmente, fazer a medida acurada da pressão vascular média requer a inserção de uma agulha ou cateter no vaso de interesse. A primeira medida direta da pressão sanguínea arterial média foi realizada por Stephen Hales, um clérigo inglês. Em 1730, aproximadamente, Hales inseriu um tubo (cateter) na artéria femoral de um cavalo consciente e descobriu que o sangue subiu no tubo a uma altura de mais de 2,4 metros. Uma coluna de sangue de 2,4 m representa uma pressão maior do que 180 mmHg, quase o dobro da pressão arterial média esperada em um animal normal, em repouso. A pressão alta, indubitavelmente, refletia o estresse físico e emocional do cavalo, que foi contido em decúbito dorsal durante todo o processo. Atualmente, a cateterização arterial (com agentes anestésicos para reduzir a dor) é rotina em medicina humana (p. ex., em laboratórios de cateterização cardíaca) e vem se tornando mais comum em medicina veterinária. Entretanto, a lição de que o estresse físico e o emocional podem, drasticamente, aumentar a pressão sanguínea, é tão relevante hoje como era no tempo de Hales.

Na medicina humana, as pressões sistólica e diastólica na artéria braquial podem ser mensuradas, bem precisamente, com um manguito de pressão sanguínea e um estetoscópio. A pressão arterial média, portanto, pode ser aproximada utilizando a equação apresentada anteriormente. Os manguitos de pressão sanguínea são menos frequentemente utilizados nas espécies veterinárias, mas o pulso é geralmente palpado colocando-se as pontas dos dedos sobre uma artéria principal, como a artéria femoral. A palpação de uma artéria permite ao clínico perceber a pressão de pulso com base na magnitude das pulsações sentidas na artéria.

Uma pressão de pulso baixa é chamada de pulso *filiforme*, ou fraco. Uma pressão de pulso alta pode ser chamada de pulso *saltitante*, ou forte.

A pressão de pulso aumenta quando o volume ejetado aumenta, a frequência cardíaca diminui ou a complacência aórtica diminui

Considerando-se que o pulso arterial é frequentemente palpado nos pacientes, é importante para o veterinário clínico entender os fatores que influenciam tipicamente a pressão de pulso. Primeiro, um aumento no volume ejetado tende a aumentar a pressão de pulso. Como as ejeções cardíacas criam as pulsações arteriais primeiramente, não é surpresa que ejeções maiores gerem pulsos maiores. A Figura 22.8A representa esse efeito e mostra que um aumento no volume ejetado também aumenta a pressão arterial média. A pressão média aumenta também, porque um volume ejetado aumentado leva a um aumento no débito cardíaco.

Um segundo fator que tende a aumentar a pressão de pulso é a diminuição da frequência cardíaca. No momento entre as ejeções cardíacas, a pressão na aorta diminui porque o sangue continua a deixar a aorta pelas artérias, arteríolas e capilares da circulação sistêmica. A pressão aórtica cai a um nível mínimo (diastólico) antes de ser estimulada novamente pela próxima ejeção cardíaca. Quando a frequência cardíaca diminui, existe um tempo maior entre as ejeções e, portanto, um tempo maior para o sangue sair da aorta para a circulação sistêmica. Como consequência, a pressão sanguínea na aorta diminui a um nível mais baixo, antes da próxima ejeção cardíaca, e a pressão de pulso aumenta (ver Figura 22.8B). A diminuição da frequência cardíaca resulta na diminuição do débito cardíaco; assim, a diminuição na taxa cardíaca diminui a pressão arterial média (ver Figura 22.8B).

A Figura 22.8C mostra o efeito simultâneo do aumento do volume ejetado e da diminuição da frequência cardíaca. Nesse exemplo, o aumento no volume sistólico e a diminuição na frequência cardíaca estão balanceados, de modo que o débito cardíaco, que é o volume ejetado multiplicado pela frequência cardíaca, permanece inalterado. Portanto, a pressão arterial média permanece inalterada. Entretanto, a pressão de pulso aumenta, imensamente, como resultado dos efeitos combinados de um aumento do volume ejetado e de uma diminuição da frequência cardíaca. Em humanos, e em alguns animais, a condição aeróbica leva a um volume ejetado aumentado e a uma frequência cardíaca diminuída, em repouso. Como consequência, um atleta bem treinado em repouso tipicamente apresenta uma pressão arterial média normal, mas uma pressão de pulso marcantemente elevada. A palpação arterial de um atleta em repouso tipicamente revela um pulso forte e lento.

Uma diminuição na complacência arterial (enrijecimento das artérias ou "endurecimento das artérias") é um terceiro fator que tende a aumentar a pressão de pulso (ver Figura 22.8D). A cada sístole ventricular, o coração ejeta o volume sistólico de sangue na aorta e grandes artérias, o que distende esses vasos. Se esses vasos se tornam endurecidos, um grande aumento na pressão é necessário para trazer talvez a mesma distensão. O enrijecimento arterial também diminui a pressão arterial diastólica. Esse efeito é mais difícil de compreender intuitivamente, mas não deve ser surpreendente. Assim como a pressão aórtica sobe a um nível sistólico maior que o normal, quando o coração ejeta sangue

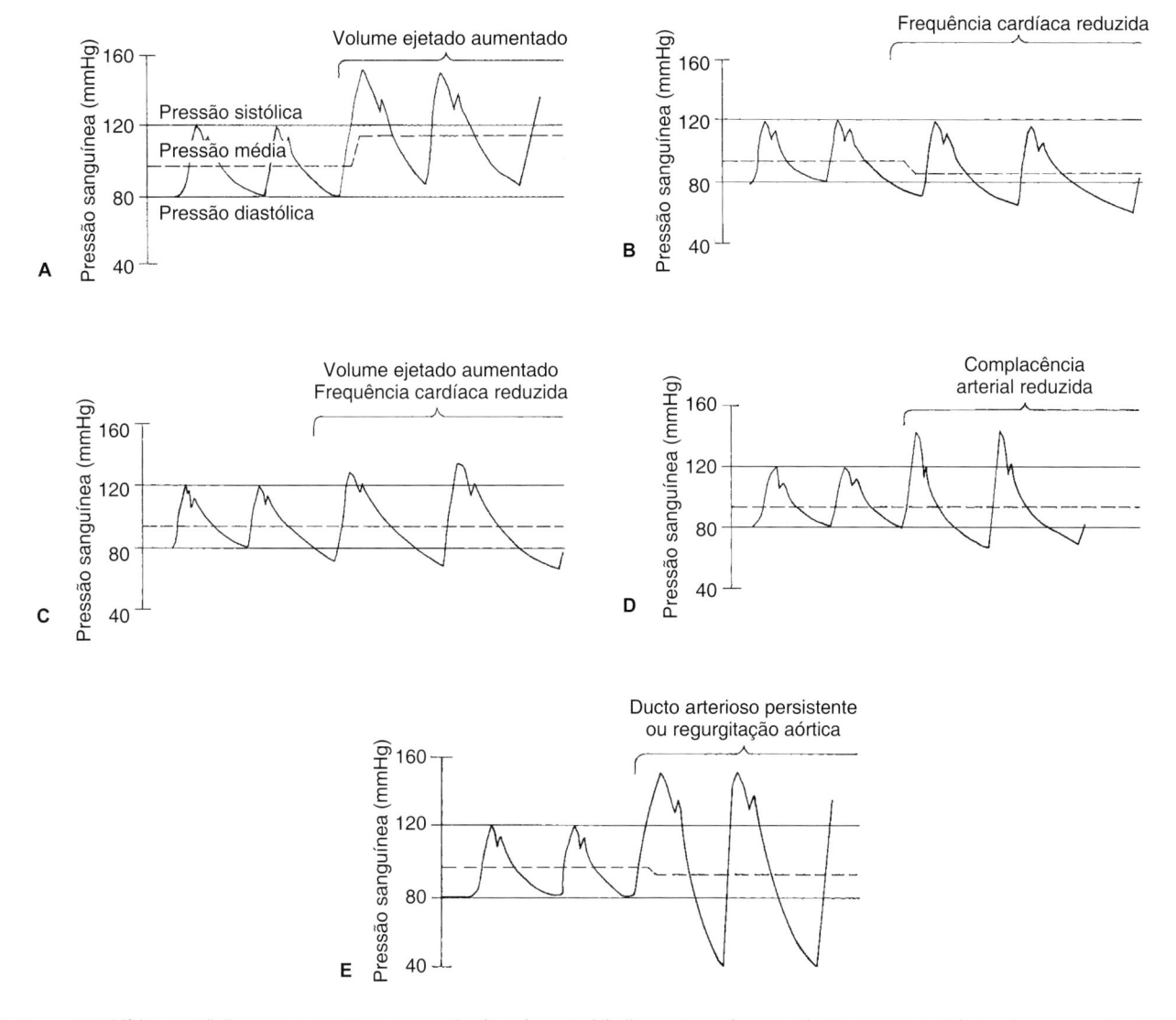

● **Figura 22.8** Várias condições que aumentam a pressão de pulso arterial são comparadas em relação aos seus efeitos sobre a pressão sistólica, pressão diastólica e pressão média (ver texto).

em uma aorta enrijecida, a pressão aórtica também cai a um nível abaixo do normal, quando o sangue sai da aorta enrijecida, entre as ejeções cardíacas. A maior pressão sistólica e a menor pressão diastólica são, simplesmente, duas consequências diretas do mesmo fenômeno: diminuição da complacência arterial. As artérias principais tendem a ficar mais endurecidas como resultado de um processo normal do envelhecimento, o que contribui para o aumento na pressão de pulso típico em pessoas mais velhas e em alguns animais.

Em geral, o débito cardíaco não é muito afetado pelo enrijecimento arterial. Um ventrículo saudável é capaz de gerar as pressões sistólicas maiores necessárias para ejetar sangue em um sistema arterial enrijecido, porém, algumas vezes, é iniciada a hipertrofia ventricular. Artérias rígidas tipicamente mantêm seus grandes diâmetros, e, portanto, a resistência desses grandes vasos permanece baixa. As arteríolas (o lado da maior resistência periférica) mantêm-se normais. Consequentemente, o enrijecimento arterial tem, em geral, muito pouco efeito na RPT. Portanto, a pressão arterial *média* (produto do débito cardíaco e da RPT) geralmente não é muito alterada pelo enrijecimento arterial.

Em resumo, a pressão de pulso tende a ser aumentada pelo volume ejetado aumentado, pela frequência cardíaca diminuída ou pela complacência arterial diminuída.

Alguns dos efeitos cardíacos que produzem sopros também causam alterações características na pressão de pulso. Por exemplo, um paciente com persistência do ducto arterioso tem um grande volume ejetado pelo ventrículo esquerdo, o que eleva a pressão aórtica sistólica. A pressão aórtica diastólica é muito menor do que o normal porque, entre as ejeções cardíacas, o sangue sai da aorta por duas vias: para o circuito sistêmico e através do canal aberto. Consequentemente, a pressão de pulso aórtica é dramaticamente aumentada (ver Figura 22.8E). A regurgitação aórtica causa um aumento similar e característico na pressão de pulso. Durante a diástole, o sangue sai da aorta através de duas vias: anterógrada, para o circuito sistêmico, e retrógrada (através da valva incompetente), para o ventrículo esquerdo. Essa saída adicional do sangue da aorta durante a diástole causa a redução abaixo do normal da pressão diastólica da aorta. O volume ejetado é aumentado porque, a cada sístole, o ventrículo esquerdo ejeta tanto o sangue regurgitado quanto o sangue que voltou a ele através da via venosa normal. O volume ejetado aumentado causa aumento acima do normal da pressão sistólica.

CORRELAÇÕES CLÍNICAS

Doença canina do verme do coração (dirofilariose) com embolismo pulmonar

Relato

Você examina um Beagle macho de 6 anos de idade, que tem sido o companheiro de caça do seu dono por muitos anos. O dono relata que o cão se cansa mais facilmente do que o normal e desenvolveu uma tosse, que se torna pior durante o exercício. Esse cão foi tratado por causa de uma laceração quando tinha 3 anos de idade, e as anotações pertinentes indicam que o animal apresentava uma excelente condição de saúde naquela época. O dono refere que o cão não recebeu nenhuma imunização ou medicação profilática para o verme do coração nos últimos 2 anos.

Exame clínico

No exame físico do cão observa-se tosse, relatada pelo dono, e um aparente e discreto acúmulo de líquido na cavidade abdominal (ascite). Você também ausculta um sopro sistólico, que é mais alto nos terceiro e quarto espaços intercostais esquerdos. A radiografia de tórax e o eletrocardiograma mostram evidências de um aumento do ventrículo direito. Além disso, os vasos pulmonares estão mais proeminentes do que o normal, na radiografia, e estão tortuosos (torcidos). Você suspeita de doença canina do verme do coração. Uma amostra de sangue é obtida; parte é utilizada para realizar o ensaio imunossorvente ligado à enzima (ELISA) para testar o antígeno do verme do coração. Além disso, com uma pipeta, você retira uma amostra da camada esbranquiçada (do tubo de centrífuga) e a coloca em uma lâmina de vidro para exame microscópico. É visualizada a microfilária, do tipo eliminado pelas formas adultas do verme do coração (Dirofilaria immitis), e o teste ELISA é positivo para a presença do antígeno de D. immitis. Você diagnostica parasitismo por verme do coração (dirofilariose canina).

Comentário

Os mosquitos transferem a microfilária da corrente sanguínea de um cão infectado para a corrente sanguínea de um cão não infectado. As microfilárias desenvolvem-se em vermes adultos, que crescem até o comprimento de 10 a 20 cm enquanto aderem às paredes da artéria pulmonar e aos seus ramos maiores. A infestação pelo verme do coração geralmente causa aumento e tortuosidade dos vasos arteriais pulmonares. Em cães altamente infestados, os vermes adultos também residem no ventrículo direito e na sua via de saída, onde causam estenose pulmonar. A turbulência resultante durante a ejeção ventricular direita contribui para o sopro auscultado neste cão. A estenose pulmonar e o aumento da resistência pulmonar criados pelos vermes também resultam em hipertrofia ventricular direita, intolerância ao exercício e ascite (revisar Correlações clínicas em estenose pulmonar, do Capítulo 21, para uma explicação do desenvolvimento dessas complicações). Outro problema é que os vermes adultos liberam substâncias vasoativas na circulação, as quais interferem em alguns mecanismos normais que ajustam o diâmetro arteriolar, controlam o fluxo sanguíneo e regulam a pressão arterial. Cães altamente infestados tornam-se muito doentes.

Tratamento

O dono é avisado de que o cão deveria ser tratado por vários dias com uma medicação contendo arsênico, que mata as formas adultas. O dono também é informado de que o tratamento de cães gravemente infestados é arriscado. Os vermes adultos mortos soltam-se do ventrículo direito e da artéria pulmonar e alojam-se em vasos pulmonares menores. As oclusões vasculares (êmbolos pulmonares) restringem o fluxo sanguíneo pulmonar e diminuem o débito cardíaco. Portanto, é necessário manter o cão em repouso, não estressante, por 8 a 10 dias após o início do tratamento. Além da restrição do fluxo sanguíneo pulmonar, os êmbolos causam, geralmente, inflamação e coágulos sanguíneos no pulmão. É esperado um edema pulmonar. Os vasos sanguíneos pulmonares podem romper-se, permitindo que o sangue entre nas vias respiratórias do pulmão. Pode ocorrer insuficiência respiratória. Fármacos anti-inflamatórios são, algumas vezes, administrados para reduzir essas complicações.

Com o consentimento do dono, o cão é mantido na clínica por 2 dias (para permitir que se acostume com o ambiente), e, então, inicia-se o tratamento. Durante a semana seguinte, o cão torna-se até mais letárgico do que antes e começa a expectorar sangue. O cão apresenta uma febre baixa (38,9° a 39,4°C), e a ascite torna-se pior. Entretanto, seu sopro sistólico começa a diminuir. Após 1 semana, todos os sinais clínicos melhoraram significativamente. O cão é enviado para casa para um período de recuperação prolongado. O prognóstico de longo termo é bom.

Potro bobo: encefalopatia hipoxêmica isquêmica

Relato

Uma égua Puro-sangue inglês de 14 anos de idade é apresentada por distocia (parto difícil). O feto (uma potranca) é tracionado com alguma dificuldade. A potranca demorou a levantar-se e não mamou voluntariamente por várias horas. A égua foi ordenhada, e o colostro foi administrado à potranca por um tubo nasogástrico.

Exame clínico

A potranca tem temperatura discretamente baixa e aumento no pulso e na frequência respiratória. As membranas mucosas estão pegajosas ao toque (desidratadas) e de coloração rosa-escuro (indicando pouca perfusão e/ou pouca oxigenação). O tempo de preenchimento capilar é prolongado (consistente com má perfusão). A potranca tem um evidente sopro, semelhante ao auscultado nos casos de ducto arterioso persistente. Os pulsos periféricos estão diminuídos (fracos), e as extremidades estão frias. A motilidade gastrintestinal está diminuída. A potranca parece madura fisicamente, mas está agindo imaturamente, quando tenta ficar em pé, mamar ou deitar. A análise do sangue revela que a potranca não está séptica, mas está hipoxêmica, tem evidente função renal diminuída e está em acidose.

Comentário

Encefalopatia hipoxêmica isquêmica (EHI) ocorre quando um potro recebe menos oxigênio por algum tempo. Isso pode ocorrer antes, durante ou depois do parto. Com a distocia, após a ruptura da bolsa, e enquanto o potro está sendo tracionado, o suprimento de oxigênio para o potro diminui. O potro necessita permanecer em metabolismo anaeróbico durante o período de baixa oxigenação, o que resulta em acidose. A diminuição do oxigênio também causa constrição dos vasos sanguíneos pulmonares (vasoconstrição pulmonar hipóxica, discutida no Capítulo 46). O consequente aumento da resistência vascular pulmonar faz com que o sangue volte ou acumule na artéria pulmonar, ventrículo direito e átrio direito, e isso aumenta a pressão nas câmaras. Se a pressão do lado direito do coração excede aquela do lado esquerdo, o fluxo sanguíneo persiste (da direita para a esquerda) através do forame oval. (Em contrapartida, quando um potro normal começa a respirar, as pressões no lado direito caem abaixo daquelas no lado esquerdo do coração, então o forame oval fecha.) O sangue que flui através do forame oval neste potro atinge a aorta, sem passar pelos pulmões e, portanto, sem ser oxigenado de modo algum (shunt da direita para a esquerda).

Tratamento

A potranca precisa de oxigênio para reverter a vasoconstrição hipóxica pulmonar e a pressão alta consequente no coração direito, o fluxo persistente através do forame oval e a hipoxemia. Oxigênio suplementar pode ser providenciado por insuflação nasal (tubo colocado na cavidade nasal para levar oxigênio). Além disso, a potranca receberá medicamentos, como dopamina, para aumentar a contratilidade cardíaca, o débito cardíaco e a pressão sanguínea. Este tratamento, somado à terapia intravenosa, irá melhorar o fluxo sanguíneo aos órgãos vitais, incluindo encéfalo e rins. As funções respiratória e renal restabelecidas irão reverter a acidose. Potros com EHI geralmente desenvolvem outras complicações, que precisam ser identificadas conforme aparecem.

Questões de revisão

1. A magnitude da pulsação na pressão sanguínea (causada pela ejeção pulsátil do sangue pelo coração) é maior em:
   a. Artérias
   b. Arteríolas
   c. Capilares
   d. Veias
   e. Veias cavas

2. Qual das opções seguintes é uma comparação correta entre os segmentos da circulação sistêmica?
   a. A aorta e as grandes artérias têm maior resistência ao fluxo sanguíneo do que os capilares
   b. As arteríolas têm maior resistência ao fluxo sanguíneo do que os capilares
   c. As veias têm maior resistência ao fluxo sanguíneo do que os capilares
   d. A aorta e as grandes artérias têm maior complacência do que as veias
   e. A aorta e as grandes artérias têm maior volume de sangue do que as veias e as veias cavas

3. Se o coração subitamente parasse de bater em um cão até então normal, o que provavelmente aumentaria?
   a. Pressão circulatória de preenchimento média
   b. Pressão aórtica média
   c. Pressão da veia cava
   d. Pressão de perfusão da circulação sistêmica
   e. Pressão de perfusão da circulação pulmonar

4. O que causaria aumento na pressão aórtica média?
   a. Aumento do volume ejetado de 30 para 40 mℓ, e redução da frequência cardíaca de 100 para 60 bpm
   b. Redução da complacência arterial
   c. Decréscimo do débito cardíaco
   d. Dilatação das arteríolas ao longo do corpo
   e. Aumento da RPT

5. Se a complacência aórtica diminuir enquanto a frequência cardíaca, o débito cardíaco e a resistência periférica total (RPT) permanecerem inalterados:
   a. A pressão de pulso continuará inalterada

   b. A pressão de pulso será aumentada
   c. A pressão de pulso será diminuída
   d. Não se pode saber sobre o efeito na pressão de pulso, porque o volume ejetado pode ter se alterado
   e. Não se pode saber sobre o efeito na pressão de pulso, porque a pressão aórtica média pode ter se alterada

6. As seguintes medições são feitas em um cão que demonstra angústia após cirurgia: frequência cardíaca, 80 bpm; volume ejetado, 30 mℓ; pressão aórtica média, 96 mmHg; pressão média na artéria pulmonar, 26 mmHg; pressão no átrio esquerdo, 5 mmHg; e pressão no átrio direito, 12 mmHg. Qual das seguintes é a melhor estimativa da RPT desse cão?
   a. 8,75 mmHg/ℓ/min
   b. 10,83 mmHg/ℓ/min
   c. 29,17 mmHg/ℓ/min
   d. 35,00 mmHg/ℓ/min
   e. 40,00 mmHg/ℓ/min

7. No cão descrito na Questão 6, a pressão de perfusão para a circulação sistêmica é aproximadamente _____ pressão de perfusão da circulação pulmonária.
   a. Metade da
   b. Igual à
   c. Duas vezes maior que a
   d. Quatro vezes mais que a
   e. Nove vezes mais que a

8. O fluxo sanguíneo para o encéfalo de um cão em repouso é reduzido com a diminuição do(a):
   a. Pressão arterial média
   b. Frequência cardíaca
   c. Pressão da perfusão sistêmica
   d. Raio de artérias encefálicas
   e. Raio de arteríolas encefálicas

Bibliografia

Bonagura JD, Twedt DC. *Kirk's Current Veterinary Therapy XV*. Elsevier; 2014.
Boron WF, Boulpaep EL. *Medical Physiology*. 3rd ed. Elsevier; 2017.
Bowman DD. *Georgis' Parasitology for Veterinarians*. 10th ed. Elsevier; 2013.
Kumar V, Addas AK, Aster JC. *Robbins and Cotran Pathologic Basis of Disease*. 9th ed. Elsevier; 2014.
Knottenbelt DC, Holdstock N, Madigan JE. *Equine Neonatology: Medicine and Surgery*. New York: Saunders Elsevier; 2004.
Milnor WR. *Cardiovascular Physiology*. New York: Oxford University Press; 1990.

Mohrman DE, Heller LJ. *Cardiovascular Physiology*. 8th ed. McGraw-Hill; 2013.
Pappano AJ, Wier WG. *Cardiovascular Physiology*. 10th ed. Mosby; 2013.
Smith FWK, Tilley LP, Oyama M, Sleeper MM. *Manual of Canine and Feline Cardiology*. 5th ed. Elsevier; 2015.
Wilkins PA. *Equine Neonatology, An Issue of Veterinary Clinics of North America: Equine Practice (The Clinics: Veterinary Medicine)*. Elsevier; 2015.
Zachary JF, ed. *Pathologic Basis of Veterinary Disease Expert Consult*. 6th ed. Elsevier; 2016.

23

Capilares e Troca de Líquidos

ROBERT B. STEPHENSON

PONTOS-CHAVE

1. Os capilares, os menores vasos sanguíneos, são locais de troca de água e solutos entre a corrente sanguínea e o líquido intersticial.
2. Substâncias lipossolúveis difundem-se rapidamente através da parede dos capilares, ao passo que as lipoinsolúveis devem passar através dos poros ou fendas capilares.
3. A lei de difusão de Fick é uma fórmula matemática simples que leva em conta os fatores físicos que interferem na taxa de difusão.
4. A água atravessa as paredes dos capilares por difusão (osmose) e por fluxo em massa.
5. A equação de Starling quantifica a interação das forças oncóticas e hidrostáticas que agem sobre a água.
6. Várias alterações fisiológicas comuns alteram o equilíbrio normal das forças de Starling e aumentam a filtração de água para fora dos capilares.
7. Edema é um excesso de líquido intersticial clinicamente evidente.

Os capilares, os menores vasos sanguíneos, são locais de troca de água e solutos entre a corrente sanguínea e o líquido intersticial

Em virtude do seu pequeno calibre, os capilares são, algumas vezes, conhecidos como *microcirculação*. Também são chamados de *vasos de troca*, pois a troca de água e solutos entre a corrente sanguínea e o líquido intersticial ocorre principalmente através das paredes dos capilares. Cada tipo de vaso sanguíneo do corpo é estruturalmente adequado para a sua função particular, e as paredes dos capilares são especialmente bem adaptadas para a função de troca.

A Figura 23.1 apresenta as características contrastantes das paredes de vários tipos de vasos sanguíneos na circulação sistêmica. O aspecto diferencial das paredes da aorta e grandes artérias é a presença de uma grande quantidade de material elástico junto com músculo liso. Esses vasos são denominados *vasos elásticos*; a elasticidade é necessária, pois a aorta e as grandes artérias devem se distender a cada ejeção pulsátil de sangue do coração. As paredes arteriais também são fortes e bastante rígidas (baixa complacência). Não há contradição ao se afirmar que as artérias são tanto elásticas quanto enrijecidas. *Elasticidade* significa capacidade de distender-se e retornar ao formato original após a força ou pressão distensora ter sido removida. *Complacência* é uma medida de força ou pressão

necessária para se atingir a distensão. As artérias são elásticas, mas uma alta pressão (pressão sistólica) é necessária para distendê-las.

As pequenas artérias, e particularmente as arteríolas, têm paredes relativamente espessas com menor quantidade de tecido elástico e uma predominância de músculo liso, sendo chamadas de *vasos musculares*. A contração e o relaxamento do músculo liso possibilitam que esses vasos se contraiam ou se dilatem, o que muda sua resistência ao fluxo de sangue. Os vasos musculares variam a resistência periférica total e direcionam o fluxo sanguíneo em sentido favorável ou contrário a órgãos específicos ou regiões em um órgão.

Os capilares são os menores vasos, com aproximadamente 8 μm de diâmetro e 0,5 mm de comprimento. Os capilares são tão pequenos que as hemácias (7,5 μm de diâmetro) devem se espremer através deles e passar em fileira única. As paredes dos capilares consistem em uma única camada de células endoteliais. O pequeno diâmetro dos capilares e a finura de suas paredes facilitam a troca de água e solutos entre o sangue dos capilares e o líquido intersticial, localizado fora dos capilares.

As vênulas e veias são maiores do que os capilares e possuem paredes mais espessas. Tanto as vênulas quanto as veias têm tecido elástico e músculo liso em suas paredes. Porém, as paredes das veias não são tão espessas ou tão musculares quanto aquelas das artérias ou arteríolas. O papel principal das veias é servir como *vasos reservatórios*. As veias são muito complacentes, e muitas veias no corpo normalmente estão em um estado de colapso parcial. Portanto, as veias podem acomodar mudanças substanciais no volume sanguíneo venoso sem muita alteração da pressão venosa.

Os capilares formam uma rede (ver Capítulo 18, Figura 18.4). Na maioria dos tecidos, a rede capilar é tão densa que cada célula do tecido fica a 100 μm (0,1 mm) de um capilar. Contudo, nem todos os capilares de um tecido transportam o fluxo sanguíneo todo o tempo. Na maioria dos tecidos, as arteríolas alternam-se entre constrição e dilatação, de modo que o fluxo sanguíneo seja periodicamente reduzido ou até interrompido nos capilares. Também, em alguns tecidos (p. ex., circulação intestinal), minúsculas bainhas de músculo liso circundam os capilares em pontos onde estes se ramificam a partir das arteríolas. A contração desses *esfíncteres pré-capilares* pode reduzir ou interromper o fluxo de sangue em capilares individuais. Quando a taxa metabólica de um tecido aumenta (aumentando, assim, a necessidade de fluxo sanguíneo), as arteríolas e os esfíncteres pré-capilares ainda apresentam contrações periodicamente, mas permanecem a maior parte do tempo dilatados (relaxados). Isso aumenta a quantidade de capilares nos quais o sangue flui em qualquer momento. Quando a taxa metabólica é máxima (p. ex., exercício máximo em um músculo esquelético), as arteríolas chegam a sua dilatação máxima, e o sangue flui através de todos os capilares durante todo o tempo. O envio de sangue

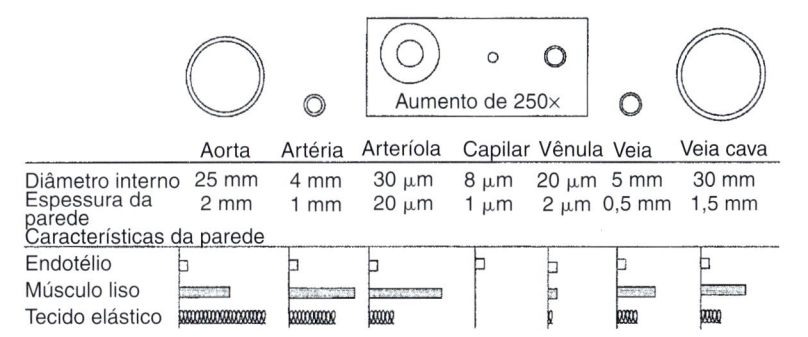

	Aorta	Artéria	Arteríola	Capilar	Vênula	Veia	Veia cava
Diâmetro interno	25 mm	4 mm	30 μm	8 μm	20 μm	5 mm	30 mm
Espessura da parede	2 mm	1 mm	20 μm	1 μm	2 μm	0,5 mm	1,5 mm

Características da parede

Endotélio							
Músculo liso							
Tecido elástico							

● **Figura 23.1** Cada tipo de vaso sanguíneo na circulação sistêmica é especificamente adaptado para sua função, em particular pelo seu tamanho, espessura e composição da parede. Neste desenho, cada tipo de vaso é apresentado em corte transversal. Os desenhos estão em escala (observe que a arteríola, o capilar e a vênula estão aumentados em 250 vezes para se tornarem visíveis). Também são apresentadas as proporções relativas dos três tipos mais importantes de tecidos encontrados nas paredes dos vasos sanguíneos.

para todos os capilares não só aumenta o fluxo sanguíneo total de um tecido, mas também minimiza a distância entre cada célula do tecido e o capilar mais próximo que transporta o fluxo em massa de sangue. Ambos os efeitos aceleram a troca difusional entre os capilares sanguíneos e as células teciduais.

Substâncias lipossolúveis difundem-se rapidamente através da parede dos capilares, ao passo que as lipoinsolúveis devem passar através dos poros ou fendas capilares

A velocidade de troca difusional entre os capilares sanguíneos e o líquido intersticial que os circunda depende das características da parede do capilar e das propriedades da substância que está sendo trocada. As pequenas substâncias lipossolúveis (p. ex., o oxigênio e o dióxido de carbono dissolvidos, ácidos graxos, etanol e alguns hormônios) se dissolvem rapidamente nas membranas celulares das células endoteliais que formam a parede capilar. Tais substâncias lipossolúveis podem se difundir muito rapidamente através das células endoteliais do sangue para o líquido intersticial, ou vice-versa. Por outro lado, as substâncias lipoinsolúveis (p. ex., íons, glicose e aminoácidos) não se dissolvem nas membranas celulares e não podem se difundir através das células endoteliais. Em contraste, tais substâncias precisam passar através dos *poros,* ou *fendas,* que existem entre as células endoteliais (Figura 23.2). Esses poros (fendas) criam minúsculos canais cheios de água entre o sangue capilar e o líquido intersticial. Em um capilar típico, os poros constituem somente aproximadamente 1% do total da área da superfície da parede. Então o movimento difusional de substâncias lipoinsolúveis entre as paredes capilares é muito mais lento do que o movimento das substâncias lipossolúveis, pois as substâncias lipoinsolúveis estão restritas a passar através dos poros capilares.

O tipo de capilar mais difundido no corpo é chamado de *contínuo,* pois as células endoteliais formam um tubo contínuo, exceto pelos minúsculos poros cheios de água entre as células endoteliais. Em capilares contínuos típicos, o diâmetro dos poros é de cerca de 4 nm, grande o suficiente para permitir a passagem de água e de pequenos solutos lipoinsolúveis no plasma e líquido intersticial (p. ex., íons, glicose e aminoácidos). As moléculas de proteína do plasma, entretanto, são discretamente maiores para passarem por poros desse tamanho. As células do sangue, é claro, são muito grandes para passarem por aberturas tão pequenas (ver Capítulo 18, Figura 18.7).

A principal forma de distribuição de proteínas plasmáticas para o líquido intersticial é o processo de *transcitose,* que ocorre em três etapas. A primeira etapa é a *pinocitose* (uma forma de *endocitose*), que envolve a invaginação da membrana da célula endotelial capilar, formando uma vesícula intracelular, que contém plasma, incluindo proteínas plasmáticas (ver Figura 23.2). Na segunda etapa, por movimento aleatório, algumas dessas vesículas atravessam a célula endotelial capilar, passando da face voltada para a corrente sanguínea para aquela voltada para o líquido intersticial. Na terceira etapa, essas vesículas se fundem com a membrana da célula endotelial no lado do líquido intersticial; as vesículas descarregam o seu conteúdo no espaço intersticial. Esta terceira etapa é chamada de *exocitose.* A entrega de constituintes do plasma ao líquido intersticial pela transcitose é muito lenta comparada com a passagem de substâncias pequenas lipoinsolúveis através de poros capilares e extremamente lenta comparada à difusão de substâncias lipossolúveis através das células endoteliais.

O tamanho dos poros capilares, ou fendas, varia de tecido a tecido. Dois extremos são encontrados no fígado e no encéfalo. Nos capilares encefálicos, as junções entre as células endoteliais adjacentes são tão apertadas que íons, glicose e aminoácidos não podem atravessar. Entretanto, os neurônios encefálicos requerem glicose para o seu metabolismo normal. A glicose é transportada através das células endoteliais dos capilares do encéfalo por moléculas de proteínas de transporte (*carreadoras de glicose*), que estão imersas nas membranas celulares das células endoteliais. A energia para executar esta *difusão facilitada* vem da diferença de concentração de glicose entre o plasma sanguíneo e o líquido intersticial do encéfalo. As membranas da célula endotelial dos capilares encefálicos também contêm proteínas carreadoras especializadas que podem mediar o *transporte ativo* de íons particulares e aminoácidos do sangue para o líquido intersticial do encéfalo e vice-versa. Os capilares encefálicos são únicos a conseguir realizar tal transporte ativo seletivo e unidirecional. As junções finamente ajustadas entre as células endoteliais nos capilares encefálicos compõem parte da barreira entre o fluxo sanguíneo e o tecido encefálico chamado de *barreira hematencefálica* (também discutido no Capítulo 15). Uma das funções da barreira hematencefálica é permitir a regulação da concentração de íons particulares e aminoácidos no líquido intersticial do encéfalo; outra função é proteger os neurônios do encéfalo da exposição a substâncias tóxicas que podem estar no sangue.

No fígado, as fendas entre as células endoteliais capilares são excepcionalmente grandes, tipicamente excedendo 100 nm em largura (ver Figura 23.2, *parte inferior*). Até as proteínas do plasma como albuminas e globulina podem prontamente atravessar tais grandes fendas. Esses vasos são chamados de *capilares descontínuos* (ou *sinusoides*). Grandes espaços entre as células endoteliais são

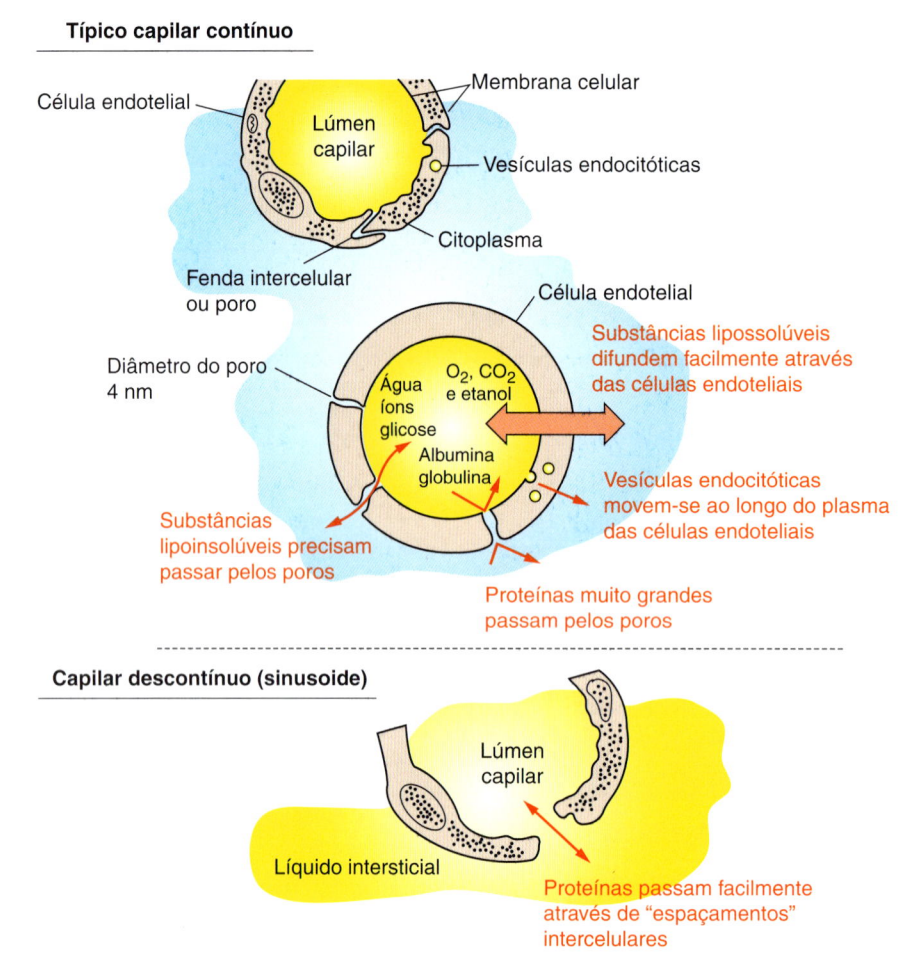

Típico capilar contínuo

Célula endotelial
Lúmen capilar
Membrana celular
Vesículas endocitóticas
Citoplasma
Fenda intercelular ou poro
Célula endotelial

Diâmetro do poro 4 nm
Água íons glicose
O_2, CO_2 e etanol
Albumina globulina

Substâncias lipossolúveis difundem facilmente através das células endoteliais

Vesículas endocitóticas movem-se ao longo do plasma das células endoteliais

Substâncias lipoinsolúveis precisam passar pelos poros

Proteínas muito grandes passam pelos poros

Capilar descontínuo (sinusoide)

Lúmen capilar

Líquido intersticial

Proteínas passam facilmente através de "espaçamentos" intercelulares

● **Figura 23.2** Corte transversal de capilares. Os capilares contínuos típicos apresentam pequenos poros, ou fendas, entre as células endoteliais (*parte superior*). A água e pequenos solutos lipoinsolúveis movem-se entre o plasma do capilar (*em amarelo*) e o líquido intersticial (*em azul*) através desses poros (*centro*). As moléculas de proteína do plasma são muito grandes para passar através dos poros. Entretanto, as proteínas plasmáticas, juntamente com outros constituintes do plasma, são captadas nas vesículas endocitóticas, que podem passar seus conteúdos para o líquido intersticial por meio da exocitose, embora este seja um processo muito lento. Por outro lado, as substâncias lipossolúveis podem se difundir diretamente, e muito rapidamente, através das células endoteliais dos capilares. O tamanho das fendas entre as células endoteliais varia muito de tecido a tecido, com as menores sendo nos capilares encefálicos e as maiores nos capilares descontínuos, ou sinusoides, tais como os encontrados no fígado (*parte inferior*).

uma característica adequada para capilares no fígado. Proteínas plasmáticas são produzidas pelas células hepáticas (*hepatócitos*), e os grandes espaços permitem que as moléculas proteicas recém-sintetizadas adentrem a corrente sanguínea. Os grandes espaços também são apropriados para o papel de destoxificação que o fígado desempenha. Algumas toxinas se ligam a proteínas plasmáticas na corrente sanguínea, e depois, são removidas do sangue pelo fígado e são quimicamente alteradas para substâncias menos tóxicas. Capilares descontínuos (sinusoidais) também são encontrados no baço e medula óssea.

Os *capilares fenestrados* ("capilares com janelas") apresentam uma variação adicional nos poros capilares. As fenestras são furos ou perfurações através das (e não entre) células endoteliais. As fenestras geralmente têm entre 50 e 80 nm de diâmetro, maiores do que as fendas intercelulares dos capilares contínuos típicos, mas menores do que as fendas de capilares descontínuos. Diafragmas muito finos recobrem a maioria das fenestras. Esses diafragmas bloqueiam a passagem de proteínas plasmáticas, mas permitem a passagem de água e ambas as substâncias liposolúveis e lipoinsolúveis. Os diafragmas são análogos a janelas teladas que deixam ar e sujeira entrarem, mas não os mosquitos. Acredita-se que as fenestras sejam formadas quando vesículas endocitóticas e exocitóticas se alinham e se fundem, criando, assim, um canal temporariamente cheio de

água através de uma célula endotelial. Os capilares fenestrados são caracteristicamente encontrados em locais onde grandes quantidades de líquidos e solutos devem passar para dentro e para fora de capilares (p. ex., trato gastrintestinal, glândulas endócrinas e rins).

A lei de difusão de Fick é uma fórmula matemática simples que leva em conta os fatores físicos que interferem na taxa de difusão

De maneira geral, o movimento de solutos entre a corrente sanguínea e o líquido intersticial ocorre via difusão simples e passiva. Exceções (já discutidas) ocorrem no encéfalo, onde a glicose entra nas células dos capilares endoteliais via difusão facilitada, e íons particulares e aminoácidos são transportados ativamente. A frequência de troca difusional entre os capilares sanguíneos e o líquido intersticial é afetada pela distância envolvida, o tamanho dos poros dos capilares (ou fenestras, quando presentes) e as propriedades da substância difundida (p. ex., lipossolúveis *versus* lipoinsolúveis). O fisiologista alemão Adolf Fick incorporou todos esses fatores em uma equação: a *lei de difusão de Fick*. A Figura 23.3 mostra como a lei de Fick se aplica à troca difusional entre o líquido dos

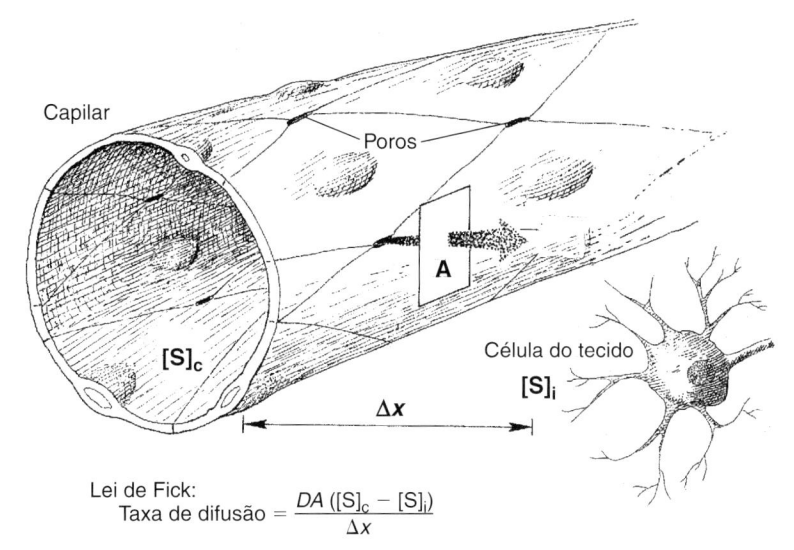

Lei de Fick:
$$\text{Taxa de difusão} = \frac{DA\,([S]_c - [S]_i)}{\Delta x}$$

● **Figura 23.3** De acordo com a lei de Fick, quatro fatores interferem na taxa de difusão de uma substância específica S a partir do plasma do capilar para o líquido intersticial que circunda uma célula tecidual: primeiro, $[S]_c - [S]_i$, a diferença entre a concentração do S no plasma do capilar e no líquido intersticial; segundo, A, a área disponível para difusão; terceiro, Δx, a distância envolvida; e quarto, D, o coeficiente de difusão para a substância S.

capilares e do interstício. A taxa de difusão passiva de qualquer substância (S) depende, primeiramente, da *diferença de concentração*, isto é, a diferença entre a concentração da substância no líquido capilar e no líquido intersticial. A difusão ocorre por causa dessa diferença de concentração, e a difusão ocorre sempre da área de maior para a de menor concentração. Ainda, a taxa de difusão é determinada pela *área disponível para difusão*, o termo A da equação. Para substâncias lipossolúveis, essa área é equivalente à área de superfície total dos capilares. Para substâncias lipoinsolúveis, essa área é muito menor, igual à área dos poros (ou fendas) capilares entre as células endoteliais capilares (além da área das fenestras, quando presentes).

O termo Δx na equação representa a *distância* na qual a difusão deve ocorrer. Funcionalmente, Δx é igual à distância de uma célula tecidual ao capilar mais próximo transportando sangue por fluxo em massa (ver Figura 23.3). Quanto maior for a distância das células teciduais aos capilares, menor será a taxa de troca difusional das substâncias entre aquela célula e o sangue do capilar; portanto, Δx aparece no denominador da equação.

O termo D da equação é o *coeficiente de difusão*. O valor de D aumenta com a temperatura, pois a difusão depende do movimento aleatório (browniano) das partículas em solução, e a velocidade do movimento browniano aumenta com a temperatura. D também depende do peso molecular da substância difusora e sua solubilidade. Por exemplo, D do dióxido de carbono é aproximadamente 20 vezes maior que o D do oxigênio, porque o dióxido de carbono é muito mais solúvel em fluidos corporais do que o oxigênio. Como resultado, o dióxido de carbono difunde-se muito mais rapidamente do que o oxigênio para uma dada diferença de concentração, área e distância de difusão. Esta diferença na velocidade de difusão é insignificante sob condições fisiológicas normais. Em certas doenças, porém, a área disponível para a difusão diminui, e a distância de difusão aumenta. Sob estas condições, a oferta de oxigênio para as células teciduais em metabolização geralmente se torna criticamente comprometida antes que a remoção de dióxido de carbono das células se torne inadequada.

Vários dos fatores que interferem na taxa de difusão são fisiologicamente ajustáveis. Por exemplo, no músculo esquelético em repouso, as arteríolas se alternam entre fechadas e parcialmente abertas. Consequentemente, a qualquer momento, o sangue flui através de apenas aproximadamente um quarto dos capilares do músculo esquelético. O sangue simplesmente permanece parado no restante deles. Não obstante, esse fluxo sanguíneo baixo e de "meio período" através dos capilares é adequado para prover oxigênio e nutrientes para as células do músculo esquelético em repouso e para remover as pequenas quantidades de dióxido de carbono e outros produtos do metabolismo, que são produzidos por aquelas células. Em contraste, durante o exercício, a taxa metabólica das células do músculo esquelético aumenta várias vezes, conforme sua necessidade por fluxo sanguíneo. Durante o exercício, as arteríolas do músculo esquelético se dilatam e maior número delas se mantêm abertas em "tempo integral" à medida que o exercício aumenta. Consequentemente, o fluxo sanguíneo através dos capilares aumenta drasticamente e se torna mais contínuo.

A vasodilatação arteriolar atua de três modos para acelerar a oferta de oxigênio e substratos metabólicos para as células musculares em exercício e para facilitar a remoção de dióxido de carbono e outros produtos do metabolismo. Primeiro, quando mais capilares transportam sangue, a área disponível para difusão (A na equação de difusão de Fick) aumenta. Segundo, como mais capilares transportam sangue, a distância entre cada célula do músculo esquelético em exercício e o capilar aberto mais próximo (Δx na equação de difusão) diminui. Terceiro, a força propulsora para a difusão de oxigênio (a diferença de concentração de oxigênio entre o sangue do capilar e o líquido intersticial) aumenta. A diferença de concentração aumenta, pois (1) quanto maior o fluxo sanguíneo, maior a quantidade de sangue recém-oxigenado é levada para os capilares, e (2) a utilização rápida de oxigênio pelas células do músculo esquelético em exercício reduz a concentração de oxigênio dentro dessas células e, portanto, dentro do líquido intersticial que as rodeia.

Os mesmos fatores que aumentam a taxa de difusão do oxigênio durante o exercício também aumentam a taxa de oferta de glicose e outros nutrientes. Além disso, os mesmos fatores agem para aumentar a velocidade na qual o dióxido de carbono e outros produtos metabólicos são removidos das células teciduais para a corrente sanguínea. No caso do dióxido de carbono e outros produtos metabólicos, a concentração é maior nas células do que no plasma dos capilares, de modo que o movimento difusional ocorre das células metabolizadoras para a corrente sanguínea.

A água atravessa as paredes dos capilares por difusão (osmose) e por fluxo em massa

A troca de água entre o plasma dos capilares e o líquido intersticial merece consideração especial por duas razões. Primeira, as forças que governam o movimento de água são mais complicadas do que simples forças de difusão que afetam o movimento de solutos. Segunda, um desequilíbrio específico nessas forças provoca o acúmulo de uma quantidade excessiva de água no espaço intersticial, resultando em um importante sinal clínico, o *edema*.

Conforme enfatizado na discussão anterior, os solutos, como oxigênio, dióxido de carbono, glicose, eletrólitos e ácidos graxos, movem-se entre o plasma capilar e o líquido intersticial por difusão. A água também se move por difusão; o movimento difusional de água é denominado *osmose*. Os pré-requisitos físicos para a osmose são: (1) presença de uma *membrana semipermeável* (uma membrana permeável à água, mas não a solutos específicos) e (2) uma diferença na concentração total de *solutos impermeáveis* nos dois lados da membrana.

A parede dos capilares constitui uma membrana semipermeável. A água pode passar rapidamente através dos poros capilares; entretanto, os poros nos capilares contínuos são pequenos demais para permitir a passagem das proteínas do plasma. Como consequência, a concentração das proteínas do plasma é normalmente muito maior no plasma capilar do que no líquido intersticial. A concentração de proteínas plasmáticas é geralmente de 7 gramas por decilitro (g/dℓ) no plasma do capilar, mas de apenas 0,2 g/dℓ no líquido intersticial. Essas concentrações de proteínas desiguais criam um desequilíbrio osmótico. Como consequência, as moléculas de água tendem a se mover, por osmose, do líquido intersticial para o plasma do sangue capilar. (Lembre-se de que a água se move por osmose em direção ao lado da membrana semipermeável com maior concentração de soluto impermeável.)

A tendência de a água se mover por difusão é quantificada como *pressão osmótica* (ver Capítulo 1). A pressão osmótica normal criada pelas proteínas do plasma é de 25 mmHg; isto é, o efeito osmótico das proteínas plasmáticas é equivalente à pressão hidrostática de 25 mmHg, propulsionando a água para o interior dos capilares. A pressão osmótica originada pelas proteínas plasmáticas é também denominada *pressão oncótica*, *pressão oncótica da proteína* ou *pressão osmótica coloidal* (o termo *coloidal* é utilizado porque as proteínas plasmáticas não estão em uma solução verdadeira, e sim em uma suspensão coloidal).

As proteínas do plasma no líquido intersticial também exercem um efeito osmótico. Entretanto, como a concentração de proteínas do plasma no líquido intersticial é geralmente baixa, a pressão oncótica criada no líquido intersticial por essas proteínas é, em geral, somente cerca de 1 mmHg. O desequilíbrio das pressões oncóticas (maior no líquido capilar do que no líquido intersticial) cria a força bruta de pressão para a difusão (movimento osmótico) da água do líquido intersticial para os capilares.

O movimento da água para o capilar é denominado *reabsorção*. O movimento da água na direção oposta, do plasma capilar para o líquido intersticial, é chamado de *filtração*. A *diferença resultante de pressão oncótica* normalmente favorece a reabsorção. A força de atração da água da osmose é calculada subtraindo-se a pressão oncótica do líquido intersticial da pressão oncótica do plasma capilar (p. ex., 25 mmHg – 1 mmHg = 24 mmHg).

Além de ser influenciada por forças difusionais (osmóticas), a água responde às diferenças de pressão hidrostática através das paredes dos capilares. As diferenças de pressão hidrostática fazem com que a água se mova por fluxo em massa; nesse caso, o fluxo em massa ocorre através dos poros dos capilares. A pressão hidrostática dentro dos capilares (pressão sanguínea capilar) é mais alta na extremidade arteriolar do capilar do que na venosa (ver Capítulo 22, Figura 22.1). Porém, um valor médio representativo de pressão hidrostática seria de aproximadamente 18 mmHg (*i. e.*, aproximadamente 18 mmHg mais do que a pressão atmosférica). Por outro lado, a pressão hidrostática do líquido intersticial é, geralmente, de cerca de –7 mmHg. O sinal negativo simplesmente significa que a pressão do líquido intersticial é *menor* (embora apenas levemente menor) que a pressão atmosférica. A pressão negativa do líquido intersticial (–7 mmHg), juntamente com a pressão hidrostática capilar positiva (18 mmHg), origina uma diferença de pressão hidrostática de 25 mmHg através da parede de um capilar típico (*i. e.*, 18 mmHg – (– 7 mmHg) = 25 mmHg). Por causa da pressão hidrostática maior no plasma do capilar do que no líquido intersticial, a diferença de pressão hidrostática tende a fazer com que a água saia do capilar e entre nos espaços intersticiais; isto é, a *diferença resultante de pressão hidrostática* favorece a filtração.

Na maioria dos capilares da circulação sistêmica, a diferença resultante de pressão hidrostática (que favorece a filtração) quase equilibra a diferença resultante de pressão oncótica (que favorece a reabsorção). Porém, o equilíbrio raramente é perfeito. Geralmente, a diferença de pressão hidrostática excede ligeiramente a diferença de pressão oncótica, de modo que resulta em uma pequena filtração de água para fora dos capilares. Essa água simplesmente se acumularia nos espaços intersticiais e provocaria edema se não fossem os vasos linfáticos, que coletam o excesso de líquido intersticial e o devolvem para a corrente sanguínea através das veias subclávias (Figura 23.4).

Como já mencionado, a pressão hidrostática capilar e a pressão hidrostática no líquido intersticial são, por convenção, mensuradas em relação à pressão atmosférica. Assim, dizer que a pressão intersticial é normalmente "negativa" não significa que existe um vácuo no interstício, mas apenas que a pressão intersticial está discretamente abaixo da pressão atmosférica. Se todos os espaços intersticiais do corpo tivessem uma pressão hidrostática maior que a pressão atmosférica, todas as partes do corpo se intumesceriam. A pressão subatmosférica do líquido intersticial provavelmente é responsável pelo fato de que a pele normalmente permanece acomodada sobre o tecido subjacente, e que algumas superfícies do corpo normalmente têm um formato côncavo (p. ex., o espaço axilar, as órbitas dos olhos).

A equação de Starling quantifica a interação das forças oncóticas e hidrostáticas que agem sobre a água

A seguinte equação expressa matematicamente a interação das pressões hidrostáticas e osmóticas na determinação da força resultante (pressão resultante) que age sobre a água:

$$\text{Pressão resultante} = (P_c - P_i) - (\pi_c - \pi_i)$$

em que P_c é pressão hidrostática capilar, P_i é a pressão hidrostática do líquido intersticial, π_c é a pressão oncótica plasmática do capilar e π_i é a pressão oncótica do líquido intersticial. Para a circulação sistêmica, os valores nominais dessas pressões (como já mencionado) são:

P_c = 18 mmHg
P_i = –7 mmHg
π_c = 25 mmHg
π_i = 1 mmHg

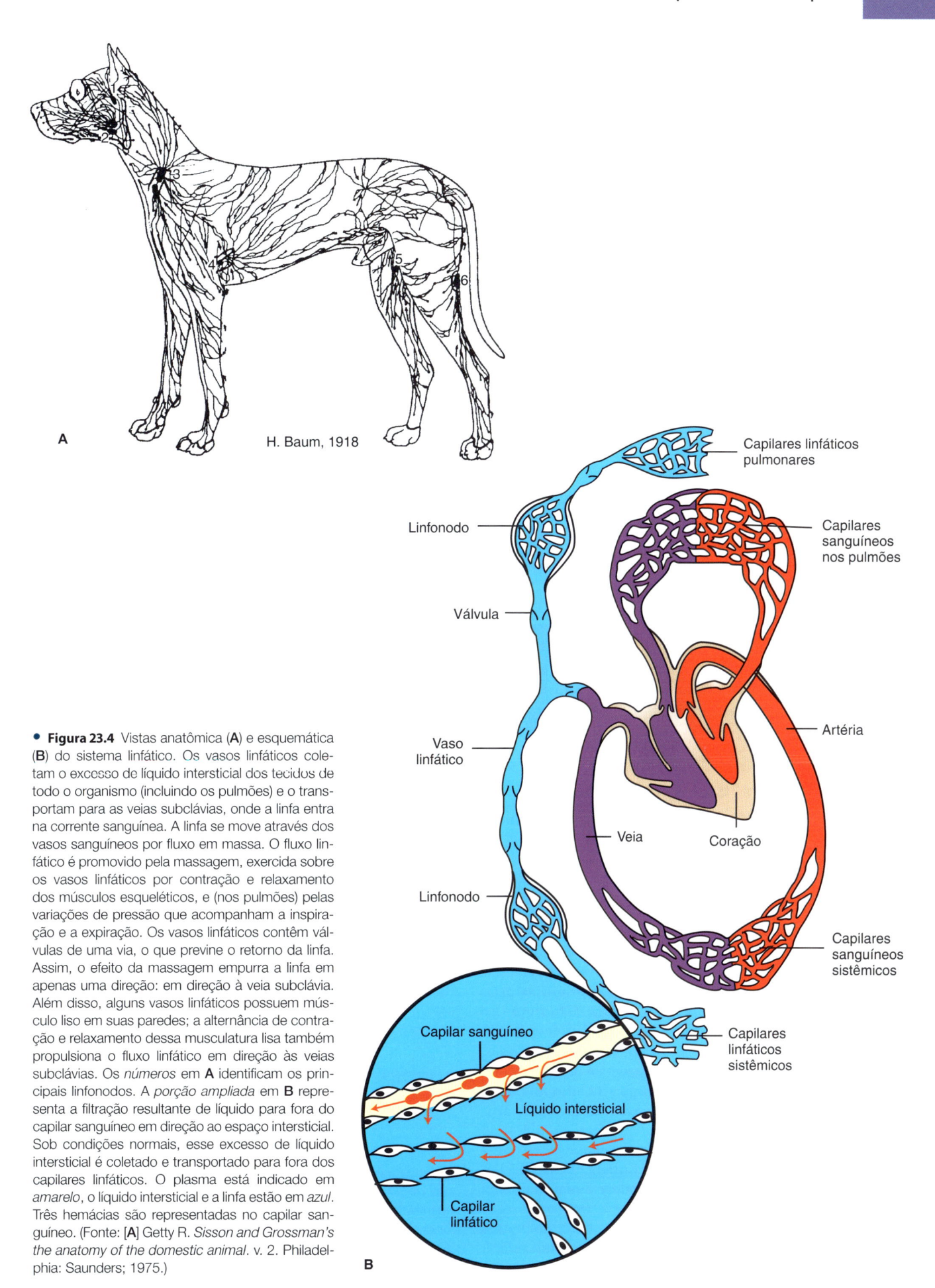

A   H. Baum, 1918

Capilares linfáticos pulmonares

Linfonodo

Capilares sanguíneos nos pulmões

Válvula

Artéria

Vaso linfático

Veia   Coração

Linfonodo

Capilares sanguíneos sistêmicos

Capilares linfáticos sistêmicos

Capilar sanguíneo

Líquido intersticial

Capilar linfático

B

• **Figura 23.4** Vistas anatômica (**A**) e esquemática (**B**) do sistema linfático. Os vasos linfáticos coletam o excesso de líquido intersticial dos tecidos de todo o organismo (incluindo os pulmões) e o transportam para as veias subclávias, onde a linfa entra na corrente sanguínea. A linfa se move através dos vasos sanguíneos por fluxo em massa. O fluxo linfático é promovido pela massagem, exercida sobre os vasos linfáticos por contração e relaxamento dos músculos esqueléticos, e (nos pulmões) pelas variações de pressão que acompanham a inspiração e a expiração. Os vasos linfáticos contêm válvulas de uma via, o que previne o retorno da linfa. Assim, o efeito da massagem empurra a linfa em apenas uma direção: em direção à veia subclávia. Além disso, alguns vasos linfáticos possuem músculo liso em suas paredes; a alternância de contração e relaxamento dessa musculatura lisa também propulsiona o fluxo linfático em direção às veias subclávias. Os *números* em **A** identificam os principais linfonodos. A *porção ampliada* em **B** representa a filtração resultante de líquido para fora do capilar sanguíneo em direção ao espaço intersticial. Sob condições normais, esse excesso de líquido intersticial é coletado e transportado para fora dos capilares linfáticos. O plasma está indicado em *amarelo*, o líquido intersticial e a linfa estão em *azul*. Três hemácias são representadas no capilar sanguíneo. (Fonte: [**A**] Getty R. *Sisson and Grossman's the anatomy of the domestic animal*. v. 2. Philadelphia: Saunders; 1975.)

A solução desta equação, com valores nominais inseridos para cada termo, é:

$$\text{Pressão resultante} = [18 \text{ mmHg} - (-7 \text{ mmHg})]$$
$$- [(25 \text{ mmHg} - 1 \text{ mmHg})]$$
$$= +1 \text{ mmHg}$$

A pressão resultante positiva favorece a filtração (uma pressão resultante negativa indicaria que a reabsorção é favorecida). A pequena magnitude da pressão resultante típica (1 mmHg) indica que as forças hidrostáticas e osmóticas que agem sobre a água estão quase em equilíbrio (*i. e.*, há apenas uma leve tendência para filtração). A análise quantitativa de como as pressões hidrostáticas e oncóticas afetam o movimento de água através da parede dos capilares foi inicialmente derivada por Ernest Henry Starling (o mesmo cientista que deu nome à lei de Starling do coração). Portanto, as pressões hidrostáticas e oncóticas que agem sobre a água são frequentemente denominadas *forças de Starling*. Além disso, a tendência de o efeito oncótico resultante estar quase em equilíbrio pelo efeito hidrostático resultante é frequentemente chamada de *equilíbrio das forças de Starling*. Starling percebeu que a velocidade real do movimento de água através das paredes dos capilares (*fluxo transcapilar de água*) é influenciada tanto pela magnitude do desequilíbrio entre as forças hidrostáticas e oncóticas quanto pela permeabilidade da parede capilar à água. Essas ideias são expressas na seguinte equação, a qual indica que o fluxo transcapilar de água é igual à permeabilidade da parede do capilar (dado como coeficiente de filtração K_f), multiplicado pela pressão do líquido:

$$\text{Fluxo de água transcapilar} = K_f \left[(P_c - P_i) - (\pi_c - \pi_i) \right]$$

A análise desta equação revela que a tendência de filtração de água para fora dos capilares pode ser exacerbada por (1) aumento da diferença hidrostática entre o sangue capilar e o líquido intersticial, (2) diminuição da tendência osmótica para reabsorção da água ou (3) aumento da permeabilidade do capilar à água (p. ex., aumentando o coeficiente de filtração).

Várias alterações fisiológicas comuns alteram o equilíbrio normal das forças de Starling e aumentam a filtração de água para fora dos capilares

Um aumento da pressão hidrostática capilar (P_c) favorece maior filtração de água. A pressão hidrostática capilar pode ser elevada pelo aumento na pressão sanguínea arterial ou por diminuição da resistência arteriolar. A elevação da pressão arterial faz com que uma pressão sanguínea maior seja transmitida pelas arteríolas até os capilares. Do mesmo modo, a diminuição na resistência arteriolar (p. ex., dilatação das arteríolas) permite que uma fração maior da pressão arterial seja transmitida para os capilares. A pressão hidrostática capilar também pode aumentar devido ao "retorno" ("represamento") de sangue venoso. Por exemplo, um aumento da pressão venosa central leva ao acúmulo de sangue nas veias e nos capilares sistêmicos, elevando a pressão capilar. Uma obstrução ao fluxo venoso (p. ex., uma atadura muito apertada em um membro) também faz com que o sangue retorne para as veias e capilares, o que aumenta a pressão hidrostática capilar.

O determinante primário da pressão hidrostática do líquido intersticial é o volume do líquido presente no espaço intersticial. O acúmulo de líquido intersticial aumenta a pressão hidrostática intersticial. A remoção desse líquido intersticial reduz a pressão. Como dito anteriormente, a pressão hidrostática do líquido intersticial geralmente é subatmosférica (p. ex., −7 mmHg). Quando a pressão hidrostática do líquido intersticial se eleva acima da pressão atmosférica, o acúmulo de líquido intersticial se torna clinicamente evidente, sob a forma de inchaço ou *edema*.

A pressão oncótica resultante depende das concentrações de proteínas no plasma do capilar e no líquido intersticial. Como mencionado anteriormente, a concentração normal de proteína no plasma é de 7 g/dℓ, o que leva a uma pressão oncótica plasmática de 25 mmHg. Qualquer aumento acima do normal na concentração de proteínas plasmáticas no capilar (*hiperproteinemia*) aumenta a pressão oncótica plasmática acima do normal, e vice-versa.

De forma semelhante, as mudanças na concentração de proteína intersticial alteram a pressão oncótica do líquido intersticial. Na maioria dos órgãos da circulação sistêmica, as moléculas de proteína não passam rapidamente através dos poros ou fendas capilares. Como já descrito, a principal forma de distribuição de proteínas plasmáticas para o líquido intersticial é o processo de *transcitose*. Incremento na taxa de transcitose aumenta a distribuição de proteínas plasmáticas para o espaço intersticial e, portanto, eleva a pressão oncótica do líquido intersticial. Adicionalmente, circunstâncias anormais (p. ex., inflamação tecidual) podem fazer com que os poros capilares se abram o bastante para permitir que as proteínas plasmáticas passem através e para dentro do líquido intersticial.

Excesso de líquido intersticial e proteínas plasmáticas são removidos do espaço intersticial pelo fluxo linfático. Os menores vasos linfáticos (*capilares linfáticos*) são constituídos de forma muito semelhante aos capilares sanguíneos. Uma destacada diferença é que as fendas entre as células endoteliais dos capilares linfáticos são grandes o suficiente para acomodar prontamente a passagem das moléculas de proteína plasmática. Portanto, quando um excesso de líquido intersticial flui por essas fendas e entra nos capilares linfáticos, qualquer proteína plasmática presente no líquido intersticial também é carregada para os capilares linfáticos. O líquido capilar linfático, que contém essas proteínas, então flui para os vasos linfáticos progressivamente maiores, chegando no tórax, onde a linfa volta para a corrente sanguínea pelas veias subclávias (ver Figura 23.4).

O papel do fluxo linfático em neutralizar o acúmulo excessivo de líquido intersticial é especialmente importante nos pulmões. Os capilares pulmonares são mais permeáveis às proteínas plasmáticas do que a maioria dos capilares da circulação sistêmica. Como resultado, a pressão oncótica do líquido intersticial nos pulmões normalmente é alta (nominalmente 18 mmHg). A pressão hidrostática capilar nos pulmões geralmente é em torno de 12 mmHg (esse valor é mais baixo do que a pressão hidrostática capilar dos capilares sistêmicos, pois a pressão arterial pulmonar é muito menor que a pressão arterial sistêmica). A pressão hidrostática intersticial nos pulmões é, geralmente, de cerca de −4 mmHg (o mesmo que a pressão intrapleural). O resumo dessas forças de Starling para os capilares pulmonares resulta no seguinte:

$$\text{Pressão resultante} = [12 \text{ mmHg} - (-4 \text{ mmHg})]$$
$$- [(25 \text{ mmHg} - 18 \text{ mmHg})]$$
$$= +9 \text{ mmHg}$$

A pressão líquida resultante de + 9 mmHg indica que existe uma substancial força propulsora para a filtração de líquido para fora dos capilares e para o interior dos espaços intersticiais pulmonares. Os espaços intersticiais pulmonares poderiam ser rapidamente preenchidos com água, desenvolvendo-se o edema pulmonar, não fosse o bem desenvolvido sistema de vasos linfáticos nos pulmões. Esses vasos removem continuamente o líquido intersticial e previnem seu acúmulo excessivo.

Edema é um excesso de líquido intersticial clinicamente evidente

O edema é um problema clínico comum. Resulta tanto da filtração excessiva de líquido para fora dos capilares quanto de uma redução da remoção do excesso de líquido intersticial pelo sistema linfático. O aumento na pressão sanguínea venosa é uma causa comum da filtragem excessiva. O aumento da pressão venosa pode ser resultante da aplicação de uma atadura muito apertada na extremidade de um animal. A consequente constrição das veias impede a saída do sangue venoso do membro. O sangue retorna para as veias dos membros, o que aumenta a pressão venosa. O sangue, então, retorna ao capilar e aumenta a pressão hidrostática capilar. Como demonstrado na Figura 23.5, a elevação da pressão hidrostática capilar leva a uma filtração excessiva do líquido capilar para o espaço intersticial. Quando esse acúmulo de líquido se torna clinicamente evidente, diz-se que o paciente apresenta edema.

Outras causas do aumento da pressão venosa são estenose pulmonar grave (ver Boxe "Correlações clínicas" no Capítulo 21) e doença do verme do coração canino grave (ver Boxe "Correlações clínicas" no Capítulo 22). Nessas condições, um volume excessivo de sangue se acumula no átrio direito e nas veias sistêmicas. O aumento resultante da pressão venosa faz com que o sangue se acumule nos capilares sistêmicos e isso aumenta a pressão hidrostática capilar e leva ao edema, como exibido na Figura 23.5.

Qualquer que seja a causa de um aumento da pressão venosa, três fatores (*fatores de segurança*) limitam o grau do edema resultante. Todos os três fatores dependem de elevação no volume do líquido intersticial, levando ao aumento na pressão hidrostática deste.

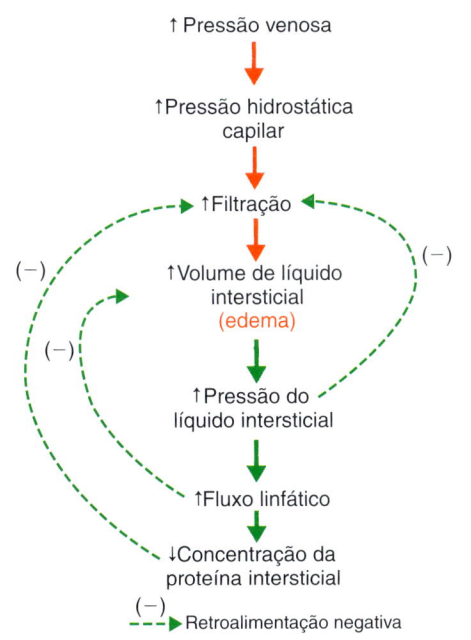

• **Figura 23.5** O aumento na pressão venosa resulta no aumento no volume do líquido intersticial (edema). As *linhas tracejadas (retroalimentação negativa)* indicam os efeitos neutralizadores dos três fatores de segurança contra edema. Primeiro, o aumento na pressão hidrostática do líquido intersticial reduz a taxa de filtração de volta ao normal. Segundo, o aumento no fluxo linfático reduz o volume do líquido intersticial de volta ao normal. Terceiro, a diminuição na concentração proteica do líquido intersticial reduz a taxa de filtração de volta ao normal.

O primeiro fator de segurança é que a pressão hidrostática do líquido intersticial elevada age diretamente, opondo-se à ou limitando a filtração. A pressão do líquido intersticial não precisa subir acima da pressão hidrostática capilar para limitar o edema. Qualquer aumento na pressão do líquido intersticial (p. ex., a partir de um valor normal de –7 a +2 mmHg) ajuda a mudar o equilíbrio resultante das forças de Starling em direção à redução da filtragem.

O segundo fator de segurança contra o edema é que a pressão do líquido intersticial elevada promove a entrada de líquido intersticial para os capilares linfáticos. O fluxo linfático aumentado remove o líquido tecidual, e, assim, auxilia a limitar o grau do edema.

O terceiro fator de segurança é uma consequência indireta do aumento do fluxo linfático. Lembrando que o líquido intersticial normalmente possui uma pequena quantidade de proteína plasmática, geralmente resultante da transcitose. Essa proteína exerce uma pequena, porém significativa, pressão oncótica, que favorece a filtração. Sob circunstâncias em que ocorre aumento de pressão hidrostática capilar, o aumento da filtração capilar aumenta o aporte do líquido para o espaço intersticial que é relativamente livre de proteínas. Enquanto isso, o fluxo linfático elevado carrega não somente o líquido intersticial, mas também as proteínas que ele contém. A combinação do aumento na filtração adicionando líquido ao espaço intersticial, juntamente com o fluxo linfático aumentado removendo o líquido intersticial e a proteína que ele contém, resulta na "lavagem" de proteína para fora do líquido intersticial. A resultante diminuição na pressão oncótica do líquido intersticial auxilia reduzindo o excesso de filtração de volta ao normal.

Resumindo, o aumento na pressão venosa leva ao aumento na pressão hidrostática capilar, que aumenta a filtração e desenvolve edema. Três fatores de segurança entram em ação para reduzir a filtração de volta ao normal e para limitar o grau de edema. Finalmente atinge-se um estado de estabilidade do grau de edema, no qual a remoção do líquido intersticial promovida pelos vasos linfáticos ocorre tão rapidamente quanto a filtração.

O *edema sistêmico* que resulta do aumento na pressão venosa sistêmica pode ser observado mais frequentemente nas *regiões dependentes* (regiões do organismo abaixo do nível do coração), onde a força da gravidade aumenta a elevação da pressão venosa. Em grandes quadrúpedes, regiões dependentes tipicamente incluem o abdome e as extremidades. Quando o edema se desenvolve nos órgãos abdominais, o excesso de líquido intersticial tende a ser filtrado para fora dos tecidos edematosos e acumular-se no espaço peritoneal. O excesso de líquido no peritônio é denominado *ascite*.

É comum observar ascite e marcante edema sistêmico em pacientes com insuficiência cardíaca ventricular direita. Em contraste, falha no ventrículo esquerdo leva a um *edema pulmonar*. O bombeamento ineficiente do ventrículo esquerdo resulta no aumento do volume sanguíneo e aumento da pressão no átrio esquerdo e nas veias pulmonares. Essa pressão elevada se estende de volta aos capilares pulmonares, que aumentam a filtração capilar no tecido pulmonar. Em casos graves de edema pulmonar, alguns dos líquidos intersticiais em excesso fluem para os alvéolos e vias respiratórias bronquiais. Tipicamente, esse paciente tosse, expulsando um líquido espumoso. O líquido de edema em excesso também pode fluir para o espaço intrapleural, que é chamado de *efusão pleural*. As consequências de problemas cardíacos são discutidas em maior profundidade no Capítulo 26.

A diminuição da concentração de proteína plasmática (*hipoproteinemia*) é uma outra causa comum de edema (Figura 23.6). Uma causa da hipoproteinemia é a diminuição da produção de proteína plasmática pelo fígado. Isso ocorre em casos de má nutrição e causa a síndrome clínica de *kwashiorkor*. As vítimas de kwashiorkor tipicamente

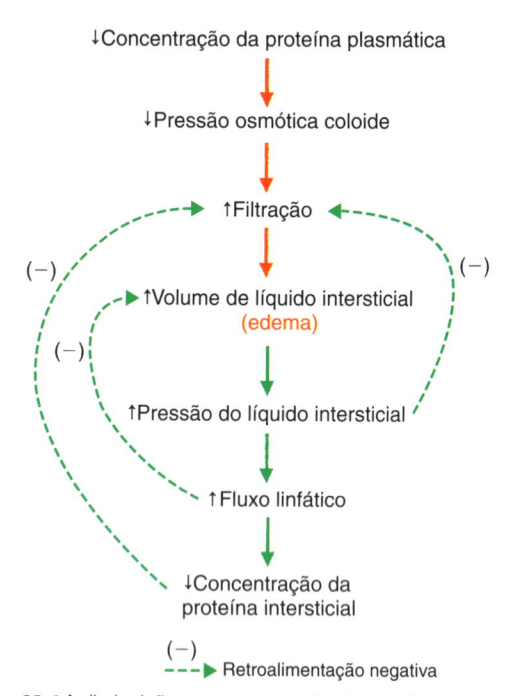

• **Figura 23.6** A diminuição na concentração de proteína plasmática leva ao edema, mas o grau do edema é limitado pelos mesmos três fatores de segurança demonstrados na Figura 23.5.

parecem emaciadas, exceto pelo abdome grosseiramente distendido pelo edema e ascite. Uma outra causa de concentração de proteína plasmática anormalmente baixa é um aumento na taxa de perda de proteínas plasmáticas do corpo. A perda proteica ocorre na doença renal. Por exemplo, na *síndrome nefrótica*, os capilares glomerulares dos rins se tornam permeáveis às proteínas plasmáticas. As proteínas plasmáticas deixam a corrente sanguínea para entrar nos túbulos urinários (néfrons) do rim. A perda crônica de proteínas na urina reduz a concentração plasmática de proteína. Portanto, a presença de quantidades substanciais de proteína plasmática na urina é um sinal clínico alarmante.

Queimaduras graves também causam a perda de proteínas plasmáticas do corpo. Os capilares da pele queimada se tornam muito permeáveis tanto a líquidos quanto a proteínas. Quantidades substanciais de plasma podem deixar o organismo através desses capilares lesionados. A presença de proteínas plasmáticas no líquido que drena de uma região de queimadura é responsável pela cor amarelada típica deste líquido. Se a água e os eletrólitos perdidos pelas queimaduras forem substituídos por ingestão ou administração intravenosa de líquidos, e se as proteínas plasmáticas também não forem repostas, a concentração plasmática de proteína no sangue diminui.

Independentemente de ser resultado de produção reduzida ou de perda elevada, a hipoproteinemia leva à redução na pressão osmótica coloidal do plasma. Isso altera o equilíbrio das forças de Starling, em uma direção que favorece a filtração excessiva de líquido a partir dos capilares (ver Figura 23.6). O líquido intersticial se acumula e ocorre o edema. Porém, os mesmos três fatores que limitam o edema em caso de aumento da pressão venosa (ver Figura 23.5) também atuam em caso de diminuição da concentração de proteína plasmática. O grau do edema é limitado por (1) aumento da pressão do líquido intersticial, (2) aumento do fluxo linfático e (3) diminuição da concentração de proteína intersticial.

Uma outra causa de edema é a obstrução linfática. Clinicamente, essa situação é denominada *linfedema*. A passagem da linfa através

dos linfonodos pode ser prejudicada pela inflamação do tecido nodal ou tumores cancerígenos crescendo dentro dos linfonodos. Também, em algumas doenças parasitárias, as microfilárias se alojam nos linfonodos e obstruem o fluxo linfático. As filárias causam edema pronunciado, observado nos casos de *elefantíase*. O linfedema também ocorre como consequência secundária de procedimentos cirúrgicos que lesam os linfonodos. Um exemplo comum em medicina humana é o edema do braço, que ocorre após mastectomia radical. A remoção dos linfonodos axilares durante a mastectomia radical origina um tecido cicatricial que compromete a drenagem linfática do braço.

A Figura 23.7 representa as causas de edema após obstrução linfática e mostra por que o linfedema é clinicamente tão problemático. A obstrução linfática diminui o fluxo linfático. O líquido intersticial se acumula nos tecidos, em vez de ser removido pela linfa, e então ocorre o edema. O fluxo linfático reduzido também provoca, indiretamente, um aumento na concentração da proteína intersticial. Como mencionado anteriormente, proteínas plasmáticas continuamente entram no líquido intersticial pelo lento processo de transcitose. O fluxo linfático carrega não apenas o líquido intersticial, mas também a proteína que ele contém. A combinação de filtração adicionando líquido ao espaço intersticial, junto com o fluxo linfático removendo ambos, líquidos e proteínas, leva à "lavagem" de proteínas para fora do líquido intersticial, que mantém a concentração da proteína intersticial muito baixa. A obstrução linfática restringe a lavagem de proteínas do líquido intersticial.

Com a obstrução linfática, o acúmulo de líquido do edema aumenta a pressão do líquido intersticial, agindo como um fator de segurança ao reduzir a filtração capilar. Porém, os segundo e terceiro fatores de segurança discutidos anteriormente estão ausentes no caso do linfedema, pois estes dependem de um aumento no fluxo linfático. No linfedema, a diminuição de fluxo linfático é o problema causador; assim, não pode haver aumento do fluxo linfático (segundo fator de segurança) para ajudar a carrear o excesso de líquido intersticial. Além disso, quando o fluxo da linfa é prejudicado, as proteínas plasmáticas se acumulam no líquido intersticial em vez de serem carregadas na linfa. Portanto, o terceiro fator de segurança (diminuição da pressão oncótica do líquido intersticial) também é comprometido no linfedema.

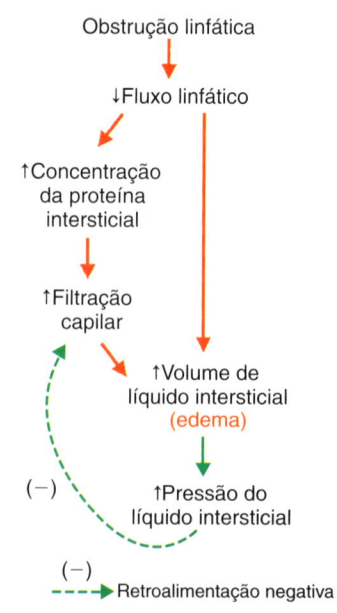

• **Figura 23.7** A obstrução linfática leva a um edema. O linfedema é preocupante clinicamente, pois apenas um dos três fatores de segurança normais está operante para limitar o grau de edema.

Uma outra causa de edema é a lesão física ou reação alérgica aos desafios antigênicos. Traumatismo físico, como arranhaduras ou cortes na pele, resulta em inchaço ou saliência localizada. Observa-se um inchaço semelhante quando a pele reage a um agente irritante ou desafio antigênico (p. ex., resposta a uma picada de inseto). Inflamação e inchaço podem ocorrer no tecido brônquico durante uma reação asmática. O edema na via respiratória pode ameaçar a vida, pois limita o fluxo de ar aos pulmões. Uma lesão ou desafio antigênico estimula a liberação de *histamina* dos mastócitos no tecido acometido e também pode estimular a produção do peptídio *bradicinina* no sangue e líquido intersticial. A histamina e a bradicinina apresentam um par de efeitos que causam edema no tecido reativo (Figura 23.8). Primeiro, essas substâncias aumentam a permeabilidade dos capilares às proteínas plasmáticas. Conforme as proteínas deixam a corrente sanguínea e se acumulam no espaço intersticial, elas aumentam a pressão oncótica do líquido intersticial, promovendo a filtração do líquido. Segundo, histamina e bradicinina causam relaxamento da musculatura lisa arteriolar. As arteríolas se dilatam, e a redução resultante da resistência arteriolar permite que mais pressão sanguínea arterial atue sobre os capilares. Isso leva a um aumento na pressão hidrostática capilar, que promove a filtração. Embora histamina e bradicinina promovam o excesso de filtração e o edema por dois mecanismos, todos os três fatores de segurança que protegem contra o edema estão intactos e agem para limitar o grau do mesmo.

Outras situações também provocam edema, mas os exemplos discutidos aqui abrangem algumas das causas mais comuns de edema clínico. Estes exemplos também reforçam o entendimento da inter-relação das forças hidrostáticas e osmóticas (oncóticas) que atuam sobre a água para controlar sua filtração para fora dos capilares ou sua reabsorção para o interior dos mesmos.

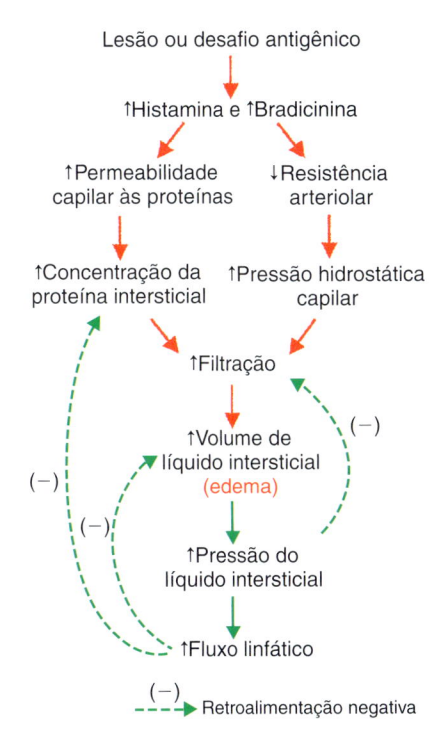

● **Figura 23.8** A histamina medeia as alterações que levam ao edema em resposta a uma lesão física ou a um desafio antigênico. Os três fatores de segurança normais contra o edema estão intactos e ajudam a limitar o grau de edema. O tratamento com um anti-histamínico (um fármaco que bloqueia os receptores de histamina das arteríolas e capilares) também ajudaria a reduzir o edema.

CORRELAÇÕES CLÍNICAS

Enteropatia aguda com perda proteica em um cavalo

Relato
Você é chamado para um local a poucos quilômetros de sua clínica por pais preocupados com a égua Quarto de Milha, de 4 anos de idade, de propriedade de sua filha. Eles relatam que o cavalo está inquieto e apresenta diarreia há 2 dias.

Exame clínico
Você chega à casa do cliente e vê que o cavalo é mantido em um pequeno celeiro, com pouca ventilação e sem nenhum acesso ao pasto. Feno de baixa qualidade está empilhado no celeiro. Ao exame físico, você descobre que o cavalo está um pouco emaciado, com membranas mucosas ressecadas, diarreia fétida e frequência cardíaca elevada (taquicardia). Quando você puxa a pele do cavalo, ela retorna à posição normal lentamente, indicando desidratação. A temperatura do cavalo está na faixa normal.

Você coleta uma amostra de sangue e inicia administração intravenosa de líquido poliônico (solução de lactato de Ringer). Você diz aos seus clientes que retornará mais tarde. A análise da amostra de sangue revela um hematócrito de 55% (o normal para o cavalo é de 35 a 45%) e concentração plasmática de proteínas de 4,5 g/dℓ (normal, 5,9 a 7,8 g/dℓ). Você está preocupado com o fato de que a administração de líquidos, sem reposição de proteínas plasmáticas, possa exacerbar a hipoproteinemia; assim, você procura conseguir plasma de um cavalo doador. Você retorna para examinar o cavalo doente e percebe que ele ainda está inquieto. Agora o edema é evidente ao longo do abdome ventral e nos membros do animal.

Comentário
A *enteropatia aguda* (doença intestinal) frequentemente provoca diarreia. A perda de água e solutos leva à desidratação; o volume sanguíneo e o volume do líquido intersticial são reduzidos. O hematócrito (fração de células no sangue) está tipicamente elevado, pois o líquido está sendo retirado da corrente sanguínea, mas as células não. Em algumas formas de enteropatia (chamadas de *enteropatia com perda proteica*), os capilares no intestino tornam-se permeáveis ao extravasamento de proteínas plasmáticas. A albumina, em particular, sai da corrente sanguínea para o lúmen intestinal e é eliminada nas fezes.

Este cavalo tem uma grave deficiência de proteínas plasmáticas. A deficiência de proteínas plasmáticas provavelmente resultou da combinação de má nutrição (que deprime a produção de proteínas plasmáticas pelo fígado) e da enteropatia com perda proteica. O déficit de proteínas plasmáticas neste cavalo é ainda mais grave do que o indicado pela concentração de proteína plasmática de 4,5 g/dℓ, pois este valor é o resultado líquido de dois processos opostos. A perda de proteína na diarreia reduziu a concentração de proteína plasmática, mas a perda de água (desidratação) causou uma diminuição no volume plasmático e, portanto, aumentou a concentração de proteína remanescente no plasma.

O desenvolvimento do edema neste cavalo era previsível. A administração de líquidos intravenosos adiciona água e eletrólitos (mas não proteína) ao volume sanguíneo circulante, e isso causou uma redução maior na concentração de proteínas plasmáticas na corrente sanguínea. A maior redução na pressão oncótica do plasma consequentemente levou a excessiva filtragem de líquidos dos capilares para o espaço intersticial. A consequência foi o edema, especialmente nas regiões dependentes do corpo (abdome ventral e pernas). A restauração da concentração normal de proteínas no plasma reverteria o edema.

Tratamento
Infecções bacterianas ou parasíticas são causas comuns de enteropatia com perda proteica. Se este cavalo teve febre, uma causa infecciosa seria a mais provável. Enteropatia aguda sem febre (como neste caso) é muitas vezes autolimitante. Portanto, o objetivo do tratamento deve ser a correção da desidratação, da perda de eletrólitos e do déficit de proteínas plasmáticas. A administração intravenosa de plasma, além de líquidos poliônicos, geralmente é eficaz. Em alguns casos, os antibióticos também são indicados, pois a enteropatia envolve a inflamação da parede intestinal, que pode permitir a migração transmural de bactérias (e produtos bacterianos tóxicos)

CORRELAÇÕES CLÍNICAS (*continuação*)

do trato gastrintestinal para o peritônio. Etapas importantes para a saúde a longo prazo neste cavalo incluem melhor nutrição, vermifugação frequente e melhora no manejo do estábulo.

Vasculite em uma égua
Relato
Um cliente chama para atender uma égua Quarto de Milha de aproximadamente 20 anos de idade que foi adotada recentemente de uma organização de resgate. A égua apresenta pouco apetite, está apática e só apresenta inchaço nas pernas. A organização de resgate não deu vacinas à égua nem realizou o teste de Coggins para anemia infecciosa equina (AIE).

Exame clínico
A égua apresenta temperatura elevada (40,5°C) e frequências cardíaca e respiratória anormalmente altas. Você percebe petéquias (pequenas hemorragias) nas membranas das mucosas e orelhas. Seu tempo de preenchimento capilar (TPC) está aumentado. Borborigmos gastrintestinais (sons que indicam motilidade gastrintestinal) estão diminuídos. Seus membros estão quentes e edemaciados, e uma pequena pressão sobre eles parece provocar dor. Você suspeita que a égua tenha AIE; então, você recomenda mantê-la em quarentena e colhe uma amostra de sangue para análise laboratorial, incluindo o teste de Coggins.

Comentários
Anemia infecciosa equina é causada por um retrovírus. A transmissão de um cavalo para outro pode ocorrer por contato direto com líquidos corporais; no entanto, mais frequentemente, o retrovírus é carreado por mutucas ou moscas. Cavalos infectados podem desenvolver a doença na forma aguda ou crônica. A doença aguda é caracterizada por febre, inapetência, letargia, edema dependente, petéquias e membranas mucosas ictéricas (amareladas). Estudos sanguíneos em cavalos afetados tipicamente revelam anemia, hemólise (ruptura de células sanguíneas vermelhas), trombocitopenia (baixa contagem de plaquetas), hipoalbuminemia (albumina plasmática baixa) e hiperglobulinemia (globulinas plasmáticas elevadas). A infecção leva à hemólise (e, consequentemente, à anemia). O catabolismo da hemoglobina oriunda da ruptura das células vermelhas libera várias substâncias, incluindo a bilirrubina, cuja coloração é amarelo vivo (consequentemente, leva à icterícia das membranas mucosas). A infecção também causa vasculite (inflamação das veias sanguíneas), e isso contribui para o desenvolvimento de muitos outros sinais, incluindo as pernas edemaciadas, quentes e doloridas. Especialmente, inflamação vascular causa aumento da permeabilidade capilar, e isso permite que a proteína plasmática escape dos capilares para o líquido intersticial. O resultado é pressão oncótica do líquido intersticial aumentada e pressão oncótica reduzida no plasma capilar. Isso leva a uma filtragem capilar aumentada (e, consequentemente, edema). Também, vasculite leva ao colapso de algumas paredes de vasos sanguíneos, resultando em hemorragia localizada (consequentemente, as petéquias).

Tratamento
A AIE é uma doença de notificação obrigatória. Não há cura. A maioria dos cavalos infectados é eutanasiada porque eles precisam ficar isolados por toda a vida para minimizar o risco de disseminação da doença. Cavalos afetados devem também ser marcados e testados com frequência. Se um proprietário escolher manter o cavalo, o tratamento é de suporte. Mesmo com tratamento, cavalos podem sucumbir à doença tanto durante a fase aguda quanto na fase crônica da infecção.

Questões de revisão

1. A taxa de difusão de moléculas de glicose dos capilares sanguíneos para os líquidos intersticiais é mais diretamente afetada por:
   a. Pressão oncótica do plasma capilar
   b. Pressão hidrostática do líquido intersticial
   c. Tamanho e número dos poros dos capilares
   d. Quantidade de oxigênio no sangue
   e. Hematócrito
2. Para capilares contínuos, como aqueles encontrados no músculo esquelético, a superfície da área capilar disponível para difusão é maior para qual dos seguintes?
   a. Glicose
   b. Oxigênio dissolvido
   c. Íons, como Na^+, K^+ e Cl^-
   d. Aminoácidos
   e. Proteínas plasmáticas
3. Um aumento na resistência venosa (p. ex., bandagem muito apertada em uma extremidade) causa edema porque:
   a. Aumenta o fluxo linfático
   b. Pinocitose não pode remover o excesso de líquido intersticial de maneira rápida o suficiente
   c. Aumenta a pressão hidrostática capilar
   d. As proteínas intersticiais bloqueiam os canais linfáticos
   e. A pressão do líquido intersticial diminui
4. Qual dos seguintes fatores NÃO causará edema pulmonar?
   a. Aumento na permeabilidade capilar pulmonar às proteínas
   b. Bloqueio nos vasos linfáticos pulmonares
   c. Aumento na pressão atrial esquerda
   d. Constrição de arteríolas pulmonares
   e. Insuficiência cardíaca congestiva esquerda
5. Um paciente com uma doença renal, com perda proteica, tem pressão osmótica plasmática coloidal igual a 10 mmHg.

O paciente apresenta edema, mas não está piorando. A pressão sanguínea e a frequência cardíaca estão normais. O que está impedindo a piora do edema?
   a. Pressão hidrostática capilar aumentada
   b. Fluxo linfático diminuído
   c. Concentração de proteínas plasmáticas diminuída no plasma
   d. Pressão oncótica do líquido intersticial aumentada
   e. Pressão hidrostática do líquido intersticial aumentada
6. Os seguintes parâmetros existem na microcirculação de um músculo esquelético durante um período de exercícios intensos:
   P_c (pressão hidrostática capilar) = 34 mmHg
   P_i (pressão hidrostática do líquido intersticial) = 10 mmHg
   π_c (pressão oncótica plasmática capilar) = 24 mmHg
   π_i (pressão oncótica do líquido intersticial) = 3 mmHg

   Qual das seguintes afirmações é *verdadeira*?
   a. Estas condições favorecem a filtração
   b. Estas condições favorecem a reabsorção
   c. Estas condições não favorecem nem a filtração nem a reabsorção
   d. Não se sabe se essas condições favorecem, pois a concentração plasmática de proteína não está especificada
   e. Não está claro se estas condições favorecem porque a taxa do fluxo linfático não é especificada
7. Histamina e bradicinina causam edema por aumentar:
   a. Permeabilidade capilar à proteína plasmática *e* pressão hidrostática intersticial
   b. Pressão osmótica coloidal intersticial *e* fluxo linfático
   c. Pressão hidrostática capilar *e* permeabilidade capilar para proteína plasmática
   d. Pressão hidrostática capilar *e* pressão osmótica coloidal do plasma
   e. Fluxo linfático *e* pressão hidrostática intersticial

8. Durante uma hemorragia de 30 minutos, um cavalo perde um volume substancial de sangue. A pressão arterial média do cavalo diminui de 90 para 75 mmHg, e os batimentos cardíacos aumentam de 40 para 90 bpm. A pele se torna fria, e as membranas mucosas se tornam pálidas, sugerindo marcada vasoconstrição. Pelo fato de a hemorragia envolver a perda de sangue total (plasma e células), você poderia esperar que, logo após tal hemorragia, o sangue remanescente do cavalo ainda tivesse uma composição normal. Porém, você coleta uma amostra de sangue e descobre que o hematócrito está anormalmente baixo (apenas 28%). O que *mais provavelmente* poderia explicar a diminuição do hematócrito após a hemorragia?

a. A filtragem capilar excessiva fez com que a pressão do líquido intersticial aumentasse acima do normal
b. A filtragem capilar excessiva fez com que a pressão osmótica coloidal aumentasse acima do normal
c. A constrição arteriolar levou ao aumento da pressão hidrostática capilar para valores acima do normal
d. A baixa pressão hidrostática capilar causou a reabsorção do líquido intersticial para a corrente sanguínea
e. Muitas células sanguíneas foram filtradas para fora dos capilares e para o líquido intersticial

Bibliografia

Boron WF, Boulpaep EL. *Medical Physiology*. 3rd ed. Elsevier; 2017.

Koeppen BM, Stanton BA. *Berne & Levy Physiology*. 7th ed. Elsevier; 2017.

Kumar V, Addas AK, Aster JC. *Robbins and Cotran Pathologic Basis of Disease*. 9th ed. Elsevier; 2014.

Lavoie J, Hinchcliff KW, eds. *Blackwell's Five-Minute Veterinary Consult: Equine*. 2nd ed. Wiley-Blackwell; 2009.

Milnor WR. *Cardiovascular Physiology*. New York: Oxford University Press; 1990.

Mohrman DE, Heller LJ. *Cardiovascular Physiology*. 8th ed. McGraw-Hill; 2013.

Mortillaro NA, Taylor AE, eds. *The Pathophysiology of the Microcirculation*. Boca Raton, Fla: CRC Press; 1994.

Pappano AJ, Wier WG. *Cardiovascular Physiology*. 10th ed. Mosby; 2013.

Reed SM, Bayly WM, Sellon DC. *Equine Internal Medicine*. 4th ed. Elsevier; 2017.

Scallan J, Huxley VH, Korthuis RJ. *Capillary Fluid Exchange: Regulation, Function, and Pathology*. San Rafael, Calif: Morgan & Claypool Life Sciences; 2010.

Smith BP, ed. *Large Animal Internal Medicine*. 5th ed. Elsevier; 2014.

Sprayberry KA, Robinson NE. *Robinson's Current Therapy in Equine Medicine*. 7th ed. Elsevier; 2014.

Yuan SY, Rigor RR. *Regulation of Endothelial Barrier Function (Integrated Systems Physiology, From Molecule to Function to Disease)*. Morgan & Claypool Life Sciences; 2011.

24
Controle Local do Fluxo Sanguíneo

ROBERT B. STEPHENSON

PONTOS-CHAVE

1. A resistência vascular é influenciada por mecanismos de controle intrínsecos e extrínsecos.
2. O controle metabólico do fluxo sanguíneo é um mecanismo local que sincroniza o fluxo sanguíneo do tecido com sua taxa metabólica.
3. A autorregulação é uma constância relativa do fluxo sanguíneo em um órgão, apesar das mudanças na pressão de perfusão.
4. Muitos mediadores químicos agem localmente (como parácrinos) para exercer um importante controle na resistência vascular.
5. Independentemente do estado das arteríolas, a compressão mecânica pode reduzir o fluxo sanguíneo de um tecido.

A resistência vascular é influenciada por mecanismos de controle intrínsecos e extrínsecos

Como descrito no Capítulo 22, o fluxo sanguíneo de qualquer órgão ou tecido é determinado pela pressão de perfusão (pressão arterial menos pressão venosa) e pela resistência dos vasos sanguíneos do órgão (mais nenhum outro fator), como se segue:

Fluxo sanguíneo = Pressão de perfusão ÷ Resistência vascular

Normalmente, todos os órgãos da circulação sistêmica são expostos à mesma pressão de perfusão. Portanto, as diferenças no fluxo sanguíneo de vários órgãos resultam da variação de resistências vasculares. A resistência vascular de um órgão é determinada principalmente pelo diâmetro de suas arteríolas. Assim, a vasodilatação ou a vasoconstrição arteriolar é o mecanismo predominante que aumenta ou diminui o fluxo de sangue em um órgão em relação a outro.

É útil dividir os fatores que influem sobre a resistência arteriolar em mecanismos intrínsecos e extrínsecos. Os *mecanismos extrínsecos* agem externamente a um órgão ou tecido, por meio de nervos ou hormônios, para alterar a resistência arteriolar. Por outro lado, os *mecanismos intrínsecos* (ou *locais*) atuam em um órgão ou tecido; eles não dependem de uma influência externa. Por exemplo, como descrito no Capítulo 23, a histamina é liberada dos mastócitos de um tecido em resposta a uma lesão ou durante uma reação alérgica. A histamina age localmente no músculo liso arteriolar para relaxá-lo. A dilatação das arteríolas diminui a resistência arteriolar e, portanto,

aumenta o fluxo sanguíneo ao tecido. A histamina é um exemplo de um *parácrino*: uma substância liberada de um tipo celular em um tecido que age em outro tipo celular na vizinhança. As moléculas de sinalização parácrinas se movem por difusão e é por isso que a sinalização parácrina somente é eficiente em distâncias muito curtas. Um segundo exemplo de controle intrínseco é a dilatação arteriolar e o aumento do fluxo sanguíneo durante o exercício no músculo esquelético. Este exemplo ilustra o fenômeno geral de *controle metabólico* do fluxo sanguíneo, por meio do qual os tecidos tendem a aumentar o seu fluxo de sangue toda vez que a taxa metabólica aumenta: nem nervos nem hormônios são requeridos.

Embora as arteríolas de todos os tecidos sofram influência de mecanismos intrínsecos e extrínsecos, os mecanismos intrínsecos predominam sobre os extrínsecos no controle de arteríolas no encéfalo, coração (p. ex., circulação coronariana) e músculo esquelético em atividade. Em contraste, os mecanismos extrínsecos predominam sobre os intrínsecos no controle do fluxo sanguíneo para rins, órgãos esplâncnicos e músculo esquelético em repouso. A pele é um exemplo de órgão no qual tanto os mecanismos intrínsecos quanto os extrínsecos exercem forte influência. No geral, o controle intrínseco domina o extrínseco nos órgãos críticos: aqueles que devem ter fluxo sanguíneo suficiente para atender às necessidades metabólicas a cada segundo, para que o animal sobreviva. O controle extrínseco domina o intrínseco nos órgãos que podem suportar reduções temporárias no fluxo de sangue (e metabolismo) para disponibilizar o sangue extra para os órgãos críticos.

Para racionalizar a distinção entre órgãos "críticos" e "não críticos", imagine um leão agachado na grama alta na savana africana. Nas proximidades, um antílope está pastando. Um momento depois, tanto o leão quanto o antílope se envolvem em um exercício máximo, já que o leão se esforça para capturar o seu café da manhã e o antílope tenta escapar. Para cada um, a sobrevivência depende de uma adequada liberação do fluxo sanguíneo para o encéfalo, para o coração e para os músculos esqueléticos em trabalho. Durante a perseguição, os rins, órgãos esplâncnicos e qualquer músculo esquelético não exercitado se tornam não críticos, de modo que o seu fluxo sanguíneo pode ser reduzido para permitir a disponibilidade de sangue extra para órgãos críticos (encéfalo, coração e músculos esqueléticos em trabalho).

O controle metabólico do fluxo sanguíneo é um mecanismo local que sincroniza o fluxo sanguíneo do tecido com sua taxa metabólica

O controle metabólico do fluxo sanguíneo é o mecanismo controlador local mais importante. Por exemplo, o controle metabólico é responsável pelo enorme aumento no fluxo sanguíneo no músculo esquelético quando este muda do estado de repouso para o estado de exercício máximo. A significância funcional do controle metabólico do fluxo de sangue é que ele combina o fluxo sanguíneo em um tecido com a sua taxa metabólica. Um aumento no fluxo sanguíneo tecidual em resposta ao aumento da taxa metabólica é denominado *hiperemia ativa* (*hiper* significa "elevada", *emia* refere-se a sangue e "*ativa*" indica taxa metabólica elevada).

O controle metabólico de fluxo sanguíneo funciona por meio de alterações químicas no tecido. Quando a taxa metabólica de um tecido aumenta, o seu consumo de oxigênio se eleva e há um incremento da geração de produtos metabólicos, incluindo dióxido de carbono, adenosina e ácido láctico. Também, alguns íons potássio (K^+) escapam de células de rápida metabolização, e esses íons se acumulam no líquido intersticial. Portanto, conforme o metabolismo tecidual aumenta, a concentração intersticial de oxigênio diminui e as concentrações intersticiais de produtos metabólicos e K^+ aumentam. Todas essas mudanças têm o mesmo efeito na musculatura lisa vascular: elas a relaxam (Tabela 24.1). As arteríolas dilatam, a resistência vascular diminui, e mais sangue flui pelo tecido.

Baixos níveis de oxigênio e altas concentrações de produtos metabólicos e K^+ também causam relaxamento dos esfíncteres pré-capilares (nos tecidos que os possuem), e isso abre mais capilares do tecido para o fluxo de sangue. Como explicado no Capítulo 23, quando mais capilares carreiam o fluxo sanguíneo, reduz-se a distância de difusão entre o sangue fresco e oxigenado e as células teciduais em metabolização. A abertura de mais capilares também aumenta a área de superfície capilar total para a troca por difusão. O resultado é o aumento do fluxo sanguíneo, diminuição da distância de difusão, aumento da área de superfície capilar total e distribuição mais rápida de oxigênio e outros substratos metabólicos às células teciduais, e uma remoção mais rápida de produtos de degradação tecidual.

O controle metabólico do fluxo sanguíneo envolve um *feedback* negativo. O acúmulo de produtos metabólicos e a ausência de oxigênio iniciam a vasodilatação, que aumenta o fluxo sanguíneo. O fluxo sanguíneo elevado acelera a remoção ("lavagem") dos produtos metabólicos acumulados nos tecidos e fornece uma quantidade adicional de oxigênio. Um novo equilíbrio é atingido quando o fluxo sanguíneo elevado se aproxima das necessidades metabólicas teciduais aumentadas. A Figura 24.1 resume as principais características do controle metabólico do fluxo sanguíneo.

A *hiperemia reativa* é um aumento temporário, acima do normal, do fluxo sanguíneo para um tecido após um período em que o fluxo foi restrito. Nesse caso, o fluxo elevado (*hiperemia*) é uma resposta (*reação*) a um período de fluxo sanguíneo inadequado. A compressão mecânica dos vasos sanguíneos é uma das causas do fluxo sanguíneo inadequado, e a subsequente liberação dessa compressão mecânica provoca a hiperemia reativa. Isso pode

Tabela 24.1	Mediadores químicos importantes no controle local de arteríolas sistêmicas.*	
Sinal químico	**Origem**	**Efeito**
Sinais relacionados ao metabolismo		
Oxigênio	Distribuído pelo sangue arterial; consumido no metabolismo aeróbico	Vasoconstrição (o metabolismo rápido depleta O_2, causando vasodilatação)
Dióxido de carbono	Produzido pelo metabolismo aeróbico	Vasodilatação
Íons potássio (K^+)	Liberados por células em metabolização rápida	Vasodilatação
Adenosina	Liberada por células em metabolização rápida	Vasodilatação
Ácidos metabólicos (p. ex., ácido láctico)	Produzidos pelo metabolismo anaeróbico	Vasodilatação
Outros mediadores químicos locais (parácrinos)		
Endotelina-1 (ET_1)	Células endoteliais	Vasoconstrição
Óxido nítrico (NO)	Células endoteliais e algumas terminações nervosas parassimpáticas	Vasodilatação
Tromboxano A_2 (TXA_2)	Plaquetas	Vasoconstrição (também aumenta a agregação plaquetária)
Prostaciclina (PGI_2)	Células endoteliais	Vasodilatação (também diminui a agregação plaquetária)
Histamina	Mastócitos	Vasodilatação (também aumenta a permeabilidade capilar)
Bradicinina	Globulinas no sangue ou líquido tecidual	Vasodilatação (também aumenta a permeabilidade capilar)

*Alguns desses mediadores químicos têm efeitos diferentes nos vasos sanguíneos pulmonares em comparação com os vasos sistêmicos. Um alto nível de oxigênio, por exemplo, causa a dilatação dos vasos pulmonares, enquanto o efeito nos vasos sistêmicos é a vasoconstrição (mais detalhes no Capítulo 46).

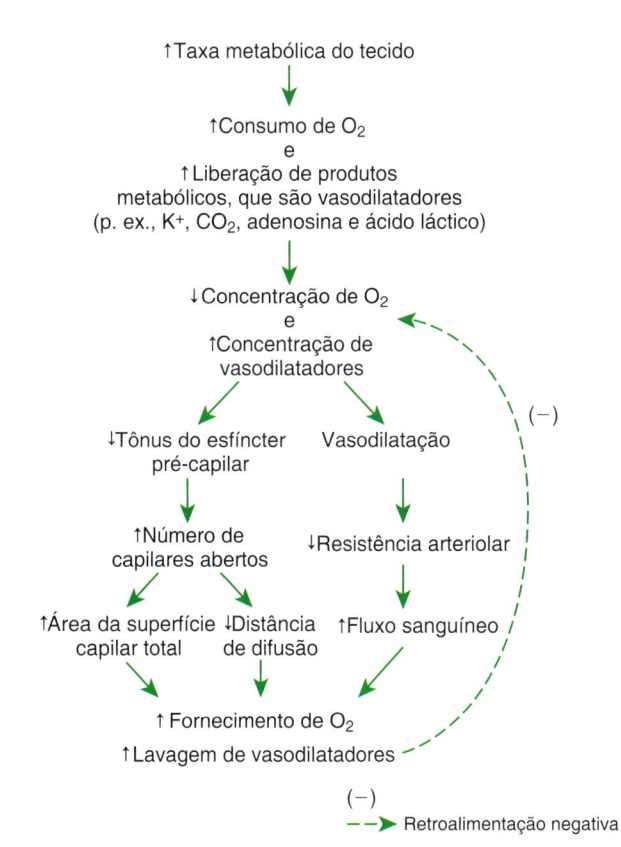

• **Figura 24.1** O controle metabólico do fluxo sanguíneo é um mecanismo local (intrínseco) que age em um tecido para sincronizar o fluxo de sangue para o tecido com a sua atividade metabólica. Conforme o tecido se torna mais ativo metabolicamente, o mecanismo de controle metabólico aumenta o fluxo sanguíneo e, assim, regula a concentração de oxigênio e produtos metabólicos no tecido.

ser facilmente demonstrado em qualquer tecido epitelial não pigmentado acessível. Por exemplo, pressione fortemente o dedo contra a pele não pigmentada, o suficiente para obstruir o fluxo sanguíneo. Mantenha a pressão por cerca de um minuto, depois libere. Após a liberação da pressão, o fluxo de sangue pela pele anteriormente comprimida se torna maior por vários segundos, o que irá fazer com que a pele pareça mais escura (mais avermelhada) que a região adjacente (não comprimida).

Os mesmos mecanismos de controle metabólico responsáveis pela hiperemia ativa também explicam a hiperemia reativa. Durante o período em que a compressão mecânica restringe o fluxo sanguíneo, o metabolismo continua no tecido comprimido, os produtos metabólicos se acumulam e a concentração local de oxigênio diminui. Esses efeitos metabólicos causam dilatação das arteríolas e diminuição da resistência arteriolar. Quando a obstrução mecânica ao fluxo é retirada, o fluxo sanguíneo aumenta além do normal, até que o "débito de oxigênio" seja reparado e o excesso de produtos metabólicos tenha sido removido do tecido comprimido. A Figura 24.2 compara a hiperemia ativa e a reativa.

A autorregulação é uma constância relativa do fluxo sanguíneo em um órgão, apesar das mudanças na pressão de perfusão

Os mecanismos de controle metabólico também participam no fenômeno conhecido como *autorregulação do fluxo sanguíneo*. A autorregulação é evidente em órgãos denervados e naqueles em que o controle local de fluxo sanguíneo predomina sobre o controle neural e humoral (p. ex., na circulação coronariana, encéfalo e músculo esquelético em atividade).

A Figura 24.3 resume um experimento que demonstra a autorregulação no encéfalo de um cachorro. Inicialmente, a pressão de perfusão (pressão arterial menos pressão venosa) neste animal é de 100 mmHg, e o fluxo sanguíneo encefálico é de 100 mililitros por minuto (mℓ/min) (ponto *A*). Quando a pressão de perfusão é repentinamente elevada para 140 mmHg, o fluxo sanguíneo encefálico sobe inicialmente para 140 mℓ/min, mas retorna ao seu nível inicial nos próximos 20 a 30 segundos. Eventualmente, o fluxo de sangue atinge um nível estável, de aproximadamente 110 mℓ/min (ponto *B*). De outro modo, se a pressão de perfusão for reduzida repentinamente de 100 para 60 mmHg, o fluxo sanguíneo encefálico cai inicialmente para 60 mℓ/min, mas volta ao seu nível inicial nos próximos 20 a 30 segundos (*linhas tracejadas* nos gráficos superior e do meio da Figura 24.3). Eventualmente, o fluxo de sangue alcança um nível estável de aproximadamente 90 mℓ/min (ponto *C*). Essas respostas de curso estável são representadas no gráfico inferior. A parte restante do gráfico inferior é obtida da mesma forma; isto é, a pressão de perfusão é definida artificialmente em vários níveis, variando de 20 a 220 mmHg, e os valores estáveis de fluxo sanguíneo são representados no gráfico.

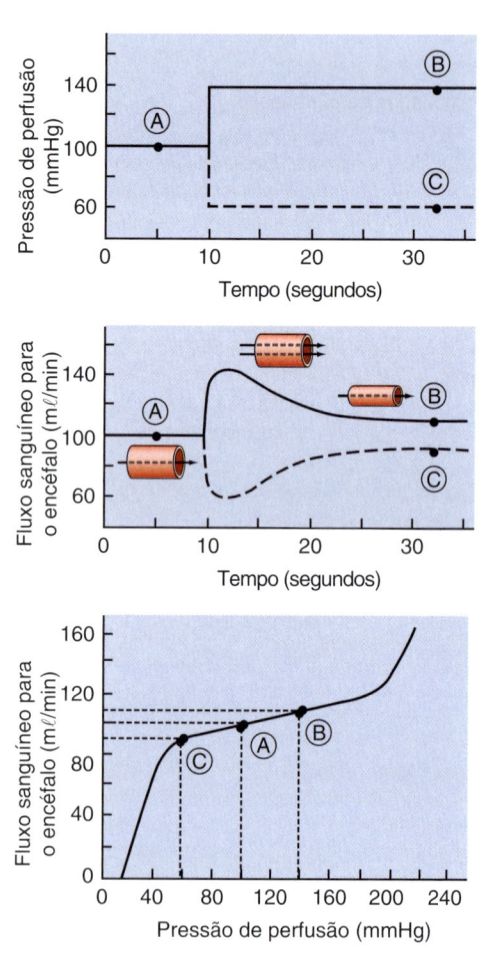

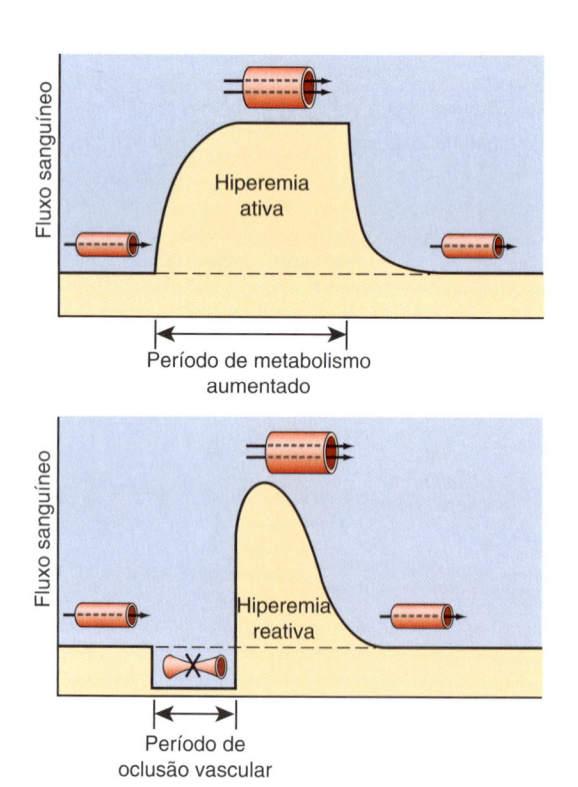

• **Figura 24.2** Tanto a hiperemia ativa quanto a reativa envolvem o aumento do fluxo sanguíneo acima do normal. Ambos os fenômenos ocorrem devido aos mecanismos para controle local e metabólico do fluxo sanguíneo, como discutido no texto. Desenhos de tubos retratam o diâmetro de uma arteríola em vários pontos ao longo do tempo; as *setas* no tubo indicam o fluxo sanguíneo.

• **Figura 24.3** Demonstração experimental da autorregulação do fluxo sanguíneo no encéfalo de um cachorro. A pressão de perfusão foi aumentada ou diminuída artificialmente (*parte superior*), e as mudanças resultantes no fluxo sanguíneo encefálico foram mensuradas (*parte central*). Os valores estáveis do fluxo sanguíneo foram então plotados contra a pressão de perfusão (*parte inferior*). Os pontos *A*, *B*, e *C* são discutidos no texto. Desenhos de tubos (*painel do meio*) retratam o diâmetro de uma arteríola em três momentos no tempo (Ponto *A*, no momento do fluxo sanguíneo encefálico máximo, e no Ponto *B*); as *setas* no tubo indicam o fluxo sanguíneo.

Sobre um intervalo de variação considerável na pressão de perfusão (aproximadamente 60 a 190 mmHg), relativamente pouca mudança ocorre na estabilidade do fluxo sanguíneo para o encéfalo; isto é, o fluxo sanguíneo encefálico é autorregulado. O intervalo de variação da pressão de perfusão no qual o fluxo permanece relativamente constante é denominado *intervalo autorregulatório*. A autorregulação falha em pressões de perfusão muito altas ou muito baixas; isto é, pressões extremamente altas resultam em importantes elevações no fluxo de sangue e pressões extremamente baixas levam a marcantes reduções do fluxo sanguíneo. Não obstante, a autorregulação mantém o fluxo sanguíneo encefálico relativamente constante, ainda que sob uma considerável variação de pressão de perfusão.

A Figura 24.4 mostra como os mecanismos de controle metabólico, anteriormente descritos, podem influenciar o mecanismo de autorregulação. Se a taxa metabólica de um órgão não se modificar, mas a pressão de perfusão aumentar acima do normal, a pressão elevada fará com que ocorra um fluxo sanguíneo adicional no órgão. O fluxo sanguíneo adicional acelera a remoção dos produtos metabólicos do líquido intersticial e aumenta a taxa de distribuição de oxigênio para ele. Portanto, a concentração de produtos metabólicos vasodilatadores no líquido intersticial diminui, e a concentração de oxigênio no líquido intersticial aumenta. Essas modificações fazem com que as arteríolas do tecido se contraiam, o que aumenta a resistência do fluxo sanguíneo acima do normal. A consequência é que o fluxo sanguíneo diminui para o seu nível inicial, apesar da persistência da pressão de perfusão elevada.

Resumindo, os mecanismos de controle metabólico provocam a hiperemia ativa (o aumento temporário do fluxo sanguíneo em um órgão em resposta a uma taxa metabólica elevada, na ausência de qualquer variação de pressão sanguínea). Os mesmos mecanismos metabólicos também podem conduzir à hiperemia reativa (o aumento no fluxo sanguíneo acima do normal em um órgão, após um período de restrição ao fluxo). Adicionalmente, os mesmos mecanismos metabólicos podem ser responsáveis pela autorregulação (a constância relativa de fluxo sanguíneo em um órgão quando não ocorreu nenhuma mudança na taxa metabólica,

mas houve aumento ou diminuição da pressão sanguínea). Outros mecanismos também contribuem para a autorregulação, e o leitor pode encontrar discussões sobre esses mecanismos, sob os termos *hipótese miogênica* e *hipótese da pressão tecidual*. Porém, o controle metabólico tem um papel fundamental na autorregulação do fluxo sanguíneo, particularmente nos tecidos críticos do corpo (encéfalo, vasos coronarianos e músculo esquelético em atividade).

Muitos mediadores químicos agem localmente (como parácrinos) para exercer um importante controle na resistência vascular

Como já foi descrito, o controle metabólico do fluxo sanguíneo é mediado por alterações químicas que ocorrem quando o metabolismo tecidual aumenta. Além das moléculas de sinalização que medeiam o controle metabólico do fluxo sanguíneo, existem muitos outros agentes químicos que agem localmente, em um tecido, afetando a resistência vascular e, portanto, o fluxo sanguíneo. Alguns desses mediadores químicos de ação local (*parácrinos*) são descritos na Tabela 24.1.

A *endotelina-1* (ET_1) é liberada das células endoteliais em resposta a uma variedade de estímulos químicos e mecânicos, especialmente aqueles que traumatizam o endotélio. A ET_1 causa contração do músculo liso vascular, resultando em vasoconstrição e diminuição no fluxo sanguíneo. O *óxido nítrico* (NO), outra molécula mediadora liberada de células endoteliais, tem o efeito oposto. O NO relaxa a musculatura lisa vascular, provocando vasodilatação. Um estímulo para a liberação de NO é o aumento na velocidade do fluxo sanguíneo que passa pelo endotélio. O NO age localmente, dilatando vasos, especialmente pequenas artérias, permitindo que elas acomodem um fluxo sanguíneo elevado sem aumentar tanto a velocidade. Em alguns tecidos, mais notavelmente nos eréteis dos órgãos genitais externos (pênis e clitóris), as terminações nervosas parassimpáticas liberam tanto o NO quanto o neurotransmissor acetilcolina. A acetilcolina estimula as células endoteliais a liberarem mais NO. O NO das terminações nervosas, aumentado pelo NO das células endoteliais, dilata os vasos sanguíneos locais, causando intumescimento dos tecidos com sangue e, portanto, a ereção.

O *tromboxano A_2* (TXA_2) e a *prostaciclina* (PGI_2) agem de forma antagônica no controle da musculatura lisa vascular e também no controle da agregação plaquetária. Assim, o balanço relativo entre TXA_2 e PGI_2 é mais importante do que o nível absoluto de qualquer agente químico isolado. Sob condições normais, o equilíbrio assegura um fluxo sanguíneo adequado aos tecidos e previne a agregação plaquetária. Se os vasos sanguíneos forem traumatizados ou rompidos, o equilíbrio muda a favor do TXA_2. A vasoconstrição resultante e a agregação plaquetária são críticas para minimizar a perda de sangue. Em alguns estados patológicos, desenvolvem-se desequilíbrios entre TXA_2 e PGI_2. Dependendo da direção do desequilíbrio, o resultado pode ser excesso de vasoconstrição e coagulação sanguínea ou de vasodilatação e hemorragia.

A *histamina*, que é liberada dos mastócitos, é outro vasodilatador de ação local. O papel da histamina nas respostas vasculares à lesão tecidual ou desafio antigênico está descrito no Capítulo 23 (ver Figura 23.8). A *bradicinina* é outro químico sinalizador que causa a vasodilatação. A bradicinina é um pequeno polipeptídio, que é clivado pela enzima proteolítica *calicreína*, a partir de proteínas globulínicas que existem no plasma ou líquido tecidual. A bradicinina também pode ser formada em glândulas sudoríparas quando estas são ativadas pela acetilcolina liberada pelas terminações nervosas

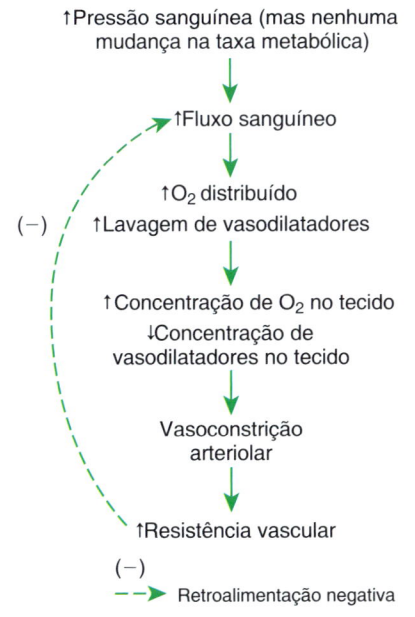

↑Pressão sanguínea (mas nenhuma mudança na taxa metabólica)

↓

↑Fluxo sanguíneo

↓

↑O_2 distribuído
↑Lavagem de vasodilatadores

(−)

↓

↑Concentração de O_2 no tecido
↓Concentração de vasodilatadores no tecido

↓

Vasoconstrição arteriolar

↓

↑Resistência vascular

(−)

- - -► Retroalimentação negativa

● **Figura 24.4** O mesmo mecanismo metabólico responsável pelas hiperemias ativa e reativa também pode explicar a autorregulação, na qual o fluxo sanguíneo para um órgão permanece relativamente constante, apesar das mudanças na pressão de perfusão.

simpáticas. A resultante vasodilatação dos vasos sanguíneos da pele, junto com a evaporação do suor, leva à perda de calor a partir da pele. Tanto a histamina quanto a bradicinina exercem seus efeitos vasodilatadores, pelo menos em parte, estimulando a formação de NO.

Independentemente do estado das arteríolas, a compressão mecânica pode reduzir o fluxo sanguíneo a um tecido

A compressão mecânica pode reduzir o fluxo sanguíneo tecidual por, literalmente, espremer todos seus vasos sanguíneos. O exemplo da compressão de vasos sanguíneos da pele por um minuto seguida da liberação da compressão foi mencionado como maneira de desencadear hiperemia reativa prontamente visível. No entanto, a pressão mecânica da pele por um longo período deve ser evitada, pois um período prolongado de fluxo sanguíneo subnormal (isquemia) leva a um dano tecidual reversível, a um dano tecidual irreversível e, eventualmente, à morte celular (necrose). A úlcera de decúbito é um exemplo comum dessa sequência. Três exemplos adicionais de compressão mecânica também são descritos pela sua importância clínica.

A Figura 24.5 ilustra o efeito da compressão mecânica no fluxo sanguíneo através dos vasos coronarianos. O traçado superior mostra as variações da pressão sanguínea arterial (aórtica) durante um ciclo cardíaco completo. Os períodos de sístole e de diástole ventricular são rotulados na base da figura. Poder-se-ia esperar que o fluxo sanguíneo através da circulação coronariana fosse mais alto durante a sístole ventricular (quando a pressão aórtica é maior) e que o fluxo fosse mais baixo durante a diástole (quando a pressão aórtica é menor). Porém, os traçados do fluxo coronariano esquerdo

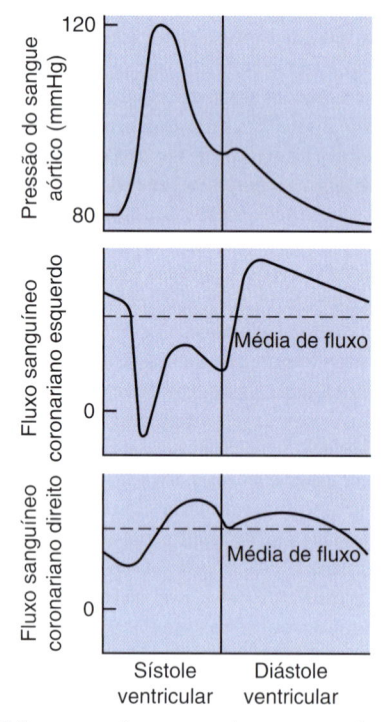

• **Figura 24.5** O fluxo sanguíneo coronariano para o músculo ventricular esquerdo é bastante reduzido durante a sístole ventricular, pois o músculo ventricular esquerdo se contrai com tanta força que comprime os vasos sanguíneos do ventrículo esquerdo. O fluxo sanguíneo coronariano para o músculo ventricular direito é menos afetado pela compressão mecânica, pois as contrações do ventrículo direito são menos fortes do que aquelas no ventrículo esquerdo.

indicam que o fluxo sanguíneo para o músculo ventricular esquerdo realmente se reduz durante a sístole e é muito maior durante a diástole. O fluxo até mesmo se reverte (o sangue volta, *em direção* à aorta), momentaneamente, próximo ao início da sístole. O fato de o fluxo coronariano esquerdo ser muito mais baixo durante a sístole, mesmo se a pressão de perfusão for mais alta, significa que a resistência dos vasos coronarianos deve ser substancialmente maior durante a sístole do que durante a diástole.

A resistência coronariana esquerda é alta durante a sístole, pois o músculo ventricular esquerdo em contração comprime os vasos sanguíneos coronarianos. Os vasos coronarianos não sofrem tal constrição durante a diástole, pois o músculo ventricular está relaxado. Portanto, a resistência vascular coronariana diminui drasticamente (e o fluxo sanguíneo aumenta) durante a diástole. O traçado inferior da Figura 24.5 indica que a compressão mecânica tem relativamente pouca influência no fluxo sanguíneo para o músculo ventricular direito; isto é, a magnitude do fluxo coronariano direito acompanha as variações da pressão arterial (sendo mais alto durante a sístole e mais baixo durante a diástole). O fluxo coronariano direito não é restrito por compressão mecânica durante a sístole, pois o ventrículo direito se contrai com muito menos intensidade do que o esquerdo. O ventrículo direito simplesmente não desenvolve força compressiva suficiente para comprimir seus próprios vasos sanguíneos.

A maior parte do sangue necessário para suprir o metabolismo do ventrículo esquerdo deve ser entregue durante a diástole ventricular, quando os vasos não estão comprimidos. Este fato tem uma importante significância clínica. Em um animal em repouso, com baixa frequência cardíaca, há um tempo adequado durante a diástole para que os vasos coronarianos supram a quantidade de sangue necessária ao tecido ventricular. Durante o exercício, a taxa metabólica das células musculares ventriculares aumenta dramaticamente. Para suportar o aumento da taxa metabólica, o músculo ventricular requer maior fluxo sanguíneo durante o exercício do que quando está em repouso. Porém, a duração da diástole é reduzida durante o exercício, de modo que há menos tempo disponível para a distribuição deste fluxo elevado. Não obstante, vasos coronarianos hígidos, normais, têm resistência vascular suficientemente baixa (durante a diástole) para que possa suprir o fluxo sanguíneo necessário, mesmo durante exercício máximo. Contudo, a situação é diversa em animais com doença das artérias coronárias. Em animais nos quais os vasos coronarianos estão estenosados devido à aterosclerose, o fluxo de sangue não pode aumentar o suficiente para suprir as necessidades dos músculos ventriculares cardíacos em atividade intensa. Isso explica por que a isquemia ventricular se desenvolve durante o exercício em pacientes com doença das artérias coronárias. As áreas isquêmicas do ventrículo não se contraem normalmente. A isquemia também causa arritmias e mesmo fibrilação ventricular (morte súbita). A doença arterial coronariana é mais comum em seres humanos do que em animais; assim é mais provável que essa situação ocorra com o próprio veterinário do que com os seus pacientes.

A compressão mecânica provocada pela contração muscular também pode restringir o fluxo sanguíneo através dos músculos esqueléticos. Os vasos sanguíneos do músculo esquelético são comprimidos durante contrações musculares sustentadas e extenuantes. A compressão reduz o fluxo de sangue através do músculo, que pode levar à isquemia. Os músculos isquêmicos não podem se contrair com o vigor normal. A isquemia também ativa as terminações nervosas sensoriais do músculo, o que causa dor. A ativação desses receptores de isquemia muscular também deflagra uma elevação reflexa na pressão arterial. Uma pressão arterial elevada é vantajosa, pois ela ajuda a forçar o fluxo de sangue nos vasos sanguíneos do músculo esquelético, apesar dos efeitos compressores da contração muscular. Porém, a alta pressão arterial do exercício isquêmico oferece risco aos pacientes com doença arterial coronariana, pois essa pressão elevada impõe um aumento importante no trabalho cardíaco. Isso explica por que pacientes com doença arterial coronariana são alertados contra tipos de exercícios que envolvem contrações musculares sustentadas e extenuantes, como levantamento de peso.

A compressão mecânica tem importantes efeitos sobre a circulação pulmonar. Os vasos pulmonares são mais complacentes que os vasos na circulação sistêmica. Maior complacência torna os vasos pulmonares mais distensíveis, mas também os torna mais suscetíveis ao estreitamento sob a influência da compressão mecânica. Além disso, como a pressão arterial pulmonar é muito menor que a pressão arterial sistêmica, há menos pressão intravascular em um vaso pulmonar em relação a qualquer força externa agindo para comprimir o vaso. A maioria dos vasos pulmonares viaja dentro dos tecidos que comprimem as paredes das vias respiratórias, incluindo as paredes muito finas dos alvéolos. A Figura 24.6 mostra como uma elevação anormal na pressão das vias respiratórias pode comprimir os vasos sanguíneos pulmonares. Isso poderia ocorrer durante uma cirurgia, se o paciente estivesse entubado e o tubo estivesse ligado a uma fonte de alta pressão. Essa pressão elevada poderia ser gerada por um respirador mecânico não ajustado adequadamente ou pelo anestesista, quando ele comprime o balão ligado ao tubo traqueal. Em qualquer caso, as pressões geradas no tubo traqueal são transmitidas através das vias respiratórias para os alvéolos. O aumento na pressão das vias respiratórias exerce força compressora nos vasos sanguíneos pulmonares.

Pressões alveolares que excedem 10 a 15 mmHg comprimem suficientemente os vasos sanguíneos para aumentar a resistência ao fluxo de sangue pulmonar. Como resultado, o sangue ejetado pelo ventrículo direito fica represado nas artérias pulmonares. Isso leva ao aumento da pressão arterial pulmonar. Uma pressão arterial pulmonar elevada ajuda a empurrar o sangue pelos vasos comprimidos. Porém, o aumento da pressão arterial pulmonar também impõe um aumento de trabalho do ventrículo direito. Se a pressão nas vias respiratórias não for excessivamente alta, o ventrículo direito pode gerar um aumento grande o suficiente na pressão arterial pulmonar para restaurar o fluxo sanguíneo pulmonar aos níveis quase normais. Contudo, com pressões das vias respiratórias extremamente altas, o ventrículo direito pode não ser capaz de elevar a pressão arterial pulmonar de forma suficiente para manter o fluxo. Nessas condições, o fluxo sanguíneo pulmonar cai a níveis substancialmente menores que o normal. Como o coração esquerdo somente pode bombear o volume sanguíneo que receber pela circulação pulmonar, a produção ventricular esquerda também diminui. As consequências podem ser fatais. O clínico veterinário deve ter em mente os riscos das pressões elevadas nas vias respiratórias sempre que um paciente for entubado e ligado a um aparelho de respiração mecânica.

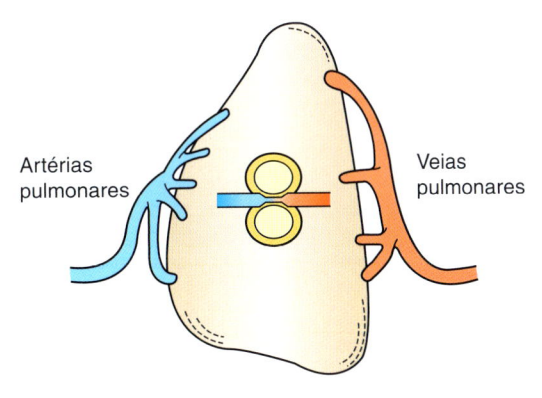

Imagem aumentada dos capilares pulmonares passando entre os alvéolos

• **Figura 24.6** Vasos sanguíneos pulmonares são suscetíveis à compressão mecânica, que pode ser criada pela pressão anormalmente alta dentro das vias respiratórias. **A.** Em condições normais, a pressão arterial pulmonar é de cerca de 13 mmHg e a pressão venosa é de cerca de 5 mmHg. A pressão dentro do capilar pulmonar mostrada aqui seria intermediária entre esses dois valores. A pressão fora dos capilares (no espaço alveolar) é ainda mais baixa; a pressão alveolar tipicamente varia entre −1 mmHg (durante a inspiração) e +1 mmHg (durante a expiração). Pelo fato de a pressão no interior do pulmão ser maior do que a pressão fora deste, os vasos não sofrem compressão. **B.** Se a pressão alveolar aumentar para 15 mmHg ou mais, os vasos pulmonares se tornarão comprimidos. O aumento resultante na resistência vascular pulmonar causa a diminuição do fluxo sanguíneo pulmonar, o aumento da pressão arterial pulmonar e a redução da pressão venosa pulmonar.

CORRELAÇÕES CLÍNICAS

Ducto arterioso persistente

Relato

Uma Welsh Corgi de 3 meses de idade é encaminhada à sua clínica por seu dono, que tem observado um "ruído abafado" no tórax do cão. A cadela é menor do que os outros da ninhada e também é menos ativo. A cadela tosse ocasionalmente, mas a tosse é improdutiva.

Exame clínico

A cadela parece estar em boas condições de saúde, exceto pela tosse ocasional. As mucosas estão róseas, e o tempo de preenchimento capilar é normal (1,5 segundo). Porém, ao colocar sua mão sobre a região anterior do hemitórax esquerdo, você sente uma vibração anormal (*frêmito*) a cada batimento cardíaco. Com um estetoscópio, você pode auscultar um sopro cardíaco que é mais alto durante a sístole, mas continua por toda a sístole e diástole (*sopro contínuo*). A intensidade do sopro é mais alta no terceiro espaço intercostal ventral, do lado esquerdo. Os sons expiratórios são discretamente mais altos do que o normal. A frequência cardíaca é de 152 bpm, o que você considera acima do normal para um cão daquele tamanho e idade. Enquanto ausculta o coração com o estetoscópio, você palpa os pulsos femorais, que estão sincronizados com o batimento cardíaco e são bastante fortes.

O eletrocardiograma indica que a cadela tem uma taquicardia sinusal; as taxas arteriais e ventriculares estão ambas em 152 bpm. As ondas R estão anormalmente maiores nas derivações II e III (2,5 e 3,5 mV, respectivamente). O complexo QRS na derivação I apresenta uma larga deflexão negativa seguida imediatamente de uma deflexão positiva ligeiramente mais larga.

As radiografias torácicas mostram um aumento generalizado do coração. A parte inicial da artéria pulmonar também está substancialmente mais larga do que o normal, e os vasos pulmonares geralmente parecem ser mais proeminentes do que o normal.

Um ecocardiograma confirma a presença de *ducto arterioso persistente (DAP)*.

Comentário

Um sopro em um cão jovem, aparentemente saudável, provavelmente é resultado de uma anormalidade cardíaca congênita. Um sopro contínuo pode ocorrer somente se um defeito provocar fluxo turbulento por toda a sístole e diástole. Pelo fato de o sopro ocorrer somente quando existe gradiente de pressão, o problema nesta cadela deve estar em um local onde haja um gradiente de pressão substancial por todo o ciclo cardíaco. Nenhum defeito intracardíaco único atende a este critério; isto é, uma valva estenótica ou regurgitante produz um sopro sistólico ou diastólico, mas não ambos. Uma valva que seja tanto estenótica quanto regurgitante produz os dois sopros: um na sístole e outro na diástole. Em tal situação, porém, ocorrem breves momentos durante o ciclo cardíaco quando não existe nenhum gradiente de pressão através da valva, de modo que há momentos de silêncio entre o sopro sistólico e o diastólico. (Admite-se que, quando a frequência cardíaca é alta, esses momentos de silêncio são muito breves e os dois sopros podem ser confundidos com um sopro contínuo, particularmente no caso da combinação de estenose e regurgitação de aorta.)

O defeito cardíaco mais comum em um animal jovem, que causa fluxo turbulento por toda a sístole e diástole, é o DAP. Esse vaso é normal no feto, mas deveria fechar logo após o nascimento. O fluxo através do DAP é contínuo, pois a pressão aórtica é maior do que a da artéria pulmonar ao longo de todo o ciclo cardíaco. O sopro resultante em geral é nitidamente auscultado sobre o terceiro espaço intercostal esquerdo. Todos os outros sinais clínicos nesta cadela são compatíveis com o diagnóstico de DAP. A proeminência dos vasos pulmonares nas radiografias indica que a pressão e o fluxo são anormalmente altos na artéria pulmonar e nos seus ramos. Em um cão com DAP, a artéria pulmonar recebe o fluxo de sangue tanto do ventrículo direito quanto da aorta, aumentando a pressão arterial e o fluxo pulmonar.

As radiografias e o eletrocardiograma indicam que esta cadela tem tanto hipertrofia ventricular direita quanto esquerda. As ondas R largas nas derivações II e III indicam hipertrofia ventricular esquerda, e a grande deflexão negativa durante o complexo QRS na derivação I sugere que o ventrículo direito também esteja hipertrofiado. O ventrículo esquerdo torna-se hipertrófico em um cão com DAP, pois é requisitado para bombear de três a cinco vezes a produção cardíaca normal. (Bombeia um volume perto do normal de sangue para os órgãos da circulação sistêmica e de duas a quatro vezes essa

quantidade através do DAP). O fluxo através do DAP é grande, pois este oferece pouca resistência ao fluxo. A exigência para que o ventrículo esquerdo bombeie tanto sangue (trabalho volumétrico elevado) provoca hipertrofia do ventrículo esquerdo. O volume de sangue bombeado pelo ventrículo direito é quase normal; ele só precisa bombear o sangue que retorna pelas veias cavas, a partir dos órgãos sistêmicos. Porém, o ventrículo direito deve desenvolver pressões sistólicas mais altas do que o normal para ejetar este sangue para a artéria pulmonar, pois a pressão da artéria pulmonar é maior do que o normal, como foi explicado anteriormente. Esse aumento no trabalho pressórico provoca hipertrofia ventricular direita.

Pelo fato de o DAP transportar tanto sangue para fora da aorta, os cães que apresentam tal situação tendem a ter uma pressão aórtica anormalmente baixa. A pressão diastólica é particularmente reduzida, devido à rápida saída de sangue da aorta durante a diástole ventricular. Portanto, o DAP é tipicamente associado a uma pressão aórtica média baixa, mas com pressão de pulso elevada (ver Capítulo 22, Figura 22.8E).

Dois mecanismos trabalham em conjunto para manter o fluxo sanguíneo para os órgãos sistêmicos em um nível quase normal, apesar de grande parte do débito cardíaco ser "perdida" através do DAP. Primeiro, os mecanismos reflexos (discutidos no Capítulo 25) aumentam a atividade simpática para o coração, incrementando a frequência cardíaca e a contratilidade a valores acima do normal. Esses efeitos simpáticos mantêm o débito ventricular esquerdo (e a pressão aórtica) suficientemente alto para suprir sangue aos órgãos sistêmicos, apesar do DAP. Segundo, os mecanismos de controle metabólico provocam a vasodilatação dos órgãos sistêmicos, o que mantém o fluxo de sangue quase normal, apesar da pressão aórtica subnormal.

Os mecanismos compensatórios descritos permitem que a maioria dos cães com DAP mantenha um fluxo sanguíneo quase normal aos órgãos sistêmicos em repouso. Vários meses podem decorrer até que o dono do cão observe limitações na atividade ou no crescimento. Eventualmente, no entanto, o coração não consegue mais aumentar o seu débito o suficiente para suprir o fluxo sanguíneo sistêmico necessário aos músculos durante o exercício; então, com o passar do tempo, um filhote com DAP torna-se menos brincalhão e enérgico do que seus irmãos normais. Também, se o coração for incapaz de suprir o sangue necessário aos tecidos metabolicamente ativos, o dono pode observar algum retardo no crescimento. Em qualquer caso, um cão com um grande ducto aberto tem um prognóstico reservado, a menos que seja tratado.

Tratamento

Você apresenta ao dono da cadela um diagrama da circulação fetal e explica que o ducto arterioso normalmente fecha e é "selado" em 1 a 6 semanas após o nascimento, mas que o ducto não se fecha espontaneamente em aproximadamente um de cada 700 recém-nascidos (a condição é quatro vezes mais comum em fêmeas do que em machos). O tratamento requer o fechamento do ducto, seja por ligadura durante cirurgia de tórax aberto ou pela inserção de um "oclusor" durante um procedimento de cateterização cardíaca. A maioria dos cães tratados antes de 6 meses de idade tem vida totalmente normal. Porém, você informa ao dono que o DAP é hereditário e que este filhote provavelmente não deveria ser utilizado para reprodução.

O dono escolhe tratar o cão cirurgicamente e a cirurgia é bem-sucedida. O sopro e a tosse desaparecem imediatamente. Em 1 semana, o cão está evidentemente mais ativo. Com 6 meses de idade, o tamanho do coração diminui e todos os achados físicos estão nos limites normais.

Endotoxemia em um potro

Relato

Uma potranca Tennesee Walking Horse de 3 dias de idade apresenta sinais progressivos de letargia, diarreia, diminuição do apetite e fraqueza. Os donos relatam que a potranca parecia ser normal no nascimento, e, logo depois, ela mamou por alguns instantes. Sua condição não causou grande preocupação até 1 dia atrás.

Exame clínico

A potranca está visivelmente desidratada. Embora o ambiente não esteja frio, a potranca está com uma temperatura retal baixa, sugerindo que ela não pode mais se termorregular. As taxas cardíacas e respiratórias estão aumentadas. As membranas mucosas estão vermelho-escuras e exibem um tempo

---

CORRELAÇÕES CLÍNICAS (*continuação*)

de preenchimento capilar prolongado, e suas extremidades distais estão frias. Esses sinais indicam baixa perfusão, baixa pressão sanguínea e hipoxia. Ela apresenta sons intestinais hipermóveis e diarreia. Somente consegue ficar em pé sem auxílio por curtos períodos. Você suspeita que a potranca tenha uma infecção e provavelmente está séptica (bactérias e endotoxinas no sangue). Você envia uma amostra do sangue venoso para avaliação de imunoglobulina (IgG), hemograma completo (CBC) e perfil bioquímico e cultura. Você também coleta uma amostra de sangue arterial para gasometria.

Comentário

Esta potranca provavelmente adquiriu uma infecção pela ingestão ou inalação de líquido contaminado. Os potros são frequentemente infectados por bactérias gram-negativas, e, se não receberem proteção adequada de anticorpos no colostro, as bactérias proliferam e liberam endotoxinas. Circulando na corrente sanguínea, as bactérias e as endotoxinas estimulam a produção de um grande número de mediadores químicos que causam inflamação, aumento da permeabilidade capilar, coagulação intravascular, depressão cardíaca, baixa perfusão e hipoxia. Esses mediadores químicos incluem moléculas sinalizadoras intercelulares pró-inflamatórias hospedeiras (p. ex., citocinas e quimiocinas), pró-coagulantes, moléculas de adesão, enzimas e proteínas de fase aguda (mudança nas concentrações plasmáticas associadas a estados inflamatórios). Uma outra complicação é a hipoproteinemia, resultando tanto

da absorção intestinal prejudicada de nutrientes quanto da perda de proteína na diarreia.

Tratamento

A infecção bacteriana deve ser tratada de forma agressiva com antibióticos adequados. Tratamentos adicionais incluem suporte nutricional, oxigênio e terapia de líquidos intravenosos. A terapia de líquidos inclui uma combinação de plasma (para combater a hipoproteinemia) e eletrólitos (para corrigir a desidratação). A glicose (dextrose em água) também pode ser administrada intravenosamente para prevenir a hipoglicemia. A potranca deve ser monitorada com atenção para que não se torne super-hidratada, pois então irá desenvolver edema devido à hipoproteinemia. Edema pulmonar prejudicaria ainda mais a oxigenação do sangue e a entrega adequada de oxigênio aos tecidos. Tratamentos adicionais com medicamentos podem ser necessários para melhorar a função cardíaca e suportar a pressão sanguínea. Em tais casos, os potros são encorajados a mamar, ou recebem leite, contanto que não desenvolvam íleo (um tipo de obstrução intestinal). Ou a nutrição parenteral (não oral, muitas vezes intravenosa) pode ser fornecida. Medicamentos anti-inflamatórios podem ser úteis; entretanto, devem ser utilizados com cautela, pois podem causar falência renal ou úlceras gástricas ou do cólon. O prognóstico é reservado nesses casos em virtude da gravidade da doença e dos danos duradouros que causam em vários sistemas orgânicos (incluindo pulmões e articulações).

Questões de revisão

1. O controle intrínseco do fluxo sanguíneo é mais provável que predomine sobre o controle extrínseco do fluxo sanguíneo na(o):
   a. Circulação esplênica
   b. Rins
   c. Músculo esquelético em repouso
   d. Músculo esquelético em exercício
   e. Pele
2. O aumento do fluxo sanguíneo coronariano durante o exercício é:
   a. Chamado de lei de Starling do coração
   b. Chamado de hiperemia reativa
   c. Causado pela ativação dos nervos parassimpáticos ao coração
   d. Causado pela compressão de vasos sanguíneos coronarianos durante a sístole
   e. Bastante correspondente aos requerimentos metabólicos aumentados do músculo do coração
3. O mecanismo de controle metabólico serve para combinar o fluxo de sangue em um tecido com a sua atividade metabólica. Qual das variáveis a seguir é regulada de fato (*i. e.*, mantida constante) pelo mecanismo de controle metabólico?
   a. Pressão de perfusão aplicada ao tecido
   b. Fluxo de sangue para o tecido
   c. Resistência arteriolar no tecido
   d. Concentração de oxigênio no líquido intersticial do tecido
   e. O número de capilares abertos (*i. e.*, o número de capilares que carreiam o fluxo sanguíneo a qualquer momento)
4. Um cão com pressão arterial de 120/80 mmHg tem fluxo sanguíneo cerebral de 100 mℓ/min. Quando a pressão sanguínea aumenta para 130/100 mmHg, o fluxo de sangue cerebral aumenta para 105 mℓ/min. Este é um exemplo de:
   a. Hiperemia ativa
   b. Autorregulação
   c. Hiperemia reativa
   d. Barreira hematencefálica
   e. Vasoconstrição hipóxica
5. Em resposta a um aumento na pressão de perfusão, as arteríolas de um órgão autorregulador _____ e a resistência vascular do órgão _____.

   a. contraem-se; aumenta
   b. contraem-se; diminui
   c. dilatam-se; aumenta
   d. dilatam-se; diminui
6. Qual dos seguintes age caracteristicamente como um parácrino para causar a vasoconstrição nas arteríolas sistêmicas?
   a. Dióxido de carbono
   b. Óxido nítrico
   c. Endotelina-1 (ET_1)
   d. Prostaciclina (PGI_2)
   e. Bradicinina
7. O fluxo sanguíneo para o músculo esquelético aumenta drasticamente durante um exercício dinâmico (p. ex., correr ou nadar, durante o qual os músculos em exercício alternam entre contração e relaxamento). O aumento no fluxo sanguíneo para o músculo é muito menor durante um exercício estático (p. ex., empurrar forte contra um objeto imóvel, durante o qual os músculos em exercício mantêm uma contração forte e estática). O aumento limitado no fluxo sanguíneo para o músculo durante um exercício estático é melhor explicado por:
   a. Compressão mecânica de vasos sanguíneos no músculo
   b. Controle metabólico do fluxo sanguíneo no músculo, provocando vasodilatação arteriolar
   c. Controle metabólico do fluxo sanguíneo no músculo, provocando vasoconstrição arteriolar
   d. Autorregulação do fluxo sanguíneo, provocando vasoconstrição arteriolar
   e. A liberação de histamina e bradicinina pelas células musculares em contração
8. Quando um cão jovem com DAP realiza exercício vigoroso:
   a. As arteríolas no músculo esquelético em exercício se contraem
   b. A concentração de oxigênio no líquido intersticial do músculo esquelético decresce
   c. O débito ventricular esquerdo diminui
   d. O débito ventricular direito diminui
   e. A pressão arterial média aumenta a níveis muito altos

Bibliografia

Boron WF, Boulpaep EL. *Medical Physiology*. 3rd ed. Elsevier; 2017.

Keene BW, Smith FWK, Tilley LP, Hansen B. *Rapid Interpretation of Heart and Lung Sounds: A Guide to Cardiac and Respiratory Auscultation in Dogs and Cats*. 3rd ed. Elsevier; 2014.

Koeppen BM, Stanton BA. *Berne & Levy Physiology*. 7th ed. Elsevier; 2017.

Lavoie J, Hinchcliff KW, eds. *Blackwell's Five-Minute Veterinary Consult: Equine*. 2nd ed. Wiley-Blackwell; 2009.

Orsini JA, Divers TJ, eds. *Equine Emergencies: Treatment and Procedures*. 4th ed. Elsevier; 2013.

Pappano AJ, Wier WG. *Cardiovascular Physiology*. 10th ed. Mosby; 2013.

Reed SM, Bayly WM, Sellon DC. *Equine Internal Medicine*. 4th ed. Elsevier; 2017.

Smith BP, ed. *Large Animal Internal Medicine*. 5th ed. Elsevier; 2014.

Smith FWK, Tilley LP, Oyama M, Sleeper MM. *Manual of Canine and Feline Cardiology*. 5th ed. Elsevier; 2015.

Sprayberry KA, Robinson NE. *Robinson's Current Therapy in Equine Medicine*. 7th ed. Elsevier; 2014.

Tilley LP, Smith FWK, eds. *Blackwell's Five-Minute Veterinary Consult: Canine and Feline*. 6th ed. Wiley-Blackwell; 2015.

25
Controle Neural e Hormonal de Pressão e Volume Sanguíneos

ROBERT B. STEPHENSON

PONTOS-CHAVE

1. Mecanismos neuro-hormonais regulam pressão e volume sanguíneos a fim de assegurar fluxo de sangue adequado para todos os órgãos do corpo.
2. O sistema nervoso autônomo influencia o sistema cardiovascular por meio da liberação de epinefrina, norepinefrina e acetilcolina.
3. O reflexo barorreceptor arterial regula a pressão arterial.
4. O reflexo do receptor de volume atrial regula o volume sanguíneo e auxilia na estabilização da pressão arterial.
5. A condição cardiovascular de indivíduos conscientes é determinada por uma mistura contínua e mutável de efeitos reflexos e respostas psicogênicas.

Mecanismos neuro-hormonais regulam pressão e volume sanguíneos a fim de assegurar um fluxo de sangue adequado para todos os órgãos do corpo

As influências do sistema nervoso e dos hormônios sobre o sistema cardiovascular são denominadas, coletivamente, *mecanismos neuro-hormonais* de controle cardiovascular. Os mecanismos neuro-hormonais também são chamados de *mecanismos de controle extrínseco*, pois agem sobre os órgãos a partir de origem externa ao mesmo. Como foi descrito no Capítulo 24, os mecanismos de controle cardiovascular que agem localmente, em cada tecido e órgão, são denominados *mecanismos de controle intrínseco*. Os mecanismos locais, ou intrínsecos, predominam sobre os extrínsecos no controle do fluxo sanguíneo para os órgãos "críticos", dentre os quais estão o coração (*i. e.*, circulação coronariana), o encéfalo e o músculo esquelético em atividade (em exercício). Por outro lado, os mecanismos de controle neuro-hormonais, ou extrínsecos, predominam sobre os intrínsecos no controle do fluxo sanguíneo para os órgãos "não críticos", os quais incluem o rim, os órgãos esplâncnicos e o músculo esquelético em repouso. Neste contexto, "os órgãos não críticos" são aqueles que podem suportar reduções temporárias no fluxo sanguíneo (e no metabolismo), de modo que uma quantidade extra de sangue fique disponível para os órgãos críticos, cujo funcionamento ótimo momento a momento pode ser necessário para a sobrevivência (p. ex., em uma situação ameaçadora que envolva "luta ou fuga").

Os mecanismos neuro-hormonais também controlam a frequência e a contratilidade cardíacas. Isso possibilita que o débito cardíaco seja ajustado de forma a prover um fluxo sanguíneo adequado para todos os órgãos sistêmicos, ou pelo menos para os órgãos críticos. Uma distinção importante é a de que o músculo cardíaco está sob controle neuro-hormonal, ao passo que os vasos sanguíneos coronarianos estão principalmente sob controle local. Quando os mecanismos neuro-hormonais aumentam frequência e contratilidade cardíacas, o ritmo metabólico do coração também aumenta. O metabolismo aumentado age por meio dos mecanismos de controle metabólico local, de modo a dilatar as arteríolas coronárias, aumentando o fluxo sanguíneo coronariano.

Para compreender a importância dos mecanismos de controle neuro-hormonais, considere o que aconteceria na sua ausência. Por exemplo, o que ocorreria durante o exercício se todos os órgãos do corpo simplesmente contassem com os mecanismos de controle local para ajustar seu fluxo de sangue? No início do exercício, os mecanismos de controle metabólico causariam vasodilatação nos músculos esqueléticos em atividade. A resistência vascular diminuiria nos músculos em exercício e o fluxo sanguíneo através destes músculos aumentaria. Porém, uma diminuição na resistência vascular nos músculos esqueléticos reduziria a *resistência periférica total* (RPT). Como consequência, a pressão arterial cairia. Isso causaria a diminuição da pressão de perfusão para todos os órgãos sistêmicos e, portanto, o fluxo sanguíneo cairia aquém do normal no encéfalo, rins, órgãos esplâncnicos e assim por diante. O fluxo sanguíneo reduzido nesses órgãos deflagraria respostas autorregulatórias, ocorrendo vasodilatação nos mesmos. Contudo, aquela vasodilatação diminuiria ainda mais a RPT, o que reduziria mais a pressão arterial. Isso, por sua vez, limitaria o aumento do fluxo sanguíneo no músculo esquelético. O resultado seria algum aumento no fluxo de sangue no músculo em exercício e a diminuição do fluxo em outros locais, mas nenhum dos órgãos (incluindo o músculo esquelético) receberia fluxo sanguíneo suficiente para atender suas necessidades metabólicas. A pressão arterial poderia estar extremamente baixa, e o animal exibiria profunda intolerância aos exercícios.

Os mecanismos de controle neuro-hormonal permitem que um animal evite essas complicações. Quando o exercício é iniciado, o débito cardíaco está elevado o suficiente para atender a maior necessidade de fluxo sanguíneo no músculo em exercício (e na circulação coronariana), enquanto mantém todos os outros órgãos supridos com fluxo sanguíneo normal. Caso o débito cardíaco não aumente o suficiente para atender a todas essas necessidades (p. ex., durante exercício intenso), os mecanismos de controle dão um passo adicional de modo a reduzir temporariamente o fluxo de sangue para os órgãos não críticos e manter o fluxo extra disponível para os órgãos críticos.

Como os sistemas de controle neuro-hormonais "reconhecem" quando o débito cardíaco é suficientemente alto para atender as necessidades de todos os órgãos e quando iniciar a vasoconstrição nos órgãos não críticos? Utiliza-se uma estratégia indireta: o débito cardíaco é suficientemente elevado para manter a pressão arterial em um nível normal. Quando a pressão arterial estiver normal, os mecanismos de controle metabólico local podem, de forma bem-sucedida, adequar o fluxo sanguíneo à necessidade metabólica de cada órgão em particular. Se o débito cardíaco não puder ser suficientemente elevado para evitar a queda da pressão arterial, os mecanismos neuro-hormonais iniciam a vasoconstrição dos órgãos não críticos. De fato, os mecanismos de controle neuro-hormonal privam os órgãos não críticos de um nível ideal de fluxo sanguíneo, caso um fluxo maior seja necessário para os órgãos críticos, além do que é provido pelo coração.

Existem muitos mecanismos importantes de controle neuro-hormonal, mas quatro deles serão enfatizados na seguinte apresentação. Os dois primeiros são *reflexos cardiovasculares*. O *reflexo do barorreceptor arterial* trabalha para regular a pressão arterial por meio do ajuste contínuo do débito cardíaco e resistência vascular (nos órgãos não críticos). O *reflexo do receptor de volume atrial* trabalha em conjunto com o reflexo do barorreceptor arterial para regular a pressão arterial, e ajustar a pré-carga cardíaca. Os outros dois mecanismos descritos neste capítulo são a *reação alarme e defesa* (a resposta de "luta ou fuga") e a *síncope vasovagal* (a reação de "fingir-se de morto"). Essas respostas exemplificam as *influências psicogênicas* sobre o sistema cardiovascular.

O sistema nervoso autônomo influencia o sistema cardiovascular por meio da liberação de epinefrina, norepinefrina e acetilcolina

O sistema nervoso autônomo é o braço "neural" do controle neuro-hormonal. Os neurônios simpáticos e parassimpáticos influenciam o sistema cardiovascular por meio da liberação dos neurotransmissores norepinefrina e acetilcolina. Além disso, os nervos simpáticos afetam o sistema cardiovascular por estimular a liberação de epinefrina e norepinefrina da medula adrenal. As secreções adrenais adentram a corrente sanguínea como hormônios e circulam através do corpo. O Capítulo 13 contém informação básica adicional sobre o sistema nervoso autônomo.

Seja atuando como neurotransmissores ou como hormônios, a epinefrina, a norepinefrina e a acetilcolina exercem seus efeitos cardiovasculares ativando os receptores proteicos nas membranas de células do músculo cardíaco ou nas células musculares lisas dos vasos sanguíneos (ou nas células endoteliais em alguns casos) nas paredes nos vasos sanguíneos. Os receptores ativados pela epinefrina e norepinefrina são chamados de *receptores adrenérgicos* (nomeados a partir da *glândula adrenal*). Há dois tipos principais: *receptores α-adrenérgicos* e *receptores beta-adrenérgicos*. Os receptores α-adrenérgicos são subdivididos em α_1 e α_2. Há três subtipos de receptores beta: β_1, β_2 e β_3, sendo os dois primeiros importantes no controle cardiovascular.

A acetilcolina ativa os *receptores colinérgicos*. Existem dois tipos principais: os *receptores colinérgicos muscarínicos* e os *receptores colinérgicos nicotínicos*. Os principais efeitos cardiovasculares da acetilcolina são mediados pelos receptores colinérgicos muscarínicos localizados no músculo cardíaco ou liso ou nas células endoteliais.

Dos cinco subtipos conhecidos de receptores muscarínicos, os receptores do subtipo M_2 e M_3 são os que têm maior importância cardiovascular.

A Tabela 25.1 resume as principais consequências cardiovasculares da ativação dos receptores adrenérgicos e colinérgicos. Os receptores α-adrenérgicos (tanto α_1 como α_2) estão localizados na membrana celular das células musculares lisas das arteríolas em todos os órgãos e nas células musculares lisas das veias abdominais. Estes receptores adrenérgicos são inervados por neurônios simpáticos pós-ganglionares, que liberam o neurotransmissor norepinefrina. A epinefrina e a norepinefrina circulantes também podem ativar estes mesmos receptores. A ativação destes receptores α-adrenérgicos provoca a constrição das arteríolas ou das veias.

A vasoconstrição arteriolar aumenta a resistência vascular e diminui o fluxo sanguíneo de um órgão. Se um ou mais órgãos importantes sofrerem vasoconstrição, a RPT aumentará. A RPT (juntamente com o débito cardíaco) determina a pressão arterial, de modo que uma vasoconstrição α-adrenérgica disseminada pelo corpo provoque um aumento na pressão arterial. O aumento da pressão arterial eleva a força propulsora do fluxo sanguíneo para todos os órgãos da circulação sistêmica. De fato, o sistema nervoso simpático pode usar a vasoconstrição em alguns órgãos e, assim, direcionar mais sangue para outros, não vasoconstritos.

O principal papel das veias é atuar como reservatório de sangue. A *venoconstrição* desloca o sangue venoso em direção à circulação central, aumentando a pressão venosa central, a pré-carga ventricular direita e (pelo mecanismo de Starling) o volume de ejeção. A venoconstrição nos órgãos abdominais (incluindo o baço) é particularmente eficaz no aumento da pressão venosa central, porque esses órgãos tipicamente guardam um grande volume de sangue venoso. A venoconstrição causa apenas um aumento relativamente pequeno na resistência ao fluxo sanguíneo de um órgão, pois as veias, sejam constritas ou dilatadas, oferecem muito menos resistência ao fluxo de sangue do que as arteríolas.

O controle simpático do coração é exercido pelos receptores β_1-adrenérgicos, que são encontrados em todas as células musculares cardíacas. Esses receptores β são ativados pela norepinefrina ou epinefrina. Os Capítulos 19 e 21 discutem os efeitos da ativação dos receptores cardíacos β-adrenérgicos. Em suma, a β-ativação aumenta a frequência do marca-passo, acelera a propagação do potencial de ação célula a célula, e reduz o período refratário. Além disso, a contratilidade aumenta, de modo que as contrações cardíacas são mais rápidas e vigorosas. O efeito total é o aumento da frequência cardíaca e do volume de ejeção.

Os receptores β_2-adrenérgicos são encontrados nas arteríolas, particularmente na circulação coronariana e nos músculos esqueléticos. A ativação dos receptores β_2-adrenérgicos arteriolares causa relaxamento da musculatura lisa vascular e dilatação das arteríolas. Porém, esses receptores β_2-adrenérgicos não são inervados pelo sistema nervoso simpático, de modo que não são ativados diretamente pelos nervos simpáticos. Em vez disso, eles respondem à epinefrina e à norepinefrina circulantes (liberadas da medula adrenal). A medula adrenal libera epinefrina e norepinefrina em situações que envolvem trauma, medo ou ansiedade. A dilatação das arteríolas na circulação coronariana e nos músculos esqueléticos é apropriada para situações de "medo, luta ou fuga", pois a dilatação resulta no aumento antecipado do fluxo sanguíneo ao coração e no músculo esquelético. Adequadamente para o seu papel em situações de emergência, a vasodilatação β_2-adrenérgica pode ser superior à vasoconstrição α-adrenérgica na circulação coronariana e nos músculos esqueléticos.

Os efeitos parassimpáticos sobre o coração são mediados pelo neurotransmissor acetilcolina, que ativa receptores muscarínicos

Tabela 25.1	Receptores envolvidos no controle autonômico do sistema cardiovascular.			
Tipo de receptor	Localização	Ativador habitual	Efeito da ativação	Função
α-adrenérgico				
α_1 e α_2	Arteríolas (todos os órgãos)	Norepinefrina dos neurônios simpáticos, ou epinefrina e norepinefrina circulantes	Vasoconstrição	Reduz o fluxo sanguíneo aos órgãos; aumenta a resistência periférica total (**principal efeito**)
	Veias (órgãos abdominais)	Norepinefrina dos neurônios simpáticos, ou epinefrina e norepinefrina circulantes	Vasoconstrição	Desloca o sangue venoso para o coração
β-adrenérgico				
β_1	Coração (todas as células musculares cardíacas)	Norepinefrina dos neurônios simpáticos, ou epinefrina e norepinefrina circulantes	Aumento da frequência do marca-passo; maior velocidade de condução; diminuição do período refratário; contrações mais rápidas e mais fortes	Aumenta a frequência cardíaca, o volume de ejeção e o débito cardíaco (**principal efeito**)
β_2	Arteríolas (músculos coronarianos e esquelético)	Epinefrina e norepinefrina circulantes [Receptores β_2 não inervados]	Vasodilatação	Aumenta o fluxo sanguíneo coronariano; aumenta o fluxo sanguíneo da musculatura esquelética
Colinérgicos muscarínicos				
M_2	Coração (todas as células musculares cardíacas, com inervação direta das células musculares ventriculares)	Acetilcolina dos neurônios parassimpáticos	O oposto de β_1	Reduz a frequência e o débito cardíaco (**principal efeito**)
	Terminações nervosas simpáticas nas células	Acetilcolina dos neurônios parassimpáticos	Inibição da liberação de norepinefrina pelos neurônios simpáticos	Diminui a magnitude dos efeitos simpáticos sobre as células musculares ventriculares
M_3	Arteríolas (coronarianas)	Acetilcolina dos neurônios parassimpáticos	Vasodilatação (mediada por óxido nítrico)	Aumenta o fluxo sanguíneo coronariano (menor efeito)
	Arteríolas (genitais)	Acetilcolina dos neurônios parassimpáticos	Vasodilatação (mediada por óxido nítrico)	Causa ingurgitamento e ereção
	Arteríolas (músculo esquelético)	Acetilcolina de neurônios simpáticos especializados	Vasodilatação (mediada por óxido nítrico)	Aumenta o fluxo sanguíneo muscular (antes do exercício)
	Arteríolas (maioria dos outros órgãos)	[Receptores não inervados; ativador habitual desconhecido]	Vasodilatação (mediada por óxido nítrico)	Função desconhecida

colinérgicos do tipo M_2. As células musculares cardíacas dos nodos sinoatrial e atrioventricular são densamente inervadas por neurônios parassimpáticos pós-ganglionares. As células atriais também recebem intensa inervação parassimpática. Nessas partes do coração, a ativação dos receptores M_2 tem efeitos basicamente opostos àqueles da ativação dos receptores β_1-adrenérgicos. Especificamente, a ativação parassimpática reduz de forma muito eficiente a velocidade dos marca-passos cardíacos, retarda a propagação do potencial de ação célula a célula e aumenta o período refratário. Curiosamente, as células do músculo ventricular recebem muito pouca inervação parassimpática direta. Portanto, a ativação parassimpática tem apenas um efeito direto menor sobre a contratilidade ventricular. No entanto, os neurônios parassimpáticos exercem um interessante efeito indireto sobre as células musculares ventriculares. A maioria dos neurônios parassimpáticos nos ventrículos libera acetilcolina sobre os terminais dos neurônios simpáticos, mais do que diretamente sobre as células do músculo ventricular. Esta acetilcolina ativa os receptores colinérgicos muscarínicos sobre os terminais dos neurônios simpáticos, os quais inibem a liberação de norepinefrina dos terminais e, assim, atenuam os efeitos da atividade simpática sobre as células ventriculares. Ao reduzir a frequência cardíaca e

opor efeitos simpáticos sobre a contratilidade ventricular, a ativação parassimpática pode diminuir profundamente o débito cardíaco.

Os receptores muscarínicos colinérgicos do tipo M_3 são encontrados nas células endoteliais e também nas células de músculo liso da maioria das artérias e arteríolas. A ativação dos receptores M_3 nas células musculares lisas promove sua contração. Porém, esse efeito *vasoconstritor* geralmente é sobrepujado pelo efeito *vasodilatador* dos receptores M_3 sobre as células endoteliais vasculares. Nessa estranha organização, a ativação dos receptores M_3 das células endoteliais causa a síntese do *óxido nítrico*, o qual então se difunde para fora das células endoteliais e para dentro das células musculares lisas mais próximas, causando vasodilatação. O efeito vasodilatador da estimulação dos receptores M_3 das células endoteliais é mais intenso do que o efeito vasoconstritor provocado pela estimulação dos receptores M_3 das células musculares lisas.

Os receptores M_3 das células endoteliais vasculares são inervados em três órgãos. Neurônios parassimpáticos inervam os receptores M_3 vasculares na circulação coronariana, onde o efeito da ativação parassimpática é a vasodilatação. Porém, esse efeito vasodilatador é menor e a função desta inervação não está bem esclarecida. Nos vasos sanguíneos dos órgãos genitais externos, os neurônios parassimpáticos liberam tanto acetilcolina quanto óxido nítrico. A acetilcolina ativa os receptores M_3 nas células endoteliais para estimular a liberação adicional de óxido nítrico das células endoteliais. O óxido nítrico relaxa a musculatura lisa vascular, o que causa vasodilatação, ingurgitamento dos órgãos com sangue e ereção. O terceiro tecido, no qual os receptores M_3 vasculares são inervados, é a musculatura esquelética. Em algumas espécies (p. ex., cães e gatos) mas não em outras (p. ex., primatas), os receptores M_3 dos vasos sanguíneos do músculo esquelético são inervados por neurônios simpáticos pós-ganglionares especiais, que liberam acetilcolina (mais do que o habitual, a norepinefrina) como neurotransmissor. Estes *neurônios colinérgicos simpáticos* parecem ser ativados especificamente em antecipação ao exercício muscular e durante a reação de "medo, luta ou fuga" (alarme-defesa). A vasodilatação resultante aumenta o fluxo sanguíneo na musculatura esquelética antes e durante o início do exercício. Embora os primatas não possuam nervos vasodilatadores colinérgicos simpáticos, pode ocorrer vasodilatação antecipada em arteríolas da musculatura esquelética pela ativação de receptores β_1-adrenérgicos pela epinefrina e norepinefrina circulantes, como mencionado anteriormente.

Em resumo, as artérias e arteríolas em todo o corpo têm receptores adrenérgicos M_3, e esses vasos sanguíneos se dilatam quando são expostos à acetilcolina (com o óxido nítrico servindo como o mediador). Porém, os neurônios autonômicos que liberam acetilcolina inervam somente os vasos sanguíneos do coração, da genitália externa e (em algumas espécies) da musculatura esquelética. A significância funcional dos receptores M_3 nas artérias e arteríolas em outros órgãos é desconhecida, pois parece que nenhum neurônio (simpático ou parassimpático) os inerva, e nem a acetilcolina ou qualquer outro agonista de receptor muscarínico circula na corrente sanguínea normalmente.

De todas as influências autônomas sobre o sistema cardiovascular discutidas, três permanecem como as mais importantes. A primeira é a vasoconstrição α_1 e α_2-adrenérgica das arteríolas de todos os órgãos, o que ocorre por intermédio do sistema nervoso simpático. A segunda é a excitação β_1-adrenérgica do músculo cardíaco, provocada pelo sistema nervoso simpático, e que resulta em aumento da frequência cardíaca e volume de ejeção. A terceira é a diminuição da frequência cardíaca, resultado da ativação parassimpática dos receptores M_2 cardíacos.

O reflexo barorreceptor arterial regula a pressão arterial

A pressão arterial é monitorada pelas terminações nervosas sensíveis à pressão, conhecidas como *barorreceptores*. Os barorreceptores enviam impulsos aferentes ao sistema nervoso central (SNC), o que, de forma reflexa, altera o débito cardíaco e a resistência vascular (em órgãos não críticos) para manter a pressão arterial em um ponto fixo. O reflexo é denominado *reflexo barorreceptor arterial*.

Os barorreceptores arteriais são terminações nervosas especializadas que estão localizadas nas paredes das artérias carótidas e do arco aórtico (Figura 25.1). Os barorreceptores estão concentrados na origem de cada artéria carótida interna, em partes mais largas das artérias, denominadas *seios carotídeos*. Encontram-se terminações nervosas semelhantes nas paredes do arco aórtico, especialmente na origem de seus ramos principais. Essas terminações nervosas são sensíveis ao estiramento (*distensão*) da parede arterial. Na realidade, elas sentem a pressão arterial, pois a pressão arterial é a força natural que distende essas artérias. Portanto, essas terminações nervosas são denominadas *barorreceptores* (literalmente, "sensores de pressão"), mesmo que o fator físico real que está sendo percebido não seja pressão, mas sim estiramento.

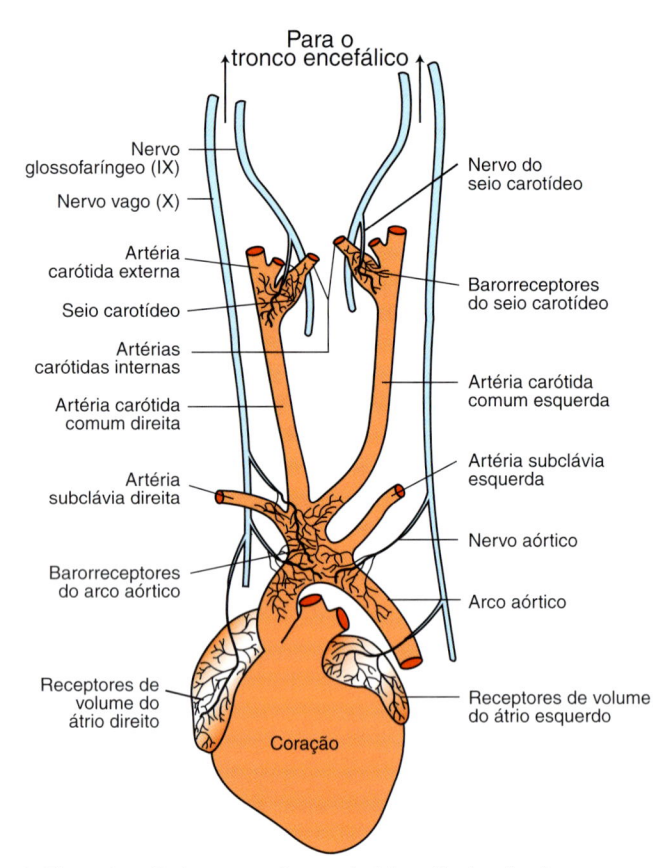

• **Figura 25.1** Os barorreceptores arteriais estão localizados nas paredes dos seios carotídeos e nas paredes do arco aórtico e seus principais ramos. Os receptores de volume atrial estão localizados nas paredes dos átrios direito e esquerdo. Consulte o texto para a descrição das vias neurais percorridas pelos barorreceptores e receptores aferentes de volume.

A cada ejeção sistólica do coração, o sangue distende a aorta e artérias, incluindo os seios carotídeos, fazendo com que os barorreceptores desencadeiem impulsos neurais (potenciais de ação). A Figura 25.2 ilustra que a frequência destes potenciais de ação é proporcional à pressão arterial. O gráfico superior mostra a pressão arterial pulsátil em três batimentos cardíacos sucessivos. O nível médio de pressão arterial é indicado pela linha tracejada. Os traçados inferiores na figura representam os padrões típicos de potenciais de ação que podem ser vistos em um neurônio barorreceptor aferente para vários níveis de *pressão arterial média* (PAM). Quando a PAM é mais baixa do que o normal (p. ex., 50 mmHg), existe apenas um ou dois potenciais de ação a cada batimento cardíaco. Esses potenciais de ação também ocorrem durante a ascensão rápida da curva de pressão, pois os barorreceptores são sensíveis à taxa de variação de pressão, bem como à pressão média. Quando a PAM é mais alta (p. ex., 75 mmHg), mais potenciais de ação são formados durante cada batimento, mas estes ainda tendem a ocorrer durante o aumento rápido da pressão no início da ejeção cardíaca. Quanto maior a PAM, mais potenciais de ação são formados a cada batimento. Assim, a sinalização dos barorreceptores arteriais aumenta em pressão, elevando a frequência do potencial de ação. Pelo fato de os barorreceptores estarem ativos quando a pressão arterial é normal (PAM próxima a 100 mmHg), eles também podem mediar a diminuição da pressão arterial, reduzindo a frequência de seu potencial de ação.

Os neurônios aferentes dos barorreceptores do arco aórtico se juntam ao nervo vago (ver Figura 25.1). Em algumas espécies, os

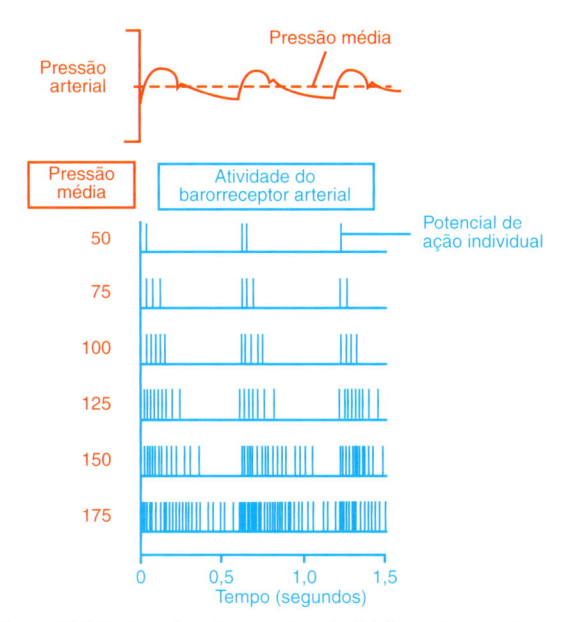

• **Figura 25.2** Cada pulso de pressão arterial (*traçado superior, em vermelho*) provoca a geração de potenciais de ação nos neurônios aferentes dos barorreceptores (*traçados inferiores, em azul*). O número de potenciais de ação gerados por batimento cardíaco aumenta de forma drástica com elevações na pressão arterial média.

as arteríolas de todos os órgãos, porém a vasoconstrição resultante é mais acentuada nos órgãos não críticos (rim, órgãos esplâncnicos e músculo esquelético de repouso), porque esses são os órgãos nos quais o controle neuro-hormonal das arteríolas é predominante em relação ao controle local (metabólico). A vasoconstrição nos órgãos não críticos eleva a resistência ao fluxo sanguíneo através desses órgãos, aumentando, assim, a RPT. O aumento na RPT ajuda a restaurar a pressão arterial ao seu nível normal. De fato, a resistência aumentada nos órgãos não críticos ajuda a preservar o fluxo sanguíneo adequado nos órgãos críticos.

Para o completo entendimento da função do reflexo barorreceptor, é importante saber que o mesmo não *reverte* distúrbios da pressão arterial, mas apenas *atenua* seus efeitos na pressão arterial. Também é importante distinguir entre causa e efeito quando se pensa sobre o barorreflexo. O que *causa* a diminuição da pressão arterial para *valores mais baixos do que o normal* é uma redução, *abaixo do normal*, do débito cardíaco, RPT, ou ambos. *Não há nenhuma outra maneira de reduzir a pressão arterial.* Se a perturbação inicial for a queda do débito cardíaco *abaixo do normal* (p. ex., após uma hemorragia), a *resposta compensatória* do reflexo barorreflexo é (1) aumentar RPT *acima do normal* pelo início da vasoconstrição simpática nos órgãos não críticos e (2) para minimizar a redução no débito cardíaco por iniciar atividade simpática (e diminuição da parassimpática) do coração. Após a compensação, o débito cardíaco ainda está *abaixo* do normal, mas não tanto como no estado de descompensação. A pressão arterial ainda é mais baixa do que o normal, mas não tão baixa quanto no estado de descompensação.

De maneira semelhante, se o distúrbio inicial é a queda da RPT para um nível abaixo do normal, as respostas compensatórias do reflexo barorreceptor são aumentar o débito cardíaco *acima* do normal e restaurar a baixa RPT *a seu nível* normal. A pressão arterial ainda é mais baixa do que o normal, mas não tão baixa quanto no estado de descompensação.

Todas as respostas reflexas para uma redução da pressão arterial, descritas anteriormente, ocorrem de forma inversa no caso de aumento da pressão arterial a valores acima do normal. Assim, o *barorreflexo* atua para neutralizar e atenuar tanto as elevações quanto as reduções na pressão arterial.

O barorreflexo responde rapidamente, iniciando compensações para os distúrbios na pressão arterial em até um segundo. O reflexo também é muito potente. Por exemplo, uma hemorragia que reduzisse a pressão arterial em 40 a 50 mmHg, caso não houvesse barorreflexo, resultaria na diminuição de apenas 10 a 15 mmHg em um animal com barorreflexos intactos. O barorreflexo também atua para manter a pressão arterial próxima ao normal

aferentes dos barorreceptores aórticos formam um feixe distinto na bainha nervosa vagal, denominado *nervo depressor aórtico*. Os receptores de estiramento nos seios carotídeos possuem os seus aferentes nos nervos dos seios carotídeos (nervos de Hering), que se unem ao nervo glossofaríngeo (IX craniano). Por meio desses neurônios aferentes, o encéfalo recebe informações sobre o nível da pressão arterial, a cada batimento cardíaco.

A Figura 25.3 resume as consequências reflexas de uma redução na pressão arterial, o que diminui a atividade barorreceptora aferente. O encéfalo responde a uma diminuição na atividade aferente dos barorreceptores aumentando a atividade simpática. No coração, a ativação simpática resulta em aumento do volume de ejeção e da frequência cardíaca elevando o débito cardíaco. O aumento no débito cardíaco ajuda a restabelecer a pressão arterial ao normal. O aumento da frequência cardíaca mediada pelo sistema nervoso simpático é exacerbado pela redução simultânea na atividade parassimpática ao nodo sinoatrial. Assim, o reflexo barorreceptor utiliza alterações recíprocas na atividade simpática e parassimpática para controlar a frequência cardíaca. A atividade simpática também aumenta para

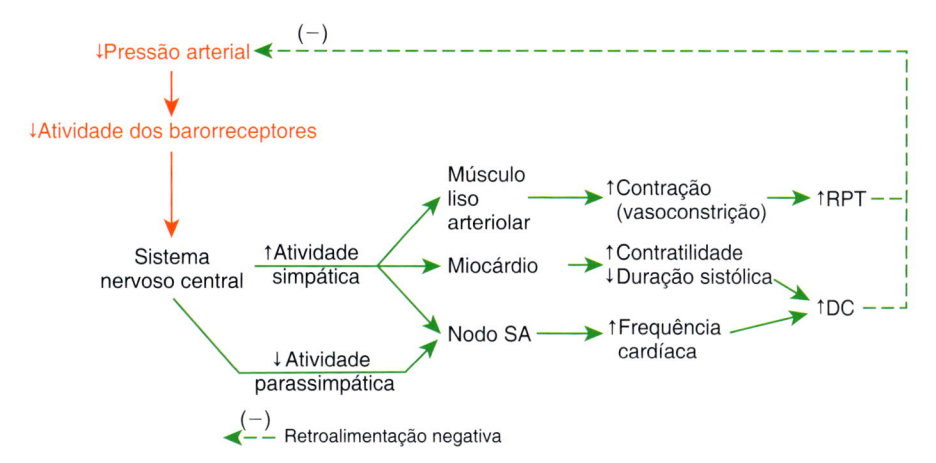

• **Figura 25.3** O reflexo barorreceptor arterial responde a diminuições na pressão arterial (*no alto, à esquerda*) aumentando o débito cardíaco (*DC*), a resistência periférica total (*RPT*), ou ambos. Esses efeitos reflexos neutralizam a queda inicial na pressão arterial (*linha tracejada*). *SA*, sinoatrial.

durante alterações de postura ou atividade, como demonstrado na Figura 25.4. Em um cão sem barorreflexos, as alterações em postura são acompanhadas por variações amplas e não controladas da pressão arterial. Atenuando as flutuações na pressão arterial, o barorreflexo trabalha para assegurar uma força motriz para o fluxo sanguíneo adequado aos órgãos críticos.

Embora o reflexo barorreceptor seja essencial para a estabilidade momentânea da pressão arterial, ele não parece ser o principal mecanismo responsável por estabelecer o nível de pressão arterial por um longo prazo, pois o barorreceptor adapta lentamente ou *reajusta* o nível de pressão arterial que prevalece no momento. Em outras palavras, os barorreceptores aceitam qualquer pressão arterial atual, como se esta fosse a pressão normal. Por exemplo, em um animal ou ser humano hipertenso, durante alguns dias ou semanas, o barorreflexo trabalha para regular a pressão arterial para um nível elevado, em vez de restaurar a pressão arterial para níveis normais. Também, o barorreflexo pode ser reajustado para baixo durante um período de hipotensão sustentada. Por exemplo, na insuficiência cardíaca crônica, na qual a pressão arterial pode estar abaixo do normal por dias ou semanas, o barorreflexo parece regular a pressão arterial para um nível mais baixo, em vez de levá-la em direção ao nível normal.

Em suma, o barorreflexo responde rápida e eficazmente para neutralizar alterações súbitas na pressão arterial, mas tem pouca influência a longo prazo no nível da pressão arterial, no decorrer de dias ou semanas.

O reflexo do receptor de volume atrial regula o volume sanguíneo e auxilia na estabilização da pressão arterial

O *reflexo do receptor de volume atrial* é iniciado por terminações nervosas sensoriais especializadas, localizadas principalmente nas paredes dos átrios direito e esquerdo (ver Figura 25.1). Essas terminações nervosas são ativadas por estiramento, mas são denominadas *receptores de volume*, pois o volume de sangue de cada átrio determina o quanto a parede atrial é estirada. Por exemplo, perda do volume de sangue total por hemorragia ou desidratação resulta em uma redução da quantidade de sangue nas veias principais e nos átrios. Quando o volume atrial diminui, a pressão do átrio também se reduz, e o mesmo ocorre com o estiramento nas paredes dos átrios. Isso reduz a frequência dos potenciais de ação gerados nos receptores de estiramento atrial. De forma inversa, aumentos no volume sanguíneo resultam em maior estiramento atrial e elevação da frequência dos potenciais de ação gerados nos receptores de estiramento atrial. De fato, esses receptores de estiramento atrial são detectores sensíveis de volume de sangue nos

átrios e, indiretamente, do volume de sangue total. Terminações nervosas sensíveis ao estiramento adicionais, que agem em conjunto com os receptores do volume atrial, estão localizadas nas paredes das veias pulmonares.

A Figura 25.5 resume as consequências reflexas de uma redução na pressão arterial, o que diminui a atividade receptora de volume atrial. O SNC responde, de forma reflexa, à diminuição da atividade aferente dos receptores de volume atrial, aumentando a atividade simpática eferente para o coração e arteríolas sistêmicas, e diminuindo a atividade parassimpática eferente ao coração. Neste aspecto, o reflexo do receptor de volume atrial e o reflexo barorreceptor exercem efeitos sinérgicos; ou seja, uma redução no volume sanguíneo leva (por intermédio do reflexo do receptor de volume atrial) às mesmas respostas que as que são deflagradas pelo barorreflexo, em resposta à diminuição da pressão arterial. Em ambos os casos, as respostas reflexas incluem contratilidade cardíaca aumentada, duração da sístole diminuída e frequência cardíaca aumentada, e vasoconstrição arteriolar nos órgãos não críticos. Ao iniciar essas respostas, o reflexo do receptor de volume atrial ajuda a combater uma redução na pressão arterial que poderia resultar de uma diminuição de volume sanguíneo. Na realidade, o reflexo do receptor de volume atrial exacerba a eficácia do reflexo barorreceptor como regulador da pressão arterial.

O reflexo do receptor de volume atrial atua em três modos adicionais para auxiliar no restabelecimento do volume de sangue perdido (ver Figura 25.5). Primeiro, o reflexo atua por meio do hipotálamo para aumentar a sensação de sede. Se houver água disponível, o animal beberá. Isso fornece o líquido necessário para elevar o volume sanguíneo em direção ao normal. Segundo, o reflexo do receptor de volume atrial atua por meio do hipotálamo e glândula hipófise para aumentar a liberação de *hormônio antidiurético* (ADH, também conhecido como *arginina vasopressina*). O ADH é sintetizado nos neurônios hipotalâmicos, que o transportam para a glândula hipófise. A partir daí, o ADH é liberado para a corrente sanguínea (Capítulo 33). O ADH age sobre os rins para diminuir a produção de urina. O terceiro modo pelo qual o reflexo do receptor de volume atrial ajuda a restaurar o volume sanguíneo perdido é estimulando a liberação do hormônio *renina* a partir dos rins. A renina atua elevando a produção do hormônio *angiotensina II*, que aumenta a produção do hormônio *aldosterona*, o qual age para diminuir a quantidade de sódio excretada pelos rins; isto é, a ativação do sistema renina-angiotensina-aldosterona faz com que o corpo conserve o sódio disponível.

A combinação de diminuição da excreção de sódio (pelas ações da renina) e redução do fluxo urinário (pelas ações do ADH) resulta na conservação de líquido corporal. A conservação do líquido corporal, combinada ao aumento da ingestão de água, finalmente restabelece o volume sanguíneo ao nível normal.

Embora não se encontre representado na Figura 25.3, o reflexo barorreceptor também responde às diminuições da pressão arterial aumentando a sede, a liberação de ADH e a de renina. Uma elevação da pressão arterial acima do normal inicia os efeitos opostos. Assim, o reflexo barorreceptor arterial e o reflexo do receptor de volume atrial são parceiros sinérgicos nas tarefas inter-relacionadas de regulação da pressão arterial e volume sanguíneo.

A condição cardiovascular de indivíduos conscientes é determinada por uma mistura contínua e mutável de efeitos reflexos e respostas psicogênicas

O reflexo barorreceptor e o reflexo receptor de volume atrial são apenas dois dos vários reflexos cardiovasculares importantes que afetam a pressão e o volume sanguíneo. Esses dois reflexos ilustram

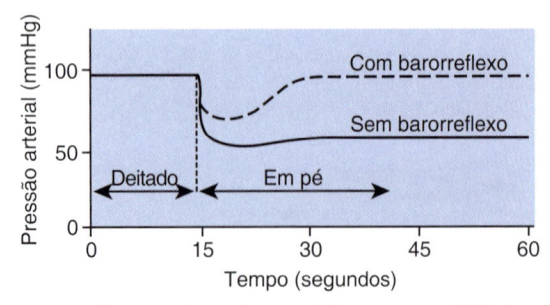

● **Figura 25.4** O barorreflexo é essencial para a estabilidade normal, momento a momento, da pressão arterial. Cães nos quais o barorreflexo tenha sido eliminado exibem variações muito maiores da pressão arterial em resposta a mudanças posturais do que os cães com barorreflexos intactos.

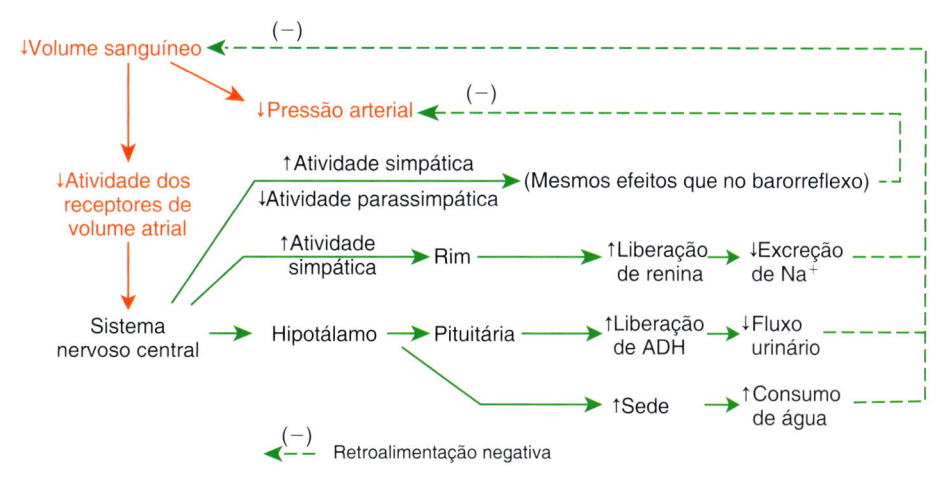

● **Figura 25.5** O reflexo do receptor de volume atrial responde a uma diminuição do volume sanguíneo reduzindo a perda de sódio e líquidos pela urina e aumentando a ingestão de água. O reflexo também ajuda a manter a pressão arterial aumentando o débito cardíaco e a resistência periférica total (similar ao barorreflexo, como demonstrado na Figura 25.3). *ADH*, hormônio antidiurético.

várias propriedades comuns a todos os reflexos cardiovasculares. Primeiro, eles se originam a partir de mudanças detectadas por receptores sensoriais periféricos. Segundo, ocorrem no subconsciente, por meio de vias neurais, que envolvem principalmente centros cardiovasculares no tronco encefálico. Consequentemente, os reflexos cardiovasculares persistem em indivíduos anestesiados e inconscientes, embora a intensidade e a característica dos reflexos sejam alteradas pela anestesia. Finalmente, os reflexos utilizam neurônios simpáticos e parassimpáticos, bem como respostas comportamentais e hormonais para produzir as mudanças cardiovasculares.

Em indivíduos conscientes, o controle neuro-hormonal do sistema cardiovascular envolve reflexos cardiovasculares e efeitos psicogênicos. As respostas psicogênicas se originam a partir de percepções conscientes ou reações emocionais. Elas são eliminadas por inconsciência ou anestesia geral. Envolvem vias neurais originadas no prosencéfalo, incluindo o sistema límbico e o córtex cerebral, que projetam para o núcleo do tronco encefálico envolvido no controle cardiovascular. As respostas psicogênicas são frequentemente deflagradas por estímulos sensoriais. Por exemplo, a visão, os sons e os odores de uma clínica veterinária podem deflagrar percepções e emoções que provocam aumento na frequência cardíaca e na pressão arterial, tanto nos pacientes animais quanto nos seres humanos que os acompanham. As respostas psicogênicas também ocorrem sem qualquer deflagração sensorial óbvia. Por exemplo, a ansiedade com relação a um evento futuro pode elevar a frequência cardíaca e a pressão arterial, pelo menos em seres humanos. Os reflexos cardiovasculares e as reações psicogênicas usam os mesmos neurônios simpáticos e parassimpáticos e alguns dos mesmos hormônios para produzir as mudanças cardiovasculares.

Duas respostas psicogênicas importantes são a reação alarme-defesa e a síncope vasovagal (a reação "fingir-se de morto"). A *resposta alarme-defesa* (resposta "medo, luta ou fuga") é uma coleção de respostas emocionais, comportamentais e neuro-hormonais autonômicas a uma situação ameaçadora, lesão física ou trauma. O componente cardiovascular da reação de alarme de defesa envolve aumento da atividade simpática e diminuição da atividade parassimpática. Tipicamente, a ativação simpática é suficientemente intensa para causar liberação de epinefrina e norepinefrina da medula adrenal. As respostas cardiovasculares durante a reação de alarme-defesa, portanto, incluem aumento da frequência cardíaca, aumento do volume de ejeção, vasoconstrição de órgãos não críticos (rins, órgãos esplâncnicos e musculatura esquelética em repouso),

vasoconstrição na pele, vasodilatação nos vasos coronarianos e musculatura esquelética em atividade, e aumento da pressão arterial. As respostas cardiovasculares durante a reação de defesa são exacerbadas por outros hormônios circulantes, incluindo ADH e angiotensina II, o que causa vasoconstrição arteriolar nos órgãos não críticos, somada aos seus efeitos sobre a excreção de sal e água pelos rins. A elevação resultante da pressão arterial ajuda a assegurar um fluxo de sangue adequado para os órgãos críticos (músculos esqueléticos em exercício, coração e encéfalo).

Durante a reação alarme-defesa, o reflexo barorreceptor é reajustado pelo SNC de modo que ajusta a pressão arterial para um nível elevado, em vez de se opor à pressão elevada. Isto é análogo a reajustar o controle de velocidade de um carro de modo que ele regule a velocidade a um nível elevado, em vez de se opor à velocidade aumentada. Assim, seria melhor dizer que o reflexo barorreceptor regula a pressão arterial a um ponto fixo variável (estabelecido pelo SNC), do que afirmar que o barorreflexo ajusta a pressão arterial para uma única pressão "normal".

É importante reconhecer que a reação alarme-defesa é simplesmente o extremo de uma sucessão de estados de excitação emocional. O sono está no lado oposto desta corrente cardiovascular e emocional. Durante o sono ou repouso, a atividade simpática é mínima e a parassimpática é máxima. Durante uma reação alarme-defesa de alta intensidade, a atividade simpática é máxima e a parassimpática é mínima. Entre esses dois extremos estão todos os níveis de excitação emocional sofridos por animais e seres humanos, a cada momento, durante as atividades diárias ordinárias e extraordinárias. As variáveis cardiovasculares, como frequência cardíaca e pressão arterial, são sensíveis a estas mudanças no estado emocional (Figura 25.6). Por exemplo, um cão grande pode, normalmente, ter uma frequência cardíaca de 70 bpm durante o repouso em casa, mas seria completamente normal para o mesmo cão ter uma frequência cardíaca de 120 bpm enquanto "repousa" em uma clínica veterinária, caso o cão estivesse apreensivo naquela situação. Outro ponto importante para o clínico é lembrar-se de que as respostas emocionais são subjetivas. As situações que agitam gravemente um animal podem causar apenas uma leve resposta de alerta em um outro animal. O clínico deve avaliar a frequência cardíaca, a pressão arterial e outros sinais cardiovasculares relacionados ao estado emocional de um paciente em particular.

A *síncope vasovagal* é uma outra resposta psicogênica que pode ser encontrada na clínica veterinária. Essa resposta também é chamada de "tanatose" ou "fingir-se de morto". Em resposta a certas situações ameaçadoras ou emocionais, alguns seres humanos e animais apresentam uma *redução* psicogênica da pressão arterial e podem desmaiar. De muitas maneiras, essa reação é oposta à

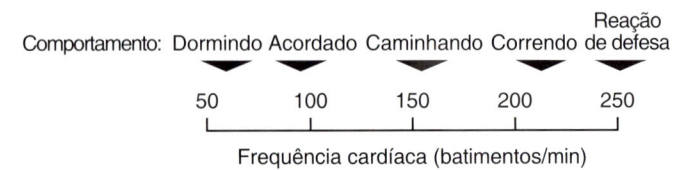

● **Figura 25.6** A reação defesa-alarme é simplesmente o extremo em um estado contínuo de excitação emocional e física. As variáveis cardiovasculares (p. ex., frequência cardíaca, representada aqui para um cão de grande porte) respondem sensitivamente a todas as alterações nesta escala de excitação.

reação alarme-defesa. Como se demonstra na Figura 25.7, a síncope vasovagal envolve um decréscimo da atividade simpática e um aumento da parassimpática. Essas alterações neurais produzem vasodilatação em órgãos não críticos e diminuição na RPT. A frequência cardíaca e o débito cardíaco também diminuem, de modo que ocorre grande queda na pressão arterial. As respostas reflexas compensatórias esperadas deixam de ocorrer, pois o estado emocional parece sobrepujar o reflexo barorreceptor nesse caso. Se a pressão arterial cair para valores muito baixos, de modo que ocorra um fluxo sanguíneo cerebral inadequado, o paciente pode desmaiar. O termo *síncope vasovagal* denota *vaso*dilatação, ativação *vagal* (parassimpática) e *síncope* (desmaio). Não está esclarecido por que alguns animais respondem a uma situação ameaçadora com a reação alarme-defesa, ao passo que outros exibem síncope vasovagal.

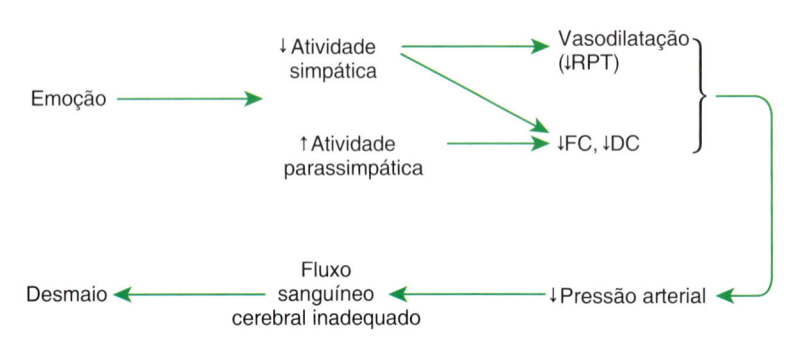

● **Figura 25.7** Síncope vasovagal (reação de "fingir-se de morto") é uma resposta emocional que envolve reduções na atividade simpática e aumentos na atividade parassimpática. Veja o texto para uma descrição completa. *DC*, débito cardíaco; *FC*, frequência cardíaca; *RPT*, resistência periférica total.

CORRELAÇÕES CLÍNICAS

Hemorragia intraoperatória

Relato

Quatro horas após uma cirurgia abdominal de sarcoma esplênico, observa-se que o Labrador, macho, de 9 anos de idade e 30 kg de peso, está gravemente letárgico e em decúbito. Uma quantidade anormalmente grande de sangue foi perdida durante a remoção cirúrgica do baço, pois o cão tem um defeito de coagulação sanguínea hereditária (doença de von Willebrand).

Exame clínico

As gengivas do cão estão pálidas, e o tempo de preenchimento capilar está anormalmente prolongado (3 segundos). Suas extremidades estão frias ao toque. O pulso femoral é rápido e fraco. Um eletrocardiograma indica taquicardia sinusal a uma taxa de 185 bpm. O hematócrito (volume globular) é de 38%, e a concentração de proteína plasmática é de 5,6 g/dℓ; ambos estão abaixo do normal. Insere-se um cateter jugular, e a pressão venosa central é mensurada, encontrando-se o valor de –1 mmHg (normal, +1 a +3 mmHg). Apesar da administração intravenosa de 600 mℓ de solução lactato de Ringer durante a cirurgia, o cão não produziu urina. Aproximadamente 100 mℓ de líquido tingido de sangue é retirado do abdome por abdominocentese.

Comentário

Esse caso ilustra os sinais clínicos típicos após a hemorragia. A maior parte do sangue do cão está em veias sistêmicas, de modo que a maior perda de sangue após a cirurgia ocorre pelas veias. O resultado é uma pressão venosa central anormalmente baixa, como é observado nesse cão. A diminuição da pressão venosa central causa uma redução na pré-carga ventricular e no volume diastólico final. Isso provoca decréscimos no volume de ejeção (lei de Starling do coração), débito cardíaco e pressão arterial. O débito cardíaco e pressão arterial inadequados provocam comportamento apático.

A compensação neuro-hormonal para a hemorragia inicia-se pelo reflexo do receptor de volume atrial e reflexo barorreceptor arterial. A frequência

cardíaca é aumentada pela combinação de ativação simpática elevada e parassimpática diminuída. A elevada atividade simpática deve também estar aumentando a contratilidade cardíaca. Sem esse direcionamento simpático, o volume ejetado seria bem menor do que é. A combinação de alta frequência cardíaca e baixo volume de ejeção é responsável pelo rápido, porém fraco (pressão de pulso baixa), pulso femoral. A atividade simpática também causa vasoconstrição nas mucosas, no músculo esquelético em repouso, nos órgãos esplâncnicos e nos rins (órgãos e tecidos não críticos). A redução do fluxo sanguíneo nesses tecidos explica a palidez das gengivas, o preenchimento capilar lento, os membros frios e a falta de produção de urina pelos rins. A formação de urina pelos rins também está sendo reduzida pelos efeitos hormonais combinados de ADH e do sistema renina-angiotensina-aldosterona.

A hemorragia não reduz diretamente o hematócrito nem a concentração de proteína plasmática, pois ocorre perda de sangue total. Porém, dois fatores causam diminuição do hematócrito e da concentração de proteína plasmática neste cão. Primeiro, o líquido administrado intravenosamente durante a cirurgia (solução lactato de Ringer) não contém nem hemácias nem proteínas plasmáticas, de modo que as células e proteínas remanescentes na corrente sanguínea são diluídas pela adição do líquido. Segundo, a hemorragia reduziu não apenas pressões venosa e arterial, mas também a pressão hidrostática capilar, alterando o equilíbrio das forças hidrostáticas e oncóticas (forças de Starling) através das paredes dos capilares, a favor da reabsorção. O líquido intersticial que foi reabsorvido para a corrente sanguínea não contém hemácias e quase nenhuma proteína plasmática. Isso provocou a diluição adicional das células e das proteínas no sangue.

Tratamento

O tratamento para esse cão envolve medidas para interromper a perda contínua de sangue e para restaurar o volume de sangue perdido. Nesse cão, a hemorragia é predominantemente originada de pequenos vasos intra-abdominais no local cirúrgico por causa do defeito de coagulação. As transfusões de sangue ou plasma de doador, ou preparações concentradas de proteínas da coagulação, promoveriam a coagulação e limitariam a hemorragia subsequente. Depois da tomada de medidas para promover a coagulação, soluções cristaloides adicionais (p. ex., lactato de Ringer) podem ser infundidas nesse cão, pois o hematócrito e a concentração de proteína plasmática não estão tão baixos. No entanto, caso se administrem soluções cristaloides, o hematócrito e a concentração de proteína plasmática devem ser monitorados cuidadosamente para evitar hipoxia resultante de diluição excessiva das hemácias, ou edema resultante de hiperdiluição das proteínas plasmáticas. A função renal deveria ser monitorada, pois a combinação de hipoxia e vasoconstrição reflexa pode provocar dano isquêmico do tecido dos rins, resultando em insuficiência renal.

Bezerra de 3 dias de vida com diarreia
Relato
Um produtor de leite solicita que você atenda uma bezerra de 3 dias de vida que começou a apresentar diarreia ontem. A diarreia piorou progressivamente até hoje e a bezerra está letárgica e mantendo-se frequentemente deitada. O parto foi observado e o neonato parecia normal. O produtor acha que a bezerra tomou o colostro. A bezerra continuou a mamar, porém com frequência reduzida. Para aumentar a ingestão de líquidos, o produtor deu à bezerra uma garrafa de leite suplementar 2 vezes/dia ontem e uma vez hoje. Ele começou a antibioticoterapia essa manhã.

Exame clínico
A temperatura da bezerra está abaixo do normal. Ambas as frequências cardíaca e respiratória estão marcadamente baixas. Membranas mucosas estão congestas e o tempo de preenchimento capilar (TPC) está aumentado, indicando uma circulação lenta. Extremidades distais estão frias ao toque e o pulso periférico está diminuído, o que demonstra mais evidências de perfusão ruim, sugerindo pressão arterial baixa. Após beliscamento, a pele da bezerra não retorna, o que indica desidratação. A motilidade gastrintestinal da bezerra está aumentada, e apresenta uma evacuação líquida enquanto você está fazendo o exame.

Comentário
A bezerra parece estar com septicemia. O mais provável é que a bezerra tenha ingerido ou inalado uma bactéria e a bactéria e seus produtos tóxicos tenham invadido ambos o trato intestinal e a circulação sanguínea. A inflamação intestinal resultante (*enterite*) causou a diarreia, o que provocou perda substancial do volume de líquidos corporais (*desidratação*). A perda de líquido corporal provocou redução no volume sanguíneo e, consequentemente, decréscimo na pressão venosa central, decréscimo no preenchimento cardíaco e decréscimo no débito cardíaco. A esse respeito, os efeitos da desidratação são muito semelhantes aos da hemorragia (ver caso anterior, neste boxe). No entanto, na hemorragia, o líquido (plasma) perdido do corpo tem a mesma composição eletrolítica que o líquido extracelular normal, enquanto

a composição eletrolítica dos líquidos da diarreia difere daquela dos líquidos corporais normais. Em consequência, o líquido corporal remanescente não apenas apresenta menor volume que o normal, mas também concentrações anormais de Na^+, K^+, Ca^{++}, Cl^-, HCO_3^- e H^+. Por exemplo, no que diz respeito ao H^+, a consequência é a acidose. Essas anormalidades eletrolíticas têm efeito ao longo do corpo; porém, na fisiologia cardiovascular, a maior ação é a depressão no desempenho cardíaco. Além disso, a bactéria e as toxinas bacterianas no sangue (*septicemia*) apresentam efeito direto deprimindo o músculo cardíaco. Assim o débito cardíaco nessa bezerra está em perigo não apenas pela baixa pré-carga (como no caso da hemorragia), mas também pela falência miocárdica secundária às anormalidades eletrolíticas e septicemia. O resultado é um débito cardíaco gravemente limitado, pressão arterial baixa e baixa perfusão (isquemia) pela circulação sistêmica. A condição é chamada de *choque séptico*. A consequência eventual é a falência múltipla dos órgãos.

As compensações neuro-hormonais iniciais para a desidratação pela diarreia são iniciadas pelo reflexo do receptor de volume do átrio e o reflexo barorreceptor arterial, assim como no caso de hemorragia (ver caso anterior, neste boxe). O problema no choque séptico é que a capacidade de esses reflexos conduzirem o coração para um aumento de frequência e contratilidade é sobrecarregada pelos efeitos depressivos cardíacos diretos das anormalidades eletrolíticas e septicemia. A bezerra apresenta baixa frequência cardíaca e baixa contratilidade cardíaca não por causa das compensações neuro-hormonais, mas apesar delas.

Tratamento
Enquanto o tratamento estiver sendo instituído como a seguir, exames de sangue devem ser realizados nessa bezerra para ajudar a corrigir o estado eletrolítico (p. ex., painel metabólico básico), estado imunológico (p. ex., nível de imunoglobulinas), caracterizar a gravidade da infecção (p. ex., contagem diferencial de células brancas), a gravidade da inflamação (p. ex., fibrinogênio aumentado), e função renal (p. ex., ureia e creatinina). A terapia antibiótica deve ser continuada. Líquidos intravenosos (IV; p. ex., lactato de Ringer) deve ser administrado para ajudar a hidratar a bezerra e corrigir déficits eletrolíticos, incluindo acidemia. A administração de plasma vai melhorar a pressão oncótica; também, o plasma contém globulinas e nutrientes que ajudam a combater a sepse. A bezerra também pode ser tratada com epinefrina para ajudar a melhorar a frequência respiratória e o débito cardíaco, e aumentar o fluxo sanguíneo coronariano e fluxo sanguíneo para o músculo esquelético, mediante ativação de receptores β-adrenérgicos. A amamentação deve ser mantida se possível. Garrafas de leite suplementares ou substitutos devem ser garantidos, dependendo do quanto ela estiver mamando. Se ela estiver muito deprimida para beber, uma sonda de nutrição enteral deve ser colocada e mantida. Uma observação clínica frequente é essencial. Seu prognóstico é reservado.

Questões de revisão

1. Controle neuro-hormonal do fluxo sanguíneo é mais diretamente responsável por qual das seguintes respostas do músculo esquelético?
   a. Hiperemia ativa
   b. Hiperemia reativa
   c. Autorregulação
   d. Fluxo sanguíneo diminuído durante um período de compressão mecânica
   e. Fluxo sanguíneo aumentado em antecipação ao exercício
2. O reflexo de resposta normal para um aumento súbito na pressão arterial inclui um aumento em:
   a. Frequência cardíaca
   b. Liberação de renina pelos rins
   c. Atividade parassimpática diretamente para o coração
   d. Atividade simpática diretamente para os vasos sanguíneos nos rins, músculos esqueléticos em repouso e órgãos esplâncnicos

   e. Atividade simpática diretamente para os vasos sanguíneos no encéfalo, circulação coronariana e músculos esqueléticos em exercício
3. A síncope vasovagal:
   a. Envolve diminuição da pressão arterial e da frequência cardíaca
   b. Envolve o aumento da atividade simpática
   c. Envolve diminuição da atividade parassimpática do coração
   d. Envolve a constrição das arteríolas esplâncnicas
   e. Prepara um animal para "luta ou fuga"
4. Qual dos seguintes iria prevenir a dilatação de arteríolas em um músculo em exercício?
   a. Seccionar cirurgicamente todos os nervos autonômicos que inervam os músculos
   b. Administrar um fármaco que estimule a liberação de epinefrina e norepinefrina das glândulas adrenais

c. Administrar um fármaco que bloqueie receptores colinérgicos muscarínicos

d. Administrar um fármaco que bloqueie receptores β-adrenérgicos

e. Nenhuma das alternativas anteriores

5. Um fármaco é injetado intravenosamente em um cão e causa um aumento transitório na pressão arterial média e uma diminuição, também transitória, na frequência cardíaca. Os nervos barorreceptores são então seccionados e a substância é reinjetada. Neste momento, o fármaco causa maior aumento na pressão arterial, mas nenhuma mudança na frequência cardíaca. Esses resultados são mais consistentes com medicamentos cuja ação primária seja:

a. Ativar os receptores colinérgicos muscarínicos (M_3) das arteríolas

b. Ativar os receptores α-adrenérgicos das arteríolas

c. Ativar os receptores $β_1$-adrenérgicos das células marca-passo do nodo SA

d. Aumentar a síntese de óxido nítrico nas arteríolas

e. Reduzir a atividade dos barorreceptores arteriais

6. Um cão sofreu uma hemorragia importante. A frequência cardíaca do cão aumentou acima do normal e a pele está fria. As mucosas estão pálidas e o tempo de perfusão capilar está aumentado. Nesta situação (comparada à normal):

a. Os nervos barorreceptores estão disparando a uma frequência maior

b. Os nervos simpáticos que inervam o coração estão disparando a uma frequência diminuída

c. Os nervos simpáticos que inervam os vasos sanguíneos da pele e das mucosas estão disparando a uma frequência aumentada

d. Os nervos parassimpáticos que inervam os vasos sanguíneos estão disparando a uma frequência aumentada

e. A liberação de renina pelo rim está diminuída

7. Durante uma reação de alarme-defesa (resposta de "luta ou fuga"), a frequência cardíaca aumenta por causa de:

a. Circulação aumentada de acetilcolina liberada pelas glândulas adrenais

b. Ativação aumentada dos barorreceptores arteriais

c. Pressão arterial aumentada

d. Atividade do nervo simpático aumentada

e. Atividade parassimpática aumentada

Bibliografia

Boron WF, Boulpaep EL. *Medical Physiology*. 3rd ed. Elsevier; 2017.

Chapleau MW, Abboud FM. *Neuro-Cardiovascular Regulation: From Molecules to Man*. New York: New York Academy of Sciences; 2001.

Ettinger SJ, Feldman EC, Cote E. *Textbook of Veterinary Internal Medicine, Expert Consult*. 8th ed. Elsevier; 2017.

Katz AM. *Physiology of the Heart*. 5th ed. Baltimore: Lippincott, Williams & Wilkins; 2010.

Pappano AJ, Wier WG. *Cardiovascular Physiology*. 10th ed. Mosby; 2013.

Silverstein D, Hopper K. *Small Animal Critical Care Medicine*. St Louis: Saunders Elsevier; 2009.

Smith B. *Large Animal Internal Medicine*. 4th ed. Mosby Elsevier; 2009.

Smith FWK, Tilley LP, Oyama M, Sleeper MM. *Manual of Canine and Feline Cardiology*. 5th ed. Elsevier; 2015.

Thrall MA, Weiser G, Allison R, Campbell T, eds. *Veterinary Hematology and Clinical Chemistry*. 2nd ed. Wiley-Blackwell; 2012.

Tilley LP, Smith FWK, eds. *Blackwell's Five-Minute Veterinary Consult: Canine and Feline*. 6th ed. Wiley-Blackwell; 2015.

Wehrwein EA, Orer HS, Barman SM. Overview of the anatomy, physiology, and pharmacology of the autonomic nervous system. *Compr Physiol*. 2016;6:1239–1278.

Weiss DJ, Wardrop KJ. *Schalm's Veterinary Hematology*. 6th ed. Ames, Iowa: Wiley-Blackwell; 2010.

Zachary JF, ed. *Pathologic Basis of Veterinary Disease Expert Consult*. 6th ed. Elsevier; 2016.

26

Respostas Cardiovasculares Integradas

ROBERT B. STEPHENSON

PONTOS-CHAVE

1. Tanto o mecanismo de Starling quanto o barorreflexo arterial auxiliam na compensação da insuficiência cardíaca.
2. Entre as graves complicações secundárias à insuficiência cardíaca estão intolerância ao exercício, edema, retenção de sal e água, uremia, insuficiência renal, choque séptico e descompensação.
3. Os efeitos cardiovasculares imediatos da hemorragia são minimizados por compensações iniciadas pelo reflexo do receptor de volume atrial e pelo reflexo barorreceptor arterial.
4. O volume de sangue perdido na hemorragia é restaurado por meio de uma combinação de desvio do líquido capilar e respostas hormonais e comportamentais.
5. Em animais de grande porte, a transição da posição de recumbência para a posição ereta provoca as mesmas respostas cardiovasculares que aquelas observadas na hemorragia.
6. No início do exercício, mecanismos locais e neurais interagem para aumentar o débito cardíaco e fornecer maior fluxo de sangue para o músculo em exercício.

Os Capítulos 18 a 25 descrevem os vários elementos da função e controle cardiovasculares. A compreensão desses elementos individuais não é suficiente, no entanto, para fornecer uma base para diagnóstico e tratamento de disfunções cardiovasculares. O clínico veterinário deve entender a *interação* desses elementos tanto em situações normais quanto em anormais. Portanto, este capítulo discute três importantes respostas cardiovasculares *integradas*: (1) a resposta à insuficiência cardíaca, (2) a resposta à hemorragia e (3) a resposta ao exercício. Além de elucidar as importantes respostas integradas, esta discussão faz uma revisão e um resumo dos conceitos principais da fisiologia cardiovascular.

Tanto o mecanismo de Starling quanto o barorreflexo arterial auxiliam na compensação da insuficiência cardíaca

Existem muitos tipos e causas de *insuficiência cardíaca*. Alguns clínicos usam o termo de forma bastante ampla, referindo-se a qualquer condição na qual um problema no coração limite sua capacidade de fornecer um débito cardíaco suficiente para suportar a atividade metabólica dos tecidos corporais. Tais condições incluem vários defeitos valvares, arritmias e infestação por dirofilária. Uma definição mais restrita, e preferida pelos fisiologistas, é a de que a *insuficiência cardíaca* é qualquer condição na qual uma *contratilidade cardíaca* reduzida limite a capacidade de o coração fornecer um débito cardíaco adequado. A definição mais ampla de insuficiência cardíaca abrange praticamente qualquer problema com o coração como bomba; um sinônimo comum é *insuficiência de bombeamento*. Uma definição mais restrita, como é utilizada neste capítulo, equipara a insuficiência cardíaca à *insuficiência miocárdica*, uma depressão da contratilidade do próprio músculo cardíaco.

As causas da diminuição da contratilidade cardíaca incluem isquemia do músculo cardíaco, miocardite, toxinas, efeitos de fármacos e desequilíbrios eletrolíticos. Se a diminuição na contratilidade acometer ambos os lados do coração, a condição é chamada de *insuficiência cardíaca bilateral*. Em outras circunstâncias, a insuficiência pode ser restrita principalmente ao ventrículo esquerdo ou direito e, assim, é chamada de *insuficiência cardíaca esquerda* ou *insuficiência cardíaca direita*.

As curvas de função ventricular são úteis para visualizar as consequências da insuficiência cardíaca e as compensações para ela. Na Figura 26.1, a curva *Normal* indica a relação entre o volume de ejeção e a pré-carga para um ventrículo normal (para uma revisão, ver Capítulo 21, Figura 21.3C). A curva rotulada como *Insuficiência grave inicial* mostra que um ventrículo em insuficiência tem uma contratilidade reduzida (p. ex., um volume menor de ejeção para uma dada pré-carga). Se um coração normal

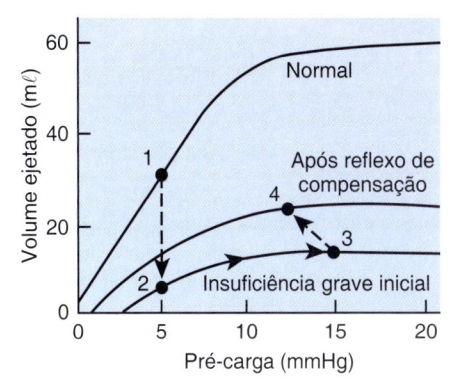

● **Figura 26.1** Curvas de função ventricular retratando as consequências e compensações para a insuficiência cardíaca em termos de alterações na pré-carga (pressão ventricular diastólica final) e no volume de ejeção.

repentinamente entrar em insuficiência grave, o volume de ejeção mudará de seu valor normal (indicado pelo ponto 1) para o valor baixo (indicado pelo ponto 2). A título de ilustração, imagine que essas curvas definem a função do ventrículo esquerdo e que o ventrículo esquerdo é o que entra em insuficiência. A diminuição no volume de ejeção do ventrículo esquerdo causa redução no débito ventricular esquerdo, resultando em diminuição da pressão arterial média. A não ser que haja uma adequada compensação para essa queda na pressão arterial, certamente ocorrerá grave intolerância ao exercício, é provável que ocorra uma perfusão inadequada de órgãos críticos e haverá probabilidade de morte. Porém, vários mecanismos reagem rapidamente, no intervalo de segundos a minutos, para compensar a insuficiência cardíaca e minimizar seus efeitos adversos.

Uma compensação da insuficiência cardíaca é o *mecanismo de Starling*. Se o ventrículo esquerdo reduzir subitamente seu volume de ejeção, o ventrículo direito (pelo menos por alguns poucos batimentos) manterá o volume de ejeção maior do que o ventrículo esquerdo insuficiente. O excesso de sangue bombeado pelo ventrículo direito precisa "ir para algum lugar", e a maior parte do excesso se acumula nas veias pulmonares e átrio esquerdo. Com isso, o sangue se acumula atrás do ventrículo esquerdo. O aumento resultante na pressão atrial esquerda provoca uma elevação na pré-carga do ventrículo esquerdo, produzindo aumento no volume diastólico final do ventrículo esquerdo e, pelo mecanismo de Starling, uma correção parcial do baixo volume de ejeção. Essa melhora no volume de ejeção é exibida na Figura 26.1 como uma transição do ponto 2 ao 3. A sequência de eventos, na qual um aumento da pré-carga ajuda a corrigir a queda no volume de ejeção, também está esquematizada na Figura 26.2 (*alça esquerda superior*). Observe que a compensação pelo mecanismo de Starling não retorna o volume de ejeção a seu valor normal, pois a contratilidade continua gravemente deprimida; entretanto, sem essa compensação, a insuficiência cardíaca grave seria rapidamente fatal.

O barorreflexo arterial é um outro mecanismo que reage rapidamente para compensar a insuficiência cardíaca. Mesmo após a compensação pelo mecanismo de Starling, o débito ventricular esquerdo permanece baixo, assim como a pressão arterial. Portanto, a atividade barorreceptora está abaixo do normal. O sistema nervoso central (SNC) responde, de forma reflexa, aumentando a atividade eferente simpática para o coração e vasos sanguíneos e diminuindo a atividade parassimpática para o coração.

O efeito simpático sobre o coração provoca aumento da contratilidade ventricular. A contratilidade não é restabelecida ao normal, mas é levada a graus mais altos do que se não houvesse a compensação reflexa. Graficamente, o efeito do barorreflexo é mover o ventrículo insuficiente para uma curva de função que é intermediária entre a curva *Normal* e a curva de *Insuficiência grave inicial* (ver Figura 26.1, *ponto 4*). Observe que o aumento na contratilidade também aproxima o volume de ejeção ao seu nível normal (mas ainda não o atinge).

O aumento reflexivo na atividade simpática aumenta a frequência cardíaca acima do normal e reduz a duração da sístole (como descrito no Capítulo 21); essas mudanças também ajudam a restaurar o débito cardíaco de volta ao normal, apesar de o volume de ejeção estar persistentemente reduzido. Finalmente, a ativação simpática causa vasoconstrição, particularmente nos órgãos não críticos, aumentando a resistência periférica total (RPT) além do normal, o que auxilia o retorno da pressão arterial ao seu nível normal, apesar de o débito cardíaco permanecer abaixo no normal.

O efeito resultante das compensações pelo mecanismo de Starling e do barorreflexo é que a pressão arterial pode ser mantida próxima ao seu nível normal, pelo menos quando o animal está em repouso, apesar da insuficiência ventricular grave. A Figura 26.2 resume esses efeitos reflexos. Perceba que a contratilidade, o volume de ejeção e o débito cardíaco permanecerão pelo menos um pouco abaixo do normal, mesmo após a compensação pelo mecanismo de Starling e pelo barorreflexo. Por outro lado, a pré-carga, a atividade simpática, a frequência cardíaca e a RPT estão acima do normal. A pressão de pulso arterial será deprimida devido à combinação de baixo volume sistólico e frequência cardíaca alta. A baixa pressão do pulso fará com que a atividade dos barorreceptores permaneça abaixo do normal, mesmo se a pressão arterial média (PAM) for restabelecida ou estiver próxima ao seu nível normal. Essa diminuição da atividade barorreceptora ajuda a sustentar o aumento reflexo da atividade simpática.

Entre as graves complicações secundárias à insuficiência cardíaca estão intolerância ao exercício, edema, retenção de sal e água, uremia, insuficiência renal, choque séptico e descompensação

Ainda que o mecanismo de Starling e o barorreflexo possam compensar a insuficiência cardíaca grave de forma considerável, frequentemente se desenvolvem importantes complicações secundárias. Essas complicações fazem da insuficiência cardíaca um problema clínico sério, mesmo em casos nos quais os mecanismos compensatórios mantêm a PAM a níveis próximos do normal quando o animal está em repouso.

A insuficiência cardíaca causa *intolerância ao exercício*. Um animal normal pode aumentar o débito cardíaco substancialmente durante o exercício pelo aumento do volume sistólico e da frequência cardíaca mediado por via simpática. Em um paciente com insuficiência cardíaca, no entanto, a ativação simpática está sendo aproveitada até mesmo em repouso para restaurar o débito cardíaco deprimido em direção ao normal. Portanto, o paciente tem uma "reserva simpática" limitada disponível (*i. e.*, capacidade limitada para aumentar ainda mais a atividade simpática cardíaca) durante o

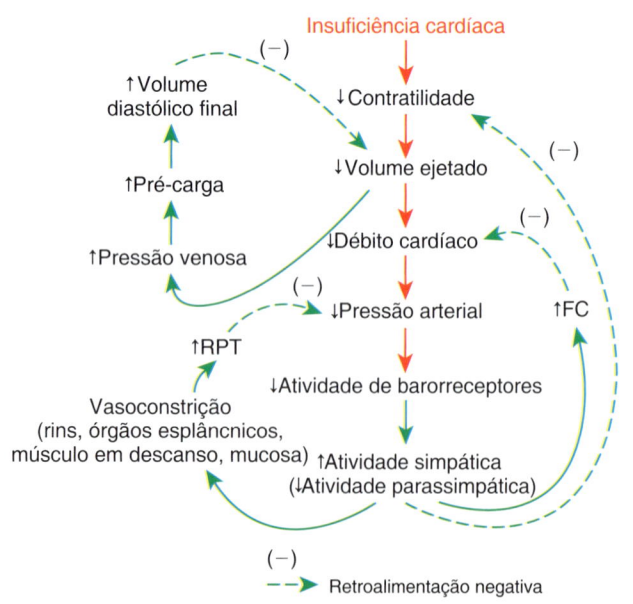

• **Figura 26.2** Consequências (*setas vermelhas*) e compensações (*setas verdes*) para insuficiência cardíaca. As mudanças descritas aqui incluem as apresentadas graficamente na Figura 26.1. Ver detalhes no texto. *FC*, frequência cardíaca; *RPT*, resistência periférica total.

exercício. Como consequência, o coração insuficiente não pode fornecer o aumento do débito cardíaco necessário para atender às necessidades de fluxo sanguíneo do músculo esquelético em exercício. Desse modo, a vasodilatação metabólica no músculo em exercício provoca uma diminuição tão grande na RPT que a pressão arterial diminui. O fluxo sanguíneo torna-se inadequado em todos os órgãos, incluindo o músculo em exercício. O paciente apresenta letargia e fraqueza; até mesmo exercícios leves levam rapidamente à exaustão.

O *edema* é uma outra séria complicação secundária da insuficiência cardíaca. Como foi observado, o sangue fica represado no átrio e veias anteriores ao ventrículo insuficiente. No caso de insuficiência ventricular esquerda, a pressão do átrio esquerdo aumenta, bem como a pressão nas veias e capilares pulmonares. A elevação na pressão hidrostática capilar pulmonar provoca um aumento na filtração do líquido capilar para os espaços intersticiais dos pulmões. Ocorre *edema pulmonar*. O excesso de líquido intersticial torna mais lenta a transferência do oxigênio dos alvéolos para os capilares pulmonares, podendo resultar em oxigenação inadequada do sangue (*hipoxemia*). Em casos extremos, o líquido intersticial extravasa para o espaço intrapleural (*efusão pleural*) ou para os espaços alveolares, causando uma redução adicional na função pulmonar. A hipoxia resultante em órgãos críticos pode ser fatal. Em um paciente com insuficiência cardíaca direita, o aumento na pressão venosa ocorre na circulação sistêmica. Portanto, o edema resultante ocorre em órgãos sistêmicos, particularmente nas extremidades dependentes e no abdome. A sequência de causa e efeito pela qual a insuficiência cardíaca provoca um edema é resumida na Figura 26.3 (*parte superior, à esquerda*).

Se o edema ocorrer nos pulmões ou na circulação sistêmica, seu grau será limitado pelos três fatores de segurança anteriormente discutidos (ver Capítulo 23, Figura 23.5). Esses fatores de segurança provavelmente manteriam sob controle o edema originado da insuficiência cardíaca, não fosse um fator adicional que exacerba a elevação da pressão venosa na insuficiência cardíaca. Enquanto a pressão arterial permanece praticamente normal ou discretamente abaixo do normal no paciente com insuficiência cardíaca, o reflexo barorreceptor e alguns mecanismos adicionais que envolvem os rins trabalham para elevar o volume de sangue além do normal. Esses mecanismos de elevação de volume incluem o aumento da sede (o que aumenta a ingestão de água), o aumento da liberação de hormônio antidiurético (ADH) da hipófise (que diminui a quantidade de líquidos perdidos na urina) e a ativação do sistema renina-angiotensina-aldosterona (que reduz a perda de sódio na urina). Esses efeitos do barorreflexo são mencionados brevemente no Capítulo 25; os mecanismos adicionais que envolvem os rins são descritos com mais detalhes nos Capítulos 41 e 43.

A questão é que o paciente passa por um substancial e persistente aumento do volume sanguíneo. O sangue em excesso acumula-se particularmente nas veias acima do ventrículo insuficiente, que exagera o aumento na pressão venosa e capilar e na filtração capilar. Os fatores de segurança normais contrários ao edema podem ser sobrecarregados. Por essa razão, um dos principais objetivos do tratamento clínico da insuficiência cardíaca é neutralizar a formação de um volume excessivo de líquido intersticial e de sangue. Os *diuréticos* são os principais medicamentos utilizados para esse propósito (ver Capítulo 43).

A insuficiência cardíaca grave e persistente provoca vários efeitos adversos adicionais. O reflexo barorreceptor responde a uma pressão arterial anormalmente baixa iniciando a vasoconstrição arteriolar, principalmente nos rins, órgãos esplâncnicos e músculo esquelético em repouso (órgãos não críticos). Na insuficiência cardíaca grave, a pele e as mucosas também sofrem vasoconstrição. A vasoconstrição

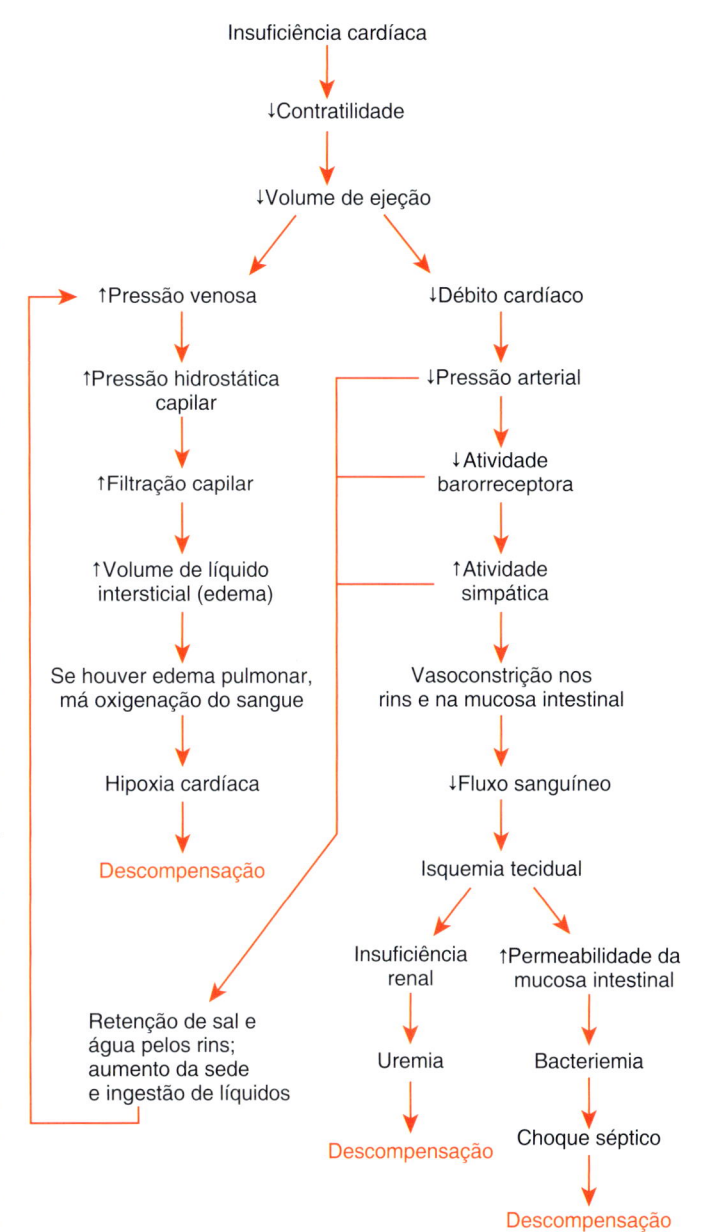

● **Figura 26.3** A insuficiência cardíaca conduz à intolerância ao exercício (ver detalhes no texto). Complicações fatais adicionais, secundárias à insuficiência cardíaca, estão representadas aqui, incluindo edema, retenção de sal e água e aumento da ingestão de líquidos, uremia, insuficiência renal e uremia, e choque séptico. Ocorrem círculos viciosos nos quais os efeitos da insuficiência cardíaca pioram a insuficiência cardíaca (*descompensação*).

nesses órgãos auxilia a compensar a insuficiência cardíaca, permitindo que o débito cardíaco disponível seja direcionado aos órgãos críticos (encéfalo, coração e músculo esquelético em exercício). Porém, a vasoconstrição persistente leva a complicações adicionais de uremia, insuficiência renal e choque séptico.

Os rins vasoconstritos não podem formar urina normalmente; portanto, não livram o organismo do excesso de volume de sangue e de líquido intersticial que se acumula na insuficiência cardíaca. Além disso, a vasoconstrição persistente danifica o tecido renal e leva a um acúmulo de resíduos ácidos e de nitrogênio no corpo. A condição é denominada *uremia* (literalmente "urina no sangue"). Para piorar, após um período prolongado de vasoconstrição intensa, o dano ao tecido renal se torna irreversível. Nesse estágio, a uremia, a acidose e a retenção de sal e água podem persistir mesmo que o tratamento clínico seja temporariamente bem-sucedido, retornando o débito cardíaco e a pressão arterial aos valores próximos do normal. Por esse motivo, a *insuficiência renal* frequentemente é um evento terminal na insuficiência cardíaca crônica.

A vasoconstrição intensa e prolongada da circulação esplâncnica também pode ter consequências letais. A mucosa do trato gastrintestinal é particularmente suscetível ao dano isquêmico. Normalmente, a mucosa intestinal cria uma barreira entre os conteúdos do lúmen intestinal e a corrente sanguínea. O dano isquêmico à mucosa intestinal permite que as bactérias e suas toxinas (endotoxinas) passem para a corrente sanguínea ou para o peritônio. A bacteriemia ou peritonite resultantes podem levar a choque séptico e morte. As causas e consequências da isquemia esplâncnica e renal estão resumidas na Figura 26.3 (*parte inferior, à direita*).

A *descompensação cardíaca* é uma complicação adicional (e frequentemente terminal) secundária à insuficiência cardíaca. O conceito básico de descompensação é que, quando a insuficiência cardíaca atinge um certo grau de gravidade, as tentativas de compensações orgânicas que ocorrem em resposta à insuficiência cardíaca tendem a agravá-la. Desenvolvem-se ciclos descompensatórios viciosos, podendo levar à morte em poucas horas, a menos que haja uma intervenção médica intensiva.

Os mecanismos específicos dos *ciclos descompensatórios* são muito complexos, mas três exemplos ilustram o conceito. Como foi explicado anteriormente, em casos de insuficiência ventricular esquerda, o represamento de sangue no átrio esquerdo é compensatório, pois aumenta a pré-carga ventricular esquerda, ajudando a levar o volume de ejeção de volta ao normal. Porém, o aumento da pré-carga ventricular esquerda provoca edema pulmonar como uma complicação secundária. Se for grave, o edema pulmonar interfere na oxigenação de sangue. O músculo cardíaco depende, de forma crítica, de um suprimento adequado de oxigênio; a hipoxia deprime a contratilidade do músculo cardíaco. Assim, pode-se desenvolver um círculo vicioso: contratilidade ventricular gravemente deprimida → edema pulmonar grave → oxigenação inadequada do sangue → hipoxia do músculo ventricular esquerdo → maior depressão da contratilidade ventricular.

Como um segundo exemplo de um círculo descompensatório vicioso, considere novamente os efeitos do barorreflexo nos rins. A vasoconstrição renal em um animal em repouso é compensatória para a insuficiência cardíaca, pois ajuda a aumentar a RPT, o que, por sua vez, ajuda a trazer a pressão arterial baixa de volta a níveis normais, ajudando a manter a pressão de perfusão suficientemente alta para fornecer um fluxo sanguíneo adequado aos órgãos críticos. Porém, como foi mencionado, a vasoconstrição renal intensa e prolongada provoca insuficiência renal e acúmulo de produtos de degradação ácidos e nitrogenados no sangue (uremia). A uremia diminui a contratilidade cardíaca. Assim, pode-se desenvolver um outro círculo vicioso: insuficiência ventricular grave → vasoconstrição renal prolongada e intensa → dano aos tecidos renais → uremia → acúmulo de produtos de degradação metabólica no músculo cardíaco → maior depressão da contratilidade ventricular.

Um terceiro ciclo vicioso, descompensatório, resulta do fato de o choque séptico deprimir a contratilidade cardíaca. O ciclo é: falência ventricular grave → vasoconstrição esplâncnica intensa e prolongada → dano isquêmico à mucosa intestinal → bactérias e endotoxinas passam através da mucosa danificada, dos intestinos para a corrente sanguínea → bacteriemia causa maior depressão da contratilidade ventricular.

Outros ciclos descompensatórios se desenvolvem em casos de insuficiência cardíaca prolongada e grave, mas esses três exemplos (ilustrados na Figura 26.3) mostram por que a descompensação é uma evolução tão preocupante e frequentemente fatal.

Diagnóstico clínico cuidadoso e um pronto tratamento da insuficiência cardíaca são mandatórios, ainda que os mecanismos compensatórios mantenham a pressão arterial próxima aos valores normais quando o paciente está em repouso. Ao se avaliar a gravidade da insuficiência cardíaca e a extensão da compensação, é clinicamente útil agrupar os sinais de insuficiência cardíaca em duas categorias. A primeira categoria é denominada *insuficiência cardíaca retrógrada*. Os sinais de insuficiência cardíaca retrógrada incluem as alterações na circulação *anteriores* ao ventrículo insuficiente: aumento da pressão atrial, aumento da pressão venosa, filtração capilar excessiva, edema e alterações funcionais secundárias ao edema (p. ex., insuficiência respiratória). A categoria denominada *insuficiência cardíaca anterógrada* refere-se às consequências da insuficiência cardíaca *posteriores* ao ventrículo insuficiente: débito cardíaco reduzido, diminuição da pressão arterial, intolerância ao exercício e consequências da vasoconstrição prolongada nos órgãos sistêmicos, especialmente rins e intestinos.

Os efeitos cardiovasculares imediatos da hemorragia são minimizados por compensações iniciadas pelo reflexo do receptor de volume atrial e pelo reflexo barorreceptor arterial

As Figuras 26.4 e 26.5 resumem as respostas cardiovasculares à hemorragia. A curva rotulada como *Normal* na Figura 26.4 mostra que a manutenção de um volume de ejeção normal depende da manutenção de um nível normal de pré-carga ventricular. Quando ocorre hemorragia, o sangue é perdido de todo o sistema cardiovascular, particularmente das veias, que são os reservatórios de sangue do corpo. A hemorragia, portanto, diminui o volume venoso, a pressão venosa, a pressão atrial, a pré-carga ventricular e o volume ventricular diastólico e ventricular. Na ausência de qualquer compensação, o volume de ejeção cai do normal (Figura 26.4, *ponto 1*) para o ponto 2.

Observe que nenhuma especificação foi feita no parágrafo anterior sobre se a sequência sumarizada de eventos afeta o lado direito ou esquerdo do coração. A distinção é irrelevante, pois os lados direito e esquerdo são parte de um circuito em série. Portanto, os volumes de sangue bombeados pelos ventrículos

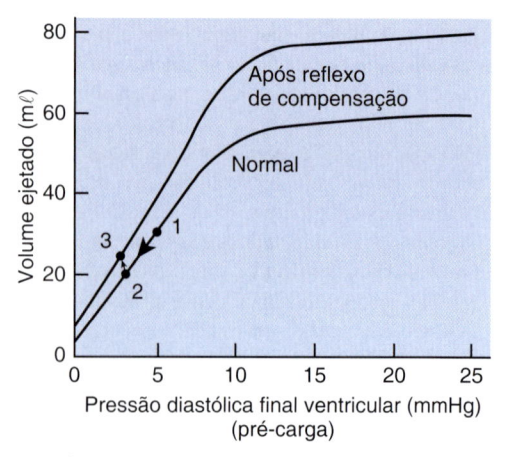

● **Figura 26.4** O efeito direto da hemorragia é reduzir a pré-carga ventricular, diminuindo o volume de ejeção (transição do *ponto 1*, que é normal, para o *ponto 2*). Um aumento de reflexo na atividade simpática aumenta a contratilidade ventricular acima do normal (*curva superior*), que restaura o volume de ejeção, mas não para o *normal* (transição do *ponto 2* ao *ponto 3*).

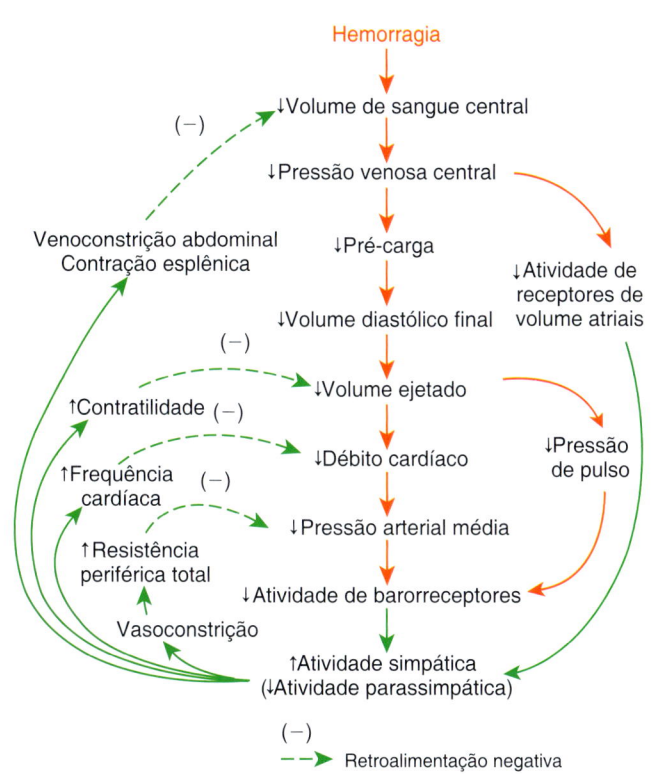

- **Figura 26.5** Resumo das consequências da hemorragia (*setas verme-lhas*) e das compensações rápidas iniciadas pelo barorreflexo arterial e reflexo do receptor de volume atrial (*setas verdes*). As mudanças descritas aqui incluem as retratadas graficamente na Figura 26.4.

direito e esquerdo sempre devem estar em equilíbrio em alguns batimentos. Especificamente, se a hemorragia diminuir a pré-carga ventricular direita (e, portanto, a produção ventricular direita), a consequência será uma diminuição no retorno venoso ao lado esquerdo, que irá diminuir a pré-carga ventricular esquerda (e, portanto, a produção ventricular esquerda).

A Figura 26.4 mostra que a curva de função ventricular normal é um pouco inclinada para a esquerda a partir do ponto 1 (ponto de operação normal). Portanto, uma hemorragia de 40% resulta em uma redução de aproximadamente 40% na pressão venosa, na pressão do átrio, na pré-carga ventricular e no volume de ejeção. Sem as compensações, o débito cardíaco e a PAM também diminuiriam em 40%. Então, a PAM seria inadequada para suportar a função normal dos órgãos críticos e o animal morreria. Com mecanismos compensatórios intactos, porém, um animal normal pode suportar uma hemorragia de 40% sem morrer ou ter apenas uma redução de 10% da PAM.

O barorreflexo arterial e o reflexo do receptor de volume atrial iniciam as compensações imediatas à hemorragia. A hemorragia reduz a PAM, diminuindo a atividade dos barorreceptores arteriais. A resposta reflexiva é aumentar a atividade simpática e reduzir a parassimpática. A atividade simpática aumentada age no coração, aumentando a contratilidade cardíaca. Isso ajuda a restaurar o volume de ejeção para o valor normal, apesar de uma pré-carga e um volume diastólico final subnormais persistentes. O efeito dessa compensação simpática está diagramado na Figura 26.4, como o ponto 3. Embora o volume de ejeção volte ao normal, este permanece baixo; após a compensação de uma hemorragia de 40%, o volume de ejeção pode permanecer 25% abaixo do normal.

Compensações adicionais auxiliam na restauração da PAM aos valores mais próximos do normal, apesar da persistência de um baixo volume de ejeção. Primeiro, a frequência cardíaca se eleva acima do normal, restabelecendo o débito cardíaco para aproximadamente 20%

de seu valor normal. Além disso, a vasoconstrição simpática em órgãos não críticos eleva a RPT acima do normal, resultando em uma PAM que permanece em aproximadamente 10% de seu nível normal, apesar de uma diminuição persistente de 20% do débito cardíaco. Reveja as compensações descritas até agora, localizando-as na Figura 26.5.

Você pode querer saber por que as ações compensatórias são mantidas, apesar de a PAM já estar quase normal. A razão é que os barorreceptores são responsivos às mudanças na pressão de pulso, bem como às alterações na PAM, e a pressão de pulso permanece baixa. Dois fatores causam essa pressão de pulso subnormal: (1) a diminuição persistente do volume de ejeção e (2) o aumento na frequência cardíaca para valores acima do normal. Assim, mesmo que a PAM retorne, de forma substancial, ao normal, após a compensação a uma hemorragia, a atividade barorreceptora (frequência do potencial de ação) permanece abaixo do normal.

O reflexo do receptor de volume atrial também contribui para o aumento sustentado da atividade simpática (e diminuição da atividade parassimpática) após a hemorragia. A hemorragia causa uma redução persistente na pressão venosa central e na pressão atrial. Portanto, a atividade dos receptores de volume atrial é reduzida para abaixo do normal. O SNC responde a essa diminuição da atividade aferente vinda dos receptores de volume atrial, elevando a atividade simpática eferente e diminuindo a atividade parassimpática eferente do coração. Assim, como ilustrado na Figura 26.5, o reflexo de volume atrial e o barorreflexo arterial trabalham sinergisticamente para compensar a hemorragia.

Em casos de hemorragia grave, as elevações reflexas na atividade simpática afetam não somente o coração e os vasos de resistência, mas também as veias. As veias abdominais em particular sofrem vasoconstrição quando a ativação simpática é intensa. A venoconstrição simpática desloca o sangue das veias abdominais e o empurra em direção à circulação central, ajudando a restaurar a pressão venosa central baixa, a pressão atrial e a pré-carga em direção ao normal (ver Figura 26.5, *lado esquerdo*). A ativação simpática também resulta na constrição dos vasos sanguíneos dentro do baço e da cápsula muscular ao redor do baço. Parte do sangue sequestrado no baço é expelida para as veias abdominais e, então, move-se em direção ao coração. Em espécies que têm baços grandes (p. ex., cão e cavalo), a contração esplênica pode mobilizar um volume de sangue igual a 10% do volume sanguíneo total. Uma característica adaptativa adicional do sangue sequestrado no baço é que ele tem um hematócrito maior que o normal. A mobilização dessas hemácias sequestradas ajuda a compensar a queda no hematócrito, que é uma consequência da reabsorção de líquido intersticial após a hemorragia (como é descrito a seguir).

O reflexo barorreceptor arterial e o reflexo do receptor de volume atrial agem em segundos para restaurar a pressão arterial em direção ao seu valor normal após uma hemorragia. Outras compensações entram em jogo em minutos e horas após a hemorragia, para restabelecer o volume de líquido perdido.

O volume de sangue perdido na hemorragia é restaurado por meio de uma combinação de desvio do líquido capilar e respostas hormonais e comportamentais

A hemorragia provoca a queda das pressões venosa e arterial para valores anormalmente baixos; assim, a pressão hidrostática capilar também cai abaixo do normal. Isso altera o equilíbrio das pressões hidrostática e oncótica, atuando sobre a água de modo a favorecer a reabsorção do líquido intersticial para os capilares (Figura 26.6). O volume de líquido intersticial que pode ser reabsorvido por esse processo durante uma hora é de aproximadamente 10% do volume perdido durante

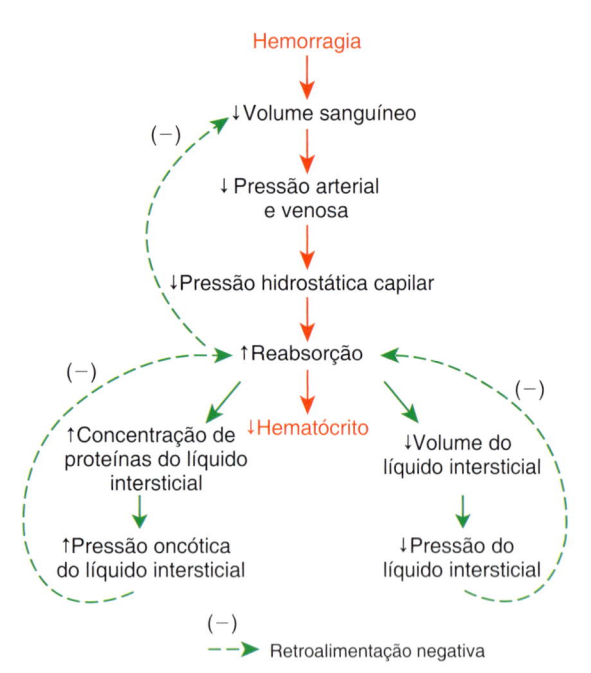

● **Figura 26.6** Durante as primeiras 3 a 4 horas após uma hemorragia, o líquido intersticial é reabsorvido para a corrente sanguínea, o que ajuda a compensar a perda de volume sanguíneo. Uma complicação é que o hematócrito diminui. A reabsorção é limitada por reduções na pressão hidrostática do líquido intersticial e por aumentos na pressão oncótica do líquido intersticial.

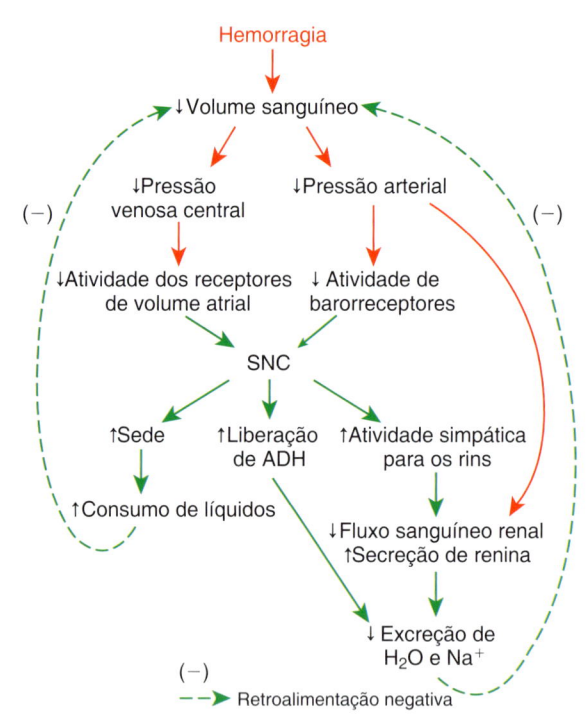

● **Figura 26.7** Respostas comportamentais e hormonais após a hemorragia incluem ingestão de líquidos e diminuição da perda de sal e de água na urina, que provoca eventual restauração do volume sanguíneo na hemorragia. *ADH*, hormônio antidiurético; *SNC*, sistema nervoso central.

uma hemorragia. Porém, a taxa de reabsorção do líquido intersticial se torna limitada após 3 a 4 horas. À medida que o líquido intersticial é reabsorvido, ocorre uma redução na sua pressão hidrostática (ela se torna cada vez mais negativa do que o normal), e isso se opõe a uma reabsorção adicional. Também, à medida que o líquido intersticial é reabsorvido, ocorre a sua concentração proteica, pois as proteínas não são reabsorvidas. O aumento resultante na pressão oncótica do líquido intersticial também se opõe à reabsorção adicional. Apesar dessas limitações, a reabsorção do líquido intersticial é uma compensação importante para a hemorragia durante as primeiras horas.

O líquido intersticial que é reabsorvido para a corrente sanguínea após uma hemorragia não contém proteínas plasmáticas nem hemácias. Portanto, proteínas e células já existentes na corrente sanguínea após a hemorragia se tornam diluídas à medida que o líquido intersticial é reabsorvido. Como consequência, a concentração de proteínas plasmáticas no sangue diminui, ocorrendo o mesmo com o hematócrito. Isso explica por que um hematócrito diminuído, após algumas horas, em um paciente aparentemente normal, é uma evidência presuntiva de que a hemorragia ocorreu recentemente ou que ainda está ocorrendo. Na ausência de uma hemorragia óbvia, esse paciente deveria ser examinado quanto à presença de hemorragia interna.

A Figura 26.7 mostra como o reflexo receptor do volume atrial e o reflexo barorreceptor arterial participam na eventual restauração completa do volume sanguíneo após a hemorragia. Como mencionado anteriormente, a hemorragia reduz a atividade tanto dos barorreceptores arteriais quanto dos receptores de volume atrial. Uma resposta reflexiva à diminuição da atividade do receptor é a ativação dos nervos simpáticos. Alguns dos efeitos da ativação simpática já foram descritos (ver Figura 26.5). A atividade simpática (em conjunto com uma redução na pressão arterial) também age nos rins para aumentar a liberação do hormônio renina. Como descrito no Capítulo 25, a renina trabalha por meio do sistema renina-angiotensina-aldosterona para diminuir a excreção de sódio pelos rins. Além disso, a diminuição da atividade dos barorreceptores e dos receptores de volume atrial também deflagra um aumento na secreção de ADH, a partir da

glândula hipófise. O ADH circula em direção aos rins, onde reduz a formação de urina. O efeito geral da vasoconstrição renal, do sistema renina-angiotensina-aldosterona e do ADH é diminuir a excreção de sódio e água na urina. Observe que essas ações *conservam* o volume de líquidos corporais disponível após a hemorragia, mas não o *restauram* ao normal. A verdadeira restauração do volume de líquidos corporais após a hemorragia requer um aumento da ingestão de líquido. O reflexo barorreceptor e o reflexo do receptor de volume atrial agem, juntamente com o hormônio angiotensina, por meio do hipotálamo, aumentando a sensação de sede. Se houver água disponível, ocorre aumento da ingestão até que o volume de líquido corporal perdido seja restaurado ao normal. Isso pode levar de 1 a 2 dias.

As compensações finais em casos de hemorragia envolvem a restauração das células sanguíneas e das proteínas plasmáticas perdidas. O fígado sintetiza as proteínas plasmáticas, e as células sanguíneas são produzidas pela medula óssea. O tempo necessário pode ser de alguns dias, para proteínas plasmáticas, a poucas semanas, para as células sanguíneas.

A discussão anterior enfatizou os efeitos da hemorragia grave. Após hemorragia leve, ocorrem as mesmas compensações, com um menor grau de intensidade. Por exemplo, quando um ser humano doa sangue, aproximadamente 10% do volume sanguíneo (0,5 ℓ) é retirado. Todas as compensações já descritas ficam evidentes após essa hemorragia de 10%.

Em animais de grande porte, a transição da posição de recumbência para a posição ereta provoca as mesmas respostas cardiovasculares que aquelas observadas na hemorragia

A gravidade age em todas as partes do corpo, incluindo o sangue contido nas veias sanguíneas. A gravidade aumenta a pressão de distensão nos vasos dependentes (aqueles abaixo do nível do coração). Em um animal ereto ou ser humano, o efeito gravitacional é mais significativo nos vasos da perna e abdominais. O aumento da pressão de distensão não causa muito acúmulo de sangue nas artérias e arteríolas, pois esses vasos não são facilmente distensíveis (p. ex., eles têm baixa complacência). Porém, o efeito gravitacional distende significativamente as veias dependentes, por causa de sua complacência muito maior. O sangue extra que se acumula nas veias dependentes teria, de outro modo, retornado à circulação central. Portanto, quando um animal ou ser humano muda da posição deitada para em pé, há uma redução tanto no volume sanguíneo central quanto na pressão venosa central, assim como ocorreria após a hemorragia. Em um ser humano normal, a presunção de uma postura ereta diminui a pressão venosa central de maneira equivalente a uma hemorragia de 10% e desencadeia todas as respostas compensatórias já descritas para hemorragia. Em animais de pequeno porte, o efeito gravitacional não é significativo. Em alguns animais de grande porte, como cavalos e bovinos, o volume sanguíneo que se acumula nas veias dos membros é minimizado pelo tamanho relativamente pequeno das veias nas extremidades.

No início do exercício, mecanismos locais e neurais interagem para aumentar o débito cardíaco e fornecer maior fluxo de sangue para o músculo em exercício

Como discutido no Capítulo 24 e resumido na Figura 26.8 (*parte superior*), os mecanismos de controle metabólico local dilatam as arteríolas da musculatura esquelética durante o exercício. Assim que o exercício se inicia e o metabolismo do músculo aumenta, os produtos do metabolismo se acumulam no músculo em exercício e a concentração de oxigênio local diminui. Os produtos metabólicos e a hipoxia levam à dilatação das arteríolas no músculo em exercício. Essa vasodilatação é uma resposta local, que não depende de nervos ou de hormônios. O resultado é o aumento do fluxo de sangue para o músculo em exercício (*hiperemia ativa*). O aumento do fluxo sanguíneo fornece mais oxigênio e remove alguns dos produtos metabólicos vasodilatadores acumulados. Um novo equilíbrio no estado estacionário é alcançado quando o aumento do fluxo sanguíneo corresponde ao aumento do metabolismo muscular.

O mecanismo de controle metabólico (local) pode aumentar o fluxo sanguíneo muscular o suficiente para corresponder ao aumento da taxa metabólica durante o exercício somente se a pressão arterial for mantida em um nível suficiente para fornecer o fluxo sanguíneo adicional necessário. Isso exige um aumento substancial no débito cardíaco e, em exercícios extremos, a vasoconstrição de órgãos não críticos (o que torna o fluxo sanguíneo mais disponível para o músculo em atividade e outros órgãos críticos). Esses ajustes no débito cardíaco e no fluxo sanguíneo através dos órgãos não críticos são causados por três mecanismos neurais: o comando central, o reflexo de exercício e o barorreflexo arterial.

O *comando central* é um efeito psicogênico. Na preparação para o exercício (e durante o mesmo), o SNC aumenta a atividade simpática para o coração e vasos sanguíneos e diminui a atividade parassimpática para o coração. As mudanças simpáticas e parassimpáticas são graduadas, dependendo da intensidade do exercício. Na realidade, o comando central representa uma "adivinhação" do encéfalo em relação aos níveis de atividade simpática e parassimpática que seriam necessários durante o exercício, para ajustar o débito cardíaco às necessidades dos órgãos sistêmicos.

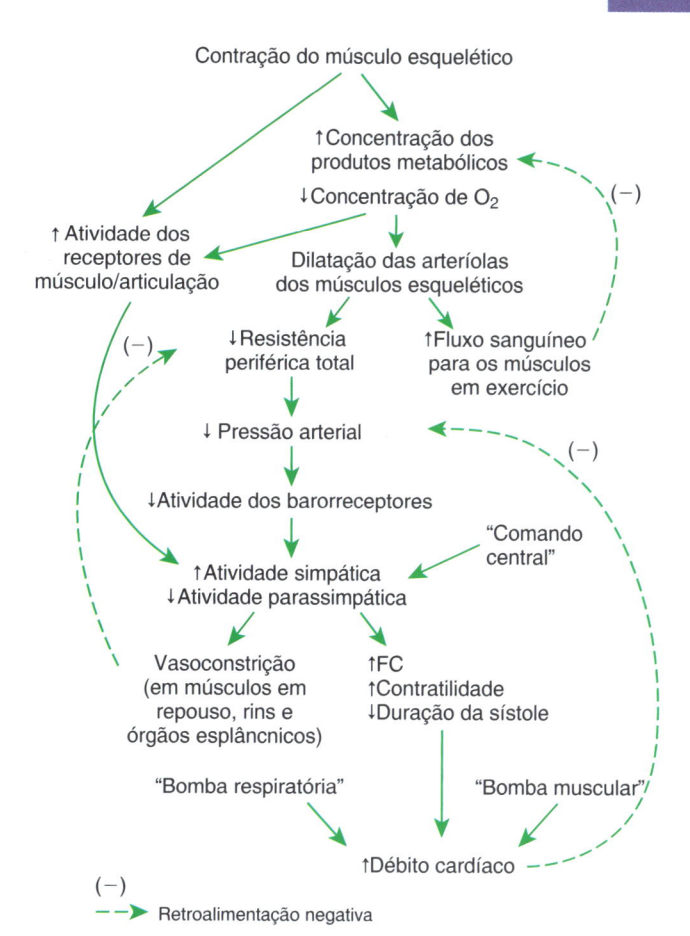

• **Figura 26.8** As respostas cardiovasculares ao exercício envolvem uma interação complexa de mecanismos de controle metabólico local: comando central, reflexos e efeitos de bombeamento de sangue da contração muscular e da respiração. O resultado final é aumento do fluxo sanguíneo para o músculo em exercício, diminuição da resistência periférica total, vasoconstrição e diminuição do fluxo sanguíneo para os órgãos não críticos, diminuição da resistência periférica total, aumento substancial do débito cardíaco e manutenção da pressão arterial igual ou acima do seu nível normal em repouso. *FC*, frequência cardíaca.

O *reflexo de exercício* é o segundo mecanismo que auxilia a estabelecer o nível de atividade simpática e parassimpática durante o exercício. O reflexo de exercício é iniciado por meio de terminações nervosas especializadas nos músculos e articulações. Um aumento no trabalho muscular e no movimento das articulações do corpo ativa esses receptores musculares e articulares. O aumento da atividade neural aferente resultante inicia um aumento reflexo na atividade simpática (e diminuição na parassimpática) do nervo eferente. Embora os mecanismos para a excitação dos receptores musculares e articulares não estejam completamente esclarecidos, está claro que a ativação desses receptores é necessária para evitar a queda da pressão arterial durante o exercício.

O *reflexo barorreceptor arterial* é o terceiro principal controlador da atividade simpática e parassimpática durante o exercício. O barorreflexo serve para o ajuste fino da descarga autônoma para o coração e arteríolas, a fim de estabilizar a pressão arterial. Caso o comando central e o reflexo de exercício não aumentem a atividade simpática a um nível suficientemente alto durante uma particular explosão de exercício, a pressão arterial cairá a valores abaixo do normal. Os barorreceptores arteriais detectam essa queda de pressão, e o barorreflexo responde aumentando a atividade simpática. Por outro lado, se o comando central e o reflexo de exercício aumentarem a atividade simpática a um nível muito alto para o grau de exercício, a pressão arterial subirá acima do normal. A resposta do barorreflexo é "voltar atrás" no aumento da atividade simpática. A importância do barorreflexo na estabilização da pressão arterial durante o exercício é revelada pelas oscilações, amplas e mal controladas, da pressão arterial que ocorrem durante a tentativa de exercício em animais cujos barorreceptores arteriais foram desativados experimentalmente.

Na realidade, o comando central e o reflexo de exercício iniciam os ajustes autônomos para o exercício, e o barorreflexo arterial ajusta essa atividade autonômica para evitar que a pressão arterial caia (ver Figura 26.8).

Uma característica adicional importante do controle da pressão arterial durante o exercício é que a pressão arterial que o SNC aceita como "normal" não é fixa, mas varia de acordo com o tipo e a intensidade do exercício. Em geral, quanto mais intenso o exercício, mais a pressão arterial-alvo ou "ponto de ajuste" é aumentada acima do seu nível de repouso normal. No que diz respeito ao tipo de exercício, o ponto de ajuste da pressão arterial é significativamente elevado durante contrações musculares dinâmicas e rítmicas (p. ex., trote ou marcha durante a montaria), mas muito mais durante exercícios que envolvem contrações musculares fortes e sustentadas (p. ex., um cavalo de tração se esforçando para puxar uma carga extremamente pesada). Durante o exercício, o SNC redefine o barorreflexo para que ele atue para regular e estabilizar a pressão arterial no nível elevado do alvo ou do ponto de ajuste. Isso é similar a redefinir o controle de bússola de um carro para regular a velocidade em um nível mais elevado ao sair de uma estrada secundária e entrar em uma rodovia. Assim (como já foi mencionado no Capítulo 25), é mais correto dizer que o reflexo barorreceptor regula a pressão arterial em um ponto variável (estabelecido pelo SNC) do que dizer que o barorreflexo regula a pressão arterial em qualquer pressão "normal".

Dois mecanismos não neurais adicionais também contribuem para aumentar o débito cardíaco durante o exercício. O primeiro deles é a *bomba muscular* (Figura 26.9). Quando os músculos esqueléticos se contraem, eles comprimem os vasos sanguíneos presentes em seu interior. Como consequência, durante uma contração sustentada, o músculo tende a restringir seu próprio fluxo sanguíneo (ver Capítulo 24). Se as contrações musculares forem rítmicas, porém, cada contração faz com que o sangue seja expelido das veias musculares, em direção à circulação central. Durante o relaxamento muscular posterior, há um retorno mínimo de sangue da circulação central para trás, nas veias, porque as veias têm válvulas unidirecionais em seu interior. Assim, ao comprimir e relaxar as veias alternadamente, os músculos em exercício exercem

uma ação de bombeamento que desloca o sangue venoso para a circulação central e aumenta a pressão venosa central. A consequência é um aumento na pré-carga ventricular acima do nível que, de outra forma, não existiria. O incremento da pré-carga aumenta o enchimento ventricular, que (pelo mecanismo de Starling) eleva o volume sistólico e, portanto, o débito cardíaco.

O segundo mecanismo não neural que auxilia no aumento do débito cardíaco durante o exercício é a *bomba respiratória*. O exercício vigoroso envolve um aumento na velocidade e na profundidade da respiração. Durante cada inspiração, gera-se uma pressão subatmosférica dentro do espaço intrapleural. Essa pressão negativa distende as vias respiratórias dos pulmões e os expande. Isso também eleva a pressão de distensão sobre as veias centrais (intratorácicas) e sobre o coração. A distensão das veias centrais e do coração ajuda a promover o fluxo de sangue das veias abdominais para as centrais e para o coração. Além disso, o músculo diafragmático se move caudalmente durante a inspiração, comprimindo os órgãos abdominais. O aumento resultante na pressão intra-abdominal "empurra" o sangue das veias abdominais em direção às centrais. Em geral, a ação de bombeamento respiratório auxilia a aumentar o retorno venoso, o volume venoso central e a pré-carga ventricular durante o exercício.

O débito cardíaco em humanos e em muitas espécies animais bem condicionados pode aumentar de quatro a seis vezes o seu nível de repouso durante o exercício vigoroso, como resultado de efeitos combinados de respostas simpáticas e parassimpáticas, da bomba muscular e da bomba respiratória. Observe, entretanto, que o sucesso dos mecanismos que aumentam o débito cardíaco durante o exercício depende da capacidade do coração em responder normalmente ao aumento da descarga simpática e às elevações na pré-carga. Como foi mencionado anteriormente, durante a insuficiência cardíaca os mecanismos autônomos disponíveis para o aumento da contratilidade e da frequência cardíaca são evocados simplesmente para manter um débito cardíaco normal em repouso. Portanto, o sistema nervoso autônomo em um paciente com insuficiência cardíaca tem capacidade limitada de produzir aumentos adicionais do débito cardíaco durante o início do exercício. Por essa razão, os pacientes com insuficiência cardíaca tipicamente apresentam intolerância ao exercício.

A capacidade máxima de exercício em humanos e animais normais parece ser limitada pelo débito cardíaco. Isto é, o sistema respiratório pode oxigenar a quantidade de sangue que o coração fornece aos pulmões, e o músculo esquelético pode captar e metabolizar todo o oxigênio que o coração mandar para eles. O transporte do oxigênio dos pulmões para o músculo esquelético atinge o máximo quando o débito cardíaco é maximizado. Isso estabelece o limite superior para o nível de exercício que pode ser sustentado.

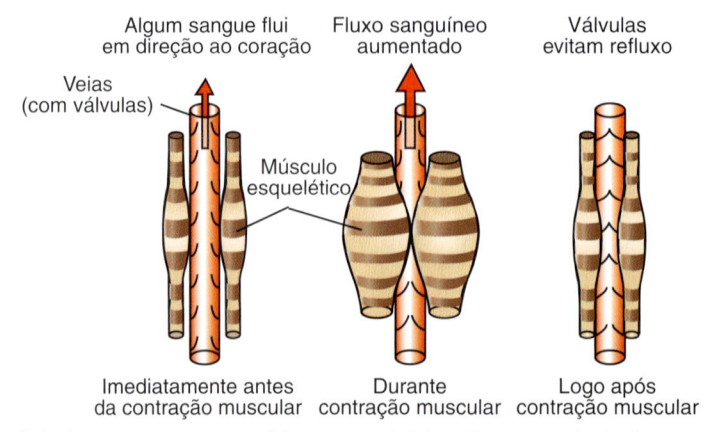

• **Figura 26.9** Durante o exercício dinâmico, o sangue venoso é "massageado" de volta para a circulação por contração e relaxamento rítmicos e alternados dos músculos esqueléticos. Essa bomba muscular ajuda a aumentar a pressão venosa central em um animal em exercício.

CORRELAÇÕES CLÍNICAS

Intolerância ao exercício secundária à insuficiência cardíaca congestiva

Relato

Uma fêmea de Dogue-alemão, de 8 anos de idade, foi previamente diagnosticada como portadora de cardiomiopatia dilatada idiopática. Aumento cardíaco generalizado e grave é observado nas radiografias torácicas. O cão perdeu peso gradativamente e é incapaz de completar as caminhadas diárias com seus donos.

Exame clínico

Os pulsos femorais estão fracos, mas regulares, a 140 bpm. As mucosas estão pálidas, e o tempo de preenchimento capilar está prolongado. Os sons cardíacos estão abafados, e ausculta-se um sopro no lado esquerdo, sobre a valva atrioventricular. A frequência respiratória é maior do que o normal (45 movimentos/min). A auscultação revela murmúrio broncovesicular (respiratório) aumentado. O abdome está distendido, e é difícil palpar os órgãos abdominais. O eletrocardiograma revela taquicardia sinusal, com complexos QRS largos e de alta voltagem. A radiografia torácica mostra um coração bastante aumentado e edema pulmonar moderado. A ecocardiografia revela dilatação de todas as cavidades cardíacas. A fração de ejeção está abaixo do normal, e há regurgitação mitral.

São realizados testes diagnósticos adicionais para auxiliar a avaliar o grau das complicações secundárias à insuficiência cardíaca. No sangue arterial, a porcentagem de saturação de hemoglobina com oxigênio é de 78% (normal, 95 a 100%), a diferença no conteúdo de oxigênio entre o sangue arterial e venoso é de 8,5 mℓ de O_2 por decilitro de sangue (normal, 4 a 6 mℓ por decilitro), a concentração sérica de creatinina é de 3 mg/dℓ (normal, < 1 mg/dℓ), a densidade urinária é de 1,036 (limite superior normal) e a pressão venosa central é de 14 mmHg (normal, 0 a 3 mmHg).

Quando forçado a se exercitar, o cão parece se cansar após caminhar durante menos de um minuto. Suas pernas começam a tremer, e ele desmaia. A frequência de pulso é de 180 bpm, e suas mucosas tornam-se escuras e cianóticas (azuis).

Comentário

A insuficiência cardíaca crônica secundária à cardiomiopatia é comum em cães de grande porte, com mais de 4 anos de idade. Frequentemente a cardiomiopatia é idiopática (de causa desconhecida). O caso apresentado aqui é bastante típico de insuficiência cardíaca avançada. Todas as alterações clínicas são consequências diretas da insuficiência cardíaca ou das tentativas do organismo de compensar a insuficiência cardíaca (ver Figuras 26.1 a 26.3). Em suma, a insuficiência ventricular (contratilidade reduzida) leva à diminuição do volume de ejeção, do débito cardíaco e da pressão arterial.

As compensações para a insuficiência cardíaca envolvem reduções reflexas na atividade parassimpática, aumentos na atividade simpática e elevações na liberação de ADH e renina. A frequência cardíaca aumenta, o que ajuda a levar o débito cardíaco em direção ao normal. A pressão de pulso, avaliada por palpação do pulso femoral, é reduzida (pois o volume de ejeção é baixo e a frequência cardíaca está elevada). A coloração pálida e o tempo lento de preenchimento das mucosas indicam vasoconstrição e diminuição do fluxo sanguíneo, e isso sugere fortemente que os órgãos esplâncnicos do cão, os rins e os músculos esqueléticos em repouso também estejam em vasoconstrição. O fluxo sanguíneo reduzido para esses "órgãos não críticos" ajuda a manter a pressão arterial e reserva o débito cardíaco disponível para o coração e o encéfalo. A vasoconstrição renal desacelera a velocidade de formação de urina. A perda urinária de sal e água é reduzida pelas ações do ADH e do sistema renina-angiotensina-aldosterona. A urina formada tem alta concentração de solutos (alta densidade). Os produtos metabólicos (p. ex., creatinina) que são normalmente eliminados pelos rins, acumulam-se no sangue. A uremia resultante, se grave, pode deprimir ainda mais a função cardíaca e iniciar o círculo vicioso da descompensação. A vasoconstrição esplâncnica e o baixo fluxo sanguíneo esplâncnico podem estar prejudicando a função digestiva e contribuindo para a perda de peso do cão.

A retenção de sal e água eleva o volume sanguíneo acima do normal. A maior parte do excesso de volume sanguíneo está nas veias, de modo que as pressões venosas e atriais aumentam de forma anormal. A pressão atrial elevada (pré-carga) aumenta o volume diastólico final do ventrículo, o que ajuda o coração com insuficiência a restaurar o baixo volume de ejeção de

volta ao normal. Porém, o excesso de volume e de pressão arterial nas veias também causa edema sistêmico (incluindo ascite, evidenciada pela distensão abdominal) e também edema pulmonar (visível na radiografia). O edema pulmonar prejudica a capacidade dos pulmões de oxigenar o sangue. Portanto, a saturação de hemoglobina e o conteúdo de oxigênio do sangue arterial estão abaixo do normal neste cão. Os tecidos orgânicos respondem à baixa oferta de oxigênio, captando tudo o que é possível durante o fluxo tecidual. Isso faz com que a diferença arteriovenosa do conteúdo de oxigênio seja maior do que normal. O transporte cardiovascular inadequado e o consequente estresse metabólico em todos os tecidos do cão também contribuem para a perda de peso.

Apesar de muitos mecanismos compensatórios, este cão é incapaz de oferecer uma quantidade normal de sangue bem oxigenado aos órgãos teciduais, mesmo em repouso. Quando o cão tenta se exercitar, o débito cardíaco aumenta muito pouco. Portanto, quando ocorre uma vasodilatação induzida por exercício nos músculos em atividade e a RPT diminui, a pressão arterial cai de forma drástica. Ocorre uma redução adicional do fluxo tecidual nos tecidos da circulação sistêmica que já estão vasoconstritos (p. ex., mucosas), e esses tecidos se tornam hipóxicos e cianóticos. O fluxo sanguíneo inadequado na musculatura em exercício provoca hipoxia e acidose, e o cão desmaia.

Tratamento

A estratégia ideal de tratamento para este cão é melhorar o desempenho contrátil do miocárdio. Teoricamente, agonistas β-adrenérgicos e glicosídeos cardíacos poderiam ser administrados para aumentar a contratilidade cardíaca. Porém, os fármacos atualmente disponíveis são ineficazes ou apenas discretamente eficazes em cães com insuficiência cardíaca crônica grave. Um motivo é que cães com insuficiência cardíaca já iniciaram atividade adrenérgica dirigida ao coração pela ativação de seus sistemas nervosos simpáticos. Portanto, em vez de tentar aumentar a contratilidade cardíaca como principal objetivo do tratamento, uma estratégia comum é limitar os efeitos adversos da congestão venosa e pulmonar e apoiar o débito cardíaco de várias maneiras. Fármacos diuréticos ou venodilatadores reduzem as pressões venosas e são geralmente eficazes no controle dos sinais de congestão (distensão venosa e edema). No entanto, tais medicamentos devem ser usados com cuidado, pois existe o risco de reduzir a pré-carga e, portanto, exacerbar o baixo débito cardíaco. O tratamento inicial adequado para este cão inclui diurético (furosemida) e um glicosídeo cardíaco (digitálico). Se o digitálico não levar à melhora da contratilidade cardíaca neste caso de cardiomiopatia avançada, pode-se adicionar um vasodilatador arteriolar (hidralazina) ou um vasodilatador-venodilatador misto (enalapril) ao regime de tratamento com furosemida/digitálico. Os vasodilatadores arteriolares podem aumentar o débito de um coração insuficiente reduzindo a pós-carga (pressão arterial) contra a qual o coração deve ejetar o sangue.

Apesar do tratamento, o prognóstico para um cão com insuficiência cardíaca crônica grave é ruim.

Vaca com "doença da ferragem"

Relato

Uma vaca Holstein de 4 anos de idade, prenhe, é apresentada com letargia, perda de apetite e edema. Ela deverá parir em 2 meses. O produtor observou que, nas últimas semanas, a vaca tem aparentado estar progressivamente mais letárgica e relutante ao movimento. Ele observou inchaço abaixo de sua mandíbula e em sua barbela. Ela perdeu 34 kg a 56,7 kg.

Exame clínico

A vaca parece apática. Está desidratada. Suas mucosas estão escuras (indicando baixa perfusão), e o tempo de preenchimento capilar está prolongado. Apresenta um notável edema submandibular e de barbela. Suas veias jugulares estão evidentes. Ela geme quando se move. Sua temperatura, pulso e frequência respiratória estão aumentados. Os sons cardíacos estão abafados (como se houvesse líquido), e ela apresenta um sopro (sopro de "maquinaria"). Observa-se murmúrio broncovesicular (respiratório) aumentado dorsalmente, mas os sons estão abafados ventralmente. Os pulsos periféricos estão fracos. As contrações ruminais estão diminuídas (uma a cada 1 a 3 minutos). As fezes são escassas. Submete-se o sangue a um hemograma completo e perfil bioquímico. Os resultados indicam que a contagem de leucócitos está

CORRELAÇÕES CLÍNICAS (*continuação*)

baixa, e a concentração de creatinina sérica está elevada. As concentrações séricas de fibrinogênio, globulinas e proteína total estão aumentadas. Os níveis de cálcio e de potássio estão baixos.

O eletrocardiograma revela diminuição da amplitude dos complexos QRS e elevação do segmento ST. A ecocardiografia revela excesso de líquido e gás no espaço pericárdico. Fibrina também está presente. O átrio e o ventrículo direitos parecem colabar durante a diástole, o que é compatível com *tamponamento cardíaco* (excesso de líquido pericárdico pressionando o coração). O ventrículo esquerdo também se contrai com menor vigor e intensidade do que o normal durante a sístole (*diminuição do movimento da parede livre do ventrículo esquerdo*).

Com o auxílio de ecocardiograma, obtém-se uma amostra do líquido pericárdico. O líquido tem cor avermelhada (mais do que clara) e tem particular mau odor. A análise laboratorial revela aumento da concentração proteica e uma contagem elevada dos leucócitos (principalmente neutrófilos) no líquido pericárdico. A cultura revela a presença de bactérias aeróbias e anaeróbias.

Comentário

Esta vaca tem reticuloperitonite traumática com pericardite. A *reticuloperitonite traumática*, ou "doença da ferragem", é comum em bovinos. Os bovinos comem indiscriminadamente, e acidentalmente engolem objetos de metal pontiagudos que se misturam ao seu alimento. Os objetos de metal se alojam no retículo do rúmen. As contrações do retículo podem empurrar os objetos pontiagudos através da sua parede e para o peritônio. As bactérias acompanham, causando peritonite. Subsequentemente, o objeto pontiagudo pode penetrar no diafragma, localizado bem cranialmente ao retículo, e então continua a se mover, penetrando no pericárdio. A consequência é a pericardite (inflamação do pericárdio). As sequelas incluem formação de tecido cicatricial (visto como faixas de fibrina), infecção pericárdica bacteriana e acúmulo de líquido inflamatório no pericárdio. O líquido pericárdico pressiona as cavidades cardíacas, restringindo seu enchimento durante a diástole e provocando insuficiência da bomba.

As evidências de insuficiência congestiva da bomba incluem baixa perfusão (pulsos fracos, mucosas escuras e tempo de preenchimento capilar prolongado), anormalidades cardíacas (preenchimento do ventrículo e átrio direitos subnormal, diminuição da movimentação do ventrículo esquerdo), frequência cardíaca alta, veias jugulares distendidas, edema e letargia.

Tratamento

O prognóstico é ruim neste caso por causa da combinação de infecção pericárdica e insuficiência congestiva da bomba. O produtor poderia tentar tratar a infecção, na esperança de o bezerro nascer vivo. Porém, como a vaca já está com insuficiência de bombeamento, com um débito cardíaco bastante limitado, é provável que o bezerro não esteja recebendo fluxo sanguíneo e oxigênio suficientes. O bezerro poderia morrer no útero e poderia ser abortado pela vaca.

Questões de revisão

1. O que acontece no espaço em branco na seguinte sequência de causa e efeito?

   Insuficiência miocárdica → Diminuição da contratilidade cardíaca → _____ → Diminuição do volume sistólico.
   a. Aumento do volume diastólico final
   b. Diminuição do volume diastólico final
   c. Aumento do volume sistólico final
   d. Diminuição da frequência cardíaca
   e. Aumento da pressão aórtica média

2. Qual das seguintes alterações é a causa mais provável de edema dependente (inchaço em regiões do corpo abaixo do nível do coração) em um cão com insuficiência cardíaca crônica secundária a cardiomiopatia hipertrófica?
   a. Aumento do fluxo linfático
   b. Aumento da pressão hidrostática capilar
   c. Aumento da pressão hidrostática do líquido intersticial
   d. Aumento da pressão coloidosmótica plasmática (oncótica)
   e. Aumento da pressão coloidosmótica do líquido intersticial (oncótica)

3. Durante ensaios experimentais sobre uma nova valva aórtica artificial, um cão de 20 kg é anestesiado e colocado em circulação extracorpórea (*i. e.*, máquina cardiopulmonar que substitui o coração e os pulmões do cão) por uma hora. Após uma bem-sucedida instalação da valva artificial, o cão é retirado da circulação extracorpórea e a circulação normal é restabelecida. Uma hora depois, a pressão venosa central do cão está em 20 mmHg, a pressão arterial média em 75 mmHg, e os batimentos cardíacos em 140 bpm. A produção cardíaca não foi mensurada, mas o cirurgião suspeita que seja baixa demais e, portanto, os tecidos do cão não estejam recebendo sangue adequadamente. Quais dos seguintes procedimentos seriam mais prováveis para melhorar o fornecimento de sangue para os tecidos do cão?
   a. Administração de um fármaco que aumente a contratilidade cardíaca (p. ex., digitálicos)
   b. Administração de um fármaco agonista α-adrenérgica (p. ex., fentolamina)
   c. Administração de um fármaco antagonista β-adrenérgica (p. ex., propranolol)
   d. Aumento da frequência cardíaca por marca-passo
   e. Transfusão de 500 mℓ de sangue total

4. O que acontece no espaço em branco na seguinte sequência de causa e efeito?

   Hemorragia → Diminuição da pressão venosa central → Diminuição da pré-carga ventricular → _____ → Diminuição do volume sistólico.
   a. Diminuição da contratilidade ventricular
   b. Diminuição da duração sistólica
   c. Diminuição da atividade barorreceptor arterial
   d. Diminuição do tempo de enchimento diastólico
   e. Diminuição do volume diastólico final

5. Qual dos itens seguintes é mais provável que esteja abaixo do normal em um cão que está começando a compensar uma hemorragia significativa?
   a. Atividade dos barorreceptores arteriais
   b. Liberação de ADH da hipófise
   c. Sensação de sede
   d. Atividade nervosa simpática das arteríolas sistêmicas
   e. Atividade nervosa simpática do coração

6. Um cão sofre uma hemorragia súbita e grave. Uma hora depois, o cão descansa em silêncio, mas a pressão arterial, a pressão média e o hematócrito estão abaixo do normal. Suas membranas mucosas são pálidas e o tempo de preenchimento capilar é maior que o normal. Qual das opções a seguir é mais provável?
   a. A pressão de pulso diminuída resulta de uma frequência cardíaca anormalmente baixa
   b. A pressão média diminuída resulta de uma resistência periférica total anormalmente baixa
   c. O hematócrito diminuído resulta da reabsorção do líquido intersticial na corrente sanguínea
   d. As membranas mucosas pálidas resultam da concentração plasmática de proteína anormalmente baixa

e. O tempo de preenchimento capilar prolongado resulta da diminuição da atividade nervosa simpática para os vasos sanguíneos

7. Quando uma ovelha é mantida em posição vertical, posição de cabeça para cima, o débito cardíaco diminui porque:
   a. A atividade simpática nervosa causa contração esplênica e constrição das veias abdominais
   b. Válvulas nas veias da perna impedem o retorno do sangue ao coração
   c. A bomba respiratória promove o movimento do sangue venoso abdominal para o tórax
   d. Aumento do volume de sangue central
   e. Diminuição da pressão atrial direita

8. O que acontece no espaço em branco na seguinte sequência de causa e efeito?
   Início do exercício do músculo esquelético → Aumento da taxa metabólica dos músculos em exercício → _____ → Aumento do fluxo sanguíneo dos músculos em exercício.
   a. Diminuição do débito cardíaco
   b. Diminuição da pressão arterial
   c. Vasodilatação no músculo em exercício
   d. Aumento da resistência periférica total
   e. Aumento da oferta de oxigênio para o músculo em exercício

9. Durante a transição do repouso para o exercício em um cão normal, qual dos seguintes itens diminuirá?
   a. O trabalho externo (trabalho de bombeamento) do coração
   b. O trabalho total do músculo cardíaco (consumo total de energia)
   c. Fluxo de sangue através dos pulmões
   d. Duração sistólica
   e. Velocidade com a qual os potenciais de ação são conduzidos através do nodo AV

10. Um dos nervos que chega ao coração de um cão é estimulado enquanto a pressão atrial esquerda, a frequência cardíaca e o débito ventricular esquerdo são mensurados. As respostas do cão estão no gráfico (Figura 26.10). Qual das seguintes alternativas é uma representação correta desses dados?
    a. Durante a estimulação, o retorno venoso para o átrio esquerdo excede o débito ventricular esquerdo
    b. O aumento no débito ventricular esquerdo no início da estimulação pode ser explicado pela lei de Starling do coração
    c. O volume de ejeção é menor após 15 segundos de estimulação do que antes da estimulação
    d. Os efeitos de estimulação do nervo são semelhantes àqueles causados por ativação simpática do coração

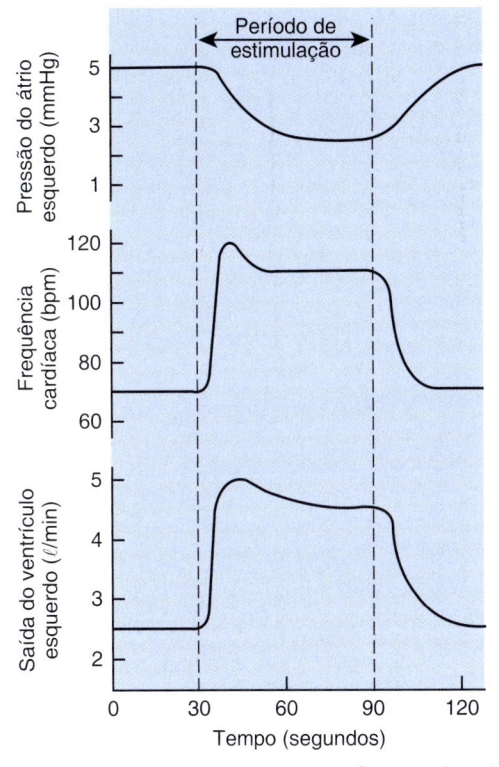

• **Figura 26.10** Dados cardiovasculares para a Questão de revisão 10.

e. Os efeitos da estimulação nervosa são similares àqueles que resultariam da ativação de receptores muscarínicos colinérgicos no coração

11. Quando um cavalo está correndo, a respiração profunda e a contração/relaxamento rítmica dos músculos esqueléticos ajudam a manter um débito cardíaco elevado, aumentando:
    a. Retorno venoso e volume de sangue venoso central
    b. Pressão de distensão venosa nas pernas
    c. Contratilidade cardíaca
    d. Resistência periférica total
    e. Pressão intratorácica (intrapleural)

12. As respostas a insuficiência miocárdica, hemorragia e exercício têm em comum que o(a) _____ será elevado(a) acima do seu nível normal, em repouso.
    a. Resistência periférica total
    b. Frequência cardíaca
    c. Contratilidade cardíaca
    d. Volume de ejeção
    b. Pressão venosa central

Bibliografia

Boron WF, Boulpaep EL. *Medical Physiology.* 3rd ed. Elsevier; 2017.

Constable PD, Hinchcliff KW, Done SH, Grunberg W. *Veterinary Medicine—A Textbook of the Diseases of Cattle, Horses, Sheep, Pigs and Goats.* 11th ed. Elsevier; 2017.

Cote E. *Clinical Veterinary Advisor, Dogs and Cats.* 3rd ed. Elsevier; 2015.

Ettinger SJ, Feldman EC, Cote E. *Textbook of Veterinary Internal Medicine, Expert Consult.* 8th ed. Elsevier; 2017.

Hinchcliff KW, Geor RJ, Kaneps AJ, eds. *Equine Exercise Physiology: The Science of Exercise in the Athletic Horse.* Elsevier; 2008.

Katz AM, Konstam MA. *Heart Failure: Pathophysiology, Molecular Biology, and Clinical Management.* 2nd ed. Baltimore: Lippincott, Williams & Wilkins; 2008.

Kruger W. *Acute Heart Failure: Putting the Puzzle of Pathophysiology and Evidence Together in Daily Practice.* 2nd ed. Springer International Publishing; 2017.

Nelson RW, Couto CG. *Small Animal Internal Medicine.* 5th ed. Elsevier; 2014.

Noble A, Johnson R, Thomas A, Bass P. *The Cardiovascular System: Basic Science and Clinical Conditions.* 2nd ed. New York: Churchill Livingstone Elsevier; 2010.

Pappano AJ, Wier WG. *Cardiovascular Physiology.* 10th ed. Mosby; 2013.

Smith BP. *Large Animal Internal Medicine.* 5th ed. Elsevier; 2015.

Smith FWK, Tilley LP, Oyama MA, Sleeper MM. *Manual of Canine and Feline Cardiology.* 5th ed. Elsevier; 2016.

Xiang L, Hester RL, Granger DN. *Cardiovascular Responses to Exercise.* 2nd ed. Morgan & Claypool Life Sciences; 2017.

Zachary JF, ed. *Pathologic Basis of Veterinary Disease Expert Consult.* 6th ed. Elsevier; 2016.

27

Regulação das Funções Gastrintestinais

THOMAS H. HERDT

PONTOS-CHAVE

1. Um sistema nervoso entérico intrínseco independente localizado na parede do intestino.
2. O sistema nervoso entérico contém receptores, neurônios sensoriais, interneurônios e neurônios motores.
3. O intestino recebe inervação extrínseca do sistema nervoso autônomo.
4. O intestino contém neurônios aferentes que transmitem informação para o sistema nervoso central.
5. O sistema gastrintestinal tem um sistema endócrino intrínseco.
6. O sistema imune participa na regulação da atividade gastrintestinal.
7. A regulação da função gastrintestinal está integrada pela interação de muitas moléculas regulatórias atuando em múltiplos tipos de células no intestino.

O sistema gastrintestinal (GI) é regulado de maneira integrada por dois sistemas de controle. Um nível de controle é aplicado pelos sistemas nervoso central e endócrino, e é exercido de maneira similar em outros órgãos e sistemas. O segundo nível de controle é único para o sistema GI e é exercido pelos nervos intrínsecos e componentes endócrinos localizados nos órgãos GI. Esse nível intrínseco de controle permite que o intestino regule sua função autonomamente com base em condições locais, como a quantidade e o tipo de comida contidos no lúmen. A coordenação da função GI com o resto do corpo é alcançada pela integração de influências intrínsecas (dentro do intestino) e extrínsecas (fora do intestino) (Figura 27.1).

Um sistema nervoso entérico intrínseco independente localizado na parede do intestino

O sistema nervoso entérico (SNE) é extenso e altamente sofisticado; contém aproximadamente a mesma quantidade de neurônios que a medula espinal. O SNE consiste em corpos celulares e seus neurônios associados, cada um localizado na parede do intestino. Características anatômicas da parede GI estão ilustradas na Figura 27.2, que retrata o intestino delgado como exemplo. Na parede do intestino, corpos de células do SNE estão dispostos dentro de dois sistemas de gânglios: o plexo mientérico (Auerbach) e o plexo submucoso (Meissner) (ver Capítulo 13 para uma discussão mais abrangente sobre os gânglios). O plexo mientérico consiste em gânglios localizados entre as camadas de músculos circular e longitudinal. O plexo submucoso apresenta seu gânglio na camada submucosa. Axônios dos corpos celulares projetam em redes ricas próximo ao gânglio. Uma espessa rede de neurônios corre no plano entre as camadas de músculos circular e longitudinal, conectando os gânglios do plexo mientérico. Neurônios individuais saem da rede neuronal para inervar estruturas na parede do intestino e para intercomunicar os plexos mientérico e submucoso (Figura 27.3). As conexões interneurais no plexo mientérico são extensas e atravessam longos segmentos do intestino, onde são limitadas no plexo

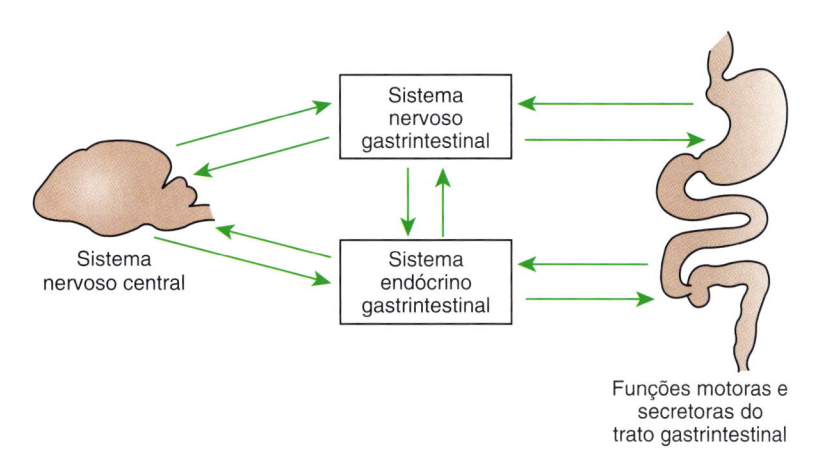

• **Figura 27.1** A função intestinal está sob regulação direta do sistema nervoso entérico (SNE) e do sistema endócrino gastrintestinal (GI). A maior parte da influência do sistema nervoso central no intestino é mediada por efeitos indiretos nos sistemas endócrinos do SNE e GI.

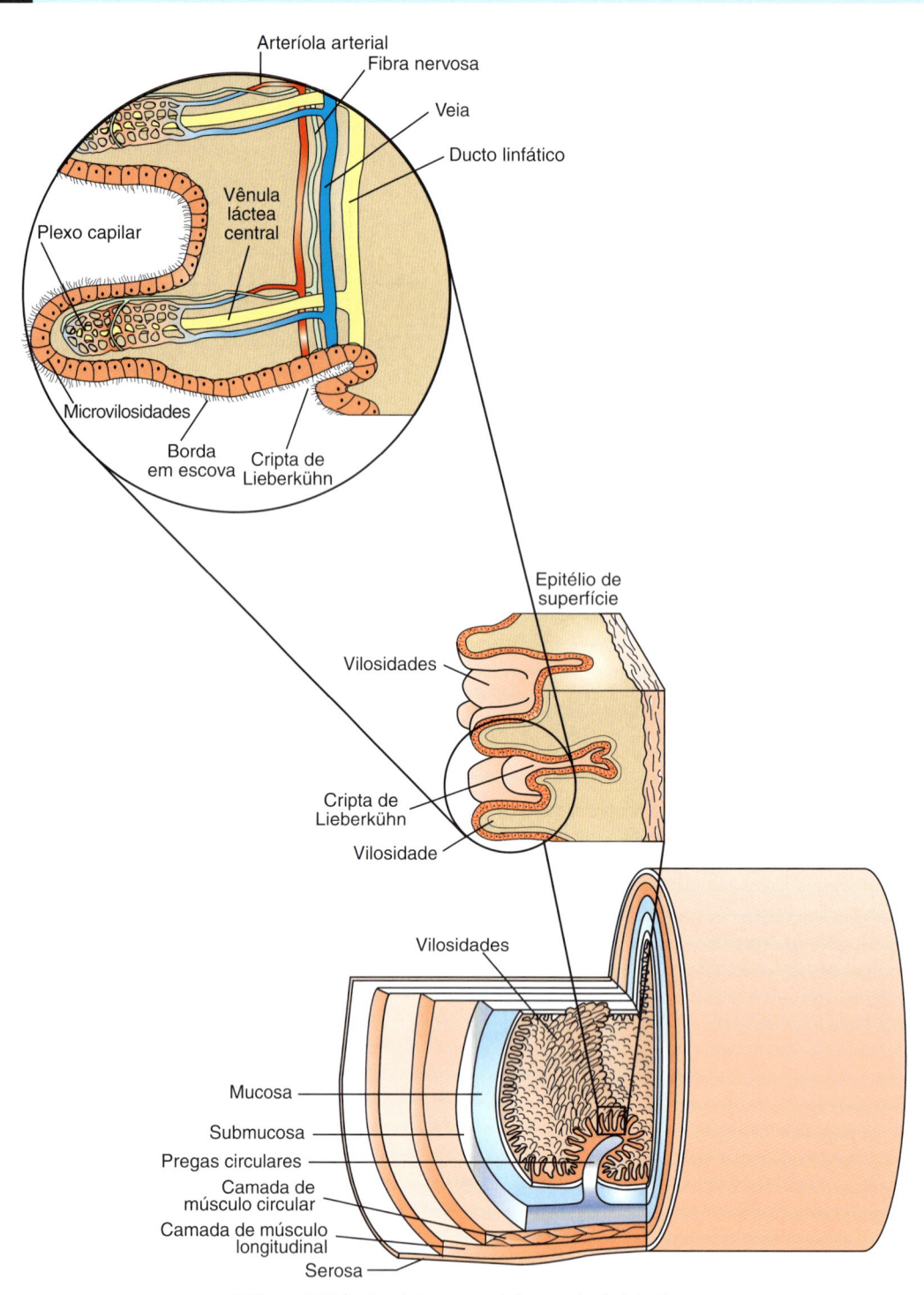

● **Figura 27.2** Anatomia transversal da parede do intestino.

submucoso. A complexidade do SNE tem dado a ele o nome de "pequeno cérebro" no intestino.

O sistema nervoso entérico contém receptores, neurônios sensoriais, interneurônios e neurônios motores

O plexo do SNE contém neurônios sensoriais (aferentes), interneurônios e neurônios motores (eferentes). O estímulo sensorial vem dos mecanorreceptores nas camadas musculares e nos quimiorreceptores na mucosa. Os mecanorreceptores monitoram a distensão da parede visceral, enquanto quimiorreceptores na mucosa monitoram as condições químicas no lúmen intestinal (Figura 27.4).

Nervos motores entéricos inervam o músculo vascular, o músculo do intestino e as glândulas na parede do intestino. Inervação motora das estruturas do intestino é menos íntima que aquela encontrada, por exemplo, no músculo esquelético; nenhum tipo de junção sináptica direta existe entre as extremidades dos nervos entéricos e as estruturas que eles inervam. No entanto, os axônios terminam em arborizações que contêm muitas estruturas vesiculares chamadas de *varicosidades* (ver Figura 27.4). As varicosidades contêm substâncias regulatórias coletivamente conhecidas como neurócrinas que são

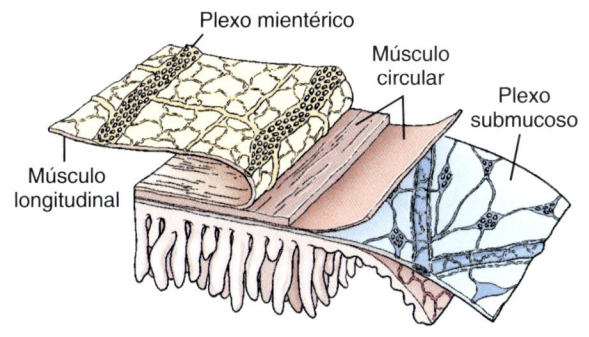

● **Figura 27.3** Organização do sistema nervoso entérico. Observe as arborizações das fibras nervosas que correm entre os gânglios individuais do plexo mientérico e submucoso. (Modificada de Furness JB, Costa M. Types of nerves in the enteric nervous system. *Neuroscience*. 1980; 5:1.)

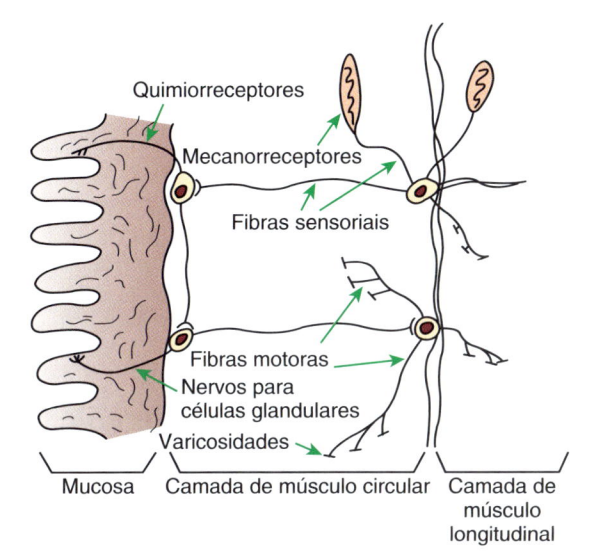

● **Figura 27.4** Disposição de fibras nervosas e receptores no sistema nervoso entérico. As varicosidades liberam substâncias reguladoras, conhecidas como neurócrinos, na vizinhança das fibras musculares.

secretadas em resposta a potenciais de ação e afetam as atividades das células de músculos e glândulas próximos. Neurônios eferentes do SNE podem ser estimulatórios ou inibitórios, e a natureza de suas ações é amplamente determinada pelo tipo de substância neurócrina que eles secretam. Muitas das substâncias neurócrinas liberadas pelo SNE são peptídios, e muitos são idênticos em estrutura química a moléculas regulatórias secretadas pelas células endócrinas e parácrinas do intestino. Essas células e suas secreções são discutidas na seção seguinte.

Muitos dos neurônios estimulatórios, ou excitatórios, são colinérgicos, tendo a acetilcolina como sua substância transmissora neurócrina. Um peptídio conhecido como substância P é outra neurócrina excitatória comum, e outras neurócrinas excitatórias menores devem existir. Neurônios entéricos inibitórios contêm transmissores neurócrinos diferentes, a maioria deles peptídios. Esses neurócrinos inibitórios variam amplamente e incluem peptídios como somatostatina e o peptídio ativador da adenilato ciclase pituitária (PACAP, do inglês *pituitary adenylate cyclase-activating peptide*), assim como neurócrinas não peptídicas como o óxido nítrico (ON) e a adenosina trifosfato (ATP). Algumas neurócrinas, como o peptídio intestinal vasoativo (VIP, do inglês *vasoactive intestinal peptide*), são inibitórias para o músculo do intestino, mas estimulatórias para a secreção das glândulas da mucosa. As

substâncias mencionadas aqui são as principais neurócrinas no trato GI; a lista completa de neurócrinas e outras substâncias regulatórias no intestino é longa e ainda em expansão. Muitos dos seus nomes, como o peptídio relacionado com o gene da calcitonina (CGRP, do inglês *calcitonin gene-related peptide*) e o PACAP, são obscuros, não descritivos, e provavelmente relacionados a eventos históricos envolvidos no seu descobrimento em vez de relacionados a sua função na fisiologia do GI. O Boxe 27.1 ilustra a multiplicidade e a complexidade das neurócrinas e outras moléculas reguladoras no intestino. A base fisiológica para esse sistema complexo e aparentemente redundante de moléculas regulatórias é discutida mais adiante depois dos sistemas endócrino e imune do GI.

O intestino recebe inervação extrínseca do sistema nervoso autônomo

Os sistemas nervosos simpático e parassimpático formam a conexão entre o sistema nervoso central (SNC) e o SNE. A maioria do trato GI recebe inervação parassimpática pelo caminho do nervo vago, exceto a parte terminal do cólon, que recebe a inervação parassimpática da medula sacral pelo nervo pélvico (Figura 27.5). Pela descrição clássica, o sistema nervoso parassimpático é composto por fibras pré-ganglionares e pós-ganglionares (ver Capítulo 13). Entretanto, a divisão dos tipos de fibras parassimpáticas não está claramente definida para o intestino, porque fibras pré-ganglionares extrínsecas do sistema parassimpático se tornam integradas às fibras do SNE. Fibras pré-ganglionares parassimpáticas chegam ao intestino e fazem sinapses com os corpos de células do SNE, e assim os gânglios entéricos do intestino funcionam como gânglios autonômicos periféricos do sistema parassimpático. No entanto, o

● **Boxe 27.1**	**Moléculas neuro-humorais reguladoras das funções gastrintestinais.***

Peptídios

Colecistocinina
Encefalinas
Enteroglucagon
Galanina
Gastrina
Motilina (I)
Neuropeptídio Y
Neurotensina (I ou E, dependendo da região do intestino)
Peptídio ativador da adenilato ciclase pituitária (PACAP) (I)
Peptídio histidina isoleucina (PHI) (I)
Peptídio insulinotrópico dependente de glicose (GIP)
Peptídio liberador de gastrina (GIP)
Peptídio relacionado ao gene da calcitonina (CGRP)
Peptídio YY
Polipeptídio intestinal vasoativo (VIP) (I)
Secretina
Somatostatina (I)
Substância K
Substância P (E)

Não peptídios

Acetilcolina (Ace) (E)
Óxido nítrico (ON) (I)
Adenosina trifosfato (ATP) (E)
5-Hidroxitriptamina (5-HT, ou serotonina) (I ou E, dependendo do tipo de receptor)

*A maioria destas substâncias podem agir como neurócrinas, endócrinas (hormônios), ou parácrinas, dependendo do local de síntese e mecanismo de distribuição. As substâncias conhecidas por funcionar como hormônios estão em itálico. Suas funções na atividade do músculo liso estão indicadas como inibitórias (I) ou estimulatórias (E).

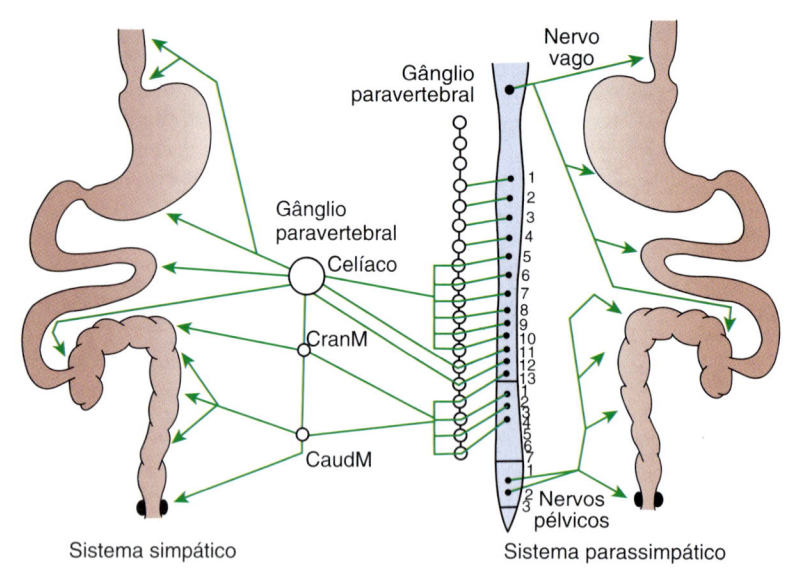

● **Figura 27.5** Distribuição das fibras nervosas autonômicas no intestino. A medula espinal é representada no centro, com o sistema simpático estendido para a esquerda e o sistema parassimpático para a direita. *CranM*, gânglio mesentérico cranial; *CaudM*, gânglio mesentérico caudal.

SNE é muito mais que neurônios parassimpáticos pós-ganglionares. Diferente de neurônios parassimpáticos pós-ganglionares típicos, os neurônios do SNE recebem entrada de outras fontes além das fibras parassimpáticas pré-ganglionares. Isso inclui os neurônios aferentes e interneurônios do SNE, bem como influências humorais (químicas) de outras células no intestino (ver próxima seção). Assim, a descrição clássica da organização do sistema nervoso parassimpático não se aplica estritamente ao intestino (Figura 27.6).

Ao contrário das fibras parassimpáticas extrínsecas, fibras simpáticas extrínsecas que entram no intestino são principalmente pós-ganglionares. Fibras simpáticas pós-ganglionares emergem de células no gânglio pré-vertebral (ver Capítulo 13) e seguem os nervos esplâncnicos e artérias vasculares dentro da parede do intestino (ver Figura 27.5). Algumas fibras simpáticas fazem sinapse em neurônios do SNE, onde outras exercem efeito direto sobre glândulas e músculos do GI.

Neurônios do sistema nervoso simpático e parassimpático influenciam a função GI por meio da liberação de substâncias neurócrinas. De maneira geral, neurócrinas parassimpáticas são estimulatórias (*i. e.*, aumentam fluxo sanguíneo, motilidade e secreção glandular do intestino), enquanto as do sistema simpático são inibitórias.

O intestino contém neurônios aferentes que transmitem informação para o sistema nervoso central

O intestino contém neurônios aferentes que cursam os centros do SNC através de nervos associados ao sistema nervoso autônomo. Nervos vagais aferentes do trato GI estão associados a ambos, os mecanorreceptores e os quimiorreceptores, e assim fornecem

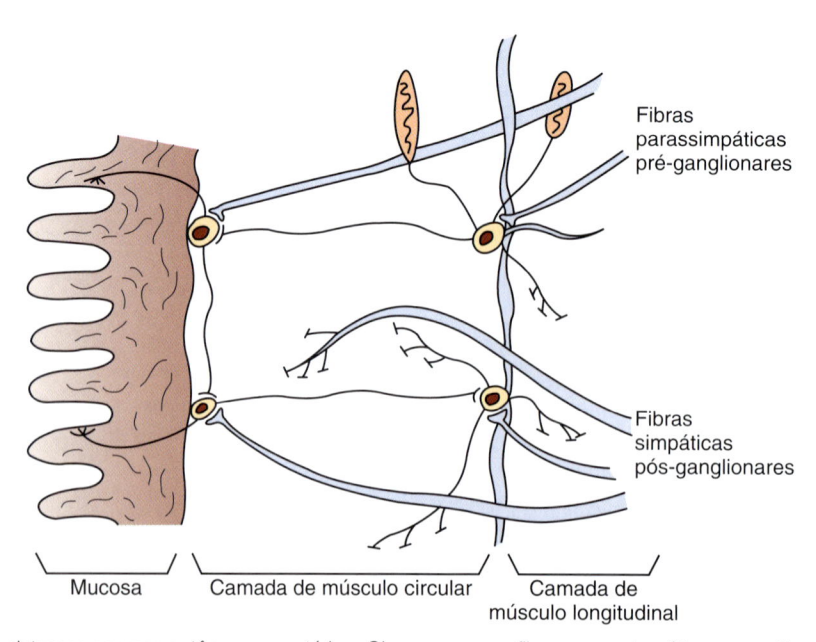

● **Figura 27.6** Interface dos sistemas nervoso autônomo e entérico. Observe que as fibras parassimpáticas que atingem os neurônios do sistema entérico são pré-ganglionares, enquanto as fibras simpáticas são pós-ganglionares.

entrada para o SNC para mudanças na tensão do músculo do intestino e condições químicas no lúmen intestinal. Esses sinais permitem ao SNC funcionar de maneira coordenada com o SNE na regulação da função do intestino. Dos Capítulos 28 ao 32 são discutidos inúmeros exemplos de modulação parassimpática e reforço da atividade GI. Essas entradas parassimpáticas dependem dos sinais sensoriais recebidos no nível do tronco encefálico. Esses sinais e ações são parte da função normal ou fisiológica do intestino, e a maioria dos sinais não atinge a consciência do animal.

Também existem neurônios aferentes do intestino que se conectam com o SNC por intermédio dos nervos esplâncnicos, que também contêm fibras eferentes simpáticas. Esses neurônios aferentes transmitem sinais originados de mecanorreceptores e quimiorreceptores do intestino. Ao contrário dos nervos aferentes vagais, no entanto, os aferentes esplâncnicos normalmente sinalizam a existência de condições patológicas, como a excessiva distensão da parede do intestino, inflamação, ou a de substâncias químicas nocivas ou outras substâncias no lúmen intestinal. Esses nervos estão distribuídos dentro da superfície da serosa e do mesentério intestinal, somados às camadas de músculos e mucosa. Tais nervos aferentes esplâncnicos transmitem ao SNC a consciência da percepção de dor causada por pressão anormal no lúmen intestinal, inflamação, presença de estímulos nocivos ou estiramento das ligações mesentéricas. Tais sinais nervosos resultam em uma resposta intensa à dor característica de condições como a cólica equina e distensão gástrica e vólvulos em cães. Estímulo doloroso do intestino normalmente evoca uma resposta motora simpática, inibindo a motilidade intestinal e muita secreção glandular.

O sistema gastrintestinal tem um sistema endócrino intrínseco

O sistema GI apresenta número extenso e ampla variedade de células endócrinas e parácrinas, as quais estão distribuídas difusamente ao longo do epitélio intestinal. Células endócrinas são aquelas que produzem hormônios verdadeiros, que por definição são moléculas que viajam pelo sangue do seu local de síntese até seu local de ação. Substâncias parácrinas, por outro lado, são moléculas secretadas por uma célula que exerce seu efeito localmente, viajando por difusão até células-alvo adjacentes. Em geral, tanto as células endócrinas GI como as células parácrinas GI são colunares, com uma base ampla e ápice estreito (Figura 27.7). São posicionadas individualmente entre outras células da mucosa em ambas as áreas secretoras e absortivas da mucosa. O ápice estreito dessas células é exposto ao lúmen intestinal, permitindo-lhes ter uma "amostragem" ou "gosto" dos componentes luminais. Essa disposição anatômica oferece um mecanismo para as células captarem as mudanças nos componentes do lúmen intestinal e responderem por meio da liberação de hormônios e substâncias regulatórias. A base dessas células contém grânulos secretores, que são formas de armazenamento de hormônios e substâncias parácrinas. Células endócrinas secretam próximo de vasos sanguíneos, enquanto células parácrinas secretam dentro do líquido intersticial. Algumas células parácrinas apresentam apêndices basais longos que direcionam suas secreções para a vizinhança das células-alvo.

É importante que os estudantes entendam que as moléculas secretoras dessas células são regulatórias, não digestivas.

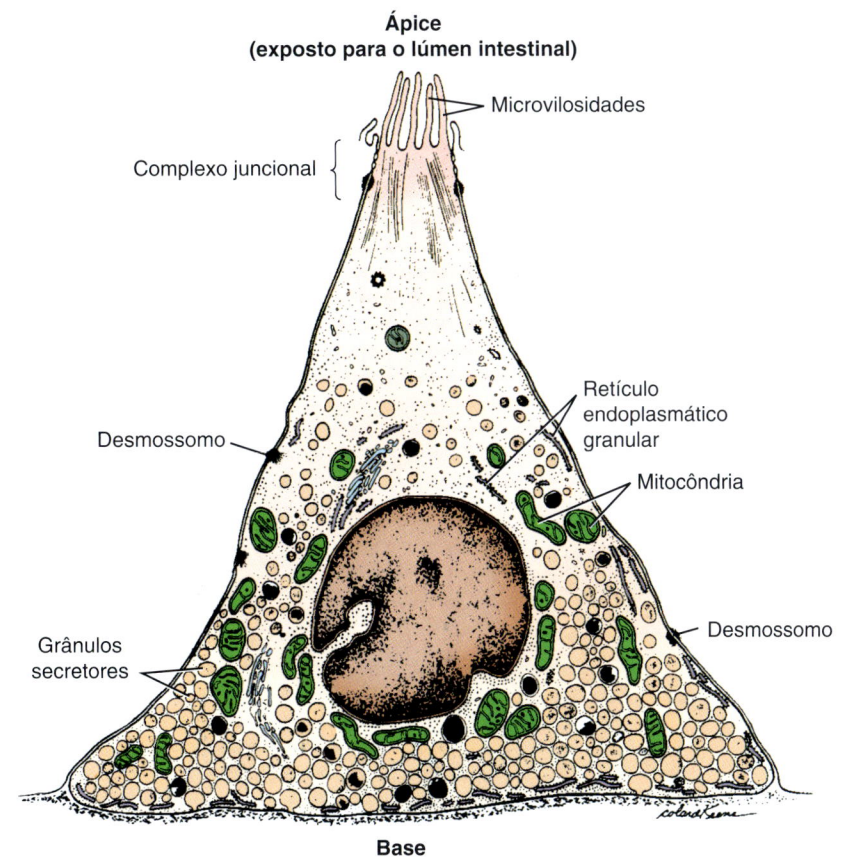

Ápice
(exposto para o lúmen intestinal)

Microvilosidades

Complexo juncional

Retículo endoplasmático granular

Desmossomo

Mitocôndria

Desmossomo

Grânulos secretores

Base

● **Figura 27.7** Célula endócrina gastrintestinal (GI). Todas as células endócrinas gastrintestinais têm estrutura semelhante, mas cada célula produz apenas um tipo de hormônio. Observe o ápice estreito que é exposto ao conteúdo luminal intestinal e a base ampla para armazenamento de grânulos de secreção. (Fonte: Johnson LR, Christensen J, Jacobsen ED *et al.*, eds. *Physiology of the gastrointestinal tract*. v. 1. 2ⁿᵈ ed. New York: Raven Press; 1987.)

Os produtos dessas células são secretados dentro tanto do sangue quanto do líquido intersticial, não dentro do lúmen intestinal. Os muitos tipos de células parácrinas e endócrinas no epitélio intestinal são morfologicamente similares. No entanto, apesar de seu aspecto parecido, muitas populações distintas de células produzem uma ampla variedade de hormônios e outras substâncias regulatórias. Muitas dessas substâncias são peptídios na estrutura e podem ser referenciados de maneira geral como peptídios regulatórios, um termo que pode incluir moléculas de origem neurócrina, endócrina ou parácrina (ver definições prévias de substância neurócrina). Existem pelo menos 28 peptídios que apresentam, ou se suspeita que apresentem, funções regulatórias no intestino. Nem todas as moléculas regulatórias no intestino são peptídios; no entanto, várias substâncias importantes não peptídicas parácrinas e neurócrinas existem. Ver Boxe 27.1 para a lista de peptídios e não peptídios neurócrinos, parácrinos e moléculas endócrinas de importância na regulação da função intestinal. Por conveniência e esclarecimento, todas essas substâncias são frequentemente referenciadas coletivamente como *moléculas regulatórias neuro-humorais.*

Cada tipo de célula endócrina ou parácrina apresenta uma distribuição característica no trato GI. Por exemplo, células produtoras de gastrina, chamadas de células G, são encontradas principalmente na porção distal do estômago, e poucas são observadas em outros locais no intestino. Células produtoras de colecistocinina são encontradas no intestino delgado, especialmente na região proximal. Dessa maneira, embora células endócrinas estejam distribuídas ao longo do trato GI, a produção de moléculas regulatórias individuais pode ser confirmada em áreas específicas. Esse não é sempre o caso; no entanto, assim como as células produtoras de somatostatina e serotonina, elas estão distribuídas ao longo de todo o comprimento do intestino (Figura 27.8). A Tabela 27.1 lista os locais de produção e ação dos principais hormônios GI.

Um subconjunto de células parácrinas do GI é conhecido como células enterocromafins, em função de suas características de coloração histológica particulares. Elas são encontradas extensivamente no intestino, embora a densidade varie de região para região (ver Figura 27.8). Essas células da mucosa são estruturalmente similares às células endócrinas e parácrinas previamente discutidas, estando expostas ao conteúdo do lúmen ao longo de suas membranas apicais. Secretam uma molécula regulatória conhecida como serotonina ou 5-hidroxitriptamina (5-HT). Essa substância regulatória é particularmente importante na sinalização neuronal com influência excitatória no músculo do intestino, assim como na geração de sinais sensoriais na mucosa intestinal. As células enterocromafins, assim, servem como quimiorreceptores importantes no intestino com a serotonina, servindo como a molécula sinalizadora que comunica essas células quimiossensoriais a neurônios aferentes do SNE.

Os peptídios GI regulatórios influenciam várias funções intestinais e em muitos casos formam parte das respostas de retroalimentações regulatórias; muitas delas apresentam a forma de retroalimentação negativa. O forno e o termostato na sua casa são um exemplo de uma reposta de retroalimentação. Uma queda na temperatura é detectada pelo termostato, estimulando o termostato, digamos assim, a enviar um sinal regulatório ao forno. Em resposta, o forno intensifica a produção de calor aumentando a temperatura do ambiente. O aumento na temperatura remove o "estímulo" do termostato, subsequentemente removendo o sinal para que o forno acenda, o qual então interrompe o aumento da temperatura ambiente. A temperatura é então modulada em uma faixa controlada. Muitas respostas de retroalimentação negativa existem no intestino; nelas a resposta é obtida por meio da ação de uma molécula regulatória que apresenta um efeito supressor sobre a secreção de outra molécula. Por exemplo, o hormônio gastrina estimula a produção de ácido gástrico, diminuindo o pH gástrico. O baixo pH gástrico então suprime a secreção de gastrina, modulando, então, o pH estomacal da mesma maneira que a temperatura é modulada pelo termostato no forno. Inúmeros exemplos da retroalimentação regulatória neuro-humoral GI serão discutidos em capítulos subsequentes no contexto da ação que eles regulam.

O sistema imune participa na regulação da atividade gastrintestinal

Os sistemas endócrino/parácrino GI e o SNE monitoram o ambiente físico (distensão e pressão da parede) e químico no intestino. Outro aspecto importante do ambiente intestinal, no entanto, é um meio antigênico. Monitorar o ambiente antigênico do intestino é função do sistema imune GI. A superfície da mucosa do intestino fica exposta a um vasto número de microrganismos e outros antígenos, e as muitas células imunes na mucosa do intestino fornecem os meios necessários para controlar seus números e seu acesso ao corpo. De fato, a

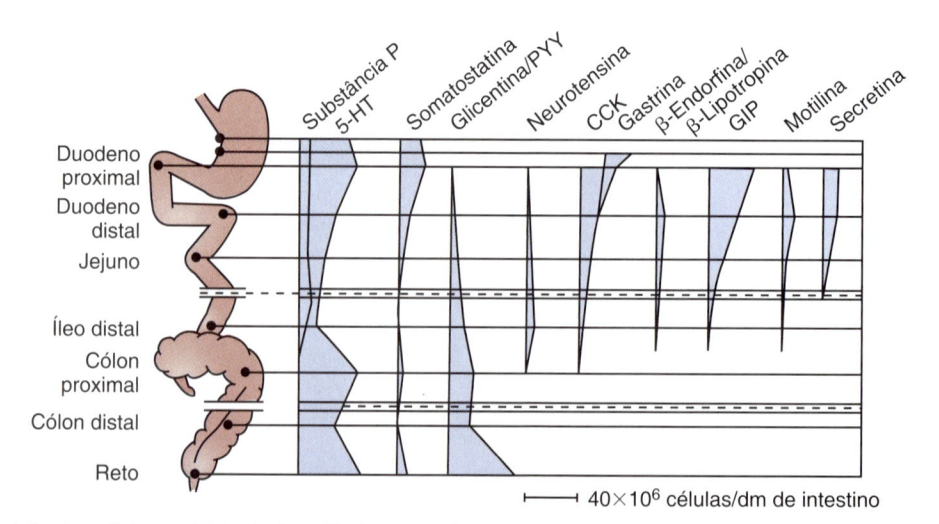

● **Figura 27.8** Distribuição das células gastrintestinais endócrinas e parácrinas em todo o intestino, com base no hormônio ou substância parácrina que elas secretam. (Modificada de Brown DR, ed. Gastrintestinal regulatory peptides. In: *Handbook of experimental pharmacology*. v. 106, Berlin: Springer-Verlag; 1993.)

Tabela 27.1   Principais hormônios gastrintestinais.

Hormônio	Local de		
	Produção	Ação	Estímulo de liberação
Gastrina	Estômago distal	Primária: estimula a secreção ácida das glândulas estomacais Secundária: estimula a motilidade gástrica, crescimento do epitélio estomacal	Proteína no estômago; pH gástrico alto; estimulação vagal
Secretina	Duodeno	Primária: estimula a secreção de bicarbonato pelo pâncreas Secundária: estimula a secreção de bicarbonato biliar	Ácido no duodeno
Colecistocinina (CCK)	Do duodeno ao íleo, sendo a maior concentração no duodeno	Primária: estimula a secreção de enzima do pâncreas Secundária: inibe o esvaziamento gástrico	Proteínas e gorduras no intestino delgado
Polipeptídio inibitório gástrico (GIP)	Duodeno e jejuno superior	Primária: inibe motilidade gástrica e a atividade secretória Secundária: estimula a secreção de inibina que ocorre quando a quantidade de glicose for suficiente; pode ser a ação mais importante em muitas espécies	Carboidratos e gordura no intestino delgado
Motilina	Duodeno e jejuno	Primária: provavelmente regula o padrão de motilidade intestinal no período entre refeições Secundária: regula o tônus do esfíncter esofágico inferior	Acetilcolina

maioria das células do sistema imune no organismo reside na mucosa intestinal. Essas células abrangem toda gama de tipos de células imunes. De um lado, as células imunes do intestino respondem à estimulação antigênica de maneira semelhante a outras células imunes em outros locais do corpo: memória antigênica é criada; sintetizando anticorpos neutralizadores e opsonizantes; e células *killers* são recrutadas (ver Capítulos 54 e 55). Por outro lado, mediadores inflamatórios como as prostaglandinas, histaminas e citocinas e produtos de células imunes podem interagir diretamente com o SNE e células endócrinas/parácrinas GI para modular as atividades do intestino. Por exemplo, se um microrganismo começa a invadir uma área do intestino, células imunes sensibilizadas secretarão prostaglandinas, citocinas e outras substâncias mediadoras imunológicas. Esses mediadores imunes podem interagir diretamente com células do SNE e sistemas endócrino/parácrino GI, desencadeando resposta de secreção de líquidos e motilidade aumentadas na área do intestino estimulada. O resultado é que o microrganismo patogênico é varrido do intestino e eventualmente sai pelas fezes, assim protegendo o intestino e livrando o animal do patógeno.

A regulação da função gastrintestinal está integrada pela interação de muitas moléculas regulatórias atuando em múltiplos tipos de células no intestino

Você agora deve saber que os ambientes físico, químico e antigênico do intestino são monitorados pelos sistemas múltiplos e que este responde a uma variedade de estímulos mediados por matriz desconcertante e aparentemente redundante das moléculas regulatórias neuro-humorais. De um ponto de vista clínico, é mais importante perceber que todas as moléculas regulatórias do intestino formam um esquema altamente integrado do controle geral da função intestinal (Figura 27.9). Essa

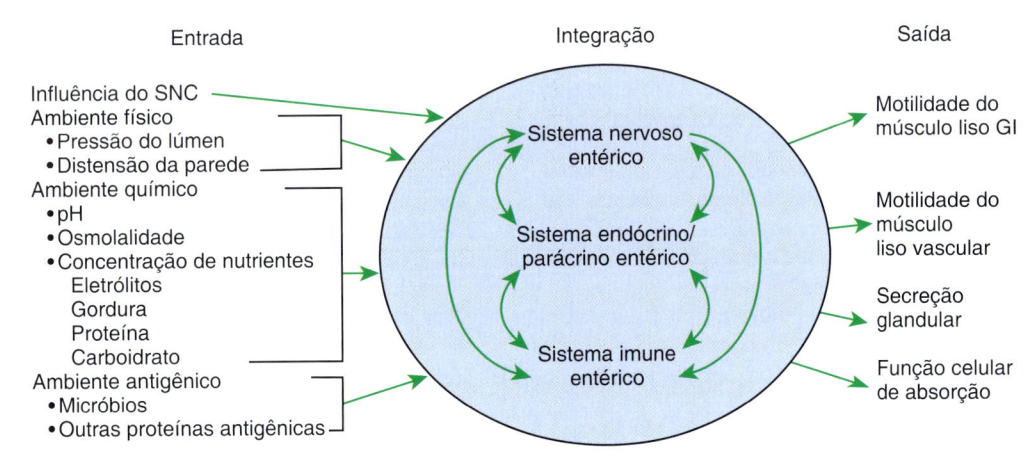

• Figura 27.9 Ligação estímulo-resposta dos reflexos e reações intestinais em seu nível mais básico. Apesar de sua aparente complexidade, o intestino recebe um conjunto limitado de informações aferentes e pode responder com um número similarmente limitado de reações. A informação aferente fornecida ao intestino inclui sinais do sistema nervoso central, estímulo mecânico gerado pela distensão da parede ou pressão luminal, sinais químicos gerados pelo conteúdo luminal e estimulação antigênica fornecida por produtos microbianos ou antígenos ingeridos. Essa informação é recebida por três sistemas integradores: o sistema nervoso entérico, o sistema endócrino/parácrino e o sistema imunológico do intestino. Entre esses sistemas existe uma comunicação cruzada considerável que ajuda a integrar informação e a refinar os sinais eferentes aos elementos de resposta. As respostas do intestino são igualmente limitadas. A musculatura lisa da parede gastrintestinal pode contrair ou relaxar; o músculo liso vascular pode ajustar o fornecimento de sangue; e as células absortivas e secretoras podem tornar-se mais ou menos ativas. Embora o intestino seja de fato complexo, todas as funções podem ser reduzidas a esses elementos. *SNC*, sistema nervoso central; *GI*, gastrintestinal.

integração é atingida em um meio de moléculas estimulatórias e inibitórias que podem aparecer de elementos nervosos ou glandulares (endócrina/parácrina) no intestino. Todas essas moléculas regulatórias atuam ocupando sítios de ligação nas células-alvo. Estas podem ser glândulas, músculos e células do músculo vascular no trato GI, mas também podem ser outras células regulatórias, como neurônios e células endócrinas/parácrinas. Assim, células nervosas podem influenciar células endócrinas/parácrinas, e vice-versa. Isso fornece um sistema de controle de retroalimentação positiva e negativa que pode orquestrar um fino grau de regulação sobre a função intestinal. O efeito geral é que o equilíbrio entre moléculas regulatórias neuro-humorais inibitórias *versus* excitatórias determina a atividade de músculos, glândulas e vasos sanguíneos em uma determinada área do intestino.

De um ponto de vista clínico, é importante entender que uma molécula regulatória neuro-humoral específica oferece oportunidades para intervenção farmacológica. Vários fármacos muito efetivos que tanto imitam quanto bloqueiam as ações das moléculas regulatórias neuro-humorais GI estão agora disponíveis para o tratamento de doenças GI em animais.

Agradecimento

Gostaríamos de agradecer ao Dr. Ayman Sayegh pela autoria da edição anterior desse capítulo.

Questões de revisão

1. Qual afirmação é a descrição anatômica *mais precisa* do sistema nervoso entérico (SNE) do intestino?
   a. Fibras neuronais intrínsecas e seus corpos celulares são diferentes e se espalham por todo o comprimento e espessura do estômago e do intestino
   b. Fibras neuronais intrínsecas atravessam o comprimento do estômago e do intestino em feixes nervosos distintos
   c. Os corpos celulares neuronais intrínsecos são agregados em um "cérebro intestinal" discreto que é posicionado próximo ao piloro
   d. Os corpos celulares neuronais intrínsecos situam-se em planos discretos na espessura da parede do intestino e são difusamente distribuídos ao longo do seu comprimento
   e. As fibras neuronais intrínsecas existem apenas na camada muscular longitudinal do estômago e intestino

2. Em relação às fibras parassimpáticas que inervam as células do SNE, qual afirmação é *verdadeira*?
   a. As fibras saem do sistema nervoso central dos segmentos lombares da medula espinal
   b. As fibras apresentam peptídio intestinal vasoativo como neurotransmissor
   c. As fibras são inibitórias
   d. As fibras são pré-ganglionares
   e. Não há fibras parassimpáticas que inervem as células do SNE

3. Em relação às células endócrinas GI, qual afirmação é *verdadeira*?
   a. A atividade secretora é influenciada pelo conteúdo luminal do intestino
   b. Os hormônios são secretados diretamente no lúmen intestinal e afetam a atividade das glândulas "a jusante" do ponto de secreção
   c. Os produtos secretados pelas células endócrinas gastrintestinais são hormônios esteroides
   d. Cada célula GI endócrina pode produzir muitos tipos diferentes de hormônios, dependendo do estímulo aplicado a ela

4. Qual das seguintes afirmações sobre as moléculas reguladoras neuro-humorais do intestino é *verdadeira*?
   a. São todas peptídios
   b. Todas são excitatórias e aumentam a taxa de motilidade e secreção intestinal
   c. As moléculas reguladoras neuro-humorais do trato gastrintestinal e seus análogos e antagonistas provavelmente se tornarão agentes importantes da terapia na doença GI
   d. Todas as anteriores

5. Qual das seguintes condições no intestino *não* fornece entrada sensorial direta para o SNE?
   a. Mudanças na pressão do lúmen, resultando em mudanças na tensão da musculatura da parede intestinal
   b. Mudanças no pH do lúmen
   c. Mudanças na pressão osmótica do lúmen
   d. Mudanças na taxa de fluxo de ingesta

6. Qual das seguintes moléculas transmissoras neurócrinas é mais consistentemente excitatória em relação às funções intestinais?
   a. Somatostatina
   b. Acetilcolina
   c. Peptídio intestinal vasoativo (VIP)
   d. ATP

7. Todas as moléculas transmissoras neurócrinas são peptídios.
   a. Verdadeiro
   b. Falso

8. A sensação consciente de dor devido à distensão excessiva de um segmento do intestino surge de impulsos aferentes que viajam para o encéfalo através:
   a. Do plexo mientérico
   b. Do plexo submucoso
   c. Do nervo vago
   d. Dos nervos esplâncnicos

9. Qual descrição anatômica melhor se aplica à organização das células endócrinas GI?
   a. Células dispostas em pequenas ilhas na submucosa intestinal
   b. Células distribuídas difusamente por toda a mucosa do trato gastrintestinal
   c. Células dispostas em glândulas discretas situadas entre as camadas musculares circulares e longitudinais
   d. Células distribuídas difusamente por toda a submucosa do trato gastrintestinal

10. A influência do sistema imune da mucosa do trato gastrintestinal nas funções intestinais é mediada por:
    a. SNC
    b. Ação direta de citocinas no músculo liso do intestino e nas glândulas
    c. Interação de citocinas com as células endócrinas/parácrinas do SNE e GI
    d. Ação direta das células T no músculo liso do intestino e nas glândulas

Bibliografia

Nível básico

Barrett KE. Neurohumoral regulation of gastrointestinal function in gastrointestinal physiology. In: Barrett KE, eds. *Gastrointestinal Physiology*. 2nd ed. McGraw-Hill Education; 2014.

Johnson LR. *Gastrointestinal Physiology*. 8th ed. Philadelphia: Mosby; 2014.

Nível avançado

Bellono NW, Bayrer JR, Leitch DB, et al. Enterochromaffin cells are gut chemosensors that couple to sensory neural pathways. *Cell*. 2017; 170(1):185.

Brierley SM, Hughes P, Harrington A, Blackshaw LA. Innervation of the gastrointestinal tract by spinal and vagal afferent nerves. In: Johnson LR, Ghishan FK, Kaunitz JD, et al, eds. *Physiology of the Gastrointestinal Tract*. 5th ed. Elsevier Science; 2012.

Chao C, Hellmich MR. Gastrointestinal peptides: gastrin, cholecystokinin, somatostatin, and ghrelin. In: Johnson LR, Ghishan FK, Kaunitz JD, et al, eds. *Physiology of the Gastrointestinal Tract*. 5th ed. Elsevier Science; 2012.

Furness JB. *The Enteric Nervous System*. 2nd ed. Malden, Massachusetts: Blackwell; 2006.

Genton L, Kudsk KA. Interactions between the enteric nervous system and the immune system: role of neuropeptides and nutrition. *Am J Surg*. 2003;186:253.

Kunze WA, Furness JB. The enteric nervous system and regulation of intestinal motility. *Annu Rev Physiol*. 1999;61:117.

Stevens CE, Hume ID. *Comparative Physiology of the Vertebrate Digestive system*. 2nd ed. Cambridge, UK: Cambridge University Press; 1996.

Wood JD. Integrative functions of the enteric nervous system. In: Johnson LR, Ghishan FK, Kaunitz JD, et al, eds. *Physiology of the Gastrointestinal Tract*. 5th ed. Elsevier Science; 2012.

28

Padrões de Motilidade do Trato Gastrintestinal

THOMAS H. HERDT

PONTOS-CHAVE

1. Ondas lentas de despolarização elétrica representam uma característica única do músculo liso intestinal.
2. Quando as ondas lentas atingem as células sensibilizadas do músculo liso, acionam potenciais e resultam em contração.
3. A motilidade coordenada permite aos lábios, língua, boca e faringe apreenderem o alimento e propulsioná-lo para o trato gastrintestinal.
4. A motilidade do esôfago impulsiona o alimento da faringe ao estômago.
5. A função do estômago é processar o alimento até a consistência líquida e liberá-lo no intestino a uma velocidade controlada.
6. O estômago proximal armazena o alimento que aguarda o posterior processamento gástrico no estômago distal.
7. O estômago distal tritura e peneira o alimento que entra no intestino delgado.
8. O controle da motilidade gástrica difere no estômago proximal e distal.
9. A velocidade do esvaziamento gástrico precisa ser compatível com a velocidade de digestão e absorção do intestino delgado.
10. Entre as refeições, o estômago é depurado de materiais indigeríveis.
11. O vômito é um reflexo complexo coordenado pelo tronco encefálico.
12. A motilidade do intestino delgado apresenta fases digestivas e interdigestivas.
13. O esfíncter ileocecal evita que os conteúdos do cólon retornem para o íleo.
14. A motilidade do cólon ocasiona a mistura, a retropulsão e a propulsão da ingesta.
15. O cólon é um importante local de armazenamento e absorção em todos os animais.
16. Apesar das grandes diferenças anatômicas nos cólons dos herbívoros, quando comparados com os dos onívoros e carnívoros, eles apresentam semelhanças na motilidade.
17. O esfíncter anal apresenta duas camadas com inervação separada.
18. O reflexo retoesfinctérico é importante na defecação.
19. As principais diferenças entre o sistema digestório das aves e dos mamíferos são, em pássaros, a falta dos dentes e a separação das funções gástricas em regiões anatômicas distintas.

As paredes do trato gastrintestinal (GI), em todos os níveis, são musculares e capazes de movimento. Os movimentos dos músculos GI têm ações diretas na ingesta do lúmen intestinal. Os movimentos do GI têm várias funções: (1) propulsionar o alimento de um segmento para o próximo; (2) reter a ingesta em um determinado segmento para digestão, absorção ou armazenamento; (3) quebrar fisicamente o material alimentar e misturá-lo com as secreções digestivas; e (4) propagar a ingesta para que todas as porções entrem em contato com as superfícies absortivas.

O movimento da parede do trato digestório é referido como *motilidade*, e a motilidade pode ser de natureza propulsora, retentiva ou mista. O tempo que leva para o material passar de uma porção do trato digestório para outra é conhecido como *tempo de trânsito*. Um aumento na motilidade propulsora diminui o tempo de trânsito, enquanto um aumento da motilidade retentiva aumenta o tempo de trânsito. O aumento e a redução seletivos da motilidade retentiva e da motilidade propulsora são aspectos importantes do tratamento da diarreia.

Ondas lentas de despolarização elétrica representam uma característica única do músculo liso intestinal

O primeiro nível de controle da motilidade GI reside nas propriedades intrínsecas elétricas da massa do músculo liso. Essas propriedades elétricas consistem em ondas espontaneamente sinuosas de despolimerização parcial, que percorrem sobre o músculo liso intestinal. Essa atividade elétrica se origina de células do músculo liso especializado, referidas como *células intersticiais de Cajal* (CIC). As CIC formam uma treliça de interconexão de células que circundam as camadas de músculo circular e longitudinal por toda a extensão do trato gastrintestinal. Essas células são muito semelhantes em estrutura e função às células de Purkinje do coração. A exposição CIC rítmica e a oscilação espontânea nos seus potenciais elétricos da transmembrana estão ilustradas na Figura 28.1. Eles são ligados entre si e com as células da massa do músculo liso geral por *junções oclusivas* ou *nexos*. Essas conexões permitem o fluxo de íons de célula para célula. O movimento iônico resultante leva à propagação de ondas parciais de despolarização de membrana celular por meio de um grande número de células. Dentro da CIC, aparecem flutuações nas concentrações intracelulares de cálcio, responsáveis pelas alterações espontâneas na polarização da membrana. A Figura 28.1 ilustra o conceito de um potencial de membrana flutuante em uma única CIC. A propriedade de ritmicidade elétrica espontânea, em combinação com sua conexão à massa muscular lisa, dá às CIC seu papel como "marca-passos" elétricos do intestino.

O potencial de membrana nas células do músculo liso GI é geralmente de –70 a –60 milivolts (mV). Sob a influência das CIC, o potencial de membrana flutua desse nível basal para níveis de 20 a 30 mV. Assim, sob condições de repouso, a despolarização é apenas parcial, e o potencial de membrana nunca atinge 0 mV. As células do músculo liso são conectadas à CIC e entre si por nexos, permitindo que a alteração no potencial de membrana se espalhe ou se *propague* por grandes áreas de músculo. A CIC inicia essas alterações e, assim, determina sua origem e direção de propagação. Sob circunstâncias normais no trato gastrintestinal, as alterações no potencial de membrana se iniciam na porção proximal do duodeno e são propagadas aboralmente (para longe da boca) ao longo da extensão do intestino delgado (Figura 28.2). Essas ondas de movimento aboral de despolarização parcial são chamadas de *ondas lentas* ou *ritmo elétrico básico* do intestino. No cão, as ondas lentas ocorrem cerca de 20 vezes por minuto no intestino delgado. No estômago e no cólon, as ondas lentas ocorrem menos frequentemente, cerca de cinco vezes por minuto. Contudo, as ondas lentas estão presentes em todas as porções de músculo liso do trato GI. A frequência das ondas lentas varia entre as espécies domésticas, mas sua presença, não.

As ondas lentas são uma propriedade intrínseca do músculo liso GI e CIC associada. A presença de ondas lentas depende apenas da CIC, enquanto a amplitude e, em menor extensão, a frequência das ondas lentas pode ser modulada pelo sistema nervoso entérico

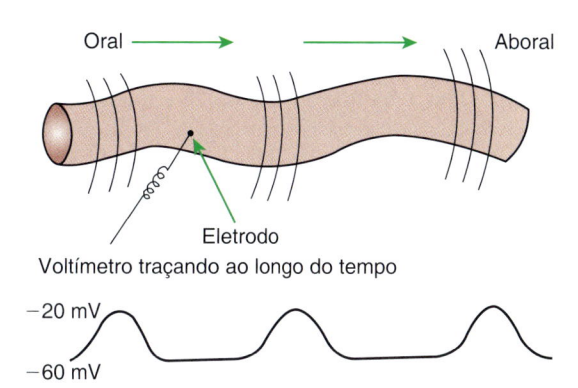

Oral → → Aboral

Eletrodo
Voltímetro traçando ao longo do tempo

−20 mV
−60 mV

● **Figura 28.2** As despolarizações parciais de membrana das células do músculo liso GI ocorrem de modo coordenado, criando ondas de despolarização que se propagam por longos segmentos de músculo. Os eletrodos colocados sobre ou próximo à superfície do músculo registram alterações no potencial quando as ondas de despolarização passam em direção a eles ou para longe deles. As alterações coordenadas no potencial de membrana entre as células são necessárias para que essas ondas sejam mensuradas, pois as alterações aleatórias entre as células poderiam cancelar umas às outras e os eletrodos colocados extracelularmente não poderiam registrar nenhuma alteração.

(SNE). A ligação entre as ondas lentas e as contrações musculares, contudo, fica sob controle de fatores nervosos, endócrinos e parácrinos, como será discutido a seguir.

Quando as ondas lentas atingem as células sensibilizadas do músculo liso, acionam potenciais e resultam em contração

As ondas lentas têm uma relação importante com as contrações musculares, mas não se constituem em estímulo direto para as contrações. As ondas lentas passam constantemente pelo músculo liso GI, quer este esteja contraindo-se ativamente ou não. As células do músculo liso GI, como outras células musculares, contraem-se em associação a potenciais de ação ou pulso. Esses potenciais são caracterizados pela despolarização completa da membrana por um curto período, em contraste com as ondas lentas, as quais são caracterizadas por despolarização incompleta (ver Capítulo 4). Os potenciais de ação no músculo liso GI ocorrem apenas em associação a ondas lentas. Assim, a presença de ondas lentas é necessária, mas não suficiente para provocar contrações musculares. Quando as ondas lentas passam sobre uma área do músculo liso, sem desencadear os potenciais de ação, não ocorrem contrações. Quando as ondas lentas passam sobre uma área de músculo liso e os potenciais de ação são sobrepostos às ondas lentas, o músculo GI se contrai. O controle e a coordenação da atividade do músculo liso são alcançados influenciando a probabilidade de que os potenciais de ação sejam sobrepostos às ondas lentas. Tal controle é uma função de peptídios e das substâncias regulatórias produzidas pelo SNE e células entéricas endócrinas e parácrinas.

O controle e a coordenação do músculo liso são alcançados pela modulação do potencial elétrico basal nas células do músculo liso. Os peptídios e outras moléculas reguladoras oriundas das células endócrinas/parácrinas ou neurônios do SNE são liberados na proximidade das células de músculo liso, afetando os canais de íons da membrana e influenciando o potencial de membrana basal (ver Capítulo 27 para discussão de peptídios intestinais e outras moléculas reguladoras). As moléculas excitatórias elevam a linha de base (para próximo de zero) e as moléculas inibitórias diminuem a linha de base (tornando-a mais negativa). A posição

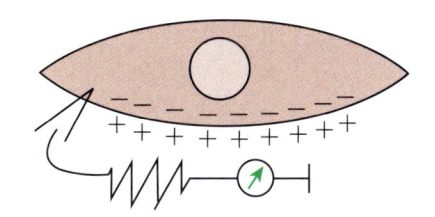

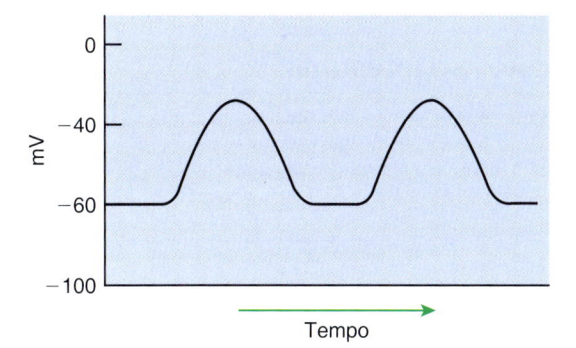

0
−40
mV
−60
−100

Tempo

● **Figura 28.1** Alterações espontâneas na polaridade da membrana das células intersticiais de Cajal, células especializadas do músculo liso gastrintestinal (GI) responsáveis pela ritmicidade elétrica espontânea do músculo do trato digestório. A ilustração superior representa uma única célula com um voltímetro mensurando o potencial elétrico de transmembrana. O gráfico ilustra as alterações espontâneas no potencial elétrico (em milivolts, mV) que pode ser mensurada através da membrana.

da linha de base influencia o quão próximo de 0 mV ficará o potencial total na crista da onda lenta. Quando o potencial de membrana do músculo liso chega próximo a zero, os potenciais de ação ocorrem e o músculo se contrai (Figura 28.3). As moléculas reguladoras (neurócrinas, parácrinas e hormônios) que são excitatórias, eliciam a contração do músculo liso pela elevação da linha de base, enquanto as substâncias inibitórias inibem a contração muscular por abaixamento da linha de base.

As ações integradas de ondas lentas, SNE e sistema endócrino/parácrino aparentemente funcionam para sincronizar as contrações da massa muscular GI. Para o músculo funcionar de forma eficiente, todas ou muitas das células musculares em uma camada de um segmento do intestino devem estar sincronizadas para se contraírem simultaneamente. Isso pode ser mais bem visualizado se considerarmos a camada de músculo circular. Os conteúdos do círculo não podem ser efetivamente "comprimidos", a menos que todos os músculos da circunferência se contraiam simultaneamente; isso poderia ter um pequeno efeito na pressão luminal se uma porção do círculo se contraísse e outra relaxasse. Em qualquer área distinta do intestino, as ondas lentas passam simultaneamente por toda a circunferência do músculo liso. Se aquela área tiver sido sensibilizada por uma molécula neuro-humoral excitatória, toda a circunferência do músculo circular se contrairá em sincronia.

As contrações musculares podem ocorrer em frequência não maior que a frequência das ondas lentas. Como um exemplo de modulação de frequência, considere a atividade do músculo no estômago do cão. As ondas lentas no estômago canino ocorrem cerca de cinco vezes por minuto. A crista de cada onda lenta pode ou não ser acompanhada por potenciais de ação. Portanto, durante um determinado minuto, o músculo em uma área localizada pode não se contrair nenhuma vez ou pode se contrair mais do que cinco vezes. Se a passagem das ondas lentas não gerar nenhum potencial de ação, o músculo não se contrairá. Em um determinado minuto, se os potenciais de ação forem associados a uma onda lenta, o músculo se contrairá uma vez. Os potenciais de ação sobre duas ondas lentas resultam em duas contrações, e assim por diante, até um máximo de cinco contrações por minuto, mas não mais que cinco, por não haver mais ondas lentas.

Os padrões de motilidade do intestino variam em sua complexidade, como será descrito nas seções seguintes. No estômago e no cólon, os padrões de motilidade são relativamente complexos, comparados ao do intestino delgado. Em todos os casos, os padrões de motilidade são programados no SNE e coordenados em conjunto com as ondas lentas.

A motilidade coordenada permite aos lábios, língua, boca e faringe apreenderem o alimento e propulsioná-lo para o trato gastrintestinal

Antes de poder iniciar a digestão, o alimento precisa ser direcionado para o trato GI. Para ingerir os alimentos, os animais quadrúpedes precisam inicialmente apreendê-lo com os lábios, dentes ou língua. Isto envolve a atividade altamente coordenada de pequenos músculos esqueléticos voluntários. Os músculos de face, lábios e língua parecem estar entre os músculos voluntários controlados mais delicadamente na maioria dos animais domésticos. O método exato de *preensão* do alimento varia muito entre as diferentes espécies. Os cavalos, por exemplo, usam bastante os seus lábios, enquanto os bovinos usam suas línguas para apreender o alimento. Em todos os animais domésticos, entretanto, a preensão é um processo altamente coordenado que envolve o controle direto pelo sistema nervoso central (SNC). Os problemas de preensão podem desenvolver-se devido a anormalidades nos dentes, mandíbulas, músculos da língua e face, nervos cranianos ou SNC. O nervo facial, o nervo glossofaríngeo e o ramo motor do nervo trigêmeo controlam os músculos de preensão.

A mastigação envolve ações das mandíbulas, língua e bochechas e é a primeira ação da digestão. Serve não apenas para quebrar as partículas

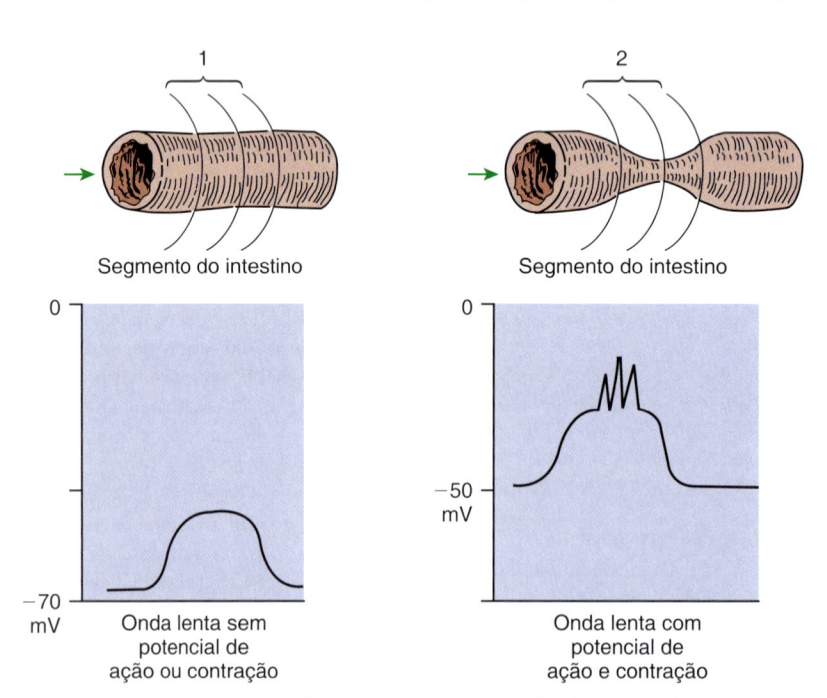

• **Figura 28.3** *1*, Nenhuma contração muscular ocorre na ausência de potenciais de ação. *2*, O músculo se contrai quando a crista das ondas lentas atinge um ponto crítico de despolarização, permitindo que os potenciais de ação ocorram. A probabilidade da ocorrência dos potenciais de ação durante a passagem de uma onda lenta por um segmento do músculo intestinal é influenciada pelo grau de despolarização da linha de base. A norepinefrina abaixa a linha de base (aumenta seu valor absoluto), enquanto a acetilcolina eleva a linha de base (diminui seu valor absoluto). *mV*, microvolts.

de alimento a um tamanho que passe para o esôfago, mas também para umedecer e lubrificar o alimento para misturá-lo minuciosamente com a saliva. As anormalidades dos dentes constituem-se em uma causa comum de distúrbios digestivos em animais.

A *deglutição* envolve estágios voluntário e involuntário e ocorre após o alimento ter sido bem mastigado. Na fase voluntária de deglutição, o alimento é moldado em um bolo através da língua e, em seguida, empurrado para trás para a faringe. Quando o alimento entra na faringe, terminações nervosas sensoriais detectam a sua presença e iniciam a parte involuntária do reflexo da deglutição.

As ações involuntárias do reflexo de deglutição ocorrem primordialmente na faringe e no esôfago. A *faringe* é uma abertura comum tanto ao trato respiratório como ao trato digestório. A principal função fisiológica da faringe é assegurar que ar, e apenas ar, entre no trato respiratório, e que comida e água, e apenas comida e água, entrem no trato digestório. A porção involuntária do reflexo de deglutição é a ação que direciona o alimento para o sistema digestório e para longe das vias respiratórias superiores. Esse reflexo envolve a seguinte série de ações altamente coordenadas (Figura 28.4). A respiração para momentaneamente. O palato mole é elevado, fechando a abertura faríngea da nasofaringe e evitando que o alimento entre nas aberturas internas das narinas. A língua é pressionada contra o palato duro, fechando a abertura oral da faringe. O osso hioide e a laringe são puxados para a frente; essa ação traciona a glote sob a epiglote, bloqueando a abertura laríngea. Simultaneamente, as cartilagens aritenoides se constringem, fechando ainda mais a abertura da laringe e evitando o movimento do alimento para o sistema respiratório. Quando todas as aberturas da faringe estão fechadas, uma onda de contração muscular passa pelas paredes da faringe, empurrando o bolo alimentar em direção à abertura do esôfago. Quando o alimento atinge o esôfago, o esfíncter esofágico superior relaxa para aceitar o material.

Os nervos motores inferiores, localizados em diversos centros do tronco encefálico, controlam as reações complexas da deglutição. As fibras de nervos eferentes originárias desses centros correm pelos nervos facial, vago, hipoglosso e glossofaríngeo, assim como pelo ramo motor do nervo trigêmeo. Clinicamente, os problemas com a preensão, mastigação e deglutição são frequentemente relacionados a lesões neurológicas, perifericamente nos nervos cranianos ou centralmente no tronco encefálico.

A motilidade do esôfago impulsiona o alimento da faringe para o estômago

O *esôfago*, como ocorre com outras porções tubulares do trato gastrintestinal, contém uma camada muscular longitudinal externa e uma camada muscular circular interna. O esôfago é único comparado a outras áreas trato gastrintestinal, nas quais muito da parede muscular é composta de fibras de músculo esquelético estriado. Na maioria dos animais domésticos, toda a extensão da musculatura esofágica é estriada. Em equídeos, primatas e gatos, entretanto, a porção do esôfago distal é composta de músculo liso. As porções de músculo estriado do esôfago estão sob controle dos neurônios motores somáticos (não parassimpáticos) do nervo vago, enquanto as porções de músculo liso estão sob controle direto do SNE e sob controle indireto do sistema nervoso autônomo. Existe um plexo mientérico por toda a extensão do esôfago. Na área de músculo estriado, o plexo mientérico provavelmente serve a uma função sensorial e atua para coordenar os movimentos da porção de músculo estriado com os segmentos de músculo liso esofágico e estômago.

Em termos de atividade motora, o esôfago pode ser visto como sendo constituído por um esfíncter superior, corpo e esfíncter inferior. O esfíncter esofágico superior é chamado de *músculo cricofaríngeo*. Esse músculo e a extremidade superior do esôfago estão ligados à cartilagem cricoide da laringe. Quando a deglutição não está ocorrendo, o músculo comprime a extremidade do esôfago contra a cartilagem da laringe, fechando bem a abertura esofágica superior. Durante a deglutição, o músculo cricofaríngeo relaxa e a laringe é tracionada para a frente. A porção ventral da porção superior do esôfago é ligada à laringe e a porção dorsal, à coluna vertebral cervical. Graças a esses ligamentos, a movimentação frontal da laringe, em conjunto com a natureza relativamente fixa dos tendões da coluna cervical, tende a manter aberto passivamente o orifício esofágico superior (ver Figura 28.4).

O corpo do esôfago serve como um canal relativamente simples, transferindo rapidamente o alimento da faringe ao estômago. O alimento é propelido através do esôfago por movimentos pulsáteis conhecidos como *peristaltismo*. O peristaltismo consiste em um anel de constrição que se move na parede de um órgão tubular. No esôfago, esses anéis se iniciam na extremidade cranial e progridem em direção ao estômago. Os anéis reduzem ou obliteram o lúmen esofágico, empurrando, assim, o bolo alimentar adiante, como, por exemplo, uma pessoa empurraria o material para fora de um tubo de borracha comprimindo o tubo com os dedos. Além da constrição dos músculos circulares, pode haver alguma contração dos músculos longitudinais logo adiante, ou aboral ao anel de contração de músculo circular. Essa atividade do músculo longitudinal aumenta o tamanho do lúmen esofágico para acomodar o bolo alimentar que avança (Figura 28.5). O peristaltismo é um tipo universal de motilidade propulsora GI que existe em todos os níveis do trato gastrintestinal.

Durante a deglutição, o esfíncter esofágico superior relaxa enquanto a faringe se constringe; o alimento é empurrado para a porção superior do corpo esofágico e a onda peristáltica impele o material em direção ao estômago. Quando o bolo alimentar atinge

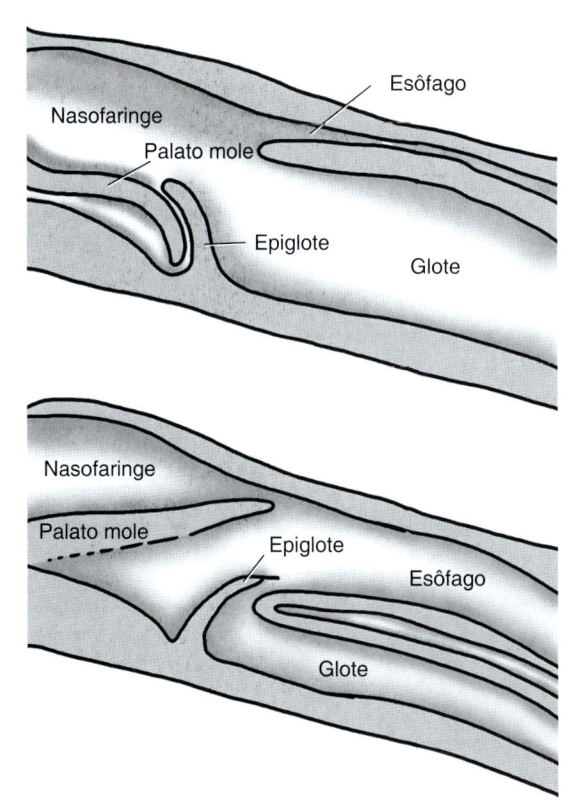

● **Figura 28.4** Corte transversal esquemático mostrando a posição das estruturas da laringe e da faringe durante a respiração (*parte superior*) e a deglutição (*parte inferior*).

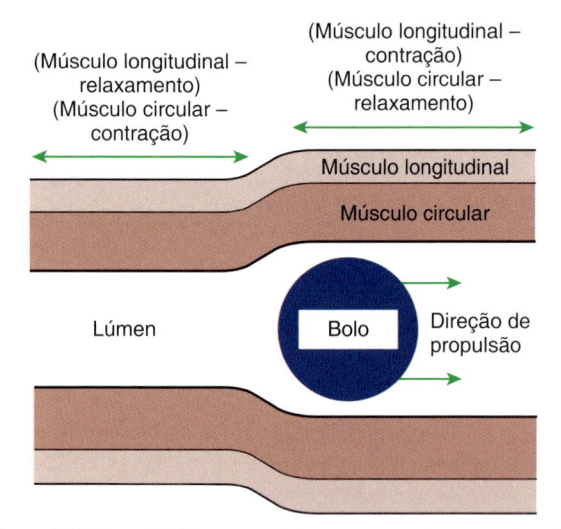

(Músculo longitudinal – relaxamento)
(Músculo circular – contração)

(Músculo longitudinal – contração)
(Músculo circular – relaxamento)

Músculo longitudinal

Músculo circular

Lúmen

Bolo

Direção de propulsão

● **Figura 28.5** O peristaltismo consiste em um anel em movimento de constrição luminal que segue por uma área de distensão luminal. A área de constrição é criada por contrações do músculo circular, enquanto a dilatação é criada por contrações dos músculos longitudinais. A ação resultante é para propelir o bolo de ingesta.

a extremidade distal do esôfago, o esfíncter esofágico inferior relaxa e a matéria ingerida entra no estômago. Se o esôfago não for limpo de material alimentar pela onda peristáltica primária, são geradas ondas peristálticas secundárias. Uma ou mais ondas peristálticas secundárias são quase sempre adequadas para empurrar o material para dentro do estômago e limpar o esôfago. Se corpos estranhos ou alimento se alojarem no esôfago, as ondas peristálticas secundárias podem levar eventualmente a espasmos musculares que constringem fortemente ao redor do material alojado. Esses espasmos interferem frequentemente nas tentativas terapêuticas de remoção de objetos obstrutivos do esôfago.

Quando a deglutição não está ocorrendo, o corpo do esôfago fica relaxado, mas os esfíncteres superior e inferior permanecem constantemente constritos. A constrição desses esfíncteres é importante por causa das diferenças de pressão externa aplicada ao esôfago em diferentes pontos ao longo de sua extensão. Durante a fase inspiratória da respiração, a porção do esôfago dentro do tórax é submetida à pressão atmosférica negativa. Se os dois esfíncteres esofágicos não estiverem bem fechados, a inspiração pode causar aspiração do ar da faringe e refluxo de ingesta do estômago para o corpo do esôfago. Os conteúdos estomacais poderiam ser movidos para o esôfago, porque as pressões inspiratórias no tórax são menores que a pressão intra-abdominal. É particularmente importante que o esfíncter esofágico inferior permaneça fechado durante a inspiração, pois a mucosa do esôfago não é equipada para resistir às ações cáusticas dos conteúdos gástricos; assim, o movimento dos conteúdos estomacais para o esôfago poderia causar dano à mucosa esofágica.

Em muitas espécies, a ação do esfíncter esofágico inferior é auxiliada pela natureza anatômica da ligação do esôfago ao estômago. O esôfago entra obliquamente no estômago, permitindo a distensão do estômago para bloquear a abertura esofágica de modo semelhante a uma válvula. Durante a deglutição, o músculo longitudinal do esôfago se contrai, encurtando o esôfago e abrindo a válvula da junção com o estômago. Esse arranjo anatômico, junto com o esfíncter esofágico inferior, é especialmente bem desenvolvido no cavalo, tornando o refluxo de material estomacal para o esôfago extremamente raro nessa espécie. Em muitos casos, quando a pressão intragástrica dos cavalos está patologicamente aumentada, o estômago se rompe antes que ocorra o vômito ou o refluxo esofágico.

A função do estômago é processar o alimento até a consistência líquida e liberá-lo no intestino a uma velocidade controlada

Entre as espécies animais existe uma tremenda diversidade nos padrões anatômicos e de motilidade do estômago. A seguinte discussão aplica-se melhor aos animais com estômago simples, como o cão e o gato, mas provavelmente também é uma descrição razoável da atividade dos estômagos, de algum modo mais complexos, como os do suíno, equino e rato. Os padrões complexos de motilidade do estômago dos ruminantes são discutidos no Capítulo 31.

A função do estômago é servir o alimento ao intestino delgado. Há dois aspectos importantes dessa função: taxa de aporte e consistência do material. O estômago serve tanto como recipiente de armazenamento para controlar a velocidade de aporte do alimento ao intestino delgado quanto como um moedor e uma peneira que reduzem o tamanho das partículas de alimento e as libera apenas quando estão reduzidas a uma consistência compatível com a digestão do intestino delgado.

O estômago é dividido em duas regiões fisiológicas, cada uma das quais apresenta efeito diferente na função gástrica. A *região proximal*, na extremidade esofágica do estômago, tem função de armazenamento, retendo o alimento enquanto este espera entrar finalmente no intestino delgado. A *região distal* apresenta função de moedor e peneira, quebrando os pedaços sólidos de alimento em partículas pequenas o suficiente para a digestão no intestino delgado.

O estômago proximal armazena o alimento que aguarda o posterior processamento gástrico no estômago distal

A principal atividade muscular na porção proximal do estômago é de uma contração de natureza fraca e contínua. Essas contrações *tônicas* tendem a moldar a parede gástrica aos seus conteúdos e fornecem uma propulsão suave do material para o estômago distal. O principal reflexo muscular do estômago proximal é o *relaxamento adaptativo* (Figura 28.6). Esse reflexo é caracterizado pelo relaxamento dos músculos quando o alimento entra no estômago. Graças a esse relaxamento, o estômago pode se dilatar para aceitar grandes quantidades de alimento sem um aumento da pressão intraluminal. Assim, o estômago proximal serve como uma área de estoque de alimento. Por causa da atividade muscular mais passiva do estômago proximal, ocorre pouca mistura nesse local. Na realidade, o bolo alimentar tende a formar camadas no

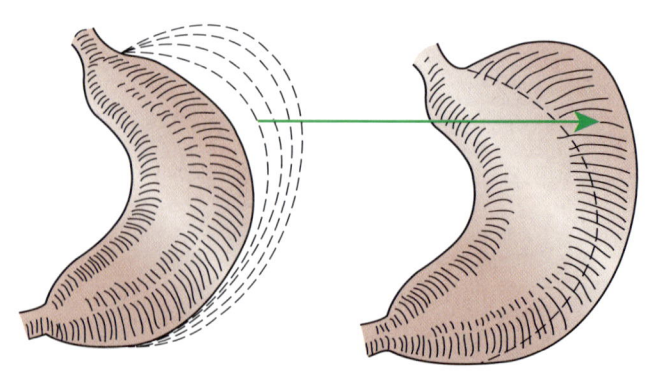

● **Figura 28.6** O relaxamento adaptativo refere-se à dilatação da parede estomacal que ocorre quando o órgão fica repleto durante o ato de alimentação. Essa dilatação resulta do relaxamento muscular e é acompanhada por pouca ou nenhuma alteração da pressão intraluminal.

estômago, na ordem em que é engolido. Quando o estômago esvazia, a tensão na parede do estômago proximal aumenta levemente, empurrando o alimento distalmente no estômago, onde pode ser processado para o transporte para o duodeno.

O estômago distal tritura e peneira o alimento que entra no intestino delgado

A atividade muscular do estômago distal e *piloro* (junção semelhante a um esfíncter entre o estômago e o duodeno) é completamente diferente daquela do estômago proximal. No estômago distal, conhecido como *antro*, há uma intensa atividade de ondas lentas e as contrações musculares estão presentes com frequência. As ondas fortes de peristaltismo iniciam-se próximo à metade do estômago e migram, com as ondas lentas, em direção ao piloro. Quando as ondas peristálticas chegam próximo ao piloro, este se constringe, bloqueando a saída gástrica, exceto das partículas pequenas (Figura 28.7). As partículas que deixam o estômago durante a fase digestiva da atividade têm menos que 2 mm de diâmetro. As partículas muito grandes para passar no piloro são pressionadas e ejetadas de volta para o antro pela passagem da onda peristáltica. Assim, as ações peristálticas da parede do estômago distal servem não apenas para propelir o alimento, mas também, e talvez mais importante, para triturar e misturar o alimento.

O controle da motilidade gástrica difere no estômago proximal e distal

A motilidade do estômago, assim como em outras porções do intestino com músculo liso, está sob o controle de moléculas

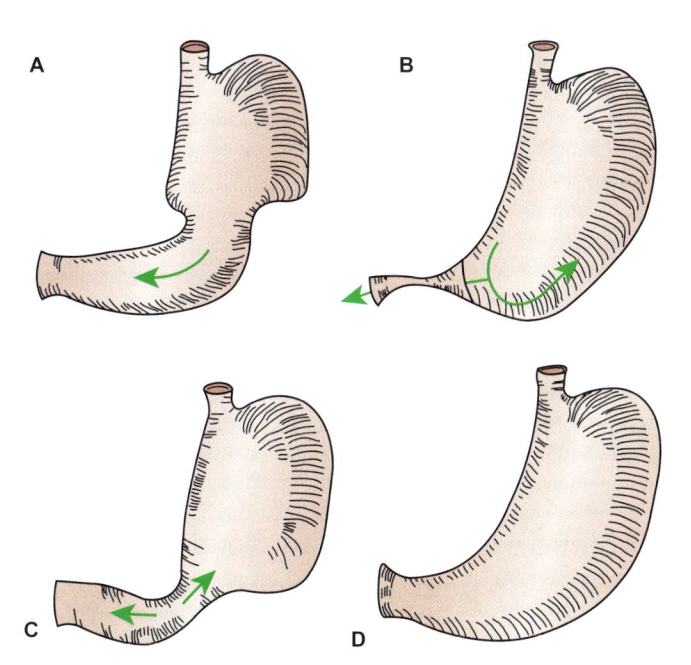

● **Figura 28.7** Atividade de quebra e mistura do estômago distal. **A.** A onda peristáltica se inicia na junção das áreas proximal e distal do estômago e se move em direção ao piloro. **B.** Quando a onda peristáltica se aproxima do piloro, este se constringe, fazendo com que um pouco da ingesta seja esmagado dentro do anel peristáltico e propelido de volta em direção ao estômago proximal. **C.** Quando a onda peristáltica atinge o piloro, um pouco do material finamente triturado e liquefeito passa para o duodeno, mas a maioria do material é propelida de volta ao estômago. **D.** Entre as contrações, não ocorre nenhum movimento brusco dos conteúdos gástricos. (Fonte: Johnson LR, ed. *Gastrointestinal physiology*. St Louis, MO: Mosby; 1985.)

reguladoras do SNE e sistema endócrino/parácrino. As fibras do nervo vago fazem sinapse com os corpos celulares dos nervos do amplo plexo mientérico gástrico e, portanto, exercem um alto grau de controle sobre o SNE e, assim, sobre a motilidade gástrica. Os efeitos da estimulação vagal nas porções proximais e distais do estômago são opostos; no estômago proximal, a atividade vagal suprime as contrações musculares e leva ao relaxamento adaptativo, enquanto, no estômago distal, o estímulo vagal causa uma atividade peristáltica intensa. O estímulo vagal da motilidade antral distal é mediado por acetilcolina, mas a inibição vagal da motilidade do estômago proximal, não. A identidade do mediador inibitório não está bem estabelecida, mas pode ser um peptídio vasoativo intestinal.

A ação vagal no estômago é estimulada por eventos que ocorrem no SNC e no estômago e intestino. A expectativa pelo consumo de alimento causa um estímulo vagal no estômago e, assim, prepara o estômago para receber a refeição. As reações do trato GI que se originam no SNC em resposta ao alimento ingerido esperado são muitas vezes referidas como *fase cefálica* da digestão. As reações da fase cefálica são, então, aumentadas quando o alimento entra no estômago. Em resposta ao alimento no estômago, a atividade vagal aumenta quando os receptores sensoriais no estômago criam uma alça de *feedback* (retroalimentação) positivo.

Ainda não se estabeleceu completamente o papel exato dos hormônios na regulação da motilidade gástrica. *A gastrina*, a qual é secretada pelas células do antro gástrico, parece aumentar a motilidade gástrica. A *colecistocinina* (CCK), a *secretina* e o *peptídio inibitório gástrico* (GIP) parecem suprimir a motilidade gástrica, pelo menos no cão. É difícil determinar os papéis de diversos hormônios GI, a partir das informações disponíveis, pois muitos dos resultados experimentais foram relatados em resposta à administração de hormônios GI em quantidades muito maiores do que aquelas que normalmente ocorrem.

A velocidade do esvaziamento gástrico precisa ser compatível com a velocidade de digestão e absorção do intestino delgado

A velocidade na qual o alimento deixa o estômago precisa ser compatível com a velocidade com que ele possa ser digerido e absorvido no intestino delgado. Como alguns tipos de alimento são digeridos e absorvidos mais rapidamente que outros, a velocidade com que o estômago esvazia precisa ser regulada pelo conteúdo do intestino delgado. Dessa forma, existem reflexos originados no intestino delgado que podem atrasar o esvaziamento gástrico quando a capacidade digestiva do intestino delgado é alcançada. Esses reflexos atrasam o esvaziamento gástrico, permitindo ao estômago servir como local de armazenamento da ingesta enquanto o intestino delgado realiza suas funções de digestão e absorção. Os receptores aferentes desses reflexos estão no duodeno e são ativados pelo baixo pH, alta osmolalidade e presença de gordura. Aparentemente, existem receptores sensoriais separados para cada um desses estímulos, mas esses receptores não foram identificados anatomicamente.

Muitos reflexos ocorrem dentro do sistema GI. Seus nomes geralmente refletem o local de origem do estímulo aferente e o local da resposta eferente. Sendo assim, o controle do reflexo do esvaziamento gástrico pelo duodeno é referido como *reflexo enterogástrico* ("êntero" referindo-se ao intestino).

O arco do reflexo enterogástrico provavelmente envolve tanto o SNC quanto o SNE e o sistema endócrino/parácrino (Figura 28.8). As vias de reflexo extrínseco parecem envolver as fibras aferentes do

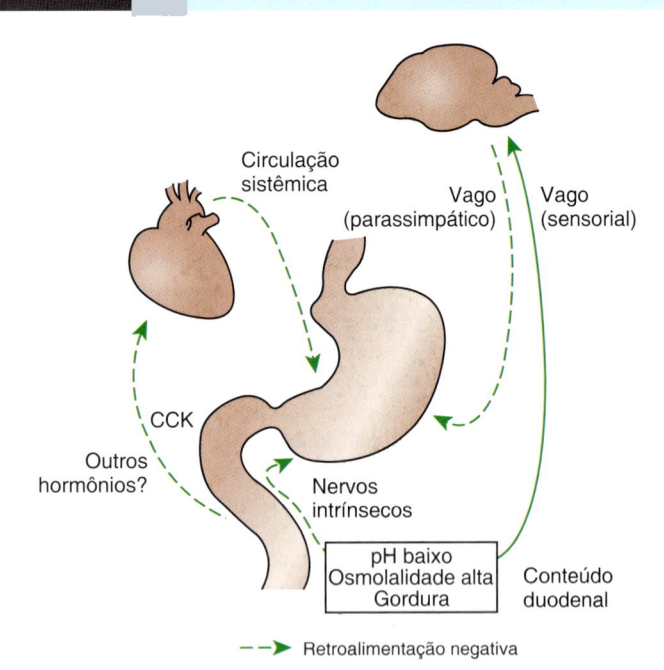

● **Figura 28.8** Arcos inibitórios do reflexo enterogástrico. O pH baixo, a alta osmolalidade e a presença de gordura no duodeno estimulam os reflexos vagal, neuronal e hormonal entéricos que inibem o esvaziamento do estômago. Após o pH e a osmolalidade duodenais estarem moderados e alguma gordura ter sido absorvida, as influências inibitórias são removidas do estômago. *CCK*, colecistocinina.

nervo vago, as quais recebem estímulos no duodeno. Esses estímulos são integrados no tronco encefálico; então, a resposta é mediada por fibras vagais eferentes para o estômago. O arco reflexo entérico envolve receptores no duodeno e conexões de fibras nervosas no SNE que afetam diretamente o esvaziamento gástrico.

Uma contribuição do sistema endócrino GI para o reflexo enterogástrico tem sido suspeitada há longo tempo, mas não se conhecem exatamente os hormônios responsáveis pelo reflexo. A CCK e a secretina podem ser importantes. Os dois hormônios são secretados por células do duodeno; a CCK é secretada em resposta à gordura e a secretina é secretada em resposta ao baixo pH; ambas parecem apresentar a supressão do esvaziamento gástrico como efeito secundário. O peptídio inibitório gástrico é um hormônio produzido no duodeno em resposta à presença de carboidratos. No cão, o peptídio inibitório gástrico pode funcionar como um inibidor do esvaziamento gástrico, embora sua ação principal seja provavelmente o estímulo da secreção de insulina.

Os reflexos enterogástricos controlam o esvaziamento gástrico pela regulação da motilidade estomacal. O modo pelo qual a motilidade afeta o esvaziamento gástrico de sólidos é diferente daquele dos líquidos. A velocidade com que os sólidos são expelidos do estômago é regulada pela velocidade com que eles são quebrados em partículas pequenas o suficiente para passar pelo piloro. Isso, por sua vez, é controlado pela motilidade do antro, ou estômago distal; quanto maior a motilidade do antro, mais rapidamente o material é quebrado. Desse modo, a motilidade do antro regula a velocidade de liberação de materiais sólidos do estômago. O material líquido deixa o estômago mais rapidamente do que o material sólido, e a liberação do líquido pode ser menos dependente da motilidade antral do que da motilidade do estômago proximal.

Mínima atividade de mistura do alimento ocorre no estômago proximal. Assim, os líquidos e sólidos tendem a se separar, os líquidos se movem para fora e os sólidos, para o centro da massa de alimento no estômago proximal. A tensão aumentada na parede do corpo do estômago força o líquido para o antro. O líquido pode deixar o antro rapidamente, dependendo da atividade do piloro. Por outro lado, a tensão aumentada no corpo do estômago tem pouco efeito sobre o transporte de materiais sólidos, pois esse material não pode deixar o corpo gástrico até que haja espaço suficiente disponível no antro. Assim, a motilidade do corpo do estômago parece ser primariamente responsável pela velocidade de esvaziamento de líquidos, enquanto a motilidade do antro é mais responsável pelo esvaziamento de sólidos. O efeito do próprio piloro no esvaziamento gástrico não é tão significativo como se poderia esperar; a remoção do piloro resulta em um discreto aumento da velocidade de esvaziamento de líquido e pequeno aumento na velocidade de esvaziamento de material sólido. Parece que a porção distal do antro pode ser mais responsável pela ação de peneira geralmente atribuída ao piloro. A velocidade de esvaziamento de um líquido isotônico do estômago é exponencial e depende do volume inicial de líquido ingerido. Sob circunstâncias usuais, uma refeição líquida no estômago canino tem meia-vida de cerca de 18 minutos e é essencialmente eliminada do estômago uma hora após a ingestão. O material sólido é esvaziado mais lentamente e sua velocidade depende de seu conteúdo de gordura. Geralmente as refeições com pouca gordura são eliminadas do estômago em 3 a 4 horas após a ingestão.

Entre as refeições, o estômago é depurado de materiais indigeríveis

Alguns tipos de materiais ingeridos, como osso e corpos estranhos indigeríveis, não podem ser reduzidos a partículas menores do que 2 mm de diâmetro. Durante a fase digestiva da motilidade gástrica, esse material não deixa o estômago. Para limpar o estômago de debris indigeríveis, ocorre um tipo especial de motilidade entre as refeições. Esse padrão de motilidade é chamado de *complexo interdigestivo de motilidade* e é semelhante ao (e provavelmente contínuo com) *complexo motor migratório* (CMM) do intestino delgado, que será discutido na próxima seção. Associado ao complexo de motilidade interdigestiva, o piloro relaxa quando fortes ondas peristálticas se propagam pelo antro, forçando o material menos digerível para o duodeno. Esse tipo de motilidade parece ter a função de "faxina" na limpeza do estômago de material indigerível.

As ondas peristálticas do complexo interdigestivo de motilidade ocorrem com intervalos aproximadamente de uma hora durante os períodos em que o estômago está relativamente vazio de material digerível. O ato de comer perturba o complexo e causa a retomada do padrão de motilidade digestiva. Os herbívoros, os quais comem quase que constantemente, têm um padrão ligeiramente diferente; o complexo interdigestivo de motilidade ocorre com intervalos de hora em hora, mesmo com alimento digerível presente no estômago.

O vômito é um reflexo complexo coordenado pelo tronco encefálico

O vômito é uma atividade reflexa complexa, e sua integração, ou coordenação, está centrada no tronco encefálico. O ato de vomitar envolve muitos grupos de músculo estriado e outras estruturas externas ao trato GI. O vômito está associado às seguintes ações:

1. Relaxamento dos músculos do estômago e esfíncter esofágico inferior e fechamento do piloro.
2. Contração da musculatura abdominal, criando um aumento na pressão intra-abdominal.
3. Expansão da cavidade torácica enquanto a glote permanece fechada; essa ação diminui a pressão intratorácica e, assim, a pressão no corpo do esôfago.

4. Abertura do esfíncter esofágico superior.
5. Motilidade antiperistáltica (motilidade peristáltica movendo a ingesta em direção à boca) no duodeno, a qual pode preceder as ações prévias; dessa forma, o vômito pode incluir ingesta de origem intestinal.

O membro eferente desse arco reflexo envolve fibras motoras em muitos nervos periféricos diferentes.

O estímulo aferente do reflexo do vômito vem de um grande número de receptores. Os de particular importância são os mecanorreceptores na faringe e os receptores de tensão e quimiorreceptores na mucosa gástrica e duodenal. O estímulo desses receptores envia sinais ao *centro do vômito* no tronco encefálico. Dessa maneira, a estimulação tátil ou química da mucosa GI pode resultar em vômito, eliminação ou tentativa de eliminar o estímulo ofensivo do trato GI. A irritação direta de estruturas GI, contudo, não é o único estímulo do vômito. O centro do vômito recebe inervações aferentes advindas de uma variedade de órgãos; desse modo, o vômito nem sempre é um indicador de problema GI primário.

Uma estrutura importante, fora do trato GI, que fornece inervação aferente ao centro do vômito é o *quimiorreceptor da zona de gatilho.* Esta é uma área do tronco encefálico que faz contato com o terceiro ventrículo. A zona de desencadeamento quimiorreceptora é sensível à presença de alguns medicamentos e toxinas no sangue. Quando estimulada, esta zona envia sinais para o centro de vômito e induz o vômito. Alguns dos produtos de inflamação estimulam o quimiorreceptor da zona de gatilho. Desse modo, doenças inflamatórias, mesmo fora do trato GI, podem algumas vezes levar ao vômito.

Os canais semicirculares da orelha interna são outras estruturas importantes que fornecem inervação aferente ao centro do vômito. O estímulo constante dos canais semicirculares pode induzir ao vômito, como ocorre no mal-estar de movimento. Outros locais do organismo também podem estimular o centro do vômito; portanto, o vômito é um sinal inespecífico de doença.

A motilidade do intestino delgado apresenta fases digestivas e interdigestivas

(1) A motilidade do intestino delgado ocorre em duas fases distintas: durante o período digestivo após a ingestão do alimento e (2) durante o período interdigestivo quando há pouco alimento no trato gastrintestinal. Existem dois padrões de motilidade principais na fase digestiva: propulsor e não propulsor. O padrão *não propulsor* é referido como *segmentação.* A segmentação resulta de contrações localizadas do músculo circular. As porções do intestino delgado, geralmente com 3 a 4 cm de comprimento, contraem-se fortemente, dividindo o intestino em segmentos de lúmen constrito e dilatado. Em alguns segundos, as porções constritas relaxam e novas áreas se constringem (Figura 28.9). Essa ação tende a mover

os conteúdos intestinais para trás e para a frente dentro do intestino delgado, misturando-os com os sucos digestivos e movendo-os sobre as superfícies mucosas absortivas. Esse tipo de motilidade não contribui muito para a rede de propulsão aboral de ingesta. Na realidade, a segmentação tende a diminuir o movimento aboral do material devido ao fechamento do lúmen intestinal nos segmentos constritos.

A atividade *propulsora* durante a fase digestiva é constituída por contrações peristálticas que migram pelo intestino em fase com as ondas lentas. As contrações peristálticas da fase digestiva passam por curtos segmentos do intestino e, então, morrem. Dessa maneira, a ingesta é empurrada pelo intestino por uma curta distância e então é submetida a novas contrações de segmentação e atividade de mistura. A interação de segmentação e motilidade peristáltica faz com que alguns autores descrevam o movimento de ingesta durante a motilidade da fase digestiva como "dois passos à frente, um passo para trás".

A fase interdigestiva da motilidade do intestino delgado é caracterizada por ondas de poderosas contrações peristálticas que progridem por uma grande extensão do intestino delgado, algumas vezes atravessando todo o órgão. Essas ondas são referidas como *complexo motor migrante* (CMM) ou, alternativamente, *complexo mioelétrico migrante*. O CMM inicia-se no duodeno como grupos de ondas lentas que estimulam intenso potencial de ação e atividade de contração muscular. O complexo migra pelo intestino na velocidade das ondas lentas. Alguns dos CMM morrem antes de atingir o íleo, mas alguns viajam por toda a extensão do intestino delgado.

O CMM é a atividade motora básica no intestino durante um período de jejum ou entre as refeições, o que pode ser referido como estados interdigestivos. O consumo de refeições interrompe o CMM. O CMM tipicamente dura entre 80 e 120 minutos, e consiste em três fases sucessivas: a fase I (60 a 70 min), a qual não tem contrações, fase II (20 a 30 min), a qual tem contrações intermitentes e irregulares, e fase III, a qual tem fortes contrações peristálticas que duram 3 a 10 minutos e que começam a partir do estômago e do esôfago inferior e migram distalmente para chegar ao cólon.

O CMM provavelmente tem a função de "faxina" e serve para empurrar o material não digerido para fora do intestino delgado. O CMM também é importante no controle da população de bactérias no intestino superior. Normalmente, o duodeno alberga uma população relativamente pequena de bactérias e a população aumenta distalmente no íleo, o qual possui um número moderadamente grande de organismos bacterianos. O cólon é intensamente colonizado por numerosas espécies de bactérias. É importante para a função intestinal que essa relativa distribuição de bactérias seja mantida dentro do intestino. O CMM pode auxiliar a impedir a migração de bactérias do íleo para o duodeno.

O esfíncter ileocecal evita que os conteúdos do cólon retornem para o íleo

O *esfíncter ileocecal* está na junção dos intestinos delgado e grosso e evita o movimento retrógrado dos conteúdos do cólon para o íleo. Consiste em um anel bem desenvolvido de músculo circular que permanece constrito a maior parte do tempo. Além do esfíncter muscular, em muitas espécies há uma dobra de mucosa que atua como uma válvula de via única, bloqueando ainda mais a movimentação dos conteúdos do cólon para o íleo. Durante os períodos de atividade peristáltica no íleo, o esfíncter relaxa, permitindo o movimento do material para dentro do cólon. Quando a pressão colônica aumenta, o esfíncter ileocecal se constringe ainda mais.

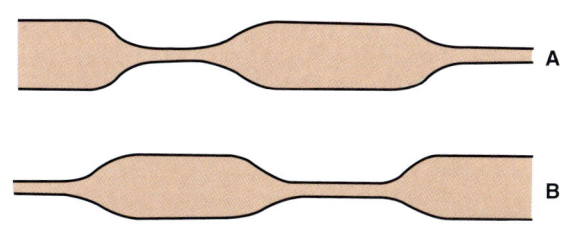

Figura 28.9 Segmentação no intestino delgado. **A.** As áreas de constrição de músculo circular fecham o lúmen e dividem o intestino em segmentos dilatados que contêm ingesta. **B.** Em intervalos periódicos, as áreas de constrição e dilatação se alternam, exercendo ação de mistura e circulação sobre a ingesta.

A motilidade do cólon ocasiona a mistura, a retropulsão e a propulsão da ingesta

O cólon tem múltiplas funções, incluindo (1) absorção de água e eletrólitos, (2) armazenamento de fezes e (3) fermentação de matéria orgânica que escapa da digestão e absorção no intestino delgado. A importância relativa dessas funções varia de acordo com a espécie, e existem imensas diferenças no tamanho e forma do cólon, entre as espécies animais. O principal determinante do tamanho do cólon é a importância da fermentação colônica para as necessidades energéticas do animal. Algumas espécies, como o cavalo e o coelho, fazem amplo uso dos produtos da fermentação para as necessidades nutricionais e possuem cólons grandes e complexos (a câmara de fermentação do ruminante fica no estômago). Outras espécies, como o cão e o gato, não dependem de produtos da fermentação e têm cólons relativamente simples. A Figura 28.10 ilustra as diferenças na anatomia colônica entre quatro espécies com diferentes necessidades de digestão fermentativa.

Aparentemente, existe uma considerável semelhança nos padrões de motilidade do cólon entre os animais, apesar da diversidade anatômica. A atividade de *mistura* é proeminente nos cólons de todas as espécies, pois a mistura e a circulação são importantes para as funções tanto absortiva quanto fermentativa. A mistura é conseguida por contrações segmentares associadas a outros tipos de motilidade. Em muitas espécies, como no cavalo e no suíno, a segmentação colônica é pronunciada e, em algumas áreas, resulta na formação de saculações conhecidas como *haustrações*, as quais são visíveis mesmo após a morte.

Uma característica particular da motilidade colônica é a *retropulsão*, ou *antiperistaltismo*. Esse tipo de contração peristáltica migra oralmente, o oposto do movimento peristáltico normal. Tal motilidade resulta da atividade colônica de ondas lentas que é um pouco mais complexa do que a do intestino delgado. No cólon, assim como no intestino delgado, as ondas lentas se originam na CIC. O SNE colônico, contudo, pode influenciar a CIC de modo a alterar o local de origem das ondas lentas e a direção de sua propagação. Em condições de repouso no cólon, as ondas lentas se originam de *marca-passos* em um ou mais locais centrais. Os marca-passos não são estruturas anatômicas, e sim áreas definidas por atividades do SNE. Portanto, os marca-passos nem sempre estão nas mesmas áreas; podem desaparecer e se formar em diferentes localizações em resposta à necessidade por diferentes padrões de motilidade. As contrações antiperistálticas ocorrem nos segmentos, nos quais as ondas lentas migram em direção oral. As contrações antiperistálticas são retropulsoras e impedem o movimento da ingesta, causando intensa atividade de mistura e forçando o material a se acumular nas porções proximais do cólon. A retropulsão parece ser particularmente forte nas proximidades dos marca-passos e, portanto, os marca-passos representam locais de alta resistência ao fluxo de ingesta colônica.

Em virtude do fluxo contínuo de material do íleo para o cólon, alguma ingesta escapa da motilidade retropulsora, antiperistáltica, e se move para áreas de atividade peristáltica, propulsora, e prossegue pelo cólon. Além disso, há períodos de intensa atividade propulsora, que envolvem todo o cólon. Esses são os chamados *movimentos de massa* e frequentemente envolvem a translocação distal de todo o conteúdo colônico.

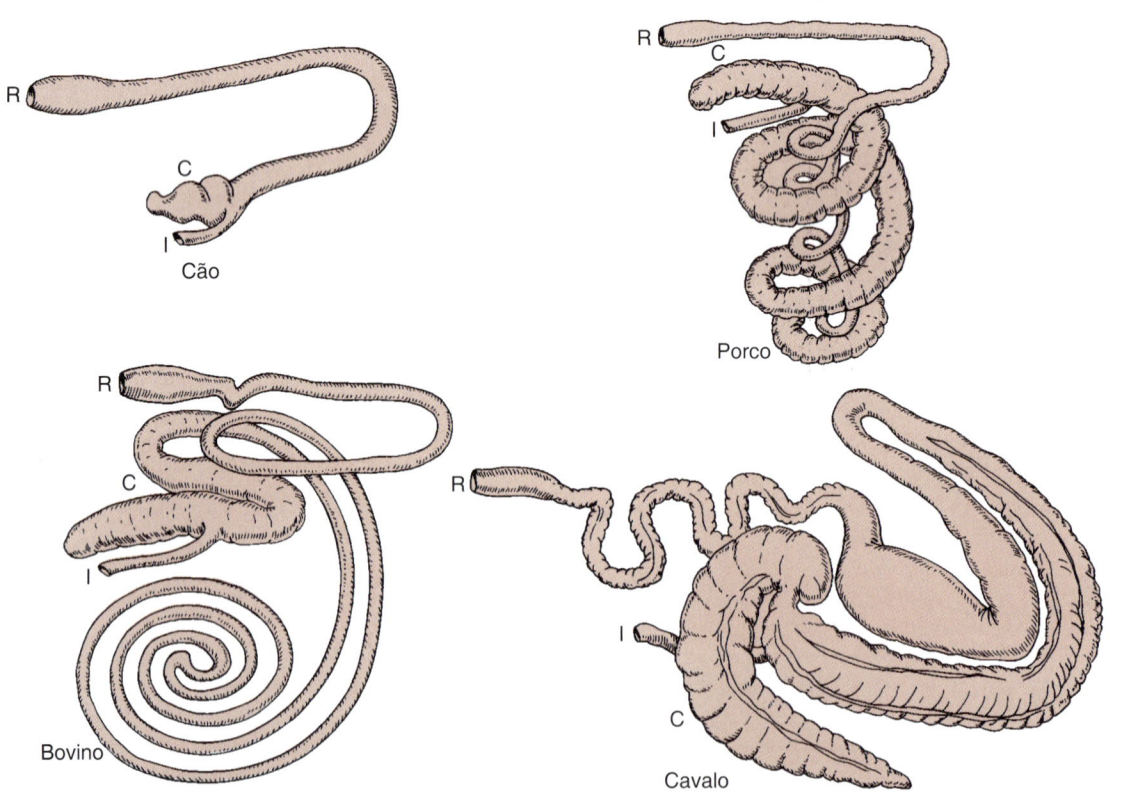

• **Figura 28.10** Variações anatômicas do cólon de quatro mamíferos. Os animais com cólons simples, como o cão, não são dependentes de fermentação colônica para suprir suas necessidades energéticas. Os cavalos, os quais apresentam um grande desenvolvimento colônico, dependem da fermentação colônica para grande parte de suas necessidades energéticas. Em animais como suínos e bovinos, a importância da fermentação colônica para as necessidades digestivas é intermediária entre o cavalo e o cão, e sua posição intermediária é observada pelo desenvolvimento de seu cólon. *C*, ceco; *I*, íleo; *R*, reto.

O cólon é um importante local de armazenamento e absorção em todos os animais

O cólon do cão e do gato é um órgão relativamente simples, que consiste em um ceco curto, uma porção ascendente, uma porção transversa e uma porção descendente. Durante a fase de repouso, existe um marca-passo colônico próximo à junção dos cólons transverso e descendente (Figura 28.11). Isso leva a um aumento da atividade antiperistáltica no cólon proximal, com resultante acúmulo de ingesta no ceco e áreas do cólon ascendente. Geralmente, no cólon descendente, ocorre atividade peristáltica moderada, enquanto o cólon distal e o reto geralmente são constritos e vazios.

O material que entra no cólon dos carnívoros é de consistência líquida. Ele é devidamente misturado nos cólons ascendente e transverso, e muito da água e muitos dos eletrólitos são absorvidos. No momento em que atinge o cólon ascendente, está semissólido, transformando-se em fezes.

Apesar das grandes diferenças anatômicas nos cólons dos herbívoros, quando comparados com os dos onívoros e carnívoros, eles apresentam semelhanças na motilidade

Existem semelhanças importantes na motilidade entre diversas espécies, mesmo naquelas com grandes diferenças anatômicas. A proposta desta discussão é descrever as semelhanças na motilidade entre as espécies com cólon simples e aquelas com cólon complexo. O Capítulo 31 apresenta uma discussão mais abrangente sobre os cólons altamente desenvolvidos dos herbívoros.

O intestino distal equino, como exemplo de intestino distal herbívoro, é complexo e altamente desenvolvido (ver Figura 28.10).

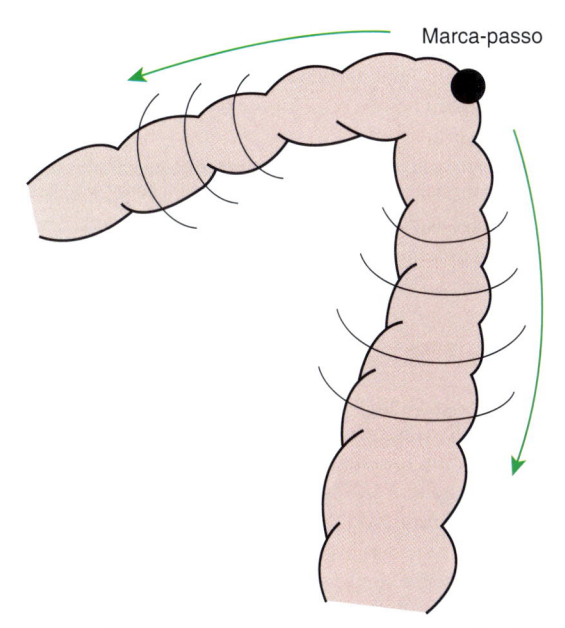

Marca-passo

• **Figura 28.11** Um marca-passo está presente na junção das partes transversa e descendente do cólon do gato e provavelmente em outros mamíferos com anatomia colônica semelhante. As ondas lentas e a atividade peristáltica se propagam em ambas as direções do marca-passo. O peristaltismo retrógrado, ou reverso, nas porções proximais do cólon causa a retenção da ingesta nelas, promovendo as funções de armazenamento e absorção do cólon.

O ceco é largo e separado em haustrações. O ceco equino é único entre os cecos de muitas espécies, mesmo de outros herbívoros, por causa de um orifício semelhante a um esfíncter distinto, que o liga ao cólon. O cólon é dividido em uma porção grande e outra pequena, e o cólon maior é pregueado, de forma que existem três flexuras diferentes. Os músculos longitudinais do ceco e a maioria das áreas do cólon não são uniformemente dispersos ao redor da circunferência do intestino. Em vez disso, formam bandas distintas, ou tênias, que cursam ao longo do eixo longitudinal do intestino. A tênia divide as haustrações longitudinalmente, dando ao ceco e ao grande cólon equinos uma aparência saculada.

A motilidade do ceco equino consiste em segmentação ativa e mistura, com ocasionais movimentos de massa que parecem transferir grandes quantidades de ingesta para o cólon. A motilidade no cólon consiste em segmentação, antiperistaltismo e peristaltismo. Aparentemente, existe um marca-passo colônico na flexura pélvica que cria uma área de alta resistência ao fluxo, resultando em retenção prolongada do material nas porções ventrais do cólon maior. O marca-passo da flexura pélvica no cólon equino é semelhante em função ao marca-passo colônico no cólon transverso do cão e do gato. Pouco se sabe a respeito da regulação da motilidade no cólon delgado do equino. A forma esférica característica das fezes equinas provavelmente representa a intensa motilidade tipo segmentação no cólon menor, onde as fezes são formadas (ver Capítulo 31).

Nos ruminantes e nos suínos, o intestino distal compreende um ceco de complexidade intermediária, um cólon em espiral e um cólon reto. Em comparação com outras espécies, sabe-se menos ainda sobre a motilidade do intestino distal dos animais com cólon em espiral. Parece ser uma área de alta resistência ao fluxo na flexura, ou ponto central, do cólon em espiral. Esse local de resistência ao fluxo pode representar um marca-passo que gera motilidade antiperistáltica na porção centrípeta do cólon.

O esfíncter anal apresenta duas camadas com inervação separada

A abertura anal é constrita por dois esfíncteres: um *esfíncter interno* de músculo liso, o qual é uma extensão direta da camada de músculo circular do reto; e um *esfíncter externo* de músculo estriado. O esfíncter anal interno geralmente permanece tonicamente contraído e é responsável pela continência anal. O esfíncter interno recebe inervação parassimpática de segmentos da espinha sacral através do nervo pélvico e inervação simpática vinda dos segmentos da espinha lombar através do nervo hipogástrico. Na maioria das espécies, o estímulo simpático resulta em constrição do esfíncter e a estimulação parassimpática resulta em relaxamento.

O esfíncter externo mantém um certo grau de contração tônica, mas o sinal coerente do ânus é regulado principalmente pelo esfíncter interno. O esfíncter externo é inervado pelas fibras gerais eferentes somáticas que têm corpos celulares nos segmentos da coluna craniossacral e do curso no nervo pudendo.

O reflexo retoesfinctérico é importante na defecação

A entrada das fezes no reto é acompanhada por um relaxamento no esfíncter anal interno, seguido por contrações peristálticas do reto. Isso é conhecido como *reflexo retoesfinctérico* e é uma parte importante do ato de defecação (Figura 28.12). O reflexo normalmente resulta em defecação; porém, em animais treinados, seu efeito pode ser bloqueado por constrição voluntária do esfíncter anal externo. Quando a defecação é suprimida voluntariamente,

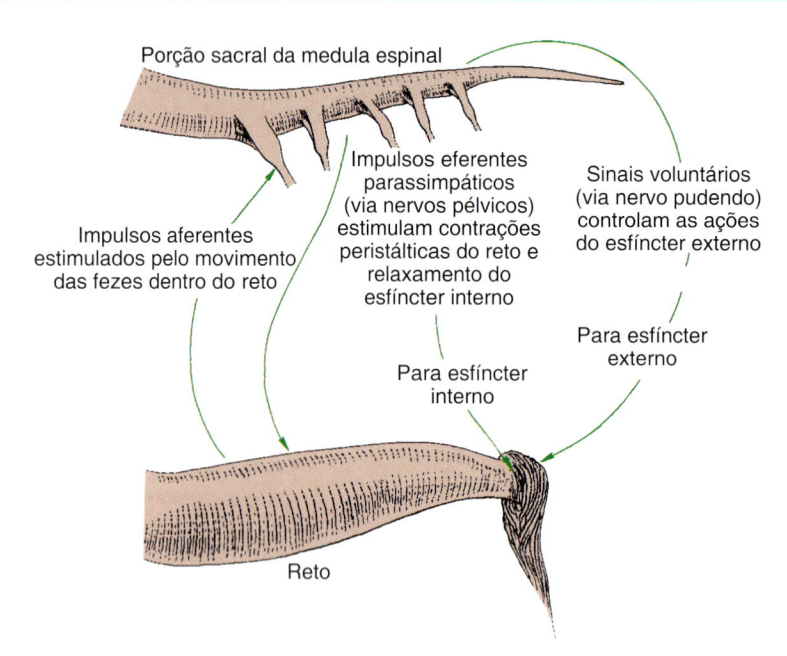

● **Figura 28.12** Arcos reflexos retoesfinctéricos. O reflexo é iniciado pelo movimento das fezes no reto e resulta em movimentos peristálticos da parede retal e relaxamento do esfíncter anal externo. A passagem fecal é o efeito normal do reflexo, mas a constrição voluntária do esfíncter anal externo pode evitar a passagem das fezes e anular o reflexo, aparentemente permitindo aos animais treinados suprimir a urgência de defecar.

o reto relaxa brevemente para acomodar o bolo fecal e o esfíncter anal interno retoma o tônus. Em humanos, e presumivelmente em cães e gatos, o relaxamento do reto e a constrição do esfíncter anal interno estão associados à redução da urgência para defecar, até que outro bolo de fezes entre no reto.

Os animais não inibidos respondem à presença de fezes no reto com um número voluntário de ações associadas à defecação. Em carnívoros, o diafragma e os músculos abdominais se contraem para aumentar a pressão intra-abdominal e os músculos estriados do canal anal relaxam quando o animal assume a postura de defecação. Esses atos são importantes para a completa evacuação do reto.

As principais diferenças entre o sistema digestório das aves e dos mamíferos são, em pássaros, a falta dos dentes e a separação das funções gástricas em regiões anatômicas distintas

Existem importantes diferenças anatômicas entre os sistemas digestórios de aves e mamíferos. Essas diferenças afetam as funções de motilidade mais do que outros aspectos da digestão, como a secreção, digestão e absorção. Portanto, neste capítulo, o trato digestório das aves é abordado em um tópico separado. Os aspectos da digestão das aves são integrados na discussão geral em outros capítulos desta seção.

A Figura 28.13 ilustra a anatomia geral do sistema digestório das aves. A faringe das aves é mais simples do que a dos mamíferos, pois os pássaros não têm o palato mole. Não há dentes, embora, nas espécies carnívoras, o bico seja modificado para despedaçar o alimento em pedaços pequenos o suficiente para serem engolidos. O esôfago apresenta diâmetro maior para acomodar alimento não mastigado. Um divertículo do esôfago é conhecido como *papo*. O desenvolvimento do papo varia bastante entre as espécies de aves. A porção glandular do estômago é o *proventrículo*, o qual é separado do estômago muscular, conhecido como *ventrículo* ou *moela*, por

um istmo curto. O intestino delgado varia muito em extensão entre as espécies de aves, mas geralmente é mais curto quando comparado ao dos mamíferos de tamanho semelhante. Os cecos geralmente são pareados e variam muitíssimo em desenvolvimento entre as espécies de aves. Em alguns carnívoros, como o falcão, os cecos são rudimentares, enquanto em algumas aves herbívoras não voadoras, como a avestruz, o desenvolvimento cecal é maior (Figura 28.13). O cólon e o reto são muito simples; o reto termina na cloaca, a qual é uma passagem comum das descargas digestórias, urinárias e reprodutivas.

O papo desempenha uma função de armazenamento. Em algumas espécies, o papo é pouco mais que uma saculação do esôfago, enquanto, em outras, como a galinha, há uma abertura esfinctérica distinta entre o esôfago e o papo. Em geral, a ingesta não começa a se acumular no papo até que a moela esteja repleta. O papo é ricamente povoado por células secretoras de muco, mas não há presença de glândulas digestórias. Contudo, as secreções glandulares digestórias que se originam das glândulas salivares e do proventrículo estão presentes no papo. Em muitas espécies, parece que a ingesta e as secreções passam de modo retrógrado da moela para o esôfago e do proventrículo para o papo. A motilidade do papo está sob controle dos impulsos vagais. A motilidade do papo e a velocidade de esvaziamento são coordenadas para liberar a ingesta a uma velocidade compatível com a velocidade de esvaziamento do proventrículo e da moela. Em algumas espécies de aves, o papo funciona como um local de armazenamento para o alimento a ser repassado para o filhote. Nesse caso, o alimento é engolido para o papo e depois regurgitado como alimento para a prole.

O proventrículo é um órgão de pouco volume com um epitélio glandular que se assemelha àquele do estômago dos mamíferos (ver Capítulo 29). A função da motilidade do proventrículo é propelir a ingesta e secreções digestivas para a moela para mistura e trituração. A moela é um órgão muscular que tritura e liquefaz a ingesta. Além disso, a discriminação do tamanho das partículas ocorre na moela; as partículas pequenas são passadas para o duodeno, enquanto as partículas grandes são retidas para uma cominuição adicional, ou são ejetadas de volta ao proventrículo para adição

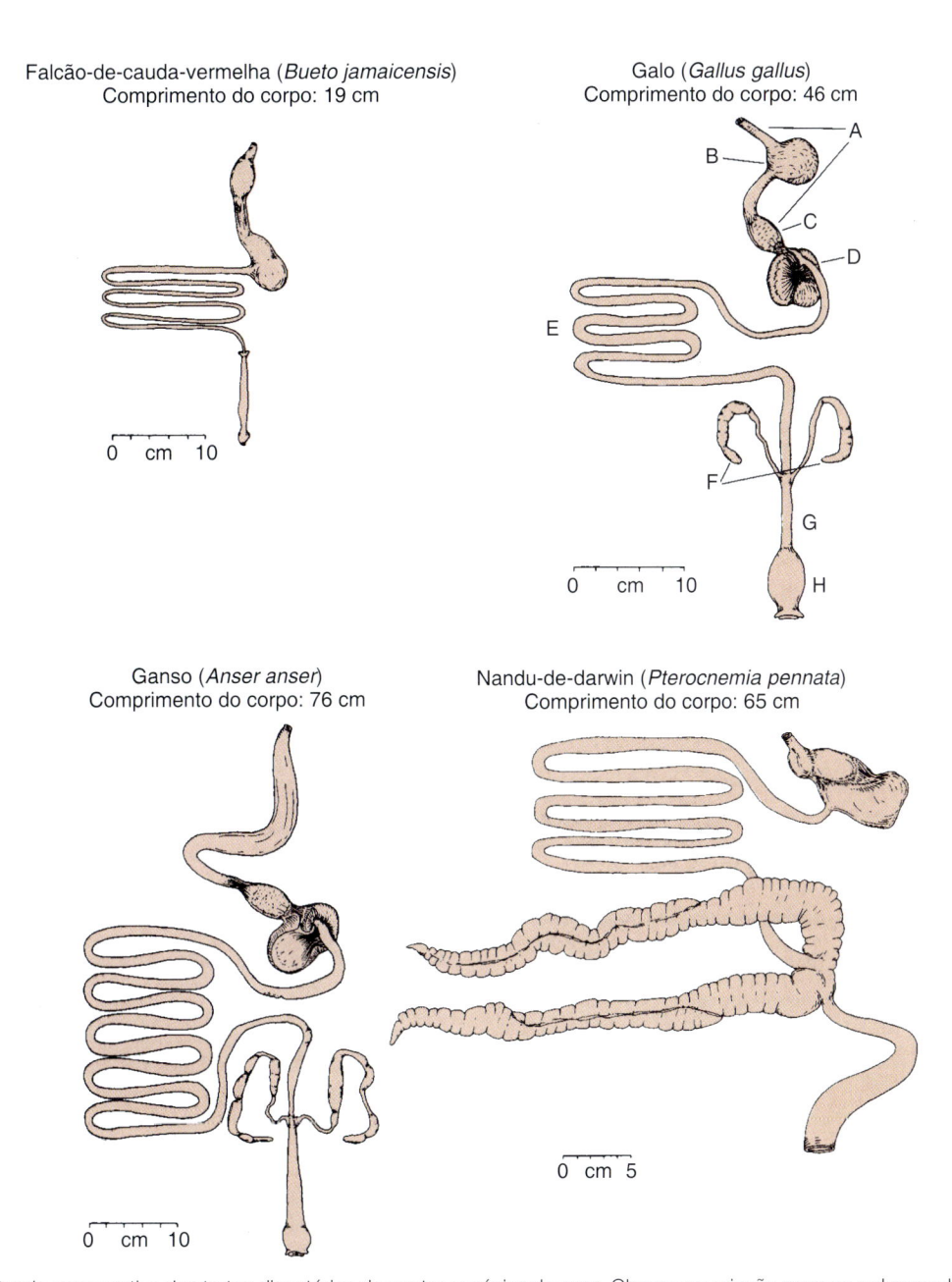

Falcão-de-cauda-vermelha (*Bueto jamaicensis*)
Comprimento do corpo: 19 cm

Galo (*Gallus gallus*)
Comprimento do corpo: 46 cm

Ganso (*Anser anser*)
Comprimento do corpo: 76 cm

Nandu-de-darwin (*Pterocnemia pennata*)
Comprimento do corpo: 65 cm

● **Figura 28.13** Anatomia comparativa dos tratos digestórios de quatro espécies de aves. Observe a variação no papo e desenvolvimento dos cecos. O falcão-de-cauda-vermelha carnívoro tem um papo pequeno e cecos rudimentares. O galo tem o papo bem desenvolvido, e o nandu apresenta extremo desenvolvimento dos cecos. *A*, esôfago; *B*, papo; *C*, proventrículo; *D*, moela ou ventrículo; *E*, intestino delgado; *F*, cecos; *G*, reto; *H*, cloaca. (Fonte: Stevens CD. *Comparative physiology of the vertebrate digestive system*. Cambridge, UK: Cambridge University Press; 1988.)

de mais secreções digestivas. Nas aves carnívoras, concreções de osso, pelo, penas e outros materiais indigeríveis se acumulam na moela e são ocasionalmente ejetadas oralmente em uma ação conhecida como *egestão*. Nas aves comedoras de grãos, pequenas pedras ou cascalho são deglutidos e retidos na moela para auxiliar na cominuição da ingesta. Esse material inorgânico é referido como *pedrisco* e sua presença aumenta a eficiência digestiva, embora não seja essencial. A mucosa da moela é recoberta por uma firme cobertura, conhecida como *koilin*. Esse revestimento é composto de secreções glandulares e células descamadas. Ela protege a mucosa das ações físicas de moagem da moela.

A motilidade e a função das várias áreas do estômago das aves são facilmente comparáveis à motilidade e à função nos mamíferos. O papo e o proventrículo funcionam de forma muito semelhante ao fundo e ao corpo do estômago mamífero, com função de armazenamento e secreção. A moela funciona como o antro no estômago mamífero, com função de trituração e discriminação do tamanho de partículas. As principais diferenças funcionais entre as aves e os mamíferos incluem a separação física dos compartimentos estomacais em aves e a avançada função de trituração da moela.

Os padrões de motilidade do intestino delgado das aves parecem ser, de modo geral, semelhantes àqueles dos mamíferos. A motilidade do intestino distal também compartilha características de outros animais. O peristaltismo reverso é uma característica dominante do cólon e reto das aves, movendo a ingesta para o ceco. As excreções urinárias que chegam à cloaca são incorporadas à ingesta e se movem de modo retrógrado para o ceco, facilitando, assim, a reabsorção de água remanescente e eletrólitos da urina. A motilidade do ceco é caracterizada principalmente por peristaltismo de mistura e reverso, com movimentos de massa ocasionais resultando na evacuação dos cecos. Esses movimentos de massa nas espécies de aves são seguidos por defecação.

CORRELAÇÕES CLÍNICAS

Raiva equina
Relato

Os donos relatam que o seu cavalo não tem "sido ele mesmo" nos últimos dias. Hoje, o animal está extremamente apático e com as pernas dianteiras afastadas e cabeça baixa. As narinas estão sujas, e os proprietários relatam que sai água e alimento das narinas quando o animal tenta comer ou beber.

Exame clínico

Pelo histórico e sinais clínicos, percebe-se que o cavalo pode ter paralisia dos músculos da faringe e da laringe. Como essas lesões são tipicamente associadas à raiva em cavalos, o exame é realizado com um par de luvas plásticas. Para avaliar a função do reflexo de deglutição, tenta-se passar um tubo gástrico. Observa-se que o reflexo de deglutição parece estar diminuído, mas com alguma persistência, o tubo pode ser passado. Isso indica que não há obstrução física na faringe ou no esôfago e que o problema é funcional. Esses achados sustentam, mas não confirmam, o diagnóstico de raiva.

Comentário

A raiva, nos herbívoros, pode tomar diversas formas. Um dos sinais mais comuns em bovinos e cavalos é a paralisia de faringe ou laringe, como resultado das lesões virais no núcleo do tronco encefálico que supre os nervos cranianos apropriados. Se houver suspeita de raiva, não se deve entrar em contato direto com as excreções do animal, especialmente a saliva.

Tratamento

Neste cavalo, o tratamento deveria consistir em fluidoterapia e reposição oral de eletrólitos, administradas através de um tubo estomacal permanente. Se não houver resposta a essa terapia conservadora e se a condição do animal parecer deteriorar, a eutanásia será necessária e a cabeça do animal deve ser submetida à avaliação para o diagnóstico positivo de raiva.

Cavalo com cólica devido ao deslocamento de cólon maior
Relato

Um cavalo Puro-sangue castrado de 16 anos apresenta cólica. O treinador notou que ele estava bem quando foi observado de manhã e alimentado. Os tratadores andaram pelas cocheiras um pouco depois, e o cavalo estava prostrado, rolando e suando muito. Eles não conseguiam mantê-lo confortável, então o levaram direto para sua clínica.

Exame clínico

O cavalo tem as mucosas congestas (vermelho-escuras) e pegajosas com tempo de preenchimento capilar (TPC) prolongado, demonstrando desidratação e má perfusão. Sua temperatura, pulso e frequência respiratória estão aumentados. Ele está suando e tentando deitar. Depois de sedá-lo, você passa uma sonda nasogástrica e recebe muito refluxo com odor fétido, sugerindo que a ingesta pode estar compactada no trato gastrintestinal e apodrecendo,

e/ou poderia haver necrose intestinal presente. Na palpação retal, parece que ele deslocou o intestino grosso. O hemograma revela um processo inflamatório grave com baixos eletrólitos e albumina.

Comentário

Você o leva para a cirurgia e coloca o intestino grosso de volta no lugar. Infelizmente, ele tem um intestino delgado comprometido que precisa ser seccionado. Quando se recupera da cirurgia, ele é colocado na fluidoterapia intravenosa para reidratação e correção de seus déficits eletrolíticos, que provavelmente incluem sódio, cloreto e cálcio. Ele também recebe alguns litros de plasma para corrigir seu déficit de albumina, e ambos ajudam com a pressão oncótica (favorecendo a retenção de líquidos capilares) e com o sistema imunológico. Ele é mantido com antibióticos intravenosos, penicilina potássica e gentamicina. Infelizmente, ele tem baixa mobilidade GI (íleo paralítico). O íleo paralítico pode ocorrer por vários motivos. A motilidade GI pode ser diminuída imediatamente após a cirurgia pelo efeito da anestesia. Além disso, a endotoxemia, que é comum em animais com cólica, pode resultar em íleo paralítico. As endotoxinas são moléculas derivadas das paredes celulares de bactérias gram-negativas. Essas substâncias, que normalmente estão confinadas no lúmen do intestino, podem entrar no sistema vascular de animais com cólica ou outras condições que afetam a integridade da mucosa. A endotoxina pode induzir a ativação de receptores adrenérgicos α_2 e a produção de certos prostanoides, que limitam a motilidade GI. Além disso, o íleo paralítico pode ser causado por uma redução no número de CIC, que controlam a atividade elétrica no intestino. Isso parece ser uma resposta à cirurgia. Em muitos casos, não podemos saber a causa exata do íleo.

Tratamento

A restauração da mobilidade é muitas vezes multimodal. Os cavalos recebem frequentemente medicação anti-inflamatória para ajudar no controle da inflamação. O caminhar conduzido à mão deve ser incentivado para ajudar a restaurar a motilidade. A correção dos déficits eletrolíticos é fundamental para a normalização das contrações musculares que influenciam a motilidade. Além disso, medicamentos que modificam a motilidade, como lidocaína ou ioimbina, podem ser usados. A lidocaína pode suprimir os neurônios aferentes primários, limitando a inibição reflexa eferente da motilidade. Suas propriedades anti-inflamatórias também ajudam na melhora da mucosa. A ioimbina é outro medicamento usado. Ela atua como um antagonista dos receptores adrenérgicos α_2 para neutralizar o aumento do fluxo simpático. A eritromicina também tem sido usada para restaurar a motilidade. É um agonista direto da motilina nas células musculares lisas que estimula a liberação de acetilcolina e motilina no SNE. Os clínicos normalmente começam com apenas um medicamento modificador de motilidade para determinar se é benéfico. Não é infrequente a escolha da lidocaína. Os clínicos irão monitorar a evolução do cavalo, além dos outros tratamentos de suporte. Medicamentos são ajustados conforme a necessidade, para ajudar a restaurar a motilidade.

Questões de revisão

1. Uma única característica das células do músculo liso do trato gastrintestinal (GI) é que:
   a. Seus potenciais elétricos transcelulares em repouso têm o polo positivo na superfície externa da membrana celular
   b. Os potenciais de ação, ou picos de despolarização de membrana, não estão associados às contrações musculares
   c. As contrações musculares são estimuladas por despolarização parcial da membrana
   d. Existem ondas espontâneas rítmicas no potencial elétrico através da membrana celular
   e. A contração dos músculos nunca é influenciada pela atividade nervosa
2. As células intersticiais de Cajal são:
   a. Neurônios modificados capazes de gerar contração
   b. Neurônios modificados capazes de gerar apenas potenciais de ação

   c. Neurônios modificados capazes de gerar apenas ondas lentas
   d. Células musculares lisas modificadas capazes de gerar apenas ondas lentas
   e. Células musculares lisas modificadas capazes de gerar apenas potenciais de ação
3. O termo *ondas lentas*, quando aplicado ao trato digestório, refere-se a:
   a. Frentes de atividade elétrica com deslocamento lento que são propagadas pelo sistema nervoso entérico
   b. Frentes de atividade elétrica com deslocamento lento que resultam de alterações coordenadas no potencial de membrana celular que ocorrem por todo o músculo liso da parede intestinal
   c. Frentes de ingesta com deslocamento lento que seguem pelo intestino em resposta aos movimentos peristálticos

d. Frentes de potenciais de ação com deslocamento lento que estão passando constantemente pelo músculo liso do trato digestório

e. Frentes de contrações peristálticas com deslocamento lento que passam por todo o intestino delgado durante o período digestivo

4. Um animal é trazido para consulta com pneumonia aspirativa (o resultado da entrada de material alimentar no trato respiratório inferior). Quais das seguintes lesões poderia ser a causa provável?

a. Perda da função do plexo mientérico na faringe e no esôfago superior

b. Perda da atividade de ondas lentas na faringe e no esôfago superior

c. Uma lesão no tronco encefálico

d. Uma lesão na traqueia

e. Nenhuma das anteriores

5. O termo *fase cefálica* é usado em referência a um certo número de atividades que ocorrem no trato gastrintestinal. Em geral, o termo significa:

a. As fases iniciais da digestão, quando o alimento está mais próximo da cabeça

b. Qualquer ação diretamente estimulada pela presença de alimentos no estômago

c. Qualquer ação diretamente estimulada pela presença de alimentos na boca

d. Eventos digestivos estimulados pela presença de alimentos no trato GI, mas que exigem reflexos integrados no sistema nervoso central

e. Eventos digestivos que ocorrem antes da ingestão de alimentos e em resposta à estimulação do sistema nervoso central provocada pela antecipação de comer

6. As condições no duodeno, como pH baixo ou elevado teor de gordura, podem reflexivamente inibir o esvaziamento gástrico. Qual arco reflexo está envolvido nessa inibição?

a. Sistema nervoso parassimpático

b. Sistema nervoso entérico do GI

c. Sistema endócrino do GI

d. Todas as opções anteriores

7. Qual das opções a seguir descreve melhor a motilidade da região proximal do estômago monogástrico?

a. Segmentação rítmica

b. Peristaltismo

c. Retropulsão

d. Relaxamento adaptativo

8. Qual das seguintes opções é característica da fase interdigestiva da motilidade do intestino delgado?

a. Complexos de motilidade migrantes consistindo em ondas de contrações peristálticas que passam por todo o comprimento do intestino delgado

b. Segmentação rítmica

c. Ondas curtas de peristaltismo que se extinguem depois de alguns centímetros

d. Relaxamento completo do músculo liso do intestino delgado

9. Qual dos seguintes aspectos da fisiologia do cólon é comum a muitas espécies, independentemente das diferenças anatômicas interespécies na estrutura de cólon?

a. Fluxo rápido da ingesta

b. Relaxamento adaptativo

c. Retropulsão, ou antiperistaltismo

d. Formação de haustrações

10. "Marca-passos" do cólon:

a. São estruturas anatômicas distintas compostas por células especializadas do músculo liso

b. Deslocam-se em seus locais, sob a influência do SNE

c. Estão envolvidos na segmentação, mas não no peristaltismo

d. Controlam a defecação

11. O reflexo retoesfinctérico está integrado no:

a. Tronco encefálico

b. SNE

c. Medula espinal lombar

d. Medula espinal sacral

Bibliografia

Nível básico

Barrett KE. *Gastrointestinal Physiology (Chapters 7-9)*. McGraw-Hill Education; 2014.

Johnson LR. *Gastrointestinal Physiology (Chapters 2-6)*. 8th ed. Mosby; 2014.

Nível avançado

Bharucha AE, Fletcher JG. Recent advances in assessing anorectal structure and functions. *Gastroenterology*. 2007;133(4):1069–1074.

Denbow DM. Gastrointestinal anatomy and physiology. In: Scanes GC, eds. *Sturkie's Avian Physiology*. 6th ed. Elsevier; 2015.

Dinning PG, Arkwright JW, Costa M, et al. Temporal relationships between wall motion, intraluminal pressure, and flow in the isolated rabbit small intestine. *Am J Physiol Gastrointest Liver Physiol*. 2011;300:G577–G585.

Hanani M, Farrugia G, Komuro T. Intercellular coupling of interstitial cells of Cajal in the digestive tract. *Int Rev Cytol*. 2005;242:249–282.

Hanani M, Freund HR. Interstitial cells of Cajal: their role in pacing and signal transmission in the digestive system. *Acta Physiol Scand*. 2000;170(3):177–190.

Horowitz B, Ward SM, Sanders KM. Cellular and molecular basis for electrical rhythmicity in gastrointestinal muscles. *Annu Rev Physiol*. 1999;61:19–43.

Johnson LR, ed. *Physiology of the Gastrointestinal Tract (Chapters 33-36)*. 5th ed. Elsevier; 2012.

Kerlin P, Zinsmeister A, Phillips S. Relationship of motility to flow of contents in the human small intestine. *Gastroenterology*. 1982;82:701.

Merritt AM. Normal equine gastroduodenal secretion and motility. *Equine Vet J Suppl*. 1999;29:7–13.

Pfannkuche H, Gaebel G. Characteristics and control of equine intestinal motility. *Pferdeheilkunde Equine Med*. 2007;23(4):333.

Plumb D. *Veterinary Drug Handbook*. 4th ed. Ames, IA: Iowa State Press; 2002.

Podolsky DK, Camilleri M, Fitz JG, eds. *Yamada's Textbook of Gastroenterology (Chapters 3-6)*. John Wiley & Sons, Ltd; 2016.

Rasmussen OO, Christiansen J. Physiology and pathophysiology of anal function. *Scand J Gastroenterol Suppl*. 1996;216:169–174.

Reed SM, Bayly WM, Sellon DC. *Equine Internal Medicine*. 4th ed. St. Louis, MO: Saunders.; 2018.

Smith BP. *Large Animal Internal Medicine*. 5th ed. St. Louis, MO: Mosby Elsevier; 2015.

Stevens CE, Hume ID. *Comparative Physiology of the Vertebrate Digestive System*. 2nd ed. Cambridge, UK: Cambridge University Press; 1996.

29

Secreções do Trato Gastrintestinal

THOMAS H. HERDT

PONTOS-CHAVE

Glândulas salivares
1. A saliva umedece, lubrifica e digere parcialmente o alimento.
2. As secreções salivares se originam nas glândulas acinares e são modificadas nos ductos coletores.
3. As glândulas salivares são reguladas pelo sistema nervoso parassimpático.
4. A saliva do ruminante é um tampão bicarbonato-fosfato secretado em grandes quantidades.

Secreção gástrica
1. Dependendo da espécie, pode haver dois tipos gerais de mucosa gástrica: glandular e não glandular.
2. A mucosa gástrica contém muitos tipos diferentes de células.
3. As células parietais das glândulas gástricas secretam ácido clorídrico.
4. A pepsina é secretada pelas células principais das glândulas gástricas; ela é secretada na sua forma inativa e é subsequentemente ativada no lúmen do estômago.
5. As células parietais são estimuladas a secretar por ação de acetilcolina, gastrina e histamina.

Pâncreas
1. As secreções pancreáticas exócrinas são indispensáveis à digestão do complexo de nutrientes: proteínas, amido e triglicerídeos.
2. As células acinares secretam enzimas, enquanto as células centroacinares e as células do ducto secretam uma solução rica em bicarbonato de sódio.
3. As células pancreáticas apresentam receptores de superfície estimulados por acetilcolina, colecistocinina e secretina.

Secreção biliar
1. O fígado é uma glândula acinar com pequenos *lumina* acinares conhecidos como *canalículos*.
2. A bile contém fosfolipídios e colesterol, mantidos em solução aquosa pela ação detergente dos ácidos biliares.
3. A vesícula biliar estoca e concentra a bile durante os períodos entre as refeições.
4. A secreção biliar é iniciada pela existência de alimento no duodeno e estimulada pelo retorno dos ácidos biliares ao fígado.

A digestão e a absorção podem ocorrer apenas no meio aquoso das secreções digestivas. A síntese e a secreção desses líquidos representam um processo bem controlado, regulado por eventos endócrinos, parácrinos e neuronais. O volume total das secreções digestivas é grande, com a quantidade diária substancialmente maior que o volume de líquido ingerido em um período equivalente. Além disso, a maioria das secreções digestivas apresenta uma concentração relativamente grande de eletrólitos. Essa grande efusão de líquido e eletrólito no trato gastrintestinal torna a reabsorção dessas substâncias imperativa para se manter a homeostase hidreletrolítica do organismo. Aliás, umas das principais consequências das doenças digestivas e com riscos à vida é a perda de água e eletrólitos do organismo, causada por reabsorção inadequada das secreções digestivas.

Glândulas salivares

A saliva umedece, lubrifica e digere parcialmente o alimento

Quando mastigado, o alimento é misturado com as secreções salivares que permitem que este seja moldado em bolos bem lubrificados, o que facilita a deglutição. Além disso, a saliva pode ter funções antibacterianas, digestivas e de resfriamento evaporativo, dependendo da espécie.

A atividade antibacteriana da saliva resulta da ação de anticorpos e enzimas antimicrobianas conhecidas como *lisozimas*. Inicialmente, pode-se pensar que as propriedades antimicrobianas da saliva são ineficientes, uma vez que a boca contém normalmente uma grande e florescente população de bactérias. Contudo, a saliva auxilia a manter essa população sob controle e os animais com a função salivar comprometida estão sujeitos a doenças infecciosas da cavidade oral.

Nos animais onívoros, como ratos e porcos, a saliva contém uma enzima que digere amido, conhecida como *amilase salivar*. Geralmente essa enzima não está presente na saliva dos animais carnívoros, como os gatos. A saliva de algumas espécies também contém enzimas que digerem gordura, conhecidas como *lipase lingual*. Essa enzima é frequentemente encontrada em animais jovens, como bezerros em amamentação; a enzima desaparece assim que os animais se tornam adultos.

Provavelmente as enzimas salivares têm seu maior efeito digestivo no estômago proximal, pois o alimento não fica retido na boca tempo suficiente para que haja maior digestão. A falta de atividade de mistura no estômago proximal pode ser essencial para a função de digestão de amido da saliva. Isso ocorre porque a enzima amilase é funcional a um pH neutro a ligeiramente básico, o qual caracteriza a saliva. O baixo pH do estômago distal provavelmente inativa a enzima; portanto, é importante que o alimento que entra no estômago não seja inicialmente misturado com as secreções gástricas, de modo a permitir que as enzimas salivares tenham algum tempo para funcionar antes de serem inativadas pelo ácido gástrico. Algumas aves possuem amilase salivar que é ativa no ambiente do papo.

A função de resfriamento evaporativo da saliva é abordada no Capítulo 53.

As secreções salivares se originam nas glândulas acinares e são modificadas nos ductos coletores

A glândula salivar é uma glândula *acinar* típica, composta de um sistema arborizado de ductos coletores que terminam em evaginações celulares conhecidas como *ácinos* (Figura 29.1). O epitélio celular do ácino é funcionalmente diferente do epitélio dos ductos coletores. A saliva é inicialmente secretada no lúmen do ácino. As células glandulares localizadas no ácino secretam água, eletrólitos, enzimas e muco. A composição da saliva recém-formada é modificada conforme esta progride pelos ductos coletores. O epitélio do ducto reabsorve eletrólitos, especialmente sódio e cloro, de modo semelhante ao que ocorre nos túbulos proximais dos rins. O produto final, a saliva, é hipotônico e apresenta uma concentração de sódio substancialmente menor do que o líquido extracelular. O grau da alteração das secreções acinares nos ductos coletores depende da velocidade de produção da saliva. Ocorre pouca modificação quando há alta taxa de fluxo salivar, o que resulta em alta tonicidade e concentração de eletrólitos, comparado com as baixas taxas de fluxo.

A maioria dos mamíferos tem pelo menos três pares de glândulas salivares: as glândulas *parótidas*, as quais se localizam sob a orelha e atrás do ramo vertical da mandíbula; as glândulas *mandibulares*, que estão no espaço intermandibular; e as glândulas *linguais*, localizadas na base da língua. Cada uma dessas glândulas drena para um ducto principal que tem uma abertura única para a cavidade bucal. Além dessas glândulas principais, há glândulas menores na língua e na mucosa bucal. Essas glândulas menores e indistintas frequentemente têm numerosos ductos secretórios

que deságuam na boca. A concentração de muco é diferente nas secreções das diversas glândulas salivares. A parótida secreta saliva aquosa, ou serosa, enquanto muitas das glândulas menores secretam saliva altamente mucosa. As outras glândulas secretam um tipo misto de saliva, contendo tanto material mucoso como seroso. As glândulas salivares das aves secretam uma quantidade copiosa de muco para lubrificar o alimento não mastigado para a deglutição.

As glândulas salivares são reguladas pelo sistema nervoso parassimpático

As fibras nervosas autônomas parassimpáticas dos nervos facial e glossofaríngeo terminam nas células secretórias do ácino da glândula salivar e estimulam as células por meio de receptores colinérgicos. Todas as fases da atividade salivar são estimuladas por esse mecanismo, incluindo a secreção de eletrólitos, água e enzima. A expectativa por alimento pode iniciar uma resposta parassimpática que resulta na secreção salivar. No famoso experimento de Pavlov, o estímulo parassimpático das glândulas salivares era evocado em cães pelo som da campainha de um sino. Os cães foram treinados para esperar por alimento após ouvir o sino. Esse experimento bem conhecido foi uma das primeiras demonstrações de que o sistema nervoso central (SNC) poderia regular as funções digestivas. A mastigação e o estímulo das papilas gustativas, além da expectativa por alimento, são estímulos aferentes da salivação.

As células salivares secretórias também contêm receptores β-adrenérgicos que são ativados por estímulo nervoso parassimpático ou catecolaminas circulantes. Esse tipo de estímulo provavelmente tem pouca associação com a atividade digestiva normal, mas está relacionado com a salivação e o ptialismo visto em carnívoros que se preparam para o ataque. Entre as glândulas digestivas, as glândulas salivares são únicas, porque não há um componente regulador endócrino.

A saliva do ruminante é um tampão bicarbonato-fosfato secretado em grandes quantidades

A composição normal da saliva parotídea dos ruminantes é bastante diferente da saliva dos animais monogástricos. As salivas canina e bovina são comparadas na Figura 29.2. A saliva do ruminante é isotônica e, comparada ao soro sanguíneo, apresenta alta concentração

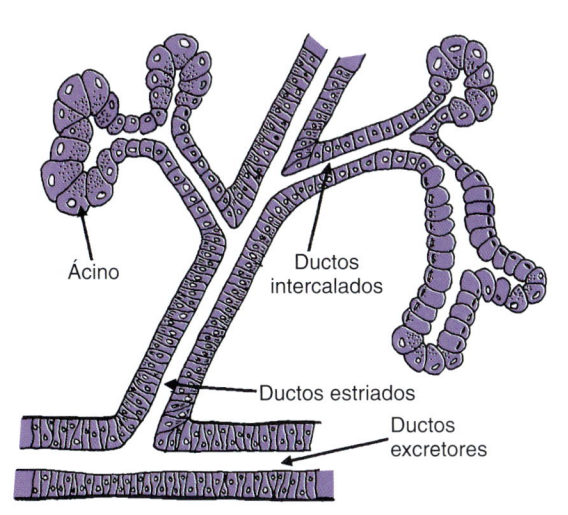

● **Figura 29.1** Ilustração esquemática da glândula salivar. A saliva é inicialmente secretada pelas células acinares e é então modificada quando passa através dos ductos intercalados, ou coletores. A modificação das secreções acinares pelo epitélio do ducto é um fenômeno fisiológico comum entre diversos tipos de glândulas, incluindo o pâncreas.

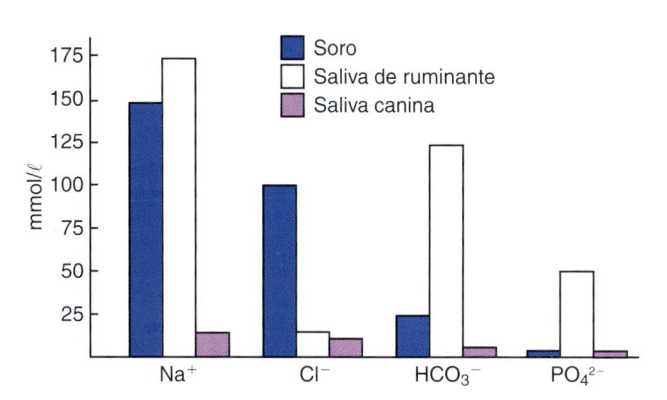

● **Figura 29.2** Composição eletrolítica do soro sanguíneo e da saliva do cão e do ruminante. Observe a concentração de eletrólitos na saliva canina que é muito menor do que a do soro, em contraste com a concentração na saliva do ruminante. Observe também as altas concentrações de bicarbonato (HCO_3^-) e fosfato (PO_4^{2-}) na saliva do ruminante; esses íons dão à saliva do ruminante sua qualidade alcalinizante.

de bicarbonato e fosfato e alto pH. Essa solução bem tamponada é necessária para a neutralização dos ácidos formados pela fermentação no rúmen, e os ruminantes secretam-na em grande quantidade. Uma vaca adulta pode secretar 100 a 200 ℓ de saliva por dia. Esse volume é aproximadamente equivalente ao volume do líquido extracelular da maioria dos bovinos adultos. É óbvio que muito da água e eletrólitos, secretados na saliva, precisa ser reabsorvido rapidamente e recirculado por meio da água corpórea total, ou o animal poderia morrer de desidratação em um curto período. Em circunstâncias anormais, com o bloqueio do esôfago, no qual o fluxo de saliva é desviado do trato gastrintestinal (GI), o bovino torna-se rapidamente desidratado e acidótico.

Em geral, as glândulas salivares dos animais domésticos raramente estão envolvidas em processos mórbidos e infrequentemente requerem atenção veterinária.

Secreção gástrica

Dependendo da espécie, pode haver dois tipos gerais de mucosa gástrica: glandular e não glandular

A maioria dos animais domésticos monogástricos possui apenas a mucosa glandular no estômago, mas os cavalos e ratos apresentam uma área na porção proximal do estômago que é coberta por um epitélio escamoso estratificado não glandular. Essa área é visivelmente diferente da área glandular, à qual é adjacente com uma linha definida de demarcação. A função da área não glandular não está clara. A área não glandular pode servir como um local onde uma pequena quantidade de digestão fermentativa (semelhante ao rúmen) poderia ocorrer. Por haver pouca atividade de mistura no estômago proximal, o alimento na área não glandular poderia ser protegido das secreções das glândulas gástricas. Essas secreções ácidas destroem bactérias, e, assim, a sua presença poderia evitar a fermentação. A digestão fermentativa é discutida em detalhes no Capítulo 31.

A área glandular do estômago é dividida em três regiões: *mucosa cárdica*, *mucosa parietal* e *mucosa pilórica*. Essas áreas contêm glândulas de estrutura semelhante, mas com diferentes tipos de secreções, como descrito mais adiante. Na maioria das espécies, a mucosa cárdica forma uma banda estreita ao redor da abertura gástrica do esôfago. No suíno, contudo, a mucosa cárdica cobre uma porção substancial do estômago proximal.

A mucosa gástrica contém muitos tipos diferentes de células

A mucosa glandular do estômago possui invaginações frequentes, ou poros, conhecidas como *criptas gástricas*. O tamanho das criptas é tal que os poros dentro delas podem ser visualizados com uma lupa de mão. Na base de cada cripta há um estreitamento, ou istmo, que continua para a abertura de uma ou mais glândulas gástricas (Figura 29.3).

A maioria das áreas de superfície do estômago e do revestimento de criptas é coberta com *células mucosas superficiais*. Essas células produzem um muco espesso e coeso que é uma característica especial do revestimento do estômago. As células mucosas e suas secreções associadas são importantes para proteger o epitélio estomacal das condições ácidas e da atividade de trituração existente no lúmen. Quando as células mucosas são lesadas, ocorrem úlceras estomacais.

Cada região da mucosa contém glândulas com tipos celulares característicos. Na área parietal, as glândulas contêm células *parietais*. Essas células são aglomeradas no colo, ou área proximal, da glândula. Sua função é secretar ácido hidroclorídrico (HCl). Distribuído entre as células parietais no colo das glândulas há outro tipo celular, as *células mucosas do colo*. Essas células mucosas secretam muco fino, menos viscoso que o das células mucosas da superfície. A célula mucosa do colo, além de sua função secretória, parece ser uma célula progenitora para a mucosa gástrica. São as únicas células do estômago capazes de divisão. Quando se dividem, migram para dentro das glândulas ou para cima das papilas e sobre o epitélio de superfície. Quando migram, as células mucosas do colo se diferenciam em qualquer um dos diversos tipos de células maduras das superfícies e glândulas gástricas. Na base das glândulas gástricas há ainda um terceiro tipo de célula, as *células principais*. Essas células secretam *pepsinogênio*, o precursor da enzima digestiva *pepsina*.

As glândulas das regiões mucosas cárdica e pilórica assemelham-se àquelas da área parietal em estrutura, mas contêm tipos celulares diferentes. As glândulas cárdicas secretam apenas muco. Seu muco é alcalino e provavelmente serve para proteger o estômago. As

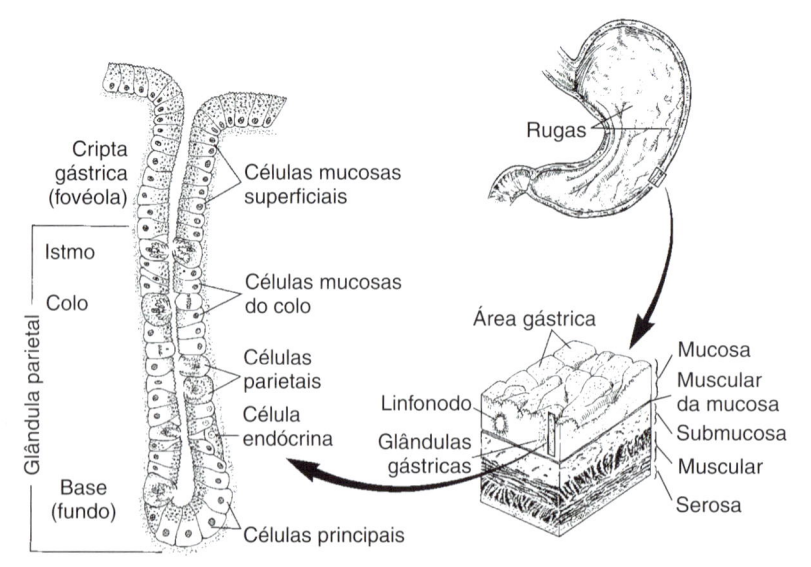

• **Figura 29.3** Ilustração anatômica das glândulas do corpo do estômago. Outras porções da mucosa glandular do estômago têm estruturas semelhantes, mas podem diferir bastante nos tipos celulares existentes nas glândulas. As aberturas das glândulas são grandes o suficiente para serem vistas com uma lupa de mão.

glândulas pilóricas não apresentam células parietais, mas sim células G produtoras de gastrina. De acordo com a maioria dos relatos, as glândulas pilóricas de fato secretam pepsinogênio.

As células parietais das glândulas gástricas secretam ácido clorídrico

Quando as glândulas gástricas são estimuladas ao máximo, a solução de HCl secretada no lúmen é isotônica e tem pH menor que 1. Tanto os íons hidrogênio (H^+) quanto os cloreto (Cl^-) são secretados pelas células parietais, mas aparentemente por mecanismos celulares diferentes. O íon H^+ é secretado por intermédio de uma enzima H^+, K^+-ATPase (adenosina trifosfatase) localizada na superfície luminal da célula. Essa enzima, algumas vezes referida como *bomba de prótons*, troca H^+ por íons potássio (K^+), bombeando um íon K^+ para dentro da célula para cada íon H^+ secretado no lúmen. No processo de troca, uma molécula de trifosfato de adenosina (ATP) é hidrolisada a difosfato de adenosina (ADP), representando um gasto de energia. Os cátions K^+ acumulados nas células são liberados de volta ao lúmen em combinação com ânions Cl^-. Isso permite a reciclagem dos íons K^+ quando bombeados para as células em troca do H^+, resultando em uma secreção líquida de H^+ e Cl^-, com pouca transferência líquida de K^+.

Os íons hidrogênio para a secreção vêm da dissociação do ácido carbônico intracelular (H_2CO_3), deixando um íon bicarbonato (HCO_3^-) dentro da célula para cada H^+ secretado no lúmen (Figura 29.4). O ácido carbônico se origina de água e dióxido de carbono por meio da ação da *anidrase carbônica*, uma enzima encontrada em altas concentrações na mucosa gástrica.

Quando os cátions hidrogênio são secretados, os ânions bicarbonato se acumulam na célula. Para contrabalançar esse acúmulo, os ânions bicarbonato são trocados por ânions cloreto na superfície não luminal das células. Desse modo, mais cloreto torna-se disponível para a célula para a secreção no lúmen glandular e o bicarbonato é secretado no sangue. Durante períodos de intensa secreção pelas glândulas gástricas, grande quantidade de bicarbonato é liberada na circulação sanguínea. Essa alcalinização transitória e moderada do sangue durante a digestão é conhecida como *maré alcalina* ou alcalose pós-prandial. Normalmente, a maré alcalina é revertida quando o bicarbonato no sangue é consumido indiretamente durante a neutralização das secreções gástricas, quando estas entram no intestino (ver seção sobre secreções pancreáticas mais adiante neste capítulo). Assim, com base no sangue total, a produção de ácido gástrico resulta apenas em alterações pequenas e transitórias no pH sanguíneo. Em estados patológicos, contudo, nos quais as secreções do estômago são impedidas de entrar no intestino ou são eliminadas do organismo devido ao vômito, o pH do sangue pode aumentar a valores perigosamente elevados.

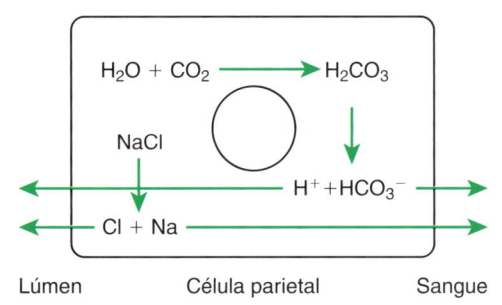

• **Figura 29.4** Movimento de eletrólitos durante a secreção de ácido gástrico. A produção de íons hidrogênio e bicarbonato a partir de água e dióxido de carbono é estimulada pela ação da enzima anidrase carbônica, a qual possui elevada atividade na mucosa gástrica.

A pepsina é secretada pelas células principais das glândulas gástricas; ela é secretada na sua forma inativa e é subsequentemente ativada no lúmen do estômago

A *pepsina* geralmente é descrita como um componente único, mas na realidade é uma família de enzimas digestivas de proteínas, secretadas pelas glândulas gástricas. São formadas nas células principais como proenzimas inativas chamadas de *pepsinogênios*. Os pepsinogênios são estocados nas células principais até serem secretados no lúmen das glândulas gástricas. Depois da secreção, os pepsinogênios são expostos aos conteúdos ácidos do estômago, resultando em clivagem de uma pequena porção da molécula de proteína, o que causa ativação das enzimas.

As enzimas digestivas que são sintetizadas e estocadas como proenzimas inativas e ativadas no lúmen do trato gastrintestinal são conhecidas pelo nome geral de *zimogênios*. Esse padrão geral da formação e ativação de zimogênios é necessário, pois se sintetizadas na forma ativa, elas poderiam digerir e destruir as células que as sintetizam.

As células parietais são estimuladas a secretar por ação de acetilcolina, gastrina e histamina

A secreção de ácido gástrico é estimulada pela expectativa por alimento e pela existência de alimento não digerido no estômago. Quando um animal espera por alimento, impulsos vagais parassimpáticos estimulam as células do sistema nervoso entérico (SNE), o qual, por sua vez, libera acetilcolina (ACh) na vizinhança das células G e células parietais. Essas células secretórias têm receptores de ACh em sua superfície e respondem pela secreção de gastrina e HCl, respectivamente. A gastrina circula na corrente sanguínea e encontra seu caminho para as células parietais, as quais têm receptores de gastrina, além dos receptores de ACh, em sua superfície. As ações combinadas de gastrina e ACh sobre as células parietais resultam em altas taxas de fluxo de HCl. A resposta do estômago ao estímulo de expectativa com origem no cérebro é referida como *fase cefálica* da secreção gástrica.

A entrada do alimento no estômago inicia a segunda fase, ou *fase gástrica*, da secreção gástrica. A distensão do estômago pelo alimento estimula os receptores de estiramento, provendo estímulo aferente do SNE; o sistema responde pelo estímulo nervoso direto (ACh) das células G e parietais. Além disso, o alimento atua como um tampão, aumentando o pH do estômago. Isso remove o efeito inibitório do ácido sobre a secreção das células G, estimulando ainda mais a produção de gastrina, o que provoca um aumento ainda maior da produção de ácido pelas células parietais.

A histamina desempenha o papel de amplificação de substâncias na secreção de ácido gástrico. As células parietais têm, na sua superfície, receptores para gastrina, ACh e histamina. Essas células são estimuladas ao seu máximo quando todos os três receptores estão ocupados. A histamina é secretada pelos *mastócitos* e *células semelhantes a enterocromafins* na mucosa parietal. As células secretoras de histamina são estimuladas a secretar pela gastrina e ACh. Assim, os efeitos da gastrina e da ACh sobre a secreção do ácido gástrico são amplificados por meio do estímulo da secreção de histamina.

Conforme a secreção gástrica e a digestão prosseguem, o pH do estômago diminui. Quando o pH do estômago cai para cerca de 2, a secreção de gastrina é suprimida, e a um pH 1, a secreção de gastrina é completamente abolida. Desse modo, o estímulo da gastrina às células parietais é retirado, e a secreção de ácido é reduzida.

O ambiente intestinal também influencia a secreção do ácido gástrico. Quando os conteúdos ácidos do estômago fluem para o duodeno e o pH do duodeno é reduzido, a produção de ácido gástrico é suprimida. O mecanismo exato pelo qual a acidificação do duodeno exerce *feedback* (retroalimentação) negativo sobre as células parietais não está claro. O hormônio *secretina*, produzido no duodeno, e os reflexos neuronais que atuam através do SNE podem estar envolvidos.

A secreção de pepsinogênio parece estar sob as mesmas influências regulatórias da secreção de HCl. Contudo, a regulação da secreção de pepsina foi bem menos pesquisada do que a regulação da secreção de HCl.

Pâncreas

As secreções pancreáticas exócrinas são indispensáveis à digestão do complexo de nutrientes: proteínas, amido e triglicerídeos

O pâncreas é composto de dois tipos funcionalmente distintos de tecido glandular. Uma porção pequena, porém importante, do tecido pancreático é disposta em ilhotas distintas no parênquima da glândula. Essas células são coletivamente chamadas de *pâncreas endócrino*, pois secretam hormônios para a corrente sanguínea; o pâncreas endócrino é discutido no Capítulo 34. A maior parte do tecido pancreático está envolvida com a elaboração de secreções digestivas. Essa porção é conhecida como *pâncreas exócrino*, pois suas secreções são enviadas para o lúmen intestinal; o pâncreas exócrino é o assunto desta seção.

As células acinares secretam enzimas, enquanto as células centroacinares e as células do ducto secretam uma solução rica em bicarbonato de sódio

O pâncreas exócrino é uma glândula acinar típica na qual as porções terminais, ou ácinos, são conectadas por um sistema arborizado de ductos; desse modo, a glândula lembra, conceitualmente, um cacho de uvas. Esta estrutura geral lembra uma glândula salivar, como ilustrado na Figura 29.1. As células do ácino contêm uma generosa porção de retículo endoplasmático rugoso, no qual grandes quantidades de proteínas secretórias ou enzimas digestivas são sintetizadas. Cada célula acinar pancreática pode produzir todas as mais de dez enzimas diferentes secretadas pelo pâncreas. O Capítulo 30 discute as funções das principais enzimas digestivas do pâncreas (Tabela 30.1). As enzimas que digerem proteína, potencialmente prejudiciais às células pancreáticas, são sintetizadas como zimogênios do mesmo modo como ocorre a síntese do pepsinogênio nas glândulas gástricas. Após a síntese, as enzimas e as proenzimas são estocadas em vesículas, os *grânulos de zimogênios*, próximo ao ápice celular. Quando as células são estimuladas, os grânulos de zimogênios se fundem à membrana plasmática e liberam seus conteúdos no lúmen da glândula e dentro do lúmen duodenal, onde são convertidos para a forma ativada da enzima.

As células especializadas próximas à junção do ácino e ductos são chamadas de *células centroacinares*. A função dessas células, e em menor grau das células epiteliais do ducto, é modificar a composição eletrolítica do líquido secretado pelas células acinares. A composição eletrolítica da secreção acinar inicialmente se assemelha ao líquido extracelular, tendo uma concentração relativamente alta de sódio e cloreto. As células centroacinares têm, em sua superfície luminal, uma proteína trocadora de cloreto-bicarbonato que transporta o bicarbonato para fora da célula em troca de cloreto, enriquecendo, assim, a concentração de bicarbonato no líquido pancreático. Essa proteína trocadora não requer energia e sua ação é dirigida por uma alta concentração intracelular de bicarbonato. Esse sistema é facilitado pelas proteínas transportadoras de eletrólitos na *superfície basolateral* da célula (ver Capítulo 30). Essas proteínas transportadoras consistem em Na^+, K^+-ATPase, um cotransportador Na^+-HCO_3^-, um trocador H^+-Na^+ e uma H^+-ATPase. O cotransportador Na^+-HCO_3^-, em combinação com a anidrase carbônica, gera bicarbonato na célula, dirigindo, assim, a troca cloreto-bicarbonato na membrana luminal. O H^+ restante da dissociação do ácido carbônico é removido da célula na membrana basolateral pela troca Na^+-H^+ e pela bomba H^+-ATPase. O resultado é que o líquido pancreático é um líquido alcalino rico em bicarbonato que neutraliza a ingesta ácida que chega ao duodeno, vinda do estômago. Além disso, os íons H^+ transportados no líquido basal intersticial do pâncreas são absorvidos pelo sangue, equilibrando a "maré alcalina" que foi criada pela secreção de ácido gástrico.

De modo geral, as atividades transportadoras de íons das células do ducto pancreático são semelhantes, mas direcionalmente opostas, àquelas das células parietais, como ilustrado na Figura 29.4. O efeito total desses dois tipos de células secretórias é misturar o ácido clorídrico com a ingesta no estômago e neutralizar o ácido com bicarbonato de sódio no duodeno.

Os ductos dos lóbulos pancreáticos coalescem em um padrão de arborização para formar um ou dois ductos pancreáticos, dependendo da espécie. O(s) ducto(s) pancreático(s) pode(m) desembocar diretamente no duodeno ou, como nos ovinos, no ducto biliar comum. Nesse último caso, as secreções pancreáticas entram no lúmen intestinal junto com a bile.

As células pancreáticas apresentam receptores de superfície estimulados por acetilcolina, colecistocinina e secretina

Quando os locais de ligação na superfície das células acinares, centroacinares ou dos ductos pancreáticos estão ocupados, as células são estimuladas a secretar. Cada tipo de célula parece ter receptores para ACh, colecistocinina (CCK) e secretina. A ACh, liberada de terminações nervosas próximas às células, estimula a secreção, assim como o fazem a CCK e a secretina que vêm do sangue. A CCK é o principal estímulo hormonal das células acinares, enquanto a secretina é o principal estímulo hormonal das células centroacinares e do ducto. Parece, entretanto, que o estímulo máximo das células ocorre quando todos os receptores estão ocupados. Assim, as células acinares secretam mais ativamente na presença de todos os ligantes: ACh, CCK e secretina. Desse modo, diz-se que a secretina *potencializa*, ou aumenta, a ação da CCK sobre as células acinares e a CCK potencializa a ação da secretina sobre as células centroacinares e do ducto.

As fibras nervosas que terminam na vizinhança das glândulas acinares pancreáticas originam-se de corpos celulares do SNE, viajando por fora da parede intestinal e dentro do pâncreas. Esses neurônios são estimulados a liberar ACh por impulsos que vêm de outros neurônios do SNE ou pelas fibras parassimpáticas que chegam através do nervo vago. O estímulo vagal da secreção pancreática pode surgir como resultado de diversos estímulos. A visualização e o cheiro do alimento induzem respostas vagais centralmente integradas, provocando secreção pancreática. Esta é conhecida como *fase cefálica* da secreção pancreática, a qual é análoga em conceito à fase cefálica de secreção salivar e gástrica. A distensão do estômago causa um reflexo vagovagal que estimula a secreção pancreática, constituindo a *fase gástrica* da secreção pancreática.

Os efeitos das fases cefálica e gástrica da secreção pancreática são os de "preparar" o intestino para a chegada iminente de alimento por estimulação prévia da secreção pancreática.

A terceira fase, ou *fase intestinal*, da secreção pancreática é a mais intensa e envolve estímulo endócrino e neuronal. Essa fase começa quando o material alimentar do estômago entra no duodeno. Isso causa a distensão do duodeno, o que parece produzir impulsos nervosos entéricos, resultando em estímulo por ACh das células secretórias pancreáticas. Esse estímulo reforça e aumenta o estímulo neuronal mediado de maneira vagal das fases cefálica e gástrica. A porção endócrina da fase intestinal da secreção pancreática ocorre em resposta ao estímulo químico resultante da existência de conteúdo gástrico no duodeno. Os peptídios no lúmen duodenal, que surgem da digestão de alimento proteico, estimulam a produção de CCK pelas células endócrinas no duodeno. As gorduras na ingesta gástrica também estimulam a secreção de CCK, enquanto o pH baixo do material que entra no duodeno vindo do estômago estimula a secreção de secretina.

Esse padrão estimulante é lógico e resulta em um padrão coordenado de digestão. As proteínas (peptídios) e gorduras estimulam, por intermédio da CCK, a secreção de enzimas que digerem proteína e gordura. Essas enzimas funcionam melhor em ambiente alcalino, e então as secreções ácidas do estômago precisam ser neutralizadas para que essas enzimas se tornem efetivas. As condições ácidas no duodeno estimulam a secreção pancreática de bicarbonato por meio da secretina, provocando alcalinização da ingesta. Quando o alimento é digerido e absorvido e o ácido é neutralizado, os estímulos para a secreção pancreática são removidos e a quantidade de secreções diminui para taxas baixas, basais.

Secreção biliar

Uma função do fígado é ser uma glândula secretória do sistema digestório. Sua secreção, a bile, tem um papel importante na digestão de gordura.

O fígado é uma glândula acinar com pequenos *lumina* acinares conhecidos como *canalículos*

O fígado é composto por *placas* ou camadas monocelulares de hepatócitos banhadas de um lado por sangue dos sinusoides hepáticos. Entre cada fileira de células há um pequeno espaço criado por cavitações nas membranas plasmáticas de duas células opostas. As porções das membranas plasmáticas dos espaços são isoladas do restante da membrana plasmática por junções oclusivas, as quais selam esses espaços fora do ambiente extracelular adjacente. Nas placas celulares, esses espaços se juntam para formar canais, ou *canalículos*, que se conectam aos *dúctulos biliares*. A bile é secretada pelos hepatócitos para os canalículos, dos quais flui para o sistema de ductos biliares. Do ponto de vista funcional, os canalículos podem ser percebidos como ácinos revestidos por hepatócitos e que desembocam no sistema de ductos biliares, como ilustrado na Figura 29.5. O epitélio do ducto biliar é metabolicamente ativo e capaz de alterar a composição da bile canalicular por adição de água e eletrólitos, especialmente bicarbonato. Nessa função, as células epiteliais do ducto biliar funcionam de modo semelhante ou idêntico às células centroacinares ou dos ductos do pâncreas. Na realidade, elas até respondem à secretina, pelo aumento de sua secreção de bicarbonato, assim como as células centroacinares pancreáticas.

A bile contém fosfolipídios e colesterol, mantidos em solução aquosa pela ação detergente dos ácidos biliares

Os hepatócitos formam os ácidos biliares a partir do colesterol. As alterações químicas necessárias para converter o colesterol em ácido cólico, um ácido biliar representativo, são mostradas na

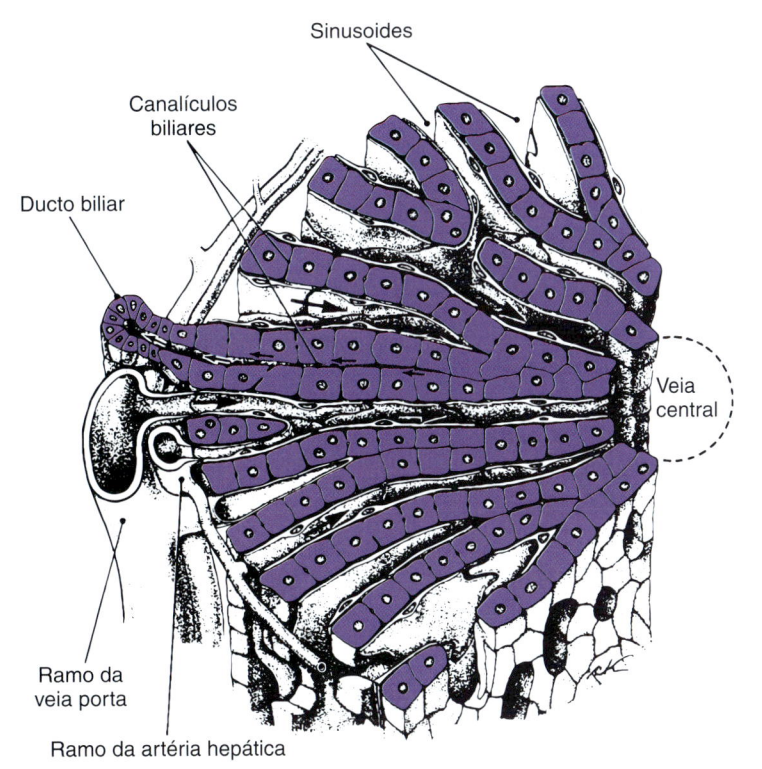

- **Figura 29.5** A microanatomia hepática é complexa e pode ser visualizada de diversas maneiras. Observe a relação dos canalículos biliares com os ductos biliares; o sistema biliar pode ser visto como uma glândula acinar com canalículos biliares formando um ácino estreito e longo. (Modificada de Ham AW. Textbook of *histology*. 5th ed. Philadelphia: Lippincott; 1965. In: Fawcett DW. *Bloom and Fawcett: a textbook* of *histology*. 12th ed. New York: Chapman & Hall; 1994.)

Figura 29.6. O colesterol é quase totalmente insolúvel em água, mas as alterações químicas envolvidas na conversão do colesterol a ácidos biliares resultam em uma molécula com uma porção hidrossolúvel (*hidrofílica*) e uma porção lipossolúvel (*hidrofóbica*). Esse atributo de combinação hidrofóbica-hidrofílica é a propriedade característica de um detergente. Devido à sua dupla solubilidade, os detergentes podem tornar os lipídios solúveis em água. A função dos ácidos biliares é emulsificar os lipídios da dieta e solubilizar os produtos da digestão de gorduras.

Os ácidos biliares são produzidos no retículo endoplasmático liso dos hepatócitos. Quando secretados pelas células para o lúmen dos canalículos, os ácidos biliares "dissolvem" alguns componentes da membrana celular: fosfolipídios e colesterol. Esses constituintes – fosfolipídios, colesterol e ácidos biliares – são os principais componentes funcionais da bile e são importantes para a digestão e absorção das gorduras. O mecanismo pelo qual a bile ajuda na digestão de gorduras é discutido no Capítulo 30.

Os ácidos biliares são secretados para os canalículos, assim como os sais de sódio. A existência dos sais do ácido biliar e do sódio nos canalículos atrai água, por osmose, das células para a bile. A composição eletrolítica da bile canalicular geralmente lembra a do plasma, mas pode ser um tanto menos concentrada em cloreto. Conforme a bile flui através dos ductos biliares, são adicionados água e eletrólitos. O bicarbonato pode ser secretado pelas células dos ductos, então a concentração de bicarbonato da bile muitas vezes é maior do que a do soro sanguíneo.

Além dos ácidos biliares, fosfolipídios e colesterol, a bile contém outras substâncias lipossolúveis. Dessas, os *pigmentos biliares* estão presentes em alta concentração. Os pigmentos biliares são produtos da quebra da hemeporfirina, uma porção da molécula de hemoglobina. O principal pigmento da bile é a *bilirrubina*, a qual é produzida durante o processo normal de renovação dos eritrócitos. A bilirrubina dá à bile a sua cor verde característica. No lúmen intestinal, a bilirrubina é convertida por ação bacteriana em outros componentes. Esses componentes secundários são responsáveis pela cor marrom característica das fezes dos animais não herbívoros. Os pigmentos biliares têm função útil na digestão: o corpo simplesmente usa a bile, e, finalmente, as fezes, como rota de excreção desses produtos de refugo.

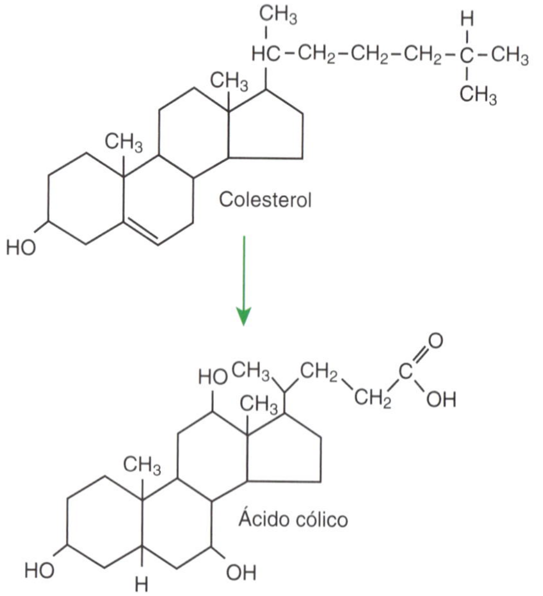

O fígado serve como um órgão de excreção para muitas substâncias lipossolúveis além da bilirrubina. A ação detergente dos ácidos biliares torna o fígado um órgão de excreção ideal, em comparação com o rim, para esses tipos de componentes. As substâncias metabolizadas e secretadas pelo fígado incluem muitos fármacos e toxinas importantes. Isso é clinicamente importante, pois a ação desses agentes pode ser potencializada pela função comprometida do fígado.

A vesícula biliar estoca e concentra a bile durante os períodos entre as refeições

Quando há pouco ou nenhum alimento no lúmen intestinal, o *esfíncter de Oddi*, na união do ducto biliar comum e duodeno, fica fechado. Com esse esfíncter fechado, a bile não pode entrar no intestino e é desviada para a vesícula biliar. O epitélio da vesícula biliar absorve sódio, cloreto e bicarbonato da bile; a água é absorvida passivamente. Assim, na vesícula biliar os constituintes orgânicos da bile são concentrados e o volume da bile é reduzido. Nas espécies que não têm vesícula biliar, como os cavalos e os ratos, o esfíncter de Oddi é aparentemente não funcional e a bile é secretada para o intestino durante todas as fases do ciclo digestivo.

A secreção biliar é iniciada pela existência de alimento no duodeno e estimulada pelo retorno dos ácidos biliares ao fígado

Quando o alimento, especialmente alimento contendo gordura, atinge o duodeno, as células endócrinas GI são estimuladas a secretar CCK, o que, por sua vez, causa relaxamento do esfíncter de Oddi e contração da vesícula biliar. Essas ações forçam a bile estocada para o intestino. Os ácidos biliares auxiliam na digestão e absorção de gorduras no jejuno (ver Capítulo 30), mas não são absorvidos até atingirem o íleo. Após a absorção no íleo, os ácidos biliares viajam pela veia porta hepática para o fígado. No fígado, os ácidos biliares são quase completamente absorvidos do sangue portal. Como resultado, quase nenhum ácido biliar atinge a veia cava posterior e é, consequentemente, encontrado apenas em pequenas concentrações na circulação sistêmica. O fluxo dos ácidos biliares do fígado ao intestino, ao sangue portal, ao fígado e de volta ao intestino é conhecido como *circulação êntero-hepática* (Figura 29.7).

Os ácidos biliares que chegam ao fígado, pelo caminho da circulação portal, estimulam ainda mais a síntese de bile. Assim, o sistema de retroalimentação positiva é iniciado quando a vesícula

• **Figura 29.6** Conversão do colesterol em ácido cólico, um ácido biliar representativo. Observe a existência de dois grupos hidroxila a mais no anel do ácido cólico, comparado ao colesterol. Esses grupos hidroxila aumentam a hidrossolubilidade e a ação detergente da molécula de ácido biliar. Outros ácidos biliares diferem do ácido cólico no número e na posição dos grupos hidroxila.

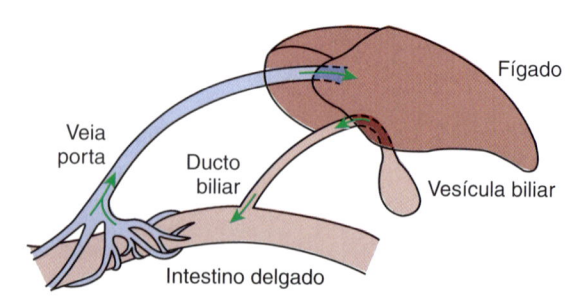

• **Figura 29.7** Os ácidos biliares e outras moléculas circulam em um ciclo êntero-hepático. As fases do ciclo incluem veia porta, sistema biliar e lúmen intestinal.

biliar se contrai: a absorção de bile vinda do intestino pela vesícula biliar estimula a síntese adicional de bile pelos hepatócitos. As rápidas síntese e secreção de bile continuam quando o esfíncter de Oddi está aberto e a vesícula biliar está contraída. Quando as gorduras terminam de ser digeridas e absorvidas, o estímulo para a secreção de CCK é removido, resultando no fechamento do esfíncter de Oddi e desvio da bile para a vesícula biliar. Como os ácidos biliares não são mais absorvidos, pois não atingem mais o intestino, o estímulo para a secreção da bile é reduzido e o fluxo de bile diminui.

Além do efeito da CCK sobre a secreção da bile, a secretina influencia a secreção da bile do epitélio dos ductos biliares. A secretina estimula a secreção de água e bicarbonato dos ductos biliares de modo semelhante ao que ocorre nas células dos ductos do pâncreas. Desse modo, a bile pode participar da neutralização dos ácidos estomacais.

CORRELAÇÕES CLÍNICAS

Cavalo com dor e perda de peso

Relato
Uma égua Puro-sangue de 4 anos de idade apresenta perda de peso, inapetência, ranger de dentes e baixo grau de cólica. Ela está fora das corridas agora, mas estava vencendo até 1 mês atrás e o treinador então ficou preocupado.

Exame clínico
A égua parece estar mais quieta do que o esperado. Sua temperatura, pulso e respiração estão normais. Ela parece magra para um cavalo de corrida e o treinador acredita que ela tenha perdido entre 45 e 60 kg no último mês. Sua cobertura pilosa está rarefeita. O exame não revela nenhum outro achado anormal.

Com esse histórico, as úlceras gástricas são um provável diagnóstico diferencial. Isso é discutido com o treinador e decide-se pela realização de uma gastroscopia antes de fazer quaisquer outros testes diagnósticos.

Comentário
Durante a endoscopia foram observadas na égua diversas úlceras ao longo da junção das seções escamosa e glandular do epitélio gástrico. Além disso, ela tem duas úlceras grandes e uma pequena no compartimento escamoso não glandular do estômago. O epitélio escamoso do estômago equino não possui glândulas secretoras de muco, em contraste com a mucosa glandular. O muco alcalino espesso que recobre a superfície glandular é um componente importante da defesa natural do epitélio do estômago contra os danos ácidos. A falta de muco na superfície torna a porção escamosa do estômago equino particularmente sujeita ao desenvolvimento de úlceras. As úlceras são provavelmente a causa da perda de peso, cólica e baixo desempenho. Ela será tratada e seu manejo será modificado para estimular a cicatrização das úlceras.

Os cavalos secretam ácido clorídrico (HCl) continuamente no estômago, em contraste com muitas outras espécies que podem modular a secreção de ácido com base na ingestão de alimento. Os cavalos são, assim, adaptados a pastarem constantemente com acesso ao alimento 24 h/dia. Essa égua é mantida em um estábulo 24 h/dia a menos que esteja trabalhando, e recebe uma dieta com muitos grãos e pouco feno. Desse modo, ela recebe duas refeições ricas em grãos por dia e apenas uma pequena quantidade de feno, o qual tipicamente é ingerido com rapidez. Quando os cavalos não comem, o pH do estômago diminui rapidamente. Além do mais, estar presa o tempo todo causa estresse, tornando essa égua mais sujeita às úlceras gástricas. A histamina e a gastrina também estimulam a secreção de HCl, enquanto a somatostatina inibe essa secreção. Portanto, o tratamento é multifatorial, objetivando alterar o manejo para aumentar o pH do estômago e administrar fármacos para ajudar a diminuir a secreção gástrica.

As células parietais secretam HCl através da H^+, K^+-ATPase (bomba de prótons). O omeprazol, uma medicação administrada 1 vez/dia, inibe a bomba de prótons. Outros medicamentos antiulcerosos incluem antagonistas do receptor de histamina tipo 2, como a cimetidina e a ranitidina, as quais bloqueiam a ligação da histamina aos receptores estimulantes na superfície das células parietais, diminuindo a liberação de HCl. Outro modo de proteger o estômago do dano ácido é cobrir o revestimento gástrico com medicações como o sucralfato, o qual forma uma barreira protetora entre a mucosa e os conteúdos luminais.

Tratamento
Uma escolha comum de tratamento nesse caso atualmente é o omeprazol, o qual diminui especificamente a secreção de HCl. O tratamento depende da gravidade das úlceras e da causa de base. Em muitos casos, o tratamento pode ser recomendado por até 28 dias. As alterações no manejo para estimular a cicatrização deveriam incluir aumento do tempo por dia que a égua passa comendo. O pastejo seria o ideal, particularmente alfafa, a qual apresenta uma capacidade de tampão inerente. A diminuição gradual da quantidade de grãos da dieta diária e o aumento da quantidade de forragem também poderiam ser benéficos. Embora essas alterações no manejo sejam ideais, podem ser difíceis de manter, devido ao manejo típico desses cavalos.

Pancreatite em um cão

Relato
Uma fêmea Beagle castrada e com sobrepeso, de dez anos de idade, escapou do quintal. O seu dono a encontrou na lixeira do vizinho, comendo comida descartada. Isso ocorreu 2 dias depois de um feriado, durante o qual ela havia recebido alimentos adicionais, inclusive mais gordura que o normal. Aproximadamente 12 horas depois de a cadela ter entrado na lixeira, ela estava deprimida e não estava se alimentando bem. Vinte e quatro horas depois de comer o lixo, ela estava vomitando, com diarreia e febre.

Exame clínico
Os clientes levam seu cão até o veterinário. O veterinário observa que o cão tem febre de 39,9°C, e seu abdome está dolorido à palpação, especialmente do lado direito. Ainda está vomitando e a diarreia persiste. Está desidratada. Os exames de sangue mostram contagem aumentada de glóbulos brancos indicando inflamação. Além disso, a amilase, a lipase e a imunorreatividade da lipase pancreática (cPLI) estão acentuadamente elevadas. Radiografias abdominais mostram contraste reduzido e aspecto de vidro moído na região do pâncreas. A ultrassonografia do pâncreas exibe aumento e algum líquido peritoneal localizado.

Comentário
Esse cão tem pancreatite, que provavelmente foi desencadeada pela maior ingestão de comida gordurosa. Em um pâncreas de funcionamento normal, muitas das enzimas são produzidas de forma inativa (zimogênios) e armazenadas em grânulos de zimogênios intracelulares. São ativadas pela clivagem da cadeia polipeptídica aminoterminal. Normalmente os zimogênios não são ativados até que cheguem ao intestino delgado. As células no duodeno contêm enteropeptidase, que cliva o peptídio do tripsinogênio para ativar a tripsina. Esta última cliva o peptídio de ativação de outros zimogênios digestivos, provendo, assim, considerável controle sobre a atividade enzimática. Os lisossomos são organelas intracelulares que representam o sistema digestório das células, e contêm enzimas capazes de ativar o tripsinogênio. Normalmente, os zimogênios (em grânulos de zimogênios) e os lisossomos são mantidos separados um do outro. Durante a pancreatite os grânulos de zimogênios podem se fundir, e seu conteúdo pode se misturar em vacúolos intracelulares, levando à ativação intracelular de zimogênios prematura e aumentada. Esta ativação anormal causa dano local nas células pancreáticas. Outra regulação da função pancreática é associada a inibidores como o inibidor da secreção de tripsina pancreática (ISTP). O ISTP inibe a tripsina caso ocorra a ativação prematura de tripsinogênio na célula acinar ou do sistema de ductos. No entanto, se o pH for baixo, o que ocorre nos vacúolos de fusão anormais, esse mecanismo de regulação não funciona. Além disso, se houver ativação prematura do tripsinogênio, tripsina e zimogênios, isso provoca a ativação adicional de outros zimogênios, causando mais danos pancreáticos. Na pancreatite, leve ou mais grave, muitos mediadores inflamatórios também são liberados, incluindo TNF-alfa, IL-1, IL-2, IL-6, IL-8, IL-10, IFN-α, IFN-γ e fator ativador de plaquetas. Inibidores plasmáticos da protease, incluindo as alfamacroglobulinas e os inibidores da alfaproteinase, podem controlar a inflamação. Se esses inibidores estiverem seriamente reduzidos, proteases livres ativam as cascatas de coagulação, fibrinolítica e complementar. Isso pode causar choque, coagulação intravascular disseminada (CID) e morte. As causas exatas da pancreatite são desconhecidas. É mais comum em cães obesos.

Tratamento
É recomendada a estabilização dos pacientes com terapia hidreletrolítica. Além disso, frequentemente recomenda-se o uso de analgésicos e antibióticos. Também se recomenda tanto a alimentação parenteral quanto a enteral nos casos de êmese. O prognóstico varia, dependendo da causa, gravidade e cronicidade da doença.

Questões de revisão

1. Nos animais monogástricos, a saliva produzida durante os períodos de rápida secreção tem uma concentração de eletrólitos mais alta que a saliva produzida durante períodos de secreção salivar lenta. A partir do seu entendimento da fisiologia das glândulas salivares, qual parece ser a explicação mais provável?
   a. Durante os períodos de secreção salivar lenta, as células acinares são inativas e as células do ducto secretam saliva com poucos eletrólitos
   b. O estímulo parassimpático das células acinares resulta na elaboração de uma saliva mais rica em eletrólitos
   c. O estímulo pela gastrina aumenta a concentração de eletrólitos na saliva
   d. Durante a secreção rápida, o líquido produzido pelas células acinares é exposto às ações das células dos ductos por um período mais curto do que na secreção lenta
   e. Diferentes tipos de células nos ácinos são responsáveis pela produção de saliva, dependendo do tipo do estímulo

2. Alguns nutricionistas estão experimentando um fármaco que aumenta a secreção salivar nos bovinos. Qual efeito você acredita que isso poderia ter sobre o pH do rúmen?
   a. Aumenta o pH ruminal
   b. Diminui o pH ruminal
   c. Não tem efeito sobre o pH ruminal

3. Qual efeito sobre o pH gástrico tem provavelmente a inibição da enzima anidrase carbônica?
   a. Diminui o pH ruminal
   b. Aumenta o pH ruminal
   c. Não tem efeito sobre o pH gástrico

4. Qual dos seguintes não se constitui em um potencial estímulo para a secreção de ácido gástrico?
   a. Secreção de norepinefrina resultante do estímulo dos nervos simpáticos
   b. A atividade nervosa vagal resultante da visualização do alimento
   c. A existência de proteína não digerida no antro pilórico
   d. A liberação de acetilcolina estimulada pelos receptores de estiramento gástrico que atuam sobre os nervos do SNE
   e. A histamina liberada palas células da mucosa gástrica

5. Qual dos seguintes não é um ligante natural para os receptores no pâncreas?
   a. Colecistocinina
   b. Acetilcolina
   c. Gastrina
   d. Secretina

Bibliografia

Nível básico
Barrett K. *Gastrointestinal Physiology*. Columbus, Ohio: McGraw-Hill; 2006.

Barrett KE. *Gastrointestinal Physiology*. 2nd ed. McGraw-Hill; 2014:[chapters 3, 4, 11, 12].

Johnson LR. *Gastrointestinal Physiology*. 8th ed. Mosby; 2014:[chapters 7-10].

Nível avançado
Chandra R, Liddle RA. Neural and hormonal regulation of pancreatic secretion. *Curr Opin Gastroenterol*. 2009;25(5):441–446.

Keating N, Keely SJ. Bile acids in regulation of intestinal physiology. *Curr Gastroenterol Rep*. 2009;11(5):375–382.

Kopic S, Geibel JP. Update on the mechanisms of gastric acid secretion. *Curr Gastroenterol Rep*. 2010;12(6):458–464.

Johnson LR, ed. *Physiology of the Gastrointestinal Tract*. 5th ed. London, UK: Elsevier; 2012:[chapters 45-53].

Monte MJ, Marin JJ, Antelo A, et al. Bile acids: chemistry, physiology, and pathophysiology. *World J Gastroenterol*. 2009;15(7):804–816.

Schubert ML. Gastric secretion. *Curr Opin Gastroenterol*. 2010;26(6):598–603.

Stevens CE, Hume ID. *Comparative Physiology of the Vertebrate Digestive System*. 2nd ed. Cambridge, UK: Cambridge University Press; 1995.

Williams DA, Steiner JM. Canine exocrine pancreatic disease. In: Ettinger SJ, Feldman EC, eds. *Textbook of Veterinary Internal Medicine: Diseases of the Dog and Cat*. 6th ed. St Louis: Elsevier; 2005.

Williams JA. Regulation of acinar cell function in the pancreas. *Curr Opin Gastroenterol*. 2010;26(5):478–483.

30

Digestão e Absorção: O Processo Não Fermentativo

THOMAS H. HERDT

PONTOS-CHAVE

1. A digestão e a absorção são processos separados, porém relacionados.
2. A mucosa do intestino delgado apresenta grande área de superfície e células epiteliais com junções permeáveis entre si.
3. O microambiente da superfície intestinal consiste em glicocálice, muco e uma camada estável de água.

Digestão

1. A quebra das partículas de alimento por ação física é uma parte importante do processo digestivo.
2. A digestão química resulta na redução dos nutrientes complexos em moléculas simples.
3. A fase luminal da digestão de carboidratos resulta na produção de polissacarídeos de cadeia curta.
4. A fase luminal da digestão de carboidratos aplica-se somente aos amidos, pois os açúcares são digeridos na fase membranosa.
5. As proteínas são digeridas por uma variedade de enzimas da fase luminal.
6. As enzimas digestivas da fase membranosa são parte estrutural da superfície de membrana intestinal.
7. A fase membranosa da digestão ocorre no microambiente da camada estável de água, muco intestinal e glicocálice.
8. Na fase membranosa, existe uma enzima específica para a digestão de cada tipo de polissacarídeo.
9. A digestão e a conversão completa dos peptídios em aminoácidos livres ocorre tanto na superfície do enterócito quanto dentro das células.

Absorção intestinal

1. Existem sistemas de transporte de nutrientes especializados nas membranas apicais e basolaterais.
2. Os mecanismos de transporte ativo secundário e terciário usam o gradiente eletroquímico do íon sódio transcelular como fonte de energia.
3. O transporte passivo ocorre através de canais especializados nas membranas celulares ou diretamente através das zônulas de oclusão.
4. Os produtos da fase membranosa da digestão são absorvidos por cotransporte de sódio.

Absorção de água e eletrólitos

1. Há pelo menos três mecanismos distintos de absorção de sódio.
2. Existem três mecanismos principais de absorção de cloreto.
3. O íon bicarbonato é secretado por diversas glândulas digestivas e precisa ser recuperado do trato GI para manter o equilíbrio acidobásico do organismo.

4. O potássio é absorvido principalmente por difusão passiva através da rota paracelular.
5. Os principais mecanismos de absorção de eletrólitos são distribuídos seletivamente ao longo do intestino.
6. Toda absorção de água intestinal é passiva e ocorre pela absorção de solutos osmoticamente ativos.

Secreção intestinal de água e eletrólitos

1. O aumento passivo da pressão osmótica luminal ocorre durante a digestão hidrolítica e resulta em secreção de água.
2. A secreção ativa de eletrólitos das criptas do epitélio leva à secreção intestinal de água.

Fluxo sanguíneo gastrintestinal

1. O movimento de água e soluto entre os espaços laterais e capilares dos vilos está sujeito às mesmas forças que controlam o movimento de água e solutos entre os líquidos extracelular e vascular em outros tecidos.
2. Os nutrientes absorvidos entram nos capilares por difusão a partir dos espaços laterais.
3. Um sistema osmótico multiplicador contracorrente pode aumentar a osmolalidade do sangue nas pontas dos vilos, promovendo absorção adicional de água para o sangue.
4. As perturbações da drenagem venosa do intestino podem afetar em muito os mecanismos de absorção capilar nos vilos.

Digestão e absorção de gorduras

1. A ação detergente e a ação enzimática são necessárias para a digestão e absorção de gorduras.
2. Os lipídios são absorvidos através da membrana apical por proteínas transportadoras e por difusão simples.
3. Os ácidos biliares são absorvidos do íleo por um sistema de cotransporte de sódio.
4. Os lipídios absorvidos são acumulados em quilomícrons antes de deixar os enterócitos.

Crescimento e desenvolvimento do epitélio intestinal

1. A extensão dos vilos intestinais é determinada pelas taxas relativas de perda celular nas pontas e reposição celular na base.

Digestão no neonato

1. Durante as primeiras horas de vida, as proteínas não são digeridas, pois são absorvidas intactas.
2. Com a maturidade, a principal dissacaridase intestinal converte a lactose em maltose.

Fisiopatologia da diarreia

1. A diarreia ocorre quando há um descompasso entre a secreção e a absorção.

A digestão e a absorção são processos separados, porém relacionados

A *digestão* é o processo de quebra dos nutrientes complexos em moléculas simples. Em contraste, a *absorção* é o processo de transporte daquelas moléculas simples através do epitélio intestinal (Figura 30.1). Os dois processos são resultantes de diferentes eventos bioquímicos que ocorrem no intestino. Ambos os processos são necessários para a assimilação dos nutrientes pelo organismo; a absorção não pode ocorrer se o alimento não for digerido, e o processo de digestão será infrutífero se os nutrientes digeridos não puderem ser absorvidos.

Os distúrbios de assimilação de nutrientes são comuns em medicina veterinária e podem ser causados por uma variedade de doenças, com algumas interferindo na digestão e outras afetando a absorção. Os sinais claros de falha na assimilação de nutrientes são muitas vezes semelhantes, mas as lesões bioquímicas e terapias específicas associadas à doença de *má digestão* podem ser bem diferentes das associadas à doença de *má absorção*. Portanto, o diagnóstico da causa da falha de assimilação é um desafio frequentemente encarado pelos clínicos veterinários, um desafio que exige um entendimento total da fisiologia da digestão e absorção do nutriente. Este capítulo revisa inicialmente as características estruturais do epitélio do intestino delgado que são de particular importância para os processos de digestão e de absorção.

A mucosa do intestino delgado apresenta grande área de superfície e células epiteliais com junções permeáveis entre si

O contato que ocorre entre a mucosa do intestino delgado e os conteúdos luminais é facilitado por uma extensa área de superfície intestinal. Três níveis de convoluções da superfície servem para expandir a área de superfície do intestino delgado (ver Capítulo 27, Figura 27.2). Primeiro, as grandes dobras da mucosa, conhecidas como *pregas circulares*, somam mais área de superfície à mucosa intestinal de alguns animais, mas não estão presentes em todas as espécies. Segundo, a superfície mucosa é coberta com projeções epiteliais semelhantes a dedos conhecidas como *vilos*. Essas estruturas estão presentes em todas as espécies e aumentam a área de superfície intestinal de 10 a 14 vezes, comparada à superfície plana de igual extensão. Terceiro, os próprios vilos são cobertos com uma superfície de membrana semelhante a uma escova, conhecida como *borda em escova*. A borda em escova é composta de *microvilos* submicroscópicos que aumentam ainda mais a área de superfície (Figura 30.2). Na base dos vilos estão grandes estruturas conhecidas como *criptas de Lieberkühn* (Figura 30.3). Os vilos e as criptas são cobertos por uma camada contínua de epitélio celular.

As células epiteliais que cobrem os vilos e as criptas são chamadas de *enterócitos*. Cada enterócito tem dois tipos diferentes de membranas celulares (Figura 30.4). A superfície da célula que faz face ao lúmen é chamada de *ápice* e é coberta por *membrana apical*. A membrana apical contém os microvilos. Sob o microscópio óptico, os microvilos dão à superfície da célula a aparência de escova. Essa aparência tem levado ao termo *borda em escova,* que é sinônimo de *membrana apical*. Conectadas à membrana apical estão muitas *glicoproteínas*. Essas proteínas são sintetizadas dentro dos enterócitos e transferidas à membrana apical. Elas são as enzimas e moléculas de transporte responsáveis pelas funções digestivas e absortivas do epitélio intestinal. Sob a intensa ampliação do microscópio eletrônico, essas proteínas, que se estendem para dentro do lúmen intestinal, dão aos microvilos uma aparência de penugem (ver Figura 30.2). Essa rica área de glicoproteínas na superfície das membranas apicais é chamada de *glicocálice*. A membrana apical é uma membrana celular complexa e incomumente com alto conteúdo proteico.

A porção restante da membrana plasmática do enterócito, que não está voltada para o lúmen, é chamada de *membrana basolateral*, referindo-se à base e aos lados das células. Essa membrana não é especialmente incomum; em vez disso, tem muitas semelhanças com as membranas celulares de outros tecidos. Embora a membrana

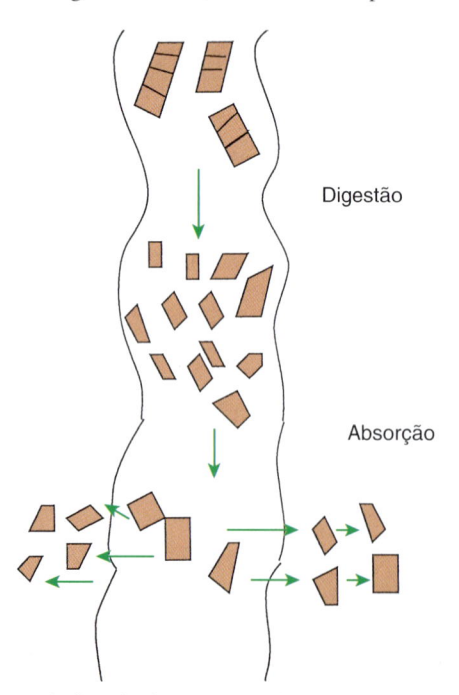

Digestão

Absorção

● **Figura 30.1** A digestão é o processo de redução das macromoléculas a seus monômeros constituintes. A absorção é o transporte dos monômeros resultantes através do epitélio intestinal para a corrente sanguínea.

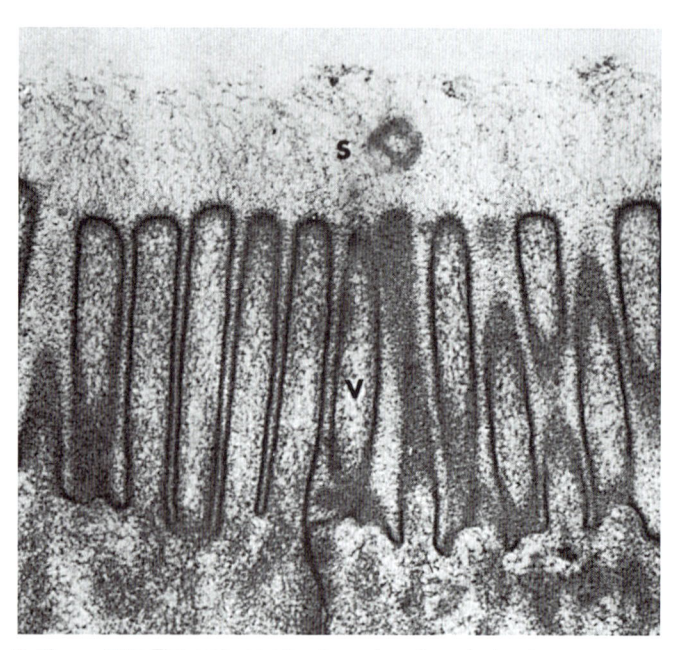

● **Figura 30.2** Eletromicrografia dos microvilos da borda em escova intestinal. A borda em escova é composta de membrana apical dos enterócitos. Observe a disposição indistinta do material molecular (*S*) que se irradia para fora do microvilo (*V*); a fase membranosa da digestão ocorre dentro dessa disposição de material molecular, que inclui as enzimas digestivas ligadas à membrana. (Fonte: Johnson LR, Christensen J, Jacobsen ED *et al.*, eds. *Physiology of the gastrointestinal tract*. 2nd ed. New York, NY: Raven Press; 1987.)

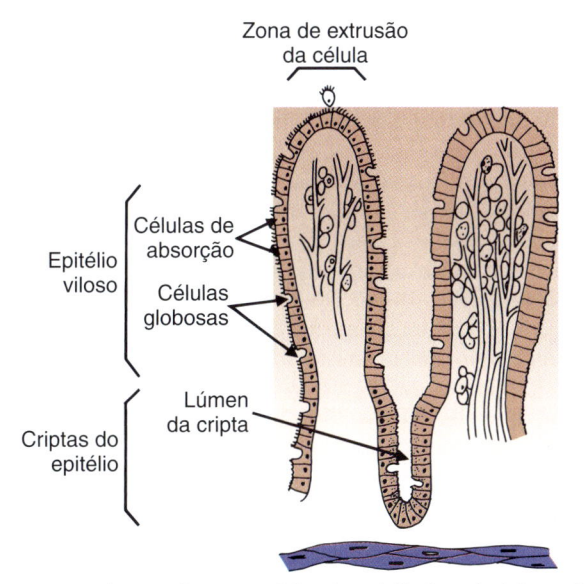

Figura 30.3 A camada monocelular do epitélio intestinal é contínua sobre vilos e criptas de Lieberkühn.

basolateral não esteja em contato direto com a ingesta no lúmen intestinal, tem um importante papel na absorção intestinal; os nutrientes absorvidos pelos enterócitos através da membrana apical precisam sair da célula através da membrana basolateral antes de ganhar acesso à circulação sanguínea.

As ligações entre os enterócitos adjacentes são chamadas de *zônulas de oclusão*. Essas conexões servem a uma função especial no processo de digestão e absorção. As zônulas de oclusão formam uma banda estreita de ligação entre os enterócitos adjacentes. A banda localiza-se próxima à terminação apical das células e divide a membrana apical da membrana basolateral. As junções podem ser chamadas de "oclusão", mas de um ponto de vista molecular, são um pouco frouxas. Isso se observa especialmente no duodeno e

no jejuno, onde as zônulas de oclusão são frouxas o suficiente para permitir a passagem livre de água e pequenos eletrólitos. Evidências recentes indicam que a impermeabilidade relativa, ou "oclusão", das zônulas de oclusão não é constante e pode ser alterada por substâncias reguladoras neuro-humorais no intestino. Essas alterações seletivas na permeabilidade podem afetar as taxas de movimento de água e íons através do epitélio gastrintestinal (GI), dependendo das necessidades fisiológicas de secreção e absorção. Contudo, as zônulas de oclusão nunca são suficientemente permeáveis para permitir a passagem de moléculas orgânicas.

A banda estreita das zônulas de oclusão deixa a maior parte da membrana basolateral não ligada à membrana do enterócito adjacente. Essa disposição cria um espaço potencial entre os enterócitos. Essa área entre as superfícies laterais dos enterócitos é chamada de *espaço lateral*. Os espaços laterais são normalmente distendidos e cheios de líquido extracelular (LEC). Na extremidade mais próxima à membrana apical dos espaços laterais, o LEC é separado do líquido do lúmen intestinal apenas pelas zônulas de oclusão. Na extremidade oposta dos espaços laterais, o LEC é separado do sangue apenas pela membrana basal dos capilares intestinais. Tanto as zônulas de oclusão como o endotélio capilar são barreiras permeáveis que permitem a passagem livre de água e pequenas moléculas. Assim, há um fluxo relativamente livre de água e muitos eletrólitos entre o líquido do lúmen intestinal, o LEC nos espaços laterais e o sangue.

O microambiente da superfície intestinal consiste em glicocálice, muco e uma camada estável de água

Generosamente interespaçadas entre os enterócitos estão as *células globosas*, que secretam uma rica camada de muco que recobre a mucosa. Na superfície da borda em escova, o muco combina-se com o glicocálice, com as duas camadas formando uma cobertura viscosa que tende a aprisionar as moléculas, próximo à membrana apical.

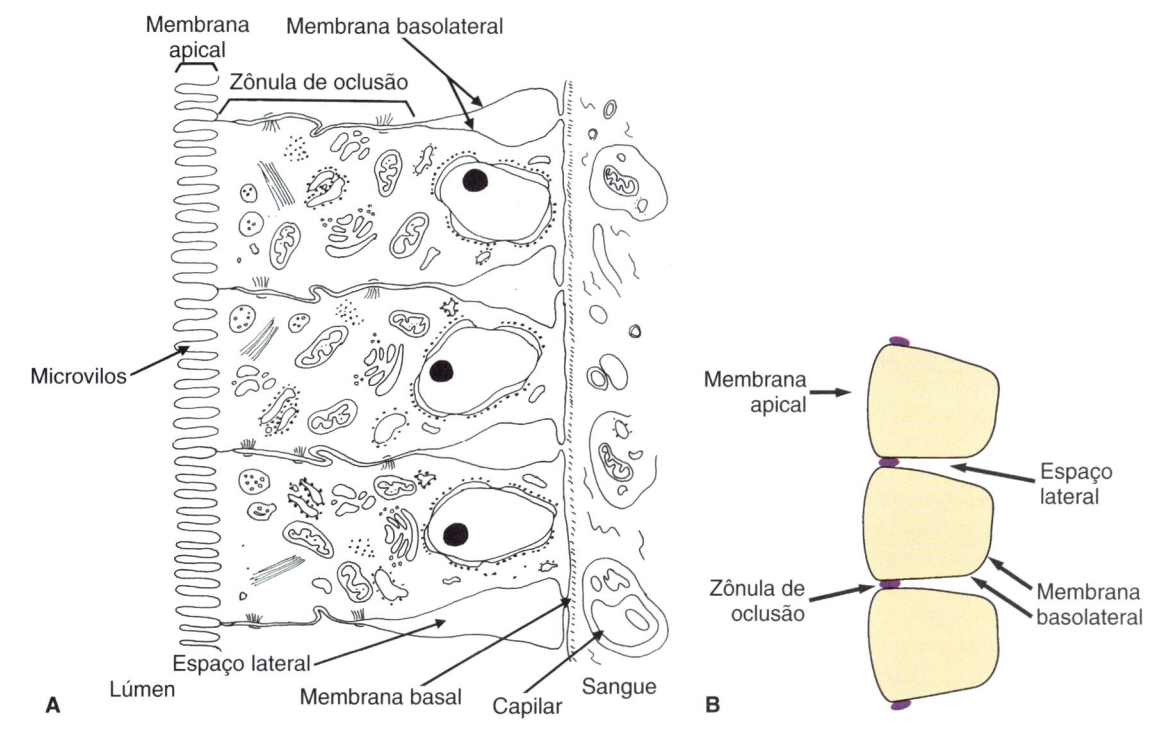

Figura 30.4 Entender as relações anatômicas dos enterócitos, zônulas de oclusão, membrana apical, membrana basolateral e espaços laterais é fundamental para o entendimento da fisiologia da absorção intestinal. **A.** Ilustração anatômica do epitélio intestinal. **B.** Esquema ilustrado do epitélio. É importante entender a relação entre a parte *A* e a parte *B* deste diagrama.

Além da camada mucosa e do glicocálice, existe uma área próxima à superfície intestinal conhecida como *camada estável de água*. Com relação à camada estável de água, o intestino pode ser comparado a um grande riacho ou rio, ou seja, a água no centro flui relativamente mais rápido, enquanto a água próxima às margens ou à borda é quieta e flui lentamente. Pelo mesmo fenômeno de fricção fluida que leva a água nas bordas dos rios a serem menos turbulentas e a fluírem a uma taxa mais lenta que no centro, a água muito próxima da superfície intestinal é menos movimentada e flui muito mais lentamente que a água na parte central do lúmen. A camada estável de água, o muco e o glicocálice formam uma importante barreira de difusão, através da qual os nutrientes precisam passar antes de entrar nos enterócitos.

Digestão

A quebra das partículas de alimento por ação física é uma parte importante do processo digestivo

O processo total de digestão é a quebra física e química das partículas de alimento e moléculas em subunidades apropriadas para a absorção. A redução física da partícula de alimento é importante não apenas porque permite que o alimento flua por um tubo digestivo relativamente estreito, mas também porque aumenta a área de superfície das partículas de alimento, aumentando assim a área exposta à ação das enzimas digestivas. A redução física da partícula de alimento começa com a mastigação (ato de mascar), mas é completada pela ação de trituração do estômago distal. No estômago distal, a ação física de trituração é auxiliada pelas ações químicas da pepsina e do ácido clorídrico. As ações químicas dessas secreções estomacais quebram o tecido conjuntivo, ajudando, assim, a separar as partículas de alimento, especialmente alimentos de origem animal. A redução do tamanho da partícula de alimento por meios físicos está essencialmente completa quando o alimento deixa o estômago, como descrito no Capítulo 28, na discussão sobre motilidade do estômago distal.

A digestão química resulta na redução dos nutrientes complexos em moléculas simples

A digestão química de cada nutriente principal é acompanhada do processo de *hidrólise*, o rompimento da ligação química pela

inserção de uma molécula de água. As ligações glicosídicas nos carboidratos, ligações peptídicas nas proteínas, ligações éster nas gorduras e ligações fosfodiéster nos ácidos nucleicos são todas clivadas pela hidrólise durante a digestão. A Figura 30.5 ilustra o rompimento hidrolítico de diversas ligações químicas.

A hidrólise no trato digestório é catalisada pela ação de enzimas. Há duas classes gerais de enzimas digestivas: aquelas que atuam no lúmen do trato GI e aquelas que atuam na superfície da membrana do epitélio. As enzimas que atuam dentro do lúmen se originam das glândulas GI principais, incluindo as glândulas salivares, glândulas gástricas e especialmente o pâncreas. As secreções dessas glândulas se tornam totalmente misturadas à ingesta e exercem sua ação por todo o lúmen dos segmentos associados do trato GI; assim, as ações que elas catalisam são referidas como *fase luminal* da digestão. De modo geral, a fase luminal da digestão leva à hidrólise completa de nutrientes, resultando na formação de polímeros de cadeia curta a partir das macromoléculas originais (Figura 30.6).

Enzimas que são moléculas quimicamente ligadas à superfície do epitélio do intestino delgado completam o processo hidrolítico. Essas enzimas quebram os polímeros de cadeia curta resultantes da fase luminal da digestão em monômeros que podem ser absorvidos através do epitélio. Essa fase final, a qual ocorre na superfície da membrana epitelial, é referida como *fase membranosa* da digestão. A fase membranosa da digestão é logo seguida pela absorção.

A fase luminal da digestão de carboidratos resulta na produção de polissacarídeos de cadeia curta

Os *carboidratos* são nutrientes que contêm átomos de carbono, hidrogênio e oxigênio dispostos como cadeias longas de moléculas de açúcar simples repetidas. Os carboidratos da dieta originam-se principalmente das plantas. Existem três tipos gerais de carboidratos de origem vegetal: fibras, açúcares e amidos. As *fibras*, a parte estrutural das plantas, formam uma importante fonte de energia para os animais herbívoros; contudo, as fibras vegetais não estão sujeitas à digestão hidrolítica pelas enzimas dos mamíferos e, portanto, não podem ser digeridas diretamente pelos animais (ver Capítulo 31).

Os *açúcares* são moléculas de transporte de energia nas plantas. Os açúcares, ou *sacarídeos*, podem ser *simples* (feitos de uma única unidade molecular, monossacarídeos) ou *complexos* (feitos de duas

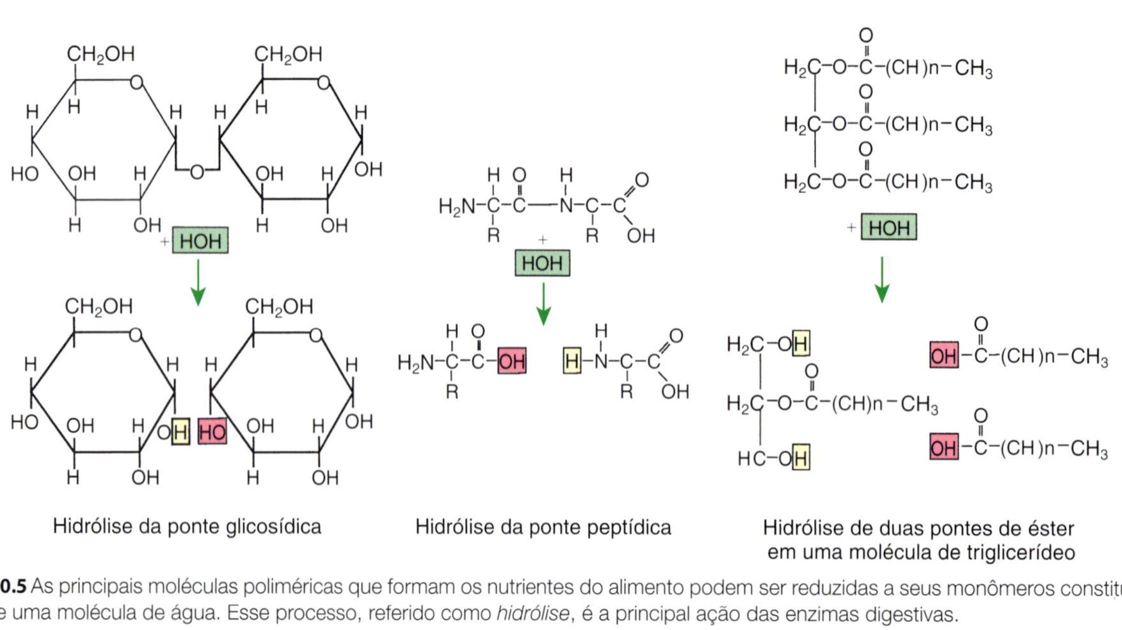

Hidrólise da ponte glicosídica   Hidrólise da ponte peptídica   Hidrólise de duas pontes de éster em uma molécula de triglicerídeo

● **Figura 30.5** As principais moléculas poliméricas que formam os nutrientes do alimento podem ser reduzidas a seus monômeros constituintes pela inserção de uma molécula de água. Esse processo, referido como *hidrólise*, é a principal ação das enzimas digestivas.

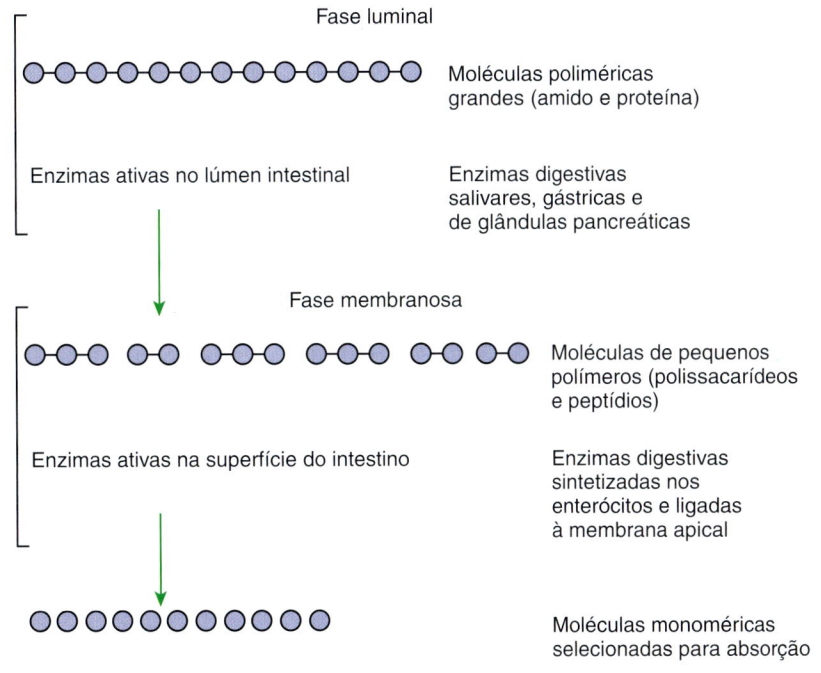

● **Figura 30.6** Oligossacarídeos da fase luminal e da fase membranosa.

ou mais subunidades de sacarídeos repetidas, polissacarídeos). A *glicose*, a *galactose* e a *frutose* são os açúcares simples mais importantes na dieta dos animais. Esses monossacarídeos estão presentes, em pequenas quantidades, na dieta normal; contudo, a maioria dos sacarídeos absorvidos do intestino surge da hidrólise enzimática de carboidratos mais complexos. Os açúcares complexos são referidos como *dissacarídeos*, *trissacarídeos* e *oligossacarídeos*, dependendo do número de subunidades simples repetidas. Oligossacarídeos contêm várias unidades de monômeros, geralmente entre três e dez. Os açúcares complexos importantes na dieta animal são a *lactose*, ou açúcar do leite, e a *sacarose*, ou açúcar de mesa. A lactose é um dissacarídeo composto de glicose e galactose, enquanto a sacarose é um dissacarídeo composto de glicose e frutose. Outros açúcares complexos importantes são a *maltose, isomaltose* e *maltotriose*; esses três açúcares são compostos de duas ou três unidades repetidas de glicose (Figura 30.7). Raramente estão presentes na dieta, mas são formados no intestino como produtos intermediários da digestão de amido.

O *amido* é um carboidrato de estoque de energia das plantas que forma o principal nutriente de rendimento de energia na dieta de muitos animais onívoros, como o porco, rato e primatas. Existem duas formas químicas de amido, *amilose* e *amilopectina*. Ambas são polímeros de glicose de cadeia longa, mas a amilose é uma molécula de cadeia reta contendo monômeros de glicose ligados por ligações glicosídicas α[1-4]. A amilopectina também contém cadeias de glicose encadeadas por ligações glicosídicas α[1-4], mas as cadeias de amilopectina são ramificadas, tendo uma ligação α[1-6] na ponta de cada ramo (ver Figura 30.7). Embora a estrutura química do amido seja limitada a esses dois tipos moleculares, a estrutura física e encapsulamento dos amidos variam entre as fontes de vegetais. Essa variação resulta nas características únicas dos amidos de diferentes fontes, como o trigo, o milho e a cevada.

A fase luminal da digestão de carboidratos aplica-se somente aos amidos, pois os açúcares são digeridos na fase membranosa

A enzima envolvida na digestão luminal do amido é a α-amilase, que é, na realidade, uma mistura de diversas moléculas semelhantes.

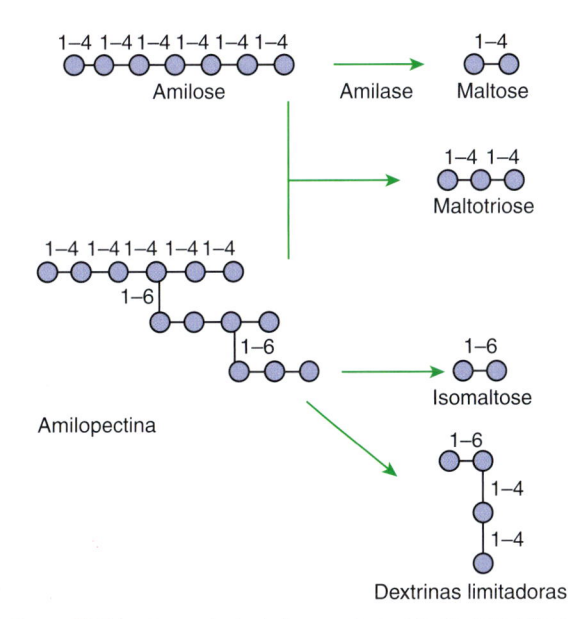

● **Figura 30.7** As duas principais formas de amido da dieta são amilose e amilopectina. A amilose é composta por unidades repetidas de glicose encadeadas por ligações α[1-4]. A amilopectina é uma molécula semelhante, exceto por ter pontas ramificadas formadas por ligações α[1-6]. Devido aos diferentes pontos de ligações, diversos polissacarídeos resultam da fase luminal da digestão, como ilustrado.

Essa enzima se origina no pâncreas de todas as espécies e nas glândulas salivares de algumas espécies (ver Capítulo 29). As ligações α[1-4] da amilose ou da amilopectina são atacadas pela α-amilase. Característica da fase luminal da digestão, a α-amilase não quebra ou *cliva* as unidades simples de glicose das extremidades da cadeia. Em vez disso, as cadeias de amido são quebradas em seções médias, resultando na produção de polissacarídeos de cadeia de extensão intermediária, conhecidos como *dextrinas*. Essas cadeias continuam sendo atacadas até serem formadas unidades de dissacarídeo (maltose) e trissacarídeo (maltotriose).

Esse processo digestivo prossegue do mesmo modo para a amilopectina como para a amilose, exceto pelo fato de que as ligações α[1-6] nas pontas dos ramos da cadeia da amilopectina não são hidrolisadas. Assim, são formados os oligossacarídeos de cadeia ramificada, conhecidos como *dextrinas limite*, e um dissacarídeo com ligações α [1-6], conhecido como *isomaltose* (ver Figura 30.7). O resultado da fase luminal da digestão dos carboidratos é a criação de muitos dissacarídeos, trissacarídeos e oligossacarídeos a partir de grandes moléculas de amido. Esses açúcares complexos não são mais hidrolisados na fase luminal.

As proteínas são digeridas por uma variedade de enzimas da fase luminal

As proteínas constituem-se em uma fonte de aminoácidos, os quais são componentes essenciais da dieta dos animais. As proteínas da dieta provêm tanto de fontes animais como vegetais. O padrão geral da digestão da proteína é semelhante ao da digestão do carboidrato, em que moléculas proteicas grandes são quebradas em pequenas cadeias peptídicas pela digestão luminal. A subsequente digestão das cadeias peptídicas a aminoácidos individuais ocorre em grande parte na fase membranosa da digestão, embora, diferentemente da digestão dos carboidratos, a porção de monômeros livres, ou seja, os aminoácidos, sejam liberados na fase luminal.

A principal diferença entre a digestão da proteína e a digestão de carboidratos é o número de diferentes enzimas envolvidas. Espera-se que haja relativamente mais enzimas envolvidas na digestão da proteína, considerando-se que as moléculas de amido são feitas de apenas um tipo de monômero – glicose – e moléculas de proteína são feitas de uma variedade de aminoácidos. Portanto, apenas as ligações entre as moléculas de glicose precisam ser quebradas no caso de amido. Por outro lado, as proteínas são feitas de infinitas combinações de mais de 20 tipos individuais de aminoácidos; várias enzimas proteolíticas são necessárias para a digestão, pois diferem em sua eficiência em clivar ligações peptídicas entre os tipos específicos de aminoácidos.

As principais enzimas proteolíticas da fase luminal são listadas na Tabela 30.1. A maioria das enzimas proteolíticas são *endopeptidases*, o que significa que quebram proteínas nos pontos internos ao longo das cadeias de aminoácidos, resultando na produção de cadeias peptídicas curtas a partir de proteínas complexas. Essas endopeptidases não produzem essencialmente nenhum aminoácido livre. Duas *exopeptidases*, as quais liberam aminoácidos individuais das extremidades das cadeias peptídicas, são secretadas também pelo pâncreas e são ativas na fase luminal da digestão.

As enzimas proteolíticas são secretadas pelo estômago ou pâncreas na forma de *zimogênios* inativos (ver Capítulo 29), os quais são ativados no estômago ou lúmen intestinal, respectivamente. Essas enzimas precisam ser secretadas na sua forma inativa; de outro modo, as enzimas ativas poderiam digerir as células que as

sintetizaram. A ativação dos zimogênios ocorre no lúmen do trato GI. Os zimogêneos proteolíticos, *pepsinogênio* e *quimosinogênio*, são ativados pelo ácido clorídrico (HCl) no lúmen do estômago. O pepsinogênio também é ativado pela pepsina em uma alça de *feedback* (retroalimentação) autocatalítico. O *tripsinogênio* vindo do pâncreas é ativado pela *enteroquinase*, uma enzima elaborada pelas células mucosas duodenais. A enzima ativa, *tripsina*, serve, então, como um agente autocatalítico para ativar mais tripsinogênio e outras enzimas pancreáticas que digerem proteína. A Figura 30.8 ilustra a cascata de ativação intraluminal dos zimogênios.

A fase luminal da digestão de proteínas inicia-se no estômago. A digestão gástrica da proteína é facilitada não apenas pelas enzimas estomacais, mas também pelo HCl, o qual tem propriedades hidrolíticas. O ambiente ácido do estômago é adaptado para a ação da pepsina, a qual tem sua atividade ótima com pH entre 1 e 3. A hidrólise gástrica de proteínas é provavelmente importante para a digestão física e química da proteína, pois a maioria dos tecidos conjuntivos de origem animal é constituída por proteína; a digestão do tecido conjuntivo ajuda a quebrar o alimento em partículas pequenas o suficiente para passar pelo piloro. Embora a ação do estômago seja importante no início da digestão de proteínas, não é essencial; os animais sem estômago podem digerir proteína, contanto que tenham um pâncreas funcional e consumam refeições pequenas, frequentes e de alimento úmido. A fase luminal da digestão das proteínas é completada no intestino delgado pela ação de enzimas pancreáticas.

As enzimas digestivas da fase membranosa são parte estrutural da superfície de membrana intestinal

A fase membranosa da digestão, assim como a luminal, ocorre pela ação hidrolítica de enzimas. A diferença entre as duas fases é que as enzimas da fase membranosa estão quimicamente ligadas à membrana de superfície do intestino. Elas constituem uma grande e importante porção do glicocálice. Os substratos para essas enzimas devem difundir-se no glicocálice antes que a hidrólise possa ocorrer. Essas enzimas digestivas ligadas à membrana são sintetizadas nos enterócitos e, então, transportadas para a superfície luminal da membrana apical. Elas permanecem ligadas à superfície por um curto segmento de ancoragem, enquanto a porção grande e catalítica da molécula de enzima se projeta para fora da superfície, em direção ao lúmen.

A fase membranosa da digestão ocorre no microambiente da camada estável de água, muco intestinal e glicocálice

Como descrito anteriormente, a camada estável de água, o muco e o glicocálice formam uma zona difusa separando a superfície mucosa

Tabela 30.1	**Enzimas da fase luminal da digestão de proteínas.**			
Enzima	Ação	Fonte	Precursor	Ativador
Pepsina	Endopeptidase	Glândulas gástricas	Pepsinogênio	Ácido clorídrico, pepsina
Quimosina (renina)	Endopeptidase	Glândulas gástricas	Quimosinogênio	Desconhecido
Tripsina	Endopeptidase	Pâncreas	Tripsinogênio	Enteroquinase, tripsina
Quimotripsina	Endopeptidase	Pâncreas	Quimotripsinogênio	Tripsina
Elastase	Endopeptidase	Pâncreas	Pró-elastase	Tripsina
Carboxipeptidase A	Exopeptidase	Pâncreas	Procarboxipeptidase A	Tripsina
Carboxipeptidase B	Exopeptidase	Pâncreas	Procarboxipeptidase B	Tripsina

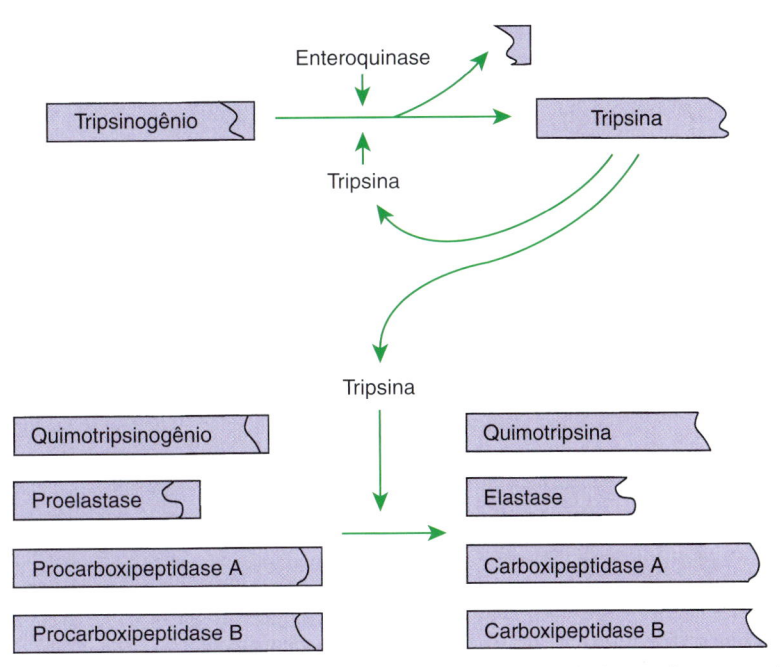

• **Figura 30.8** Ativação dos zimogênios pancreáticos. Observe o tripsinogênio ativado pela tripsina, assim como pela enzima duodenal enteroquinase. A ação autocatalítica da tripsina sobre o tripsinogênio forma uma alça de retroalimentação positiva que assegura a ativação rápida e completa do tripsinogênio no intestino. A tripsina, então, ativa outros zimogênios.

do lúmen intestinal. As enzimas digestivas da fase membranosa projetam-se da membrana apical para essa camada de superfície. A camada estável de água forma um microambiente no qual ocorre a fase membranosa da digestão. Os peptídios e polissacarídeos no lúmen intestinal precisam se difundir para a camada de superfície antes que a fase membranosa possa ocorrer. Além do mais, a maioria dos produtos da fase membranosa da digestão nunca se difunde para fora do ambiente de superfície de volta ao lúmen intestinal; em vez disso, são absorvidos, logo após sua formação, para as células epiteliais subjacentes. Essa disposição é eficiente, pois assegura que os produtos finais da digestão de proteínas e carboidratos sejam formados próximo ao seu local de absorção, evitando a necessidade de longas distâncias de difusão (Figura 30.9).

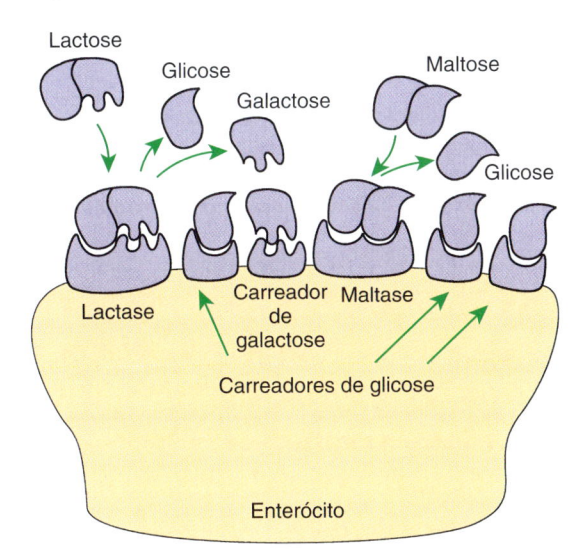

• **Figura 30.9** Relação entre a fase membranosa da digestão e a absorção. As enzimas responsáveis pela digestão e as moléculas transportadoras responsáveis pela absorção são, ambas, parte da membrana apical. Os produtos da digestão são, assim, formados na vizinhança imediata das proteínas transportadoras, evitando longas distâncias de difusão. Enzimas específicas e moléculas transportadoras estão presentes para diversos substratos, como ilustrado.

Na fase membranosa, existe uma enzima específica para a digestão de cada tipo de polissacarídeo

As enzimas da fase membranosa da digestão dos carboidratos têm como seus substratos dietéticos carboidratos complexos, como a sacarose e a lactose, e produtos polissacarídeos da fase luminal da digestão de amido, incluindo maltose e isomaltose. Essas enzimas específicas da fase membranosa são nomeadas de acordo com seu substrato e incluem a *maltase, isomaltase, sacarase* e *lactase*. O único produto da digestão da maltose e isomaltose é a glicose, enquanto, além da glicose, a frutose e galactose são produzidas a partir da digestão de sacarose e lactose, respectivamente. Todos os polissacarídeos são digeridos e reduzidos a monossacarídeos antes da absorção (Figuras 30.10).

A digestão e a conversão completa dos peptídios em aminoácidos livres ocorre tanto na superfície do enterócito quanto dentro das células

A fase membranosa da digestão de peptídios é, em alguns aspectos, semelhante àquela dos carboidratos; as enzimas que digerem peptídios, ou *peptidases*, estão presentes na membrana de superfície do enterócito e se estendem para o glicocálice. As enzimas hidrolisam os produtos peptídicos de fase luminal da digestão da proteína, produzindo aminoácidos livres. Alguns peptídios de cadeia mais longa não são completamente digeridos, produzindo dipeptídios e tripeptídios. Uma grande porção dos aminoácidos da dieta é absorvida diretamente na forma de dipeptídios e tripeptídios. Esse modo de absorção contrasta com a dos carboidratos, em que apenas açúcares simples monoméricos podem passar a membrana apical. Os dipeptídios e os tripeptídios que são absorvidos intactos são subsequentemente hidrolisados pela ação de peptidases intracelulares, o que resulta na formação de aminoácidos livres que são, então, disponibilizados para a passagem para o sangue. Assim, a digestão final dos peptídios a aminoácidos livres pode ocorrer

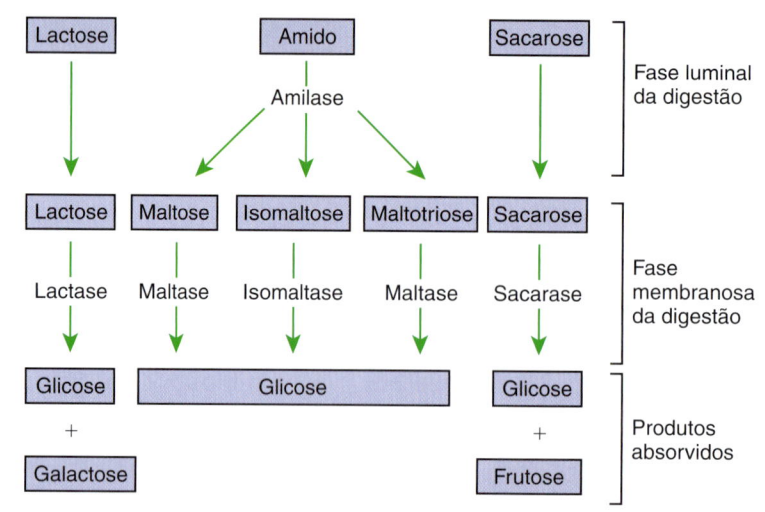

- **Figura 30.10** Fases luminal e membranosa da digestão de carboidratos. Observe que existem enzimas específicas para cada polissacarídeo e que um número limitado de monômeros é formado eventualmente a partir de um número relativamente grande de amidos e polissacarídeos.

em dois locais: na membrana superficial do enterócito ou dentro da célula. Em qualquer dos casos, o produto final da digestão de proteína é o aminoácido livre (Figura 30.11).

Absorção intestinal

A *absorção* refere-se ao movimento dos produtos da digestão através da mucosa intestinal e para dentro do sistema vascular para sua distribuição. Para melhor entender os processos fisiologicamente eloquentes e clinicamente importantes da absorção intestinal, o leitor pode precisar analisar os processos de difusão através das membranas, a diferença na composição do líquido intracelular e

LEC (ver Capítulo 1), a polaridade elétrica por toda a membrana celular, a função da bomba adenosina trifosfatase (ATPase) de sódio e potássio (Na^+, K^+) e a função dos canais seletivos de íons (ver Capítulos 1 e 4).

Considerando a absorção intestinal, é preciso lembrar que as moléculas se movem através das barreiras de membrana em resposta a gradientes químicos e elétricos. Quando as moléculas podem penetrar livremente a membrana, seu movimento através dela é completamente determinado pelas leis da difusão e diferenças de gradientes químicos e elétricos: moléculas fluem para áreas de concentração menor e partículas carregadas movem-se para áreas de carga oposta. Contudo, os íons carregados e a maioria das moléculas de nutrientes não penetram livremente o epitélio GI. Portanto, não se movem de acordo com as leis da difusão a menos que haja algum mecanismo para facilitar seu transporte pelas membranas.

Existem sistemas de transporte de nutrientes especializados nas membranas apicais e basolaterais

Os *mecanismos de transporte* especializados existem para o movimento de moléculas pelas membranas do epitélio intestinal. Esses mecanismos são interações de eventos envolvendo proteínas específicas que se encontram ancoradas na matriz da membrana celular das células epiteliais. Essas proteínas fornecem a *via de transporte* para a passagem de íons e moléculas orgânicas pela membrana plasmática das células. Como discutido aqui, existem muitas vias de transporte. De modo geral, as diferentes vias são polarizadas dentro dos enterócitos, o que significa que existem vias de transporte específicas ou na membrana apical ou na basolateral, mas não nas duas. As vias de transporte de proteínas interagem quimicamente com nutrientes orgânicos e íons inorgânicos específicos para efetuar seu transporte pela membrana. Os mecanismos de transporte podem ser classificados como transporte ativo, transporte ativo secundário, transporte ativo terciário e transporte passivo.

O *transporte ativo* envolve o consumo direto de energia metabólica. Durante o transporte ativo, a energia estocada como ATP é gasta para mover os íons ou moléculas pela membrana contra o gradiente químico ou elétrico. Nos intestinos delgado e grosso, a via de transporte ativo de maior importância é a bomba Na^+-K^+-ATPase. Essa via proteica se localiza na membrana basolateral e usa energia

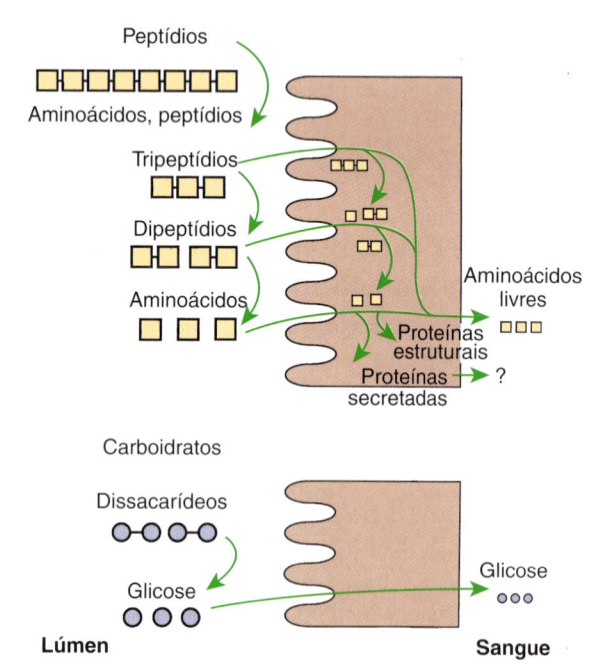

- **Figura 30.11** Fase membranosa da digestão dos peptídios e carboidratos. Observe que os tripeptídios e os dipeptídios podem ser hidrolisados aos seus aminoácidos constituintes na membrana apical ou dentro do eritrócito. Na digestão dos carboidratos, entretanto, toda a hidrólise dos dissacarídeos ocorre na membrana apical. Independentemente do local no qual a hidrólise final dos peptídios ocorre, o produto absorvido no sangue é o aminoácido livre (Figura 30.16).

da hidrólise de uma molécula de ATP para dirigir três íons sódio para fora da célula, em troca da entrada de dois íons potássio para dentro da célula. Essa importante via de transporte existe em uma grande variedade de células, além dos enterócitos. A bomba Na^+-K^+-ATPase é o mecanismo pelo qual (1) o interior das células se mantém eletricamente negativo com relação ao LEC e (2) a concentração de sódio se mantém muito baixa no líquido intracelular (ver Capítulo 1).

Os mecanismos de transporte ativo secundário e terciário usam o gradiente eletroquímico do íon sódio transcelular como fonte de energia

O modo como uma grande pedra resiste na subida a uma montanha representa a energia potencial, e assim ocorre o gradiente eletroquímico dos íons sódio (Na^+) pela membrana do enterócito. A gravidade dá energia potencial à pedra, enquanto as forças de difusão dão energia potencial ao Na^+ que está fora das células. Os mecanismos de transporte que aproveitam a energia potencial do gradiente de sódio são referidos como *transporte ativo secundário*. Existem diversas vias de transporte proteicas para o transporte ativo secundário.

Um tipo é referido como proteína de *cotransporte* ou *simporte*. A característica de uma proteína de cotransporte é que esta possui sítios de ligação para um ou mais íons Na^+, e um sítio de ligação adicional para algumas outras moléculas específicas. Por exemplo, a proteína de cotransporte de glicose tem um sítio de ligação para a glicose e dois para o Na^+. As proteínas de cotransporte existem na membrana apical dos enterócitos. Quando os sítios de ligação estão desocupados, elas são direcionadas para o lúmen intestinal. Quando todos os sítios de ligação estão ocupados, uma alteração na configuração da molécula resulta na translocação dos sítios de ligação, com suas moléculas ligantes, para o interior da célula. Quando isso ocorre, os íons Na^+ que vêm com a molécula de

cotransporte são liberados no líquido intracelular. Assim, há o transporte de sódio e de outra molécula, como a glicose, através da membrana apical. Quando as moléculas ligantes são liberadas, a proteína assume sua configuração original para que os sítios de ligação estejam novamente na superfície extracelular da membrana apical, pronta para transportar mais moléculas (Figura 30.12).

Esse processo prossegue apenas enquanto houver gradiente eletroquímico de Na^+. Quando esse gradiente é grande, como normalmente é o caso, ele pode fornecer energia para "puxar" a molécula cotransportada, como glicose, de uma área de menor concentração para uma de maior concentração, como ilustrado nas Figuras 30.13 e 30.14. Embora o movimento de uma molécula contra seu gradiente de concentração represente gasto de energia, não há gasto direto de energia metabólica pelo processo de cotransporte de sódio. O gasto de energia é indireto e resulta do gasto direto de energia da bomba Na^+-K^+-ATPase para criar e manter o gradiente

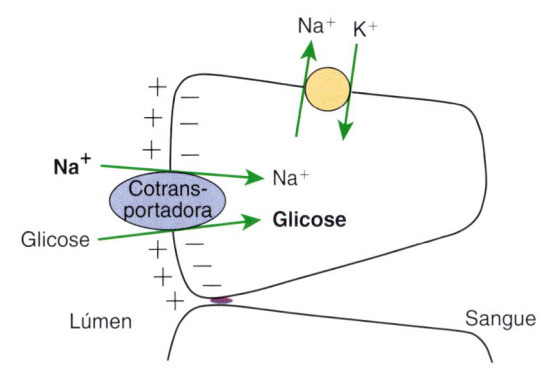

● **Figura 30.13** Durante o cotransporte, a glicose é transportada contra um gradiente de concentração desfavorável. Este diagrama ilustra que a grande diferença de concentração de sódio através da membrana apical fornece energia para o transporte de glicose contra seu gradiente de concentração. O gradiente de concentração de sódio, criado pela ação de bombeamento de Na^+-K^+-ATPase, fornece energia para conduzir essa reação.

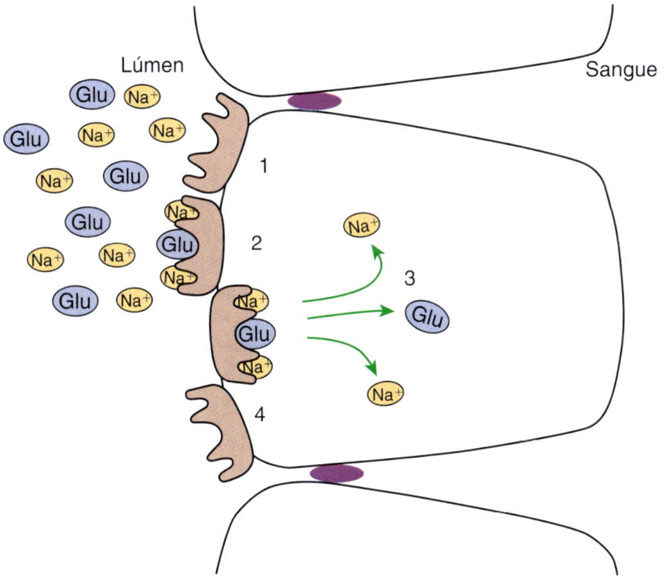

● **Figura 30.12** O cotransporte é feito possivelmente pela transformação alostérica das proteínas de transporte que se localizam na membrana apical. A proteína de cotransporte tem dois locais de ligação para íons sódio (*Na+*) e um para a glicose (*Glu*). Quando os três locais de ligação estão ocupados, a proteína altera a sua configuração de modo a transportar os três ligantes para dentro da célula. O gradiente favorável para o movimento de sódio é mantido pela ação contínua da bomba Na^+-K^+-ATPase (Figura 30.13).

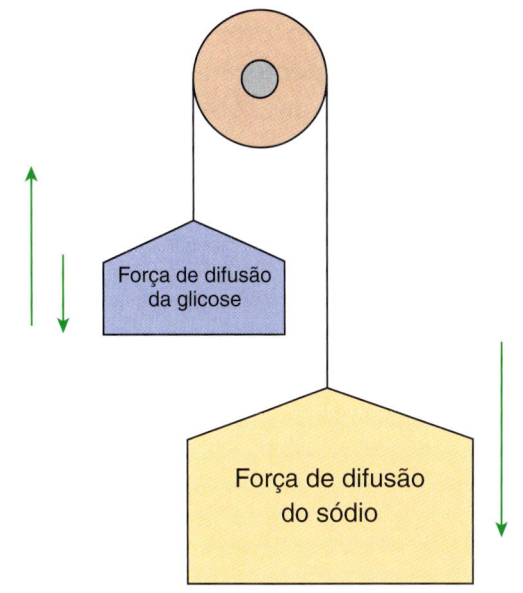

● **Figura 30.14** O conceito de transporte secundário é importante. As enormes diferenças de concentração de sódio entre os líquidos extracelular e intracelular poderiam ser comparadas à força da gravidade; uma força amplamente distribuída que afeta muitas relações em nosso ambiente. O movimento da maioria dos íons, glicose e muitas outras moléculas orgânicas através do epitélio intestinal é dirigido pela força das diferenças de concentração de sódio.

eletroquímico de sódio. Esta é a definição do transporte ativo secundário, com o transporte de glicose sendo secundário ao transporte ativo de sódio. Os processos de cotransporte de sódio absorvem muitos nutrientes orgânicos, incluindo a glicose, aminoácidos, diversas vitaminas e ácidos biliares.

Além do cotransporte de sódio, há outros tipos de vias de transporte ativo secundário. Essas vias proteicas são conhecidas como *trocadores* ou *antiportes*. Geralmente os trocadores estão envolvidos no transporte de íons e são semelhantes às proteínas de cotransporte por terem sítios de ligação para íons selecionados. A diferença entre os trocadores e as proteínas de cotransporte é que, para os trocadores, os sítios de ligação para dois ligantes diferentes ficam em lados opostos da membrana plasmática. Por exemplo, um trocador importante é o trocador sódio/hidrogênio (Na^+/H^+) na membrana apical. A proteína tem um sítio de ligação para o Na^+ e outro para o H^+. Quando os sítios estão desocupados, o sítio do Na^+ está voltado para o lúmen intestinal, e o de H^+, para o interior do enterócito. Quando ambos os sítios estão ocupados, a proteína dá uma volta, transportando o H^+ para fora e o Na^+ para dentro da célula, explicando, assim, o nome *trocador*, com o H^+ trocado pelo Na^+. Como com o cotransporte, a força que dirige a troca é o gradiente eletroquímico de Na^+ pela membrana celular.

Outra forma de transporte ativo, o transporte ativo terciário, ocorre pelas vias de transporte proteicas e é dirigido pelos gradientes eletroquímicos, estabelecidos pela via de transporte secundária. O melhor exemplo de transporte ativo terciário é o trocador cloreto/bicarbonato (Cl^-/HCO_3^-). Esse mecanismo ocorre em resposta aos gradientes estabelecidos pelo trocador Na^+/H^+, um mecanismo de transporte ativo secundário. O trocador Cl^-/HCO_3^- é discutido com maiores detalhes mais adiante, na seção sobre absorção. Essencialmente, o termo terciário é usado devido ao fato de o sistema Na^+, K^+-ATPase (primário) estabelecer o gradiente que dirige o trocador Na^+/H^+ (secundário), o qual então estabelece o gradiente que dirige o trocador Cl^-/HCO_3^- (terciário).

O transporte passivo ocorre através de canais especializados nas membranas celulares ou diretamente através das zônulas de oclusão

Os canais de íons, os quais são constituintes proteicos das membranas plasmáticas, são as vias de transporte de difusão passiva para o interior das células. Os íons se movem através dos canais de modo completamente passivo, respondendo apenas aos gradientes eletroquímicos. Não ocorre gasto de energia metabólica para efetuar o movimento de íons. A única influência regulatória que a célula pode exercer sobre essa forma de transporte é a de abrir ou fechar os canais (ver Capítulo 1).

Uma segunda forma de movimento molecular passivo através do epitélio intestinal ocorre nas zônulas de oclusão. Como mencionado anteriormente, as zônulas "de oclusão" não são tão oclusivas, especialmente no duodeno e jejuno anterior. Nessas áreas, as zônulas de oclusão são livremente permeáveis à água e a pequenos íons inorgânicos. Assim, água e íons se movem através das zônulas de oclusão em resposta à pressão osmótica e gradientes eletroquímicos. O movimento de material através das zônulas de oclusão é chamado de *absorção paracelular* (ao redor das células), em contraste à absorção através da membrana apical, denominada *absorção transcelular* (através das células). A absorção transcelular e a paracelular funcionam de modo complementar para produzir um processo absortivo eficiente (Figura 30.15).

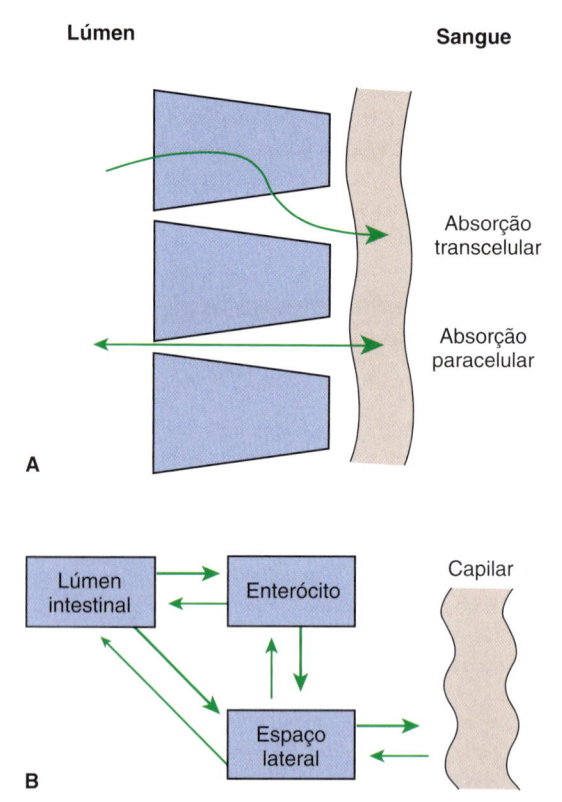

Lúmen **Sangue**

A

Absorção transcelular

Absorção paracelular

B Lúmen intestinal — Enterócito — Capilar — Espaço lateral

● **Figura 30.15** Absorção transcelular e paracelular. **A.** As substâncias se movem do lúmen intestinal para os capilares ou por absorção transcelular (através do enterócito) ou por absorção paracelular (através das zônulas de oclusão). **B.** O lúmen intestinal, os enterócitos e os espaços laterais formam três compartimentos separados que podem conter nutrientes em diferentes concentrações. Observe que os nutrientes se movem para os capilares vindos dos espaços laterais e que é possível o transporte reverso (do capilar para o lúmen intestinal) de algumas substâncias.

Os produtos da fase membranosa da digestão são absorvidos por cotransporte de sódio

As proteínas de cotransporte de sódio para glicose e galactose estão localizadas na membrana apical, na proximidade das enzimas digestivas da fase membranosa. Como esses monômeros sacarídeos são produzidos pela ação de enzimas da fase membranosa em polissacarídeos, eles se movem por distâncias muito curtas para os sítios ligantes em proteínas de cotransporte. Quando tanto os sítios ligantes a glicose (ou ligantes a galactose) quanto os sítios ligantes a sódio nessas proteínas são ocupados, a absorção ocorre como descrito anteriormente sobre as proteínas de transporte.

Nas fases iniciais da digestão de refeições contendo amido, a concentração de glicose na membrana apical é muito alta por haver muito substrato. O sódio também está prontamente disponível como resultado de sua presença em diversas secreções GI. Nesse momento, o movimento tanto de sódio como de glicose nos enterócitos ocorre sob um gradiente de concentração. Conforme a digestão e a absorção prosseguem, a concentração de glicose na membrana apical diminui. Assim, no fim do processo digestivo e de absorção, a concentração de glicose na superfície luminal da membrana apical do enterócito se torna pequena. Nesse ponto, a concentração de glicose dentro do enterócito pode ser mais elevada que a do lúmen intestinal, criando assim um gradiente de concentração desfavorável para a absorção de glicose. Contudo, a concentração de sódio transcelular é mantida, dirigindo a absorção continuada de glicose (ver Figura 30.14). O processo de absorção de glicose por esse mecanismo é muito eficiente, e pouca glicose livre escapa do processo de absorção.

Para completar o processo de absorção de carboidrato, a glicose deve se mover através da membrana basolateral para dentro dos espaços laterais e, depois, para os capilares. O movimento da glicose através da membrana basolateral ocorre por *difusão facilitada*, na qual há uma proteína via de transporte, mas a direção de transporte é dada apenas pelo gradiente de concentração para glicose. Conforme a concentração intracelular de glicose nos enterócitos aumenta por causa da ação do cotransporte de sódio-glicose vindo do lúmen intestinal, a glicose se difunde das células para os espaços laterais. Dos espaços laterais, ela se funde através da membrana basal capilar para o sangue.

A absorção dos produtos da fase membranosa de digestão de proteína ocorre de modo semelhante à dos carboidratos. Os sistemas de cotransporte de sódio existem para aminoácidos livres e também podem existir para dipeptídios e tripeptídios. Pelo menos três proteínas de cotransporte são necessárias para a absorção de aminoácidos livres. O mecanismo de transporte de dipeptídios e tripeptídios também pode envolver o cotransporte de sódio, mas essa questão ainda não está completamente estabelecida (Figura 30.16).

Absorção de água e eletrólitos

A conservação do suprimento orgânico de água e eletrólitos, principalmente sódio, potássio, cloreto e bicarbonato, é uma alta prioridade para a sustentação da vida. O trato GI representa um papel principal nessa conservação, não apenas por ser a porta de entrada para a reposição de nutrientes, mas também porque a água e os eletrólitos nas secreções GI precisam ser eficientemente reivindicados para manter a composição orgânica. As ramificações clínicas mais imediatas da doença GI geralmente envolvem a perda de água e eletrólitos. Esta seção discute sequencialmente a absorção dos principais íons e eletrólitos.

Há pelo menos três mecanismos distintos de absorção de sódio

A primeira via de absorção de sódio é através das proteínas de cotransporte de sódio, como foi discutido anteriormente. Essa via de transporte ativo secundário não é apenas o mecanismo para a absorção de glicose e aminoácidos (Figura 30.17A), mas também o principal meio de absorção de sódio.

O segundo mecanismo de absorção de sódio é através do trocador Na^+/H^+ (ver Figura 30.17B), mencionado anteriormente como um exemplo de trocador de íon, ou antiporte. Através desse mecanismo, o H^+ intercelular é trocado pelo Na^+ luminal através da membrana apical. O H^+ para essa troca é formado pela ação da anidrase carbônica, o que gera HCO_3^-, assim como H^+. Quando o H^+ é trocado por Na^+, aumentam as concentrações de HCO_3^- dentro da célula. O resultante gradiente transcelular de HCO_3^- dirige a ação do trocador Cl^-/HCO_3^- e resulta na troca de HCO_3^- intracelular por Cl^- luminal. Devido à conexão próxima entre a absorção de Na^+ e Cl^- por essas vias, muitas vezes esse mecanismo de transporte é chamado de transporte *acoplado de sódio e cloreto*, como ilustrado na Figura 30.17B. É preciso observar, entretanto, que é apenas o balanço intracelular de H^+ e HCO_3^- que acopla as duas vias de troca. Há situações em que o pH intracelular é tal que a troca Na^+/H^+ ocorre sem a troca Cl^-/HCO_3^- e vice-versa.

A absorção acoplada de sódio e cloreto geralmente é mais ativa no íleo e cólon, onde a concentração de sódio no trato GI em geral é relativamente mais baixa se comparada àquela no duodeno e jejuno. Como de costume, o sódio que entra nos enterócitos é transportado através da membrana basolateral para os espaços laterais pela ação da bomba Na^+, K^+-ATPase. O cloreto, contudo, permanece no enterócito até sua concentração estar suficientemente elevada para promover sua difusão através de canais especiais, ou comportas, na membrana basolateral. A taxa de absorção de sódio e cloreto pelo mecanismo acoplado parece depender da permeabilidade dos canais de cloreto; quando a permeabilidade é alta, o cloreto passa rapidamente para fora do enterócito, permitindo absorção continuada de cloreto. Inversamente, quando os canais de cloreto estão relativamente fechados, as concentrações intracelulares de cloreto aumentam, diminuindo a absorção de cloreto pela criação de um gradiente de concentração desfavorável através da membrana apical.

O terceiro mecanismo de absorção de sódio é pela difusão simples através de canais de íons na membrana apical (ver Figura 30.17C).

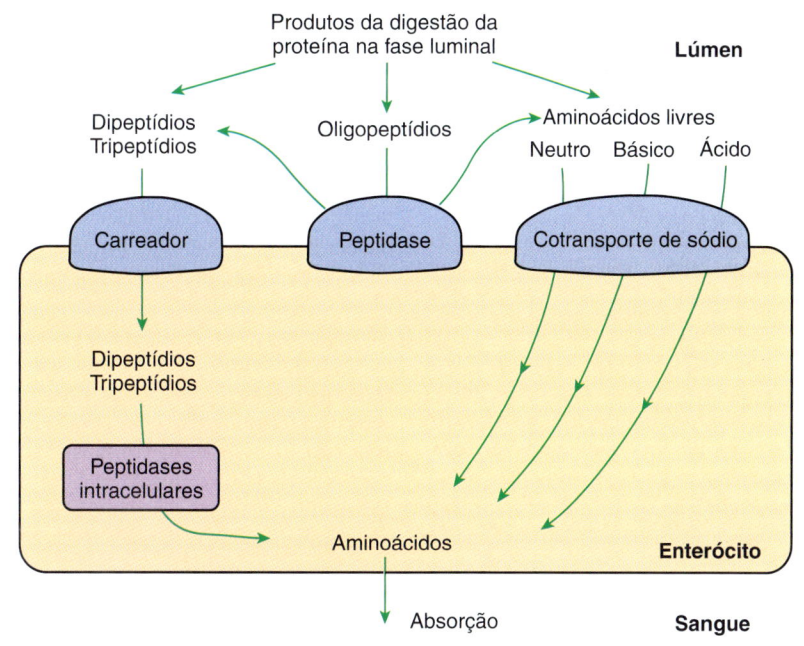

● **Figura 30.16** Existem pelo menos três proteínas de cotransporte de sódio para o transporte de aminoácidos: é preciso que um processo de cotransporte de sódio esteja envolvido na absorção dos dipeptídios e tripeptídios, mas essa possibilidade não está bem estabelecida.

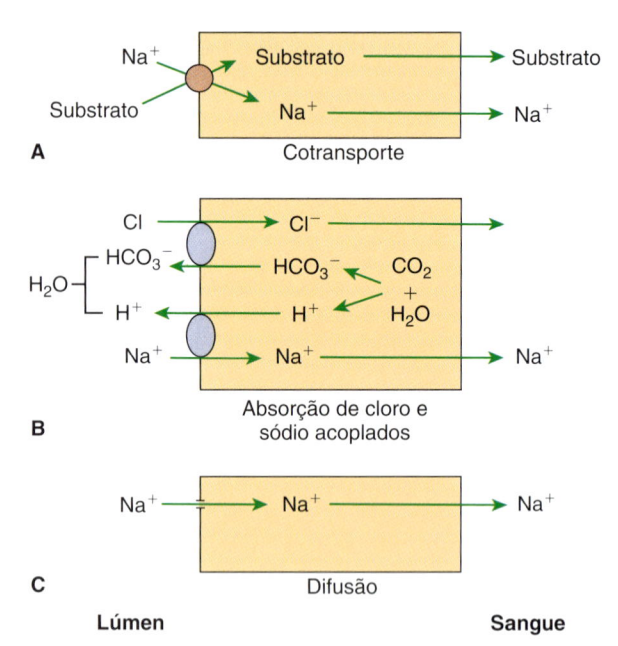

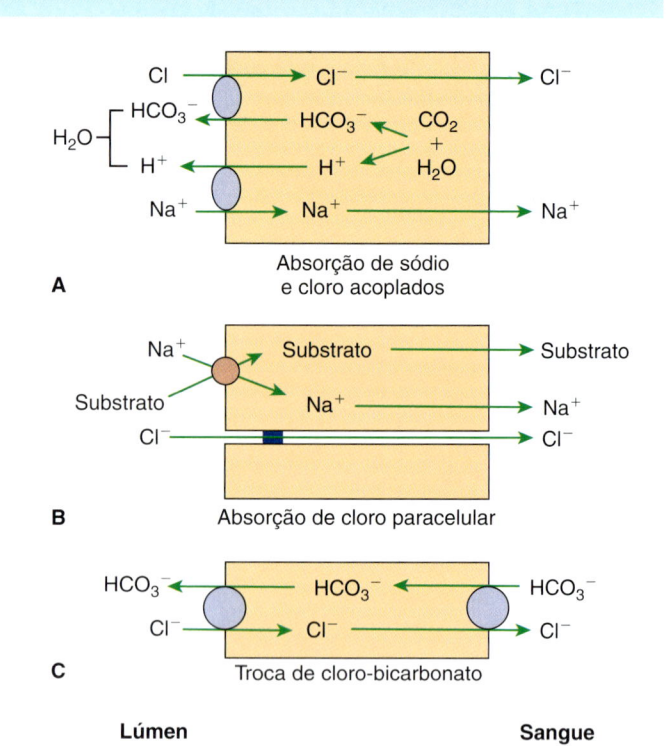

- **Figura 30.17** Três mecanismos de absorção de sódio (Na^+). **A.** O cotransporte de sódio com moléculas orgânicas é o principal meio de captar sódio durante a digestão e absorção ativas. **B.** A absorção de cloreto acoplada ao sódio também é um meio importante de absorção de sódio e requer a ação da anidrase carbônica e a existência de mecanismos de troca bicarbonato-cloreto (HCO_3^-/Cl^-) e sódio-hidrogênio (Na^+/H^+) na membrana apical. **C.** A difusão simples do sódio através da membrana apical pode ocorrer devido a um grande gradiente de concentração favorável, mas este é um meio relativamente menos importante de absorção de sódio. CO_2, dióxido de carbono; H_2O, água.

- **Figura 30.18** Três mecanismos de absorção de cloreto (Cl^-). **A.** A absorção acoplada de sódio-cloreto está diretamente relacionada à captação de sódio (Na^+). **B.** A absorção paracelular de cloreto está indiretamente relacionada à absorção de sódio que ocorre durante o cotransporte. **C.** A troca bicarbonato-cloreto (Cl^-/HCO_3^-) ocorre especialmente nas áreas em que a secreção de bicarbonato no lúmen intestinal é importante.

O grande gradiente eletroquímico que pode existir para o sódio através da membrana apical dos enterócitos permite o movimento direto desacoplado de sódio através da membrana quando os canais de íons estão abertos. Embora alguma absorção de sódio provavelmente ocorra por esse mecanismo, sua importância total na homeostase de sódio do organismo provavelmente não é grande.

Existem três mecanismos principais de absorção de cloreto

Um dos mecanismos de absorção de cloreto é a absorção acoplada de cloreto e sódio, como foi discutido anteriormente em relação ao sódio (Figura 30.18A). Um outro mecanismo é a absorção paracelular de cloreto, a qual ocorre em associação ao cotransporte de sódio, de glicose e aminoácidos (Figura 30.18B). O transporte paracelular de cloreto ocorre devido a um gradiente elétrico. O cotransporte de sódio leva ao movimento líquido de cargas elétricas positivas (Na^+) através da membrana apical, porque nem a glicose nem a maioria dos aminoácidos são moléculas carregadas. Quando os cátions de sódio são transferidos para os espaços laterais, o espaço desenvolve uma polaridade positiva em relação ao lúmen intestinal. O cloreto do lúmen intestinal passa diretamente para dentro dos espaços laterais através das zônulas de oclusão, pois essas zônulas são prontamente permeáveis a pequenos ânions. Isso fornece um mecanismo principal para a absorção de Cl^-, enquanto mantém a neutralidade elétrica, embora um pequeno potencial elétrico seja mantido através da superfície do intestino, sendo o lúmen negativo em relação aos espaços laterais.

O último mecanismo de absorção de cloreto é pela troca direta por bicarbonato (Figura 30.18C) sem absorção acoplada de sódio. Com esse mecanismo, há um movimento líquido de bicarbonato para o lúmen intestinal, resultando em um aumento do pH luminal.

Isso pode ser particularmente importante no cólon de grandes herbívoros onde grandes concentrações de ácidos de fermentação são originadas e requerem tamponamento.

O íon bicarbonato é secretado por diversas glândulas digestivas e precisa ser recuperado do trato GI para manter o equilíbrio acidobásico do organismo

Muito bicarbonato é, em essência, "absorvido" pela neutralização do HCl do estômago. O bicarbonato de sódio que entra no intestino reage com o HCl para formar água, dióxido de carbono e cloreto de sódio, resultando efetivamente na absorção de íons bicarbonato (HCO_3^-) e hidrogênio (H^+) (no Capítulo 28, são explicados os efeitos de contrabalanço da secreção de ácido gástrico e secreção de bicarbonato pancreático). Entretanto, uma quantidade considerável de bicarbonato permanece no intestino após a neutralização do ácido estomacal. Esse bicarbonato remanescente é reabsorvido, principalmente no íleo e cólon, via mecanismo de troca de íons.

Os ânions bicarbonato no intestino são eletricamente balanceados, principalmente com cátions sódio, e reabsorvidos essencialmente como bicarbonato de sódio. No processo absortivo, íons H^+ e HCO_3^- são primeiro gerados dentro dos enterócitos de água e dióxido de carbono. H^+ é então trocado por Na^+ através da membrana apical. Dentro da célula, Na^+ é eletricamente balanceado pelo HCO_3^- remanescente e o HCO_3^- restante no lúmen intestinal é neutralizado pelo H^+ secretado (Figura 30.19). O resultado é que o sódio é transferido através da membrana. Contudo, o bicarbonato luminal é convertido em água e dióxido de carbono no lúmen intestinal, enquanto o ânion bicarbonato é gerado intracelularmente. O efeito resultante é a absorção de bicarbonato de sódio.

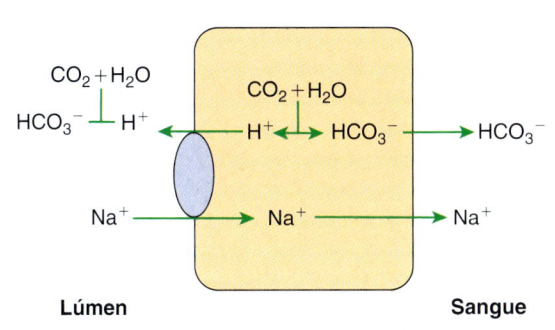

- **Figura 30.19** A absorção de bicarbonato (HCO_3^-) é facilitada pela troca sódio-hidrogênio (Na^+/H^+) na membrana apical. O íon bicarbonato é regenerado pela ação da anidrase carbônica.

O potássio é absorvido principalmente por difusão passiva através da rota paracelular

O potássio (K^+), embora seja um íon altamente importante no organismo, está presente em abundância na dieta da maioria dos animais. Isso contrasta com o sódio (Na^+), que está presente em quantidades nutricionalmente inadequadas na maioria dos alimentos naturais dos animais. Portanto, frequentemente a concentração de K^+ no material que entra no lúmen intestinal é relativamente alta, se comparada à concentração de Na^+. Além disso, o potássio da dieta é concentrado no lúmen intestinal em virtude da absorção de outros nutrientes, eletrólitos e água, desacompanhada da absorção ativa de potássio. Assim, a concentração de K^+ no lúmen intestinal aumenta enquanto a digestão e a absorção de outras moléculas osmoticamente ativas prosseguem.

Quando o K^+ atinge concentrações relativamente altas no lúmen intestinal, cria-se um gradiente de concentração favorável para a difusão do potássio através do epitélio intestinal. Além disso, o gradiente de concentração é aumentado pela concentração normalmente baixa de K^+ nos espaços laterais. O mecanismo primário de absorção do potássio é a difusão passiva paracelular, que ocorre em resposta a esse gradiente de concentração (Figura 30.20). A ramificação clínica desse mecanismo absortivo é que a absorção de potássio está diretamente acoplada à absorção de água, isto é, o movimento da água para fora do lúmen intestinal resulta em um aumento da concentração luminal de K^+, a qual, por sua vez, dirige a absorção de K^+. Em condições de diarreia, em que a absorção líquida de água está comprometida, a absorção de K^+ também é comprometida, pois o potássio no lúmen é diluído de modo que o gradiente de concentração favorável para a difusão passiva de K^+ não se desenvolve. Além da difusão passiva, parece que existe uma bomba H^+-K^+-ATPase no cólon distal. Essa via de transporte pode ser importante para recuperação do potássio remanescente da ingesta colônica de animais com dietas com pouco potássio.

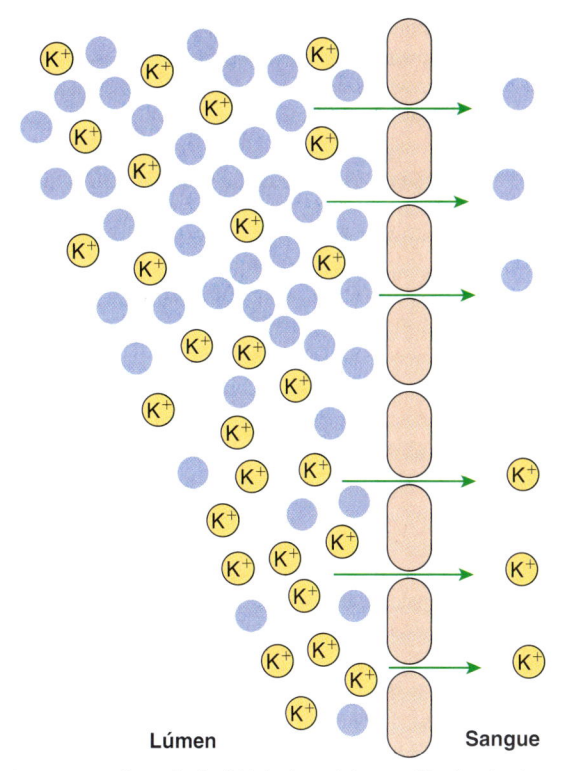

- **Figura 30.20** O potássio (K^+) é absorvido por difusão simples através da rota paracelular. A absorção de água no intestino proximal aumenta a concentração de K^+ no intestino posterior, o que cria um gradiente de difusão favorável para o potássio. Observe que a remoção de água (*círculos azuis sólidos*) na parte superior resulta em um aumento relativo no número de íons K^+ na parte inferior.

Os principais mecanismos de absorção de eletrólitos são distribuídos seletivamente ao longo do intestino

A atividade dos mecanismos de absorção de diversos eletrólitos discutidos anteriormente varia ao longo da extensão do intestino. A distribuição da atividade está listada na Tabela 30.2.

Toda absorção de água intestinal é passiva e ocorre pela absorção de solutos osmoticamente ativos

A água se move através da mucosa intestinal por via paracelular ou transcelular, mas sempre por osmose. Para compreender melhor esse processo, reveja a discussão geral sobre osmose no Capítulo 1. A mucosa intestinal é livremente permeável à água, permitindo que esta se mova em qualquer direção, ditada pelas alterações de pressão osmótica. Quando eletrólitos e outros nutrientes solúveis

Tabela 30.2	**Distribuição dos mecanismos de absorção de eletrólitos através do intestino.**					
		Jejuno				
Mecanismo	Duodeno	Anterior	Médio	Posterior	Íleo	Cólon
Cotransporte de sódio	+++++	++++	+	+		−
Absorção de sódio acoplado a cloreto	+	+	+	+	++	+++
Troca cloreto-bicarbonato	−	−	−	−	++	+++
Absorção de bicarbonato	−	−	−	−	++	+++
Absorção de potássio					+	+++

são ativamente absorvidos, a água é drenada passivamente do lúmen para os capilares intestinais. A água pode mover-se também para o lúmen intestinal quando a pressão osmótica intraluminal está alta, como será discutido mais adiante.

Secreção intestinal de água e eletrólitos

Além da água e eletrólitos secretados no intestino pelo pâncreas, fígado e outros órgãos glandulares, uma considerável porção da secreção de água e eletrólitos GI ocorre diretamente da superfície luminal. Toda secreção de água é osmótica, mas o gradiente osmótico que promove a secreção de água pode ocorrer em resposta a processos passivos ou ativos.

O aumento passivo da pressão osmótica luminal ocorre durante a digestão hidrolítica e resulta em secreção de água

O alimento que entra no intestino pode ser hiperosmótico em razão da sua composição, como alimentos salgados e alimentos com alto conteúdo de açúcar. Alternativamente, o alimento pode se tornar hiperosmótico após a digestão. A digestão dos alimentos cria muitas moléculas osmoticamente ativas a partir de uma molécula precursora gigante; assim, a atividade osmótica da ingesta é aumentada inicialmente pela digestão. Quando refeições de amido, por exemplo, alcançam inicialmente o duodeno, a digestão intraluminal cria milhares de moléculas de dissacarídeos e trissacarídeos osmoticamente ativas a partir de moléculas únicas de amido. Essas moléculas de sacarídeos osmoticamente ativas drenam água dos espaços laterais para o lúmen intestinal. A água nos espaços laterais é rapidamente reposta por água dos capilares intestinais, então a água é essencialmente drenada para o intestino a partir do sistema vascular. Conforme a digestão prossegue, as moléculas de sacarídeos são absorvidas, reduzindo assim o número de partículas e abaixando a pressão osmótica do lúmen intestinal. Quando as moléculas de soluto são absorvidas, a água então flui osmoticamente pelo epitélio, de volta para o sistema vascular sanguíneo. *A principal regra do movimento da água no intestino é que a água se move em qualquer direção necessária para manter a ingesta isosmótica*, entrando no intestino quando a ingesta está hiperosmótica e deixando o intestino quando a ingesta está hiposmótica. Esse fato tem implicações clínicas importantes na fisiopatologia da diarreia, como será discutido posteriormente.

A secreção ativa de eletrólitos das criptas do epitélio leva à secreção intestinal de água

Em contraste com a função absortiva das células dos vilos, as células das criptas têm uma função secretória. Essa função secretória parece usar um mecanismo de transporte de cloreto. O mecanismo parece ser semelhante ao transporte acoplado de sódio e cloreto, como ocorre nos enterócitos dos vilos, exceto pela direção reversa do transporte. Nas células da cripta, o mecanismo de transporte acoplado de sódio e cloreto se dá na membrana basolateral, em contraste com a sua posição na membrana apical nas células dos vilos. O efeito dessa disposição é bombear Na^+ e Cl^- dos espaços laterais para dentro dos enterócitos da cripta. Quando esses íons são transportados para dentro do enterócito, o Na^+ é rapidamente bombeado pela bomba Na^+-K^+-ATPase. Em contraste, o Cl^- é mantido dentro das células, atingindo concentrações intracelulares relativamente altas. Sob o estímulo apropriado, os canais de Cl^- na membrana apical das células das criptas se abrem e o cloreto reprimido de dentro das células flui por gradiente de concentração para dentro do lúmen da

cripta (canais de íon e sua regulação nas membranas celulares são discutidos no Capítulo 1). O movimento do Cl^- para dentro do lúmen das criptas cria uma atração elétrica para o Na^+, que se move dos espaços laterais para o líquido luminal através da rota paracelular. A água segue osmoticamente o Na^+ e Cl^-; desse modo, cloreto, sódio e água são secretados do epitélio da cripta (Figura 30.21).

O conceito do processo de transporte de íons movendo-se de um local da célula para outro pode parecer "pouco atraente" intuitivamente, especialmente quando se considera que as células das criptas intestinais eventualmente amadurecerão e migrarão para os vilos para assumir a função de absorção, em oposição à função secretora. Deve-se considerar, entretanto, que os mecanismos de transporte de íons são simplesmente proteínas inseridas nas membranas celulares. Como ocorre com outras proteínas celulares, elas são sintetizadas dentro da célula sob a sinalização de um código genético. O estado de maturidade e a diferenciação celular ditam a posição da membrana para a qual as proteínas recém-sintetizadas são direcionadas. A distribuição diferencial das proteínas de membrana para um lado ou outro da célula se chama *polarização*. Os enterócitos são ditos como "polarizados" em relação à função da membrana.

O mecanismo de gatilho que ativa a secreção de água das criptas é a abertura dos canais de cloreto na membrana apical dos enterócitos da cripta. Muitos estudos têm sido devotados para determinar os fatores que controlam a abertura dos canais de cloreto nas células da cripta. Um fator importante na regulação dos canais de cloreto parece ser a atividade da enzima adenilato ciclase e a concentração intracelular de 3′,5′- monofosfato cíclico de adenosina (AMP cíclico ou cAMP) (o papel da adenilciclase e cAMP na regulação celular é discutido no Capítulo 1). Conforme as concentrações de cAMP aumentam, os canais de cloreto se abrem, e a secreção de água e eletrólitos é estimulada. O peptídio intestinal vasoativo proveniente de neurônios efetores do plexo mucoso é, provavelmente, um regulador normal importante do cAMP e dos canais de cloreto na membrana apical das criptas. De significado clínico talvez maior do que a regulação normal desse processo é a existência de ativadores anormais, patológicos, da adenilciclase das criptas (consulte a seção posterior sobre a fisiopatologia da diarreia).

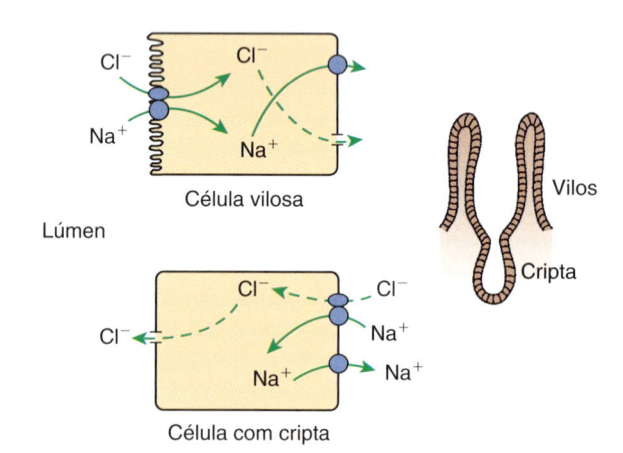

• **Figura 30.21** A secreção de água e eletrólitos nas criptas é afetada pela secreção de cloreto (Cl^-) pela membrana apical dos enterócitos das criptas. O sódio (Na^+) se move para o lúmen pela via paracelular e equilibra eletricamente a secreção de Cl^-. A água segue osmoticamente, e o efeito resultante é a secreção de solução de cloreto de sódio (NaCl) no lúmen da cripta. Nas criptas, o mecanismo de absorção acoplada de NaCl parece existir na membrana basolateral, com canais de Cl^- presentes na membrana apical. A abertura dos canais de Cl^- na membrana apical das células da cripta inicia a secreção pela cripta. A posição do processo de transporte acoplado de NaCl na membrana se reverte, movendo da membrana basolateral para a membrana apical quando a célula madura e se move para o vilo.

A função fisiológica da secreção de água e eletrólitos pelas criptas é manter uma hidratação apropriada e um ambiente iônico para digestão e absorção. A ingesta precisa ser mantida suficientemente umedecida para permitir a mistura dos nutrientes com as enzimas digestivas e para a circulação dos nutrientes digeridos em contato com as superfícies absortivas. Além disso, um suprimento constante de sódio precisa estar disponível para promover o cotransporte de sódio necessário para a absorção de diversos nutrientes. O processo regulado de secreção de água e eletrólitos das criptas assegura a disponibilidade contínua de água e sódio no lúmen intestinal.

Fluxo sanguíneo gastrintestinal

O movimento de água e soluto entre os espaços laterais e capilares dos vilos está sujeito às mesmas forças que controlam o movimento de água e solutos entre os líquidos extracelular e vascular em outros tecidos

A água e todos os outros nutrientes, quando absorvidos através das vias paracelular e transcelular, entram no LEC dos espaços laterais antes de entrar no sistema vascular. Portanto, o movimento dos componentes do LEC para os capilares é de particular importância para a absorção intestinal. As leis físicas que determinam a distribuição de água entre os líquidos intravascular e extravascular nos vilos são as mesmas que para outros tecidos. Essas leis de Starling (que podem ser revisadas nos Capítulos 1 e 23) simplesmente estabelecem que o movimento da água é determinado pela soma algébrica das forças osmótica e hidrostática (criadas pela pressão de água).

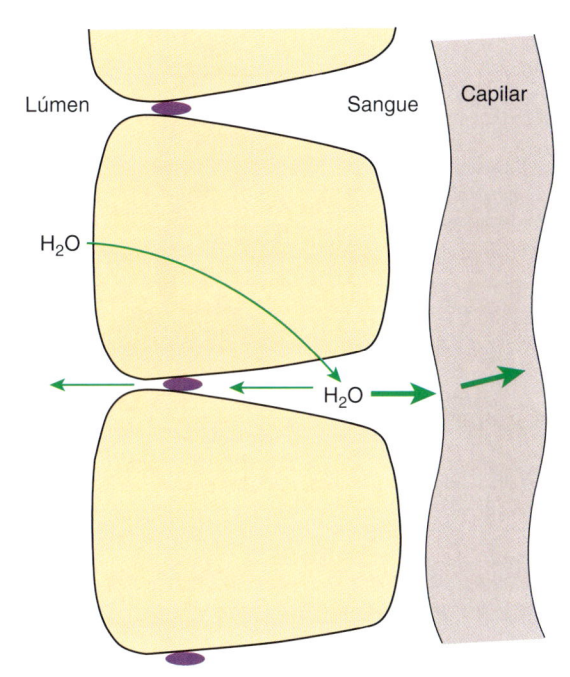

• **Figura 30.22** A água (H_2O) entra nos espaços laterais pelos efeitos osmóticos criados pelos solutos absorvidos, criando, assim, uma pressão hidrostática maior nos espaços laterais. Sob pressão, a solução dos espaços laterais pode sair através das zônulas de oclusão ou pela membrana basal dos capilares. Sob condições normais, a via de última resistência é para os capilares, resultando em pouco movimento de água dos espaços laterais para o lúmen intestinal.

Os nutrientes absorvidos entram nos capilares por difusão a partir dos espaços laterais

A ação coletiva de diversos mecanismos absortivos intestinais concentra os solutos (nutrientes) nos espaços laterais. Quando as concentrações dos solutos individuais nos espaços laterais excedem suas concentrações no sangue, estabelece-se o gradiente de difusão favorável dos nutrientes dos espaços laterais para os capilares. O movimento dos solutos por difusão para dentro dos capilares cria uma força osmótica que drena a água para os capilares (a água segue o soluto). Além disso, a força oncótica (a força osmótica exercida pelas proteínas plasmáticas; Capítulos 1 e 23) também tende a drenar água para o lúmen capilar. Mais que isso, a pressão hidrostática nos espaços laterais pode forçar a água diretamente para os capilares. A pressão hidrostática dos espaços laterais pode ser criada pelo efeito osmótico ou pelos solutos absorvidos. Conforme esses solutos atraem a água do lúmen intestinal, os espaços laterais se distendem, formando uma pequena pressão hidrostática. Há duas saídas para o alívio dessa pressão: as zônulas de oclusão e o endotélio capilar, com o endotélio apresentando a rota de menor resistência para o fluxo de água. Assim, a água sob uma ligeira pressão dentro dos espaços laterais tende a fluir para os capilares, em vez de para o lúmen intestinal (Figura 30.22).

Um sistema osmótico multiplicador contracorrente pode aumentar a osmolalidade do sangue nas pontas dos vilos, promovendo absorção adicional de água para o sangue

O sistema vascular dos vilos consiste em uma arteríola que se eleva da base para a porção central do vilo e se divide, na ponta do vilo, em muitos capilares, os quais cursam de volta para a porção externa

do estroma dos vilos entre a mucosa e a artéria. Essa disposição permite o fluxo direto contracorrente de sangue, ou seja, o sangue que vem para a base pelas vênulas passa próximo ao sangue que flui na direção oposta, nas arteríolas. Como o sangue nas vênulas contém nutrientes absorvidos, espera-se que a sua osmolaridade seja ligeiramente mais elevada que a do sangue que entra no vilo pela arteríola. Essa diferença sutil na osmolaridade pode ser multiplicada e perpetuada pelo fluxo de contracorrente característico dos suprimentos de sangue arterial e venoso. Essas condições criam um potencial para a formação de um gradiente osmótico ao longo do vilo; alguns pesquisadores calcularam as osmolalidades, próximo às pontas dos vilos, tão altas quanto 600 mOsm, aproximadamente duas vezes à do sangue que entra na base do vilo (as características de um multiplicador osmótico contracorrente são explicadas com mais detalhes no Capítulo 43, em referência à alça renal de Henle). A existência do multiplicador osmótico contracorrente dos vilos é ainda um tanto controversa, e sua presença pode depender da espécie em questão. O efeito desse sistema multiplicador osmótico poderia ser o de acentuar todas as forças osmóticas que resultam em movimento de água do lúmen para os espaços laterais e dos espaços laterais para os capilares.

As perturbações da drenagem venosa do intestino podem afetar em muito os mecanismos de absorção capilar nos vilos

Com exceção do sangue do cólon terminal e reto, todo o sangue venoso do trato GI é coletado pela veia porta hepática e passa pelo fígado antes de entrar na veia cava e retornar ao coração (Figura 30.23). Por causa desse sistema, o fígado pode modificar o sangue rico em nutrientes que sai do intestino. O fígado pode, assim, regular a concentração do nutriente no sangue que chega

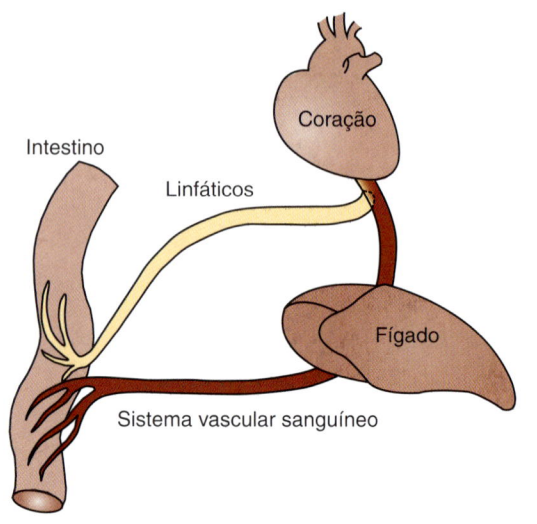

• **Figura 30.23** Todo o sangue que sai do intestino flui através do fígado antes de retornar ao coração. A drenagem linfática do intestino desvia-se do fígado, entrando na corrente sanguínea através do ducto torácico.

aos tecidos orgânicos em geral, mantendo essa concentração relativamente constante. Essa disposição vascular particular do sistema GI resulta na passagem do sangue por dois leitos capilares, um na parede intestinal e outro no fígado, antes de retornar ao coração. Na maioria dos tecidos, a pressão hidrostática arterial força o sangue através dos leitos capilares. No fígado, entretanto, este não é o caso, pois muito da pressão hidrostática arterial foi dissipado durante o fluxo de sangue pelos capilares intestinais. As duas seguintes circunstâncias tendem a superar esse problema e permitir que o fluxo hepático de sangue ocorra:

1. Os capilares (referidos como *sinusoides*) do fígado são comparativamente grandes e, assim, oferecem pouca resistência ao fluxo; portanto, podem funcionar como um sistema de baixa pressão.
2. O fluxo venoso para fora do fígado segue diretamente para a veia cava torácica.

A ação semelhante a um fole do tórax transmite uma pressão negativa para a veia cava torácica, a qual tende a aspirar o sangue das veias hepáticas e veia cava abdominal. Sob circunstâncias normais, essas condições permitem ao sangue fluir prontamente do intestino ao fígado. Contudo, pequenas alterações na função circulatória podem ter um grande efeito no fluxo sanguíneo GI. Se a capacidade de bombeamento do coração tornar-se reduzida, este não poderá remover rapidamente o sangue venoso que retorna. Isso resulta em acúmulo de sangue e aumento na pressão na veia cava torácica e aumenta em interfaces de pressão com o fluxo sanguíneo que sai do fígado, o que, por sua vez, reduz o fluxo sanguíneo que sai do intestino. Essa sequência de eventos torna o sistema GI particularmente suscetível à insuficiência cardíaca direita, na qual a ação cardíaca de bombeamento está comprometida.

Doença hepática difusa, em adição à insuficiência cardíaca direita, pode também interferir no fluxo sanguíneo gastrintestinal. Nessas condições, a resistência ao fluxo sanguíneo através do fígado é aumentada por causa da pressão dos sinusoides. Pequeno aumento na resistência do fluxo hepático pode ter maiores efeitos no fluxo sanguíneo intestinal, por que o gradiente de pressão através da veia porta é normalmente baixo. Quando o fluxo de sangue externo ao intestino é comprometido, aumenta-se a pressão hidrostática nos capilares dos vilos; a pressão mais alta tende a contrabalançar as forças hidrostáticas e osmóticas promovendo a absorção de água e, assim, a absorção de água é comprometida.

Digestão e absorção de gorduras

A ação detergente e a ação enzimática são necessárias para a digestão e a absorção de gorduras

Os lipídios, ou gorduras, apresentam um problema digestivo especial para o animal, porque não se dissolvem em água, o principal meio no qual a maioria dos processos, incluindo a digestão, ocorre. A ação detergente é necessária para emulsificar ou dissolver os lipídios para que possam ser submetidos às ações de enzimas hidrossolúveis no intestino. O problema da solubilidade torna os mecanismos da digestão e absorção de lipídios bastante diferentes daquele das proteínas e carboidratos. Por essa razão, a assimilação de lipídios é discutida aqui, em uma seção separada.

Os lipídios constituem uma grande porção da dieta dos carnívoros e onívoros, enquanto geralmente formam uma pequena porção da dieta natural dos herbívoros adultos. No entanto, aparentemente, as espécies herbívoras têm a capacidade de digerir e absorver lipídios em quantidades consideravelmente maiores que as encontradas em sua dieta natural, e frequentemente são adicionados suplementos lipídicos à dieta de cavalos de desempenho e vacas leiteiras de alta produção. Os neonatos das espécies mamíferas têm uma alta capacidade de digestão e absorção de lipídios, porque o leite contém um alto teor de gordura.

O principal lipídio da dieta é o *triglicerídeo*, o qual pode se originar de fontes vegetais e animais. Outros lipídios importantes na dieta são o *colesterol* e o *colesteril éster* de fonte animal, ceras de fonte vegetal e *fosfolipídios* de ambas as fontes, animal e vegetal. A Figura 30.24 ilustra as estruturas desses lipídios da dieta. Além disso, as vitaminas lipossolúveis A, D, E e K são absorvidas juntamente com os outros lipídios da dieta.

A assimilação lipídica pode ser dividida em quatro fases: (1) emulsificação, (2) hidrólise, (3) formação de micelas e (4) absorção. A *emulsificação* é o processo de redução das gotículas de gordura a um tamanho que forme uma suspensão estável em água ou soluções à base de água. A fase de emulsificação no trato GI inicia-se no estômago quando os lipídios são aquecidos à temperatura corpórea e submetidos às ações de mistura, agitação e separação no estômago distal. Essa atividade do estômago distal tende a quebrar os glóbulos de gordura em gotículas que passam para o intestino delgado. No intestino delgado, a emulsificação é completada pela ação detergente dos ácidos biliares e fosfolipídios (consulte no Capítulo 29 a discussão sobre a formação e a secreção da bile). Esses produtos da bile reduzem a tensão de superfície dos lipídios e permitem que as gotículas se dividam ainda mais e tenham seu tamanho reduzido (Figura 30.25).

Enquanto se encontram cobertos com bile ou no estágio de gotículas emulsificadas, os lipídios estão sujeitos às ações das enzimas hidrolíticas. A hidrólise de triglicerídeo, o principal componente lipídico da dieta, ocorre por causa da ação combinada das enzimas pancreáticas *lipase* e *colipase*. A lipase é uma enzima secretada, na sua forma ativa, pelo pâncreas. Entretanto, a lipase não pode atacar diretamente a gotícula de lipídio emulsificada, pois não consegue penetrar a cobertura de produtos biliares que envolvem as gotículas. A função da colipase, um peptídio relativamente curto, é "abrir o caminho" através dos produtos da bile, dando à lipase acesso ao triglicerídeo subjacente. A lipase cliva os ácidos graxos de cada extremidade da molécula de triglicerídeo, mas não ataca o ácido graxo central, resultando na formação de dois *ácidos graxos livres* ou *não esterificados* e um *monoglicerídeo* a partir de cada molécula de triglicerídeo hidrolisada (Figura 30.26).

Outras enzimas pancreáticas que digerem lipídios são a *colesterol esterase* e a *fosfolipase*. Os produtos dessas enzimas são ácidos graxos não esterificados, colesterol e lisofosfolipídios.

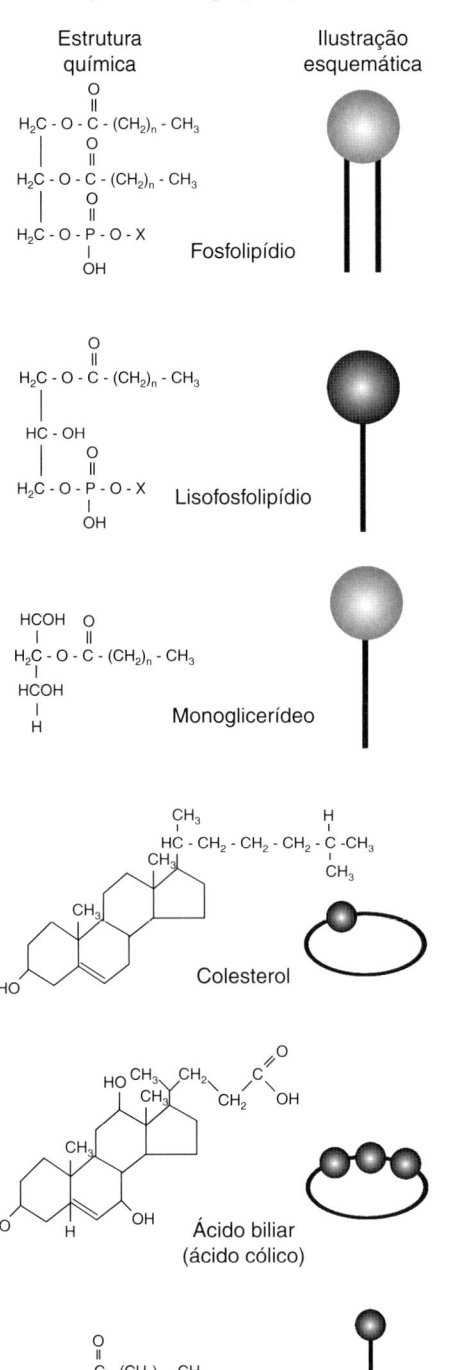

Lipídios com grupos polares

Lipídios sem grupos polares

Fosfolipídio

Lisofosfolipídio

Monoglicerídeo

Colesterol

Ácido biliar
(ácido cólico)

Ácido graxo não esterificado

Triglicerídeo

Éster de colesterol

● **Figura 30.24** Estrutura química e representação esquemática das moléculas lipídicas envolvidas na digestão e absorção de gordura. *n,* Número de átomos de carbono nas cadeias de ácidos graxos; *X,* grupo da cabeça do fosfolipídio, mais frequentemente colina.

Os produtos da digestão hidrolítica dos lipídios (ácidos graxos, monoglicerídeos etc.) combinam-se com os ácidos biliares e fosfolipídios para formar as *micelas,* pequenas agregações hidrossolúveis de ácidos biliares e lipídios. As micelas são consideravelmente menores que as gotículas de gordura emulsificadas das quais derivam (ver Figura 30.25). As micelas solúveis permitem que os lipídios se difundam através do lúmen intestinal para a camada estável de água e em contato próximo com a superfície absortiva da membrana apical (Figuras 30.26 e 30.27).

Os lipídios são absorvidos através da membrana apical por proteínas transportadoras e por difusão simples

O processo de absorção de lipídios nos enterócitos não está completamente elucidado. Quando as micelas ficam próximas à superfície dos enterócitos, os vários componentes lipídicos se difundem por uma curta distância através do glicocálice para a membrana apical por meio de *proteínas ligadoras de ácidos graxos* (não mostradas na

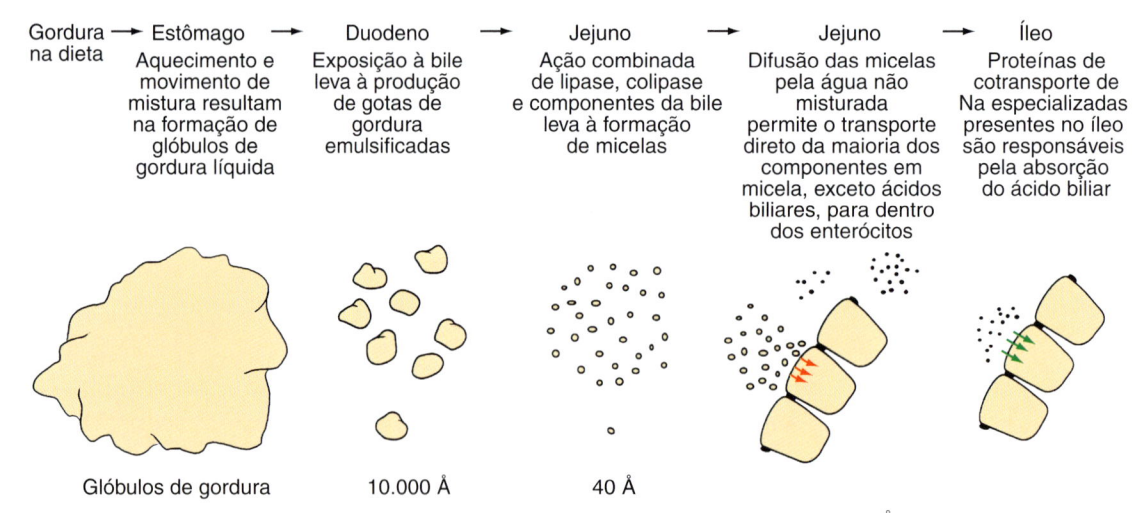

Gordura → Estômago → Duodeno → Jejuno → Jejuno → Íleo
na dieta

	Aquecimento e movimento de mistura resultam na formação de glóbulos de gordura líquida	Exposição à bile leva à produção de gotas de gordura emulsificadas	Ação combinada de lipase, colipase e componentes da bile leva à formação de micelas	Difusão das micelas pela água não misturada permite o transporte direto da maioria dos componentes em micela, exceto ácidos biliares, para dentro dos enterócitos	Proteínas de cotransporte de Na especializadas presentes no íleo são responsáveis pela absorção do ácido biliar

Glóbulos de gordura   10.000 Å   40 Å

● **Figura 30.25** Locais e reações envolvidos na digestão e absorção de gordura. Å, Angstroms.

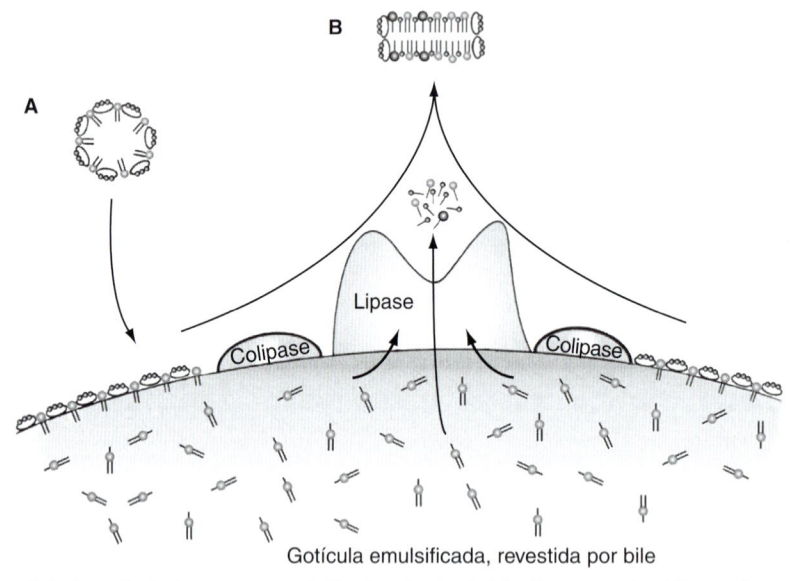

Gotícula emulsificada, revestida por bile

● **Figura 30.26** Porção da superfície da gotícula de gordura emulsificada coberta de bile. Componentes biliares atingem a superfície da gotícula através de micelas (**A**) provenientes da vesícula biliar. A colipase limpa os constituintes da bile de uma área da superfície da gotícula, permitindo a ligação da lipase. A lipase catalisa a formação dos ácidos graxos e monoglicerídeos a partir dos triglicerídeos. Os componentes da superfície e os produtos da ação da lipase combinam-se para formar as micelas (**B**) que contêm ácidos graxos e monoglicerídeos, e constituintes biliares.

Figura 30.27). Os ácidos graxos nas micelas são aparentemente absorvidos e transportados através da membrana apical por proteínas especiais ligadoras de ácidos graxos na membrana apical. Outros componentes micelares parecem simplesmente se difundir para a membrana apical; estes incluem lipídios como os monoglicerídeos, colesterol e vitamina A. A membrana apical, como outras membranas celulares, é composta principalmente de fosfolipídios (ver Capítulo 1). Os produtos altamente hidrofóbicos da digestão dos lipídios são solúveis na matriz fosfolipídica da membrana e, assim, podem se difundir livremente através da membrana apical para dentro das células. A Figura 30.27 ilustra a absorção de lipídios das micelas.

Os ácidos biliares são absorvidos do íleo por um sistema de cotransporte de sódio

Todos os componentes da micela se difundem para dentro dos enterócitos, exceto os ácidos biliares. Os ácidos biliares permanecem no lúmen intestinal, sendo separados dos outros elementos

micelares enquanto a absorção prossegue. No momento em que os ácidos biliares atingem o íleo, estão em um estado relativamente livre, destituídos de outros lipídios. Localizado no íleo está um sistema específico de transporte de ácidos biliares. Esse sistema é operado pelo cotransporte de sódio e resulta em uma reabsorção quase completa dos ácidos biliares. Após a absorção, os ácidos são transportados diretamente de volta ao fígado pela vasculatura portal. O fígado extrai eficientemente os ácidos biliares do sangue portal, e, então, a concentração de ácidos biliares no sangue não portal (circulação sistêmica) é pequena. Os ácidos biliares extraídos pelo fígado são reciclados na bile. Esse processo de reciclagem ocorre repetidamente, para que toda a massa de ácidos biliares no sangue seja circulada através do intestino diversas vezes/dia.

Os lipídios absorvidos são acumulados em quilomícrons antes de deixar os enterócitos

Após passar a membrana apical, os lipídios absorvidos são rapidamente apanhados por moléculas transportadoras e levados ao

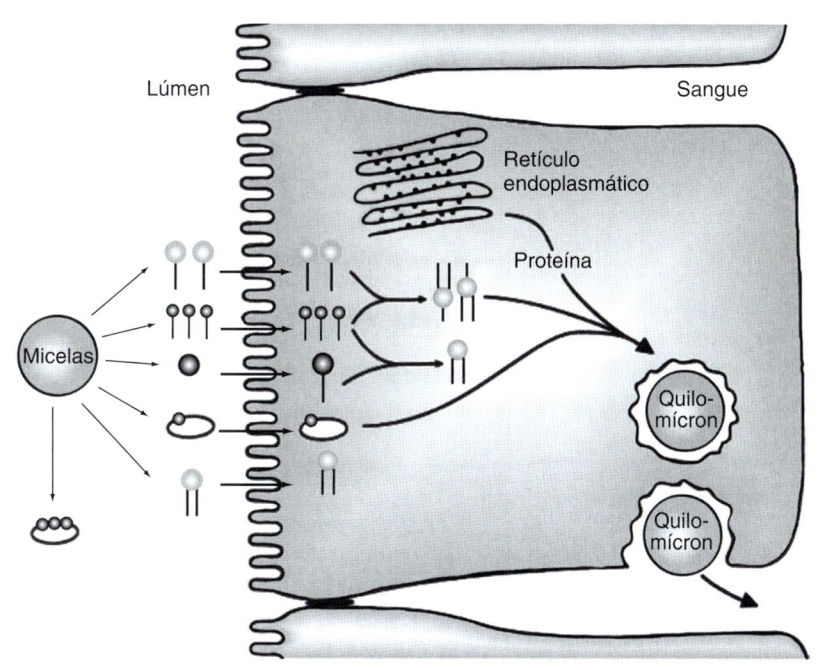

- **Figura 30.27** Absorção de lipídios das micelas com subsequente formação de quilomícrons. Quando as micelas estão próximas à membrana apical, os constituintes lipídicos, exceto os ácidos biliares, são transportados através da membrana para o interior da célula. Uma vez dentro do enterócito, os triglicerídeos são novamente formados a partir dos ácidos graxos e monoglicerídeos. Os triglicerídeos são, então, embalados no centro dos quilomícrons para o transporte para fora da célula. A superfície do quilomícron é revestida de fosfolipídios, colesterol e proteínas.

interior da célula para o retículo endoplasmático. Quando no retículo endoplasmático liso, os principais lipídios são reesterificados para formar triglicerídeos e fosfolipídios. Os lipídios reesterificados são então embalados com colesterol, lipídios menores da dieta, e proteínas do retículo endoplasmático rugoso em estruturas chamadas *quilomícrons*. Os quilomícrons são estruturas esféricas com um centro de triglicerídeo e éster de colesterol e uma superfície de fosfolipídio e colesterol. O fosfolipídio e o colesterol são arranjados com sua porção *hidrofóbica* (que repele água) voltada para os lipídios do centro e sua porção *hidrofílica* (que atrai água) voltada para a superfície da partícula de quilomícron (Figura 30.28). Essa disposição da superfície torna o quilomícron hidrossolúvel. Um pequeno número de moléculas proteicas especiais também está presente sobre a superfície do quilomícron. Essas proteínas ajudam a estabilizar a superfície e a dirigir o metabolismo da partícula.

Após a sua formação, os quilomícrons são expelidos da membrana basolateral para os espaços laterais. Diferentemente da maioria dos nutrientes que entram nos espaços laterais, os quilomícrons são muito grandes para passar através da membrana basal dos capilares intestinais. Assim, os quilomícrons não podem ser absorvidos através do sistema sanguíneo entérico. Em vez disso, viajam através dos vasos linfáticos intestinais, os quais eventualmente formam um ducto linfático abdominal principal que passa pelo diafragma e para dentro do *ducto torácico*. O principal vaso coletor de linfa do organismo, o ducto torácico, desemboca na veia cava. É por esse caminho que os quilomícrons eventualmente atingem o sistema vascular sanguíneo. Durante a absorção do alimento lipídico, o caráter da linfa intestinal se altera de água clara para branco-leitosa pela presença dos quilomícrons. Após uma refeição gordurosa, essa cor branco-leitosa pode ser vista até mesmo no plasma sanguíneo. Em animais normais, essa cor branca no plasma sanguíneo, conhecida como *lipemia*, é transitória, desaparecendo dentro de 1 a 2 horas após a digestão da refeição. O destino metabólico dos quilomícrons é discutido no Capítulo 32.

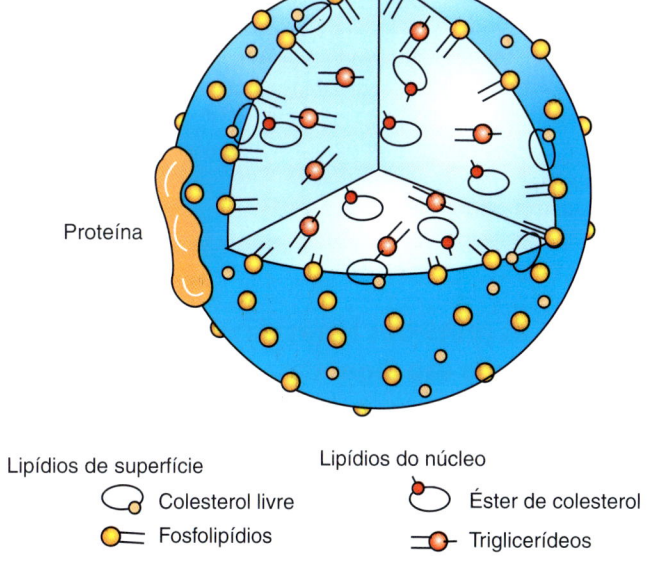

Lipídios de superfície

- ⬭ Colesterol livre
- 🟡 Fosfolipídios

Lipídios do núcleo

- 🔴 Éster de colesterol
- 🔴 Triglicerídeos

- **Figura 30.28** Estrutura do quilomícron. Proteínas especiais e lipídios com grupos polares formam o revestimento da superfície, enquanto os lipídios não polares formam o centro da partícula.

Crescimento e desenvolvimento do epitélio intestinal

A extensão dos vilos intestinais é determinada pelas taxas relativas de perda celular nas pontas e reposição celular na base

A divisão e a replicação dos enterócitos ocorrem apenas nas criptas. Os enterócitos das criptas são altamente mitóticos e se regeneram rapidamente. Na realidade, as células das criptas intestinais estão entre as células que se regeneram mais rapidamente no organismo, representando a única necessidade maior de síntese proteica em animais que não estão em fase de crescimento. Quando as células das criptas se multiplicam, migram para a ponta do vilo, empurrando outras células do vilo acima delas; ocorre, então, uma progressão contínua de células migrando para a ponta do vilo. As células maturam conforme migram, alterando-se de células relativamente indiferenciadas nas criptas para células absortivas altamente especializadas nos vilos. Quando as células atingem as pontas dos vilos, perdem-se devido à idade e exposição aos conteúdos intestinais. A extensão do vilo é determinada pela taxa com que as células são perdidas nas pontas e a taxa com que as células das criptas as substituem. Um aumento na perda celular nas pontas dos vilos em relação à replicação celular nas criptas resulta em encurtamento dos vilos. Ao contrário, uma replicação rápida das células da cripta e uma perda relativa de células, resultam em alongamento dos vilos. O tempo que o enterócito leva para migrar de seu sítio de origem na cripta para a ponta do vilo varia com a espécie e o estado fisiológico; na média, entretanto, o tempo de reposição dos enterócitos é de 4 a 7 dias.

A velocidade de replicação celular nas criptas parece ser estimulada por diversos hormônios GI. Quando o apetite e a ingestão de alimento aumentam, existe um aumento generalizado das secreções dos hormônios GI. Isso, por sua vez, leva ao aumento da proliferação celular nas criptas. Um aumento na taxa de replicação das células da cripta adiciona células ao vilo em uma velocidade maior que a perda nas pontas, resultando em alongamento dos vilos. O apetite e a ingestão de alimento podem aumentar devido a condições de maior necessidade energética, como lactação, exercício e ambientes de baixa temperatura. Quanto maior a extensão do vilo, maior a capacidade digestiva e absortiva para se adequar à necessidade criada pela maior ingestão de alimento. Assim, a capacidade funcional do intestino é ajustada para se combinar com as necessidades nutricionais do animal.

Digestão no neonato

Durante as primeiras horas de vida, as proteínas não são digeridas, pois são absorvidas intactas

De modo geral, a principal função da digestão é quebrar as proteínas por hidrólise. Na maioria das circunstâncias, esse processo é um benefício para o animal, não apenas de um ponto de vista nutricional e digestivo, mas também toxicológico e alérgico; as proteínas potencialmente tóxicas e alergênicas são quebradas antes de serem absorvidas pelo organismo. No caso especial de alguns neonatos, entretanto, há a necessidade de absorver as proteínas intactas. Na maioria das espécies de criação, incluindo equinos, bovinos, ovinos e suínos essencialmente nenhum anticorpo é passado através da placenta da mãe para o feto. Assim, os filhotes nascem sem a proteção imunológica dos anticorpos maternos. Nessas espécies, os anticorpos da mãe precisam ser adquiridos por meio da ingestão de colostro, uma secreção mamária especial presente ao nascimento. Nesses animais, o trato digestório ao nascimento é diferente daquele do estado adulto, de modo que as proteínas dos anticorpos sejam absorvidas intactas em vez de digeridas. Existem três alterações primárias, como se segue:

- A secreção ácida formada no estômago é protelada por diversos dias após o nascimento

- Um atraso semelhante ocorre no desenvolvimento da função pancreática e, assim, a digestão por ácido e tripsina das proteínas é evitada
- Um epitélio intestinal especializado, apenas presente ao nascimento, é capaz de engolfar proteínas solúveis no lúmen intestinal e descarregá-las dentro dos espaços laterais.

O epitélio intestinal fetal possui as mesmas estruturas dos vilos que o epitélio maduro, mas o vilo é coberto por enterócitos especiais capazes de absorção de proteínas. Imediatamente após o nascimento, esse epitélio especial começa a desaparecer, e some totalmente após 24 horas. A perda da função de absorção de proteínas no neonato é referida como *fechamento intestinal*.

Com a maturidade, a principal dissacaridase intestinal converte a lactose em maltose

A lactose do leite é o principal carboidrato na dieta de neonatos e mamíferos jovens; assim, todos os mamíferos nascem com uma alta atividade de lactase intestinal. Em contraste, a atividade da maltase, necessária para digerir produtos da digestão luminal de amido, é fraca ou ausente por diversas semanas após o nascimento. Conforme os animais desmamam, a atividade da lactase diminui e a atividade da maltase aumenta, permitindo aos animais trocar a lactose pelo amido como fonte de carboidrato. Em muitas espécies de animais adultos, a atividade da lactase é praticamente inexistente.

Fisiopatologia da diarreia

A *diarreia* refere-se ao aumento da frequência de defecação ou volume fecal. O volume aumenta muitas vezes na diarreia principalmente pelo aumento do conteúdo de água. A quantidade de água passada para as fezes é a soma algébrica da entrada de água GI e absorção de água. Conforme discutido anteriormente, a água no intestino resulta de (1) água ingerida, (2) água secretada pelas glândulas do sistema GI e (3) água secretada ou perdida diretamente através do epitélio mucoso. Na maioria das circunstâncias, a quantidade de água secretada no intestino excede em muito a quantidade ingerida. Normalmente, a quantidade de água absorvida é apenas ligeiramente menor que a soma das quantidades secretada e ingerida, deixando uma pequena quantidade remanescente para a passagem das fezes (Figura 30.29A).

A diarreia ocorre quando há um descompasso entre a secreção e a absorção

A quantidade de água nas fezes é o resultado do equilíbrio entre a secreção e a absorção. A *diarreia má absortiva* ocorre quando a absorção é inadequada para recuperar uma porção suficiente de água secretada, como ilustrado na Figura 30.29C. A diarreia má absortiva geralmente ocorre pela perda de epitélio GI. Na maioria das situações, essas perdas são devidas a infecções virais, bacterianas ou fúngicas. As infecções virais muitas vezes causam uma destruição particularmente grave do epitélio dos vilos. Essas infecções resultam na perda de enterócitos dos vilos. Como observado anteriormente, o comprimento dos vilos é determinado pelas taxas relativas de perda e reposição celular (Figura 30.30).

As infecções intestinais resultam na diminuição do comprimento dos vilos, pois a taxa de perda celular é maior que a de reposição. Vilos curtos causam absorção comprometida por duas razões:

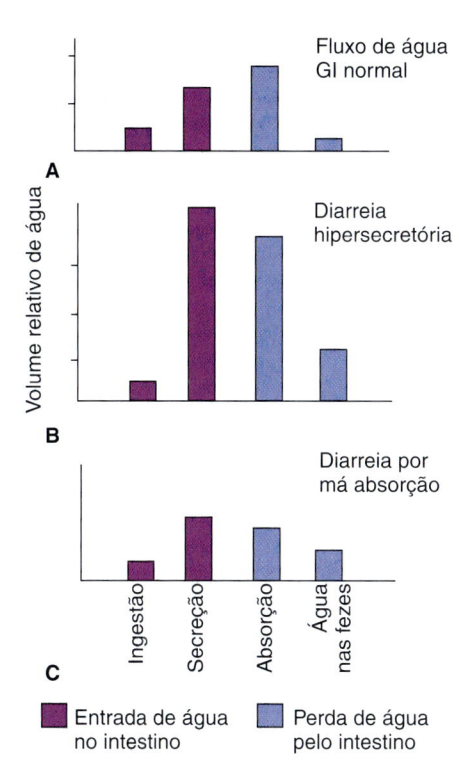

A

Fluxo de água GI normal

B

Diarreia hipersecretória

C

Diarreia por má absorção

Volume relativo de água

Ingestão · Secreção · Absorção · Água nas fezes

■ Entrada de água no intestino ■ Perda de água pelo intestino

• **Figura 30.29** Fisiopatologia da diarreia. As barras representam as quantidades relativas de água que entram ou deixam o intestino. O volume fecal de água é a soma da água ingerida e da água secretada, menos a água absorvida. Portanto, o volume fecal depende não da quantidade de água que entra no intestino, mas sim do equilíbrio entre o influxo e efluxo de água. Veja o texto para descrições de hiperidrose (**B**) e diarreia por má absorção (**C**).

(1) há uma perda absoluta na área de superfície absortiva intestinal e (2) as células que se perdem são as células maduras das regiões superiores dos vilos. São essas células maduras que possuem as enzimas de fase membranosa da digestão e que transportam as proteínas por cotransporte de sódio; a perda dessas células resulta no comprometimento da digestão e absorção dos nutrientes. A absorção de água diminui quando a absorção de nutrientes está comprometida, pois a absorção de nutrientes é necessária para a absorção osmótica de água.

A *diarreia secretória* ocorre quando a taxa de secreção intestinal aumenta e supera a capacidade absortiva. A maioria dos casos de diarreia secretória resulta de secreção inapropriada pelas criptas do intestino delgado. Isso ocorre quando o mecanismo secretório normal do epitélio das criptas (como discutido anteriormente) está anormalmente estimulado. Alguns tipos de bactérias patogênicas produzem toxinas conhecidas como *enterotoxinas*. Essas toxinas se ligam aos enterócitos e estimulam a atividade da adenilciclase e a produção de cAMP dentro das células, resultando na abertura dos canais de cloreto e secreção de água e eletrólitos pelo epitélio das criptas. Se o estímulo for leve, o intestino pode responder com um aumento na absorção, e a diarreia não ocorre. Contudo, quando a secreção excede a capacidade do intestino de aumentar a absorção, como ilustrado na Figura 30.29B, ocorre a diarreia. A diarreia hipersecretória tem efeitos devastadores sobre a água, eletrólitos e estado acidobásico do animal, especialmente nos neonatos. A diarreia hipersecretória causada por enterotoxinas produzidas por *Escherichia coli* é uma doença extremamente comum de bovinos e suínos neonatos. Essa doença causa grandes perdas econômicas na indústria bovina e suína como resultado do custo do tratamento e morte.

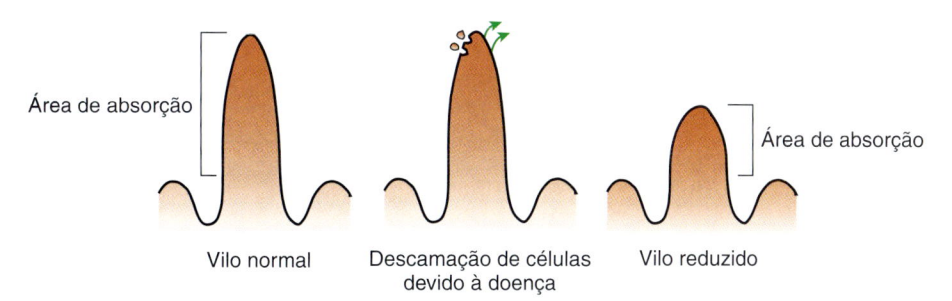

Área de absorção

Área de absorção

Vilo normal · Descamação de células devido à doença · Vilo reduzido

• **Figura 30.30** Encurtamento dos vilos causado pelo aumento de perda celular. Muitas doenças infecciosas resultam em aumento da taxa de desprendimento celular dos vilos. À medida que as células são perdidas, os vilos se encolhem para preencher o espaço no revestimento epitelial. Se a altura dos vilos precisar ser mantida com a perda rápida de enterócitos, a taxa de recrutamento de novas células geradas nas criptas precisa ser aumentada. Portanto, quando a taxa de perda celular excede a capacidade de reposição, ocorre o encurtamento do vilo com redução das superfícies absortivas e aparecimento de enterócitos relativamente imaturos.

CORRELAÇÕES CLÍNICAS

Diarreia com desidratação e acidose em uma bezerra

Relato

Uma bezerra de 2 dias de idade foi trazida para consulta. Os donos relatam que a bezerra aparentava estar normal na noite anterior, mas esta manhã estava em decúbito e não se levantava. Além disso, não mostrou interesse pela mamadeira.

Exame clínico

A temperatura corpórea dessa bezerra está abaixo do normal. A boca está seca e os olhos afundados nas órbitas. Orelhas, cauda e membros posteriores estão frios ao toque. O rabo e o períneo da bezerra estão úmidos. Assim que se remove o termômetro, a bezerra passa a eliminar fezes líquidas. As fezes são quase claras e ligeiramente amareladas, com a consistência de água. Testes laboratoriais simples indicam que o hematócrito é de 50% (normal, 30 a 35%) e a concentração total de sólidos no soro é de 7,5% (normal, 5,5 a 6,5%).

Comentário

A bezerra tem diarreia, e o exame físico e os achados laboratoriais indicam um estado de desidratação avançada. A perda de volume de líquido corporal é tão grave que a bezerra parece estar próxima a um estado de choque hipovolêmico. Embora não se possa ter certeza a partir do exame da bezerra na fazenda, a gravidade da desidratação, a rapidez da evolução e a idade da bezerra sugerem uma diarreia hipersecretória causada pela bactéria *E. coli* enterotoxigênica. Os animais com esses sinais clínicos em geral estão gravemente acidóticos, embora o pH do sangue raramente seja mensurado no campo. Diarreia, acidose e desidratação podem ocorrer, porque as toxinas produzidas pela bactéria estimulam a abertura dos canais de cloreto nas membranas apicais das células das criptas, estimulando uma copiosa secreção de água e eletrólitos, incluindo o bicarbonato. O sistema de cotransporte de sódio no vilo não é afetado pela toxina bacteriana, mas é necessária a presença simultânea de glicose e sódio no lúmen para promover o cotransporte,

CORRELAÇÕES CLÍNICAS (*continuação*)

o que pode compensar alguma perda de líquido e eletrólitos causada pela hipersecreção pelas criptas intestinais.

Tratamento

A expansão do volume vascular e a correção da acidose são as principais preocupações nesses casos. Essa bezerra deveria receber 2 ℓ de líquidos alcalinizantes por administração intravenosa (IV) rápida, com 2 ℓ ou mais adicionais nas próximas 24 horas. Frequentemente, a resposta dos bezerros a esse tratamento é notável e os bezerros que pareciam quase mortos podem, muitas vezes, ser salvos por uma vigorosa fluidoterapia. Após a reposição inicial da perda de líquidos, por terapia IV, a desidratação adicional causada pela contínua perda de líquidos pode ser evitada pela administração oral de líquidos contendo glicose e sódio.

Atrofia pancreática juvenil em um cão

Relato

Um Pastor-alemão magro, de 3 anos de idade, é trazido para consulta. Os donos relatam que o cão parecia normal há 6 meses. No momento, relatam que o cão começou a perder peso e apresentar coprofagia. Recentemente, a perda de peso tornou-se mais grave, mesmo o cão tendo bom apetite e parecendo normal em outros aspectos. Por fim, os donos referiram ter notado que o cão parece eliminar uma grande quantidade de fezes, as quais são pastosas e de coloração cinza, com uma consistência de argila.

Exame clínico

O exame físico revelou um cão extremamente magro com uma cobertura pilosa irregular e opaca. Não foram encontradas outras alterações físicas dignas de nota, e o animal parece animado e amistoso. O animal é então hospitalizado para realização de mais testes, e observa-se que ele come prontamente duas latas de ração comercial para cães por dia. A análise laboratorial das fezes coletadas durante um período de 24 horas revelou que o cão elimina 25 g de gordura nas fezes por dia (normal, < 5 g, considerando-se uma dieta normal).

Comentário

Esse grau de má absorção de gordura é característico de *insuficiência pancreática exócrina*. Em virtude dessa insuficiência da lipase pancreática, as gorduras não podem ser hidrolisadas a ácidos graxos para a absorção e assim passam não absorvidas pelo intestino. Outros testes laboratoriais para a avaliação da função exócrina pancreática são (1) exame do sangue para a presença de marcadores oralmente administrados que requerem enzimas pancreáticas para sua digestão e absorção e (2) exame direto das fezes para a presença de enzimas pancreáticas ou alimento não digerido. Atualmente, o teste laboratorial mais definitivo para o diagnóstico da insuficiência pancreática exócrina é a *imunorreatividade semelhante à da tripsina* no soro. Em condições normais, uma pequena parte do tripsinogênio sintetizado pelas células acinares pancreáticas escapa para a circulação sanguínea e uma quantidade similar de tripsina é absorvida do intestino. Embora essas concentrações sejam muito baixas para apresentar um efeito no organismo, podem ser mensuradas no sangue. Esse ensaio é baseado na reação de anticorpos e o resultado quantitativo é referido como imunorreatividade semelhante à da tripsina. Baixo valor da *imunorreatividade semelhante à da tripsina* é indicativo de insuficiência exócrina do pâncreas.

Tratamento

A alimentação com dietas altamente digestíveis misturadas com enzimas pancreáticas preparadas comercialmente em geral é eficaz em promover a absorção adequada de nutrientes nos animais com *atrofia pancreática juvenil*. A digestão pode não ser completamente normal, mas é suficiente para o cão manter o peso corporal adequado. O tratamento precisa ser continuado pelo resto da vida. Pode-se questionar como as enzimas pancreáticas administradas oralmente podem passar intactas pelo ambiente proteolítico do estômago. Sem dúvida, alguma porção é destruída, mas uma quantidade suficiente de enzimas parece conseguir vencer o estômago e ser efetiva.

Questões de revisão

1. Encontrar triglicerídeos e amido nas fezes de um cão magro com uma ingestão normal de alimento sugere:
   a. Má absorção
   b. Má digestão
2. Qual das afirmativas sobre as zônulas de oclusão é *falsa*?
   a. As zônulas de oclusão circundam os enterócitos próximo à sua extremidade apical
   b. As zônulas de oclusão formam uma linha divisória entre a membrana apical e a membrana basolateral
   c. As zônulas de oclusão são impermeáveis à água
   d. As zônulas de oclusão separam o espaço lateral do lúmen intestinal
   e. As zônulas de oclusão são os únicos pontos de ligação entre os enterócitos
3. Qual das moléculas a seguir é consumida durante o processo de digestão hidrolítica?
   a. Glicose
   b. Alanina
   c. Dipeptídios
   d. Ácidos graxos
   e. Água

4. Qual o efeito esperado de um fármaco que bloqueia a atividade da bomba Na^+-K^+-ATPase sobre o cotransporte de sódio-glicose?
   a. Aumento do cotransporte de sódio-glicose
   b. Diminuição do cotransporte de sódio-glicose
   c. Nenhum efeito sobre o cotransporte de sódio-glicose
5. Durante a absorção de sódio pelo cotransporte de glicose:
   a. O cloreto é absorvido pela via paracelular
   b. A absorção do cloreto não é afetada
   c. O cloreto é absorvido em troca do bicarbonato
   d. A absorção do cloreto é acoplada com a absorção de potássio
   e. O cloreto é absorvido em troca de íons hidrogênio
6. Antes de entrar nos capilares intestinais, todos os nutrientes passam através da(o):
   a. Membrana apical
   b. Zônula de oclusão
   c. Espaço lateral
   d. Membrana basolateral
   e. Citoplasma do enterócito

Bibliografia

Nível básico

Barrett KE. *Chapters 15 and 16. in Gastrointestinal Physiology*. 2nd ed. McGraw-Hill Education; 2014.

Johnson LR. *Chapters 11 and 12 in Gastrointestinal Physiology*. 8th ed. Mosby; 2014.

Nível avançado

Bornhorst GM, Paul Singh R. Gastric digestion in vivo and in vitro: how the structural aspects of food influence the digestion process. *J Food Sci*. 2008;73(5):R67–R80.

Hall EJ. Clinical laboratory evaluation of small intestinal function. *Vet Clin North Am Small Anim Pract*. 1999;29(2):441–469.

Johnson LR, ed. *Chapters 58 through 60, 65 & 66. Physiology of the Gastrointestinal Tract*. 5th ed. London, UK: Elsevier Inc.; 2012.

Kong F, Singh RP. Disintegration of solid foods in human stomach. *Annu Rev Food Sci Technol*. 2014;5:111–132.

Lundgren O. Enteric nerves and diarrhea. *Pharmacol Toxicol*. 2002;90(3):109–120.

Magallanes-Cruz PA, Flores-Silva PC, Bello-Perez LA. Starch structure influences its digestibility: a review. *Annu Rev Food Sci Technol*. 2014;5:111–132.

Mansbach CM 2nd, Siddiqi S. Control of chylomicron export from the intestine. *J Food Sci*. 2017;82(9):2016–2023.

Nagy B, Fekete PZ. Enterotoxigenic Escherichia coli (ETEC) in farm animals. *Vet Res*. 1999;30(2–3):259–284.

Naylor JM. Oral electrolyte therapy. *Vet Clin North Am Food Anim Pract*. 1999;15(3):487–504.

Rao MC. Oral rehydration therapy: new explanations for an old remedy. *Annu Rev Physiol*. 2004;66:385–417.

Shirazi-Beechey SP, Moran AW, Bravo D, Al-Rammahi M. Nonruminant nutrition symposium: intestinal glucose sensing and regulation of glucose absorption: implications for swine nutrition. *J Anim Sci*. 2011;89(6):1854–1862.

Spring KR. Routes and mechanism of fluid transport by epithelia. *Annu Rev Physiol*. 1998;60:105–119.

Stevens CE, Hume ID. *Comparative physiology of the vertebrate digestive system*. ed 2. Cambridge, UK: Cambridge University Press; 1995.

Thiagarajah JR, Donowitz M, Verkman AS. Secretory diarrhoea: mechanisms and emerging therapies. *Am J Physiol Gastrointest Liver Physiol*. 2016;310(9):G659–G668.

31

Digestão | O Processo Fermentativo

THOMAS H. HERDT

PONTOS-CHAVE

1. Fermentação é a atividade metabólica das bactérias.
2. Os locais de digestão fermentativa devem permitir o crescimento microbiano.

Ecossistema microbiano da digestão fermentativa

1. Os microrganismos responsáveis pela digestão fermentativa incluem bactérias, fungos e protozoários.
2. A cooperação e a inter-relação de muitas espécies de microrganismos dão origem a um complexo ecossistema no pré-estômago e no intestino grosso.

Substratos e produtos da digestão fermentativa

1. As paredes das células vegetais são substratos importantes para a digestão fermentativa e fontes significativas de nutrientes para muitas espécies.
2. Outros nutrientes, além das paredes celulares, também são sujeitos à digestão fermentativa.
3. As condições anaeróbicas do rúmen resultam em atividades metabólicas que levam à produção de ácidos graxos voláteis.
4. Os ácidos graxos voláteis são substratos energéticos importantes para o animal hospedeiro.
5. A digestão fermentativa de proteínas resulta na desaminação de grande quantidade de aminoácidos.
6. Quando a disponibilidade de proteína e energia no pré-estômago está bem equilibrada, ocorrem rápido crescimento microbiano e utilização eficiente de proteína.
7. A proteína microbiana pode ser sintetizada do rúmen a partir de fontes não proteicas de nitrogênio.

A motilidade ruminorreticular e a manutenção do ambiente ruminal

1. As funções fisiológicas ruminorreticulares mantêm um ambiente favorável aos padrões de fermentação benéficos ao hospedeiro.
2. A fermentação do rúmen é mantida pela retenção ativa do material a ser fermentado enquanto os resíduos não fermentáveis passam para o trato digestório inferior.
3. A digestibilidade e as características físicas do alimento têm influências importantes no ritmo de passagem de partículas do rúmen e na taxa de ingestão de alimentos.

4. A ruminação, ou remastigação, tem efeito importante na redução do tamanho da partícula e no movimento de material sólido através do rúmen.
5. A água se move através do rúmen muito mais rápido que o material particulado.
6. A taxa de diluição no rúmen tem importante influência sobre a fermentação e a produção de células microbianas.

Controle da motilidade ruminorreticular

1. A motilidade ruminorreticular é controlada pelo sistema nervoso central e influenciada pelas condições intraluminais.

Função omasal

1. A passagem de material do retículo para o omaso ocorre durante a contração reticular.

Absorção de ácidos graxos voláteis

1. Os ácidos graxos voláteis, que representam 60 a 80% das necessidades energéticas do animal, são absorvidos diretamente do epitélio do pré-estômago.

O desenvolvimento do rúmen e a função da goteira esofágica

1. Ocorrem mudanças significativas no tamanho e na função do pré-estômago com as modificações na dieta da fase inicial da vida.
2. A goteira esofágica direciona o fluxo de leite ingerido para dentro do abomaso sem entrar no pré-estômago.

A função do intestino grosso nos equinos

1. O intestino grosso dos equinos tem grande capacidade de fermentação.
2. Os tipos de substratos e os padrões de fermentação são essencialmente idênticos na fermentação que ocorre no pré-estômago e no intestino grosso.
3. As funções motoras do ceco e do cólon retêm o material para a fermentação e separam as partículas por tamanho.
4. A taxa de fermentação e produção de ácidos graxos voláteis no cólon dos equinos é semelhante à do rúmen.
5. Existem grandes variações na anatomia e na função do intestino grosso entre as muitas espécies de interesse veterinário.

Fermentação é a atividade metabólica das bactérias

Na digestão fermentativa, os substratos moleculares são quebrados pela ação das bactérias e de outros microrganismos. A hidrólise enzimática de grandes moléculas é parte essencial da digestão fermentativa, assim como é para a digestão glandular (não fermentativa). A principal diferença entre os dois processos é que as enzimas da digestão fermentativa são de origem microbiana, e não do animal hospedeiro. Outras diferenças importantes entre a digestão fermentativa e a digestão glandular envolvem a velocidade das reações e o grau de alteração das moléculas dos substratos. Em geral, a digestão fermentativa é muito mais lenta que a digestão glandular e os substratos são muito mais alterados.

Os locais de digestão fermentativa devem permitir o crescimento microbiano

A digestão fermentativa ocorre em compartimentos especializados localizados antes ou após o estômago e o intestino delgado. Os compartimentos fermentativos localizados antes do estômago são chamados *pré-estômagos* e são altamente desenvolvidos, principalmente em ruminantes e camelídeos. Existem grandes variações no tamanho e no desenvolvimento dos compartimentos fermentativos do pré-estômago de cada espécie; muitas espécies têm pré-estômagos distintos menos desenvolvidos que os dos ruminantes. Algumas espécies, incluindo o cavalo e o rato, não possuem pré-estômagos anatomicamente distintos; entretanto, alguma digestão fermentativa pode ocorrer em uma porção não glandular do estômago proximal.

Os compartimentos de fermentação localizados distalmente ao intestino delgado são o ceco e o cólon, frequentemente chamados de *intestino grosso*. Como ocorre com o pré-estômago, existem grandes diferenças no intestino grosso de várias espécies. Esta variação pode ser tão grande que o ceco e o cólon podem parecer órgãos funcionalmente diferentes em espécies distintas; entretanto, quando as variações são avaliadas de forma crítica, pode-se observar que existem semelhanças importantes na função do intestino grosso entre as espécies.

O pré-estômago e o intestino grosso podem sustentar a digestão fermentativa, porque suas condições de pH, umidade, força iônica e oxirredução são mantidas dentro de uma faixa compatível com o crescimento de microrganismos adequados. Além disso, o fluxo da ingesta através dessas áreas é comparativamente lento, permitindo que os microrganismos mantenham a dimensão populacional adequada. A importância desses fatores pode ser ilustrada por meio da comparação do pré-estômago e do cólon com o estômago e o intestino delgado. No estômago, o número de bactérias é mantido baixo pelo pH ácido, enquanto, no intestino delgado, o número de bactérias é mantido controlado pela constante ação do fluxo de ingesta e de secreções. Em contraste, o pH no pré-estômago e no cólon maior é próximo do neutro e o fluxo é comparativamente mais lento.

Em geral, os padrões de fermentação do intestino grosso parecem ser semelhantes aos do pré-estômago, embora a fermentação do pré-estômago, especialmente no rúmen, pareça ser a mais estudada entre as duas. A discussão a seguir trata especificamente da digestão do rúmen, mas inclui comentários sobre a digestão do intestino grosso. A digestão no ceco e no cólon de equinos é discutida no fim do capítulo.

Ecossistema microbiano da digestão fermentativa

Os microrganismos responsáveis pela digestão fermentativa incluem bactérias, fungos e protozoários

A população bacteriana associada à digestão fermentativa é muito grande, com pelo menos 28 espécies importantes funcionalmente diferentes encontradas no rúmen. O Boxe 31.1 lista algumas das principais espécies encontradas no rúmen e seus substratos preferidos. O número total de bactérias no pré-estômago ou no intestino grosso varia normalmente de 10^{10} a 10^{11} células por grama de ingesta. Essas bactérias são em sua maioria anaeróbias estritas, que não podem sobreviver em presença de oxigênio, embora possam existir também organismos facultativos. O rúmen possui também fungos, e pesquisas sugerem que eles podem desempenhar um papel importante na digestão das paredes das células vegetais.

Existe também uma grande população de protozoários no rúmen, no ceco e no cólon. O número médio de protozoários é de 10^5 a 10^6 células por grama de conteúdo ruminal. Embora este número seja consideravelmente menor que o número de bactérias, o tamanho relativamente maior dos protozoários, quando comparados às bactérias, resulta em massa total de células de protozoários no rúmen aproximadamente igual à massa celular de bactérias na maioria das condições de dieta. Os protozoários do rúmen são ciliados, em sua grande maioria, e pertencem aos gêneros *Isotricha* ou *Entodinium*, embora espécies de flagelados também estejam presentes, especialmente em ruminantes jovens. Como os demais organismos presentes no rúmen, os protozoários são anaeróbios.

As habilidades ou capacidades digestivas dos protozoários e das bactérias são semelhantes; assim, qualquer tipo de organismo pode desempenhar a maioria das funções fermentativas do rúmen. Os protozoários ingerem um grande número de bactérias e ajudam a manter seu número controlado no rúmen. Entretanto, nenhuma das ações dos protozoários parece ser essencial ao funcionamento do rúmen, porque os ruminantes podem sobreviver sem os protozoários. Assim, o papel dos protozoários no quadro ecológico do rúmen é incerto. Uma função potencialmente importante dos protozoários envolve sua capacidade de tornar mais lenta a digestão de substratos rapidamente fermentáveis, como amido e algumas proteínas. Os protozoários são capazes de ingerir partículas de amido e proteínas e estocá-las dentro de seu próprio organismo, onde ficam protegidas da ação das bactérias. O amido e a proteína ficam armazenados até serem digeridos pelos protozoários ou até que os protozoários morram ou sejam levados do rúmen para o trato digestório inferior. Assim, os protozoários podem ter o efeito de retardar ou prolongar a digestão desses substratos. Especialmente no caso do amido, esse efeito dos protozoários pode ser benéfico ao hospedeiro por meio da modulação ou do retardo da digestão de substratos rapidamente fermentáveis.

A cooperação e a inter-relação de muitas espécies de microrganismos dão origem a um complexo ecossistema no pré-estômago e no intestino grosso

O processo digestório no rúmen ou no cólon envolve a inter-relação de muitas espécies de bactérias e outros microrganismos.

• Boxe 31.1 Espécies de bactérias ruminais agrupadas de acordo com o tipo de substrato de fermentação.

Principais bactérias celulolíticas

Bacteroides succinogenes
Ruminococcus flavefaciens
Ruminococcus albus
Butyrivibrio fibrisolvens

Principais espécies hemicelulolíticas

Butyrivibrio fibrisolvens
Bacteroides ruminicola
Ruminococcus spp.

Principais espécies pectinolíticas

Butyrivibrio fibrisolvens
Bacteroide ruminicola
Lachnospira multiparus
Succinivibrio dextrinosolvens
Treponema bryantii
Streptococcus bovis

Principais espécies amilolíticas

Bacteroides amylophilus
Streptococcus bovis
Succinimonas amylolytica
Bacteroides ruminicola

Principais espécies ureolíticas

Succinivibrio dextrinosolvens
Selenomonas spp.
Bacteroides ruminicola
Ruminococcus bromii
Butyrivibrio spp.
Treponema spp

Principais espécies produtoras de metano

Methanobrevibacter ruminantium
Methanobacterium formicicum
Methanomicrobium mobile

Principais espécies que utilizam açúcar

Treponema bryantii
Lactobacillus vitulinus
Lactobacillus ruminis

Principais espécies que utilizam ácido

Megasphaera elsdenii
Selenomonas ruminantium

Principais espécies proteolíticas

Bacteroides amylophilus
Bacteroides ruminicola
Butyrivibrio fibrisolvens
Streptococcus bovis

Principais espécies produtoras de amônia

Bacteroides ruminicola
Megasphaera elsdenii
Selenomonas ruminantium

Principais espécies que utilizam lipídios

Anaerovibrio lipolytica
Butyrivibrio fibrisolvens
Treponema bryantii
Eubacterium spp.
Fusocillus spp.
Micrococcus spp.

Fonte: Yokoyama MT, Johnson KA. Microbiology of the rumen and intestine. In: Church DC. The ruminant animal: *digestive physiology and nutrition.* Englewood Cliffs, NJ: Prentice-Hall; 1988. p. 125.

O ecossistema da digestão fermentativa é extremamente complexo, com os produtos excretados por uma espécie microbiana servindo de substrato para outra. Por exemplo, *Ruminococcus albus* e *Bacteroides ruminicola* parecem existir sinergicamente. *R. albus* digere celulose (é *celulolítica*), mas não é capaz de digerir proteínas. *B. ruminicola*, por outro lado, pode digerir proteínas, mas não a celulose. Quando esses microrganismos crescem juntos, a digestão de celulose feita pelo *R. albus* fornece hexoses para as necessidades energéticas do *B. ruminicola*, e a digestão de proteínas do *B. ruminicola* fornece amônia e ácidos graxos de cadeia ramificada para as necessidades de crescimento do *R. albus*.

Em adição às necessidades de substrato, as necessidades de fatores de crescimento também são supridas sinergicamente dentro do ecossistema do rúmen. Por exemplo, as vitaminas B são necessárias para o crescimento de vários microrganismos do rúmen, mas esses nutrientes geralmente não são necessários nas dietas dos ruminantes. O efeito sinérgico das vitaminas B resulta da interação entre espécies de microrganismos que produzem várias vitaminas B e os microrganismos que necessitam dela.

Entretanto, a despeito de tamanha complexidade ecológica, o padrão geral de fermentação pode ser visto como um processo holístico, sem considerar os papéis e as interações das espécies individuais de microrganismos. A digestão fermentativa é examinada aqui com este enfoque, com as ações da biomassa ruminal inteira consideradas como um processo digestório global, independente das necessidades e ações específicas de espécies microbianas individuais.

Substratos e produtos da digestão fermentativa

As paredes das células vegetais são substratos importantes para a digestão fermentativa e fontes significativas de nutrientes para muitas espécies

Forragens, ou folhagens das plantas, são os principais alimentos de grandes herbívoros e são importantes substratos para a digestão fermentativa. Algumas considerações sobre a natureza física e química das plantas são importantes para a compreensão da digestão fermentativa das forragens. Esse entendimento pode ser auxiliado por uma breve comparação entre o tecido animal e o tecido vegetal.

Com relação à célula, uma importante diferença entre animais e vegetais é a existência de uma *parede celular* nas plantas. A parede celular é um complexo de várias moléculas de carboidratos. As partes estruturais das plantas, as folhas e os caules, contêm grande porção de material da parede celular. Esse material dá às plantas estrutura rígida e as protege do mau tempo e de outros elementos durante o crescimento. A estrutura da parede celular das plantas pode ser grosseiramente comparada à estrutura do tecido conjuntivo dos animais. Moléculas longas de *celulose* têm resistência semelhante à das fibras colágenas, enquanto a *hemicelulose*, a *pectina* e a *lignina* cimentam a celulose, como o fazem o ácido hialurônico e o sulfato de condroitina no tecido conjuntivo animal. Com exceção da lignina, todas essas moléculas da parede celular são carboidratos.

A celulose é composta por cadeias não ramificadas de monômeros de glicose unidas por ligações glicosídicas β [1-4], ao contrário das ligações α[1-4] do amido. A pectina e a hemicelulose são quimicamente mais heterogêneas que a celulose, sendo compostas de diferentes proporções de vários açúcares e ácidos de açúcares. Nenhum dos materiais da parede celular pode ser digerido pelas enzimas hidrolíticas das glândulas digestivas dos mamíferos. No entanto, a celulose, a hemicelulose e a pectina estão sujeitas à ação hidrolítica de um complexo de enzimas microbianas chamadas *celulases*. Esse sistema de enzimas libera monossacarídeos e oligossacarídeos dos carboidratos complexos da parede celular, mas os sacarídeos liberados não se tornam imediatamente disponíveis para serem absorvidos pelo animal. Ao contrário, eles são posteriormente metabolizados pelos microrganismos. Esse tópico será discutido mais adiante.

A lignina, um grupo heterogêneo de substâncias fenólicas, é resistente à ação tanto de enzimas de mamíferos como de enzimas microbianas, e somente uma pequena porção de lignina é digerida pelos dois processos. A lignina é importante não somente por não poder ser digerida, mas também porque tende a envolver os carboidratos da parede celular, reduzindo sua digestibilidade por protegê-los da ação da celulase bacteriana. A concentração de lignina aumenta com a idade da planta e com a temperatura ambiente; assim, plantas jovens e de estação fria são mais facilmente digeridas do que as plantas maduras de estação quente.

Outros nutrientes, além das paredes celulares, também são sujeitos à digestão fermentativa

A digestão fermentativa do material da parede celular dos vegetais e sua importância para a digestão dos herbívoros são bem conhecidas. Entretanto, essencialmente todos os nutrientes, proteínas e carboidratos que podem fornecer crescimento e energia para os mamíferos, podem também sustentar as mesmas necessidades dos microrganismos. Por esse motivo, quase todas as proteínas e todos os carboidratos da dieta são potencialmente sujeitos à digestão fermentativa. Esse fato é especialmente importante nos ruminantes, nos quais o alimento é exposto à digestão fermentativa no pré-estômago antes de chegar aos locais de digestão glandular. Essa sequência temporal leva à digestão fermentativa de muitos nutrientes que poderiam, de outra maneira, se tornar disponíveis para o animal por meio da digestão glandular. Desta forma, a digestão fermentativa no pré-estômago, que permite o uso eficiente das paredes das células vegetais, pode levar ao uso ineficiente de outros nutrientes por causa das alterações microbianas.

As condições anaeróbicas do rúmen resultam em atividades metabólicas que levam à produção de ácidos graxos voláteis

Quando o carboidrato entra no rúmen ou no cólon, enzimas hidrolíticas microbianas o atacam. No caso de carboidratos insolúveis, esse ataque requer adesão física da bactéria à superfície da partícula vegetal, uma vez que as enzimas fazem parte da superfície que recobre a bactéria. A ação enzimática libera glicose, outros monossacarídeos e polissacarídeos de cadeia curta na fase líquida, fora do corpo celular microbiano. Embora livres em solução, esses produtos da ação enzimática microbiana não se tornam imediatamente disponíveis para o animal hospedeiro; em vez disso, eles são rapidamente submetidos ao metabolismo pela massa microbiana. Glicose e outros açúcares são absorvidos nos corpos celulares dos microrganismos.

Dentro das células microbianas, a glicose entra na via glicolítica ou de *Embden-Meyerhof*. Essa é a mesma via glicolítica que existe nas células dos mamíferos, e, como nos tecidos dos mamíferos, o catabolismo de glicose através desta via produz duas moléculas de piruvato para cada molécula de glicose metabolizada. No processo, duas moléculas de nicotinamida adenina dinucleotídio (NAD) oxidadas são reduzidas a NAD hidrogênio (NADH) e duas moléculas de trifosfato de adenosina (ATP) são formadas a partir de difosfato de adenosina (ADP). A energia potencial representada pelo ATP formado nessa reação não se torna diretamente disponível para o animal hospedeiro, mas é a principal fonte de energia para a manutenção e o crescimento dos microrganismos.

Se a digestão fermentativa ocorresse em condições aeróbicas, o que não acontece, o piruvato produzido pelo processo glicolítico entraria no ciclo do ácido cítrico (Krebs) e seria metabolizado em dióxido de carbono e água, como ocorre sob condições aeróbicas nas células dos mamíferos. Além disso, em um sistema aeróbico, o NADH produzido seria oxidado no sistema citocromo oxidase com produção adicional de ATP e regeneração de NAD. Mas a digestão fermentativa não é um sistema aeróbico; pelo contrário, ela acontece em um meio redutivo, altamente anaeróbico. Portanto, deve existir um mecanismo diferente para a oxidação de NADH e outros cofatores reduzidos. Se tal mecanismo não estivesse disponível, todos os cofatores oxidados presentes seriam logo reduzidos e o metabolismo poderia vir a ser interrompido. Como nenhum oxigênio atmosférico está disponível, algum outro composto deve servir como "receptor de elétron" para a oxidação de cofatores enzimáticos.

Na digestão fermentativa, o piruvato pode agir como um receptor de elétrons, sendo posteriormente reduzido para permitir a regeneração de NAD e a remoção geral do excesso de elétrons, com uma produção adicional de ATP. Também, o dióxido de carbono pode ser reduzido a metano, recebendo elétrons para a regeneração do NAD. A Figura 31.1 ilustra as vias metabólicas dessas reações. Essas vias levam aos principais produtos finais da digestão fermentativa de carboidrato, os *ácidos graxos voláteis* (AGV). Os AGV primários são o *ácido acético*, o *ácido propiônico* e o *ácido butírico*; os AGV são frequentemente referidos como seus íons dissociados: acetato, propionato e butirato, respectivamente. Outros AGV quantitativamente menores, mas metabolicamente importantes, são o ácido valérico, o ácido isovalérico, o ácido isobutírico e o ácido 2-metilbutírico. A Figura 31.2 mostra as estruturas químicas dos AGV.

A produção de ácido propiônico a partir do piruvato resulta na regeneração eficiente de NAD sem nenhuma produção de NADH. De fato, a produção de oxigênio disponível pelo *ramo casual* da via do ácido propiônico leva à oxidação do excesso de NADH originado das vias do ácido acético ou butírico (ver Figura 31.1). A produção de ácido acético leva à geração eficiente de ATP, mas, em contraste com a produção de ácido propiônico, não resulta na regeneração de NAD a partir de NADH. Na via do ácido acético, um excesso de NADH é produzido. Nesse caso, o NAD é regenerado pela formação de hidrogênio livre, que é posteriormente usado para reduzir o dióxido de carbono a metano e água (ver Figura 31.1, *parte inferior*).

Desse modo, há uma relação direta entre a produção de ácido acético e a produção de metano; quando a quantidade de piruvato que entra na via do ácido acético aumenta, deve haver um aumento concomitante na produção de metano. Da mesma maneira, há uma relação recíproca entre a produção de metano e a produção de ácido propiônico; quando o piruvato é desviado para a produção de ácido propiônico, há menor necessidade de síntese de metano. Essas relações são mostradas nas equações estequiométricas do

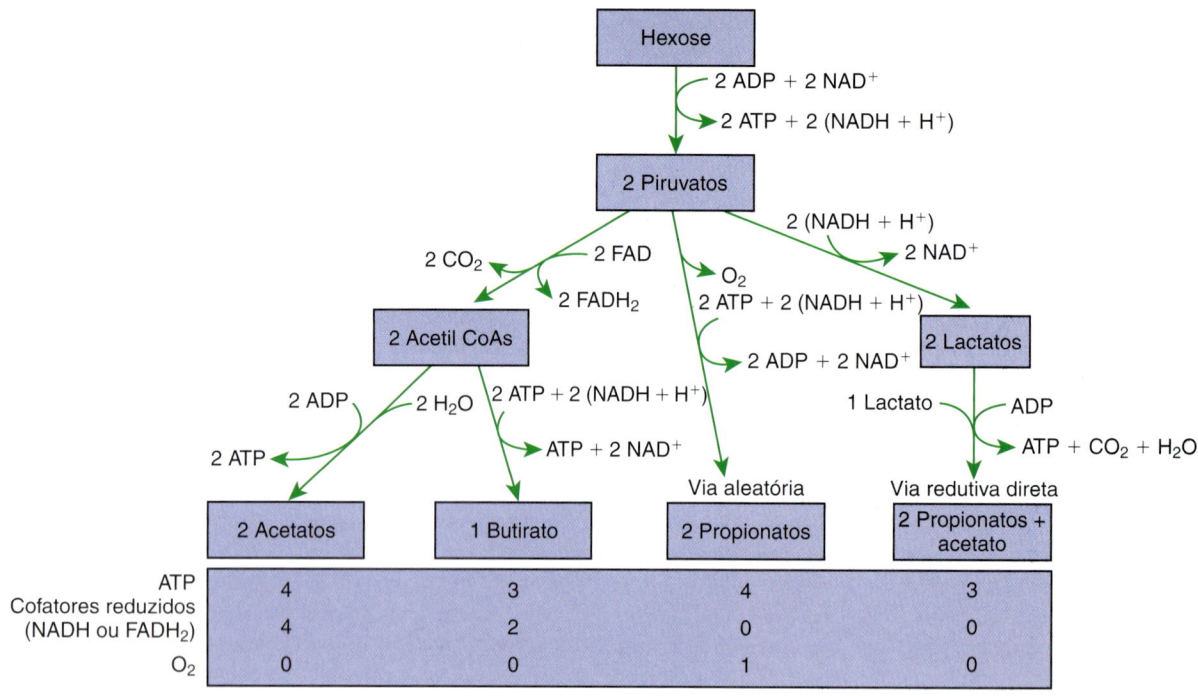

Produção líquida (moles) de um mol de hexose

Geração de cofatores oxidados pela redução do dióxido de carbono pela bactéria metanogênica

$$NADH + H^+ \longrightarrow NAD^+ + H_2$$

$$4(H_2) + CO_2 \longrightarrow CH_4 + 2 H_2O$$

Geração de cofatores oxidados pelo oxigênio molecular surgindo da via aleatória

$$2(NADH + H^+) + O_2 \longrightarrow NAD^+ + 2 H_2O$$

● **Figura 31.1** Vias de produção de ácido graxo volátil (AGV) pela biomassa do rúmen ou do cólon. A produção de metano é necessária para a produção de cofatores oxidados nas vias que levam à produção de acetato e butirato, mas não nas vias que levam à produção de propionato. A produção de oxigênio pela via casual resulta na produção de cofatores oxidados. *ADP*, difosfato de adenosina; *ATP*, trifosfato de adenosina; *CO₂*, dióxido de carbono; *CoA*, coenzima A; *FAD*, flavina adenina dinucleotídio; *H*, hidrogênio; *NAD*, nicotinamida adenina dinucleotídio.

CH₃ — C 〈O / O⁻   Acetato

CH₃ — CH₂ — C 〈O / O⁻   Propionato

CH₃ — CH₂ — CH₂ — C 〈O / O⁻   Butirato

CH₃ \ CH — C 〈O / O⁻   Isobutirato
CH₃ /

CH₃ \ CH — CH₂ — C 〈O / O⁻   Isovalerato
CH₃ /

CH₃ — CH₂ — CH — C 〈O / O⁻   2-metilbutirato
      |
      CH₃

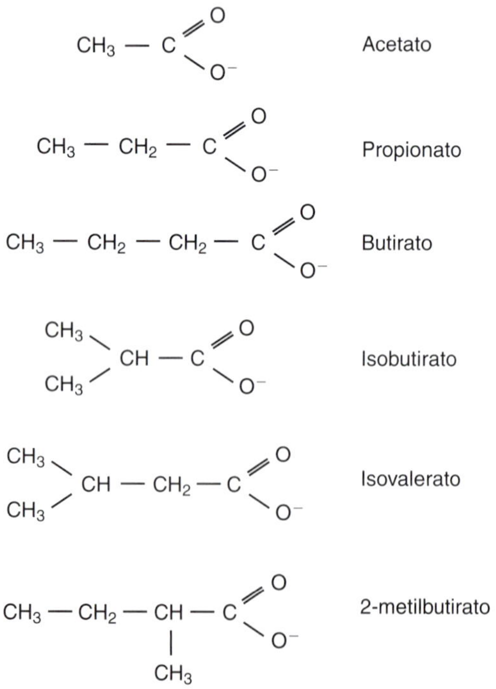

● **Figura 31.2** Estruturas químicas dos principais ácidos graxos voláteis (AGV) produzidos por digestão fermentativa.

Boxe 31.2. Entretanto, essas reações não descrevem totalmente o fluxo de hidrogênio ou de substâncias redutoras no metabolismo do rúmen ou do cólon. As reações químicas de fermentação são extremamente complexas e interdependentes, e o NADH pode doar seus elétrons a outras reações além das descritas no Boxe 31.2, como a síntese de proteína microbiana e na saturação de ácidos graxos insaturados.

No rúmen, bactérias metanogênicas, como a *Methanobacterium ruminantium*, facilitam a produção de metano. Essa bactéria frágil é sensível às mudanças nas condições do rúmen. Quando as condições são desfavoráveis à sobrevivência de *M. ruminantium*, a produção de metano é reduzida, desviando as vias metabólicas para a produção de ácido propiônico. Algumas das condições que suprimem as espécies metanogênicas são: ingestão de grande quantidade de alimentos, o uso de alimentos peletizados ou altamente moídos e as dietas com alta quantidade de grãos ou de amido. Nessas circunstâncias, a taxa de produção de metano é reduzida, resultando em uma menor produção de ácido acético com concomitante aumento na taxa de produção de ácido propiônico.

As taxas proporcionais em que os ácidos acético, propiônico e butírico são produzidas refletem-se em suas concentrações relativas no líquido ruminal. A concentração relativa dos AGV tem consequências nutricionais e metabólicas importantes e, apesar de raramente quantificada para propósitos médicos, é frequentemente referida nos trabalhos de pesquisa. Tipicamente, a razão na concentração

• Boxe 31.2 Equações estequiométricas teóricas do balanço carbono-hidrogênio descrevendo a conversão de glicose no rúmen.

Caso 1

$$Glicose \rightarrow 2\,acetatos + 2\,CO_2 + 8\,H$$
$$Glicose \rightarrow Butirato + 2\,CO_2 + 4\,H$$
$$Glicose + 4\,H \rightarrow 2\,propionatos + 2\,H_2O$$
$$CO_2 + 8\,H \rightarrow CH_4 + H_2O$$

Final*

$$3\,glicoses \rightarrow 2\,acetatos + butirato + 2\,propionatos + 3\,CO_2 + CH_4 + 2\,H_2O$$

Caso 2

$$3\,glicoses \rightarrow 6\,butiratos + 2\,propionatos + CO_2 + CH_4 + 24\,H$$
$$Glicose \rightarrow Butirato + 2\,CO_2 + 4\,H$$
$$Glicose + 4\,H \rightarrow 2\,propionatos + 2\,H_2O$$
$$3\,CO_2 + 24\,H \rightarrow 3\,CH_4 + 6\,H_2O$$

Final*

$$5\,glicoses \rightarrow 6\,acetatos + butirato + 2\,propionatos + 5\,CO_2 + 3\,CH_4 + 6\,H_2O$$

*Note que, no Caso 1, a razão acetato/propionato é 1:1 e a razão metano/glicose é 1:3, enquanto, no Caso 2, a razão acetato/propionato é 3:1 e a razão metano/glicose é 3:5. (Fonte: Van Soest PJ. *Nutritional ecology of the ruminant.* Ithaca, NY: Cornell University Press; 1982.)

ruminal entre ácido acético/propiônico/butírico varia de 70:20:10, em animais que recebem dieta rica em forragem, a 60:30:10, em animais com dieta rica em grãos. Deve-se destacar que esses valores representam as proporções relativas e não as quantidades absolutas. A quantidade total de AGV produzido com dieta rica em grãos é frequentemente muito maior que a produzida com dieta rica em fibras, de modo que a produção total de ácido acético pode ser mais alta na dieta rica em amido do que na rica em fibras, mesmo que a produção de ácido acético seja reduzida em relação aos demais AGV. A Figura 31.3 ilustra esse princípio.

Os ácidos graxos voláteis são substratos energéticos importantes para o animal hospedeiro

A elegância e a beleza da relação simbiótica representada pela digestão fermentativa podem ser apreciadas quando se considera o metabolismo dos AGV. Essas moléculas são os produtos finais, na verdade, os produtos de descarte do metabolismo microbiano anaeróbico, assim como o dióxido de carbono é o produto de excreção do metabolismo aeróbico. Se fosse permitido o acúmulo de AGV, estes poderiam suprimir ou alterar o processo fermentativo pela diminuição no pH do trato digestório ou do pré-estômago. Entretanto, o animal hospedeiro mantém condições para fermentação por meio do tamponamento das alterações de pH e pela remoção dos AGV do trato digestório pela absorção. O hospedeiro se beneficia da energia química contida nos AGV. Esses "produtos de descarte" das bactérias representam compostos consumidos dentro do sistema de fermentação anaeróbico, mas eles ainda contêm energia considerável que pode ser derivada do metabolismo aeróbico. Nos ruminantes e em outros herbívoros de grande porte, os AGV são os principais combustíveis energéticos, servindo em larga extensão ao papel realizado pela glicose em animais onívoros monogástricos. O destino metabólico dos AGV será discutido no Capítulo 32.

A digestão fermentativa de proteínas resulta na desaminação de grande quantidade de aminoácidos

Até este ponto, a discussão da digestão fermentativa tem se centrado principalmente nos carboidratos, mas, como foi mencionado anteriormente, outros substratos produtores de energia também estão sujeitos ao ataque microbiano. As proteínas são particularmente vulneráveis porque elas são formadas por compostos de carbono que podem ser posteriormente reduzidos para fornecerem energia para os microrganismos anaeróbios. Quando as proteínas entram nas áreas fermentativas do trato digestório, elas são atacadas por proteases extracelulares microbianas. Essas enzimas são, em sua maioria, endopeptidases "semelhantes à tripsina", que formam peptídios de cadeia curta como produtos finais. Esses peptídios são formados extracelularmente e são absorvidos para o interior dos corpos celulares dos microrganismos, tanto quanto a glicose que é formada a partir dos carboidratos e então absorvida. Nas células microbianas, os peptídios podem ser usados para a formação de proteína microbiana ou ser posteriormente degradados para a produção de energia através da via do AGV (Figura 31.4).

Para entrar na via do AGV, os aminoácidos individuais são inicialmente desaminados para produzir *amônia* (NH_3) e um esqueleto de carbono. A estrutura do carbono de muitos aminoácidos

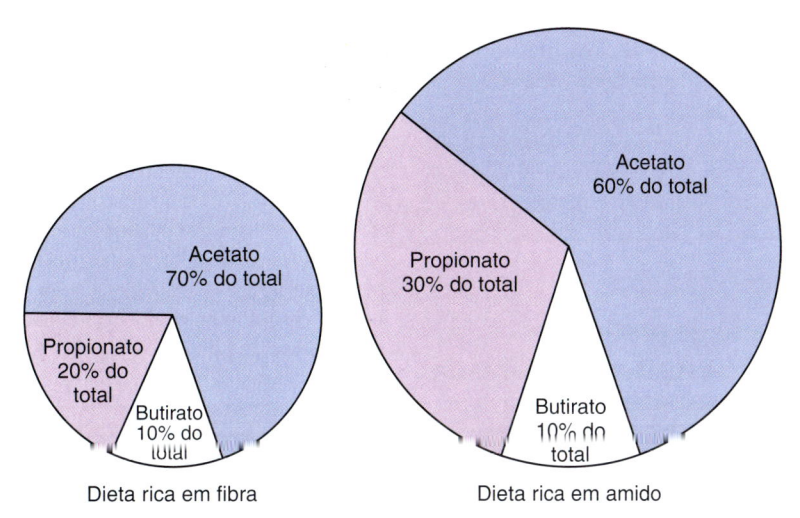

Dieta rica em fibra   Dieta rica em amido

• **Figura 31.3** Produção de ácidos graxos voláteis (AGV) em dietas ricas em fibras e amido. Apesar de a porcentagem de acetato ser menor na dieta rica em amido, a quantidade total de acetato produzido é maior na dieta rica em amido. Em contraste, o propionato aumenta tanto em quantidade quanto em proporção na dieta rica em amido.

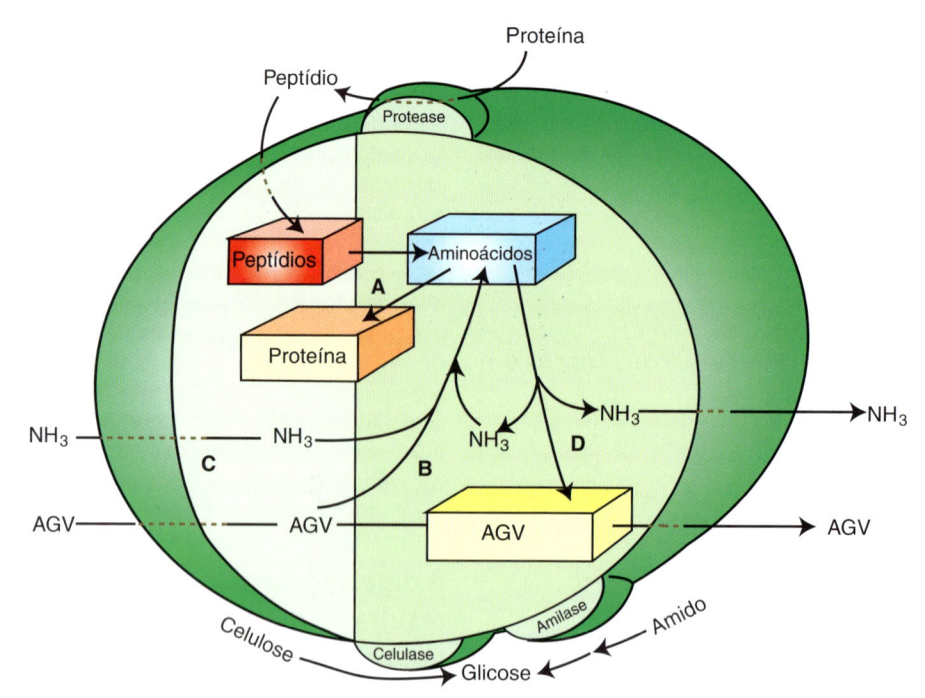

● **Figura 31.4** O metabolismo de proteínas pelos microrganismos do rúmen. As enzimas proteases na superfície dos microrganismos geram peptídios que são absorvidos por muitos tipos de organismos. **A.** Os peptídios absorvidos contribuem para a reunião intracelular de aminoácidos pelas quais as proteínas microbianas são sintetizadas. **B.** Uma outra fonte de aminoácidos é a síntese intracelular usando a amônia (NH_3) e ácido graxo volátil (*AGV*). Muitos microrganismos parecem ser capazes de derivar seus aminoácidos tanto a partir de peptídios extracelulares quanto a partir de síntese intracelular. **C.** Entretanto, muitos tipos de bactérias parecem incapazes de usar peptídios como fonte de aminoácidos e são dependentes de uma fonte de amônia extracelular para a síntese de aminoácidos. **D.** Os aminoácidos não utilizados para a síntese de proteínas podem ser metabolizados a AGV e amônia.

pode se encaixar diretamente em várias etapas da via, levando à produção dos três principais AGV. Os três *aminoácidos de cadeia ramificada* (AACR) são exceções, entretanto, que levam à produção de AGV de cadeia ramificada pelas seguintes reações:

$$Valina + 2\ H_2O \rightarrow Isobutirato + NH_3 + CO_2$$

$$Leucina + 2\ H_2O \rightarrow Isovalerato + NH_3 + CO_2$$

$$Isoleucina + 2\ H_2O \rightarrow 2\text{-}Metilbutirato + NH_3 + CO_2$$

Esses AGV de cadeia ramificada são fatores de crescimento importantes para muitas espécies de bactérias, como será descrito posteriormente.

Apesar de muitas espécies de microrganismos ruminais serem, aparentemente, capazes de usar os aminoácidos pré-formados para a síntese de proteínas, isso não ocorre com várias espécies. Essas espécies devem sintetizar aminoácidos a partir de amônia e de vários metabólitos de carbono das vias do AGV. Para a síntese dos AACR, são necessários AGV de cadeia ramificada. Entre as espécies microbianas que requerem amônia e ácidos graxos de cadeia ramificada estão algumas das bactérias importantes que digerem a celulose.

Quando a disponibilidade de proteína e energia no pré-estômago está bem equilibrada, ocorrem rápido crescimento microbiano e utilização eficiente de proteína

Uma grande proporção de aminoácidos da dieta é desaminada no rúmen, tornando-os indisponíveis para absorção no intestino delgado. Portanto, os animais ruminantes dependem, em grande parte, da proteína microbiana como fonte de aminoácidos da dieta.

A proteína microbiana alcança o abomaso e o intestino delgado quando os microrganismos são levados para fora do rúmen em direção ao trato digestório inferior. A utilização de proteína na dieta em ruminantes é otimizada quando a taxa de crescimento dos microrganismos do rúmen é máxima, resultando em aporte máximo de proteína microbiana para o animal hospedeiro. Essas condições são eficientemente alcançadas pelo rápido crescimento das populações microbianas. A taxa de crescimento microbiano depende do suprimento de nutrientes e do ritmo de saída dos microrganismos do rúmen. Aqui, consideramos o efeito do suprimento de nutrientes sobre a taxa de crescimento dos microrganismos; os fatores que interferem na taxa de remoção dos microrganismos serão discutidos posteriormente.

A reação global no rúmen pode ser grandemente simplificada, para o propósito dessa discussão, à equação a seguir:

$$glicose + peptídio = microrganismos + AGV + NH_3 + CH_4 + CO_2$$

O termo "microrganismos" nesta equação representa a massa de corpos celulares microbianos, que é uma importante fonte de proteína dietética para o animal hospedeiro. Quanto mais rápido os microrganismos se multiplicarem, mais proteínas estarão disponíveis para o animal. Glicose e peptídio são os principais substratos que sustentam o crescimento microbiano; à medida que a massa de glicose e peptídio aumenta no lado esquerdo da equação, a massa potencial dos corpos celulares microbianos aumenta à direita.

A glicose e os peptídios representam, respectivamente, o carboidrato e a proteína disponíveis ruminais na dieta. Neste contexto, *disponível* significa disponível para a fermentação microbiana. Os carboidratos e as proteínas da dieta que não são suscetíveis ou não estão acessíveis ao ataque microbiano são classificados como *indisponíveis* e não são incluídos na equação.

Na equação anterior, a glicose foi escolhida para representar os carboidratos, e o peptídio, para representar as proteínas, porque todos os carboidratos devem ser quebrados em açúcares simples e as proteínas em peptídios, antes de entrarem nas vias metabólicas dos microrganismos. O termo peptídio nesta equação poderia ser substituído por outras formas de nitrogênio, mas, por enquanto, a discussão é limitada a peptídio como fonte de nitrogênio. O peptídio é o único substrato à esquerda da equação contendo nitrogênio, mas existem dois produtos à direita que contêm nitrogênio: microrganismos (representando a proteína microbiana) e NH_3 (amônia). Ambos os substratos, glicose e peptídio, contêm carbono, oxigênio e hidrogênio e, assim, podem contribuir para a formação de carbono das células microbianas, AGV, CH_4 e CO_2.

A equação está sempre equilibrada, mas a distribuição dos produtos varia de acordo com as concentrações relativas de substratos de glicoses e peptídios, como ilustrado na Figura 31.5. Para que as células microbianas sejam produzidas, são necessários tanto a energia quanto o nitrogênio. A energia pode vir da glicose ou do peptídio, mas o nitrogênio deve vir do peptídio. Quando a disponibilidade de glicose e do peptídio está adequadamente equilibrada (Figura 31.5A), a energia para o crescimento celular vem principalmente da glicose, com os peptídios diretamente voltados para a síntese de proteína microbiana. Nessas condições, os produtos da equação favorecerão a síntese de proteína microbiana com uma pequena produção de amônia. A fermentação de glicose fornece energia de suporte para o rápido crescimento da massa microbiana. Os peptídios são usados para a síntese de proteína microbiana, não discriminados para produção de energia, o que resultaria na produção de amônia. Assim, a síntese de proteína microbiana é rápida e a produção de amônia é baixa quando a glicose e os peptídios disponíveis estão em equilíbrio.

Quando a disponibilidade de glicose é alta em relação ao peptídio (ver Figura 31.5B), há uma incompatibilidade, o que significa que a dieta não está balanceada adequadamente. Existe muita energia disponível para os microrganismos, mas peptídio insuficiente para suportar a síntese adequada de proteína; assim, a replicação microbiana não é máxima. Neste caso, a utilização de energia microbiana torna-se ineficiente como energia usada para a manutenção das células que não estão sofrendo divisão, em vez de ser exigida para o processo sintético de crescimento celular, que é dependente de energia. A necessidade de energia de manutenção ainda estimula alguma fermentação de glicose com moderada produção de AGV, mas a produção de células microbianas se encontra limitada por causa da falta de nitrogênio.

Quando a disponibilidade de peptídio excede a disponibilidade de glicose (ver Figura 31.5C), isso representa outro tipo de incompatibilidade. Há muito peptídio para suportar a síntese proteica e o crescimento, mas esse crescimento potencial não pode ser alcançado devido ao fornecimento insuficiente de energia. Essas condições forçam os microrganismos a usarem peptídios para atenderem às suas necessidades energéticas em vez de utilizá-los para a síntese de proteína. A taxa de crescimento microbiano é baixa e a produção de AGV é moderada, porque a fermentação é direcionada somente às necessidades energéticas de manutenção dos microrganismos. Grande parte da produção de AGV vem das porções de carbono dos peptídios, enquanto os grupamentos amina são desviados para a produção de amônia; assim, os produtos da equação favorecem a amônia.

A relação entre glicose (carboidrato) e peptídio (ou nitrogênio) disponíveis tem um efeito extraordinário sobre a produção de células microbianas e, assim, um profundo efeito sobre a nutrição do hospedeiro. Esta relação, como ilustrado na Figura 31.5, é quantificada pela expressão do crescimento bacteriano em gramas de matéria seca produzida por mol de substrato utilizado para fornecimento de energia. Esse valor, chamado *produção microbiana*, é em geral representado pela maiúscula Y subscrita com a abreviação do substrato energético ao qual se refere. Um substrato conveniente, embora um tanto quanto teórico, utilizado

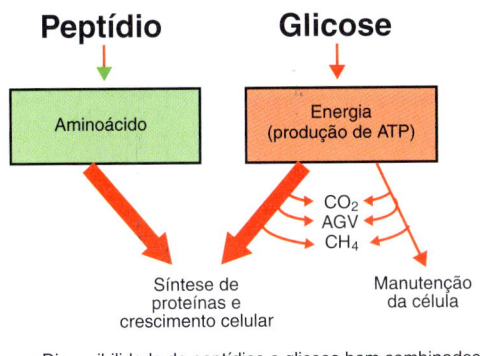

a. Disponibilidade de peptídios e glicose bem combinados

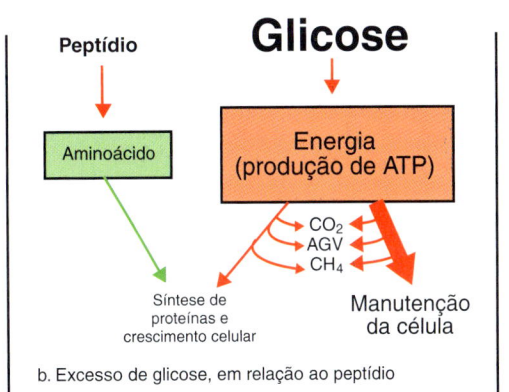

b. Excesso de glicose, em relação ao peptídio

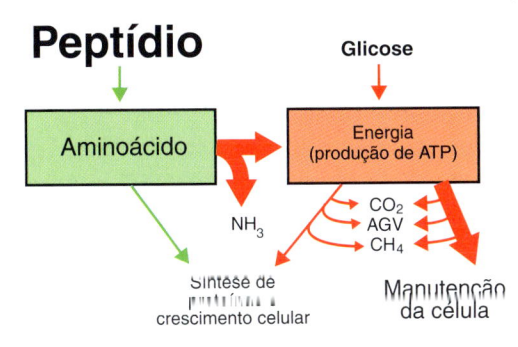

c. Excesso de peptídio, em relação à glicose

• **Figura 31.5** A eficiência com a qual a energia da dieta é usada para a síntese de proteína e para a manutenção celular (como indicado pelo tamanho das *setas*) varia em relação ao equilíbrio no fornecimento de peptídio (nitrogênio) e de glicose. *ATP*, trifosfato de adenosina; *AGV*, ácido graxo volátil.

como referência para a produção de célula bacteriana é o ATP. A produção microbiana é então escrita como $Y_{ATP} = x$, em que x é o número em gramas de matéria seca de microrganismos produzidos por mol de ATP utilizado. O valor de Y_{ATP} varia entre 10 e 20 g de microrganismos por mol de ATP. A disponibilidade de nitrogênio tem um importante efeito sobre o valor de Y_{ATP}. Quando o crescimento microbiano é limitado por *baixa* disponibilidade de nitrogênio, uma grande parte do ATP disponível é usada preferencialmente para a manutenção da célula, em vez de seu crescimento; assim, o número de células produzidas por ATP é pequeno, e o valor do Y_{ATP} é baixo.

A proteína microbiana pode ser sintetizada no rúmen a partir de fontes não proteicas de nitrogênio

Se houver suficiente disponibilidade de carboidrato, a maioria dos microrganismos, mesmo aqueles capazes de utilizar peptídios pré-formados, podem sintetizar proteína a partir da amônia (ver Figura 31.4). Assim, a proteína pode ser produzida no rúmen a partir de fontes não proteicas como amônia, nitratos e ureia. Do ponto de vista nutricional e econômico, essa capacidade tem sido explorada pela inclusão de fontes baratas de nitrogênio não proteico na dieta de ruminantes em lugar da proteína, que é mais cara, permitindo aos microrganismos sintetizarem proteína para as necessidades de aminoácido do hospedeiro. Esse processo também pode ser explorado fisiologicamente pela reciclagem de ureia endógena.

A *ureia*, o produto nitrogenado excretado do catabolismo de proteína, é formada no fígado. Em ruminantes, a produção de ureia hepática é de duas fontes: (1) do nitrogênio originado da desaminação dos aminoácidos endógenos e (2) do nitrogênio absorvido como amônia do rúmen (Figura 31.6). A absorção de amônia do rúmen é proporcional à taxa de produção de amônia ruminal, que está sujeita às influências na disponibilidade de carboidrato e de proteína ruminais, como foi discutido anteriormente. A amônia, que é tóxica em concentrações moderadas, é absorvida do rúmen e alcança o fígado por intermédio do sangue do sistema vascular portal hepático. O fígado extrai a amônia do sangue portal de

forma eficiente; assim, apenas uma pequena parte da amônia potencialmente tóxica alcança a circulação sistêmica.

Nos animais monogástricos, a ureia é excretada do organismo quase que exclusivamente pelos rins. Entretanto, em ruminantes a ureia pode também ser excretada pelo rúmen (ver Figura 31.6). Tal excreção pode ocorrer pela absorção direta da ureia do sangue para o rúmen ou pela excreção da ureia na saliva. Em ambos os casos, a ureia alcança o rúmen, onde é rapidamente transformada em amônia e entra no conjunto geral de nitrogênio ruminal que é utilizado para a síntese de proteínas microbianas.

A direção do fluxo do nitrogênio não proteico, tanto para dentro do rúmen na forma de ureia quanto para fora do rúmen na forma de amônia, depende das concentrações de amônia no rúmen. Quando a disponibilidade de nitrogênio no rúmen é alta em relação à disponibilidade de carboidrato, ocorre alta concentração de ureia no sangue e perda extensa do precioso nitrogênio devido à excreção urinária, tornando os ruminantes nutricionalmente ineficientes sob essas condições de dieta. Entretanto, durante períodos de grande disponibilidade de carboidrato em relação à disponibilidade de nitrogênio, o principal fluxo de nitrogênio da ureia é do sangue para o rúmen. Nessas circunstâncias, nas quais a concentração de amônia ruminal é baixa, a maior parte da ureia no sangue é originada do catabolismo de proteína endógena. Uma parte dessa ureia, que em animais monogástricos estaria indisponível para a síntese de proteína, é excretada para o rúmen, onde pode ser ressintetizada em proteína que contribuirá para as necessidades de aminoácidos do hospedeiro. Assim, em condições de dieta baixa em proteínas, os ruminantes são conservadores eficientes de nitrogênio.

A motilidade ruminorreticular e a manutenção do ambiente ruminal

As funções fisiológicas ruminorreticulares mantêm um ambiente favorável aos padrões de fermentação que são benéficos ao hospedeiro

O animal hospedeiro não tem controle direto sobre o metabolismo dos microrganismos no seu trato digestório. Entretanto, fatores fisiológicos importantes influenciam o processo de fermentação

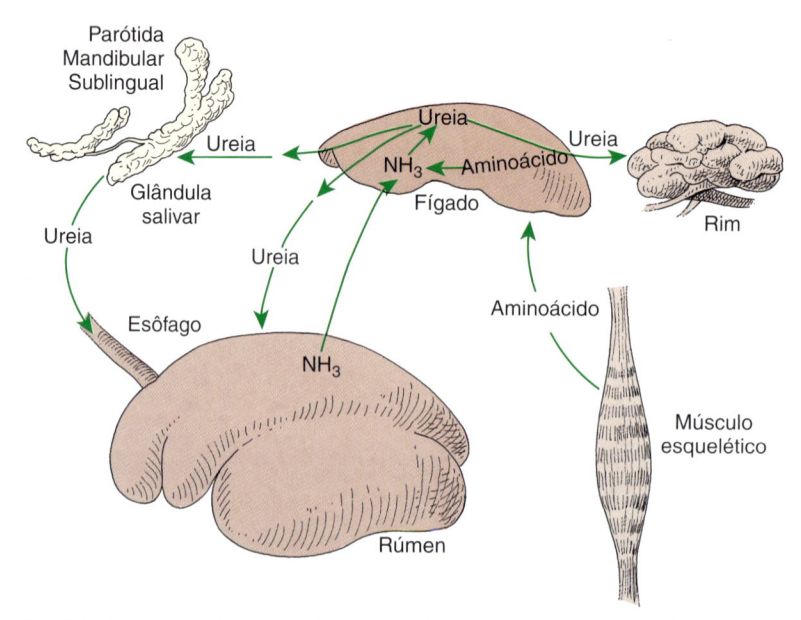

• **Figura 31.6** A circulação de nitrogênio entre os órgãos dos ruminantes. O diagrama mostra os efeitos da concentração de amônia (NH_3) no rúmen sobre a formação e a utilização de ureia. Quando as concentrações de amônia no rúmen estão altas, o fluxo do nitrogênio não proteico segue para o fígado, resultando em altos níveis de produção de ureia e pouca conservação de nitrogênio. Quando a concentração de amônia no rúmen está baixa, o fluxo do nitrogênio não proteico vai do fígado para o rúmen, resultando em produção de proteína a partir de ureia endógena.

gastrintestinal (GI). Para o hospedeiro assegurar a ocorrência do tipo apropriado de fermentação, ele deve manter dentro do rúmen (ou do cólon) as condições que promovam o crescimento e os padrões metabólicos favoráveis da maioria das bactérias e outros microrganismos benéficos. As seguintes exigências devem ser alcançadas pelo hospedeiro para que ocorra uma fermentação adequada:

1. O substrato para a fermentação deve estar disponível.
2. A temperatura deve ser mantida em 37°C ou próxima.
3. A força iônica (osmolalidade) do líquido ruminal deve ser mantida dentro de uma faixa ótima (próximo de 300 mOsm).
4. Deve ser mantido um potencial de oxirredução negativo (–250 a –450 mV).
5. Deve haver a excreção dos resíduos (material sólido) que não podem ser digeridos.
6. A taxa de remoção de microrganismos deve ser compatível, com tempos de regeneração da maior parte dos microrganismos favoráveis.
7. Os produtos ácidos da fermentação anaeróbica (AGV) devem ser tamponados ou removidos.

O primeiro desses requisitos, a oferta de substrato, requer somente a ingestão de alimentos; outros (p. ex., temperatura e força iônica) são alcançados, de modo geral, pelos mesmos mecanismos homeostáticos que mantêm essas condições fisiológicas no organismo do hospedeiro. A manutenção de um potencial de oxirredução apropriado requer somente que o oxigênio seja mantido distante do local de fermentação. Os demais requisitos para a fermentação, entretanto, têm requerido o desenvolvimento de funções fisiológicas especiais associadas ao pré-estômago (ou intestino grosso). Essas funções especializadas incluem os padrões de motilidade característicos do rúmen-retículo, a absorção direta de AGV e a produção de grandes quantidades de saliva.

A fermentação do rúmen é mantida pela retenção ativa do material a ser fermentado enquanto os resíduos não fermentáveis passam para o trato digestório inferior

As paredes do rúmen e do retículo são musculares, apresentam um extenso sistema nervoso intrínseco e podem ter padrões de motilidade altamente complexos e coordenados. Esses padrões de motilidade são necessários para a função crítica do rúmen, que é a retenção seletiva de material de fermentação ativa acompanhada pela libertação simultânea de resíduo não fermentável. É necessário conhecer a anatomia do rúmen e do retículo para avaliar os efeitos dos padrões da motilidade ruminorreticular. A Figura 31.7 ilustra a divisão do rúmen e retículo em compartimentos ou *sacos*. Essas divisões são criadas pelos pilares musculares que se projetam para dentro do lúmen do órgão. Além das próprias paredes, a prega reticular e os pilares ruminais apresentam movimentos. Durante as contrações ruminorreticulares, os pilares se elevam e relaxam alternadamente, acentuando ou reduzindo as divisões dentro do lúmen do rúmen e do retículo. Os alunos que estão acostumados a estudar o compartimento ruminorreticular em espécimes embalsamados podem encontrar dificuldade na visualização da extensão dos movimentos ruminais. Às vezes, durante as contrações, os deslocamentos das paredes e pilares são tão grandes que toda a forma do complexo rúmen-retículo é distorcida; os sacos e os compartimentos tornam-se quase obliterados e os pilares se elevam de tal forma que as divisões dos compartimentos se tornam quase completas. Quando se reconhece a magnitude dessas contrações,

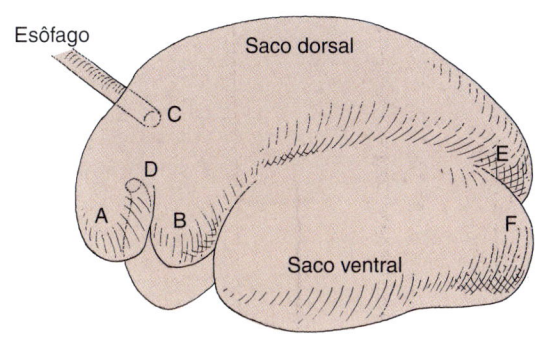

● **Figura 31.7** Anatomia do rúmen: Retículo (*A*); saco cranial (*B*); cárdia (*C*); orifício retículo-omasal (*D*); saco cego caudodorsal (*E*); saco cego caudoventral (*F*).

não é difícil estimar o efeito extraordinário que a motilidade ruminorreticular tem sobre o fluxo de alimento no rúmen.

Dois padrões de motilidade ruminorreticular são geralmente descritos: contrações primárias (ou mistura) e contrações secundárias (ou *eructação*). A complexidade, o padrão sequencial e a natureza altamente coordenada desses padrões de motilidade são ilustrados e descritos na Figura 31.8. Mais importante do que saber a sequência exata de contrações, no entanto, é entender a influência que esse padrão tem sobre o fluxo da ingesta através do rúmen. Para ilustrar o padrão primário de motilidade e descrever o seu efeito sobre o fluxo de ingesta, considere o caminho de um bolo único de material de alimentação que passa através do rúmen. Suponha que esse material é de forragem, como capim, feno ou silagem. O animal mastiga a alimentação para criar uma primeira redução no tamanho de partícula e para formar um bolo pela mistura com a saliva. O bolo deglutido entra no rúmen pela cárdia, que se situa na parte dorsal do retículo próximo à junção do retículo e do saco ventral craniano (Figura 31.9A). A natureza viscosa da saliva faz com que o material de alimentação permaneça, inicialmente, em um bolo à medida que entra no rúmen. Bolhas de ar presas no bolo resultam em densidade relativamente baixa do material, comparado com a ingesta circundante, por isso permanece suspenso na área próxima da cárdia (Figura 31.9B). À medida que se inicia a contração primária do rúmen, ocorre uma contração bifásica, ou dupla, do retículo. A primeira dessas contrações é relativamente fraca. A segunda se segue à primeira e é extremamente forte, quase obliterando o lúmen do retículo e criando um fluxo forte e rápido da ingesta fluida. O material na porção dorsal do retículo, incluindo o bolo alimentar recentemente deglutido, é levado de volta para o rúmen por esse fluxo de ingesta líquida (Figura 31.9C). Uma contração do saco dorsal com movimentos direcionados caudalmente, segue-se à contração reticular, continuando a mover os bolos recentemente engolidos e outros materiais de volta para dentro do saco dorsal. Uma contração subsequente do saco dorsal em direção cranial serve para misturar a ingesta do saco dorsal, criando massa de fibras forrageiras emaranhadas representando uma grande coleção de material recentemente deglutido (Figura 31.9D).

Essa massa de material tende a permanecer no rúmen dorsal graças à flutuabilidade. A ação microbiana cria pequenas bolhas de gás que aderem ao material vegetal e respondem por essa flutuabilidade conferindo uma *densidade funcional* baixa. Com o passar do tempo, porém, a ação microbiana tende a fazer com que o material se quebre. As pequenas partículas que permanecem se tornam menos flutuantes, pois há menos substrato fermentável a partir do qual os microrganismos podem gerar bolhas de gás. A densidade funcional dessas partículas aumenta como resultado da ausência de bolhas de gás e o material começa a afundar no

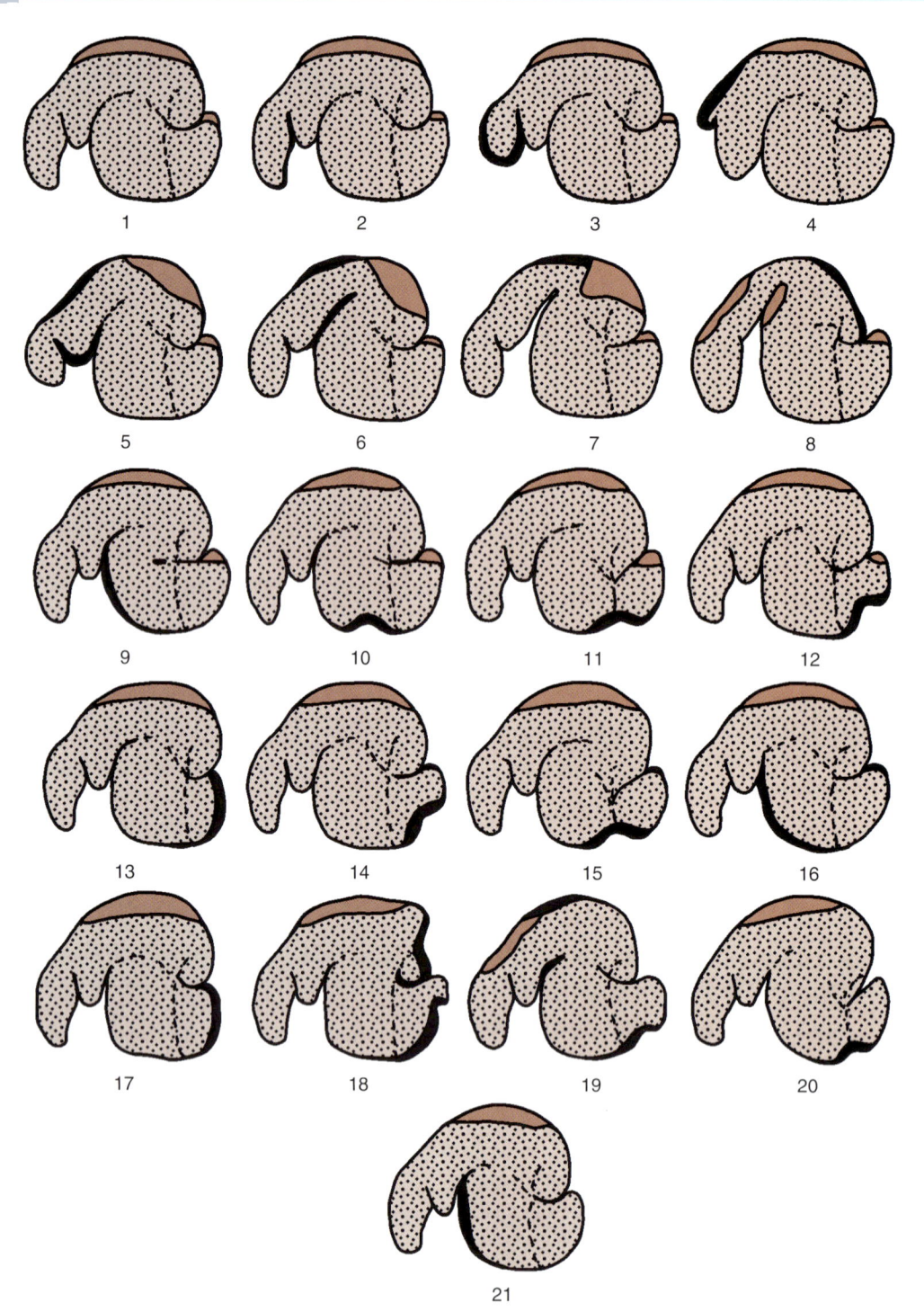

● **Figura 31.8** Sequência de contração do rúmen e do retículo. Esses desenhos foram obtidos de traçados diretamente a partir das radiografias. As regiões vazias representam a camada (zona) gasosa do rúmen, enquanto as regiões pontilhadas representam a ingesta. As linhas grossas indicam partes da parede que estão ativamente em contração. Os desenhos de *1* a *16* representam a sequência de eventos de uma contração primária em um carneiro alimentado normalmente. Os desenhos de *17* a *21* representam a sequência de eventos em uma contração secundária ou eructação. *1*, Estado de repouso. *2*, Início da sequência com elevação da prega ruminorreticular. *3*, Fim da primeira fase de contração reticular. *4*, Fim da segunda fase de contração reticular; observe a dilatação do saco cranial. *5* a *7*, Contração do saco cranial seguida de contração do pilar cranial e do saco dorsal. *8*, Contração do saco cego caudodorsal e do pilocaudal, causando deslocamento cranial da bolha de gás em direção ao retículo, sob o pilar cranial, e dentro do saco cego caudoventral. *9*, Contração do pilar longitudinal e do rúmen cranioventral; em carneiros anoréxicos, a sequência geralmente cessa nesse ponto e a ocorrência das demais etapas da sequência varia de acordo com o grau de preenchimento do ruminorretículo. *10* a *12*, Onda de contração migrando caudalmente para o saco cego caudoventral, associada ao deslocamento ventral do pilar caudal. *13*, Contração do polo do saco cego caudoventral deslocando a bolha de gás ao redor do pilar caudal. *14* a *16*, Migração cranial da contração, se a sequência de contração secundária não ocorrer. *17*, Quando a contração secundária segue a primária, a contração terminal do saco cego caudoventral pode ser mantida por um período prolongado ou pode ser repetida simultaneamente com uma segunda contração do pilar caudal. *18*, As contrações do pilar caudal e do saco cego dorsal começam a empurrar a bolha de gás cranialmente; a contração começa a se mover cranialmente através do saco cego caudoventral. *19*, A contração se moveu rapidamente através do rúmen dorsal, e o pilar cranial se moveu pela segunda vez; a eructação, quando ocorre, é neste ponto. *20* e *21*, A contração migra cranialmente para o rúmen ventral, causando contração do pilar coronário ventral e o segundo deslocamento do pilar caudal; o ciclo termina com uma contração do rúmen cranioventral. (Fonte: Ryckebusch Y, Thivend P. *Digestive physiology and metabolism in ruminants*. Westport, Conn: AVI Publishing; 1980.)

rúmen como pequenas partículas (ver Figura 31.9E). O material do saco dorsal, especialmente em animais com uma dieta com uma grande porção de forragem, é tipicamente uma massa relativamente sólida de fibras emaranhadas de forragem, enquanto o material no saco ventral é uma suspensão de pequenas partículas, que é muito mais fluida e do tipo aquoso. A interface entre as duas áreas não é diferente e é constituída por uma zona de transição "mole" ou semelhante a uma pasta, uma zona de partículas de tamanho intermediário com gravidade específica funcional intermediária. Contrações do saco ventral tendem a empurrar o material mais flutuante de volta para o saco dorsal, permitindo que as partículas menores e menos flutuantes se derramem sobre o pilar ruminal cranial no saco ventral do crânio (ver Figura 31.9F).

Após as contrações do saco ventral ocorre uma contração do saco ventral craniano, que separa o material adicional com base na densidade funcional e resulta em partículas pequenas com maior densidade funcional que fluem de volta para o retículo (ver Figura 31.9G). Nesse ponto, o material fez um circuito completo no rúmen, entrando na cárdia e passando pelos sacos dorsal, ventral e ventral craniano, e voltando para o retículo. À medida que ocorre a contração do retículo no início de um ciclo primário, o orifício retículo-omasal relaxa e o material denso (alta densidade funcional) próximo à parte inferior do retículo é forçado através da abertura e para dentro do omaso (ver Figura 31.9H).

O efeito total da passagem de alimento através do rúmen, particularmente da forragem ingerida, é uma redução no tamanho

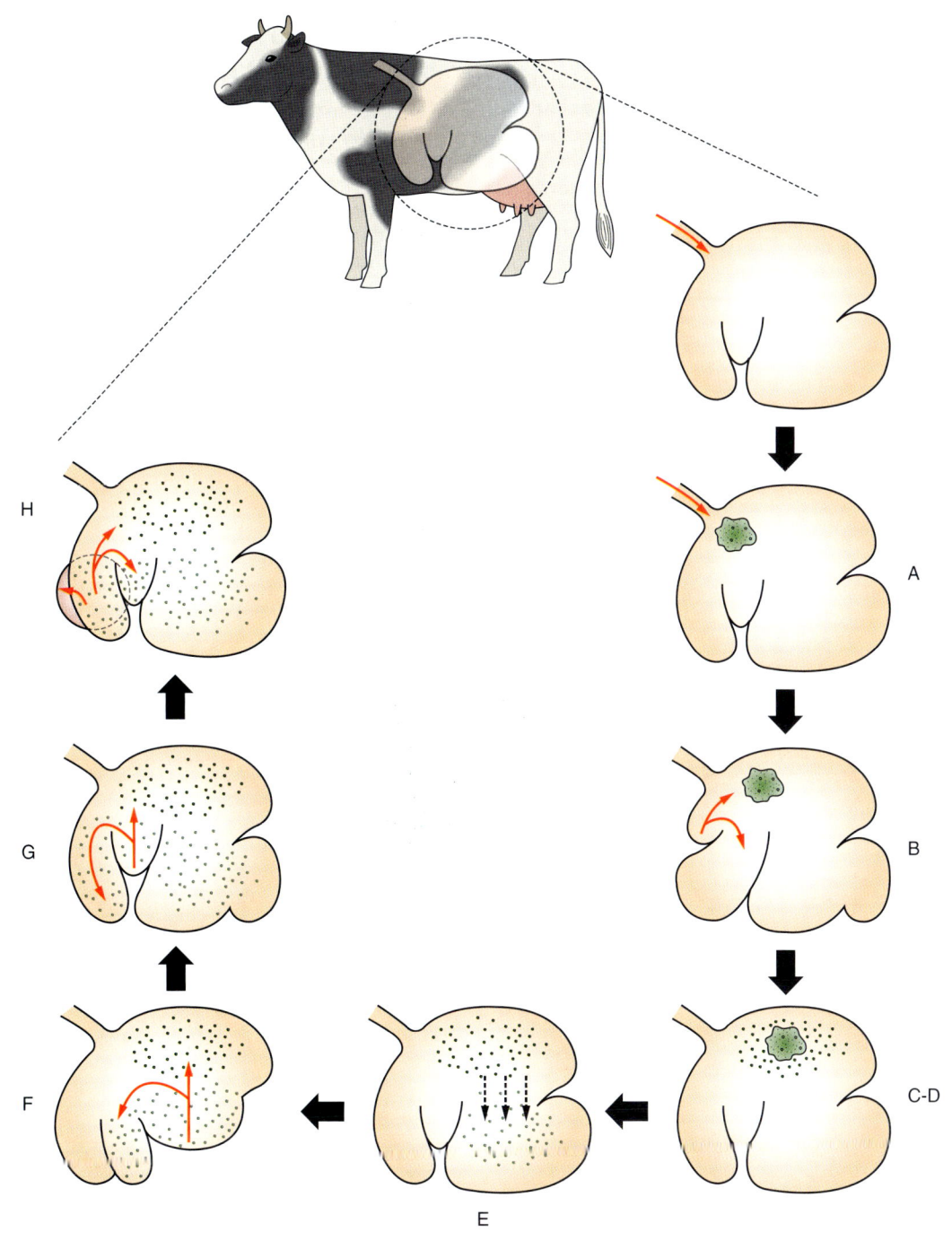

• **Figura 31.9** As figuras sequenciais ilustram o padrão do fluxo do material de alimentação através do rúmen e retículo a partir da sua chegada à cárdia (**A**) até a sua saída, através do orifício retículo-omaso (**H**). Detalhes do padrão de escoamento sequencial são apresentados no texto.

da partícula associada à perda de porções fermentáveis da estrutura da planta. O material longo da forragem é reduzido pela mastigação inicial a partículas de 1 a 2 cm ou menos. A maior parte do material no rúmen dorsal apresenta partículas de tamanhos semelhantes. O tamanho das partículas é ainda menor nas porções mais ventrais do rúmen. A maioria das partículas que se movem através do orifício retículo-omasal tem de 2 a 3 mm de comprimento. A seleção de pequenas partículas que passarão para o interior do omaso ocorre mesmo que o orifício retículo-omasal esteja dilatado pelos alimentos, com provavelmente cerca de 2 cm de diâmetro, indicando que a discriminação por tamanho não é baseada no tamanho do orifício retículo-omasal.

A discussão anterior aplica-se aos efeitos do padrão primário (ou de mistura) da motilidade. *Contrações secundárias* (ou *eructação*) ocorrem como uma sequência adicional de eventos no final de uma sequência primária de contrações. Em geral, elas ocorrem em associação à segunda ou terceira série de contrações primárias. As contrações secundárias consistem em uma onda que se move cranialmente e que se inicia no saco cego dorsocaudal e continua sobre o saco dorsal (ver Figura 31.8, segmentos 17 a 21). A função da contração secundária é forçar o gás na direção da porção cranial do rúmen. O padrão começa com uma contração caudoventral do saco cego, liberando o gás aprisionado no compartimento para o saco dorsal. A contração secundária prossegue com uma contração de movimento cranial do saco dorsal que move o gás em direção à cárdia, enquanto o relaxamento do saco cranial e a elevação do pilar cranial permitem que a ingesta líquida se mova para longe da cárdia de modo que o gás possa entrar no esôfago e ser eructado. As contrações secundárias são importantes por causa da grande quantidade de gases, principalmente CO_2 e CH_4, formados durante a fermentação e que devem ser rapidamente removidos para impedir a distensão do rúmen.

Em geral, ocorrem de uma a três contrações ruminorreticulares por minuto. As contrações ocorrem mais frequentemente durante a ingestão de alimentos e desaparecem completamente durante o sono profundo. A taxa e a força das contrações dependem da natureza da dieta: alimentos fibrosos e ásperos estimulam contrações mais frequentes e mais fortes. As contrações secundárias, em geral, ocorrem em associação à metade das contrações primárias, embora esta relação seja variável e dependa da taxa de formação de gases.

A digestibilidade e as características físicas do alimento têm influências importantes no ritmo de passagem de partículas do rúmen e na taxa de ingestão de alimentos

Como mencionado anteriormente, o alimento não deixa o rúmen até que seja quebrado em pequenas partículas. A ação microbiana e a remastigação (como discutido posteriormente) são as principais responsáveis pela redução do tamanho das partículas no rúmen, e a velocidade de degradação de cada fibra é principalmente uma função de sua digestibilidade. Fibras pouco digeríveis levam mais tempo para serem suficientemente quebradas para entrar no saco ventral quando comparadas às fibras de maior digestibilidade. Isso significa que as fibras pouco digeríveis permanecem no rúmen por mais tempo que as fibras que apresentam maior digestibilidade. Por haver limites determinados no volume do rúmen, a taxa de alimentação não pode exceder a taxa de saída da ingesta; portanto, a ingestão de alimentos pouco digeríveis é sempre menor que a ingestão de alimentos altamente digeríveis.

A preparação do alimento pode influenciar essa relação. Picar ou moer as forragens pouco digeríveis aumenta sua taxa de passagem do rúmen porque diminui a necessidade de redução do tamanho das partículas para que possam passar para o omaso. Picar ou moer também geralmente aumenta a quantidade de alimento que um animal pode ingerir, porque a passagem pelo rúmen fica mais rápida. Frequentemente, entretanto, a digestibilidade das forragens é diminuída pela trituração ou moagem porque a duração de exposição à ação microbiana é reduzida em virtude da rápida passagem do alimento através do rúmen. Assim, tanto a forma física (comprimento) quanto a digestibilidade têm um efeito na velocidade de passagem pelo rúmen e também sobre a ingestão de alimentos. Em geral, o material de forragem de digestibilidade relativamente alta tem meia-vida no rúmen de aproximadamente 30 horas, enquanto um material pouco digerível tem meia-vida de mais de 50 horas.

A ruminação, ou remastigação, tem efeito importante na redução do tamanho da partícula e no movimento de material sólido através do rúmen

Ruminação é o ato de remastigar a ingesta do rúmen. O ato inicial da ruminação é a regurgitação, que ocorre imediatamente antes da iniciação de uma contração primária do rúmen. Quando a regurgitação ocorre, há uma contração extra do retículo imediatamente antes da contração reticular bifásica que inicia o ciclo primário. Simultaneamente à contração reticular extra, a cárdia se relaxa e há uma excursão inspiratória das costelas com a glote fechada. Essa última ação cria uma pressão negativa no tórax, favorecendo o movimento do alimento para o esôfago. Quando o alimento entra no esôfago, uma onda peristáltica reversa propulsiona o material cranialmente para a boca. Logo que o bolo alimentar alcança a boca, o excesso de água do bolo alimentar é pressionado pela língua, a água é deglutida e começa a remastigação do material. A duração da remastigação depende das características da dieta, com o material mais grosseiro requerendo mais tempo para a remastigação que os alimentos finamente moídos ou altamente digeríveis.

O material regurgitado para ser remastigado vem da porção dorsal do retículo, onde o tamanho das partículas e a gravidade funcional específica são intermediários. Assim, a ingesta selecionada para a remastigação não é o material mais grosseiro do rúmen, mas de preferência o material que já passou pelas ações digestivas do saco dorsal. Esse sistema parece ser eficiente, uma vez que permite que parte do material estrutural da planta seja amolecida por embebição e removida ou enfraquecida pela ação microbiana durante as fases iniciais da digestão no saco dorsal. O material parcialmente fermentado é submetido à remastigação, causando maior quebra e exposição adicional do substrato fermentável que pode não ter sido diretamente exposto à ação microbiana prévia.

A ruminação também pode auxiliar o processo de separação de partículas: quando o bolo regurgitado alcança a boca, ele é espremido pela língua e pelas bochechas antes de começar a mastigação. A água e as partículas pequenas são arrancadas do bolo por compressão e são deglutidas antes de ser iniciada a mastigação do bolo remanescente. Essa ação tende a separar pequenas partículas das grandes. As partículas pequenas, quando deglutidas, tendem a afundar no retículo onde são sujeitas à passagem para o omaso, enquanto as partículas maiores, quando deglutidas após remastigação, são ejetadas de volta para as porções mais craniais do rúmen.

A ruminação ocorre quando o animal não está se alimentando ativamente, em geral durante períodos de repouso, mas não durante o sono profundo. O tempo gasto na ruminação depende do tipo de dieta e varia de quase nenhum, para dietas ricas em grãos, a um máximo de cerca de 10 horas por dia, para dietas ricas em forragens. A quantidade de alimento ingerido também influencia o tempo de ruminação, com altas ingestões estimulando uma maior ruminação.

A água se move através do rúmen muito mais rápido que o material particulado

O fluxo de água tem efeitos importantes sobre a dinâmica do rúmen. O fluxo de líquido deve ser constante através de todas as seções do rúmen e mover-se através do orifício retículo-omasal para possibilitar a saída de pequenas partículas de material solúvel do rúmen. Isso significa que a água deve estar constantemente fluindo através da massa de material sólido. De fato, a unidade ruminorreticular funciona como um coador ou uma peneira gigante, retendo a massa de material particulado fermentável enquanto a água flui através dela levando pequenas partículas e material solúvel. Portanto, a velocidade do trânsito de água pelo rúmen deve ser consideravelmente maior que a velocidade do trânsito do material particulado através do rúmen. A diferença relativa na velocidade do movimento da fase sólida e da líquida no rúmen pode ser estimada nas suas respectivas meias-vidas no rúmen: 30 a 50 horas para partículas e aproximadamente 15 a 20 horas para líquido.

A velocidade do fluxo do líquido através do rúmen é frequentemente medida como *taxa de diluição*, que é expressa como a porcentagem de líquido total que deixa o rúmen em uma hora. O termo taxa de diluição origina-se da forma como o movimento do líquido é mensurado; uma substância marcadora solúvel é misturada no rúmen e sua concentração é medida logo que ela se dispersa completamente na fase líquida. Amostras são colhidas ao longo do tempo, e a taxa na qual a substância marcadora torna-se diluída é mensurada. A taxa de diluição depende da taxa na qual a água que contém o marcador deixa o rúmen e é substituída por um líquido novo, sem o marcador; assim, a taxa de diluição é a medida indireta da taxa de fluxo de água pelo rúmen. Os valores normais da taxa de diluição variam com a dieta e a ingestão de alimentos e estão geralmente na faixa de 5 a 30% por hora. Outro ponto deve ser apreciado a partir do conceito de taxa de diluição: a água sai do rúmen apenas à medida que é substituída por alguma outra fonte.

Quase toda a água entra no rúmen através do esôfago, a partir do fluxo salivar, da ingestão de líquido e com alimentos suculentos. Assim, a taxa de diluição depende do ritmo da salivação e da ingestão de líquidos. A salivação é influenciada pelo tempo de mastigação e pelo tipo de alimento; alimentos secos e rugosos de caule volumoso que requerem tempo de mastigação relativamente longo, estimulam altas taxas de fluxo salivar e de diluição. A salivação ocorre durante a ruminação e durante a mastigação inicial; portanto, esses alimentos que estimulam altas taxas de ruminação, como as forragens, também estimulam altas taxas de diluição. Ao contrário, alimentos que não estimulam ruminação extensa (p. ex., concentrados) resultam em taxas de diluição relativamente baixas. O volume de líquido ingerido é influenciado (1) pela quantidade de ingestão de alimentos e (2) pelo conteúdo de sal ou de eletrólitos na dieta. Assim, altas taxas de ingestão ou dietas com alto conteúdo de eletrólitos estimulam altas taxas de diluição.

Pouca água entra no rúmen através da mucosa. A mucosa do pré-estômago é formada por epitélio escamoso estratificado aglandular; assim, não há secreção direta de líquido. Certo volume de água pode entrar no rúmen por osmose, mas em condições normais a quantidade parece ser mínima. A osmolalidade normal do rúmen é de cerca de 280 mOsm/kg, levemente menor que a osmolalidade do sangue e do líquido extracelular, que é de 300 mOsm/kg. Assim, o fluxo osmótico usual de água é para dentro do rúmen. Após o consumo de alimentos relativamente digeríveis, a osmolalidade do rúmen aumenta temporariamente por causa da produção de AGV; entretanto, o excesso de osmolaridade em 340 mOsm/kg é aparentemente necessário para que ocorra o fluxo de água osmoticamente ativo para o rúmen. Em condições normais, uma osmolalidade alta não é sustentada por muito tempo e, assim, existe um pequeno fluxo osmótico de água para o rúmen.

A taxa de diluição no rúmen tem importante influência sobre a fermentação e a produção de células microbianas

Pequenas partículas, incluindo microrganismos, deixam o rúmen com a fase líquida. Portanto, altas taxas de diluição resultam em rápida remoção de microrganismos e redução na concentração de células microbianas. Como altas concentrações de microrganismos inibem a divisão da célula microbiana, o crescimento de microrganismos é estimulado por altas taxas de diluição. Alta taxa de crescimento é nutricionalmente desejável porque a maior parte da energia disponível para os microrganismos é usada para o crescimento e não para a manutenção, como ocorre com populações mais velhas e relativamente estáveis de microrganismos. Assim, altas taxas de diluição em geral aumentam os valores de Y_{ATP}, permitindo a disponibilidade de uma quantidade adequada de proteína para suprir o crescimento celular.

Além do seu efeito sobre o Y_{ATP}, a taxa de diluição pode afetar a composição de microrganismos da biomassa ruminal e também pode ter alguma influência sobre os padrões de fermentação. A velocidade com que os microrganismos são levados para fora do rúmen aumenta com a taxa de diluição. Com altas taxas de diluição, ocorre diminuição da população das espécies de microrganismos com taxa de crescimento lenta, porque a taxa de replicação deles não é alta o bastante para alcançar a taxa com que eles são removidos. Assim, a pressão da seleção favorece as espécies com taxas mais rápidas de crescimento durante os períodos de alta taxa de diluição no rúmen. Ocorrem exceções a este padrão porque alguns microrganismos são capazes de se ligar à matéria particulada nas zonas sólida e pastosa. Tais microrganismos então saem do rúmen de acordo com a cinética da redução do tamanho da partícula, e não de acordo com a taxa de diluição. Em geral, as alterações que ocorrem na população de microrganismos do rúmen com altas taxas de diluição parecem favorecer a produção de ácido acético e aumentar a razão ácido acético/ácido propiônico.

Controle da motilidade ruminorreticular

A motilidade ruminorreticular é controlada pelo sistema nervoso central e influenciada pelas condições intraluminais

No núcleo dorsal do vago do tronco encefálico há um centro de controle da motilidade para regulação da motilidade ruminorreticular. Esse centro envia potenciais de ação ao longo de fibras para o pré-estômago através do nervo vago. Há um sistema nervoso entérico extenso relacionado ao ruminorretículo, mas a inervação vagal é necessária para a coordenação dos padrões normais de motilidade. Quando os nervos vagos são lesados, a motilidade da musculatura ruminal cessa inicialmente, mas retorna dentro de vários dias; entretanto, a motilidade que se desenvolve após a vagotomia é errática, descoordenada e incapaz de suportar o fluxo normal da ingesta através do ruminorretículo. Os ruminantes vagotomizados não sobrevivem.

O núcleo dorsal do vago recebe estímulos aferentes que influem no controle da motilidade do pré-estômago. Sinais aferentes importantes originam-se no lúmen do ruminorretículo e monitoram a distensão, a consistência da ingesta, o pH, a concentração de AGV e a força iônica. O volume do rúmen, ou a distensão, parece ser monitorado por receptores de estiramento localizados nas paredes e, especialmente, nos pilares. A distensão moderada aumenta a motilidade ruminal e a ruminação. O aumento da motilidade e da ruminação aumenta a taxa de quebra das partículas, aumentando a taxa de passagem. Assim, a passagem pelo rúmen é aumentada quando o volume do rúmen é expandido por uma grande ingestão. A distensão grave, como ocorre patologicamente no timpanismo, causa a inibição da motilidade do rúmen.

A consistência da ingesta também tem uma influência importante sobre a motilidade do rúmen. A consistência é determinada amplamente pelo tipo de dieta. Quando a dieta consiste em plantas suculentas, grãos ou forragem finamente cortada, há pouco material na zona sólida, ou tapete ruminal, e a zona pastosa é fluida. Esse tipo de ingesta oferece pouca resistência ao movimento dos pilares do rúmen; assim, a musculatura ruminal necessita aplicar relativamente pouca força para misturar e fazer circular o conteúdo ruminal. Receptores de tensão no músculo do ruminorretículo parecem monitorar a força necessária para mover os pilares através da ingesta. A ingesta altamente fluida no rúmen está associada à baixa tensão muscular e tem uma influência negativa na motilidade ruminorreticular. No outro extremo de dieta, quando os animais estão comendo feno seco e longo, o conteúdo do rúmen é sólido e cria um tapete ruminal grande e altamente entrelaçado. A resistência aos movimentos dos pilares através da massa sólida de ingesta é alta, e isso leva à estimulação de receptores de tensão, resultando em um *feedback* (retroalimentação) positivo sobre a motilidade. A taxa de motilidade está diretamente relacionada à taxa de quebra das partículas; esse arranjo parece ser um mecanismo autorregulador que aumenta a taxa de quebra de partículas quando os animais consomem dietas com partículas grandes.

Quimiorreceptores nas paredes do rúmen e do retículo monitoram o pH, a concentração de AGV e a força iônica (ou osmolalidade). O pH do ruminorretículo é levemente ácido, refletindo a acidez dos AGV, mas condições ácidas extremas são indesejáveis. O aumento da concentração de AGV ou a diminuição do pH resulta em inibição da motilidade ruminal. O pH normal do rúmen encontra-se na faixa de 5,5 a 6,8, dependendo do tipo de dieta. Quando o pH do rúmen cai muito abaixo de 5,0, sua motilidade é intensamente deprimida. Essa resposta parece ser protetora porque a fermentação tende a aumentar com a mistura promovida pela motilidade; assim, a supressão da motilidade diminui a fermentação, permitindo que a absorção de AGV supere a sua produção.

A osmolalidade pode influenciar igualmente a motilidade ruminal, embora a motilidade pareça ser menos sensível às alterações osmóticas que as alterações do pH. A osmolalidade normal no rúmen é de cerca de 280 mOsm, mas a osmolalidade aumenta durante a fermentação ativa. Os solutos osmoticamente ativos no rúmen incluem os ácidos orgânicos e os eletrólitos da saliva e da dieta. À medida que a formação de ácidos orgânicos aumenta durante a fermentação, a osmolalidade também aumenta, tendendo à redução da motilidade. O epitélio do rúmen cria uma barreira relativamente impermeável à água, de modo que grandes oscilações podem ocorrer na osmolalidade ruminal sem que haja fluxo de água entre o rúmen e o compartimento vascular. Entretanto, em situações de osmolalidades anormalmente altas, a água pode ser atraída para o rúmen.

Função omasal

A passagem de material do retículo para o omaso ocorre durante a contração reticular

O *omaso* é composto por um corpo e um canal. O corpo é preenchido por múltiplas pregas musculares, ou folhas, que se projetam da curvatura maior para o lúmen. O canal, que está localizado na curvatura menor, conecta o retículo ao abomaso. A ingesta entra no omaso durante as contrações do retículo. O orifício retículo-omasal geralmente permanece aberto, mas se dilata durante a segunda fase da contração reticular, momento em que a ingesta flui rapidamente para o canal omasal. Após a contração reticular, o orifício retículo-omasal fecha-se brevemente quando o canal se contrai, forçando a ingesta recém-chegada sobre as folhas. O corpo e as folhas do omaso contraem-se intermitentemente, forçando material do corpo do órgão para o canal e para o abomaso.

O funcionamento apropriado do omaso e do retículo parece ser particularmente importante para a saída da ingesta do rúmen. Ocasionalmente, uma lesão traumática resultante da ingestão de corpos estranhos causa sérias adesões do retículo e do omaso à parede abdominal. Além disso, pode ocorrer lesão das fibras vagais que entram nesses órgãos. Nesses casos, a motilidade própria do rúmen pode continuar normalmente, mas a capacidade de mover o alimento do pré-estômago para o abomaso é extremamente prejudicada. O rúmen torna-se enormemente distendido com o alimento finamente triturado, e todo ele se transforma em uma zona pastosa. A despeito do rúmen distendido, ocorre pouco movimento de ingesta para o abomaso, e os animais sofrem grave inanição. Essa condição é conhecida como *falência do transporte omasal*, ou indigestão vagal; normalmente pouco se pode fazer para corrigi-la.

A estrutura do omaso, com suas muitas folhas e grande área de superfície de mucosa, sugere que ele tenha uma função absortiva, mas a natureza exata dessa função não é completamente entendida. Uma possibilidade importante é que ele existe para a remoção dos AGV e bicarbonato residuais da ingesta antes de o material ser transportado para o abomaso. Os AGV parecem causar reações desfavoráveis no abomaso, de modo que é importante que uma grande porção seja removida antes de entrar no abomaso. Também parece desejável que se absorva qualquer bicarbonato remanescente na ingesta, antes de sua entrada no abomaso. A entrada no abomaso do bicarbonato remanescente na ingesta poderia neutralizar o ácido clorídrico do abomaso, aumentando a carga de trabalho das glândulas abomasais para manter o pH apropriado do abomaso.

Absorção de ácidos graxos voláteis

Os ácidos graxos voláteis, que representam 60 a 80% das necessidades energéticas do animal, são absorvidos diretamente do epitélio do pré-estômago

Os AGV são produtos de excreção das bactérias que, se acumulados, poderiam suprimir a fermentação. Além disso, os AGV são substratos energéticos extremamente importantes para o hospedeiro, suprindo de 60 a 80% da energia dietética dos ruminantes com diferentes tipos de dieta. Por esse motivo, a presença de um mecanismo eficiente e de alta capacidade para a absorção de AGV é importante para a digestão e para o metabolismo do hospedeiro. O epitélio do pré-estômago funciona como um sistema, absorvendo quase todos os AGV. Além disso, o processo absortivo ajuda a manter o pH do rúmen removendo o ácido da ingesta do pré-estômago e contribuindo com o bicarbonato nesse processo.

O epitélio responsável por essa absorção extraordinária é estruturalmente muito diferente de outros epitélios absortivos do trato GI. Entretanto, a natureza do epitélio ruminal pode lhe conferir características funcionais semelhantes às de outros epitélios absortivos do intestino delgado e do cólon. A superfície do pré-estômago é revestida por epitélio escamoso estratificado e, como o epitélio escamoso estratificado da pele e de outras superfícies, é formado por várias camadas de células de diferentes graus de maturidade. A camada mais profunda é o *estrato basal*, com células que se dividem e migram para o estrato espinhoso. As células do estrato espinhoso começam o processo de queratinização e continuam no *estrato granuloso*, que é coberto pela camada mais externa e queratinizada, o *estrato córneo*. Apesar de o epitélio do pré-estômago parecer completamente diferente do epitélio colunar do intestino delgado, pode ser notada uma semelhança interessante entre eles quando são examinadas as junções celulares e os espaços intercelulares do pré-estômago (Figura 31.10).

As células do estrato granuloso são firmemente unidas por junções que se assemelham funcionalmente às zônulas de oclusão dos enterócitos (ver Capítulo 30). Mais profundamente no epitélio, as células do estrato espinhoso e do estrato basal são separadas por espaços intercelulares que aumentam em tamanho à medida que se aproximam da membrana basal. Esses espaços intercelulares são remanescentes dos espaços laterais do epitélio colunar absortivo.

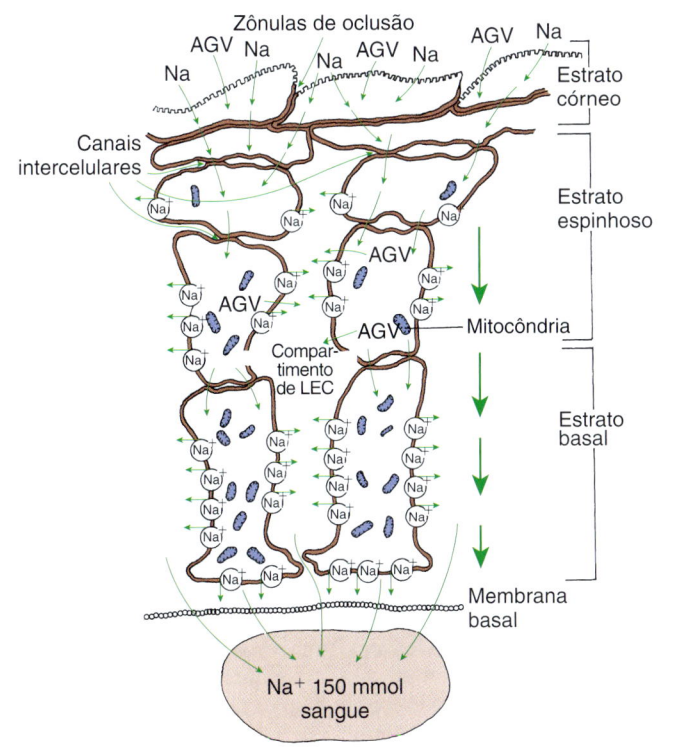

● **Figura 31.10** O epitélio escamoso estratificado do rúmen, embora anatomicamente muito diferente, apresenta similaridades funcionais com o epitélio colunar do intestino. Observe as zônulas de oclusão das células do estrato córneo e o espaço lateral – como um compartimento entre as células adjacentes do estrato espinhoso e o estrato basal. Apesar de as células do estrato espinhoso serem metabolicamente inativas, os canais intercelulares permitem que as ações metabólicas do estrato basal sejam refletidas nas camadas mais superficiais. *LEC*, líquido extracelular; *Na*, sódio; *AGV*, ácido graxo volátil. (Modificada de Steven DH, Marshall AB. Organization of the rumen epithelium. In: Phillipson AT, ed. *Physiology of digestion and metabolism in the ruminant*. Newcastle upon Tyne, UK: Oriel Press; 1970.)

Se essas observações forem combinadas à existência de ligações intercelulares que caracterizam o epitélio do pré-estômago, pode-se construir uma analogia interessante com o epitélio colunar absortivo. Aparentemente, os AGV, os eletrólitos e a água são inicialmente absorvidos através do estrato córneo e passam, célula a célula, por entre as ligações intercelulares, até as células do estrato espinhoso e do estrato basal, onde as substâncias são absorvidas passando pelos espaços intercelulares antes de entrarem nos capilares.

Esse arranjo do epitélio do pré-estômago é muito semelhante às características dos três compartimentos do epitélio colunar absortivo, com os solutos passando do lúmen ruminorreticular para a conteúdo da célula e, por fim, para os espaços laterais. Apesar de as células queratinizadas do estrato córneo aparentemente não apresentarem uma maquinaria metabólica adequada (p. ex., mitocôndria) para manter gradientes apropriados para a difusão, as células do estrato espinhoso e do estrato basal são metabolicamente ativas. Graças às ligações intercelulares, o soluto absorvido pode ser transferido diretamente das células queratinizadas mais externas para as células mais profundas, metabolicamente mais ativas. Assim, a profunda atividade metabólica no epitélio parece manter as condições para absorção na superfície epitelial.

O mecanismo molecular da absorção de AGV não é completamente compreendido, mas parece envolver alterações locais no pH próximo à superfície absortiva. Diferenças no pH podem ter influência importante sobre a absorção de AGV por causa das mudanças no estado de dissociação das moléculas de AGV. O pKa dos AGV é aproximadamente 4,8, bem abaixo do pH normal do rúmen; assim, a maior parte dos AGV presentes no rúmen está na forma dissociada, ou iônica. Entretanto, a troca iônica de sódio-hidrogênio pelas células epiteliais pode diminuir o pH local na superfície absortiva. Tal queda no pH poderia levar a uma modificação do AGV da forma iônica para o estado de ácido livre. As membranas celulares são permeáveis ao estado de ácidos livres do AGV, e a absorção continua por causa do gradiente de concentração entre o lúmen e as células. A alta tensão de CO_2 no rúmen, causada pela produção de gases da fermentação, também pode aumentar a conversão de AGV para o estado de ácido livre. Como mostrado na Figura 31.11, quando uma molécula de AGV é absorvida, uma molécula de bicarbonato (HCO_3^-) é gerada no lúmen do órgão; assim, a absorção de AGV auxilia no tamponamento do pH do rúmen por meio da geração de base e remoção de ácido.

Todos os AGV parecem ser absorvidos pelo mesmo mecanismo, mas terão destinos diferentes nas células epiteliais. Parte do acetato parece oxidar-se completamente nas células, sendo o restante absorvido sem sofrer alteração. A maior parte do propionato é também absorvida, mas uma pequena porção é convertida a lactato pelas células epiteliais. O butirato é extensamente modificado, e essencialmente todas as moléculas são transformadas em β-hidroxibutirato antes de serem absorvidas. O β-hidroxibutirato é um importante metabólito conhecido como *corpo cetônico*. Os corpos cetônicos são metabólitos que frequentemente têm significado clínico especial (ver Capítulo 32). Nos ruminantes, o rúmen em especial é uma fonte significativa de corpos cetônicos. Em animais monogástricos, entretanto, os corpos cetônicos originam-se exclusivamente da oxidação parcial de ácidos graxos de cadeia longa.

O epitélio do rúmen é arranjado em *papilas*, projeções digitiformes que aumentam a área da superfície de absorção. Apesar de terem a mesma função de expansão de área que as vilosidades do intestino delgado, as papilas são muito maiores e facilmente visíveis a olho nu. O tamanho e a forma das papilas são muito dinâmicos e se alteram em resposta às mudanças na dieta. O crescimento das papilas é estimulado pelos AGV, especialmente o butirato e o propionato. As dietas que apresentam alta digestibilidade levam a um aumento nas concentrações

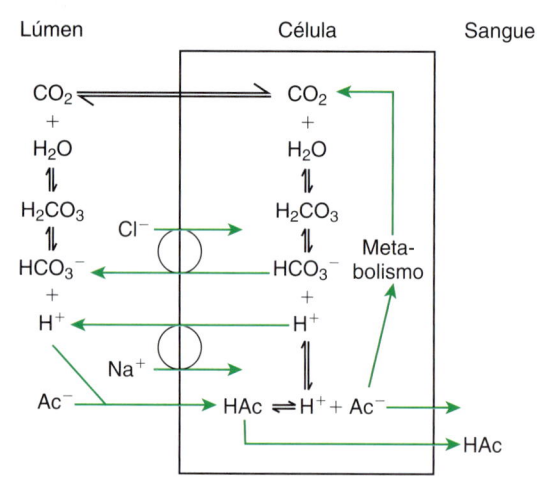

Lúmen ‎ ‎ ‎ ‎ ‎ ‎ **Célula** ‎ ‎ ‎ ‎ ‎ ‎ **Sangue**

• **Figura 31.11** A absorção de AGV é promovida pela conversão de ânions de AGV (Ac^-) a ácidos livres (HAc) no microambiente próximo à superfície epitelial. O diagrama ilustra dois mecanismos propostos, um intracelular e outro extracelular, pelos quais os íons hidrogênio poderiam ser gerados localmente para efeito de formação de AGV na forma de ácidos livres; ambos os mecanismos poderiam existir simultaneamente. (Fonte: Stevens CE, Argenzio RA, Roberts MC. *Comparative physiology of mammalian colon and suggestions for animal models of human disorders*. Clin Gastroenterol. 1986; 15(4):763-785.)

de AGV no rúmen, que estimulam o crescimento das papilas longas. Por outro lado, os animais que recebem alimentos ou dietas de baixa digestibilidade têm papilas curtas no rúmen. É importante adaptar os ruminantes gradualmente quando forem submetidos à mudança de uma dieta de baixa digestibilidade para uma de alta digestibilidade; isso fornece tempo suficiente para os ajustes do tamanho das papilas, de modo que a absorção de AGV possa se igualar à sua produção.

O desenvolvimento do rúmen e a função da goteira esofágica

Ocorrem mudanças significativas no tamanho e na função do pré-estômago com as modificações na dieta da fase inicial da vida

O tamanho do pré-estômago dos cordeiros e dos bezerros recém-nascidos é quase igual ao do abomaso, completamente diferente das proporções normais dos animais adultos, nos quais o pré-estômago corresponde a mais de 90% do total do volume gástrico total. O aumento do pré-estômago ocorre rapidamente após o nascimento, mas a velocidade depende do tipo de dieta. Quando é permitido que os jovens ruminantes tenham acesso à alimentação sólida logo após o nascimento, a velocidade de desenvolvimento do pré-estômago é máxima.

Nos bovinos, o período de desenvolvimento do pré-estômago é arbitrariamente dividido em *período não ruminante*, do nascimento a 3 semanas de idade, e *período de transição*, de 3 a 8 semanas de idade. Com 8 semanas de idade, os bezerros que têm acesso à comida sólida atingem proporções gástricas semelhantes à distribuição dos adultos. Os bezerros podem ser vistos comendo grãos e forragem já com 2 semanas de idade e ruminando com 3 semanas, indicando um desenvolvimento considerável do pré-estômago nessa época da vida. A suspensão da alimentação sólida reduz drasticamente a velocidade de desenvolvimento do rúmen. Em bezerros que recebem dietas apenas de leite ou de substitutos do leite ("reposição"), o desenvolvimento do pré-estômago permanece rudimentar por 14 a 15 semanas ou mais.

O desenvolvimento do epitélio do pré-estômago ocorre paralelamente ao desenvolvimento geral do órgão. Ao nascimento, o epitélio é fino, com papilas pequenas ou mesmo inexistentes. A exposição do epitélio aos AGV parece estimular o desenvolvimento das papilas, assim como do órgão como um todo. Alimentos de alta digestibilidade, como concentrados, levam a maior produção de AGV e a um desenvolvimento epitelial mais rápido. Algumas dietas à base de forragens podem auxiliar no desenvolvimento muscular dos pré-estômagos, mas bezerros e cordeiros no seu período de transição recebem a maior parte de seus alimentos sólidos na forma de grãos, porque suas necessidades energéticas são altas quando comparadas à sua capacidade de fermentar forragens.

Os pré-estômagos são estéreis ao nascimento, mas são rapidamente colonizados pelas bactérias do ambiente, principalmente por organismos facultativos. À medida que a fermentação bacteriana começa a ocorrer nos limites anaeróbicos do pré-estômago, a força eletromotriz se torna baixa; a ação das bactérias cria um ambiente redutivo típico no rúmen. Esse ambiente cria condições necessárias para o crescimento e o estabelecimento de anaeróbicos estritos. O desenvolvimento da flora bacteriana do pré-estômago ocorre independente de qualquer processo de inoculação especial e é, de fato, impossível impedi-lo de ocorrer, exceto pela criação de bezerros em condições gnotobióticas. A inoculação com protozoários, ao contrário da inoculação com bactérias, parece requerer alguma exposição a outros bovinos; bezerros criados em isolamento completo não desenvolvem fauna protozoária. Parece que a propagação dos protozoários pode ocorrer pelo ar, pois não é necessário um contato físico direto entre o gado para que a fauna protozoária se estabeleça.

A goteira esofágica direciona o fluxo de leite ingerido para dentro do abomaso sem entrar no pré-estômago

Para o desenvolvimento adequado do rúmen no animal lactente, é importante que o leite seja desviado do rúmen que ainda está se desenvolvendo. Isso é conseguido pela ação da *goteira reticular* (também chamada de *goteira esofágica*). Essa estrutura é uma invaginação semelhante a uma calha que percorre a parede do retículo desde a cárdia até o orifício retículo-omasal. Quando estimulados, os músculos da goteira se contraem, causando um encurtamento e uma torção. A ação da torção faz com que as bordas da goteira se fechem, formando um tubo quase completo da cárdia ao canal omasal. Quando a goteira está contraída, o leite que entra na cárdia é direcionado para o omaso, com somente 10% ou menos entrando no rúmen. O leite atravessa rapidamente o omaso e entra no abomaso.

O fechamento da goteira esofágica é uma ação reflexa, com impulsos eferentes originados no tronco encefálico chegando através do nervo vago. Os estímulos aferentes originam-se centralmente ou na faringe. A expectativa de sucção promove o fechamento da goteira esofágica através de estimulação central, que pode ser considerada uma fase cefálica. A presença de líquido na faringe, principalmente líquido contendo sódio, estimula fibras aferentes, o que reforça a fase cefálica do fechamento da goteira. A postura do bezerro ou do cordeiro ao sugar parece não ter muita influência sobre a função da goteira reticular, mas a ingestão rápida de líquido de um balde aberto, ao contrário da sucção de um bico de mamadeira, frequentemente resulta no funcionamento inadequado da goteira e no derramamento de leite para dentro do rúmen. A presença de leite no rúmen resulta na formação de padrões inadequados de fermentação.

A goteira reticular tem sua função primária em animais lactentes, e a atividade do reflexo da goteira parece diminuir após o desmame e com o avanço da idade. Entretanto, o reflexo da goteira é estimulado pelo hormônio antidiurético (ADH; ver Capítulo 43), indicando que ela pode ter alguma função fisiológica na vida adulta. O ADH é secretado pela hipófise posterior em resposta à desidratação ou ao aumento da osmolalidade plasmática. O ADH é associado à sede, e, como ele estimula a goteira reticular, uma grande porção da água ingerida pelos animais privados de água pode ser desviada do rúmen. Isso pode ser um mecanismo funcional para garantir que a água chegue rapidamente ao local de absorção mais rápida, o intestino delgado.

A função do intestino grosso nos equinos

O intestino grosso dos equinos tem grande capacidade de fermentação

Uma função geral do ceco e do cólon, mencionada no Capítulo 30, é a de recuperar o líquido e os eletrólitos da ingesta que deixa o íleo. Em muitas espécies de herbívoros, essa função foi expandida para incluir a digestão fermentativa. As funções absortivas e fermentativas complementam-se nos cólons dos herbívoros não ruminantes. Esse arranjo leva a um sistema de fermentação e absorção elegantemente interativo; entretanto, ele também resulta em uma interdependência entre os dois processos, significando que distúrbios na fermentação podem resultar em anormalidades importantes na absorção e vice-versa.

Os tipos de substratos e os padrões de fermentação são essencialmente idênticos na fermentação que ocorre no pré-estômago e no intestino grosso

Carboidratos estruturais e não estruturais e as proteínas formam os principais substratos para a fermentação no intestino grosso. Entretanto, a passagem de material através do estômago e do intestino delgado antes de chegar ao ceco e ao cólon pode ter alguns efeitos importantes sobre a digestão fermentativa. Primeiro, a fermentação no intestino grosso pode ser auxiliada pela ação gástrica prévia. Os efeitos do umedecimento e da exposição ao ácido sobre as partículas vegetais no estômago podem aumentar sua suscetibilidade ao ataque microbiano e, assim, aumentar a taxa de digestão no intestino grosso. Em segundo lugar, alguns carboidratos prontamente disponíveis, particularmente açúcares e amidos, podem ser digeridos e absorvidos antes que outros materiais cheguem ao ceco. A maioria das evidências indica, entretanto, que a digestão glandular de carboidratos nos equinos não é extremamente eficiente e que quantidades substanciais de amido e açúcares alcançam o ceco. Além disso, os carboidratos das paredes celulares parecem interferir na digestão ou na absorção de carboidratos não estruturais, de modo que as dietas com alto conteúdo de parede celular resultam em digestão e absorção de amido relativamente pequenas no intestino delgado dos equinos. Mesmo com dietas ricas em grãos, até 29% dos amidos da dieta podem alcançar o ceco e o cólon.

As proteínas e os carboidratos são absorvidos no intestino delgado, podendo levar potencialmente a uma deficiência de nitrogênio sofrida pelas colônias de microrganismos. Entretanto, há uma extensa reciclagem de ureia para dentro do cólon e do ceco, semelhante ao que ocorre no rúmen (ver Figura 31.6). Assim, a ureia mais a proteína que escapam da digestão no intestino delgado suprem as necessidades de nitrogênio dos microrganismos. Ao contrário dos ruminantes, os equinos não têm uma forma eficiente de recuperar a proteína microbiana sintetizada no intestino grosso, e a maioria é eliminada nas fezes. Alguns experimentos têm mostrado uma pequena absorção de aminoácidos no ceco ou no cólon de equinos, mas a quantidade não se compara com a disponibilidade de proteína microbiana nos ruminantes.

As funções motoras do ceco e do cólon retêm o material para a fermentação e separam as partículas por tamanho

As funções do intestino grosso equino em manter a fermentação são semelhantes às do rúmen: condições favoráveis devem ser mantidas para colaborar com a fermentação ideal. Como no rúmen, essas condições são: (1) suprimento de substrato, (2) controle de pH e da osmolalidade, (3) anaerobiose, (4) retenção do material a ser fermentado e (5) remoção contínua dos produtos finais e dos resíduos dos substratos que sofreram fermentação. A separação do material fermentado do resíduo parece ser acompanhada pela retenção seletiva de partículas de acordo com o tamanho, exatamente como ocorre no rúmen; entretanto, o modo como o ceco e o cólon realizam a separação por tamanho e discriminam a passagem é muito diferente daquele do pré-estômago. As características anatômicas e os padrões de motilidade no ceco e no cólon são responsáveis pela retenção seletiva de partículas longas, permitindo exposição suficiente para que ocorra a digestão pelos microrganismos. Em geral, o processo de fermentação digestiva nos equinos não é tão eficiente como nos ruminantes, e os valores da energia digerível das forragens são comumente menores para os cavalos do que para o gado.

Antes de discutir a motilidade do ceco e do cólon dos equinos, é importante fazer uma breve revisão da anatomia do intestino grosso desses animais. A Figura 31.12 mostra o sistema digestório dos equinos, separado de suas ligações mesentéricas e exposto de maneira linear. O intestino grosso começa com o ceco, que é separado do cólon maior por um orifício bem definido. O cólon é dobrado sobre si mesmo três vezes, formando quatro grandes divisões anatômicas: a *ventral direita* e a *ventral esquerda*, e os segmentos do cólon *dorsal esquerdo* e *dorsal direito*. A ingesta entra no cólon ventral direito e segue para o cólon ventral esquerdo, de onde o material entra na porção dorsal esquerda através da *flexura pélvica*. Do cólon dorsal esquerdo, o material move-se para o cólon dorsal direito antes de entrar no cólon menor. (Os livros de anatomia descrevem o arranjo do cólon no abdome.) Para fins de estudo fisiológico, observe, na Figura 31.12, os enormes tamanho e volume do ceco e do cólon comparados aos do intestino delgado. Também devem ser notadas as diferenças em diâmetro que ocorrem ao longo do cólon, particularmente as reduções em diâmetro que ocorrem na flexura pélvica e na junção dos cólons maior e menor. As invaginações saculiformes que ocorrem na parede do ceco e na maioria dos segmentos do cólon são chamadas *haustrações*. Funcionalmente, o intestino grosso equino pode ser dividido em quatro seções: ceco, cólon ventral, cólon dorsal e cólon menor.

A ingesta alcança o ceco após um período relativamente curto de tempo no estômago e no intestino delgado. Uma grande parte da ingesta solúvel alcança o ceco cerca de 2 h após a ingestão, ao passo que os sólidos levam um tempo um pouco maior, dependendo do tamanho e da consistência da partícula. O material no ceco e ao longo do cólon maior tem um alto teor de água e uma consistência pastosa.

A maior parte dos movimentos do ceco é destinada à ação de mistura, com frequentes contrações de baixa amplitude que transportam a ingesta de haustração para haustração e de volta em um padrão de mistura. A ação de mistura do ceco mantém o conteúdo cecal em um estado homogêneo. Aproximadamente uma vez a cada 3 a 4 minutos, há uma contração forte dos músculos do ceco em um tipo de ação de movimento de massa (no Capítulo 28 há a descrição do *movimento de massa*) no qual o *corpo* e o *ápice* do órgão se encurtam e se contraem empurrando a ingesta para a *base*. A constrição da base força o material através do *orifício cecocólico* na direção do cólon ventral direito. O padrão de motilidade separa

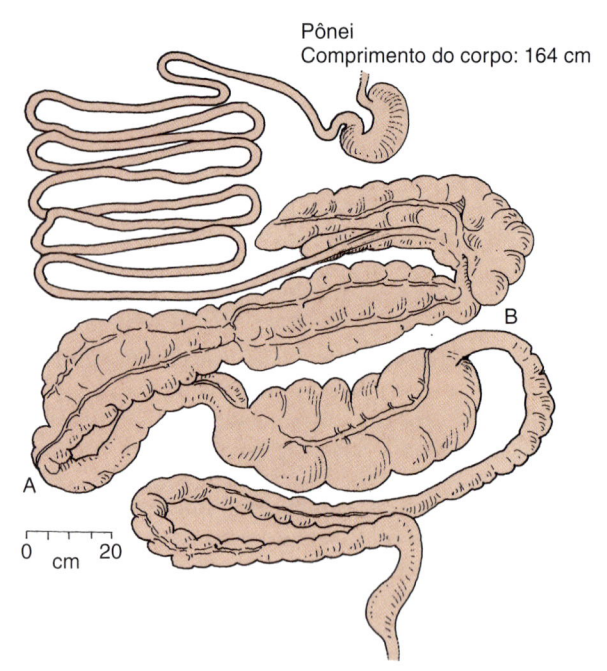

Pônei
Comprimento do corpo: 164 cm

● **Figura 31.12** O trato digestório equino. Observe o enorme desenvolvimento do cólon quando comparado ao intestino delgado. Veja também as áreas relativas à constrição nas junções (*A*) dos cólons ventral e dorsal (*B*) e dos cólons maior e menor. (Fonte: Stevens CE. *Comparative physiology of the digestive system*. In: Swenson MJ, ed. *Duke's physiology of domestic animals*. 9. ed. Ithaca, NY: Cornell University Press; 1977. p. 221.)

funcionalmente o ceco do cólon ventral. Em contraste com outras espécies, em cavalos não há o fluxo retrógrado de material do cólon de volta para o ceco, de modo que a composição da ingesta nesses dois órgãos é, em geral, ligeiramente diferente.

Existem três tipos de padrões de mobilidade no cólon ventral direito e esquerdo: *segmentação haustral*, *peristaltismo propulsivo* e *peristaltismo retropropulsivo*. A segmentação tem função de mistura, que auxilia na promoção da fermentação e traz os AGV em contato com a mucosa para absorção. A mistura ocorre ao longo do cólon ventral, e os segmentos direito e esquerdo podem ser considerados uma unidade funcional com uma ingesta homogênea. A atividade propulsora, ou peristaltismo aboral, origina-se no cólon ventral próximo ao ceco e parece ocorrer como uma continuação dos movimentos de massa cecal. A atividade peristáltica no cólon ventral proximal propele a ingesta distalmente para o cólon ventral esquerdo. No cólon ventral esquerdo, os movimentos retropropulsivos ou antiperistálticos opõem resistência ao fluxo da ingesta, resultando na retenção e mistura do material no cólon ventral, dando tempo para que ocorra a digestão microbiana e impedindo o arraste dos microrganismos. Além disso, as ações retropropulsivas do cólon ventral esquerdo auxiliam na produção de taxas de fluxo diferenciais de líquido e material particulado através do cólon. A motilidade antiperistáltica parece originar-se de um marca-passo na *flexura pélvica*, uma área de diâmetro restrito onde os cólons ventral esquerdo e dorsal esquerdo se encontram.

A motilidade do cólon ventral pode ser grosseiramente comparada à do estômago, com a flexura pélvica e a porção distal do cólon ventral esquerdo agindo como o piloro e o antro, respectivamente. A ação bombeadora dos movimentos de massa cecal, combinada com a ação propulsiva da porção proximal do cólon ventral, move continuamente a ingesta na direção da flexura pélvica. Na porção distal do cólon ventral, entretanto, a atividade antiperistáltica e o diâmetro estreito da flexura pélvica impedem o movimento do material, fazendo com que ele fique retido no cólon ventral. A ação de compressão da flexura pélvica mimetiza a ação do piloro, retendo seletivamente o material

particulado relativamente grande, enquanto permite a passagem de líquido e de pequenas partículas. À medida que o tamanho das partículas é reduzido pela ação fermentativa e pela atividade de mistura do cólon, as partículas podem tornar-se pequenas o bastante para fluírem juntamente com a fase líquida e deixarem o cólon. A ação da flexura pélvica não é tão eficiente como a do piloro, e algumas partículas grandes podem escapar do cólon ventral. Além disso, existem períodos em que os movimentos propulsivos ocorrem no cólon ventral esquerdo e na flexura pélvica. Esses fatores permitem o movimento de material particulado para o cólon dorsal esquerdo.

As ações do cólon dorsal parecem mimetizar aquelas do cólon ventral. A impedância do fluxo da ingesta é criada pela restrição ao tamanho na junção do cólon dorsal direito com o cólon menor. Além disso, pode haver movimento retropropulsivo originado na área distal do cólon dorsal direito, próximo à junção com o cólon menor. Essas ações tendem a impedir o movimento da ingesta através do cólon dorsal, sujeitando o material a uma nova rotina de digestão fermentativa, como ocorre no cólon ventral. O retardo no fluxo da ingesta criado pelas ações combinadas dos cólons ventral e dorsal resulta em retenção significativa do material, com a maior parte do material particulado levando 24 a 96 horas para passar pelo cólon maior. A eficiência do cólon maior em reter e separar ingestas de diferentes tamanhos de partículas pode ser entendida com a Figura 31.13.

É importante compreender a motilidade do cólon equino porque é comum encontrar problemas de impactação do cólon em cavalos. Impactações ocorrem principalmente próximo à flexura pélvica, provavelmente porque esse é um local de restrição de fluxo e de fluxo diferencial de material sólido e líquido. É fácil imaginar como o padrão normal de motilidade pode permitir que material sólido se acumule nessa área, causando obstruções.

Apesar de o conhecimento geral da motilidade do cólon menor ser limitado, ele parece consistir primariamente em segmentação e propulsão. O formato de bola característico das fezes de cavalos é dado pela segmentação no cólon menor.

A taxa de fermentação e produção de ácidos graxos voláteis no cólon dos equinos é semelhante à do rúmen

Meios eficientes de tamponamento e de absorção de AGV devem estar presentes no cólon equino. O tamponamento salivar, como ocorre nos ruminantes, não pode auxiliar no tamponamento do cólon. No cavalo, grande quantidade de líquido rico em tampões bicarbonato e fosfato é secretada pelo íleo e transferida para o ceco, imitando, então, as ações das glândulas salivares nos ruminantes. Além disso, por causa da natureza glandular da mucosa do cólon, bicarbonato e outros eletrólitos são adicionados mais diretamente ao líquido luminal no ceco e no cólon do que no rúmen.

Grandes fluxos de água atravessam a mucosa do ceco e do cólon durante o curso de uma digestão. Nos cavalos, o alimento começa a entrar no ceco cerca de 2 horas após a refeição, e a produção de AGV se inicia rapidamente. Quando a ingesta é transportada do ceco, a produção de AGV continua no cólon maior. Durante o período de produção ativa de AGV, grande quantidade de água proveniente do sangue entra no intestino grosso atravessando a mucosa. Apesar de esse fluxo de água poder ocorrer em resposta a um aumento na osmolalidade criado pela geração de moléculas de AGV osmoticamente ativas, é mais provável que seja por uma resposta à secreção direta de líquido pelas criptas do epitélio do cólon (ver Capítulo 30). A secreção de líquido pela mucosa contendo sódio, bicarbonato e cloreto ocorre, aparentemente, em resposta a altas concentrações de AGV no lúmen. Essa resposta secretora, em combinação às secreções do íleo, é responsável pelo tamponamento

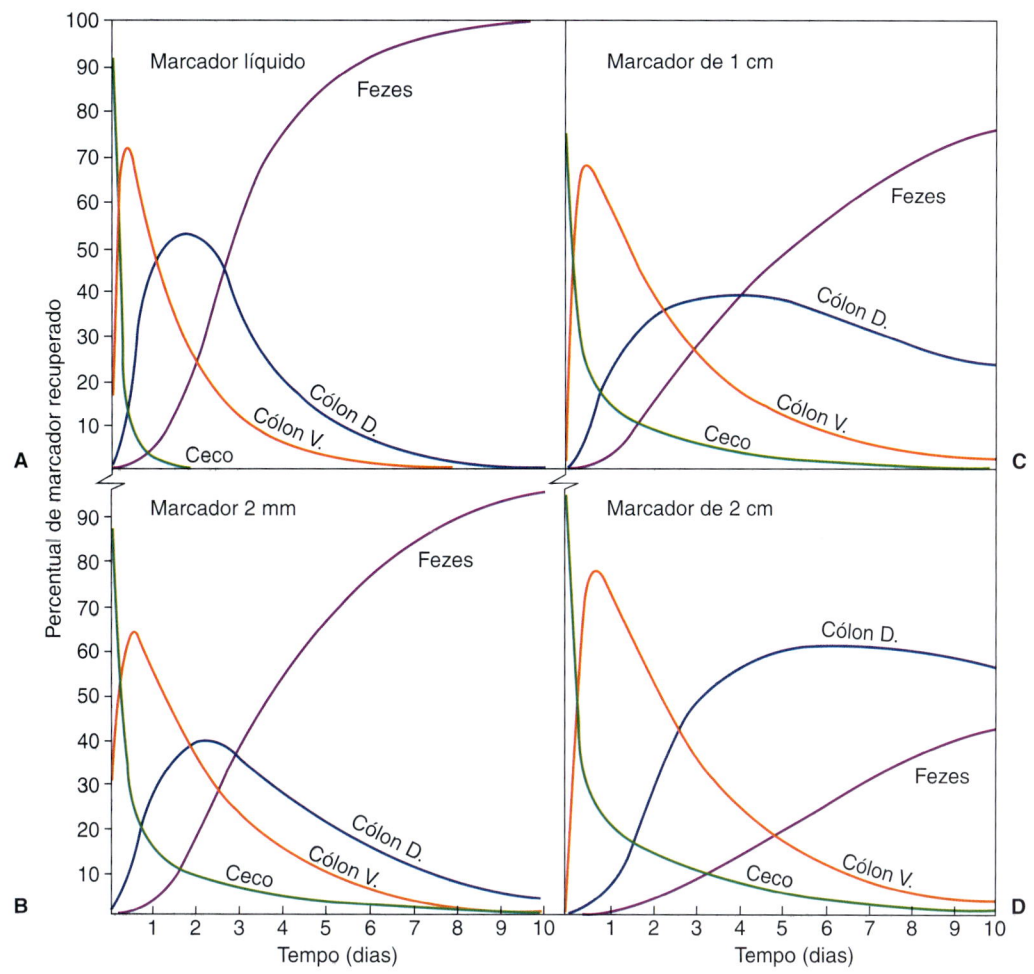

● **Figura 31.13** Retenção de líquido e de partículas de vários tamanhos nos diferentes segmentos do intestino grosso dos equinos. Um marcador líquido (**A**) e partículas marcadas de vários tamanhos (**B**, 2 mm; **C**, 1 cm; **D**, 2 cm) foram colocados no ceco de pôneis, e a distribuição dos materiais marcados entre os segmentos do cólon foi medida em intervalos de 2 horas. As linhas do gráfico foram matematicamente ajustadas aos dados. Cada linha indica a porcentagem de marcador em um determinado segmento ao longo do tempo. Observe, no gráfico **A**, que, 7 dias após a infusão, quase todo o marcador havia sido recuperado nas fezes, com pouco ou nenhum permanecendo nos segmentos intestinais. O aumento do tamanho das partículas tem relativamente pouco efeito no movimento das partículas para fora do ceco. Em contraste, à medida que o tamanho da partícula aumenta, há retenção significativa de material no cólon e passagem lenta para as fezes. *D*, dorsal; *V*, ventral. (Fonte: Argenzio RA, Lowe JE, Pickard DW *et al*. Digesta passage and water exchange in the equine large intestine. *Am J Physiol*. 1974; 226(5):1035-1042.)

do conteúdo do lúmen. A Figura 31.14 ilustra a magnitude dos fluxos de água que ocorrem durante a digestão no intestino grosso em pôneis. Observe que um movimento considerável de água ocorre para dentro e para fora através da mucosa em cada um dos principais compartimentos de fermentação, os cólons ventral e dorsal e o ceco. O movimento de água para dentro (em direção ao lúmen) resulta da secreção da mucosa, enquanto o movimento de água para fora ocorre em associação à absorção de AGV.

Os mecanismos moleculares de absorção de AGV no cólon equino parecem ser idênticos aos do rúmen (ver Figura 31.11). Observe, na Figura 31.11, que a absorção de sódio acompanha a absorção de AGV e que bicarbonato é gerado no lúmen. A absorção de AGV e de sódio leva à absorção osmótica de água, provavelmente através da via transcelular (ver no Capítulo 30 uma revisão da dinâmica da água e absorção de eletrólitos no intestino).

A função do cólon menor é recuperar água, eletrólitos e AGV que não foram absorvidos no cólon maior. A produção de AGV parece mínima no cólon, mas a absorção de água, sódio e fosfato que ocorre é considerável.

O alto fluxo de água e eletrólitos no cólon torna os equinos vulneráveis a doenças colônicas, resultando em perdas de líquido e eletrólitos que são mais características de doenças do intestino delgado em muitos outros animais.

Existem grandes variações na anatomia e na função do intestino grosso entre as muitas espécies de interesse veterinário

Todas as variações na anatomia e função do intestino grosso entre as espécies estão além do alcance dessa discussão, mas você deve lembrar que coelhos, ratos, cobaias, suínos e algumas aves grandes, além dos equinos, dependem da fermentação no intestino grosso para uma parte significativa das suas necessidades energéticas. Os ruminantes também têm um intestino grosso razoavelmente extenso, onde ocorre digestão fermentativa mesmo após o material ter passado pelo rúmen.

Em geral, a compreensão científica da função do cólon não é tão avançada como a da função do intestino delgado. Essa dicotomia provavelmente existe porque, nos seres humanos, as doenças do intestino delgado são mais frequentes e graves do que as do cólon. Entretanto, o interesse na fisiologia e na fisiopatologia do cólon tem aumentado entre cientistas da área básica e os médicos. Há muito tempo, fisiologistas veterinários têm demonstrado interesse na função do cólon e têm se tornado líderes nas pesquisas dessa área.

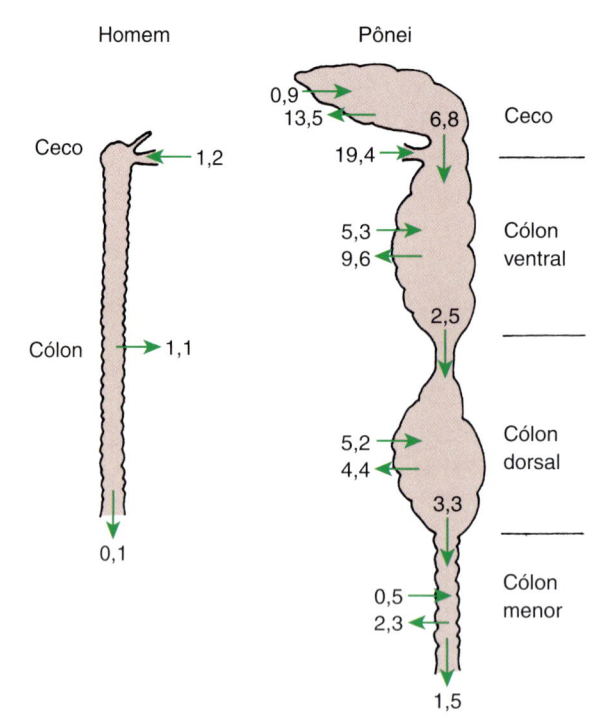

Homem · Pônei

- Ceco → 1,2
- Cólon → 1,1
- 0,1

0,9
13,5 → 6,8 Ceco
19,4 →
5,3 → Cólon ventral
9,6 ←
2,5
5,2 → Cólon dorsal
4,4 ←
3,3
0,5 → Cólon menor
2,3 ←
1,5

• **Figura 31.14** O movimento da água através do intestino grosso de um homem de 70 kg e um pônei de 160 kg. Os valores estão em litros por dia. Observe a quantidade relativamente grande de líquido que passa do cólon para o íleo do pônei (19,4 ℓ/dia) comparado ao cólon humano. Observe também o movimento de entrada e saída do líquido nos vários compartimentos do intestino grosso do pônei. (Fonte: Argenzio RA, Lowe JE, Pickard DW, Stevens CE. Digesta passage and water exchange in the equine large intestine. *Am J Physiol*. 1974; 226(5):1035-1042.)

CORRELAÇÕES CLÍNICAS

Toxemia por sobrecarga de grãos

Relato

Em meados de janeiro, um criador de bovinos chamou você para examinar um lote de 400 kg de alimentação para bezerros. Os bezerros estavam alimentando-se de grãos em sistema de livre escolha há várias semanas. Três dias antes, uma tempestade de neve impediu o tratador de colocar o alimento nos cochos, e eles ficaram vazios por 36 horas. Ontem, os cochos foram abastecidos, e todos os bezerros comeram vorazmente. Hoje, dois dos 40 bezerros morreram e muitos se mostraram letárgicos e com descoordenação, além de apresentarem diarreia.

Exame clínico

Dois bezerros foram isolados para exame físico; eles estavam letárgicos e tiveram que ser forçados a andar. O ritmo cardíaco dos animais estava acima de 100 bpm (normal, < 80 bpm), e a temperatura do corpo estava abaixo de 38,3°C (normal, 38,6°C a 39,4°C). Seus rumens pareciam distendidos, e não havia evidência de motilidade ruminal. Os olhos estavam afundados nas órbitas, e a mucosa oral apresentava-se seca e aderente, indicando desidratação clínica. A necropsia de um bezerro morto revelou um rúmen enormemente distendido e cheio de grãos e líquido. O teste do pH com fita de papel indicou que o pH do líquido ruminal do animal morto estava entre 3,0 e 4,4 (normal, 5,5 a 7,0).

Comentário

Os ruminantes podem ser alimentados com grandes quantidades de grãos desde que estejam acostumados a isso e que recebam essa alimentação com regularidade e frequência. No caso apresentado, mesmo que os bezerros estivessem acostumados a uma dieta rica em grãos, a falta de grãos por mais de um dia, seguida por uma grande ingestão de grãos, estabeleceu condições para uma *toxemia por sobrecarga de grãos*.

Na sobrecarga de grãos existe uma oferta abundante de amido, levando ao rápido crescimento e proliferação de estreptococos no rúmen. Essas bactérias produzem AGV rapidamente, provocando a diminuição do pH ruminal. Como o pH do rúmen torna-se mais baixo, as condições tornam-se desfavoráveis para o crescimento e a sobrevivência de organismos fermentadores de celulose e favoráveis para as bactérias que produzem ácido láctico. Isso leva a um acúmulo de ácido láctico, um ácido mais forte que os AGV. Assim, o pH do rúmen torna-se mais baixo, destruindo grande parte da microflora normal. Parte do ácido láctico é absorvida, provocando redução do pH sanguíneo e uma situação de risco de morte. Além disso, a alta concentração ruminal de ácido láctico e AGV resulta em alta pressão osmótica, levando água do compartimento vascular para dentro do rúmen. Isso provoca hipovolemia sistêmica, que pode levar ao choque hipovolêmico.

Tratamento

Esta é uma situação de risco de morte, e o fazendeiro provavelmente perderá outros bezerros. O tratamento tem por objetivo expandir o volume de líquido intravascular, corrigir a acidose sistêmica e restabelecer um ambiente ruminal normal. Os bezerros gravemente afetados devem ser avaliados para determinar se seu prognóstico é suficientemente bom para justificar os gastos com a terapia; se não, deve-se realizar a eutanásia. O tratamento inicial consiste em rápida administração intravenosa de grandes quantidades de líquido alcalinizante. Após a correção dos distúrbios líquidos e acidobásicos, o ideal seria que o rúmen fosse esvaziado por intubação com uma sonda gástrica de grande calibre ou por rumenotomia. Em alguns casos, a administração oral de um agente antifermentação, como o óleo de terebintina, óleo mineral ou um antibiótico, junto com um agente alcalinizante, é uma alternativa aceitável para o esvaziamento do rúmen. Quando o ambiente do rúmen voltar ao normal, pode ser útil reinocular o rúmen com material retirado do rúmen de um animal normal.

Cólica por impactação

Relato

Você é apresentado a um cavalo castrado de 20 anos de idade que mostra sinais de desconforto abdominal (cólica) há 16 horas. Quando deixado sozinho em seu estábulo, o cavalo deita-se, frequentemente preferindo deitar-se em decúbito dorsal. Há pouco estrume fresco no estábulo. Quando retirado do estábulo, o cavalo se comporta normalmente, mas deita-se e rola assim que é solto do cabresto.

CORRELAÇÕES CLÍNICAS (*continuação*)

Exame clínico

O ritmo cardíaco apresenta-se ligeiramente elevado, com 60 bpm; a frequência respiratória e a temperatura estão normais. O estado de hidratação, a coloração e a perfusão das membranas mucosas estão normais. O exame laboratorial simples revela o volume de hematócrito de 41% (normal, 35 a 45%) e a concentração de sólidos totais no plasma de 7,8 g/dℓ (normal, 6,5 a 8,0 g/dℓ). Os borborigmos (ruídos intestinais) estão fracos e menos frequentes que o normal, especialmente do lado esquerdo. O exame retal por palpação revela que a flexura pélvica está firme, com uma consistência pastosa; normalmente, o conteúdo da flexura pélvica tem uma consistência fluida. Quando você examina os dentes, observa que as superfícies dos molares estão irregulares, e um dos molares tem uma fratura estendendo-se da superfície oclusal até abaixo da linha gengival.

Comentário

A flexura pélvica é um local de restrição de fluxo e separação de partículas por tamanho. Quando a água se move através da flexura pélvica, as partículas grandes de forragem se acumulam e são retidas para posterior fermentação e mistura no cólon ventral. Um cavalo com dentição deficiente pode não mastigar sua forragem de forma adequada; como resultado, muitas partículas grandes podem ser deglutidas. Essas partículas tendem a se acumular na flexura pélvica e podem causar impactação e obstrução, como ocorreu neste caso.

Tratamento

O tratamento envolve administração oral de agentes amolecedores, como óleo mineral. Fármacos como o dioctil sulfossuccinato de sódio, que estimulam a secreção de água pela mucosa intestinal, também são benéficos. A prevenção neste caso envolve a correção dos problemas dentais para que a forragem seja mais cuidadosamente mastigada. O fornecimento de alimentos peletizados também pode ser benéfico.

Questões de revisão

1. Em qual dos seguintes aspectos a digestão fermentativa *difere* da digestão glandular?
   a. As enzimas não estão envolvidas na digestão fermentativa
   b. As ligações químicas não são rompidas por hidrólise na digestão fermentativa
   c. Somente carboidratos são digeridos pela digestão fermentativa
   d. Os substratos são mais intensamente alterados na digestão fermentativa do que na digestão glandular
   e. As proteínas são digeridas e convertidas em aminoácidos pela digestão fermentativa e em dipeptídios por digestão glandular

2. Qual das seguintes alternativas é *verdadeira* quando se compara a fermentação do intestino grosso com a fermentação no pré-estômago?
   a. A população de microrganismos é consideravelmente diferente, mas os produtos da digestão são os mesmos
   b. A população de microrganismos é a mesma, mas os produtos da digestão são consideravelmente diferentes
   c. Tanto a população de microrganismos quanto os produtos de digestão são semelhantes
   d. Os carboidratos estruturais das plantas não são digeridos pela fermentação do intestino grosso
   e. Os microrganismos do intestino grosso não necessitam de uma fonte de nitrogênio

3. Os três AGV (acetato, propionato e butirato) são:
   a. Os produtos finais da ação fermentativa de toda a biomassa do rúmen
   b. Produtos individuais da digestão de celulose, amido e hemicelulose, respectivamente
   c. Os produtos individuais da digestão de bactérias, protozoários e fungos, respectivamente
   d. Produtos voláteis que deixam o rúmen com a fase gasosa durante a eructação
   e. Metabólitos intermediários que são trocados entre espécies de microrganismos

4. O equilíbrio entre a disponibilidade de proteína e energia no rúmen é um objetivo nutricional importante na alimentação de ruminantes. Qual dos seguintes complementos desta afirmativa relacionado à disponibilidade de proteína e energia no rúmen é *falso*? Dietas bem equilibradas em proteína e energia disponíveis resultam em:
   a. Uso mais eficiente de energia para o crescimento microbiano
   b. Aporte máximo de proteína para o hospedeiro
   c. Digestão mínima de proteína no rúmen
   d. Perda de uma quantidade mínima de aminoácidos da dieta devido à formação de excesso de amônia
   e. Concentrações ótimas de amônia no rúmen

5. Qual das seguintes afirmativas é *verdadeira* tanto para o metano como para o propionato?
   a. Eles são produtos excretados da fermentação anaeróbica, mas contêm energia potencial que é recuperada pelo hospedeiro
   b. Eles são moléculas altamente oxidadas
   c. Eles são eructados do rúmen
   d. Sua formação resulta da geração de NAD a partir do NADH
   e. Eles são tóxicos para os animais monogástricos

Bibliografia

Nível básico

Millen DD, Arrigoni MDB, Pacheco RDL. *Rumenology*. Springer International Publishing Switzerland; 2016 [Chapters 1-3].

Nível avançado

Aschenbach JR, Penner GB, Stumpff F, Gäbel G. Ruminant nutrition symposium: role of fermentation acid absorption in the regulation of ruminal pH. *J Anim Sci*. 2011;89(4):1092–1107.

Cheeke PR, Dierenfeld ES. *Comparative Animal Nutrition and Metabolism*. Wallingford, UK: CAB International; 2010.

Forbes JM, France J, eds. *Quantitative Aspects of Ruminant Digestion and Metabolism*. Wallingford, UK: CAB International; 1993

Gäbel G, Aschenbach JR, Muller F. Transfer of energy substrates across the ruminal epithelium: implications and limitations. *Anim Health Res Rev*. 2002;3(1):15–30.

Khan MA, Bach A, Weary DM, von Keyserlingk MAG. Invited review: transitioning from milk to solid feed in dairy heifers. *J Dairy Sci*. 2016;99(2):885–902.

Penner GB, Steele MA, Aschenbach JR, McBride BW. Ruminant nutrition symposium: molecular adaptation of ruminal epithelia to highly fermentable diets. *J Anim Sci.* 2011;89(4):1108–1119.

Reynolds CK, Kristensen NB. Nitrogen recycling through the gut and the nitrogen economy of ruminants: an asynchronous symbiosis. *J Anim Sci.* 2008;86(14 suppl):E293–E305.

Russell JB. *Rumen Microbiology and Its Role In Ruminant Nutrition.* Ithaca, NY: Cornell University Press; 2002.

Sejrsen K, Hvelplund T, Nielsen MO, eds. *Ruminant Physiology: Digestion, Metabolism and Impact of Nutrition on Gene Expression, Immunology and Stress.* Wageningen, The Netherlands: Wageningen Academic Publishers; 2006.

Stevens CE, Hume ID. *Comparative Physiology of the Vertebrate Digestive System.* 2nd ed. Cambridge, UK: Cambridge University Press; 1995.

Van Soest PJ. *Nutritional Ecology of the Ruminant.* 2nd ed. Ithaca, NY: Cornell University Press; 1994.

32

Utilização de Nutrientes Pós-absorção

THOMAS H. HERDT

PONTOS-CHAVE

1. Os mecanismos homeostáticos equilibram o suprimento e a demanda de quase todos os nutrientes.

A fornalha

1. O ciclo do ácido tricarboxílico (ou de Krebs) é a principal via produtora de energia de utilização de combustível no organismo.

Os combustíveis

1. Os principais combustíveis metabólicos são glicose, aminoácidos, ácidos graxos e corpos cetônicos.
2. A glicose é o combustível central no metabolismo energético da maioria dos animais.
3. Os aminoácidos são combustíveis importantes não só para a construção de blocos de proteínas.
4. Os ácidos graxos são a principal forma de armazenamento de energia no organismo do animal.
5. Os corpos cetônicos são metabólitos hidrossolúveis derivados de gordura que servem como substitutos da glicose.

Utilização de nutrientes durante a fase de absorção

1. Durante a fase de absorção, o fígado absorve a glicose e a converte em glicogênio e triglicerídeos.
2. A conversão de glicose em ácidos graxos é um processo irreversível.
3. O transporte de ácidos graxos para fora do fígado é realizado por intermédio de partículas semelhantes a quilomícrons conhecidas como lipoproteínas de muito baixa densidade.
4. Os aminoácidos podem ser classificados em grupos com base nas características metabólicas.
5. Os aminoácidos são extensivamente modificados durante a absorção.
6. Muitos aminoácidos são removidos pelo fígado na "primeira passagem", nunca alcançando a circulação sistêmica.
7. Alguns aminoácidos absorvidos pelo fígado são utilizados para a síntese de proteína.
8. A maioria dos aminoácidos absorvidos pelo fígado é convertida em carboidratos.
9. Nem todos os aminoácidos estão sujeitos à destruição hepática.
10. O metabolismo no nível tecidual é coordenado com o metabolismo hepático e resulta na deposição de combustível em tecidos de armazenamento durante o período de absorção.
11. A insulina promove a síntese de proteína e a deposição de glicogênio no músculo.
12. A captação de aminoácidos pelo músculo, estimulada pela insulina, resulta em um aumento líquido da síntese de proteína muscular.
13. Durante a fase absortiva, o acúmulo de triglicerídeos no tecido adiposo ocorre por dois mecanismos: captação de lipoproteínas de densidade muito baixa e síntese direta de lipídios a partir de glicose.

Utilização de nutrientes durante a fase de pós-absorção

1. O metabolismo hepático modifica-se da utilização de glicose para a produção de glicose durante a fase de absorção.
2. A mobilização de energia nos tecidos periféricos ocorre quando a concentração sanguínea de insulina diminui.
3. O músculo reage a uma demanda metabólica de glicose mobilizando aminoácidos para sustentar a gliconeogênese hepática.
4. A liberação muscular de aminoácidos está relacionada com a redução de glicose e a captação de aminoácidos.
5. O complexo padrão de catabolismo e liberação de aminoácido muscular é necessário para suprir a capacidade limitada do fígado de captar aminoácidos de cadeias ramificadas e facilitar a remoção de nitrogênio do grupo amino do músculo.
6. A reação do tecido adiposo durante a fase pós-absorção é a de mobilizar os ácidos graxos.

Utilização de nutrientes durante períodos prolongados de desnutrição energética ou completa privação de alimento

1. Durante períodos prolongados de jejum ou subnutrição, a glicose e os aminoácidos são conservados pela utilização extensiva de gorduras e corpos cetônicos para a produção de energia.
2. Uma grande porção de ácidos graxos liberada pelo tecido adiposo é diretamente absorvida pelo fígado.
3. A formação hepática de corpos cetônicos é promovida pela baixa disponibilidade de glicose, pela alta razão de glucagon/insulina e pelo fornecimento imediato de ácidos graxos.
4. O glucagon desempenha uma função importante na produção excessiva de corpos cetônicos nos casos de diabetes melito.
5. Os ácidos graxos não podem ser utilizados para a síntese de glicose.
6. Os corpos cetônicos são formados na mitocôndria a partir da acetilcoenzima A.
7. As lipoproteínas hepáticas de muito baixa densidade podem ser sintetizadas a partir de ácido graxo derivado do tecido adiposo e de ácido graxo recém-sintetizado.
8. As condições hormonais direcionam a distribuição de ácidos graxos de lipoproteínas de muito baixa densidade no corpo.
9. Alterações nas concentrações de hormônio do crescimento podem auxiliar no desvio da utilização do combustível periférico de glicose e de aminoácidos para corpos cetônicos e ácidos graxos.

Considerações especiais sobre o combustível dos ruminantes

1. Os ruminantes vivem em um estado perpétuo de gliconeogênese devido ao seu processo digestivo único.

A taxa de absorção de nutrientes pelo intestino não é constante; ao contrário, oscila muito de acordo com a ingestão de alimento. As refeições são digeridas a uma taxa de acordo com sua composição química, independentemente das necessidades nutricionais do animal. A natureza da digestão determina que a absorção de nutrientes pelo intestino seja rápida durante a digestão e então cesse durante os períodos interdigestivos. Em outras palavras, o intestino não é um depósito para os nutrientes, e a digestão não é modulada pela demanda nutricional do animal. As necessidades nutricionais não são equivalentes às grandes oscilações que ocorrem na absorção de nutrientes pelo intestino. De fato, há uma necessidade vital por suprimento constante de nutrientes fornecedores de combustível para manter as funções metabólicas basais do corpo. Além disso, os períodos em que as necessidades metabólicas do animal são muito elevadas frequentemente não coincidem com os momentos de rápida absorção de nutrientes pelo intestino. Portanto, os animais devem ter um sistema sofisticado para a manutenção do suprimento dos nutrientes, particularmente de nutrientes que fornecem energia, e a amenização dos efeitos de "excesso e escassez" a curto e longo prazos associada aos períodos de absorção e pós-absorção da digestão.

Os mecanismos homeostáticos equilibram o suprimento e a demanda de quase todos os nutrientes

Este capítulo se concentra na regulação do suprimento dos principais nutrientes fornecedores de energia; entretanto, outros nutrientes, incluindo as vitaminas e os minerais, também estão sujeitos aos mecanismos reguladores homeostáticos. Apesar de muitos desses mecanismos envolverem diretamente o sistema digestório, uma discussão completa está além do campo de interesse deste livro. Os mecanismos homeostáticos que regulam o suprimento de minerais e vitaminas são descritos em referências selecionadas na Bibliografia.

Nutrientes fornecedores de energia são referidos como *combustíveis metabólicos*, e os mecanismos fisiológicos para a manutenção do suprimento de combustíveis e sua equivalência à demanda constituem a *homeostase do combustível*. A homeostase do combustível é mantida por vários mecanismos: o eixo insulina-glucagon, o eixo hipotalâmico-hipofisário e o sistema nervoso central (SNC). Este capítulo discute algumas das vias de armazenamento de combustível durante o período de absorção da digestão e a subsequente mobilização, quando necessária para suprir as exigências energéticas. Antes de iniciar este capítulo, recomendamos a leitura do Capítulo 1 e da seção sobre insulina e glucagon no Capítulo 34.

A fornalha

O ciclo do ácido tricarboxílico (ou de Krebs) é a principal via produtora de energia de utilização de combustível no organismo

O ciclo de Krebs é a via por intermédio da qual todos os combustíveis do organismo são finalmente "queimados". Nesse ciclo, compostos de carbono dos vários combustíveis do organismo são completamente oxidados em dióxido de carbono e água. Muito da energia liberada nesse processo é capturada como ATP, a fonte direta de energia química para a maioria dos processos fisiológicos. O substrato para oxidação no ciclo de Krebs é o *acetato*, um composto de dois carbonos que entra no ciclo de Krebs em uma forma ativada conhecida como *acetil-CoA*. A Figura 32.1 demonstra que

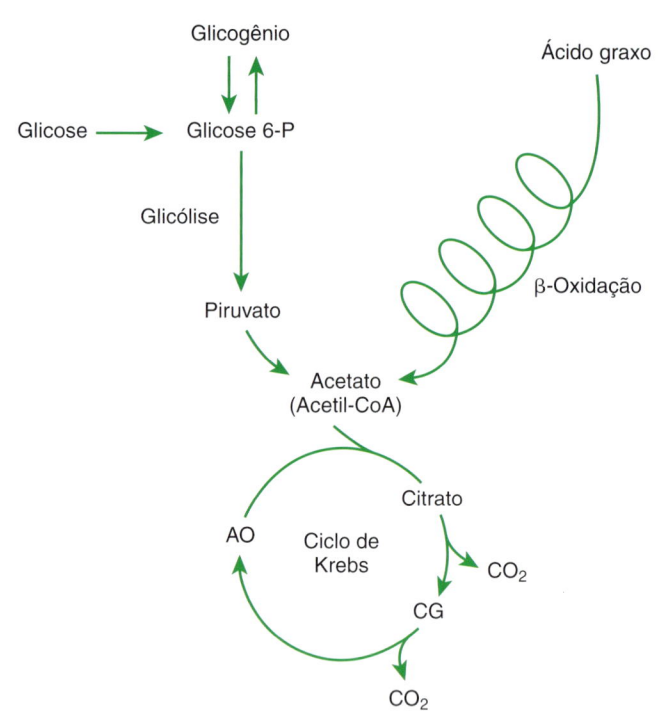

• **Figura 32.1** Relação entre as três principais vias catabólicas oxidativas. CO_2, dióxido de carbono; CG, α-cetoglutarato; AO, ácido oxaloacético; P, fosfato.

glicose e ácidos graxos são as fontes de acetato para oxidação. A seleção entre essas duas fontes de acetato é uma função principal de homeostase de combustível.

Os combustíveis

Os principais combustíveis metabólicos são glicose, aminoácidos, ácidos graxos e corpos cetônicos

Glicose, aminoácidos, ácidos graxos e corpos cetônicos são os compostos que podem ser direcionados ao ciclo de Krebs para produção de energia. A homeostase de combustível é o processo coordenado pelo qual esses combustíveis são armazenados, metabolizados e interconvertidos para assegurar fornecimento contínuo de energia para o organismo.

A glicose é o combustível central no metabolismo energético da maioria dos animais

A *glicose*, o produto de digestão dos carboidratos, é o combustível metabólico básico durante períodos de nutrição adequada em animais monogástricos onívoros, como cães e ratos. Apesar de existirem outros combustíveis importantes no organismo, a glicose tem uma importância especial porque, sob a maioria das condições, ela é o único combustível consumido pelo SNC. Portanto, a manutenção de um suprimento constante de glicose para o metabolismo encefálico é de suprema importância para o corpo. Não é surpresa que exista um sistema elegante de homeostase para regular a disponibilidade de glicose para o encéfalo e para outros tecidos. Esse sistema de manutenção da glicose disponível é o principal foco deste capítulo.

A glicose pode ser armazenada no organismo como glicogênio, um amido altamente ramificado encontrado no fígado e no músculo esquelético. O glicogênio é a única forma de armazenagem direta de glicose no organismo. O armazenamento direto de glicose sob a forma de glicogênio é a principal função da homeostase de combustível. A glicose é liberada a partir do glicogênio por meio de um processo denominado *glicogenólise*.

A primeira etapa mediante a qual a glicose é utilizada como um combustível é a *glicólise*, a série de etapas bioquímicas que inicia a oxidação da glicose. Por meio da glicólise, cada molécula de glicose é convertida em duas moléculas de *piruvato*, uma molécula-chave que se situa na junção de várias vias metabólicas. Quando a glicose é completamente oxidada para combustível, o piruvato é convertido em acetato (acetil-CoA) e passa para o *ciclo de Krebs*, onde ocorre sua oxidação completa. Para o estudo da homeostase do combustível, você deve saber que a conversão de glicose em piruvato é reversível. Portanto, qualquer via metabólica que pode levar à produção de piruvato também pode levar à formação de glicose. A Figura 32.1 ilustra uma relação-chave entre piruvato, acetato e ácido oxaloacético. A conversão de piruvato em acetato é irreversível, enquanto a conversão de piruvato em oxaloacetato pode fluir em qualquer direção. Assim, qualquer via metabólica que pode levar à criação de piruvato ou oxaloacetato pode levar à síntese de glicose. A produção de glicose por meio de tal via é chamada de *gliconeogênese*. O processo de gliconeogênese ocorre no fígado e, em pequena extensão, também nos rins. Ele não ocorre em nenhum outro tecido. Outra via para a oxidação da glicose é a *via da pentose-fosfato*. Essa é uma via quantitativamente menor que não apresenta grande efeito na homeostase de combustíveis. Entretanto, é uma via metabólica importante em eritrócitos, que têm necessidade absoluta de glicose, embora a necessidade global de energia dessas células seja pequena quando comparada ao resto do organismo.

Os aminoácidos são combustíveis importantes não só para a construção de blocos de proteínas

Aminoácidos são combustíveis importantes. Esses monômeros, os blocos constituintes das proteínas, são também compostos contendo carbono que podem fornecer energia ao organismo. Além disso, eles são substratos importantes para a gliconeogênese, indicando que a maioria dos aminoácidos pode ser convertida em glicose quando a disponibilidade de suprimento de glicose for limitada. Embora algumas vezes se diga que não há local de armazenamento de aminoácidos no corpo, a proteína do músculo esquelético poderia ser considerada como tendo a função de armazenamento de aminoácidos, além de suas funções locomotoras.

Os ácidos graxos são a principal forma de armazenamento de energia no organismo do animal

Os ácidos graxos são armazenados no tecido adiposo na forma de *triglicerídeos* (também chamados de *triacilgliceróis*), que consistem em três moléculas de ácidos graxos ligadas a uma molécula de glicerol por ligações éster (ver Capítulo 30, Figura 30.24). Os triglicerídeos constituem uma forma ideal de armazenamento de energia para os animais. São moléculas altamente reduzidas (há pouco oxigênio, em comparação com a quantidade de carbono e hidrogênio), o que significa que elas são uma fonte concentrada de energia, com mais do que o dobro do valor calórico por grama do que os carboidratos ou aminoácidos. Além disso, o tecido adiposo contém pouca água, comparado ao músculo ou ao glicogênio, locais de armazenamento de aminoácidos e glicogênio, os outros

dois combustíveis potenciais. Desta forma, o tecido adiposo não é diluído por um grande volume de água, sendo uma forma concentrada de armazenamento de energia que os animais podem carregar consigo, permitindo uma quantidade máxima de energia em uma quantidade mínima de peso. Entretanto, as gorduras apresentam uma desvantagem metabólica; elas são insolúveis em água. Portanto, sistemas especiais de transporte são necessários para que as gorduras sejam distribuídas entre os tecidos pelos sistemas sanguíneo e linfático. Além disso, os ácidos graxos não podem ser convertidos em glicose; assim, em circunstâncias normais, eles não podem contribuir para o suprimento de energia do SNC. Contudo, os ácidos graxos podem ser convertidos em *corpos cetônicos*.

Os corpos cetônicos são metabólitos hidrossolúveis derivados de gordura que servem como substitutos da glicose

Apesar de a glicose não poder ser formada a partir de gordura, os corpos cetônicos derivados da gordura apresentam alguns atributos semelhantes à glicose. Por exemplo, corpos cetônicos podem atravessar a barreira hematencefálica. Durante períodos prolongados de privação energética na dieta, eles podem fornecer uma grande parte do suprimento de energia ao SNC, pelo menos em algumas espécies. Entretanto, aparentemente, os corpos cetônicos não podem substituir totalmente a glicose na sua função, e uma pequena quantidade de glicose é sempre necessária ao SNC.

Em espécies monogástricas, os corpos cetônicos são formados exclusivamente no fígado e são utilizados por uma grande variedade de tecidos. Alguns tecidos, incluindo o músculo cardíaco, usam os corpos cetônicos em vez de glicose. Em ruminantes, o corpo cetônico β-hidroxibutirato é formado a partir do butirato no epitélio do rúmen. Assim, em ruminantes, os corpos cetônicos não são somente os produtos do metabolismo dos ácidos graxos, mas também produtos da digestão normal. Concentrações séricas elevadas dos corpos cetônicos são características de várias doenças associadas a anormalidades da homeostasia de combustíveis. Esse fato deve levar à conclusão de que os corpos cetônicos são metabólitos anormais ou mesmo tóxicos. Na verdade, quando presentes em concentrações fisiológicas, os corpos cetônicos são combustíveis importantes que ocupam uma parte integral do esquema da homeostase de combustível. A Figura 32.2 ilustra a estrutura química dos três principais corpos cetônicos.

Utilização de nutrientes durante a fase de absorção

As discussões neste capítulo dividirão o metabolismo de combustível em três fases: (1) uma fase absortiva associada à digestão ativa e absorção de nutrientes do intestino, (2) uma fase pós-absortiva

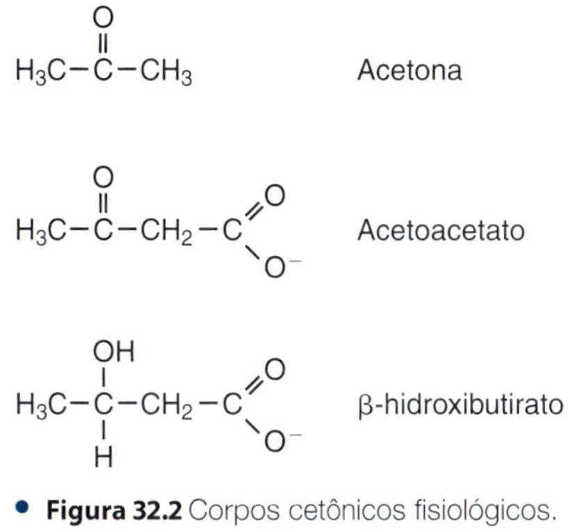

• **Figura 32.2** Corpos cetônicos fisiológicos.

que ocorre durante intervalos entre as refeições quando nutrientes não estão sendo absorvidos do intestino e (3) uma deficiência energética prolongada ou fase de privação de alimento.

Durante a fase absortiva, à medida que a absorção se inicia, os eventos metabólicos no fígado e nos órgãos periféricos são coordenados para direcionar os nutrientes para as moléculas e sítios de armazenamento. A Figura 32.3 ilustra o esquema geral do metabolismo durante a fase de absorção.

Durante a fase de absorção, o fígado absorve a glicose e a converte em glicogênio e triglicerídeos

Quando uma refeição é ingerida, a secreção de insulina inicia-se mesmo antes de ocorrer absorção máxima de glicose. Essa secreção é estimulada pela ação do peptídio inibidor gástrico (ver Capítulo 27) e talvez de outros hormônios entéricos. A secreção precoce de insulina garante que o fígado e outros tecidos sejam "preparados" e estejam prontos para a chegada de glicose absorvida pelo intestino. Uma grande parte da glicose pós-prandial absorvida é captada pelo fígado quando o sangue proveniente da circulação portal atravessa os sinusoides hepáticos. Sob a influência da insulina, a glicose no fígado é direcionada para a síntese de glicogênio. O efeito resultante é que a glicose proveniente da digestão e da absorção de carboidratos é armazenada no fígado durante os períodos de absorção. Esse processo diminui o fluxo da glicose absorvida no intestino para a circulação sistêmica e evita que a concentração de glicose sanguínea se torne excessivamente alta durante a digestão de refeições ricas em carboidratos. A insulina exerce seu efeito estimulatório na síntese de glicogênio hepático por meio da ativação de vias metabólicas intracelulares que levam à formação de glicogênio. Esses efeitos são discutidos mais adiante com relação aos efeitos compensatórios do glucagon.

A quantidade do glicogênio que pode ser armazenado no fígado é limitada e, sob condições normais, provavelmente nunca excede 10% do peso total do fígado. Em humanos, isso representa cerca de 100 g de glicogênio, e um limite semelhante a esse existe para o armazenamento de glicogênio no fígado de outras espécies. Tal quantidade de glicogênio não responde por toda a glicose captada pelo fígado durante a digestão e a absorção de uma refeição rica em carboidratos; portanto, deve existir algum mecanismo adicional para pôr em ordem o excesso de glicose. Se não houvesse tais alternativas para dispor convenientemente a glicose, a concentração de glicose no sangue poderia sair do controle após o armazenamento de glicogênio ter atingido seu máximo. A síntese de ácidos graxos constitui um mecanismo alternativo para a remoção da glicose da circulação.

A conversão de glicose em ácidos graxos é um processo irreversível

A síntese de ácidos graxos a partir da glicose inicia-se com a glicólise. Essa via leva à produção de duas moléculas de piruvato para cada molécula de glicose consumida. O piruvato pode então entrar na mitocôndria para ser ativado em *acetilcoenzima A* (acetil-CoA) para entrar no ciclo de Krebs, como foi discutido anteriormente. Entretanto, o ciclo de Krebs ocorre para a geração de energia, e, durante o período de absorção, há atividade mais do que suficiente de acetil-CoA e ciclo de Krebs para prover as necessidades energéticas; portanto, o excesso de acetil-CoA deve ser desviado do ciclo de Krebs. O excesso de acetil-CoA combina-se com o *oxaloacetato* para formar *citrato*, o que é essencialmente a primeira reação do ciclo de Krebs. Entretanto, em vez de seguir pelas reações do ciclo de Krebs, durante o período de absorção, grande parte do citrato é transportada para fora da mitocôndria e lançada no citosol. No citosol, cada molécula de citrato contribui com dois carbonos para a síntese de ácidos graxos. A porção remanescente da molécula de citrato retorna à mitocôndria para posterior utilização nesse ciclo. O citrato serve como carreador molecular para transportar duas unidades de carbono para fora da mitocôndria, porque a acetil-CoA não pode passar diretamente pela membrana (Figura 32.4).

Várias etapas importantes na conversão da glicose a ácidos graxos são promovidas pela insulina e serão discutidas posteriormente em detalhe. É importante reconhecer que a conversão de glicose em ácidos graxos é irreversível; desta forma, o carboidrato pode formar gordura,

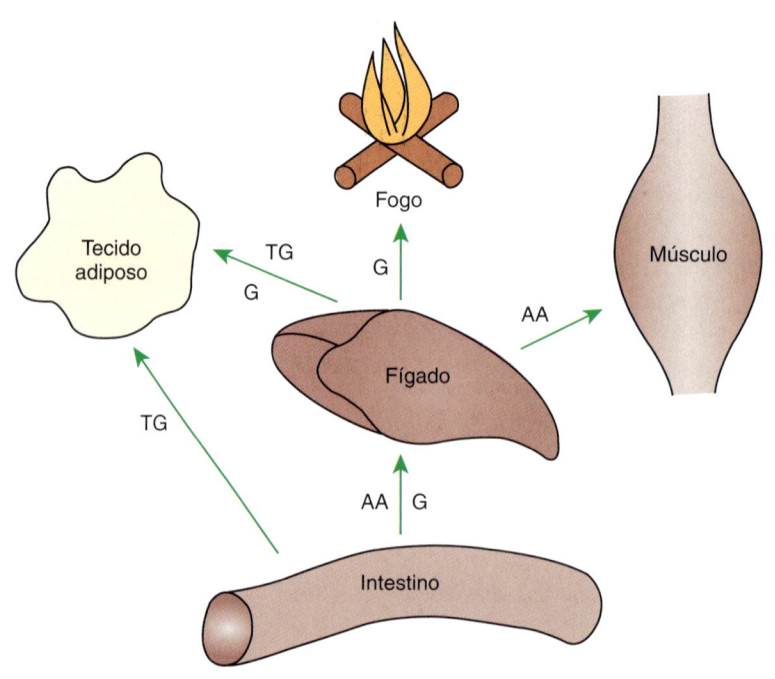

● **Figura 32.3** O metabolismo durante o período de absorção é caracterizado pelo movimento de combustíveis potenciais para os locais de armazenamento e pela utilização da glicose (*G*) como combustível. *AA*, aminoácido; *TG*, triglicerídeo.

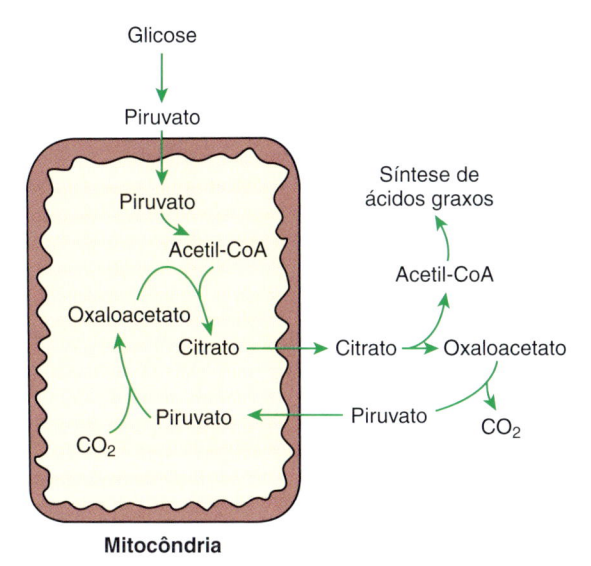

Mitocôndria

● **Figura 32.4** A síntese hepática de ácidos graxos a partir de carboidratos requer a passagem de carbonos dos carboidratos através da mitocôndria. O citrato forma um sistema para transportar os carbonos da acetilcoenzima A (acetil-CoA) para fora da mitocôndria, porque a acetil-CoA não pode passar diretamente através da membrana mitocondrial. A formação de citrato a partir de oxaloacetato e acetil-CoA é a primeira reação do ciclo de Krebs; dessa forma, a formação de ácidos graxos é uma alternativa à oxidação do ciclo de Krebs, quando há acetil-CoA mais do que suficiente para fornecer energia celular pela atividade do ciclo de Krebs.

mas a gordura não pode formar carboidrato. A discussão aqui diz respeito ao metabolismo hepático, e o fígado é um local importante na síntese de ácidos graxos de várias espécies. A síntese direta de ácidos graxos também ocorre no tecido adiposo. A importância relativa do fígado e do tecido adiposo, como locais de síntese de ácidos graxos, varia conforme a espécie, como será discutido posteriormente.

O transporte de ácidos graxos para fora do fígado é realizado por intermédio de partículas semelhantes a quilomícrons conhecidas como lipoproteínas de muito baixa densidade

Quando formados no fígado, os ácidos graxos devem ser transportados para o tecido adiposo, para armazenamento, ou para outros

tecidos (p. ex., músculo), para utilização direta na produção de energia. Como os ácidos graxos são insolúveis no sangue, é necessário algum mecanismo especial de transporte para sua distribuição. Esse mecanismo se dá pela formação de lipoproteínas séricas ricas em triglicerídeos, também conhecidas como *lipoproteínas de muito baixa densidade* (VLDL); essas lipoproteínas ricas em triglicerídeos são bem menos densas que outras lipoproteínas existentes no soro sanguíneo. Na síntese de VLDL, os ácidos graxos são, primeiramente, esterificados para formar triglicerídeos, e os triglicerídeos são envolvidos em uma capa de fosfolipídios, colesterol e proteínas específicas (Figura 32.5). Esse é, essencialmente, o mesmo mecanismo pelo qual os ácidos graxos são transportados para fora dos enterócitos depois da absorção pelo intestino. Neste último caso, as lipoproteínas são chamadas de *quilomícrons*. As VLDL do fígado são menores que os quilomícrons, mas apresentam estrutura e função similares. Os mecanismos pelos quais as VLDL e os quilomícrons liberam os ácidos graxos nos tecidos periféricos serão discutidos mais adiante, em relação aos tecidos periféricos.

Os aminoácidos podem ser classificados em grupos baseados nas características metabólicas

A discussão sobre a absorção e o metabolismo dos aminoácidos torna-se complicada porque nem todos os aminoácidos estão sujeitos às mesmas reações. Para essa discussão os aminoácidos são divididos em dois grupos, cada um contendo dois subgrupos (Tabela 32.1). Os grupos principais são os aminoácidos "nutricionalmente não essenciais" e os aminoácidos "nutricionalmente essenciais". No grupo dos aminoácidos não essenciais, o glutamato, o aspartato, a alanina, a glutamina e asparagina são separados como *aminoácidos de transporte*; no grupo dos aminoácidos essenciais, a leucina, a isoleucina e a valina formam um grupo especial conhecido como *aminoácidos de cadeia ramificada* (AACR/BCAA, do inglês *branched chain amino acids*). Os aminoácidos de transporte são usados em várias reações nas quais os grupos amino são transferidos de molécula a molécula ou de órgão a órgão.

Os aminoácidos são extensivamente modificados durante a absorção

O perfil dos aminoácidos na veia porta é consideravelmente diferente daquele da dieta, indicando que a destruição e a transformação do

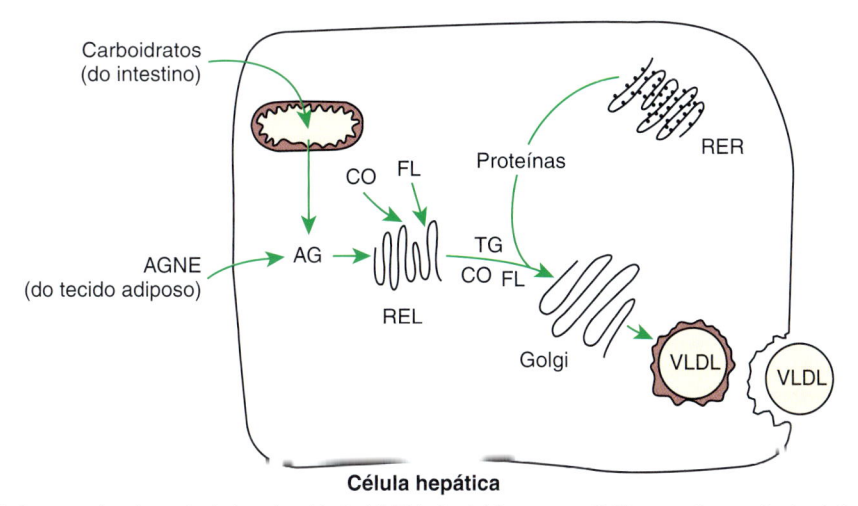

Célula hepática

● **Figura 32.5** Formação de lipoproteína de muito baixa densidade (*VLDL*). Os ácidos graxos (*AG*) para a formação de triglicerídeos (*TG*) podem provir da síntese de carboidratos ou aminoácidos ou de AG do tecido adiposo que chegam ao fígado na forma de ácidos graxos não esterificados (*AGNE*). Observe a similaridade com a formação do quilomícron (ver Capítulo 30, Figura 30.27). *CO*, colesterol; *FL*, fosfolipídio; *RER*, retículo endoplasmático rugoso; *REL*, retículo endoplasmático liso.

Tabela 32.1	Classificação metabólica de aminoácidos.		
Aminoácidos essenciais		**Aminoácidos não essenciais**	
Aminoácidos de cadeia ramificada	Outros	Aminoácidos de transporte	Outros
Leucina	Arginina*	Alanina	Cisteína
Isoleucina	Histidina	Glutamina	Glicina
Valina	Lisina Metionina Fenilalanina Treonina Triptofano	Glutamato (ácido glutâmico) Asparagina Aspartato (ácido aspártico)	Prolina Tirosina** Serina

*Indispensável para gatos, mas não é requerida na dieta de muitas outras espécies. **A adequação da dieta depende de um suprimento de fenilalanina.

aminoácido ocorrem durante o processo de absorção. Essencialmente todo o glutamato e grande parte do aspartato da dieta são removidos pelas células epiteliais do intestino durante a absorção, de modo que o sangue portal é quase desprovido de glutamato e contém pouco aspartato. Grande parte do nitrogênio do glutamato e do aspartato é transferida para o piruvato para formar o aminoácido alanina, que está presente em altas concentrações no sangue portal. O metabolismo dos aminoácidos de transporte no epitélio intestinal é um bom exemplo tanto da via pela qual os grupos amino podem ser ganhos e perdidos, como da forma pela qual o metabolismo dos aminoácidos interfere no metabolismo dos carboidratos. O glutamato e o aspartato são similares a dois intermediários do ciclo de Krebs, o α-cetoglutarato e o oxaloacetato, diferindo apenas pela presença de um grupo amino ou um ceto-oxigênio. Por essa relação, os carboidratos e os aminoácidos são considerados *análogos*; assim, o α-cetoglutarato é o cetoanálogo do glutamato e o piruvato é o cetoanálogo da alanina (Figura 32.6). Todos os aminoácidos podem formar cetoanálogos, e todos os cetoanálogos podem ser prontamente convertidos de volta aos seus aminoácidos de origem.

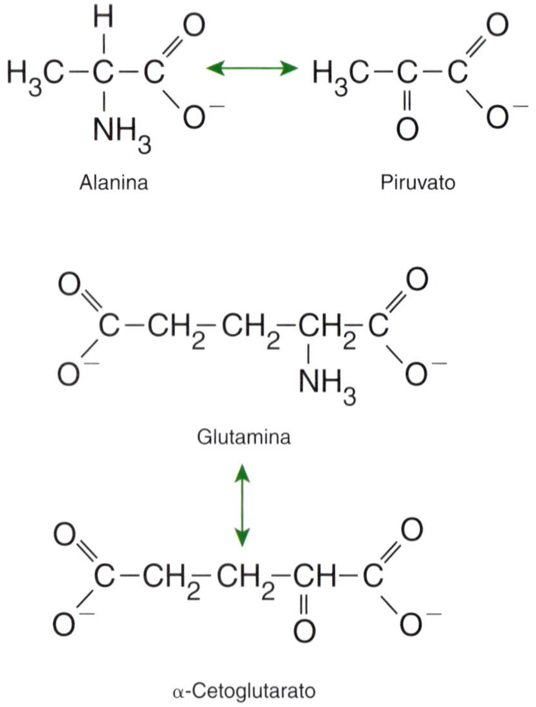

● **Figura 32.6** Exemplos de aminoácidos e seus cetoanálogos. Todos os aminoácidos podem formar cetoanálogos de modo reversível.

Muitos aminoácidos são removidos pelo fígado na "primeira passagem", nunca alcançando a circulação sistêmica

A circulação portal hepática é organizada de forma que todos os nutrientes que deixam o intestino pelo sangue passam através do fígado antes de entrarem na circulação sistêmica (ver Capítulo 30, Figura 30.23). Esse arranjo coloca o fígado em uma posição "sentinela", a partir da qual ele pode modificar a composição de nutrientes que chegam pelo sangue portal antes que eles sejam distribuídos para os outros tecidos. A função do fígado na modificação da composição do sangue portal é bem ilustrada no caso de absorção de aminoácidos. Muitos dos aminoácidos absorvidos no sangue portal são removidos quando o sangue passa pelo fígado de maneira que nunca atingem a circulação geral. A Figura 32.7 mostra que, no cão, somente cerca de 23% dos aminoácidos que alcançam o fígado durante o período de absorção passam para a circulação sistêmica; desta forma, o fígado ajuda a manter estáveis as concentrações sanguíneas de aminoácidos durante os períodos de absorção de aminoácidos. As concentrações sanguíneas de aminoácidos, assim como a concentração sanguínea de glicose, mantêm-se relativamente constantes.

Alguns aminoácidos absorvidos pelo fígado são utilizados para a síntese de proteína

O fígado é um importante local de síntese proteica, o que faz com que a sua posição prioritária na absorção de aminoácidos pareça razoável. A Figura 32.7 mostra que aproximadamente 20% do suprimento de aminoácidos do sangue portal é utilizado para a síntese de proteínas no fígado, apesar de esta proporção variar conforme a ingestão proteica da dieta. Quase todas as proteínas séricas são sintetizadas no fígado, incluindo as proteínas críticas como a albumina e os fatores sanguíneos de coagulação. Apesar de as proteínas séricas derivadas do fígado apresentarem muitas funções importantes, uma função que elas *não* têm é a de transporte de aminoácidos. O suprimento dos aminoácidos para a síntese de proteínas em tecidos não hepáticos origina-se diretamente dos aminoácidos livres no sangue, e não das proteínas séricas pré-formadas.

A maioria dos aminoácidos absorvidos pelo fígado é convertida em carboidratos

A maioria dos aminoácidos que entra no fígado sofre *desaminação*, o que significa que os grupos amino são removidos e as moléculas são convertidas em seus cetoanálogos. Os cetoanálogos entram nas vias de metabolismo dos carboidratos, pelas quais eles podem ser completamente metabolizados para a produção de energia, convertidos em glicose ou glicogênio, ou desviados para a síntese de ácidos graxos. Todas essas reações ocorrem da mesma maneira descrita anteriormente para o metabolismo dos carboidratos. A Figura 32.8 ilustra os locais pelos quais os vários aminoácidos entram nas vias dos carboidratos.

A desaminação dos aminoácidos para a produção de carboidrato ou energia pode parecer um grande desperdício de proteínas da dieta; entretanto, em algumas espécies, a desaminação de aminoácidos é importante para a homeostase da glicose e de outros combustíveis. Por exemplo, a dieta natural dos carnívoros verdadeiros (p. ex., gatos, marta) contém uma grande quantidade de proteína e pouco carboidrato, mas suas necessidades de glicose não são menores que a dos outros animais; neste caso, é extremamente importante que eles sintetizem glicose a partir de aminoácidos. Os ruminantes estão em uma situação similar porque a maioria dos carboidratos

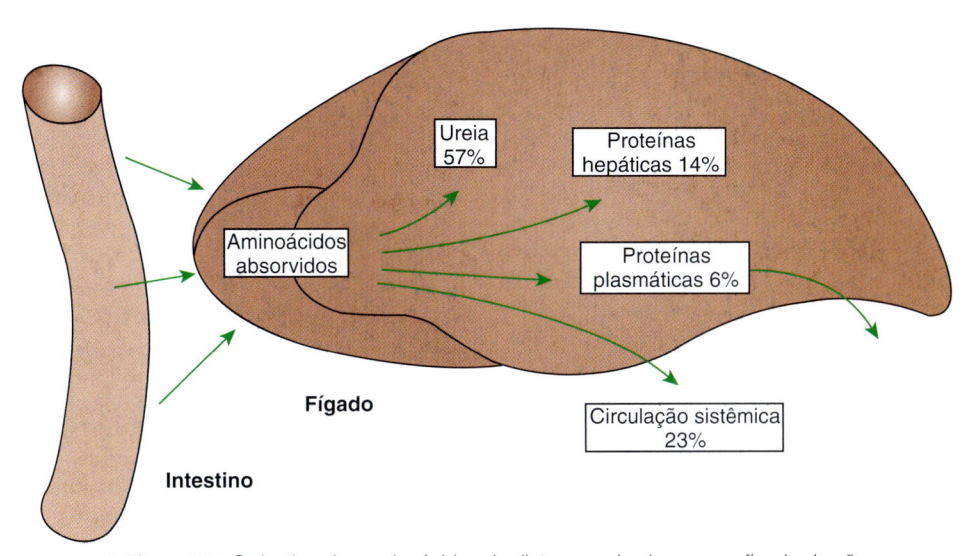

● **Figura 32.7** O destino dos aminoácidos da dieta quando chegam ao fígado do cão.

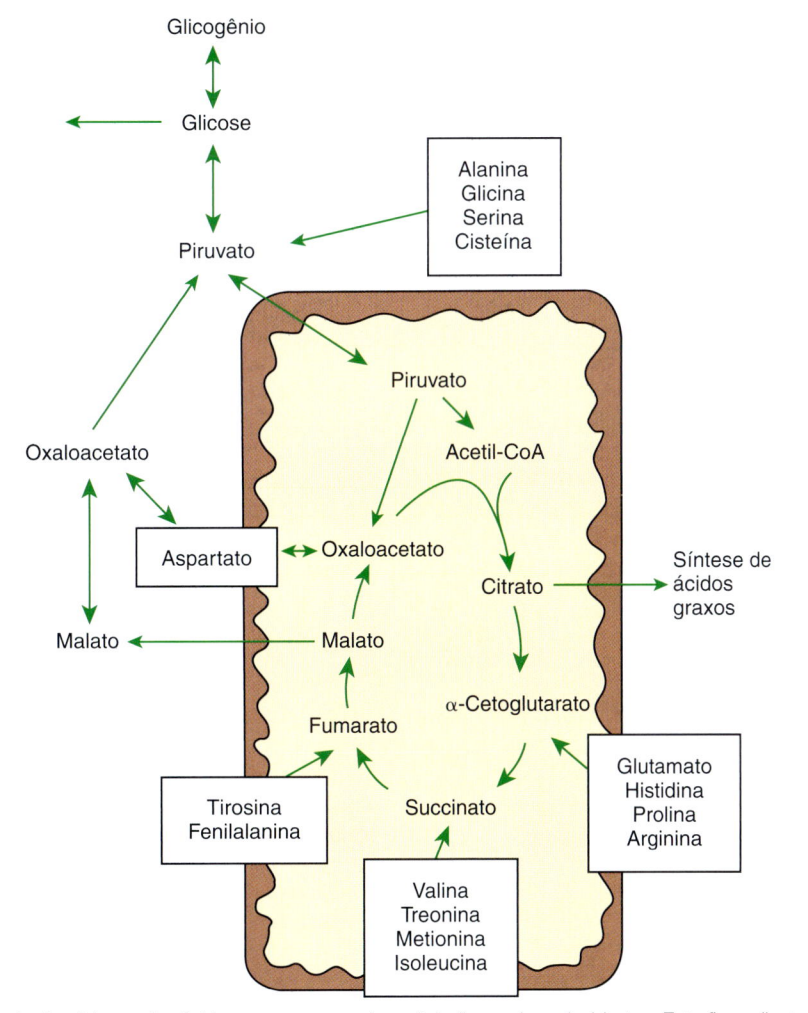

● **Figura 32.8** Locais de entrada de vários aminoácidos no esquema de metabolismo de carboidratos. Esta figura ilustra o modo pelo qual a glicose pode ser sintetizada a partir de aminoácidos no processo de gliconeogênese. No caso dos aminoácidos não essenciais, as reações são reversíveis, permitindo a produção de aminoácidos a partir de carboidratos.

que consomem é degradada por meio da digestão fermentativa e é absorvida como ácidos graxos voláteis (AGV), em vez de glicose. Como os carnívoros, os ruminantes dependem dos aminoácidos para algumas de suas necessidades de glicose, embora grande parte da glicose requerida pelos ruminantes possa ser obtida pela conversão do propionato.

Para permitir a produção de carboidratos e a desaminação a partir do excesso de aminoácidos, as reações endócrinas de dietas altamente proteicas são, de alguma forma, diferentes daquelas contendo quantidades substanciais de carboidratos. Durante a digestão de dietas altamente proteicas, a secreção de insulina e de glucagon não ocorre no seu padrão recíproco normal. A secreção de insulina é estimulada pelos aminoácidos e pela glicose. A secreção de glucagon, que é inibida pela glicose, é estimulada pelos aminoácidos enquanto as concentrações de glicose estão moderadamente baixas. Essa relação significa que, durante a digestão de uma dieta rica em proteína e pobre em carboidratos, há secreção simultânea de insulina e de glucagon. Um dos efeitos da insulina é a maior captação celular de aminoácidos e de glicose. Assim, o efeito da insulina nessa situação aumenta o transporte de aminoácidos para os tecidos.

Entretanto, se a secreção de insulina fosse a única ação estimulada pela absorção de aminoácidos, o animal correria o risco de sofrer hipoglicemia estimulada pela insulina quando consumisse uma dieta rica em proteínas e pobre em carboidratos. Uma ação importante do glucagon é estimular a gliconeogênese por meio da desaminação de aminoácidos no fígado. Esse processo garante a disponibilidade de uma quantidade adequada de glicose para contrabalançar os efeitos da secreção de insulina estimulada pelos aminoácidos. A Figura 32.9 ilustra a relação entre a secreção de insulina e a secreção de glucagon durante a absorção de dietas com diferentes concentrações de carboidratos e de proteínas.

Nem todos os aminoácidos estão sujeitos à destruição hepática

Durante o período de absorção, os aminoácidos para a síntese periférica (não hepática) de proteína devem vir daquela porção de aminoácidos que escapa da destruição hepática. Como observado na Figura 32.7, essa porção representa cerca de 23% dos aminoácidos absorvidos pelo intestino. Embora possa parecer uma quantidade pequena de aminoácidos para ser distribuída para a síntese proteica de todos os tecidos orgânicos, com exceção do fígado, ela é apropriada, conforme se observa nas duas considerações a seguir. A primeira é que os aminoácidos são seletivamente absorvidos pelo fígado, de modo que a distribuição de aminoácidos individuais no sangue que deixa o fígado não é a mesma do sangue que chega ao fígado. Os aminoácidos essenciais, especialmente os AACR não são avidamente extraídos pelo fígado, enquanto alguns dos aminoácidos não essenciais (p. ex., alanina) são extensivamente absorvidos pelo tecido hepático. Os aminoácidos não essenciais podem ser sintetizados pelos tecidos produtores de proteína; assim, a concentração relativamente baixa de aminoácidos séricos resultante da remoção hepática de aminoácidos não limita a taxa de síntese de proteína nos tecidos. A segunda consideração é que a proporção de aminoácidos absorvidos pelo fígado, e o destino dos aminoácidos que são absorvidos, não é constante e pode ser ajustada de acordo com as necessidades orgânicas de proteína. Dietas pobres em proteína levam a redução na captação de aminoácidos hepáticos, síntese de proteínas e destruição de aminoácidos pelo fígado.

O metabolismo no nível tecidual é coordenado com o metabolismo hepático e resulta na deposição de combustível em tecidos de armazenamento durante o período de absorção

Os efeitos globais do metabolismo hepático durante a absorção de uma refeição são a remoção da glicose e dos aminoácidos e a síntese de proteínas e de gordura. Alterações complementares ocorrem nos tecidos periféricos; assim, glicose e aminoácidos adicionais são removidos pelo músculo esquelético e tecido adiposo. Além disso, os ácidos graxos secretados pelo fígado como triglicerídeos VLDL são depositados no tecido adiposo, como ocorre com os triglicerídeos e os quilomícrons.

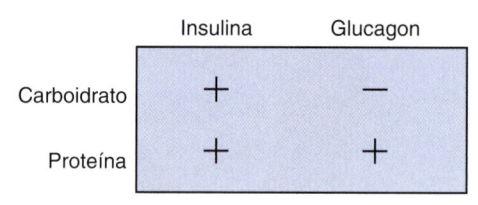

● **Figura 32.9** Influência dos carboidratos e das proteínas da dieta na secreção de insulina e de glucagon.

A insulina promove a síntese de proteína e a deposição de glicogênio no músculo

O período da absorção é dominado pelos efeitos da insulina. No músculo esquelético, a maior massa tecidual do corpo, a insulina promove captação de glicose e aminoácidos e, assim, tende a moderar o aumento da concentração sanguínea desses nutrientes durante a absorção de uma refeição. A captação de glicose pelo músculo é associada à síntese de glicogênio, como no fígado. O glicogênio do músculo, em contraste com o glicogênio do fígado, não pode ser diretamente disponibilizado para aumentar as concentrações de glicose no sangue durante períodos de baixa disponibilidade de glicose. O glicogênio do músculo serve principalmente para o metabolismo próprio no músculo.

A captação de aminoácidos pelo músculo, estimulada pela insulina, resulta em um aumento líquido da síntese de proteína muscular

O termo *aumento líquido* é usado em referência à síntese proteica muscular, porque a proteína muscular encontra-se em um estado de equilíbrio dinâmico, ou seja, um estado constante de fluxo. As moléculas de proteínas são continuamente degradadas e seus aminoácidos, adicionados a um reservatório intracelular de aminoácidos. Simultaneamente, novas proteínas são constantemente sintetizadas, derivadas dos aminoácidos do mesmo reservatório (Figura 32.10). O tamanho do reservatório depende das taxas relativas de entrada e saída de aminoácidos. Os aminoácidos entram no reservatório vindo do sangue durante a fase de absorção e o tempo todo a partir da degradação de proteína do corpo. A saída de aminoácidos desse reservatório resulta da síntese de proteína e do catabolismo oxidativo. Na fase de absorção da digestão, o reservatório de aminoácidos é grande, porque os aminoácidos estão sendo absorvidos do sangue. Além disso, poucos aminoácidos que saem do reservatório são direcionados para o catabolismo oxidativo, porque há glicose disponível suficiente para a oxidação e geração de energia. Por esse motivo, o reservatório de aminoácido é grande, e uma alta proporção de aminoácidos é direcionada à síntese de proteína. Quando a taxa de síntese de proteína excede a taxa de degradação, há um aumento líquido na quantidade de proteína muscular. Dessa forma, durante a fase de absorção, os aminoácidos são armazenados sob a forma de proteína muscular, uma proteína que tem o papel funcional não apenas na locomoção e postura, mas também no armazenamento de aminoácidos.

Durante a fase absortiva, o acúmulo de triglicerídeo no tecido adiposo ocorre por dois mecanismos: captação de lipoproteínas de densidade muito baixa e síntese direta de lipídios a partir de glicose

Os ácidos graxos dos triglicerídeos são transferidos dos quilomícrons e VLDL para o tecido adiposo pela ação da *lipoproteína lipase* (LPL). Esta enzima reside nas superfícies endoteliais dos capilares de carboidrato e de aminoácidos é convertido em ácidos graxos no fígado, e esses ácidos graxos são, em seguida, transportados, através das VLDL, para o tecido adiposo. De modo semelhante, o quilomícron proveniente da absorção intestinal de ácidos graxos também é seletivamente transportado para o tecido adiposo, sob a influência da insulina.

Os ácidos graxos do tecido adiposo também podem originar-se da síntese direta além da captação de quilomícrons e VLDL. As células do tecido adiposo são metabolicamente ativas, e, sob a influência da insulina, absorvem glicose. No interior dos adipócitos, a glicose pode ser convertida em ácidos graxos pelos mesmos mecanismos metabólicos pelos quais eles foram sintetizados no fígado. Além disso, o acetato da digestão fermentativa também pode servir como substrato para a síntese de ácidos graxos no tecido adiposo (ver discussão posterior sobre considerações de combustíveis especiais dos ruminantes). Assim, existem dois locais principais de síntese de ácidos graxos no organismo: fígado e tecido adiposo. A importância relativa desses locais varia de acordo com cada espécie.

Utilização de nutrientes durante a fase de pós-absorção

A *fase de pós-absorção* é um período relativamente breve (geralmente poucas horas) entre as refeições em animais bem alimentados. É caracterizada por alterações a curto prazo que mobilizam nutrientes armazenados para manter a disponibilidade de combustível para tecidos metabolicamente ativos. A Figura 32.11 ilustra o esquema geral do metabolismo pós-absorção.

O metabolismo hepático modifica-se da utilização de glicose para a produção de glicose durante a fase de absorção

À medida que a absorção de uma refeição se completa, a taxa de absorção de glicose a partir do intestino declina e a concentração de glicose no sangue diminui, removendo o estímulo para a produção de insulina. À medida que as concentrações de glicose declinam, a secreção de glucagon é estimulada. O órgão-alvo primário do glucagon é o fígado, no qual o glucagon provoca alterações metabólicas marcantes. Por meio da estimulação de receptores

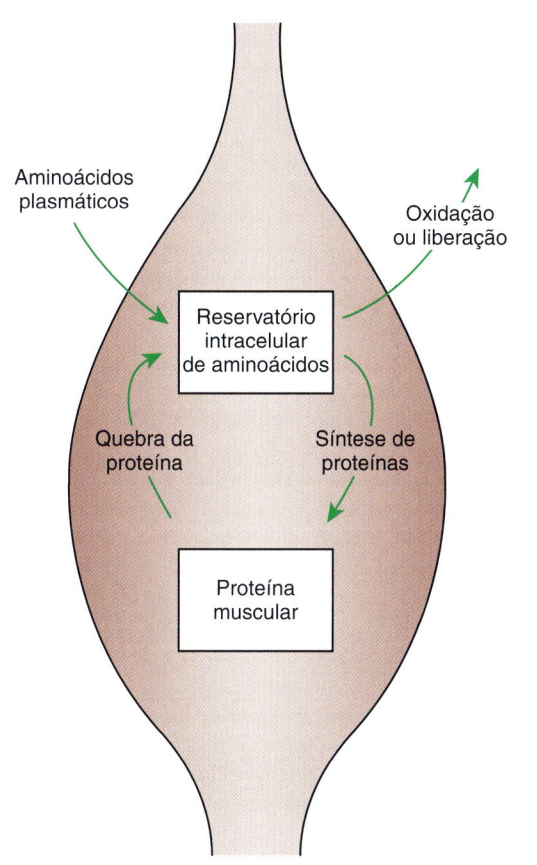

● **Figura 32.10** Reservatório intracelular de aminoácidos. O tamanho do reservatório depende das taxas de captação de aminoácidos a partir de proteínas plasmáticas e musculares em relação às taxas de perda de aminoácidos por oxidação, exportação para o plasma e síntese de proteína.

e, quando ativada, liga-se a quilomícrons e VLDL, catalisando a hidrólise de ácidos graxos a partir de seu núcleo de triglicerídeos e permitindo a transferência desses ácidos graxos para os tecidos adjacentes. A sensibilidade da LPL a hormônios específicos é variável nos diferentes tecidos. A LPL do tecido adiposo é estimulada pela insulina; assim, durante a fase de absorção, os ácidos graxos dos quilomícrons e VLDL são seletivamente transferidos para o tecido adiposo. Portanto, sob a influência de insulina, o excesso

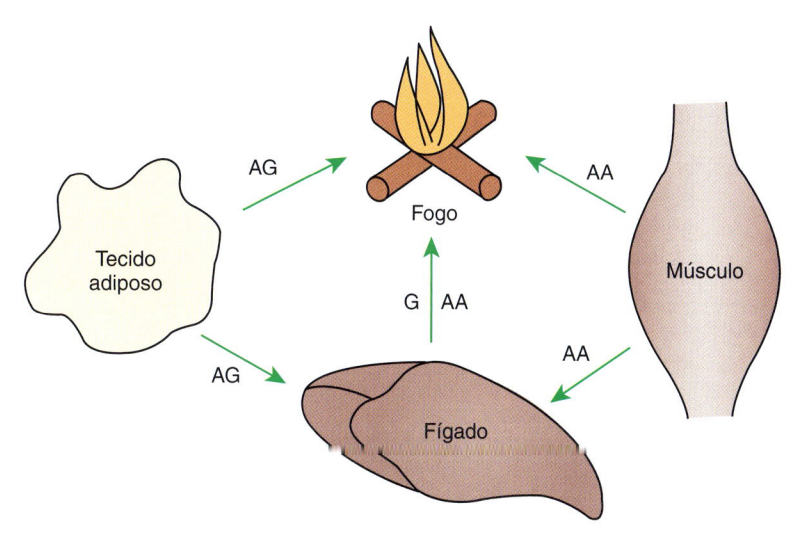

● **Figura 32.11** O metabolismo pós-absortivo é caracterizado pelo movimento de combustíveis para fora dos locais de armazenamento para uso imediato. A glicose (*G*) proveniente da glicogenólise ou da gliconeogênese é um combustível importante, embora alguns ácidos graxos (*AG*) também sejam consumidos. Os aminoácidos (*AA*) formam o substrato para a gliconeogênese.

específicos na superfície celular dos hepatócitos, o glucagon ativa a adenilciclase, provocando a fosforilação de numerosas enzimas celulares (ver Capítulo 1). Algumas enzimas são ativadas por fosforilação enquanto outras são inativadas, e, a menos que o esquema geral de fluxo do substrato seja considerado, o sistema fosforilação-desfosforilação parece ocorrer ao acaso e com pouco significado. Entretanto, considerando-se as ações individuais das enzimas à luz de seus efeitos sobre o fluxo do substrato de energia através do fígado, elas revelam que o sistema é um mecanismo elegante e incrivelmente bem orquestrado para a manutenção da homeostase de combustíveis.

As enzimas que estimulam a mobilização e a utilização de combustíveis são ativadas pela fosforilação, enquanto aquelas que estimulam o armazenamento de combustível são inativadas pela fosforilação. Deve ser entendido que muitas enzimas do metabolismo intermediário desempenham um papel passivo, catalisando reações que podem seguir em qualquer direção, dependendo das concentrações de substratos. Um número relativamente pequeno de enzimas reguladoras geralmente permanece à frente das vias metabólicas e determina as concentrações de substratos às quais as outras, as enzimas não reguladas, são expostas. Por meio de seu efeito sobre várias enzimas-chave reguladoras, o glucagon (um estimulador da fosforilação) coloca o fígado em um estado de mobilização de combustível. Ao contrário, a insulina (um inibidor da fosforilação) promove um padrão de metabolismo hepático que favorece o armazenamento de combustível, como foi anteriormente discutido.

As ações opostas da insulina e do glucagon no metabolismo hepático são evidentes a partir de suas ações em dois pares de enzimas-chave reguladoras: *glicogênio sintase* e *glicogênio fosfatase* e *fosfofrutoquinase* e *frutose-1,6-bifosfatase*. O primeiro par regula a síntese e a degradação de glicogênio, enquanto o segundo regula a glicólise e a gliconeogênese, respectivamente. A Figura 32.12 ilustra as ações dessas enzimas e seus efeitos reguladores. A glicogênio sintase e a fosfofrutoquinase são inibidas pela fosforilação e,

dessa forma, estimuladas pela insulina. A glicogênio fosfatase e a frutose-1,6-bifosfatase são estimuladas pela fosforilação e, assim, estimuladas pelo glucagon. As ações da insulina e do glucagon nesses pares de enzimas antagônicas enfatizam a importância da relação insulina/glucagon à qual o fígado é exposto. Nenhum desses hormônios desencadeia uma reação de "tudo ou nada", mas alteram consideravelmente o equilíbrio de reações opostas influenciando a atividade de enzimas antagônicas relacionadas. Assim, a atividade de mobilização ou armazenamento de combustível no fígado depende de qual hormônio é mais dominante. Por essa razão, a relação insulina/glucagon parece ser mais importante para o metabolismo hepático do que a concentração absoluta de cada um desses hormônios.

Sob a influência do glucagon, a glicogênio fosfatase é ativada pela fosforilação, promovendo glicogenólise e a elevação das concentrações intracelulares de glicose. À medida que a glicose se acumula, ela é impedida de voltar ao ciclo para formar glicogênio, porque a principal enzima que catalisa essa reação, a glicogênio sintase, é bloqueada pela fosforilação. Além disso, o fluxo de glicose para a glicólise também é bloqueado pela inibição da fosforilação da fosfofrutoquinase (ver Figura 32.12). Assim, as vias normais de utilização da glicose no interior do hepatócito são todas inibidas pelo glucagon, permitindo que a glicose proveniente da degradação do glicogênio se acumule na célula. Eventualmente, a glicose intracelular escapa para o líquido extracelular e daí para o sangue. Desta forma, o glicogênio hepático é mobilizado para elevar e manter as concentrações sanguíneas de glicose quando elas começam a declinar.

O estoque hepático de glicogênio é relativamente limitado e não pode manter as concentrações sanguíneas de glicose por muito tempo. Em humanos, estima-se que o glicogênio hepático supra as necessidades sanguíneas de glicose por 6 a 12 horas em condições de esforço leve e por 20 minutos sob condições de esforço intenso. Os valores para os animais são provavelmente similares. Portanto,

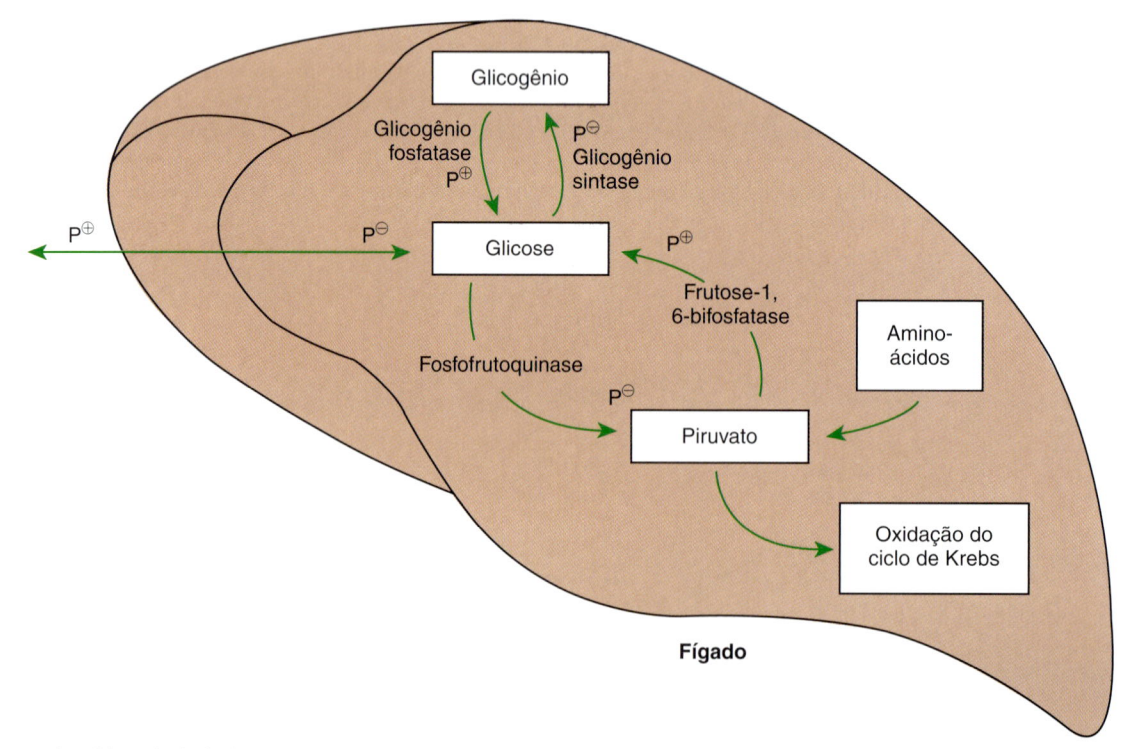

● **Figura 32.12** Os efeitos da fosforilação sobre quatro enzimas-chave da produção e utilização de glicose. Todas as quatro enzimas são fosforila-das sob a influência do monofosfato cíclico de adenosina (*cAMP*). Entretanto, observe que as enzimas que favorecem a formação de glicose são estimuladas pela fosforilação (*P+*), enquanto aquelas que favorecem a utilização e o armazenamento da glicose são inibidas pela fosforilação (*P−*).

além da mobilização de glicogênio, deve haver alguma outra forma para a manutenção do suprimento de glicose no organismo durante períodos de esforço ou períodos prolongados entre as refeições. Sob essas condições de grande demanda, a glicose é fornecida pela gliconeogênese. A gliconeogênese é promovida pela enzima frutose-1,6-bifosfatase estimulada pela fosforilação. Essa enzima essencialmente reverte a via glicolítica, levando à produção de glicose a partir das mesmas moléculas que são intermediárias em sua destruição oxidativa. O piruvato e todos os intermediários do ciclo de Krebs são substratos importantes.

Neste ponto, é importante relembrar que a maioria dos intermediários do ciclo de Krebs ou o piruvato podem ser fornecidos pela desaminação de aminoácidos. O ponto de entrada de vários aminoácidos no esquema do metabolismo de carboidratos é ilustrado na Figura 32.8. O piruvato e todos os intermediários do ciclo de Krebs podem fluir de volta através da via oxidativa (nem todas as reações de gliconeogênese são exatamente o reverso das reações correspondentes da glicólise, mas o resultado final da gliconeogênese é o reverso da glicólise), resultando na produção de glicose. Assim, os aminoácidos fornecem uma grande reserva de precursores para a formação de glicose. O resultado da estimulação do glucagon é promover a produção de glicose por meio da glicogenólise e da gliconeogênese, tornando o fígado um órgão sintetizador de glicose.

A mobilização de energia em tecidos periféricos ocorre quando a concentração sanguínea de insulina diminui

O padrão do metabolismo em tecidos periféricos se modifica na fase de pós-absorção para garantir a capacidade do fígado em manter o suprimento de combustível.

O músculo reage a uma demanda metabólica de glicose mobilizando aminoácidos para sustentar a gliconeogênese hepática

A mobilização de aminoácidos a partir do músculo parece ser amplamente estimulada por uma relativa deficiência de insulina;

assim, a mobilização ocorre quando as concentrações sanguíneas de glicose estão baixas. Os aminoácidos mobilizados a partir do músculo esquelético provêm do depósito intracelular de aminoácidos anteriormente citado (ver Figura 32.10). Entretanto, as reações de mobilização são complexas, e a distribuição de aminoácidos que deixam o músculo não reflete sua distribuição no depósito intracelular, como será explicado mais adiante.

A liberação muscular de aminoácidos está relacionada com a redução de glicose e a captação de aminoácidos

O declínio pós-absortivo na concentração de insulina sérica tem um efeito duplo no músculo: a entrada de aminoácidos do soro para o depósito intracelular é diminuída, e a entrada de glicose para o interior das células musculares para a produção de energia declina. A entrada reduzida de aminoácidos resulta em condições favoráveis à dinâmica de degradação de proteína para a manutenção do tamanho do depósito celular de aminoácidos. A entrada reduzida de glicose resulta em um aumento na utilização de aminoácidos do depósito para a produção de energia.

O padrão muscular de utilização de aminoácidos para energia pode, inicialmente, parecer desnecessariamente complexo, envolvendo o uso seletivo e a transformação extensiva de aminoácidos. Os AACR servem como fontes primárias de energia nas células musculares durante a fase de pós-absorção porque esses aminoácidos contribuem com aproximadamente um terço de todos os aminoácidos musculares. O catabolismo dos AACR inicia-se com a desaminação e a formação de α-cetoácidos de AACR. Então, os α-cetoácidos entram no ciclo de Krebs para a produção de energia. A desaminação do AACR requer que algum receptor esteja disponível para receber um grupo amino, e esse receptor é o piruvato, resultando na formação de alanina. A fonte de piruvato pode ser o glicogênio do músculo, glicose no sangue ou produtos metabólicos dos α-cetoácidos de AACR. Quando o metabolismo de α-cetoácidos de AACR serve como fonte de piruvato para síntese de alanina, a reação resultante é a conversão de AACR em alanina (Figura 32.13). Dessa forma, a atividade metabólica global no músculo durante

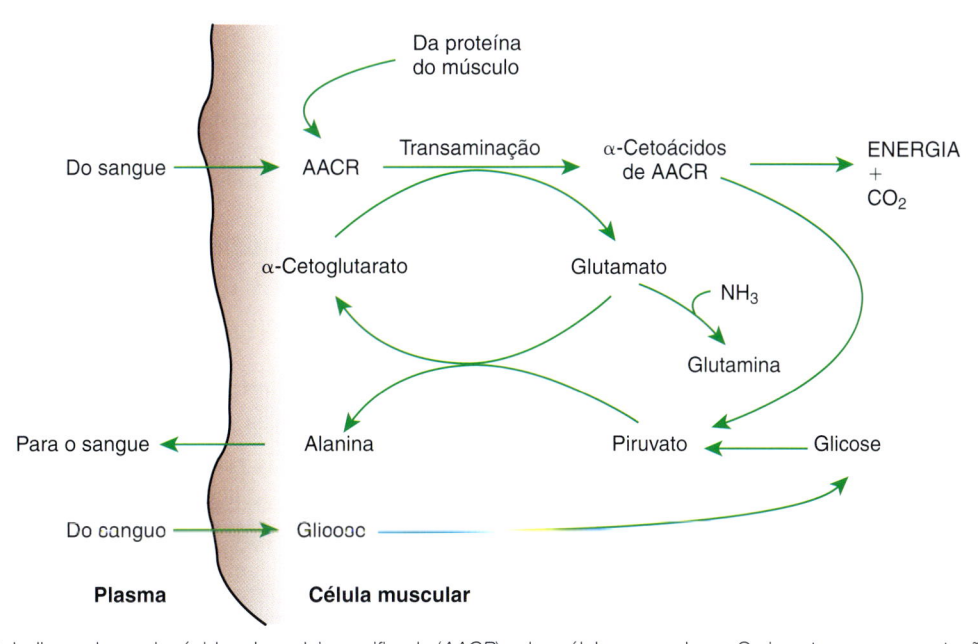

● **Figura 32.13** Catabolismo dos aminoácidos de cadeia ramificada (*AACR*) pelas células musculares. O piruvato para a exportação de grupos amino pode ser derivado da glicose ou dos próprios aminoácidos.

a fase de pós-absorção é a destruição dos AACR e a formação de alanina. A alanina formada é liberada no sangue pelas células musculares, e a partir do sangue ela pode ser absorvida pelo fígado para a gliconeogênese.

O complexo padrão de catabolismo e liberação de aminoácido muscular é necessário para suprir a capacidade limitada do fígado de captar aminoácidos de cadeias ramificadas e facilitar a remoção de nitrogênio do grupo amino do músculo

Pode parecer que bastaria um sistema mais simples de transferência de aminoácido para o fígado. Por que os aminoácidos não são apenas liberados dos depósitos de aminoácidos das células musculares para o sangue e transportados para o fígado para a síntese de glicose? A resposta está na limitada capacidade de captação de AACR pelo fígado e na necessidade de transportar nitrogênio do grupo amino para fora do músculo. Os AACR, aminoácidos predominantes no músculo esquelético, não são imediatamente absorvidos pelo fígado; assim, se os AACR não fossem transformados em alanina, a transferência de aminoácidos para o fígado seria limitada.

Além disso, a alanina é uma forma conveniente pela qual o nitrogênio da desaminação de aminoácidos musculares pode ser transportado para o fígado. Isso é importante, porque grupos amino livres liberados pelo catabolismo de aminoácidos no músculo, se não forem removidos, podem levar à formação de níveis tóxicos de amônia. A amônia é destoxificada no organismo por intermédio da formação de ureia, mas a formação de ureia ocorre somente no fígado. Assim, a alanina forma um precursor para a gliconeogênese que também transporta o nitrogênio para a síntese de ureia pelo fígado. As Figuras 32.13 e 32.14 ilustram o papel da alanina no

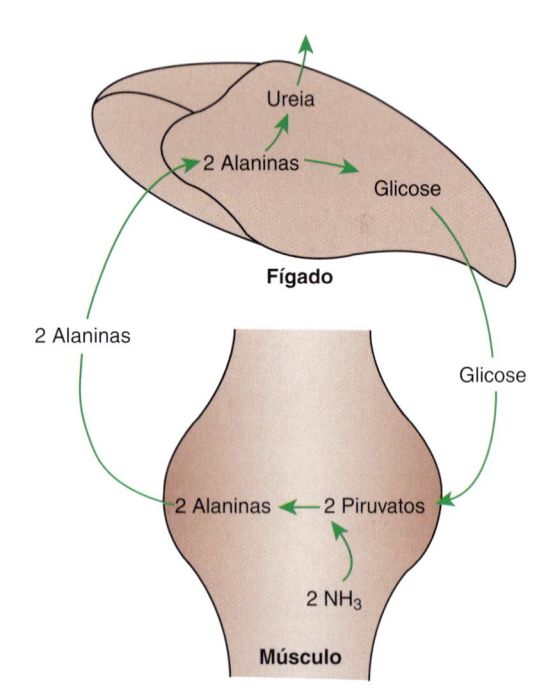

• **Figura 32.14** A alanina proveniente do catabolismo do aminoácido de cadeia ramificada (AACR) no músculo é convertida em glicose e ureia no fígado. A glicose produzida pode potencialmente retornar ao músculo para a produção de alanina. Dessa forma, o ciclo da alanina para a glicose forma um sistema para transportar nitrogênio do músculo para o fígado para a síntese de ureia. *NH₃*, amônia.

transporte de nitrogênio e carbono de aminoácidos para a síntese de ureia e glicose no fígado, respectivamente.

A regulação da mobilização de proteína muscular é influenciada em grande parte pela falta de insulina. Entretanto, o hormônio adrenocortical cortisol tem um efeito importante no estímulo da degradação de proteína e mobilização de aminoácidos. Por meio da mobilização de proteína muscular e estímulo da gliconeogênese hepática, o cortisol exerce um de seus principais efeitos, aumentando a concentração sanguínea de glicose. Sob condições normais, o glucagon, o outro hormônio principal para a gliconeogênese, exerce seus efeitos no fígado e não parece ter um efeito direto sobre o músculo.

A reação do tecido adiposo durante a fase de pós-absorção é a de mobilizar os ácidos graxos

Os ácidos graxos são liberados do tecido adiposo pelo estímulo da fosforilação da enzima *lipase hormônio-sensível* (LHS). Essa enzima é estimulada pela falta relativa de insulina no período de pós-absorção; a insulina suprime a ação da LHS, promovendo sua desfosforilação. O glucagon pode ter alguma atividade no tecido adiposo ao promover a degradação de triglicerídeos pelo estímulo da fosforilação e ativação da LHS. Entretanto, o mais provável é que os efeitos do glucagon sejam restritos ao fígado, e que o estímulo normal da LHS provenha da epinefrina ou da norepinefrina; a norepinefrina se origina dos nervos simpáticos do tecido adiposo. A maneira exata pela qual a atividade simpática no tecido adiposo é coordenada com a disponibilidade de combustível no organismo não está bem estabelecida, mas os hormônios catecolamínicos e neurorreguladores parecem constituir-se em estímulo positivo primário para a degradação de triglicerídeos adiposos. Entretanto, o estímulo negativo promovido pela ausência de insulina pode ser o regulador mais importante da mobilização de gordura do tecido adiposo.

O estímulo da LHS no estado de pós-absorção leva à liberação de ácidos graxos do tecido adiposo para o sangue. Os ácidos graxos no sangue ligam-se de forma reversível à albumina, pois de outra forma eles não seriam solúveis em água. Os ácidos graxos sanguíneos ligados à albumina são geralmente referidos como *ácidos graxos não esterificados* (AGNE) para diferenciá-los dos ácidos graxos triglicerídeos nos quilomícrons e nas lipoproteínas. Os AGNE sanguíneos podem ser utilizados diretamente para a produção de energia em muitos tecidos. Entretanto, uma grande parte dos AGNE é absorvida pelo fígado e utilizada para a produção de corpos cetônicos ou para a síntese de VLDL, como será discutido na próxima seção.

Utilização de nutrientes durante períodos prolongados de desnutrição energética ou completa privação de alimento

Durante períodos prolongados de jejum ou subnutrição, a glicose e os aminoácidos são conservados pela utilização extensiva de gorduras e corpos cetônicos para a produção de energia

A partir da discussão anterior sobre o metabolismo pós-absorção, pode-se observar que os aminoácidos formam um importante depósito de precursores da glicose e de substrato para a produção de energia. Entretanto, durante períodos prolongados de jejum ou subnutrição, não seria vantajoso para o animal contar demasiadamente com seus músculos esqueléticos para a produção de energia e de glicose, já que isso o levaria rapidamente a uma fraqueza intensa à medida que a proteína muscular fosse consumida. Assim, há mecanismos protetores desenvolvidos, pelos quais o músculo esquelético é preservado durante períodos de ingestão energética insuficiente. Na utilização de combustíveis armazenados, é necessário que ocorra desvio da glicose para depósitos de gordura do tecido adiposo para economizar proteína. A Figura 32.15 ilustra o esquema geral do metabolismo durante períodos catabólicos prolongados.

Uma grande porção de ácidos graxos liberada pelo tecido adiposo é diretamente absorvida pelo fígado

Durante períodos prolongados de subnutrição, a baixa disponibilidade de glicose leva à rápida mobilização de ácidos graxos do tecido adiposo sob a forma de AGNE. Apesar de os AGNE serem metabolizados por vários tecidos, grande parte deles é extraída do sangue pelo fígado, que recebe muito do fluxo de sangue total e apresenta um mecanismo eficiente de extração de AGNE hepático. Uma vez dentro dos hepatócitos, os AGNE podem seguir qualquer uma das três vias metabólicas potenciais. A primeira via é a oxidação completa para a produção de energia; entretanto, as necessidades hepáticas de energia são tais que apenas uma pequena quantidade do suprimento total de ácidos graxos precisa ser utilizada para a completa oxidação. A segunda via é a esterificação levando à formação de triglicerídeos, e a terceira é a produção de corpos cetônicos. A síntese de triglicerídeos será discutida mais adiante; o foco aqui é a produção de corpos cetônicos.

A formação hepática de corpos cetônicos é promovida pela baixa disponibilidade de glicose, pela alta proporção de glucagon/insulina e pelo fornecimento imediato de ácidos graxos

A formação de corpos cetônicos ocorre na mitocôndria das células hepáticas, e a taxa de síntese de corpos cetônicos é controlada pelo transporte regulado de ácidos graxos através da membrana mitocondrial (Figura 32.16). Os ácidos graxos entram na mitocôndria

em combinação com uma molécula conhecida como *carnitina*, e o transporte depende de uma enzima denominada *carnitina palmitoiltransferase I* (CPT-I). A atividade dessa enzima, associada à disponibilidade de ácidos graxos, é o principal determinante da taxa de formação de corpos cetônicos. A atividade da CPT-I é regulada de uma forma bastante interessante, sendo inibida por um intermediário da via da síntese de ácidos graxos, a *malonil-CoA*. As concentrações de malonil-CoA são altas quando o fígado está respondendo à insulina e a glicose está sendo utilizada para a síntese de ácidos graxos. Quando as concentrações de glucagon estão altas em relação à insulina, pouco ácido graxo é sintetizado no fígado. Assim, as concentrações de malonil-CoA são baixas, e a CPT-I é completamente ativada quando a proporção insulina/glucagon está baixa. A síntese de corpos cetônicos é estimulada sob essas condições hormonais.

Em condições nas quais a CPT-I é ativa, a maior parte dos ácidos graxos disponíveis é transportada para o interior da mitocôndria para a síntese de corpos cetônicos. Esse sistema regulador bem orquestrado, mas, de certa forma, complexo, é importante, porque o fígado pode tanto produzir quanto consumir ácidos graxos. Se não houvesse uma forma de "desligar" a degradação de ácidos graxos durante os períodos de síntese, ocorreria um ciclo fútil de síntese e destruição. A inibição da CPT-I pela malonil-CoA fornece um sistema que bloqueia a destruição metabólica de ácidos graxos recém-sintetizados enquanto ainda fornece um mecanismo para a utilização de ácidos graxos derivados do tecido adiposo. O padrão geral do metabolismo resulta em uma relação recíproca entre a disponibilidade de glicose e a produção de corpos cetônicos. Apesar de os corpos cetônicos serem produzidos no fígado, eles não podem ser utilizados *in loco* para a produção de energia. Portanto, todos os corpos cetônicos são transportados para serem utilizados pelos tecidos periféricos. Quando a concentração sanguínea de corpos cetônicos se torna anormalmente alta, parte é excretada na urina.

O glucagon desempenha uma função importante na produção excessiva de corpos cetônicos nos casos de diabetes melito

Se não for tratado, o diabetes melito em animais, principalmente em cães, leva a altas concentrações de corpos cetônicos no sangue. O diabetes melito ocorre devido à falta de insulina, mas a produção hepática de corpos cetônicos resulta de uma ação descontrolada do

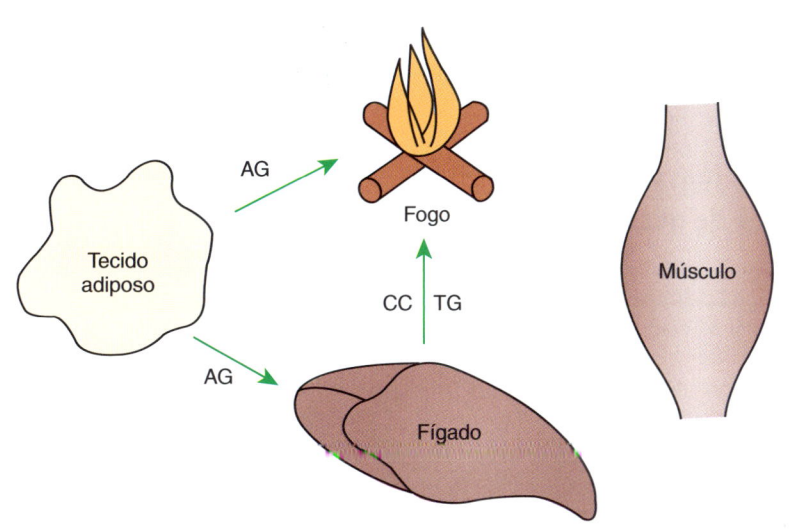

● **Figura 32.15** Durante períodos prolongados de privação de alimento ou deficiência energética, os corpos cetônicos (*CC*), ácidos graxos (*AG*) e triglicerídeos (*TG*) tornam-se os principais combustíveis. A oxidação da glicose torna-se menor, poupando a proteína muscular, que de outra forma seria necessária para a gliconeogênese.

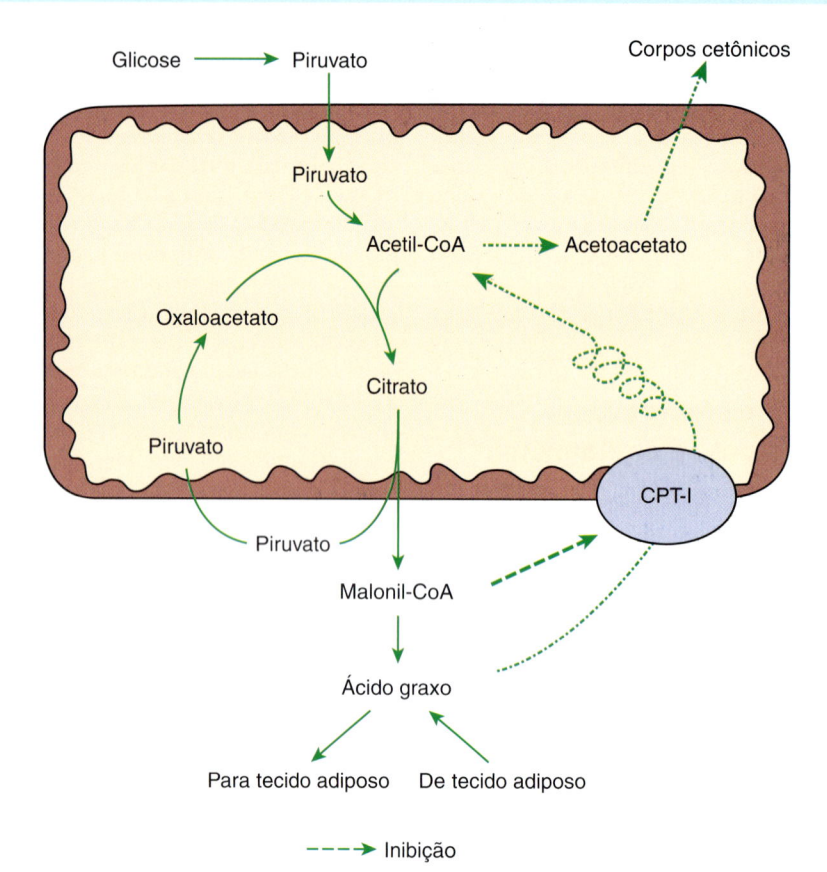

----▶ Inibição

● **Figura 32.16** O fígado é um local de destruição e síntese de ácidos graxos. Para evitar que os dois processos ocorram simultaneamente, a destruição dos ácidos graxos é inibida durante períodos de síntese. A via da síntese de ácidos graxos é indicada pelas *linhas contínuas*, enquanto a via da degradação é indicada pelas *linhas tracejadas irregulares*. A degradação oxidativa é suprimida pela ação da malonil-CoA, um intermediário da síntese de ácidos graxos. A malonil-CoA bloqueia o transporte de ácidos graxos para a mitocôndria na enzima de translocação carnitina palmitoil-transferase I (*CPT-I*).

glucagon. Apesar de as concentrações séricas de glucagon serem altas no diabetes melito, a incapacidade do pâncreas em secretar insulina leva a uma baixa razão de insulina/glucagon; dessa forma, o fígado funciona somente sob a influência do glucagon. O glucagon inibe a produção de ácidos graxos a partir da glicose, de modo que as concentrações de malonil-CoA são baixas e a atividade da CPT-I é alta. Devido à falta de insulina para suprimir a LHS adiposa, as concentrações sanguíneas de AGNE são altas. A combinação de alta disponibilidade de AGNE e atividade descontrolada da CPT-I resulta no rápido transporte de ácidos graxos para o interior da mitocôndria com grande produção de corpos cetônicos, mesmo com altas concentrações sanguíneas de glicose.

Os ácidos graxos não podem ser utilizados para a síntese de glicose

É importante compreender que o metabolismo de gordura no interior da mitocôndria não pode contribuir diretamente para a gliconeogênese. Uma vez que os ácidos graxos atravessam a membrana mitocondrial, eles sofrem β-oxidação, o que leva à remoção contínua de dois carbonos das unidades de acetil-CoA da cadeia de carbonos dos ácidos graxos. A acetil-CoA resultante pode entrar no ciclo de Krebs por condensação com o oxaloacetato. Como qualquer intermediário do ciclo de Krebs pode levar à produção de glicose, pode parecer que a acetil-CoA da β-oxidação de ácidos graxos poderia levar à produção de glicose. Entretanto, não é esse o caso; não há produção *final* de oxaloacetato associada ao consumo de acetil-CoA pelo ciclo de Krebs (Figura 32.17).

O oxaloacetato existente combina-se com a acetil-CoA para formar o citrato na etapa inicial do ciclo. No fim do ciclo, o oxaloacetato original é reformado enquanto os dois carbonos da acetil-CoA são convertidos em dióxido de carbono. Nenhum oxaloacetato novo pode ser produzido por esse processo.

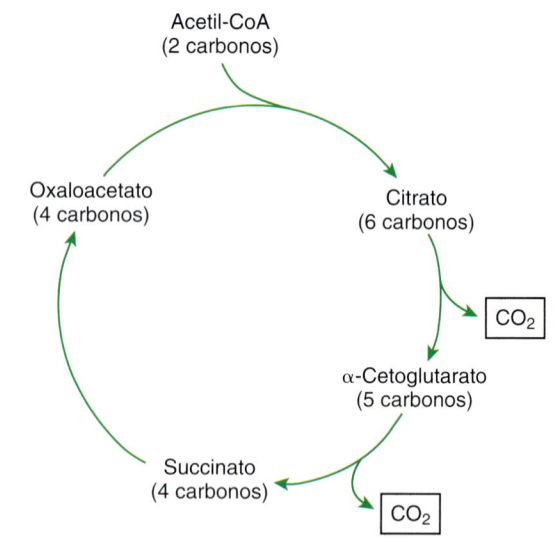

● **Figura 32.17** A oxidação da acetil-CoA (a partir do acetato) pelo ciclo de Krebs. Os dois carbonos da acetil-CoA resultam na formação de dióxido de carbono; não há síntese resultante de oxaloacetato. Como o oxaloacetato forma o precursor da síntese de glicose, a acetil-CoA (e dessa forma, o acetato) não pode levar à formação de glicose.

Os corpos cetônicos são formados na mitocôndria a partir da acetilcoenzima A

Nem toda acetil-CoA mitocondrial deve entrar no ciclo de Krebs. De fato, quando os ácidos graxos estão entrando rapidamente na mitocôndria, existe muito mais acetil-CoA disponível do que o necessário para a atividade do ciclo de Krebs. Os corpos cetônicos são sintetizados a partir desse excesso de acetil-CoA originado dos ácidos graxos (ver Figura 32.16). Os corpos cetônicos são capazes de deixar livremente a mitocôndria.

Os corpos cetônicos interferem na homeostase de combustíveis nos tecidos periféricos, onde podem funcionar como substitutos da glicose. Desse modo, conservam a glicose disponível e reduzem a necessidade por gliconeogênese.

As lipoproteínas hepáticas de muito baixa densidade podem ser sintetizadas a partir de ácido graxo derivado do tecido adiposo e de ácido graxo recém-sintetizado

A seção sobre o metabolismo na fase de absorção discute a produção hepática de VLDL. Durante a fase de absorção, o triglicerídeo para a síntese de VLDL parte de ácidos graxos sintetizados a partir da glicose. Durante períodos de catabolismo, as VLDL podem continuar a ser produzidas, mas os ácidos graxos derivados dos AGNE séricos são utilizados para a síntese de VLDL (ver Figura 32.5). Isso pode inicialmente parecer uma etapa metabólica desnecessária e ineficiente. Por que os ácidos graxos do tecido adiposo devem ser transportados para o fígado para a formação de VLDL quando eles podem ser diretamente metabolizados para a produção de energia nos tecidos? A síntese de VLDL ocorre pela necessidade de um sistema melhor de transporte. A capacidade do soro em transportar AGNE é limitada porque os AGNE devem circular ligados à albumina. A capacidade da albumina de se ligar aos AGNE é limitada e pode tornar-se quase saturada durante períodos de rápida mobilização adiposa. As VLDL fornecem um sistema de transporte para ácidos graxos que é independente da albumina sérica.

As condições hormonais direcionam a distribuição de ácidos graxos de lipoproteínas de muito baixa densidade no corpo

Durante a fase de absorção, as VLDL são direcionadas para o tecido adiposo pela ação da LHS do tecido adiposo, uma enzima estimulada pela insulina. A LHS também existe no tecido muscular, mas não depende do estímulo da insulina para sua atividade. Assim, durante períodos de baixa disponibilidade de glicose, a LHS do tecido adiposo é inibida em virtude de uma falta de insulina, mas a LHS do músculo está completamente ativa. Essa situação leva a um direcionamento seletivo de ácidos graxos de VLDL para o tecido muscular durante períodos de mobilização adiposa.

Alterações nas concentrações de hormônio do crescimento podem auxiliar no desvio da utilização do combustível periférico de glicose e de aminoácidos para corpos cetônicos e ácidos graxos

As alterações no metabolismo hepático induzidas pela mobilização de gordura são efetivas na conservação de proteínas apenas graças às alterações que ocorrem na utilização de glicose e de aminoácidos

nos tecidos periféricos. À medida que os corpos cetônicos, os AGNE e os triglicerídeos de VLDL se tornam os principais suprimentos de energia, ocorre uma diminuição na demanda do tecido por glicose ou aminoácidos como substratos energéticos. Alterações endócrinas, além de baixas concentrações de insulina, podem auxiliar na promoção dessa mudança na utilização periférica de combustível. Em várias espécies, as concentrações de hormônio do crescimento aumentam durante um período prolongado de privação de energia. O hormônio do crescimento é antagonista da insulina, promovendo, assim, um aumento da concentração sérica de glicose mesmo na presença de níveis séricos de insulina normais ou próximos do normal. Além disso, o hormônio do crescimento pode ter algum efeito direto na conservação de proteínas e na mobilização de lipídios.

Considerações especiais sobre o combustível dos ruminantes

Os ruminantes vivem em um estado perpétuo de gliconeogênese devido ao seu processo digestivo único

A maior parte da digestão de carboidratos nos ruminantes ocorre no pré-estômago por digestão fermentativa. O resultado é que em dietas com uma proporção relativamente alta de forragem, quase nenhum carboidrato digerível entra no intestino para digestão e absorção glandulares na forma de glicose. Portanto, os ruminantes vivem em constante estado de potencial deficiência de glicose. Para enfrentar essa situação, os ruminantes desenvolveram sistemas eficientes tanto para a produção quanto para a conservação de glicose.

Essencialmente, toda a glicose disponível para os ruminantes com as dietas típicas origina-se da gliconeogênese. Quantitativamente, o precursor mais importante da glicose é um AGV, o propionato. O propionato contribui para a síntese de glicose após entrar no ciclo de Krebs no nível do succinato (Figura 32.18). Observe que o succinato é um intermediário de quatro carbonos do ciclo de Krebs que pode levar à produção líquida de oxaloacetato, o metabólito de entrada da gliconeogênese. Os outros AGV, o acetato e o butirato, também entram no ciclo de Krebs, apesar de eles entrarem como acetil-CoA. Como anteriormente discutido, a acetil-CoA não pode levar à produção líquida de oxaloacetato ou de glicose. Portanto, dentre as principais fontes de energia dos ruminantes – acetato,

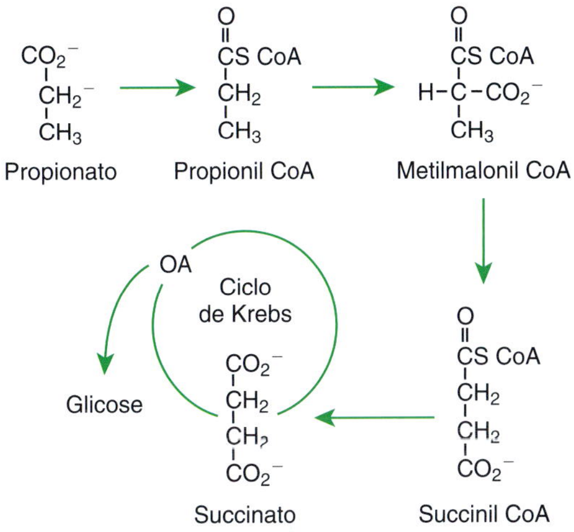

● **Figura 32.18** A gliconeogênese a partir do propionato envolve sua conversão inicial em succinato. O succinato é um intermediário de quatro carbonos do ciclo de Krebs que pode levar à síntese líquida de glicose.

propionato e butirato – somente o propionato pode sustentar a produção de glicose. Quase todo o propionato absorvido a partir do rúmen é extraído do sangue portal pelo fígado, nunca entrando na circulação sistêmica.

Além da gliconeogênese constante, os ruminantes também sustentam suas necessidades de glicose pela conservação eficiente de glicose. Os ácidos graxos são sintetizados no fígado de alguns animais (p. ex., primatas, ratos, cães), mas em ruminantes são sintetizados apenas no tecido adiposo. Além disso, a glicose não é utilizada essencialmente para a síntese de ácidos graxos. Os ácidos graxos são preferencialmente sintetizados a partir do acetato, que é a fonte de energia mais abundante em ruminantes. A única utilização de glicose pelo tecido adiposo é para a síntese de glicerol, o principal eixo para a síntese de triglicerídeos. Em animais lactentes, os ácidos graxos produzidos no úbere para a gordura do leite são sintetizados a partir de acetato ou corpos cetônicos, nunca a partir de glicose.

Algumas doenças metabólicas importantes de ruminantes ocorrem durante períodos em que seu sistema de homeostase de glicose está estressado. As vacas leiteiras são especialmente vulneráveis na fase inicial de lactação porque a síntese de lactose (o açúcar do leite) requer glicose. Em vacas de alta produtividade, quase toda a glicose produzida é destinada à síntese de lactose, enquanto os tecidos restantes funcionam com combustíveis alternativos. As ovelhas experimentam um estresse similar na síntese de glicose no fim da gestação. As necessidades energéticas do feto e da placenta somente podem ser supridas pela glicose (ou lactato derivado da glicose) e aminoácidos. Comparadas a outros animais, as ovelhas têm uma alta proporção de massa fetal em relação ao tamanho do corpo; dessa forma, seus mecanismos de homeostase de combustíveis são particularmente estressados pela gestação. Falhas no mecanismo de homeostase da glicose ocorrem com frequência nessas circunstâncias, resultando em condições conhecidas como *cetose lactacional* em vacas leiteiras e *toxemia gestacional* em ovelhas.

CORRELAÇÕES CLÍNICAS

Lipidose hepática em uma gata

Relato

Você é solicitado a examinar uma gata de 3 anos. Aparentemente, ela era normal e até gorda e feliz até 2 semanas antes, quando desapareceu do apartamento do dono por 4 dias. Quando voltou, a gata parecia deprimida e não queria comer. Ao longo dos dias seguintes, ela tornou-se progressivamente mais apática, quase sonolenta.

Exame clínico

A gata tem pulso, temperatura e frequência respiratória normais, mas está deprimida e responde pouco ao manejo. A esclera ocular (branco dos olhos) parece ictérica, ou amarelada. Os últimos sinais físicos levam à suspeita de doença hepática, então você submete amostras sanguíneas para análise bioquímica. A análise do sangue extraído da veia jugular revela uma concentração de ácidos biliares e bilirrubina acima do normal, confirmando o diagnóstico de doença hepática. Uma biopsia por aspiração do fígado revela hepatócitos distendidos com grandes gotículas de material não corado, provavelmente gordura.

Comentário

A presença de concentrações significativas de ácidos biliares no sangue, e não da circulação portal hepática, é uma evidência de função hepática reduzida. Lembre-se de que os ácidos biliares são absorvidos do íleo para a veia porta, pela qual eles retornam para o fígado. O fígado normal extrai os ácidos biliares do sangue portal eficientemente, permitindo que apenas pequenas quantidades escapem para a circulação sistêmica; assim, concentrações elevadas de ácidos biliares no sangue da veia jugular indicam doença hepática.

A lipidose hepática, ou "fígado gorduroso", é uma doença comum em gatos, iniciada por um período de estresse combinado com relutância por comer ou falta de alimento disponível. Em ambas as situações, os gatos começam a mobilizar grandes quantidades de gordura para suprir as suas necessidades energéticas metabólicas. Normalmente, seria esperado que a grande quantidade de AGNE mobilizados fosse absorvida pelo fígado e convertida em VLDL para ser exportada para tecidos que utilizam energia. Em gatos que apresentam fígado gorduroso, o influxo hepático de AGNE parece oprimir a capacidade hepática de sintetizar e secretar VLDL, provocando o acúmulo de gordura no fígado. Quando o acúmulo de gordura no fígado torna-se grave, a função hepática é comprometida, e o gato torna-se sistemicamente doente. Seu apetite torna-se gravemente deprimido, levando a uma espiral decrescente de eventos nos quais a lipidose hepática torna-se cada vez mais grave.

Tratamento

O tratamento consiste na reversão do estado de balanço energético negativo pela alimentação forçada. Existem vários métodos para alimentação forçada; o mais prático consiste na colocação de sondas gástricas. Essas sondas são frequentemente passadas através das narinas, mas podem ser colocadas por diversas técnicas, incluindo a intubação direta através da parede abdominal. Esta última técnica é facilitada pelo uso de um gastroscópio de fibra óptica.

Uma vez atingido o balanço energético positivo, a mobilização adiposa cessa e o fígado fica livre da gordura. A alimentação pela sonda pode ser necessária por vários dias antes que o gato comece a se alimentar por conta própria. A alimentação pela sonda melhorou notavelmente o prognóstico para a lipidose hepática, embora ela ainda seja uma condição que ameace a vida.

Hiperlipemia em um cavalo

Relato

Um cliente o chama preocupado com uma égua Morgan de 25 anos que está deprimida e não tem comido ou bebido bem nos últimos dias. É meado do inverno. A égua tem dentes ruins e tem perdido peso neste inverno, mas os clientes acreditam que a perda de peso tem sido mais drástica nas últimas semanas.

Exame clínico

A temperatura, o pulso e a frequência respiratória da égua estão normais. Ela parece mentalmente fraca e está desidratada. As fezes parecem um pouco secas. Suas membranas mucosas são amarelas (icterícia). Ela tem borborigmo gastrintestinal em todos os quadrantes. Na palpação retal, ela tem algumas fezes secas, mas nenhuma outra anomalia é detectada. Com intubação nasogástrica, ela não apresenta nenhum refluxo. Com base na idade, inapetência e perda de peso da égua, você está preocupado com uma possível hiperlipidemia/hiperlipemia. O sangue é enviado para exame completo e perfil bioquímico incluindo triglicerídeos. Você dá a ela água via tubo nasogástrico e desgasta os dentes restantes. Você recomenda que a alimentem com uma dieta para equinos mais velhos (que é altamente digerível).

Resultados laboratoriais

O perfil bioquímico da égua revela concentrações aumentadas de glicose (170 mg/dℓ), triglicerídeos (TG) (550 mg/dℓ) e bilirrubina (2,5 mg/dℓ). O exame de sangue revela uma contagem aumentada de leucócitos (leucocitose) caracterizada por neutrófilos aumentados (neutrofilia), monocitose (monócitos aumentados) e linfócitos diminuídos (linfopenia).

Comentário

Balanço energético negativo, devido à diminuição do aporte com demanda calórica corrente ou aumentada, resulta em aumento da lipólise no tecido adiposo. Isso resulta na mobilização de gordura adiposa na forma de AGNE. AGNE circulante pode ser usado para energia por uma ampla variedade de tecidos, mas uma grande proporção é extraída do soro pelo fígado. No fígado, o AGNE pode ser usado potencialmente para oxidação completa, síntese de corpos cetônicos ou reesterificação a triglicerídeos. Em cavalos, uma grande porção de AGNE chegando ao fígado é reesterificada. Os TG são ou armazenados no fígado ou liberados na circulação como componentes VLDL. A remoção de VLDL do sangue é regulada por uma LPL, uma enzima que, especialmente no tecido adiposo, é insulinodependente. Quando a taxa de secreção hepática de VLDL ultrapassa sua remoção, TG se acumulam no soro. Vários termos, incluindo *hiperlipidemia*, *hipertrigliceridemia* e *hiperlipemia*, são usados para

CORRELAÇÕES CLÍNICAS (*continuação*)

descrever esta condição. O uso dos termos específicos é geralmente dependente da gravidade do acúmulo de lipídios no soro.

Tratamento

Se houver uma causa primária de inapetência (cólica, neoplasia), que possa criar um estado catabólico, ela precisa ser identificada e tratada inicialmente. Para este cavalo, é provavelmente a dentição ruim, que reduziu a habilidade do cavalo de mascar feno e, portanto, o cavalo não estava ingerindo calorias suficientes para igualar suas necessidades metabólicas. Adicionalmente, durante o inverno, muitos cavalos beberão menos água; o cavalo pode ficar desidratado mais facilmente. Isso pode levar a cólica de impactação, o que seria uma razão adicional para o cavalo não estar ingerindo caloria suficiente. O metabolismo basal pode também estar aumentado porque é inverno. Assim, todos esses fatores (*i. e.*, dentes, ingestão reduzida de líquidos, cólica) são provavelmente causas de diminuição da ingestão e aumento das necessidades calóricas. Também é possível que a égua tenha neoplasia. Independentemente da causa primária, a ingestão diminuída conduziu ao estado catabólico, precipitando, assim, a hiperlipidemia/hiperlipemia. O tratamento é voltado

tanto para a causa primária quanto para hiperlipidemia/hiperlipemia. Pode-se dar ao cavalo pasto de boa qualidade quando disponível e a dieta para animais mais velhos. Com base na análise do sangue, não há sinais claros de neoplasia. Ela pode ser tratada baseando-se nos possíveis problemas de dentes, ingestão reduzida e demandas metabólicas aumentadas para termorregulação como causas primárias e seu progresso deve ser monitorado. Para a hiperlipidemia/hiperlipemia, pode-se dar insulina e talvez glicose. A insulina aumenta a gliconeogênese, inibindo a LHS, que causa lipólise de tecido adiposo, e aumentando a LPL. Dessa forma, o armazenamento adiposo no fígado será reduzido. Dependendo da gravidade da doença e das causas iniciais, este tratamento pode ser suficiente. Muitos cavalos requerem cuidado em clínica com líquido intravenoso e heparina, para promover sensibilidade à insulina por meio do aumento da atividade da LPL e diminuição de atividade da LHS. Acima de tudo, esses cavalos precisarão de monitoramento cuidadoso, seja na fazenda ou na clínica, pois pode levar algum período para corrigir a hiperlipidemia/hiperlipemia, incluindo tratar as necessidades calóricas/nutricionais e tratar a causa primária.

Questões de revisão

1. Todos os metabólitos relacionados a seguir podem ser oxidados para formar combustíveis no organismo animal. Qual deles *não é* importante para o transporte de energia entre órgãos e sistemas?
   a. Triglicerídeo
   b. Corpos cetônicos
   c. Ácido oxaloacético
   d. Ácidos graxos não esterificados
   e. Aminoácidos
2. Qual das seguintes reações não é característica da fase de absorção da digestão?
   a. Síntese hepática de glicogênio
   b. Captação hepática de glicose
   c. Destruição de aminoácidos da dieta
   d. Utilização de aminoácidos derivados do músculo para a gliconeogênese
   e. Síntese hepática de triglicerídeos a partir da glicose
3. Qual das seguintes reações do fígado poderia ser esperada tanto na fase digestiva quanto no jejum prolongado?
   a. Síntese de glicogênio
   b. Síntese de ácidos graxos

c. Síntese de corpos cetônicos
   d. Oxidação de corpos cetônicos
   e. Síntese de triglicerídeos a partir de ácidos graxos
4. Qual das seguintes afirmativas é verdadeira tanto para corpos cetônicos como para ácidos graxos não esterificados?
   a. Eles são hidrossolúveis
   b. Eles fornecem energia para o metabolismo muscular
   c. Eles circulam no sangue ligados à albumina
   d. Eles podem fornecer energia para o encéfalo
   e. Eles são formados exclusivamente no fígado
5. Qual dos seguintes aminoácidos não é extensivamente catabolizado pelo fígado?
   a. Valina
   b. Alanina
   c. Glutamina
   d. Aspargina
   e. Glicina

Bibliografia

Nível básico

Engelking LR. *Textbook of Veterinary Physiological Chemistry*. 2nd ed. Sections I, III, V, VI. Elsevier; 2015.

Nível avançado

Aschenbach JR, Kristensen NB, Donkin SS, et al. Gluconeogenesis in dairy cows: the secret of making sweet milk from sour dough. *IUBMB Life*. 2010;62(12):869–877.

Barton MH, Divers TJ. Disorders of the liver. In: Reed SM, Bayly WM, Sellon DC, eds. *Equine Internal Medicine*. 4th ed. St Louis: Elsevier; 2018.

Bauman DE, Currie WB. Partitioning of nutrients during pregnancy and lactation: a review of mechanisms involving homeostasis and homeorhesis. *J Dairy Sci*. 1980;63(9):1514–1529.

Brody T. *Nutritional Biochemistry*. 2nd ed. San Diego: Academic Press; 1999.

Cheeke PR, Dierenfeld ES. *Comparative Animal Nutrition and Metabolism*. Cambridge, Mass: CABI; 2010.

Hand MS, Thatcher CD, Remillard RL, et al. *Small Animal Clinical Nutrition*. 5th ed. Topeka, Kan: Mark Morris Institute; 2010.

Herdt TH. Fuel homeostasis in the ruminant. *Vet Clin North Am Food Anim Pract*. 1988;4(2):213–231.

Kaneko JJ, Harvey JW, Bruss ML. *Clinical Biochemistry of Domestic Animals*. 6th ed. Burlington, MA: Elsevier; 2008.

Keane K, Newsholme P. Metabolic regulation of insulin secretion. *Vitam Horm*. 2014;95:1–33.

McCue MD. Starvation physiology: reviewing the different strategies animals use to survive a common challenge. *Comp Biochem Physiol A Mol Integr Physiol*. 2010;156(1):1–18.

McKenzie HC III. Equine hyperlipidemias. *Vet Clin North Am Equine Pract*. 2011;27(1):59–72.

Nordlie RC, Foster JD, Lange AJ. Regulation of glucose production by the liver. *Annu Rev Nutr*. 1999;19:379–406.

Puchalska P, Crawford PA. Multi-dimensional roles of ketone bodies in fuel metabolism, signaling, and therapeutics. *Cell Metab*. 2017;25(2):262–284.

Storey KB, ed. *Functional Metabolism: Regulation and Adaptation*. Ottawa: John Wiley & Sons; 2004.

Wang T, Hung CC, Randall DJ. The comparative physiology of food deprivation: from feast to famine. *Annu Rev Physiol*. 2006; 68:223–251.

33

Sistema Endócrino

BRIAN K. PETROFF E DEBORAH S. GRECO

PONTOS-CHAVE

Conceitos gerais
1. Os hormônios são substâncias químicas produzidas por tecidos específicos e que são transportados pelo sistema vascular para atuar em outros tecidos, em baixas concentrações.
2. Os sistemas nervoso e endócrino estão integrados no controle de processos fisiológicos.

Síntese de hormônios
1. Os hormônios proteicos são sintetizados inicialmente como pré-pró-hormônios e, então, clivados no retículo endoplasmático rugoso, para formar pró-hormônios, e no aparelho de Golgi para formar os hormônios ativos, os quais são armazenados em grânulos antes de serem liberados por exocitose.
2. Os esteroides são sintetizados a partir do colesterol, o qual é sintetizado pelo fígado; esteroides não são armazenados, mas são liberados quando são sintetizados.

Transporte de hormônios no sangue
1. Os hormônios proteicos são hidrofílicos e transportados no plasma sob a forma dissolvida.
2. Esteroides e hormônios da tireoide são lipofílicos e transportados no plasma em associação a proteínas específicas e não específicas; a quantidade de hormônio ativo não ligado é relativamente pequena.

Interação célula-hormônio
1. Os hormônios proteicos têm receptores específicos sobre as membranas plasmáticas de tecidos-alvo, enquanto os esteroides têm receptores específicos no citoplasma ou no núcleo.

Respostas celulares pós-receptor
1. Os esteroides interagem diretamente com o núcleo celular por meio da formação de um complexo com seu receptor nuclear ou citosólico, enquanto os hormônios proteicos necessitam de um mensageiro, porque eles não podem entrar na célula.

Metabolismo dos hormônios
1. Hormônios esteroides são metabolizados pela conjugação com sulfatos e glicuronídeos, os quais tornam os esteroides hidrossolúveis.

Mecanismos de controle por retroalimentação
1. O mais importante controle por retroalimentação para os hormônios é o sistema de retroalimentação negativa, no qual as concentrações aumentadas do hormônio resultam em sua menor produção, normalmente por meio da interação com o hipotálamo ou a hipófise.
2. Os padrões secretórios endócrinos podem ser influenciados por fatores como sono ou luz e podem produzir ritmos circadianos.

Hipotálamo
1. O hipotálamo coordena a atividade da hipófise por meio da secreção de aminas e peptídios, particularmente liberando hormônios.

Hipófise
1. A neuro-hipófise tem corpos celulares que se originam no hipotálamo, com terminações celulares que secretam ocitocina e vasopressina (hormônio antidiurético).
2. A ocitocina e a vasopressina são sintetizadas em corpos celulares no hipotálamo e são transportadas por fluxo axônico até o lobo posterior, onde são liberadas.
3. Os principais efeitos da ocitocina são sobre a contração do músculo liso (glândula mamária e útero); os efeitos da vasopressina são, primariamente, sobre a conservação da água (antidiurese) e, secundariamente, sobre a pressão sanguínea.
4. A osmolalidade plasmática controla a secreção de vasopressina.
5. A adeno-hipófise produz hormônio do crescimento, prolactina, hormônio estimulante da tireoide, hormônio foliculoestimulante, hormônio luteinizante e corticotrofina.
6. A atividade adeno-hipofisária é controlada pelos hormônios liberadores hipotalâmicos, os quais são liberados dentro do sistema portal que, por sua vez, conecta a eminência mediana do hipotálamo e a adeno-hipófise.

Conceitos gerais

Os hormônios são substâncias químicas produzidas por tecidos específicos e que são transportados pelo sistema vascular para atuar em outros tecidos, em baixas concentrações

O sistema endócrino foi desenvolvido para permitir que os processos fisiológicos sejam coordenados e regulados. O sistema utiliza mensageiros químicos denominados *hormônios*. Hormônios têm sido definidos tradicionalmente como "substâncias químicas que são produzidas por órgãos endócrinos específicos, são transportadas pelo sistema vascular e podem atuar em órgãos-alvo distantes em baixa concentração". Embora esta definição seja útil de um ponto de vista do médico-veterinário, deve-se reconhecer que algumas substâncias, como, prostaglandinas e somatomedinas, são produzidas por muitos outros tecidos e ainda são consideradas hormônios.

Outros tipos de sistemas de controle usam substâncias químicas que não são transportadas pelo sistema vascular para influenciar uma atividade celular distante. Esses sistemas servem como meio de integração local entre as células, como se segue:

- *Efetores parácrinos*, nos quais o mensageiro se difunde através de líquidos intersticiais, normalmente para influenciar células adjacentes; se o mensageiro agir sobre as células de sua origem, a substância é denominada *efetor autócrino* (Figura 33.1)
- *Neurotransmissores*, os quais medeiam a comunicação entre neurônios, ou entre neurônios e células-alvo; as substâncias estão limitadas à distância percorrida e à área da célula influenciada (Figura 33.2)
- *Efetores exócrinos*, como hormônios produzidos pelo pâncreas, são liberados dentro do trato gastrintestinal.

Os sistemas nervoso e endócrino estão integrados no controle de processos fisiológicos

O sistema endócrino interage com o outro principal sistema regulador, o *sistema nervoso*, o qual coordena atividades que requerem controle rápido. Um exemplo da íntima interação dos dois sistemas

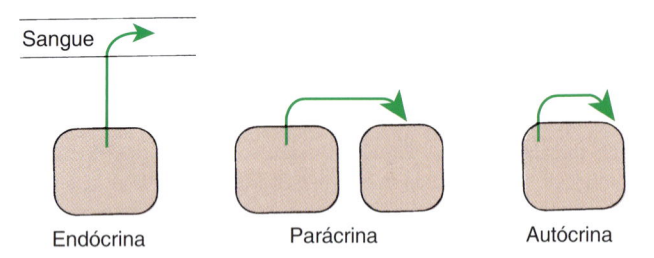

● **Figura 33.1** Tipos de comunicação celular via mediadores químicos. (Fonte: Hedge GA, Colby HD, Goodman RL. *Clinical endocrine physiology*. Philadelphia: Saunders; 1987.)

é o reflexo no qual a sucção da mama promove a liberação do leite. A amamentação inicia a transmissão de impulsos nervosos da glândula mamária até o hipotálamo (por meio do trato espinal). Os neurônios neurossecretores nos núcleos supraóptico e paraventricular são estimulados para sintetizar a *ocitocina*. A ocitocina é transportada através dos axônios de tais nervos e é liberada pelas terminações nervosas na neuro-hipófise, no sistema vascular. A ocitocina é, então, transportada para a glândula mamária, onde promove contração das células mioepiteliais. Essas células envolvem a menor unidade de células secretoras de leite, denominadas *alvéolo*. Isso resulta no movimento de leite para dentro da grande cisterna adjacente às tetas e, subsequentemente, para estas últimas.

A interação dos sistemas nervoso e endócrino pode ser ainda mais direta. Por exemplo, as células endócrinas da medula adrenal são controladas diretamente pelos neurônios pré-ganglionares da medula adrenal, e os hormônios medulares são liberados imediatamente em resposta a um estímulo estressante. Os sistemas endócrino e nervoso também compartilham transmissores; substâncias como epinefrina, dopamina, histamina e somatostatina são encontradas em ambos os tecidos, endócrino e neural.

O sistema endócrino está envolvido no controle de funções fisiológicas, incluindo metabolismo, crescimento e reprodução. O *metabolismo* pode ser dividido em duas formas: energia e mineral. Os hormônios que controlam o *metabolismo energético* incluem insulina, glucagon, cortisol, epinefrina, hormônio tireóideo e hormônio do crescimento. Os hormônios que controlam o *metabolismo mineral* incluem o hormônio paratireóideo, calcitonina, aldosterona, angiotensina e renina. Os hormônios que controlam o *crescimento* incluem o hormônio do crescimento, o hormônio tireóideo, insulina, estrógenos e andrógenos (ambos são hormônios reprodutivos) e um grande número de fatores de crescimento. Os hormônios que controlam a *reprodução* incluem estrógeno, andrógeno, progesterona, hormônio luteinizante (LH), hormônio foliculoestimulante (FSH), prolactina (PRL) e ocitocina.

Uma das características importantes do sistema endócrino é a *amplificação* do sinal. A ação de uma molécula esteroide para ativar um gene pode resultar na formação de muitas moléculas de ácido ribonucleico mensageiro (mRNA), e cada uma delas pode induzir a formação de muitas moléculas de enzimas. Da mesma forma, uma molécula proteica pode influenciar a formação de muitas moléculas de 3',5'-monofosfato cíclico de adenosina (cAMP) e cada uma destas pode ativar muitas enzimas. A amplificação é a base para a sensibilidade do sistema endócrino, que permite que pequenas quantidades de hormônios no plasma (10^{-11} a 10^{-12} mol) produzam efeitos biológicos significativos. A ação hormonal também influencia as taxas de reações enzimáticas existentes, implicando que há certos níveis basais de atividades enzimáticas, até mesmo na ausência de hormônios. A ação hormonal é relativamente lenta e prolongada, com os efeitos dos hormônios durando minutos a dias. Isso contrasta com o sistema nervoso, no qual a resposta é rápida e curta (milissegundos até segundos).

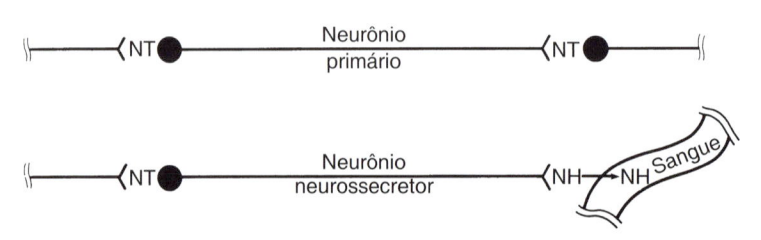

● **Figura 33.2** Comparação de arranjos funcionais de um neurônio primário liberando seu neurotransmissor (*NT*) em uma sinapse e um neurônio neurossecretor liberando seu neuro-hormônio (*NH*) em um vaso sanguíneo. (Fonte: Hedge GA, Colby HD, Goodman RL. *Clinical endocrine physiology*. Philadelphia: Saunders; 1987.)

Síntese de hormônios

Os hormônios proteicos são sintetizados inicialmente como pré-pró-hormônios e, então, clivados no retículo endoplasmático rugoso, para formar pró-hormônios, e no aparelho de Golgi para formar os hormônios ativos, os quais são armazenados em grânulos antes de serem liberados por exocitose

A principal classe de hormônios inclui as proteínas (p. ex., hormônio do crescimento, insulina, corticotrofina [também chamada de hormônio adrenocorticotrófico, ou ACTH]); peptídios (p. ex., ocitocina e vasopressina); aminas (p. ex., dopamina, melatonina, epinefrina); e esteroides (p. ex., cortisol, progesterona, vitamina D). A proteína e os hormônios peptídicos são inicialmente sintetizados nos ribossomos como precursores proteicos maiores, os quais são referidos como *pré-pró-hormônios* (Figura 33.3). A síntese de hormônios proteicos inicia-se nos ribossomos, com a porção "pré" ligando-se imediatamente ao retículo endoplasmático rugoso (RER), o qual atrai os ribossomos para íntima aposição com o RER. Durante a síntese, o pré-pró-hormônio é secretado para o interior do RER. A presença de uma peptidase na parede do RER permite que a porção "pré" da molécula seja rapidamente removida e o pró-hormônio deixe o RER em vesículas que foram extraídas do RER. Essas vesículas então se movem para o aparelho de Golgi, onde coalescem com as membranas de Golgi para formar grânulos secretórios. O pró-hormônio é clivado durante esse processo, de modo que a maioria do hormônio está em sua forma final dentro do aparelho de Golgi, embora alguns pró-hormônios também possam ser encontrados.

Os hormônios proteicos são armazenados em grânulos na glândula até que haja necessidade de sua liberação. Embora alguns dos hormônios sejam secretados de forma contínua, a maior parte é secretada por meio do processo de *exocitose* de grânulos em resposta a um sinal específico. O processo de exocitose requer trifosfato de adenosina (ATP) e cálcio (Ca^{2+}). O cálcio citoplasmático aumentado resulta da liberação intracelular de Ca^{2+} da mitocôndria, ou do retículo endoplasmático, ou do influxo de Ca^{2+} extracelular.

Os esteroides são sintetizados a partir do colesterol, o qual é sintetizado pelo fígado; esteroides não são armazenados, mas são liberados quando são sintetizados

Os esteroides representam uma classe de hormônios que, diferentemente dos hormônios proteicos, são lipofílicos. Em geral, eles pertencem a uma de duas categorias: *hormônios adrenocorticais* (glicocorticoides, mineralocorticoides) e *hormônios sexuais* (estrógenos, progesterona, andrógenos). Eles têm um esqueleto de carbono-17, com quatro anéis em comum, o qual é derivado do *colesterol* (Figura 33.4). Embora os esteroides possam ser sintetizados *de novo* dentro da célula a partir da molécula de acetato com dois carbonos, a maioria dos esteroides é formada a partir do colesterol, o qual é sintetizado pelo fígado (Figura 33.5). Lipoproteínas de baixa densidade (LDL) penetram nas células produtoras de esteroides por meio da interação com um receptor da membrana. O colesterol é liberado pela degradação do LDL por enzimas lisossômicas. O colesterol é usado imediatamente para síntese de esteroides ou armazenado em grânulos sob uma forma de éster no interior da célula. A primeira etapa na síntese de todos os hormônios esteroides a partir do colesterol envolve a clivagem da cadeia lateral do colesterol para formar *pregnenolona*; essa etapa ocorre na mitocôndria. Modificações subsequentes da molécula esteroide podem ocorrer na mitocôndria ou podem envolver movimento para outros compartimentos da célula (Figura 33.6). O controle de movimento de esteroides entre compartimentos celulares durante o processo de síntese não é bem compreendido.

O tipo de hormônio esteroide que é sintetizado depende da presença de enzimas específicas dentro de uma célula em particular. Por exemplo, apenas as células do córtex adrenal contêm enzimas (hidroxilases) que resultam em hidroxilação da 11ª e 21ª moléculas de carbono, um processo essencial para a produção de glicocorticoides e mineralocorticoides. O padrão para biossíntese de esteroides sexuais é a modificação da pregnenolona em uma sequência que envolve progesterona, andrógenos e, finalmente, estrógenos. As células que sintetizam andrógenos (p. ex., células de Leydig dos testículos) têm as enzimas requeridas para a formação de pregnenolona e progesterona, bem como para a modificação de progesterona em andrógeno, mas faltam as enzimas necessárias para modificar andrógenos em estrógenos. Embora as células formadoras de esteroides sexuais não tenham enzimas que permitam a formação de hormônios adrenocorticais, o córtex adrenal contém os sistemas enzimáticos necessários para a

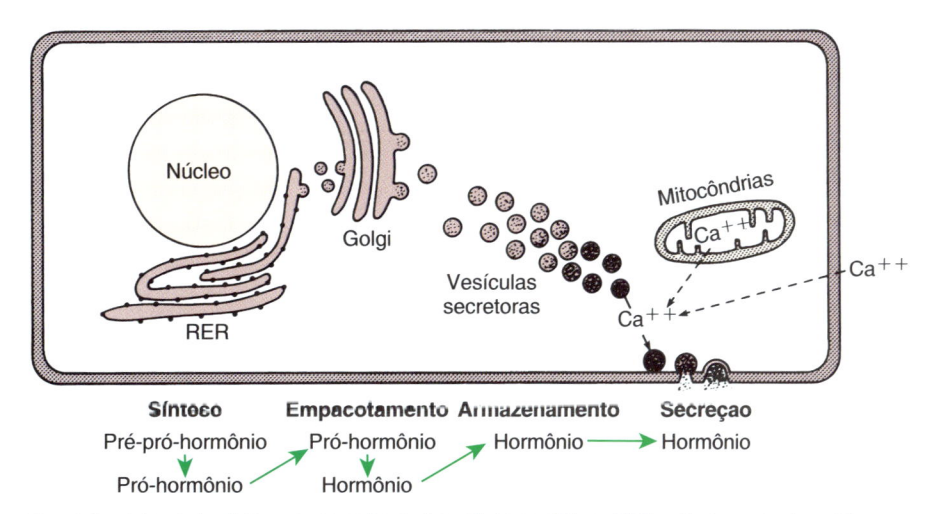

● **Figura 33.3** Componentes subcelulares da síntese e secreção de hormônio peptídico. *RER*, retículo endoplasmático rugoso. (Fonte: Hedge GA, Colby HD, Goodman RL. *Clinical endocrine physiology*. Philadelphia: Saunders; 1987.)

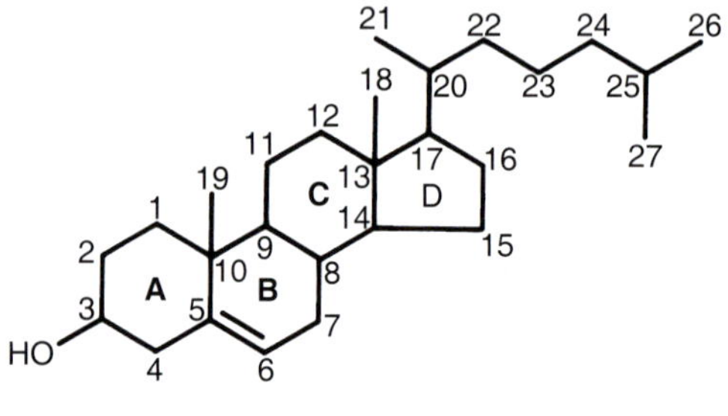

Colesterol

● **Figura 33.4** A estrutura em anel e o sistema de numeração dos átomos de carbono em hormônios esteroides, exemplificados para a molécula de colesterol. (Fonte: Hedge GA, Colby HD, Goodman RL. *Clinical endocrine physiology*. Philadelphia: Saunders; 1987.)

formação de ambos os hormônios, adrenocorticais e sexuais, embora os primeiros sejam priorizados. Como resultado, o córtex adrenal normalmente produz pequenas quantidades de esteroides sexuais e quantidades maiores em certas condições fisiopatológicas.

Não há provisão para o armazenamento de hormônios esteroides dentro da célula; eles são secretados imediatamente após a formação por simples difusão através da membrana celular por causa de sua estrutura lipofílica. Assim, síntese e secreção de hormônios esteroides ocorrem de uma maneira intimamente associada, de tal forma que a taxa de secreção hormonal é controlada pela taxa de síntese. A única forma de armazenamento de esteroides no interior dessas células envolve a molécula precursora, o colesterol, como um éster.

Transporte de hormônios no sangue

Os hormônios proteicos são hidrofílicos e transportados no plasma sob a forma dissolvida

Este capítulo aborda principalmente os hormônios transportados pelo sangue para os tecidos-alvo. Os meios pelos quais os hormônios são transportados no sangue variam de acordo com a solubilidade do hormônio. Os hormônios proteicos e peptídicos são hidrofílicos e são transportados no plasma sob a forma dissolvida. Os hormônios proteicos podem circular sob a forma *monomérica* (unidade simples) ou *polimérica* (unidade múltipla) (p. ex., insulina). Os hormônios que têm subunidades podem aparecer na circulação na forma de subunidade, embora isso reduza a potência biológica da molécula.

Esteroides e hormônios da tireoide são lipofílicos e transportados no plasma em associação a proteínas específicas e não específicas; a quantidade de hormônio ativo não ligado é relativamente pequena

O transporte de esteroide e hormônios tireóideos é mais complicado do que o de hormônios proteicos, porque os hormônios esteroides e tireóideos são lipofílicos e, assim, têm solubilidade limitada em soluções aquosas, inclusive no sangue. Esses hormônios são transportados

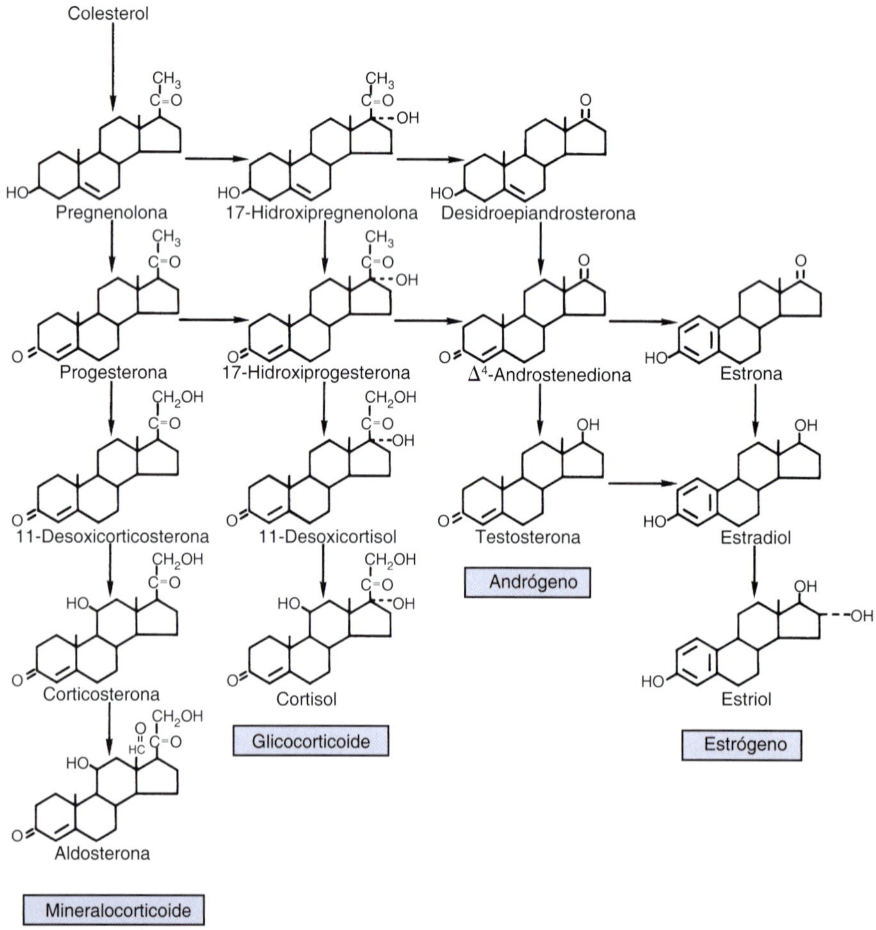

● **Figura 33.5** Vias envolvidas na produção dos principais hormônios esteroides. (Fonte: Hedge GA, Colby HD, Goodman RL. *Clinical endocrine physiology*. Philadelphia: Saunders; 1987.)

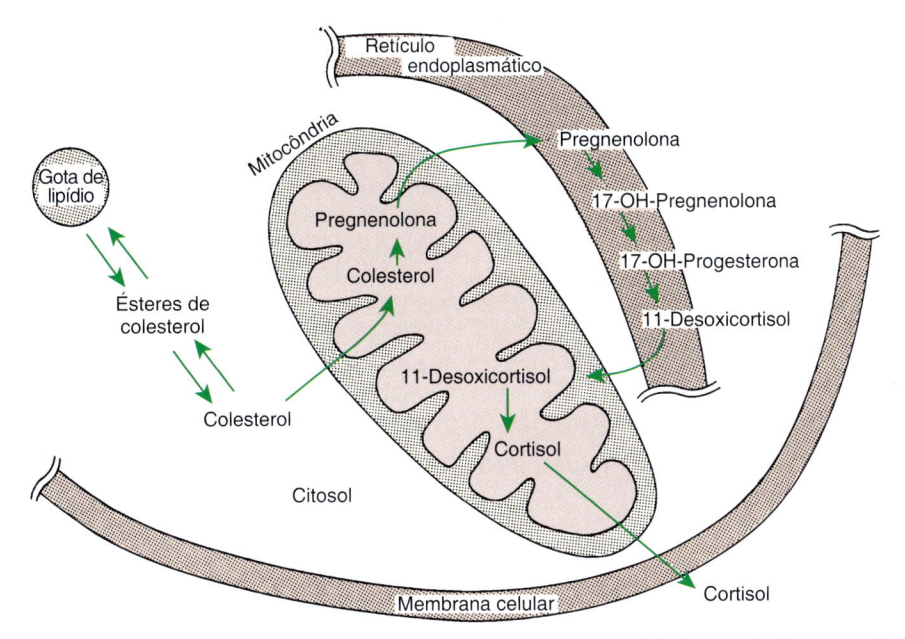

- **Figura 33.6** Compartimentalização subcelular da biossíntese do colesterol. (Fonte: Hedge GA, Colby HD, Goodman RL. *Clinical endocrine physiology*. Philadelphia: Saunders; 1987.)

no sangue por associação a vários tipos de proteínas. Algumas das proteínas que se ligam a esteroides têm alta afinidade por um esteroide em particular; por exemplo, uma globulina, *transcortina*, tem alta afinidade pelo cortisol e corticosterona, mas também serve como um veículo importante de transporte para a progesterona, muito embora ela tenha menor afinidade por este hormônio. As proteínas carreadoras com altas afinidades têm baixa capacidade por causa de suas baixas concentrações plasmáticas. Em contraste, as proteínas plasmáticas chamadas de *albuminas* têm baixa afinidade por hormônios esteroides, mas apresentam alta capacidade para transporte de esteroide por causa de sua alta concentração no plasma.

Um hormônio deve estar na forma *livre*, ou não ligada, antes de poder entrar em uma célula-alvo e eliciar atividade biológica. Isso ocorre pelo estabelecimento do equilíbrio entre os níveis hormonais livres e ligados no plasma. A forma livre normalmente representa apenas cerca de 1% da quantidade total de hormônio no plasma (até 10% do cortisol pode estar na forma livre). O sistema é responsivo ao uso da forma livre, e a forma livre é reabastecida rapidamente pela dissociação de hormônio ligado à proteína. A quantidade *total* do hormônio é normalmente mensurada, com exceção do hormônio da tireoide, para o qual normalmente são feitas as estimativas da concentração da forma livre e da forma ligada. Como foi mencionado para os hormônios esteroides, a síntese e a liberação estão fortemente ligadas, e, como as taxas de depuração metabólica normalmente são constantes, as concentrações de esteroides no plasma constituem-se, normalmente, em uma boa indicação da taxa de secreção. Sob certas condições fisiológicas, como a gestação em seres humanos, o metabolismo de estrógenos pode variar por causa da produção aumentada de proteínas ligadoras de estrógenos.

Interação célula-hormônio

Hormônios proteicos têm receptores específicos sobre as membranas plasmáticas de tecidos-alvo, enquanto os esteroides têm receptores específicos no citoplasma ou no núcleo

Uma questão central em endocrinologia é como os hormônios e as células-alvo de um tecido em particular interagem de uma maneira específica. O problema parece ser catastrófico para os esteroides, porque eles são lipídios solúveis e capazes de penetrar em todas as células do corpo. A solução é que as células-alvo têm receptores que são *específicos* para um hormônio em particular. Para os esteroides, os receptores estão localizados no citoplasma ou no núcleo das células-alvo, enquanto os receptores para proteínas e hormônios peptídicos estão localizados na membrana plasmática da célula. Em adição à especificidade, receptores têm alta *afinidade* aos respectivos hormônios. Essas características do receptor permitem que os hormônios estejam em baixas concentrações no sangue, mas sejam efetivos na produção de significativa resposta tecidual.

Quanto maior a afinidade do receptor pelo hormônio, mais longa será a resposta biológica. O término da ação de um hormônio normalmente requer *dissociação* do hormônio de seu receptor. Isso ocorre mais frequentemente como resultado de uma diminuição da concentração plasmática do hormônio; a ligação de receptor e hormônio é não covalente, e a diminuição das concentrações hormonais favorece um equilíbrio químico de dissociação sobre associação. O término da ação hormonal também pode resultar da *internalização* do complexo hormônio-receptor pelo processo de *endocitose*. O hormônio é degradado por enzimas lisossômicas, enquanto o receptor, protegido por causa de sua associação à vesícula da membrana, pode ser reciclado para uma membrana plasmática.

Os receptores estão presentes nas células em número muito maior do que o necessário para a evocação de uma resposta biológica. A ocupação, por um hormônio, de menos de 50% dos receptores, normalmente elicia uma resposta biológica máxima. Mesmo assim, podem ocorrer alterações no número de receptores que afetam a sensibilidade da célula, embora não alterem a máxima capacidade de resposta. Alterações no número dos receptores modificam a probabilidade de ocorrer interação entre receptor e hormônio. A síntese do receptor pode ser estimulada por um hormônio diferente daquele que interage com o receptor. Por exemplo, os receptores predominantes de gonadotrofina nas células granulosas do ovário mudam de receptores de FSH para LH após a fase folicular ovariana, por causa da influência do FSH. Isso permite que o controle do folículo ovariano passe de FSH para LH, o que facilita a ovulação e a luteinização (formação do corpo lúteo). Inversamente, o número de receptores pode diminuir em associação à contínua interação de receptor e hormônio. Isso ocorre frequentemente quando um agonista que tem grande afinidade pelo receptor é administrado ou quando a concentração do hormônio está patologicamente elevada. O número de receptores se torna infrarregulado nesta situação. O resultado é que o animal se torna resistente ao tratamento prolongado com o hormônio em questão.

Respostas celulares pós-receptor

Os esteroides interagem diretamente com o núcleo celular por meio da formação de um complexo com seu receptor nuclear ou citosólico, enquanto os hormônios proteicos necessitam de um mensageiro, porque eles não podem entrar na célula

Os eventos que se seguem à ligação do hormônio e receptor dependem do envolvimento de um esteroide, proteína ou hormônio peptídico. Com esteroides, o hormônio é capaz de interagir dentro da célula por causa de sua capacidade de penetrar a membrana plasmática lipoproteica (Figura 33.7). Alguns esteroides (p. ex., estrógeno) também penetram o núcleo para formar um complexo com seu receptor esteroide nuclear. A interação do receptor e do hormônio esteroide no citosol (p. ex., andrógeno, glicocorticoide) resulta na ativação do complexo e subsequente translocação para o núcleo, onde interage com locais específicos na cromatina (elementos responsivos). O resultado é a produção de mRNA, o qual, quando translocado para os ribossomos, direciona a síntese de proteínas que produzem o resultado biológico desejado.

Os hormônios proteicos ou peptídicos requerem um intermediário para agir a seu favor, porque eles não são capazes de penetrar na membrana plasmática da célula; a substância intermediária é conhecida como *segundo mensageiro* (Figura 33.8). O segundo mensageiro mais bem documentado é o cAMP, o qual é produzido pela ativação de uma enzima, adenilciclase, por meio da interação do hormônio e do receptor na membrana plasmática. A ativação da adenilciclase e a produção do cAMP resultam na fosforilação das quinases proteicas, as quais são responsáveis pela resposta biológica. Outro segundo mensageiro inclui cálcio citosólico e sua fosfodiesterase associada, calmodulina, bem como trifosfato de inositol (IP_3) e diacilglicerol, ambos produtos do metabolismo do fosfatidilinositol. Uma importante ação do IP_3 é a estimulação da liberação de cálcio intracelular. Uma importante resposta ao diacilglicerol é a ativação de fosfolipase A e a formação de ácido araquidônico, o qual leva à formação de moléculas de membros da família das prostaglandinas. A resposta biológica a uma interação entre receptor e hormônio proteico ou peptídico é frequentemente mais rápida do que aquela aos esteroides; enzimas preexistentes são ativadas, enquanto a resposta biológica normalmente requer a síntese de enzima proteica.

Metabolismo dos hormônios

Hormônios esteroides são metabolizados pela conjugação com sulfatos e glicuronídeos, os quais tornam os esteroides hidrossolúveis

A atividade hormonal está limitada pelo metabolismo dos hormônios. O metabolismo de esteroides normalmente envolve redução da molécula, seguida por conjugação com sulfatos e glicuronídeos, os quais aumentam a hidrossolubilidade dos esteroides, permitindo então que sejam excretados pela urina. O fígado é o principal órgão responsável por esse processo. As moléculas de iodo são removidas dos hormônios tireóideos durante o metabolismo. Os hormônios proteicos são clivados por peptidases; isso é precedido pela redução de pontes de dissulfeto, se esta for uma característica da molécula. Embora um metabólito seja normalmente menos potente biologicamente do que

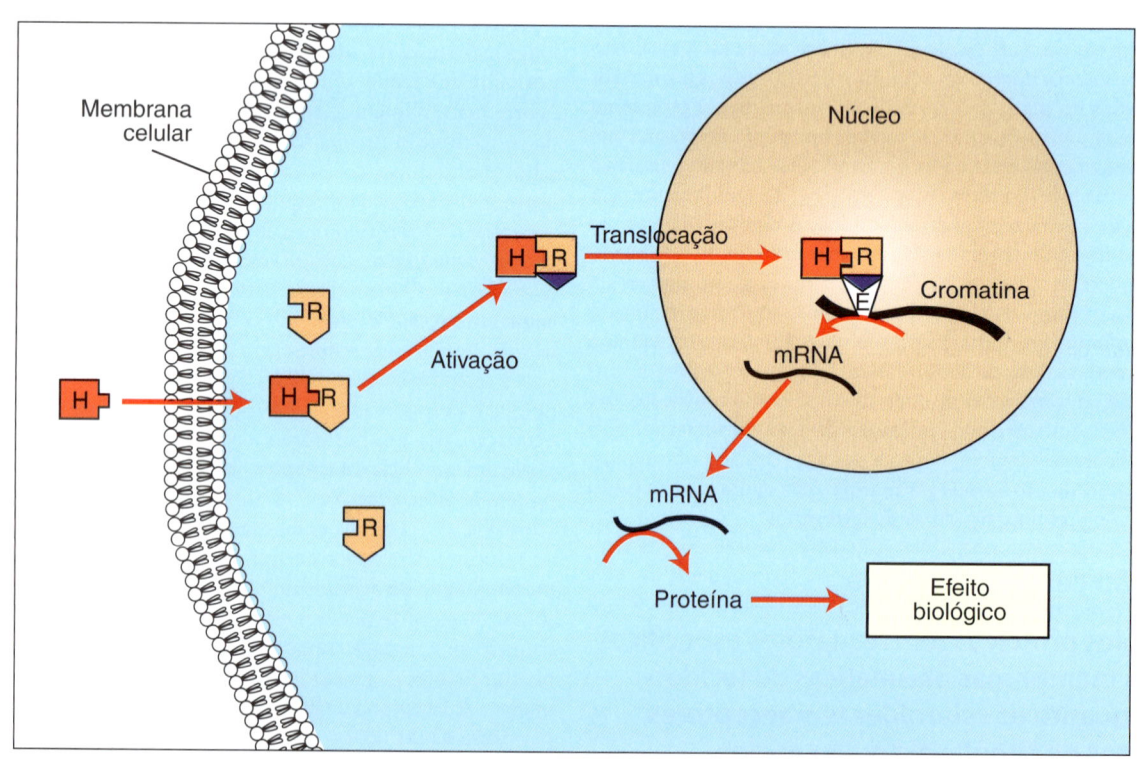

• **Figura 33.7** Mecanismo subcelular de ação de um hormônio lipofílico (*H*) através de um receptor intracelular (*R*). O complexo H-R induz a síntese de ácido ribonucleico mensageiro (*mRNA*) pela ligação a um elemento responsivo (*E*) na cromatina. (Fonte: Hedge GA, Colby HD, Goodman RL. *Clinical endocrine physiology*. Philadelphia: Saunders; 1987.)

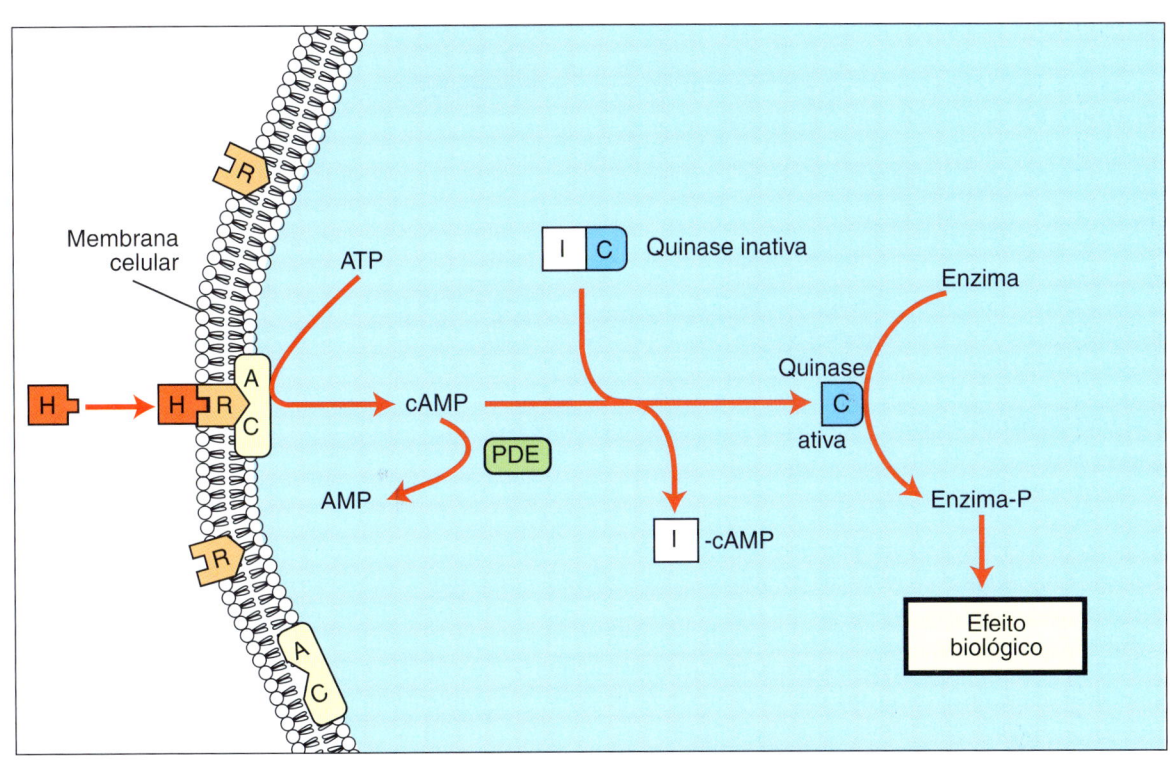

● **Figura 33.8** Mecanismo subcelular de ação de um hormônio hidrofílico (*H*) através de um receptor (*R*), adenilciclase (*AC*) e monofosfato cíclico de adenosina (*cAMP*). *ATP*, trifosfato de adenosina; *I* e *C*, subunidades inibidoras e catalíticas da quinase, respectivamente; *PDE*, fosfodiesterase. (Fonte: Hedge GA, Colby HD, Goodman RL. *Clinical endocrine physiology*. Philadelphia: Saunders; 1987.)

a molécula original, algumas evidências sugerem que os conjugados de esteroides podem ter atividade biológica significativa. Com isso se questiona se a conversão de hormônios intracelularmente, como ocorre com a testosterona, que se transforma em di-hidrotestosterona, pode ser entendida como metabolismo, já que a di-hidrotestosterona é mais potente biologicamente do que a testosterona. Um outro exemplo, a conversão de 17β-estradiol em estrona pelos tecidos periféricos, incluindo células adiposas, é descrito como uma forma de metabolismo; entretanto, a estrona é um estrógeno natural e relativamente potente.

Em algumas situações, a *taxa de depuração* (*clearance*) de um hormônio pode variar (p. ex., diminuição da taxa devido ao aumento da ligação das proteínas plasmáticas com o hormônio durante a gestação, ou aumento como resultado da diminuição da ligação hormônio-proteínas plasmáticas em conjunção com doença hepática); entretanto, o *metabolismo* de hormônios é relativamente constante, e a concentração de um hormônio normalmente reflete a outra determinante da atividade hormonal: a *taxa de síntese* do hormônio.

Mecanismos de controle por retroalimentação

O mais importante controle por retroalimentação para hormônios é o sistema de retroalimentação negativa, no qual as concentrações aumentadas do hormônio resultam em sua menor produção, normalmente por meio da interação com o hipotálamo ou a hipófise

Os efeitos dos hormônios são proporcionais às suas concentrações no sangue e, portanto, o controle dessas concentrações é um importante aspecto na garantia das funções fisiológicas normais. Como indicado anteriormente, o fator primário que influi nas concentrações hormonais no sangue é a taxa de secreção por um órgão em particular. Os sistemas de controle em alça por retroalimentação baseiam-se no monitoramento do ponto de controle, em função das concentrações de hormônios para aumentar ou para diminuir a secreção de um hormônio por um órgão endócrino. A retroalimentação negativa é, sem comparação, o sistema de retroalimentação mais comum, no qual o monitoramento contínuo permite ao sistema contrapor-se a alterações na secreção do hormônio ou manter um ambiente relativamente constante.

Um exemplo de sistema no qual o controle de retroalimentação negativa envolve ambos, a endorfina e o sistema nervoso, é mostrado na Figura 33.9. No hipotálamo, que controla a secreção de hormônios tróficos na adeno-hipófise por meio da secreção de hormônios liberadores de peptídios, existem células com ponto de ajuste, que permitem comparar as concentrações sanguíneas do hormônio com o fornecimento de hormônios liberadores. Se as concentrações sanguíneas caem abaixo do ideal fisiológico, aumenta a liberação dos hormônios liberadores; isso, por sua vez, aumenta a produção de hormônios tróficos pela adeno-hipófise e, subsequentemente, a secreção do hormônio pelo órgão-alvo. Inversamente, se a concentração do hormônio aumenta acima dos limites fisiológicos aceitáveis, a produção do hormônio liberador no hipotálamo é interrompida, a secreção do hormônio trófico pela adeno-hipófise diminui, e a produção do hormônio pelo órgão-alvo diminui. Esse tipo de sistema de controle não é uma organização "tudo ou nada", porque mudanças e ajustes são realizados continuamente para manter uma concentração ideal do hormônio.

No sistema de retroalimentação negativa, um aumento na secreção de hormônio resulta em diminuição na secreção do hormônio trófico. Também é possível ter um sistema de retroalimentação negativa no qual um aumento de uma substância fisiológica, tal como a glicose, causa um aumento em um hormônio, neste caso a insulina, a qual desempenha um importante papel no metabolismo da glicose. Isso é considerado um sistema de retroalimentação negativa,

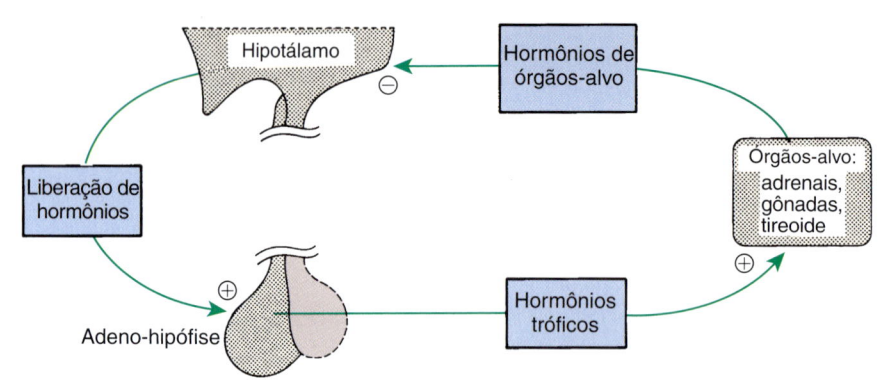

● **Figura 33.9** Retroalimentação negativa de hormônios tróficos e hormônios liberadores pelos hormônios de órgãos-alvo. Os sinais de "mais" indicam estímulo, e os de "menos" indicam inibição. Em alguns casos, tal inibição ocorre na hipófise. (Fonte: Hedge GA, Colby HD, Goodman RL. *Clinical endocrine physiology*. Philadelphia: Saunders; 1987.)

porque as concentrações da glicose estão sendo "enfraquecidas", ou retornando aos níveis normais, pela ação da insulina.

Sistemas de retroalimentação positiva também existem, embora eles sejam menos comuns do que os sistemas de retroalimentação negativa. Um exemplo é a liberação pré-ovulatória de LH, na qual a taxa pulsátil de secreção de LH aumenta enormemente durante os últimos estágios do desenvolvimento folicular ovariano, por causa do aumento da produção de estrógeno pelo folículo. Nessa situação, há um ponto-final definitivo: a ovulação resulta em um declínio no estímulo, o estrógeno, embora a duração do surgimento do LH seja provavelmente determinada dentro do hipotálamo, e, desta forma, a resposta de LH ao estrógeno é modulada.

Os padrões secretórios endócrinos podem ser influenciados por fatores como sono ou luz e podem produzir ritmos circadianos

Padrões endócrinos de secreção podem ocorrer fora do controle de inibição de retroalimentação negativa. Os padrões hormonais podem variar em uma base de aproximadamente 24 horas, um processo referido como *ritmo diurno*, ou *ritmo circadiano*. *Circadiano* é o termo preferido porque *diurno* se refere à atividade durante o dia; *noturno* deve ser usado para os ritmos que são ativos à noite. A maioria dos ritmos diurnos tem alguns aspectos de luz, ou falta de luz, como a principal influência no ritmo. As variações rítmicas nos padrões hormonais que ocorrem em intervalos mais curtos, frequentemente na amplitude de uma hora, são chamadas de *ritmos ultradianos*.

Hipotálamo

O hipotálamo coordena a atividade da hipófise por meio da secreção de aminas e peptídios, particularmente liberando hormônios

Como mencionado anteriormente, os dois maiores sistemas de controle são os sistemas nervoso e endócrino. A interface desses sistemas ocorre, em sua maior parte, no hipotálamo. O hipotálamo está em uma área do diencéfalo que forma o assoalho do terceiro ventrículo e inclui quiasma óptico, túber cinéreo, corpos mamilares e a eminência mediana. Em geral, não estão incluídos nesta classificação o infundíbulo e a neuro-hipófise (pedículo do lobo posterior e o lobo posterior, respectivamente), embora ambos os tecidos representem extensões do hipotálamo para a hipófise.

O hipotálamo produz peptídios e aminas que influenciam a hipófise a produzir (1) hormônios tróficos (p. ex., ACTH), os quais, por sua vez, influenciam a produção de hormônios (p. ex., cortisol) pelo tecido-alvo endócrino periférico, ou (2) hormônios que causam um efeito biológico diretamente nos tecidos (p. ex., PRL). O hipotálamo também é o centro para o controle de um grande número de vias de controle do sistema nervoso autônomo.

Hipófise

A hipófise, ou glândula pituitária, é composta de *adeno-hipófise* (*pars distalis*, ou lobo anterior), *neuro-hipófise* (*pars nervosa*, ou lobo posterior), *pars intermedia* (lobo intermediário) e *pars tuberalis* (Figura 33.10). A adeno-hipófise é formada a partir de uma área da raiz do ectoderma oral embrionário denominada *bolsa de Rathke*, a qual se estende para baixo como uma evaginação do ectoderma neural do assoalho do terceiro ventrículo.

A neuro-hipófise tem corpos celulares que se originam no hipotálamo, com terminações celulares que secretam ocitocina e vasopressina (hormônio antidiurético)

A neuro-hipófise é composta por axônios cuja origem neural está amplamente dentro dos núcleos supraóptico e paraventricular do hipotálamo. A neuro-hipófise é uma extensão do hipotálamo dentro da hipófise; isto é, os corpos celulares estão no hipotálamo. Os axônios formam o pedículo do lobo posterior, e as terminações nervosas estão no próprio lobo (Figura 33.11).

Os neurônios secretores endócrinos que constituem a neuro-hipófise diferem dos neurônios envolvidos na transmissão de sinais neurais de várias maneiras: (1) os neurônios neurossecretores não inervam outros neurônios, mesmo que eles sejam inervados; (2) o produto secretado pelos neurônios neurossecretores é liberado no sangue; e (3) o produto secretado pode agir em locais distantes do neurônio. Além disso, em contraste com os hormônios da adeno-hipófise, que influenciam outros tecidos a produzirem hormônios, os hormônios do lobo posterior podem desencadear a resposta tecidual desejada diretamente.

A primeira indicação da atividade fisiológica do lobo neuro-hipofisário foi o achado de Oliver e Schafer em 1895, de que a injeção de extratos totais da hipófise promove um aumento na pressão sanguínea. Logo se esclareceu que este efeito estava associado à *pars nervosa*. Esta ação representa os efeitos de um dos principais hormônios neuro-hipofisários, a *vasopressina* ou *hormônio antidiurético*.

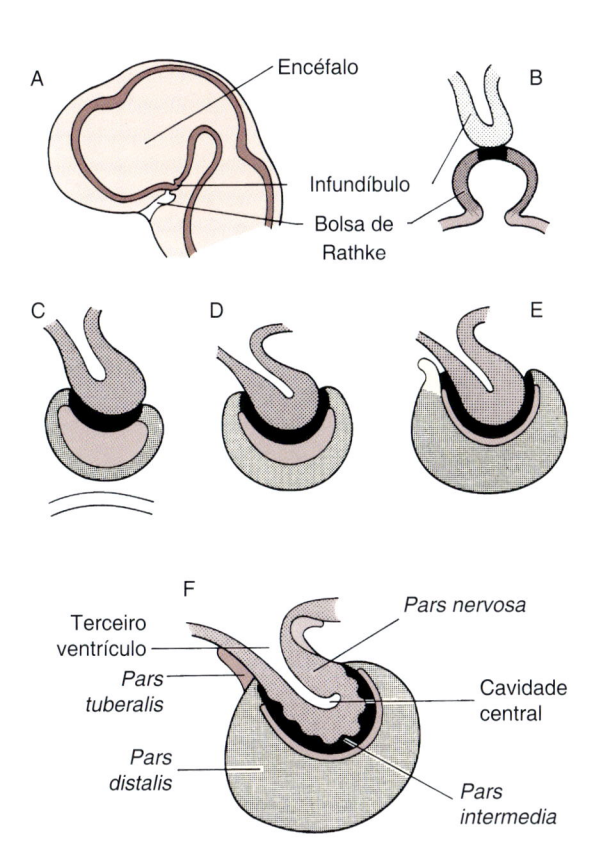

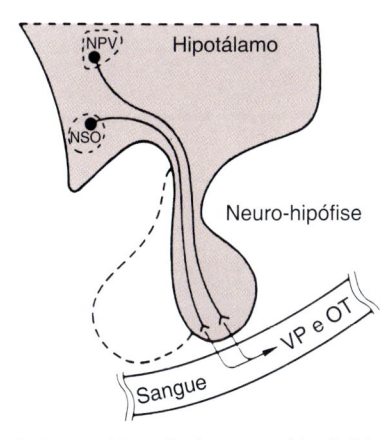

● **Figura 33.10** Diagrama mostrando os estágios progressivos no desenvolvimento embrionário da hipófise. A bolsa de Rathke torna-se destacada do epitélio oral no estágio **C**. (Fonte: Villee CA, Walker WF Jr, Smith FE. *General zoology*. 2. ed., Philadelphia: Saunders; 1963; Turner CD, Bagnara JT. *General endocrinology*. 6. ed., Philadelphia: Saunders; 1976.)

● **Figura 33.11** O sistema hipotalâmico-neuro-hipofisário, o qual secreta vasopressina (*VP*) e ocitocina (*OT*). *NPV*, núcleo paraventricular; *NSO*, núcleo supraóptico. (Fonte: Hedge GA, Colby HD, Goodman RL. *Clinical endocrine physiology*. Philadelphia: Saunders; 1987.)

A existência de outro hormônio neuro-hipofisário principal, a *ocitocina*, foi inicialmente indicada em 1915, quando Gaines demonstrou que a injeção de extratos da neuro-hipófise causou a ejeção de leite. Em 1941, Ely e Peterson demonstraram que uma glândula mamária denervada podia ejetar leite, se a glândula fosse perfundida com sangue que tivesse sido enriquecido com extratos da neuro-hipófise. Ambos os hormônios neuro-hipofisários foram isolados e sequenciados por du Vigneaud em 1954. Essas foram algumas das primeiras proteínas cujas sequências de aminoácidos foram documentadas.

A ocitocina e a vasopressina são sintetizadas em corpos celulares no hipotálamo e são transportadas por fluxo axônico até o lobo posterior, onde são liberadas

Como observado, os dois hormônios importantes produzidos pela neuro-hipófise são a vasopressina e a ocitocina. Embora se pensasse anteriormente que os dois hormônios fossem produzidos em núcleos separados, evidências atuais indicam que ambos são produzidos nos núcleos supraóptico e paraventricular. Os corpos celulares que sintetizam os hormônios são grandes e, assim, são denominados *neurônios magnocelulares*. A síntese de vasopressina e ocitocina, como descrito anteriormente para os hormônios proteicos e peptídicos, envolve inicialmente a produção de um pré-pró-hormônio, a pré-pró-pressofisina, para a vasopressina, e a pré-pró-oxifisina para a ocitocina, no corpo celular dentro do hipotálamo (Figura 33.12). A porção "pré" da molécula é clivada antes de as moléculas serem armazenadas dentro de grânulos. Durante a passagem dos grânulos dentro dos axônios, o pró-hormônio é clivado para produzir ocitocina ou vasopressina; os fragmentos peptídicos restantes são chamados de neurofisina I ou neurofisina II, respectivamente. A neurofisina I, a qual é liberada no sistema vascular junto com a ocitocina, tem sido mensurada como um meio alternativo de acompanhar a liberação de ocitocina. Até o momento, não se conhece a função fisiológica das neurofisinas.

A liberação dos hormônios peptídicos do lobo posterior é iniciada no hipotálamo como resultado da despolarização do corpo celular por causa da estimulação pelos neurônios aferentes. O potencial de ação gerado estende-se pelo axônio até o terminal nervoso, onde os grânulos secretores, contendo os hormônios, são estocados. A despolarização da membrana da célula nervosa permite o influxo de íons cálcio, os quais iniciam a liberação do hormônio por meio do processo de exocitose.

Os principais efeitos da ocitocina são sobre a contração do músculo liso (glândula mamária e útero); os efeitos da vasopressina são, primariamente, sobre a conservação da água (antidiurese) e, secundariamente, sobre a pressão sanguínea

Os principais efeitos da ocitocina envolvem a contração das células mioepiteliais, as quais envolvem os alvéolos na glândula mamária e miométrio do útero (ver Capítulos 38 e 39).

A principal atividade da vasopressina desvirtua seu nome, porque seu principal efeito é ser antidiurético, com aumento da retenção de água pelos rins. Consequentemente, o hormônio é, com frequência, chamado de *hormônio antidiurético* (ADH) (Figura 33.13). A vasopressina é o hormônio mais importante para o controle do balanço hídrico. A vasopressina também tem um efeito pressor, o qual envolve a contração de músculo liso do sistema vascular e, portanto, tem um efeito sobre a pressão sanguínea. A principal forma da vasopressina na maioria das espécies é a arginina-vasopressina, enquanto nos suínos é a lisina-vasopressina e em aves é a arginina-vasotocina.

A osmolalidade plasmática controla a secreção de vasopressina

O controle da secreção da vasopressina como um resultado de variações na osmolalidade plasmática é feito por meio de *osmorreceptores* localizados no hipotálamo, bem como de receptores

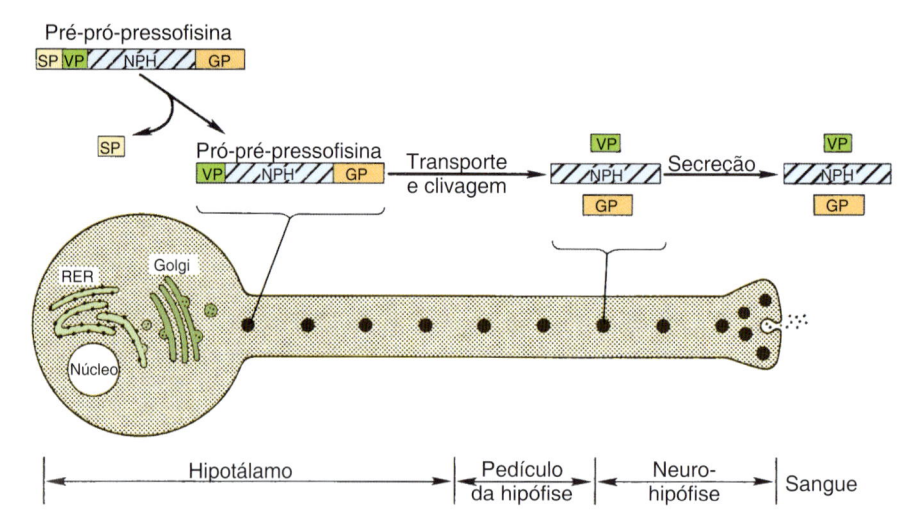

- **Figura 33.12** Diagrama de um neurônio secretando vasopressina, ilustrando os componentes subcelulares envolvidos na síntese e na secreção. Esse processo começa com a síntese e a secreção de pré-pró-pressofisina, que consiste em (1) um sinal peptídico (*SP*), (2) vasopressina (*VP*), (3) neurofisina (*NPH*) e (4) uma glicoproteína (*GP*). A produção e a liberação de ocitocina são idênticas, exceto que nenhuma glicoproteína está envolvida. *RER*, retículo endoplasmático rugoso. (Fonte: Hedge GA, Colby HD, Goodman RL. *Clinical endocrine physiology*. Philadelphia: Saunders; 1987.)

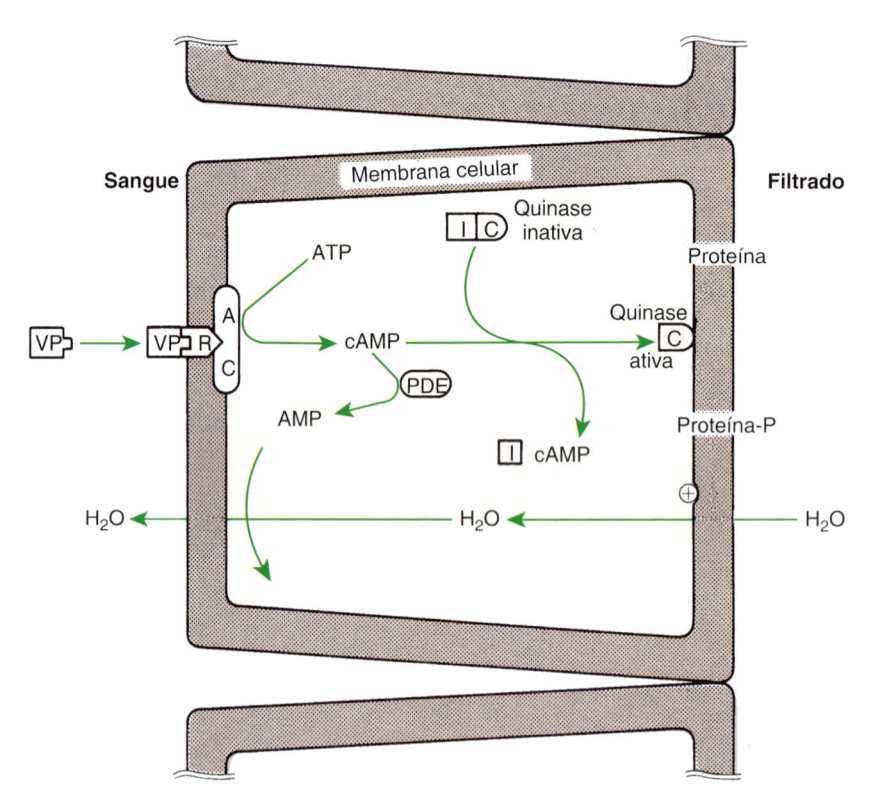

- **Figura 33.13** Mecanismo de ação antidiurética da vasopressina (*VP*) sobre as células do túbulo distal e ductos coletores. *AC*, adenilciclase, *AMP*, monofosfato de adenosina; *ATP*, trifosfato de adenosina; *cAMP*, AMP cíclico; *I* e *C*, subunidades inibidora e catalítica da quinase, respectivamente; *PDE*, fosfodiesterase; *R*, receptor. (Fonte: Hedge GA, Colby HD, Goodman RL. *Clinical endocrine physiology*. Philadelphia: Saunders; 1987.)

localizados no esôfago e estômago, que imediatamente percebem a ingestão de água (Figura 33.14). Um aumento na osmolalidade de fluidos corporais aumenta a taxa de disparo do potencial de ação nos osmorreceptores, os quais, por sua vez, ativam as células hipotalâmicas que sintetizam a vasopressina. O sistema de retroalimentação negativa é sensível às variações na osmolalidade, e a proporção de soluto-água é mantida no intervalo de 1 a 2% dos valores normais. A regulação do efeito pressor da vasopressina – isto é, por meio do volume sanguíneo – é obtida pelo aumento do número de potenciais de ação em receptores de distensão

localizados nos átrios. Uma diminuição no volume sanguíneo ativa os receptores de distensão, os quais inibem a atividade dos neurônios de origem vagal, que inibem as células osmorreceptoras. As mudanças de volume sanguíneo que diminuem a pressão sanguínea também afetam a liberação de vasopressina por meio da ativação de *barorreceptores* no seio carotídeo e arco aórtico.

Diabetes insípido (DI) é uma alteração do metabolismo da água, caracterizado por poliúria (passagem anormal de grandes volumes de urina), urina com baixa densidade ou osmolalidade e polidipsia (sede exagerada e ingestão excessiva de água).

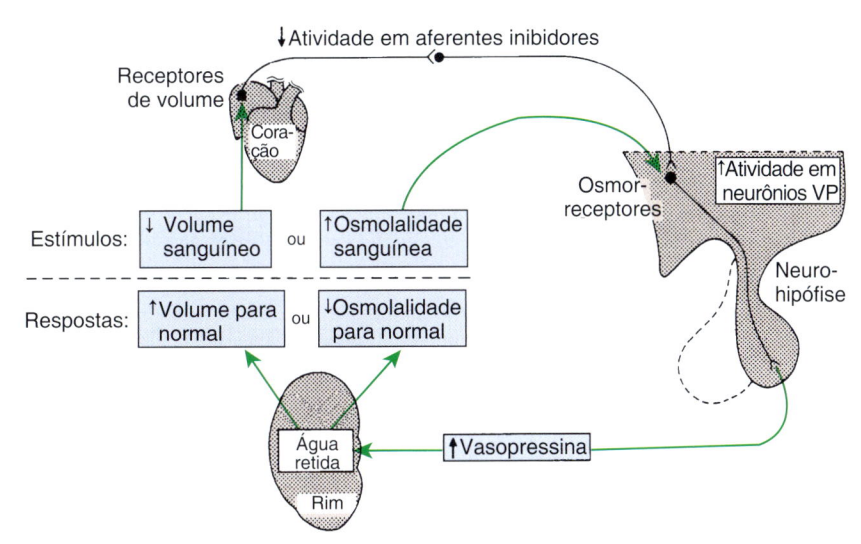

● **Figura 33.14** Principais mecanismos reguladores da secreção da vasopressina (VP). Uma alteração tanto no volume sanguíneo quanto na osmolalidade modifica a secreção de vasopressina para restabelecer esses parâmetros para valores normais. Entretanto, esse restabelecimento requer ajustes de ingestão apropriada de água pela sede, bem como pela modulação de retenção de água descrita. Além disso, as duas respostas indicadas podem ser influenciadas por variações simultâneas no equilíbrio do sódio. (Fonte: Hedge GA, Colby HD, Goodman RL. *Clinical endocrine physiology*. Philadelphia: Saunders; 1987.)

É resultante da secreção defeituosa de ADH (DI central) ou pela incapacidade de o túbulo renal responder ao ADH (DI nefrogênico). A deficiência de ADH pode ser parcial ou completa. O DI *central* é caracterizado por uma falta absoluta ou relativa de ADH circulante e é classificado como *primário* (idiopático ou congênito) ou *secundário*. O DI central secundário resulta normalmente de traumatismo craniano ou neoplasia.

O DI central pode surgir em qualquer idade, em qualquer raça de cão ou gato, em qualquer gênero; entretanto, adultos jovens (6 meses de idade) são mais frequentemente acometidos. Os principais sinais clínicos de DI são poliúria intensa e polidipsia (> 100 mℓ/kg/dia; faixa normal, 40 a 70 mℓ/kg/dia), noctúria e incontinência, geralmente durando vários meses. A gravidade dos sinais clínicos varia, porque o DI pode resultar de um defeito parcial ou completo na secreção ou na ação do ADH. Os sinais menos consistentes incluem perda de peso (porque esses animais estão constantemente buscando água) e desidratação.

A contagem total das células sanguíneas, a bioquímica do soro e o perfil eletrolítico são geralmente normais em animais com DI. A osmolalidade plasmática é frequentemente alta (> 310 mOsm/ℓ) no DI central ou nefrogênico, como resultado da *desidratação*. Animais com polidipsia primária (não originada de DI central ou DI nefrogênico, e outro tipo de poliúria) frequentemente exibem baixa osmolalidade plasmática (< 290 mOsm/ℓ) resultante de *excessiva hidratação*. Quando presentes na avaliação inicial, as anormalidades (p. ex., hematócrito ligeiramente aumentado, hipernatremia) são geralmente secundárias à desidratação pela restrição de água feita pelo dono do animal. Nos casos de DI, a urinálise não é tão importante, exceto para achados de urina persistentemente diluída (densidade urinária de 1,004 a 1,012).

Os testes diagnósticos para confirmar e diferenciar DI central, DI nefrogênico e polidipsia primária incluem o *teste de privação de água modificado* ou resposta à suplementação de ADH. O teste de privação de água modificado é proposto para determinar se o ADH endógeno é liberado em resposta à desidratação e se os rins podem responder ao ADH. As causas mais comuns de poliúria e polidipsia devem ser excluídas antes da realização do procedimento. A falha em reconhecer a insuficiência renal antes da privação de água pode levar a um diagnóstico incorreto ou inconclusivo ou pode causar morbidade significativa no paciente.

A hipersecreção de vasopressina na ausência de estimulação osmótica ou volumétrica é rara e denominada *síndrome de secreção inapropriada do hormônio antidiurético* (SIADH). Os processos neoplásicos frequentemente estão envolvidos nessa síndrome; tumores ectópicos, frequentemente localizados nos pulmões, são as neoplasias mais comumente envolvidas.

A adeno-hipófise produz hormônio do crescimento, prolactina, hormônio estimulante da tireoide, hormônio foliculoestimulante, hormônio luteinizante e corticotrofina

A adeno-hipófise compreende a *pars distalis* e a *pars intermedia*. Os principais hormônios produzidos pela adeno-hipófise são o hormônio do crescimento (GH, também chamado de *somatotrofina*), PRL, hormônio estimulante da tireoide (TSH), FSH, LH e corticotrofina (ACTH) (Tabela 33.1). O GH é produzido pelos somatotrofos acidófilos, e a PRL é produzida pelos lactotrofos; ambos são classificados como *somatomamotrofinas*. GH e PRL são proteínas de cadeia simples que contêm duas e três ligações de dissulfeto, respectivamente. Há uma superposição de atividade entre GH e PRL; essa superposição está baseada na homologia de aproximadamente 50% da sequência de seus aminoácidos. Dessas duas maiores somatomamotrofinas, o GH é especialmente espécie-específico quanto à sua atividade.

O TSH, produzido pelos tireotrofos, e FSH e LH, produzidos por gonadotrofos, são classificados como *glicoproteínas* porque todas as três moléculas têm grupamento funcional de carboidratos. Esses hormônios têm subunidades α e β que estão unidas por ligações não covalentes. As subunidades α são idênticas (e intercambiáveis) entre as três glicoproteínas. As subunidades β, únicas para cada hormônio, conferem ação específica para cada hormônio. Outros membros dessa família de hormônios que não são originários da adeno-hipófise incluem a *gonadotrofina coriônica equina* (também chamada de *gonadotrofina sérica da égua prenhe*) e a *gonadotrofina coriônica de primata*, as quais são produzidas por células da placenta.

Tabela 33.1	Seis principais hormônios secretados pela adeno-hipófise.
Hormônio	**Abreviaturas**
Glicoproteínas	
Hormônio foliculoestimulante	FSH
Hormônio luteinizante (hormônio estimulante das células intersticiais)	LH (ICSH)
Hormônio estimulante da tireoide (tireotrofina)	TSH
Somatotrofinas	
Hormônio do crescimento (somatotrofina)	GH
Prolactina	PRL
Pró-opiomelanocortina	
Corticotrofina (hormônio adrenocorticotrófico)	ACTH

Adaptada de Hedge GA, Colby HD, Goodman RL. *Clinical endocrine physiology.* Philadelphia: Saunders; 1987.

O ACTH e a β-lipotrofina fazem parte da família *pró-opiomelanocortina* da qual elas se originam a partir de um pró-hormônio em comum (Figura 33.15). As células tanto na *pars distalis* como na *pars intermedia* sintetizam moléculas de pró-opiomelanocortina. A ênfase no tipo de hormônio produzido é diferente no produto; o ACTH é produzido por corticotrofos da *pars distalis*. Na *pars intermedia*, o ACTH é clivado por corticotrofos para formar *hormônio α-melanócito-estimulante* (α-MSH), o hormônio predominante deste lobo. O fragmento peptídico remanescente é conhecido como *peptídio do lobo intermediário semelhante à corticotrofina*; a atividade fisiológica desse fragmento de peptídio não é conhecida. Tanto na *pars distalis* como na *pars intermedia*, a β-lipotropina é clivada para formar β-endorfinas e γ-lipotrofina. As endorfinas têm atividade opioide e parecem modular a secreção de gonadotrofinas.

O controle da atividade adeno-hipofisária não foi compreendido por muitos anos, principalmente porque a conexão funcional entre o cérebro e a adeno-hipófise não era conhecida. Nos anos 1930, Popa e Fielding, respectivamente, estudante de medicina e professor universitário em Budapeste, descreveram o sistema vascular que conecta o hipotálamo à hipófise, mas eles não conseguiram determinar a direção na qual o sangue fluía. Por volta de 1950, Geoffrey Harris formulou a importante conclusão de que a ligação envolvia a passagem de sangue do hipotálamo para a adeno-hipófise

através do sistema portal sanguíneo anteriormente descrito por Popa e Fielding (Figura 33.16). A artéria hipofisária dorsal, que fornece nutrientes e oxigênio para a adeno-hipófise (a artéria hipofisária ventral supre a neuro-hipófise), termina na eminência mediana como um plexo capilar. O sangue desses plexos é drenado por duas veias que se esvaziam nos capilares sinusoidais da *pars distalis*, completando o sistema portal venoso (uma veia supre a ventral, parte central da *pars distalis*; a outra supre a dorsal, áreas periféricas).

A atividade adeno-hipofisária é controlada pelos hormônios liberadores hipotalâmicos, os quais são liberados dentro do sistema portal que, por sua vez, conecta a eminência mediana do hipotálamo e a adeno-hipófise

Enquanto os neurônios que compõem a neuro-hipófise são influenciados diretamente pelo estímulo no interior do hipotálamo, a imposição de um sistema vascular entre o hipotálamo e a adeno-hipófise requer um tipo diferente de sistema de controle. O hipotálamo produz hormônios reguladores ou *hipofisiotróficos*, os quais são transportados para a eminência mediana e liberados dentro dela (comparáveis aos hormônios do lobo posterior) (Figura 33.17). Esses hormônios reguladores passam, via sistema portal venoso, para a adeno-hipófise, onde estimulam a liberação de vários hormônios adeno-hipofisários. A síntese de hormônios reguladores da adeno-hipófise é controlada tanto por estímulos neurais quanto hormonais no hipotálamo. Alguns dos hormônios hipofisários têm sido encontrados em outras áreas do encéfalo e locais extraneurais, incluindo o trato gastrintestinal e o pâncreas.

O isolamento inicial e a identificação dos hormônios hipotalâmicos requereram grandes quantidades de tecido, bem como habilidade e conhecimento de bioquímica. O primeiro hormônio hipotalâmico identificado, o qual controla a liberação de ACTH, foi denominado originalmente *fator liberador de corticotrofina* (atualmente alterado de *fator* para *hormônio*). O trabalho inicial feito pelo grupo de Guillemin, na University of Houston no início dos anos 1960, requereu coleta, congelamento e transporte de diversas centenas de milhares de encéfalos de carneiros de abatedouros localizados no oeste dos EUA, bem como a dissecção subsequente dos hipotálamos. Os hormônios

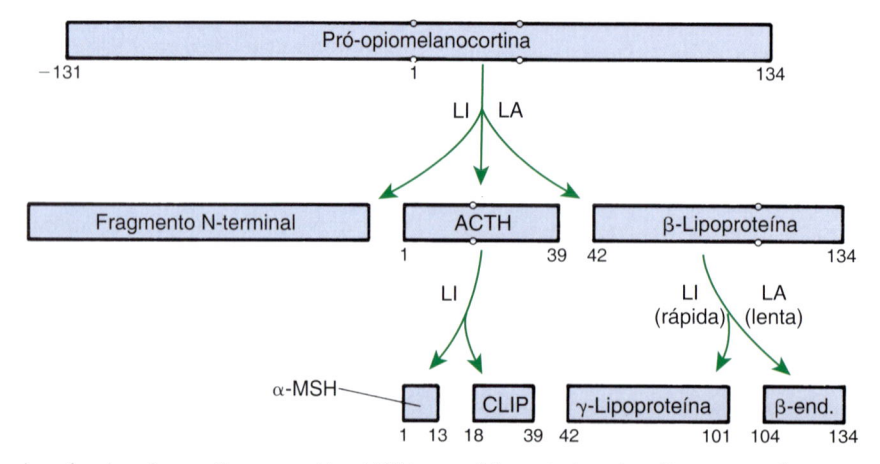

• **Figura 33.15** Clivagem da pró-opiomelanocortina para obter ACTH e peptídios relacionados. Por convenção, a numeração dos aminoácidos começa com o primeiro do ACTH e, então, aumenta positivamente em direção ao carboxiterminal e negativamente em direção ao aminoterminal. A clivagem ocorre em pares de bases de aminoácidos indicados pelos círculos. *ACTH*, hormônio adrenocorticotrófico; *LA*, lobo anterior; *α-MSH*, hormônio α-melanócito-estimulante; *β-end.*, β-endorfina; *CLIP*, peptídio do lobo intermediário semelhante à corticotrofina; *LI*, lobo intermediário. (Fonte: Hedge GA, Colby HD, Goodman RL. *Clinical endocrine physiology*. Philadelphia: Saunders; 1987.)

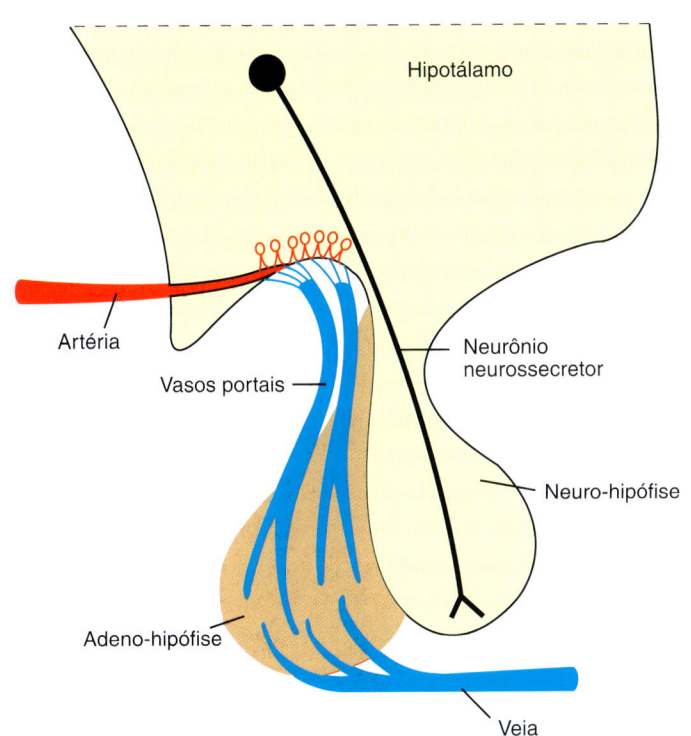

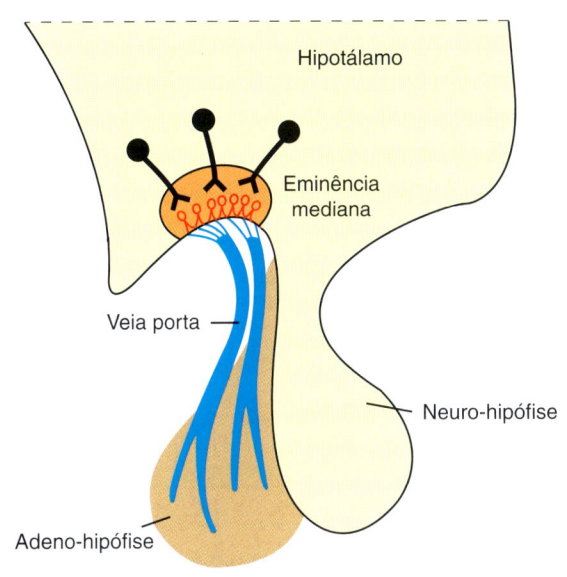

• **Figura 33.17** Neurônios neurossecretores hipotalâmicos e vasos portais hipotalâmico-hipofisários. (Fonte: Hedge GA, Colby HD, Goodman RL. *Clinical endocrine physiology*. Philadelphia: Saunders; 1987.)

• **Figura 33.16** Diagrama da unidade hipotalâmico-hipofisária, contrastando a conexão vascular entre o encéfalo e a adeno-hipófise com conexões neuronais entre o encéfalo e a neuro-hipófise. (Fonte: Hedge GA, Colby HD, Goodman RL. *Clinical endocrine physiology*. Philadelphia: Saunders; 1987.)

hipotalâmicos que foram caracterizados e os hormônios que eles liberam incluem os seguintes (Tabela 33.2):

- *Hormônio liberador de corticotrofina* (CRH). Um polipeptídio de 41 aminoácidos que estimula os corticotrofos a liberarem todos os componentes das moléculas da família da pró-opiomelanocortina, incluindo ACTH
- *Hormônio liberador de gonadotrofina* (GnRH). Um decapeptídio que estimula a secreção gonadotrófica tanto de FSH quanto de LH
- *Hormônio liberador de tireotrofina* (TRH). Um tripeptídio que estimula a secreção tireotrófica de TSH
- *Dopamina*. Uma catecolamina precursora da norepinefrina que inibe a secreção lactotrófica da PRL e secreção tireotrófica de TSH
- *Somatostatina*. Um tetradecapeptídio que inibe secreção somatotrófica de GH
- *Hormônio liberador do hormônio do crescimento* (GHRH). Um polipeptídio de 44 aminoácidos que estimula secreção somatotrófica de GH.

Exceto no caso da dopamina, todos esses hormônios hipofisiotróficos são peptídios.

Anteriormente, apenas quatro dos hormônios da adeno-hipófise (FSH, LH, TSH e ACTH) eram considerados *tróficos*; ou seja, seus efeitos principais são a estimulação da secreção de hormônios por órgãos endócrinos específicos localizados perifericamente à hipófise. Mais recentemente, o GH foi adicionado a esta lista porque ele estimula o fígado a produzir *somatomedinas*, *especialmente o fator de crescimento semelhante à insulina tipo 1* (IGF-1), as quais têm um efeito de retroalimentação negativa sobre a secreção de GH. A PRL permanece como único hormônio da *pars distalis* para o qual a inibição por retroalimentação negativa não tem sido demonstrada através de hormônios produzidos pelos tecidos-alvo da PRL.

A regulação mais importante de secreção de hormônios proteicos pela *pars distalis* é pela inibição por retroalimentação. Um sistema de retroalimentação envolve inibição por retroalimentação negativa do hormônio trófico hipofisário pela interação do órgão-alvo com o hipotálamo, bem como com a hipófise; esse sistema é chamado *sistema de retroalimentação de alça longa* (Figura 33.18). Por exemplo, o cortisol é produzido pelo córtex adrenal, como resultado da estimulação do ACTH, e o cortisol, por sua vez, tem um efeito de retroalimentação negativa sobre a produção de corticotrofina no nível do hipotálamo e da adeno-hipófise. *Sistemas de retroalimentação de alça curta* foram descritos; um hormônio adeno-hipofisário tal como o ACTH tem uma inibição por retroalimentação negativa direta da secreção do hormônio, neste caso o CRH, dentro do hipotálamo.

Mesmo sob condições de inibição por retroalimentação negativa, a secreção de hormônios da adeno-hipófise não é constante. Por exemplo, ainda que os estrógenos exerçam uma inibição por retroalimentação negativa potente e constante sobre a secreção de gonadotrofinas, a secreção deste hormônio ocorre de forma intermitente, com pulsos de liberação de gonadotrofinas para o sistema vascular. No

Tabela 33.2	**Principais hormônios hipofisiotróficos.**	
Hormônio	**Abreviatura**	**Local de origem**
Hormônio liberador de tireotrofina	TRH	Núcleo paraventricular
Hormônio liberador de gonadotrofina	GnRH	Área pré-óptica do hipotálamo
Hormônio inibidor do hormônio do crescimento (somatostatina)	GHIH	Área hipotalâmica anterior
Hormônio liberador do hormônio do crescimento	GHRH	Núcleo arqueado
Hormônio liberador de corticotrofina	CRH	Núcleo paraventricular
Fator liberador de prolactina	PRF	Desconhecido
Hormônio inibidor da prolactina (ou dopamina)	PIH	Núcleo arqueado

Adaptada de Hedge GA, Colby HD, Goodman RL. *Clinical endocrine physiology*. Philadelphia: Saunders; 1987.

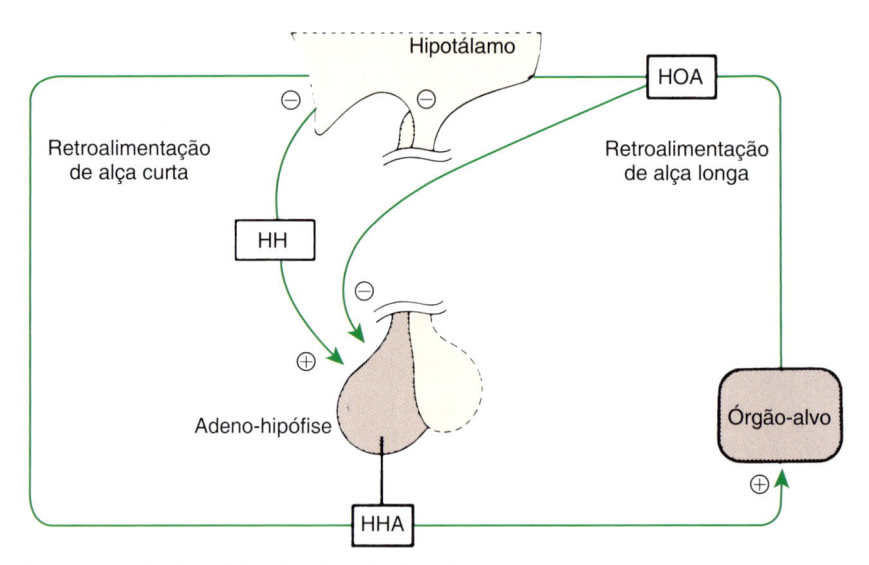

● **Figura 33.18** Regulação da secreção dos hormônios da adeno-hipófise (*HHA*) pelos hormônios hipofisiotróficos (*HH*), retroalimentação negativa de alça curta e retroalimentação negativa de alça longa por hormônios de órgão-alvo (*HOA*). Os sinais de "mais" indicam estímulo e os de "menos" indicam inibição. (Fonte: Hedge GA, Colby HD, Goodman RL. *Clinical endocrine physiology*. Philadelphia: Saunders; 1987.)

caso de gonadotrofinas, o estado endócrino ovariano influencia a taxa de pulsos e a sua amplitude. O domínio de progesterona está associado à diminuição da taxa de pulsos e com o aumento de sua amplitude, enquanto os estrógenos causam um efeito oposto. O trabalho de Irvine e Alexander forneceu a melhor documentação da precisa inter-relação da atividade reguladora do hipotálamo com os hormônios da adeno-hipófise. Seus dados foram obtidos por meio da análise de hormônios obtidos do seio intracavernoso, o qual coleta sangue venoso da hipófise do cavalo.

Síndromes clínicas de deficiência e excesso de somatotrofina incluem o nanismo hipofisário no cão e a acromegalia no gato, respectivamente. O nanismo hipofisário resulta da destruição da hipófise por processos neoplásicos, degenerativos ou anômalos. Eles podem estar associados à diminuição da produção de outros hormônios hipofisários, incluindo TSH, ACTH, LH, FSH e GH. O *nanismo hipofisário* é mais comum em cães da raça pastor alemão com idade entre 2 e 6 meses. Outras raças acometidas incluem Carnelian Bear, Spitz, Pinchers miniatura e Weimaraner. Em cães Pastores-alemães, a doença é herdada como um traço autossômico simples e ocorre como resultado de bolsa de Rathke cística. Os primeiros sintomas clínicos observáveis do nanismo hipofisário são o retardo no crescimento, percebido nos primeiros 2 a 3 meses de vida, e retardo mental, normalmente manifestado como dificuldade no aprendizado caseiro. As alterações observadas no exame físico podem incluir nanismo proporcional, retenção de pelagem de filhote, pele hipotônica, alopecia do tronco, hiperpigmentação cutânea, genitália infantil e erupção dentária retardada. Aspectos clinicopatológicos incluem eosinofilia, linfocitose, anemia normocítico-normocrômica moderada, hipofosfatemia e, ocasionalmente, hipoglicemia, resultante de insuficiência adrenal secundária. O diagnóstico diferencial inclui outras causas de interrupção do crescimento, como nanismo por hipotireoidismo, desvio portossistêmico, diabetes melito, hiperadrenocorticismo, deficiência nutritiva e parasitismo. O diagnóstico é estabelecido pela dosagem das concentrações séricas do hormônio do crescimento (felino e canino, ensaio não mais disponível comercialmente) ou somatomedina C no soro (IGF-1). A vantagem do IGF-1 é que ele é estável e não é espécie-específico. Há normalmente uma resposta subnormal ao TSH exógeno e ao teste de estimulação com ACTH;

além disso, TSH e ACTH endógenos estão diminuídos em cães acometidos, como resultado de pan-hipopituitarismo.

A *acromegalia*, ou *hipersomatotrofismo*, é a condição resultante de secreção crônica excessiva de GH no animal adulto. A acromegalia canina é uma alteração extremamente rara observada após a administração de compostos progestacionais para supressão de estro em cadelas normais. A doença é causada pela excessiva secreção de GH pelas células mamárias sob influência de progesterona exógena. A acromegalia em gatos, como em humanos, é causada por tumores secretores de GH na adeno-hipófise. Tais tumores em gatos crescem lentamente e podem estar presentes por um longo tempo antes do início dos sintomas clínicos. A acromegalia dos felinos ocorre em animais mais velhos (8 a 14 anos de idade) e mais frequentemente nos machos. A acromegalia ocorre em cadelas saudáveis, submetidas ao uso de compostos progestacionais para prevenção do estro.

Os sinais clínicos de diabetes melito (DM) não controlado são frequentemente observados como as manifestações iniciais de acromegalia; portanto, polidipsia, poliúria e polifagia são os sintomas mais comuns. O ganho de peso líquido de massa muscular corporal em animais com DM não controlado é um sinal fundamental de acromegalia. A organomegalia, incluindo renomegalia (observada em gatos e humanos com acromegalia), hepatomegalia e aumento do volume de glândulas endócrinas, também é observada. Alguns cães e gatos apresentam expansão das extremidades, aumento do tamanho corporal, mandíbula, língua e fronte, que é característica da acromegalia em seres humanos. Algumas das manifestações mais notáveis da acromegalia ocorrem no sistema musculoesquelético, tais como aumento na massa muscular e crescimento dos segmentos periféricos do corpo, incluindo patas, mento e crânio. As anormalidades cardiovasculares, como cardiomegalia (determinada radiográfica e ecocardiograficamente), sopros sistólicos e insuficiência cardíaca congestiva, desenvolvem-se posteriormente no curso da doença. Azotemia pode se desenvolver mais tarde, no curso da doença, em aproximadamente 50% de gatos com acromegalia. Os sinais neurológicos de acromegalia em seres humanos, tais como neuropatias periféricas (parestesia, síndrome do túnel carpal, defeitos sensitivos e motores) e manifestações parasselares, tais como cefaleia e defeitos do campo visual, geralmente não são detectados em pequenos animais acromegálicos.

Intolerância à glicose e resistência à insulina que resultam em DM são observadas em todos os gatos e, principalmente, em cães com acromegalia. A determinação da insulina endógena revela aumentos dramáticos nas concentrações da insulina sérica. Apesar da grave resistência à insulina e da hiperglicemia, a cetose é rara em animais acromegálicos. A acromegalia felina deve ser suspeitada em qualquer gato diabético (principalmente machos) que tenha alta resistência à insulina.

O diagnóstico definitivo de acromegalia requer documentação do aumento das concentrações plasmáticas de GH ou IGF-1. Infelizmente, os ensaios de GH canino e felino não estão mais disponíveis comercialmente. Entretanto, o IGF-1 é um ensaio não específico de espécie que pode ser utilizado para identificar casos suspeitos de acromegalia. Estima-se que quase 30% dos gatos com diabetes que não entram em remissão com uma dieta ultrabaixa em carboidratos e insulinoterapia sejam acromegálicos.

No presente momento, o teste mais definitivo para o diagnóstico de acromegalia em gatos é a tomografia computadorizada (TC) ou ressonância magnética (RM) da região da hipófise juntamente com as concentrações séricas de IGF-1 aumentadas. Os achados na TC, associados à exclusão de outros distúrbios que causam resistência à insulina (hipertireoidismo, hiperadrenocorticismo), em gatos que exibem sintomas clínicos de acromegalia, devem conduzir o clínico ao diagnóstico de acromegalia.

Agradecimentos

Os autores gostariam de agradecer ao falecido Dr. George H. Stabenfeldt, colaborador anterior deste capítulo. Alguns de seus trabalhos originais foram incorporados nesta edição.

CORRELAÇÕES CLÍNICAS

Disfunção da *pars intermedia* da hipófise equina (DPHP)

Relato
Você é chamado para examinar uma égua de 15 anos de idade; o dono relata que o animal tem apresentado rigidez em seus membros nos últimos 9 meses. A égua tem sido usada como reprodutora e pariu uma cria na primavera passada (como nos 7 anos anteriores). Ela não concebeu na última primavera e, agora, no início do verão do ano seguinte, apresentou ciclos estrais normais.

Exame clínico
Quando faz uma avaliação geral da égua, você observa que ela parece ter sido tosquiada recentemente. Não é uma égua de exposição, e, como está no início do verão, você pergunta por que ela foi tosquiada. O dono informa que a muda de pelo nesta primavera foi retardada e que ele está cansado de ver a égua com o pelame áspero e feio. O achado de um pelame longo fora de estação faz você perguntar sobre o consumo de água da égua; o proprietário informa que o consumo de água aumentou (e, com isso, a produção de urina), ingerindo mais do que seria esperado. Você examina as patas e observa que as solas parecem ligeiramente "projetadas"; você encontra um pequeno abscesso na sola de uma das patas.

Comentário
O principal indício em relação à natureza da doença é a presença de um longo pelame fora da estação; esta é uma condição *sine qua non* da doença. A reclamação normal dos donos de cavalos com DPHP (normalmente conhecida como doença de Cushing) está relacionada a processos crônicos, como pneumonia, laminite ou perda de peso, esta última frequentemente associada a parasitismo e a uma incapacidade para mastigar adequadamente por causa de problemas dentários. Éguas reprodutoras com o agravamento de DPHP têm, frequentemente, uma história recente de infertilidade após sucesso no desempenho reprodutivo. Embora a causa de infertilidade não seja conhecida, um distúrbio da secreção de gonadotrofina é provável, acompanhando um distúrbio do sistema de pró-opiomelanocortina.

A doença representa um caso clássico de perda de controle do lobo intermediário da hipófise pelo hipotálamo, neste caso o controle dopaminérgico. Sob condições normais, os melanotrofos do lobo intermediário processam pró-opiomelanocortina em hormônio α-melanócito-estimulante (α-MSH) e β-endorfina acetilada, resíduos 1 a 31, e endorfina não opiácea com terminal carboxil 1 a 26 ou 1 a 27 encurtado. Na ausência de dopamina, os melanotrofos produzem α-MSH, bem como β-endorfina, 1 a 31 (a forma ativa), e pequenas quantidades de ACTH; o último estimula a produção de glicocorticoides pelo córtex adrenal. O sistema de controle por retroalimentação negativa falha nesta situação, porque os melanotrofos não têm receptores de glicocorticoides, mesmo sob condições normais. O resultado é a síntese e secreção descontrolada de produtos dos melanotrofos, incluindo ACTH, e secreção descontrolada de glicocorticoides. A atividade dos corticotrofos na *pars distalis* está diminuída por causa da inibição da retroalimentação negativa pelos glicocorticoides. Um dos efeitos a longo prazo do excesso da secreção de glicocorticoides é a debilidade muscular, uma observação comum nesses animais. Além disso, as manifestações clínicas da doença incluem polidipsia e poliúria, o que resulta da compressão da *pars nervosa* pelo aumento da *pars intermedia* e redução da síntese do hormônio antidiurético (ADH).

Embora haja hiperplasia do lobo intermediário na DPHP, não foi estabelecido se esta doença ocorre por causa da hiperplasia autônoma do lobo intermediário, ou, ao contrário, se a hiperplasia ocorre por causa da perda gradual do controle dopaminérgico pelo hipotálamo.

Tratamento
O tratamento padrão é prover as condições mais adequadas de alojamento para os animais com DPHP. Esses cuidados incluem controle parasitário, higiene dos dentes, fornecimento de boa nutrição e cuidados apropriados das patas. Pergolida (um antagonista da dopamina) é comumente usada na tentativa de controlar a hipersecreção do ACTH nessa doença. Cipro-heptadina (um antagonista da serotonina) também tem sido bastante usado.

Égua com agalactia

Relato
Um cliente o chama por causa de uma égua que acabou de parir e parece não ter leite.

Exame clínico
A égua e o potro estão aparentemente normais em outros aspectos. Entretanto, ela tem pouco leite para o potro. Examinando a placenta, você observa que ela parece um pouco espessa.

Comentário
Esta égua provavelmente tem agalactia devido à ingestão de grama possivelmente contaminada com fungos *Claviceps* sp., contidos no feno. O fungo produz um alcaloide que é um antagonista da dopamina e, consequentemente, inibe a secreção de prolactina. Alcaloides do esporão de centeio (*ergot*) também podem produzir membranas fetais espessadas. Pode-se tratar com domperidona para inibir a dopamina, que bloqueará a inibição de prolactina. O aumento da prolactina deve aumentar a produção de leite. Adicionalmente, a produção de leite pode ser aumentada administrando-se ocitocina várias vezes por dia. Se o potro estiver mamando, isso estimula a liberação de ocitocina, que deve estimular a descida do leite.

Tratamento
Pode-se dar à égua uma combinação de domperidona e ocitocina para estimular a produção de leite. Dependendo de quando a domperidona é iniciada, são necessários cerca de 10 a 14 dias para se alcançar o efeito completo. Pode ser necessário complementar a alimentação do potro com um substituto de leite, além de se certificar de que o potro esteja recebendo caloria suficiente.

Questões de revisão

1. Em geral, os hormônios são classificados como proteínas, peptídios e esteroides. Qual dos seguintes hormônios é um peptídio?
   a. Hormônio do crescimento
   b. Insulina
   c. Vasopressina
   d. Dopamina
   e. Epinefrina
   f. Melatonina

2. Em geral, os hormônios esteroides são classificados como mineralocorticoides, glicocorticoides e esteroides sexuais. Qual dos seguintes hormônios é um glicocorticoide?
   a. Aldosterona
   b. Hormônio do crescimento
   c. Cortisol
   d. Testosterona
   e. Estrona

3. O controle direto por retroalimentação do hormônio liberador de corticotrofina pelo ACTH é chamado de:
   a. Retroalimentação negativa
   b. Retroalimentação positiva
   c. Retroalimentação de alça curta
   d. Retroalimentação de alça longa

4. Os hormônios da família da pró-opiomelanocortina são sintetizados a partir dos hormônios precursores produzidos na *pars distalis* ou *pars intermedia*. Os dois principais hormônios produzidos por esses dois lobos (na respectiva ordem) são:
   a. α-MSH e endorfina
   b. ACTH e endorfina
   c. α-MSH e ACTH
   d. ACTH e α-MSH
   e. ACTH e α-lipotrofina

5. A atividade hormonal aumentada que ocorre durante as horas da luz do dia é denominada ritmo _____.
   a. Circadiano
   b. Diurno
   c. Noturno
   d. Ultradiano

Bibliografia

Eiler H. Endocrine glands. In: Reece WO, eds. *Dukes' Physiology of Domestic Animals*. 12th ed. Ithaca, NY: Comstock Publishing; 2004.

Ettinger SJ, Feldman EC, Cote E, eds. *Textbook of Veterinary Internal Medicine*. 8th ed. St. Louis: Elsevier; 2017.

Feldman EC, Nelson RW, Reusch CE, Scott-Moncrieff JCR, Behrend EN, eds. *Canine and Feline Endocrinology*. 4th ed. Philadelphia: Saunders; 2015.

Frazer GS. The pregnant mare. In: Reed SM, Bayly WM, Sellon DC, eds. *Equine Internal Medicine*. 3th ed. St Louis: Elsevier Saunders; 2010.

Hedge GA, Colby HD, Goodman RL. *Clinical Endocrine Physiology*. Philadelphia: Saunders; 1987.

Melmed S, Polonsky KS, Larsen PR, Kronenberg HM. *Williams Textbook of Endocrinology*. 13th ed. Philadelphia: Elsevier Saunders; 2016.

Pineda MH, Dooley MP, eds. *McDonald's Veterinary Endocrinology and Reproduction*. 5th ed. Ames, Iowa: Iowa State University Press; 2003.

Troedsson MG, Christensen BW. Alerations in sexual function. In: Smith BP, eds. *Large Animal Internal Medicine*. 5th ed. St Louis: Mosby Elsevier; 2015.

34

Glândulas Endócrinas e Suas Funções

BRIAN K. PETROFF E DEBORAH S. GRECO

PONTOS-CHAVE

Glândula tireoide

1. Os hormônios tireoidianos são sintetizados a partir de duas moléculas de tirosina conectadas, que contêm três ou quatro moléculas de iodo.
2. Os hormônios tireoidianos são armazenados fora das células e ligados à tireoglobulina em coloide.
3. A liberação de hormônios tireoidianos envolve o transporte da tireoglobulina ligada aos hormônios tireoidianos para o interior das células, a clivagem dos hormônios tireoidianos a partir da tireoglobulina e a liberação de hormônios nos tecidos intersticiais.
4. Os hormônios tireoidianos são transportados no plasma ligados às proteínas plasmáticas.
5. As principais vias metabólicas dos hormônios tireoidianos são a desiodação ou a formação de glicuronídeos e sulfatos por mecanismos hepáticos.
6. Os hormônios tireoidianos são os fatores primários para o controle do metabolismo basal.
7. A ingestão de compostos que inibem a absorção ou a ligação orgânica do iodo bloqueia a capacidade da tireoide de secretar hormônios tireoidianos, causando bócio.

Glândulas adrenais

1. As glândulas adrenais são compostas por dois órgãos: glândula exterior (córtex) e glândula interna (medula).

Córtex adrenal

1. O córtex adrenal tem três zonas: a zona glomerular, que secreta mineralocorticoides, a zona fascicular e a zona reticular, que secretam glicocorticoides e esteroides sexuais.
2. Os corticosteroides adrenais são sintetizados a partir do colesterol; a diferença crítica entre a atividade destes corticosteroides está relacionada ao grupo hidroxila no C-17 dos glicocorticoides.
3. Os hormônios adrenocorticais são transportados no plasma associados a globulinas ligantes específicas (globulinas ligantes de corticosteroides).
4. O metabolismo dos hormônios adrenocorticais envolve a redução de ligações duplas e a conjugação dos esteroides aos glicuronídeos e sulfatos.
5. Uma das funções mais importantes dos glicocorticoides é o controle do metabolismo, em particular do estímulo da gliconeogênese hepática.
6. A corticotrofina (ACTH) é o hormônio da hipófise que regula a síntese de glicocorticoides pelo córtex adrenal.
7. Um dos usos clínicos mais importantes dos glicocorticoides é a supressão da resposta inflamatória.

Medula adrenal

1. A síntese das catecolaminas ocorre a partir da tirosina; a principal catecolamina sintetizada pela medula adrenal é a epinefrina.
2. As ações primárias das catecolaminas ocorrem sobre o metabolismo, especialmente aqueles efeitos que aumentam a concentração da glicose.
3. Os principais fatores que estimulam a secreção das catecolaminas são a hipoglicemia e as condições geradoras de estresse.

Hormônios do pâncreas

1. A síntese da insulina é bifásica: uma fase aguda envolve a liberação da insulina pré-formada e uma fase crônica envolve a síntese proteica.
2. O metabolismo da insulina envolve a separação das cadeias A e B e a redução das cadeias em aminoácidos e peptídios.
3. As principais funções metabólicas da insulina são anabólicas.
4. A deficiência de insulina (concentração ou ação) leva ao diabetes melito, podendo culminar na cetoacidose diabética.
5. O manejo dietético é uma consideração importante na terapia do diabetes tipo 2 felino.
6. As funções mais importantes do glucagon são reduzir a síntese de glicogênio, aumentar a glicogenólise e aumentar a gliconeogênese.
7. A síntese de glucagon é estimulada por concentrações séricas reduzidas de glicose.
8. A principal função da somatostatina é inibir a secreção dos hormônios produzidos pelo pâncreas (insulina, glucagon, polipeptídio pancreático) e regular a produção do hormônio do crescimento.

Metabolismo de cálcio e fósforo

1. O cálcio é importante para diversas reações intracelulares, incluindo a contração muscular, a atividade das células nervosas, a liberação de hormônios por exocitose e a ativação de enzimas.
2. O fósforo é importante para a estrutura dos dentes e ossos, e o fósforo orgânico serve como parte da membrana celular e de diversos componentes intracelulares.
3. O principal reservatório de cálcio no organismo envolvido na homeostase é o componente líquido extracelular, mas o cálcio no osso serve como o maior reservatório.
4. O paratormônio (PTH) e a calcitonina agem em conjunto para promover a homeostase do cálcio, com o PTH aumentando e a calcitonina diminuindo o cálcio ionizado.

Glândula tireoide

Na maioria dos mamíferos, a glândula tireoide é localizada caudalmente à traqueia, na altura do primeiro ou segundo anel traqueal. A glândula tireoide é a glândula endócrina mais importante para a regulação metabólica. O tecido glandular apresenta células arranjadas em um formato circular, denominadas *folículos tireoidianos* (Figura 34.1). Os folículos são preenchidos por uma substância de coloração homogênea, denominada *coloide*, que é o principal local de armazenamento dos hormônios tireoidianos. As células foliculares são cuboides quando a secreção é basal e alongadas quando as células são estimuladas para a liberação hormonal. Outra célula endócrina importante, a *célula parafolicular*, ou *célula C*, localiza-se fora dos folículos. Essa célula secreta a *calcitonina*, um hormônio importante para a regulação do cálcio. A atividade desse hormônio será discutida na seção sobre o metabolismo do cálcio.

Os hormônios tireoidianos são sintetizados a partir de duas moléculas de tirosina conectadas, que contêm três ou quatro moléculas de iodo

A síntese do hormônio da tireoide é incomum, pois uma grande quantidade de hormônio ativo é armazenada no coloide, fora das células foliculares, no lúmen (ou ácino) criado pela disposição circular das células glandulares. Duas moléculas são importantes para a síntese do hormônio da tireoide: tirosina e iodo. A *tirosina* é parte de uma molécula grande (peso molecular, 660.000 D), denominada *tireoglobulina*, que é formada na célula folicular e secretada no lúmen folicular. O *iodo* é convertido em iodeto no trato intestinal e então é transportado para a tireoide, onde as células foliculares capturam o iodeto, efetivamente, por meio de um processo de transporte ativo. Esse processo possibilita concentrações intracelulares de iodeto 25 a 200 vezes maiores do que as concentrações extracelulares.

Conforme o iodeto passa através da parede apical da célula, esta molécula se liga às estruturas anelares das moléculas de tirosina, que fazem parte da sequência de aminoácidos da tireoglobulina. O anel tirosil é capaz de acomodar duas moléculas de iodeto; se uma molécula de iodeto se liga, esta é denominada *monoiodotirosina*, e, se duas se ligam, é denominada *di-iodotirosina*. A junção de duas moléculas de tirosina iodadas resulta na formação dos principais hormônios tireoidianos; duas moléculas de di-iodotirosina formam a *tetraiodotirosina* ou *tireonina* (T_4), e uma molécula de monoiodotirosina e uma de di-iodotirosina formam a *tri-iodotireonina* (T_3) (Figura 34.2). Uma enzima importante na biossíntese dos hormônios tireoidianos é a *tireoperoxidase* (que atua em harmonia com um oxidante, o peróxido de hidrogênio). A tireoperoxidase catalisa a iodação dos resíduos de *tireoglobulina* e a formação de T_3 e T_4. Além da forma incomum de armazenamento molecular do hormônio, os hormônios tireoidianos também são singulares por serem os únicos hormônios que contêm um haloide (p. ex., iodo).

Os hormônios tireoidianos são armazenados fora das células e ligados à tireoglobulina no coloide

Quando os hormônios tireoidianos são sintetizados, permanecem no lúmen acinar extracelular até a sua liberação. Esse armazenamento hormonal extracelular na glândula endócrina é uma condição única

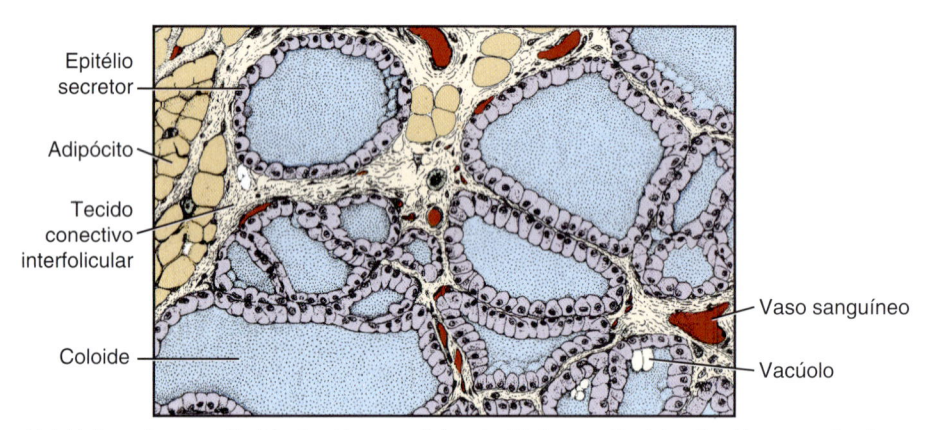

Epitélio secretor
Adipócito
Tecido conectivo interfolicular
Coloide
Vaso sanguíneo
Vacúolo

• **Figura 34.1** Aspectos histológicos de uma glândula tireoide normal de rato. Todas as glândulas tireoides normais são estruturalmente similares, embora ocorram pequenas variações com a idade, alimentação, habitação e condição sexual (castrado ou intacto). Os animais normais da colônia à qual esse rato pertencia foram mantidos com uma ração altamente proteica, provavelmente responsável pela leve condição hipertrófica do epitélio secretor. (Adaptada de Turner CD, Bagnara JT. *General endocrinology*. 6ᵗʰ ed. Philadelphia, Saunders; 1976.)

• **Figura 34.2** Produção de tetraiodotireonina (tireonina, T_4) e tri-iodotireonina (T_3) pela junção dos resíduos tirosil iodados com a molécula de tireoglobulina. *DIT*, di-iodotirosina; *MIT*, monoiodotirosina. (Adaptada de Hedge GA, Colby HD, Goodman RL. *Clinical endocrine physiology*. Philadelphia, Saunders; 1987.)

de armazenamento. Isso permite que a glândula tireoide tenha uma grande reserva hormonal. Do ponto de vista teleológico, o hormônio da tireoide é o mais importante do metabolismo; este hormônio permite que os mamíferos suportem períodos de privação do iodo, sem que haja um efeito imediato na produção dos hormônios tireoidianos.

A liberação de hormônios tireoidianos envolve o transporte da tireoglobulina ligada aos hormônios tireoidianos para o interior das células, a clivagem dos hormônios tireoidianos a partir da tireoglobulina e a liberação dos hormônios nos tecidos intersticiais

Para que os hormônios tireoidianos sejam liberados pela glândula tireoide, a tireoglobulina ligada à monoiodotirosina, a di-iodotirosina, moléculas de T_4 e algumas móleculas de T_3 devem ser translocadas para a célula folicular e os hormônios devem ser clivados a partir da tireoglobulina (Figura 34.3). As principais enzimas dessa transferência são encontradas nos lisossomos. Ao penetrarem a célula, as moléculas de tireoglobulina se fundem aos lisossomos e as enzimas lisossômicas clivam as moléculas de tirosina iodadas e as tireoninas iodadas da molécula de tireoglobulina. As tireoninas são liberadas através da membrana celular basal (passam livremente através da membrana celular); a monoiodotirosina e a di-iodotirosina são desionizadas por uma enzima denominada *iodotirosina desalogenase*; e tanto o iodeto quanto as moléculas restantes de tirosina são reciclados, formando um novo hormônio em associação à tireoglobulina.

A glândula tireoide produz principalmente T_4 e pequenas quantidades de T_3. A maior parte da formação do T_3 ocorre fora da glândula tireoide, pela desiodação do T_4. Os tecidos com a maior concentração de enzimas desiodantes são os do fígado e dos rins, embora o tecido muscular produza relativamente mais T_3, com base no tamanho relativo. A enzima envolvida na remoção do iodeto

do anel fenólico externo do T_4 na formação do T_3 é denominada *5'-monodesiodase* (Figura 34.4). Também é formado um outro tipo de T_3, no qual uma molécula de iodo é removida do anel fenólico interno do T_4, um composto chamado *T_3 reverso*. O T_3 reverso tem poucos dos efeitos biológicos dos hormônios tireoidianos, sendo formado apenas pela ação das enzimas desiodantes extratireoidianas, e não pela atividade da glândula tireoide.

Os hormônios tireoidianos são transportados no plasma ligados às proteínas plasmáticas

Conforme indicado no Capítulo 33, os hormônios lipossolúveis são transportados no sistema vascular associados a proteínas plasmáticas transportadoras específicas. Há uma variação interespecífica considerável nas proteínas que se ligam aos hormônios tireoidianos. A proteína transportadora mais importante é a globulina ligadora de tiroxina (GLT), que tem alta afinidade pelo T_4, embora também apresente baixa capacidade em virtude da sua baixa concentração. A GLT também é uma importante proteína transportadora do T_3. A GLT foi relatada em todos os animais domésticos, exceto gatos. A *albumina* também está envolvida no transporte dos hormônios tireoidianos (e muitos outros); entretanto, a albumina tem baixa afinidade por T_3 e T_4, mas alta capacidade em razão da sua elevada concentração plasmática. Na ausência da GLT, a albumina é o transportador mais importante dos hormônios tireoidianos. Todas as espécies possuem uma terceira proteína plasmática, a pré-albumina que se liga a tiroxina, que é específica ao T_4, apresentando especificidade e capacidade intermediárias, entre as da GLT e as da albumina. O termo *pré-albumina* refere-se à migração da proteína durante a eletroforese, não à síntese da molécula.

Como ocorre com todos os hormônios lipossolúveis transportados no plasma, a maior parte da T_3 e da T_4 permanece ligada; uma pequena parte permanece livre, interagindo com os receptores das células dos tecidos-alvo. A quantidade de hormônios tireoidianos livres no plasma é consideravelmente baixa (p. ex., em humanos, 0,03% de T_4 e 0,3% de T_3). Em cães, a quantidade de hormônios

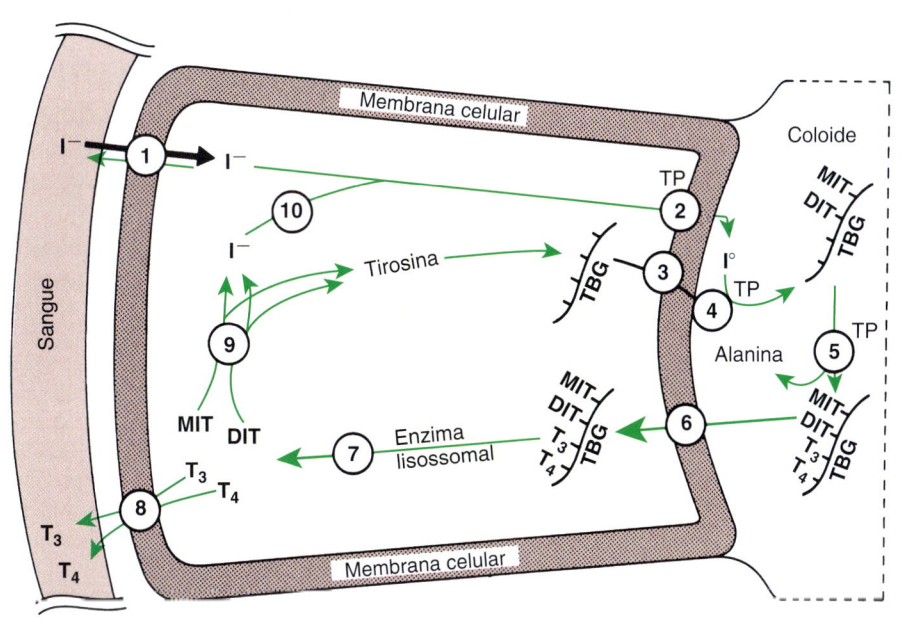

• **Figura 34.3** Ilustração da célula folicular, demonstrando as etapas da síntese e liberação de tri-iodotireonina (T_3) e tireonina (T_4). Os números identificam os principais passos: *1*, captura do iodeto; *2*, oxidação do iodeto; *3*, exocitose da tireoglobulina; *4*, iodação da tireoglobulina; *5*, junção das iodotirosinas; *6*, endocitose da tireoglobulina; *7*, hidrólise da tireoglobulina; *8*, liberação de T_3 e T_4; *9*, desiodação da monoiodotirosina (*MIT*) e da di-iodotirosina (*DIT*); e *10*, reciclagem do iodeto. *TBG*, Globulina ligadora de tiroxina; *TP*, tireoperoxidase. (Fonte: Hedge GA, Colby HD, Goodman RL. *Clinical endocrine physiology*. Philadelphia, Saunders; 1987.)

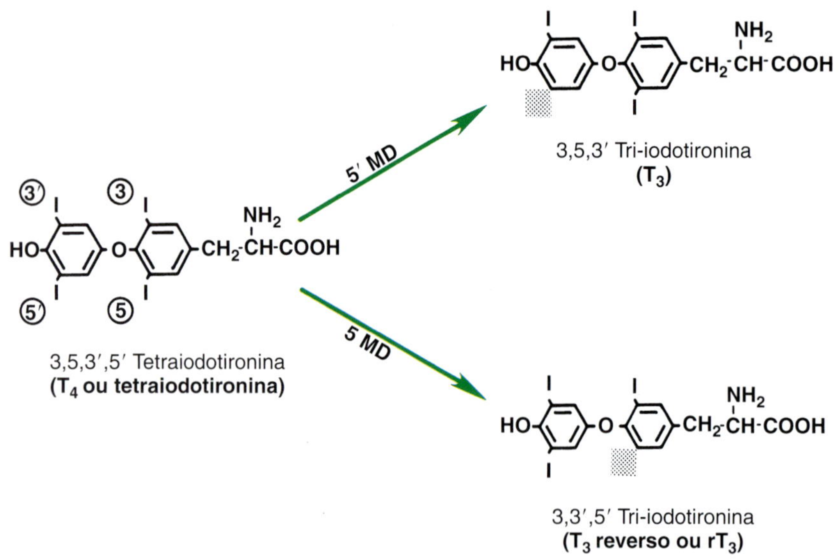

• **Figura 34.4** Estrutura e nomenclatura da tireoxina e sua conversão nas duas tri-iodotireoninas pela 5'-monodesiodase e 5 monodesiodase (*MD*). Os *quadrados sombreados* indicam os locais de desiodação. (Fonte: Hedge GA, Colby HD, Goodman RL. *Clinical endocrine physiology*. Philadelphia, 1987, Saunders.)

livres é um pouco maior (pouco menos de 1,0% para o T_4 e pouco mais de 1,0% para o T_3), devido à menor afinidade entre as proteínas transportadoras do plasma e os hormônios tireoidianos no plasma canino, em relação ao plasma humano. O equilíbrio entre os hormônios livres e ligados é facilmente modificado pelas condições fisiológicas e farmacológicas, como nas doenças ou no aumento nas concentrações de estrógeno que ocorre durante a gestação. Os ajustes para manter uma quantidade normal de hormônios livres ocorrem rapidamente, com a redução na taxa metabólica ou o estímulo da produção de hormônios da tireoide pela liberação do *hormônio estimulante da tireoide* (TSH).

As principais vias metabólicas dos hormônios tireoidianos são a desiodação ou a formação de glicuronídeos e sulfatos por mecanismos hepáticos

A principal forma de metabolismo dos hormônios tireoidianos envolve a remoção das moléculas de iodo. Exceto para o T_3 formado a partir do T_4, nenhum dos derivados desiodados da tireonina tem atividade metabólica significativa. As duas enzimas envolvidas na síntese de T_3 e T_3 reverso, a 5'-desiodase e a 5-desiodase, também estão envolvidas no catabolismo dos hormônios tireoidianos. Apenas essas duas enzimas são necessárias ao catabolismo, pois elas não diferenciam entre as posições 3 e 5 dos anéis fenólicos das tireoninas. Os tecidos renal, hepático e a musculatura lisa têm um papel importante no catabolismo dos hormônios tireoidianos, por meio da desiodação. A formação de conjugados dos hormônios tireoidianos representa outra forma de inativação; os sulfatos e glicuronídeos são formados principalmente no fígado e nos rins. A conjugação é menos comum do que a desiodação como via metabólica dos hormônios tireoidianos. Outra forma de metabolismo envolve a modificação da metade alanina das tireoninas por transaminação ou descarboxilação. As formas desiodadas e conjugadas das tireoninas são eliminadas primariamente na urina; as tireoninas não metabolizadas são excretadas com as fezes, pela secreção biliar. A degradação das formas conjugadas nas fezes resulta na produção de moléculas de iodeto, as quais são reabsorvidas como parte do

ciclo êntero-hepático. Os humanos são mais eficientes do que os cães na recuperação do iodeto, tanto internamente na tireoide quanto na circulação êntero-hepática.

Um dos aspectos notáveis dos hormônios tireoidianos é sua meia-vida longa em humanos; o T_3 tem meia-vida de um dia, e o T_4 tem meia-vida de 6 a 7 dias, enquanto a maioria dos demais hormônios apresenta meias-vidas de minutos ou horas. Uma razão para a meia-vida longa dos hormônios tireoidianos em humanos é a grande porcentagem de tireoninas circulantes ligadas às proteínas plasmáticas, o que as protege da degradação. A diferença nas meias-vidas entre o T_3 e o T_4 resulta da maior ligação proteica do T_4, em comparação ao T_3, e da redução resultante no hormônio livre circulante. Em contraste, a meia-vida do T_4 é relativamente curta em determinadas espécies domésticas; cães e gatos exibem uma meia-vida para o T_4 de menos de 24 horas.

Os hormônios tireoidianos são os fatores primários para o controle do metabolismo basal

O mecanismo de ação dos hormônios tireoidianos, em nível celular, baseia-se em sua capacidade de penetrar a membrana celular, mesmo sendo aminoácidos; essencialmente, são moléculas lipofílicas. Embora se acredite que os hormônios tireoidianos interajam diretamente com os núcleos para que se inicie a transcrição do *ácido ribonucleico mensageiro* (mRNA) (Figura 34.5), foi relatada a presença de receptores de T_3 nas mitocôndrias.

Os hormônios tireoidianos são, provavelmente, os determinantes primários do metabolismo basal. É difícil definir seus discretos efeitos fisiológicos. Entretanto, várias ações dos hormônios tireoidianos foram demonstradas pela criação de estados de hipotireoidismo e hipertireoidismo. Há muito tempo considera-se que os hormônios tireoidianos aumentam o consumo de oxigênio e, consequentemente, a produção de calor. Esse efeito é conhecido como efeito calorigênico. Um local de ação do *efeito calorigênico* dos hormônios da tireoide é o interior da mitocôndria.

Os hormônios tireoidianos interferem no metabolismo dos carboidratos de vários modos, incluindo o aumento da absorção intestinal de glicose e a promoção da movimentação da glicose nos tecidos adiposo e muscular. Além disso, os hormônios tireoidianos promovem a absorção de glicose pelas células mediada pela insulina.

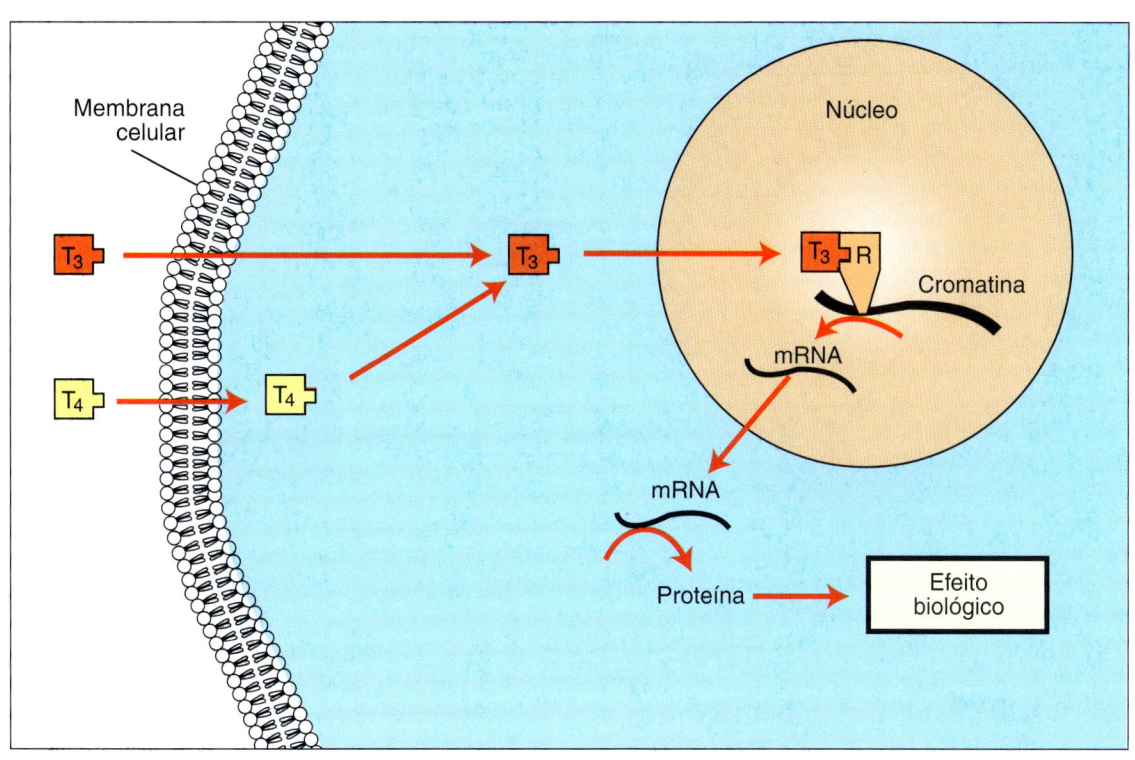

• **Figura 34.5** Mecanismo de ação subcelular proposto para o hormônio da tireoide. *mRNA*, ácido ribonucleico mensageiro; *R*, receptor. (Fonte: Hedge GA, Colby HD, Goodman RL. *Clinical endocrine physiology*. Philadelphia, Saunders; 1987.)

A formação de glicogênio é facilitada por pequenas quantidades de hormônios tireoidianos; entretanto, a glicogenólise ocorre com dosagens maiores.

Os hormônios tireoidianos, que agem em conjunto com o hormônio do crescimento, são essenciais ao crescimento e desenvolvimento normais. Isso ocorre, em parte, pelo aumento da absorção de aminoácidos pelos tecidos e sistemas enzimáticos envolvidos na síntese proteica.

Os hormônios tireoidianos influem em muitos aspectos do metabolismo lipídico, mas é dada ênfase à *lipólise*. Um efeito particular dos hormônios tireoidianos é a tendência de reduzir os níveis plasmáticos de colesterol. Isso parece envolver uma maior absorção celular de *lipoproteínas de baixa densidade* (LDL) com as moléculas de colesterol associadas, e também uma tendência ao aumento da degradação do colesterol e da LDL. Esses efeitos no metabolismo lipídico são, em geral, observados em condições fisiopatológicas envolvendo a secreção exacerbada de hormônio da tireoide ou em estados de deficiência da tireoide, e na hipercolesterolemia, característica na deficiência da tireoide. No mesmo contexto, os efeitos dos hormônios tireoidianos no processo metabólico, incluindo o metabolismo de carboidratos, proteínas e lipídios, são frequentemente descritos como *catabólicos*.

Os hormônios tireoidianos têm efeitos notáveis sobre os sistemas nervoso e cardiovascular. Os efeitos do sistema nervoso simpático são acentuados pela presença dos hormônios tireoidianos. Acredita-se que isso ocorra pelo estímulo tireoidiano dos receptores β-adrenérgicos nos tecidos-alvo das catecolaminas, como a epinefrina e a norepinefrina. No sistema nervoso central (SNC), os hormônios tireoidianos são importantes para o desenvolvimento normal dos tecidos no feto e no neonato, há uma inibição da atividade mental quando a exposição aos hormônios tireoidianos é inadequada. Entre os humanos, pessoas com hipoatividade da tireoide são mentalmente obtusas e letárgicas, o que sugere que o funcionamento normal do SNC no adulto depende de quantidades adequadas de hormônios tireoidianos.

Os hormônios tireoidianos aumentam a frequência cardíaca e a força de contração, provavelmente por sua interação com as catecolaminas. Essa interação é causada por um aumento na resposta tecidual, por meio da indução dos receptores β catecolaminérgicos pelos hormônios tireoidianos. A pressão arterial é elevada por causa do aumento da pressão sistólica, sem que haja nenhuma alteração na pressão diastólica; o resultado é um aumento no débito cardíaco. Essas respostas são observadas mais facilmente em situações de maior atividade da tireoide. Com relação aos efeitos dos hormônios tireoidianos sobre a atividade cardiovascular, pode-se concluir que são importantes para a manutenção da atividade contrátil normal do músculo cardíaco, incluindo a transmissão de impulsos nervosos.

O hormônio tireoidiano foi utilizado em experimentos clássicos envolvendo a metamorfose de larvas de anfíbios. A administração de tiroxina leva à diferenciação de girinos em sapos, enquanto a tireoidectomia resulta no desenvolvimento de grandes girinos. A metamorfose induzida pela tireoide é limitada aos anfíbios, mas os hormônios tireoidianos são importantes para diversos aspectos (sutis) da diferenciação em outras classes de animais.

Em geral, a atividade do hormônio tireoidiano é definida em termos de respostas teciduais ou orgânicas a quantidades inadequadas ou excessivas do hormônio. Uma visão mais equilibrada é que os hormônios tireoidianos são importantes para a atividade metabólica *normal* de todos os tecidos.

O *hormônio estimulante da tireoide ou tireotrofina* (TSH), é o mais importante regulador da atividade da tireoide. Ele atua de forma a iniciar a formação do *3',5' monofosfato cíclico de adenosina* (cAMP) e a fosforilação das quinases proteicas. A secreção da tireotrofina é regulada pelos hormônios tireoidianos, que inibem a síntese do *hormônio liberador de tireotrofina* (TRH) pelo hipotálamo, por meio do mecanismo de retroalimentação negativa, e inibem a atividade do TSH na hipófise (Figura 34.6).

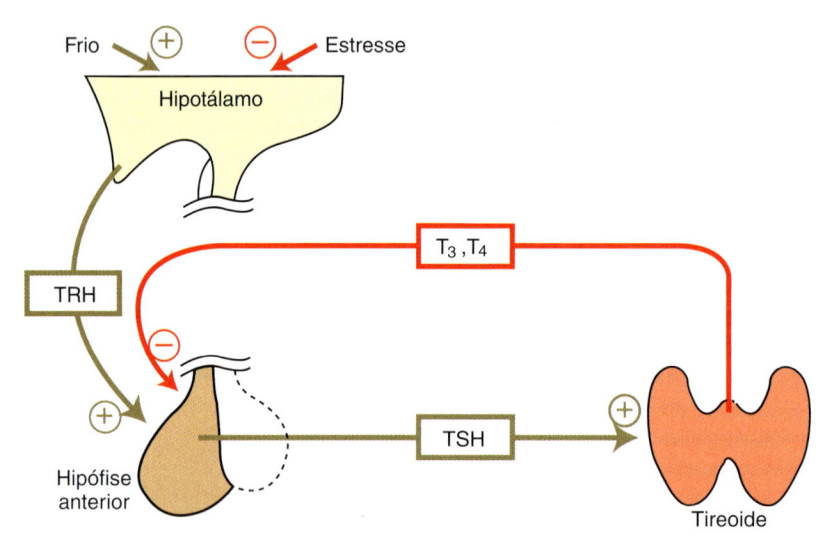

● **Figura 34.6** Eixo hipotalâmico hipofisário-tireoidiano. Os sinais de "mais" indicam estimulação; os sinais de "menos" indicam inibição. T_3, tri-iodo-tireonina; T_4, tireonina; *TRH*, hormônio liberador de tireotrofina; *TSH*, hormônio estimulante da tireoide. (Fonte: Hedge GA, Colby HD, Goodman RL. *Clinical endocrine physiology*. Philadelphia, Saunders; 1987.)

A ingestão de compostos que inibem a absorção ou a ligação orgânica do iodo bloqueia a capacidade da tireoide de secretar hormônios tireoidianos, causando bócio

A incapacidade de secretar quantidades adequadas de hormônios tireoidianos leva, frequentemente, ao aumento da glândula tireoide, uma condição conhecida como *bócio*. Em vários lugares do mundo, essa condição é, ou era, causada por uma deficiência de iodo na dieta. Isso tem sido amplamente corrigido pelo uso do sal iodado. Determinadas plantas, como as crucíferas (p. ex., repolho, couve kale, nabo-da-suécia, nabo comum, canola), contêm um potente composto antitireoidiano denominado *progoitrina*, que é convertido em goitrina no trato digestório. A *goitrina* interfere na ligação orgânica do iodo. Vários dos alimentos bociogênicos também contêm tiocianatos, os quais interferem na captação de iodo pela glândula tireoide. A alimentação rica em iodo, algumas vezes, pode superar os efeitos do tiocianato, mas tem menor influência na superação dos efeitos da goitrina. Estudos sobre esses fenômenos levaram ao desenvolvimento de compostos para o tratamento do hipertireoidismo, sendo os mais potentes as tiocarbamidas, *tioureia* e *tiouracil*. Outros medicamentos antitireoidianos incluem as sulfonamidas, ácido *p*-aminossalicílico, fenilbutazona e clorpromazina.

Hipotireoidismo em cães

O hipotireoidismo é mais frequente no cão, sendo a tireoidite linfocítica a etiologia mais comum do hipotireoidismo primário. O hipotireoidismo congênito pode ser causado pela disgenia da tireoide, dis-hormoniogênese, defeitos de transporte do T_4, bociogênese ou, em casos raros, pela deficiência de iodo. O hipotireoidismo secundário pode ser um efeito secundário a tumores hipofisários, radioterapia ou à ingestão de glicocorticoides endógenos ou exógenos. O hipotireoidismo terciário pode ser adquirido, como nos casos de tumores hipotalâmicos, ou congênito, como resultado de deficiências do TRH ou de seus receptores.

Hipotireoidismo em cães apresenta uma distinta predisposição racial; cães das raças de alto risco manifestam os sintomas precocemente, geralmente com 2 a 3 anos de idade, e nas raças de baixo risco os sintomas se manifestam em idade um pouco mais avançada (4 a 6 anos de idade).

Existe uma série de raças com elevado risco a tireoidite autoimune e ao hipotireoidismo, incluindo Setters ingleses, cães da Eurásia, Cães D'água espanhóis, Setters irlandeses vermelhos e brancos, Dálmatas, Bóxers, cães pastores de Shetland, Terriers tibetanos, Kuvasz, bracos alemães de pelo duro, Rhodesian Ridgebacks (leão-da-rodésia) e outras.

Os sinais clínicos do hipotireoidismo são de início gradual e sutil; letargia e obesidade são os mais comuns. Em seguida, vem a evidência dermatológica do hipotireoidismo. A alopecia simétrica do tronco ou da ponta da cauda é um achado clássico em cães com hipotireoidismo. A pele encontra-se, frequentemente, espessa, devido a acúmulos mixedematosos na derme. Alterações comuns da pelagem observadas no cão com hipotireoidismo incluem pelos ressecados e sem brilho, crescimento lento após a tosa e presença de retenção da pelagem de filhotes.

Os sinais cardiovasculares do hipotireoidismo incluem bradicardia, redução da contratilidade cardíaca e aterosclerose, mas estas são queixas incomuns na apresentação ao clínico. Os sinais neuromusculares, como miopatias e megaesôfago, também são manifestações incomuns do hipotireoidismo canino. As neuropatias, incluindo a paralisia bilateral ou unilateral do nervo facial, a doença vestibular e distúrbios dos neurônios motores inferiores, são observadas ocasionalmente em cães com hipotireoidismo. O coma por mixedema é um achado incomum em cães com hipotireoidismo, sendo secundário ao acúmulo de líquido mixedematoso no cérebro e à hiponatremia grave. Sinais menos comuns do hipotireoidismo incluem distúrbios reprodutivos em cadelas, como prolongamento do interestro, cio silencioso e parição de filhotes fracos ou natimortos. Depósitos corneanos de lipídios e problemas gastrintestinais, como constipação intestinal, são observados ocasionalmente em cães com hipotireoidismo.

As alterações clínico-patológicas, como a anemia resultante de uma deficiência de eritropoetina, redução da atividade da medula óssea e redução dos íons séricos e da capacidade de ligação a íons, são observadas em aproximadamente 25 a 30% dos cães com hipotireoidismo. Observa-se hipercolesterolemia em aproximadamente 75% dos cães com hipotireoidismo, em virtude da alteração no metabolismo lipídico, da menor excreção fecal de colesterol e da menor conversão de lipídios em ácidos biliares. A hiponatremia, uma alteração comum em humanos com hipotireoidismo, foi observada em um estudo de cães com hipotireoidismo como uma leve redução no sódio sérico, de cerca de 30%. A hiponatremia é causada por um aumento na quantidade total de água no organismo, resultante do comprometimento da excreção renal desta substância e da retenção de água por depósitos hidrofílicos nos tecidos. Uma característica clínico-patológica comum do hipotireoidismo é o aumento dos níveis séricos de creatina fosfoquinase, possivelmente resultante da miopatia secundária ao hipotireoidismo.

O diagnóstico é baseado principalmente na mensuração das concentrações séricas basais totais de tiroxina (TT_4) e tri-iodotireonina (TT_3), concentrações séricas de T_4 livres (FT_4) e níveis séricos endógenos de TSH nos cães (Tabela 34.1) em conjunto com outros sinais clínicos. As diversas variáveis que afetam o T_4 incluem a idade, raça, temperatura ambiental e corporal, ritmo diurno, obesidade e má nutrição. Por exemplo, as raças Sighthound parecem ter concentrações normais menores de TT_4 and FT_4. Os cães obesos apresentam leves aumentos nas concentrações séricas de TT_4. Em filhotes, a concentração sérica de TT_4 é 2 a 5 vezes maior do a de cães adultos. Além disso, ocorre uma redução relacionada à idade nas concentrações séricas de TT_4 e na resposta ao estímulo do TSH em cães. A *síndrome do doente eutireóideo* é caracterizada por uma redução no TT_4 sérico e um aumento na T_3 reverso. Doenças concomitantes, como diabetes melito (DM), insuficiência renal crônica, insuficiência hepática e infecções podem levar à síndrome do doente eutireóideo, resultando em reduções das concentrações séricas de TT_4. Medicamentos como anestésicos, fenobarbital, primidona, diazepam, sulfatrimetoprima, quinidina, fenilbutazona, salicilatos e glicocorticoides também podem reduzir as concentrações séricas basais de TT_4.

Tabela 34.1	**Valores séricos de T_4 e T_3 por Radioimunoensaio.**	
Espécies*	**T_4 (mg/dℓ)**	**T_3 (ng/dℓ)**
Equina		
M ± DP	1,63 ± 0,51	77,1 ± 45,75
Variação	0,95 a 2,38	31 a 153
Bovina		
M ± DP	6,22 ± 2,03	92,50 ± 53,61
Variação	3,60 a 8,9	41 a 170
Caprina		
M ± DP	3,45 ± 0,47	145,9 ± 29,32
Variação	3,0 a 4,23	88 a 190
Ovina		
M ± DP	4,41 ± 1,13	99,6 ± 27,34
Variação	2,95 a 6,15	63 a 150
Suína		
M ± DP	3,32 ± 0,80	89,8 ± 36,7
Variação	1,70 a 4,68	43 a 140
Canina		
M ± DP	1,15 ± 0,38	96,2 ± 21,39
Variação	0,70 a 2,18	63 a 130
Felina		
M ± DP	2,02 ± 0,61	64,7 ± 20,62
Variação	1,18 a 2,95	39 a 112

T_3, Tri-iodotireoninas; T_4, tireonina; *M ± DP*, mediana mais/menos desvio padrão. *N = 10, para todas as espécies listadas. (Fonte: McDonald LE. *Veterinary endocrinology and reproduction*. 4th ed. Philadelphia: Lea & Febiger, 1989.)

As concentrações de hormônios tireoidianos livres, ou seja, T_3 e T_4 não ligados (FT_3 e FT_4), são utilizadas na medicina humana para diferenciar entre a síndrome do doente eutireóideo e o verdadeiro hipotireoidismo. Em humanos, a precisão diagnóstica de uma única mensuração de FT_4 é de aproximadamente 90%. A mensuração das concentrações de FT_4 é obtida pela diálise de equilíbrio (*padrão-ouro*) ou imunoensaios análogos. Teoricamente, o FT_4 não está sujeito às alterações espontâneas ou induzidas por medicamentos que ocorrem com o TT_4. Os resultados de estudos recentes, que classificaram os cães com hipotireoidismo com base em testes de estímulo do TSH, indicaram que as mensurações do FT_4 pela diálise de equilíbrio apresentaram precisão de 90%, enquanto outros ensaios de FT_4 (ensaios análogos) não apresentaram resultados melhores do que o TT_4. Os glicocorticoides reduzem tanto a fração de FT_4 quanto de $TT4$ em cães.

A mensuração de TSH endógeno permite avaliar a retroalimentação neuroendócrina dos hormônios tireoidianos. Com a insuficiência da glândula tireoide, as reduções nos níveis séricos de FT_4 e TT_4 são percebidas pela hipófise, resultando em um aumento na concentração sérica endógena de TSH. Em humanos, quando as concentrações endógenas de TSH são elevadas e as concentrações de FT_4 são reduzidas, a precisão diagnóstica para o hipotireoidismo primário aproxima-se de 100%. Conforme a concentração de FT_4 cai, há um aumento logarítmico na concentração sérica endógena de TSH, o que torna o ensaio de TSH o teste mais sensível para a detecção do hipotireoidismo inicial. A mensuração da concentração de TSH endógeno *unicamente* não é recomendada como método de avaliação da função tireoidiana em espécies animais. Além disso, 20 a 30% dos cães com hipotireoidismo têm concentrações normais de TSH, apesar da perda de T_3 e T_4.

O teste de autoanticorpos antitireoglobulina (ATAA) destina-se a detectar a patologia de tireoide antes do aparecimento de hipotireoidismo em cães com tireoidite autoimune. Esse teste é usado para identificar cães com doenças tireoidianas hereditárias antes da reprodução.

Por muitos anos, o teste de estimulação do TSH foi considerado o padrão-ouro para o diagnóstico do hipotireoidismo em cães. Infelizmente, esse teste não diferencia o hipotireoidismo precoce e a síndrome do doente eutireóideo e não identifica os cães com hipotireoidismo secundário ou terciário. Além disso, o TSH exógeno bovino não é mais disponibilizado comercialmente. Outros testes da função da tireoide incluem o teste de estimulação do TRH, exames por imagem da tireoide e biopsia da tireoide. Entretanto, todos esses testes apresentam falhas (custo, imprecisão ou invasividade).

Em resumo, o diagnóstico do hipotireoidismo canino baseia-se em sinais, achados históricos, avaliação física, características clínico-patológicas e confirmação por uma bateria de testes da função da tireoide. O autor examina o TT_4 e o TSH inicialmente, seguidos pelo FT_4 por diálise. Se todas as aferições se apresentarem anormais, o cão apresenta hipotireoidismo. Se duas de três aferições estiverem anormais, há possibilidade de hipotireoidismo secundário (baixos níveis de FT_4 e TSH) ou hipotireoidismo primário (TSH elevado, FT_4 baixo). Se uma de três aferições tireoidianas estiver anormal, o cão deverá ser reavaliado após 3 a 6 meses.

Hipertireoidismo em gatos

O hipertireoidismo é a endocrinopatia mais comum em gatos, sendo causado pela hiperplasia adenomatosa da glândula tireoide. Gatos de meia-idade a idosos são tipicamente acometidos e não há predisposição racial ou sexual, embora a incidência seja maior em gatos de raça que em gatos sem raça definida (SRD).

Rações balanceadas normalmente fornecem iodo em quantidade suficiente, mas variam muito em teor de iodo. Os efeitos dessa variação de alimentação foram teorizados como sendo importantes em gatos, mas não há dados para apoiar ou refutar a teoria. Embora as grandes mudanças na dieta em iodo tenham sido associadas às mudanças na FT_4 em gatos, a maioria das alterações crônicas na dieta em iodo estão associadas à "adaptação" da glândula tireoide e, portanto, não parecem ser a causa do hipertireoidismo felino.

Conforme observado anteriormente, bociógenos podem resultar em hipotireoidismo. No entanto, há teorias de que a exposição crônica aos bociógenos pode levar a bócio nodular tóxico, resultando em hipertireoidismo. Sugeriu-se que flavinoides derivados de proteínas de soja desempenham um papel na patogênese do hipertireoidismo em gatos. Isoflavonas de soja polifenólicas, como a genisteína e daidzeína, foram identificadas em quase 60% dos alimentos secos de gato testados. Isso contradiz os dados epidemiológicos que mostram que o hipertireoidismo é menos comum em gatos alimentados com alimentos secos. Alguns alimentos secos contêm teores de isoflavonas compatíveis com os níveis mostrados para interferir na função da tireoide, inibindo tireoperoxidase em ratos e atividade de 5'-desiodase em gatos. Em um estudo prospectivo de 18 gatos clinicamente normais alimentando-se com uma dieta de soja (400 mg de isoflavonas/kg de dieta), as concentrações totais de T_4 e FT_4 foram modestas, porém significativamente aumentadas enquanto as concentrações de T_3 mantiveram-se inalteradas. No entanto, muitos estudos em humanos não mostraram nenhum efeito negativo das isoflavonas da soja na função da tireoide, particularmente quando incorporadas em uma dieta balanceada com a ingestão adequada de iodo.

Alimentos enlatados para gatos foram apontados como uma causa de hipertireoidismo felino em vários estudos epidemiológicos. O bociógeno suspeito é o éter bisfenol-A-diglicidil (BADGE), uma substância utilizada na fabricação do revestimento de tampa de fácil abertura de latas. Suspeita-se que esse composto pode contaminar os alimentos que serão consumidos por gatos. Embora esse revestimento à base de BADGE seja geralmente considerado seguro e seja usado para alimentos para consumo humano, os gatos podem ser mais suscetíveis aos efeitos tóxicos deste composto, porque eles têm uma capacidade muito reduzida para desintoxicação via glucuronidação hepática. O bisfenol A também reduz a ligação de tri-iodotireonina e causa aumento da secreção de TSH, resultando em hipertireoidismo e bócio em ratos e alguns seres humanos. Embora estudos em gatos não estejam disponíveis, estudos com roedores mostram uma margem de segurança muito elevada. Deve-se observar que os estudos epidemiológicos mostrando associações não são o mesmo que causa e efeito. Mais de 90% dos gatos nos EUA consomem alimentos comerciais para *pets* como a sua fonte primária nutricional, e relativamente poucos desenvolvem hipertireoidismo.

A doença em gatos é parecida com o bócio nodular tóxico em humanos e é caracterizada pelo crescimento autônomo dos folículos da tireoide. A patogênese do bócio nodular tóxico é uma anormalidade na transdução de sinal da célula da tireoide. O receptor de TSH nas células da tireoide ativa proteínas de ligação guanosina trifosfato acoplada ao receptor (proteínas G; ver Capítulo 1). De forma única, a proliferação de células e produção de hormônios da tireoide são ambas controladas pelo receptor TSH de sinalização da proteína G-cAMP. A sobre-expressão das proteínas G estimuladoras e subexpressão das proteínas G inibitórias foram demonstradas em alguns seres humanos com o bócio nodular tóxico. As mutações do receptor de TSH que resultam no receptor ativado permanecendo sem ligante (p. ex., TSH) também foram relatadas em humanos com o bócio nodular tóxico.

Nos gatos com hipertireoidismo, as mesmas alterações foram investigadas e parece que a mutação de ativação (sem ligante de ativação) do receptor de TSH pode ser parte da patogênese do hipertireoidismo felino em alguns gatos. Além disso, as alterações de proteínas G, especificamente a diminuição significativa da expressão da proteína G inibidora, foram descritas em tecidos de gatos com hipertireoidismo. O hipertireoidismo felino não parece envolver a ativação de anticorpos contra o receptor de TSH – o mecanismo da doença de Graves em humanos.

Embora o uso da areia de gato tenha sido associado a um risco aumentado de hipertireoidismo, isso pode ser simplesmente uma característica de gatos que são mantidos dentro de casa. Os gatos mantidos em ambientes internos tendem a viver mais tempo e, portanto, têm maior risco de desenvolver hipertireoidismo. A exposição a pesticidas e herbicidas foi associada a anomalias da tireoide em outras espécies. Em particular, a utilização de produtos de controle de pulgas foi associada a um risco aumentado de desenvolvimento de hipertireoidismo, no entanto, nenhum produto ou ingrediente específico pôde ser identificado.

Um relato indicou retardadores de chama bromados (BFR, do inglês *bromated flame retardants*) como carcinógenos/goitrogênicos possivelmente associados a hipertireoidismo felino. Coincidentemente, os BFR foram introduzidos há 30 anos, ao mesmo tempo em que o hipertireoidismo felino surgiu. O brometo, um haleto, é um agente intrigante na implicação no hipertireoidismo felino por causa da composição única de hormônios da tireoide, que contém o haleto iodado. Nesse relato, os níveis séricos de éteres difenil-polibromados ajustados a lipídios (PBDE, do inglês *lipid-adjusted serum polibromynated dyphenil eter*) eram de 10 a 400 vezes maior do que aqueles encontrados em seres humanos. Especulou-se que os achados de níveis séricos mais altos de PBDE em gatos do que em humanos está de acordo com o fator de risco mais consistentemente identificado, que é o fato de viver dentro de casa. Os autores também propõem que os gatos estão em maior risco por causa de comportamento de limpeza meticulosa e aumento da exposição aos retardadores de chama em móveis e tapetes. Menor tamanho dos gatos, em relação aos seres humanos, também é um possível fator de risco para o aumento dos níveis séricos de PBDE.

O hipertireoidismo é caracterizado pelo metabolismo excessivo; portanto, polifagia, perda de peso, vômito, diarreia, polidipsia e poliúria são as características mais proeminentes da doença. Também se observa a ativação do sistema nervoso simpático; hiperatividade, taquicardia, midríase e alterações comportamentais são características da doença em gatos. O hipertireoidismo prolongado leva à cardiomiopatia hipertrófica, insuficiência cardíaca de alto débito e caquexia, que podem resultar em óbito.

As características clínico-patológicas do hipertireoidismo incluem eritrocitose e leucograma de estresse (neutrofilia, linfocitose), causados pelas elevadas concentrações de catecolaminas circulantes. O aumento do catabolismo do tecido muscular em gatos com hipertireoidismo pode resultar em níveis elevados de ureia sérica (BUN), mas não de creatinina. De fato, a taxa de filtração glomerular (TFG) encontra-se elevada em gatos com hipertireoidismo, e este aumento pode mascarar uma insuficiência renal subjacente. Embora o hipertireoidismo eleve a TFG, o efeito do excesso de hormônios tireoidianos sobre a urinálise é variável. Entretanto, a maioria dos gatos apresenta redução da densidade urinária, particularmente se tiverem poliúria como sinal clínico. A taxa metabólica elevada resulta em um metabolismo hepático excessivo; portanto, as atividades séricas das enzimas hepáticas (alanina aminotransferase, aspartato aminotransferase) são aumentadas em 80 a 90% nos gatos com hipertireoidismo. Há uma redução no colesterol sérico que não ocorre por causa de menor síntese, mas pela maior depuração hepática, mediada pelo excesso de hormônios tireoidianos.

O hipertireoidismo felino é diagnosticado pela mensuração de TT_4. Devido ao fato de a doença ter se tornado mais comum e reconhecida em seus estágios iniciais, demonstrou-se que as concentrações de FT_4 permitem diagnosticar mais eficientemente o hipertireoidismo inicial ou "oculto".

O teste de supressão de T3 pode ser usado para confirmar o hipertireoidismo em casos limítrofes. Nesse teste, a administração de T3 exógeno resulta em pelo menos 50% de redução de T4 em gatos normais, mas os gatos com hipertireoidismo não respondem aos efeitos de retroalimentação negativa do T3 aumentado. A cintilografia da tireoide pode ser usada para visualizar glândulas tireoidianas hiperfuncionais em gatos afetados

Glândulas adrenais

As glândulas adrenais são compostas por dois órgãos: glândula externa (córtex) e glândula interna (medula)

As glândulas adrenais são dois órgãos endócrinos bilateralmente simétricos, localizados na porção imediatamente anterior aos rins. Cada glândula é dividida em duas entidades separadas, uma medula e um córtex (Figura 34.7), sendo que cada uma delas produz diferentes tipos de hormônios. Esses tecidos adrenais têm diferentes origens embrionárias. A *medula* provém do neuroectoderma e produz aminas, como a norepinefrina e a epinefrina. O *córtex* provém do epitélio celômico mesodérmico e produz hormônios esteroides, como o cortisol, a corticosterona, os esteroides sexuais e a aldosterona. A utilidade de se estabelecer dois tecidos

tão diferentes juntos não é aparente. O único fator comum é que ambos os grupos hormonais são importantes para a adaptação às condições ambientais adversas (p. ex., estresse).

O interesse na função do córtex adrenal aumentou em 1930 graças à pesquisa de Hans Selye. Ele publicou uma série de artigos sobre os efeitos da adrenalectomia e a capacidade do animal tratado cirurgicamente de se defender contra os ferimentos. A hipótese de Selye foi denominada *síndrome da adaptação geral*, a qual ele próprio dividiu em três partes: a reação de alerta, a fase de resistência e a fase de esgotamento. O aspecto crítico dessa teoria era que, além das respostas específicas à lesão, os animais respondiam de formas *inespecíficas* para combater as lesões, e o córtex adrenal era o órgão mais importante na geração de respostas inespecíficas ao estresse. Um exemplo dos efeitos benéficos dos glicocorticoides em uma situação de lesão é a mobilização da glicose, uma fonte de energia imediatamente disponível, que evita ou cicatriza a lesão. A adaptação dos animais a ambientes estressantes é frequentemente acompanhada pelo aumento do córtex adrenal, como em galinhas domésticas criadas em condições de confinamento e em animais silvestres que vivem em densidades relativamente altas.

Córtex adrenal

O córtex adrenal tem três zonas: a zona glomerular, que secreta mineralocorticoides, a zona fascicular e a zona reticular, que secretam glicocorticoides e esteroides sexuais

O córtex adrenal é disposto em três zonas nos mamíferos (ver Figura 34.7). A zona externa, *zona glomerular*, é relativamente

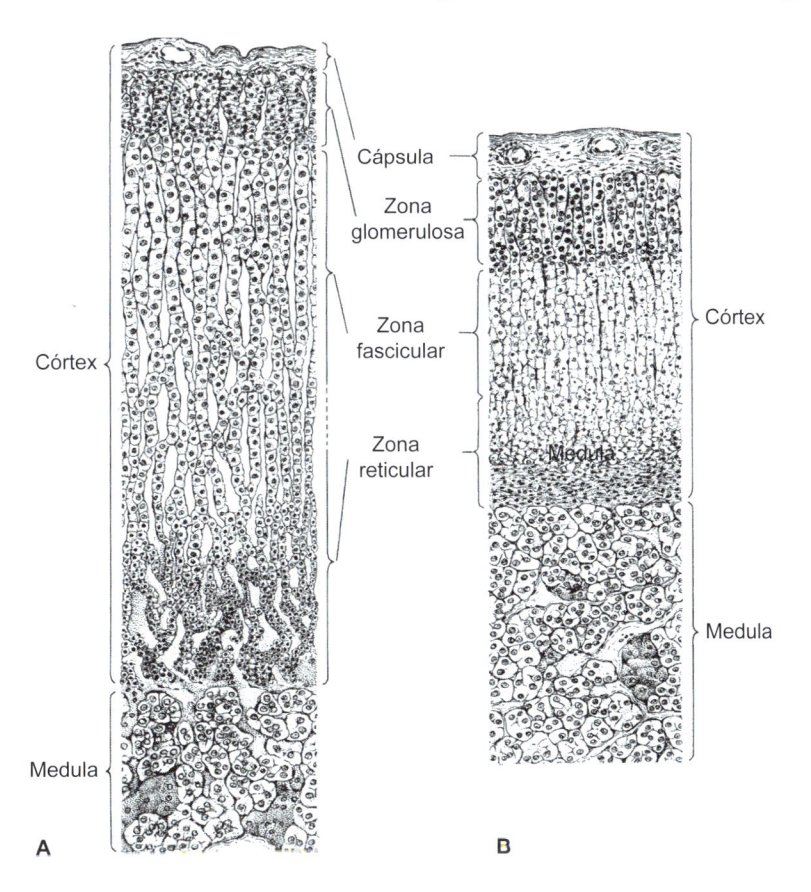

• **Figura 34.7** Ilustração de cortes comparativos das glândulas adrenais de (**A**) ratos normais e (**B**) ratos submetidos à hipofisectomia. A capacidade funcional do córtex adrenal é condicionada à liberação de hormônio adrenocorticotrófico (corticotrofina), portanto, a hipofisectomia resulta em uma expressiva redução do córtex. A medula não é influenciada pela hipofisectomia. Ambos os cortes se encontram em escala. (Fonte: Turner CD, Bagnara JT. *General endocrinology*. 6th ed. Philadelphia, Saunders, 1976.)

estreita e suas células são organizadas em forma espiral. A zona média, *zona fascicular*, é relativamente larga e suas células são organizadas em colunas. Na vaca e na ovelha, a zona fascicular é também dividida nas camadas interna e externa. A zona interna do córtex adrenal, a *zona reticular*, posicionada de forma adjacente à medula adrenal, tem tamanho intermediário e suas células são organizadas aleatoriamente.

Todas as células do córtex adrenal têm características intracelulares particulares da síntese de hormônios esteroides: uma abundância de gotículas lipídicas (contendo ésteres de colesterol), mitocôndrias e do retículo endoplasmático liso. As glândulas adrenais em humanos apresentam uma zona adicional, a zona fetal, que está presente durante a vida fetal e ao longo do primeiro ano de vida. A zona fetal participa, em conjunto com a placenta, na produção de estrógeno durante a gestação. Camundongos e coelhos imaturos têm uma zona X interna, que se transforma na zona reticular na puberdade.

O córtex adrenal produz dois tipos principais de hormônios esteroides: os mineralocorticoides e os glicocorticoides. Esses hormônios têm funções distintas. Os mineralocorticoides, produzidos pela zona glomerular, desempenham um papel importante no equilíbrio eletrolítico e, consequentemente, são essenciais à regulação da pressão arterial (ver discussão posterior). O principal mineralocorticoide é a *aldosterona*. Os *glicocorticoides*, produzidos pela zona fascicular (responsável pela maior parte da produção de glicocorticoides) e pela zona reticular, são importantes na regulação de todos os aspectos metabólicos, tanto diretamente quanto pela interação com outros hormônios. O principal glicocorticoide é o *cortisol*.

Os corticosteroides adrenais são sintetizados a partir do colesterol; a diferença crítica entre a atividade desses corticosteroides está relacionada ao grupo hidroxila no c-17 dos glicocorticoides

A síntese de esteroides adrenais envolve as vias clássicas para a biossíntese de esteroides. Conforme indicado anteriormente, o colesterol é o principal precursor para a síntese de hormônios esteroides. O colesterol encontra-se prontamente disponível para as células produtoras de esteroides, pois é armazenado em grandes quantidades, na forma de éster, nas gotículas lipídicas dessas células. Uma das etapas iniciais da formação dos esteroides é a hidrólise do éster. A primeira etapa da síntese dos esteroides envolve uma enzima que quebra a cadeia lateral de carbono da molécula esteroide, produzindo um esteroide C-21 conhecido como *pregnenolona*. Essa etapa ocorre dentro da mitocôndria (Figura 34.8). A síntese de todos os hormônios esteroides, independentemente de sua forma, utiliza a pregnenolona na via sintética (ver Figura 33.5).

O aspecto fundamental da síntese dos corticoides adrenais, que diferencia esses hormônios da família de esteroides da progesterona, é a etapa de hidroxilação na posição C-21 (diretamente por uma hidroxilase C-21). A diferença entre os mineralocorticoides (aldosterona) e os glicocorticoides (cortisol) é um grupo hidroxila em C-17, que faz parte da molécula de glicocorticoide. Como é esperado, as células da zona fascicular e da zona reticular contêm a enzima que promove a hidroxilação em C-17 (17α-hidroxilase), enquanto as células da zona glomerular não possuem essa enzima. Tanto a aldosterona quanto o cortisol apresentam grupos hidroxila em C-11. Em virtude da diferença acentuada na atividade biológica dos mineralocorticoides e glicocorticoides, na prática podemos considerar a zona glomerular como um órgão endócrino distinto da zona fascicular e da zona reticular.

Dois compostos intermediários na síntese de aldosterona têm atividade adrenocortical significativa. A *11-desoxicorticosterona* tem atividade mineralocorticoide significativa, embora seja secretada em quantidades relativamente pequenas. A *corticosterona*, o precursor imediato da aldosterona, é um glicocorticoide relativamente importante nos animais, embora sua potência seja menor do que a do cortisol.

Nas células corticais adrenais, as vias biossintéticas permitem a síntese de andrógenos e estrógenos. Embora a quantidade de esteroides sexuais produzidos pelo córtex adrenal seja pequena em condições normais, quantidades significativas podem ser sintetizadas em condições patológicas.

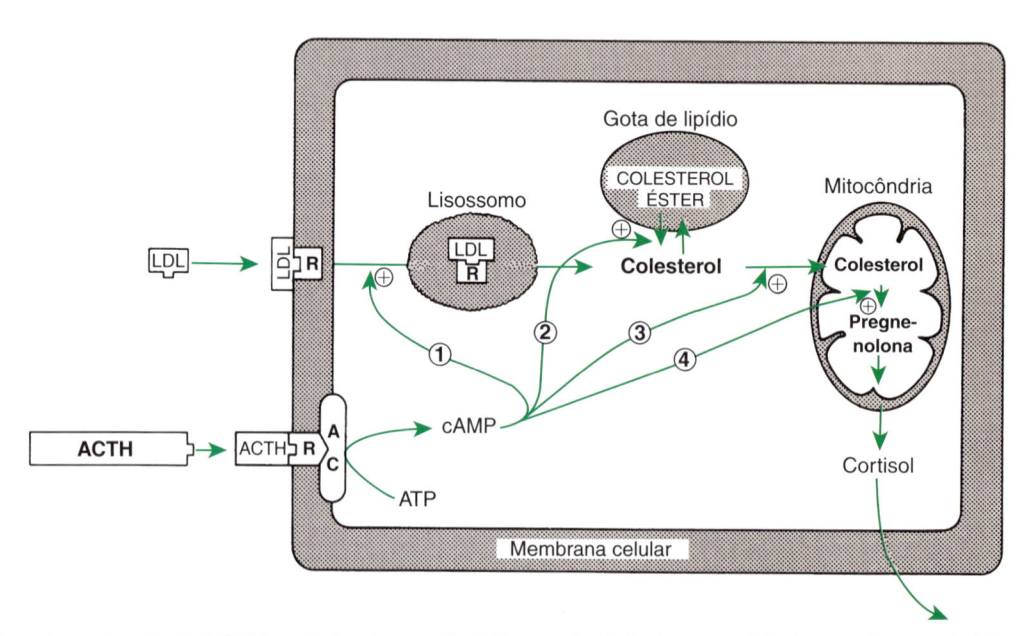

● **Figura 34.8** Mecanismo de ação do ACTH (hormônio adrenocorticotrófico, corticotrofina) na esteroidogênese adrenocortical. Os números indicam os processos estimulados (indicados por sinais de mais) pelo ACTH, como se segue: 1, estímulo da absorção de lipoproteínas de baixa densidade (LDL), que são processadas posteriormente em colesterol livre; 2, estímulo da hidrólise de ésteres de colesterol armazenados, gerando colesterol livre; 3, estímulo do transporte do colesterol para as mitocôndrias, onde ocorre a clivagem da cadeia lateral do colesterol; e 4, promoção da ligação do colesterol à enzima. *AC*, adenilciclase; *ATP*, trifosfato de adenosina; *cAMP*, monofosfato cíclico de adenosina; *R*, receptor. (Adaptada de Hedge GA, Colby HD, Goodman RL. *Clinical endocrine physiology*. Philadelphia, Saunders; 1987.)

Os hormônios adrenocorticais são transportados no plasma associados a globulinas ligantes específicas (globulinas ligantes de corticosteroides)

Os hormônios esteroides, como se comentou anteriormente, são lipídios e dependem da ligação a proteínas plasmáticas para serem transportados no sangue. Uma globulina específica com alta afinidade ao cortisol foi identificada: *globulina ligante de corticosteroides*, ou *transcortina*. Do cortisol transportado no plasma, 75% são ligados à transcortina e 15% à albumina, restando 10% no estado não ligado ou livre. Essa quantidade de hormônio livre é grande, em comparação aos hormônios tireoidianos: menos de 0,1 a 1% de T_4 é livre. O transporte da aldosterona está associado, principalmente, à albumina (50%) e apenas 10% estão associados à transcortina, restando uma quantidade bastante grande (40%) em estado livre.

As alterações nos estados fisiológicos ou fisiopatológicos podem influenciar a quantidade de proteínas ligantes presentes no plasma. O estrógeno produzido em quantidades crescentes pela unidade fetoplacentária durante a gestação resulta em um aumento na síntese hepática de transcortina, enquanto a disfunção hepática pode resultar em concentrações reduzidas de transcortina. A grande coleção de hormônios ligados presentes na gestação fornece aos animais importante reserva, a partir da qual são realizados ajustes adequados na quantidade de hormônios livres disponíveis, que influenciam a atividade biológica. A quantidade total de glicocorticoides é determinada pelo ensaio das concentrações plasmáticas; portanto, o médico-veterinário deve estar ciente de que as concentrações totais não refletem apenas a taxa de secreção, mas também podem ser influenciadas pela quantidade de proteínas plasmáticas ligantes de glicocorticoides.

O metabolismo dos hormônios adrenocorticais envolve a redução de ligações duplas e a conjugação dos esteroides aos glicuronídeos e sulfatos

A meia-vida de depuração do cortisol é de cerca de 60 minutos, e a da aldosterona é de cerca de 20 minutos. Essa diferença é atribuída à diferença observada na ligação desses hormônios a proteínas no plasma. Em geral, o metabolismo dos hormônios mineralocorticoides e glicocorticoides envolve a redução das ligações duplas e das formas de cetona, o que reduz a atividade biológica das moléculas. O fígado, um órgão essencial para a modificação desses hormônios, também é um importante local de conjugação desses esteroides com sulfatos e glicuronídeos; esse processo reduz sua potência biológica e os torna hidrossolúveis para passagem na urina.

Uma das funções mais importantes dos glicocorticoides é o controle do metabolismo, em particular do estímulo da gliconeogênese hepática

O mecanismo de ação dos hormônios adrenais é semelhante ao de outros hormônios lipofílicos: eles são capazes de penetrar a membrana celular e interagir no citoplasma com receptores citosólicos específicos. Esse complexo é transferido para o núcleo, resultando na transcrição de determinados genes e na síntese de proteínas específicas, que afetam a atividade biológica dos hormônios adrenais.

Conforme enfatizado anteriormente, os hormônios adrenocorticais são classificados como glicocorticoides ou mineralocorticoides quanto à sua atividade. Antes de discutirmos as ações biológicas de cada classe, é importante entendermos que há uma sobreposição de atividades (Tabela 34.2). Por exemplo, embora o cortisol seja um hormônio glicocorticoide dominante, também tem efeitos mineralocorticoides, porém com uma potência reduzida.

Os hormônios glicocorticoides são importantes mediadores do metabolismo intermediário. Um dos efeitos específicos importantes dos glicocorticoides é a estimulação da gliconeogênese hepática, que envolve a conversão de aminoácidos em carboidratos. O resultado é um aumento no glicogênio hepático e uma tendência de aumento dos níveis séricos de glicose. Esses efeitos no metabolismo do glicogênio são observados, principalmente, em animais que apresentam uma secreção excessiva de glicocorticoides (hiperadrenocorticismo) ou uma deficiência de insulina. O efeito dos glicocorticoides no metabolismo dos carboidratos é "permissivo", ou seja, sua presença é necessária às ações gliconeogênicas e glicogenolíticas do glucagon e da epinefrina, respectivamente.

Os glicocorticoides e a insulina têm efeitos similares sobre o metabolismo hepático do glicogênio, mas seus efeitos no uso periférico da glicose diferem. Os glicocorticoides inibem a absorção da glicose e o metabolismo nos tecidos periféricos, particularmente na musculatura e nas células adiposas. Esse efeito foi denominado *efeito anti-insulínico*. A administração crônica de glicocorticoides pode levar ao desenvolvimento de uma síndrome chamada *diabetes esteroide*, devido ao efeito hiperglicêmico produzido no fígado; o uso da glicose é reduzido nos tecidos periféricos devido ao antagonismo à insulina.

Enquanto as ações dos glicocorticoides no metabolismo lipídico tendem a ser complexas, o efeito direto sobre o tecido adiposo deve aumentar a taxa de lipólise e redistribuir a gordura no fígado e no abdome. Essa redistribuição de gordura leva à clássica aparência "de tonel" de animais e humanos com hiperadrenocorticismo.

A síntese de proteínas é inibida pelos glicocorticoides; de fato, o catabolismo proteico é acentuado, com uma liberação concomitante de aminoácidos. Esse processo favorece a gliconeogênese hepática. Dois tecidos, o cardíaco e o cerebral, são poupados do efeito dos glicocorticoides no catabolismo proteico. A administração crônica de glicocorticoides resulta em consumo muscular e enfraquecimento ósseo. A mobilização e a incorporação de aminoácidos em glicogênio resultam em um aumento na excreção urinária de nitrogênio, levando a um equilíbrio negativo de nitrogênio.

Tabela 34.2	Potências glicocorticoides e mineralocorticoides relativas de vários esteroides.	
Esteroide	Potência glicocorticoide (em relação ao cortisol)	Potência mineralocorticoide
Cortisol	1	1
Aldosterona	0,1	400
Corticosterona	0,2	2
11-desoxicorticosterona	< 0,1	20
Dexametasona	30	2
Fludrocortisona	10	400
Prednisona	4	0,7
Triancinolona	5	< 0,1

Fonte: Hedge GA, Colby HD, Goodman RL. *Clinical endocrine physiology*. Philadelphia: Saunders, 1987.

Os glicocorticoides desempenham um papel importante na diurese da água (p. ex., o aumento da excreção de água). Embora os glicocorticoides inibam a atividade da vasopressina no túbulo distal, seu efeito mais importante é aumentar a TFG. A Tabela 34.3 resume os efeitos dos glicocorticoides.

A corticotrofina (ACTH) é o hormônio da hipófise que regula a síntese de glicocorticoides pelo córtex adrenal

O controle da secreção de glicocorticoides pela zona fascicular e pela zona reticular é realizado pelo hormônio trófico (corticotrofina ou hormônio adrenocorticotrófico [ACTH]) (Figura 34.9). Existe um sistema de retroalimentação negativa pelo qual os glicocorticoides inibem a liberação do hormônio liberador de corticotrofina pelo hipotálamo, o que, por sua vez, resulta na redução da secreção de ACTH pela hipófise. Evidências indicam que os glicocorticoides também exercem um efeito de retroalimentação negativa na hipófise. A potência de um glicocorticoide na inibição da retroalimentação negativa de ACTH está diretamente relacionada a sua potência glicocorticoide; por exemplo, o cortisol exerce efeitos de retroalimentação negativa mais potentes do que a corticosterona e também tem efeitos glicocorticoides mais potentes.

O sistema de controle por retroalimentação negativa que existe para a secreção de glicocorticoides não resulta na manutenção de concentrações hormonais uniformes no sangue durante todo o dia. Os padrões de sono e atividade se sobrepõem ao sistema de retroalimentação negativa, portanto ocorre um ciclo circadiano previsível, no qual as concentrações de glicocorticoides são menores no final da noite e maiores nas horas iniciais da manhã (Figura 34.10).

Outro fator que pode modificar o controle dos glicocorticoides por retroalimentação negativa é o estresse. O estresse pode resultar de estímulos físicos ou fisiológicos prejudiciais ao indivíduo. Os efeitos do estresse, como ocorre com os fatores que influenciam o ciclo circadiano da secreção de glicocorticoides, são mediados pelo SNC. A resposta glicocorticoide ao estresse é imediata: as concentrações de cortisol são rapidamente elevadas, atingindo, em minutos, valores muitas vezes maiores do que o normal. A resposta dos glicocorticoides é proporcional à gravidade do estresse; isto é, níveis menores de estresse resultam em uma menor produção de cortisol do que níveis altos de estresse.

Um dos usos clínicos mais importantes dos glicocorticoides é a supressão da resposta inflamatória

Os glicocorticoides têm efeitos clínicos valiosos, particularmente a inibição da resposta inflamatória, incluindo a prevenção da dilatação capilar, o extravasamento de líquido nos espaços teciduais, a migração de leucócitos, a deposição de fibrina e a síntese de tecido conjuntivo. O processo inflamatório é importante para a destruição de agentes nocivos sistêmicos, porém a resposta final é frequentemente a substituição do tecido funcional por tecido conjuntivo fibroso, resultando na perda da função. Por exemplo, os processos inflamatórios da glândula mamária resultam, frequentemente, no isolamento do agente prejudicial pela deposição de tecido conjuntivo como parte do mecanismo de defesa; no entanto, como resultado, a glândula pode perder muito de sua capacidade funcional. A administração de glicocorticoides, em conjunto com a antibioticoterapia, pode auxiliar na redução da perda de tecido funcional pela inibição do desenvolvimento do

Tabela 34.3	Efeitos glicocorticoides e tecidos-alvo.
Efeito	**Local de ação**
Estimula a gliconeogênese	Fígado
Aumenta o glicogênio hepático	Fígado
Aumenta a glicose sérica	Fígado
Facilita a lipólise	Tecido adiposo
É catabólico (equilíbrio negativo de nitrogênio)	Músculo, fígado
Inibe a secreção de ACTH	Hipotálamo, hipófise anterior
Facilita a excreção de água	Rim
Bloqueia a resposta inflamatória	Diversos locais
Suprime o sistema imunológico	Macrófagos, linfócitos
Estimula a secreção de ácido gástrico	Estômago

ACTH, hormônio adrenocorticotrófico (corticotrofina). (Adaptada de Hedge GA, Colby HD, Goodman RL. *Clinical endocrine physiology*. Philadelphia: Saunders, 1987.)

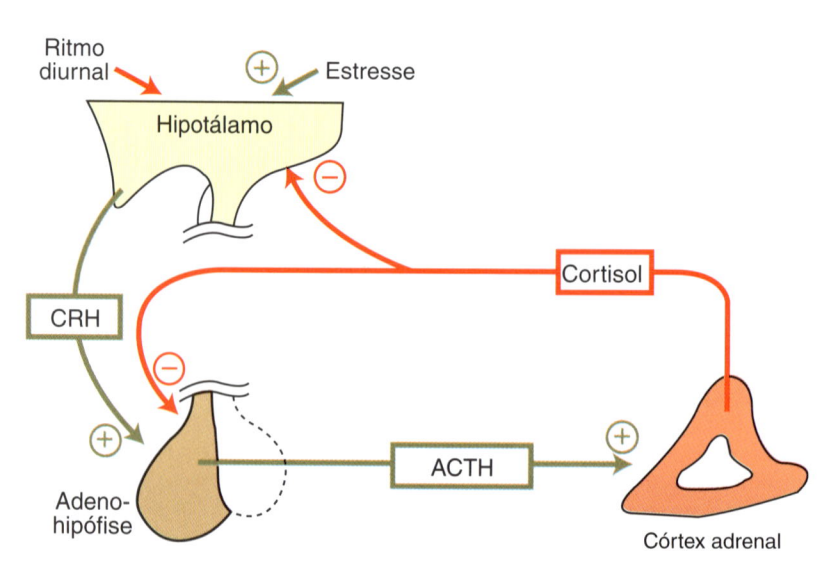

• **Figura 34.9** Regulação da secreção de cortisol pelo eixo hipotalâmico-hipofisário. Os *sinais de "mais"* indicam estimulação; os *sinais de "menos"* indicam inibição. *ACTH*, hormônio adrenocorticotrófico (corticotrofina); *CRH*, hormônio liberador de corticotrofina. (Adaptada de Hedge GA, Colby HD, Goodman RL. *Clinical endocrine physiology*. Philadelphia, Saunders; 1987.)

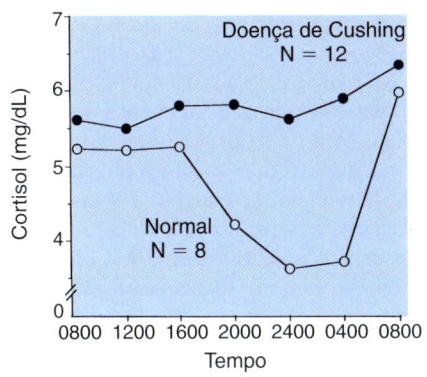

Figura 34.10 Alterações circadianas na secreção de cortisol em equinos normais (círculos abertos), em comparação à ausência de alterações circadianas em equinos com a doença de Cushing (círculos cheios). (Fonte: Dybdal N. The *Pathophysiology of pituitary pars intermedia dysfunction in the horse*. Davis: University of California – Davis; 1989 [PhD thesis].)

tecido conjuntivo. A Figura 34.11 apresenta as estruturas químicas de alguns glicocorticoides sintéticos utilizados na prática clínica.

Uma das vias pelas quais os glicocorticoides inibem a resposta inflamatória é a inibição da formação de substâncias que promovem a inflamação. Os glicocorticoides inibem a síntese de mediadores inflamatórios, como prostaglandinas, tromboxanos e leucotrienos, que surgem em decorrência do metabolismo do ácido araquidônico. Esse efeito é mediado pela estabilização das membranas lisossômicas e pela prevenção da ativação da fosfolipase A_2. Os glicocorticoides também são utilizados para inibir as reações alérgicas. Isso ocorre por meio da inibição da liberação de determinadas aminas biogênicas, como a histamina, pelos grânulos dos mastócitos.

Hiperadrenocorticismo

O hiperadrenocorticismo (síndrome de Cushing) no cão pode ser causado por um tumor hipofisário, pela hiperplasia da hipófise, por tumores adrenais, hiperplasia suprarrenal ou tumores não endócrinos (geralmente no pulmão), ou pode ser iatrogênico. Aproximadamente 85% dos cães com hiperadrenocorticismo apresentam uma doença dependente da hipófise, enquanto 15% apresentam tumores adrenais. O hiperadrenocorticismo é uma doença que acomete cães de meia-idade e idosos (7 a 12 anos). As raças tipicamente acometidas pelo hiperadrenocorticismo dependente da hipófise incluem Poodles miniaturas, Dachshunds, Bóxers, Boston Terrier e Beagles. Os tumores adrenais são observados com maior frequência em cães de raças grandes, e há uma predisposição sexual, sendo as fêmeas mais frequentemente acometidas (proporção de 3:1 em relação aos machos). O hiperadrenocorticismo é um distúrbio endócrino raro em gatos e, em geral, tem origem hipofisária nesta espécie.

As manifestações clínicas mais comuns associadas ao hiperadrenocorticismo canino são polidipsia, poliúria, polifagia, intolerância ao calor, letargia, distensão abdominal ou "abdome em tonel", taquipneia, obesidade, fraqueza muscular e infecções do trato urinário (ITU) recidivantes. As alterações cutâneas no hiperadrenocorticismo canino podem incluir alopecia (especialmente no tronco), afinamento cutâneo, flebectasias, comedões, hematomas, hiperpigmentação cutânea, calcinose cutânea, pioderma, atrofia dérmica (especialmente ao redor das cicatrizes), seborreia e demodicose secundária. O afinamento cutâneo é característico do hiperadrenocorticismo felino. Os gatos com síndrome de Cushing desenvolvem um afinamento tão grave da epiderme que podem causar feridas abertas ao se lamberem.

Prednisona

Prednisolona

6α-Metilprediniol

Triancinolona

Betametasona

Dexametasona

Prametasona

Fludrocortisona
9α-fluorocortisol

Figura 34.11 Estruturas químicas de alguns análogos de glicocorticoides com utilidade clínica. (Adaptada de Martin CR. *Endocrine physiology*. New York: Oxford University Press; 1985.)

O diagnóstico do hiperadrenocorticismo pode ser desafiador. As manifestações clínicas incomuns do hiperadrenocorticismo em cães podem incluir sinais como hipertensão, insuficiência cardíaca congestiva, calcificação brônquica, tromboembolismo pulmonar, polineuropatia, polimiopatia, pseudomiotonia, alterações comportamentais e cegueira. As evidências do aumento da atividade da colagenase causado pela hipercortisolemia podem resultar em úlceras de córnea que não cicatrizam e na ruptura bilateral do ligamento cruzado cranial (em cães de pequeno porte). Sinais reprodutivos incomuns podem incluir atrofia testicular, prostatomegalia em cães machos castrados, hipertrofia clitoriana e adenoma perineal em fêmeas ou machos castrados.

As anormalidades na bioquímica sérica associadas à hipercortisolemia em cães incluem o aumento das atividades séricas da fosfatase alcalina e da alanina aminotransferase, hipercolesterolemia, hiperglicemia e redução da ureia sérica. O hemograma é frequentemente caracterizado por evidências de regeneração eritroide (eritrócitos nucleados) e por um clássico "*leucograma de estresse*". Ocasionalmente, observa-se basofilia. Vários cães com hiperadrenocorticismo apresentam evidências de ITU sem piúria. A proteinúria resultante da glomeruloesclerose também é comum. A densidade urinária, em geral, encontra-se reduzida, podendo ser hipostenúrica. A condição da tireoide é frequentemente afetada em animais com hiperadrenocorticismo, conforme evidenciado por (1) reduções em TT_4 e TT_3 causadas pela síndrome do eutireóideo doente e (2) uma resposta ao estímulo do TSH, que é atenuado como resultado da aglomeração dos tireotrofos hipofisários pelos adrenocorticotrofos. O antagonismo à insulina, causado pela hipercortisolemia em aproximadamente 15% dos cães com hiperadrenocorticismo e 85% dos gatos portadores da doença, pode levar ao diabetes melito evidente. Inversamente, o hiperadrenocorticismo pode ser a causa da resistência à insulina e de um controle deficitário da glicemia em animais diabéticos.

O diagnóstico do hiperadrenocorticismo deve ser baseado em sinais clínicos sugestivos e em anormalidades mínimas da base de dados (p. ex., colesterol sérico elevado, aumento da atividade sérica da fosfatase alcalina) e confirmado por exames diagnósticos adequados. A utilização de testes de triagem não deve basear-se apenas em anomalias laboratoriais (*i. e.*, fosfatase alcalina elevada) sem sinais clínicos sugestivos. Se os resultados desses exames forem inconclusivos, o cão deverá ser testado novamente em uma data posterior (3 a 6 meses), em vez de ser submetido ao tratamento sem um diagnóstico definitivo.

Os exames diagnósticos para o hiperadrenocorticismo, como o teste de supressão com baixa dose de dexametasona (SDBD) e o teste de estimulação de ACTH, atuam pelo princípio de supressão ou estímulo do eixo hipófise-adrenal. No caso do teste, a dexametasona (SDBD) é administrada em dose baixa, levando a retroalimentação negativa na hipófise. Em um animal normal, esta retroalimentação negativa resulta na redução da secreção de corticotrofina endógena e, consequentemente, na redução das concentrações de cortisol circulante. A dexametasona é o único corticosteroide sintético que não causa reação cruzada no ensaio do cortisol. A estimulação de ACTH é utilizada para determinar a extensão do aumento da adrenal. As glândulas adrenais aumentadas devido ao estímulo crônico da hipófise pelo ACTH ou aquelas que apresentam neoplasias demonstram uma resposta exacerbada ao ACT exógeno.

Tradicionalmente, o teste (SDBD) tem sido o teste diagnóstico de eleição para o hiperadrenocorticismo canino. Ele é sensível (92 a 95%); apenas 5 a 8% dos cães com hiperadrenocorticismo dependente da hipófise exibem supressão das concentrações de cortisol após 8 horas (p. ex., 5 a 10% de resultados falso-negativos). Além disso, 30% dos cães com hiperadrenocorticismo dependente da hipófise exibem supressão após 3 a 4 horas, com ausência de supressão após 8 horas; esse padrão é diagnóstico da doença dependente da hipófise, excluindo a necessidade de testes adicionais. A principal desvantagem do teste (SDBD) é a ausência de especificidade em cães que apresentam a doença independente da adrenal. Recomenda-se que o cão se recupere da doença independente da adrenal antes de ser avaliado para o hiperadrenocorticismo pelo teste de supressão por dexametasona.

A razão creatinina:cortisol urinária (Cr:Cu) é sensível (útil para o seu valor preditivo negativo, ou seja, se for obtida a (Cr:Cu) normal, é improvável que se trate de hiperadrenocorticismo), barata, fácil de realizar e útil como teste de triagem. É preferida a coleta domiciliar (não forçada) da urina. Um teste de SDBD realizado no domicílio baseando-se na razão (Cr:Cu) é também utilizado em algumas áreas.

Mineralocorticoides

Os mineralocorticoides, produzidos na zona externa (zona glomerular) do córtex adrenal, têm funções surpreendentemente diferentes em comparação aos glicocorticoides. Conforme indicado anteriormente, o equilíbrio eletrolítico e a homeostase da pressão arterial são os principais efeitos fisiológicos dos mineralocorticoides (Tabela 34.4). Essas ações são desempenhadas nos túbulos distais renais. A função dos mineralocorticoides é promover a retenção de sódio e a secreção de potássio e hidrogênio. A resposta celular aos mineralocorticoides é a síntese de uma proteína que aumenta a permeabilidade da superfície celular luminal ao influxo de sódio a partir do filtrado renal e aumenta a atividade da sódio/

potássio-adenosinatrifosfatase (Na^+, K^+-ATPase) na superfície celular luminal oposta, o que permite a movimentação de Na+ para fora da célula e em direção ao tecido intersticial (Figura 34.12).

O controle da secreção de K^+ pelos mineralocorticoides é passivo, no sentido de que o K^+ é retido no filtrado renal para manter a osmolalidade da urina. Entretanto, evidências sugerem que os mineralocorticoides alteram a secreção de Na^+, independente da retenção do Na^+. A secreção do K^+ continua a ser influenciada pelos mineralocorticoides após a administração desses hormônios, enquanto a retenção de Na^+ é reduzida em poucos dias.

Em situações de produção excessiva de mineralocorticoides (p. ex., hiperaldosteronismo), os efeitos de uma maior retenção de Na^+ são o aumento do volume de LEC e o desencadeamento da hipertensão; inversamente, a secreção inadequada de mineralocorticoides resulta em uma baixa pressão arterial (hipotensão). A secreção excessiva de mineralocorticoides também pode levar à perda excessiva de íons hidrogênio (H^+) e à alcalose metabólica, enquanto uma secreção

Tabela 34.4	Efeitos dos mineralocorticoides e tecidos-alvo.
Efeito	**Local de ação**
Estimula a reabsorção de Na^+	Rins, glândulas salivares, glândulas sudoríparas
Estimula a excreção de K^+	Rins, glândulas salivares, glândulas sudoríparas
Estimula a excreção de H^+	Rim

Fonte: Hedge GA, Colby HD, Goodman RL. *Clinical endocrine physiology*. Philadelphia: Saunders, 1987.

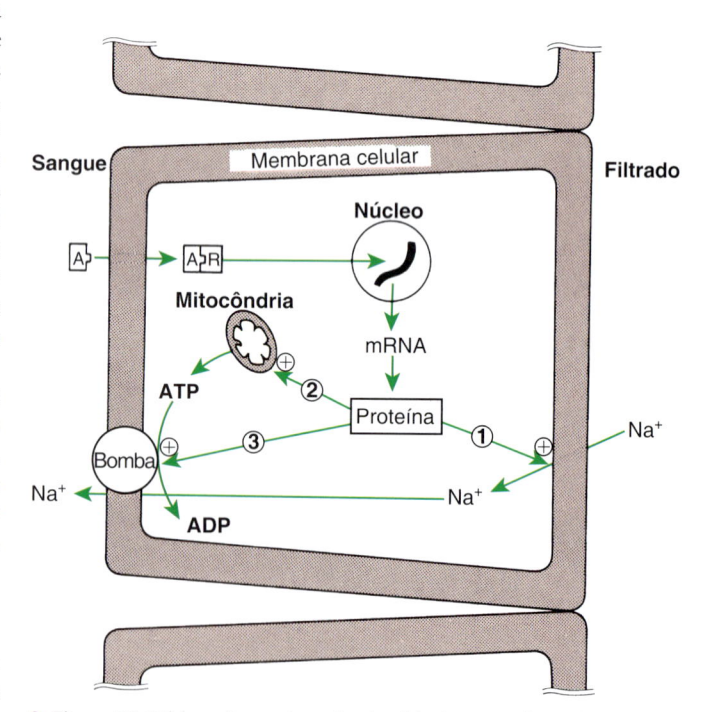

● **Figura 34.12** Mecanismo de ação da aldosterona sobre o transporte de sódio na célula do túbulo renal. As *setas numeradas* indicam os três supostos locais de ação da aldosterona; *1*, aumento da permeabilidade da membrana luminal ao sódio; *2*, aumento da produção de trifosfato de adenosina (*ATP*) pelas mitocôndrias; e (*3*) aumento da atividade da Na^+, K^+-ATPase na membrana luminal oposta. Os *sinais de "mais"* indicam estimulação. *A*, aldosterona; *ADP*, difosfato de adenosina; *mRNA*, ácido ribonucleico mensageiro; *R*, receptor. (Fonte: Hedge GA, Colby HD, Goodman RL. *Clinical endocrine physiology*. Philadelphia: Saunders, 1987.)

muito baixa (p. ex., doença de Addison) pode resultar em maior retenção de H^+ e na acidose metabólica.

A regulação da secreção de mineralocorticoides, ao contrário da secreção de glicocorticoides, não é controlada por hormônios tróficos da hipófise (Figura 34.13). No caso dos mineralocorticoides, os principais fatores controladores são produzidos no órgão-alvo, o rim. As células do aparelho justaglomerular renal produzem uma enzima, a *renina*, em resposta à redução na pressão arterial. A renina atua sobre o *angiotensinogênio*, uma globulina α_2 produzida pelo fígado e presente na circulação, o que resulta na produção de *angiotensina I*, um decapeptídio. A angiotensina I também é hidrolisada em *angiotensina II*, um octapeptídio, pela enzima conversora da angiotensina. A angiotensina II estimula a zona glomerular, que produz os mineralocorticoides, como aldosterona. A angiotensina II também aumenta a resistência periférica do sistema vascular sanguíneo, por meio da vasoconstrição da musculatura lisa dos vasos sanguíneos. A angiotensina II, se presente por períodos prolongados, também aumenta o tamanho da zona glomerular.

Evidências indicam que as células da mácula densa, grupos de células especializadas localizados na origem do túbulo distal renal (Figura 34.14), exercem controle sobre o *sistema renina-angiotensina*. Isso é alcançado pela percepção das alterações nas concentrações de Na^+ nos líquidos teciduais; o aumento do Na^+ resulta na redução da liberação de renina, e a diminuição do Na^+ resulta em uma maior liberação dessa enzima. Em ambos os casos, as alterações produzidas tendem a restaurar as concentrações de mineralocorticoides ao normal. Além disso, similar ao efeito do sódio, a mácula densa pode controlar as alterações no sistema renina-angiotensina, pela percepção das alterações nas concentrações do íon cloreto (Cl^-) nos líquidos teciduais.

Outro fator regulador importante no controle da secreção de mineralocorticoides é a concentração sérica de potássio. Um aumento na concentração de K^+ estimula a zona glomerular a secretar mineralocorticoides, enquanto uma redução no K^+ exerce o efeito oposto. O estímulo é independente do sistema renina-angiotensina.

Acreditava-se que a corticotrofina exercesse um efeito mínimo no controle da zona glomerular, pois estudos experimentais demonstraram que o ACTH tem pouco efeito sobre essa região. Mais estudos demonstraram que as células da zona glomerular apresentam receptores ao ACTH, que, por sua vez, exerce algum papel, embora pequeno, no controle fisiológico da secreção dos mineralocorticoides.

Ao contrário do efeito conservador de sódio dos mineralocorticoides, *o peptídio natriurético atrial* (PNA) de 28 aminoácidos reduz a retenção de Na^+ pelos rins. O PNA também causa vasodilatação periférica e, consequentemente, uma redução da pressão arterial. O PNA pode inibir a produção de mineralocorticoides e também da renina. O PNA é produzido pelas células do átrio cardíaco, mas também é produzido em outros locais, incluindo o cérebro.

Hipoadrenocorticismo

O hipoadrenocorticismo, causado pela ausência de mineralocorticoides e glicocorticoides, é diagnosticado com maior frequência em cadelas jovens e, geralmente, apresenta etiologia imunomediada. Determinadas raças, como os Leonbergers, Poodles comuns e Cães de Água Portugueses, têm maior risco de desenvolverem a doença; entretanto, o hipoadrenocorticismo pode ser diagnosticado em qualquer raça. A doença de Addison é uma condição rara em gatos, da juventude até a meia-idade. Os achados históricos compatíveis com hipoadrenocorticismo incluem vômitos intermitentes, diarreia, perda de peso, letargia, anorexia e fraqueza. Esses sintomas são frequentemente solucionados com fluidoterapia e tratamento à base de corticosteroides. A avaliação física dos animais durante uma crise hipoadrenal aguda revela pulso fraco, bradicardia, tempo de preenchimento capilar prolongado, indolência mental grave e fraqueza muscular profunda. As características clínicas do hipoadrenocorticismo que devem levantar suspeitas incluem uma frequência cardíaca normal ou lenta na presença de choque circulatório e uma evolução da doença com "melhoras e pioras" antes do colapso. Gatos com hipoadrenocorticismo podem apresentar sinais clínicos semelhantes, porém bradicardia é muito menos comum.

Anormalidades eletrolíticas compostas por hiponatremia e hipocloremia graves associadas à hiperpotassemia são características do hipoadrenocorticismo. Também acompanham o hipoadrenocorticismo primário a azotemia e a hiperfosfatemia, o que dificulta sua

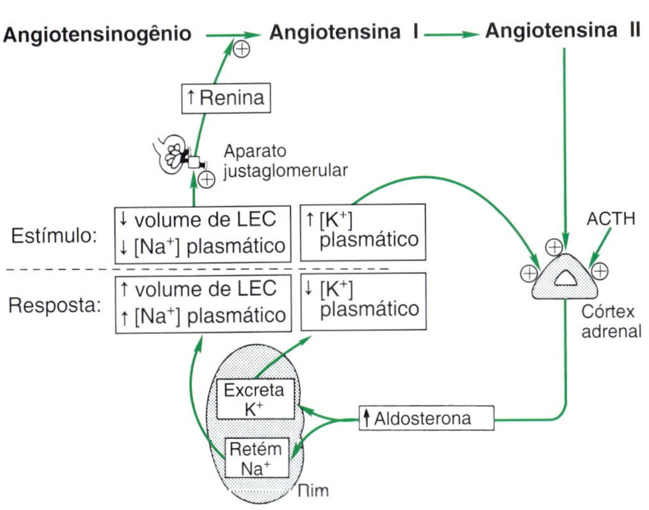

• **Figura 34.13** Regulação da secreção de aldosterona pela zona glomerular do córtex adrenal. Os sinais de "mais" indicam estimulação. *ACTH*, hormônio adrenocorticotrófico (corticotrofina); *LEC*, líquido extracelular. (Fonte: Hedge GA, Colby HD, Goodman RL. *Clinical endocrine physiology*. Philadelphia: Saunders, 1987.)

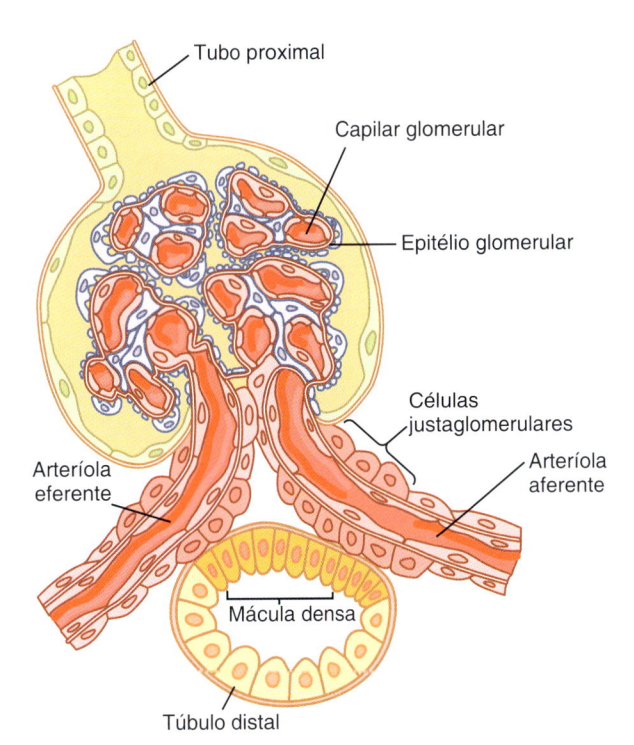

• **Figura 34.14** Representação diagramática do aparelho justaglomerular. (Adaptada de Hall JE. *Guyton and hall textbook of medical physiology*. 12th ed. Philadelphia: Saunders Elsevier; 2011.)

diferenciação da insuficiência renal aguda. A azotemia pode ser pré-renal causada por desidratação e hipovolemia, ou a elevação da ureia sérica pode ser causada por uma hemorragia GI. As anormalidades hematológicas consistem em eosinofilia e linfocitose, ou as contagens de eosinófilos e linfócitos podem estar normais, na presença de um estresse metabólico grave. A anemia causada pelo hipoadrenocorticismo tem sido atribuída, classicamente, à ausência de efeitos glicocorticoides sobre a medula óssea. Entretanto, a gastrenterite hemorrágica também pode contribuir significativamente para a anemia. Embora a hipoglicemia seja mais comum no hipoadrenocorticismo secundário ou atípico, raramente é observada no hipoadrenocorticismo típico.

Frequentemente observa-se densidade urinária reduzida, o que se atribui à lavagem medular (gradiente medular inadequado causado pela depleção de sódio) e ao fluxo sanguíneo medular reduzido. A urina diluída, na presença de azotemia e hiperpotassemia, pode ser facilmente confundida com uma insuficiência renal aguda. Ensaios hormonais são necessários para confirmar a presença ou ausência da doença adrenal e para diferenciar entre o hipoadrenocorticismo e a insuficiência renal.

O diagnóstico do hipoadrenocorticismo primário baseia-se nos sinais clínicos, desequilíbrios eletrolíticos clássicos e na confirmação por um teste de resposta ao ACTH. A amostra basal para avaliação do cortisol deve ser obtida na primeira coleta de sangue e deve-se administrar ACTH sintético IV, durante a fluidoterapia inicial. Uma amostra deve ser coletada uma hora após a administração de ACTH, e glicocorticoides podem ser administrados uma hora após a obtenção da amostra. Injeções intramusculares de ACTH (em gel ou sintética) podem não ser absorvidas em animais em estado de choque circulatório; portanto, a administração intravenosa de ACTH sintética é preferível. Se os glicocorticoides devem ser administrados antes da mensuração do cortisol, o fosfato sódico de dexametasona é o preferido por não reagir de forma cruzada no ensaio do cortisol. O ACTH plasmático endógeno pode ser aferido, para determinar se o hipoadrenocorticismo é primário ou secundário.

Cães e gatos com hipoadrenocorticismo primário apresentam uma resposta à administração de ACTH abaixo do normal. Tanto as concentrações basais quanto as posteriores à administração de ACTH são, em geral, reduzidas ou indetectáveis. As concentrações plasmáticas endógenas de ACTH encontram-se acentuadamente elevadas em animais com hipoadrenocorticismo primário, como consequência da perda de *retroalimentação negativa* à hipófise, causada por concentrações séricas reduzidas de cortisol. Nos raros casos do hipoadrenocorticismo secundário, causado por uma deficiência hipofisária de ACTH, as concentrações plasmáticas de ACTH endógena estão tipicamente reduzidas (< 20 pg/mℓ). A resposta ao ACTH exógeno encontra-se reduzida, mas não de forma tão acentuada como no hipoadrenocorticismo primário.

Hiperaldosteronismo (Síndrome de Conn)

O hiperaldosteronismo é causado por um tumor adrenal com excessiva secreção de aldosterona ou hiperplasia adrenal bilateral; é geralmente diagnosticado em gatos mais velhos e, ocasionalmente, cães. Hipersecreção de aldosterona resulta nas clássicas alterações eletrolíticas de hipopotassemia (diminuição do K⁺ plasmático), hipernatremia (Na⁺ plasmático elevado) e alcalose metabólica (aumento do pH; oposto da doença de Addison). Os tumores da glândula adrenal são geralmente benignos. Os sinais clínicos consistem em fraqueza muscular e ventroflexão cervical em gatos com tumores adrenais que secretam aldosterona. Hipertensão e cegueira ocorrem com menos frequência. Em gatos com hiperplasia adrenal bilateral, hipertensão, cegueira e insuficiência renal são mais comuns do que sinais de hipopotassemia (ou seja, fraqueza muscular). Alterações laboratoriais incluem hipopotassemia, aumento da creatinoquinase (CK) e alcalose metabólica em todos os tumores adrenais e, menos comumente, com hiperplasia adrenal bilateral. A hipernatremia é observada em menos de 30% dos casos. O diagnóstico é estabelecido baseado na documentação do aumento de aldosterona no plasma (N = 150 a 430 pmol/ℓ), baixa ou indetectável concentração de renina no plasma e/ou aumento da relação concentração plasmática de aldosterona; atividade de renina no plasma (A_{Plasm}:$R_{ativ.\ plas}$; normais = 0,3 a 3,8) e visualização de hiperplasia adrenal bilateral ou aumento de volume unilateral da glândula adrenal na ultrassonografia. O tratamento do hiperaldosteronismo consiste em suplementação de potássio (oral e intravenosa), espironolactona e bloqueadores dos canais de cálcio para hipertensão. A remoção cirúrgica do tumor adrenal é geralmente curativa.

Medula adrenal

A medula adrenal, como seu próprio nome indica, ocupa a porção central da glândula adrenal (ver Figura 34.7). Um efeito estimulador dos extratos medulares adrenais sobre a atividade cardíaca foi reconhecido pioneiramente por Oliver e Schafer em 1894. Posteriormente, o principal hormônio da medula adrenal, a epinefrina, tornou-se o primeiro hormônio a ser isolado (por Abel, em 1898), cristalizado (por Takamine e Aldrich, em 1901) e sintetizado (por Stolz, em 1904). As teorias sobre a importância da medula adrenal incluem a de Cannon, que em 1932 propôs a hipótese de "luta ou fuga", em que a medula adrenal é ativada para assistir em situações de combate, frente a um estresse extremo. Outros defenderam a teoria do "tônus", que afirmava que as células da medula adrenal se encontram constantemente em estado de prontidão. De fato, a medula adrenal apresenta uma produção constante de catecolaminas, que pode ser aumentada acentuadamente de acordo com a necessidade.

No início dessa pesquisa, reconheceu-se que as células da medula adrenal são equivalentes às células pós-ganglionares do sistema nervoso simpático. Portanto, assumiu-se que a *epinefrina* é o mediador da atividade pós-ganglionar do sistema nervoso simpático. Posteriormente, reconheceu-se que outra catecolamina, a *norepinefrina*, é o neurotransmissor do sistema nervoso simpático. Tanto a epinefrina quanto a norepinefrina são liberadas quando as fibras nervosas pré-ganglionares relacionadas à medula adrenal são estimuladas; de fato, a maior parte da norepinefrina encontrada no plasma se origina da medula adrenal. Entretanto, a epinefrina é a principal catecolamina secretada pela medula adrenal da maioria dos mamíferos. Algumas exceções a esta generalização incluem a dominância da norepinefrina sobre a epinefrina nas baleias e galinhas e nos tecidos fetais de todas as espécies.

A síntese das catecolaminas ocorre a partir da tirosina; a principal catecolamina sintetizada pela medula adrenal é a epinefrina

As células da medula adrenal que sintetizam as catecolaminas são classificadas como *células cromafins*. Essa classificação é baseada na reação histoquímica das células, quando expostas ao dicromato de potássio, ou seja, um escurecimento das células, resultante da formação de pigmentos coloridos em conjunto com a oxidação das catecolaminas. As células que produzem a epinefrina são diferentes daquelas que sintetizam a norepinefrina; consequentemente, o tipo de grânulo cromafim presente é diferente para cada tipo celular. Nos bovinos, as células secretoras de epinefrina tendem a permanecer na margem externa da medula. A liberação de *acetilcolina* pelas fibras nervosas pré-ganglionares inicia a síntese das catecolaminas pelas células medulares (Figura 34.15). A acetilcolina também estimula a liberação das catecolaminas pelos grânulos cromafins, um fenômeno denominado *pareamento de estímulo de secreção*.

A síntese das catecolaminas inicia-se com os aminoácidos fenilalanina ou tirosina. Entretanto, a tirosina é um aminoácido de ocorrência natural, sendo a maior parte da síntese das catecolaminas iniciada com essa substância (Figura 34.16). A etapa inicial da via biossintética inicia-se com a conversão da tirosina em 3,4-di-hidroxifenilalanina, ou *DOPA*. A tirosina hidroxilase, a enzima responsável pela conversão da tirosina, é a enzima limitante da velocidade de formação das catecolaminas. Os produtos do metabolismo da tirosina, incluindo a dopa, dopamina, norepinefrina e epinefrina, inibem a atividade da tirosina hidroxilase. A dopa é convertida em dopamina pela atividade enzimática da descarboxilase do L-aminoácido aromático (dopa descarboxilase). Nesse momento, o citosol já passou por transformações bioquímicas. A conversão da dopamina em norepinefrina ocorre no interior do grânulo cromafim, pois a enzima-chave, dopamina-β-hidroxilase, localiza-se nesse grânulo (Figura 34.17).

Se a célula secreta norepinefrina, a via bioquímica é concluída e o hormônio permanece no grânulo de norepinefrina, disponível para a secreção. Se a célula secreta epinefrina, a norepinefrina volta para o citosol, onde é convertida em epinefrina pela atividade da feniletanolamina-*N*-metiltransferase (PMNT). A epinefrina é, então, transportada em um grânulo de epinefrina, para ser armazenada antes da liberação. O metabolismo das catecolaminas é rápido (2 minutos para a norepinefrina, menos para a epinefrina), sendo realizado principalmente pelo fígado e pelos rins.

O valor da associação anatômica entre o córtex e a medula adrenais pode estar relacionado à importância do cortisol para a atividade da enzima PMNT. As células cromafins localizam-se próximas aos seios venosos que drenam o córtex adrenal e, portanto, estão expostas ao efluente venoso, que contém altas concentrações de cortisol.

As ações primárias das catecolaminas ocorrem sobre o metabolismo, especialmente sobre os efeitos que aumentam a concentração da glicose

As ações das catecolaminas envolvem a regulação do metabolismo intermediário, além de respostas que permitem o ajuste dos animais a situações de estresse agudo. As atividades das catecolaminas são mediadas por receptores adrenérgicos localizados nos tecidos-alvo

(Figura 34.18). Há dois tipos principais de receptores adrenérgicos, alfa (α) e beta (β), que são subdivididos em α_1, α_2, β_1 e β_2. Os receptores α-adrenérgicos controlam a liberação das catecolaminas pelas terminações nervosas simpáticas; α_1 afeta as terminações nervosas pós-sinápticas e α_2 afeta os terminais pré-sinápticos. Os receptores β_1 atuam principalmente no coração, e os receptores β_2 afetam a contração da musculatura lisa e o metabolismo intermediário. Embora todos os receptores adrenérgicos sejam responsivos à epinefrina e à norepinefrina, as respostas às duas catecolaminas são diferentes. Além disso, os tipos de receptores em vários tecidos variam em número, o que, em conjunto com as diferentes respostas dos receptores adrenérgicos nos tecidos, resulta em respostas adrenérgicas variáveis produzidas por uma única catecolamina.

Os efeitos metabólicos das catecolaminas são mediados principalmente pelos receptores β_2. A epinefrina é dez vezes mais potente que a norepinefrina com os receptores β_2, portanto, a epinefrina desempenha um papel muito mais importante no controle do metabolismo intermediário do que a norepinefrina. Os efeitos da epinefrina no metabolismo da glicose são similares àqueles do glucagon e opostos aos da insulina. A epinefrina eleva as concentrações séricas de glicose, atuando principalmente sobre o fígado; isto é, a epinefrina promove a glicogenólise e a gliconeogênese hepáticas. A epinefrina também estimula a glicogenólise na musculatura esquelética, o que, nesta situação, contrasta com a atividade do glucagon. Como a glicose-6-fosfatase não está presente na musculatura esquelética, lactato é produzido no lugar da glicose; o fígado absorve o lactato

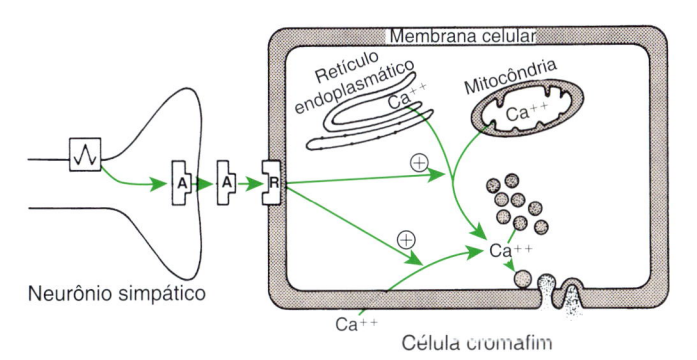

● **Figura 34.15** Pareamento de estímulo e secreção na célula cromafim da adrenal. Observe que o cálcio citosólico pode ser derivado de fontes intracelulares ou extracelulares. Os sinais de "mais" circulados indicam estímulo. *A*, acetilcolina; *R*, receptor. (Fonte: From Hedge GA, Colby HD, Goodman RL. *Clinical endocrine physiology*. Philadelphia: Saunders, 1987.)

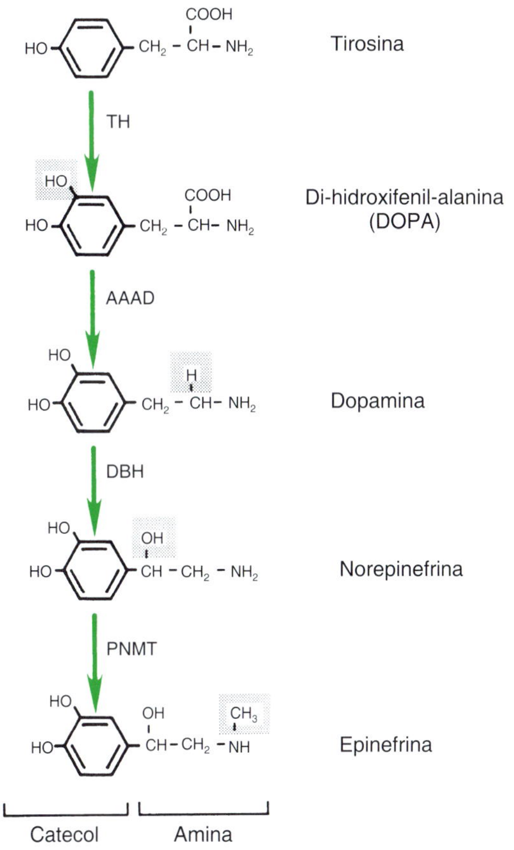

● **Figura 34.16** Via de síntese de catecolaminas na medula adrenal. As áreas sombreadas denotam as alterações estruturais que ocorrem a cada etapa. *AAAD*, L-aminoácido aromático descarboxilase; *DBH*, dopamina β-hidroxilase; *PNMT*, feniletanolamina-N-metiltransferase; *TH*, tirosina hidroxilase. (Fonte: Hedge GA, Colby HD, Goodman RL. *Clinical endocrine physiology*. Philadelphia: Saunders, 1987.)

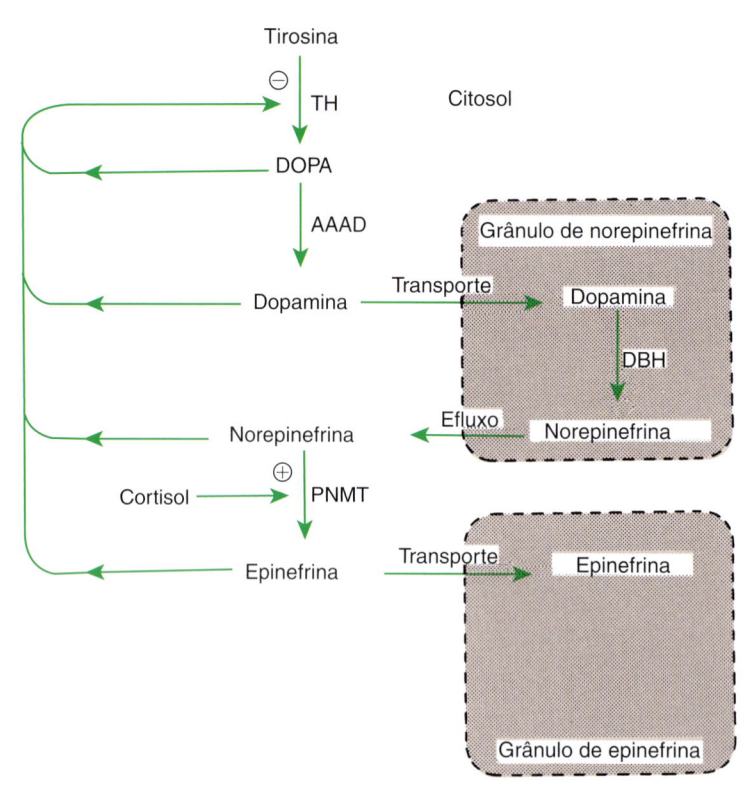

● **Figura 34.17** Regulação da biossíntese de catecolaminas na medula adrenal. O *sinal de "mais"* indica estimulação; o *sinal de "menos"* indica inibição. *AAAD*, L-aminoácido aromático descarboxilase; *DBH*, dopamina-β-hidroxilase; *DOPA*, di-hidroxifenilalanina; *PNMT*, feniletanolamina-*N*-metiltransferase; *TH*, tirosina hidroxilase. (Fonte: Hedge GA, Colby HD, Goodman RL. *Clinical endocrine physiology*. Philadelphia: Saunders, 1987.)

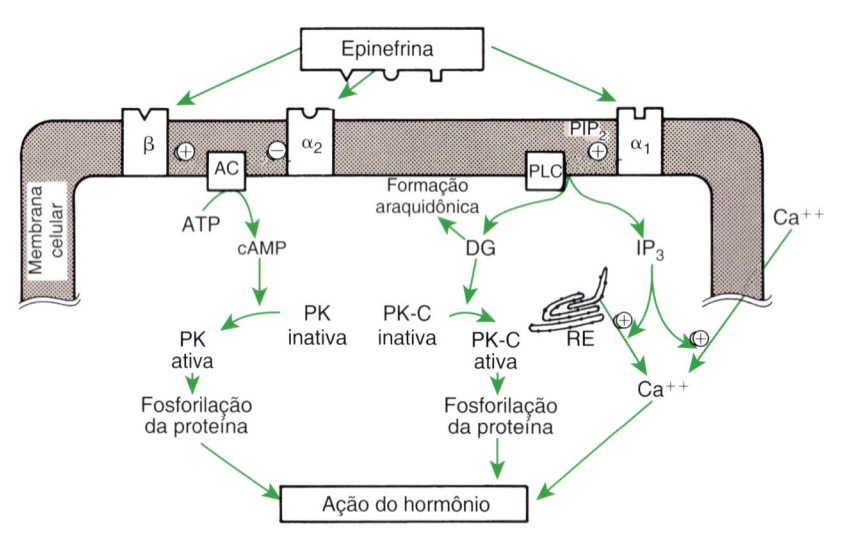

● **Figura 34.18** Mecanismos de ação da epinefrina nas células-alvo, mediados pelos receptores β, α_2 e α_1-adrenérgicos. Os *sinais de "mais"* indicam estimulação; os *sinais de "menos"* indicam inibição. *AC*, adenilciclase; *ATP*, adenosina trifosfatase; *cAMP*, monofosfato cíclico de adenosina; *DG*, diacilglicerol; *ER*, retículo endoplasmático; IP_3, 1,4,5-trifosfato de inositol; PIP_2, 4,5-bifosfato de fosfatidilinositol; *PK*, proteinoquinase; *PK-C*, proteinoquinase C; *PLC*, fosfolipase C. (Fonte: Hedge GA, Colby HD, Goodman RL. *Clinical endocrine physiology*. Philadelphia: Saunders, 1987.)

e o converte em glicose. Efeitos adicionais sobre o metabolismo da glicose incluem a inibição da secreção de insulina (pelos receptores α) e a estimulação da secreção de glucagon pelo pâncreas; ambas as ações elevam as concentrações séricas de glicose.

A epinefrina promove a lipólise por meio da interação com dois receptores nas células adiposas. A ativação da enzima lipase resulta em um aumento dos ácidos graxos livres no sangue. Os glicocorticoides potencializam o efeito da epinefrina na lipólise durante a resposta ao estresse.

As catecolaminas estimulam a função cardíaca. Tanto a epinefrina quanto a norepinefrina interagem com os receptores

β_1, aumentando a força de contração e a frequência cardíaca, sendo que este último efeito resulta da promoção de um período reduzido de despolarização diastólica. Embora ambas as catecolaminas promovam constrição arteriolar pela interação com os receptores α, a epinefrina, devido à sua alta afinidade aos receptores β_2, leva à dilatação dos vasos sanguíneos do coração e dos músculos lisos. O resultado é uma redução total da resistência periférica pela ação da epinefrina, com um declínio concomitante na pressão diastólica; no entanto, a pressão arterial é pouco alterada e o débito cardíaco aumenta devido à elevação da frequência cardíaca. A ação da epinefrina no aumento do débito cardíaco é um efeito benéfico evidente em situações descritas como "luta ou fuga".

As catecolaminas atuam sobre os músculos lisos. A epinefrina provoca o relaxamento da musculatura lisa brônquica, particularmente quando o músculo está em estado de contração. Pelo fato de esta ação ser mediada pelos receptores β_2, a norepinefrina exerce pouco efeito na musculatura lisa brônquica. A epinefrina causa o relaxamento da musculatura lisa do trato GI, por sua interação com os receptores β_2. O estímulo dos receptores β-adrenérgicos pelas catecolaminas resulta na contração da musculatura lisa uterina, e o estímulo dos receptores β_2 resulta em seu relaxamento. Devido ao seu efeito dominante nos receptores β_2, a epinefrina leva ao relaxamento do útero, embora tanto a epinefrina quanto a norepinefrina interajam com os receptores α, estimulando a contração.

Os efeitos das catecolaminas na musculatura lisa da bexiga dependem das diferentes localizações dos receptores α e β; os receptores α-adrenérgicos localizam-se no colo da bexiga, e os receptores β-adrenérgicos localizam-se no corpo da bexiga. A epinefrina relaxa o corpo e contrai o colo da bexiga; a norepinefrina contrai o colo da bexiga. O efeito resultante é a retenção da urina.

Embora o sistema nervoso parassimpático seja o principal sistema envolvido na ereção peniana, o sistema nervoso simpático também desempenha uma função. A epinefrina promove a ereção por meio da vasodilatação, mediada pelos receptores β. A epinefrina promove a ereção por meio da vasodilatação, mediada pelos receptores β. Maiores concentrações de epinefrina (e norepinefrina) podem levar à ejaculação por meio da interação com os receptores α e da vasoconstrição.

Nos olhos, a epinefrina causa o relaxamento do cristalino por meio da estimulação dos receptores β nos músculos ciliares. Também causa a dilatação da pupila pela estimulação dos receptores α, com a contração resultante do músculo radial da íris.

Os efeitos da epinefrina no SNC são excitatórios. Os fármacos que afetam o SNC provavelmente atuam modulando as concentrações das catecolaminas, segundo a qual a sedação está associada a concentrações reduzidas de epinefrina. Outros efeitos da catecolamina incluem a promoção da sudorese e da piloereção. A epinefrina também aumenta a produção de renina pelas células justaglomerulares renais. A Tabela 34.5 resume os efeitos das catecolaminas.

Os principais fatores que estimulam a secreção das catecolaminas são a hipoglicemia e condições geradoras de estresse

Qualquer fator que aumente o estímulo da medula adrenal pelo sistema nervoso simpático resulta na secreção imediata de catecolaminas. O principal fator fisiológico que influencia a secreção de catecolaminas é a hipoglicemia. Nessa situação, a secreção de epinefrina é estimulada por reduções nas concentrações séricas de glicose que estão dentro dos limites fisiológicos normais. Em contrapartida, outras porções do sistema nervoso simpático são deprimidas pelas reduções nos níveis séricos de glicose. Os fatores que desencadeiam uma liberação massiva de catecolaminas são classificados como "estressantes", particularmente aqueles de perfil agudo. As catecolaminas são especialmente importantes para a manutenção da pressão arterial quando há uma perda de sangue grave; a pressão arterial reduzida estimula a secreção de epinefrina. As catecolaminas também são importantes para a adaptação à exposição ao frio, por elevar a produção de calor; temperaturas baixas aumentam a secreção de epinefrina. A resposta ao estresse agudo pode ser particularmente acentuada, pois cada neurônio simpático pré-ganglionar que inerva a medula adrenal atua sobre um número de células cromafins e o sinal é significativamente ampliado.

Tabela 34.5	Resposta dos tecidos-alvo às catecolaminas.	
Tecidos-alvo	**Tipo de receptor**	**Respostas**
Fígado	β_2	Glicogenólise, lipólise, gliconeogênese
Tecido adiposo	β_2	Lipólise
Músculo esquelético	β_2	Glicogenólise
Pâncreas	α_2	Redução da secreção de insulina
	β_2	Aumento da secreção de insulina
Sistema cardiovascular	β_1	Aumento da frequência cardíaca, maior contratilidade, aumento da velocidade de condução
	α_2	Vasoconstrição
	β_2	Vasodilatação das arteríolas dos músculos esqueléticos, artérias coronárias e de todas as veias
Musculatura brônquica	β_2	Relaxamento
Trato gastrintestinal	β_2	Redução da contratilidade
Bexiga urinária	α_2	Contração do esfíncter
	β_2	Relaxamento do detrusor
Útero	α_2	Contração
	β_2	Relaxamento
Órgãos sexuais masculinos	α_2	Ejaculação, detumescência
	β_2	Ereção?
Olhos	α_1	Contração do músculo radial
	β_2	Relaxamento do músculo ciliar
Sistema nervoso central	α_2	Estimulação
Pele	α_2	Piloereção, produção de suor
Secreção de renina	β_1	Estimulação

Fonte: Hedge GA, Colby HD, Goodman RL. *Clinical endocrine physiology.* Philadelphia: Saunders, 1987.

Hormônios do pâncreas

O pâncreas tem importantes funções endócrinas e não endócrinas. As funções não endócrinas resultam da atividade da porção exócrina do pâncreas e estão envolvidas no funcionamento gastrintestinal. A porção endócrina do pâncreas é organizada em discretas ilhotas (ilhotas de Langerhans), que contêm quatro tipos celulares, cada um dos quais produz um hormônio diferente (Figura 34.19). As mais numerosas das células das ilhotas são as células β, que produzem insulina; as células α produzem glucagon; as células D produzem somatostatina; e as células F ou PP produzem o polipeptídio pancreático (Figura 34.20). Embora esses hormônios apresentem funções distintas, estão todos envolvidos no controle do metabolismo e, mais especificamente, na homeostase da glicose.

Insulina

Os primeiros estudos que associaram o pâncreas ao metabolismo de carboidratos foram conduzidos por von Mering e Minkowski, em 1889, quando demonstraram que a pancreatectomia em cães resultou em sinais similares àqueles característicos do DM. Posteriormente, Banting e Best puderam demonstrar que a injeção de extratos pancreáticos poderia aliviar os sinais do DM em cães e humanos. Able foi o primeiro a cristalizar a insulina, e sua estrutura foi elucidada por Sanger em 1960.

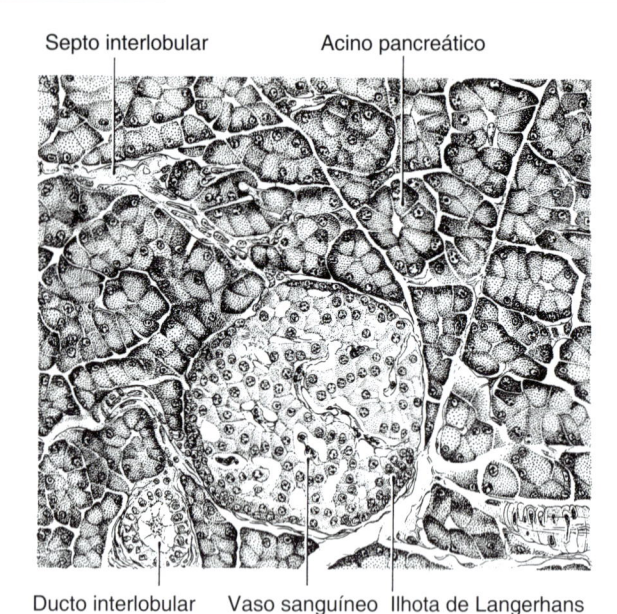

Septo interlobular   Acino pancreático

Ducto interlobular   Vaso sanguíneo   Ilhota de Langerhans

● **Figura 34.19** Ilustração de um corte de pâncreas de rato. A ilhota de Langerhans é uma glândula secretora interna, enquanto o tecido acinar circundante forma uma glândula exócrina. (Fonte: Turner CD, Bagnara JT. *General endocrinology*. 6th ed. Philadelphia: Saunders; 1976.)

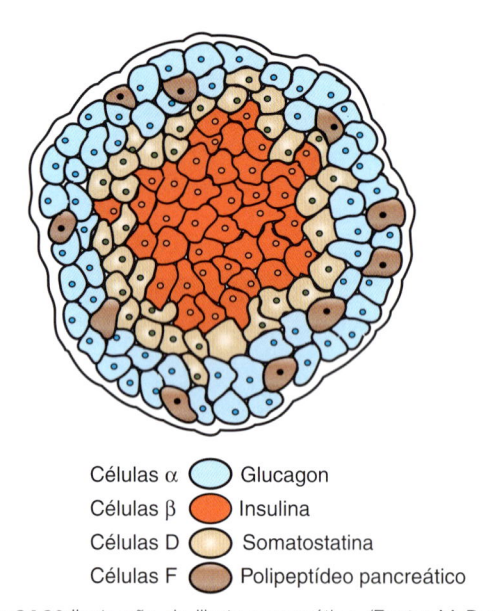

Células α	Glucagon
Células β	Insulina
Células D	Somatostatina
Células F	Polipeptídeo pancreático

● **Figura 34.20** Ilustração da ilhota pancreática. (Fonte: McDonald LE. *Veterinary endocrinology and reproduction*. 4th ed. Filadélfia: Lea & Febiger, 1989.)

A insulina é uma proteína constituída por duas cadeias, designadas A (21 aminoácidos) e B (30 aminoácidos), conectadas por duas pontes de dissulfeto. Acredita-se que o monômero do hormônio seja sua forma ativa; a insulina também existe nas formas de dímero e hexâmero, esta última apresenta duas moléculas de zinco. Embora haja algumas diferenças na composição dos aminoácidos entre as espécies, essas diferenças são pequenas; por exemplo, nos bovinos, ovinos, equinos, cães e baleias, os aminoácidos diferem apenas no que diz respeito às posições 8, 9 e 10 da cadeia A. Consequentemente, as atividades biológicas da insulina não são altamente espécie-específicas. Dentre os animais domésticos, a insulina felina é similar à insulina bovina e a insulina canina é idêntica à insulina suína, quanto à estrutura de aminoácidos.

A síntese da insulina é bifásica: uma fase aguda envolve a liberação da insulina pré-formada e uma fase crônica envolve a síntese proteica

A síntese da insulina, similar à dos demais hormônios peptídeos, começa com a formação de um polipeptídeo linear pré e pró-insulina no retículo endoplasmático rugoso. Um pequeno fragmento peptídico é removido, formando a pró-insulina. A pró-insulina é espiralada e os fragmentos terminais são unidos por ligações de dissulfeto. A pró-insulina é transferida para o complexo de Golgi, onde é processada e embalada em grânulos que contêm insulina e o peptídio C conector (33 aminoácidos de comprimento).

A secreção da insulina segue uma cinética bifásica em resposta a estímulos adequados (Figura 34.21). A liberação inicial e aguda de insulina envolve a exocitose da insulina pré-formada pelos grânulos de secreção. Após a fase aguda, há uma fase crônica de secreção, que envolve a síntese de proteínas e, provavelmente, a síntese de insulina.

O metabolismo da insulina envolve a separação das cadeias A e B e a redução das cadeias em aminoácidos e peptídios

A insulina é metabolizada pelo fígado e pelos rins. As enzimas presentes reduzem as ligações de dissulfeto que unem as cadeias A e B, e, então, as cadeias são submetidas à atividade da protease, que as reduz em peptídios e aminoácidos. A meia-vida da insulina é de cerca de 10 minutos.

As principais funções metabólicas da insulina são anabólicas

A insulina atua em inúmeros locais das vias metabólicas dos carboidratos, gorduras e proteínas (Figura 34.22). O fígado é um órgão-alvo especialmente importante, em parte devido ao fato de que o efluente venoso pancreático passa diretamente pelo fígado. O efeito resultante das ações da insulina é a redução das concentrações séricas de glicose, ácidos graxos e aminoácidos e a promoção da conversão intracelular desses compostos em suas formas de armazenamento: glicogênio, triglicerídeos e proteínas, respectivamente (Tabela 34.6). A glicose não penetra nas membranas celulares imediatamente, exceto em alguns tecidos, como o cerebral, hepático e leucocitário, todos os quais necessitam de um acesso contínuo à glicose. A presença da insulina é essencial à movimentação da glicose, através da membrana plasmática, para o interior da célula.

A insulina exerce efeitos profundos no metabolismo dos carboidratos. A insulina facilita o uso de glicose: especificamente, a glicólise, que envolve a oxidação da glicose em piruvato e lactado por meio da indução de enzimas, como a glicoquinase, a fosfofrutoquinase e a

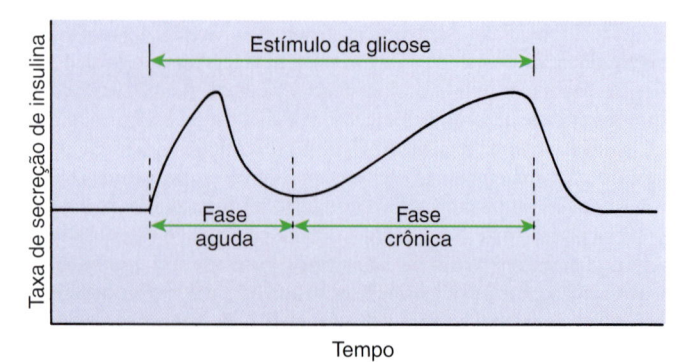

● **Figura 34.21** Cinética da secreção de insulina pela célula β em resposta ao estímulo contínuo da glicose. (Fonte: Hedge GA, Colby HD, Goodman RL. *Clinical endocrine physiology*. Philadelphia: Saunders; 1987.)

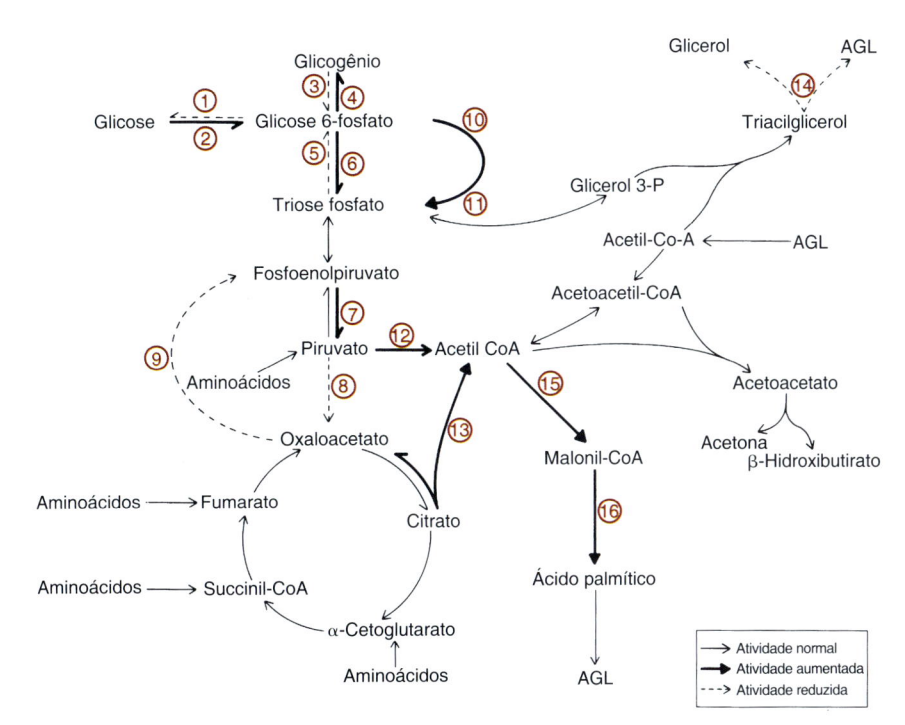

- **Figura 34.22** Vias metabólicas influenciadas pela insulina. Os números correspondem a cada uma das seguintes enzimas: *1*, glicose-6-fosfatase; *2*, glicoquinase; *3*, fosforilase; *4*, glicogênio sintetase; *5*, frutose-1,6-bifosfato aldolase; *6*, 6-fosfofrutoquinase; *7*, piruvato quinase; *8*, piruvato carboxilase; *9*, fosfoenolpiruvato carboxiquinase; *10*, glicose-6-fosfato-desidrogenase; *11*, 6-fosfogliconato desidrogenase; *12*, piruvato desidrogenase; *13*, trifosfato de adenosina (ATP)-citrato liase; *14*, lipase sensível a hormônios; *15*, acetilcoenzima A (CoA) carboxilase; *16*, sintase de ácidos graxos. *AGL*, ácido graxo livre. (Adaptada de Hedge GA, Colby HD, Goodman RL. *Clinical endocrine physiology*. Philadelphia: Saunders, 1987.)

Tabela 34.6	**Locais de ação e efeitos da insulina no metabolismo de carboidratos, lipídios e proteínas.**		
	Local de ação		
Processo afetado	**Fígado**	**Músculo**	**Adiposo**
Metabolismo de carboidratos			
↑ Transporte de glicose		X	X
↑ Síntese de glicogênio	X	X	X
↓ Glicogenólise	X	X	X
↓ Gliconeogênese	X		
Metabolismo lipídico			
↑ Lipogênese	X		X
↓ Lipólise	X		X
Metabolismo proteico			
↑ Absorção de aminoácidos		X	
↑ Síntese proteica		X	
↓ Degradação proteica		X	
↓ Gliconeogênese	X		

Fonte: Hedge GA, Colby HD, Goodman RL. *Clinical endocrine physiology*. Philadelphia: Saunders, 1987.

piruvatoquinase. A insulina desencadeia a produção de glicogênio no fígado, no tecido adiposo e na musculatura esquelética, pelo aumento da atividade de glicogênio sintetase com uma redução concomitante na atividade da glicogênio fosforilase. A gliconeogênese é reduzida pela insulina, devido à promoção da síntese proteica nos tecidos periféricos, consequentemente reduzindo a quantidade de aminoácidos disponível para a gliconeogênese. Além disso, a insulina reduz as atividades das enzimas hepáticas (frutose, 1,6-bifosfato aldolase, piruvato carboxilase, fosfoenolpiruvato carboxilase e

glicose-6-fosfatase) envolvidas na conversão de aminoácidos em glicose.

No tecido adiposo, a insulina promove a síntese dos triglicerídeos. A insulina facilita o uso intracelular da glicose, o que resulta em maiores níveis de piruvato, um precursor da acetilcoenzima A (acetil-CoA, por sua vez, um precursor dos ácidos graxos), e no aumento do glicerol-3-fosfato para a esterificação dos ácidos graxos. A insulina ativa as enzimas piruvato desidrogenase e acetil-CoA carboxilase, que promovem a síntese de ácidos graxos a partir da acetil-CoA. A insulina também aumenta a atividade da lipoproteína lipase, localizada no endotélio dos capilares dos tecidos extra-hepáticos, o que promove a movimentação de ácidos graxos para o tecido adiposo. Finalmente, a insulina reduz a lipólise no tecido adiposo.

No metabolismo proteico, a insulina promove a absorção de aminoácidos pela maioria dos tecidos, incluindo a musculatura esquelética, mas não pelo fígado. A insulina promove a síntese proteica e inibe a degradação proteica. Portanto, a insulina promove a manutenção de um equilíbrio positivo de nitrogênio. Quando há insuficiência de insulina, o catabolismo proteico aumenta, causando a disponibilidade de quantidades elevadas de aminoácidos para a gliconeogênese hepática e aumento resultante nas concentrações séricas de glicose.

O fator mais importante no controle da secreção da insulina é a concentração sérica de glicose. Concentrações séricas de glicose elevadas desencadeiam a síntese e a liberação de insulina pelas células β das ilhotas pancreáticas (Figura 34.23). Duas teorias explicam o mecanismo de indução celular da síntese e liberação de insulina. Na primeira, a glicose interage com uma proteína do receptor de membrana, que direciona os eventos intracelulares à síntese e à liberação de insulina. Na segunda teoria, a regulação da insulina ocorre no meio intracelular, através do qual o metabolismo da glicose gera o sinal para a síntese e a liberação da insulina. O controle da secreção da insulina pela glicose é um sistema de *retroalimentação* positiva, no qual concentrações elevadas de glicose levam ao aumento das concentrações de insulina.

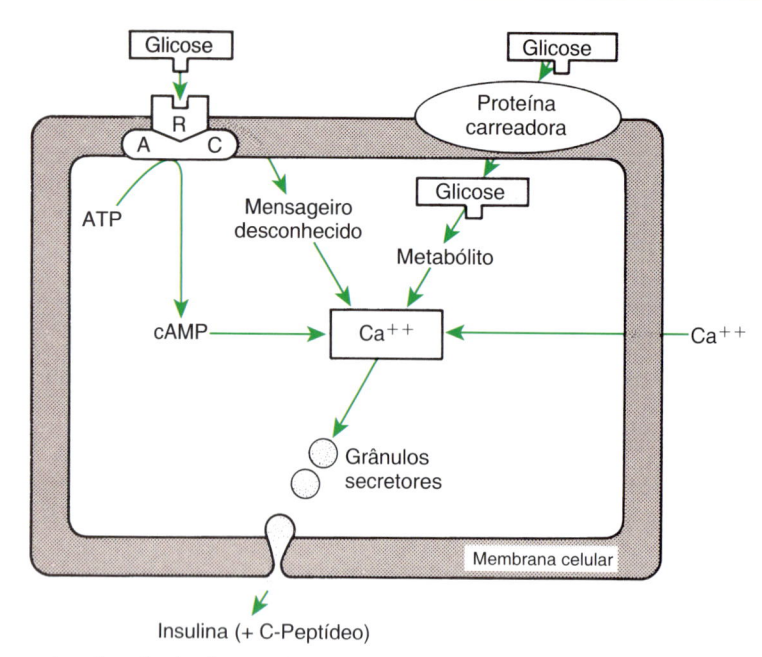

● **Figura 34.23** Mecanismos propostos de ação da glicose sobre a secreção de insulina pelas células β. *AC*, adenilciclase; *ATP*, trifosfato de adenosina; *cAMP*, monofosfato cíclico de adenosina; *R*, receptor. (Fonte: Hedge GA, Colby HD, Goodman RL. *Clinical endocrine physiology*. Philadelphia: Saunders, 1987.)

Como a administração oral de glicose gera uma resposta maior da insulina do que a administração sistêmica, acreditava-se que fatores do trato GI influenciassem a secreção de insulina. Atualmente, sabe-se que inúmeros hormônios gastrintestinais estimulam a secreção da insulina, incluindo a gastrina, colecistocinina, secretina e o peptídio inibidor gástrico. A presença de aminoácidos e ácidos graxos no trato intestinal também estimula a liberação da insulina, embora com menor potência do que a glicose (Boxe 34.1).

Alguns hormônios além daqueles do trato GI são importantes para o controle da secreção da insulina. O glucagon das células α do pâncreas exerce um efeito estimulador direto sobre as células β na secreção da insulina. Inversamente, a somatostatina inibe a secreção da insulina. Ambos os hormônios atuam por meio do sistema da adenilciclase, sendo que o glucagon tem efeito estimulante e a somatostatina, efeito inibitório. Catecolaminas tendem a diminuir a secreção de insulina através de uma interação com os receptores α-adrenérgicos nas células β. A epinefrina é a principal catecolamina circulante que afeta a secreção de insulina, mas a norepinefrina também influencia este processo, pois o pâncreas tem inervação adrenérgica pelo sistema nervoso autônomo. O pâncreas também apresenta inervação colinérgica pelo sistema nervoso autônomo e, ao contrário do estímulo adrenérgico, a atividade colinérgica aumenta a secreção de insulina por meio da liberação de acetilcolina.

● **Boxe 34.1**	**Fatores que influenciam a secreção de insulina.**
Estimulantes	Glucagon
Glicose	Acetilcolina
Aminoácidos	
Ácidos graxos	**Inibidores**
Gastrina	Somatostatina
Pancreozimina-colecistoquinina	Epinefrina
Secretina	Norepinefrina
Polipeptídio inibidor gástrico	

Fonte: Hedge GA, Colby HD, Goodman RL. *Clinical endocrine physiology*. Philadelphia: Saunders, 1987.

A deficiência de insulina (concentração ou ação) leva ao diabetes melito, podendo culminar na cetoacidose diabética

Uma ausência ou deficiência de insulina causa uma síndrome denominada *diabetes melito* (DM). O DM pode ser do *tipo I*, que é mais comum em cães, ou do *tipo 2*, mais comum em gatos. O DM tipo 1 é causado pela destruição autoimune das células β do pâncreas, resultando em uma deficiência absoluta de insulina e na propensão ao desenvolvimento de cetoacidose. A *cetoacidose diabética* (CAD) constitui-se no auge do DM, resultando na formação desenfreada de corpos cetônicos no fígado, acidose metabólica, desidratação grave, choque e possível óbito. O metabolismo lipídico hepático é comprometido pela deficiência da insulina e os ácidos graxos não esterificados são convertidos em acetil-CoA, em vez de serem incorporados aos triglicerídeos. A acetil-CoA é acumulada no fígado, onde é convertida em acetoacetil-CoA e, finalmente, em cetonas, que incluem ácido acetoacético, β-hidroxibutirato (cetona primária em cães e gatos) e acetona.

Quando a insuficiência de insulina culmina em CAD, o acúmulo de cetonas e ácido láctico no sangue e a perda de eletrólitos e água na urina resultam em uma profunda desidratação, hipovolemia, acidose metabólica e choque. Acetoacidose e a diurese osmótica, causadas pela glicosúria, levam à perda de sódio e potássio na urina, exacerbando a hipovolemia e a desidratação. Náuseas, anorexia e vômito, causados pela estimulação do ponto de gatilho dos quimiorreceptores pela cetonemia e pela hiperglicemia, contribuem para a desidratação causada pela diurese osmótica. A desidratação leva a um maior acúmulo de glicose e cetonas no sangue. Os hormônios do estresse, como o cortisol e a epinefrina, contribuem para a hiperglicemia em um círculo vicioso. A desidratação grave pode resultar em hiperviscosidade, tromboembolismo, acidose metabólica grave, insuficiência renal e, finalmente, óbito.

Histórico. A maioria dos cães e gatos com CAD apresentam histórico anterior de diabetes sem complicações, incluindo poliúria, polidipsia e uma perda de peso rápida e acentuada, com um apetite normal ou até mesmo voraz. Outros achados do histórico podem incluir anorexia, fraqueza, depressão, vômito e diarreia.

Ocasionalmente, os donos não percebem a importância dos sinais clássicos do DM e os animais são apresentados somente com um histórico agudo de CAD. A CAD também pode se desenvolver em pacientes diabéticos tratados, anteriormente bem controlados.

Exame físico. As alterações mais comuns da CAD observadas na avaliação física incluem letargia e depressão, desidratação, pelagem eriçada e perda muscular. A hepatomegalia é comum tanto em gatos quanto em cães diabéticos. A catarata também é observada com frequência em cães diabéticos. A postura plantígrada do membro posterior, resultante da neuropatia diabética, é observada frequentemente em gatos diabéticos. Outros achados incluem taquipneia, desidratação, fraqueza, vômito e, ocasionalmente, uma forte halitose cetônica. Os gatos podem estar em decúbito ou em estado comatoso, o que pode representar uma manifestação da síndrome cetótico-hiperosmolar mista. Os fatores complicadores, como hemólise, lipidose hepática e pancreatite aguda, podem causar icterícia.

Alterações laboratoriais. A glicemia encontra-se bastante elevada. A concentração sérica média de glicose em pacientes com CAD é de 25 mmol/ℓ (455 mg/dℓ) e pode variar de 10 mmol/ℓ (182 mg/dℓ) a mais de 50 mmol/ℓ (909 mg/dℓ), mas o último é mais característico de coma hiperosmolar. Embora os medidores portáteis de glicose sejam tipicamente utilizados para monitorar as concentrações desta na CAD, aconselha-se ter cuidado ao confiar nesses monitores no que diz respeito às concentrações basais de glicose, em virtude da imprecisão em animais com hiperglicemia grave. Todos os pacientes com CAD apresentam deficiência relativa ou absoluta de insulina e produção excessiva de glicose pelo fígado, resultando na hiperglicemia. A hiperglicemia é exacerbada ainda mais pela desidratação e pela redução correspondente na TFG, e esses fatores são importantes determinantes de sua gravidade. Isso é confirmado pelas seguintes observações: (1) as concentrações de glicose devem exceder 25 mmol/ℓ (455 mg/dℓ) apenas quando a desidratação for grave a ponto de reduzir a TFG e, consequentemente, a capacidade dos rins de excretar a glicose e (2) a administração isolada de líquidos pode reduzir significativamente as concentrações séricas de glicose.

Em geral, a osmolalidade encontra-se leve a extremamente elevada no paciente com CAD como resultado da hiperglicemia, mas essa elevação pode não ser detectada, em parte devido à hiponatremia concomitante. As concentrações de sódio (e, em menor extensão, de potássio), glicose e ureia são os determinantes da osmolalidade sérica calculada. Os valores de referência para a pressão osmótica do soro em cães e gatos são cerca de 290 a 310 mOsm/kg. Hiperosmolalidade geralmente é leve o suficiente para resolver com líquidos intravenosos e terapias de insulina.

Diabetes hiperosmolar não cetótico é definido por uma hiperglicemia extrema (> 30 mmol/ℓ), hiperosmolalidade (> 350 mOsm/ℓ), desidratação grave e depressão do SNC, sem a formação de cetonas e com acidose metabólica leve ou ausente. Os pacientes acometidos têm maior probabilidade de apresentar doenças renais ou cardíacas subjacentes e de não serem dependentes da insulina. Embora esta síndrome específica, como definida em humanos, seja raramente observada em medicina veterinária, pode haver gatos diabéticos cetóticos ou não cetóticos, com hiperosmolalidade significativa e alterações no SNC.

A maioria dos pacientes com CAD apresenta um déficit de K^+ corporal total, causado por perdas urinárias (diurese osmótica), gastrintestinais (vômitos e diarreia) e por anorexia. A acidose metabólica, deficiência relativa ou absoluta de insulina, e a hipertonicidade sérica, em conjunto, levam a uma alteração do K^+ do compartimento intracelular para o extracelular. Isso pode mascarar a gravidade da hipopotassemia total no organismo durante

a mensuração das concentrações plasmáticas. A terapia à base de insulina, juntamente com a correção do distúrbio acidobásico com líquidos e bicarbonato, direciona o K^+ para o meio intracelular, podendo levar a uma acentuada hipopotassemia circulante. Os pacientes poliúricos são predispostos à hipopotassemia grave, enquanto os pacientes oligúricos ou anúricos são predispostos à hiperpotassemia grave.

Em geral, a CAD causa déficits totais significativos de Na^+ no organismo. A perda urinária excessiva de Na^+ resulta da diurese osmótica induzida por altas concentrações de cetonas e glicose e pela ausência de insulina, que, geralmente, auxilia na reabsorção de Na^+ do néfron distal. A hiperglucagonemia, vômitos e diarreia também contribuem para a perda de Na^+ corporal total. A hiperosmolalidade pode contribuir para uma baixa concentração de Na^+, pois, à medida que a osmolalidade aumenta, a água é deslocada do interstício para o espaço vascular, diluindo as concentrações plasmáticas de Na^+ e Cl^-.

O *fósforo* é o principal ânion intracelular, sendo importante para a produção de energia e para a manutenção das membranas celulares. As concentrações são reguladas pela ingestão alimentar, pela eliminação renal, por fatores que promovem sua movimentação para dentro e fora das células e pelas interações com a vitamina D e a paratireoide (abordada posteriormente neste capítulo). Na CAD, as concentrações circulantes estão, em geral, no intervalo da variação de referência ou inicialmente elevadas, em virtude da desidratação ou doença renal. A concentração de fósforo também pode estar baixa no momento do exame clínico, pela perda urinária causada pela diurese osmótica. Se a função renal não estiver comprometida, pode-se esperar uma redução significativa no fósforo com o tratamento. Após a administração da insulina, o fósforo é transferido para o compartimento intracelular com a glicose. Quando as concentrações atingirem 0,32 mmol/ℓ, podem-se desenvolver sinais clínicos de hipofosfatemia, como anemia hemolítica (também observada com corpúsculo de Heinz na CAD), letargia, depressão e diarreia. A suplementação excessiva de fósforo deve ser evitada, pois pode causar hipocalcemia ou calcificação metastática.

O *magnésio* (sérico total) raramente é mensurado na rotina, mas suas concentrações podem estar anormais na CAD. Em um estudo em gatos foram demonstradas elevadas concentrações séricas totais de magnésio no momento da apresentação clínica naqueles com CAD, o que melhorou com o tratamento da DM. A deficiência de magnésio pode ser causada pela baixa ingestão oral, redução na absorção intestinal, aumento da perda renal ou alterações na distribuição, pois é o segundo cátion intracelular mais abundante. Os sinais clínicos da hipomagnesemia incluem fraqueza neuromuscular e arritmias cardíacas, sinais que podem ser observados em outras alterações eletrolíticas. A hipomagnesemia também pode levar a reduções em outros eletrólitos, como o potássio e o cálcio. A correção dos déficits pode solucionar os distúrbios eletrolíticos e, assim, melhorar o resultado clínico no paciente com grave deficiência.

Elevações das *enzimas hepáticas* são comuns em pacientes com DM. Na CAD, pode haver aumentos ainda maiores. A alanina aminotransferase e o aspartato aminotransferase são as enzimas mais frequentemente alteradas, sendo elevadas pela hipovolemia e pelo baixo fluxo sanguíneo hepático, com subsequente lesão hepatocelular. Também pode haver aumentos na concentração sérica de fosfatase alcalina se o paciente desenvolver pancreatite ou colestase secundária. O colesterol e os triglicerídeos podem ser elevados por transtornos no metabolismo lipídico resultantes da redução na insulina.

A *acidose metabólica* é uma das características mais proeminentes da CAD. Conforme os corpos cetônicos se acumulam no sangue, superando a capacidade de tamponamento do organismo, há um aumento nos íons hidrogênio e uma redução no bicarbonato. À medida que se agrava a desidratação, o fluxo sanguíneo para os tecidos periféricos diminui e a acidose láctica resultante pode contribuir para o distúrbio acidobásico. A acidose pode manifestar-se na forma de letargia, vômito, hiperventilação, redução da contratilidade miocárdica, vasodilatação periférica, estupor e coma. O início de uma terapia com insulina (para conter a cetogênese) e da fluidoterapia (para corrigir a desidratação) resultará na melhora da acidose metabólica na maioria dos pacientes. A suplementação com bicarbonato deve ser prescrita com cuidado e, em geral, não é recomendada, exceto quando o pH sanguíneo do paciente for menor que 7,1 ou se o bicarbonato sérico for menor que 12 mmol/ℓ.

Ânion gap (diferença de ânions) pode estar normal ou elevado. Um valor elevado auxilia na caracterização da acidose metabólica causada pela CAD. O *ânion gap* é uma representação dos ânions circulantes que não são medidos rotineiramente nas análises bioquímicas. A diferença de ânions normais varia de 10 a 20, sendo calculada por meio da seguinte equação:

$$\text{Osmolalidade (mOsm)} = 2\,(Na^+ + K^+\,[mEq/\ell]) +$$
$$\text{Glicose (mmol/}\ell) + \text{BUN (mmol/}\ell)$$

Na CAD, as cetonas tornam-se ânions não mensuráveis, conforme se dissociam a partir da cetoacidose. No entanto, se houver uma desidratação significativa secundária à diurese osmótica e aos vômitos, a acidose láctica secundária à hipoxia tecidual pode contribuir com os ânions ilimitados, aumentando a diferença de ânions.

As concentrações circulantes de ureia e creatinina podem estar dentro da variação de referência ou elevadas. Esses valores encontram-se elevados na maioria dos pacientes devido à desidratação grave, mas a insuficiência renal também é uma causa possível. Os aumentos na ureia e na creatinina devem ser avaliados em relação à densidade urinária. Uma densidade urinária baixa no momento do exame inicial nem sempre garante o diagnóstico de insuficiência renal, pois a diurese osmótica e a hipopotassemia crônica podem contribuir para as baixas densidades urinárias nos pacientes com DM. Portanto, a reavaliação das concentrações de ureia e creatinina e da densidade urinária deve ser realizada após o tratamento da crise. Se a ureia e a creatinina estiverem inicialmente elevadas e permanecerem estáticas ou aumentarem com um tratamento adequado, há uma forte suspeita de doença renal concomitante.

A parte mais importante da urinálise é a mensuração da glicose e das cetonas. Um resultado fortemente positivo para a glicose confirma o DM, e um resultado positivo para cetonas confirma a CAD. Entretanto, um resultado negativo para cetonas não exclui definitivamente a cetose. O reagente nitroprussiato usado em tiras de urina detecta apenas acetoacetato e acetona. Não é tão sensível ao β-hidroxibutirato, o corpo cetônico mais prevalente, e, portanto, pode apresentar resultado negativo em presença de cetose. O uso de um valor de corte limítrofe de 3,8 mmol/ℓ para β-hidroxibutirato foi associado à melhor combinação de especificidade (95%) e sensibilidade (72%) para a CAD.

A presença de piúria e hematúria, em conjunto com a avaliação do sedimento urinário, confirma a presença de ITU, uma comorbidade comum com a glicosúria e o DM. No entanto, a cultura urinária deve ser realizada independentemente do sedimento urinário.

O hemograma pode estar normal à apresentação, mas, em geral, revela leucocitose com neutrofilia madura (comum em gatos) ou um leucograma de estresse. Pode haver um desvio à esquerda regenerativo ou degenerativo, sugerindo um processo inflamatório e infeccioso grave. O eritrograma e o hematócrito podem estar elevados, como consequência da desidratação. Os corpúsculos de Heinz, com ou sem anemia, podem ser observados nos gatos, pois a hemoglobina felina é particularmente suscetível à lesão oxidativa.

Doença concomitante. Frequentemente, um evento estressante subjacente precipita a passagem de DM para CAD ou para o DM hiperosmolar não cetótico. O comprometimento da função imunológica secundário ao DM aumenta o risco de infecções. O evento desencadeador pode ser uma ITU ou outra infecção viral ou bacteriana ou um distúrbio inflamatório, como pancreatite, pielonefrite, colangioepatite, doença inflamatória intestinal (DII), complexo granuloma eosinofílico, prostatite, piometra, infecção do trato respiratório superior ou pneumonia. Outras doenças concomitantes podem incluir insuficiência renal, lipidose hepática, neoplasia e insuficiência cardíaca congestiva. O uso recente de fármacos também pode precipitar uma crise, especialmente a administração de corticosteroides ou progestágenos. Portanto, avaliações diagnósticas adicionais do paciente diabético que se apresenta em crise são essenciais, particularmente radiografias ou ultrassonografias abdominais, assim como radiografias torácicas e ecocardiografias, se indicado. Exames adicionais para doenças endócrinas concomitantes, como hipertireoidismo em gatos e hipotireoidismo e hiperadrenocorticismo em cães, também podem ser indicados, mas devem ser adiados até que o controle do DM seja atingido, pois a doença não controlada pode influenciar os resultados desses exames.

Testes auxiliares para a pancreatite incluem a abdominocentese ou uma lavagem peritoneal diagnóstica, se houver suspeita de pancreatite. As concentrações séricas de amilase e lipase, se determinadas no momento da apresentação, podem estar elevadas na ausência de pancreatite, secundárias a uma desidratação grave ou à insuficiência renal; portanto, a demonstração de uma concentração circulante elevada de imunorreatividade semelhante à tripsina (TSI) pode ser preferível. Cães e gatos com pancreatite necrosante aguda, em geral, apresentam êmese, dor abdominal e CAD concomitante. Os achados ao exame físico incluem icterícia, dor abdominal cranial e efusão abdominal. As radiografias podem revelar uma aparência de "vidro moído" do abdome e a ultrassonografia abdominal geralmente apresenta aumento e hipoecogenicidade do pâncreas. Hepatopatias concomitantes ocorrem com frequência em pacientes com CAD, mas a avaliação é complicada pelo efeito do DM e da CAD nas enzimas hepáticas e nos testes de função hepática. A ultrassonografia pode ser mais útil nesses casos. Em geral, a lavagem peritoneal diagnóstica é necessária, para demonstrar uma peritonite inflamatória e asséptica, e a lipase abdominal, em geral, encontra-se acentuadamente aumentada nos cães e gatos acometidos.

O manejo dietético é uma consideração importante na terapia do diabetes tipo 2 felino

O DM tipo 2 é causado pela resistência à insulina e insuficiência de células β secundárias. O DM tipo 2 pode ser tratado com hipoglicemiantes orais, dieta ou insulina. O DM é uma das endocrinopatias mais comuns em felinos, acometendo um em 300 gatos. A patogenia do DM tipo 2 em gatos foi revista anteriormente. O diagnóstico do DM pode ser desafiador, particularmente nos estágios iniciais, quando os gatos não são dependentes de insulina. Entretanto, quando os sinais clínicos do diabetes são observados (poliúria, polidipsia, neuropatia), vários gatos ainda podem ser beneficiados por alternativas à terapia com insulina. Em geral, as principais anormalidades associadas ao DM tipo 2, como a obesidade e a resistência à insulina, são reversíveis. A capacidade de secreção de insulina, no entanto, pode ser reversível (toxicidade à glicose) ou irreversível (deposição amiloide pancreática). Em gatos, a diferenciação do DM dependente de insulina (tipo 1) e do DM não dependente de insulina (tipo 2) é praticamente impossível antes da instituição de um tratamento; portanto, o médico deve confiar na resposta aos agentes hipoglicemiantes orais como um guia para determinar se o gato apresenta uma função das células β suficiente para ser tratado com esses agentes.

Os objetivos da terapia para o DM incluem a restauração das concentrações séricas de glicose normais em jejum, a normalização da frutosamina sérica e a reversão ou atenuação das complicações crônicas, como a neuropatia diabética e a nefropatia. Como nos pacientes humanos com DM tipo 2, a melhor conduta em gatos é uma progressão gradual, partindo do manejo dietético até chegar à administração de hipoglicemiantes orais e, finalmente, à terapia com insulina, quando houver um "esgotamento das ilhotas".

Exercícios físicos e dieta são elementos fundamentais da terapia em pacientes humanos com DM tipo 2. Na maioria dos gatos diabéticos, os exercícios não constituem uma opção razoável. Um mecanismo pelo qual os gatos podem ser estimulados a se exercitar é fornecer várias pequenas porções de alimentos ao animal, escondidas em diversos lugares da casa. Por exemplo, um gato diabético obeso poderá ser encorajado a saltar para cima da geladeira ou de um balcão, para encontrar pequenas quantidades de comida e, então, deverá caçar o restante do alimento no lado oposto da casa.

Em pacientes diabéticos humanos, a suplementação de fibras é benéfica no controle da doença. Nos humanos e nos cães, maiores quantidades de fibras reduzem a velocidade de absorção da glicose do intestino e minimizam as flutuações pós-prandiais da glicemia. Isso permite um melhor controle glicêmico e a correção da obesidade; no entanto, os dados em gatos são menos evidentes, e dietas ricas em fibra não são mais recomendadas para gatos diabéticos. O gato é um carnívoro obrigatório e, como tal, é singular entre os mamíferos em sua resposta insulínica aos carboidratos, proteínas e gorduras alimentares. O fígado dos felinos apresenta uma atividade normal da hexoquinase, mas a atividade da glicoquinase é praticamente ausente. A *glicoquinase* converte glicose em glicogênio, a ser armazenado no fígado, sendo importante na eliminação do excesso de glicose pós-prandial. Os gatos normais são semelhantes aos humanos diabéticos, pois os níveis de glicoquinase diminuem acentuadamente com a hiperglicemia persistente em humanos com DM tipo 2. Os aminoácidos, em vez da glicose, são o sinal para a liberação de insulina em gatos. De fato, um estudo demonstrou uma avaliação mais eficaz da reversão da insulina em gatos utilizando o teste da resposta à arginina, em vez do teste de tolerância à glicose. Outro aspecto incomum do metabolismo felino é o aumento da gliconeogênese hepática, observado após uma refeição normal. Os gatos normais mantêm suas necessidades essenciais de glicose a partir de precursores gliconeogênicos (p. ex., aminoácidos), em vez de carboidratos alimentares. Consequentemente, os gatos são capazes de manter concentrações séricas de glicose normais, mesmo quando privados de alimentos por até 72 h; além disso, a alimentação exerce um efeito insignificante nas concentrações séricas de glicose em gatos normais. Em resumo, o gato é exclusivamente adaptado a uma dieta carnívora (camundongos) e não é metabolicamente adaptado à ingestão excessiva de carboidratos.

Quando o DM tipo 2 ocorre em gatos, as adaptações metabólicas a uma dieta carnívora tornam-se mais deletérias, levando a um grave catabolismo proteico; o fornecimento de uma dieta rica em carboidratos pode exacerbar a hiperglicemia e a perda proteica nesses gatos diabéticos. Em humanos com DM tipo 2, a primeira recomendação é restringir o excesso de carboidratos alimentares, como batatas e pão, e controlar a obesidade por meio da restrição calórica. Além disso, os pacientes humanos com DM tipo 2 apresentam uma melhora no controle glicêmico e na reabsorção de nitrogênio durante a perda de peso quando uma dieta com baixo teor energético (rica em proteínas) é combinada à terapia com hipoglicemiantes orais.

Os autores concluíram que as dietas ricas em proteínas são benéficas no aumento da massa magra corporal e na redução da hiperglicemia pós-prandial. Deve-se ter cuidado ao utilizar dietas com alto teor proteico e restrição de carboidratos em gatos também tratados com insulina, pois a demanda por insulina pode ser reduzida. Habitualmente, a dose de insulina é diminuída em 25% nos gatos tratados com dietas ricas em proteínas e insulina. Por outro lado, as dietas com alto teor proteico e os agentes hipoglicemiantes orais parecem ser tratamentos complementares em gatos abaixo do peso ideal. Em alguns estudos, 60 a 90% dos gatos diabéticos descontinuaram injeções de insulina depois de 4 a 8 semanas em dieta rica em proteína com hidrato de carbono ultrabaixo (< 5% de matéria seca).

Glucagon

O glucagon é um hormônio proteico produzido pelas células α das ilhotas de Langerhans. Ele tem uma relação estreita com a insulina no controle do metabolismo da glicose.

O glucagon é um polipeptídio que consiste em uma única cadeia, composta por 29 aminoácidos. Há uma homologia considerável na composição dos aminoácidos entre as espécies. O glucagon é produzido em outros locais além do pâncreas; o estômago produz uma molécula denominada *glucagon intestinal*, que é idêntica à molécula do glucagon pancreático, e o intestino delgado produz uma molécula imunologicamente similar, denominada *glicentina*. Como ocorre com outros hormônios polipeptídicos, o glucagon é sintetizado inicialmente no retículo endoplasmático como parte de uma molécula precursora, é envolto pelo complexo de Golgi e tem o seu processamento final nos grânulos secretores. O glucagon é liberado por exocitose e metabolizado pelo fígado e pelos rins. Sua meia-vida plasmática é de aproximadamente 5 minutos.

As funções mais importantes do glucagon são reduzir a síntese de glicogênio, aumentar a glicogenólise e aumentar a gliconeogênese

As funções fisiológicas do glucagon são opostas àquelas da insulina; o principal efeito do glucagon é centralizado no fígado. O glucagon aumenta a produção hepática de cAMP, o que leva à redução da síntese de glicogênio, ao aumento da glicogenólise e ao aumento da gliconeogênese, sendo esta última relacionada aos efeitos do glucagon no metabolismo proteico (Figura 34.24). O resultado é um aumento das concentrações séricas de glicose.

As alterações na secreção do glucagon contrabalançam os efeitos da insulina associados à ingestão diária de alimentos e aos intervalos de ingestão de alimentos. Após a alimentação, a resposta inicial do sistema metabólico é o aumento da secreção de insulina, que resulta na conservação da energia pela criação de formas de armazenamento de carboidratos, gorduras e proteínas. A secreção do glucagon, iniciada durante a ingestão dos alimentos, é elevada conforme o intervalo entre as ingestões de alimentos aumenta e as concentrações séricas de glicose começam a cair. Essa secreção permite que o indivíduo metabolize a energia armazenada para a manutenção da homeostase da glicose (p. ex., para prevenir uma hipoglicemia pós-prandial) (Figura 34.25).

A síntese de glucagon é estimulada por concentrações séricas reduzidas de glicose

O principal fator regulador da secreção do glucagon é a concentração plasmática de glicose. Ao contrário do que ocorre com a síntese da insulina, concentrações baixas de glicose estimulam a síntese e a liberação do glucagon, uma relação que representa um sistema de *retroalimentação negativa*. Devemos recordar que a regulação do

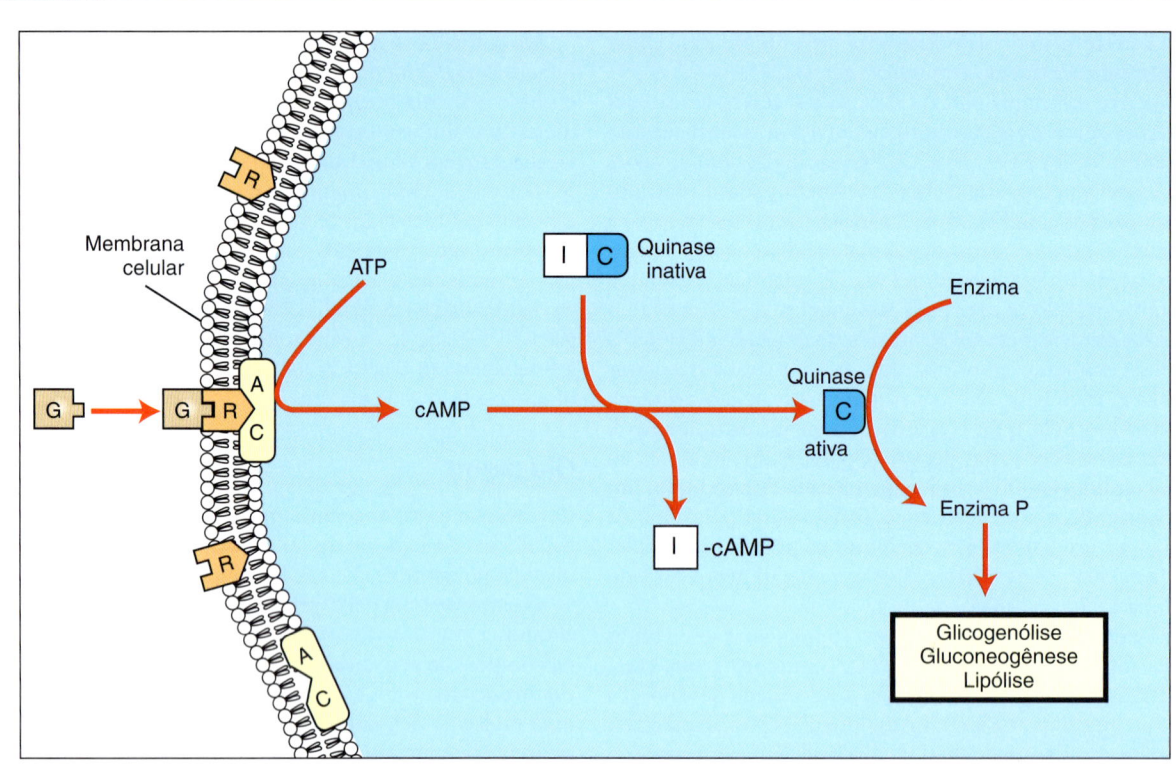

• **Figura 34.24** Mecanismo de ação do glucagon (G) em suas células-alvo. *AC*, adenilciclase; *ATP*, trifosfato de adenosina; *cAMP*, monofosfato cíclico de adenosina; *I* e *C*, subunidades inibitória e catalítica da quinase, respectivamente; *R*, receptor. (Fonte: Hedge GA, Colby HD, Goodman RL. *Clinical endocrine physiology*. Philadelphia: Saunders, 1987.)

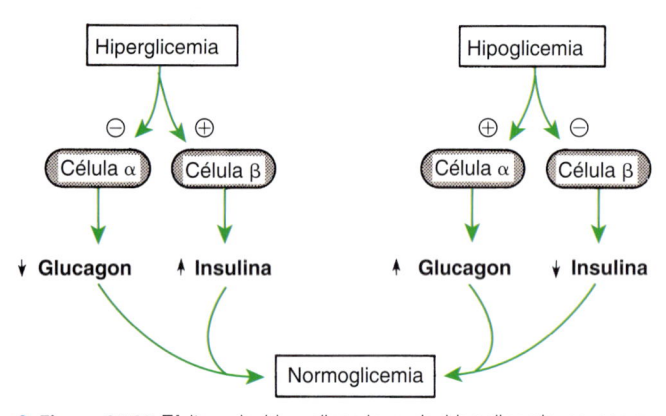

• **Figura 34.25** Efeitos da hiperglicemia e da hipoglicemia na secreção de insulina e glucagon pelas células β e α do pâncreas, respectivamente. Os sinais de "mais" indicam estimulação; os sinais de "menos" indicam inibição. (Fonte: Hedge GA, Colby HD, Goodman RL. *Clinical endocrine physiology*. Philadelphia: Saunders, 1987.)

glucagon atua em conjunto com a regulação da insulina, mantendo as concentrações de glicose dentro da variação fisiológica. De fato, se não houvesse a secreção de glucagon para manter as concentrações séricas de glicose, o indivíduo morreria de choque hipoglicêmico. As células α necessitam de insulina para que ocorra a entrada de glicose nas células (como na maioria das células), portanto, nas síndromes clínicas que envolvem a deficiência de insulina (DM), a entrada de glicose nas células α é reduzida, e as concentrações plasmáticas de glucagon encontram-se, paradoxalmente, elevadas. O glucagon promove a lipólise e um aumento nos ácidos graxos, o que exerce um efeito de *retroalimentação negativa* na secreção de glucagon.

A ingestão proteica representa uma exceção à regra das respostas opostas do glucagon e da insulina. A liberação tanto de insulina quanto de glucagon em resposta à ingestão de proteínas parece lógica; o aumento da secreção de insulina, em resposta ao aumento nos níveis plasmáticos de aminoácidos, leva a menores concentrações de glicose, e o aumento do glucagon teria um efeito inverso, aumentando a gliconeogênese hepática e resultando na manutenção da glicose sérica dentro dos limites normais. As respostas complementares da insulina e do glucagon permitem o crescimento de animais que recebem uma dieta somente à base de proteínas e gorduras.

Hormônios intestinais, com exceção da secretina, estimulam a secreção de glucagon e insulina. Uma resposta similar (inibitória) à da somatostatina é observada tanto para o glucagon quanto para a insulina. Estímulos simpáticos e parassimpáticos do sistema nervoso autônomo induzem a secreção do glucagon (Figura 34.26).

Algumas aves apresentam predominância do glucagon no pâncreas, o que sugere que este hormônio pode desempenhar um papel mais importante no metabolismo dos carboidratos nas espécies aviárias do que nos mamíferos.

Somatostatina

Conforme indicado no Capítulo 33, a somatostatina foi descrita pioneiramente no cérebro como um peptídio de 14 aminoácidos que inibe a secreção do hormônio do crescimento pela hipófise anterior. Desde então, a molécula tem sido identificada em inúmeros tecidos, incluindo outras áreas do cérebro, trato GI e as células D das ilhotas pancreáticas. Sua síntese e secreção são similares àquelas observadas para os demais hormônios proteicos. O metabolismo da somatostatina é rápido (cerca de cinco minutos), ocorrendo predominantemente no fígado e nos rins.

A principal função da somatostatina é inibir a secreção dos hormônios produzidos pelo pâncreas (insulina, glucagon, polipeptídio pancreático) e regular o hormônio do crescimento

As ações da somatostatina podem ser classificadas como inibitórias. A somatostatina pancreática inibe o processo digestivo pela redução da absorção e digestão de nutrientes. A mobilidade e a atividade secretora do trato GI são reduzidas pela somatostatina. Uma das

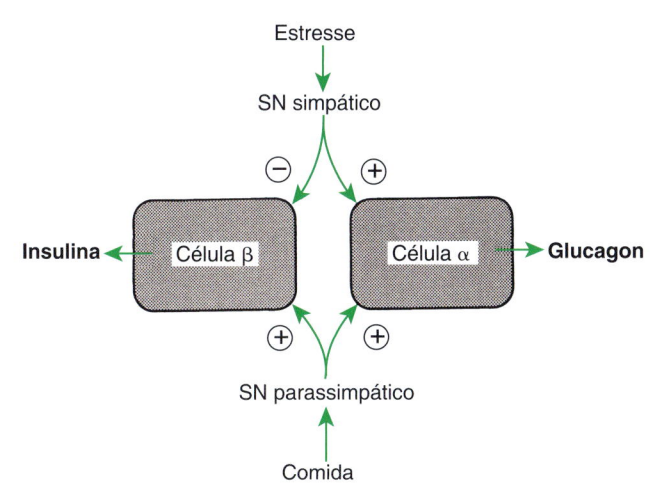

● **Figura 34.26** Regulação da secreção de insulina e glucagon pelo sistema nervoso autônomo. Os *sinais de "mais"* indicam estimulação; os *sinais de "menos"* indicam inibição. *SN,* sistema nervoso. (Fonte: Hedge GA, Colby HD, Goodman RL. *Clinical endocrine physiology.* Philadelphia: Saunders, 1987.)

funções fisiológicas mais importantes da somatostatina pancreática é a regulação das células endócrinas do pâncreas (Figura 34.27). A somatostatina inibe a secreção de todos os tipos de células endócrinas das ilhotas de Langerhans, incluindo as células D. As células α são mais afetadas pela ação inibitória da somatostatina do que as células β; portanto, a secreção do glucagon é mais afetada pela somatostatina do que a secreção da insulina.

A secreção de somatostatina é aumentada por nutrientes (p. ex., glicose, aminoácidos) e pelos neurotransmissores do sistema nervoso autônomo (epinefrina, norepinefrina, acetilcolina). Dos hormônios produzidos pelo pâncreas, somente o glucagon estimula a secreção da somatostatina.

Polipeptídio pancreático

Polipeptídio pancreático, uma molécula polipeptídica com 36 aminoácidos, é produzido pelas células F do pâncreas (ver Figura 34.20). Ao contrário da secreção da somatostatina, a secreção do polipeptídeo pancreático é limitada ao pâncreas.

Os efeitos do polipeptídeo pancreático são direcionados ao trato GI. A secreção de enzimas pancreáticas e a contração da vesícula biliar são inibidas pelas ações deste hormônio. A motilidade intestinal e o esvaziamento gástrico são estimulados pela ação do polipeptídeo pancreático.

A secreção do polipeptídeo pancreático é estimulada pelos hormônios intestinais, que incluem a colecistocinina, a secretina e a gastrina. O estímulo do nervo vago também desencadeia a secreção do polipeptídeo pancreático. A ingestão de proteínas estimula sua secreção, enquanto os carboidratos e as gorduras apresentam pouca influência. Conforme foi mencionado anteriormente, a somatostatina inibe a secreção do polipeptídeo pancreático.

Metabolismo de cálcio e fósforo

O cálcio é importante para diversas reações intracelulares, incluindo a contração muscular, a atividade das células nervosas, a liberação de hormônios por exocitose e a ativação de enzimas

É essencial o controle do metabolismo de cálcio e fósforo, pois esses íons desempenham um papel importante nos processos fisiológicos. A homeostase do cálcio é rigorosamente controlada; os ajustes são realizados dentro de uma variação de 5% do normal. O cálcio é importante para inúmeras reações intracelulares, incluindo a contração muscular, a atividade das células nervosas, a liberação de hormônios pelo processo da exocitose e a ativação de diversas enzimas. O cálcio também é essencial à coagulação sanguínea e à manutenção da estabilidade das membranas celulares e da ligação entre as células. De modo menos evidente, o cálcio é importante para a integridade estrutural dos ossos e dentes.

O fósforo é importante para a estrutura dos dentes e ossos, e o fósforo orgânico serve como parte da membrana celular e de diversos componentes intracelulares

Concentrações sanguíneas de P são controladas pelos mesmos sistemas que regulam as concentrações de cálcio. O *fósforo inorgânico* do sangue serve como fonte de fósforo, o que é importante para a

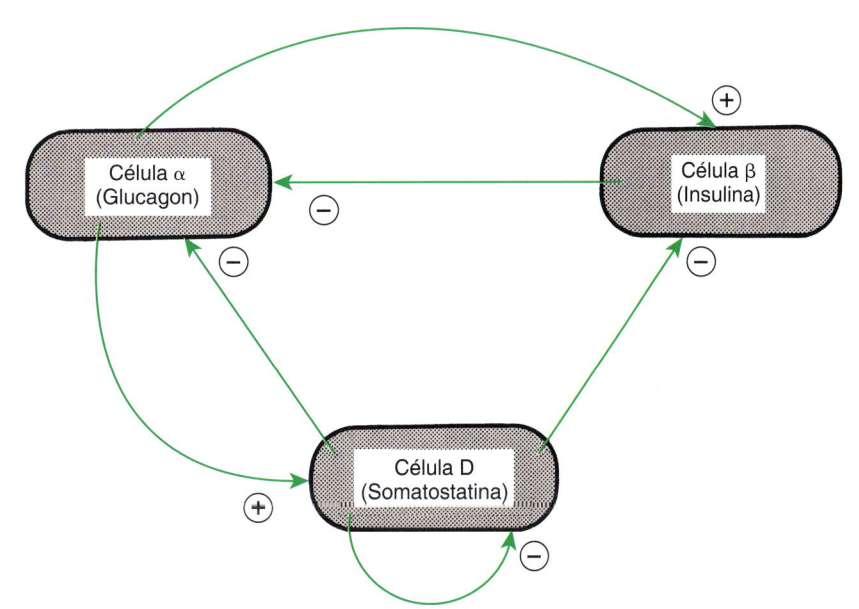

● **Figura 34.27** Possíveis interações entre as células das ilhotas pancreáticas. Os *sinais de "mais"* indicam estimulação; os *sinais de "menos"* indicam inibição. (Fonte: Hedge GA, Colby HD, Goodman RL. *Clinical endocrine physiology.* Philadelphia: Saunders, 1987.)

estrutura dos ossos e dentes. O fósforo inorgânico também atua como um importante sistema de tamponamento do H⁺ no sangue. O *fósforo orgânico* é uma parte importante da célula, incluindo a membrana plasmática e os componentes intracelulares, como os ácidos nucleicos, o trifosfato de adenosina e o monofosfato de adenosina.

O principal reservatório de cálcio no organismo envolvido na homeostase é o componente líquido extracelular, mas o cálcio no osso serve como o maior reservatório

Quase todo o cálcio (99%) no organismo encontra-se nos ossos, formando cristais de *hidroxiapatita*, que contêm cálcio, fósforo e água. O segundo maior reservatório de cálcio é o meio intracelular. Conforme visto anteriormente, o cálcio é importante para a resposta das células no desempenho de suas atividades fisiológicas, incluindo a secreção de hormônios. No estado celular inativo, as concentrações de cálcio encontram-se relativamente baixas no citosol; o cálcio liga-se a proteínas ou é contido nas mitocôndrias ou nos grânulos do retículo endoplasmático. Concentrações intracelulares elevadas de cálcio são indicativas de atividade celular aumentada.

O cálcio que se encontra no LEC é o mais importante para o controle fisiológico das concentrações sanguíneas do mineral. Este componente engloba o cálcio intersticial, o cálcio sérico e uma pequena (0,5%), mas importante, parte da coleção óssea de cálcio, presente na forma de cristais amorfos ou em solução. Cálcio solúvel ósseo permite o acesso a uma grande reserva do mineral existente nos ossos.

A regulação dos níveis de cálcio envolve o controle da movimentação de cálcio entre o LEC e três órgãos do corpo: ossos, órgãos do trato GI e rins. A troca de íons cálcio entre o LEC e o líquido intracelular ocorre em conjunto com o controle do metabolismo intracelular, tendo pouco efeito nas concentrações plasmáticas de cálcio.

A absorção de cálcio do trato GI ocorre pela difusão passiva e pelo transporte ativo. A *difusão passiva* do cálcio através da mucosa intestinal ocorre em presença de concentrações elevadas e, portanto, não consiste em um aspecto importante da absorção do cálcio. O *transporte ativo* envolve a movimentação de cálcio para a célula intestinal, em direção ao menor gradiente de concentração, o que é facilitado pelas proteínas transportadoras localizadas do lado luminal da célula da mucosa. O cálcio é movido do lado seroso da célula mucosa para o líquido intersticial por um sistema de bomba de cálcio. O sistema de transporte ativo é ajustado de acordo com a quantidade de cálcio na dieta, tornando-se mais ativo quando as concentrações de cálcio na dieta são menores, e menos ativo quando as concentrações de cálcio são maiores. A excreção de cálcio no trato GI não é afetada pela absorção do cálcio, o que pode exacerbar as condições que envolvem a hipocalcemia. O trato GI atua como uma fonte de cálcio para o organismo, embora tanto a absorção quanto a excreção deste elemento ocorram através do trato. Conforme discutido posteriormente, a vitamina D desempenha um papel importante na absorção do cálcio do trato GI.

Os rins atuam como a via de excreção do cálcio. A maior parte do cálcio que passa pelos rins é reabsorvida, com uma perda líquida de apenas cerca de 2%. Esta quantidade corresponde à absorção líquida de cálcio pelo trato GI. A maior parte do cálcio filtrado pelos rins é reabsorvida nos túbulos proximais; a segunda maior quantidade é absorvida pelos túbulos distais, e a menor quantidade, pela alça de Henle ascendente. Os túbulos distais são controlados por hormônios e, portanto, são os locais de regulação do cálcio nos rins.

A regulação mais importante do metabolismo do cálcio entre os ossos e o LEC envolve a porção solúvel do osso. Cristais amorfos e cálcio solúvel, que formam uma fonte de troca imediata de íons com o sangue, localizam-se entre os *osteoblastos*, que revestem os vasos sanguíneos, e os *osteócitos*, que se encontram mais profundamente nos ossos (Figura 34.28). Esses dois tipos celulares apresentam projeções citoplasmáticas que interagem intimamente pela presença de junções celulares rígidas. Para o cálcio ósseo instável atingir o sangue, é necessário que as moléculas atravessem a barreira membranosa criada pelos osteoblastos e osteócitos. Ocorre também uma movimentação do cálcio do osso estável para o LEC, mas tem pouco efeito na regulação rápida das concentrações de cálcio. O processo de remodelamento ósseo, que ocorre de forma contínua, envolve a ruptura dos cristais de hidroxiapatita pelos osteoclastos, a deposição de uma matriz orgânica pelos osteoblastos nos túneis cavados pelos osteoclastos e, finalmente, a mineralização da matriz orgânica pelos cristais de hidroxiapatita. Se um animal for submetido a alterações prolongadas envolvendo o metabolismo do cálcio, a lentidão da troca do cálcio ósseo pode apresentar um impacto significativo no metabolismo do cálcio. Anormalidades crônicas na homeostase do cálcio podem causar patologia esquelética.

Paratormônio

O paratormônio (PTH) e a calcitonina agem em conjunto para promover a homeostase do cálcio com o PTH aumentando e a calcitonina diminuindo o cálcio ionizado. O principal órgão envolvido no controle do metabolismo de cálcio e fósforo é a glândula

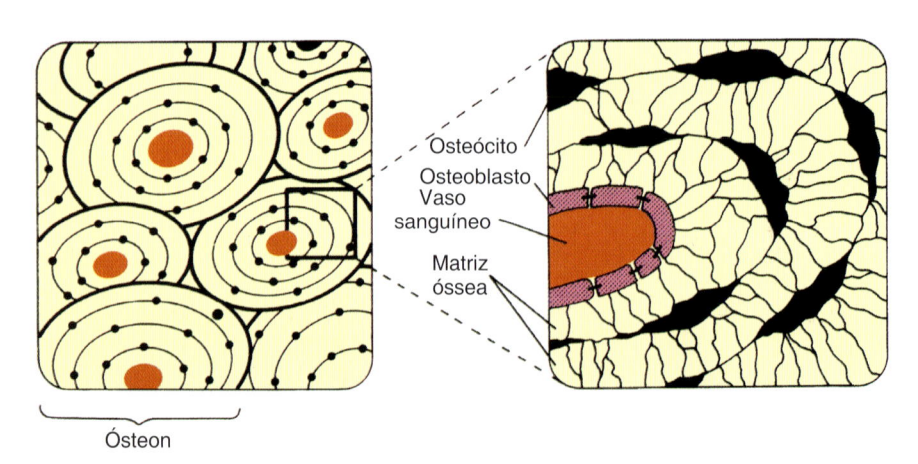

Osteócito
Osteoblasto
Vaso sanguíneo
Matriz óssea

Ósteon

● **Figura 34.28** Estrutura do ósteon, a unidade funcional do osso, ilustrada em corte transversal, em duas ampliações. (Fonte: Hedge GA, Colby HD, Goodman RL. *Clinical endocrine physiology*. Philadelphia: Saunders, 1987.)

paratireoide (Figura 34.29). A maioria dos animais domésticos tem dois pares de glândulas paratireoides geralmente localizadas nos polos dos dois lobos da glândula tireoide; os suínos têm apenas um par de glândulas paratireoides, que se encontram na região anterior à tireoide. O par craniano de glândulas paratireoides dos cães e gatos encontra-se nos polos craniolaterais da tireoide, e o dos ruminantes e equinos são anteriores à tireoide. O par caudal de glândulas paratireoides dos cães, gatos e ruminantes localiza-se na superfície medial da tireoide, enquanto nos equinos encontra-se próximo à bifurcação do tronco carotídeo. As células da paratireoide que participam do processo ativo de secreção hormonal são denominadas *células principais*, ao passo que as células inativas, ou degeneradas, são chamadas *células oxifílicas*.

A síntese do PTH é similar àquela dos demais hormônios proteicos; um pré-pró-PTH de 115 aminoácidos é sintetizado no retículo endoplasmático rugoso e, então, clivado por 25 aminoácidos, formando o pró-PTH. Uma porção "pró" de seis aminoácidos é removida pelo complexo de Golgi; o PTH resultante apresenta 84 aminoácidos. O PTH é secretado pelo processo de exocitose. Este hormônio é rapidamente metabolizado pelo fígado e pelos rins e apresenta uma meia-vida relativamente curta (5 a 10 minutos) no sangue.

O efeito do PTH é a elevação da concentração de cálcio e a redução da concentração de fósforo no LEC. O PTH atua diretamente no metabolismo ósseo e renal do cálcio e indiretamente no metabolismo GI do cálcio. O efeito inicial do PTH nos ossos é promover a transferência do cálcio através da membrana formada pelos osteoblastos e osteócitos. Esse nível de ação ocorre sem que haja a movimentação de fósforo e, portanto, não afeta as concentrações séricas deste íon. O PTH também atua no osso estável, o que resulta na reabsorção óssea. Esse efeito envolve uma maior atividade osteoclástica e a inibição da atividade osteoblástica. O efeito do PTH no osso estável resulta na liberação de cálcio e fósforo.

O PTH atua nos túbulos contorcidos distais dos rins, aumentando a absorção de cálcio e reduzindo a reabsorção renal de fósforo, por meio de uma interação nos túbulos proximais. O PTH também está envolvido na ativação da vitamina D nos rins. Este hormônio medeia a absorção de cálcio do intestino indiretamente, por meio de seu efeito sobre a vitamina D.

A secreção do PTH é controlada pelas concentrações de cálcio livre (ionizado) no sangue; reduções nos níveis de cálcio estimulam a secreção de PTH, e aumentos no cálcio inibem a secreção (Figura 34.30). Ambas as ações são mediadas por um efeito no metabolismo do cAMP. A epinefrina estimula a secreção do PTH pela estimulação dos receptores β-adrenérgicos. O magnésio afeta a secreção do PTH da mesma forma do cálcio, mas seu efeito fisiológico é muito menor. O sono influi na secreção do PTH; seus valores são maiores logo após o despertar.

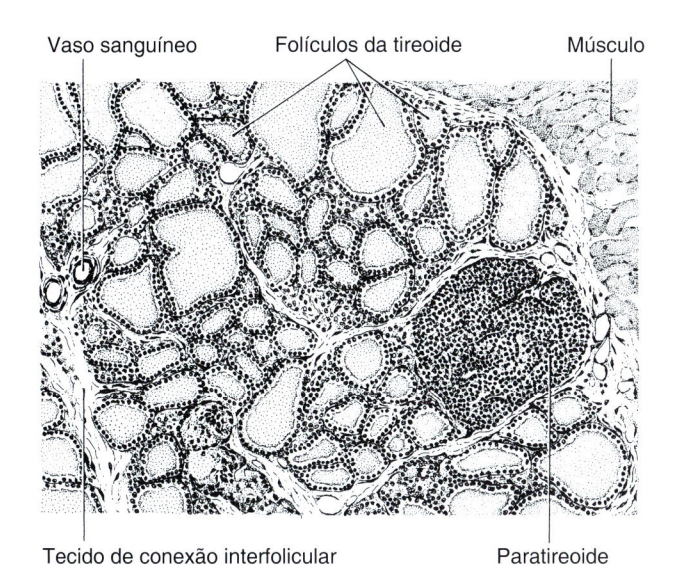

Vaso sanguíneo   Folículos da tireoide   Músculo

Tecido de conexão interfolicular   Paratireoide

● **Figura 34.29** Ilustração de um corte das glândulas tireoide e paratireoide de rato, observada em microscópico com luz baixa. Observe a glândula paratireoide localizada próximo à superfície da glândula tireoide, sendo circundada, dos três lados, por folículos tireoidianos. (Fonte: Turner CD, Bagnara JT. *General endocrinology*. 6th ed. Philadelphia: Saunders, 1976.)

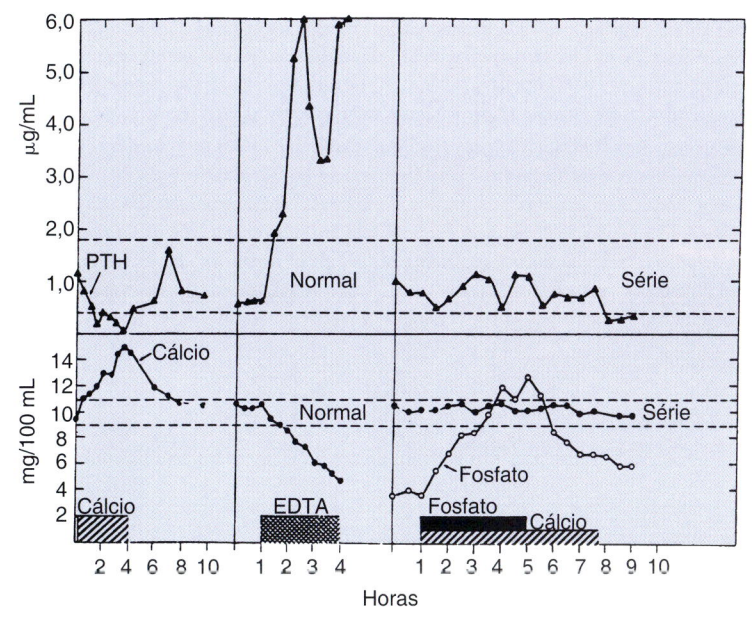

● **Figura 34.30** Alterações nos níveis plasmáticos de paratormônio (*PTH*) imunorreativo em resposta à hipercalcemia induzida pela infusão de cálcio; em resposta à hipocalcemia produzida pela infusão de ácido etilenodiaminotetracético (*EDTA*); e em resposta à hiperfosfatemia com normocalcemia em uma vaca. (Fonte: Capen CC. The calcium regulating hormones: parathyroid hormone, calcitonin, and cholecalciferol. In: McDonald LE, ed. *Veterinary endocrinology and reproduction*. 4th ed. Philadelphia: Lea & Febiger, 1989.)

Calcitonina

Calcitonina, um hormônio produzido pelas células da glândula tireoide, também atua no metabolismo do cálcio. As células envolvidas na síntese da calcitonina – células parafoliculares, ou células C – estão dispersas por toda a glândula tireoide, sendo nitidamente distintas das células que sintetizam os hormônios tireoidianos. Nos estudos iniciais da calcitonina nas classes animais como peixes, anfíbios, répteis e aves, que possuem glândulas tireoides e ultimobranquiais separadas, concluiu-se que toda a atividade da calcitonina se encontra nas glândulas ultimobranquiais. Portanto, as células produtoras de calcitonina representam o tecido da glândula ultimobranquial que foi incorporado pela tireoide durante o desenvolvimento embrionário.

A calcitonina, sintetizada como um pré-pró-hormônio, tem 32 aminoácidos; uma estrutura anelar na terminação amino contém uma ligação de dissulfeto entre os aminoácidos 1 e 7. O processamento da molécula é interessante, pois a calcitonina está localizada na porção média da pró-calcitonina, portanto, uma clivagem enzimática adicional é necessária para a formação da molécula ativa. A calcitonina é secretada por grânulos, pelo processo de exocitose.

A calcitonina atua de forma contrária à do PTH, pois causa hipocalcemia e hipofosfatemia. O efeito da calcitonina no metabolismo mineral é exercido principalmente sobre os ossos (Figura 34.31). A calcitonina reduz a movimentação de cálcio da coleção de cálcio do osso instável (por trás da barreira de osteoblastos e osteócitos) para o LEC e reduz a reabsorção óssea, por meio de um efeito inibitório sobre os osteoclastos. Embora a inibição da reabsorção óssea explique um aspecto dos efeitos hipofosfatêmicos da calcitonina, esse hormônio também aumenta a movimentação de fósforo do LEC para os ossos. A calcitonina reduz a atividade GI diretamente, pela inibição da secreção do ácido gástrico, e, indiretamente, pela inibição da secreção da gastrina. Não se sabe qual é a importância fisiológica dessa atuação. A calcitonina também aumenta a excreção renal de cálcio e fósforo.

O controle da secreção da calcitonina é realizado pelo cálcio; concentrações elevadas de cálcio levam a uma maior secreção de calcitonina. O controle fisiológico do metabolismo do cálcio pela calcitonina é ativado em situações de hipercalcemia, com maior secreção de calcitonina e a inibição concomitante da secreção de PTH. Em condições hipocalcêmicas (ver Figura 34.31), a síntese de calcitonina é inibida e o PTH torna-se responsável por restabelecer as concentrações normais de cálcio nos LEC. Os hormônios GI, que incluem a gastrina, a colecistocinina, a secretina e o glucagon, estimulam a secreção da calcitonina, sendo a gastrina o mais potente. Esses hormônios limitam a hipercalcemia pós-prandial.

Vitamina D

A vitamina D é importante para a absorção de cálcio no intestino. É uma molécula similar a um esteroide e, por ser produzida em um tecido e transportada pelo sangue a um local de ação distante, provavelmente deve ser chamada de hormônio, em vez de vitamina. As células epiteliais cutâneas sintetizam o precursor imediato da vitamina D, o 7-desidrocolesterol, a partir do acetato. A exposição da pele à luz ultravioleta resulta na clivagem das ligações em C-9 e C-10 do 7-desidrocolesterol, que leva à formação da vitamina D (Figura 34.32). Grande parte da vitamina D em espécies animais vem da dieta, e a contribuição da síntese epitelial é mais variável que em seres humanos. A molécula de vitamina D, como tal, é inativa, devendo ser transformada pelo fígado e pelos rins antes de ser biologicamente ativada. Primeiro, o fígado hidroxila a molécula na posição C-25 produzindo 25-hidroxivitamina D, e subsequentemente, o rim hidroxila a molécula em C-1, produzindo um composto ativo, a 1,25-$(OH)_2$-vitamina D (1,25-vitamina D; calcitriol).

O controle da hidroxilase de C-1 nos rins pelo PTH é o controle mais importante relacionado à síntese da 1,25-vitamina D. As reduções nas concentrações de cálcio estimulam a secreção de PTH, que, por sua vez, favorece a síntese da vitamina D ativa e maior absorção intestinal de cálcio. O fósforo também regula o metabolismo da vitamina D. Concentrações séricas elevadas de fósforo estimulam uma enzima que promove a hidroxilação de C-24 (em vez de C-1) pelos rins, o que leva à formação da 24,25-$(OH)_2$-vitamina D, uma molécula inativa. A molécula ativa, a 1,25-vitamina D, também regula a si própria, reduzindo a atividade da hidroxilase em C-1 e aumentando sua atividade em C-24, o que resulta em menores quantidades de vitamina D ativa.

Em virtude da sua natureza lipídica, a 1,25-vitamina D é transportada ligada a proteínas plasmáticas. A maior parte da vitamina D é transportada em associação a uma globulina α específica, denominada *transcalciferina* (proteína carreadora da vitamina D), uma molécula sintetizada pelo fígado.

Os efeitos mais importantes da vitamina D envolvem o aumento da absorção de cálcio do trato GI. A vitamina D estimula a síntese proteica nas células mucosas, o que auxilia na etapa limitante da absorção de cálcio, isto é, movimento do cálcio para dentro da célula da mucosa (Figura 34.33). O efeito intestinal da vitamina D depende da ativação da síntese proteica pelas células mucosas, portanto, o efeito sobre a absorção de cálcio, em geral, leva várias horas. Embora a estimulação da síntese proteica seja relacionada, em sua maior parte, ao transporte ativo do cálcio, a vitamina D também estimula a transferência passiva desta molécula. A vitamina D também atua nos ossos, promovendo a movimentação de íons cálcio da coleção instável para os LEC e a reabsorção óssea, além de aumentar os efeitos do PTH no metabolismo ósseo do cálcio.

O controle da síntese da 1,25-vitamina D é realizado pelo PTH e pelo fósforo. A redução das concentrações de cálcio resulta no aumento da secreção de PTH e em uma maior formação de 1,25-vitamina D, pela melhora da hidroxilação em C-1 (Figura 34.34). Esta ação leva à correção da hipocalcemia, pelo aumento da absorção intestinal de cálcio. A redução das concentrações de fósforo resulta

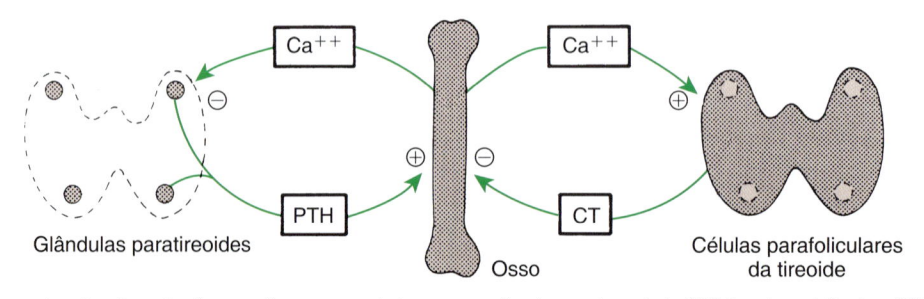

• **Figura 34.31** Esquema de retroalimentação negativa que controla a secreção do paratormônio (*PTH*) e da calcitonina (*CT*). Os sinais de "mais" indicam estimulação; os sinais de "menos" indicam inibição. (Fonte: Hedge GA, Colby HD, Goodman RL. *Clinical endocrine physiology*. Philadelphia: Saunders, 1987.)

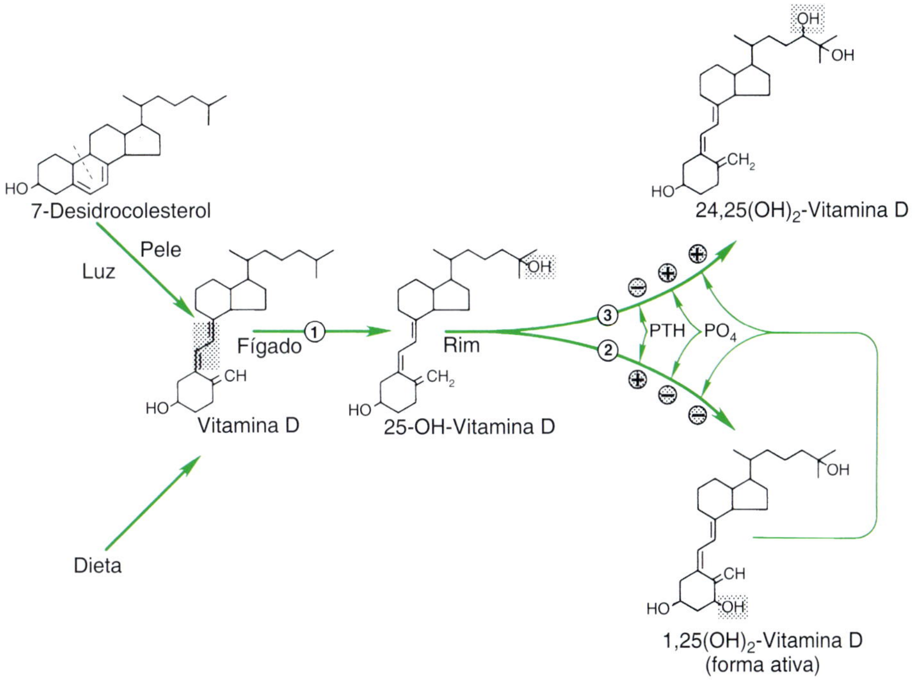

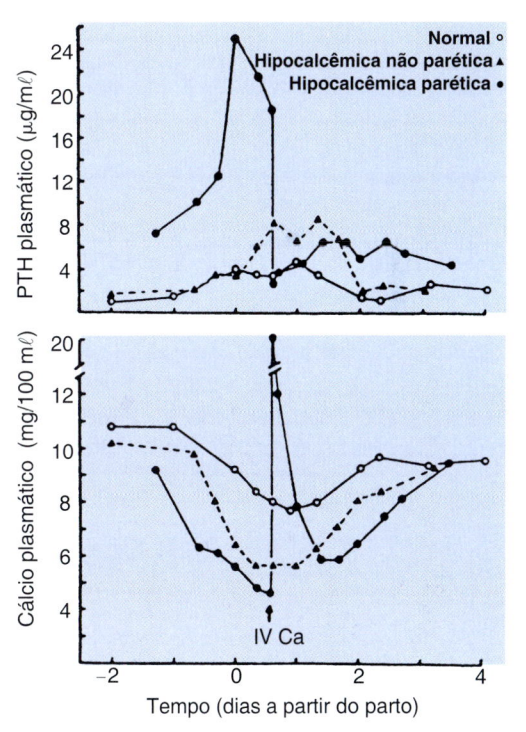

Figura 34.32 Síntese e metabolismo da vitamina D. A posição da hidroxilação da 25 OH-vitamina D no rim é controlada pelo paratormônio (*PTH*), fosfato (*PO₄*) e 1,25-(OH)₂-vitamina D. A *hachura* indica a alteração estrutural a cada etapa; a *linha escura* indica a posição de clivagem do 7-desidrocolesterol na produção da vitamina D. Enzimas: *1*, 25-hidroxilase, *2*, 1α-hidroxilase, *3*, 24-hidroxilase. Os *sinais de "mais"* indicam estimulação; os *sinais de "menos"* indicam inibição. (Fonte: Hedge GA, Colby HD, Goodman RL. *Clinical endocrine physiology*. Philadelphia: Saunders, 1987.)

em uma menor inibição da hidroxilação em C-1, o que resulta, indiretamente, em uma maior produção de 1,25-vitamina D e uma maior absorção de fósforo. Algumas evidências sugerem que os hormônios associados à gestação, como o hormônio do crescimento e a prolactina, aumentam a produção de 1,25-vitamina D, por estimularem a hidroxilação em C-1.

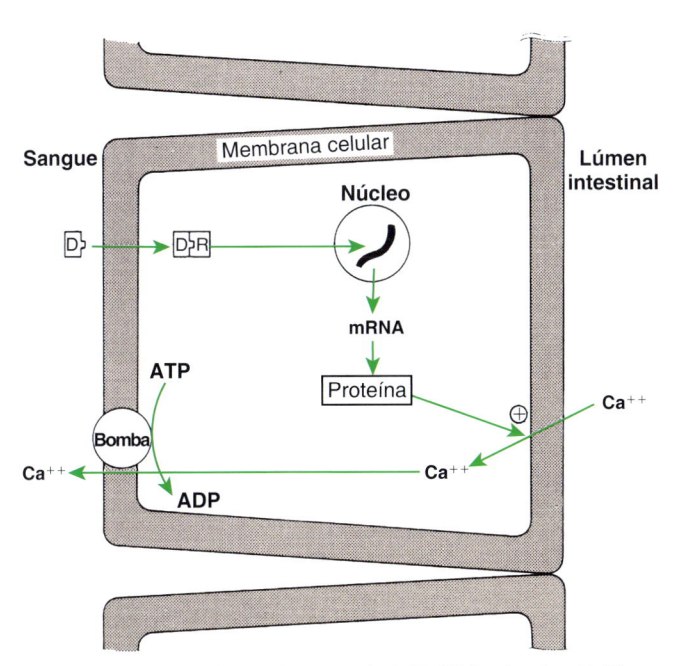

Figura 34.33 Mecanismo de ação da 1,25-(OH)₂-vitamina D (*D*) no aumento da absorção de cálcio no intestino. O *sinal de "mais"* indica estimulação. *ADP*, adenosisa difosfato; *ATP*, adenosina trifosfato; *mRNA*, ácido ribonucleico mensageiro; *R*, receptor. (Fonte: From Hedge GA, Colby HD, Goodman RL. *Clinical endocrine physiology*. Philadelphia: Saunders, 1987.)

Figura 34.34 Desenvolvimento de vários graus de hipocalcemia em vacas no periparto, com aumentos correspondentes nos níveis plasmáticos de paratormônio (*PTH*). A vaca que desenvolveu hipocalcemia grave (< 5 mg/100 mℓ) apresentou um aumento consideravelmente maior nos níveis plasmáticos de PTH, em relação à elevação moderada detectada na vaca hipocalcêmica não parética e na vaca normal. Observe os níveis de PTH rapidamente reduzidos após o tratamento da vaca parética com cálcio intravenoso (*Ca IV*). (Fonte: Mayer CP. The roles of parathyroid hormone and thyrocalcitonin in parturient paresis. In: Anderson JJB, ed. *Parturient hypocalcemia*. New York: Academic Press, 1970.)

No controle geral do metabolismo do cálcio, o PTH é responsável principalmente pela manutenção da homeostase desta substância. O tecido-alvo primário do PTH na homeostase do cálcio é a coleção instável nos ossos; as alterações na absorção renal de cálcio também são importantes. Em caso de insuficiência dietética prolongada de cálcio, tanto o PTH quanto a 1,25-vitamina D são importantes para a correção do déficit. A redução do cálcio na dieta leva a menores concentrações de cálcio no LEC e à liberação de PTH. O PTH interfere na reabsorção do cálcio pelos rins, porém, mais importante para a correção do problema a longo prazo, leva a uma maior secreção de 1,25-vitamina D com um aumento da absorção do cálcio dietético. O PTH também contribui com a concentração geral de cálcio, por intermédio de seu efeito nos ossos estáveis, ou seja, pela promoção da reabsorção.

A *hipercalcemia* tem uma variedade de causas, incluindo malignidades, hiperparatireoidismo, doenças fúngicas, osteoporose, hipoadrenocorticismo, doença renal crônica e hipervitaminose D. Os sinais iniciais de hipercalcemia são polidipsia e poliúria, resultantes do comprometimento da resposta dos túbulos renais distais ao hormônio antidiurético. Apatia, depressão e fraqueza muscular resultam da depressão da excitabilidade do tecido neuromuscular. Os sinais GI leves da hipercalcemia incluem inapetência, vômitos e constipação intestinal. Elevações leves persistentes no cálcio sérico (12 a 14 mg/dℓ) podem causar urolitíase e sinais de doença do trato, como hematúria e estrangúria. Por outro lado, a hipercalcemia grave (> 14 mg/dℓ) pode progredir rapidamente para insuficiência renal aguda, quando o produto entre cálcio e fósforo (Ca × PO$_4$) excede 60 a 80 mg/dℓ em virtude da mineralização do tecido renal.

A conduta diagnóstica para a hipercalcemia consiste na exclusão da causa mais comum: hipercalcemia das malignidades, doença renal e hiperparatireoidismo primário. São necessários o histórico completo e o exame físico, incluindo a avaliação dos linfonodos e o exame retal (para adenocarcinoma de glândulas anais), um hemograma completo, urinálise, perfil bioquímico sérico e radiografias de tórax e abdome, para a busca de processos neoplásicos subjacentes. A mensuração de cálcio ionizado e PTH é útil para confirmar hipercalcemia e obter informações sobre a função da paratireoide. O peptídeo relacionado ao paratormônio (PTHrP) está elevado com hipercalcemia em algumas malignidades e pode ser medido no plasma. Se não for possível detectar linfoma pelo perfil bioquímico e hematológico, podem ser necessárias a avaliação da medula óssea e radiografias ósseas. Assim que o diagnóstico de neoplasia tiver sido excluído, o diferencial primário seguinte para a hipercalcemia é a insuficiência renal crônica. Este é o diferencial de exclusão mais difícil, já que outras causas da hipercalcemia podem resultar em lesão renal, em virtude da mineralização dos tecidos moles renais. Portanto, um animal com hipercalcemia e azotemia pode apresentar hiperparatireoidismo, insuficiência renal primária com hiperparatireoidismo secundário renal ou intoxicação por vitamina D. Além disso, os pacientes com hipercalcemia secundária à doença renal também podem apresentar elevações no PTH intacto. O diagnóstico do hiperparatireoidismo primário baseia-se nos achados de hipercalcemia (preferencialmente ionizada), hipofosfatemia (a menos que o paciente apresente azotemia), concentrações séricas de PTH no limite superior normal a elevadas e uma massa na região cervical. Uma concentração de PTH acima do normal, na presença de níveis elevados de cálcio total e/ou ionizado, é considerada inadequada para o nível de cálcio e poderá ser considerada diagnóstica de hiperparatireoidismo primário.

As alterações bioquímicas clássicas em animais com hipoparatireoidismo são *hipocalcemia* (cálcio total e ionizado) e *hiperfosfatemia*. Outras causas de hipocalcemia incluem hipoparatireoidismo iatrogênico (posterior à tireoidectomia), insuficiência renal aguda e crônica, pancreatite aguda, hipoalbuminemia, tetania puerperal (eclâmpsia), intoxicação por etilenoglicol, má absorção intestinal e hiperparatireoidismo secundário nutricional. Os sinais iniciais da hipocalcemia são inespecíficos, incluindo anorexia, irritação facial, nervosismo e uma marcha rígida e forçada. Os sinais tardios progridem para parestesia, hiperventilação e, finalmente, tetania generalizada e convulsões.

Hipoparatireoidismo primário é diagnosticado por meio de um ensaio para o PTH intacto. As concentrações séricas ou plasmáticas de PTH devem ser aferidas a partir de uma amostra colhida recentemente, pela manhã, de um animal em jejum. O manuseio da amostra é crucial para o diagnóstico adequado, pois o PTH pode se degenerar se for submetido a temperaturas elevadas. *PTH intacto* refere-se à sequência inteira de 85 aminoácidos do PTH, o que é medido por um ensaio duplo de anticorpos do tipo "sanduíche", na maioria dos laboratórios endócrinos que realizam a mensuração do PTH. Para o diagnóstico do hipoparatireoidismo primário, a amostra deve ser analisada quanto à quantidade de cálcio ionizado e PTH intacto. Concentrações baixas de cálcio ionizado e indetectáveis de PTH intacto são diagnósticas do hipoparatireoidismo.

Agradecimentos

Os autores gostariam de agradecer ao falecido Dr. George H. Stabenfeldt por ter sido colaborador deste capítulo na edição anterior. Alguns de seus trabalhos originais foram incorporados a esta edição.

CORRELAÇÕES CLÍNICAS

Diabetes melito

Relato

Você recebe em sua clínica um cão, da raça Poodle, fêmea, intacta, de 10 anos de idade, cujo dono está angustiado pelo fato de o animal urinar em casa. Além disso, o dono percebeu que o animal passou a beber maiores quantidades de água do que no passado. Embora o dono indique que a cadela apresenta um bom apetite, esta parece ter perdido peso nos últimos meses.

Exame clínico

Durante o exame, você verifica o hálito da cadela e detecta um odor adoci-cado. Dentre os sistemas orgânicos que você examina estão os olhos, que apresentam a formação de catarata. Como você examinou esta cadela várias vezes, verifica seu peso e observa que perdeu aproximadamente 900 g desde a última visita, há 1 ano. Você pôde determinar o valor sérico da glicose em seu hospital e comunica ao dono que sua concentração é de 278 mg/dℓ.

Comentário

Os achados clínicos observados no diabetes melito (DM) são todos atribuídos à disponibilidade inadequada de insulina. A síntese de glicogênio encontra-se reduzida nos tecidos, enquanto a glicogenólise e a gliconeogênese aumentam, contribuindo para as concentrações elevadas de glicose observadas no sangue. Quando as concentrações de glicose excedem a capacidade de reabsorção pelas células tubulares renais, este elemento é encontrado na urina. A perda de glicose na urina causa uma diurese osmótica (poliúria) e a cadela compensa esta perda ingerindo maiores quantidades de água. O hálito adocicado é causado pela presença de corpos cetônicos. Estes são formados como consequência da síntese reduzida de triglicerídeos no tecido adiposo, o que estimula a atividade da lipase e a liberação de ácidos graxos livres. Estes ácidos graxos são metabolizados em corpos cetônicos (acetoacetato, acetona, β-hidroxibutirato) pelo fígado em situações em que estiverem excedentes. O resultado é uma cetonemia com cetonúria. O metabolismo proteico é desviado em direção ao catabolismo durante o DM, com redução na síntese de

CORRELAÇÕES CLÍNICAS (*continuação*)

proteínas e aumento na degradação proteica pelas células musculares. Este processo aumenta as concentrações circulantes de aminoácidos disponíveis para a gliconeogênese hepática. O resultado é uma perda de nitrogênio e uma redução na massa muscular do animal. As alterações observadas nos cristalinos oculares representam apenas uma de inúmeras alterações que ocorrem na presença do DM, resultantes da glicosilação proteica, que inclui proteínas do cristalino e a hemoglobina.

Tratamento

A administração de insulina é essencial no tratamento do DM dependente da insulina (tipo 1). Durante os estágios iniciais do tratamento, deve-se tomar muito cuidado para assegurar que a dose esteja correta. O objetivo do tratamento é a manutenção das concentrações de glicose entre no mínimo 80 mg/dℓ e no máximo 200 mg/dℓ, com um nível sérico de frutosamina menor que 400 µmol/ℓ usando uma ou duas injeções de insulina a cada 24 horas. Uma dosagem excessiva de insulina pode levar ao coma hipoglicêmico. Dois outros aspectos importantes do tratamento incluem o fornecimento de uma dieta rica em fibras solúveis ao cão diabético, em conjunto com a administração de insulina, e exercícios adequados. Finalmente, o dono deve ser instruído e preparado para a necessidade de um envolvimento intensivo no tratamento da doença.

Tumor pancreático em um pastor alemão
Relato

Uma cadela Pastor-alemão de 10 anos de idade, castrada, acima do peso, apresenta um histórico progressivo de colapso e fraqueza ao longo das últimas semanas. Os donos perceberam que ela não queria caminhar tanto, que parecia pior em seus membros posteriores e tinha menos energia. Ela também parecia um pouco aborrecida e desorientada recentemente, principalmente após exercícios. Eles também acharam que ela estava comendo, bebendo e urinando com mais frequência. Eles se perguntavam se ela tinha adquirido mais peso. Nesse dia, algumas horas antes da apresentação, ela teve o que parecia ser um ou dois ataques.

Exame clínico

Durante o exame, ela estava com ataxia (atraso na propriocepção/capacidade consciente de localizar adequadamente as patas) mais em sua extremidade traseira do que nas patas dianteiras. Ela também parecia ter fraqueza em todos os quatro membros, com as patas traseiras mais afetadas do que as dianteiras. O restante do exame físico e neurológico foi normal.

Comentário

Exames de sangue de rotina demonstraram hipoglicemia. Pela preocupação com a função pancreática e insulínica foi avaliada a concentração sérica de insulina. As radiografias abdominais estavam normais. A ultrassonografia abdominal revelou uma massa no pâncreas. Nenhuma evidência de lesões metastáticas foi encontrada no abdome. A tomografia computadorizada (TC) poderia ser usada para delinear ainda mais o insulinoma. Os níveis de insulina estão aumentados.

Quando a função está normal, a glicose é metabolizada para o ATP dentro das células pancreáticas β. Isso resulta em fechamento dos canais sensíveis a K$^+$-ATP. Há uma diminuição no efluxo de K$^+$, o que despolariza então as células β e abre os canais de cálcio sensíveis à tensão. O aumento de Ca^{2+} provoca a exocitose da insulina.

Com a função anormal (neoplasia), as células neoplásicas secretam insulina independente de glicose no sangue. Em alguns casos, os níveis de hormônio do crescimento localizados estão aumentados em cães com insulinoma. O hormônio do crescimento pode aumentar por meio de mecanismos parácrinos ou autócrinos.

Com hipoglicemia, ocorre aumento de glucagon, catecolaminas, hormônios de crescimento e glicocorticoides. Glucagon e catecolaminas são mais importantes na regulação da glicose no sangue.

Os sinais clínicos são associados a hipoglicemia. Concentrações de glicose diminuídas no SNC resultam na diminuição da oxigenação cerebral e podem causar letargia, fraqueza e convulsões. Os sinais clínicos podem ser episódicos em decorrência dos mecanismos de contrarregulação descritos.

Tratamento

O tratamento imediato inclui dextrose intravenosa. O manejo a longo prazo consiste na remoção cirúrgica da(s) massa(s), se possível, com base no tamanho e extensão do(s) tumor(es). Alguns cães desenvolvem diabetes. Recomendações da dieta incluem pequenas refeições mais frequentes de alto teor de proteína, gordura e carboidratos complexos, com diminuição de açúcares simples. O tratamento médico inclui estreptozocina, que destrói as células β; tratamento da hipoglicemia com prednisona, o que aumenta a gliconeogênese, ou com dexametasona; diazóxido, que diminui a secreção de insulina pela inibição do fechamento dos canais de K$^+$ dependentes de ATP de células β; e octreotida, que inibe a secreção de insulina. O tempo médio de sobrevida dos cães com pancreatectomia parcial é de 12 a 14 meses. O prognóstico é melhor em cães com estágio I *versus* estágio II ou III (50% *vs.* 20% normotérmicos em 12 a 14 meses). A fase I foi definida como tumor primário, sem evidência de linfonodos regionais ou metástases; a fase II, como tumor primário com metástase linfonodal regional; e a fase III, como tumor primário, sem metástase linfonodal regional, mas com envolvimento do fígado. Para a maioria dos cães registrou-se estágio II ou III.

Questões de revisão

1. O outro principal hormônio secretado pela glândula tireoide, além da tetraiodotireonina e de tri-iodotireonina, é:
   a. Calcitonina
   b. Insulina
   c. Paratormônio
   d. Glucagon
   e. Somatostatina

2. A função mais importante dos mineralocorticoides é o controle do:
   a. Metabolismo dos carboidratos
   b. Metabolismo da glicose
   c. Metabolismo dos eletrólitos
   d. Metabolismo proteico

3. O pâncreas tem quatro tipos celulares, cada um dos quais produz um hormônio específico. Por exemplo, as células α do pâncreas produzem:
   a. Insulina
   b. Glucagon
   c. Somatostatina
   d. Polipeptídeo pancreático

4. Dois hormônios desempenham um papel importante na homeostase do cálcio. Esses dois hormônios,_____ e _____, levam ao aumento e à redução das concentrações de cálcio, respectivamente.
   a. Calcitonina; glucagon
   b. Somatostatina; calcitonina
   c. Calcitonina; paratormônio
   d. Paratormônio; calcitonina
   e. Paratormônio; glucagon

5. As principais funções das catecolaminas são permitir uma resposta rápida do organismo a estímulos agudos, o que inclui a mobilização da glicose. As catecolaminas são secretadas pela porção simpática do sistema nervoso autônomo. O principal neurotransmissor do sistema nervoso simpático é _____, enquanto _____ é o principal hormônio produzido pelas fibras pós-ganglionares da medula adrenal.
   a. Serotonina; epinefrina
   b. Epinefrina; serotonina
   c. Epinefrina; norepinefrina
   d. Norepinefrina; epinefrina
   e. Serotonina; melatonina

Bibliografia

Court MH, Freeman LM. Identification and concentration of soy isoflavones in commercial cat foods. *Am J Vet Res*. 2002;63(2):181–185.

Doerge DR, Sheehan DM. Goitrogenic and estrogenic activity of soy isoflavones. *Environ Health Perspect*. 2002;110(suppl 3):349–353.

Dye JA, Venier M, Ward CA. Brominated-flame retardants (BFRs) in cats—possible linkage to feline hyperthyroidism (abstract). *J Vet Intern Med*. 2007;21:595.

Dye JA, Venier M, Zhu L, et al. Elevated PBDE levels in pet cats: sentinels for humans? *Environ Sci Technol*. 2007;41(18):6350–6356.

Edinboro CH, Scott-Moncrieff JC, Janovitz E, et al. Epidemiologic study of relationship between consumption of commercial canned food and risk of hyperthyroidism in cats. *J Am Vet Med Assoc*. 2004;224(6):879–886.

Eiler H. Endocrine glands. In: Reece WO, eds. *Dukes' Physiology of Domestic Animals*. 12th ed. Ithaca, NY: Comstock Publishing; 2004.

Engelking LR. *Metabolic and Endocrine Physiology*. 3rd ed. Jackson, Wyo: Teton New Media; 2012.

Feldman EC, Nelson RW, Reusch CE, et al, eds. *Canine and Feline Endocrinology*. 4th ed. Philadelphia: Saunders; 2015.

Fernandez NJ, Barton J, Spotswood T. Hypoglycemia in a dog. *Can Vet J*. 2009;50(4):423–426.

Kass PH, Peterson ME, Levy J, et al. Evaluation of environmental, nutritional, and host factors for feline hyperthyroidism. *J Vet Intern Med*. 1999;13(4):323–329.

Martin KM, Rossing MA, Ryland LM. Evaluation of dietary and environmental risk factors for feline hyperthyroidism. *J Am Vet Med Assoc*. 2000;217(6):853–856.

Melmed S, Polonsky KS, Reed PR, et al. *Williams Textbook of Endocrinology*. 13th ed. Philadelphia: Saunders Elsevier; 2016.

Molina P. *Endocrine Physiology*. 4th ed. New York: McGraw-Hill Lange; 2013.

Mooney CT. Pathogenesis of feline hyperthyroidism. *J Feline Med Surg*. 2002;4(3):167–169.

Peterson M. Animal models of disease: feline hyperthyroidism, an animal model for toxic nodular goiter. *J Endocrinol*. 2014;223:97–114.

Peterson ME, Kintzer PP, Cavanaugh PG, et al. Feline hyperthyroidism: pretreatment clinical and laboratory evaluation of 131 cases. *J Am Vet Med Assoc*. 1983;183(1):103–110.

Pineda MH, Dooley MP, eds. *McDonald's Veterinary Endocrinology and Reproduction*. 5th ed. Ames, Iowa: Iowa State University Press; 2003.

Schoeman JP. Insulin secreting tumors. In: Ettinger SJ, Feldman EC, eds. *Textbook of Veterinary Internal Medicine*. 8th ed. St Louis: Elsevier Saunders; 2017.

Stephens MJ, O'Neill DG, Church DB, et al. Feline hyperthyroidism reported in primary-care veterinary practices in England: prevalence, associated factors and spatial distribution. *Vet Rec*. 2014;175:458.

35

Desenvolvimento do Sistema Reprodutivo e Diferenciação Sexual

AUTUMN P. DAVIDSON E GEORGE H. STABENFELDT (*in memoriam*)

PONTOS-CHAVE

Desenvolvimento do sistema reprodutivo

1. A organização das gônadas está sob controle genético (diferenciação sexual genética).
2. A organização sexual da genitália e do cérebro depende da presença ou ausência de testosterona.

Controle hipotalâmico-hipofisário da reprodução

1. O hipotálamo e a hipófise anterior (adeno-hipófise) secretam hormônios proteicos e peptídicos, os quais controlam a atividade gonadal.
2. A adeno-hipófise (*pars distalis*) produz hormônio folículo estimulante (FSH), hormônio luteinizante (LH) e prolactina, os quais controlam os processos reprodutivos.

Modificação da liberação de gonadotrofina

1. A liberação pulsátil do hormônio liberador da gonadotrofina (GnRH) induz a produção pulsátil crítica das gonadotrofinas, FSH e LH.

2. A liberação da gonadotrofina é então modulada pelo processo de retroalimentação negativa do estrogênio e progesterona.

Desenvolvimento do folículo ovariano

1. O desenvolvimento dos gametas ocorre inicialmente sem o suporte de gonadotrofinas e, subsequentemente, com a secreção pulsátil de gonadotrofinas.
2. No folículo pré-antral, receptores gonadotróficos para o LH desenvolvem-se na teca, o que resulta na síntese de andrógenos; o FSH orienta a granulosa na transformação de andrógenos para estrógenos.
3. No final da fase folicular ovariana, receptores para o LH desenvolvem-se na granulosa, o que permite que a onda pré-ovulatória de hormônio luteinizante cause a ovulação.

Desenvolvimento do sistema reprodutivo

A organização das gônadas está sob controle genético (diferenciação sexual genética)

O desenvolvimento inicial do ovário embrionário envolve a migração das células germinativas do saco vitelínico para a crista gonadal. Essas células germinativas primordiais povoam os cordões sexuais, os quais são formados na região cortical da gônada embrionária a partir da proliferação de células do *epitélio celômico* (também chamado de epitélio germinativo) da crista gonadal. Os cordões sexuais contribuem com células, as quais são conhecidas inicialmente como *células foliculares* e subsequentemente como *células da granulosa*, que imediatamente envolvem o oócito. O mesênquima da crista gonadal contribui com células que se tornarão a teca. A estrutura completa é chamada de *folículo*, a qual inclui o oócito, as células da granulosa e da teca.

Conexões espontâneas são formadas entre os oócitos e os tubos destinados a se tornarem os ovidutos, os quais são derivados dos *ductos müllerianos*. O resultado é que os oócitos são liberados através da superfície ovariana por ruptura de elementos do tecido que envolve o ovário; esse processo é chamado de *ovulação*. Uma abertura terminal especializada do oviduto, a *fímbria*, desenvolve-se para permitir que o oócito seja removido de modo eficiente da superfície do ovário. Em alguns animais, os oócitos são passados para a fímbria por meio de uma bolsa que rodeia o ovário; os oócitos são direcionados para uma abertura relativamente pequena na bolsa.

O desenvolvimento do testículo embrionário é semelhante ao do ovário: as células germinativas migram na crista genital e povoam os cordões sexuais que são formados a partir de uma invaginação do epitélio (celômico) de superfície (Figura 35.1). As *células de Sertoli* (correspondentes masculinos das células da granulosa) desenvolvem-se a partir dos cordões sexuais, e as *células de Leydig* (correspondentes masculinos das células da teca) desenvolvem-se a partir do mesênquima da crista genital. Uma diferença fundamental em relação ao desenvolvimento ovariano é que a invaginação dos cordões sexuais no macho prossegue na medula da gônada embrionária, onde são feitas conexões com os cordões medulares

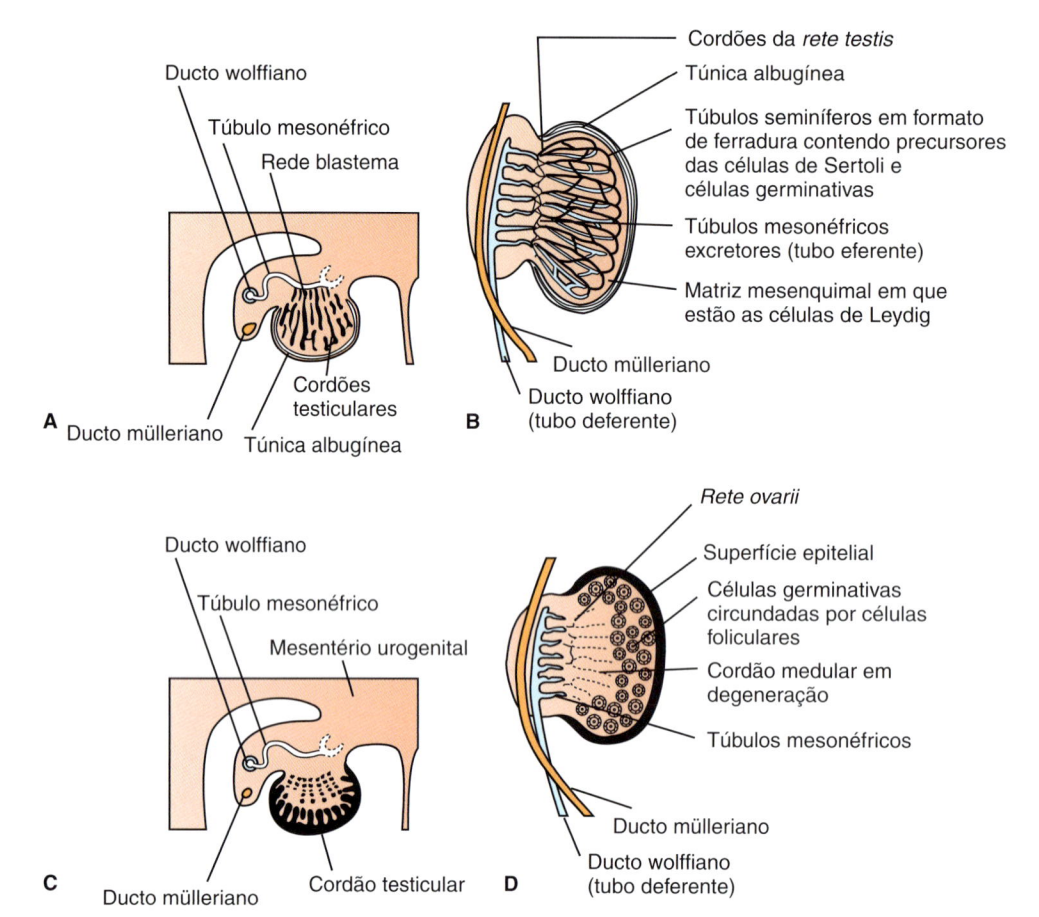

● **Figura 35.1** Desenvolvimento testicular durante a oitava semana (**A**) e décima sexta à vigésima semanas (**B**) da vida fetal humana. **A.** Os cordões sexuais primitivos proliferam na medula e estabelecem contato com a *rete testis*. A túnica albugínea (tecido conjuntivo fibroso) separa os cordões testiculares do epitélio celômico e finalmente forma a cápsula do testículo. **B.** Observe o formato de ferradura dos cordões seminíferos e sua continuidade com os cordões da *rete testis*. O vaso eferente, derivado dos túbulos mesonéfricos excretores, conecta os cordões seminíferos com o ducto wolffiano (ver texto). Diagramas comparáveis do desenvolvimento ovariano em torno da 7ª semana (**C**) e 20ª a 24ª semanas (**D**) de desenvolvimento. **C.** Os cordões sexuais medulares primitivos degeneram e são substituídos por um estroma ovariano bem vascularizado. O córtex prolifera, e condensações mesenquimais desenvolvem-se posteriormente ao redor das células germinativas primordiais. **D.** Na ausência de cordões medulares e uma *rete ovarii* verdadeira, nenhuma comunicação é estabelecida com os túbulos mesonéfricos. Portanto, no adulto, os oócitos são vertidos da superfície do ovário e não são transportados por túbulos para o oviduto. (Fonte: Johnson M, Everitt B, ed. *Essential reproduction*. 3rd ed. Londres: Blackwell Scientific, 1988.)

do mesonefro (rim primitivo). O ducto do mesonefro (*ducto wolffiano*) transforma-se no epidídimo, ducto deferente, e uretra, a qual tem uma ligação direta com os túbulos seminíferos. Assim, as células germinativas masculinas passam para o exterior do animal através de um sistema tubular fechado.

A organização sexual da genitália e do cérebro depende da presença ou ausência de testosterona

O desenvolvimento do sistema tubular genital e da genitália externa (*diferenciação sexual genital*) está sob controle das gônadas em desenvolvimento. Se o indivíduo é uma fêmea – ou seja, a gônada em desenvolvimento é um ovário – o ducto mülleriano se desenvolve dentro do oviduto, útero, cérvice e vagina, enquanto o ducto wolffiano regride; a ausência de testosterona é importante para ambas as mudanças (Figura 35.2). Se o indivíduo é macho, a *rete testis* produz o fator inibidor mülleriano, hormônio antimülleriano (AMH), o qual causa a regressão dos ductos müllerianos. O *ducto wolffiano* é mantido no macho devido à influência dos andrógenos produzidos pelo testículo. O AMH é um hormônio mais conhecido por sua produção pelos testículos fetais em mamíferos

e como inibidor do desenvolvimento do ducto mülleriano (para-mesonéfrico) em machos. No entanto, depois do desenvolvimento dos ductos müllerianos no oviduto, no útero e na parte anterior da vagina em fêmeas mamíferas, os ovários também produzem AMH, que pode ser encontrado em quantidades mensuráveis na circulação periférica, especialmente em adultos depois da puberdade. Os ovários parecem ser a única fonte de AMH em circulação pós-puberdade; portanto, é um marcador importante em situações clinicamente relevantes, quando uma avaliação da presença ou ausência de ovários ou ovários remanescentes em cães e gatos é importante. A presença de uma enzima, *5α-redutase*, é importante para o efeito dos andrógenos, pois a testosterona deve ser convertida intracelularmente em di-hidrotestosterona para ocorrer a masculinização dos tecidos. O uso de inibidores sintéticos de 5α-redutase para o tratamento de doença prostática benigna em seres humanos é contraindicado sem as medidas concomitantes de controle de nascimento, pois os níveis de medicamentos no sêmen depositado repetidamente na fêmea podem provocar distúrbios do desenvolvimento sexual em fetos masculinos.

O desenvolvimento da genitália externa segue o desenvolvimento e o direcionamento das gônadas. Se o genótipo de um indivíduo é feminino, pregas de tecido chamadas *lábios* formam a *vulva*,

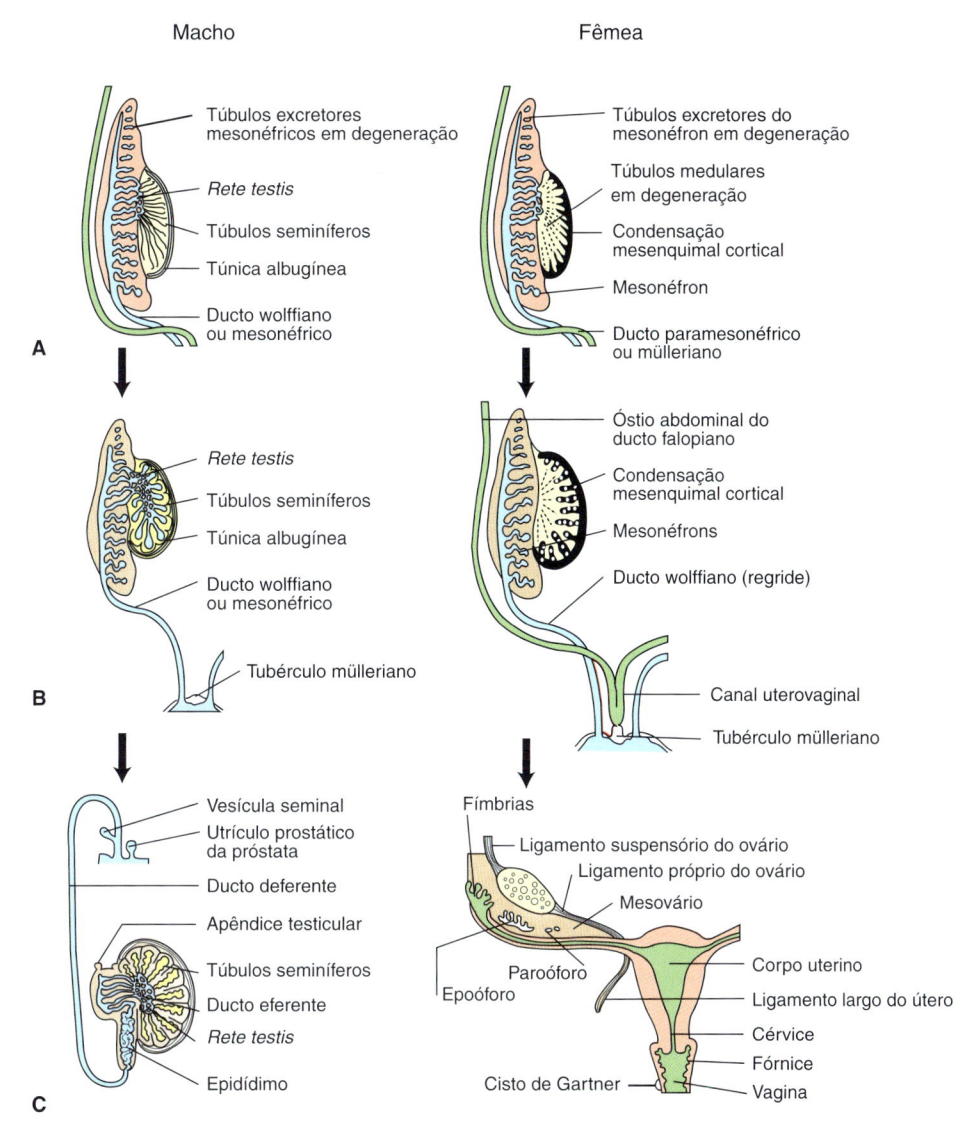

Macho

Túbulos excretores mesonéfricos em degeneração

Rete testis

Túbulos seminíferos

Túnica albugínea

Ducto wolffiano ou mesonéfrico

A

Rete testis

Túbulos seminíferos

Túnica albugínea

Ducto wolffiano ou mesonéfrico

Tubérculo mülleriano

B

Vesícula seminal

Utrículo prostático da próstata

Ducto deferente

Apêndice testicular

Túbulos seminíferos

Ducto eferente

Rete testis

Epidídimo

C

Fêmea

Túbulos excretores do mesonéfron em degeneração

Túbulos medulares em degeneração

Condensação mesenquimal cortical

Mesonéfron

Ducto paramesonéfrico ou mülleriano

Óstio abdominal do ducto falopiano

Condensação mesenquimal cortical

Mesonéfrons

Ducto wolffiano (regride)

Canal uterovaginal

Tubérculo mülleriano

Fímbrias

Ligamento suspensório do ovário

Ligamento próprio do ovário

Mesovário

Corpo uterino

Paroóforo

Epoóforo

Ligamento largo do útero

Cérvice

Fórnice

Cisto de Gartner

Vagina

● **Figura 35.2** Diferenciação da genitália interna masculina e feminina em seres humanos (**A**) na sexta semana de gestação, (**B**) no quarto mês de gestação e (**C**) no momento da descida dos testículos e dos ovários. Observe que os ductos müllerianos e wolffianos estão presentes em ambos os sexos inicialmente; os ductos müllerianos eventualmente regridem no macho e persistem na fêmea, e o ducto wolffiano regride na fêmea e persiste no macho. O apêndice testicular e o utrículo prostático no macho e epoóforo, paroóforo, e cisto de Gartner na fêmea são remanescentes dos ductos mülleriano e wolffiano degenerados, respectivamente. *Lig*, ligamento. (Fonte: Johnson M, Everitt B, ed. *Essential reproduction*. 3rd ed. Londres: Blackwell Scientific; 1988.)

e desenvolve-se o *clitóris*. Se o indivíduo é macho, andrógenos produzidos pelos testículos dirigem a formação do *pênis* (correspondente masculino do clitóris) e do *escroto* (correspondente masculino dos lábios). Novamente, a presença ou ausência de andrógenos é um importante fator que influencia a formação da genitália externa.

A organização final de um indivíduo, no que se refere ao gênero, vem com a diferenciação sexual do hipotálamo. A exposição do hipotálamo a andrógenos próximo ao nascimento causa a organização do hipotálamo como masculino. Um achado paradoxal é que a conversão (*aromatização*) dos andrógenos a estrógenos é essencial para a masculinização, mediada por enzimas no tecido neural. Na ausência de andrógenos, o *hipotálamo* é organizado como feminino.

O conceito fundamental da organização do sistema reprodutivo, com relação ao genótipo, é que o sistema feminino é organizado na ausência de testículos. Se for um indivíduo masculino, deve ocorrer intervenção ativa por parte dos testículos pela produção de andrógenos e enzimas teciduais apropriadas em duas circunstâncias:

(1) na genitália interna, para a conversão a um andrógeno mais potente e (2) no hipotálamo, para a conversão a estrógenos.

Controle hipotalâmico-hipofisário da reprodução

O hipotálamo e a hipófise anterior (adeno-hipófise) secretam hormônios proteicos e peptídicos, os quais controlam a atividade gonadal

A atividade gonadal está sob controle tanto do *hipotálamo* como da *glândula hipófise anterior* (Figura 35.3). O hipotálamo encontra-se na linha mediana ventral do diencéfalo. Está dividido em metades pelo terceiro ventrículo, e na realidade forma as paredes ventrais e laterais do terceiro ventrículo. O hipotálamo tem grupos de neurônios, coletivamente chamados de *núcleos*, os quais secretam hormônios peptídicos importantes para o controle da atividade

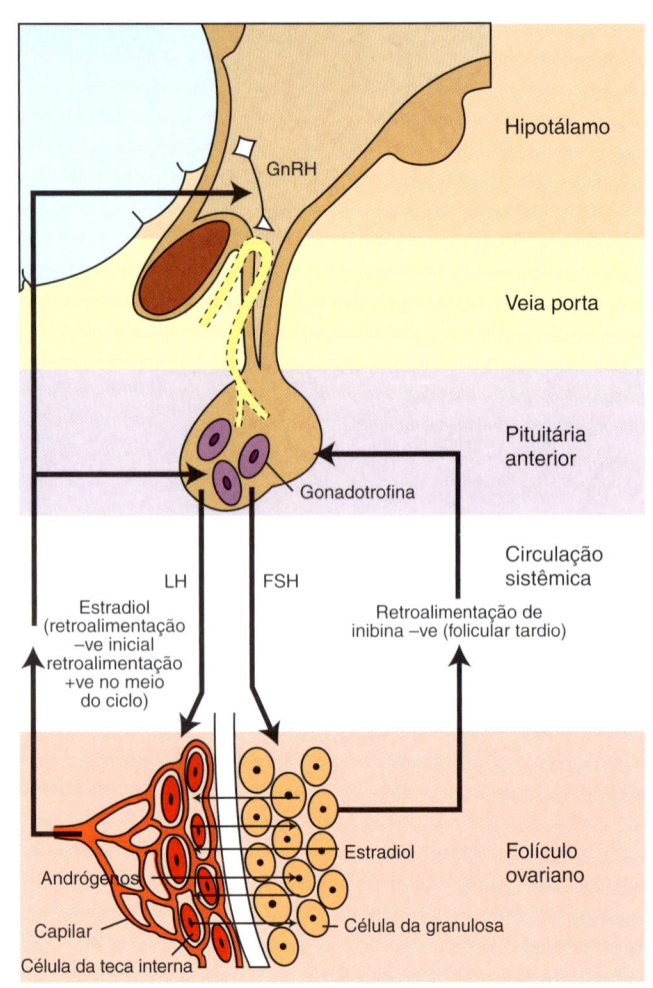

• Figura 35.3 Resumo das interações hipotalâmico hipofisário-ovarianas durante a fase folicular do ciclo. *FSH*, hormônio folículo estimulante; *GnRH*, hormônio liberador de gonadotrofina; *LH*, hormônio luteinizante; *−ve*, negativo; *+ve*, positivo. (Fonte: Johnson M, Everitt B, ed. *Essential reproduction*. 3rd ed. Londres: Blackwell Scientific, 1988.)

hipofisária. Como será descrito posteriormente em mais detalhes, esses peptídeos se movem para a hipófise tanto pela passagem direta através dos axônios dos neurônios, quanto pelo sistema vascular portal. A hipófise responde aos peptídeos hipotalâmicos produzindo hormônios importantes para o controle das gônadas.

A adeno-hipófise (*pars distalis*) produz hormônio folículo estimulante (FSH), hormônio luteinizante (LH) e prolactina, os quais controlam processos reprodutivos

A glândula hipófise é composta por três partes: um lobo anterior chamado *adeno-hipófise*, ou *pars distalis*; um lobo intermediário chamado *pars intermedia*; e um lobo posterior chamado *neuro-hipófise*, ou *pars nervosa*. Os lobos são de diferentes origens embrionárias; a *pars distalis* é derivada do ectoderma superficial (derivado, por sua vez, de um pequeno divertículo lateral à faringe dorsal, chamado de *bolsa de Rathke*), e a *pars intermedia* e a *pars nervosa* são derivadas do neuroectoderma. A adeno-hipófise produz hormônios proteicos importantes para o controle da reprodução: duas *gonadotrofinas*, o *hormônio folículo estimulante* (FSH) e o *hormônio luteinizante* (LH), e um terceiro hormônio chamado *prolactina*; outros hormônios hipofisários incluem o *hormônio do*

crescimento (GH), *corticotrofina* (hormônio adrenocorticotrófico, ACTH), e *hormônio tireoestimulante* (TSH). O FSH e LH são sinergísticos na *foliculogênese* e ovulação no ovário. O FSH exerce um papel dominante durante o crescimento dos folículos, e o LH durante os estágios finais da maturação folicular e na ovulação. As *gonadotrofinas*, bem como o TSH, são chamadas de *glicoproteínas*, pois suas moléculas contêm grupamentos de carboidrato que contribuem para sua função. A *ocitocina*, a qual é liberada pela neuro-hipófise, é um hormônio de importância na reprodução.

Além de ser um importante centro para o controle da reprodução, o hipotálamo regula o apetite e a temperatura e integra a atividade do sistema nervoso autônomo. Graças a uma origem embrionária comum, o *hipotálamo* tem uma conexão direta com a neuro-hipófise. Essa conexão se dá através da haste neural, a qual contém os axônios que se originam dos corpos celulares neuronais localizados no hipotálamo. Dois grupamentos de neurônios no hipotálamo, os núcleos *supraóptico* e *paraventricular*, são responsáveis pela síntese de vasopressina e ocitocina, respectivamente. Esses pequenos hormônios peptídicos estão acoplados a grandes moléculas peptídicas, chamadas *neurofisinas*, sendo transportados do local de síntese no hipotálamo (corpos celulares neuronais) através dos axônios, para o local de estocagem e eventual liberação, a neuro-hipófise.

A conexão do hipotálamo à adeno-hipófise não envolve a passagem direta dos axônios através da *haste neural*. Um *sistema venoso portal* conecta a eminência média no hipotálamo à adeno-hipófise. Substâncias hipotalâmicas que controlam a adeno-hipófise são transportadas da eminência média do hipotálamo para a hipófise por um sistema venoso portal. Por exemplo, o *hormônio liberador de gonadotrofina* (GnRH), um peptídeo, é produzido no núcleo pré-óptico medial, e a *dopamina*, uma substância química orgânica da família das catecolaminas e das feniletilaminas, é produzida no núcleo arqueado. Axônios transportam ambas as substâncias do hipotálamo para a *eminência média*, onde são liberadas no sistema venoso portal. A síntese de GnRH, assim como ocorre com a ocitocina e a vasopressina, envolve a produção de uma molécula precursora maior, com uma região terminal-C de 56 aminoácidos, chamada *peptídeo associado a GnRH* (GAP). Embora o GAP possa estimular a liberação de FSH e LH, o GnRH ainda parece ser o hormônio crítico para a liberação de gonadotrofina. A função ainda mais importante do GAP pode ser sua capacidade de inibir a secreção de prolactina.

Modificação da liberação de gonadotrofina

A liberação pulsátil do hormônio liberador da gonadotrofina induz a produção pulsátil crítica das gonadotrofinas, hormônio estimulador de folículos e hormônio luteinizante

O principal padrão secretório da gonadotrofina é *pulsátil*; o padrão é guiado pela secreção pulsátil do GnRH do hipotálamo (Figura 35.4). A liberação pulsátil do GnRH induz a produção pulsátil crítica das gonadotrofinas, FSH e LH.

A liberação da gonadotrofina é então modulada pelo processo de retroalimentação negativa do estrogênio e progesterona

A liberação da gonadotrofina é então modulada pelo processo de retroalimentação negativa do estrogênio e progesterona. A importância desse modo de liberação é exibida porque, se o GnRH for administrado de maneira contínua (farmacológica), o sistema

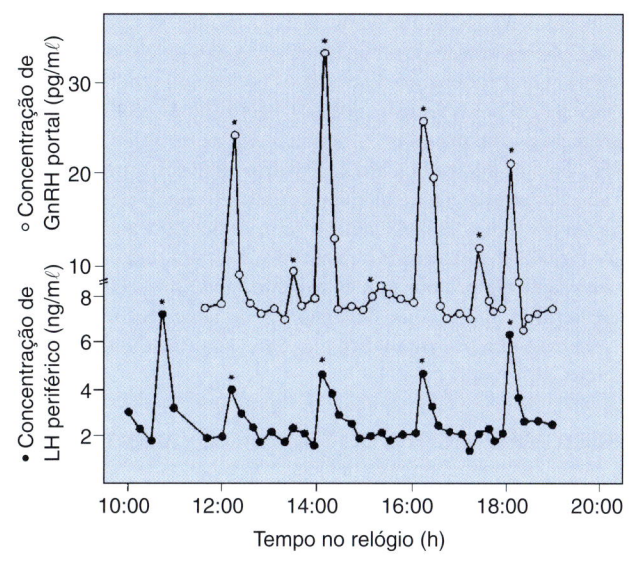

• **Figura 35.4** Concentrações de hormônio liberador de gonadotrofina (*GnRH*) no plasma portal (*círculos abertos*) e hormônio luteinizante (*LH*) no plasma da veia jugular (*círculos sólidos*) de quatro ovelhas ovariectomizadas. Os *asteriscos* indicam episódios secretórios (pulsos) de GnRH e LH. (Fonte: Johnson M, Everitt B, ed. *Essential reproduction*. 3rd ed. Londres: Blackwell Scientific, 1988.)

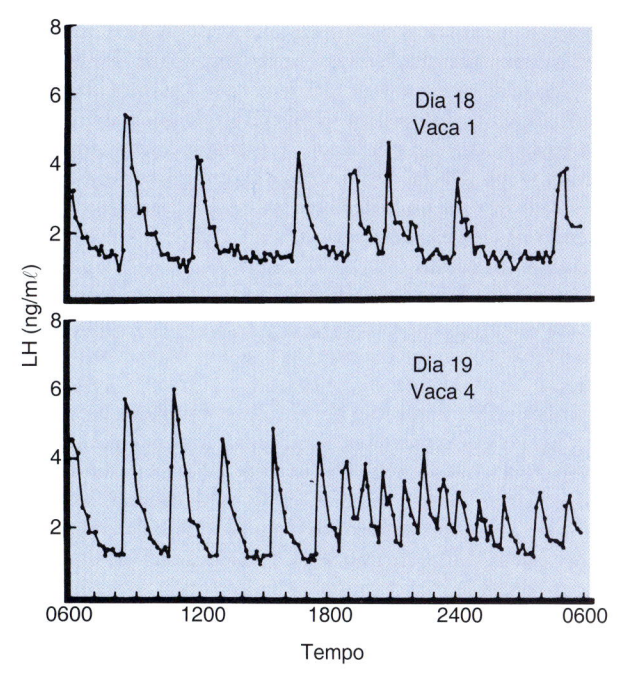

• **Figura 35.5** Padrão de concentração de hormônio luteinizante (LH) no plasma nos dias 18 e 19 do ciclo estral. (Fonte: Rahe CH, Owens RE, Fleeger JL *et al. Pattern of plasma luteinizing hormone in the cyclic cow: dependence upon the period of the cycle. Endocrinology.* 1980; 107(2):498-503.)

poderá ser desregulado. A ocupação contínua dos receptores nos gonadotrofos pelo GnRH interrompe o sinal intracelular para a síntese e liberação de gonadotrofinas. A indução bem-sucedida de um estro fértil em cadelas pode ser realizada pela administração de um análogo canino do GnRH; entretanto, a dose deve ser diminuída com a aproximação da ovulação, ou ocorrerá inibição.

Em geral, *o sistema gerador de pulso* para a secreção de gonadotrofina está aumentado na *fase folicular* e diminuído na *fase lútea* do ciclo estral (Figura 35.5). O estrogênio diminui a amplitude do pulso, e a progesterona diminui a frequência do pulso de secreção de *gonadotrofina*. Isso significa que, durante a fase folicular, a frequência do pulso aumenta em função da ausência de progesterona, e a amplitude do pulso diminui devido à presença de estrógeno. Essa combinação de frequência de pulso aumentada e amplitude de pulso diminuída é importante para sustentar a fase de crescimento final do folículo antral em desenvolvimento.

O hipotálamo e a adeno-hipófise são capazes de responder a um aumento sustentado na secreção de estrógeno pelo aumento da secreção de gonadotrofina, uma relação denominada *retroalimentação positiva*. O súbito aumento sustentado nos níveis de estrógeno, que ocorre por vários dias durante o desenvolvimento final do folículo antral, causa um aumento na secreção de gonadotrofina por aumentar a frequência de liberação pulsátil do GnRH. Em essência, a frequência de liberação pulsátil de gonadotrofinas supera a taxa de depuração metabólica. O propósito da onda de gonadotrofina é induzir mudanças no folículo que levem à sua ruptura (ovulação). A duração da onda de gonadotrofina é relativamente curta, em geral de 12 a 24 horas, possivelmente porque o fator principal que dirige a resposta, o estrógeno, diminui em concentração conforme os folículos respondem à onda pré-ovulatória de gonadotrofina. Esse mecanismo fisiológico particular para iniciar a ovulação é efetivo, pois o folículo é capaz de sinalizar seu estágio de maturação para o hipotálamo e adeno-hipófise por um produto (estrógeno) produzido em quantidades crescentes com o aumento da maturação do folículo.

A secreção de gonadotrofinas é modificada pelos hormônios esteroides ovarianos *estrógeno* e *progesterona*. Com o tempo, o efeito desses hormônios é supressivo para a secreção de gonadotrofinas. Estrógenos, em particular, causam *inibição da retroalimentação negativa* da secreção de gonadotrofinas, que é caracterizada por sua sensibilidade (eficaz em baixas concentrações) e seu início rápido (em poucas horas). O aumento substancial nas concentrações de gonadotrofinas, que ocorre após uma ovariectomia, é amplamente causado pela remoção dos estrógenos.

Como a progesterona afeta a frequência do pulso de gonadotrofina, acredita-se que seu efeito modulador ocorra no hipotálamo. Os estrógenos parecem influir na secreção de gonadotrofina por meio de um efeito tanto na glândula hipófise quanto no hipotálamo. Embora existam diferenças no local de ação entre as espécies, parece que o sítio para a inibição da retroalimentação negativa de gonadotrofinas, tanto por progesterona quanto por estrógeno, encontra-se em uma área acima da eminência média, conhecida como *núcleo arqueado*. O local hipotalâmico para a estimulação da retroalimentação positiva de liberação de gonadotrofinas pelo estrógeno é provavelmente anterior, isto é, na região hipotalâmica pré-óptica anterior.

A secreção de gonadotrofinas pode ser modificada por hormônios peptídicos e proteicos produzidos pelo hipotálamo e pelo ovário. A β-endorfina, um peptídeo opioide produzido a partir da molécula precursora hipotalâmica pró-opiomelanocortina, pode inibir a secreção de LH quando sistemicamente administrada como fármaco. Seu papel na modulação fisiológica da secreção de gonadotrofina, entretanto, precisa ser identificado. Um outro hormônio, a inibina, uma proteína produzida pelas células da granulosa dos folículos em desenvolvimento, também inibe a secreção de gonadotrofinas, particularmente de FSH, durante os estágios finais do desenvolvimento folicular (ver Figura 35.3). Como descrito na seção de *foliculogênese*, essa depressão na secreção de FSH pode ser importante para o animal controlar o número de folículos que evoluem até a maturação final.

O controle da secreção de gonadotrofinas no macho é similar ao da fêmea; pulsos de GnRH, decorrentes do hipotálamo, influem na secreção pulsátil de gonadotrofinas. Isso, por sua vez, promove a secreção de testosterona, também em forma pulsátil, dos testículos. Uma grande diferença entre os sexos é que não existe a necessidade de retroalimentação positiva da liberação de gonadotrofinas no macho; os gametas são produzidos e liberados continuamente em um sistema tubular que se abre para o exterior. Isso nega qualquer necessidade de uma onda de liberação de gonadotrofinas, como é requerido nas fêmeas para a ruptura da superfície ovariana, para a liberação dos oócitos.

A *prolactina* é o terceiro hormônio produzido pela adeno-hipófise que é importante nos processos reprodutivos, principalmente por seu efeito na glândula mamária e na lactação nos mamíferos. Embora a secreção de prolactina seja pulsátil, o controle da secreção tem mais ênfase sobre a inibição do que na estimulação da secreção. Esse conceito é sustentado por achados que indicam que a secreção de prolactina aumenta se a glândula hipófise estiver desconectada do hipotálamo, tanto por corte da haste hipofisária, como pela transferência da glândula hipofisária para outro local (p. ex., cápsula do rim). Então, muita atenção tem sido dada aos fatores que inibem a secreção de prolactina. A catecolamina dopamina, que é produzida por neurônios no hipotálamo ventral (núcleo arqueado), é um potente inibidor da secreção de prolactina (Figura 35.6). Outros fatores que inibem a secreção de prolactina são o ácido γ-aminobutírico (GABA) e GAP. Agonistas dopaminérgicos, como os compostos tipo ergotamina, *bromocriptina* e *cabergolina*, podem ser usados para suprimir a secreção de prolactina em casos de hiperprolactinemia. A cabergolina, um potente inibidor da prolactina, pode ser usada para encurtar os intervalos entre estros e promover a luteólise em cadelas e gatas durante a metade final da gestação (a prolactina é uma luteotropina). O controle por retroalimentação negativa da prolactina é mostrado na Figura 35.6.

Um dos primeiros fatores liberadores de prolactina conhecido foi o *hormônio liberador de tireotrofina* (TRH). A relevância fisiológica do TRH na secreção de prolactina ainda é desconhecida, apesar de receptores para TRH terem sido identificados em lactotropos na adeno-hipófise. O *peptídeo intestinal vasoativo* (VIP), um potente estimulador da secreção de prolactina, pode exercer um papel fisiológico na secreção de prolactina através da inibição da síntese de dopamina no hipotálamo. Estrógenos podem aumentar a secreção de prolactina pelos lactotropos por diminuir a sensibilidade do lactotropo à dopamina e aumentar o número de receptores de TRH. De modo interessante, a ovário-histerectomia realizada durante a cesárea em geral mantém a capacidade para a efetiva lactação posterior, mas a lactação sempre deve ser avaliada antes de a ovário-histerectomia ou ovariectomia ser realizada. A remoção do ovário, fonte primária de estrogênio, pode ser prejudicial se a lactação for marginal. Cães com hipotireoidismo profundo podem ter desenvolvimento mamário, ginecomastia, secundário a níveis elevados de TRH.

Desenvolvimento do folículo ovariano

O desenvolvimento dos gametas ocorre inicialmente sem o suporte de gonadotrofinas e, subsequentemente, com a secreção pulsátil de gonadotrofinas

A proliferação do oócito, que ocorre por *divisão mitótica* durante o desenvolvimento fetal, termina ao redor do nascimento na maioria das espécies mamíferas. Os oócitos iniciam o processo de redução do número de cromossomos para o estado haploide por *meiose* logo após o nascimento, sob a influência do *fator inibidor da meiose*, que parece ser produzido pela *rete ovarii*. O processo é logo interrompido no *diplóteno*, ou *dictióteno*, estágio da meiose I pelo fator inibidor da meiose, o qual é provavelmente produzido pelas células foliculares em desenvolvimento. O oócito permanece nesse estágio até o folículo começar seu desenvolvimento final, um intervalo que pode ser tão longo quanto 50 anos ou mais em seres humanos. O *folículo*, nesse ponto, é delimitado por uma membrana basal externa (*membrana propria*), que é secretada pelas células foliculares.

O desenvolvimento inicial do folículo envolve o crescimento do oócito. Esse crescimento é acompanhado por uma intensa atividade sintética; uma grande quantidade de ácido ribonucleico (RNA) é sintetizada. Ao mesmo tempo, as células foliculares começam a se dividir e formar uma *granulosa* que é composta por várias células esparsas. Outra substância limítrofe é secretada tanto pelo oócito quanto pelos folículos ovarianos, a *zona pelúcida*, que é depositada na granulosa e imediatamente circunda o oócito. As células da granulosa mantêm contato com o oócito através da zona pelúcida, por meio do desenvolvimento de processos citoplasmáticos. A interação entre as células da granulosa é facilitada pelo desenvolvimento de junções comunicantes. Essa forma de comunicação é importante, pois a granulosa não tem suprimento sanguíneo; os vasos sanguíneos são excluídos no nível da membrana própria. A *camada da teca* forma-se ao redor da membrana própria para completar as camadas do folículo. Folículos nesse estágio são chamados de *folículos primários* ou *folículos pré-antrais*.

Os fatores que controlam o crescimento folicular não são conhecidos. Fatores externos, como as gonadotrofinas, não são necessários, pois os folículos pré-antrais podem se desenvolver em animais hipofisectomizados. Em espécies como bovinos e equinos (talvez ovinos e caprinos), em que vários folículos dominantes se desenvolvem durante o ciclo estral, é provável que alguns folículos se desenvolvam a cada dia. Em animais nos quais um grupo de folículos se desenvolve sincronicamente (porcas, gatas, cadelas), parece haver menor tendência a ter ondas de crescimento folicular competindo durante a fase lútea (porca) e uma tendência a ter somente um grupo de folículos durante o período pré-ovulatório

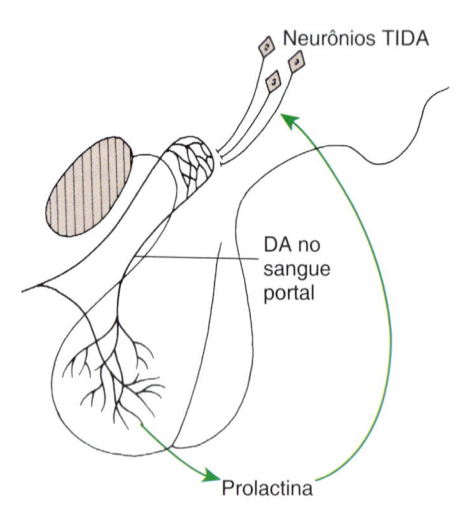

Neurônios TIDA

DA no sangue portal

Prolactina

● **Figura 35.6** Resumo esquemático da relação de retroalimentação negativa proposta entre a prolactina e a dopamina (*DA*). A prolactina parece acelerar a renovação da dopamina nos neurônios do núcleo arqueado (neurônios dopaminérgicos tuberoinfundibulares [*TIDA*]), e a amina é então liberada nos capilares portais para ganhar acesso aos lactotropos. A hiperprolactinemia poderia ser causada tanto por uma falha da atividade do fator inibidor de prolactina no receptor de dopamina na hipófise anterior quanto por uma redução da atividade do neurônio TIDA no hipotálamo. (Fonte: Johnson M, Everitt B, ed. *Essential reproduction*. 3rd ed. Londres: Blackwell Scientific, 1988.)

(gata e cadela). Assim, o desenvolvimento de uma coorte de folículos pode limitar o desenvolvimento folicular do estado primordial, pelo menos durante o período de desenvolvimento folicular ativo que leva à ovulação. O crescimento folicular inicial está sob controle genético, e o padrão reflete as necessidades da espécie em particular.

No folículo pré-antral, receptores gonadotróficos para o hormônio luteinizante desenvolvem-se na teca, o que resulta na síntese de andrógenos; o hormônio folículo estimulante orienta a granulosa na transformação de andrógenos para estrógenos

Para permitir a progressão dos folículos além do estágio pré-antral, as células da granulosa e da teca necessitam desenvolver *receptores* para gonadotrofinas. Receptores de FSH e de LH se desenvolvem na granulosa e na teca, respectivamente. O início do folículo antral é marcado pelo aparecimento de líquido que começa a dividir a granulosa. O líquido folicular, um produto secretório da granulosa, se junta para formar uma cavidade com uma quantidade crescente de líquido (*antrum*) na granulosa. No desenvolvimento posterior do folículo antral, o oócito permanece circundado por uma camada de células da granulosa chamada de *cumulus oophorus*, que está ligada à parede do folículo por um pequeno pedúnculo de células da granulosa.

A proximidade das células da granulosa e das células da teca permite uma síntese cooperativa de estrógenos. A teca produz *andrógenos* (testosterona e androstenediona), sob influência do LH, que se difunde através da membrana própria nas células da granulosa, onde os andrógenos são enzimaticamente transformados em *estrógeno* (estradiol-17) (ver

Figura 35.3). Nesse momento do desenvolvimento, a granulosa é incapaz de formar andrógenos, os precursores da biossíntese de estrógeno, e a teca tem capacidade limitada para a produção de estrógenos. Esse conceito de esforço cooperativo, chamado de *mecanismo de duas células* para a secreção de estrógeno, é geralmente aceito como sendo o modo pelo qual a maioria do estrógeno folicular é produzida. Esses estrógenos têm um efeito de retroalimentação positiva na granulosa; eles estimulam as células a passar pela divisão mitótica, e então o folículo cresce conforme a granulosa prolifera, em resposta a seu próprio produto secretado (estrógeno).

Um efeito do estrógeno é a formação de receptores adicionais para FSH à medida que progride o progresso do desenvolvimento folicular. Nessa situação, o folículo antral torna-se cada vez mais sensível ao FSH à medida que se desenvolve e é capaz de crescer sob um estado relativamente estável de secreção de FSH.

No final da fase folicular ovariana, receptores para o hormônio luteinizante desenvolvem-se na granulosa, o que permite que onda pré-ovulatória de hormônio luteinizante cause a ovulação

No final da fase de desenvolvimento do folículo antral, o FSH e o estrógeno iniciam a formação de receptores de LH na granulosa, enquanto os receptores de FSH começam a diminuir. O aumento da secreção de estrógeno pelo folículo antral finalmente resulta na iniciação da *onda pré-ovulatória de gonadotrofinas*. Assim, no último estágio do desenvolvimento, o folículo regride progressivamente sob controle do LH, o qual promove o último pico do crescimento até o ponto de ovulação.

CORRELAÇÕES CLÍNICAS

Insensibilidade a andrógenos

Relato
Você é chamado para examinar uma égua que recentemente foi trazida para uma fazenda após uma carreira bem-sucedida nas corridas. É final de primavera, mas a égua tem mostrado comportamento de estro apenas de forma intermitente.

Exame clínico
Conforme você se aproxima, nota que a égua é grande. O exame genital revela uma vulva normal, mas quando o espéculo é introduzido, somente 12 a 15 centímetros podem ser inseridos. O exame digital do trato genital, através da vulva, revela um bloqueio completo na junção vestibulovaginal, sem evidência do orifício externo da cérvice. À palpação retal, nota-se que a vagina, a cérvice, o útero e os ovidutos estão ausentes; as gônadas são simétricas no formato, sem a endentação usual causada pela fossa de ovulação, característica dos ovários dos equinos.

Comentários
É necessário informar ao dono que você suspeita que o animal não é realmente uma égua, mas sim um macho mascarado como uma égua. Uma das maneiras mais fáceis de confirmar o diagnóstico é ter uma análise da testosterona no plasma. Se as gônadas forem testículos, eles ainda terão a capacidade de secretar quantidades significativas de testosterona, mesmo que ainda estejam retidos (criptórquicos) na cavidade abdominal. Pode-se ter também uma análise cromossômica para verificar se o animal tem um par de cromossomos sexuais XY. Nesse caso, é comum que os testículos tenham tido capacidade para secretar o fator inibidor mülleriano, o que resultou na regressão do sistema tubular que forma o trato genital feminino (ovidutos, útero, cérvice, vagina). Mas por que, pergunta o dono, a genitália externa não se tornou masculina? Há evidências, em casos como esse, de que o tecido da genitália externa não tenha receptores para andrógenos; então, a genitália externa seria do tipo feminino. A regra do desenvolvimento sexual é que o estado feminino se desenvolve na ausência de estímulo testicular, o último incluindo fator inibidor mülleriano e testosterona. Nesse caso, a falha no desenvolvimento sexual também parece envolver o hipotálamo, pois a égua

também não "exibiu" comportamento masculino, apesar de concentrações de testosterona relativamente altas.

Tratamento
Não há um tratamento óbvio para essa síndrome. Seria antiético retornar com o animal para as pistas e corridas como fêmea, quando o dono sabe que "ela" é um macho. O cavalo deveria ser usado como um cavalo de desempenho (p. ex., caça/salto, evento, shows) ou para o lazer.

Síndrome do ovário remanescente

Relato
Seu cliente adquiriu uma cadela de uma associação de resgate de animais há 2 anos, que teria sido ovário-histerectomizada (esterilizada) antes de colocada para adoção. No entanto, a cadela sente atração por todos os cães machos no parque e periodicamente tem a vulva proeminente.

Exame clínico
O cão é normal no exame físico, sem aumento da genitália externa no momento. É realizada uma citologia vaginal e no momento não há sinais de influência do estrógeno no epitélio vaginal. Exame de urina é realizado e é normal. Você realiza um teste de hormônio antimülleriano (AMH), que é positivo, indicando que o tecido ovariano está presente.

Comentários
É importante considerar se o cão pode ser exposto a estrógeno ou progesterona exógenos, mais comumente a partir de cremes terapêuticos de reposição hormonal humana transdérmica. Isso provavelmente causaria sinais contínuos de presença inadequada de hormônios, em vez de sinais periódicos.

Tratamento
É realizada uma ultrassonografia abdominal e observa-se uma estrutura oval na região do rim direito que parece ser um ovário. Realiza-se uma cirurgia exploratória, e a estrutura é removida e confirmada por biopsia como um ovário remanescente. O local oposto do ovário também é ressecado e está livre de tecido ovariano. Os sinais periódicos já não estão mais ocorrendo.

Questões de revisão

1. Qual das sentenças é *verdadeira*?
   a. Os ductos müllerianos se desenvolvem nas fêmeas por causa da presença de estrógeno
   b. Os ductos müllerianos se desenvolvem nas fêmeas por causa de um fator estimulador mülleriano
   c. Os ductos wolffianos se desenvolvem nos machos por causa de um fator estimulador do ducto wolffiano
   d. Os ductos wolffianos se desenvolvem nos machos por causa da presença de andrógenos
2. O fator de maior potência envolvido na organização das partes interna e externa do trato genital é:
   a. Fator inibidor mülleriano
   b. Fator estimulador mülleriano
   c. Estrógeno
   d. Andrógeno
3. Qual dos seguintes grupos de hormônios é transportado para a hipófise anterior pelo sistema portal hipotalâmico hipofisário?
   a. Ocitocina, GnRH e dopamina
   b. GnRH, dopamina e vasopressina
   c. Dopamina, vasopressina e ocitocina
   d. Dopamina e GnRH
4. Qual dos seguintes grupos de hormônios controla a síntese e liberação de hormônios hipofisários envolvidos na reprodução?
   a. Ocitocina, GnRH, VIP e dopamina
   b. GnRH, dopamina, VIP e vasopressina
   c. Dopamina, vasopressina, VIP e ocitocina
   d. GAP, dopamina, VIP e GnRH
   e. GAP, GnRH, VIP e ocitocina
5. Qual dos seguintes fatores é responsável pela permanência dos oócitos no estágio de diplóteno ou dictióteno?
   a. Fator inibidor mülleriano
   b. Fator estimulador mülleriano
   c. Fator inibidor da meiose
   d. Fator estimulador da meiose
   e. Fator inibidor do ducto wolffiano
   f. Fator estimulador do ducto wolffiano

Bibliografia

Hafez ESE, Hafez B, eds. *Reproduction in Farm Animals*. 7th ed. Baltimore: Lippincott Williams & Wilkins; 2000.

Johnson MH. *Essential Reproduction*. 7th ed. London: Wiley-Blackwell; 2013.

Lyle SK. Disorders of sexual development in the dog and cat. *Theriogenology*. 2007;68(3):338–343.

Plant TM, Zeleznik AJ, eds. *Knobil and Neill's Physiology of Reproduction*. 4th ed. vols 1 and 2. London: Academic Press; 2015.

Pineda MH, Dooley MP, eds. *McDonald's Veterinary Endocrinology and Reproduction*. 5th ed. Ames: Iowa State University Press; 2003.

Place NJ, Hansen BS, Cheraskin JL, et al. Measurement of serum anti-Müllerian hormone concentration in female dogs and cats before and after ovariohysterectomy. *J Vet Diagn Invest*. 2011;23(3):524–527.

Romagnoli S, Schlafer DH. Disorders of sexual differentiation in puppies and kittens: a diagnostic and clinical approach. *Vet Clin North Am Small Anim Pract*. 2006;36(3):573–606.

36

Ciclo Ovariano

AUTUMN P. DAVIDSON E GEORGE H. STABENFELDT (*in memoriam*)

PONTOS-CHAVE

Ovulação
1. Folículos ovulatórios são selecionados no início da luteólise (em grandes animais domésticos).
2. A ovulação é causada por uma onda pré-ovulatória de gonadotrofinas induzida por estrogênio.

Corpo lúteo
1. O corpo lúteo secreta progesterona, a qual é essencial para a gestação.
2. O hormônio luteinizante é importante para a manutenção do corpo lúteo.
3. A regressão do corpo lúteo em grandes animais domésticos não prenhes é controlada pela secreção uterina de prostaglandina $F_{2\alpha}$.
4. Mudanças na vida média luteal em grandes animais domésticos ocorrem devido a alterações na síntese de prostaglandina $F_{2\alpha}$ pelo útero.

Ciclos ovarianos
1. Em animais com ovulação espontânea, os ciclos ovarianos têm duas fases: folicular e lútea; animais que requerem cópula para ovular podem ter somente a fase folicular.
2. A fase luteal é modificada pela cópula em algumas espécies.

Ovulação

Folículos ovulatórios são selecionados no início da luteólise (em grandes animais domésticos)

Até o advento da ultrassonografia, era difícil identificar padrões de crescimento folicular nos animais domésticos, especialmente aqueles dos folículos que se desenvolvem durante a fase lútea do ciclo. O conceito de desenvolvimento folicular durante a fase lútea foi enfatizado pelo trabalho de Rajakowski, que descreveu a existência de folículos na metade do ciclo na vaca. Com a ultrassonografia, foi possível definir o crescimento e a regressão foliculares durante a fase lútea do ciclo na vaca e na égua. Em bovinos, o padrão predominante é de vários folículos antrais dominantes (grandes) desenvolvendo-se sequencialmente durante o ciclo (Figura 36.1). Os ciclos foliculares são distintos à medida que a regressão folicular se inicia normalmente (como é indicado pelo tamanho do folículo) antes do início do crescimento do próximo folículo. O primeiro folículo dominante regride em torno da metade da fase lútea, com um segundo folículo dominante iniciando o crescimento imediatamente. Se o segundo folículo dominante é o folículo ovulatório, ou se um terceiro se desenvolve, depende do estágio do folículo no momento da regressão do *corpo lúteo* (CL). Se o segundo folículo dominante tiver começado a regredir no momento da regressão do CL, um terceiro folículo se desenvolve. Portanto, o folículo ovulatório selecionado é, por acaso, o folículo dominante ainda em estágio de desenvolvimento quando a regressão do CL se inicia. A duração requerida para o desenvolvimento do folículo antral até o ponto de ovulação tem sido estimada, por várias técnicas, cerca de dez dias nos animais domésticos, talvez um pouco mais em alguns primatas.

A partir de estudos ultrassonográficos e endocrinológicos, duas fases distintas no desenvolvimento final do folículo antral aparentemente ocorrem nos grandes animais domésticos: uma fase relativamente lenta, que dura 4 a 5 dias, seguida de uma segunda fase de crescimento acelerado, novamente durando 4 a 5 dias, que termina na ovulação (Figura 36.2). A fase final do desenvolvimento folicular pode ser iniciada durante a fase lútea, e, assim, o início da fase pode ocorrer sob a influência de uma taxa de pulso de liberação de gonadotrofina relativamente lenta, que ocorre durante a fase lútea. O rápido crescimento folicular requer a exposição a uma pulsação de gonadotrofina mais rápida pelo terceiro ou quarto dia, a fim de que o(s) folículo(s) complete(m) o padrão de crescimento normal até a ovulação. Essa situação normalmente ocorre em conjunto com o início da regressão do CL, o que passivamente permite um aumento na taxa pulsátil de secreção de gonadotrofina (ver Capítulo 35, Figura 35.4).

Uma das maneiras de o *folículo dominante* manter seu *status* é a produção de substâncias que inibem o desenvolvimento de outros folículos antrais. Umas das substâncias é a *inibina*, um hormônio peptídio produzido pela granulosa, o qual inibe a secreção de hormônio folículo estimulante (FSH). O folículo dominante é capaz de compensar as menores concentrações de FSH e continuar a crescer em função do número de receptores de FSH que possui, comparado ao folículo competidor. O desenvolvimento folicular é dinâmico uma vez alcançada a fase de crescimento rápido; o(s) folículo(s) deve(m) atuar por meio de uma estimulação adequada da gonadotrofina em um curto intervalo de dias, ou o resultado é a morte do folículo. Se o folículo antral de crescimento rápido não for exposto a um ambiente gonadotrófico apropriado, inicia-se imediatamente a *atresia* (regressao) dos folículos. Os folículos que regridem são invadidos por células inflamatórias, e a área previamente ocupada pelo folículo antral é eventualmente preenchida por tecido conjuntivo; ou seja, o folículo é substituído por uma cicatriz ovariana.

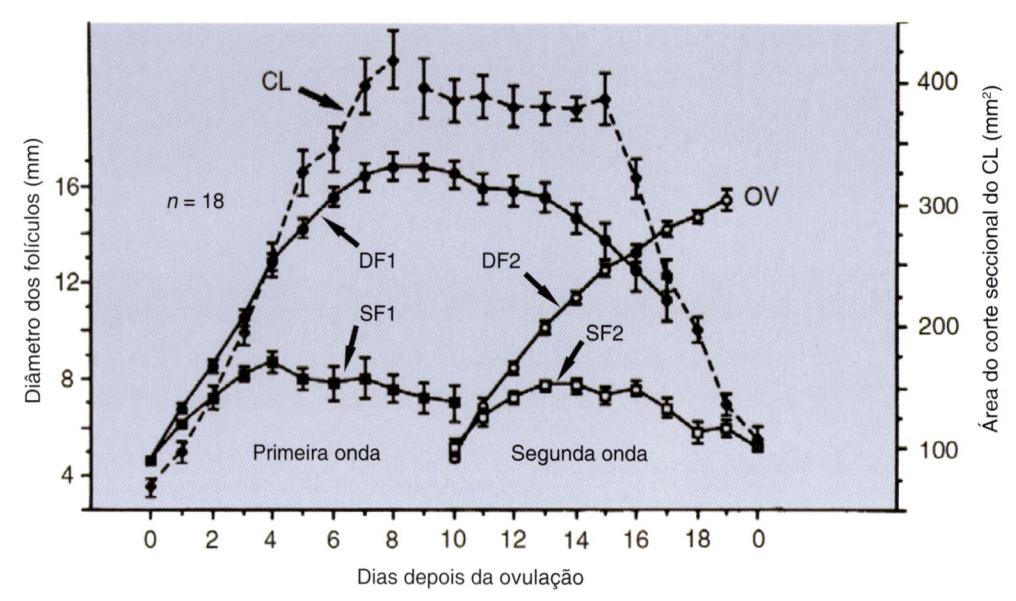

● **Figura 36.1** Perfil médio (± erro padrão da média) dos diâmetros de folículos dominantes e o maior folículo subordinado, e o corte transversal da área luteinizada do corpo lúteo (*CL*), para intervalos interovulatórios com duas ondas foliculares de 18 dias em bovinos. A regressão do CL (diminuição significativa na área transversal, $P < 0,05$) começa entre os dias 15 e 16 para intervalos com essas duas ondas. O crescimento de folículos subordinados é suprimido pelos respectivos folículos dominantes. *DF1*, folículo dominante da primeira onda; *DF2*, folículo dominante da segunda onda; *SF1*, folículo subordinado da primeira onda; *SF2*, folículo subordinado da segunda onda, *OV*, ovulação. (Fonte: Ginther OJ, Knopf L, Kastelic JP. Temporal associations among ovarian events in cattle during oestrous cycles with two and three follicular waves, *J Reprod Fertil*. 1989; 87(1):223-30.)

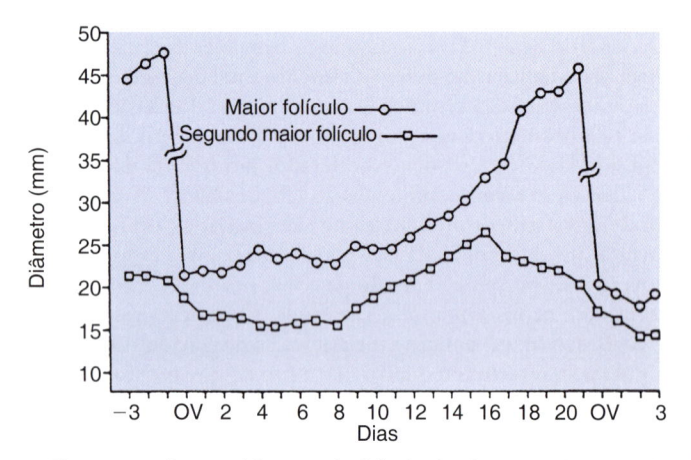

● **Figura 36.2** Desenvolvimento do folículo dominante e do segundo maior folículo durante o ciclo estral da égua. Observe a divergência no diâmetro entre o maior e o segundo maior folículo 1 dia depois da ovulação. (Fonte: Pierson RA, Ginther OJ. Follicular population dynamics during the estrous cycle of the mare. *Anim Reprod Sci*. 1987; 14:219.)

A ovulação é causada por uma onda pré-ovulatória de gonadotrofinas induzida por estrogênio

A onda pré-ovulatória de hormônio luteinizante (LH), que se inicia cerca de 24 horas antes da ovulação na maioria das espécies domésticas, incluindo a vaca, a cadela, a cabra, a porca e a ovelha, dá início a mudanças críticas no folículo que influem em sua condição de órgão endócrino e resultam na liberação do oócito (Figura 36.3). Dois importantes tecidos, o oócito e a granulosa, foram mantidos sob controle pela produção de substâncias que são provavelmente de origem granulosa. Um *fator inibidor do oócito* impede que o oócito recomece a meiose, e um *fator inibidor da luteinização* previne a transformação prematura da granulosa

em tecido lúteo. O impacto da onda de LH bloqueia a produção desses fatores. Na maioria dos animais, a retomada da meiose resulta na primeira divisão meiótica (meiose I), ou formação do *primeiro corpúsculo polar*, que é completada antes da ovulação. Em animais com potencial para extensa longevidade reprodutiva (p. ex., bovinos), o início do processo meiótico poderia ter se iniciado há dez anos ou mais, antes de sua conclusão.

O efeito da onda de LH na granulosa é permitir o início do processo de *luteinização*, o qual transforma as células de secretoras de estrogênio, para secretoras de progesterona. Esse processo está em andamento antes da ovulação ocorrer. Com o advento da onda de LH, a secreção de estrogênio declina concomitantemente com o início da secreção de progesterona.

Uma outra função da onda pré-ovulatória de liberação de LH é estimular a granulosa a produzir substâncias, como relaxina e *prostaglandina $F_{2\alpha}$* ($PGF_{2\alpha}$), que afetam a continuidade do tecido conjuntivo das camadas tecais do folículo. Essas e outras substâncias desconhecidas interferem na teca por meio do desenvolvimento de vesículas (nos fibrócitos) que contêm enzimas hidrolíticas capazes de quebrar a matriz de colágeno do tecido conjuntivo. A ruptura do folículo é causada pela desintegração do tecido conjuntivo.

Em resumo, o estrogênio é usado pelo(s) folículo(s) (1) para estimular o crescimento e desenvolvimento da granulosa e (2) para sinalizar para o hipotálamo e a hipófise a prontidão do(s) folículo(s) para a ovulação.

Corpo lúteo

O corpo lúteo secreta progesterona, a qual é essencial para a gestação

A principal função do CL é a secreção de progesterona, que prepara o útero para o início e a manutenção da gestação. O CL se forma a partir da parede do folículo, que se colapsa e se dobra depois da ovulação. Com a ruptura do folículo, há uma quebra dos tecidos que envolvem a granulosa, particularmente da membrana basal,

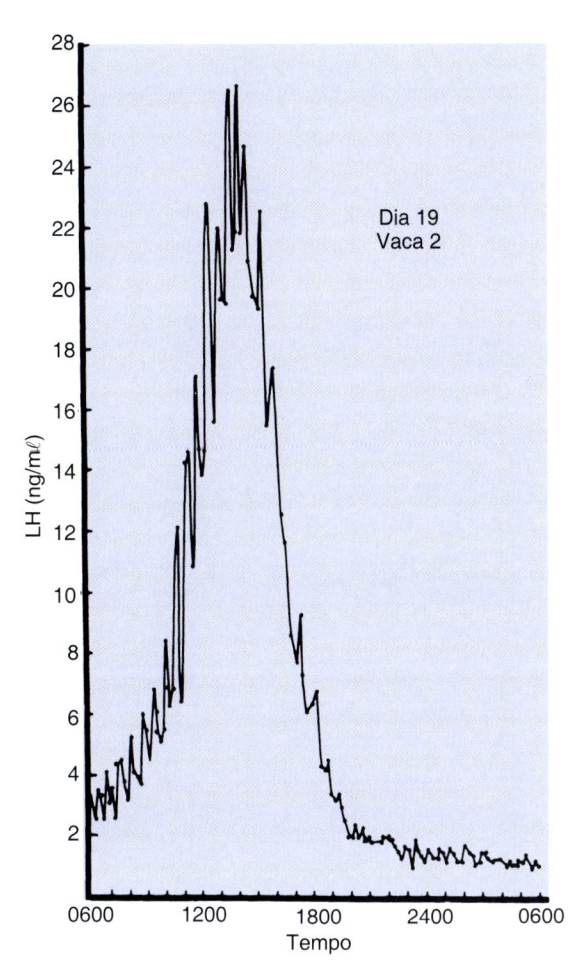

• **Figura 36.3** Onda pré-ovulatória de hormônio luteinizante (*LH*) no dia 19 do ciclo estral na vaca. (Fonte: Rahe CH, Owens RE, Fleeger JL *et al*. Pattern of plasma luteinizing hormone in the cyclic cow: dependence upon the period of the cycle. *Endocrinology*. 1980; 107(2):498-503.)

podendo ocorrer uma hemorragia dos vasos da teca na cavidade. As pregas de tecido que se projetam para dentro da cavidade contêm células da granulosa e da teca e, mais importante ainda, o sistema vascular que suportará o crescimento e diferenciação celulares. Embora as células da granulosa sejam as células dominantes do CL, as células da teca também contribuem significativamente para a composição da estrutura. O processo que as células da granulosa sofrem durante a mudança de secreção de estrogênio, *luteinização*, inicia-se com o advento da onda pré-ovulatória de LH e acelera com a ovulação.

Na maioria das espécies domésticas, significativa produção de progesterona pelo CL inicia-se no intervalo de 24 horas depois da ovulação. Em algumas espécies, incluindo cães e primatas, pequenas quantidades de progesterona são produzidas durante a onda pré-ovulatória de LH; nas cadelas, isso é importante para a expressão da receptividade sexual, que ocorre com a diminuição dos níveis de estrogênio enquanto os níveis de progesterona aumentam.

O hormônio luteinizante é importante para a manutenção do corpo lúteo

Para a maioria dos animais domésticos, o LH é a importante *luteotrofina*, com o CL mantido, tanto nos animais não prenhes como nos prenhes, por um padrão pulsátil relativamente lento de liberação de LH (um pulso por 2 a 3 horas). Em roedores, a prolactina é a luteotrofina importante; a liberação bifásica diária

de prolactina é iniciada pela cópula, o que é essencial para a manutenção do CL. Das espécies domésticas, a prolactina tem sido indicada como luteotrofina em ovelhas e cadelas.

A foliculogênese normal, um pré-requisito para a ovulação, estabelece o estágio para o desenvolvimento subsequente do CL pós-ovulatório. Entretanto, maior atenção clínica é dada para os fatores que controlam a regressão do CL do que para fatores luteotróficos, especialmente quando é desejada a sincronização artificial do estro entre os animais.

A regressão do corpo lúteo em grandes animais domésticos não prenhes é controlada pela secreção uterina de prostaglandina F$_{2\alpha}$

A regressão do CL é importante em grandes animais não prenhes, de modo que os animais entram outra vez em um estado potencialmente fértil tão logo quanto possível. A vida média do CL depois da ovulação deve ter duração suficiente para permitir ao novo concepto em desenvolvimento (o óvulo fertilizado e suas membranas associadas) sintetizar e liberar fatores que permitirão a manutenção do CL, mas relativamente curta para que os animais não prenhes possam retornar a um estado potencialmente fértil. Nos grandes animais domésticos, a duração da fase lútea é de aproximadamente 14 dias, na ausência de gestação. Isso permite que esses animais se reciclem a intervalos relativamente frequentes, aproximadamente a cada 3 semanas.

Leo Loeb mostrou inicialmente (em 1923) a importância do útero para a regressão do CL por meio de estudos com histerectomias que estenderam a fase lútea em cobaias. Ele concluiu que o útero deveria produzir uma substância que terminasse a atividade lútea. Essa informação permaneceu dormente por muitos anos, até que os estudos de histerectomias em bovinos, suínos e ovinos nos anos 1950 produziram resultados similares, ou seja, um prolongamento da fase lútea do ciclo estral. Como resultado desses estudos desenvolveu-se o conceito de que o útero é responsável pelo controle da duração da vida do CL, pelo menos nas grandes espécies domésticas (e cobaias e porcas).

Atualmente é aceito que a PGF$_{2\alpha}$, um ácido graxo com 20 carbonos insaturados, é a substância uterina que causa regressão do CL nos grandes animais domésticos, incluindo bovinos, caprinos, equinos, suínos e ovinos; a PGF$_{2\alpha}$ não tem uma função natural conhecida na regressão do CL em gatas, cadelas ou primatas. A terapia com prostaglandina (PGF$_{2\alpha}$ e PGE) tem sido usada clinicamente para causar luteólise em cadelas e gatas, para tratamento de piometra (infecção uterina associada a um crescimento anormal do endométrio e invasão bacteriana) ou indução de aborto. Nas grandes espécies domésticas, a regressão do CL é iniciada pela síntese e liberação de PGF$_{2\alpha}$ (comumente de origem endometrial) cerca de 14 dias pós-ovulação. O modo de transferência de PGF$_{2\alpha}$ do útero para o ovário ocorre por meio de *transferência contracorrente local* ou *transferência sistêmica geral*. A transferência contracorrente envolve o movimento de moléculas por meio do sistema sanguíneo vascular de altas concentrações no efluente venoso (veia útero-ovariana) para uma área de menor concentração (artéria ovariana) (Figura 36.4). A transferência sistêmica envolve a passagem de moléculas pelo sistema circulatório geral. Em algumas espécies (vaca e ovelha), a síntese de PGF$_{2\alpha}$ do corno uterino somente influencia a vida do CL do ovário ipsilateral. Em outras espécies (porca e talvez égua), a síntese de PGF$_{2\alpha}$ de um corno é suficiente para causar a regressão do CL em ambos os ovários. Esse efeito provavelmente ocorre devido à maior produção de PGF$_{2\alpha}$ pelo tecido uterino, bem como por uma diferença na taxa de metabolismo de PGF$_{2\alpha}$. A PGF$_{2\alpha}$ é rapidamente metabolizada sistemicamente, com mais de

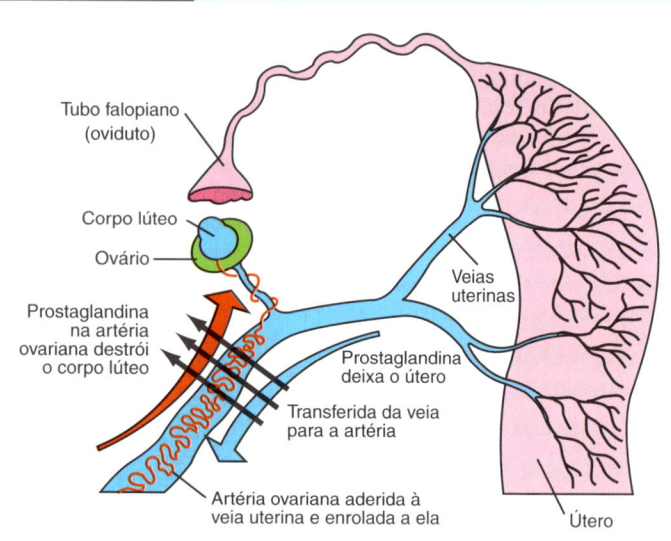

● **Figura 36.4** Rota postulada pela qual a prostaglandina, secretada pelo útero sensibilizado pela progesterona, é capaz de entrar na artéria ovariana e destruir o corpo lúteo na ovelha. (Fonte: Baird DT. The ovary. In: Austin CR, Short RV, ed. *Reproduction in mammals*. v. 3. Cambridge, RU: Cambridge University Press; 1986.)

90% modificados por uma passagem através dos pulmões. Assim, o sistema envolvendo o uso de $PGF_{2\alpha}$ como agente luteolítico nas grandes espécies domésticas requer que a $PGF_{2\alpha}$ seja conservada por meio de um sistema de transferência especial, ou que seja produzida em quantidades relativamente grandes.

O padrão de síntese e liberação de $PGF_{2\alpha}$ é essencial para seu efeito luteolítico. Por exemplo, a síntese e a liberação de $PGF_{2\alpha}$ deve ser pulsátil, com pulsos ocorrendo em intervalos aproximados de 6 horas, para que a *luteólise* seja influenciada (Figura 36.5). O conceito desenvolvido foi de que um mínimo de quatro a cinco pulsos, no período de 24 horas, é requerido para causar a *luteólise* completa. Se os intervalos de pulsos aumentarem significativamente antes da luteólise completa (p. ex., para 12 horas), o CL pode se recuperar e continuar funcionando, mesmo com um menor nível de atividade de síntese de esteroides. O útero deve ser exposto a estrogênio e progesterona para sintetizar e liberar $PGF_{2\alpha}$. Embora o início da síntese de $PGF_{2\alpha}$ que leva a *luteólise* não esteja completamente entendido, uma possível explicação é que estrogênios (de um folículo antral) causem o início da síntese e liberação de $PGF_{2\alpha}$. Em ovinos, acredita-se que uma interação ocorra entre o útero e o ovário depois do pulso inicial de $PGF_{2\alpha}$. A $PGF_{2\alpha}$ influi no CL causando tanto a redução na produção de progesterona quanto na liberação de *ocitocina lútea*. A ocitocina então interage com receptores uterinos para iniciar outra sucessão de síntese de $PGF_{2\alpha}$. A síntese de PGF_{2a} cessa 6 a 12 horas depois das concentrações de progesterona terem se tornado basais, ou seja, com a conclusão da *luteólise*. Um sistema para reciclagem precoce não está presente em cadelas e gatas não prenhes tanto quanto a regressão do CL; a fase lútea está em torno de 70 e 35 a 40 dias, respectivamente. Cadelas com infertilidade e ciclos estrais frequentes podem apresentar diestro curto ou anestro patológicos.

Mudanças na vida média luteal em grandes animais domésticos ocorrem devido a alterações na síntese de prostaglandina $F_{2\alpha}$ pelo útero

Mudanças significativas na duração da vida do CL em espécies animais grandes ocorrem somente em função das alterações

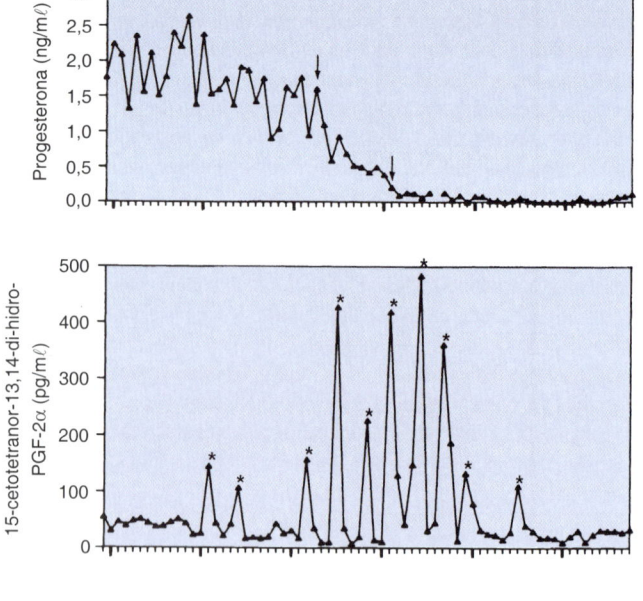

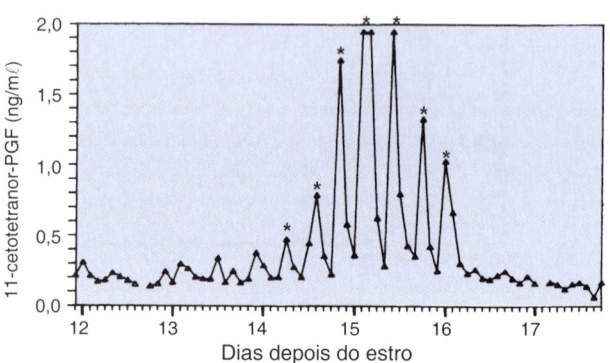

● **Figura 36.5** Concentrações de progesterona, 15-ceto-13,14-di-hidro-$PGF_{2\alpha}$, e metabólitos de 11-cetotetranor-PGF em ovelhas não prenhes. Valores identificados como pulsos significativos de ambos os metabólitos da PGF2α são indicados por asteriscos. O momento do início e a conclusão da luteólise funcional são indicados por setas. *PGF*, prostaglandina F. (Fonte: Zarco L, Stabenfeldt GH, Basu S *et al*. Modification of prostaglandin F-2 alpha synthesis and release in the ewe during the initial establishment of pregnancy. *J Reprod Fertil*. 1988; 83(2):527-36.)

no útero. Como discutido no Capítulo 38, a existência de um embrião resulta no bloqueio da síntese de $PGF_{2\alpha}$ e uma continuidade na atividade lútea. Fases lúteas prolongadas também ocorrem tipicamente em éguas na ausência de infecção uterina. Esse déficit nas éguas parece ser uma propensão genética levando à síntese e à liberação de $PGF_{2\alpha}$. A ausência de um corno uterino também pode resultar em uma ampliada fase lútea em animais nos quais o corno ipsilateral controla o CL (controle local). Nessa situação (p. ex., na vaca), se a ovulação ocorrer no ovário ipsilateral ao corno ausente, a fase lútea é prolongada em razão da necessidade do corno ipsilateral para controlar o tempo de vida do CL.

Em grandes animais domésticos não prenhes, respostas inflamatórias do endométrio causadas por contaminação bacteriana podem resultar em síntese e liberação de $PGF_{2\alpha}$ significativas, levando à luteólise prematura e ao encurtamento do ciclo estral. Deve ser enfatizado que a atividade lútea é quase sempre normal na ausência de anormalidades uterinas nos grandes animais domésticos. Desse modo, ciclos estrais curtos nestes animais são patognomônicos de infecção uterina.

Ciclos ovarianos

Em animais com ovulação espontânea, os ciclos ovarianos têm duas fases: folicular e lútea; animais que requerem cópula para ovular podem ter somente a fase folicular

Um *ciclo ovariano* em um animal não prenhe é definido como o intervalo entre ovulações sucessivas. O ciclo é composto de duas fases, uma *fase folicular* inicial e uma *fase lútea*, subsequente, com a ovulação separando as fases. Na maioria dos animais domésticos e primatas, o processo ovulatório é governado por mecanismos internos; o estrogênio do folículo antral inicia a liberação ovulatória de gonadotrofinas. Estes animais são chamados de *ovuladores espontâneos*.

Existem diferenças fundamentais entre os animais quanto à relação das fases *folicular* e *lútea* do ciclo. Em primatas superiores, há uma separação completa das fases folicular e lútea, sem crescimento folicular significativo até que a luteólise esteja completa. Em grandes animais domésticos, um crescimento folicular significativo ocorre durante a fase lútea do ciclo. Por exemplo, na vaca, um grande folículo antral está presente no início da *luteólise*, e na égua, o crescimento lúteo pode igualmente resultar em ovulação dos folículos durante a fase lútea (em torno de 5% dos ciclos). Assim, nos grandes animais domésticos, muito do crescimento folicular encaixa-se na fase lútea. Essa situação resulta em ciclos mais curtos nos grandes animais domésticos *versus* primatas (17 a 21 dias *vs.* 28 dias); o intervalo da *luteólise* para ovulação é mais curto nos grandes animais domésticos (5 a 10 dias) do que em primatas (12 a 13 dias). O período do crescimento do folículo antral até a ovulação não é apreciavelmente diferente, entretanto, a progressão final do crescimento do folículo antral requer cerca de dez dias em grandes animais domésticos e cerca de 12 a 13 dias em primatas.

Animais que requerem cópula para ovular são conhecidos como *ovuladores induzidos*. Eles incluem gatos, coelhos, furões, martas, camelos, lhamas e alpacas. A cópula substitui o estrogênio como o estímulo que induz a liberação ovulatória de gonadotrofinas. Entretanto, esses animais requerem exposição a elevadas concentrações de estrogênio antes de poderem responder a cópula pela liberação de gonadotrofinas.

Ovuladores induzidos têm um padrão de crescimento folicular (na ausência de coito) no qual grupos de folículos se desenvolvem, são mantidos em um estado maduro por uns poucos dias, e então regridem. O padrão de crescimento folicular pode ser distintamente separado, como na gata, no qual os folículos se desenvolvem e regridem a cada 6 a 7 dias, com um mínimo de 8 a 9 dias entre as ondas de crescimento folicular. Ondas foliculares podem também ter algumas sobreposições, como em lhamas e alpacas (Figura 36.6), ou podem se sobrepor intimamente, como nos coelhos.

A fase lútea é modificada pela cópula em algumas espécies

Nas espécies de roedores, a fase lútea do ciclo ovariano é estendida pela cópula. A vida do CL é de somente 1 a 2 dias na ausência de cópula. A cópula inicia a liberação de prolactina, que resulta no prolongamento da atividade lútea por mais 10 ou 11 dias na ausência de gestação. Esse fenômeno é chamado de *pseudogestação*. Em cães, a regressão espontânea do CL marcando o final do diestro ocorre em associação ao aumento nos níveis de prolactina, causando pseudogestação clínica. Cadelas não prenhes podem fazer ninho, entrar em lactação e cuidar de objetos durante esse período. A rainha pode apresentar pseudogestação se a cópula ocorreu com um zangão infértil.

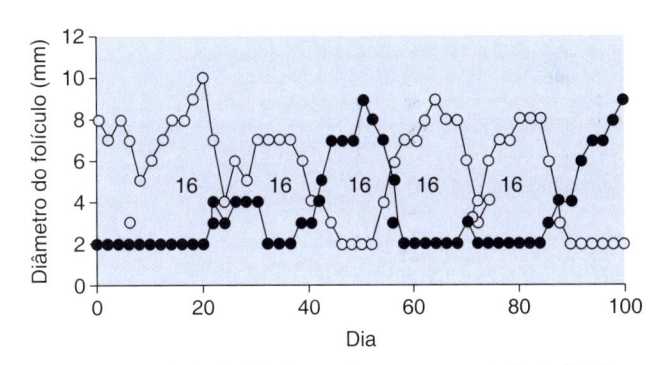

● **Figura 36.6** Atividade folicular ovariana por um período de 50 dias na lhama, indicando crescimento folicular alternado entre ovário esquerdo (*círculos abertos*) e direito (*círculos sólidos*). (Fonte: Vaughan JL, Macmillan KL, D'Occhio MJ. Ovarian follicular wave characteristics in alpacas. *Anim Reprod Sci*. 2004; 80:353-61.)

CORRELAÇÕES CLÍNICAS

Pseudogestação na cadela representada por infertilidade
Relato
Uma Setter irlandês de 5 anos é apresentada por falha na concepção. Ela tem ciclos estrais a cada 8 meses, que parecem normais nas características e duração para seu dono. Ela foi coberta três vezes sem nenhuma gestação aparente. A cadela é enviada para o dono do cão reprodutor no início do proestro e coberta por inseminação artificial, realizada pelo dono do cão reprodutor. Seu dono reclama que ela sempre tem gestações falsas muito enganosas cerca de 6 semanas depois da procriação, com lactação e comportamento recluso. Seu último estro foi há 3 meses.

Exame clínico
Exame físico, hemograma completo, análises químicas e urinálise são normais. Na ultrassonografia abdominal, ovários e útero normais. A progesterona sérica foi de 0,2 ng/mℓ, indicando anestro

Comentário
As causas mais comuns de falha na concepção de cadelas são problemas com a monta (tempo e método de reprodução) e problemas com o cão reprodutor (subfértil ou infértil). Enviar uma cadela para o cão reprodutor muito cedo pode interferir na ovulação em razão do estresse, e a monta baseada na opinião do dono do cão reprodutor sobre o período fértil da cadela pode ser problemático. A ocorrência da pseudogestação na verdade indica que essa cadela tem um ciclo ovariano normal, com ovulação seguida de elevação de progesterona por aproximadamente 45 dias e eventual elevação de prolactina (em cerca de 6 semanas).

Tratamento
Recomenda-se o tempo de ovulação e procriações naturais com um macho fértil e comprovado com base nos resultados do tempo.

Recomenda-se cobertura natural com um macho fértil e comprovado no momento da ovulação que seja fundamentado nos resultados de tempo.

Fase lútea persistente na égua
Relato
Você é chamado para examinar uma égua que teve cria nessa primavera, mas não acasalou no "cio" do potro por causa de uma retenção de placenta. Já haviam decorrido 40 dias desde o "cio" do potro, e o dono quer saber por que a égua não retornou ao estro.

CORRELAÇÕES CLÍNICAS (*continuação*)

Exame clínico

Os principais achados clínicos são uma cérvice que se revela (pelo exame com espéculo) relativamente pequena, bem constrita e (pela palpação retal) de tônus considerável. A palpação retal também revela um útero que tem um tônus considerável. Os ovários são normais em tamanho; de fato, um ovário tem um folículo de 35 mm. Isso faz com que se pergunte ao dono se a égua tem sido vigorosamente rufiada por um garanhão para detecção do estro. O dono traz o garanhão rufião até a égua para demonstrar a técnica de rufiamento, e, como previsto, a égua rejeita vigorosamente o garanhão.

Comentário

O histórico de uma égua que esteve previamente em estro e não retornou ao estro em 30 dias geralmente indica a ocorrência de um corpo lúteo (CL) persistente. O CL persiste em razão da síntese e liberação inadequadas de $PGF_{2\alpha}$ o que normalmente ocorre em aproximadamente 14 dias depois da ovulação e causa regressão do CL na ausência de gestação. A incidência da síndrome pode ser tão alta quanto 15 a 20%. O CL pode permanecer ativo por até 3 meses, antes de sintetizar e liberar $PGF_{2\alpha}$ em quantidade suficiente para causar sua regressão. É difícil palpar um CL persistente por via retal, pois ele tende a encolher no interior do ovário. A estrutura pode ser visualizada por ultrassonografia, mas isso nem sempre é possível. A aparência e o tônus da cérvice e do útero sugerem que o sistema genital tubular está sob influência de progesterona; esses achados, juntamente com o histórico, dão suporte a uma tentativa de diagnóstico. Uma tentativa de diagnóstico também pode ser feita se a égua retornar ao estro em poucos dias depois da administração de $PGF_{2\alpha}$. Um diagnóstico definitivo pode ser estabelecido pela análise sanguínea de progesterona; os valores são frequentemente 1 a 2 ng/mℓ nesta síndrome, *versus* 3 ng/mℓ ou mais em éguas com CL normais de ciclo estral. Um diagnóstico confirmatório adicional poderia ser repetido pelos exames de palpação retal e ultrassonografia em alguns dias. Se a égua mantiver seu tônus uterino, não tiver edema, e mantiver o tônus cervical, esses achados também dariam suporte ao diagnóstico de persistência do CL.

As alterações clínicas que podem ser confusas nessa síndrome são presença de um folículo grande e ausência de estro. Os folículos ovarianos desenvolvem-se nessa síndrome, e algumas vezes a ovulação ocorre. Entretanto, as éguas não mostram receptividade sexual na presença de grandes folículos, se altas concentrações de progesterona da fase lútea estiverem presentes. Adicionalmente, elas não desenvolvem um edema uterino ou relaxamento cervical marcante, se a progesterona ainda estiver presente. Uma possibilidade que poderia ser considerada no diagnóstico diferencial é que a atividade ovariana tenha cessado (*i. e.*, a égua entrou em anestro). Embora isso não ocorra frequentemente em éguas na fase de procriação, as éguas que procriam precocemente podem ser adversamente afetadas pela ocorrência de um fotoperíodo relativamente curto. Nesse caso, os sinais clínicos não dão suporte a um diagnóstico de anestro.

Tratamento

A administração de $PGF_{2\alpha}$ (ou um de seus análogos) em geral inicia a regressão do CL persistente e resulta na aparição do estro dentro de 5 a 7 dias. O retorno precoce ao estro é fundamentado no fato de que folículos ovarianos tendem a se desenvolver em uma base contínua durante a síndrome da fase lútea persistente. A regressão do CL permite ao folículo dominante corrente continuar a se desenvolver e produzir estrogênio, o que coloca a égua em estro. Uma advertência: se um folículo grande (p. ex., 40 a 45 mm) estiver presente no momento do tratamento, o folículo pode ovular antes da manifestação de cio da égua e o tratamento será julgado falho. Nesse caso, o animal necessita ser monitorado diariamente; se a ovulação ocorrer no intervalo de poucos dias de tratamento, pode haver necessidade de inseminação artificial, se as regras de reprodução permitirem.

Questões de revisão

1. O principal hormônio secretado pelo folículo dominante que permite que ele mantenha seu estado dominante é:
   a. Estrogênio
   b. Inibina
   c. Fator inibidor do oócito
   d. Progesterona
2. O fator que é muito importante para decidir se um folículo dominante da fase lútea ovulará é:
   a. Estimulação hipofisária inadequada
   b. Regressão do CL
   c. Atresia do folículo
3. O início da onda pré-ovulatória de LH que leva à ovulação nos ovuladores espontâneos resulta de:
   a. Estrogênio
   b. Inibina
   c. Progesterona
   d. FSH
   e. Prolactina
4. A substância responsável pela regressão do CL nos grandes animais domésticos é:
   a. Estrogênio
   b. Inibina
   c. Ocitocina
   d. Prolactina
   e. $PGF_{2\alpha}$
5. Padrões de folículo ovariano nos animais que são ovuladores induzidos, isto é, aqueles que requerem cópula para a indução da ovulação, são os seguintes:
   a. Ondas foliculares amplamente sobrepostas
   b. Ondas foliculares levemente sobrepostas
   c. Ondas foliculares distintamente separadas
   d. Todas as alternativas anteriores

Bibliografia

Adams GP, Ratto MH, Huanca W, Singh J. Ovulation-inducing factor in the seminal plasma of alpacas and llamas. *Biol Reprod.* 2005;73(3):452–457.

Bocci F, Di Salvo P, Zelli R, et al. *Ovarian ultrasonography and progesterone concentration during the periovulatory period in bitches.* Presented at 5th Biannual Congress, European Veterinary Society for Small Animal Reproduction (EVSSAR), Budapest, Hungary, 2005.

Concannon PW. Endocrinologic control of normal canine ovarian function. *Reprod Domest Anim.* 2009;44(Suppl 2):3–15.

Evans AC. Characteristics of ovarian follicle development in domestic animals. *Reprod Domest Anim.* 2003;38(4):240–246.

Feldman EC, Nelson RW, eds. *Canine and Feline Endocrinology and Reproduction.* 4th ed. Philadelphia: Saunders; 2009.

Hafez ESE, Hafez B, eds. *Reproduction in Farm Animals.* 7th ed. Baltimore: Lippincott Williams & Wilkins; 2000.

Johnson MH. *Essential Reproduction.* 7th ed. London: Wiley-Blackwell; 2013.

Pineda MH, Dooley MP, eds. *McDonald's Veterinary Endocrinology and Reproduction.* 5th ed. Ames: Iowa State University Press; 2003.

Plant TM, Zeleznik AJ, eds. *Knobil and Neill's Physiology of Reproduction.* Vol 1 and 2. 4th ed. London: Academic Press; 2015.

37

Ciclo Estral/Menstrual

AUTUMN P. DAVIDSON E GEORGE H. STABENFELDT (*in memoriam*)

PONTOS-CHAVE

Ciclos reprodutivos
1. Os dois tipos de ciclos reprodutivos são o estral e o menstrual.

Puberdade e senescência reprodutiva
1. Puberdade é a época na qual o animal libera pela primeira vez células germinativas maduras.
2. A senescência reprodutiva em primatas ocorre devido à deficiência ovariana, e não por insuficiência na secreção de gonadotrofina.

Comportamento sexual
1. A receptividade sexual é estimulada na fêmea pelo estrogênio e pelo hormônio liberador de gonadotrofinas e nos machos pela testosterona.

Fatores externos que controlam os ciclos reprodutivos
1. Fotoperíodo, lactação, nutrição e interação animal são fatores importantes que influem na reprodução.
2. A nutrição inadequada resulta em uma inatividade ovariana, especialmente em bovinos.

Ciclos reprodutivos

Os dois tipos de ciclos reprodutivos são o estral e o menstrual

São conhecidos dois tipos de ciclos reprodutivos, *estral* e *menstrual*, sendo que o termo *ciclo ovariano* representa o intervalo entre duas ovulações sucessivas. Essas terminologias foram desenvolvidas para utilizar certas características externas na identificação precisa de uma fase particular do ciclo reprodutivo e, o mais importante, relacionando-as ao momento da ovulação.

Nos animais domésticos que apresentam períodos definidos de *estro* (o momento da *receptividade sexual*); o termo utilizado é *ciclo estral* e o início do *proestro* determina o começo do ciclo (Figura 37.1). Nos primatas, que são sexualmente receptivos durante grande parte do ciclo reprodutivo; o termo *ciclo menstrual* é usado com o início da *menstruação* (secreção vaginal de líquido sanguinolento e debris celulares) determinando o início do ciclo (Figura 37.2). Em muitas espécies, o primeiro dia do ciclo tanto para o ciclo estral quanto para o menstrual tem início logo após a *fase lútea*. Na cadela, o período de *anestro* separa *diestro* e *proestro* (os estágios do ciclo estão descritos adiante).

Nos animais domésticos, o proestro geralmente tem início 48 horas após o final da fase lútea; a cadela e a porca são exceções, sendo o proestro em cadelas atrasado pela fase de anestro (2 a 3 meses) e o proestro da porca não ocorre por 5 a 6 dias. Nos primatas, a menstruação normalmente começa no intervalo de 24 horas após o final da fase lútea. Embora os dois tipos de ciclo tenham o seu início no mesmo momento em relação à fase lútea (logo em seguida), o momento da ovulação é diferente. Isso ocorre porque, como foi discutido anteriormente, as fases folicular e lútea estão separadas nos primatas, com a ovulação ocorrendo no mínimo 12 a 13 dias após a menstruação. Na maioria dos animais domésticos, a *fase folicular* ocorre junto com a fase lútea e, portanto, a ovulação ocorre relativamente mais precocemente no ciclo estral. Nos animais domésticos é mais fácil predizer o momento da ovulação (em relação aos primatas), pois o estro está normalmente associado à liberação pré-ovulatória de *gonadotrofina* e ovulação. O início do desenvolvimento folicular nos primatas pode ser atrasado por diversas razões (p. ex., estresse), tornando o momento da ovulação menos previsível nos primatas do que nos animais domésticos.

O ciclo estral é dividido classicamente em fases que representam tanto os eventos comportamentais quanto gonadais (ver Figura 37.1). A terminologia, originalmente desenvolvida para o *hamster*, rato e camundongo, é a seguinte:

- Proestro: período de desenvolvimento folicular, ocorrendo subsequente à regressão lútea e terminando no estro
- Estro: período de receptividade sexual
- Metaestro: período do desenvolvimento inicial do corpo lúteo (CL)
- Diestro: período da fase madura do CL.

As terminologias comuns utilizadas para os animais domésticos envolvem tanto as atividades *comportamentais* quanto as *gonadais*. O ciclo pode ser descrito de uma forma comportamental, indicando o momento em que os animais estão em *estro* (sexualmente receptivos) ou não (proestro, metaestro e diestro). O ciclo também pode ser descrito com referência à atividade ovariana, caso a diferenciação dos folículos e do CL seja possível. Os animais podem estar na *fase folicular* (proestro e estro) ou na *fase lútea* (metaestro e diestro).

Nos equinos, em função da identificação do CL por palpação transretal ser relativamente difícil, as éguas são classificadas pelo seu comportamento sexual: estro ou não estro. A classificação comportamental também é utilizada para outras espécies domésticas, incluindo caprinos, suínos e ovinos, em função da dificuldade de determinar o estado ovariano. O estado ovariano dos bovinos pode ser determinado de modo preciso por palpação transretal, e as vacas são classificadas pelo estado ovariano: folicular ou lútea. O estado ovariano da cadela e da gata pode ser determinado pela realização da citologia vaginal (efeito estrogênio) e dosagem de progesterona plasmática. Se o CL puder ser identificado, pode-se afirmar que a atividade ovariana está normal no animal em questão, pois o CL representa o resultado do crescimento folicular e da ovulação.

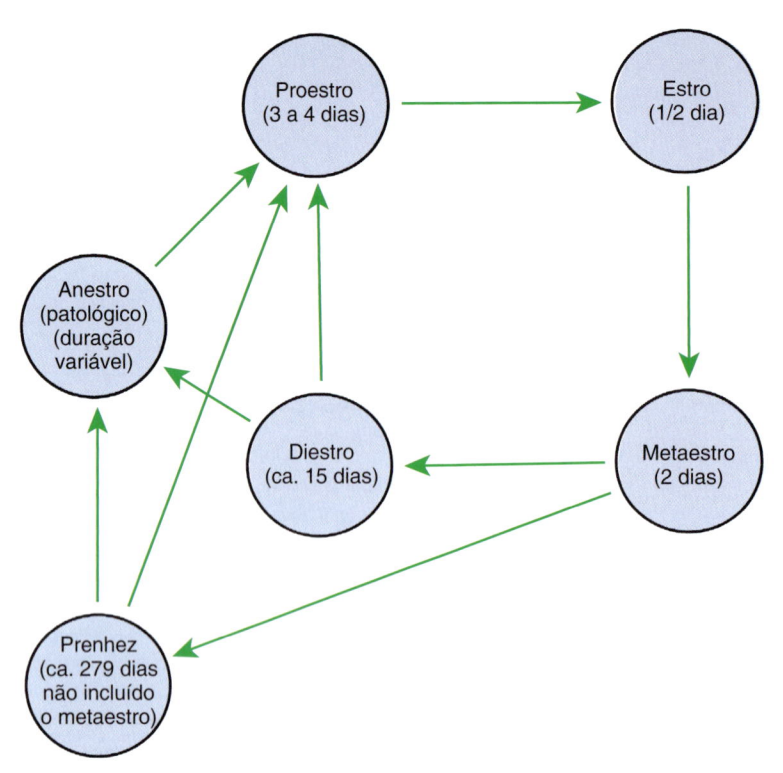

● **Figura 37.1** Vários estágios do ciclo ovariano da vaca. (Fonte: McDonald LE. *Veterinary endocrinology and reproduction*. 5th ed. Philadelphia: John Wiley & Sons; 2003.)

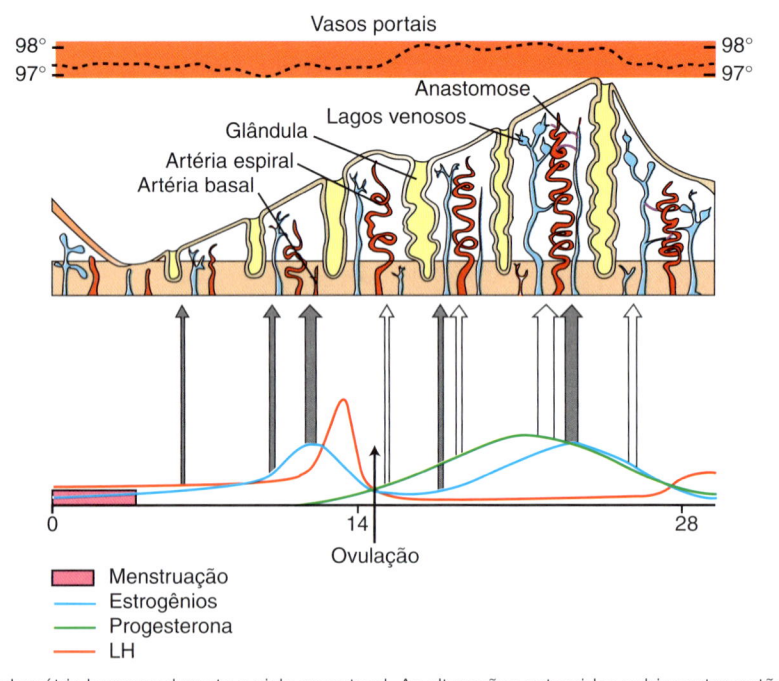

● **Figura 37.2** Alterações no endométrio humano durante o ciclo menstrual. As alterações esteroides subjacentes estão indicadas na *parte inferior*, e a temperatura corporal basal está indicada na *parte superior*. O espessamento das *setas* (estrogênio, *hachuradas*; progesterona, *brancas*) indicam a força de ação. *LH*, hormônio luteinizante. (Fonte: Johnson M, Everitt B, eds. *Essential reproduction*. 3rd ed. London: Blackwell Scientific; 1988.)

Puberdade e senescência reprodutiva

Puberdade é a época na qual o animal libera pela primeira vez células germinativas maduras

Para as fêmeas iniciarem o ciclo reprodutivo, elas precisam passar pelo processo de *puberdade*. O termo *puberdade* é usado para definir o início da vida reprodutiva. Nas fêmeas, embora o início da atividade sexual (nos animais domésticos) ou o primeiro sangramento menstrual (nos primatas) sejam utilizados como o início da puberdade, a definição mais precisa é o momento da primeira ovulação. Para todas as espécies, há uma necessidade fundamental de se atingir um determinado peso para o início da puberdade; nos bovinos, por exemplo, é de cerca de 275 kg, e em ovinos cerca de 40 kg (Figura 37.3). Se essa necessidade não for alcançada em função de nutrição inadequada, a puberdade é retardada. A idade

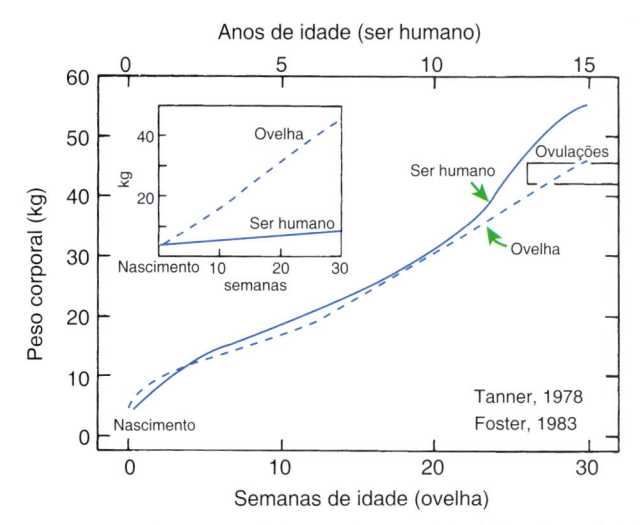

● **Figura 37.3** Peso corporal do nascimento até o início da ovulação em ovelhas (média) e seres humanos (50° percentil). O *quadro menor* demonstra o crescimento absoluto durante as primeiras 30 semanas. (Fonte: Foster DL, Karsch FJ, Olster DH *et al.* Determinants of puberty in a seasonal breeder. *Recent Prog Horm Res*. 1986; 42:331-84.)

típica do início da puberdade nos animais domésticos é a seguinte: gatas, 6 a 12 meses; vacas, 8 a 12 meses; cadelas, 6 a 12 meses; cabras, 7 a 8 meses; éguas, 12 a 18 meses; e ovelhas, 7 a 8 meses. Classicamente, as cadelas atingem 75% do seu tamanho adulto antes da puberdade.

Os mecanismos fisiológicos envolvendo o controle da puberdade nos animais domésticos são mais conhecidos nos ovinos. Um dos conceitos fundamentais do início da puberdade envolve um aumento na síntese e liberação do *hormônio liberador de gonadotrofina* (GnRH) pelo hipotálamo, que estimula a secreção da *gonadotrofina* (de forma pulsátil) e o crescimento folicular. Antes da puberdade, a secreção de GnRH e gonadotrofina está inibida, pois o hipotálamo está altamente sensível à inibição da *retroalimentação negativa pelo estrogênio*. Uma das condições para a puberdade em ovelhas é a maturação do hipotálamo, que resulta na redução da sensibilidade à retroalimentação negativa pelo estrogênio. O início da puberdade não é retardado em razão da falta de resposta das gônadas pré-púberes, já que o desenvolvimento de folículos ovarianos pode ser estimulado pela administração de gonadotrofina.

As alterações no *fotoperíodo* são importantes para que as ovelhas entrem na puberdade. Demonstrou-se que as ovelhas devem ser expostas a fotoperíodos longos durante seu desenvolvimento pré-puberal; o período pode ser tão curto quanto 1 a 2 semanas (sob condições experimentais). O término de fotoperíodos longos, que ocorre com o solstício do verão, permite a redução da sensibilidade do hipotálamo em resposta à retroalimentação negativa do estrogênio. O intervalo mínimo do fim da exposição ao fotoperíodo longo e o início da puberdade é de dez semanas, sob condições experimentais. Esses aspectos estão em concordância com o tempo da puberdade espontânea, no qual a primeira ovulação geralmente ocorre no final de setembro (no Hemisfério Norte), ou cerca de 13 semanas depois do solstício de verão. Deve-se observar que esse conceito de início da puberdade não envolve uma redução do fotoperíodo; a ênfase está no ponto de inversão que envolve o término da exposição a um fotoperíodo longo.

Com um crescimento apropriado e a exposição ao fotoperíodo, a secreção de gonadotrofinas em ovelhas causa um significativo crescimento folicular. Esse crescimento é mantido em função da sensibilidade reduzida do hipotálamo ao estrogênio produzido pelos folículos em crescimento. O primeiro evento endócrino da puberdade na ovelha é o surgimento de um pico pré-ovulatório de gonadotrofina, presumidamente induzido pelo estrogênio produzido pelos folículos em desenvolvimento (Figura 37.4). O pico de gonadotrofina resulta na formação de uma estrutura lútea, através da luteinização do(s) folículo(s), que apresenta uma meia-vida curta de 3 a 4 dias. Depois da regressão dessa estrutura lútea inicial, outro pico de gonadotrofina ocorre, levando à ovulação e à formação do CL, este geralmente com uma meia-vida normal. Nesse momento, a atividade ovariana cíclica é finalmente iniciada na ovelha.

O fotoperíodo pode apresentar um efeito supressivo sobre o início da puberdade nos animais cuja ciclicidade ovariana é controlada pela luz. Gatinhos nascidos na primavera podem estar grandes o suficiente para entrar na puberdade no fim do outono, mas a puberdade pode ser atrasada alguns meses, caso os gatinhos estejam sob fotoperíodo natural, com o encurtamento da exposição de luz no outono.

O fotoperíodo tem influência no momento do início da puberdade em macacos do gênero Macaca, dependendo da maturidade fisiológica do indivíduo. A primeira ovulação, ou início da puberdade, pode ocorrer durante o final do outono ou início do inverno, aproximadamente aos 30 meses de idade (20% dos animais) ou 12 meses depois, com cerca de 42 meses de idade (80% dos animais). Os animais que entram na puberdade com 30 meses apresentam maturação mais precoce do sistema neuroendócrino, em que uma significativa secreção de gonadotrofina tem início durante a primavera anterior. Assim, se a puberdade ocorrer precocemente, existirá uma janela de tempo para o início da puberdade em macacos, que deve ter seu início durante o fotoperíodo favorável de decréscimo de luz; nutrição e crescimento são prováveis determinantes da precocidade do início da puberdade.

O início da puberdade normalmente resulta no estabelecimento da atividade ovariana cíclica em um período relativamente curto (*i. e.*, em poucas semanas a 1 mês em cordeiros). As ovelhas podem ter o início da atividade ovariana cíclica no começo da puberdade, o que pode levar à gestação (se coberta) no primeiro estro, ou podem ter um início falso com o estabelecimento de fases lúteas limitadas, e parada da atividade ovariana por diversas semanas a 1 mês antes que elas voltem a ciclar. Em geral, o início da ciclicidade ovariana em borregas tem início depois e termina antes, quando comparadas a animais adultos de uma mesma raça. O término precoce da atividade ovariana resulta de uma resposta precoce à retroalimentação negativa do estrogênio.

O início da atividade ovariana cíclica em primatas púberes leva um tempo maior; o primeiro crescimento folicular significativo normalmente termina em falha na ovulação. Em macacas do

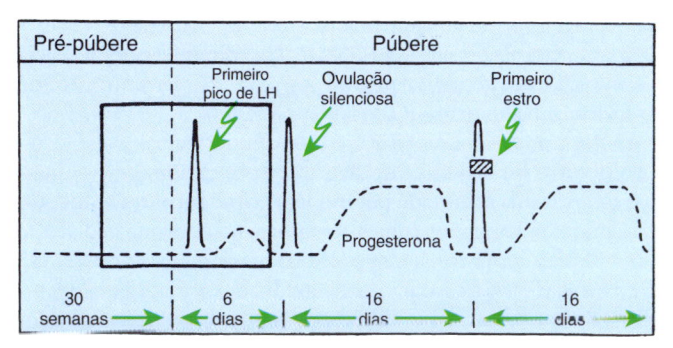

● **Figura 37.4** Revisão esquemática dos principais eventos durante a transição para a idade adulta em ovelhas. *LH*, hormônio luteinizante. (Fonte: Foster DL, Ryan KD. Mechanisms governing onset of ovarian cyclicity at puberty in the lamb. *Ann Biol Anim Biochem Biophys*. 1979; 19:1369.)

gênero Macaca são geralmente necessários de 3 a 6 meses após a menarca, ou primeiro sangramento vaginal, antes da ocorrência da primeira ovulação na puberdade. Em seres humanos, o crescimento folicular sem a ovulação pode ocorrer por até 1 ano antes do estabelecimento da atividade ovariana cíclica normal, incluindo a ovulação e a formação do CL.

Nos cordeiros machos, o início da puberdade é inicialmente estimulado quando eles começam a perder a sensibilidade à inibição estrogênica por retroalimentação, normalmente por volta de 15 semanas de idade. Para muitos machos, isso ocorre durante um fotoperíodo longo ou em ascensão, ao contrário do que ocorre nas fêmeas. A espermatogênese (processo de produção do esperma, resultando na presença de espermatozoides maduros) normalmente se inicia nesse período, mas devido à demora do processo, os carneiros normalmente não são capazes de fertilizar uma fêmea até cerca de 30 ou mais semanas de idade, ou durante o início da puberdade das ovelhas. Assim, a puberdade no macho é um fenômeno gradual, se comparado ao processo abrupto na fêmea.

Em função de as ovelhas adultas apresentarem o mesmo pico de gonadotrofina duplo durante o início da estação reprodutiva, sugeriu-se que os animais adultos passam pelo processo de puberdade todos os anos quando tem início a estação reprodutiva. Recentes estudos com ovelhas adultas, entretanto, indicam que a *refratariedade* a um fotoperíodo longo pelo qual os animais passam durante a primavera e verão é o aspecto crítico para o estabelecimento da atividade ovariana. Assim, o conceito de que a renovação da atividade ovariana em ovelhas recapitula a puberdade parece não ser preciso, pelo menos em alguns aspectos.

A senescência reprodutiva em primatas ocorre devido à deficiência ovariana, e não por insuficiência na secreção de gonadotrofina

O término da atividade ovariana que ocorre nos primatas é denominado *menopausa*. Nos seres humanos, por exemplo, normalmente ocorre entre 45 e 50 anos de idade. A menopausa é resultado da depleção dos oócitos, que ocorreu durante a vida reprodutiva do indivíduo; em essência, ela representa a falência ovariana. Não está claro se os folículos deixam de se desenvolver de seu estado primordial em razão da redução absoluta ou relativa no número de folículos, ou se uma ausência de receptores para gonadotrofina impede que os folículos atinjam um estágio de crescimento dependente da gonadotrofina. O início da menopausa normalmente envolve uma irregularidade cíclica causada por uma falha do desenvolvimento folicular e ovulação. A secreção das gonadotrofinas pode estar aumentada, ou permanecer normal, em função da ausência de estrogênio e, consequentemente, da retroalimentação negativa sobre a secreção de gonadotrofinas. Por fim, a atividade folicular ovariana cessa, a concentração de estrogênio diminui, e, na ausência de inibição por retroalimentação negativa, as concentrações de gonadotrofina aumentam consideravelmente.

A *senescência reprodutiva* não é reconhecida nos animais domésticos. Isso decorre parcialmente de algumas espécies domésticas terem seu ciclo de vida encurtado por motivos econômicos ou humanos. Portanto, um fenômeno como a menopausa claramente não ocorre nos animais domésticos. Um efeito da idade pode ser observado em cães: o intervalo do ciclo estral gradualmente aumenta de um normal de 7,5 para 12 a 15 meses durante o fim da vida. Além disso, o tamanho da ninhada diminui e o aumento da mortalidade neonatal, provavelmente associado a distocia (parto difícil), ocorre com o aumento da idade das fêmeas. A senescência reprodutiva da chita foi relatada como uma consequência uterina, em vez de alterações ovarianas.

Comportamento sexual

A receptividade sexual é estimulada na fêmea pelo estrogênio e pelo hormônio liberador de gonadotrofinas e nos machos pela testosterona

Como foi indicado anteriormente, o estabelecimento do comportamento sexual depende da exposição, ou ausência da exposição, do hipotálamo à testosterona durante o período neonatal inicial. Em essência, a testosterona (que sofreu aromatização a estrogênio) causa masculinização dos centros sexuais do hipotálamo; na ausência da testosterona, o hipotálamo torna-se feminilizado. Uma área do hipotálamo, a *área pré-óptica medial*, foi identificada no rato como uma área estruturalmente modificada pela exposição à testosterona.

Existem diversos princípios que abordam os efeitos dos hormônios sobre o comportamento sexual dos animais domésticos. Primeiro, a magnitude da alteração da concentração hormonal que influi no comportamento sexual é pequena; no gato, por exemplo, um aumento na concentração plasmática do estradiol-17 de 10 para 20 pg/mℓ resulta em sinais de proestro. Segundo, o sinergismo entre os hormônios é geralmente importante para a receptividade sexual; no cão, por exemplo, a exposição ao estrogênio e declínio dele seguido pela elevação de progesterona é importante. Terceiro, a sequência de exposição aos hormônios pode ser importante; na ovelha, por exemplo, a exposição à progesterona é necessária antes da exposição ao estrogênio para a manifestação do estro.

O *estrogênio* do folículo antral em desenvolvimento é o hormônio necessário para a receptividade sexual em todos os animais domésticos. A *progesterona*, proveniente tanto da granulosa do folículo pré-ovulatório quanto do CL, também é importante para o estro em alguns animais (cadela).

Nas ovelhas e nas cabras, o estro ocorre em resposta ao estrogênio somente se o animal tiver sido previamente exposto à progesterona (por meio da presença do CL do ciclo anterior). O estro normalmente se inicia em um curto período após o final da fase lútea (i. e., 24 a 36 horas) devido à presença de folículos antrais grandes no momento da luteólise; assim, o período da última exposição à progesterona e o início do estro é curto (Figura 37.5). A necessidade de progesterona para a receptividade sexual significa que a primeira fase folicular da estação reprodutiva, que causa ovulação na ovelha, não é acompanhada pelo estro. Muitas ovelhas adultas apresentam o estro após a primeira fase lútea. As ovelhas geralmente necessitam da exposição a duas ou mais fases lúteas antes de manifestarem o estro.

Das espécies domésticas, os cães apresentam uma particularidade quanto à receptividade sexual ser regulada pela progesterona, produzida inicialmente pela granulosa durante o pico pré-ovulatório do hormônio luteinizante (LH) e subsequentemente pelo CL em desenvolvimento. A exposição anterior ao estrogênio torna a fêmea atraente ao macho, mas não causa receptividade sexual; o estro necessita de uma exposição adicional à progesterona. O estro geralmente é mantido por 7 a 9 dias durante o desenvolvimento da fase lútea. Em outras espécies domésticas, a progesterona é inibitória para a atividade estral.

A importância de exposição prévia à progesterona para a manifestação do estro foi sugerida para o gado leiteiro em função da observação de uma incidência reduzida de estro durante a primeira ovulação pós-parto (15º ao 20º dia). Redução total de progesterona ocorre em vacas imediatamente anterior ao parto e, nessa situação, os animais não teriam sido expostos à progesterona durante 2 a 3 semanas. As porcas também apresentam uma incidência reduzida de estro na primeira ovulação, que normalmente não ocorre até o final da amamentação, em geral não antes de pelo menos 45 dias depois

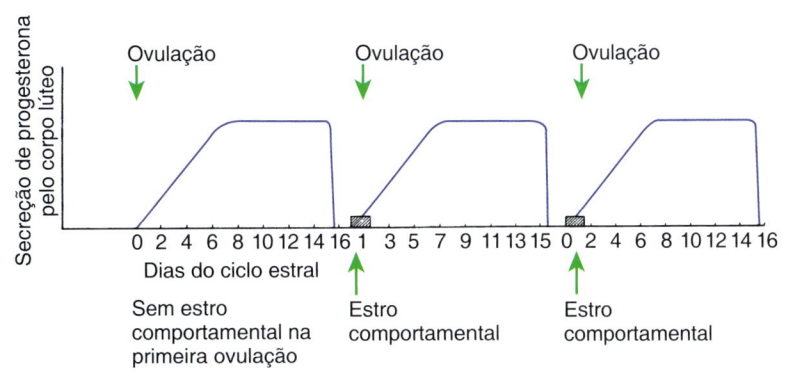

- **Figura 37.5** Ciclo estral da ovelha, demonstrando como a primeira ovulação da estação não é acompanhada pelo estro. Observe o curto intervalo entre a regressão do corpo lúteo e a próxima ovulação. (Fonte: Austin CR, Short RV, eds. Reproduction in mammals: *reproductive fitness*. v. 4. 2nd ed. Cambridge University Press; 1972, 1985.)

do parto. Outras espécies domésticas (*i. e.*, gatas, cabras e éguas) manifestam o estro na primeira ovulação da estação sem uma necessidade aparente de uma exposição à progesterona.

A testosterona é importante para a *libido* nas fêmeas primatas. A camada da teca dos folículos em atresia forma um interstício ativo que secreta os andrógenos androstenediona e testosterona. Os andrógenos também são importantes para a manutenção da libido nos machos. Ocasionalmente, machos castrados, particularmente cavalos, são capazes de manter a libido apesar da baixa concentração de andrógenos (de origem adrenal) presentes após a castração. Esses animais podem às vezes ser diferenciados daqueles com os testículos retidos (fora da bolsa escrotal) (animais *criptorquidas*) por meio da dosagem plasmática de testosterona; entretanto, os níveis séricos de testosterona em machos intactos variam a cada minuto. Um teste de estimulação por GnRH identifica com maior acurácia tecidos testiculares remanescentes (2,2 µg/kg por via intravenosa, e coleta de amostra antes e 1 a 3 horas depois). Quando comercialmente disponíveis, os níveis séricos de LH são parâmetros melhores para a diferenciação entre indivíduos criptorquidas bilateral (LH < 1 ng/mℓ) e castrados (LH > 1 ng/mℓ).

Tanto as evidências experimentais quanto as circunstanciais indicam que o GnRH apresenta uma influência na receptividade sexual. A administração de GnRH em ratas ovariectomizadas produziu uma resposta sexual (lordose), e em leitoas pré-púberes, a administração de GnRH resultou na manifestação de estro em 24 horas. A evidência circunstancial é que o início da receptividade sexual está bem próximo do início do pico pré-ovulatório de gonadotrofina. Em razão de esse pico ser resultado de um aumento na frequência da liberação pulsátil de gonadotrofina induzida por síntese e liberação aumentadas de GnRH, é provável que a elevada atividade secretora de GnRH influencie os centros sexuais do hipotálamo para haver estimulação da receptividade sexual. Isso permite que o início do processo ovulatório, causado pelo pico de gonadotrofina, seja bem próximo à receptividade sexual.

Fatores externos que controlam os ciclos reprodutivos

Fotoperíodo, lactação, nutrição e interação animal são fatores importantes que influem na reprodução

Fotoperíodo

O fotoperíodo controla a ocorrência dos ciclos reprodutivos em determinadas espécies domésticas, incluindo felinos, caprinos, equinos e ovinos. O resultado é que esses animais têm uma fase do

ano na qual apresentam uma atividade ovariana contínua (cíclica), assim como um outro período sem atividade, chamado de *anestro*. A resposta ao fotoperíodo é diferente entre essas espécies; felinos e equinos são positivamente influenciados pelo aumento da luminosidade, e os caprinos e ovinos são positivamente influenciados pela redução do fotoperíodo (Figura 37.6).

Normalmente, uma resposta positiva a uma alteração no fotoperíodo ocorre relativamente logo após o solstício de verão ou de inverno (*i. e.*, em 1 a 2 meses). Uma resposta negativa a uma alteração no fotoperíodo normalmente necessita de uma duração maior para o efeito (*i. e.*, 2 a 4 meses para suprimir a atividade ovariana depois da ocorrência de um solstício em particular). O resultado é que, na ausência de uma gestação, a atividade ovariana cíclica normalmente ocupa mais da metade do ano nessas quatro espécies sazonais.

Em gatas, a atividade ovariana cíclica pode variar do final de janeiro até outubro (Hemisfério Norte). Em éguas, a atividade ovariana geralmente vai de março a outubro. Inversamente, as ovelhas e cabras apresentam atividade ovariana do final de julho até fevereiro ou março (dependendo da raça). Como indicado anteriormente, a exposição à progesterona imediatamente antes do desenvolvimento folicular é necessária para a receptividade sexual em ovelhas. A duração completa da estação reprodutiva da ovelha

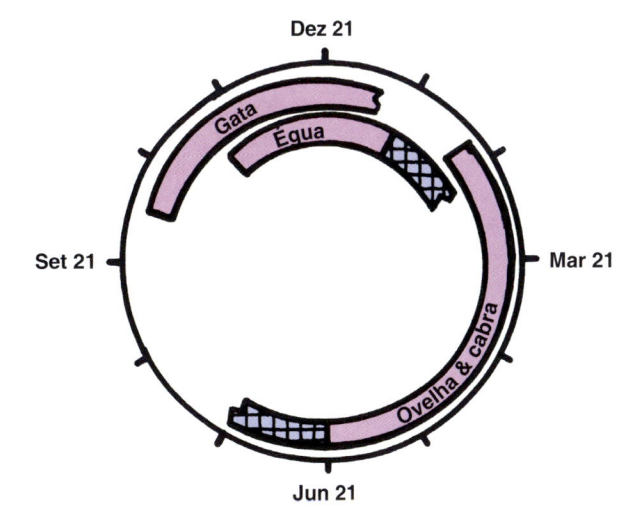

- **Figura 37.6** Representação diagramática do efeito do fotoperíodo na atividade ovariana de gatas, éguas, ovelhas e cabras. As *barras* representam os períodos de inatividade ovariana (anestro). O período de transição para a égua, ovelha e cabra é demonstrado nas *partes hachuradas* das barras. (Utilizada, com permissão, de Swenson MJ, ed. *Duke's physiology of domestic animals*. 10th ed. Cornell University Press; 1984.)

não é manifestada externamente porque a primeira ovulação não é precedida pela presença de um CL e a última fase folicular poder ser atrasada em razão de um fotoperíodo negativo, com a perda do efeito do *priming* da progesterona antes do crescimento folicular.

O principal tradutor do fotoperíodo é a *glândula pineal*, que produz a *melatonina* em resposta à escuridão. A via no sistema nervoso central (SNC) envolvida na interpretação da luz inclui a retina, núcleo supraquiasmático, gânglio cervical superior e a glândula pineal. Embora anteriormente a melatonina tenha sido descrita como *antigonadal*, isso obviamente não é verdadeiro, pois tanto fases curtas quanto longas de escuridão, com resultantes secreções curta e longa de melatonina, podem apresentar um efeito positivo sobre o ciclo reprodutivo. Em ovelhas, no entanto, a exposição a uma escuridão crescente pode ser importante somente para a manutenção da atividade ovariana. Acredita-se que o início da atividade ovariana ocorra em resposta ao desenvolvimento de uma refratariedade a fotoperíodos longos. O desenvolvimento da *fotorrefratariedade* ao fotoperíodo longo como um requisito para a ciclicidade ovariana é compatível com o fato de a ovelha poder começar a atividade ovariana cíclica antes mesmo do início do solstício de verão.

Das espécies sazonais, a gata é a mais sensível às alterações no fotoperíodo; o estro, em conjunto com um folículo antral maduro, pode ocorrer tão cedo quanto 15 de janeiro (no Hemisfério Norte). Provavelmente, a atividade folicular inicial começa pelo menos 10 dias antes da primeira manifestação do estro, ou 15 dias depois do solstício de inverno. Assim, uma mudança total no fotoperíodo tão breve quanto 15 min pode ser percebida e traduzida pela gata como atividade ovariana.

Os efeitos supressivos do fotoperíodo podem ser superados por intermédio de esquemas de exposição à luminosidade artificial. Isso é relativamente fácil no caso de gatas e éguas, em que ambientes com luminosidade são compatíveis com a atividade ovariana (*i. e.*, pelo menos 12 horas de luz por dia). Se o fotoperíodo for estabelecido antes do término da atividade ovariana no outono, a atividade ovariana cíclica continua durante o período associado ao anestro. Se for permitido que éguas entrem em anestro no outono, pode levar no mínimo 2 meses de exposição à luminosidade aumentada para o retorno da atividade ovariana. O momento normal para expor a égua à luminosidade é no dia 1º de dezembro (no Hemisfério Norte), esperando-se uma atividade ovariana cíclica no início de fevereiro.

Normalmente não é possível manter ovelhas e cabras em instalações escuras para aumentar a exposição destes animais à escuridão para superar os efeitos supressivos do aumento da luminosidade. Uma evolução recente sobre esse assunto foi a administração oral ou sistêmica (implantes) de melatonina em ovelhas durante a primavera. Essa exposição à melatonina resultou em um início precoce da atividade ovariana e aumentou o número de múltiplas ovulações acima do normalmente observado no início da estação reprodutiva.

Lactação

A lactação pode apresentar efeitos supressivos sobre a atividade ovariana. Nas porcas, a supressão da atividade ovariana é completa; porcas não entram em estro antes da desmama dos leitões. As gatas podem ter a atividade ovariana suprimida durante a lactação, embora ocasionalmente manifestem o estro durante o final da lactação. A atividade ovariana tende a ser suprimida em vacas de corte em lactação, com o primeiro estro e ovulação não ocorrendo antes de 45 dias pós-parto. O processo de mamada é, aparentemente, importante na inibição da atividade ovariana; vacas leiteiras não apresentam essa supressão causada pela lactação, a menos que haja um grande déficit nutricional.

Cabras e ovelhas normalmente iniciam a lactação durante um fotoperíodo que é altamente supressivo para a atividade ovariana, e, portanto, o restabelecimento da atividade ovariana nessas espécies é confundido pelo fotoperíodo. Ovelhas parindo no outono e ovulando 12 dias após o parto (média de 23 dias depois) indicam que a lactação apresenta um efeito supressor pequeno sobre a atividade ovariana nas ovelhas. As éguas normalmente ovulam do 10º ao 15º dia pós-parto, com a lactação não apresentando nenhum efeito supressivo sobre a atividade ovariana em relação a esse intervalo ovulatório.

Um dos conceitos da *supressão lactacional da atividade ovariana* envolve a importância da mamada com a relacionada estimulação sobre síntese de prolactina. Os fatores inibitórios da síntese da prolactina, incluindo a dopamina e o peptídeo associado ao GnRH, precisam ser suprimidos para que ocorra a síntese de prolactina. O estímulo sensorial da mamada suprime a produção desses fatores inibidores da prolactina. Como a dopamina e o peptídeo associado ao GnRH são fatores essenciais na síntese das gonadotrofinas, a redução da liberação destes compostos resulta em uma atividade ovariana reduzida pela diminuição da síntese e liberação de gonadotrofina.

Feromônios

Os feromônios são compostos químicos que permitem a comunicação entre os animais pelo sistema olfatório. Quando o comportamento sexual é envolvido, os compostos são denominados *feromônios sexuais*. Os feromônios têm diversas fontes teciduais; as principais fontes nos animais são as glândulas sebáceas, o trato reprodutivo e o trato urinário.

Os primeiros experimentos demonstrando a potência do odor do macho em influenciar o comportamento reprodutivo foram realizados em ratos. Uma síndrome, denominada *efeito Whitten*, envolve a sincronização do estro em ratas pela introdução súbita de um macho (ou odor do macho na cama), com um grande número de animais ciclando 3 dias depois da introdução do macho. Neste caso, o efeito do feromônio é o de estimular a síntese e a liberação das gonadotrofinas. Outra síndrome, denominada *efeito Bruce*, envolve o bloqueio do desenvolvimento da gestação pela introdução de um macho diferente (estranho) próximo à fêmea recém-coberta. O efeito do odor de um macho estranho é bloquear a liberação da prolactina, hormônio responsável pela manutenção do CL em associação à gestação em roedores. A regressão do CL neste caso causa a perda fetal. Assim os feromônios podem afetar fortemente o ciclo reprodutivo.

Os feromônios são importantes para a atração do macho pela fêmea durante o momento da receptividade sexual. A atratividade sexual da fêmea surge a partir dos feromônios que ela libera em uma base limitada e cíclica em associação ao estro. Por exemplo, o metil-p-hidroxibenzoato, isolado de secreções vaginais de cadelas no proestro e estro, produziu um intenso interesse anogenital por parte dos machos quando aplicado em cadelas no anestro. As fêmeas também são influenciadas pelos odores do macho; as porcas em estro assumem um reflexo de monta (*rigidez*) quando expostas a urina de machos. Os andrógenos podem funcionar como feromônios, ou podem influenciar a produção de substâncias nos rins que influem no comportamento sexual das fêmeas. A atratividade da fêmea ao macho envolve uma mudança na percepção do macho pela fêmea resultante de mudança no estado fisiológico da fêmea, e não das alterações que estão ocorrendo nos machos.

A forma clássica pela qual os machos delimitam seu território é pela urina. Em geral, os feromônios que afetam o comportamento sexual tendem a apresentar um odor almiscarado. O feromônio clássico utilizado pelos seres humanos é o perfume, que é derivado da civetona, um composto cíclico de 17 carbonos obtido de civetas.

O efeito Whitten tem sido utilizado para manipular o ciclo estral dos animais. Em ovinos, os machos são introduzidos em um lote de ovelhas antes da estação reprodutiva para adiantar, ou assegurar, a ciclicidade ovariana no início da estação reprodutiva. Pensava-se anteriormente que o efeito da introdução do macho era rápido (*i. e.*, uma resposta com gonadotrofina somente poderia ser obtida nos primeiros dias em ovelhas que apresentassem folículos antrais), mas hoje está claro que a interação entre os carneiros e as ovelhas por longos períodos de anestro resulta em atividade ovariana precoce.

Como foi discutido, os feromônios podem ser responsáveis por alguns dos efeitos do macho. Estudos mais recentes, entretanto, demonstraram que a *visualização* do macho pela fêmea e o *contato físico* são fatores importantes que influenciam a secreção de gonadotrofina e, consequentemente, a atividade ovariana. Isso ocorre em lhamas; a visualização de um macho faz com que a fêmea entre imediatamente no estro.

O efeito Whitten também tem sido utilizado para influenciar o início da puberdade em porcas. A introdução de machos em um grupo de leitoas diversas semanas antes do período esperado para a puberdade (180 a 200 dias) tem sido usada para garantir, ou adiantar, o início da puberdade. O *efeito dormitório*, a bem conhecida sincronização do ciclo menstrual em mulheres que dividem o mesmo ambiente, também ocorre em cadelas criadas juntas.

A nutrição inadequada resulta em uma inatividade ovariana, especialmente em bovinos

Em gado leiteiro geneticamente selecionado para elevada produtividade, a capacidade de produzir mais de 45 quilos de leite por dia é um grande avanço. É praticamente impossível uma vaca leiteira conseguir consumir a alimentação necessária durante a primeira fase da lactação para manter o peso corporal, e elas geralmente se encontram em equilíbrio energético negativo por até 100 dias depois do parto. Os animais devem ter um nível de nutrição adequado para iniciar a atividade ovariana, portanto a atividade ovariana é suprimida até que seja estabelecido um equilíbrio energético positivo. Se um produtor deseja que a vaca dê grandes quantidades de leite, ele deve estar disposto a esperar que a nutrição "se alinhe" com a produção de leite.

A nutrição inadequada pode interferir na atividade ovariana no período pós-parto. Uma medida de manejo às vezes utilizada para aumentar a eficiência produtiva é manter as vacas de corte em um plano nutricional marginal durante o inverno. Essa abordagem força o animal a utilizar as reservas de gordura adquiridas durante o período de pastagem. Se vacas de corte gestantes não retornarem para um equilíbrio energético positivo no último mês de gestação, o restabelecimento da atividade ovariana cíclica, que normalmente ocorre entre os dias 45 e 60 depois do parto, será retardado. Outra situação que pode afetar a atividade ovariana envolve as novilhas gestantes. Essa categoria animal frequentemente necessita de uma nutrição extra durante o período pós-parto para restabelecer a atividade ovariana, pois apresenta requerimentos nutricionais para o crescimento, assim como para a lactação.

CORRELAÇÕES CLÍNICAS

Atividade sexual em uma cadela castrada
Relato
Você é chamado por um colega veterinário que atendeu uma cadela de um dos seus clientes importantes. O cliente apresenta a queixa de que a cadela está atraindo machos mesmo depois de ser recentemente submetida a uma ovário-histerectomia. Você questiona se a cadela permite a cópula. Apesar de a resposta ser "não", o dono está seguro de que uma parte do ovário foi deixada durante *a cirurgia*. Seu colega garante que removeu todo o tecido ovariano durante o procedimento cirúrgico. Pediram que você examinasse a cadela como um favor para o seu colega.

Exame clínico
A cadela apresenta a vulva um pouco edemaciada, com uma pequena quantidade de secreção. No exame do esfregaço vaginal são observadas algumas células epiteliais não cornificadas e predominantemente um aumento do número de neutrófilos. Você diz ao dono que acredita que os machos (não discriminatório) estejam sendo atraídos pela presença de uma infecção no trato urogenital; o dono precisa de algo mais convincente. Você decide obter um perfil endócrino reprodutivo (nível de progesterona e um teste LH) e uma urinálise da cadela. As concentrações dos hormônios dosados estão baixas (< 1,0 ng/mℓ) e, portanto, indicam a ausência de tecido ovariano. A presença dos leucócitos e de bactérias na urina sugere uma infecção do trato urinário. Cultura e antibiograma podem ser realizados para identificar a bactéria e a sensibilidade ao antibiótico.

Comentário
É comum as cadelas com infecções do trato geniturinário atraírem os machos, presumidamente devido ao odor produzido pela infecção. Um dos pontos mais importantes da diferenciação da causa (*i. e.*, infecção da bexiga *vs.* presença de ovário remanescente) é conhecer o comportamento sexual do animal. A cadela somente permite a cópula pelo macho se ela tiver sido exposta à progesterona depois da sensibilização com estrogênio. Essa situação somente ocorre na presença de um folículo ovariano que iniciou a luteinização após o pico pré-ovulatório do LH. Se o animal em questão tivesse permitido a cópula, a presença de tecido ovariano remanescente poderia ser provável. Como a fêmea não permitiu ser coberta, você conclui que o animal quase que certamente não possui mais tecido ovariano. Com relação à análise endócrina, se o animal foi completamente ovariectomizado, o nível de LH estará alto, indicando uma falta de resposta tanto do estrogênio (não visto na citologia vaginal) ou progesterona (< 1,0 ng/mℓ). Mais recentemente, ensaios do hormônio antimülleriano (AMH) tornaram-se disponíveis e são um indicador confiável da presença de tecido ovariano. A citologia vaginal não estrogenizada e um nível de progesterona baixo não descartam a presença de tecido ovariano, mas se a amostra for coletada quando o animal estiver apresentando "comportamento sexual", pode-se afirmar com segurança que o comportamento não está sendo causado pelos hormônios ou, por extensão, pela atividade de um tecido ovariano (algumas outras fontes de sangue na vulva, como uma infecção do trato urinário, poderia ser a causa). Se a citologia vaginal indicar exposição ao estrógeno, o clínico deve diferenciar se a exposição é exógena (pelo contato com uma medicação transdérmica que contenha estrogênio comumente utilizada por mulheres em menopausa) ou endógena (ovário remanescente); o teste de AMH diferenciará essas condições.

Tratamento
A infecção urinária é tratada, e o dono é instruído a manter a fêmea distante dos machos até que a infecção seja debelada.

Tentando engravidar uma égua
Relato
Você trabalha em Minnesota. Seus clientes têm uma égua puro-sangue de 4 anos que eles gostariam de reproduzir no início da temporada, para ter o mais rápido possível um potro com idade o suficiente para correr.

Exame clínico
A égua nunca acasalou antes. A avaliação da solidez reprodutiva (que avalia conformação, ultrassonografia de seu trato reprodutivo, citologia e cultura de seu útero) está normal.

CORRELAÇÕES CLÍNICAS (*continuação*)

Comentário

Se a égua puder ser acasalada o mais cedo possível nesse ano, o dono terá afortunadamente um potro no início de janeiro (no Hemisfério Norte). Isto provavelmente resultará no desenvolvimento máximo do potro para a corrida. O fotoperíodo é regulado pela glândula pineal, que produz a melatonina. O processamento dos sinais de luz por meio do SNC é regulado pela retina, núcleo supraquiasmático, gânglio cervical superior e a glândula pineal. A atividade ovariana começa em resposta à refratariedade do fotoperíodo. Existem dois métodos principais para estimular a atividade ovulatória em éguas. Uma é aumentar a luz total por dia. A outra envolve quantidades pulsáteis de luz. Alternativamente, os medicamentos podem ser usados para alterar o ciclo.

Tratamento

O método típico para estimular a ovulação envolve imitar o fotoperíodo durante 60 dias antes da reprodução. Para essa égua, deve-se começar um tratamento de 16 horas de luz do dia em novembro. Em outros casos, curtos períodos de "flashes" de luz (*i. é.*, 1 hora de luz depois de 9,5 horas após o início da escuridão) durante o período fotossensível (10 horas após o início da escuridão) pode ser utilizado para estimular a atividade ovulatória. Uma opção alternativa consiste em estimular a égua com antagonistas da dopamina (p. ex., domperidona), enquanto se aumenta o fotoperíodo (*i. é.*, aumentar o fotoperíodo, durante 2 semanas e depois adicionar o antagonista da dopamina, até que comece o cio da égua). Usando um desses métodos, a égua deve começar a atividade ovulatória no início de janeiro e esperam-se o acasalamento e a gravidez ainda no começo do mês.

Questões de revisão

1. Qual a sequência do primeiro ciclo estral de uma vaca subsequente ao parto?
   a. Anestro, diestro, estro, metaestro, proestro
   b. Anestro, estro, diestro, metaestro, proestro
   c. Anestro, metaestro, diestro, estro, proestro
   d. Anestro, proestro, estro, diestro, proestro
   e. Anestro, proestro, estro, metaestro, diestro

2. A situação comum em grandes animais é que um folículo dominante ou folículos dominantes estejam presentes no momento da regressão lútea, com a receptividade sexual ocorrendo em 1 a 2 dias depois da regressão lútea; uma das espécies de grandes animais que é uma exceção a essa generalização é a:
   a. Vaca
   b. Corça
   c. Ovelha
   d. Égua
   e. Porca

3. Os hormônios que formam o fundamento da receptividade sexual são:
   a. Estrogênio e $PGF_{2\alpha}$
   b. Progesterona e estrogênio
   c. Estrogênio e GnRH
   d. Progesterona e $PGF_{2\alpha}$
   e. $PGF_{2\alpha}$ e GnRH

4. A redução da luminosidade desliga a atividade ovariana cíclica após alguns meses, enquanto o aumento da luminosidade reverte o processo após alguns meses, incluindo o período de transição. Essa descrição é referente a qual espécie doméstica?
   a. Gata
   b. Vaca
   c. Cadela
   d. Cabra
   e. Égua
   f. Porca
   g. Ovelha

5. Que resposta é o resultado do efeito Whitten, no qual a introdução de um macho em um grupo de animais acíclicos resulta no restabelecimento da atividade ovariana?
   a. Secreção de estrogênio aumentada
   b. Secreção de progesterona aumentada
   c. Secreção de prolactina aumentada
   d. Secreção de hormônio folículo estimulante aumentada
   e. Secreção de hormônio luteinizante aumentada
   f. Secreção de hormônios folículo estimulante e luteinizante aumentada

6. Quais das espécies domésticas necessita da exposição à progesterona, em adição ao estrogênio, para manifestar o estro (não manifestando, portanto, estro com o ciclo ovariano em primeiro lugar no período pós-parto)?
   a. Gata
   b. Cães
   c. Cabra
   d. Equinos
   e. Porca
   f. Ovelha

Bibliografia

Breen KM, Billings HJ, Wagenmaker ER, et al. Endocrine basis for disruptive effects of cortisol on preovulatory events. *Endocrinology*. 2005;146(4):2107–2115.

Card C. Hormone therapy in the mare. In: Samper JC, eds. *Equine Breeding Management and Artificial Insemination*. 2nd ed. St Louis: Saunders; 2009.

Davidson AP, Stabenfeldt GH. Reproductive cycles. In: Klein BG, eds. *Cunningham's Textbook of Veterinary Physiology*. 5th ed. St Louis: Saunders; 2013.

Feldman EC, Nelson RW, eds. *Canine and Feline Endocrinology and Reproduction*. 4th ed. Philadelphia: Saunders; 2009.

Gorman SP, Levy JK, Hampton AL, et al. Evaluation of a porcine zona pellucida vaccine for the immunocontraception of domestic kittens (Felis catus). *Theriogenology*. 2002;58(1):135–149.

Hafez ESE, Hafez B, eds. *Reproduction in Farm Animals*. 7th ed. Baltimore: Lippincott Williams & Wilkins; 2000.

Johnson MH. *Essential Reproduction*. 7th ed. London: Wiley-Blackwell; 2013.

Kutzler M, Wood A. Non-surgical methods of contraception and sterilization. *Theriogenology*. 2006;66(3):514–525.

National Research Council. *Nutrient Requirements of Dogs and Cats*. Washington, DC: National Academies Press; 2005.

Pineda MH, Dooley MP, eds. *McDonald's Veterinary Endocrinology and Reproduction*. 5th ed. Ames: Iowa State University Press; 2003.

Plant TM, Zeleznik AJ, eds. *Knobil and Neill's Physiology of Reproduction*. Vol. 1 and 2. 4th ed. London: Academic Press; 2015.

Simpson GM, England GCW, Harvey MJ, eds. *BSAVA Manual of Canine and Feline Reproduction and Neonatology*. 2nd ed. Gloucester, UK: BSAVA; 2011.

38

Gestação e Parto

AUTUMN P. DAVIDSON E GEORGE H. STABENFELDT (*in memoriam*)

PONTOS-CHAVE

Gestação

1. O desenvolvimento de um embrião envolve a fusão de um oócito e um espermatozoide no oviduto.
2. A duração do tempo de sobrevida do corpo lúteo em espécies domésticas de grande porte e o reforço com a progesterona placentária em gatos são essenciais para a manutenção da gestação.
3. A placenta atua como um órgão endócrino.

Parto

1. O cortisol fetal inicia o trabalho de parto pelo aumento da secreção de estrógeno e de prostaglandina $F_{2\alpha}$.

Gestação

O desenvolvimento de um embrião envolve a fusão de um oócito e um espermatozoide no oviduto

O desenvolvimento de um novo indivíduo requer a transferência dos gametas masculinos para o trato genital feminino para a fertilização do(s) gameta(s) feminino(s). O *espermatozoide*, que foi concentrado e estocado no epidídimo, gradualmente modifica seu *metabolismo*, de *oxidativo* (aeróbico) para *glicolítico* (anaeróbico), enquanto se movimenta pelo epidídimo. Nessa situação, os espermatozoides estão em um estado de metabolismo reduzido. Os espermatozoides maduros apenas são capazes de metabolizar um determinado tipo de açúcar, a *frutose*, no trato reprodutivo. A lactose, a glicose, a dextrose e a frutose têm sido utilizadas em diluidores de sêmen disponíveis comercialmente.

O esperma, em geral, é ejaculado na vagina; entretanto, algumas espécies domésticas (equinos e suínos) ejaculam diretamente no interior da cérvice e do útero. O volume de líquido prostático (terceira fração) após a segunda fração rica em espermatozoides do ejaculado canino força os espermatozoides através da cérvice. O movimento do esperma através da cérvice é auxiliado pelas alterações induzidas pelo estrógeno no muco cervical, as quais resultam na formação de canais que facilitam a movimentação do esperma. Isso tem sido particularmente enfatizado em primatas, nos quais a diminuição do muco ocorre apenas antes da ovulação, um fator que pode ser utilizado para prever o momento da ovulação.

O ambiente do sistema genital feminino, de modo geral, é inóspito para a sobrevivência do esperma; por exemplo, os leucócitos são rapidamente atraídos ao lúmen uterino, pois os espermatozoides são reconhecidos como estranhos ao trato genital feminino. Reservatórios especiais se desenvolveram no trato feminino para auxiliar a sobrevivência do esperma durante o transporte; estes incluem a cérvice e o oviduto, este último envolvendo áreas na junção uterotubárica e na ampola. Os reservatórios são preenchidos progressivamente (da parte caudal até a cranial do trato), necessitando-se de horas, antes de os *reservatórios dos ovidutos* estarem repletos. Por fim, o reservatório na ampola é capaz de liberar um pouco de esperma em uma forma contínua, de maneira que a *fertilização* possa ocorrer pouco depois da chegada dos oócitos maduros no oviduto.

Os primeiros estudos sobre *transporte de esperma* enfatizaram a agilidade do processo, com relatos de esperma passando da vagina para a porção fimbriada final do oviduto em questão de minutos. Atualmente, sabe-se que o chamado transporte rápido pelo qual o esperma passa não está envolvido na *fertilização*; na realidade, ele é danificado pelo transporte rápido.

O esperma necessita passar por mudanças no trato genital feminino, que são pré-requisitos para a fertilização; esse processo é denominado *capacitação*. Um dos efeitos da *capacitação* é a remoção de glicoproteínas da superfície celular do espermatozoide.

As glicoproteínas, talvez adicionadas com propósitos de proteção, interferem na *fertilização*. Essa mudança permite que o espermatozoide realize a *reação acrossômica* quando entra em contato com oócitos. A *reação acrossômica* envolve a liberação de enzimas hidrolíticas do acrossoma; isso deve ser importante para a penetração do espermatozoide através da granulosa e da zona pelúcida até a membrana plasmática do oócito. A *hialuronidase* causa a quebra do ácido hialurônico, um componente importante da matriz intercelular das células da granulosa que envolvem o oócito. A *acrosina*, uma enzima proteolítica, digere a cobertura acelular em volta do oócito. Ambos os eventos enzimáticos permitem que o espermatozoide penetre o oócito. A *reação acrossômica* também modifica a superfície do espermatozoide, o que permite a fusão com o oócito. A *reação acrossômica* resulta em movimentos de cauda, que caracterizam um batimento flagelar que tende a orientar o esperma em uma direção progressiva.

Por causa das mudanças que o espermatozoide deve sofrer no trato reprodutivo feminino antes da *fertilização*, a deposição do esperma antes da ovulação é o período preferencial para se alcançar uma fertilidade máxima. Uma exceção ocorre quando esperma de baixa longevidade é utilizado, como é o caso do sêmen diluído resfriado ou congelado que foi descongelado. Nesses casos, a deposição do sêmen no trato reprodutivo feminino deve ocorrer perto do momento da maturação do óvulo associado à fertilização. As fêmeas, em geral, são sexualmente receptivas por pelo menos 24 horas antes da ovulação e, em uma situação natural (interação livre entre sexos), a inseminação costuma acontecer algumas horas antes da ocorrência da ovulação. Mesmo com ovulação induzida, como nas gatas, o intervalo entre a cópula e a ovulação normalmente é de 24 horas ou mais. Em essência, o sistema evoluiu para haver um esperma fértil no local da fertilização quando os oócitos fertilizáveis chegarem. Isso corrobora as descobertas de que o tempo de vida dos gametas masculinos tende a ser duas vezes maior do que o dos gametas femininos.

A presença dos gametas masculinos no oviduto antes dos gametas femininos indica que os oócitos estão prontos para a fertilização na chegada à ampola; isso provavelmente é verdadeiro para a maioria dos animais. Um pré-requisito para a fertilização do oócito é que ele deve entrar na primeira divisão meiótica antes da fertilização. Embora isso ocorra em inúmeras espécies antes da ovulação, em éguas e em cadelas a primeira divisão meiótica não ocorre até que haja a ovulação (nas cadelas, não ocorre até pelo menos 48 horas). Nessa situação, o espermatozoide frequentemente espera que o oócito sofra maturação no oviduto antes que a *fertilização* possa ocorrer. Um significado da adaptação para atrasar a realização da meiose é que o espermatozoide tem um maior tempo de sobrevida em cães (6 a 11 dias) e equinos, quando comparado a outras espécies domésticas.

Uma vez ocorrida a *fertilização*, o *embrião*, em geral, se desenvolve até o estágio de *mórula*, ou *blastocisto* inicial, no oviduto antes de se deslocar para o útero. Esse período, em geral de 4 a 5 dias, fornece ao útero tempo para finalizar sua resposta inflamatória envolvida na remoção dos espermatozoides. Esse período também fornece tempo para que as glândulas endometriais possam secretar nutrientes sob a influência de progesterona do corpo lúteo (CL) em desenvolvimento; os nutrientes são essenciais para o desenvolvimento dos embriões durante seu estágio de pré-implantação.

Uma descoberta interessante na égua é sua capacidade em distinguir oócitos fertilizados de não fertilizados; oócitos não fertilizados de ciclos anteriores são retidos no oviduto, enquanto oócitos recém-fertilizados (embriões) se movem através do oviduto até o útero. É provável que todos os animais reconheçam a gestação pela presença de um embrião (ou embriões) em estágio inicial no oviduto. Entretanto, esse reconhecimento não necessariamente resulta na manutenção do CL e na produção contínua de progesterona, a qual é essencial para a manutenção da gestação. Na cadela, apesar de a ovulação e a maturação do óvulo durarem várias horas, os estágios embrionários são sincronizados por alguns mecanismos inerentes ao trato reprodutivo da cadela.

A duração do tempo de sobrevida do corpo lúteo em espécies domésticas de grande porte e o reforço com a progesterona placentária em gatos são essenciais para a manutenção da gestação

Para aqueles animais domésticos (bovinos, caprinos, equinos, suínos, ovinos), cuja atividade lútea é controlada pelo útero, modificação na síntese e liberação da *prostaglandina uterina* $F_{2\alpha}$ ($PGF_{2\alpha}$) são fundamentais para o estabelecimento da gestação. O embrião, aparentemente, produz substâncias que modificam a produção uterina de $PGF_{2\alpha}$. A *síntese de estrógeno* pelo embrião é uma forma pela qual o endométrio pode ser informado sobre a presença de um embrião. Uma proteína específica de origem embrionária, denominada *trofoblastina*, produzida antes do 14º dia de gestação (ou pós-ovulação) tanto em ovelhas quanto em vacas, é de interesse imunológico para o estabelecimento da gestação; ela apresenta uma relação estrutural próxima à da molécula de *interferona*. O movimento do(s) embrião(ões) no trato também é importante para o reconhecimento da gestação. Na égua, o embrião se move através dos dois cornos antes de se fixar no 16º dia. Em suínos, um número mínimo de embriões precisa estar presente (cerca de quatro), provavelmente para ocupar uma área suficientemente grande do endométrio. Animais pluríparos também utilizam a migração transuterina para maximizar a oportunidade de desenvolvimento fetal, um procedimento que auxilia no processo de reconhecimento da gestação. O resultado pode ser a supressão da síntese de $PGF_{2\alpha}$, como é observado em vacas (Figura 38.1), ou a modificação na forma de secreção (*contínua* em vez de *pulsátil*), como é observado em ovelhas. A ausência de *secreção pulsátil* de $PGF_{2\alpha}$ parece ser crítica para o prolongamento do tempo de vida do CL e para o estabelecimento da gestação em animais domésticos de grande porte.

Em gatas, o CL persiste de 35 a 40 dias após a ovulação, independentemente de haver ou não gestação, e assim uma modificação inicial da atividade lútea não é essencial para o estabelecimento da gestação. A implantação ocorre por volta do 13º dia, o que permite que a unidade fetoplacentária influencie e estenda a atividade lútea compatível com a manutenção da gestação. O hormônio luteotrófico responsável pela manutenção lútea em gatos ainda não é conhecido. Um hormônio que provavelmente atua de forma sinérgica com a progesterona no suporte da gestação é a relaxina, um hormônio placentário produzido em gatos, iniciando-se por volta do 20º dia de gestação (ver discussão posterior). A produção placentária de progesterona ocorre durante o terço final da prenhez. Em um estudo, 50% das gatas ovariectomizadas após o 40º dia da gestação poderiam manter a prenhez, provavelmente como resultado de produção placentária local de progesterona.

As cadelas não estendem sua fase lútea durante a gestação; a fase lútea em animais não gestantes é somente um pouco maior (70 dias) do que em animais gestantes. No entanto, o aumento da atividade lútea ocorre através de uma *luteotrofina* placentária não identificada, possivelmente a *relaxina*, com o aumento da secreção de progesterona iniciando-se por volta do 20º dia da gestação ou

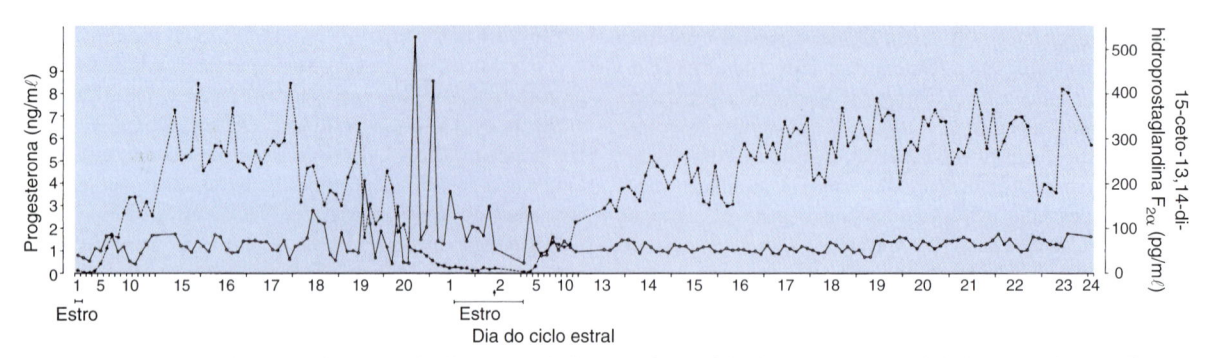

● **Figura 38.1** Relação entre a liberação de prostaglandina, como indicado pela medida de 15-ceto-13,14-di-hidroprostaglandina $F_{2\alpha}$, e a produção de progesterona pelo corpo lúteo durante um ciclo infértil e após a concepção na mesma vaca. (Fonte: Kindahl H, Edquist LE, Bane A. Blood levels of progesterone and 15-keto-13,14-dihydro-prostaglandin $F_{2\alpha}$ during the normal oestrous cycle and early pregnancy of heifers. *Acta Endocrinol [Copenh]*. 1976; 82(1):134-49.)

poucos dias após a implantação. Na *fase lútea* inicial, a função lútea em cadelas provavelmente é autônoma. Durante a segunda metade da *fase lútea*, o hormônio luteinizante (LH) e a prolactina são provavelmente *luteotróficos* (Figura 38.2).

A recuperação do CL no início da gestação em primatas envolve a produção de uma *luteotrofina* chamada *gonadotrofina coriônica* CG; para seres humanos, hCG, que é produzida pelas células trofoblásticas (*sinciciotrofoblastos*) do embrião (Figura 38.3). Para a produção de CG pelo trofoblasto, deve haver um contato íntimo com o interstício do endométrio. Esse contato ocorre por um tipo de implantação denominado *intersticial*, no qual o embrião penetra o endométrio cerca de 8 a 9 dias após a fertilização em humanos e em primatas não humanos. A secreção de CG inicia 24 a 48 horas após a implantação, com aumento imediato da produção de progesterona lútea. A recuperação do CL na gestação em humanos ocorre mais tarde, cerca de 4 a 5 dias antes do final da fase lútea. O hCG supostamente é responsável pelas náuseas no início da gravidez em seres humanos.

Como foi comentado, a implantação intersticial é essencial para o desenvolvimento da gestação em primatas. A *implantação* é menos invasiva em cadelas e gatas, com o tipo denominado *excêntrica*. Em espécies domésticas de grande porte, a "invasão" do endométrio é mínima; a implantação ocorre em protrusões endometriais especiais, chamadas de *carúnculas*, em ruminantes e por uma invasão relativamente menor por *vilosidades* no endométrio de éguas e de porcas. Animais domésticos dependem mais das secreções uterinas para o suporte da gestação do que os primatas. Para bovinos e equinos, as primeiras indicações de implantação começam por volta dos dias 25 a 30, e provavelmente de sete a dez dias podem passar antes que uma quantidade significativa de nutrição embrionária seja obtida através do local de implantação. Infecções uterinas subclínicas ou um número inadequado de glândulas endometriais podem interferir no estabelecimento da gestação em espécies nas quais existe um longo intervalo entre a fertilização e a implantação. A cérvice forma uma poderosa barreira contra a contaminação do lúmen uterino, tanto em animais não gestantes quanto em gestantes; nestes últimos, a cérvice se torna efetivamente selada.

A placenta atua como um órgão endócrino

Além da função essencial de fornecer nutrientes e oxigênio para o metabolismo embrionário, a *placenta* funciona como um órgão

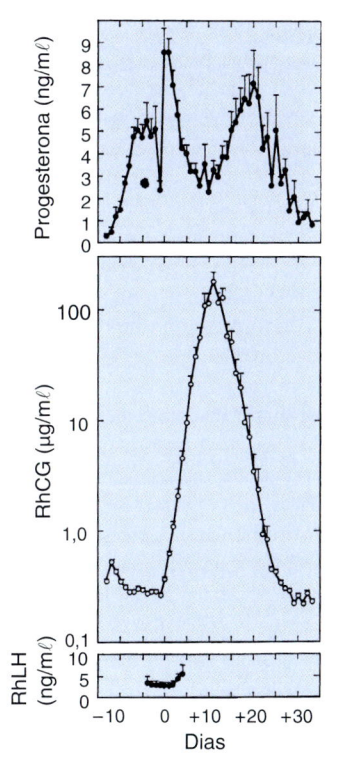

● **Figura 38.3** Resumo de 15 gestações iniciais em macacos *rhesus* normais, normalizadas até o dia do resgate do corpo lúteo (dia 0). Pontos são médias dos desvios padrões para mais ou menos. Observe a relação temporal entre produção luteal de progesterona (antes do dia + 10) e liberação de gonadotropina coriônica. *RhCG*, gonadotropina coriônica *rhesus*; *RhLH*, hormônio luteinizante *rhesus*. (Fonte: Knobil E. On the regulation of the primate corpus luteum. *Biol Reprod*. 1973; 8:246.)

endócrino. Uma das funções mais importantes da placenta é a *produção de progesterona*. Em primatas, essa função é estabelecida precocemente na gestação, e a placenta provavelmente pode manter a gestação por 2 a 3 semanas após a implantação em primatas. A produção placentária de progesterona, suficiente para manter a gestação, ocorre posteriormente em animais domésticos (ovelhas, 50º dia dos 150 dias de gestação; éguas, 70º dia dos 340 dias de

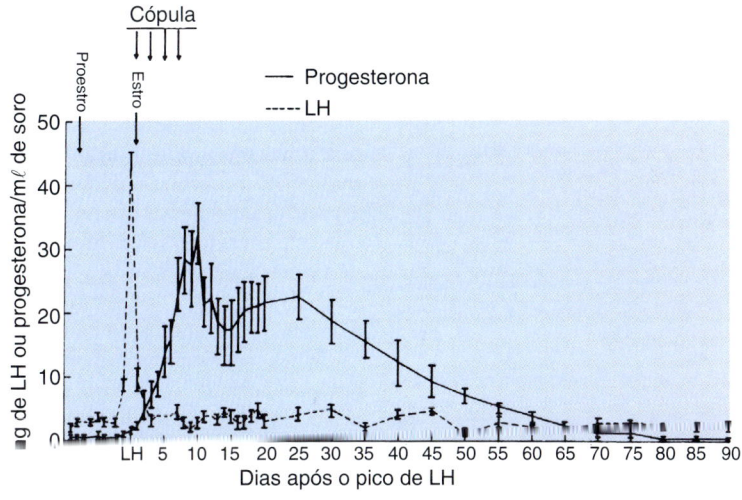

● **Figura 38.2** Concentrações do hormônio luteinizante (*LH*) e de progesterona durante a gestação em nove cadelas. As *barras verticais* representam o erro-padrão da média. (Fonte: Smith MS, McDonald LE. Serum levels of luteinizing hormone and progesterone during the estrous cycle, pseudopregnancy and pregnancy in the dog. *Endocrinology*. 1974; 94(2):404-12.)

gestação; gatas, 40º dia dos 65 dias de gestação); em algumas espécies, a placenta nunca produz progesterona suficiente para sustentar a gestação (vacas, cabras, porcas, cadelas).

A *produção de estrogênio*, em contraste com a de progesterona, requer a interação entre o feto e a placenta. Essa interação foi descrita em primatas, em particular pelos experimentos do imigrante húngaro Egon Dicfaluszy que foi para a Suécia. Ele e seus colaboradores descobriram que a placenta de primatas é incapaz de produzir estrógeno a partir de progesterona, embora os esteroides estejam separados apenas por andrógenos na via bioquímica de síntese dos esteroides. A placenta simplesmente não possui as enzimas necessárias para a conversão da progesterona em andrógenos. Portanto, foi desenvolvido um sistema no qual a placenta fornece *pregnenolona,* o precursor imediato da progesterona, para o feto, e a *zona fetal do córtex adrenal* transforma a pregnenolona em um andrógeno C-19, *desidroepiandrosterona.* Isso retorna para a placenta, a qual é capaz de converter a desidroepiandrosterona em um estrógeno. Em humanos, o estrógeno primário da gestação é o *estriol.* Como o feto está envolvido na produção do estriol, o bem-estar do feto pode ser avaliado pela determinação das concentrações de estriol no plasma da mãe.

A produção de estrógeno na égua também envolve uma interação entre a placenta e o feto (Figura 38.4). A partir do estudo de Pashen e Allen, sabemos que as gônadas fetais substituem as adrenais fetais em primatas como principal órgão endócrino fetal envolvido na síntese cooperativa do estrógeno. As células intersticiais das gônadas parecem ser células interativas, com as gônadas fetais aumentando para um tamanho maior do que as gônadas maternas durante a parte final da gestação. A produção de estrógenos durante a gestação em outras espécies domésticas, ocorrendo relativamente tarde na gestação, pode envolver o desenvolvimento de enzimas placentárias que permitem que a progesterona seja metabolizada em estrógenos sem a intervenção direta de um órgão endócrino fetal. (O cortisol fetal, entretanto, é importante para a indução dessas enzimas placentárias, particularmente em ovelhas; ver próxima seção.)

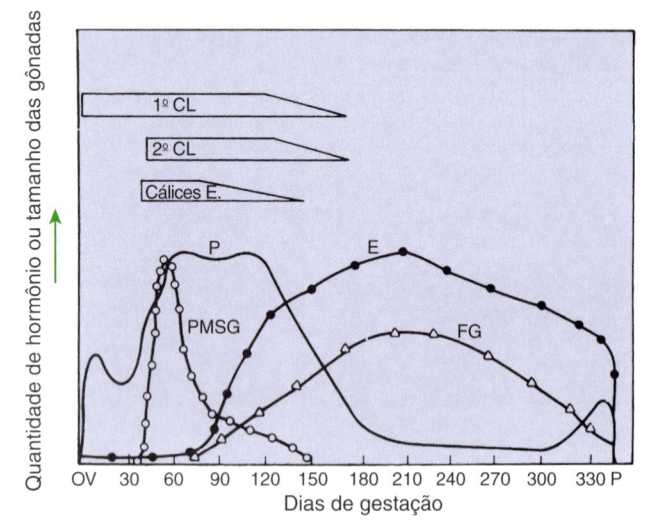

• **Figura 38.4** Resumo das relações temporais entre as alterações das concentrações hormonais e as morfológicas durante o período de gestação da égua. *1º CL,* corpo lúteo primário; *2º CL,* corpos lúteos secundários; *E,* estrogênio; *Cálices E.,* cálices endometriais; *FG,* gônadas fetais; *P,* progesterona; *PMSG,* gonadotrofina sérica de égua prenhe (gonadotrofina coriônica equina). (Fonte: Daels PF, Hughes JP, Stabenfeldt GH. Reproduction in horses. In: Cupps PT, ed. *Reproduction in domestic animals.* 4th ed. New York, NY: Academic Press; 1991.)

Os hormônios proteicos produzidos durante a gestação tendem a ser de origem placentária. Por exemplo, a *relaxina* é um hormônio produzido pela placenta em gatas, cadelas e éguas, iniciando-se por volta dos dias 20, 20 e 70, respectivamente. Além da sua importância para preparar os tecidos moles do canal pélvico para a passagem do feto no nascimento (ver Parto), a *relaxina* pode ser importante para o suporte da gestação por meio de uma ação sinérgica com a progesterona. Em exceção à regra geral de produção de hormônio proteico pela placenta, a *relaxina* é produzida pelo CL em porcas, vacas e primatas durante a gestação, com a liberação pré-parto ocorrendo em conjunto com a *luteólise.*

A única CG identificada em animais domésticos até o momento é a *CG equina* (eCG, formalmente denominada *gonadotrofina sérica de "éguas prenhes"* por seu descobridor, Harold Cole) (ver Figura 38.4). A eCG é produzida por células do trofoblasto que inicialmente formam uma faixa no córion (*cinta coriônica*), se separam por volta do 35º dia de gestação, penetram o endométrio e formam grupo de células denominados *cálices endometriais.* A eCG aumenta a produção de progesterona pelo CL primário da gestação e auxilia a formação de CL adicional (secundário) pela *luteinização,* ou ovulação, de folículos pré-formados. A essencialidade da eCG para manutenção da gestação não é conhecida, porque o CL primário é adequado para manter a gestação.

O *lactogênio placentário* é outro hormônio proteico placentário. Em primatas, sua produção aumenta enquanto a CG diminui durante a gestação. O lactogênio placentário tem sido relatado em caprinos e ovinos, com a secreção aumentando durante a parte final da gestação. O hormônio parece ter tanto efeito *somatotrófico* e *lactogênico,* com base nas propriedades semelhantes às do hormônio de crescimento e da prolactina. Em gado de leite, por exemplo, o lactogênio placentário pode ser importante para o desenvolvimento alveolar da glândula mamária, preparando o estágio para a próxima lactação. Outro hormônio cuja produção é aumentada durante a gestação, a *prolactina,* também é essencial para o desenvolvimento alveolar durante o período do pré-parto. A prolactina não é um hormônio de origem placentária; ela aumenta durante a parte final da gestação por conta do efeito do estrógeno sobre sua liberação pela adeno-hipófise. A prolactina é luteotrófica nas cadelas.

Parto

O cortisol fetal inicia o trabalho de parto pelo aumento da secreção de estrógeno e de prostaglandina $F_{2\alpha}$

Durante a gestação, o útero aumenta e alonga-se progressivamente por causa do crescimento do(s) feto(s). A progesterona desempenha uma importante função na manutenção da quiescência do miométrio e promoção de fechamento firme da cérvice. Durante a parte final da gestação, o estrógeno começa a influenciar o músculo uterino pelo estímulo da *proteína contrátil* e a formação de *junções comunicantes;* e a primeira aumenta o potencial contrátil do útero, e a última facilita o processo contrátil mediante o aumento da comunicação entre as células do músculo liso. Assim, mudanças importantes que marcam o estágio do parto começam semanas antes de o processo em si ter sido iniciado. No final, o útero é convertido de um órgão quiescente para um contrátil, e, de modo significativo, a cérvice relaxa e abre para permitir que o feto seja expulso.

Uma questão vital sobre parto se refere ao que inicia o processo. Em animais domésticos, a maturação do feto traz mudanças que iniciam o processo de parto. O principal órgão do feto responsável por iniciar o processo é o *córtex adrenal fetal*, com o hipotálamo e a adeno-hipófise desempenhando importantes papéis de suporte. Esse conceito surgiu do estudo realizado na University of California, Davis, por Liggins e Kennedy, que demonstraram que a destruição da hipófise anterior do feto de ovelhas resultou em gestação prolongada; Drost, em seguida, encontrou os mesmos resultados após uma adrenalectomia fetal. Mudanças críticas na *secreção de cortisol* pelos fetos resultam na síntese e liberação de $PGF_{2\alpha}$ do útero, o que produz contração miometrial e relaxamento da cérvice. Os seguintes detalhes de iniciação do parto são enfatizados em ruminantes. Postula-se que os elevados níveis de cortisol fetal também contribuem para a iniciação do parto em cadelas e gatas.

A maturação do córtex adrenal fetal é de fundamental importância na iniciação do parto. Provavelmente, o córtex adrenal se torna cada vez mais sensível ao hormônio adrenocorticotrófico fetal (ACTH, corticotrofina) (Figura 38.5). O momento da maturação adrenal está sob controle genético do feto, como foi demonstrado por estudos conduzidos em fetos de carneiros de diferentes raças no mesmo útero (produzidos por transferência de embriões), nos quais a iniciação do pré-parto pela produção de cortisol ocorreu em momentos que foram característicos (e diferentes) para cada raça. O cortisol fetal induz enzimas placentárias (*17-hidroxilase* e *C17-20 liase*), que direcionam a distância a síntese de esteroides, de progesterona a estrógeno. Esse processo ocorre em períodos diferentes do pré-parto em espécies domésticas, começando nos dias do pré-parto 25 a 30 em bovinos, sete a dez em suínos e dois a três em ovinos. O resultado do aumento da secreção de estrógeno é a secreção de *prostaglandinas*, particularmente $PGF_{2\alpha}$. A $PGF_{2\alpha}$ é o hormônio central no início do parto; uma vez iniciada sua secreção, a fase aguda do parto é ativada. Não se tem certeza sobre o papel da ocitocina na iniciação do parto; provavelmente ela complementa $PGF_{2\alpha}$, uma vez que o processo do parto tenha sido iniciado.

Acredita-se que a síntese de $PGF_{2\alpha}$ se inicie a partir da disponibilidade do substrato *ácido araquidônico,* que é a principal etapa limitante da síntese de $PGF2\alpha$. O estrógeno influenciaria o sistema por tornar disponível a enzima *fosfolipase A*, uma enzima lisossômica ligada à membrana. Esta inicia a hidrólise subsequente dos fosfolipídios e a liberação do ácido araquidônico. Isso provavelmente provém do aumento da razão estrógeno/ progesterona, com a progesterona inicialmente estabilizada, e o estrógeno desestabilizando as membranas lisossômicas. O resultado é o aumento da disponibilidade do ácido araquidônico para a síntese de $PGF_{2\alpha}$. O início da síntese de $PGF_{2\alpha}$ resulta na liberação imediata do hormônio, pois a $PGF_{2\alpha}$ não é sintetizada e armazenada. O efeito crítico da $PGF_{2\alpha}$ sobre o miométrio é a liberação do íon cálcio, o qual se liga à *actina* e à *miosina* para iniciar o processo de contração. As prostaglandinas, tanto a PGE quanto a $PGF_{2\alpha}$, também apresentam importantes efeitos sobre a *cérvice*, permitindo seu relaxamento e dilatação, possibilitando a passagem do feto. O resultado é um efeito direto da $PGF_{2\alpha}$ na matriz intracelular da cérvice, na qual ocorre uma perda de colágeno com aumento concomitante nas *glicosaminoglicanas*, com a última afetando a agregação das fibras de colágeno.

Em alguns animais, como a vaca, cabra, cadela e gata, a síntese e a liberação de $PGF_{2\alpha}$ iniciam a regressão do CL, iniciando-se 24 a 36 horas antes do parto, com a remoção completa de progesterona ocorrendo de 12 a 24 horas antes do trabalho de parto. A remoção de progesterona, em si, não inicia o trabalho de parto; é a liberação de $PGF2\alpha$ que causa tanto a *luteólise* quanto as contrações do miométrio.

Em éguas, assim como em primatas, o parto ocorre mesmo que as concentrações de progesterona permaneçam elevadas durante o processo. Nessa situação, a $PGF_{2\alpha}$ é capaz de superar os efeitos supressores da progesterona na atividade do miométrio. Para animais dependentes da produção placentária de progesterona para a manutenção da gestação, não é possível desativar uma função (*i. e.*, síntese de esteroides) e continuar com outras funções necessárias para o suporte do feto durante o período do parto.

A *ocitocina* também é importante para o processo do parto (Figura 38.6). O estrógeno induz a formação do *receptor para ocitocina* no miométrio. Dados recentes indicam que quantidades significativas de ocitocina são liberadas apenas com a entrada do feto no canal de parto. A liberação de ocitocina ocorre pelo *reflexo de Ferguson*. A via aferente do reflexo envolve a passagem de impulsos através de nervos sensoriais na medula espinal para o núcleo apropriado no hipotálamo; a via eferente envolve o transporte de ocitocina da neuro-hipófise pelo sistema vascular. A ocitocina é sinérgica a $PGF_{2\alpha}$ na indução da contração do útero.

Como foi observado anteriormente, um hormônio importante para o preparo do parto é a *relaxina*. Esse hormônio foi inicialmente identificado como sendo responsável pela separação da sínfise púbica induzida pelo relaxamento do ligamento interpubiano. A relaxina causa o relaxamento dos ligamentos e dos músculos associados que circundam o canal pélvico, o que permite ao feto expandir o canal pélvico em sua capacidade total. Na égua, uma área bem definida de relaxamento muscular pode ser percebida na linha média do topo da garupa até a comissura ventral da vulva. Na vaca, músculos posteriores ao quadril se tornam relaxados a ponto de ondularem enquanto o animal caminha nas 24 horas finais antecedendo o parto. Na vaca e em porcas, o CL é a fonte de relaxina. Em ambas as espécies, a liberação pré-parto de $PGF_{2\alpha}$ causa luteólise, com um declínio concomitante na produção de progesterona e na liberação da relaxina pré-formada. Em outras espécies domésticas, como gatas, cadelas e éguas, a fonte de

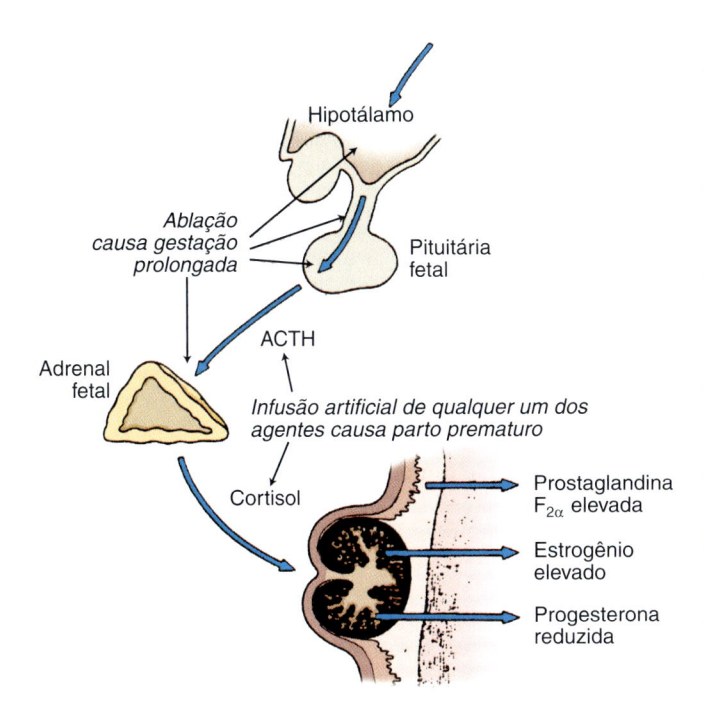

• **Figura 38.5** Resumo diagramático explicando como o feto de ovelha controla o início do trabalho de parto. Os procedimentos experimentais que estenderam ou encurtaram a gestação estão demonstrados. *ACTH*, hormônio adrenocorticotrófico (corticotrofina). (Redesenhada de Liggins CG. The fetal role in the initiation of parturition in the ewe. In: Wolstenholme GEW, O'Connor M, eds. *Fetal autonomy*. London: J & A Churchill; 1969.)

Labels na figura: Hipotálamo; Ablação causa gestação prolongada; Pituitária fetal; ACTH; Adrenal fetal; Infusão artificial de qualquer um dos agentes causa parto prematuro; Cortisol; Prostaglandina $F_{2\alpha}$ elevada; Estrogênio elevado; Progesterona reduzida

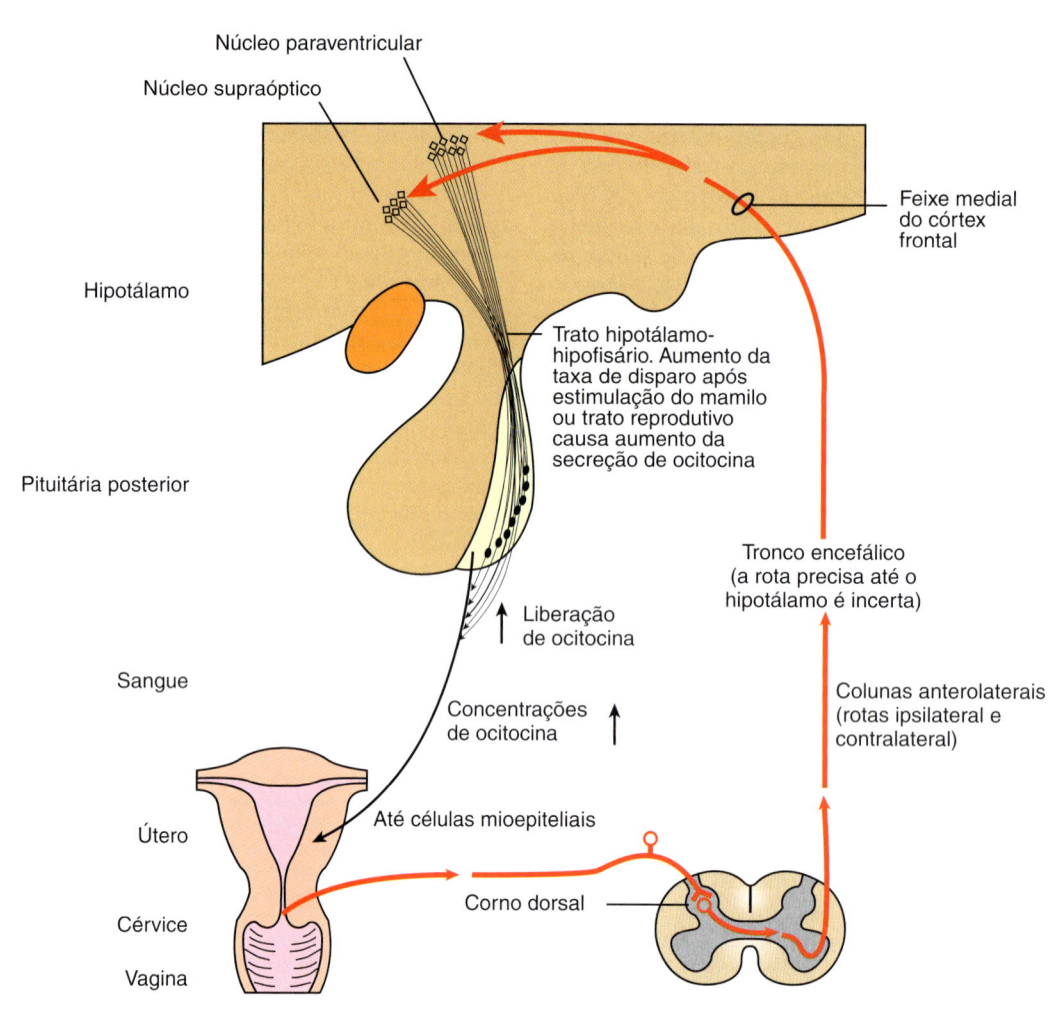

Núcleo paraventricular

Núcleo supraóptico

Hipotálamo

Pituitária posterior

Sangue

Útero

Cérvice

Vagina

Feixe medial do córtex frontal

Trato hipotálamo-hipofisário. Aumento da taxa de disparo após estimulação do mamilo ou trato reprodutivo causa aumento da secreção de ocitocina

Liberação de ocitocina

Concentrações de ocitocina

Até células mioepiteliais

Tronco encefálico (a rota precisa até o hipotálamo é incerta)

Colunas anterolaterais (rotas ipsilateral e contralateral)

Corno dorsal

• **Figura 38.6** O reflexo neuroendócrino (reflexo de Ferguson), que explica a síntese e a secreção da ocitocina. (Fonte: Johnson M, Everitt B, eds. *Essential reproduction*. 3rd ed. London: Blackwell Scientific; 1988.)

relaxina é a placenta. Nessas espécies, uma produção significativa de relaxina começa durante a primeira parte da gestação, com os valores mantidos durante o parto. Um teste com relaxina foi desenvolvido para diagnóstico de gestação em cadelas, com uma boa precisão após o 25º dia de gestação. A relaxina deve ser importante para essas espécies na manutenção da gestação sinergicamente com progesterona (ver Figura 38.2).

O *primeiro estágio do parto* envolve a apresentação do feto no óstio interno da cérvice. Isso provavelmente resulta de um aumento da atividade do miométrio causado pela liberação de $PGF_{2\alpha}$. Quando a cérvice se abre e o feto passa para o canal pélvico, as contrações do miométrio se tornam menos importantes na expulsão do feto; a *pressão abdominal*, acompanhada do fechamento da epiglote e da contração dos músculos abdominais maternos, se torna a principal força envolvida no processo de expulsão. Isso explica por que exercícios de respiração em mulheres previnem a queda (pressão abdominal) muito precoce no processo do parto. Esse processo é chamado de o *segundo estágio do parto*.

O *terceiro estágio do parto* envolve a liberação das membranas fetais. Em animais pluríparas, como gatas, cadelas e porcas, as membranas placentárias são liberadas frequentemente com, ou imediatamente após, o aparecimento de cada um dos fetos. Em espécies uníparas, a placenta pode ser liberada imediatamente após ou em poucas horas. A partir de estudos realizados em éguas pela University of California, Davis, sabe-se que os picos principais

e sustentados de $PGF_{2\alpha}$ ocorrem no período imediatamente pós-parto e que são importantes para a expulsão das membranas placentárias e redução do tamanho do útero pela contração do miométrio. A $PGF_{2\alpha}$ é, provavelmente, o componente mais importante da redução do tamanho do útero durante o período imediatamente após o parto para todas as espécies domésticas. Isso pode ser deduzido dos episódios de desconforto que as parturientes animais sofrem durante as horas imediatamente posteriores ao parto.

O neonato deve fazer um ajuste fisiológico fundamental para a vida no exterior. A principal mudança envolve o sistema vascular, em particular o sistema respiratório. Durante a vida fetal, o sangue contorna os pulmões (exceto pela perfusão do tecido pulmonar em suporte ao desenvolvimento) por duas rotas: através dos ventrículos pelo *forame oval* e da artéria pulmonar até a aorta pelo *ducto arterioso*. O forame oval é funcionalmente fechado ao nascimento por uma borda de tecido no ventrículo esquerdo pelo desenvolvimento de altas pressões no ventrículo esquerdo em relação ao direito. Embora o ducto arterioso sofra constrição imediatamente após o nascimento, ele requer meses antes que esteja completamente fechado. Esse curso de fechamento é algo verdadeiro para o *ducto venoso*, o qual serve como um desvio hepático durante a vida fetal. A rápida conversão de um ambiente líquido para um gasoso, como ocorre no nascimento, é uma adaptação realmente marcante.

CORRELAÇÕES CLÍNICAS

Gestação prolongada na vaca

Relato

Você é chamado para examinar uma vaca holandesa pura que está com o parto 12 dias além do tempo previsto quando comparado à média de gestação do rebanho de 280 dias. Ela foi inseminada artificialmente, diagnosticada como gestante 35 dias depois, e não foi observada em estro desde a inseminação. Você pergunta sobre a presença de touros na fazenda de leite, mas não há nenhum.

Exame clínico

A vaca apresenta um abdome muito distendido. Na palpação retal do útero, você encontra a presença de um bezerro grande. A vaca certamente parece estar com a gestação a termo, de acordo com o tamanho do bezerro. Contudo, você está intrigado por causa de ausência de colostro no úbere.

Comentário

O histórico e os achados do exame físico são compatíveis com um animal que tem uma gestação que é deficiente em termos de iniciação do parto. Um sistema hipotalâmico-hipofisário-adrenocortical fetal normal é essencial para a produção de cortisol, que inicia o processo do parto. Na vaca, isso pode começar de 3 a 4 semanas no pré-parto, com o cortisol fetal direcionando o aumento da produção de estrógeno, o que, por sua vez, inicia finalmente a síntese e a liberação de $PGF_{2\alpha}$. O déficit pode ser causado por malformação da glândula adrenal, hipófise, ou do hipotálamo. Em uma síndrome descrita para vacas holandesas, o defeito crítico era a falta de células produtoras de corticotrofina na hipófise, que leva a uma estimulação inadequada do córtex adrenal e produção inadequada de cortisol fetal. A falta de lactogênese reflete o fato de que as mudanças endócrinas que se iniciam de 3 a 4 semanas do pré-parto, como prelúdio para o parto, também são importantes para a lactogênese, e, na sua ausência, a formação do colostro é retardada.

Tratamento

O animal pode responder a glicocorticoides, com o parto ocorrendo de 2 a 3 dias após. A placenta é normal nessa situação, e a administração sistêmica de glicocorticoides substitui o cortisol fetal na iniciação dos eventos endócrinos que levam ao parto. Em geral, a lactogênese tem início pelo tratamento com glicocorticoides, embora o processo seja menos avançado que o esperado em um parto normal. Pelo fato de o bezerro continuar a crescer no útero nessa síndrome, ele normalmente é muito grande para ser liberado por *via vaginal*, e uma cesariana pode ser realizada de 2 a 3 dias após o tratamento, de acordo com a dilatação da cérvice.

Você deverá dizer ao dono que o bezerro provavelmente não irá sobreviver por causa da inadequada secreção adrenal. Se o bezerro for um prospecto de touro extremamente valioso, poderão ser administrados tanto glicocorticoides quanto mineralocorticoides, por alguns meses, na esperança de que o animal possa finalmente ser capaz de ter controle de seu próprio suporte adrenal (isso, na verdade, já ocorreu em um caso na University of California, Davis). Pode ser questionável, entretanto, iniciar o tratamento do bezerro com base no fato de que a doença é uma condição autossômica recessiva hereditária.

Gestação prolongada na cadela

Relato

Uma cadela multípara de 4 anos de idade é trazida para atendimento para diagnóstico de gestação. Previamente, ela teve uma ninhada com seis filhotes e uma outra ninhada com oito sem nenhum incidente. Ela foi inseminada artificialmente com base nos testes de progesterona seriados por citologia vaginal 42 e 44 dias antes, mas o seu tutor considera que ela não parece gestante.

Exame clínico

Seu exame físico está normal, e há uteromegalia evidente à palpação abdominal. A ultrassonografia abdominal revela um único feto viável.

Comentário

A avaliação dos testes prévios para determinação do momento da gestação determina que a duração da gestação verdadeira é de 48 a 50 dias, já que ela foi inseminada nos dias 3 e 5 após a elevação inicial da progesterona, sugerindo o pico de LH. Dado o seu histórico de tamanhos normais de ninhada, a fertilidade do cão pareador ou manuseio da inseminação artificial são questionáveis. Além disso, a presença de um único feto em uma raça com tamanho médio de ninhada de oito levanta questões da gestação prolongada como consequência da ausência de espaço para o feto e estresse, o que normalmente precipita a produção de cortisol fetal. O crescimento excessivo fetal ocorre como consequência, com resultante preocupação quanto à distocia.

Tratamento

A reavaliação radiográfica do tamanho fetal é aconselhável com 62 dias, com base no momento da ovulação. O feto parece muito grande para o canal pélvico, e uma cesariana eletiva é realizada com sucesso no dia 64.

Questões de revisão

1. A manutenção da atividade lútea pela supressão da síntese e liberação pulsátil de prostaglandina pela produção de sinais embrionários deve ocorrer em qual das seguintes espécies para que o desenvolvimento da gestação tenha o suporte progestacional inicial essencial para a manutenção da gestação? (Escolha todas que se apliquem.)
   a. Bovinos
   b. Cães
   c. Cabra
   d. Equinos
   e. Porca
   f. Ovelha

2. Em primatas, foi estabelecido que a produção de estrógeno durante grande parte da gestação é um evento cooperativo entre as adrenais fetais e a placenta. A espécie doméstica mais extensivamente estudada nesse sentido é o cavalo. Nessa espécie, os dois principais órgãos envolvidos na síntese de estrógeno durante a gestação são a placenta e:
   a. Adrenal fetal
   b. Gônadas fetais
   c. Fígado fetal
   d. Hipotálamo fetal
   e. Hipófise fetal

3. Qual dos seguintes hormônios inicia o processo final que leva ao parto?
   a. Estrogênio materno
   b. Progesterona materna
   c. Cortisol fetal
   d. Relaxina materna
   e. Prostaglandina materna
   f. Ocitocina materna

4. O hormônio que inicia o processo de contração do miométrio (que inicia o parto) é:
   a. Estrogênio materno
   b. Progesterona materna
   c. Cortisol fetal
   d. Relaxina materna
   e. Prostaglandina materna
   f. Ocitocina materna

5. O hormônio liberado pela passagem do feto no canal pélvico através da cérvice é:
   a. Estrogênio materno
   b. Progesterona materna
   c. Cortisol fetal
   d. Relaxina materna
   e. Prostaglandina materna
   f. Ocitocina materna

Bibliografia

Austin CR. Sperm maturation in the male and female genital tracts. *Biology of Fertilization*. 2012;2:121–155.

Feldman EC, Nelson RW, eds. *Canine and Feline Endocrinology and Reproduction*. 4th ed. Philadelphia: Saunders; 2009.

Hafez ESE, Hafez B, eds. *Reproduction in Farm Animals*. 7th ed. Baltimore: Lippincott Williams & Wilkins; 2000.

Jackson PGG. *Handbook of Veterinary Obstetrics*. 2nd ed. Philadelphia: Saunders; 2004.

Kowalewski MP, Beceriklisoy HB, Aslan S, Agaoglu AR, Hoffmann B. Time related changes in luteal prostaglandin synthesis and steroidogenic capacity during pregnancy, normal and antiprogestin induced luteolysis in the bitch. *Anim Reprod Sci*. 2009;116(1):129–138.

LeBlanc MM, Lopate C, Knottenbelt DC, Pascoe RR. The mare. In: Knottenbelt DC, Pascoe RR, Lopate C, LeBlanc MM, eds. *Equine Stud Farm Medicine and Surgery*. 2nd ed. Edinburgh: Saunders; 2003.

Lennoz-Roland M. *Practical uses of aglepristone: review of a recent expert meeting. Presented at 5th Biannual Congress*, European Veterinary Society for Small Animal Reproduction (EVSSAR), *Budapest, Hungary*, 2006.

Nelson RW, Couto CG. *Small Animal Internal Medicine-E-Book*. Elsevier Health Sciences; 2014.

Pineda MH, Dooley MP, eds. *McDonald's Veterinary Endocrinology and Reproduction*. 5th ed. Ames: Iowa State University Press; 2003.

Plant TM, Zeleznik AJ, eds. *Knobil and Neill's Physiology of Reproduction*. Vol. 1 and 2. 4th ed. London: Academic Press; 2015.

Simpson GM, England GC, Harvey MJ, eds. *BSAVA Manual of Small Animal Reproduction and Neonatology*. Gloucester, UK: BSAVA; 2010.

Stout TA. The early pregnancy. In: Samper JC, eds. *Equine Breeding Management and Artificial Insemination*. 2nd ed. St Louis: Saunders; 2009.

Tsutsui T, Suzuki Y, Toyonaga M, et al. The role of the ovary for the maintenance of pregnancy in cats. *Reprod Domest Anim*. 2009;44(s2):120–124.

39

Glândula Mamária e Lactação

AUTUMN P. DAVIDSON E GEORGE H. STABENFELDT (*in memoriam*)

PONTOS-CHAVE

Aspectos anatômicos da glândula mamária

1. As células secretoras de leite da glândula mamária se desenvolvem via proliferação do epitélio em estruturas ocas, denominadas alvéolos.
2. A maior parte do leite que se acumula antes da amamentação ou da ordenha é armazenada nos alvéolos, apesar de existirem grandes áreas de armazenamento de leite, denominadas cisternas.
3. Um sistema suspensor envolvendo o úbere da vaca possibilita que o animal armazene grande quantidade de leite.

Controle da mamogênese

1. O desenvolvimento inicial da glândula mamária é programado pelo mesênquima embrionário.
2. A proliferação do sistema de ductos mamários tem início na puberdade, com os ductos sob o controle do estrogênio, hormônio do crescimento e esteroides adrenais, e os alvéolos sob o controle da progesterona e da prolactina.

Colostro

1. A produção do leite no pré-parto (sem remoção) resulta na formação do colostro.
2. A ingestão do colostro é importante em função da imunidade passiva que ele fornece graças à presença de altas concentrações de imunoglobulinas.
3. O período no qual as imunoglobulinas podem ser absorvidas pelo intestino do neonato está limitado às primeiras 24 a 36 horas de vida.
4. Os lipídios (particularmente a vitamina A) e as proteínas (caseína e albumina) estão em altas concentrações no colostro; os carboidratos (lactose) estão em baixas concentrações.

Lactogênese

1. A prolactina, inibida pela dopamina e estimulada pelo peptídeo vasoativo intestinal, é o hormônio mais importante envolvido no processo de síntese do leite, ou lactogênese, sendo também importante o hormônio do crescimento.
2. A liberação de gordura para o leite pelas células alveolares envolve a constrição da membrana plasmática ao redor da gota de gordura; a gordura está dispersa no leite na forma de glóbulos.
3. As proteínas e a lactose do leite são liberadas pelas células alveolares por meio do processo de exocitose.

Retirada do leite

1. Uma eficiente retirada do leite necessita da liberação da ocitocina, que causa a contração das células musculares que envolvem os alvéolos (células mioepiteliais) e o movimento do leite para dentro dos ductos e das cisternas.

Cuidados iniciais

1. As reservas de carboidrato são boas nos neonatos únicos ou gêmeos, enquanto as reservas são baixas nos neonatos nascidos em ninhadas; consequentemente, os primeiros podem suportar um intervalo maior para a primeira mamada do que os últimos.

Composição do leite

1. As gorduras são as fontes de energia mais importantes do leite.
2. A lactose, composta de glicose e galactose, é o carboidrato principal do leite de mamíferos.
3. As proteínas principais do leite são denominadas *caseínas* e são encontradas na coalhada.

Ciclo da lactação

1. A produção de leite alcança o pico no 1º mês após o parto em vacas leiteiras, seguido de um leve declínio na produção; a ordenha geralmente termina ao redor do 305º dia da lactação, de modo que o animal possa preparar a glândula mamária para a próxima lactação.
2. A lactação pode ser induzida com a administração de hormônios (estrógeno e progesterona) e aumentada pelo hormônio de crescimento e pela exposição a um fotoperíodo maior.

Doenças associadas à glândula mamária

1. As principais doenças que afetam diretamente a glândula mamária são a mastite (prevalente no gado leiteiro e nas cadelas) e a neoplasia (prevalente em cadelas e gatas intactas).
2. As condições principais que envolvem indiretamente a glândula mamária são a transferência passiva de anticorpos aglutinantes de hemácias pela ingestão do colostro (éguas) e a hipocalcemia causada por uma drenagem transitória de cálcio, que ocorre com o início da lactação (gado leiteiro) ou durante o período perinatal (cadelas).

Os animais que pertencem à classe *Mammalia* são caracterizados por apresentarem o corpo coberto basicamente por pelos; são vivíparos, em vez de ovíparos (os monotremos constituem-se em uma exceção), e, pertinente a este capítulo, alimentam suas crias por meio de estruturas denominadas *glândulas mamárias*. A capacidade de os mamíferos nutrirem suas crias pela secreção do leite pelas glândulas mamárias durante o período inicial da vida pós-fetal forneceu a esses animais vantagens de sobrevivência. Em função da estratégia reprodutiva dos mamíferos envolver a produção de menos crias, comparada aos répteis, anfíbios e às aves, as glândulas mamárias permitiram que os mamíferos fossem mais eficientes quanto à alimentação de sua prole. As classes de animais ovíparos, como os peixes, répteis e anfíbios, dependem de fatores ambientais favoráveis para alimentação da prole; os descendentes geralmente estão vulneráveis às intempéries da natureza. Os mamíferos jovens não precisam de dentes para o processo de sucção e, por isso, podem nascer com a maxila e a mandíbula imaturas, o que facilita a passagem da cabeça durante o parto. O desenvolvimento dos dentes coincide com a necessidade de consumir outros tipos de alimentos diferentes do leite.

Aspectos anatômicos da glândula mamária

As células secretoras de leite da glândula mamária se desenvolvem via proliferação do epitélio em estruturas ocas, denominadas alvéolos

As glândulas mamárias têm origem no ectoderma embrionário. O ectoderma mamário é inicialmente representado por espessamentos lineares paralelos na superfície ventral do abdome. A continuidade da crista formada é quebrada em números apropriados de *botões mamários*, de onde serão derivadas as partes funcionais das glândulas mamárias.

O *parênquima*, ou células secretoras de leite, da glândula mamária se desenvolve via proliferação de células epiteliais que surgem

dos cordões mamários primários. Finalmente, as células epiteliais formam estruturas ocas e circulares, denominadas *alvéolos*, que são as unidades secretoras de leite fundamentais da glândula mamária (Figura 39.1). Concomitantemente a esse desenvolvimento, uma grande área de epitélio, o *mamilo*, que é a conexão externa para o sistema interno de secreção de leite, se desenvolve na superfície. Nos machos, embora os mamilos possam se desenvolver, os cordões mamários primários subjacentes normalmente não se desenvolvem em tecido glandular substancial.

A maior parte do leite que se acumula antes da amamentação ou da ordenha é armazenada nos alvéolos, apesar de existirem grandes áreas de armazenagem de leite, denominadas cisternas

Os sistemas de ductos conectam os alvéolos aos mamilos, ou tetas, permitindo que o leite passe da região de produção para a área de saída (mamilo). Os ductos podem fundir-se de tal modo que só há um ducto terminal por glândula, que possui uma única abertura pelo mamilo, ou teta, como ocorre nos bovinos, caprinos e ovinos. Dois ductos principais associados às aberturas estão presentes na égua e na porca, enquanto a cadela e a gata podem apresentar dez ou mais aberturas no mamilo, com cada abertura representando glândulas separadas (Figura 39.2). Tanto a vaca quanto a cabra possuem áreas especializadas para a armazenagem de leite, denominadas *cisternas*, que estão localizadas na parte ventral da glândula e onde são drenados todos os ductos principais (Figura 39.3). Isso permitiu que a vaca, por exemplo, fosse capaz de sintetizar e armazenar maiores quantidades de leite do que seria possível. Apesar dessa adaptação, é importante ressaltar que a maior parte do leite presente no momento da ordenha está armazenada no sistema de ductos da glândula mamária.

As glândulas mamárias tipicamente se desenvolvem aos pares. O número de pares nos animais domésticos varia de um em caprinos, equinos e ovinos; dois em bovinos; a sete a nove em suínos, e sete até dez em cadelas e gatas. O pareamento (número por lado e posicionamento) nem sempre é equiparado em cadelas. A posição das glândulas mamárias varia de acordo com a espécie animal, sendo torácica nos primatas; estende-se por todo o comprimento do tórax e abdome em gatas, cadelas e porcas; e é inguinal em vacas, cabras e éguas. Nas espécies domésticas, como bovinos, caprinos, equinos e ovinos, os pares das glândulas mamárias estão proximamente posicionados entre si; a estrutura resultante é denominada *úbere*. Na vaca, por exemplo, dois pares de glândulas (quatro quartos) compõem o úbere.

Um sistema suspensor envolvendo o úbere da vaca possibilita que o animal armazene grande quantidade de leite

Uma das importantes adaptações anatômicas do úbere que permite que as vacas armazenem grandes quantidades de leite é o desenvolvimento de um sistema suspensor do úbere. Esse sistema é formado pelo ligamento suspensor mediano (formado entre os pares de glândulas mamárias), composto de tecido conjuntivo elástico que se origina da túnica abdominal. O ligamento suspensor lateral (não elástico), que se origina dos ligamentos pré-púbico e subpúbico, entra lateralmente na glândula em vários níveis e se torna parte do tecido conjuntivo intersticial, que confere o formato do úbere. Não é incomum que vacas de alta produção tenham 25 kg de leite em seus úberes imediatamente antes da ordenha. Se o sistema suspensor não estiver adequado, o sistema mamário logo cai devido ao peso do leite.

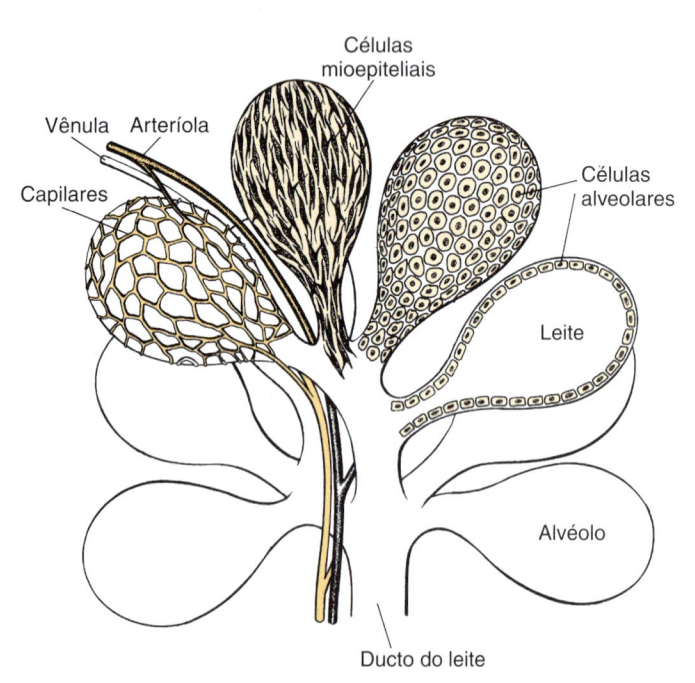

• **Figura 39.1** Diagrama de um grupo de alvéolos na glândula mamária de uma cabra. (Fonte: Cowie AT. Lactation. In: Austin CR, Short RV, eds. *Reproduction in mammals*. 2nd ed. v. 3. Hormonal control of reproduction. Cambridge, UK: Cambridge University Press; 1984.)

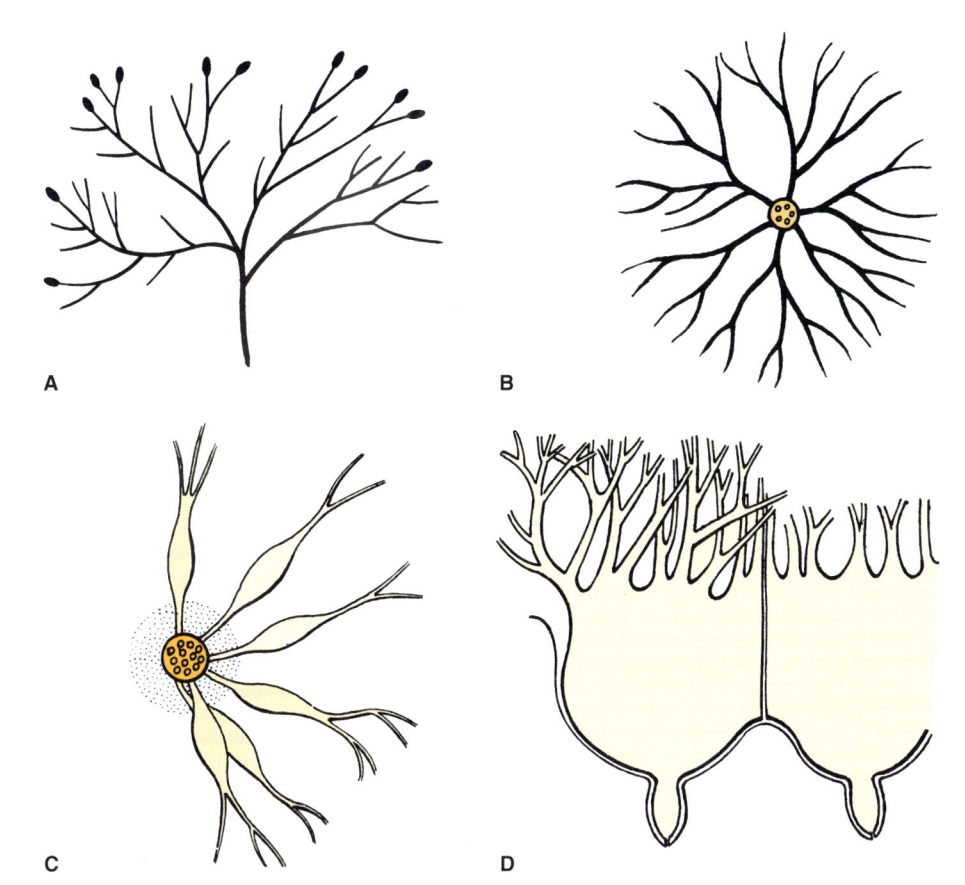

A   **B**   **C**   **D**

● **Figura 39.2** Diagrama mostrando diferentes arranjos do sistema de ductos mamários. **A.** Vaca, cabra e ovelha. **B.** Égua e porca. **C.** Gata, cadela. **D.** Cisterna na vaca e na cabra. (Fonte: Cowie AT. Lactation. In: Austin CR, Short RV, eds. *Reproduction in mammals*. 2nd ed. v. 3. Hormonal control of reproduction. Cambridge, UK: Cambridge University Press; 1984.)

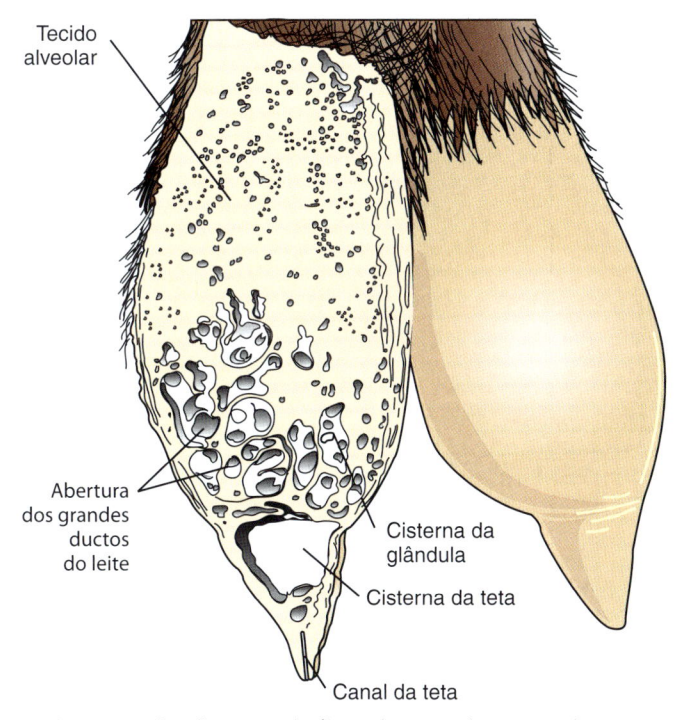

Tecido alveolar

Abertura dos grandes ductos do leite

Cisterna da glândula

Cisterna da teta

Canal da teta

● **Figura 39.3** Detalhamento do úbere de uma cabra, no qual um corte da glândula mamária esquerda mostra o denso tecido alveolar, a cisterna da glândula com os ductos maiores desembocando nela, a cisterna da teta e o canal da teta. (Fonte: Cowie AT. Lactation. In: Austin CR, Short RV, eds. *Reproduction in mammals*. 2nd ed. v. 3. Hormonal control of reproduction. Cambridge, UK: Cambridge University Press; 1984.)

Controle da mamogênese

O desenvolvimento inicial da glândula mamária é programado pelo mesênquima embrionário

O desenvolvimento fetal da glândula mamária está tanto sob controle genético quanto endócrino. O desenvolvimento inicial do botão mamário está sob influência do *mesênquima* embrionário (tecido conjuntivo). Se o mesênquima mamário for transplantado para uma outra região, ocorrerá a formação de um botão mamário no local do transplante. Embora se conheça pouco sobre o desenvolvimento mamário fetal, não se acredita que ele seja direcionado por hormônios. Entretanto, glândulas mamárias ativamente secretoras podem estar presentes no momento do parto como resultado da administração exógena de certos hormônios à mãe.

A proliferação do sistema de ductos mamários tem início na puberdade, com os ductos sob o controle de estrógenos, hormônio do crescimento e esteroides adrenais, e os alvéolos sob o controle da progesterona e da prolactina

O desenvolvimento da glândula mamária na vida pós-fetal normalmente se inicia junto com a puberdade. A atividade ovariana cíclica resulta na produção de estrógeno e progesterona. O estrógeno, assim com o hormônio de crescimento (GH) e os esteroides adrenais, é o responsável pela proliferação do sistema de ductos. O desenvolvimento dos alvéolos na porção terminal dos ductos necessita da adição de progesterona e *prolactina* (Figura 39.4).

Embora o desenvolvimento da glândula mamária tenha início quando começa a puberdade, ela permanece relativamente subdesenvolvida até a ocorrência da gestação. Na maioria dos animais domésticos, o desenvolvimento do úbere costuma se tornar evidente a partir da metade da gestação; a secreção de leite, em geral, inicia-se durante o período final da gestação (sobretudo devido a um aumento na secreção da *prolactina*) e resulta na formação do colostro, como será discutido adiante. No final da gestação, a glândula mamária passou de uma estrutura composta principalmente de estroma (tecido conjuntivo) para uma estrutura repleta de células alveolares que estão sintetizando e secretando o leite ativamente. Grupos adjacentes de alvéolos formam os *lóbulos* que, combinados, formam estruturas maiores, denominadas *lobos*. Faixas de tecido conjuntivo delineiam os lóbulos e lobos (Figura 39.5).

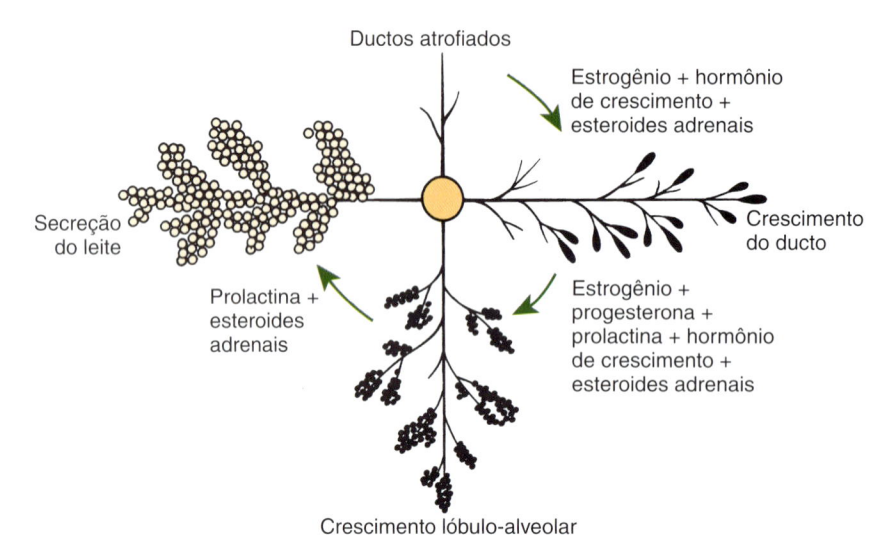

● **Figura 39.4** Hormônios envolvidos no crescimento da glândula mamária e no início da secreção de leite em uma rata hipofisectomizada ovariectomizada-adrenalectomizada. (Fonte: Lyons WR. Proc R Soc B. 1958; 149:303; Cowie AT. Lactation. In: Austin CR, Short RV, eds. *Reproduction in mammals*. 2nd ed. v. 3. Hormonal control of reproduction. Cambridge, UK: Cambridge University Press; 1984.)

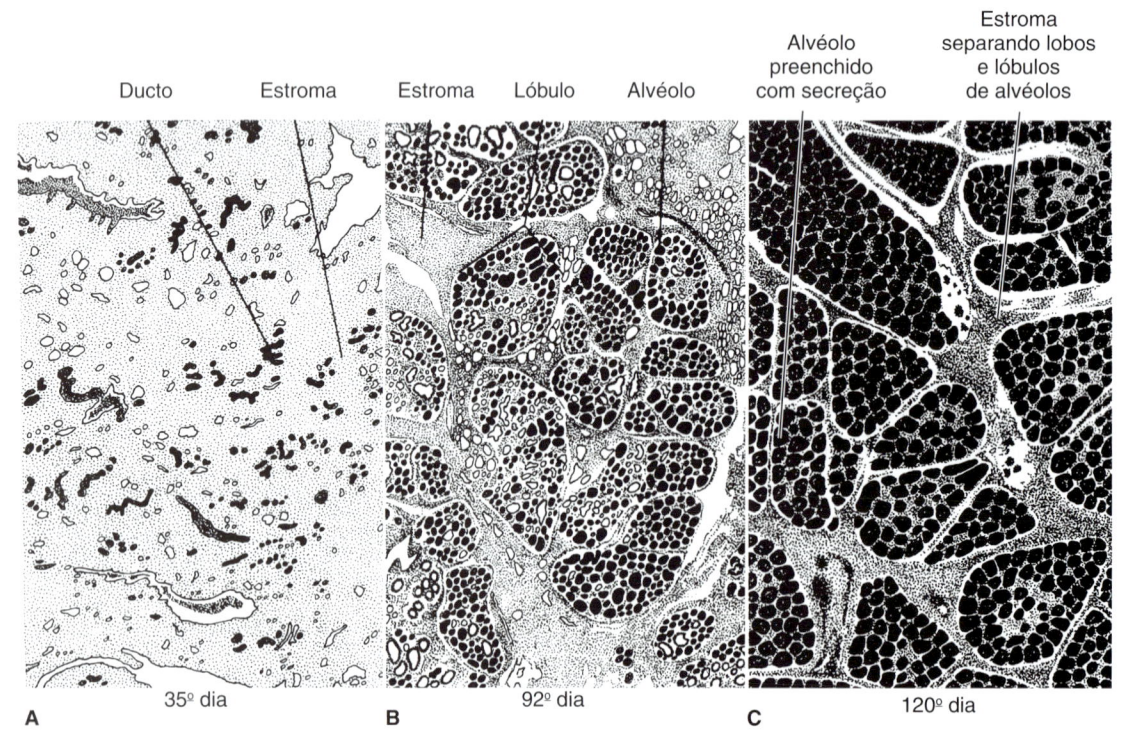

● **Figura 39.5** Cortes da glândula mamária da cabra em três diferentes momentos durante a gestação (que dura aproximadamente 150 dias). **A.** Note as pequenas coleções de ductos espalhados pelo estroma no 35º dia. **B.** No 92º dia, os lóbulos dos alvéolos estão se formando em grupos conhecidos como lobos; secreção está presente em alguns lumens alveolares, e ainda há um considerável tecido de estroma. **C.** No 120º dia, os lóbulos de alvéolos estão quase completamente desenvolvidos; os alvéolos estão repletos de secreção, e o estroma está reduzido a finas faixas separando os lóbulos e faixas mais espessas entre os lobos. (Fonte: Falconer IR, ed. *Lactation*. London, UK: Butterworths; 1970.)

Colostro

A produção do leite no pré-parto (sem remoção) resulta na formação do colostro

O leite produzido antes do parto é denominado *colostro*. A sua formação representa um processo secretório, no qual a lactogênese ocorre na ausência da retirada do leite. Entretanto, a *lactação* não pode ocorrer completamente até que a gestação esteja a termo, devido aos efeitos inibitórios da progesterona e do estrógeno sobre a secreção do leite, fatores inibitórios que são removidos no momento ou logo antes do parto. Prolactina, um luteotrófico, aumenta conforme os níveis de progesterona diminuem no final da gestação, promovendo a lactação.

A ingestão do colostro é importante em função da imunidade passiva que ele fornece graças à presença de altas concentrações de imunoglobulinas

Quando o colostro é formado antes do parto, certas substâncias são concentradas nesse processo. A ingestão do colostro é importante para o bem-estar do neonato. Além da nutrição, o colostro tem uma importante função na proteção temporária, ou passiva, contra os agentes infecciosos. As *imunoglobulinas* (p. ex., imunoglobulina A, ou IgA) são produzidas na glândula mamária pelos plasmócitos (derivados dos linfócitos B originados no intestino) como resultado da exposição da mãe a certos microrganismos. As imunoglobulinas ganham acesso ao sistema mamário pela migração dos plasmócitos a partir de tecidos adjacentes. Elas estão em altas concentrações no colostro, e com o seu consumo, o neonato pode receber imunidade passiva contra patógenos adquiridos pela mãe. Isso possibilita que o ele receba uma proteção imediata contra os organismos ambientais. Os neonatos de todas as espécies domésticas adquirem anticorpos por meio da ingestão do colostro, o que contrasta com a situação que ocorre em outras espécies, incluindo os seres humanos, os coelhos e o porquinho-da-índia, em que a maior quantidade de anticorpos é passada ao feto através da placenta.

O período no qual as imunoglobulinas podem ser absorvidas pelo intestino do neonato está limitado às primeiras 24 a 36 horas de vida

Em geral, os neonatos dispõem de um período limitado (24 a 36 horas) em que as imunoglobulinas (proteínas) podem ser absorvidas pelo intestino. Portanto, a ingestão do colostro durante esse período é importante para assegurar a presença das imunoglobulinas no recém-nascido. Outros fatores antimicrobianos encontrados no leite, que são importantes para a proteção contra o desenvolvimento de uma flora bacteriana entérica patogênica, incluem as lisozimas, a lactoferrina e o sistema das lactoperoxidases.

Os lipídios (particularmente a vitamina A) e as proteínas (caseína e albumina) estão em altas concentrações no colostro; os carboidratos (lactose) estão em baixas concentrações

O colostro é uma rica fonte de nutrientes, sobretudo de vitamina A, além das imunoglobulinas. A transferência de vitamina A pela placenta é limitada nos animais domésticos, com bezerros e leitões, sendo particularmente deficientes em vitamina A ao nascimento.

Essa deficiência é corrigida com a ingestão do colostro. Os lipídios e as proteínas, incluindo as caseínas e as albuminas, também estão presentes em concentrações relativamente elevadas no colostro. Uma exceção é a lactose; a sua síntese é significativamente inibida pela progesterona até o momento do parto. Entretanto, no momento do parto, o suprimento de leite do neonato é nutritivo (rico em proteína, gordura e vitamina A) e protetor (imunoglobulinas) (Tabela 39.1).

Lactogênese

A prolactina, inibida pela dopamina e estimulada pelo peptídeo vasoativo intestinal, é o hormônio mais importante envolvido no processo de síntese do leite, ou lactogênese, sendo também importante o hormônio do crescimento

A *prolactina* desempenha um importante papel na secreção do leite, ou *lactogênese*. A prolactina é liberada em conjunto com a manipulação da teta por meio tanto da amamentação quanto do processo de ordenha. Os estímulos sensoriais são conduzidos para o hipotálamo, e a síntese e liberação da *dopamina*, o principal inibidor da secreção da prolactina, são bloqueadas enquanto os neurônios no *núcleo paraventricular* são estimulados a produzir e liberar o *peptídeo vasoativo intestinal*, um estimulador da liberação da prolactina (Figura 39.6). Um curto pico de prolactina ocorre logo após o início da retirada do leite; em geral, os valores do pico são alcançados 30 minutos após o estímulo inicial. Aparentemente, não há necessidade de os picos principais de prolactina serem estimulados a cada hora para a manutenção da lactação, pois um intervalo de liberação de 12 horas, como ocorre em associação à ordenha das vacas leiteiras, é suficiente para manter a lactogênese. A resposta da prolactina, avaliada em função da quantidade de

Tabela 39.1	Quantidade de componentes selecionados do colostro bovino como percentual do nível no leite normal.		
	Dia(s) após o parto		
Constituinte	0	3	4
Matéria seca	220	100	100
Lactose	45	90	100
Lipídios	150	90	100
Minerais	120	100	100
Proteínas			
Caseína	210	110	110
Albumina	500	120	105
Globulina	3.500	300	200
Vitaminas			
A	600	120	100
Caroteno	1.200	250	125
E	500	200	125
Tiamina	150	150	150
Riboflavina	320	130	110
Ácido pantotênico	45	110	105

Adaptada de Jacobson NL, McGilland AD. The mammary gland and lactation. In: Swenson MJ, ed. *Duke's physiology of domestic animals.* 10th ed. Ithaca, NY: Cornell University Press; 1984.

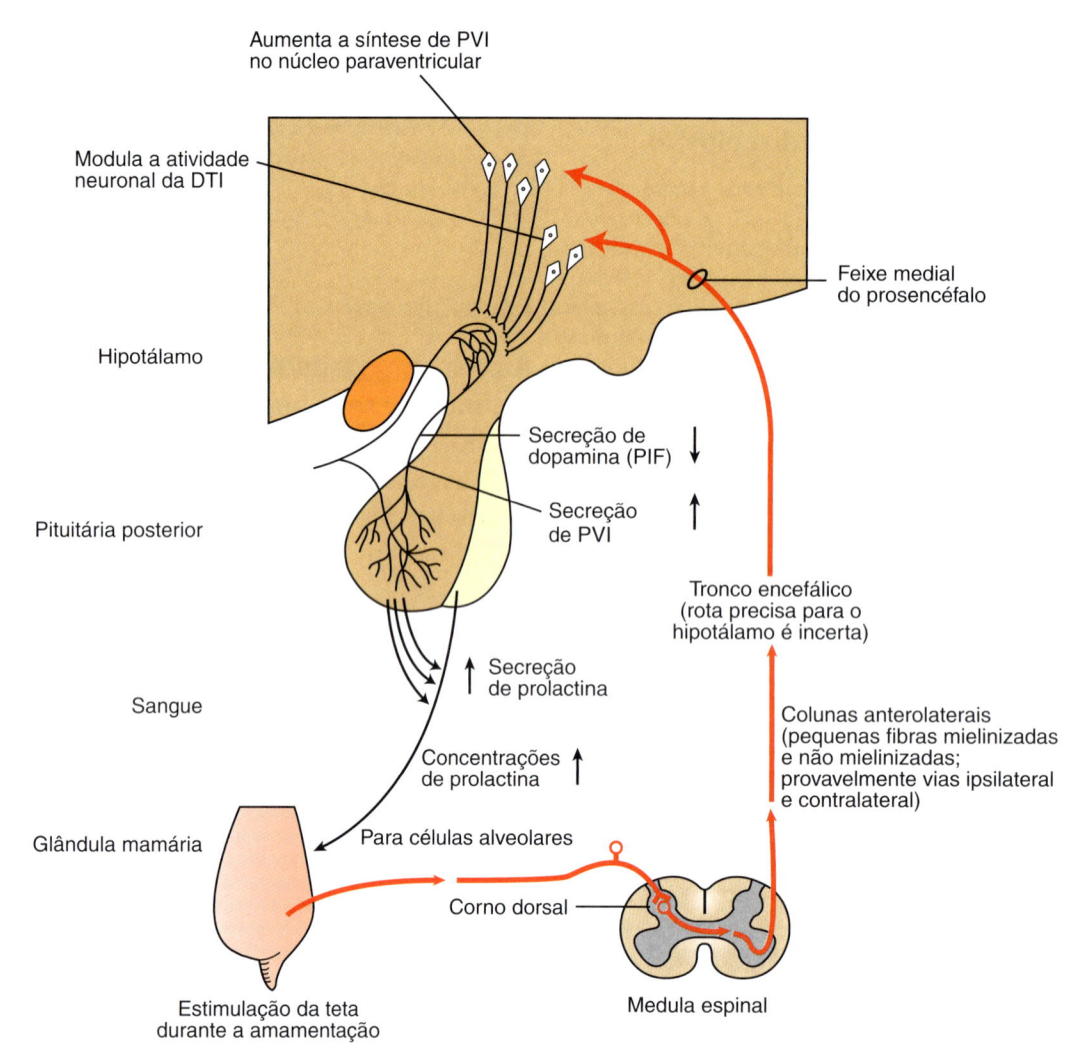

- **Figura 39.6** Via somatossensorial no reflexo induzido pela amamentação para a liberação de prolactina. A rota exata tomada pela informação sensorial entre o tronco cerebral e o hipotálamo é especulativa. Embora a atividade neuronal da dopamina tuberoinfundibular (DTI) seja modulada como resultado da chegada desse estímulo somatossensorial (fator inibidor da prolactina [PIF]), o aumento da atividade secretora dos neurônios contendo o peptídeo vasoativo intestinal (PVI) no núcleo paraventricular é também provavelmente crucial no direcionamento da secreção de prolactina durante a amamentação. (Adaptada de Johnson M, Everitt B. *Essential reproduction*. 3rd ed. London: Blackwell Scientific; 1988.)

hormônio liberada após a estimulação da glândula mamária, diminui à medida que o período de lactação avança.

Outro hormônio importante para a produção do leite nos ruminantes é o *hormônio do crescimento* (GH). Hoje, existe um considerável interesse no uso do GH para promover o aumento da produção de leite de vacas por meio da administração exógena desse hormônio.

A liberação de gordura para o leite pelas células alveolares envolve a constrição da membrana plasmática ao redor da gota de gordura; a gordura está dispersa no leite na forma de glóbulos

A síntese e a liberação do leite pelas células epiteliais alveolares são um processo fisiológico notável (Figura 39.7). As células alveolares sintetizam a gordura, proteínas e carboidratos e jogam o produto para dentro do lúmen dos alvéolos. As gotas de gordura inicialmente se acumulam no citoplasma basal da célula e, então, se deslocam para o ápice, onde se projetam para o lúmen alveolar.

A membrana da célula se fecha na base da gota de gordura, então a gordura se dispersa no leite em pequenos glóbulos, envolvidos pela membrana celular; o glóbulo normalmente contém porções de citoplasma celular.

As proteínas e a lactose do leite são liberadas pelas células alveolares por meio do processo de exocitose

As proteínas do leite são sintetizadas no retículo endoplasmático; as moléculas de caseína passam para o aparelho de Golgi, onde são fosforiladas e arranjadas em micelas dentro das vesículas de Golgi. A lactose também é sintetizada no interior das vesículas de Golgi e é liberada em conjunto com as proteínas do leite. O processo de extrusão das proteínas e dos carboidratos é diferente daquele da gordura; as vesículas de Golgi se fundem à membrana da célula, e a liberação das proteínas e dos carboidratos ocorre por *exocitose*. Embora ainda não esteja certo com que frequência as células passam pelos ciclos de síntese e extrusão, estes podem ocorrer 2 vezes/dia, sobretudo nas vacas leiteiras que são ordenhadas 2 vezes/dia.

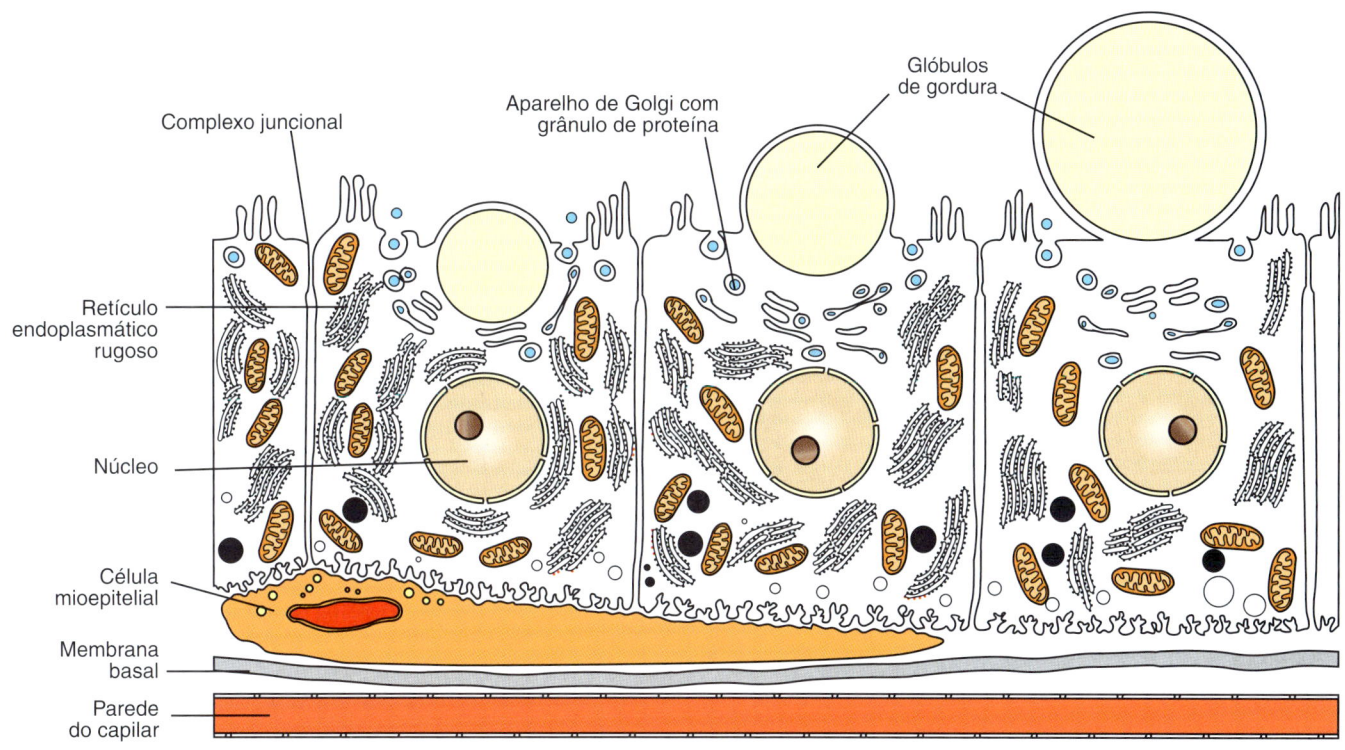

- **Figura 39.7** Diagrama da ultraestrutura de três células alveolares e uma célula mioepitelial. (Fonte: Cowie AT. Lactation. In: Austin CR, Short RV, eds. *Reproduction in mammals*. 2nd ed. Vol 3. Hormonal control of reproduction. Cambridge, UK: Cambridge University Press; 1984.)

Retirada do leite

Para manter a lactogênese, o leite deve ser retirado da glândula mamária por amamentação ou ordenha. Se o leite não for removido em cerca de 16 h nas vacas leiteiras, a síntese do leite começa a ser suprimida. Como foi mencionado antes, grande parte do leite no úbere de uma vaca leiteira no momento da ordenha está localizada nos ductos e alvéolos. O deslocamento do leite para dentro da cisterna da glândula durante a amamentação ou a ordenha seria lento, e menos leite seria obtido durante a ordenha da vaca, se a drenagem do leite fosse um processo passivo.

Uma eficiente retirada do leite necessita da liberação da ocitocina, que causa a contração das células musculares que envolvem os alvéolos (células mioepiteliais), e o movimento do leite para dentro dos ductos e das cisternas

Para facilitar o processo de retirada do leite, *células mioepiteliais* circundam os alvéolos e os ductos (ver Figuras 39.1 e 39.7). As células mioepiteliais são particularmente responsivas à ocitocina e, de fato, contraem-se quando expostas ao hormônio. A síntese e liberação da ocitocina pela hipófise posterior são estimuladas por um reflexo neuroendócrino, que envolve a estimulação tátil do úbere pela amamentação ou a estimulação manual durante a higienização do úbere antes da ordenha. Os estímulos sensoriais do úbere são conduzidos através da medula espinal para o hipotálamo. Os neurônios dos núcleos paraventricular e supraóptico são estimulados a sintetizar a ocitocina e liberá-la dos terminais nervosos que passam sobre a eminência mediana (Figura 39.8). Outros estímulos sensoriais que iniciam a liberação de ocitocina incluem o auditivo, o visual e o olfatório, que ocorrem próximo

ou dentro de canis, gatis ou sala de ordenha. As sociedades mais antigas utilizavam vários truques para fazer com que as raças precoces de gado leiteiro liberassem leite. Em geral, eles permitiam que o bezerro mamasse em uma das tetas enquanto retiravam o leite das outras glândulas. Eles também conheciam o *reflexo de Ferguson*, se não o nome, mas na prática, no qual a estimulação da cérvice (e liberação da ocitocina) era eliciada soprando-se ar dentro da vagina, com o auxílio de tubos ocos.

A liberação da ocitocina ocorre segundos após o estímulo chegar ao hipotálamo; a pressão aumentada na glândula mamária é evidente em 1 minuto da estimulação, conforme o leite é forçado para fora dos alvéolos e ductos devido à contração das células mioepiteliais. O termo utilizado para os mamíferos a fim de descrever esse fenômeno é *descida do leite*. A pressão aumentada no úbere é, em geral, óbvia em 1 minuto após o estímulo. A liberação da ocitocina dura apenas alguns minutos, e é importante que o processo de ordenha seja iniciado logo após a completa descida do leite (Figura 39.9). A ordenha, tanto mecânica quanto manual, em tempos mais antigos, era geralmente completada em quatro a cinco minutos.

É interessante comparar os estímulos que liberam a ocitocina, que iniciam a parte passiva da lactogênese, com os estímulos que liberam a prolactina, que influenciam diretamente a lactogênese. Qualquer estímulo sensorial que uma fêmea associe à amamentação/ordenha possui o potencial de liberar a ocitocina. O reflexo neuroendócrino é estimulado na expectativa da retirada do leite devido ao ambiente (canil, gatil ou sala de ordenha) ao qual o animal é exposto. A prolactina, por sua vez, é liberada somente por meio de estímulos táteis do úbere. Isso faz sentido, pois não há necessidade de estimular a síntese e liberação do leite, a menos que a evidência de retirada do leite (estimulação do úbere) seja forte. O leite retirado durante a ordenha manual é retido na teta e forçado para fora, enquanto o leite retirado mecanicamente se desloca por sucção.

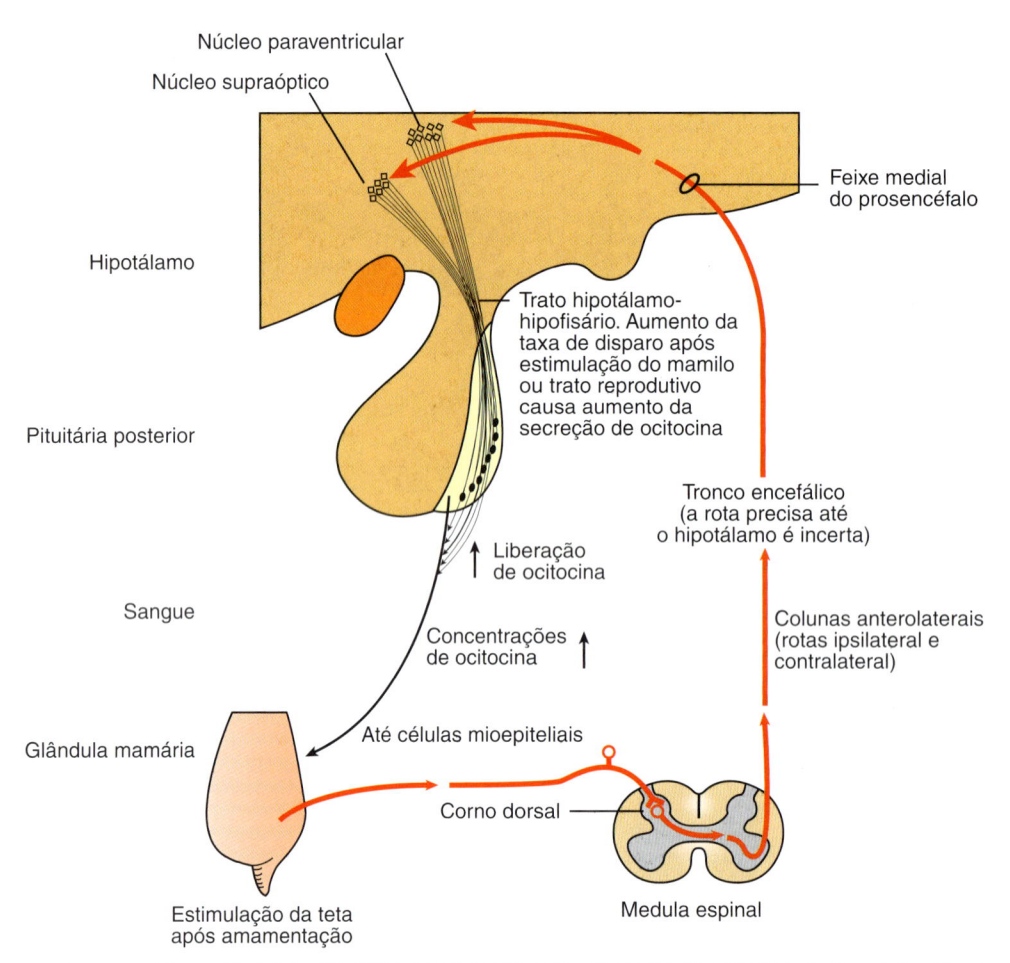

● **Figura 39.8** Via somatossensorial no reflexo induzido pela amamentação para a liberação de ocitocina. A via real do estímulo sensorial no hipotálamo é desconhecida, mas provavelmente envolve o feixe medial do prosencéfalo. (Adaptada de Johnson M, Everitt B. *Essential reproduction*. 3rd ed. London: Blackwell Scientific; 1988.)

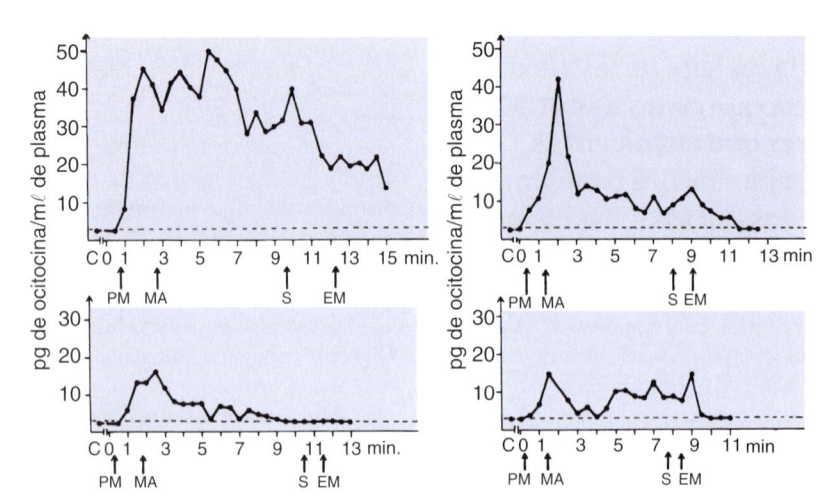

● **Figura 39.9** Ocitocina na corrente sanguínea de vacas antes, durante e após a ordenha. O eixo das *abscissas* mostra o tempo em minutos. *C*, nível de controle; *EM*, término da ordenha mecânica; *PM*, preparação para a ordenha; *MA*, aplicação das taças das tetas; *S*, secagem. (Fonte: Schams *et al. Acta endocrinol*. 1979; 92:258-70.)

Cuidados iniciais

As reservas de carboidrato são boas nos neonatos únicos ou gêmeos, enquanto as reservas são baixas nos neonatos nascidos em ninhadas; consequentemente, os primeiros podem suportar um intervalo maior para a primeira mamada do que os últimos

Nos animais domésticos que possuem uma ou duas crias, como os bovinos, equinos, ovinos e caprinos, o neonato deve estar apto a se manter em estação para mamar. Nessa situação, os recém-nascidos possuem uma reserva razoavelmente boa de carboidratos, e a amamentação pode não ocorrer por uma a duas horas sem efeitos adversos enquanto os neonatos adquirem a habilidade de ficar de pé e localizar a glândula mamária. Os recém-nascidos que fazem parte de uma ninhada (cães, gatos e porcos) são, de modo geral, acomodados diante das glândulas mamárias e comumente mamam em menos de 10 minutos. A amamentação continua intercalada com o parto de outros filhotes da ninhada. Isso é importante para os animais nascidos em ninhadas, pois eles tendem a se apresentar imaturos ao nascimento e a serem suscetíveis à hipoglicemia, e o atraso na amamentação costuma ser prejudicial à sua sobrevivência. A hipoglicemia resulta em estase das alças intestinais (íleo) e pode promover a sepse neonatal (infecção disseminada).

O intervalo entre as amamentações durante o período neonatal varia muito entre os animais domésticos. Espécies com ninhadas, como gatas, cadelas e porcas, em geral amamentam em intervalos de uma hora ou menos, especialmente durante as 2 primeiras semanas. Cabras, éguas e ovelhas amamentam em intervalos um pouco maiores, geralmente de até duas horas. Considerando o intervalo de amamentação, os coelhos são uma exceção; os neonatos são amamentados em intervalos de 24 horas. Como se pode imaginar, os filhotes de coelhos se encontram ingurgitados após cada período de amamentação.

Composição do leite

As gorduras são as fontes de energia mais importantes do leite

Dos componentes do leite, a gordura é a fonte de energia mais importante. A gordura do leite é composta de grande número de lipídios, incluindo monoglicerídeos, diglicerídeos, triglicerídeos, ácidos graxos livres, fosfolipídios e esteroides; os triglicerídeos são os componentes principais da gordura do leite. Os tipos de lipídios sintetizados são complexos, com grandes variações tanto no comprimento da cadeia quanto na saturação dos ácidos graxos observados nas espécies. A quantidade de gordura produzida varia muito entre as espécies e dentro delas (Tabela 39.2). O leite de mamíferos marinhos possui uma grande quantidade de gordura, com valores em torno de 40% a 50% em focas, 40% em golfinhos e 30% em baleias. Nessas espécies, a grande quantidade de energia no leite proveniente da gordura ajuda a compensar a perda de calor pelo neonato, promovendo o rápido desenvolvimento de adipose.

Entre os animais domésticos, ovinos, suínos, caninos e felinos apresentam um leite com uma quantidade de gordura, que varia de 7 a 10%. A vaca leiteira apresenta valores que variam de 3,5 a 5,5%; as cabras são semelhantes às vacas (3,5%), e as éguas possuem valores menores (1,6%). No passado, o leite era comercializado com base na matéria gorda, e as raças que apresentavam um leite com

Tabela 39.2	Composição do leite em diferentes espécies.			
Espécies	Gordura (%)	Proteína (%)	Lactose (%)	Cinzas (%)
Gata	7,1	10,1	4,2	0,5
Vaca	3,5	3,1	4,9	0,7
Cadela	9,5	9,3	3,1	1,2
Cabra	3,5	3,2	4,6	0,8
Égua	1,6	2,4	6,1	0,5

Adaptada de Jacobson NL, McGilland AD. The mammary gland and lactation. In: Swenson MJ, ed. *Duke's physiology of domestic animals.* 10th ed. Ithaca, NY: Cornell University Press; 1984.

uma matéria gorda relativamente alta (p. ex., a Jersey com 5% de matéria gorda) encontravam maior aceitabilidade nas transações de laticínios do que ocorre hoje em dia. As pequenas fazendas produziam principalmente creme (para a fabricação de manteiga); a porção gordurosa do leite era produzida a partir da utilização de um separador que selecionava o creme com base na densidade específica e na força centrífuga. Devido ao fato de que hoje o leite é comercializado em função dos sólidos, e não da gordura, as raças que produzem mais leite (e proteínas) são favorecidas, mesmo que a concentração de gordura da raça preferida, Holstein-Friesian, seja baixa (3,5%).

A lactose, composta de glicose e galactose, é o carboidrato principal do leite de mamíferos

A *lactose* é o principal carboidrato da maioria dos mamíferos. Ela é composta de glicose e galactose. A glicose sanguínea é a principal molécula precursora da lactose, com o propionato sendo um importante precursor de glicose nos ruminantes. A lactose é formada sob o controle da *lactose sintetase*, uma enzima composta pela α-*lactoalbumina* (uma proteína do leite) e a *galactosil transferase*. A síntese de lactose é suspensa até imediatamente antes do parto, pois a progesterona apresenta um efeito inibitório sobre a formação da α-lactoalbumina. A prolactina, por outro lado, é estimuladora da formação da lactose sintetase. Os animais devem apresentar a enzima *lactase* no jejuno para clivar a lactose (em glicose e galactose) e permitir sua utilização. A lactase está presente na maioria dos neonatos mamíferos, mas às vezes está ausente nos animais adultos, incluindo os humanos. Na ausência da lactase, a lactose pode ter um efeito osmótico no trato gastrintestinal, o que pode levar à diarreia.

As proteínas principais do leite são denominadas *caseínas* e são encontradas na coalhada

As principais proteínas sintetizadas pelas células alveolares são denominadas *caseínas*. As caseínas podem ser removidas (como coalhada) do leite por meio de um processo denominado *solidificação* ou *coagulação*, com outras proteínas do leite, como as albuminas e as globulinas, permanecendo na parte fluida do leite (soro).

Ciclo da lactação

O tempo necessário para a mudança de colostro para a secreção de um leite normal varia em cada espécie. Nos bovinos, o leite colostral tende a ser mais espesso e amarelado por vários dias após o parto. O complexo úbere bovino precisa de tempo para que todas as regiões estejam livres do colostro. O leite de vaca é retirado do fornecimento de leite por diversos dias, devido à sua qualidade estética inaceitável, e não por causa da qualidade básica do leite. A cadela passa para o leite no dia 2 ou 3 após o parto.

A produção de leite alcança o pico no 1º mês após o parto em vacas leiteiras, seguido de um leve declínio na produção; a ordenha geralmente termina ao redor do 305º dia da lactação, de modo que o animal possa preparar a glândula mamária para a próxima lactação

A produção de leite tende a aumentar durante as primeiras 3 a 4 semanas de lactação e depois começa a diminuir lentamente até o final da lactação (Figura 39.10). As vacas são normalmente "secas" após 305 dias de período lactacional; os quilos de leite e a taxa de matéria gorda são calculados nessas bases. Os animais leiteiros são forçados a interromper a lactação para se prepararem para a próxima lactação. O procedimento mais comum é parar de ordenhar. Os animais não leiteiros desmamam os neonatos no momento que os dentes decíduos irrompem, em geral 4 a 5 semanas após o parto. A pressão do leite dentro dos alvéolos gradualmente inibe a secreção do leite pelas células epiteliais alveolares, resultando na regressão das células alveolares e dos ductos menores. O processo, denominado *involução*, em geral requer pelo menos 1 mês em animais produtores de leite, com um período de 6 semanas, normalmente desejado como o intervalo mínimo entre a secagem e o início da lactação seguinte. Em 1 a 2 meses, o sistema secretor (alvéolos) e o excretor (ductos) regridem e são novamente substituídos. O processo pelo qual as estruturas epiteliais regridem e ainda retêm codificação para a renovação dos sistemas de ductos e alveolar é realmente notável.

A lactação pode ser induzida com a administração de hormônios (estrógeno e progesterona) e aumentada pelo hormônio de crescimento e pela exposição a um fotoperíodo maior

A *indução da lactação* por meio de um tratamento hormonal às vezes é desejável, especialmente em animais leiteiros com alta produção de leite, mas com baixo desempenho reprodutivo. O uso de um tratamento combinando estrógeno e progesterona por um período relativamente curto (uma semana) induz a um desenvolvimento alveolar suficiente para a produção de leite. Embora a quantidade de leite produzida seja menor do que a normal, as vacas podem ser mantidas na linha de ordenha enquanto são mantidos os esforços para emprenhá-las. Para induzir a lactogênese por meios hormonais, os animais não devem estar em lactação no momento do tratamento e devem apresentar as glândulas mamárias livres de infecções.

O GH, que é vital no processo normal da lactação, pode ser utilizado para aumentar a lactação quando administrado em diferentes concentrações (Figura 39.11). A habilidade em sintetizar o GH é relativamente recente; a sua disponibilidade expandiu o interesse em utilizá-lo para aumentar a quantidade de leite produzida pelas vacas leiteiras. De modo geral, o GH atua sobre o uso pós-absortivo dos nutrientes, de maneira que os metabolismos de proteínas, gorduras e carboidratos no organismo inteiro são alterados, e os nutrientes são direcionados para a

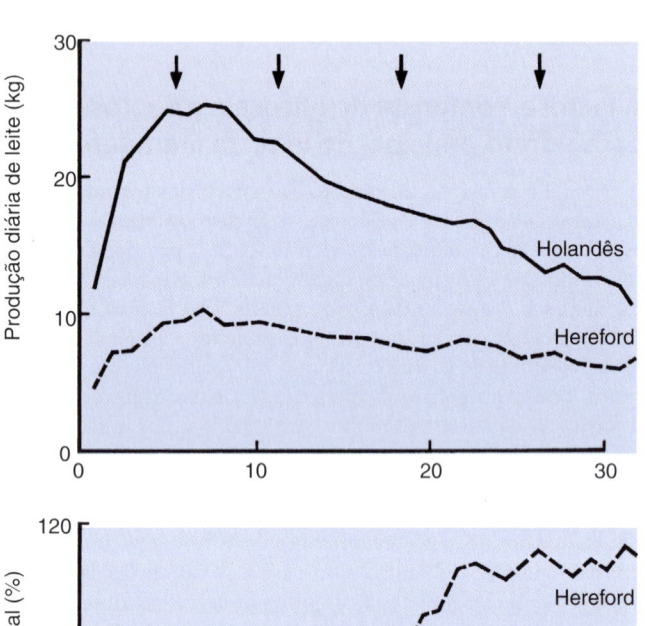

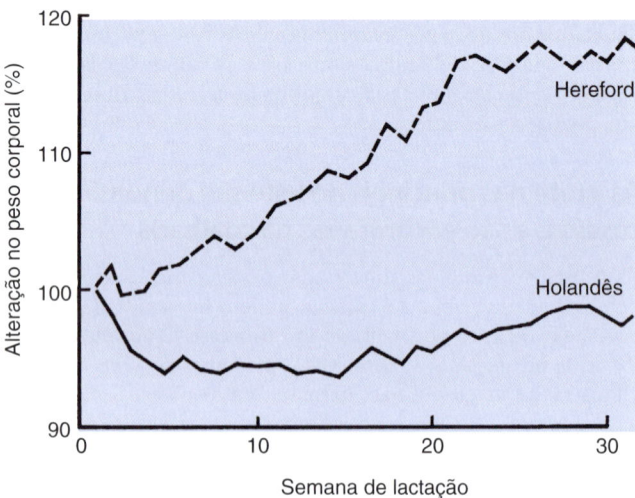

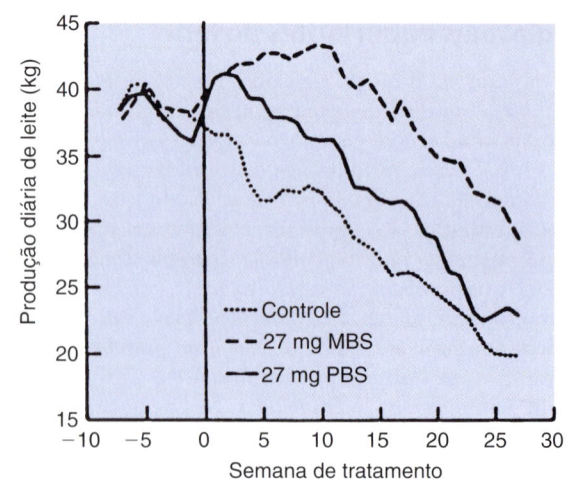

• **Figura 39.10** Média de produção de leite diária (*parte superior*) e porcentagem média da alteração no peso corporal (*parte inferior*) em sete vacas de baixa produção (*linha tracejada*) e oito vacas de alta produção (*linha contínua*). As *setas* indicam o momento da coleta de sangue. (Cortesia do Dr IC Hart. Fonte: Cowie AT. Lactation. In: Austin CR, Short RV, eds. *Reproduction in mammals.* 2nd ed. v. 3. Hormonal control of reproduction. Cambridge, UK: Cambridge University Press; 1984.)

• **Figura 39.11** Média de produção semanal de leite de vacas injetadas diariamente com diluente (controle), 27 mg de metionil somatotrofina bovina (*MBS*), ou 27 mg de somatotrofina hipofisária bovina (*PBS*). Os tratamentos começaram na semana 0, em uma média de 84 ± 10 dias após o parto. (Fonte: Tucker HA. Lactation and its hormonal control. In: Knobil E, Neill J, Ewing LL *et al.*, eds. *The physiology of reproduction.* v. 2. New York: Raven Press; 1988.)

síntese de leite. Se as vacas estiverem na fase inicial da lactação e em balanço energético negativo, a administração de GH resulta na mobilização das gorduras corporais que são utilizadas para a produção do leite. Se as vacas estiverem em balanço energético positivo, o GH não possui efeito sobre o metabolismo da gordura corporal. Inicialmente, o tratamento com GH diminui o balanço energético das vacas; entretanto, isso é ajustado mediante o aumento do consumo voluntário de alimentos. Apesar do aumento da ingestão de alimento, a administração de GH eleva a eficiência da lactação em até 19%. Em essência, os efeitos do GH exógeno não dependem das alterações grosseiras na digestibilidade dos nutrientes ou das necessidades de manutenção. O uso do GH pode ser economicamente viável, com o aumento da produção de leite justificando os gastos com o hormônio.

Uma interessante controvérsia surgiu a partir do fato de que as vacas tratadas com GH não produziriam um leite "organicamente" derivado, apesar de o GH sintético ser quase idêntico ao GH endógeno. Embora não haja evidências de que concentrações elevadas de GH ocorram no leite como resultado de sua administração, alguns consideram o leite resultante como sendo anormal.

Os resultados com o GH estão em contraste com os estudos em que a administração de hormônio da tireoide, na forma de *caseína iodada* (tireoproteína), foi utilizada para aumentar a lactação de vacas. Embora a administração de tireoproteína tenha aumentado a lactação, foi necessária uma alimentação extra para evitar a perda excessiva de peso, e a produção de leite caiu abruptamente quando a tireoproteína foi removida da dieta. Em essência, o uso da tireoproteína não afeta a eficiência do processo de lactação como o GH. Em cães, um diferencial para a ginecomastia (aumento mamário) é um profundo hipotireoidismo, resultando em elevados níveis de hormônio liberador de tireotrofina (TRH), que, por sua vez, estimula a secreção de prolactina.

Outro achado interessante envolvendo a manipulação da lactação foi o conhecimento de que a produção de leite em vacas poderia ser aumentada por meio da exposição dos animais à maior luminosidade (*fotoperíodo*). As vacas sob um regime de fotoperíodo de 16 horas de luz (oito horas de escuro) produziram de 6% a 10% mais leite do que os animais sob um regime inverso (oito horas de luz e 16 horas de escuro) (Figura 39.12). Embora não se conheça o mecanismo pelo qual a luminosidade influencia na lactação, é provável que envolva a secreção de prolactina, já que a exposição à maior luminosidade resulta no aumento da secreção de prolactina. Há evidências de que a descarga de processos fisiológicos para o fotoperíodo quase sempre envolva o núcleo supraquiasmático do hipotálamo, em geral denominado "núcleo do relógio mestre" do organismo. O ciclo estral das gatas é afetado pelo fotoperíodo, mediado pelos níveis de melatonina e prolactina. A secreção de prolactina e melatonina pode desempenhar um papel na função ovariana da gata, com níveis menores desses dois hormônios durante o estro do que no período entre os estros. Existem protocolos para induzir uma maior lactação em cadelas no pós-parto utilizando baixas doses de ocitocina e metoclopramida (um antagonista do receptor D-2 da dopamina).

Doenças associadas à glândula mamária

As principais doenças que afetam diretamente a glândula mamária são a mastite (prevalente no gado leiteiro e nas cadelas) e a neoplasia (prevalente em cadelas e gatas intactas)

Os principais problemas envolvidos na produção de leite são aqueles causados pela inflamação da glândula (*mastite*). Uma das causas fundamentais de mastite é o trauma ao canal da teta,

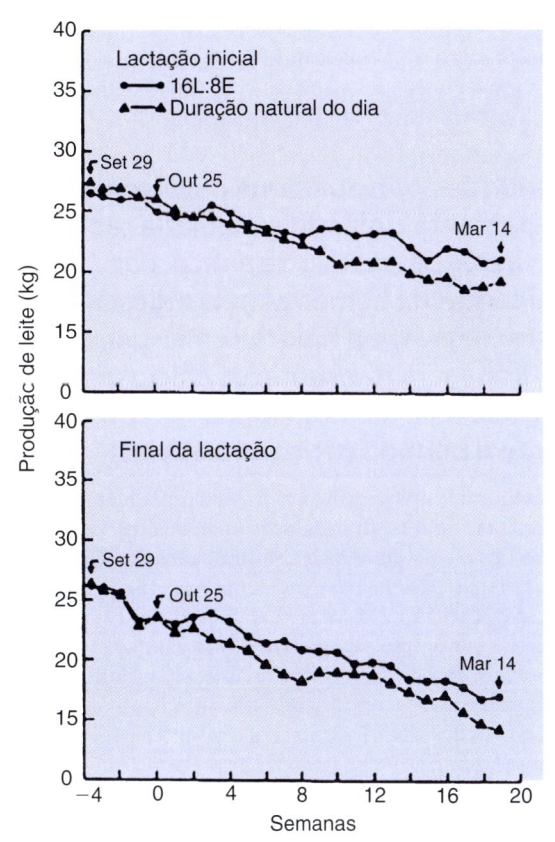

● **Figura 39.12** Influência da duração do dia sobre a produção de leite em vacas holandesas. Entre 29 de setembro e 24 de outubro, as vacas nos dias 37 a 74 (lactação inicial) ou nos dias 94 a 204 (final de lactação) após o parto foram expostas a fotoperíodos naturais de 12 horas de luz por dia com dieta padronizada. Entre 25 de outubro e 14 de março, as vacas foram expostas ao fotoperíodo natural (9 a 12 horas de luz diariamente) ou a 16 horas de luz fluorescente sobreposta ao fotoperíodo natural. *E*, escuro; *L*, luz. (Fonte: Tucker HA. Lactation and its hormonal control. In: Knobil E, Neill J, Ewing LL *et al.*, eds. *The physiology of reproduction*. v. 2. New York: Raven Press; 1988.)

causado pela repetitiva manipulação que ocorre durante o processo de ordenha. Os organismos que comumente estariam fora da glândula tornam-se capazes de penetrar pela barreira localizada no canal da teta, e com uma exposição repetitiva ao microrganismo, estabelece-se a infecção.

Uma das consequências adversas da mastite é a formação de um tecido conjuntivo no úbere como resultado da tentativa de a glândula debelar a infecção. A presença do tecido conjuntivo limita a área onde os ductos e os alvéolos podem se proliferar, reduzindo o potencial de produção de leite da glândula. A glândula mamária é um exemplo de órgão (o olho é outro exemplo) onde a resposta inflamatória costuma ser prejudicial à função do órgão. Assim, as terapias direcionadas para o tratamento da mastite em geral combinam agentes anti-inflamatórios e antimicrobianos.

Um outro processo que causa um distúrbio na estrutura da glândula mamária é a *neoplasia*. Nos animais domésticos, os cães são os mais suscetíveis à ocorrência de tumores mamários. A exposição da mama aos hormônios ovarianos estrógeno e progesterona aumenta muito as chances de neoplasia. A incidência de tumores mamários é muito baixa se a cadela for ovariectomizada antes do primeiro ciclo estral, mas ela aumenta progressivamente com a exposição a mais de dois ciclos ovarianos; a ovariectomia tem pouco efeito sobre a neoplasia se for realizada após o terceiro ou quarto ciclo. Alguns donos desejam que seus cães passem por um ou dois ciclos antes da ovariectomia. É importante que os veterinários apontem os benefícios da ovariectomia antes do segundo ciclo estral devido à incidência da neoplasia mamária, além dos benefícios usuais do controle da fertilidade e do comportamento.

As condições principais que envolvem indiretamente a glândula mamária são a transferência passiva de anticorpos aglutinantes de hemácias pela ingestão do colostro (éguas) e a hipocalcemia causada por uma drenagem transitória de cálcio que ocorre com o início da lactação (gado leiteiro) ou durante o período perinatal (cadelas)

Uma doença imunológica associada à glândula mamária envolve a transferência de anticorpos aglutinantes de hemácias ao neonato pelo leite. Essa situação é mais comum em equinos, nos quais as hemácias fetais passam para o sistema materno e estimulam a formação de anticorpos contra as hemácias fetais. Esses anticorpos tendem a se concentrar no colostro juntamente com outras imunoglobulinas. No momento do nascimento, o potro é capaz de absorver os anticorpos contra as hemácias (e outras imunoglobulinas benéficas) por até 48 horas. Em geral, os potros sofrem uma crise hemolítica entre 24 e 48 horas após o nascimento e podem morrer, a menos que seja feita uma terapia vigorosa, incluindo transfusão de sangue. Caso se suspeite da formação desses anticorpos na égua, a doença pode ser manejada colocando-se uma focinheira no potro ao nascer até 48 horas após e alimentá-lo com colostro conservado (congelado) de uma outra égua. Uma condição semelhante tem sido descrita em gatinhos nascidos de gatas sensibilizadas por uma ninhada anterior com tipo sanguíneo diferente. Infelizmente, nenhum tipo de colostro felino está disponível comercialmente, mas os gatinhos podem tomar soro ou plasma de outra gata com tipo sanguíneo A para transferência de imunoglobulinas, enquanto estão impedidos de mamar em sua mãe.

As doenças associadas à glândula mamária e que colocam a vida das fêmeas em risco são *hipocalcemia*, *tetania puerperal* ou *eclâmpsia*. No momento do parto, a aceleração da lactogênese causa um grande aumento no deslocamento de cálcio do sangue para o leite. Tanto as vacas quanto as cadelas são particularmente suscetíveis, com algumas fêmeas incapazes de responder imediatamente a essa drenagem de cálcio do sangue com uma mobilização de cálcio. Como resultado, os animais perdem a capacidade de manter a atividade muscular normal, as vacas são geralmente incapazes de se manter em estação e ficam prostradas com uma aparência comatosa. Cadelas desenvolvem tremores que progridem para tetania. A síndrome ocorre em vacas no momento do parto e em cadelas durante as últimas semanas de gestação ou nas primeiras semanas após o parto, quando a lactação alcança o seu pico. Uma nutrição pré-natal inapropriada, em geral com suplementação de cálcio, torna a cadela suscetível a essa condição, por inibir o desenvolvimento normal da glândula paratireoide necessária para responder à demanda de cálcio pela lactação. A administração sistêmica de cálcio a vacas ou cadelas, muitas vezes hipocalcêmicas, costuma produzir uma rápida recuperação em 10 a 20 minutos.

CORRELAÇÕES CLÍNICAS

Égua gestante que não possui leite ou desenvolvimento suficiente do úbere

Relato

Uma égua árabe gestante de 13 anos de idade está para parir na próxima semana, com base nas datas de cobertura. Essa é sua segunda cria; na primeira cria, tudo ocorreu normalmente. Ela apresentou um desenvolvimento limitado do úbere. Vacinações e vermifugações estão em dia; ela não possui problemas médicos anteriores. Foi mantida no pasto junto com os outros animais e é suplementada na base de 900 gramas por dia, com um alimento para égua e potro a 14%. Recebe feno, e está em boa condição corporal. A fazenda está localizada no leste do Tennessee.

Exame clínico

A égua está gestante. O potro está viável com base nos movimentos e batimentos cardíacos. O potro está na cavidade pélvica, indicando que o parto ocorrerá logo. Todos os outros parâmetros avaliados estão normais. A égua está em boa condição corporal.

Comentário

Com uma égua próxima ao parto que apresentou um desenvolvimento limitado do úbere, uma preocupação é se a égua tem sido alimentada com capim festuca. Os donos são questionados sobre essa situação e informam que ela está recebendo feno de capim com festuca. Eles não sabem que a festuca pode causar problemas. Eles são informados que a festuca pode conter um fungo endofítico, *Neotyphodium coemophialum*, que produz toxinas alcaloides. Essas toxinas são dopaminérgicas e inibem a prolactina. Além disso, o aumento da atividade da dopamina diminui diretamente a prolactina. Normalmente, os neurônios no núcleo paraventricular induziriam a liberação de prolactina, que estimularia a lactogênese. Em alguns animais, os níveis de progesterona também estão diminuídos.

Tratamento

Pode ser administrada a domperidona, pois ela inibe os efeitos dopaminérgicos. Se a domperidona for iniciada cinco a dez dias antes do parto, este é geralmente um tempo suficiente para a égua produzir leite para o potro.

Se a domperidona não for iniciada até 24 horas após o parto, ela deve ser administrada por 10 a 14 dias. Algumas éguas responderão ao tratamento e aumentarão a produção de leite, enquanto outras não responderão ao tratamento. Embora esse tratamento seja geralmente útil na estimulação da produção do leite pela égua, ele não necessariamente reverte outras complicações associadas ao capim festuca. As éguas alimentadas com esse capim podem parir potros que aparentam estar prematuros, são fracas, ou apresentam uma gestação prolongada. A placenta das éguas acometidas costuma estar espessada. Para prevenir esses efeitos, os donos são orientados a evitar o oferecimento de alimentos que contenham o capim festuca por pelo menos 30 a 60 dias antes do parto. Além disso, o capim festuca livre de endófitos está disponível, mas é muito caro.

Isoeritrólise neonatal

Relato

Você foi chamado para examinar uma égua com 7 meses de gestação, que possui um histórico de concepção e parto de um potro normal após sua primeira gestação; o potro foi amamentado e foi vendido desmamado. A égua não teve problema em conceber e levar a termo as duas gestações seguintes, mas os potros morreram 2 a 4 dias após o nascimento, mesmo aparentando estar saudáveis e vigorosos ao nascimento e a égua ter colostro e leite. O dono anterior desanimou por causa da morte dos animais e vendeu a égua ao dono atual a preço de barganha.

Exame clínico

Você realiza um exame físico geral da égua e encontra todos os sistemas orgânicos funcionando normalmente. A palpação do útero por via transretal revelou a presença de um feto viável que aparenta estar com um tamanho compatível com a idade gestacional. Tanto a genitália externa quanto a glândula mamária estão aparentemente normais.

Comentário

Com base no histórico, e em função de a égua aparentemente apresentar uma gestação normal, você conclui que não há nada de errado com o processo reprodutivo em si. O fato de os dois potros anteriores estarem saudáveis no momento

CORRELAÇÕES CLÍNICAS (*continuação*)

do parto e enfraquecerem rapidamente, morrendo em 4 dias, indica que provavelmente alguma coisa aconteceu a eles após o parto. Se a morte foi causada por um problema associado à égua, a causa mais provável seria a *isoeritrólise neonatal*. Nessa situação, as éguas ficam expostas às hemácias (eritrócitos) do feto durante a gestação, ou a égua pode ter sido exposta às hemácias de um garanhão, cujos eritrócitos foram reconhecidos como corpo estranho. Se a égua for exposta às hemácias do garanhão ou do feto, essas células entram na circulação da fêmea. Ela responde produzindo anticorpos contra as hemácias devido à presença de antígenos estranhos nos eritrócitos fetais, provenientes do pai. Na égua, esses anticorpos não passam pela placenta, portanto o feto está protegido desses anticorpos durante a gestação. Os anticorpos passam para o colostro e são concentrados durante a formação do colostro. Assim, quando o potro mama o colostro, ele adquire os anticorpos que reagirão contra as suas próprias hemácias. O potro desenvolve uma reação de hipersensibilidade tipo II, na qual os anticorpos destroem as hemácias do potro por diferentes mecanismos.

Tratamento
Deve-se evitar que o potro mame na égua pelos primeiros 2 a 3 dias de vida. Durante o primeiro e o segundo dia, o potro é capaz de absorver moléculas grandes de proteínas, incluindo as imunoglobulinas importantes, que evitam que adquira infecções, e, nesse caso, os anticorpos contra os antígenos das hemácias fetais. O epitélio intestinal se fecha para a passagem de moléculas de proteínas grandes com 36 a 48 horas de vida; nesse momento, ou pouco tempo depois, pode-se deixar o potro mamar na égua sem o risco de absorver esses anticorpos. O ponto-chave é evitar que o potro mame durante os primeiros 2 a 3 dias de vida para prevenir a absorção dos anticorpos que irão reagir contra suas próprias hemácias. A égua precisa ser monitorada de perto antes do parto para que o potro receba a focinheira logo após o nascimento. O potro necessita de uma alimentação durante os primeiros 2 a 3 dias de vida; por isso, é importante que o potro seja alimentado com o colostro obtido de outras éguas (geralmente mantidos congelados). Se o potro ingerir o colostro da égua com os anticorpos que irão reagir contra as suas hemácias, ele ainda pode ser tratado. O potro não deve mais se alimentar na égua durante os primeiros 3 a 5 dias de vida, e, se necessário, pode-se administrar ao potro bolsas de hemácias de um doador. Para antecipar os riscos em potencial, encontra-se disponível a tipagem sanguínea de garanhões e éguas.

Questões de revisão

1. O desenvolvimento do sistema de ductos da glândula mamária está sob controle do estrógeno, hormônio do crescimento e esteroides adrenais. Se o sistema de ductos desenvolver as unidades funcionais secretoras de leite, denominadas *alvéolos*, qual(is) do(s) seguinte(s) hormônio(s) é(são) essencial(is) para esse desenvolvimento?
a. Progesterona
b. Prolactina
c. Relaxina
d. Prolactina e progesterona
e. Prolactina e relaxina
f. Progesterona e relaxina

2. O hormônio mais importante para a manutenção da lactação (lactogênese) é:
a. Estrogênio
b. Ocitocina
c. Progesterona
d. Prolactina
e. Relaxina

3. Os estímulos sensoriais (incluindo audição, visão e olfato, mas não necessariamente tato) estimulam a liberação de qual importante hormônio necessário para o processo de lactação na vaca?
a. Estrógeno
b. Ocitocina
c. Progesterona
d. Prolactina
e. Relaxina

4. A contração de qual estrutura anatômica é de fundamental importância para a liberação do leite do úbere da vaca?
a. Alvéolos
b. Ducto
c. Célula mioepitelial
d. Cisterna do ducto
e. Cisterna da teta

5. A fonte de energia mais importante do leite é(são):
a. Carboidratos
b. Lactose
c. Lipídios
d. Proteínas

Bibliografia

Bogaerts P. *Clinical approach to genital and mammary pathologies in cats.* Presented at 5th Biannual Congress, *European Veterinary Society for Small Animal Reproduction (EVSSAR),* Budapest, Hungary, 2006.

Capuco AV, Wood DL, Baldwin R, Mcleod K, Paape MJ. Mammary cell number, proliferation, and apoptosis during a bovine lactation: relation to milk production and effect of bST1. *J Dairy Sci.* 2001;84(10):2177–2187.

Claus MA, Levy JK, MacDonald K, Tucker SJ, Crawford PC. Immunoglobulin concentrations in feline colostrum and milk, and the requirement of colostrum for passive transfer of immunity to neonatal kittens. *J Feline Med Surg.* 2006;8(3):184–191.

England GC, Heimendahl AV. *BSAVA Manual of Canine and Feline Reproduction and Neonatology.* British Small Animal Veterinary Association; 2010.

Park CS, Lindberg GL. The mammary gland and lactation. In: Reece WO, eds. *Dukes' Physiology of Domestic Animals.* 12th ed. Ithaca, NY: Comstock Publishing; 2004.

Peterson ME, Kutzler MI, eds. *Small Animal Pediatrics: the First 12 Months of Life.* Philadelphia: Saunders; 2011.

Plant TM, Zeleznik AJ, eds. *Knobil and Neill's Physiology of Reproduction.* Vol. 1 and 2. 4th ed. London: Academic Press; 2015.

Scantlebury M, Butterwick R, Speakman JR. Energetics of lactation in domestic dog (Canis familiaris) breeds of two sizes. *Comp Biochem Physiol A Mol Integr Physiol.* 2000;125(2):197–210.

40

Fisiologia Reprodutiva do Macho

JUAN E. ROMANO E STEVEN P. BRINSKO

PONTOS-CHAVE

Anatomia funcional

1. O sistema reprodutivo masculino é constituído de vários órgãos individuais, que agem em conjunto para produzir os espermatozoides e depositá-los no trato reprodutivo feminino.
2. A espermatogênese normal requer a manutenção uniforme da temperatura testicular de 2° a 6°C inferior à temperatura corporal.
3. A emissão é a liberação de espermatozoides e líquidos das glândulas acessórias na uretra pélvica, enquanto a ejaculação é a expulsão intensa do sêmen da uretra.

Espermatogênese

1. A espermatogênese é um processo longo, no qual células germinativas diploides se dividem por mitose para manter o próprio número e produzem ciclicamente uma progênie, que sofre divisão meiótica e diferenciação em células germinativas haploides.
2. O tamanho dos testículos pode predizer a produção diária de espermatozoides.

Eixo hipotalâmico-hipofisário-testicular

1. O sistema reprodutivo do macho é regulado pelo hipotálamo, que está ligado à hipófise anterior e aos testículos pelos hormônios luteinizante e foliculoestimulante.

Puberdade

1. Puberdade não é sinônimo de maturidade sexual.
2. A puberdade resulta de um processo contínuo de alterações endócrinas iniciadas logo após o nascimento.

Esteroides anabolizantes

1. Os esteroides anabolizantes são derivados de andrógenos que exercem retroalimentação negativa no eixo hipotalâmico-hipofisário-testicular.

Anatomia funcional

O sistema reprodutivo masculino é constituído de vários órgãos individuais, que agem em conjunto para produzir espermatozoides e depositá-los no trato reprodutivo feminino

Essa ação conjunta envolve tanto o sistema neuroendócrino (hipotálamo e hipófise anterior) quanto o sistema genital. Os órgãos genitais são constituídos de dois testículos, cada qual sustentado no escroto pelo cordão espermático e pelo músculo cremáster externo; dois epidídimos; dois ductos deferentes; glândulas sexuais acessórias e o pênis. As glândulas sexuais acessórias incluem um par de ampolas, um par de vesículas seminais (glândulas vesiculares), a próstata e um par de glândulas bulbouretrais (glândulas de Cowper). A existência de certas glândulas acessórias, a orientação testicular, o tipo de pênis e o local da deposição do sêmen na fêmea dependem da espécie (Tabela 40.1).

A espermatogênese normal requer a manutenção uniforme da temperatura testicular de 2° a 6°C inferior à temperatura corporal

A *espermatogênese* normal, na maioria dos mamíferos, requer a manutenção uniforme de temperatura testicular de 2°C a 6°C inferior à temperatura corporal. Temperatura testicular elevada reduz o número de espermatozoides vivos normais. A termorregulação dos testículos nos animais domésticos é mantida pelo saco escrotal pendular, pela vasculatura testicular, pelos músculos cremáster e dartos, e pela pele escrotal. Um escroto pendular facilita a termorregulação por vários mecanismos, como condução, convecção e evaporação. A artéria espermática interna de muitos mamíferos é altamente convoluta e, em animais de criação, o enrolamento é tão extenso que a artéria forma um cone no polo vascular dorsal do testículo. O cone vascular testicular é composto de uma rede de um plexo venoso pampiniforme em torno da artéria testicular altamente enrolada. Essa ramificação diminui a pressão arterial média, e permite a transferência de calor a partir das artérias testiculares (temperatura elevada) para as veias (temperatura baixa) por um sistema de troca de calor em contracorrente. Esse mecanismo de troca de calor é possível porque a artéria espermática é extensivamente enrolada e em estreita proximidade com o plexo venoso pampiniforme. Além disso, existem veias periarteriais e *shunts* arteriovenosos que facilitam a transferência de calor, bem como a transferência de hormônios, como a testosterona, a partir das veias das artérias. Os músculos dartos e cremáster podem aumentar ou reduzir a área exposta da superfície do escroto e mover os testículos para mais perto ou mais longe do abdome, dependendo do seu estado de contração. A pele escrotal é, em geral, fina, carece de gordura subcutânea, tem relativamente poucos pelos ou pelagem, e contém numerosas glândulas sebáceas e glândulas sudoríparas. O sistema sanguíneo e linfático na pele escrotal é muito extenso, com vasos sanguíneos próximos da superfície da pele, o que facilita a radiação de calor. Em ambientes quentes, o fluxo de sangue da pele do escroto aumenta e a evaporação por unidade de área de pele escrotal é maior do que a evaporação a partir da superfície corporal em geral. No escroto, o número e o volume das glândulas

Tabela 40.1	Parâmetros reprodutivos masculinos.					
	Touro, bode e carneiro	Cavalo	Porco	Cão	Gato	Lhama/Alpaca
Orientação do testículo	Cauda vertical direcionada ventralmente	Horizontal	Cauda perineal, direção dorsal	Horizontal	Cauda perineal, direção dorsal	Cauda perineal, direção dorsal
Ampola	+	+	–	+	–	+
Glândula vesicular	+	+	+	–	–	–
Glândula bulbouretral	+	+	+ +	–	+	+
Próstata	+	+	+	+	+	+
Tipo de pênis	Sigmoide fibroelástico	Vascular	Sigmoide fibroelástico	Vascular	Vascular	Sigmoide fibroelástico
Local de deposição do sêmen	Vagina	Útero	Cérvice/útero	Vagina	Vagina	Útero

sudoríparas por unidade de superfície da pele são maiores do que em outras regiões do corpo. Além disso, a pele escrotal tem termorreceptores, que desencadeiam uma resposta local e sistêmica na presença de uma elevação da temperatura local. No local, há aumento do fluxo sanguíneo e da transpiração escrotal. A resposta sistêmica elevará o número de respirações por minuto (polipneia).

Conforme já mencionado, a função testicular normal, em especial a espermatogênese, depende da temperatura e necessita de um ambiente abaixo da temperatura corporal basal nos mamíferos domésticos. Assim, em machos domésticos normais, os testículos estão localizados fora da cavidade abdominal, no escroto. A incapacidade de um ou de ambos os testículos descerem para o escroto é denominada *criptorquidismo*. Apesar de o testículo criptorquídico ainda ser hormonalmente ativo e, assim, apto para produzir *andrógenos*, ele é incapaz de produzir espermatozoides normais. Consequentemente, um macho com criptorquidismo bilateral seria estéril. O testículo criptorquídico é mais suscetível a torções do cordão espermático e 10 vezes mais propenso a tornar-se neoplásico. O criptorquidismo é aparentemente genético, mas o mecanismo exato não é compreendido por completo e pode variar entre espécies. É mais comum em porcos, cães e cavalos e mais raro em touros, carneiros e bodes. Nos animais domésticos, a descida dos testículos até o escroto costuma ocorrer durante os seguintes períodos:

- *Cavalo*, 9 a 11 meses de gestação
- *Gado*, 3,5 a 4 meses de gestação
- *Ovelha*, 80 dias de gestação
- *Porco*, 90 dias de gestação
- *Cachorro*, 5 dias após o nascimento
- *Gato*, 2 a 5 dias após o nascimento
- *Lhama/alpaca*, em geral, presente ao nascimento.

Para a maioria das espécies domésticas, é necessária a passagem dos testículos pelos anéis internos até 2 semanas após o nascimento, para o posicionamento final no escroto. Muitos animais podem apresentar testículos na região inguinal ao nascer, e os testículos podem permanecer nesse local por semanas ou meses antes de descerem para o escroto. No cão, a descida testicular é incomum após 14 semanas de idade e não ocorre após os 6 meses de idade. No cavalo, apesar de considerado anormal, a descida dos testículos retidos na região inguinal pode ocorrer até os 2 ou 3 anos de idade. Embora considerado antiético, ou pelo menos uma prática ruim, algumas vezes os testículos criptorquidas não são removidos durante a castração de rotina, resultando em comportamento indesejado após o animal chegar à puberdade. O exame clínico para a suspeita de criptorquidismo tipicamente envolve a obtenção de duas amostras de sangue, uma antes e uma após a administração de gonadotropina coriônica humana (hCG), para aferir a alteração nos níveis circulantes de testosterona. Recentemente, uma única amostra de sangue para aferir os níveis circulantes de hormônio antimülleriano (AMH) demonstrou ser útil no diagnóstico de criptorquidismo. Também conhecido como substância inibidora mülleriana, o AMH é um hormônio glicoproteico homodimérico com ligação de dissulfeto, pertencente à superfamília de fator-β de transformação do crescimento produzido exclusivamente pelas células de Sertoli. Quantidades mensuráveis de AMH são indicativas da presença de tecido testicular. Portanto, concentrações séricas de AMH são muito maiores em animais criptorquidas do que em castrados, nos quais as concentrações de AMH são baixas a indetectáveis.

O testículo é o órgão central do sistema reprodutivo masculino. Deve-se lembrar, entretanto, que todas as funções testiculares são profundamente influenciadas pelo sistema neuroendócrino. O testículo é responsável pela esteroidogênese, primariamente a produção de andrógenos, assim como pela geração de células germinativas haploides por espermatogênese. Essas duas funções ocorrem nas células de Leydig e nos túbulos seminíferos, respectivamente.

Funcionalmente, considera-se que o testículo apresenta três compartimentos. O compartimento de tecido intersticial, contendo as células de Leydig, circunda os túbulos seminíferos e banha-os em líquido rico em testosterona. Os outros dois compartimentos estão nos túbulos seminíferos. O compartimento basal contém as espermatogônias, que se dividem por mitose, enquanto o compartimento adluminal representa um ambiente especial, onde os espermatócitos sofrem meiose e continuam suas divisões meióticas para se diferenciar em espermátides e, por fim, em espermatozoides. Nos túbulos seminíferos, as células de Sertoli, que proporcionam suporte e nutrição para as células germinativas em desenvolvimento, se estendem do compartimento basal até o compartimento adluminal. Zônulas de oclusão entre as células de Sertoli separam os compartimentos basal e adluminal e formam o mais importante componente da barreira hematotesticular, que funciona evitando que vários componentes presentes no sangue e no líquido intersticial entrem no compartimento adluminal.

Os túbulos seminíferos liberam seu conteúdo dentro da *rete testis*, que subsequentemente transporta os espermatozoides e o líquido dos túbulos seminíferos até o epidídimo. O epidídimo é um ducto tortuoso único, de considerável comprimento (de 2 m no gato a 80 m no cavalo), anatomicamente dividido em três segmentos: cabeça, ou *caput*; corpo ou *corpus*; e rabo ou cauda. O epidídimo não apenas conduz os espermatozoides, mas também fornece um ambiente especial, no qual os espermatozoides são concentrados, sofrem maturação e adquirem a capacidade de fertilização. Os espermatozoides que entram na cabeça do epidídimo, oriundos da *rete testis*, são imóveis e incapazes de fertilizar. Somente depois de passar por migração e maturação na cabeça e corpo do epidídimo, os espermatozoides adquirem tanto a motilidade quanto a capacidade de fertilização. A cauda do epidídimo e o ducto deferente, no qual é depositado o conteúdo da cauda, servem como um reservatório de espermatozoides maduros; juntos, são conhecidos como reservatórios extragonadais de esperma. O tempo de trânsito dos espermatozoides pela cabeça e pelo corpo do epidídimo não é afetado pela *ejaculação* e é semelhante (2 a 5 dias) em espécies domésticas. O tempo de permanência na cauda do epidídimo é mais variável entre as espécies (3 a 13 dias) e pode ser reduzido em vários dias em machos sexualmente ativos. Animais submetidos a um repouso sexual por 7 a 10 dias têm um número máximo de espermatozoides na cauda do epidídimo, e essa reserva é reduzida em pelo menos 25% com ejaculações diárias ou a cada 2 dias.

Os ductos deferentes, ou *vasa deferentia*, passam através dos anéis inguinais para o interior do abdome e conectam a cauda do epidídimo com a uretra pélvica. Na maioria das espécies, a porção terminal dos ductos deferentes torna-se mais larga para formar ampolas, como as encontradas no touro e no cavalo. Em outras espécies, as ampolas estão ausentes ou não são distinguíveis anatomicamente dos ductos deferentes. As ampolas servem como reservatórios adicionais para os espermatozoides, e, em algumas espécies, como no touro, no cavalo e no cão, glândulas localizadas nas ampolas contribuem para o ejaculado. Além dos espermatozoides, o sêmen ejaculado é composto primariamente de secreções de glândulas acessórias, que contribuem para o volume, nutrientes, tampões e inúmeras outras substâncias, cujas funções exatas são desconhecidas. A contribuição de cada uma das glândulas acessórias para o ejaculado varia entre as espécies e é responsável pela variação na concentração, no volume e nas características dos ejaculados. As glândulas vesiculares situam-se lateralmente às ampolas, próximo ao colo da bexiga. No touro, no carneiro e no bode, esses órgãos são firmes e lobulados, com um lúmen estreito, enquanto no cavalo e no porco, são mais semelhantes a uma bolsa. O cão e o gato não possuem glândulas vesiculares, mas têm próstatas relativamente grandes, sobretudo o cão. A próstata está presente em todos os machos domésticos e está intimamente associada à uretra pélvica, mas varia em tamanho e aspecto entre as espécies. As glândulas bulbouretrais são quase tão grandes quanto a próstata no gato, mas essas glândulas estão ausentes no cão. No cavalo e no touro, as glândulas bulbouretrais são estruturas pequenas, arredondadas a ovoides, adjacentes à uretra pélvica próximo ao arco isquiático, enquanto no porco elas são grandes e cilíndricas. O macho da lhama/alpaca não apresenta glândulas vesiculares, mas as glândulas bulbouretrais e a próstata estão presentes.

O órgão copulatório do macho é o pênis. Ele é aproximadamente cilíndrico em todas as espécies e vai do arco isquiático até próximo ao umbigo na parede abdominal ventral, exceto no gato e na lhama/alpaca, nos quais o pênis se direciona posteriormente no seu estado relaxado. O corpo do pênis é circundado por uma espessa cápsula fibrosa (a túnica albugínea), que contém numerosos espaços cavernosos (o corpo cavernoso do pênis), assim como o corpo esponjoso do pênis, que circunda diretamente a uretra. A ereção é um evento psicossomático que envolve a ação concomitante dos sistemas vascular, neurológico e endócrino. A contração do músculo isquiocavernoso durante a ereção resulta na oclusão do fluxo venoso. Ao mesmo tempo, o relaxamento do corpo cavernoso e do corpo esponjoso, mediado pelo sistema parassimpático, resulta no ingurgitamento desses espaços com sangue, e o pênis torna-se alongado e túrgido.

A emissão é a liberação de espermatozoides e líquidos das glândulas acessórias na uretra pélvica, enquanto a ejaculação é a expulsão intensa do sêmen da uretra

A *emissão* é a liberação de espermatozoides e líquidos das glândulas acessórias na uretra pélvica, como resultado de uma contração reflexa toracolombar do músculo liso dos ductos deferentes e glândulas acessórias, mediada pelo sistema simpático. A ejaculação é a expulsão intensa do sêmen da uretra e é causada por um reflexo sacral mediado pelo sistema parassimpático, que induz contrações rítmicas dos músculos bulboesponjoso, isquiocavernoso e uretral. Após a ejaculação, um aumento no tônus do músculo liso dos espaços cavernosos, mediado pelo sistema simpático sacral, aumenta o fluxo venoso, e a contração do músculo retrator do pênis faz com que este se recolha ao prepúcio. As características seminais das diferentes espécies estão listadas na Tabela 40.2.

Espermatogênese

A espermatogênese é um processo longo, no qual células germinativas diploides se dividem por mitose para manter o próprio número e produzem ciclicamente uma progênie, que sofre divisão meiótica e diferenciação em células germinativas haploides

A espermatogênese é um processo longo, no qual células germinativas diploides, localizadas na base dos túbulos seminíferos (espermatogônias), se dividem por mitose para manter seu próprio número. Essas células também produzem, de maneira cíclica, uma progênie, que sofre posterior divisão meiótica e diferenciação em espermátides haploides, que são liberadas como espermatozoides (Figura 40.1). Espermatogênese é, em geral, dividida em três grandes eventos: espermatocitogênese, meiose e espermiogênese. A espermatocitogênese compreende duas importantes funções.

Tabela 40.2	**Características seminais de animais domésticos.**							
Parâmetro	Touro	Carneiro	Bode	Porco	Cavalo	Alpaca/Lhama	Cão*	Gato
Volume do ejaculado (mℓ)	5 a 8	0,7 a 1,3	0,7 a 1,4	150 a 250	50 a 100	0,7 a 3,0	2,0 a 25	0,03 a 0,3
Concentração de espermatozoides (milhões/mℓ)	800 a 2.000	2.000 a 3.500	2.000 a 4.500	200 a 300	150 a 300	80 a 250	60 a 500	1.700 a 2.900
Espermatozoides móveis (%)	40 a 75	60 a 80	60 a 85	50 a 80	40 a 75	40 a 70	50 a 90	40 a 90
Espermatozoides normais (%)	65 a 95	80 a 95	75 a 95	70 a 90	60 a 90	55 a 85	50 a 90	50 a 90

*O ejaculado do cão consiste em três frações.

Primeira, as divisões mitóticas das espermatogônias tipo A produzem outras espermatogônias que ainda não estão envolvidas no subsequente processo de produção de espermatozoides, de modo a manter uma população de células-tronco. Essas divisões das células-tronco são responsáveis pela capacidade do macho em produzir espermatozoides de modo contínuo durante sua vida adulta. Segunda, as espermatogônias tipo A tornam-se espermatogônias tipo B, que subsequentemente se dividem por mitose para produzir espermatócitos primários. Os espermatócitos primários entram no conjunto de células, que se dividem por meiose e, por fim, produzem os espermatozoides.

A meiose ocorre apenas durante os processos de oogênese e espermatogênese, nos quais se originam células haploides após duas divisões celulares com apenas uma duplicação cromossômica. Durante a meiose, cromossomos homólogos se pareiam, e isso facilita a troca de material genético entre cromossomos. Na primeira divisão meiótica, os cromossomos homólogos segregam-se em duas células resultantes, criando uma condição haploide. No macho, as células haploides resultantes são os espermatócitos secundários com as cromátides duplicadas. Em menos de 1 dia após sua formação, os espermatócitos secundários se dividem para formar espermátides, que contêm uma cromátide de cada um dos cromossomos haploides.

As espermátides recém-formadas continuam a se diferenciar sem se dividir para formar espermátides maduras por meio do processo de espermiogênese. A espermiogênese ocorre logo antes da liberação das espermátides como espermatozoides no lúmen dos túbulos seminíferos (espermiação). As características principais da espermiogênese incluem a formação do acrossoma a partir do complexo de Golgi, a condensação e o alongamento do núcleo, a formação do flagelo e a extensa perda de citoplasma. O *espermatozoide* que sofreu espermiação é formado por uma cabeça, peça intermediária e cauda (Figura 40.2). A cabeça contém o material genético que será combinado com o material genético do oócito durante a fertilização. Recobrindo a cabeça, está o acrossoma, que contém enzimas hidrolíticas necessárias para a penetração no oócito. A peça intermediária contém mitocôndrias, que fornecem a energia para que os microtúbulos que se estendam pela cauda se movam para frente e para trás, produzindo, assim, o movimento da cauda.

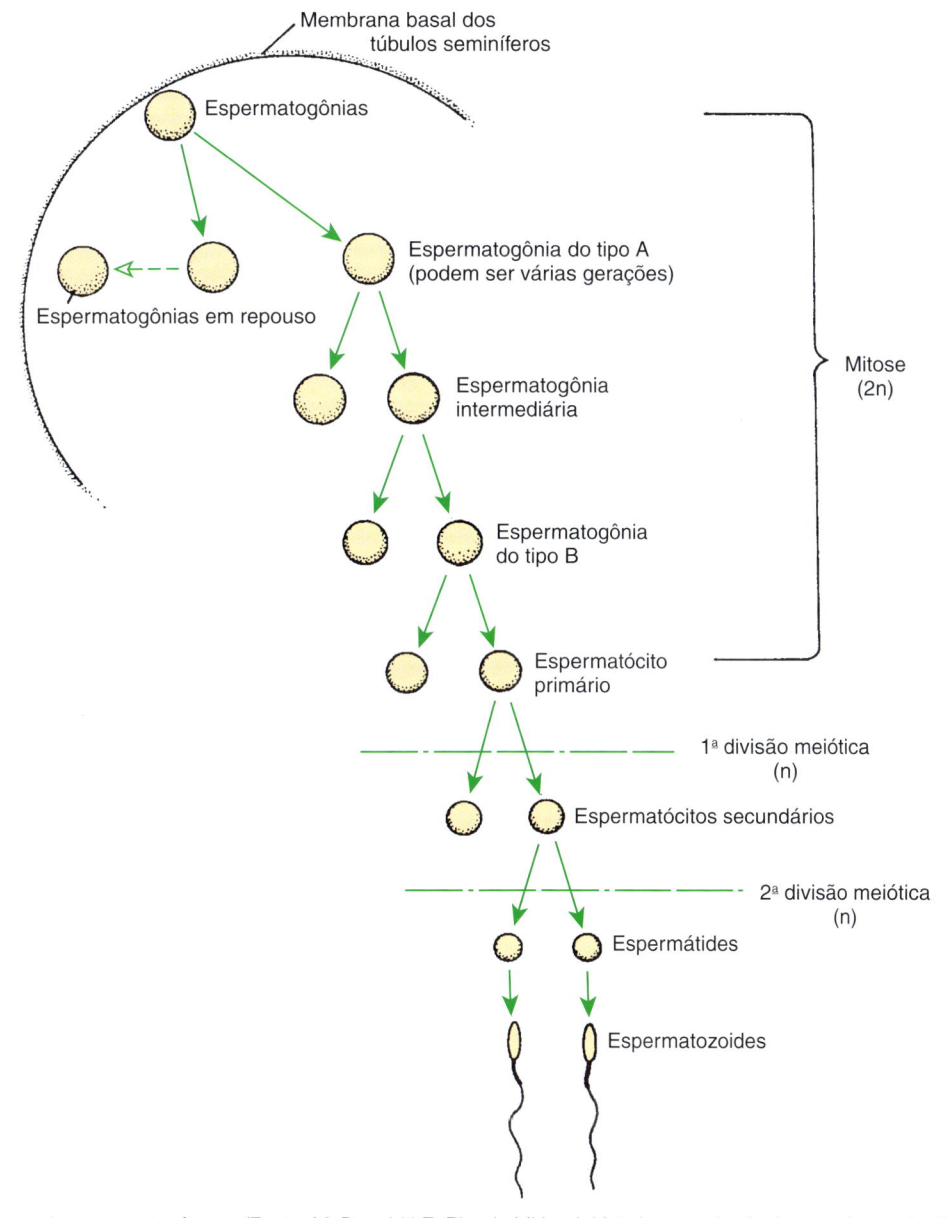

• **Figura 40.1** Diagrama da espermatogênese. (Fonte: McDonald LE, Pineda MH, ed. *Veterinary endocrinology and reproduction*. Philadelphia: Lea & Febiger; 1989.)

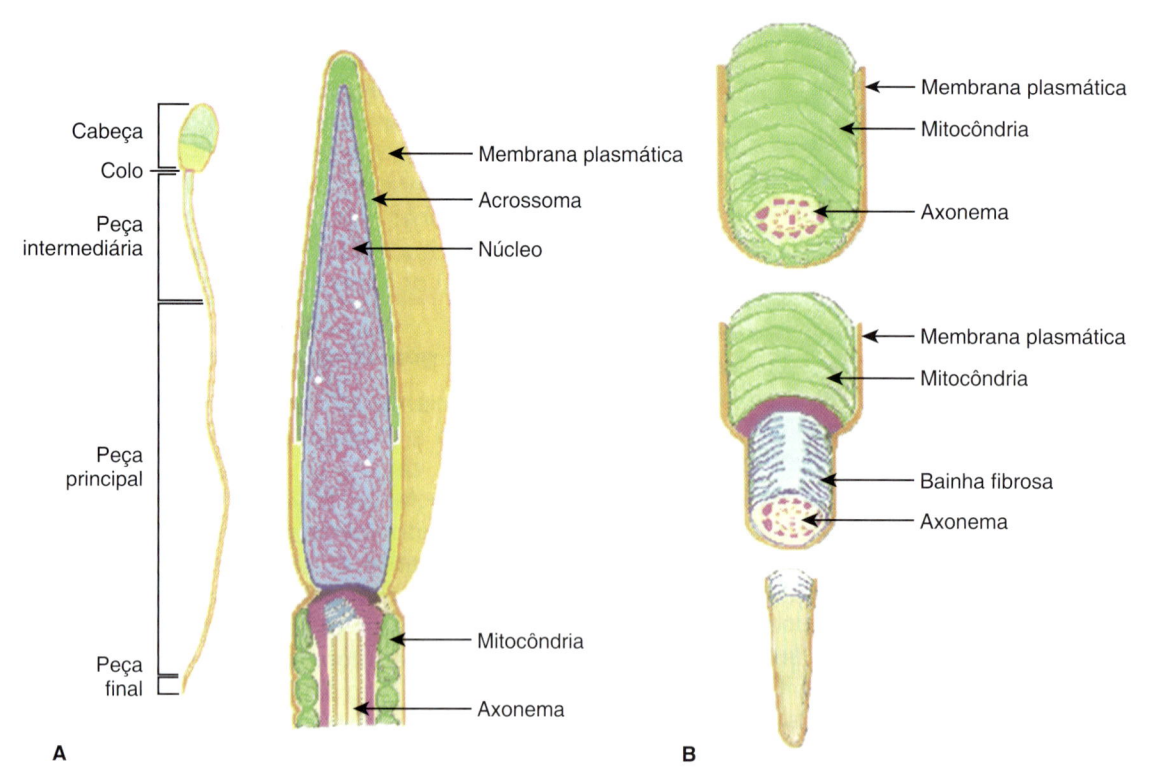

Cabeça
Colo
Peça intermediária
Peça principal
Peça final

A

Membrana plasmática
Acrossoma
Núcleo
Mitocôndria
Axonema

Membrana plasmática
Mitocôndria
Axonema

Membrana plasmática
Mitocôndria
Bainha fibrosa
Axonema

B

• **Figura 40.2** **A.** Principais elementos do espermatozoide mamífero. **B.** Peça intermediária (*em cima*), principal (*centro*) e porção final (*embaixo*) de um espermatozoide visto em corte transversal. (Fonte: Robaire B, Pryor JL, Trasler JM. *Handbook of andrology*. Lawrence, KS: Allen Press; 1995.)

Considerando-se o tempo de trânsito no epidídimo, o intervalo entre a espermatogônia tipo A até os espermatozoides ejaculados é de aproximadamente 60 a 70 dias para o carneiro e o touro, e de 50 a 60 dias para o porco, o cão e o cavalo. Assim, o intervalo entre um evento que possa afetar de modo adverso o testículo ou o epidídimo e a diminuição da qualidade do sêmen pode variar de alguns dias a 2 meses. De modo semelhante, é provável que pelo menos 60 dias serão necessários para que o ejaculado volte ao normal após um dano tóxico ao testículo.

Em teoria, 16 espermatócitos primários e 64 espermatozoides se formam a partir de uma espermatogônia tipo A no touro e no carneiro. Entretanto, um percentual da potencial produção de esperma é perdida por degeneração durante o curso normal da espermatogênese. Em seres humanos, cerca de 40% da potencial produção de esperma é perdida durante os estágios finais da meiose. A produção diária de esperma é o número de espermatozoides produzidos por dia pelos testículos. Isso está altamente correlacionado ao tamanho testicular e não sofre influência da frequência de coberturas.

O tamanho dos testículos pode predizer a produção diária de espermatozoides

O tamanho dos testículos é uma característica importante de média a alta hereditariedade, que fornece uma estimativa precisa da quantidade de parênquima produtor de esperma no testículo. Devido à influência do tamanho testicular, há uma grande variação na produção diária de esperma entre espécies domésticas. Por exemplo, a produção diária de esperma foi calculada em $0,37 \times 10^9$ no cão e em $16,2 \times 10^9$ no porco. Em uma mesma espécie, variações no tamanho testicular decorrentes tanto de fatores individuais quanto da raça também podem influenciar a produção diária de esperma. O tamanho dos testículos não pode ser medido

diretamente; portanto, uma medida indireta comumente usada em ruminantes é a *circunferência escrotal* (Figura 40.3). Em outras espécies com testículos orientados mais no sentido horizontal, é usada a largura total escrotal (Figura 40.4) ou o volume dos testículos, conforme determinado por medições do ultrassom. O tamanho dos testículos é influenciado pela espécie, raça, idade e escore de condição corporal. Cada grama de parênquima testicular normal produz a mesma quantidade de espermatozoides de acordo com a espécie, mas difere entre espécies (Tabela 40.3). Portanto, machos com testículos maiores produzem mais espermatozoides do que os

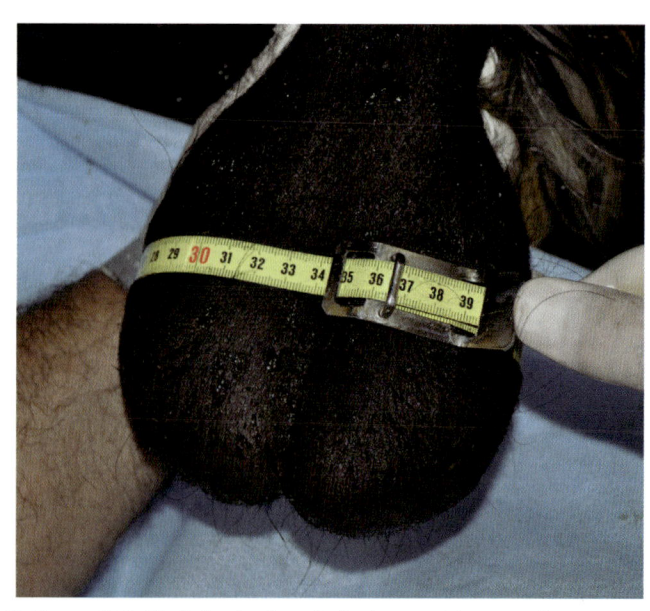

• **Figura 40.3** Medição da circunferência escrotal em um touro com a utilização de uma fita escrotal.

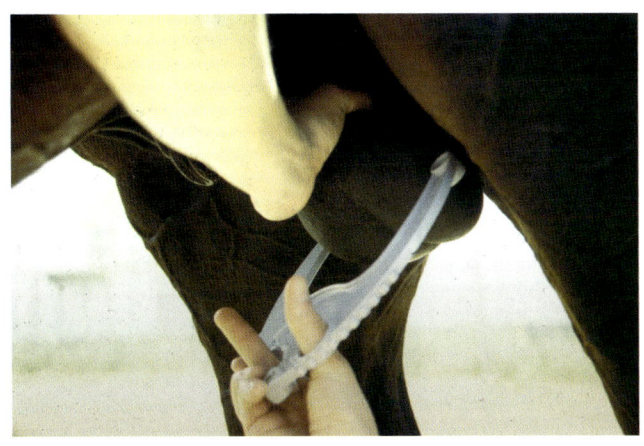

● **Figura 40.4** Medição da largura escrotal total do garanhão com a utilização de pinças. (Fonte: Brinsko SP, Blanchard TL, Varner DD *et al.* *Manual of equine reproduction*. 3rd ed. St. Louis: Mosby; 2010.)

machos com testículos menores para a mesma idade e espécie. Em ruminantes, o perímetro escrotal também é uma previsão exata da idade de início da puberdade e da porcentagem de túbulos seminíferos normais. Nos bovinos, existe uma correlação negativa entre a circunferência escrotal e a idade da puberdade na prole do sexo feminino; isso significa que touros com maiores perímetros escrotais produzirão fêmeas que chegam à puberdade mais cedo.

Eixo hipotalâmico-hipofisário-testicular

O sistema reprodutivo do macho é regulado pelo hipotálamo, que está ligado à hipófise anterior e aos testículos pelos hormônios luteinizante e foliculoestimulante

O sistema reprodutivo dos machos mamíferos é regulado por elaborados mecanismos de retroalimentação negativa envolvendo o hipotálamo, a hipófise anterior e os testículos (Figura 40.5). O hipotálamo sintetiza e secreta o *hormônio liberador de gonadotrofinas* (GnRH), um *decapeptídio*. Secretado de modo pulsátil, o GnRH age diretamente nas células gonadotróficas da hipófise anterior. Estimuladas pelo GnRH, essas células sintetizam e secretam os hormônios gonadotróficos foliculoestimulante (FSH) e luteinizante (LH). Tanto o FSH quanto o LH são glicoproteínas heterodiméricas formadas por dois polipeptídios ligados por ligações não covalentes. A subunidade proteica alfa (α) é comum tanto para o FSH quanto para o LH, enquanto a subunidade beta (β) é

específica para cada um. As células gonadotróficas têm a capacidade de sintetizar e secretar FSH, LH ou ambos. A liberação de FSH e LH depende do padrão de pulsatilidade da secreção de GnRH. Pulsos de GnRH irregulares e de baixa amplitude resultam na liberação de FSH, enquanto pulsos de GnRH de alta frequência induzem à liberação de LH.

No testículo, o LH liga-se a receptores da membrana das células de Leydig e as estimula a converter colesterol em *testosterona*. Os andrógenos sintetizados se difundem para o sangue e para a linfa, onde se ligam a proteínas ligadoras de andrógenos (PLA), produzidas pelas células de Sertoli. Altas concentrações locais de andrógenos nos testículos são consideradas essenciais para a ocorrência da espermatogênese normal. As PLA promovem o acúmulo de testosterona e di-hidrotestosterona em altas concentrações nos túbulos seminíferos e no interstício do testículo. No interior do testículo, as células-alvo para a testosterona são as células mioides peritubulares e as células de Sertoli, que envolvem e dão suporte às células espermáticas em desenvolvimento. As PLA também facilitam o transporte de andrógenos do testículo para o epidídimo, onde esses hormônios influenciam o trânsito epididimal e a posterior maturação dos espermatozoides.

Estudos têm demonstrado que o FSH tem como alvo específico receptores nas células de Sertoli nos túbulos seminíferos. O FSH e a testosterona estimulam várias funções das células de Sertoli, incluindo a síntese e secreção de PLA, inibina, ativina, estrógeno e várias substâncias (p. ex., a transferrina) envolvidas na transferência de nutrientes para as células germinativas; meiose; maturação de espermatócitos; espermiação e função das células de Leydig. As células de Sertoli e de Leydig parecem interagir de modo parácrino. A produção de esteroides pelas células de Leydig pode ser estimulada por uma substância liberada pelas células de Sertoli, cuja secreção é aumentada pelo FSH. Um potencial candidato a essa substância é a inibina, produzida pelas células de Sertoli em resposta ao FSH, que estimula a esteroidogênese nas células de Leydig. A inibina, juntamente com a testosterona, está envolvida na complexa regulação por retroalimentação da função da hipófise. Sabe-se que os esteroides gonadais suprimem a liberação de FSH, mas a inibina parece ser o mais potente inibidor da secreção de FSH pela hipófise. A testosterona, a di-hidrotestosterona e o estrógeno regulam a síntese e a secreção de LH por retroalimentação negativa, exercida no hipotálamo ou na hipófise anterior. Devido à necessidade da presença de FSH e LH para haver altas concentrações testiculares de substâncias responsáveis pela espermatogênese normal, a administração exógena de testosterona ou de inibina para aumentar a fertilidade é contraindicada, já que elas impediriam a secreção desses fatores responsáveis pela manutenção de um ambiente ideal para a espermatogênese.

Tabela 40.3	Peso corporal, peso testicular, eficiência espermatogênica e produção espermática diária.			
	Peso corporal (kg)	Peso do par de testículos (Gramas)	Eficiência espermatogênica*	Produção diária de espermatozoides ($\times 10^9$)**
Alpaca	65	20	ND	ND
Porco	150	750	23	17,3
Touro	600	600	11	6,6
Cão	15	30	17	0,5
Lhama	115	30	ND	ND
Carneiro	100	550	21	11,6
Cavalo	500	350	16	5,6
Gato	5	20	16	0,3

ND, não disponível. *Espermatozoides produzidos por grama de parênquima testicular ($\times 10^6$). **Espermatozoides produzidos diariamente pelos dois testículos.

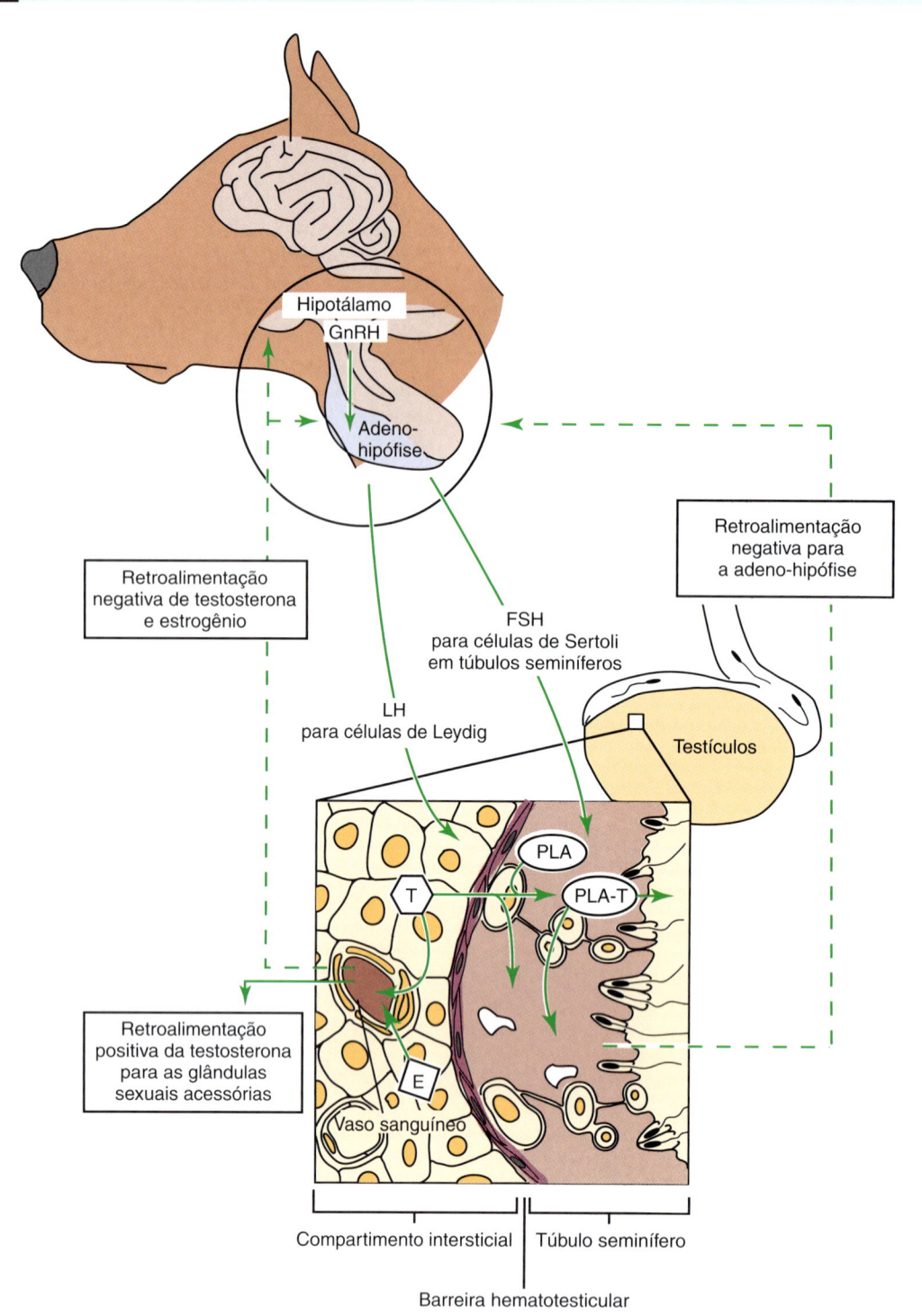

Hipotálamo
GnRH

Adeno-
hipófise

Retroalimentação
negativa para
a adeno-hipófise

Retroalimentação
negativa de testosterona
e estrogênio

FSH
para células de Sertoli
em túbulos seminíferos

LH
para células de Leydig

Testículos

PLA

PLA-T

T

Retroalimentação
positiva da testosterona
para as glândulas
sexuais acessórias

E

Vaso sanguíneo

Compartimento intersticial | Túbulo seminífero

Barreira hematotesticular

● **Figura 40.5** O sistema reprodutivo dos machos mamíferos é regulado por elaborados mecanismos de retroalimentação, que envolvem o hipotálamo, a hipófise anterior e os testículos. *PLA*, proteína ligadora de andrógeno; *PLA-T*, proteína ligadora de andrógeno-testosterona; *E*, estrogênio; *FSH*, hormônio foliculoestimulante; *GnRH*, hormônio liberador de gonadotropinas; *LH*, hormônio luteinizante; *T*, testosterona.

Puberdade

Puberdade não é sinônimo de maturidade sexual

A puberdade no macho acontece quando ele se torna capaz de produzir uma quantidade suficiente de esperma para emprenhar uma fêmea. Por motivos práticos, para touros, porcos, carneiros e cavalos, isso poderia ser definido como a idade em que o ejaculado contém 50×10^6 espermatozoides, dos quais 10% ou mais têm motilidade. Deve-se lembrar que puberdade não é sinônimo de maturidade sexual, passível de ocorrer meses e até anos depois, dependendo da espécie.

A puberdade resulta de um processo contínuo de alterações endócrinas iniciadas logo após o nascimento

A hipófise, as gônadas e os tecidos-alvo dependentes de esteroides são capazes de responder a hormônios estimulantes antes da puberdade; assim, considera-se que o hipotálamo exerça uma função central para o início da puberdade. A puberdade parece ser o resultado de um processo contínuo de alterações endócrinas, iniciadas logo após o nascimento. Alguns pesquisadores preconizam que a puberdade ocorre quando o eixo hipotalâmico-hipofisário do animal torna-se dessensibilizado à inibição por retroalimentação dos esteroides gonadais. Essa dessensibilização aparentemente permitiria descargas maiores de GnRH pelo hipotálamo e uma maior resposta da hipófise ao GnRH. Apesar de vários fatores serem capazes de influenciar a modulação do sistema endócrino pelo sistema nervoso central (SNC), os fatores mais importantes que influem na idade em que se instala a puberdade em animais domésticos são raça, consumo de energia e época do nascimento.

O sistema hipotalâmico-hipofisário-gonadal em seres humanos se diferencia e funciona durante a vida fetal e brevemente durante a infância; ele é, então, suprimido durante a infância e é reativado durante a puberdade, após quase uma década de baixa atividade. A inibição do sistema hipotalâmico-hipofisário-gonadal em crianças pré-púberes é mediada pela supressão da síntese e secreção pulsátil de GnRH. A estimulação pulsátil progressiva da hipófise pelo GnRH e das gônadas pelo LH e FSH é necessária para dar início e continuidade à puberdade. Crianças pré-púberes secretam pequenas quantidades de FSH e LH pela hipófise, indicando que o eixo hipotalâmico-hipofisário-gonadal é funcional, mas em um nível baixo. Esse baixo nível de secreção de gonadotrofinas rapidamente diminui quando esteroides sexuais são administrados. Desse modo, parece existir um mecanismo de retroalimentação negativa altamente sensível em crianças pré-púberes, e é provável que exista um mecanismo semelhante em animais domésticos pré-púberes.

Esteroides anabolizantes

Os esteroides anabolizantes são derivados de andrógenos que exercem retroalimentação negativa no eixo hipotalâmico-hipofisário-testicular

O uso de esteroides *anabolizantes* tornou-se amplamente difundido em seres humanos e em animais atletas, em uma tentativa de melhorar o desempenho. Relatos de veterinários, médicos, atletas e treinadores indicam que são obtidas melhoras na atitude mental, disposição e força física do atleta após a administração de esteroides anabolizantes. A principal preocupação é que muitos indivíduos que recebem esteroides anabolizantes são peri ou pré-púberes. Esteroides anabolizantes são derivados de andrógenos que foram alterados para maximizar sua ação anabolizante e minimizar seus efeitos colaterais androgênicos. Ainda não é possível, entretanto, produzir esteroides anabolizantes desprovidos de atividade androgênica, e muitos dos efeitos colaterais indesejados dessas substâncias são causados por sua atividade androgênica. Os efeitos adversos na função reprodutiva observados após o uso de esteroides anabolizantes são semelhantes àqueles associados à administração de testosterona. A administração continuada de testosterona ou de esteroides anabolizantes afeta o funcionamento da hipófise e provoca uma redução da função endócrina do testículo por um longo período. Os efeitos colaterais do uso de esteroides anabolizantes em animais jovens podem causar desenvolvimento incompleto do eixo hipotalâmico-hipofisário-gonadal. Ainda não são conhecidos os efeitos a longo prazo do uso de esteroides anabolizantes sobre os parâmetros reprodutivos de animais sexualmente imaturos.

Um alto percentual de potros e garanhões em treinamento ou em competição recebe fármacos androgênicos, incluindo esteroides anabolizantes, e esses cavalos possuem testículos menores que cavalos semelhantes, que não recebem tais fármacos. Tem sido demonstrado que a administração de esteroides anabolizantes em garanhões reduz a qualidade seminal, a produção diária de esperma e o tamanho testicular. Esses efeitos provavelmente resultam de um mecanismo de retroalimentação negativa na liberação de gonadotrofinas pela hipófise. Também são observadas alterações nos parâmetros seminais, incluindo diminuição na concentração e na motilidade espermática, e no número total de espermatozoides por ejaculado. O exame histológico dos testículos revela uma redução no número de células germinativas em desenvolvimento, exceto as espermatogônias tipo A. Além disso, o diâmetro médio das células de Leydig diminui, e foram observadas alterações indicativas de degeneração testicular, incluindo expressiva vacuolização citoplasmática, túbulos e células de Leydig retraídas, e fagocitose de espermátides por células gigantes multinucleadas. Esses efeitos adversos nos testículos tendem a ser mais graves em garanhões mais novos. Repetidos implantes de esteroides anabolizantes em touros pré-púberes também resultam na diminuição do tamanho testicular. Os efeitos no crescimento testicular dependem do tipo de esteroide anabolizante usado, da idade do paciente e da dosagem e duração da terapia.

Estudos em seres humanos, em que não foram diretamente investigados os efeitos dos esteroides anabolizantes na espermatogênese, também revelaram uma redução nos níveis de gonadotrofinas ou testosterona circulantes, ou ambas. Indivíduos que utilizaram altas doses de testosterona e esteroides anabolizantes por apenas 3 meses ainda apresentavam hipogonadismo hipogonadotrófico 3 semanas após a interrupção do uso dos fármacos. A presença de testículos atróficos e de baixos níveis de LH, FSH e testosterona depois da interrupção do uso dessas drogas indica que o uso prolongado de andrógenos ou esteroides anabolizantes afeta o funcionamento da hipófise e provoca uma redução da função endócrina do testículo por um longo período.

Questões relativas à possibilidade da ocorrência de esterilidade permanente ou atrofia testicular com o uso prolongado de esteroides anabolizantes ainda não foram respondidas para adultos, e sabe-se ainda menos sobre os efeitos em indivíduos peri e pré-púberes. Evidências indiretas sugerem que indivíduos pré-púberes podem correr maiores riscos de danos fisiológicos permanentes com o uso de esteroides anabolizantes do que adultos. Portanto, o uso indiscriminado de esteroides anabolizantes em machos destinados à reprodução deve ser firmemente desencorajado.

CORRELAÇÕES CLÍNICAS

Infertilidade em um garanhão
Relato
Você foi chamado para fazer um exame do "saúde reprodutiva" em um garanhão quarto de milha de 3 anos de idade, que cobriu dez éguas no ano anterior e emprenhou apenas uma. Há uma demanda por esse animal por causa da sua linhagem e devido ao seu aspecto musculoso e maduro, que contribuiu para que ele ganhasse várias exposições quando potro. Foi demonstrado que todas as fêmeas que cruzaram com esse garanhão jovem estavam livres de problemas reprodutivos. Você pergunta se o animal teve alguma enfermidade ou episódio febril ou se recebeu alguma medicação recentemente. A resposta para todas essas perguntas é "não".

Exame clínico
O garanhão demonstra *libido* normal quando exposto a uma égua no cio, e dois ejaculados são obtidos com uma hora de diferença, por meio de vagina

CORRELAÇÕES CLÍNICAS (*continuação*)

artificial. O exame das duas amostras de sêmen revela uma baixa concentração de espermatozoides, baixa contagem de espermatozoides e um alto percentual de espermatozoides morfologicamente anormais e células germinativas imaturas. O animal apresenta pênis e prepúcio normais, mas seus testículos são pequenos e macios. Você pergunta se o animal recebeu alguma vez esteroides anabolizantes, e o dono admite com alguma relutância que o treinador realmente utilizou essas drogas para a preparação do animal para exposições.

Comentário

O uso de esteroides anabolizantes em animais de desempenho não é incomum. Mesmo assim, muitos donos e treinadores relutam em admitir o seu uso. Muitos potros recebem essas drogas para torná-los competitivos nas exposições ou nas pistas de corrida, de tal maneira que posteriormente eles serão solicitados como reprodutores. Infelizmente, por serem os esteroides anabolizantes derivados da testosterona, os seus efeitos de retroalimentação negativa prejudicam a fertilidade desses animais, algumas vezes de modo irreversível. Não se sabe qual é a intensidade e a duração dos efeitos adversos de esteroides anabolizantes administrados no período pré-púbere. Como os testículos desse animal apresentam-se tão pequenos e macios, ele aparentemente recebeu altas doses de esteroides anabolizantes por um longo período durante o desenvolvimento do eixo hipotalâmico-hipofisário-testicular, e os efeitos são provavelmente irreversíveis. Deve-se considerar que, aos 3 anos de idade, esse cavalo ainda não está sexualmente maduro, e que no futuro ele talvez ainda possa produzir espermatozoides normais em número suficiente para emprenhar um pequeno número de éguas por estação de monta, mas certamente não a quantidade que seria "desejável".

Tratamento

Apenas o tempo, e nenhum tratamento conhecido, poderá reverter os efeitos deletérios causados pelo uso de esteroides anabolizantes em machos adultos. Sabe-se ainda menos sobre os efeitos a longo prazo em animais jovens. Dependendo do percentual de espermatozoides normais e com motilidade progressiva, esse animal pode vir a ser capaz de cobrir um número limitado de éguas, mais provavelmente por inseminação artificial. Os donos também podem pedir que o animal seja reexaminado em alguns meses ou mais tarde, para verificar se houve alguma melhora na morfologia espermática.

Infertilidade em um touro
Relato

Você é chamado para realizar um exame de "saúde reprodutiva" em sua clínica veterinária em um touro Brangus, de 5 anos, antes da época de reprodução, que vai começar em 1 mês. Esse touro foi usado em um sistema de acasalamento na última época com 20 fêmeas (75 dias de exposição), produzindo 90% da safra de bezerros. O touro foi vacinado contra *Clostridium* e vírus respiratórios com produtos mortos e havia sido vermifugado há 3 meses. Há 40 dias, esse touro teve uma doença respiratória febril curta, mas intensa, o que resultou em decúbito e durou 3 dias. O touro foi tratado com antibióticos e anti-inflamatórios durante 5 dias e o problema foi resolvido prontamente.

Exame clínico

Este touro está em boa condição corporal (6; escala entre 1 e 9), sem problemas podais/dos membros detectáveis ao caminhar, e o exame físico geral foi normal. Os órgãos sexuais acessórios examinados por palpação retal estavam normais. O conteúdo escrotal estava nos limites normais, e a circunferência escrotal foi de 42 cm. O sêmen foi coletado por meio de *eletroejaculação*, e foram observadas protrusão do pênis e ereção normais. Não foram detectadas anomalias no pênis. Avaliação do sêmen revelou 20% dos espermatozoides como móveis, com 50% dos espermatozoides com morfologia anormal. A maioria das anormalidades morfológicas consistia em cabeças isoladas, caudas dobradas e gotículas proximal e distal, dentre outros defeitos.

Comentário

A função testicular precisa de uma baixa temperatura de testículo em relação à temperatura sistêmica, a fim de permitir a espermatogênese normal. Esse touro teve duas ocorrências que afetaram a função de termorregulação testicular: febre e prostração. As anomalias observadas no sêmen estão de acordo com o processo de degeneração testicular. A espermatogênese requer cerca de 60 dias. O grau de comprometimento testicular depende do grau e da duração da lesão, bem como da suscetibilidade natural inerente do sexo masculino. Deve-se lembrar de que toda ejaculação que é coletada em dado momento é uma observação isolada de um processo que começou há pelo menos 60 dias. Portanto, a recomendação seria reavaliar esse animal pelo menos 60 dias a partir do último dia da doença. É também importante notar que há variabilidade entre os machos quanto ao grau de resposta a essa lesão.

Tratamento

Nenhum tratamento conhecido, com exceção do tempo, irá reverter os efeitos prejudiciais causados pela febre. Como a espermatogênese requer cerca de 60 dias em touros (54 dias mais o tempo de trânsito epididimário), a recomendação é não usar esse touro para reprodução até a próxima avaliação ser feita. Além disso, como esse touro é usado em uma única época de reprodução, o dono precisa encontrar um novo criador potencial satisfatório para essa próxima época de reprodução. Com base na sua recomendação, você pode educar seu cliente sobre qual o melhor momento para realizar um exame de saúde reprodutiva, que é de pelo menos 2 meses antes da época de reprodução.

Questões de revisão

1. Para a maioria das espécies domésticas, a duração da espermatogênese é de aproximadamente:
   a. 120 dias
   b. 10 dias
   c. 60 dias
   d. 6 meses
   e. 21 dias
2. A espermatogênese normal em mamíferos domésticos requer uma temperatura testicular que é:
   a. Maior que a temperatura corporal basal
   b. Menor que a temperatura corporal basal
   c. A mesma que a temperatura corporal basal
   d. Acima do congelamento, mas abaixo da ebulição
   e. Apropriada ao metabolismo da testosterona
3. A espermatogênese normal requer uma concentração intratesticular de testosterona que é:
   a. A mesma dos níveis circulantes
   b. Menor que a dos níveis circulantes
   c. Estática e inalterada
   d. Muito maior que a dos níveis circulantes
   e. Capaz de se alterar rapidamente com o estágio de maturação dos espermatozoides
4. A puberdade no macho:
   a. Ocorre quase ao mesmo tempo para todas as espécies
   b. É influenciada apenas pela idade do animal
   c. É sinônimo de maturidade sexual
   d. É definida como o momento em que ele se torna capaz de produzir número de espermatozoides suficiente para emprenhar uma fêmea
   e. Não depende da secreção de GnRH
5. Os esteroides anabolizantes são derivados da testosterona, portanto:
   a. Podem ser úteis no tratamento de machos inférteis
   b. Não têm efeito na fertilidade do macho
   c. Melhoram a função testicular
   d. Não devem ser usados em machos destinados à reprodução devido aos efeitos de retroalimentação negativa

Bibliografia

Amann RP, Schanbacher BD. Physiology of male reproduction. *J Anim Sci.* 1983;57(suppl 2):380–403.

Coulter GH, Kastelic JP. Testicular thermoregulation in bulls. *Proc 15th Conf AI Reproduction N.A.A.B*; 1994;28–34.

Robaire B, Chan P. *Handbook of Andrology*. 2nd ed. Lawrence, Kan: Allen Press; 2010.

Roberts SJ. Veterinary obstetrics and genital diseases. In: *Theriogenology*. 3rd ed. Woodstock, Vt: David & Charles; 1986.

Strauss JF, Barbieri RL. *Yen and Jaffe's Reproductive Endocrinology: Physiology, Pathophysiology, and Clinical Management*. 7th ed. Philadelphia: Saunders; 2014.

Zeleznik A, Plant T, eds. *Knobil and Neill's Physiology of Reproduction*. Vol. 1 and 2. 4th ed. London: Academic Press; 2015.

41

Filtração Glomerular

JILL W. VERLANDER

PONTOS-CHAVE

1. Introdução à fisiologia renal.
2. O glomérulo filtra o sangue.
3. A estrutura do glomérulo permite uma filtração eficaz e seletiva.
4. A taxa de filtração glomerular é determinada pela pressão média de filtração líquida, a permeabilidade da barreira de filtração e a área disponível para filtração.
5. A barreira de filtração é seletivamente permeável.
6. A taxa de filtração glomerular é regulada por fatores sistêmicos e intrínsecos.
7. A taxa de filtração glomerular é medida pela determinação da taxa de depuração plasmática de uma substância.

Introdução à fisiologia renal

Os rins desempenham diversos papéis na manutenção da homeostase. Nos mamíferos, ambos costumam receber cerca de 25% do débito cardíaco. Os rins filtram o sangue; recuperam substâncias removidas do sangue durante o processo de filtração, mas que são necessárias ao organismo, incluindo água, glicose, eletrólitos e proteínas de baixo peso molecular; e excretam resíduos metabólicos. Os rins respondem a distúrbios hídricos, eletrolíticos e acidobásicos, alterando especificamente a taxa de reabsorção ou secreção dessas substâncias. Os rins também produzem hormônios que regulam a pressão arterial sistêmica e a produção de eritrócitos.

Essas diversas funções são desempenhadas por uma extensa variedade de tipos celulares, cada qual com respostas específicas a sinais diretos e indiretos, dispostos em um padrão particular que forma a unidade funcional do rim, o *néfron*. O néfron consiste em *glomérulos*, onde o sangue é filtrado, e por seus segmentos renais associados, em que as substâncias filtradas são reabsorvidas para o sangue e componentes plasmáticos são excretados no líquido tubular. No córtex renal, os néfrons intercalam o sistema de ductos coletores, que atravessa o rim e desemboca na pelve renal. A Figura 41.1 fornece uma visão geral da disposição anatômica dos néfrons no rim e as principais funções do néfron e dos segmentos do ducto coletor.

A maior parte de nosso conhecimento da fisiologia renal provém de evidências experimentais com camundongos, ratos e coelhos. Nosso conhecimento sobre a fisiologia renal evolui continuamente à medida que mais informações estão sendo adicionadas.

O glomérulo filtra o sangue

A primeira etapa da função renal é a filtração do sangue pelo glomérulo. O glomérulo é uma compacta rede de capilares que retém os componentes celulares e as proteínas de peso molecular médio a elevado nos vasos, enquanto expele um líquido quase idêntico ao plasma em sua composição hídrica e eletrolítica. Esse líquido é o *filtrado glomerular*; e o processo de sua formação é a filtração glomerular.

A *taxa de filtração glomerular* (TFG) é uma medida clinicamente útil da função renal, expressa em milímetros de filtrado glomerular, formados por minuto por quilograma de peso corporal ($m\ell/min/kg$). Para entender a magnitude da TFG em termos mais tangíveis, considere que um cão Beagle de tamanho médio com 10 kg de peso corporal, com uma TFG típica de 3,7 $m\ell/min/kg$, produziria cerca de 37 $m\ell$ de filtrado glomerular por minuto ou 53,3 ℓ (cerca de 14 galões) de filtrado glomerular por dia, o que corresponde a quase 27 vezes o volume de líquido extracelular do Beagle!

A estrutura do glomérulo permite uma filtração eficaz e seletiva

O *tufo glomerular* é composto de uma rede de capilares (Figura 41.2). Nos mamíferos, o sangue da artéria renal flui finalmente para a arteríola aferente, que se divide em inúmeros capilares glomerulares, os quais, então, se anastomosam, formando a arteríola eferente, que conduz o sangue filtrado para fora do glomérulo (Figura 41.3). Os rins das aves contêm tanto néfrons justamedulares (de alça longa) quanto corticais (de alça curta); nos glomérulos dos néfrons corticais, os capilares possuem poucas ramificações.

O tufo glomerular é envolto pela *cápsula de Bowman*, que é revestida por uma camada única de células, o epitélio parietal, que faz a transição para as células epiteliais do túbulo proximal no polo urinário ou próximo a ele. Entre o tufo capilar glomerular e a cápsula de Bowman está o *espaço de Bowman*, onde o filtrado glomerular aparece pela primeira vez. A partir daí, ele entra no lúmen do primeiro segmento do túbulo proximal.

A estrutura dos capilares glomerulares é importante na determinação da taxa e da seletividade da filtração glomerular. A parede capilar glomerular é composta de três camadas: o endotélio capilar, a membrana basal e o epitélio visceral (Figura 41.4). O *endotélio capilar* é uma camada única de células muito delgadas, voltada para o sangue no lúmen capilar. As fenestras endoteliais (palavra em latim para "janelas") são poros transcelulares que conduzem água e componentes sanguíneos não celulares para a *membrana basal glomerular* (MBG). A MBG é acelular e composta

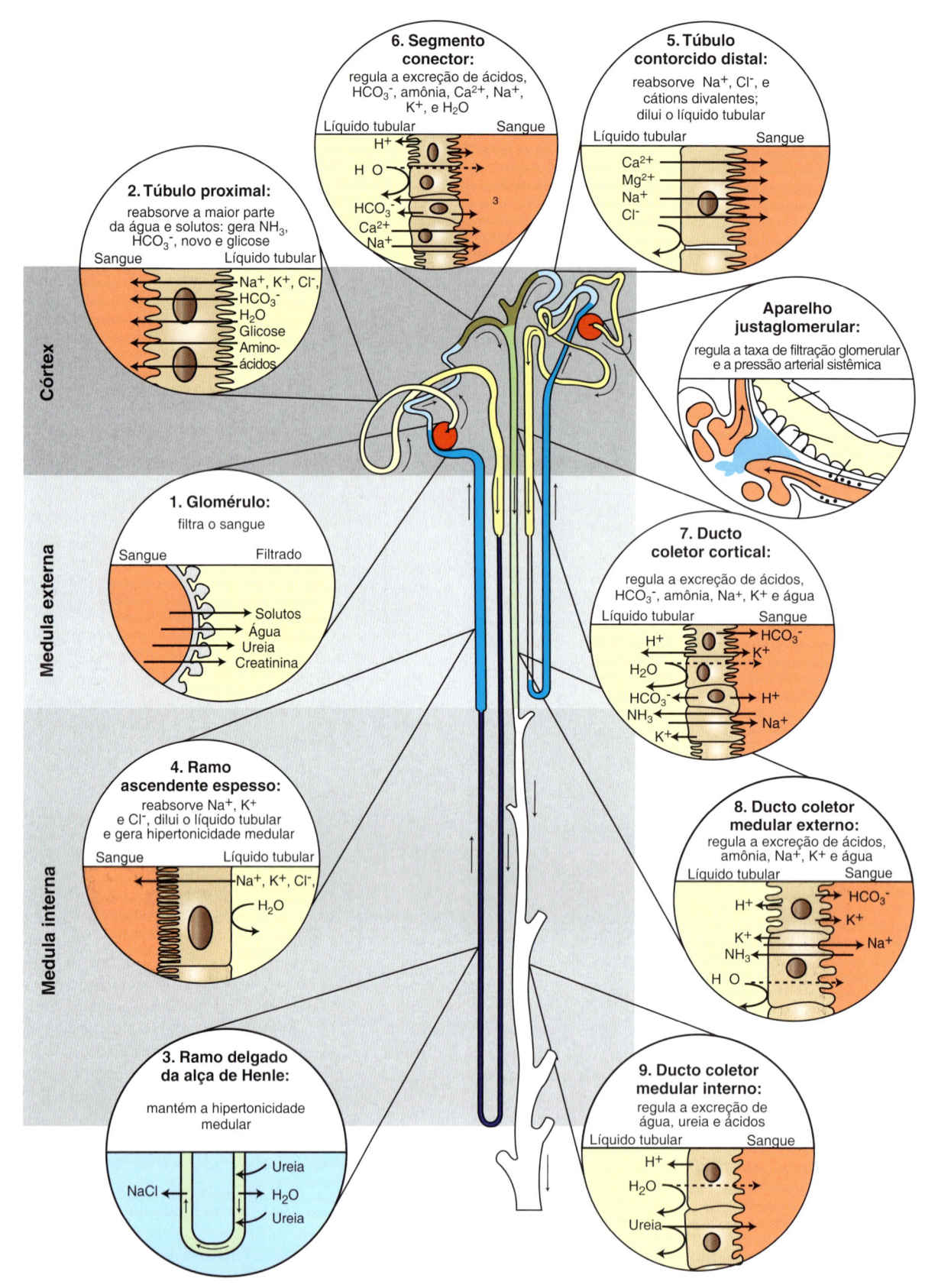

● **Figura 41.1** Ilustração esquemática dos néfrons justamedulares e superficiais, listando as funções dos segmentos do néfron e do ducto coletor. O glomérulo de um néfron justamedular está localizado profundamente no córtex, próximo à junção corticomedular. O ramo delgado da alça de Henle estende-se profundamente na medula interna. O glomérulo de um néfron superficial está localizado no córtex externo e a alça de Henle estende-se na medula externa. As *setas* indicam a direção do fluxo do líquido tubular. Os segmentos estão numerados na ordem sequencial de modificação do líquido tubular, iniciando pelo glomérulo. (Adaptada de Madsen KM, Verlander JW. Anatomy of the kidney. In: Tisher CC, Wilcox CS, ed. *Nephrology for the House Officer*. Baltimore: Williams & Wilkins; 2006.)

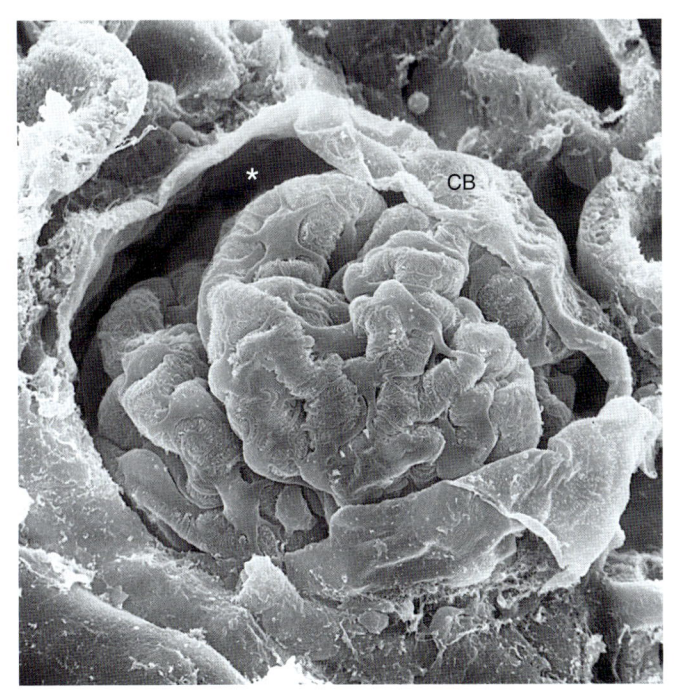

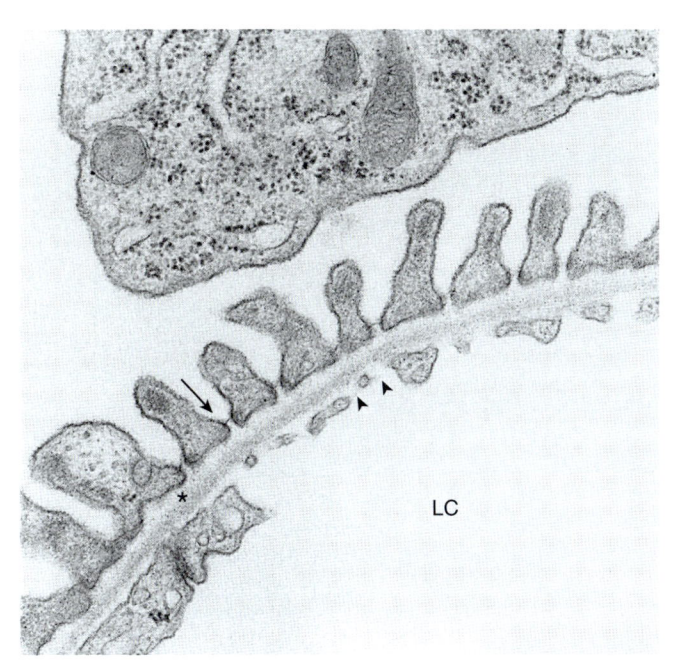

● **Figura 41.2** Micrografia eletrônica de varredura de glomérulo de rato. O tufo glomerular é uma rede complexa de capilares, envolta por células epiteliais viscerais e pela cápsula de Bowman (*CB*). Entre as células epiteliais viscerais e a CB, há o espaço de Bowman (*asterisco*), onde o filtrado glomerular surge.

● **Figura 41.4** Micrografia eletrônica de transmissão de parede capilar glomerular de rato. As três principais camadas da parede capilar são demonstradas em corte transversal. Uma única camada de células endoteliais capilares glomerulares reveste o lúmen capilar (*LC*). Inúmeras fenestras (*pontas de seta*) cravam as células endoteliais. Do lado externo do capilar, há uma camada única de células epiteliais viscerais. No topo da micrografia, há uma porção do corpo celular de uma célula epitelial visceral. Os pedicelos secundários estão alinhados ao longo da parede capilar, e os espaços entre estes são transpostos pelo diafragma do poro (*seta*). Entre as camadas de células endoteliais e epiteliais está a membrana basal glomerular, que consiste na lâmina rara interna elétron-lucente, adjacente às células endoteliais, a lâmina densa (*asterisco*) e a lâmina rara externa, adjacente às células epiteliais viscerais.

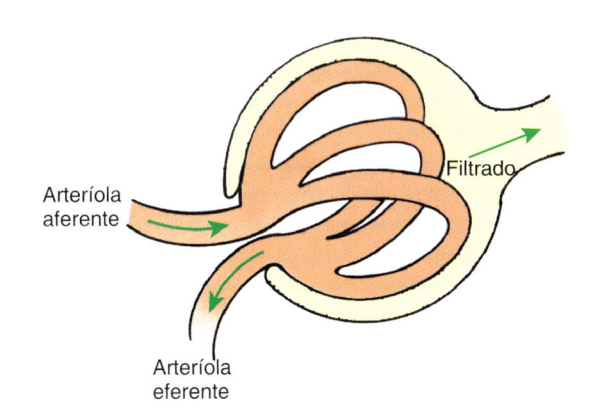

● **Figura 41.3** Ilustração esquemática do glomérulo. A arteríola aferente conduz o sangue ao glomérulo e subdivide-se em inúmeros capilares glomerulares. A água e os solutos atravessam a parede dos capilares glomerulares, alcançando o espaço de Bowman e formando o filtrado glomerular (*área amarela*), que flui para o túbulo proximal. Os capilares glomerulares se aglutinam e o sangue filtrado deixa o glomérulo pela arteríola eferente.

eletrônico de transmissão. A lâmina densa é composta de fibrilas de glicoproteína firmemente compactadas. Ela se situa entre a *lâmina rara interna* (camada delgada interna, ou malha frouxa), do lado endotelial da MBG, e a *lâmina rara externa* (camada delgada externa, ou malha frouxa), do lado epitelial da MBG. As lâminas raras são compostas de uma rede frouxa de fibrilas de glicoproteína.

O terceiro compartimento da parede dos capilares glomerulares é o *epitélio visceral*, que é uma camada de células aglomeradas, entrelaçadas, denominadas *podócitos*. Inúmeras extensões longas, estreitas, os *pedicelos primários* e *secundários*, interdigitam os pedicelos de outros podócitos e circundam os capilares individualmente (Figura 41.5). O *diafragma do poro epitelial* situa-se entre os pedicelos adjacentes (ver Figura 41.4). As proteínas transmembranas, nefrina e podocina, são fundamentais para estabilizar outros componentes moleculares da abertura do diafragma, mantendo a estrutura normal do processo podal e impedindo a filtração de proteínas plasmáticas.

A taxa de filtração glomerular é determinada pela pressão média de filtração líquida, a permeabilidade da barreira de filtração e a área disponível para filtração

A parede dos capilares glomerulares cria uma barreira às forças que favorecem e se opõem à filtração do sangue. As forças que favorecem a filtração – ou seja, a movimentação de água e solutos através da parede dos capilares glomerulares – são a pressão hidrostática do sangue dos capilares e a pressão oncótica do líquido no espaço

de diversas glicoproteínas, incluindo colágenos (principalmente tipo IV), lamininas, nidogênio-1 e proteoglicanos de sulfato de heparina, agrina em animais maduros e perlecana em glomérulos em desenvolvimento, e proteína semelhante a antígeno da nefrite tubulointersticial. Comparada a outras membranas basais, a MBG é mais espessa e contém isoformas distintas de glicoproteína. A MBG tem três camadas, criadas durante o desenvolvimento pela fusão das membranas basais das camadas de células endoteliais e epiteliais e denominadas de acordo com sua densidade de elétrons e posição relativa. Conforme demonstrado na Figura 41.4, a *lâmina densa* (camada densa) é relativamente escura por ser relativamente resistente à passagem de elétrons, quando vista por um microscópio

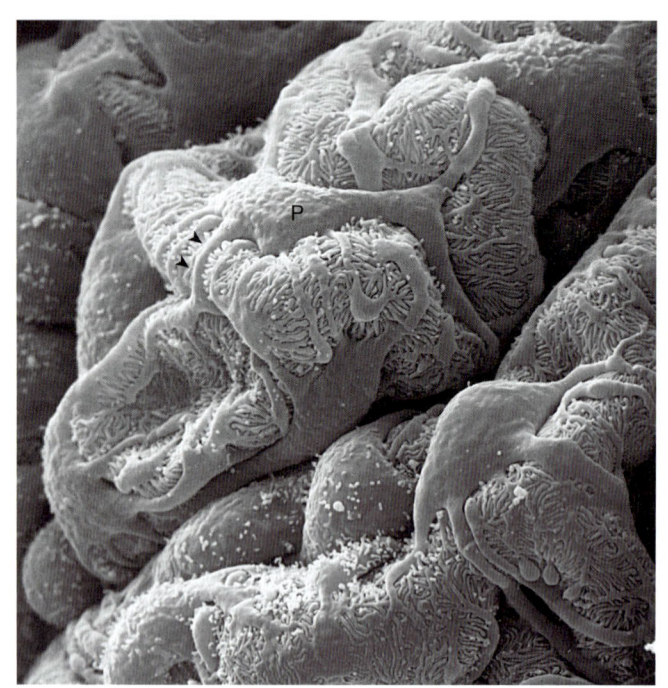

• **Figura 41.5** Micrografia eletrônica de varredura da superfície dos capilares glomerulares de rato vista do espaço de Bowman. Os corpos celulares (*P*) das células epiteliais viscerais, ou podócitos, acomodam-se entre as alças capilares. Os pedicelos primários (*pontas de seta*) irradiam-se para fora dos capilares e os circundam. Os pedicelos secundários estendem-se dos pedicelos primários e interdigitam os pedicelos de outros podócitos.

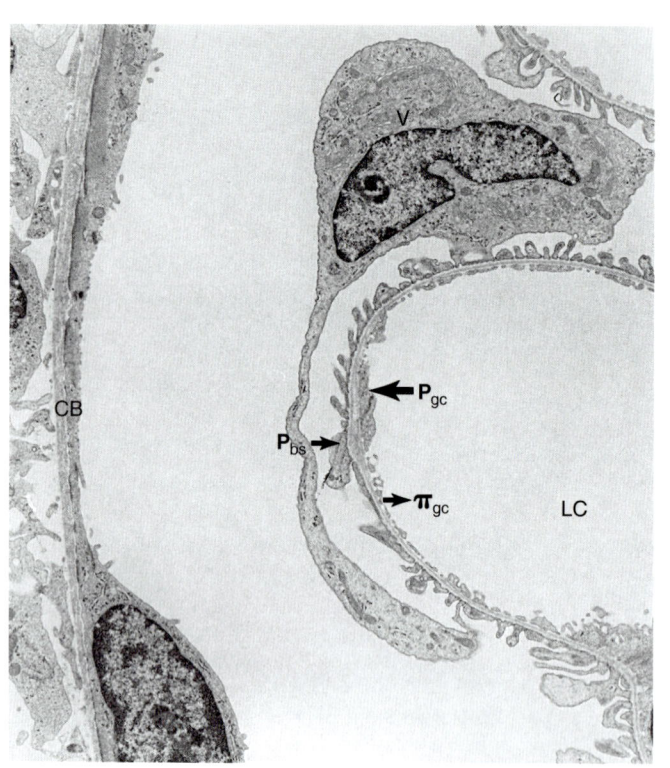

• **Figura 41.6** Micrografia eletrônica de transmissão de capilar glomerular e cápsula de Bowman (*CB*) de rato, ilustrando as forças que favorecem e se opõem à filtração. A principal força que favorece a filtração é a pressão hidrostática do capilar glomerular (P_{gc}). As forças que se opõem à filtração são a pressão hidrostática do espaço de Bowman (P_{bs}) e a pressão oncótica do sangue (π_{gc}). *LC*, lúmen capilar; *V*, célula epitelial visceral.

de Bowman (o ultrafiltrado). Normalmente, a pressão oncótica do ultrafiltrado é irrelevante, pois as proteínas de peso molecular elevado não são filtradas. Portanto, a principal força diretriz da filtração é a pressão hidrostática dos capilares glomerulares. As forças que se opõem à filtração são a pressão oncótica plasmática nos capilares glomerulares e a pressão hidrostática no espaço de Bowman. A Figura 41.6 ilustra a direção e a magnitude dessas forças sob condições normais.

A pressão de ultrafiltração líquida (P_{uf}) em qualquer ponto ao longo do capilar glomerular é a diferença entre a pressão hidrostática capilar (P_{gc}) e a pressão oncótica do ultrafiltrado no espaço de Bowman (π_{bs}), favorecendo a filtração e as forças combinadas que se opõem à filtração, a pressão oncótica capilar (π_{gc}) adicionada à pressão hidrostática do ultrafiltrado (P_{bs}). Essa relação é expressa matematicamente da seguinte maneira:

$$P_{uf} = (P_{gc} + \pi_{bs}) - (P_{bs} + \pi_{gc})$$

Como a pressão oncótica do ultrafiltrado no espaço de Bowman é essencialmente zero, as forças relevantes que contribuem para a pressão do ultrafiltrado estão representadas pela equação mais simples:

$$P_{uf} = P_{gc} - (P_{bs} + \pi_{gc})$$

Conforme o sangue corre pelo capilar glomerular, uma grande proporção do componente líquido do plasma é forçada através da parede capilar, enquanto as proteínas plasmáticas são, em sua maioria, retidas no lúmen capilar. Portanto, a pressão oncótica plasmática aumenta significativamente ao longo do leito capilar. Ao mesmo tempo, a perda do volume plasmático ao longo do leito capilar causa uma redução na pressão hidrostática capilar, embora essa alteração seja pequena devido à resistência na arteríola eferente. O resultado é que a pressão de filtração líquida tende a se reduzir ao longo do leito capilar. Entretanto, durante as condições que aumentam o fluxo sanguíneo através dos capilares glomerulares, o aumento na pressão oncótica capilar é atenuado e, por isso, a filtração nas porções distais dos capilares glomerulares é maior.

A TFG é o produto da pressão média de ultrafiltração líquida ($\overline{P_{uf}}$), a permeabilidade da barreira de filtração e a área de superfície disponível para a filtração. A permeabilidade da barreira de filtração é determinada pelas características estruturais e químicas da parede dos capilares glomerulares. O produto da permeabilidade da barreira de filtração e sua área de superfície é o coeficiente de ultrafiltração (K_f). Portanto, os efeitos combinados dos determinantes da TFG são matematicamente representados pela seguinte equação:

$$TGF = \overline{P_{uf}} \times K_f$$

A barreira de filtração é seletivamente permeável

Além de determinarem a permeabilidade hidráulica, as características estruturais e químicas da parede dos capilares glomerulares estabelecem a permeabilidade seletiva (*permosseletividade*) da barreira de filtração. A permosseletividade é responsável pelas diferenças na taxa de filtração dos componentes séricos. Em geral, todos os componentes celulares e proteínas plasmáticas do tamanho da albumina ou maiores são essencialmente retidos na corrente sanguínea, enquanto a água e os solutos são espontaneamente filtrados. Em geral, as substâncias com raio molecular maior ou igual a 4 nm não são filtradas, enquanto as moléculas com raio menor ou igual a 2 nm são filtradas sem restrição.

No entanto, outras características além do tamanho interferem na capacidade de os componentes sanguíneos cruzarem a barreira de filtração. A carga elétrica líquida de uma molécula possui um efeito expressivo em sua taxa de filtração. A forma *catiônica* (carregada positivamente) de diversas substâncias é filtrada com mais facilidade do que a forma *aniônica* (carregada negativamente) da mesma molécula. Por exemplo, a forma catiônica da albumina é excretada a uma taxa de aproximadamente 300 vezes a da albumina nativa, que possui carga líquida negativa. Essas diferenças são causadas por uma barreira seletiva a cargas na parede dos capilares glomerulares, amplamente criada pelo revestimento da camada de superfície endotelial (CSE) nas células endoteliais capilares glomerulares, com uma contribuição secundária de glicoproteínas de carga negativa incorporadas na MBG. Essas cargas negativas fixas repelem as proteínas plasmáticas carregadas negativamente e, em consequência, inibem sua passagem através da barreira de filtração. O formato e a deformabilidade da molécula também interferem em sua capacidade de cruzar a barreira de filtração. O dextrano neutro, uma molécula longa e flexível, cruza a barreira de filtração cerca de 7 vezes mais facilmente que a peroxidase do rábano silvestre, uma proteína globular com raio molecular e carga líquida similares.

A taxa de filtração glomerular é regulada por fatores sistêmicos e intrínsecos

Em condições normais, os rins mantêm a TFG em um nível relativamente constante, apesar das alterações na pressão arterial sistêmica e no fluxo sanguíneo renal. A TFG permanece dentro da variação fisiológica devido à modulação renal da pressão arterial sistêmica e do volume intravascular, e controle intrínseco do fluxo sanguíneo renal, da pressão dos capilares glomerulares e da K_f. Os efeitos renais na pressão e volume arteriais sistêmicos são mediados, primariamente, pelos fatores humorais, em particular pelo sistema renina-angiotensina-aldosterona. O controle intrínseco da perfusão dos capilares glomerulares é mediado por dois sistemas autorreguladores, que controlam a resistência ao fluxo nas arteríolas aferente e eferente: o reflexo miogênico e a retroalimentação tubuloglomerular.

O sistema *renina-angiotensina-aldosterona* é um importante regulador da TFG e do fluxo sanguíneo renal. A *renina* é um hormônio produzido, sobretudo, por células localizadas na parede da arteríola aferente, as *células mesangiais extraglomerulares granulares*, que são *células justaglomerulares* especializadas. Uma diminuição na pressão de perfusão renal, com mais frequência causada por uma hipotensão sistêmica, é detectada por barorreceptores na arteríola aferente e estimula a liberação de renina. A liberação de renina é também modulada por variações no fornecimento de cloreto de sódio para o néfron distal e em paralelo com alterações na atividade nervosa simpática. A renina catalisa a transformação do *angiotensinogênio*, que é produzido sobretudo pelo fígado em *angiotensina I*. A angiotensina I é convertida em *angiotensina II*, mais ativa, pela *enzima conversora de angiotensina* (ECA), que se localiza principalmente no endotélio vascular dos pulmões.

Na atualidade, está comprovado que um sistema renina-angiotensina (SRA) local no rim também regula a hemodinâmica intrarrenal, filtração glomerular e permeabilidade glomerular, tanto em condições fisiológicas como patológicas. Componentes do SRA intrarrenal incluem produção local, não apenas de renina, mas também de angiotensinogênio; pró-renina, que pode ser ativada localmente para converter angiotensinogênio em angiotensina I; e enzima conversora de angiotensina, localizada primariamente no endotélio capilar intersticial e túbulo proximal. Dependendo

da condição, o SRA intrarrenal pode operar em conjunto com o sistema renina-angiotensina sistêmico, mas também pode funcionar independentemente do sistema sistêmico e pode ser ativado de maneira inapropriada e contribuir para condições patológicas.

A *angiotensina II* é um potente vasoconstritor e, portanto, aumenta diretamente a pressão arterial sistêmica e a pressão de perfusão renal, e diminui o fluxo sanguíneo renal, assim como o coeficiente de ultrafiltração, K_f. A angiotensina II ativa a captação de sódio a partir do líquido tubular para o sangue em vários túbulos renais, incluindo o túbulo proximal, ramo ascendente espesso, o túbulo contorcido distal e o ducto coletor. Além disso, a angiotensina II circulante estimula a liberação de *aldosterona* da glândula suprarrenal e *vasopressina* da glândula hipofisária, outros hormônios que intensificam a reabsorção renal de sódio, cloreto e água para o sangue. Assim, a angiotensina II aumenta a retenção de sais e água, o volume intravascular e a resistência vascular, fatores que contribuem para a elevação da pressão arterial sistêmica e da pressão de perfusão renal. A liberação de renina é suprimida pelo maior líquido extracelular resultante e maior pressão de perfusão renal, assim como pelo efeito direto da angiotensina II plasmática elevada, que suprime a liberação de renina pela ativação de receptores AT1. Isso contribui para um sistema de retroalimentação negativa, que ajuda a manter a perfusão renal e a TFG dentro da variação fisiológica (Figura 41.7).

No interior do rim, há um controle direto da perfusão capilar glomerular por dois sistemas previamente mencionados: o *reflexo miogênico* e a *retroalimentação tubuloglomerular*. O reflexo miogênico é um mecanismo autorregulatório, desencadeado por alterações na pressão de perfusão glomerular, enquanto a retroalimentação tubuloglomerular é um mecanismo autorregulatório, desencadeado por alterações na provisão de cloreto de sódio ao túbulo distal. Esses mecanismos protegem o glomérulo da pressão de perfusão excessiva, estabilizam a TFG e impedem que as taxas de filtração excedam a capacidade de transporte dos túbulos renais.

O *reflexo miogênico* regula o fluxo sanguíneo renal e a TFG por constrição quase imediata da arteríola aferente e de outros vasos de resistência pré-glomerulares quando o aumento da pressão de perfusão causa distensão do vaso e ativação dos receptores de estiramento na parede arteriolar, aumentando, assim, a resistência ao fluxo sanguíneo. Por outro lado, a dilatação arteriolar ocorre quase imediatamente após uma diminuição na tensão da parede arteriolar pré-glomerular, reduzindo, assim, a resistência ao fluxo

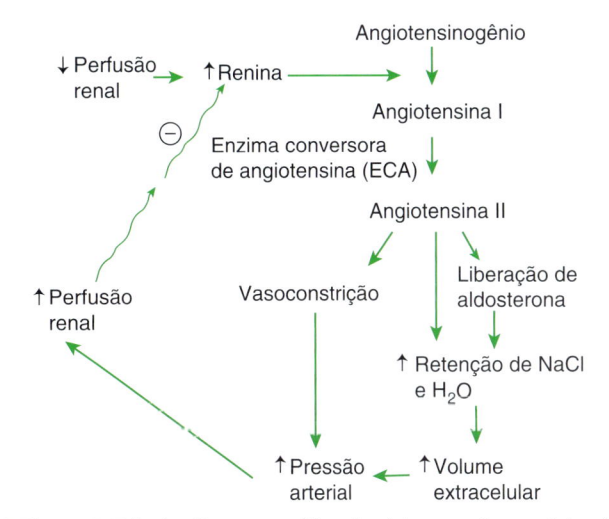

• **Figura 41.7** Ilustração esquemática do sistema renina-angiotensina-aldosterona. *Setas onduladas* e *sinal de menos circulado* representam a inibição da liberação de renina.

quando a pressão de perfusão vascular diminui. Essas alterações na resistência vascular contribuem para a manutenção da TFG e do fluxo sanguíneo renal em um nível constante, apesar das alterações acentuadas da pressão arterial na artéria renal. A resposta miogênica depende da inervação renal, mas pode ser influenciada por mediadores químicos, como o óxido nítrico (ON) e espécies reativas de oxigênio.

O segundo mecanismo de controle intrínseco, *retroalimentação tubuloglomerular* (RTG), coordena a TFG de um único néfron com a capacidade de transporte do túbulo. A disposição anatômica de néfrons individuais, tal qual o néfron distal, está intimamente associado ao glomérulo do mesmo néfron, é fundamental para esse sistema de retroalimentação (Figuras 41.1 e 41.8). Um grupo anatomicamente distinto de células epiteliais, a *mácula densa*,

localiza-se na porção distal do ramo ascendente espesso da alça de Henle e está situada entre as arteríolas aferente e eferente, adjacente à região mesangial extraglomerular. Essas quatro estruturas (mácula densa, arteríolas aferente e eferente, e mesângio extraglomerular) formam o *aparelho justaglomerular*.

Os elementos da RTG são resumidos aqui e ilustrados na Figura 41.8. Um incremento na filtração glomerular em um único néfron eleva o fluxo do líquido tubular e a concentração de cloreto de sódio na mácula densa. A captação apical de NaCl através do cotransportador de Na^+, K^+, $2Cl^-$ ($NKCC_2$) nas células da mácula densa leva à despolarização das células e à liberação basolateral do trifosfato de adenosina (ATP), que é degradado em adenosina. Pela sinalização mediada pelo mesângio extraglomerular, essas substâncias causam vasoconstrição arteriolar aferente, aumentando,

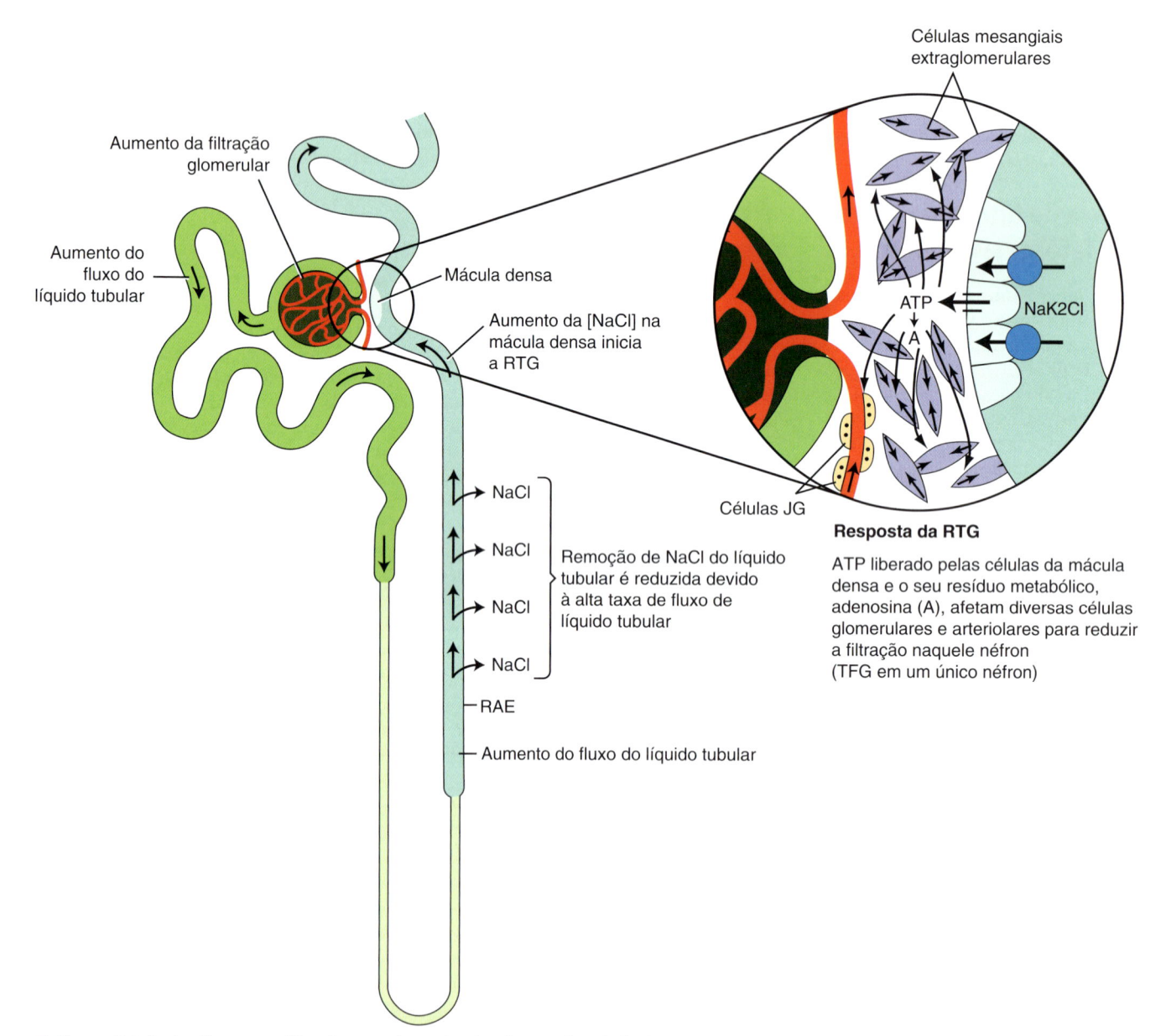

● **Figura 41.8** Ilustração esquemática do mecanismo de retroalimentação tubuloglomerular (*RTG*) e do aparelho justaglomerular (*JG*). O aumento da taxa de filtração glomerular (*TFG*) eleva a taxa de fluxo de líquido tubular. O aumento do fluxo no ramo ascendente espesso (*RAE*) diminui a remoção de NaCl a partir do túbulo e, assim, aumenta a liberação de NaCl para a mácula densa. O aumento da captação de NaCl na mácula densa suprime a liberação de renina por parte das células justaglomerulares (*JG*) na arteríola aferente e estimula a liberação basal de ATP a partir das células da mácula densa, a qual é degradada em adenosina. A ligação do ATP e/ou adenosina (*A*) a receptores específicos causa constrição arteriolar aferente e redução da pressão de perfusão glomerular. O resultado é a redução da TFG de um único néfron, equilibrando, assim, a TFG com a capacidade reabsortiva tubular.

assim, a resistência na arteríola aferente, diminuindo a pressão de perfusão capilar glomerular e reduzindo a filtração glomerular. Essas respostas levam à redução da TFG no néfron individual (TFG de um único néfron), o que impede que as taxas de fluxo do líquido tubular excedam a capacidade reabsortiva tubular e, em consequência, evita uma perda excessiva de líquido e solutos. De modo inverso, o maior fornecimento de NaCl ao néfron distal também estimula a produção de agentes vasodilatadores por células da mácula densa, incluindo monóxido de carbono (CO), óxido nítrico (ON) através da óxido nítrico sintase e prostaglandina E_2 (PGE_2) por meio da ciclo-oxigenase-2 (COX-2). A liberação de ON e PGE_2 modula a constrição arteriolar e atenua a resposta da RTG, atuando como um freio para evitar reduções excessivas na TFG de um único néfron. A ativação da mácula densa também possui efeitos sistêmicos sobre o volume intravascular pela supressão da liberação de renina, e retenção de sal e água causada pela angiotensina II e aldosterona.

Além da sinalização tradicional da mácula densa e da RTG, a interferência epitelial-vascular foi recentemente identificada entre o segmento conector, que está adiante à mácula densa, e arteríolas pré-glomerulares. Esse sistema de retroalimentação tubuloglomerular conector é também desencadeado pelo maior fornecimento luminal de cloreto de sódio e atua para reduzir o tônus arteriolar aferente pela liberação de vasodilatadores, PGE_2 e ácidos epoxieicosatrienoicos. O papel específico desse mecanismo ainda não é conhecido, mas é provável que sirva como um modulador da vasoconstrição induzida pela RTG ativado pela mácula densa.

O endotélio também contribui para o controle local do tônus vascular renal pela produção de potentes vasoconstritores e vasodilatadores. Os fatores constritores derivados do endotélio incluem os vasoconstritores, a endotelina, o tromboxano A_2 (um metabólito do ácido araquidônico) e a angiotensina II. A angiotensina II e as isoformas de endotelina ativam receptores específicos em células musculares lisas vasculares de arteríolas aferentes e eferentes *in vitro* e, em geral, causam vasoconstrição e, desse modo, regulam a pressão de perfusão glomerular.

Os fatores relaxantes derivados do endotélio incluem o óxido nítrico (ON), a prostaciclina (prostaglandina I_2) e a PGE_2. O ON é produzido nos rins pela oxidação da L-arginina catalisada por isoformas de óxido nítrico sintase e possui importantes efeitos protetores sobre os rins. O ON previne a lesão renal pela extinção de espécies reativas de oxigênio, inibindo a vasoconstrição intrarrenal, a hipertensão glomerular, a proliferação de células mesangiais e a produção da matriz mesangial. A ciclo-oxigenase na vasculatura e túbulos renais medeia a produção de PGE_2, que em geral atua para dilatar a microcirculação glomerular e a medular e aumentar a perfusão glomerular. A utilização clínica dos fármacos anti-inflamatórios não esteroidais (AINE), que são inibidores da ciclo-oxigenase, comumente causa reduções significativas na TFG e até mesmo insuficiência renal, especialmente em pacientes com diminuição do volume de líquido extracelular; esses efeitos adversos são questões importantes para a administração a longo prazo ou de altas doses em cães e equinos.

A regulação intrarrenal do tônus vascular e da filtração glomerular está sujeita a interações complexas entre os diversos mecanismos reguladores. Por exemplo, a angiotensina II vasoconstritora pode estimular a liberação de endotelina; a endotelina pode estimular a liberação dos vasodilatadores, ON e PGE_2; o ON modula a expressão renal de COX-2 e a produção de PGE_2. Complicações adicionais surgem de efeitos contrarreguladores do mesmo agente sobre subtipos específicos de receptores; por exemplo, a angiotensina II inibe e intensifica a expressão de COX-2 pela mácula densa e a produção de PGE_2, dependendo de qual subtipo de receptor de angiotensina é ativado. Essas interações complexas ainda precisam ser totalmente decifradas, mas, sem dúvida, oferecem um refinado sistema de checagens e balanços para preservar a perfusão renal e a função glomerular em animais saudáveis.

Além dos controles renais intrínsecos, fatores sistêmicos podem contribuir para alterações na TFG por meio da regulação do volume sanguíneo e do tônus vascular. Diversos hormônios regulam o volume sanguíneo. A angiotensina II, a aldosterona e a vasopressina (hormônio antidiurético) acentuam a reabsorção de água e cloreto de sódio pelos túbulos renais e, portanto, aumentam o volume sanguíneo. Os *peptídeos natriuréticos atriais*, produzidos nos átrios cardíacos, levam à *natriurese* (eliminação de sódio) e à *diurese* (eliminação de água), reduzindo, portanto, o volume sanguíneo.

Os fatores sistêmicos que afetam o tônus vascular também afetam a pressão arterial sistêmica, a perfusão renal e a ultrafiltração. A vasopressina, angiotensina II e as catecolaminas circulantes podem causar vasoconstrição sistêmica e elevar a pressão arterial. A estimulação beta-adrenérgica pode ativar o sistema renina-angiotensina e a estimulação alfa-adrenérgica pode causar vasoconstrição renal, que pode tanto reduzir quanto redistribuir o fluxo sanguíneo renal. Além de alterar a perfusão renal, os vasoconstritores podem afetar outro determinante da TFG, o coeficiente de ultrafiltração K_f. Os vasoconstritores podem levar à contração das células mesangiais do glomérulo e, portanto, reduzir a área disponível para a filtração. Pelo fato de o K_f ser o produto da área disponível para a filtração e da permeabilidade hidráulica, a contração das células mesangiais *in vivo* reduz o K_f e, consequentemente, a TFG.

Outros fatores que aumentam a TFG incluem o fator de crescimento semelhante à insulina e proteína dietética elevada. O fator de crescimento semelhante à insulina aumenta a TFG em rins normais e isquêmicos. Uma única refeição rica em proteínas causa elevações transitórias no fluxo sanguíneo renal e na TFG; uma dieta rica em proteínas praticada de forma crônica causa aumentos contínuos no fluxo sanguíneo renal e na TFG. Essas observações são clinicamente relevantes no tratamento da insuficiência renal crônica e da perda da função renal. Embora possa parecer desejável elevar a TFG, seja como for, em pacientes com doença renal crônica, de fato o aumento na TFG proveniente de algumas dietas ricas em proteínas pode levar a uma progressão mais rápida da lesão glomerular e da insuficiência renal em animais e seres humanos.

Nas aves, a TFG é mais variável do que nos mamíferos, mas os mecanismos regulatórios não são bem compreendidos. As aves, ao contrário dos mamíferos, apresentam filtração intermitente nos glomérulos semelhantes aos dos répteis. Por exemplo, durante a desidratação, as aves, assim como os répteis, diminuem a TFG, principalmente pela redução do número de glomérulos que estão filtrando ativamente o sangue, em vez de reduzir a taxa de filtração da maioria dos néfrons. Esse processo pode resultar da liberação da arginina vasotocina, o análogo aviário da arginina vasopressina dos mamíferos, que reduz a TFG nas aves, causando constrição da arteríola aferente dos néfrons corticais. Embora alguns autores relatem a presença de um aparelho justaglomerular nos rins das aves, a mácula densa é ausente ou rudimentar e a RTG ainda não foi demonstrada.

A taxa de filtração glomerular é medida pela determinação da taxa de depuração plasmática de uma substância

Nos cenários experimentais e na prática clínica, a TFG é um dos parâmetros mais importantes da função renal. A determinação da TFG está condicionada ao conceito de depuração, que é a taxa em que o plasma é depurado de uma substância. A taxa de depuração é aferida pela taxa de eliminação de uma substância, dividida por sua concentração plasmática, matematicamente expressa da seguinte maneira:

$$C_X = (U_X V)/P_X$$

Em que C_X é o volume de plasma depurado de uma substância X por unidade de tempo, U_X é a concentração da substância X na urina, V é o volume da urina coletada dividido pelo período da coleta e P_X é a concentração plasmática da substância X.

A taxa de depuração líquida de uma substância é a soma das taxas de filtração glomerular e secreção tubular (do lúmen tubular para capilares peritubulares) menos a taxa de reabsorção tubular (do lúmen tubular para capilares peritubulares) da substância. Para determinar a TFG com precisão, as taxas de secreção tubular e reabsorção devem ser determinadas ou excluídas da equação. O último requerimento é obtido com a utilização da inulina como a substância para aferição da depuração. A inulina é espontaneamente filtrada pelo glomérulo, mas não é reabsorvida nem secretada pelas células do túbulo renal. Devido a essas propriedades e pelo fato de a inulina não ser produzida pelo organismo, a taxa do seu desaparecimento no sangue após a injeção intravascular está estritamente relacionada com a taxa de filtração glomerular. Portanto, a TFG aferida pode ser matematicamente expressa pela equação de depuração em que a substância X seja a inulina:

$$\text{TFG} = C_{inulina} = (U_{inulina} V)/P_{inulina}$$

em que a TFG é expressa em milímetros por minuto, $C_{inulina}$ é a taxa de depuração da inulina do plasma em milímetros por minuto, $U_{inulina}$ é a concentração de inulina em uma amostra de urina coletada no decorrer do tempo T em minutos, V é o volume da urina em mililitros coletada ao longo do tempo T e $P_{inulina}$ é a concentração plasmática média de inulina durante o tempo T.

Embora a depuração da inulina seja o padrão-ouro para a determinação da TFG, outros métodos para estimar a TFG são mais utilizados. Em situações clínicas, a medida de filtração glomerular mais utilizada é a depuração da creatinina endógena. A *creatinina* é um subproduto do metabolismo muscular, que é livremente filtrado, não é reabsorvida pelo túbulo e, pelo menos nos cães, não é secretada pelo túbulo. Em algumas espécies, no entanto, pelo menos 10% da creatinina urinária é secretada pelo túbulo proximal e, assim, a depuração da creatinina endógena pode superestimar a TFG. Todavia, dependendo da precisão do ensaio utilizado para a creatinina, o teste de depuração da creatinina endógena é uma boa aferição da TFG. Na prática, uma coleta de urina de 24 horas

é feita, e o volume urinário, a média da creatinina urinária e a creatinina plasmática são aferidos. Esses valores são utilizados na equação de depuração, do seguinte modo:

$$C_{creatinina} = U_{creatinina} V/P_{creatinina}$$

Esta equação leva a uma TFG aproximada em milímetros por minuto. Em medicina veterinária, a TFG é expressa com mais eficácia com base no peso corporal ou na área de superfície corporal – ou seja, em milímetros por minuto, por quilograma ou milímetros por minuto, por metro quadrado – devido à grande variação de tamanho em uma espécie em particular.

Nas aves, a depuração da creatinina não pode ser utilizada para a determinação da TFG, pois os túbulos renais das aves podem secretar a creatinina quando o nível plasmático é elevado, podendo também reabsorver a creatinina quando o nível plasmático está normal.

Tanto na prática clínica humana como na veterinária, apenas o nível de creatinina sérica é utilizado com frequência para avaliar a função renal. O aumento da creatinina sérica sugere diminuição da depuração renal. Deve-se lembrar que um aumento muito pequeno na creatinina sérica está relacionado com uma grande redução na TFG e, por outro lado, que uma creatinina sérica normal nem sempre reflete uma função renal normal. Por exemplo, uma massa muscular anormalmente baixa ou uma ingestão proteica dietética baixa tendem a diminuir a creatinina sérica, o que poderia mascarar ou causar subestimativa de uma deficiência da depuração renal.

Outro marcador endógeno da depuração renal utilizado na medicina humana é a cistatina-C sérica. A cistatina-C é produzida por todas as células nucleadas e não é alterada de modo significativo pela massa muscular relativa ou ingestão proteica dietética. A cistatina-C é livremente filtrada pelo glomérulo e não é secretada por túbulos renais. Ao contrário da creatinina, cerca de 99% da cistatina-C filtrada é removida pelo túbulo proximal e metabolizada; assim, não é utilizada para aferir diretamente a depuração. Mas, assim como a creatinina, níveis sanguíneos anormalmente altos podem indicar disfunção renal. Estudos recentes em cães sugerem que a cistatina-C sérica pode ser um indicador mais sensível de doença renal do que a creatinina sérica, mas estudos de sua utilização em gatos são conflitantes.

Em medicina humana, diversas equações que utilizam os níveis de creatinina sérica ou cistatina-C, ou ambos, e a idade, o sexo e o peso corporal ou a área de superfície corporal como substitutos da aferição da massa muscular são aceitas para estimar a TFG. Entretanto, fórmulas semelhantes ainda não foram validadas para pacientes veterinários.

CORRELAÇÕES CLÍNICAS

Insuficiência renal crônica

Relato

Você examina um gato siamês macho de 15 anos de idade. A dona relata que o gato está apático, inapetente e magro. Ultimamente, o gato tem bebido mais água do que de costume, urinado grandes volumes e vomitado com frequência.

Exame clínico

O gato está bastante magro e moderadamente desidratado. As membranas mucosas estão pálidas. Ambos os rins estão facilmente palpáveis, sendo pequenos, firmes e ligeiramente irregulares. O hematócrito é de 22% (normal, 30 a 42%), o nível sérico de creatinina é de 8,7 mg/dℓ (normal, 0,5 a 1,2 mg/dℓ) e a densidade urinária é de 1,012. O sedimento urinário não apresenta nada digno de nota.

Comentário

O gato apresenta *insuficiência renal crônica*, que é comum em pacientes geriátricos na prática clínica em pequenos animais. O nível sérico de creatinina está elevado porque a perda progressiva da função glomerular reduziu muito a taxa de filtração glomerular (TFG) e a creatinina não está sendo

depurada normalmente do plasma. A urina não está concentrada em resposta à desidratação porque a função tubular também está comprometida. O tamanho reduzido dos rins é uma indicação de cronicidade, resultando de uma perda gradual dos néfrons e da formação de cicatrizes. A anemia é comum na insuficiência renal crônica e resulta de diversos fatores, incluindo a redução da produção de eritropoetina pelos rins.

Tratamento

Em medicina veterinária, o tratamento da insuficiência renal crônica é, quase sempre, sintomático e de suporte. É provável que esse gato fosse de início beneficiado pela reidratação com líquidos intravenosos e pela correção dos distúrbios eletrolíticos e acidobásicos, conforme indicado pelo perfil bioquímico sérico. O suporte crônico pode melhorar muito a qualidade de vida do gato, reduzindo a progressão da doença. Esse processo deverá incluir uma dieta contendo baixo teor proteico total, com alta biodisponibilidade e baixo teor de sódio e fósforo. A suplementação com vitaminas hidrossolúveis pode ser benéfica. Os esteroides anabólicos têm sido utilizados para melhora da anemia, embora agentes exógenos estimulantes da eritropoese (darbepoietina, mais comumente em gatos) tenham se tornado o tratamento-padrão

CORRELAÇÕES CLÍNICAS (*continuação*)

em humanos com anemia causada pela insuficiência renal crônica e hoje são utilizados também em medicina veterinária.

Glomerulonefrite

Relato

Um cliente traz à clínica sua Springer Spaniel fêmea, castrada, de 3 anos de idade, relatando que a cadela não vem comendo bem por vários dias e parece se cansar facilmente.

Exame clínico

A cadela parece estar radiante, alerta e em boa forma. A única anormalidade detectada à avaliação física é um leve edema depressível nas extremidades distais. O rim esquerdo está palpável, sendo uniforme e de tamanho normal. A urinálise produz resultados normais, exceto pela proteína 3+ (normal, negativa ou traços), sangue oculto 3+ na fita, e pela presença de alguns cilindros hemáticos. O hemograma é normal, sendo a única anormalidade no perfil bioquímico sérico a baixa concentração sérica de albumina de 1,5 g/dℓ (normal, 2,3 a 4,3 g/dℓ).

Comentário

Essa cadela apresenta *glomerulonefrite aguda*. A proteinúria é indicativa de doença glomerular, pois, normalmente, a barreira de filtração estabelecida pela parede capilar glomerular impede a passagem de proteínas para o líquido tubular. Danos à parede capilar glomerular aumentam a filtração de proteínas plasmáticas e, quando a capacidade do túbulo proximal reabsorver a proteína filtrada é excedida, surge proteína na urina. A perda de albumina, nesse caso, parece ser acentuada, pois o nível sérico de albumina caiu abaixo dos níveis normais.

A glomerulonefrite aguda é provável por causa do início recente dos sinais clínicos, ausência de insuficiência renal e presença de cilindros eritrocitários na urina. Testes adicionais que podem auxiliar na avaliação do paciente e orientar a terapia incluem monitoramento da pressão arterial, ultrassonografia renal e coleta da urina por 24 horas para medir a gravidade da perda proteica, e teste de depuração da creatinina endógena, realizado ao mesmo tempo, para determinar se a TFG está reduzida. Pode ser indicada a realização de biopsia renal para determinar o tipo e a gravidade da lesão glomerular. As causas potenciais da glomerulonefrite aguda, como infecções bacterianas ou virais, recentes ou concomitantes, dirofilariose ou doenças autoimunes, devem ser exploradas.

Vários fatores contribuem para o desenvolvimento do edema periférico: (1) hipoalbuminemia diminui a pressão oncótica intracapilar e permite o extravasamento de líquido para o espaço extravascular; (2) diminuição do volume intravascular ativa o sistema renina-angiotensina-aldosterona e estimula a liberação de vasopressina, aumentando a retenção de sal e água; e (3) assim como os capilares glomerulares, a permeabilidade dos capilares periféricos está aumentada, permitindo o extravasamento de componentes plasmáticos no interstício.

Tratamento

O tratamento da glomerulonefrite é variável. Às vezes, a causa inicial pode ser determinada e removida. Alguns casos são resolvidos espontaneamente; em outros casos, várias combinações de agentes imunossupressores e anti-inflamatórios são utilizadas, para combater a lesão contínua causada pela deposição de complexos imunes e pela inflamação glomerular. Se houver edema pulmonar, a hipoalbuminemia deverá ser tratada com plasma e outros coloides, e a sobrecarga volêmica (aumento do líquido extracelular) tratada com diuréticos de alça para manter o animal até que a lesão glomerular seja solucionada ou controlada. A pressão arterial deve ser monitorada e tratada conforme indicado. A avaliação frequente das proporções urinárias entre proteína e creatinina, assim como da creatinina sérica, é justificada para o monitoramento da progressão.

Questões de revisão

1. A principal força que favorece a filtração através da parede capilar glomerular é:
   a. A pressão oncótica do plasma
   b. A pressão oncótica do filtrado glomerular
   c. A pressão hidrostática do sangue
   d. A pressão hidrostática do filtrado glomerular
   e. O coeficiente de ultrafiltração

2. A taxa de filtração glomerular (TFG) é:
   a. O volume do sangue filtrado pelos rins por minuto, por quilograma de peso corporal
   b. O volume de plasma filtrado pelos rins por minuto, por quilograma de peso corporal
   c. O volume da urina produzido pelos rins por minuto, por quilograma de peso corporal
   d. O volume de filtrado glomerular formado pelos rins por minuto, por quilograma de peso corporal
   e. O volume de sangue depurado de creatinina pelos rins por minuto, por quilograma de peso corporal

3. Na prática clínica, a TFG pode ser estimada pela determinação da taxa de depuração da creatinina. A taxa de depuração da creatinina é:
   a. O volume de sangue depurado de creatinina por minuto, por quilograma de peso corporal

   b. O volume de filtrado glomerular formado por minuto, por quilograma de peso corporal
   c. O peso de creatinina filtrado do sangue por minuto, por quilograma de peso corporal
   d. O peso de creatinina por volume de urina formado por minuto, por quilograma de peso corporal
   e. A diferença entre a taxa de fluxo plasmático nas arteríolas aferente e eferente

4. As duas principais características para determinar se um componente sanguíneo é filtrado ou retido no lúmen capilar são seus:
   a. Raio molecular e peso molecular
   b. Raio molecular e solubilidade lipídica
   c. Raio molecular e concentração plasmática
   d. Raio molecular e carga elétrica
   e. Peso e comprimento moleculares

5. A TFG é aumentada por:
   a. Uma refeição com baixo teor proteico
   b. Constrição da arteríola aferente
   c. Retroalimentação tubuloglomerular
   d. Liberação de peptídeo natriurético atrial
   e. Ativação do sistema renina-angiotensina-aldosterona

Bibliografia

Carlström M, Wilcox CS, Arendshorst WJ. Renal autoregulation in health and disease. *Physiol Rev*. 2015;95(2):405–511.

Dantzler WH. Challenges and intriguing problems in comparative renal physiology. *J Exp Biol*. 2005;208(Pt 4):587–594.

Levey AS, Inker LA. Assessment of glomerular filtration rate in health and disease: a state of the art review. *Clin Pharmacol Ther*. 2017;doi:10.1002/cpt.729. [Epub ahead of print]. PMID: 28474735.

Munger KA, Maddox DA, Brenner BM, Kost CK Jr. The renal circulations and glomerular ultrafiltration. In: Skorecki K, Chertow GM, Marsden PA, et al, eds. *Brenner & Rector's the kidney*. 10th ed. Philadelphia: Elsevier; 2016.

Navar LG. Intrarenal renin-angiotensin system in regulation of glomerular function. *Curr Opin Nephrol Hypertens*. 2014;23(1):38–45.

Scott RP, Quaggin SE. The cell biology of renal filtration. *J Cell Biol*. 2015;209(2):199–210.

42

Reabsorção de Solutos

JILL W. VERLANDER

PONTOS-CHAVE

1. O túbulo renal reabsorve as substâncias filtradas.
2. A função do túbulo renal pode ser avaliada pela determinação da taxa de excreção fracional.
3. O túbulo proximal reabsorve a maior parte dos solutos filtrados.
4. O túbulo proximal secreta íons orgânicos.
5. O ramo ascendente espesso e o túbulo distal contorcido reabsorvem os sais e diluem o líquido tubular.
6. O ducto coletor reabsorve cloreto de sódio.
7. O túbulo contorcido distal e ducto coletor controlam a excreção renal de potássio.
8. O transporte de solutos é regulado por sinais sistêmicos e intrarrenais.
9. A angiotensina II estimula a absorção de sódio no túbulo proximal, néfron distal e ducto coletor.
10. A aldosterona aumenta a reabsorção de sódio e a excreção de potássio.
11. Outros hormônios e ligantes que regulam o transporte de sódio incluem o hormônio antidiurético, o óxido nítrico (ON), a endotelina-1 e o peptídeo natriurético atrial.
12. A absorção de fosfato no túbulo proximal é diminuída pelo paratormônio.
13. A reabsorção de cálcio no néfron distal e no segmento conector é estimulada pelo paratormônio, vitamina D_3 e calcitonina.

O túbulo renal reabsorve as substâncias filtradas

É fundamental que os túbulos renais reabsorvam a maior parte do ultrafiltrado glomerular e que o façam de maneira regulada para se adaptarem a alterações no consumo e variações nas perdas de outros órgãos. Para compreendermos a importância da reabsorção tubular das substâncias filtradas, consideremos o cão Beagle de 10 kg, que produz 53,3 ℓ de filtrado glomerular a cada dia. O ultrafiltrado contém, virtualmente, a mesma concentração de sais e glicose do plasma; sem a reabsorção tubular, a perda urinária de sódio, cloro, potássio, bicarbonato e glicose, isoladamente, totalizaria mais de 500 g de soluto. Na ausência de reabsorção tubular, o Beagle necessitaria repor essas substâncias químicas constantemente durante todo o dia, ingerindo mais de 454 g de sais e bebendo mais de 50 ℓ de água, à mesma taxa da perda urinária, para manter o equilíbrio hidreletrolítico.

Felizmente, o túbulo renal repõe, de maneira eficaz, esses e outros componentes do ultrafiltrado. A Figura 42.1 ilustra as porcentagens de diversas substâncias filtradas que permanecem no líquido tubular em diferentes pontos ao longo do túbulo. Normalmente, 100% da glicose filtrada é reabsorvida pelo túbulo proximal; quando a urina final é formada no ducto coletor terminal, cerca de 99% da água filtrada e do sódio foram resgatados.

A função do túbulo renal pode ser avaliada pela determinação das taxas de excreção fracional

A taxa de líquido de reabsorção e secreção tubular de uma substância filtrada é expressa como a *taxa de excreção fracionada*. A taxa de excreção fracionada é determinada pela comparação da relação urinária-plasmática de um soluto específico e a relação urinária-plasmática de uma substância referencial para eliminar o efeito de confusão da reabsorção hídrica sobre a concentração urinária do soluto de interesse. Assim, a taxa de excreção fracionada de uma substância X é a proporção entre a concentração urinária de X (U_X) e a concentração plasmática de X (P_X), dividida pela proporção urinária/plasmática (U/P) de uma substância de referência, que não é nem secretada nem reabsorvida. Em situações experimentais, as concentrações de inulina no plasma e na urina durante uma infusão constante de inulina podem ser utilizadas como referência. No entanto, é mais prático que a creatinina seja utilizada como substância de referência em situações clínicas, assim como em vários cenários experimentais. Portanto, a taxa de excreção fracionada de X (FE_X) é determinada pela seguinte equação:

$$FE_X = U_X/P_X \div U_{creatinina}/P_{creatinina}$$

em que $U_{creatinina}$ e $P_{creatinina}$ são as concentrações urinária e plasmática da creatinina. Multiplicando FE_X por 100, a taxa de excreção fracionada é expressa como a porcentagem filtrada de X que é excretada. A taxa de excreção fracionada, como a de sódio (FE_{Na}) ou ureia (FE_{ureia}), pode ser utilizada em casos clínicos para avaliar a integridade funcional dos túbulos renais e, assim, auxiliar na distinção de causas pré-renais de redução da taxa de filtração glomerular (TFG) da doença renal intrínseca causando lesão renal aguda e necrose tubular.

O túbulo proximal reabsorve a maior parte dos solutos filtrados

A taxa de reabsorção e secreção de substâncias filtradas varia entre os segmentos do túbulo renal. Em geral, o túbulo proximal reabsorve mais do ultrafiltrado do que outros segmentos combinados do túbulo, ou seja, pelo menos 60% das substâncias mais filtradas.

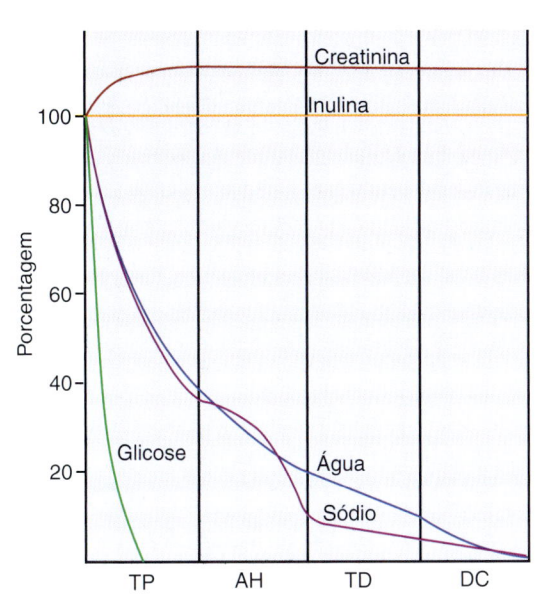

• **Figura 42.1** Ilustração da porcentagem das substâncias filtradas [(U_X/P_X) × 100/($U_{inulina}$/$P_{inulina}$)] que permanecem no líquido tubular em diversos segmentos tubulares. Em algumas espécies, a creatinina é secretada pelo túbulo proximal e é excretada a uma taxa maior do que a substância de referência, a inulina. *DC*, ducto coletor; *TD*, túbulo distal; *AH*, alça de Henle; *TP*, túbulo proximal. (Adaptada de Sullivan LP, Grantham JJ, eds. *Physiology of the kidney*. 2nd ed. Philadelphia: Lea & Febiger; 1982.)

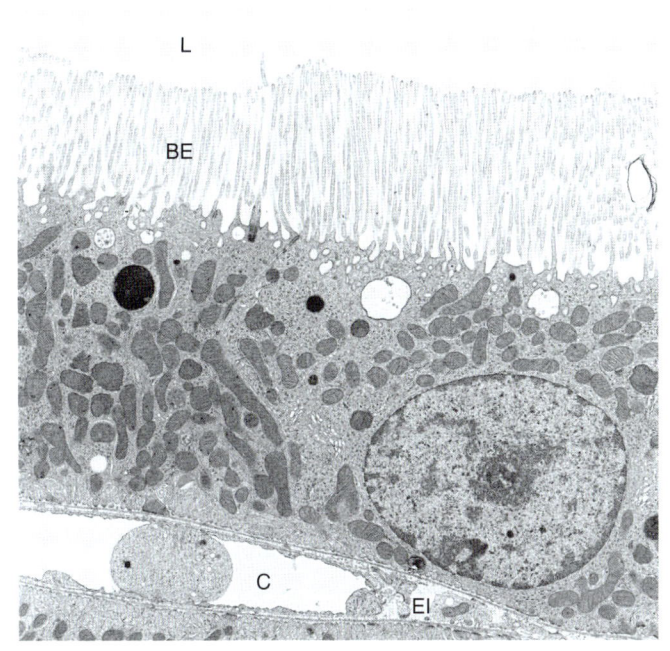

• **Figura 42.2** Micrografia eletrônica de transmissão de corte transversal do túbulo proximal de rato. A borda em escova (*BE*) da membrana plasmática apical estende-se das células epiteliais ao lúmen tubular (*L*), onde mantém contato com o líquido tubular. Do lado basal da célula, estão o espaço intersticial (*EI*) e o capilar peritubular (*C*).

A estrutura do túbulo proximal e sua proximidade aos capilares peritubulares facilitam a movimentação dos componentes do líquido tubular para o sangue através de duas vias: a *via transcelular* e a *via paracelular*. O líquido tubular flui sobre a superfície apical (luminal) da célula epitelial do túbulo proximal. As substâncias transportadas pela via transcelular atravessam a membrana plasmática apical, citoplasma e membrana plasmática basolateral no líquido intersticial, situado entre os capilares e células epiteliais. O movimento através das membranas plasmáticas apical e basolateral ocorre, predominantemente, por transporte mediado por carreadores. A vasta área superficial da membrana plasmática do túbulo proximal contribui para o transporte transcelular. A membrana plasmática apical tem microprojeções extensas, chamadas de *microvilosidades*, que criam coletivamente a *borda em escova* (Figuras 42.2 e 42.3) e aumentam a área de superfície apical em 36 vezes em aferições de túbulos contorcidos proximais isolados de coelhos. No lado sanguíneo (basal) da célula, a membrana plasmática tem invaginações complexas, que podem aumentar a área de superfície de tal modo que a área de superfície basal se iguala à área de superfície apical em segmentos corticais do túbulo proximal. Os benefícios da área expandida da superfície da membrana plasmática incluem o aumento da capacidade para a multiplicidade de transportadores de soluto e o aumento de exposição aos líquidos luminal e intersticial.

A segunda via de transporte no túbulo proximal é a *via paracelular*. As substâncias passam por meio da via paracelular do líquido tubular através da *zônula de oclusão*, uma estrutura permeável que adere às células do túbulo proximal entre si na junção dos domínios das membranas plasmáticas apical e basolateral (Figura 42.4). Em conjunto com o túbulo proximal, diversas proteínas *claudinas* formam canais na zônula de oclusão, que conferem permeabilidade a solutos específicos e água. O transporte paracelular ocorre por difusão passiva ou por *arrasto por solvente*, que é a suspensão do soluto pelo fluxo de água. As substâncias que atravessam a zônula de oclusão alcançam o espaço intercelular lateral, o qual se acredita comunicar livremente com o líquido intersticial, onde as substâncias reabsorvidas podem ser absorvidas do capilar peritubular.

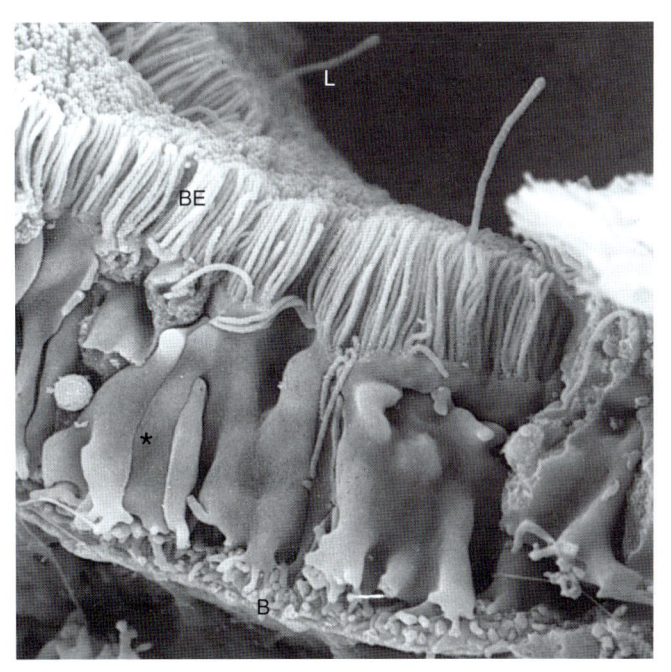

• **Figura 42.3** Micrografia eletrônica de varredura de túbulo proximal de rato, visto do espaço intercelular lateral. A exuberante borda em escova (*BE*) reveste o aspecto luminal (*L*). Os processos celulares laterais (*asterisco*) interdigitam aqueles das células vizinhas. A superfície da membrana plasmática basal (*B*) é ampliada por invaginações membranosas extensas, criando inúmeros processos, denominados *micropedici* ("pés diminutos").

A movimentação de água e solutos do líquido intersticial para a corrente sanguínea é orientada pelas forças de Starling (ver Capítulo 23), sendo auxiliada pela proximidade com o *capilar peritubular*. Nos mamíferos, o capilar peritubular origina-se na arteríola glomerular eferente, subdivide-se e envolve intimamente o aspecto basal do túbulo proximal (Figura 42.5). O plasma que deixa o glomérulo possui uma elevada pressão oncótica, pois a água

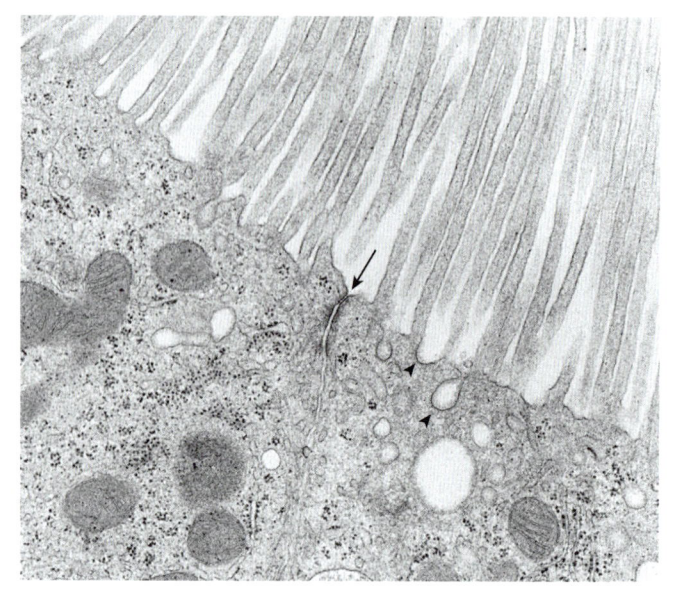

● **Figura 42.4** Micrografia eletrônica de transmissão da região apical do túbulo proximal de rato, visto em corte transversal. As zônulas de oclusão (*seta*) unem-se às células tubulares proximais adjacentes. A zônula de oclusão divide a membrana plasmática apical da membrana plasmática basolateral e separa o líquido tubular daquele do espaço intercelular lateral. Também são observadas as depressões revestidas (*pontas de setas*), que contêm os locais de ligação para substâncias reabsorvidas pela endocitose mediada por receptores.

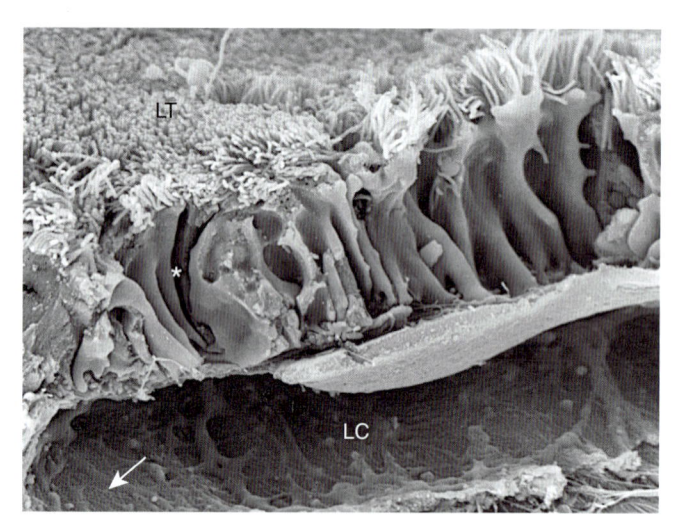

● **Figura 42.5** Micrografia eletrônica de varredura de túbulo proximal e capilar peritubular de rato. O capilar peritubular envolve o aspecto basal das células do túbulo proximal. As substâncias resgatadas do lúmen tubular (*LT*) são liberadas pela via transcelular ou pela via paracelular, no líquido que envolve o aspecto basolateral das células epiteliais. Água e solutos penetram o espaço intersticial e difundem-se através da parede capilar peritubular para o lúmen do capilar (*LC*). O *asterisco* representa o espaço intercelular lateral; a *seta* representa as fenestras do endotélio capilar peritubular.

e os sais são filtrados, mas as proteínas são retidas no capilar. O capilar peritubular possui baixa resistência e, consequentemente, sua pressão hidrostática é baixa. Ambas as condições – pressão oncótica plasmática peritubular elevada e baixa pressão hidrostática do capilar peritubular – favorecem a absorção de líquido e solutos do interstício para a corrente sanguínea.

Nas aves, o efeito do suprimento de sangue peritubular sobre a reabsorção e a secreção tubulares é complicado pela presença de uma circulação porta renal. As veias portas renais fazem anastomose com as arteríolas glomerulares eferentes e fornecem sangue peritubular para os néfrons dos répteis e para os túbulos proximais e distais dos néfrons dos mamíferos; portanto, esses túbulos, mas não as alças de Henle dos néfrons dos mamíferos, recebem uma mistura de sangue portal venoso e arterial. A taxa de fluxo para o suprimento portal renal varia e é controlada por uma válvula de músculo liso.

A reabsorção de solutos pelo epitélio tubular renal ocorre por inúmeros mecanismos, incluindo o transporte ativo primário e o transporte ativo secundário mediado por transportador, arrasto de solvente e difusão passiva (os mecanismos de transporte são descritos no Capítulo 1). No túbulo proximal, a maior parte da reabsorção de soluto é realizada pelo transporte ativo de íons de sódio (Na^+), pela bomba de adenosina trifosfatase sódio-potássio (Na^+, K^+-ATPase), que se encontra na membrana do plasma basolateral. A Na^+,K^+-ATPase expulsa três íons Na^+ da célula e leva dois íons K^+ em cada rotação da bomba (Figura 42.6).

A atividade da Na^+,K^+-ATPase reduz a concentração intracelular de Na^+ e aumenta a concentração intracelular de K^+. A difusão externa de K^+ aquém de seu gradiente químico pelos canais de K^+ faz com que a porção interna da célula se torne eletricamente negativa em relação à porção externa. Esses dois fatores criam um gradiente eletroquímico para Na^+ através da membrana plasmática apical, favorecendo a absorção de Na^+ do líquido tubular para a célula. A captação de Na^+ através da membrana plasmática apical é facilitada por transportadores específicos na membrana, que conjugam o movimento de outros solutos na mesma direção do Na^+ (*cotransporte*) ou na direção oposta (*contratransporte*). Transportadores dependentes específicos de Na^+ para glicose (SGLT1, SGLT2), aminoácidos (EAAT3, TauT, B^0AT1 e diversos outros), fosfato (NaPi2a, NaPi2c, PiT-1), sulfato (NaS1) e citrato (NaDC1) medeiam sua captação do líquido do túbulo proximal por meio desse mecanismo de *transporte ativo secundário*. A captação dessas substâncias aumenta a concentração intracelular desses elementos que se movem através da membrana plasmática basolateral para o sangue, diminuindo seu gradiente elétrico ou químico, sobretudo por transportadores específicos de soluto e, em parte, por difusão passiva. A lista dos transportadores de soluto na membrana plasmática apical e basolateral continua a crescer à medida que outros são descobertos. Vários dos cotransportadores de solutos acoplados a Na^+ apical e os mecanismos de saída basolateral estão ilustrados na Figura 42.6.

A reabsorção de bicarbonato (HCO_3^-) no túbulo proximal também é orientada pelo gradiente de Na^+, embora indiretamente. O gradiente químico do Na^+ impulsiona o contratransporte de Na^+ e prótons (íon hidrogênio, H^+) através da membrana plasmática apical por meio de um permutador de Na^+/H^+ (NHE$_3$). O H^+ secretado se combina com o HCO_3^- filtrado no líquido tubular, formando água (H_2O) e dióxido de carbono (CO_2), catalisado pela enzima anidrase carbônica ligado à membrana plasmática apical das células do túbulo proximal. O CO_2 entra na célula através da membrana plasmática apical, possivelmente facilitado pela proteína de membrana integral, aquaporina 1 (AQP1). A anidrase carbônica citoplasmática catalisa a hidroxilação do CO_2 com OH^- doado da H_2O, formando H^+ e HCO_3^- na célula. O HCO_3^- atravessa a membrana plasmática basolateral principalmente através de uma junção variante do cotransportador (NBCe1-A). A maioria do H^+ é transportada para o líquido tubular pelo antiporte Na^+/H^+ (NHE3); a bomba de próton eletrogênica, a H^+ATPase, também contribui para a secreção de prótons. Por esse complexo mecanismo, ilustrado na Figura 42.7, o túbulo proximal reabsorve de 60 a 85% do HCO_3^- filtrado.

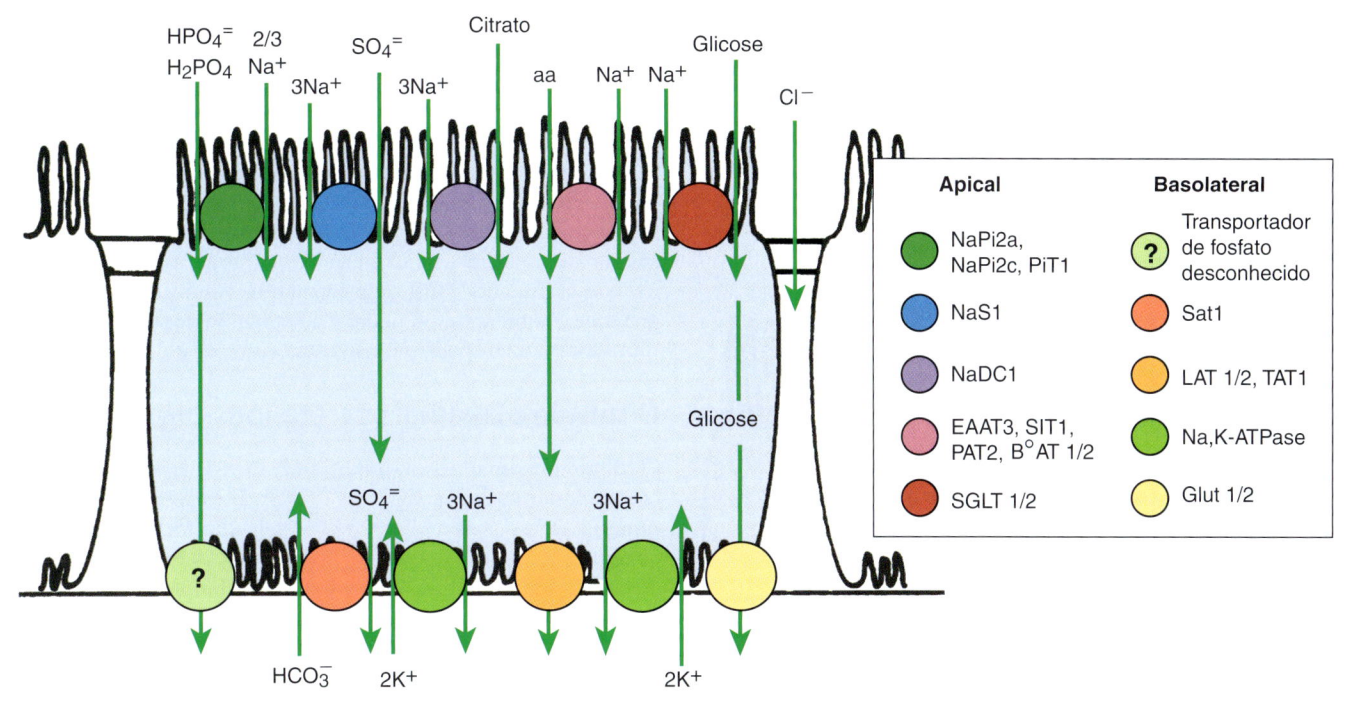

● **Figura 42.6** Ilustração esquemática dos processos de transporte na célula epitelial do túbulo proximal. A maioria do transporte é orientada pela reabsorção ativa de Na⁺ pela Na⁺,K⁺-ATPase, localizada na membrana plasmática basolateral. Glicose, fosfatos, sulfatos, citratos e os aminoácidos (*aa*) entram na célula por transporte ativo secundário de Na⁺ acoplado, impulsionados pela baixa concentração intracelular de Na⁺, resultante do transporte ativo de Na⁺ para fora da célula. O Cl⁻ difunde-se, através da zônula de oclusão, para os espaços intercelulares laterais, abaixo do seu gradiente eletroquímico.

A reabsorção do íon cloreto (Cl⁻) no túbulo proximal também é indiretamente potencializada pela bomba Na⁺,K⁺-ATPase e ocorre tanto pela via paracelular quanto pela transcelular. Como ocorre com o Na⁺, o HCO₃⁻, a glicose, aminoácidos e outros solutos são reabsorvidos seletivamente e a água é absorvida junto com esses solutos, a concentração de Cl⁻ no líquido tubular é elevada, estabelecendo um gradiente químico para a movimentação de Cl⁻ em direção ao lado sanguíneo do epitélio. Além disso, no túbulo proximal inicial a absorção seletiva de Na⁺ excede a de ânions, resultando em uma carga líquida positiva do lado sanguíneo. Esse processo gera um pequeno gradiente elétrico, que favorece a reabsorção de ânions. Portanto, no túbulo proximal inicial, os gradientes químico e elétrico favorecem a reabsorção de Cl⁻. A zônula de oclusão é altamente permeável ao Cl⁻, portanto há uma transferência passiva e paracelular de Cl⁻ do lúmen tubular para o líquido intersticial. A absorção transcelular de Cl⁻ também ocorre no túbulo proximal e é direcionada por gradientes elétricos e químicos estabelecidos pela atividade de Na⁺,K⁺-ATPase. O transporte de Cl⁻ através da membrana plasmática apical mediado pelo permutador Cl⁻/ânion, SLC26A6, é um mecanismo de captação luminal. O transporte de cloreto através da membrana plasmática basolateral é mediado pelos cotransportadores de K⁺, Cl⁻ (KCC), canais de Cl⁻, e um permutador Cl⁻/HCO₃⁻ dependente de sódio.

Nas porções distais do túbulo proximal, a Na⁺,K⁺-ATPase continua a mover Na⁺ da célula para o líquido intersticial. Entretanto, o líquido luminal tem depleção de vários dos solutos acoplados ao transporte de Na⁺, o que limita o transporte por esses mecanismos, e a reabsorção transmembrana de Na⁺ ocorre com o predomínio da absorção de cloreto de sódio eletricamente neutro (NaCl), que é facilitada pelos transportadores conjugados de Na⁺ e Cl⁻. Em particular, nos segmentos posteriores do túbulo proximal, a troca Cl⁻/OH⁻ via SLC26A6, em paralelo com a permuta Na⁺/H⁺ via NHE3, resulta em captação apical de NaCl e formação de

H₂O no lúmen. A reabsorção passiva de Na⁺ pela via paracelular ocorre por conta do gradiente químico para o Cl⁻ estabelecido pela reabsorção seletiva de outros solutos no túbulo proximal inicial. Conforme o Cl⁻ se move abaixo do seu gradiente químico, do lúmen tubular para o lado sanguíneo, ele carrega Na⁺ junto por atração eletrostática. A passagem de Cl⁻ abaixo de seu gradiente químico também elimina a pequena carga negativa do lúmen e, de fato, estabelece uma pequena carga positiva no lúmen no túbulo proximal final, que também favorece a movimentação passiva de Na⁺ para o lado sanguíneo.

Outros solutos filtrados, como íons potássio (K⁺) e cálcio (Ca²⁺), estão presentes no líquido tubular em baixas concentrações, sendo reabsorvidos pelo túbulo proximal. O túbulo proximal reabsorve em torno de 65% do Ca²⁺ filtrado. Cerca de 90% da absorção de Ca²⁺ no túbulo proximal é paracelular, devido ao gradiente eletroquímico favorável no túbulo proximal final e ao arrasto por solvente. A maior parte da reabsorção de K⁺ no túbulo proximal também ocorre por mecanismos passivos, primariamente pela via paracelular.

O túbulo proximal também reabsorve os peptídeos e as proteínas de baixo peso molecular filtrados. Uma grande proporção de peptídeos filtrados é degradada em aminoácidos pelas peptidases na borda em escova do túbulo proximal, sendo reabsorvida pelo cotransporte com Na⁺ através da membrana plasmática apical. Os peptídeos de cadeia curta são transportados pelo cotransporte com H⁺ em transportadores específicos (PEPT1 e PEPT2) na borda em escova do túbulo proximal, orientado pelo gradiente protônico entre o líquido tubular e o citoplasma. A maioria desses peptídeos e tripeptídeos é degradada por peptidases intracelulares, embora alguns possam alcançar o lado sanguíneo intactos, por meio de outro transportador de peptídeos.

As proteínas de baixo peso molecular são avidamente reabsorvidas pelo túbulo proximal, mas por um mecanismo diferente. As proteínas filtradas, como insulina, glucagon, paratormônio e muitas outras, são absorvidas na membrana plasmática apical por endocitose mediada por receptores (ver Figura 42.4). As proteínas se ligam aos receptores proteicos, *megalina* e *cubilina*,

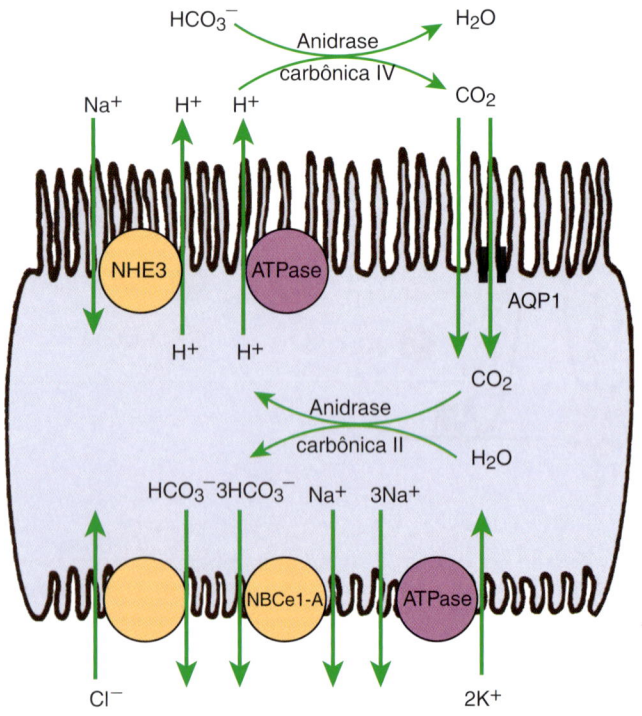

● **Figura 42.7** Ilustração esquemática da reabsorção e bicarbonato (HCO_3^-) e da secreção ácida no túbulo proximal. A reabsorção ativa de Na^+ pela bomba de Na^+,K^+-ATPase basolateral orienta a secreção de H^+ através do permutador de Na^+/H^+ (NHE3) na membrana plasmática apical, a H^+ATPase também contribui para a secreção do próton no túbulo proximal. No lúmen, o H^+ e o HCO_3^- filtrado formam H_2O e CO_2, catalisados pela anidrase carbônica associada à membrana apical. O CO_2 atravessa a membrana plasmática apical para a célula, possivelmente facilitado pelos canais AQP1. O CO_2 intracelular se combina com H_2O intracelular para formar H^+ e HCO_3^-, catalisados pela anidrase carbônica citoplasmática II. O H^+ é secretado no líquido tubular e o HCO_3^- é transportado para o lado sanguíneo da célula, por meio de cotransporte com Na^+ (NBCe1-A).

na membrana plasmática. As proteínas ligadas sofrem endocitose e são entregues pelas vesículas endocíticas às organelas intracelulares chamadas *lisossomos*, enquanto os receptores são reciclados para a membrana plasmática apical (Figura 42.8). As enzimas proteolíticas dos lisossomos degradam as proteínas reabsorvidas; os produtos finais aminoácidos são transportados para o líquido intersticial e devolvidos ao sangue. Glomérulos doentes com frequência permitem o vazamento de proteínas para o filtrado; nesses casos, o maquinário endocítico do túbulo proximal é regulado positivamente e o compartimento lisossomal é expandido, muitas vezes em tal grau que o aumento do número e do tamanho dos lisossomos dos túbulos proximais pode ser visível em cortes histológicos.

O túbulo proximal secreta íons orgânicos

O túbulo proximal secreta uma grande variedade de íons orgânicos no líquido tubular. Diversos íons orgânicos, incluindo tanto produtos de resíduos endógenos quanto medicamentos ou toxinas exógenas, são ligados a proteínas no plasma e, portanto, são pouco filtrados pelo glomérulo. No entanto, o túbulo proximal limpa essas substâncias do sangue por meio de absorção basolateral e secreção apical no líquido tubular por diversos processos mediados por carreadores. Os carreadores incluem transportadores de ânions orgânicos (basolateral, OAT1, OAT3, OATP4C1 e cotransportador Na^+-dicarboxilato [NaDC3]; apical, OAT4 e URAT1) e transportadores de cátions orgânicos (basolateral, OCT1-3; apical, OCTN1 e 2, glicoproteína-P [Pgp], transportadores de resistência a múltiplas drogas [MRP1], e os transportadores de extrusão a múltiplas drogas e toxinas, MATE1 e MATE2/2 K). Os componentes orgânicos endógenos secretados pelo túbulo proximal através desses múltiplos transportadores incluem sais biliares, oxalato, urato, creatinina, prostaglandinas, epinefrina e hipuratos. Os medicamentos e as toxinas secretados pelo túbulo proximal são diversos: incluem antibióticos (p. ex., penicilinas, cefalosporinas, tetraciclinas, sulfonamidas), diuréticos (p. ex., clorotiazida, furosemida), glicosídeos cardíacos (p. ex., digoxina), agentes antivirais (p. ex., aciclovir, ganciclovir), anti-hipertensivos (p. ex., inibidores da enzima conversora de angiotensina e bloqueadores dos receptores de angiotensina), agentes quimioterápicos (metotrexato, azatioprina, ciclofosfamida, 5-fluorouracil), o

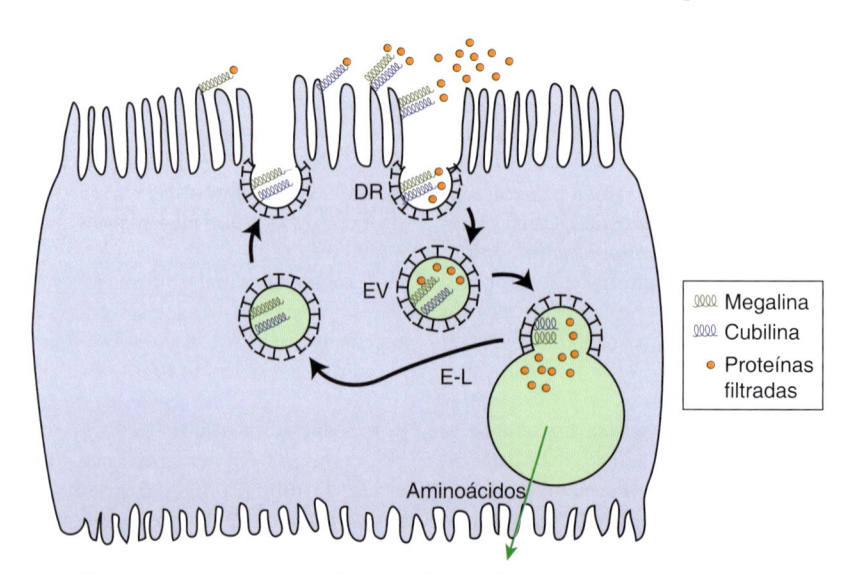

● **Figura 42.8** Ilustração esquemática da endocitose de proteínas filtradas mediada por receptores no túbulo proximal. As proteínas filtradas se ligam a seus receptores, megalina e cubilina, na membrana das depressões revestidas (*DR*) na membrana plasmática apical. As depressões revestidas invaginam e formam vesículas endocíticas (*EV*), que transportam as proteínas para o sistema endossomal-lisossomal (*E-L*). As proteínas são degradadas e os aminoácidos, transportados para o interstício; a megalina e a cubilina são recicladas para a membrana plasmática apical.

analgésico morfina e vários de seus derivados, o potente herbicida paraquat, entre outros.

Esse aspecto da função do túbulo proximal possui amplas aplicações práticas. A secreção tubular de íons orgânicos endógenos, medicamentos e toxinas propicia a base para a busca de hormônios e substâncias estranhas na urina, refletindo os níveis séricos, que podem estar apenas transitoriamente elevados. A secreção tubular de *p*-aminoipurato exógeno é utilizada para estimar o fluxo plasmático renal. A secreção tubular de alguns antibióticos é importante na determinação de quais antibióticos podem alcançar altas concentrações na urina, para um tratamento mais eficaz de infecções do trato urinário. De modo similar, a secreção de diuréticos, como a furosemida, aumenta a liberação desses medicamentos em seu local de ação no ramo ascendente espesso da alça de Henle e tiazídicos para o túbulo contorcido distal. A secreção tubular de medicamentos determina, em parte, sua taxa de excreção e afeta a dosagem adequada, o que pode ser particularmente importante para considerar em pacientes com comprometimento da função renal. Por fim, os inibidores competitivos de secreção de íons orgânicos aumentam os níveis sanguíneos e prolongam a atividade de outros medicamentos excretados por essa via e administrados ao mesmo tempo, que podem tanto criar farmacotoxicidades indesejadas ou podem ser utilizados como vantagem terapêutica.

A secreção tubular desempenha uma função mais importante nas aves do que nos mamíferos. O produto do metabolismo proteico nos mamíferos é a *ureia*, que é excretada primariamente por meio da filtração glomerular. Nas aves, o produto do metabolismo proteico é o *ácido úrico*. Essa substância é produzida pelo fígado e pelos rins das aves, sendo primariamente excretada principalmente pela secreção tubular. De fato, nos estorninhos, a quantidade total de ácido úrico excretado pelos rins é mais de cinco vezes a quantidade filtrada. Acredita-se que o principal local de secreção do ácido úrico nos rins aviários seja a porção proximal dos néfrons corticais. Os níveis sanguíneos de ácido úrico são utilizados como uma medida da função renal em pássaros porque as aferições de depuração não são medidas práticas ou precisas da TFG.

O ramo ascendente espesso e o túbulo distal contorcido reabsorvem os sais e diluem o líquido tubular

A estrutura do epitélio tubular é abrupta e profundamente alterada na porção final do túbulo proximal. Essa estrutura, com suas mitocôndrias abundantes, uma borda em escova luxuriante e invaginações pronunciadas na membrana plasmática basolateral, é adequada para o transporte em grandes volumes de várias substâncias, tanto por mecanismos ativos quanto passivos. Os segmentos que seguem o túbulo proximal possuem uma estrutura singular, condizente com suas funções especializadas. Logo abaixo da porção reta do túbulo proximal, está localizado o ramo delgado da alça de Henle, que é um epitélio baixo, achatado, com poucas mitocôndrias e poucas invaginações membranosas (Figura 42.9). Como se pode esperar, o transporte ativo de solutos nesse segmento é praticamente inexistente. A função do ramo delgado é determinada por sua orientação espacial na medula e pela distribuição segmentada de transportadores específicos de água e solutos, que expressam as propriedades de permeabilidade passiva dos segmentos do ramo delgado. Essas características são essenciais para o seu papel no mecanismo de concentração de urina e são discutidas no Capítulo 43.

No ramo ascendente da alça de Henle, o epitélio baixo e achatado do ramo delgado é abruptamente alterado para um epitélio mais alto, cuboide, do ramo ascendente espesso (RAE). O RAE tem

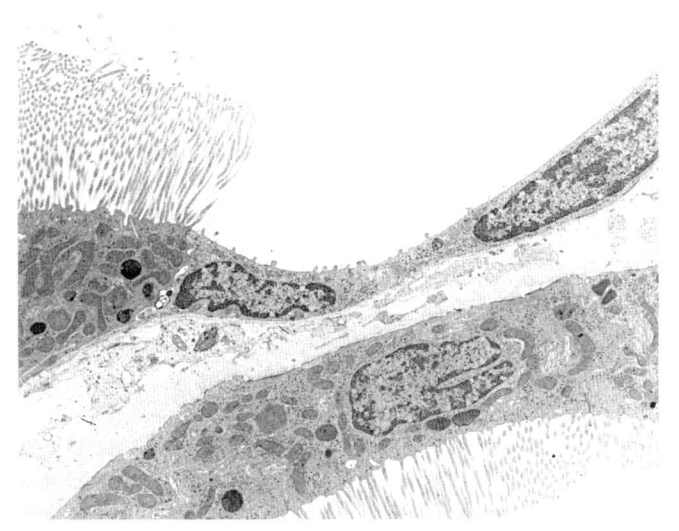

● **Figura 42.9** Micrografia eletrônica de transmissão de um rim de rato ilustrando a transição do túbulo proximal para o ramo descendente delgado da alça de Henle. O epitélio alto do túbulo proximal, com a borda em escova extensa e mitocôndrias abundantes, é abruptamente alterado para o epitélio baixo do ramo delgado da alça de Henle. As células epiteliais do ramo delgado possuem a superfície da membrana plasmática lisa e simples e com poucas mitocôndrias, o que é compatível com a ausência aparente de transporte ativo significativo.

diversas mitocôndrias e invaginações na membrana plasmática basolateral, refletindo sua alta capacidade para o transporte ativo de solutos (Figura 42.10). O túbulo contorcido distal (TCD) segue com um epitélio ainda mais alto e uma densa matriz mitocondrial. Em seguida, está localizado o segmento conector, um segmento com uma população de células heterogêneas, que conecta os néfrons ao sistema do ducto coletor.

O RAE da alça de Henle e o TCD reabsorvem Na⁺, Cl⁻ e os cátions divalentes Ca²⁺ e Mg²⁺. Esses segmentos reabsorvem Na⁺ e Cl⁻ contra um gradiente elevado e, ao contrário do túbulo proximal, as junções estreitas e a membrana plasmática são impermeáveis à água. No momento em que o líquido tubular deixa o TCD, mais de 90% dos sais filtrados foram reabsorvidos e a osmolalidade do líquido tubular é tipicamente reduzida de cerca de 300 para 100 mOsm/kg de H_2O.

Como no túbulo proximal, a força-motriz para a reabsorção de solutos no RAE e TCD é orientada pela Na⁺, K⁺-ATPase na membrana plasmática basolateral. Nos RAE, o gradiente eletroquímico de Na⁺ determinado pela atividade basolateral Na⁺,K⁺-ATPase direciona a captação de íons por meio do cotransportador Na⁺,K⁺,2Cl⁻ apical (NKCC2) (Figura 42.11). O Cl⁻ intracelular se move pelo seu gradiente químico para o líquido intersticial, principalmente pelos canais de Cl⁻ heteroméricos CIC-Kb/2 na membrana plasmática basolateral. O K⁺ intracelular difunde-se, seguindo o seu gradiente de concentração, sobretudo pelo cotransporte basolateral de KCl (KCC4), que medeia a reabsorção de K⁺ correspondente a até 30% da carga filtrada, dependendo do estado sistêmico do K⁺. A difusão através de canais apicais de K⁺, principalmente Kir1.1, também conhecido como canal de potássio medular externo renal (ROMK), para o lúmen possibilita a manutenção do transporte de Na⁺ e Cl⁻ no NKCC2 apesar da depleção de K⁺ luminal. A absorção de Cl⁻ e a secreção de K⁺ causam uma voltagem positiva no lúmen. O gradiente elétrico direciona a difusão do lúmen para o interstício dos cátions bivalentes, Ca²⁺, Mg²⁺, Na⁺ e K⁺ através de canais paracelulares seletivos de cátions, formados por proteínas claudinas nas junções firmes. O cotransportador apical de Na⁺,K⁺, 2Cl⁻

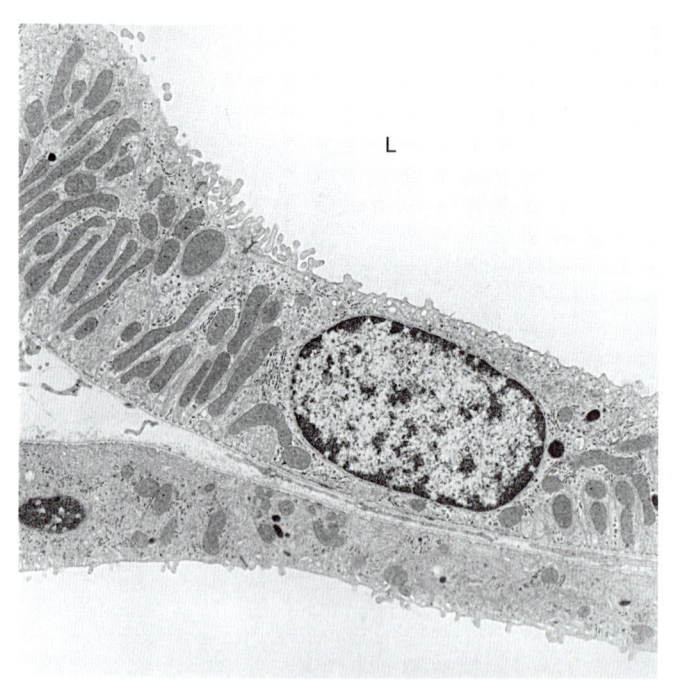

Figura 42.10 Micrografia eletrônica de transmissão do ramo ascendente espesso da alça de Henle no rim do rato. De acordo com a sua importante função na reabsorção ativa de Na⁺, o ramo ascendente espesso é um epitélio alto, com extensas invaginações na membrana plasmática basolateral e inúmeras mitocôndrias. Um ducto coletor está adjacente ao aspecto basolateral do ramo espesso. *L*, lúmen tubular.

no RAE é inibido pelos diuréticos de *alça* (nomeados para a alça de Henle), como a bumetanida e a furosemida, que são muito utilizados em medicina veterinária clínica.

O TCD contém um cotransportador (NCC) apical de NaCl, que medeia a captação de Na⁺ e Cl⁻ a partir do líquido tubular e é inibido por diuréticos tiazídicos. O cotransporte de NaCl é direcionado pelo gradiente químico transmembrana para o Na⁺ gerado pela Na⁺, K⁺-ATPase basolateral (Figura 42.12). O K⁺ é reciclado de acordo com o seu gradiente químico para o líquido intersticial através de canais basolaterais de K⁺ (Kir 4.1/5.1) e possivelmente por um cotransportador de KCl; no final do TCD, a ROMK apical medeia a secreção de potássio. Assim como no RAE, o Cl⁻ sai para o interstício amplamente através dos canais

basolaterais de Cl⁻, ClC-Kb/2, direcionados pelo gradiente elétrico criado pela extrusão de Na⁺ e K⁺ através da membrana plasmática basolateral. Ao contrário do RAE, onde a captação de cálcio e magnésio ocorre através da via paracelular, a reabsorção de cálcio e magnésio no TCD é transcelular e mediada por proteínas de transporte específicas de membrana; estas serão discutidas com detalhes em uma seção posterior.

Tanto o RAE como o TCD são impermeáveis à água. A ávida reabsorção do sal sem água resulta em um líquido tubular hipotônico; portanto, esses segmentos algumas vezes são denominados *segmentos diluidores*. A diluição do líquido tubular ocorre independentemente da condição volumétrica do animal. É um componente importante de regulação do volume de líquido, permitindo que os rins eliminem o excesso de água sem sal, impedindo, assim, a hipotonicidade plasmática quando a ingestão hídrica for alta, gerando um interstício medular hipertônico, que é necessário para a concentração de urina e conservação de água. A geração de líquido tubular hipotônico e a reabsorção ávida de NaCl no RAE e TCD ajustam o estágio para a regulação final da excreção de água no ducto coletor, discutidos em detalhes no Capítulo 43.

O ducto coletor reabsorve cloreto de sódio

O sistema do ducto coletor inicia-se no segmento conector, o qual segue o TCD. Os túbulos de néfrons individuais começam fundindo-se no segmento de ligação e no sentido inferior do túbulo de coleta inicial. Dependendo da espécie, o segmento conector contém diversos tipos distintos de células epiteliais, incluindo as células do TCD, células do segmento conector, células intercaladas e células principais. Cada um desses tipos celulares, estruturalmente distintos, possui funções fisiológicas específicas.

Os túbulos coletores iniciais convergem no ducto coletor, que atravessa o córtex e a medula, alcançando o ápice papilar, onde o líquido tubular (urina) é secretado na pelve renal. Na maior parte do ducto coletor, há dois tipos celulares principais: a *célula intercalada*, que possui diversas vesículas intracitoplasmáticas, mitocôndrias e uma superfície apical relativamente complexa, e a *célula principal*, que possui menos vesículas intracitoplasmáticas e mitocôndrias, além de uma superfície apical relativamente lisa, mas em geral invaginações na membrana plasmática basolateral mais extensas (Figura 42.13). A célula principal é o tipo celular mais abundante no túbulo coletor inicial e ductos coletores medulares

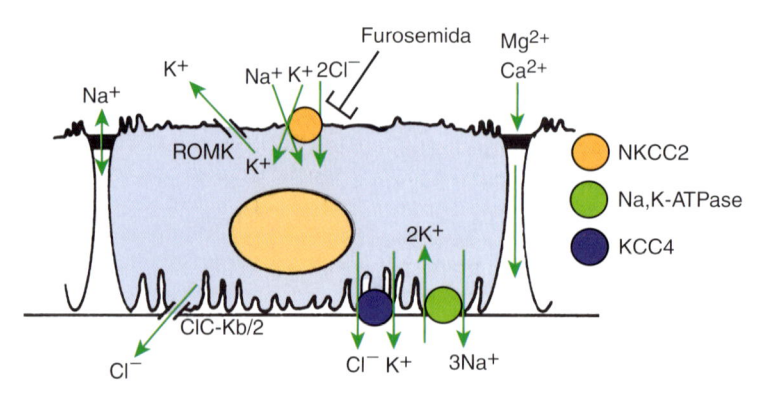

Figura 42.11 Ilustração esquemática das funções de transporte do ramo ascendente espesso da alça de Henle. O Na⁺ é reabsorvido ativamente através da bomba de Na⁺,K⁺-ATPase basolateral. Na⁺, K⁺ e Cl⁻ penetram na célula a partir do líquido luminal, por meio do cotransporte ativo secundário, através do cotransportador Na⁺, K⁺, 2 Cl⁻ NKCC2. Cl⁻ sai através do canal basolateral de Cl⁻, formado a partir de ClC-Kb/2. K⁺ deixa a célula abaixo de seu gradiente de concentração, principalmente por cotransporte basolateral de KCl (via KCC4), e também através dos canais apicais K⁺ (ROMK), o que facilita o transporte contínuo de NaCl no NKCC2. Um gradiente para cátions de lúmen para o sangue é estabelecido e impulsiona a reabsorção de Ca²⁺ e Mg²⁺ através de canais cátions-seletivos paracelulares na junção firme, formada pelas claudinas. O Na⁺ também atravessa canais paracelulares, inicialmente a partir do lúmen para o sangue, mas conforme o líquido tubular se torna mais diluído, ocorrem vazamentos paracelulares de Na⁺. Os diuréticos de alça, como a furosemida, inibem o NKCC2.

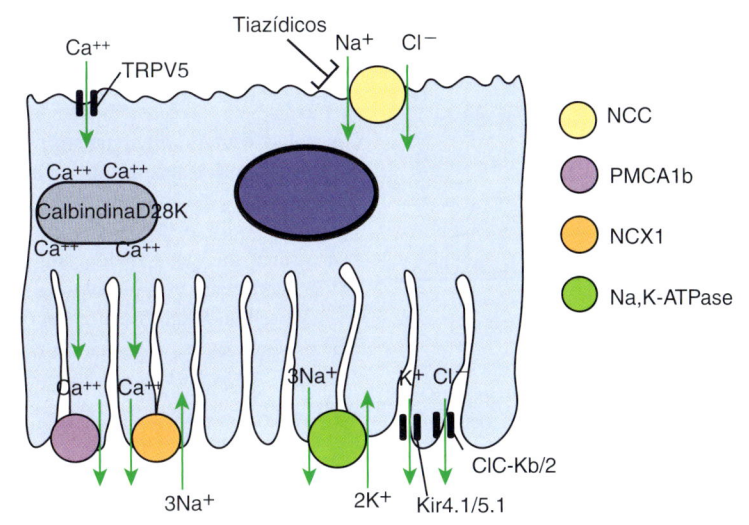

● **Figura 42.12** Esquema ilustrado de funções de transporte do túbulo contorcido distal. O Na⁺ é reabsorvido ativamente através da bomba de Na⁺,K⁺-ATPase basolateral. Na⁺ e Cl⁻ penetram na célula a partir do líquido luminal, por meio do cotransporte ativo secundário, através do cotransportador Na⁺, Cl⁻ sensível à tiazida, NCC. Cl⁻ sai através dos canais ClC-K/bartin Cl⁻ basolaterais. K⁺ é reciclado para o interstício através de canais basolaterais de K⁺ (Kir 4.1/5.1) e possivelmente um cotransportador de KCl. A absorção de cálcio é impulsionada por Ca²⁺-ATPase (PMCA1b) e Na⁺, K⁺-ATPase basolateral, que impulsiona a absorção de Ca²⁺ através do permutador Na⁺/Ca²⁺ basolateral (NCX1) e canal apical Ca²⁺ (TRPV5). A calbindina D28 k se liga ao Ca²⁺ livre, prevenindo, assim, incrementos no Ca²⁺ citoplasmático e subsequente supressão do TRPV5 apical.

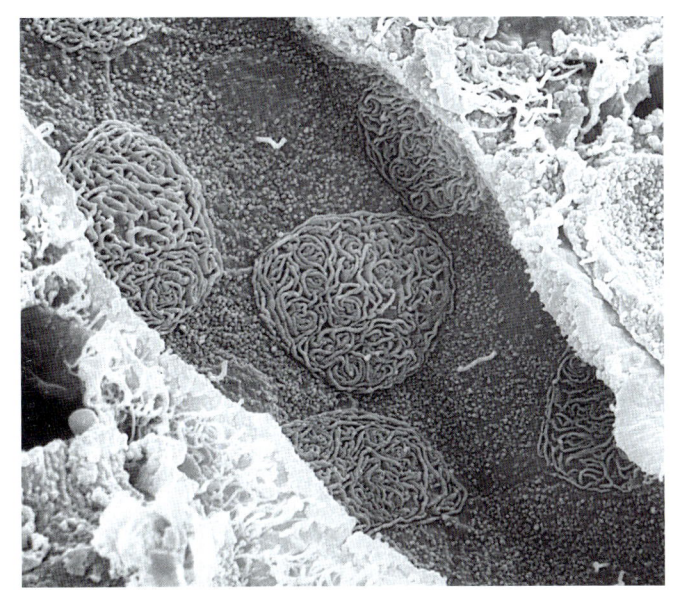

● **Figura 42.13** Micrografia eletrônica de varredura do ducto coletor medular externo no rato, vista da superfície luminal. Dois tipos celulares são evidentes: a célula principal, com projeções curtas e pequenas sobre a superfície apical e um único cílio central; e a célula intercalada, com extensas pregas membranosas complexas (microplicas) sobre a superfície apical.

corticais e externos, abrangendo em torno de dois terços das células na maioria das regiões. As células intercaladas totalizam o restante das células do ducto coletor medular externo e cortical.

A reabsorção de sódio no ducto coletor é primariamente uma função das células principais e é impulsionada pela Na⁺, K⁺-ATPase basolateral. Como em outros segmentos tubulares, o Na⁺ é transportado ativamente por sua bomba para o líquido intersticial, que estabelece um gradiente eletroquímico para a absorção de Na⁺ através dos *canais do epitélio apical de Na⁺* (ENaC). O potencial elétrico negativo luminal resultante orienta a absorção de Cl⁻ pela via paracelular, através de canais nas junções firmes

formadas por claudinas; cerca de 70% da reabsorção de Cl⁻ no ducto coletor ocorre pela via paracelular. Uma subpopulação de células intercaladas, *células intercaladas tipo B*, também contribuem para a reabsorção de NaCl no ducto coletor. Células intercaladas tipo B medeiam a reabsorção de Cl⁻ através de um permutador de Cl⁻/HCO₃⁻ apical, a *pendrina*, e o canal de Cl⁻ basolateral C1C-Kb/2. Além de transportar o CI⁻ a partir do lúmen, a atividade da pendrina em células intercaladas tipo B aumenta a abundância de ENaC, probabilidade de abertura e atividade em células principais. Os mecanismos moleculares pelos quais a atividade da pendrina em células intercaladas tipo B altera a atividade de ENaC nas células principais ainda não foram completamente determinados. Existem evidências de que a atividade da pendrina é coordenada com o permutador Cl⁻/HCO₃⁻ dependente de Na⁺ (PCDNaB) na membrana plasmática apical das células intercaladas tipo B. Sendo assim, o aumento da atividade da pendrina promove não apenas a reabsorção de Cl⁻, como também a reabsorção de Na⁺ através de ENaC e possivelmente PCDNaB.

O túbulo contorcido distal e o ducto coletor controlam a excreção renal de potássio

Controle da excreção líquido renal K⁺ é uma outra função do ducto do coletor. Nas células principais, a Na⁺K⁺-ATPase basolateral ativamente bombeia K⁺ para a célula, elevando a concentração de K⁺ acima daquela do líquido intersticial e do líquido tubular. O K⁺ intracelular deixa a célula, abaixo do gradiente químico, através dos canais de K⁺ presentes nas membranas plasmáticas apical (principalmente ROMK; também o canal maxi-K⁺, BK) e basolateral (em parte Kir4.1/Kir5.1). Sob circunstâncias normais, no entanto, a secreção líquida de K⁺ ocorre por duas razões: (1) o canal apical de K⁺, ROMK, é mais permeável do que o(s) canal(is) basolateral(is) de K⁺ e (2) o potencial elétrico negativo do lúmen favorece a secreção de K⁺ (Figura 42.14).

O ducto coletor também pode reabsorver o K⁺. O potássio intracelular é ativamente transportado em troca de íons de hidrogênio no líquido tubular por isoformas de H⁺,K⁺-ATPase apicais, semelhantes

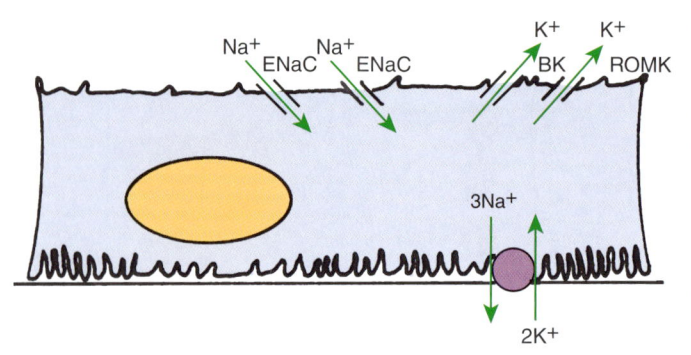

● **Figura 42.14** Ilustração esquemática do transporte na célula principal do ducto coletor. A Na⁺,K⁺-ATPase basolateral transporta ativamente o Na⁺ e impulsiona a difusão passiva de Na⁺ do lúmen tubular para a célula, através de um canal seletivo de Na⁺, ENaC, na membrana plasmática apical. Canais de K⁺ seletivos (ROMK, BK) na membrana plasmática apical permitem a secreção de K⁺ para o líquido tubular. O hormônio aldosterona aumenta a atividade da Na⁺,K⁺-ATPase e do canal ENaC e eleva a permeabilidade do K⁺ na membrana plasmática apical, aumentando, consequentemente, a reabsorção de Na⁺ e a secreção de K⁺.

àquelas da célula parietal gástrica. As H⁺,K⁺-ATPases são mais abundantes nas células intercaladas, mas também estão presentes nas células principais. Quando o potássio da dieta é restrito, a atividade H⁺,K⁺-ATPase e a expressão no ducto coletor são reguladas e a atividade do canal apical K⁺ (ROMK nas células principais e BK nas células intercaladas e células principais) é inibida; esses efeitos melhoram a absorção K⁺ líquida do lúmen e favorecem a saída de K⁺ através de canais K⁺ basolaterais, tal qual Kir 4.1/5.1 nas células principais, promovendo, assim, a reabsorção de K⁺.

Proximal ao ducto coletor, o TCD desempenha uma importante função na regulação da excreção renal de K⁺. A Na⁺,K⁺-ATPase basolateral bombeia K⁺ para a célula e o canal de potássio basolateral, Kir 4.1/5.1, não somente retorna K⁺ intracelular ao interstício, como também sente alterações no K⁺ extracelular e regula uma cascata de sinalização, que modifica a fosforilação da NCC e altera a atividade de transporte desta. Como a alteração resultante no fornecimento de Na⁺ à sequência do ducto coletor influencia a secreção de K⁺ naquele segmento, a regulação plasmática do K⁺ da atividade da NCC através do Kir 4.1/5.1 afeta tanto a excreção de K⁺ como de Na⁺. Uma discreta elevação do K⁺ plasmático pela ingestão de uma dieta rica em K⁺ aumenta a ROMK apical no final do TCD, permitindo o aumento da secreção de K⁺ no TCD, elevações da aldosterona plasmática (discutido posteriormente), e reduz a fosforilação e atividade da NCC, tal qual um diurético tiazídico. O aumento da aldosterona e do fornecimento de Na⁺ para o ducto coletor, e o fluxo de líquido no seu interior, favorece a secreção de K⁺ no ducto coletor. O aumento da aldosterona e do fornecimento de Na⁺ também eleva a reabsorção fracionada de Na⁺ no ducto coletor, mas o efeito final é o aumento da excreção renal de Na⁺. Por esses mecanismos, o efeito de uma dieta rica em K⁺ é o aumento da excreção renal de Na⁺, pela inibição da NCC no TCD, e aumento da excreção renal de K⁺, pela estimulação da secreção de K⁺ no TCD e ducto coletor. Dietas pobres em K⁺ causam o efeito inverso.

O transporte de solutos é regulado por sinais sistêmicos e intrarrenais

No túbulo proximal, os solutos filtrados e água são reabsorvidos, independentemente do estado fisiológico do animal, mas hormônios específicos regulam a taxa de reabsorção do sódio, cloreto, fosfato e outros solutos. O túbulo distal e o ducto coletor controlam a taxa terminal de excreção de eletrólitos e água, mantendo a homeostase, apesar das variações na ingestão dietética e das perdas extrarrenais de sais e água. As respostas homeostáticas específicas são controladas em grande parte por diversos hormônios, incluindo a angiotensina II, a aldosterona, o hormônio antidiurético (ADH), a endotelina-1, o peptídeo natriurético atrial (PNA), o paratormônio (PTH), a 1α,25-(OH)₂-vitamina D₃ e a calcitonina. Muitos desses hormônios são produzidos exclusivamente por outros órgãos e enviados aos rins pela circulação. Outros, como a angiotensina II e a endotelina-1, são produzidos, pelo menos parcialmente, pelos rins e exercem efeitos locais no transporte renal.

Nas aves, a importância relativa dos néfrons corticais e justamedulares na regulação do equilíbrio eletrolítico não foi estabelecida. Além disso, em várias espécies de aves, sobretudo nas espécies marinhas e desérticas, o equilíbrio de sódio é amplamente regulado pela secreção de NaCl pela glândula nasal (supraorbital), em vez de ser regulado pela excreção renal. Por fim, a urina uretral liberada na cloaca se move de forma retrógrada para o trato digestório, onde ocorre uma absorção adicional de sais; a importância desse mecanismo varia entre as espécies aviárias.

A angiotensina II estimula a absorção de sódio no túbulo proximal, néfron distal e ducto coletor

A *angiotensina II* aumenta diretamente a reabsorção de sódio no túbulo proximal, no RAE da alça de Henle, no TCD e no ducto coletor. Esses segmentos contêm receptores específicos de angiotensina II (receptores AT₁) que, quando ativados, aumentam o transporte de Na⁺. No túbulo proximal, a angiotensina II estimula a absorção de Na⁺ pelo permutador apical de Na⁺/H⁺ e pelo cotransportador basolateral de Na⁺ (HCO₃⁻)₃ e Na⁺,K⁺-ATPase. A angiotensina II também aumenta a expressão do permutador apical de Na⁺/H⁺ e do transportador de Na⁺,K⁺,2Cl⁻ no RAE. No TCD, ela aumenta a expressão na membrana plasmática apical do NCC. No ducto coletor, a angiotensina II estimula a reabsorção de NaCl pela melhoria do transporte de Na⁺ via ENaC em células principais e a permuta apical Cl⁻/HCO₃⁻ via pendrina em células intercaladas.

A aldosterona aumenta a reabsorção de sódio e a excreção de potássio

A *aldosterona* é um hormônio mineralocorticoide secretado pelo córtex adrenal. A restrição dietética de cloreto de sódio e a hipotensão sistêmica estimulam a liberação de aldosterona pela ativação do sistema renina-angiotensina. A aldosterona ativa o receptor mineralocorticoide nas células do segmento conector e células principais do ducto coletor, estimulando as vias de transdução do sinal, que aumentam a reabsorção de Na⁺, o que, por sua vez, eleva a reabsorção de água, a fim de aumentar o volume de líquido. Em nível celular, o principal efeito da aldosterona é elevar o número de canais de Na⁺ ENaC na membrana plasmática apical da célula principal, aumentando, assim, a reabsorção de Na⁺. Além disso, a aldosterona aumenta bastante a probabilidade de abertura do ENaC e estimula a atividade da Na⁺K⁺-ATPase basolateral. A estimulação crônica da aldosterona provoca proliferação da membrana plasmática basolateral da célula principal, aumento da abundância de Na⁺,K⁺-ATPase e aumento da expressão na membrana plasmática apical do NCC no TCD e do trocador Cl⁻/HCO₃⁻, pendrina, nos subtipos de células intercaladas, o que contribui para uma maior reabsorção de NaCl.

A liberação de aldosterona também é estimulada pela hiperpotassemia (nível plasmático elevado de K⁺) e desempenha uma importante função na regulação da homeostase de K⁺. A aldosterona aumenta a entrada basolateral de K⁺ nas células principais através da estimulação da atividade de Na⁺,K⁺-ATPase. O aumento da atividade ENaC apical e a absorção de Na⁺ luminal criam um gradiente elétrico favorável para a secreção de K⁺ através de canais apicais K⁺. A aldosterona também aumenta a atividade do canal de K⁺ apical, ROMK. O resultado é o aumento da excreção urinária de K⁺.

Outros hormônios e ligantes que regulam o transporte de sódio incluem o hormônio antidiurético, o óxido nítrico, a endotelina-1 e o peptídeo natriurético atrial

Em algumas espécies, o *hormônio antidiurético* (ADH, vasopressina), que é liberado quando o animal apresenta uma depleção volumétrica, está desidratado ou hipotenso, aumenta a reabsorção de sais a partir do RAE e do ducto coletor. O aumento do transporte de sais resulta, parcialmente, dos aumentos do cotransportador apical de Na⁺,K⁺,2Cl⁻ (NKCC2) estimulados pela vasopressina no RAE e do ENaC no ducto coletor. Embora o estímulo da reabsorção de sais pelo ADH no RAE apresente o efeito paradoxal aparente de aumentar a diluição do líquido tubular, isso, de fato, permite uma conservação máxima de água e sal, pois o aumento da captação de sal contribui para a osmolaridade intersticial e permite maior reabsorção de água nos ductos coletores (Capítulo 43).

O *óxido nítrico* (ON) é um gás produzido pelo catabolismo de L-arginina, catalisada pela sintase do óxido nítrico (SON) em células renais endoteliais e epiteliais. O ON aumenta o Na⁺ renal e a excreção de água por inibição dos mecanismos de absorção de Na⁺ em diversos segmentos do túbulo renal. No túbulo proximal, o ON inibe a reabsorção de Na⁺ pela inibição da NHE3 apical e atividade da Na⁺,K⁺-ATPase basolateral. No ramo ascendente espesso, o ON inibe os transportadores apicais de Na⁺, NKCC2 e NHE3; no ducto coletor, o ON inibe a absorção de Na⁺ via ENaC. A inibição de ON mediada pela reabsorção de Na⁺ nesses segmentos desempenha uma função importante na regulação do volume de líquido extracelular sistêmico e a pressão sanguínea.

A *endotelina-1* é um hormônio peptídeo produzido pelos rins, principalmente no ducto coletor, nas células endoteliais e no RAE da alça de Henle. A endotelina conecta-se a receptores ET-B no túbulo proximal, no ducto coletor e no RAE, e aumenta a excreção renal de água e NaCl por efeitos no transporte epitelial e na microcirculação renal, mediados pelo menos em parte pela estimulação da síntese de ON. Os mecanismos de transporte inibidos incluem NHE3 no túbulo proximal, NKCC2 no RAE, ENaC no ducto coletor e a Na⁺,K⁺-ATPase em todos esses três segmentos.

O *peptídeo natriurético atrial* (PNA) é produzido nos átrios cardíacos. A liberação de PNA é estimulada pela distensão atrial em indivíduos saudáveis, e os níveis plasmáticos de PNA são elevados em pacientes com insuficiência cardíaca congestiva e outras condições que causam retenção de líquido extracelular. O PNA inibe a libertação de aldosterona e renina, e aumenta a excreção de Na⁺ renal, principalmente pela inibição do ENaC e atividade da Na⁺,K⁺-ATPase no ducto coletor medular. O PNA também inibe o transporte de Na⁺ pelo NKCC2 no RAE e pela Na⁺,K⁺-ATPase no túbulo proximal.

A absorção de fosfato no túbulo proximal é diminuída pelo paratormônio

A maior parte do fosfato filtrado é reabsorvida no túbulo proximal, mas a taxa de reabsorção é regulada por diversos fatores. O fosfato filtrado é reabsorvido por transportadores de fosfato de Na acoplados (NaPi2a, NaPi2c, PiT2) localizados na borda em escova do túbulo proximal; a identidade do transportador basolateral de fosfato ainda não é conhecida. A regulação da captação de fosfato é mediada por mudanças na abundância apical desses transportadores. O PTH diminui o NaPi2a, NaPi2c e PiT2 da borda em escova, diminuindo, assim, a absorção de fosfato e aumentando a excreção urinária dele.

Vários outros fatores regulam a absorção de fosfato no túbulo proximal. Além do PTH, fatores que desregulam a absorção de fosfato no túbulo proximal incluem deficiência dietética de potássio, acidose metabólica, dieta rica em fosfato, estrogênio, glicocorticoides e peptídeos circulantes, amplamente conhecidos como fosfatoninas. Fatores que regulam a absorção de fosfato no túbulo proximal incluem deficiência dietética de fósforo, hormônio da tireoide, a insulina como fator de crescimento e, possivelmente, a vitamina D₃.

A reabsorção de cálcio no néfron distal e no segmento conector é estimulada pelo paratormônio, vitamina D₃ e calcitonina

Os rins reabsorvem a maior parte do cálcio filtrado (Ca^{2+}) e contribuem de modo significativo para a regulação do equilíbrio sistêmico de Ca^{2+}. Aproximadamente 60 a 70% do Ca^{2+} filtrado são absorvidos no túbulo proximal; cerca de 80% da reabsorção de Ca^{2+} no túbulo proximal é paracelular e passiva, orientada pelos gradientes elétrico e químico. Uma pequena parte dessa reabsorção é transcelular, mediada por transporte ativo e regulada por PTH e calcitonina. Em torno de 20% do Ca^{2+} filtrado é reabsorvido no ramo ascendente espesso da alça de Henle, em especial no segmento cortical. Isso ocorre principalmente por meios passivos e paracelulares, impulsionados por gradientes eletroquímicos (ver Figura 42.11). A absorção de Mg^{2+} é realizada pelo mesmo mecanismo e recupera cerca de 50 a 60% do Mg^{2+} filtrado. O transporte de Ca^{2+} no ramo ascendente espesso é suprimido quando o soro de Ca^{2+} é elevado, pela ativação do receptor sensível ao cálcio basolateral (CaSR), que inibe a absorção de cloreto de sódio no ramo ascendente espesso da alça de Henle e reduz o gradiente elétrico, conduzindo a absorção paracelular de Ca^{2+}. Além disso, a permeabilidade dos canais de Ca^{2+} formados por claudins nos cruzamentos estreitos é alterada pela estimulação do CaSR basolateral.

O túbulo contorcido distal e o segmento conector reabsorvem cerca de 10 a 20% do Ca^{2+} filtrado, primariamente pelo transporte transcelular ativo (ver Figura 42.12). Ao contrário do túbulo proximal e do segmento espesso da alça de Henle, o transporte de Ca^{2+} no túbulo contorcido distal é quase exclusivamente transcelular. A membrana plasmática basolateral do túbulo contorcido distal e as células do segmento conector contêm uma Ca^{2+}-ATPase (PMCA1b), que bombeia ativamente o Ca^{2+} intracelular para o líquido intersticial. O Ca^{2+} também é transportado através da membrana plasmática basolateral por um contratransportador de Na^+/Ca^{2+} (CoTNaCa), que troca o Na^+ extracelular pelo Ca^{2+} intracelular. O Ca^{2+} do líquido tubular adentra na célula através da membrana plasmática apical, por meio de um canal de Ca^{2+} (TRPV5), e a difusão para o lado basolateral da célula é facilitada por uma proteína ligante de Ca^{2+} citoplasmático, a calbindina 28 k. Apenas 1 a 2% do Ca^{2+} filtrado é reabsorvido nos ductos coletores, através de mecanismos que ainda não foram identificados.

A regulação do transporte de Ca^{2+} ocorre no túbulo contorcido distal, no segmento conector e no ramo ascendente espesso cortical da alça de Henle. O paratormônio, a $1\alpha,25$-$(OH)_2$ vitamina D_3 e a calcitonina desempenham funções importantes no controle da excreção renal de Ca^{2+}.

A *hipocalcemia* (nível plasmático baixo de Ca^{2+}) estimula a liberação de paratormônio, o que estimula os ossos, os intestinos e os rins a elevarem o nível plasmático de Ca^{2+}. A resposta renal ocorre no ramo ascendente espesso cortical, no túbulo contorcido distal e no segmento conector. Acredita-se que o *paratormônio* (PTH) eleve a absorção apical de Ca^{2+} nesses segmentos pelo aumento da atividade do canal apical de Ca^{2+}. Além disso, ao menos no túbulo contorcido distal, o PTH aumenta a condutância de Cl^- na membrana plasmática basolateral, o que hiperpolariza as células (o interior torna-se mais eletricamente negativo) e, consequentemente, aumenta a força diretriz para a entrada de Ca^{2+}.

O hormônio, *vitamina D*, é convertido em sua forma ativa nos túbulos contorcidos distais; esse processo é estimulado pelo PTH. Os receptores de vitamina D_3 estão localizados, em sua maioria, no túbulo contorcido distal e no segmento conector, onde a vitamina D_3, $1\alpha,25$-$(OH)_2$– *vitamina D_3* aumenta o teor celular da proteína ligante de Ca^{2+}, a calbindina 28 k, e, consequentemente, contribui para o aumento da reabsorção de Ca^{2+}.

A *calcitonina* reduz a concentração sérica de Ca^{2+}, em grande parte pela diminuição da reabsorção óssea mediada por osteoclastos e, assim, aumentando a deposição líquida de Ca^{2+} nos ossos. A calcitonina reduz a excreção renal de Ca^{2+}, pelo aumento da reabsorção de Ca^{2+} no ramo ascendente espesso e do túbulo contorcido distal, por mecanismos que não são totalmente caracterizados.

CORRELAÇÕES CLÍNICAS

Glicosúria

Relato

Uma cliente apresenta sua Schnauzer miniatura fêmea, de 10 anos de idade, com a queixa de um aumento significativo no consumo de água e no volume de urina nas duas últimas semanas.

Exame clínico

Não foram observadas anormalidades importantes na avaliação física. A cadela parece alerta e está moderadamente acima do peso. A urinálise revela glicose 4+ (normalmente negativa) e densidade da urina de 1,030. O nível plasmático de glicose é testado imediatamente, apresentando um valor de 275 mg/dℓ (normal, 80 a 120 mg/dℓ).

Comentário

O cão tem *diabetes melito*, que é resultado de uma deficiência relativa ou absoluta de insulina secretada pelas células β do pâncreas, semelhante ao diabetes melito tipo 1 em humanos, ou por um estado de resistência à insulina, semelhante ao diabetes melito tipo 2 em humanos. Independentemente da causa, a deficiência de insulina resulta em níveis plasmáticos de glicose elevados. A glicose é filtrada livremente pelos glomérulos e normalmente é reabsorvida pelo túbulo proximal, pela absorção de Na^+-acoplado apical absorvido por transportadores de glicose SGLT1/2, e difusão facilitada basolateral pelos transportadores de glicose GLUT1/2. Conforme o nível plasmático de glicose aumenta, a concentração dessa substância no filtrado glomerular é elevada. Quando essa concentração excede a capacidade de reabsorção do túbulo proximal (o limiar renal) de cerca de 180 mg/dℓ, a glicose surge na urina (*glicosúria*). A glicose atua como um agente osmótico, aumentando o volume de urina excretado. A cadela, então, bebe mais água para repor a perda excessiva de líquido.

Tratamento

O tratamento do diabetes melito em pacientes veterinários envolve a administração de injeções de insulina, 2 ou 3 vezes/dia, com ajustes da dose de acordo com avaliações frequentes dos valores plasmáticos ou urinários da glicose. Quando a dosagem de insulina for adequada, o nível plasmático de glicose normaliza, a glicosúria desaparece e o volume de urina e o consumo de água são reduzidos.

Hipoadrenocorticismo

Relato

Uma cliente preocupada apresenta sua Samoieda fêmea, castrada, de 1 ano de idade, com a queixa de fraqueza grave, inapetência e vômitos desde o dia anterior.

Exame clínico

A cadela está letárgica, fraca e extremamente desidratada. A frequência cardíaca está normal, mas os pulsos estão fracos. Não foram detectadas outras anormalidades na avaliação física. Amostras de sangue e urina são coletadas imediatamente para a realização de um hemograma completo, perfil bioquímico sérico e urinálise, e então um cateter intravenoso é inserido para se iniciar uma terapia de reposição de volume com uma solução eletrolítica balanceada. A urinálise está normal, com uma densidade urinária de 1,025. As radiografias abdominais estão normais, mas as radiografias torácicas revelam uma silhueta cardíaca pequena e vasos torácicos pequenos. O nível sérico de creatinina é de 2,5 mg/dℓ (normal, 0,6 a 1,2 mg/dℓ), o nível sérico de K^+ é de 6,5 mEq/ℓ (normal, 3,6 a 5,6 mEq/ℓ), o Na^+ sérico é de 129 mEq/ℓ (normal, 141 a 155 mEq/ℓ), o Cl^- sérico é de 97 mEq/ℓ (normal, 103 a 115 mEq/ℓ) e o HCO_3^- sérico é de 12 mEq/ℓ (normal, 18 a 24 mEq/ℓ).

Comentário

A cadela apresenta *hipoadrenocorticismo*. Os distúrbios metabólicos resultam de uma deficiência do hormônio mineralocorticoide aldosterona. Em um animal normal, a aldosterona estimula a atividade Na^+,K^+-ATPase do segmento conector e ducto coletor e aumenta a captação apical de Na^+, pela abundância e pelo aumento da probabilidade de abrir o ENaC apical nas células principais. Esses efeitos na reabsorção de Na^+ promovem a secreção de K^+, aumentando o transporte ativo de K^+ para a célula a partir do interstício e pela criação de um gradiente favorável para a saída de K^+ apical. A aldosterona também aumenta a atividade do canal ROMK apical, favorecendo ainda mais a secreção de K^+. Quando a aldosterona é deficiente, a conservação de Na^+ e a secreção de K^+ nesses segmentos são prejudicadas, e pode ocorrer hiponatremia e hiperpotassemia. A captação de Cl^- via pendrina é diminuída pela deficiência de aldosterona e o movimento passivo de Cl^- e água segue a via do Na^+, o que aumenta a excreção renal de Cl^- e água. A *hiperpotassemia* (nível sérico de K^+ elevado) tem um profundo efeito nos tecidos excitáveis, incluindo células nervosas e musculares, o que resulta em fraqueza muscular, redução do débito cardíaco, hipotensão e arritmias cardíacas. A perda de NaCl e água resulta em depleção volumétrica e redução do tamanho do coração e dos vasos sanguíneos torácicos, exacerbando a hipotensão e a má perfusão tecidual.

A má perfusão dos rins é, provavelmente, a principal causa do nível sérico elevado de creatinina (*azotemia*), pois um fluxo sanguíneo inadequado e uma pressão hidrostática reduzida no capilar glomerular impedem a filtração glomerular adequada. Esse processo é denominado azotemia parenteral. Na maioria dos casos de *azotemia parenteral*, a urina está concentrada em níveis máximos, em uma tentativa de reter líquido e restaurar o volume sanguíneo; no hipoadrenocorticismo, porém, essa resposta encontra-se frequentemente diminuída, possivelmente devido à *hiponatremia* (nível sérico de Na^+ reduzido) ou à ausência de glicocorticoides, os quais podem ser necessários para a concentração máxima da urina (ver Capítulo 43). O nível sérico reduzido de bicarbonato indica acidose metabólica, que resulta da redução da capacidade renal de secretar H^+ e reabsorver HCO_3^- (ver Capítulo 44) e da maior produção de ácido a partir de um tecido pouco irrigado.

Tratamento

O tratamento imediato é importante para a sobrevivência do animal, pois a hiperpotassemia e a acidose podem causar arritmias cardíacas fatais. A repleção volumétrica com solução fisiológica e a correção do *déficit básico* (nível sérico de HCO_3^- baixo) geralmente estabilizam o animal. A terapia de reposição hormonal com mineralocorticoides (p. ex., acetato de desoxicorticosterona, pivalato de desoxicorticosterona, acetato de fludrocortisona) restaura a atividade do canal apical de Na^+ e da Na^+,K^+-ATPase basolateral, devendo ser iniciada o quanto antes. Com frequência,

CORRELAÇÕES CLÍNICAS (*continuação*)

hormônios glicocorticoides são administrados precocemente para o tratamento do choque, mesmo antes de se conhecer o estado eletrolítico; esses hormônios são benéficos por duas razões. Primeiramente, em geral, o hipoadrenocorticismo resulta na deficiência de glicocorticoides, às vezes manifestada pela hipoglicemia, tornando a terapia de reposição indicada. Segunda, a atividade mineralocorticoide em várias preparações de glicocorticoides pode ser benéfica pela correção da hiperpotassemia e da hiponatremia.

O diagnóstico definitivo pode ser obtido por um teste de desafio do hormônio adrenocorticotrófico (ACTH), que estimula a liberação máxima de cortisol pela glândula suprarrenal, apresentando pouca ou nenhuma resposta em animais com hipoadrenocorticismo.

A manutenção crônica, em geral, envolve a terapia oral com acetato de fludrocortisona; a dosagem adequada é determinada por avaliações periódicas dos níveis séricos de K^+ e Na^+. Recomenda-se também a reposição crônica de glicocorticoides.

Questões de revisão

1. Qual é o segmento do túbulo renal responsável pela reabsorção da maior parte dos solutos filtrados?
   a. Túbulo proximal
   b. Ramos delgados da alça de Henle
   c. Ramo ascendente espesso da alça de Henle
   d. Túbulo contorcido distal
   e. Ducto coletor
2. A principal força diretriz para a reabsorção de solutos do líquido tubular é:
   a. O transporte ativo de solutos através da membrana plasmática apical
   b. O transporte ativo secundário de solutos através da membrana plasmática apical
   c. O transporte ativo de Na^+ a partir da célula tubular epitelial, através da membrana plasmática basolateral, pelo canal eletrogênico de Na^+
   d. O transporte ativo de Na^+ a partir da célula tubular epitelial, através da membrana plasmática basolateral, pela bomba de Na^+,K^+-ATPase
   e. A difusão passiva de solutos pela via paracelular
3. A glicose é encontrada na urina de um animal quando:
   a. Os transportadores de glicose no túbulo proximal são inibidos por furosemida
   b. A secreção de glicose no túbulo proximal é estimulada pela angiotensina II
   c. A barreira de filtração glomerular é defeituosa, causando aumento da glicose no líquido tubular
   d. A glicose do plasma é elevada, aumentando a concentração desta no líquido tubular, acima da capacidade de transporte do túbulo proximal
   e. A glicose elevada no plasma estimula a secreção de glicose no túbulo proximal

4. A taxa terminal de excreção de K^+ na urina é determinada (escolha todas as respostas corretas):
   a. Pela concentração de K^+ no filtrado glomerular
   b. Pelo túbulo proximal, que reabsorve ou secreta K^+ para atender às necessidades fisiológicas dos animais
   c. Pelo ramo ascendente espesso, onde a secreção de K^+ é aumentada pelas elevadas concentrações plasmáticas de K^+
   d. Pelo túbulo contorcido distal, que não somente secreta K^+ durante a hiperpotassemia, mas também altera a captação de NaCl e, consequentemente, o fornecimento de NaCl distal e aldosterona plasmática, em resposta a alterações na concentração extracelular de K^+, e regula, assim, secreção de K^+ no ducto coletor
   e. Pelo ducto coletor, onde a taxa de secreção de K^+ é regulada e ocorre também reabsorção de K^+
5. Quais dos itens a seguir representam os efeitos da aldosterona sobre o transporte de Na^+ no segmento conector e no ducto coletor?
   a. Aumento da permeabilidade dos canais de Na^+ na membrana plasmática apical, consequentemente aumentando a reabsorção de Na^+
   b. Estímulo da atividade da Na^+,K^+-ATPase na membrana plasmática basolateral, consequentemente aumentando a reabsorção de Na^+
   c. Redução da permeabilidade ao Na^+ na membrana plasmática apical, consequentemente inibindo a reabsorção de Na^+
   d. Redução da atividade da Na^+,K^+-ATPase na membrana plasmática basolateral, consequentemente inibindo a reabsorção de Na^+
   e. Aumenta a abundância dos canais de Na^+ na membrana plasmática apical, consequentemente aumentando a reabsorção de Na^+

Bibliografia

Alexander RT, Dimke H. Effect of diuretics on renal tubular transport of calcium and magnesium. *Am J Physiol Renal Physiol.* 2017;312:F998–F1015.

Blaine J, Chonchol M, Levi M. Renal control of phosphate, calcium, and magnesium homeostasis. *Clin J Am Soc Nephrol.* 2015;10:1257–1272.

McDonough AA, Youn JH. Potassium homeostasis: the knowns, the unknowns, and the health benefits. *Physiology (Bethesda).* 2017;32:100–111.

Muto S. Physiological roles of claudins in kidney tubule paracellular transport. *Am J Physiol Renal Physiol.* 2017;312:F9–F24.

Nielsen R, Christensen EI, Birn II. Megalin and cubilin in proximal tubule protein reabsorption: from experimental models to human disease. *Kidney Int.* 2016;89(1):58–67.

Skorecki K, Chertow GM, Marsden PA, et al, eds. *Brenner & Rector's the Kidney.* 10th ed. Philadelphia: Elsevier; 2016.

43

Equilíbrio Hídrico

JILL W. VERLANDER

PONTOS-CHAVE

1. Os rins mantêm o equilíbrio hídrico.
2. O túbulo proximal reabsorve mais de 60% da água filtrada.
3. Os rins podem produzir urina concentrada ou diluída.
4. É necessário um interstício medular hipertônico para formar urina concentrada.
5. Ambos os néfrons, de alça curta e longa, contribuem para a concentração de urina.
6. A reabsorção de cloreto de sódio pelo ramo ascendente espesso medular provoca hipertonicidade medular.
7. A reabsorção de ureia pelo ducto coletor medular interno e a reciclagem de ureia melhoram a hipertonicidade medular.
8. O mecanismo contracorrente aumenta a osmolalidade intersticial medular com um gasto energético mínimo.
9. A troca contracorrente nos vasos retos remove água do interstício medular sem reduzir a hipertonicidade intersticial medular.
10. A reabsorção ativa de cloreto de sódio no ramo ascendente espesso e no túbulo contorcido distal dilui o líquido tubular.
11. O hormônio antidiurético aumenta a concentração da urina pelo incremento da permeabilidade do ducto coletor à água e ureia.
12. As células na medula interna adaptam-se à hiperosmolalidade intersticial pelo acúmulo de osmólitos orgânicos.

Os rins mantêm o equilíbrio hídrico

Uma das funções mais importantes dos rins é a manutenção do teor de água no organismo e da tonicidade do plasma. Os animais terrestres devem prevenir-se constantemente contra a dessecação e, assim, seus rins se desenvolveram para reabsorver a maior parte da água no filtrado glomerular. Sob condições normais, um Beagle de 10 kg que produz 53,3 ℓ de filtrado glomerular diariamente pode reabsorver mais de 99% da água contida no filtrado glomerular, excretando apenas 0,2 a 0,25 ℓ de urina. Um cão privado de água com função renal normal pode produzir urina de sete a oito vezes mais concentrada que a osmolalidade do plasma, significativamente maior que 2.000 miliosmoles por quilograma de água (mOsm/kg H_2O). No entanto, os rins também podem produzir urina hipotônica em resposta a uma sobrecarga de água. Após uma sobrecarga de água, o mesmo cão pode excretar urina com uma osmolalidade baixa, de 100 mOsm/kg H_2O, aproximadamente um terço daquela do plasma. Este capítulo discute como os rins alcançam tais objetivos.

O túbulo proximal reabsorve mais de 60% da água filtrada

O túbulo proximal reabsorve a maior parte do filtrado glomerular. Coleta solutos do líquido do túbulo por meios passivos e ativos. A bomba de sódio-potássio-adenosina trifosfatase (Na^+,K^+-ATPase) na membrana plasmática basolateral transporta Na^+ e impulsiona o transporte ativo secundário, mediado por transportadores, e a absorção passiva de solutos. A remoção de solutos do líquido tubular gera um leve gradiente, que favorece a movimentação de água para as células e os espaços intercelulares. A complexa borda em escova apical e as invaginações da membrana plasmática basolateral criam grandes áreas superficiais, altamente permeáveis à água, principalmente devido ao canal de água, aquaporina-1 (AQP1), tanto na membrana plasmática basolateral como na apical, através do túbulo proximal. Segundo, as junções estreitas entre as células tubulares proximais contêm canais de água formados por claudina-2, o que facilita a movimentação paracelular de água. Assim, o pequeno gradiente químico resulta na rápida movimentação de água do líquido tubular para o líquido intersticial. A elevada pressão oncótica e a baixa pressão hidrostática nos capilares peritubulares favorecem a movimentação de água e solutos do líquido intersticial para o sangue.

Os túbulos proximais nos rins de nosso Beagle de 10 kg reabsorvem entre 32 e 37 ℓ de água por dia. No entanto, como os túbulos proximais reabsorvem água quase isotonicamente aos sais, a osmolalidade do líquido tubular permanece similar do espaço de Bowman até o início do ramo ascendente delgado da alça de Henle.

Os rins podem produzir urina concentrada ou diluída

Um sistema refinado desenvolveu-se nos rins dos mamíferos, permitindo a excreção de urina concentrada ou diluída, conforme a necessidade. Esse sistema possui três componentes principais: (1) a geração de um interstício medular hipertônico, que permite a excreção da urina concentrada; (2) a diluição do líquido tubular pelo ramo ascendente espesso e pelo túbulo contorcido distal, o que permite a excreção de urina diluída; e (3) a inconstância na permeabilidade à água do ducto coletor em resposta ao hormônio antidiurético (ADH, vasopressina), que determina a concentração final da urina. A simetria desse sistema reside no fato de que todos os fatores necessários à concentração e à diluição da urina encontram-se operacionais a qualquer momento; portanto, os rins podem responder imediatamente a alterações nos níveis de ADH, com as alterações correspondentes na osmolalidade da urina e na excreção de água. Os elementos básicos desse sistema estão ilustrados na Figura 43.1.

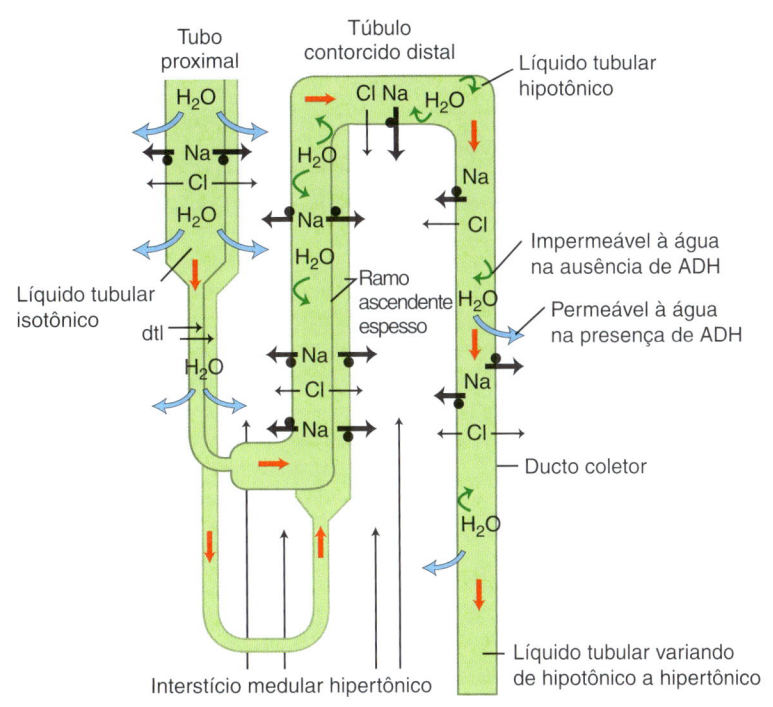

● **Figura 43.1** Visão geral dos mecanismos renais que mantêm o balanço hídrico. O túbulo proximal reabsorve cerca de 60% da água filtrada isotonicamente com soluto. O ramo ascendente espesso gera hipertonicidade medular por reabsorção ativa vigorosa de NaCl sem água e dilui o líquido tubular. O túbulo contorcido distal também reabsorve NaCl sem água e dilui ainda mais o líquido tubular. Dependendo da presença ou ausência do hormônio antidiurético (ADH, vasopressina), o ducto coletor é permeável à água ou impermeável. Quando o ADH está presente, o ducto coletor é permeável à água e o gradiente osmótico produzido pelo interstício medular hipertônico ocasiona reabsorção hídrica e formação de urina concentrada. Quando o ADH está ausente, o ducto coletor é impermeável à água, e é excretada urina diluída.

É necessário um interstício medular hipertônico para formar urina concentrada

Os animais terrestres, normalmente, produzem uma urina concentrada, bem acima da osmolalidade plasmática. A excreção de dejetos concentrados preserva a água e, consequentemente, reduz o volume de água que deve ser consumido diariamente, prevenindo a desidratação. Dois dos três fatores anteriormente mencionados são responsáveis pela formação da urina concentrada: (1) a geração de um interstício medular hipertônico e (2) a maior permeabilidade à água do ducto coletor na presença do ADH.

A hipertonicidade do interstício medular é produzida e mantida primariamente pela (1) reabsorção de substâncias osmoticamente ativas pelos túbulos da medula e (2) remoção de água do interstício medular pelos vasos retos.

Ambos os néfrons, de alça curta e longa, contribuem para a concentração da urina

A disposição anatômica dos túbulos renais na medula é um elemento crucial do mecanismo de concentração da urina. Os néfrons dos rins dos mamíferos são classificados em néfrons superficiais e justamedulares, com base na localização de seus respectivos glomérulos (ver Figura 41.1). *Néfrons superficiais* apresentam alças de Henle curtas, que se estendem pela faixa interna da medula externa. Esses *néfrons de alça curta* têm um ramo descendente fino, paralelo ao ramo ascendente espesso, mas não têm um ramo ascendente fino; o ramo descendente fino se funde com o ramo ascendente espesso próximo à alça em forma de grampo de cabelo (ver Figura 43.1). Néfrons justamedulares, ou de alça longa, têm alças longas de Henle, que se estendem profundamente em

direção à medula interna. Néfrons médio-corticais, os quais têm glomérulos localizados próximos à região média do córtex, podem ter alças longas ou curtas.

Tanto néfrons de alça curta como de alça longa contribuem para a capacidade de concentração de urina pelo aumento da tonicidade medular via captação de NaCl no ramo ascendente espesso. Entretanto, a contribuição dos dois tipos de néfrons varia devido a diferenças nos ramos delgados; enquanto os néfrons de alça curta têm somente ramos delgados descendentes e não se estendem além da medula externa, *néfrons de alça longa* têm vários segmentos de membros ascendentes e descendentes estreitos, com expressão de transportador de água e ureia específicos, que adiciona à sua função na manutenção da hipertonicidade medular e da capacidade de concentração da urina.

Na maioria dos mamíferos, néfrons de alça curta estão em maior número do que néfrons de alça longa, mas a abundância relativa de néfrons superficiais e justamedulares varia dentre espécies de mamíferos. Por exemplo, seres humanos, em geral, têm cerca de 85% de néfrons de alça curta, camundongos, em torno de 75%, e suínos, aproximadamente 97%. Nos coelhos, a maioria é de néfrons de alça longa, e apenas cerca de 34% corresponde a néfrons de alça curta. Sabe-se que os carnívoros, incluindo cães, gatos e raposas, têm somente néfrons de alça longa; entretanto, as alças se estendem até uma profundidade variável na medula interna. Alguns mamíferos que vivem principalmente na água fresca, como o castor e o hipopótamo, não têm medula interna ou néfrons de alça longa. Apesar da escassez de néfrons de alça longa em vários mamíferos, todos esses animais são capazes de concentrar sua urina, em níveis várias vezes acima da osmolalidade plasmática. O comprimento da alça de Henle nos néfrons de alça longa varia também. De modo geral, animais com maior capacidade de concentrar a urina têm papilas renais e alças de Henle mais longas do que outros animais. Além dessas características simples, as complexas relações entre alça de Henle, vasos retos, ductos coletores e outras estruturas na medula interna e externa, assim como as propriedades de transporte segmentares específicas e permeabilidades, contribuem para a eficiência do mecanismo de concentração de urina.

Em aves, os néfrons do tipo répteis têm glomérulos próximos à superfície do córtex renal e não têm alças de Henle. Os néfrons do tipo mamíferos têm glomérulos que estão em maior profundidade no córtex e têm alças de Henle curtas ou longas, que se estendem pelo cone medular. Os néfrons do tipo mamífero têm uma disposição contracorrente e acredita-se que sejam amplamente responsáveis pela capacidade de as aves excretarem a urina hipertônica. Os rins de animais sem alças de Henle, como os dos répteis, são incapazes de concentrar a urina acima da osmolalidade plasmática.

A reabsorção de cloreto de sódio pelo ramo ascendente espesso medular provoca hipertonicidade medular

O ramo ascendente espesso da alça de Henle reabsorve cloreto de sódio (NaCl) ativamente, mas é impermeável à água. Portanto, esse segmento aumenta a osmolalidade do líquido intersticial, gerando, consequentemente, uma hipertonicidade intersticial medular e um gradiente osmótico lúmen para interstício. Esse processo ocorre tanto em néfrons de alça longa quanto curta. O interstício hipertônico permite que a água seja abstraída dos ramos delgados descendentes, que são permeáveis à água devido à presença de canais de água, AQP1, concentrando assim o líquido tubular nos ramos delgados descendentes. A disposição paralela e em contracorrente do ramo ascendente espesso e do ramo descendente delgado resulta em osmolalidade progressivamente maior no líquido tubular do ramo delgado descendente. Esse processo está ilustrado na Figura 43.2.

A reabsorção de ureia pelo ducto coletor medular interno e a reciclagem de ureia melhoram a hipertonicidade medular

Os *ductos coletores medulares internos* (DCMI) também reabsorvem NaCl ativamente, mas sua contribuição mais importante para a hipertonicidade medular é a reabsorção da ureia (Figura 43.3). Embora o ramo ascendente espesso, túbulo contorcido distal e os ductos coletores medulares internos e corticais sejam impermeáveis à ureia, o terminal DCMI é altamente permeável à ureia através de transportadores específicos de ureia (UT-A1, UT-A3). Assim, a partir da porção distal do ramo ascendente espesso, a ureia permanece no líquido tubular até que alcance o terminal DCMI, profundamente na medula. Como a reabsorção da ureia pelo DCMI é aumentada pelo ADH, quando as condições exigem conservação de água e o ADH é liberado, a reabsorção de ureia é melhorada, aumentando-se o gradiente osmótico para a absorção de água. Como os ramos delgados da alça de Henle são permeáveis à ureia, a alta concentração intersticial de ureia a leva para dentro do líquido luminal do ramo delgado. Como os segmentos tubulares entre o ramo ascendente delgado e o DCMI terminal são impermeáveis à ureia, a ureia que é reabsorvida do DCMI terminal e absorvida pelos ramos delgados é reciclada novamente para o DCMI. Nos mamíferos, esse sistema de *reciclagem da ureia* aumenta a eficácia do mecanismo de concentração da urina. Nas aves, entretanto, a ureia é quase ausente no interstício medular; os uratos não contribuem substancialmente para a pressão osmótica, pois apresentam baixa solubilidade em água. Portanto, a hipertonicidade medular nas aves parece depender da reciclagem de um único soluto (NaCl).

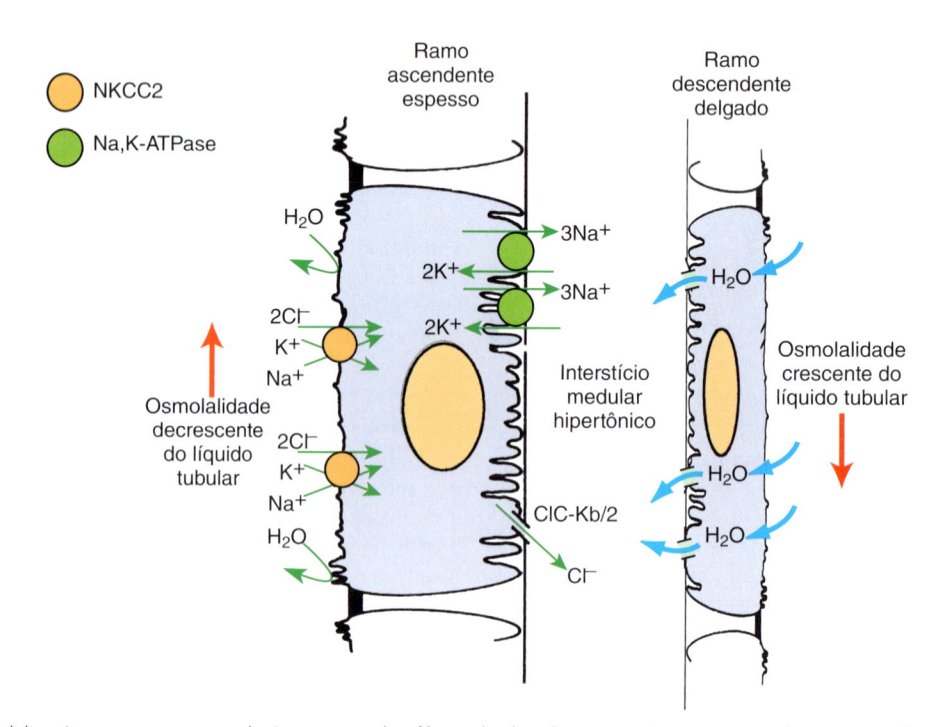

• **Figura 43.2** Na medula externa, o ramo ascendente espesso de néfrons de alças longa e curta transporta ativamente o sódio em direção ao interstício medular via Na,K-ATPase basolateral, o que leva à captação apical de NaCl via cotransportador Na, K, 2 Cl, NKCC2. Como o ramo ascendente espesso é impermeável à água, isso aumenta a tonicidade do interstício medular. Ramos delgados descendentes seguem paralelos, com o fluxo na direção oposta, e são permeáveis à água. Assim, a osmolalidade do líquido luminal nos ramos delgados descendentes aumenta progressivamente devido à abstração hídrica para o equilíbrio com a osmolalidade intersticial do ambiente.

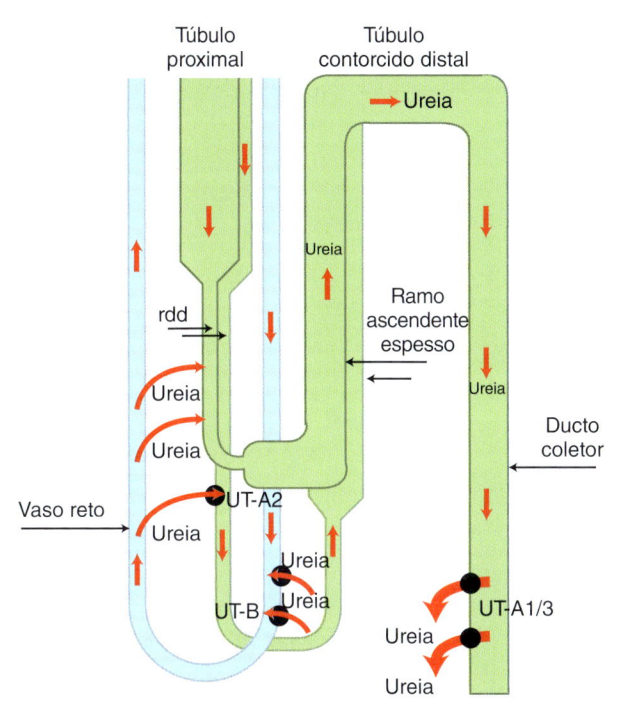

• **Figura 43.3** Reciclagem da ureia nos rins. A ureia filtrada é reabsorvida no DCMI pelo transporte mediado por transportadores (UT-A1, UT-A3), facilitado, difundindo-se abaixo de seu gradiente de concentração pelos vasos retos. A ureia se difunde para fora dos vasos retos ascendente fenestrados, abaixo de seu gradiente de concentração, e retorna ao lúmen tubular pelo transporte nos ramos delgados da alça de Henle. A absorção de ureia nos ramos delgados descendentes (*rdd*) e nos vasos retos descendentes é aumentada pela presença de transportadores de ureia, UT-A2 e UT-B, respectivamente. Como o ramo ascendente espesso, o túbulo contorcido distal e os ductos conectores medular externo e cortical são impermeáveis à ureia, a ureia no líquido luminal do ramo delgado é reciclada para o DCMI. A reabsorção da ureia no DCMI é melhorada pelo ADH. O resultado é o acúmulo melhorado de ureia no interstício medular, que contribui para a pressão osmótica intersticial medular e promove a reabsorção da água.

O mecanismo contracorrente aumenta a osmolalidade intersticial medular com um gasto energético mínimo

A hipótese prevalente por décadas tem sido de que um mecanismo de contracorrente nos ramos delgados da alça de Henle na medula interna é responsável pela amplificação progressiva da hipertonicidade medular iniciada pela reabsorção ativa do sal pelo ramo ascendente espesso da alça de Henle (Figura 43.4). Isso pode ser obtido com um gasto energético mínimo, devido a duas características: (1) a disposição anatômica dos ramos delgados da alça de Henle e dos vasos retos, e (2) as permeabilidades diferenciais à água e a sais dos ramos delgados descendente e ascendente. Embora dados recentes na distribuição específica das permeabilidades de água e solutos, e as complexas associações de túbulos e vasos na medula levantem algumas dúvidas sobre a hipótese do multiplicador de contracorrente, os fundamentos do conceito continuam sendo a base da nossa compreensão dos mecanismos que mantêm a hipertonicidade medular.

Os ramos delgados da alça de Henle nos néfrons justamedulares estendem-se em profundidade pela medula interna. Os ramos delgados descendente e ascendente são unidos por uma alça

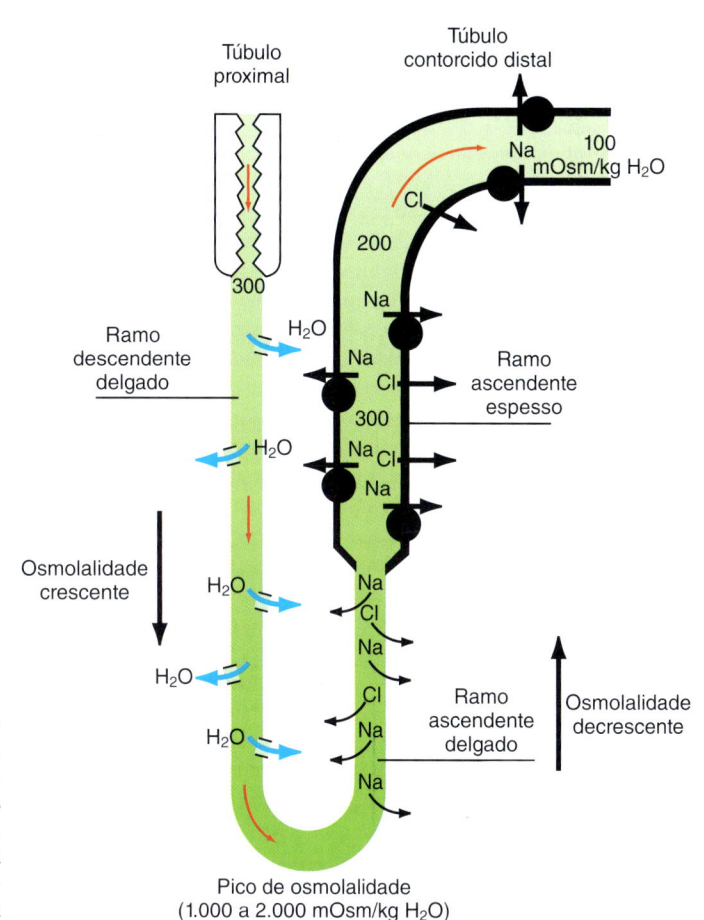

Pico de osmolalidade
(1.000 a 2.000 mOsm/kg H_2O)

• **Figura 43.4** Hipertonicidade medular e líquido tubular diluído no néfron distal, e preservação da hipertonicidade medular pelos ramos delgados da alça de Henle. O ramo ascendente espesso da alça de Henle transporta ativamente NaCl para o interstício sem água, diluindo o líquido tubular e aumentando a tonicidade intersticial medular. A osmolalidade do líquido tubular luminal é de aproximadamente 300 mOsm/kg H_2O, quando este adentra o interstício medular progressivamente mais concentrado. Como as porções dos ramos descendentes delgados são impermeáveis ao sódio (*Na*) mas são permeáveis à água (H_2O), ao menos em parte, devido ao AQP1, a água se difunde no interstício e o líquido tubular se concentra. Após a alça em forma de grampo de cabelo, que está em um nível profundo na medula interna, o líquido tubular concentrado cruza regiões de osmolalidade intersticial cada vez mais baixas, conforme corre pelo ramo ascendente delgado da alça de Henle. Pelo fato de esse segmento ser impermeável à água, mas permeável ao sódio, o gradiente remove sódio luminal para o interstício. As permeabilidades diferenciais dos ramos delgados descendente e ascendente e a disposição contracorrente preservam o gradiente de concentração intersticial medular. O túbulo distal contorcido continua a reabsorção de NaCl sem água, de modo que a osmolalidade do líquido tubular liberado no sistema de ductos coletores seja de aproximadamente 100 mOsm/kg H_2O, o que é muito menor do que a osmolalidade do plasma (295 a 300 mOsm/kg H_2O). Todos os valores numéricos estão em mOsm/kg H_2O.

acentuada, "em forma de grampo de cabelo". Portanto, os ramos delgados descendente e ascendente seguem paralelos uns aos outros, com o fluxo do líquido tubular em direções opostas.

Como mencionado antes, o ramo delgado descendente origina-se da porção reta do túbulo proximal e situa-se paralelamente ao ramo ascendente espesso da alça de Henle. O líquido do túbulo que entra no ramo delgado é essencialmente iso-osmótico ao plasma, enquanto o líquido intersticial circundante na medula externa é hiperosmótico devido à reabsorção de NaCl pelo ramo ascendente espesso impermeável à água. Ramos delgados descendentes contêm canais de água AQP-1 e são altamente permeáveis à água. Entretanto, o ramo delgado descendente, ao menos na medula exterior, não é permeável a sais. Assim, o líquido tubular se equilibra com o líquido intersticial hipertônico pela movimentação de água para o interstício e a osmolalidade do líquido tubular aumenta.

A osmolaridade do líquido intersticial medular é progressivamente maior nas regiões mais profundas da medula, e a osmolaridade do líquido do túbulo também aumenta de maneira progressiva até alcançar sua concentração máxima na curva em forma de grampo de cabelo. Anteriormente, acreditava-se que isso resultava do equilíbrio contínuo pela difusão da água sem sal no interstício. Entretanto, evidências mais recentes mostram que os ramos delgados descendentes na medula interna são permeáveis ao sal; com esse conhecimento, a explicação precisa de como a osmolaridade do líquido do túbulo continua a aumentar na curva em forma de grampo de cabelo é colocada em dúvida.

À medida que o ramo delgado ascende por regiões de osmolalidades intersticiais progressivamente reduzidas, o líquido luminal concentrado flui através de ambientes de osmolaridades menores, e novamente o líquido tubular se equilibra com o líquido intersticial. Entretanto, o ramo delgado ascendente é impermeável à água e permeável a NaCl, de modo que o equilíbrio não ocorre pela movimentação de água para o líquido tubular, mas pela difusão do NaCl do líquido tubular para o líquido intersticial. Embora os mecanismos responsáveis pela permeabilidade de Na^+ ainda não estejam estabelecidos, um canal específico de Cl^-, C1C-Ka/1, medeia a permeabilidade de Cl^- nos ramos delgados ascendentes. Devido à difusão de NaCl para fora do líquido luminal concentrado, a osmolaridade do líquido tubular diminui e o soluto é adicionado ao interstício, contribuindo para a hiperosmolaridade intersticial. Esse processo continua até o ramo delgado ascendente fundir-se com o ramo ascendente espesso na medula externa. Na transição para o ramo delgado ascendente espesso, a osmolalidade do líquido tubular é apenas moderadamente hipertônica.

Até esse ponto, o que foi atingido? Por meios passivos, os ramos delgados reabsorveram tanto água quanto sal. A água foi reabsorvida do ramo delgado descendente e o sal foi reabsorvido do ramo delgado ascendente. Ao mesmo tempo, o fluxo contracorrente e as permeabilidades variáveis de água e sal nesses dois segmentos auxiliaram a manutenção da hipertonicidade medular.

A troca contracorrente nos vasos retos remove água do interstício medular sem reduzir a hipertonicidade intersticial medular

A difusão de água do ramo delgado descendente para o interstício diluiria o efeito do transporte de sal e ureia para o interstício, levando ao edema da medula interna, se não fosse pela capacidade de os vasos retos removerem o líquido reabsorvido. Os vasos retos são permeáveis à água, aos sais e à ureia. A pressão oncótica plasmática relativamente elevada nos vasos retos que penetram a medula favorece a movimentação de água para o lúmen capilar, e as concentrações de NaCl luminal e ureia se equilibram com a concentração intersticial. Assim, conforme os vasos descendem pela medula interna, a osmolalidade plasmática e a concentração da ureia aumentam nos vasos retos à medida que se aproximam da alça em forma de grampo de cabelo e, então, diminuem, conforme os vasos ascendem para fora da medula (Figura 43.5). Qual é o efeito líquido do equilíbrio passivo do líquido intersticial com o plasma nos vasos retos? Duas observações indicam que, no

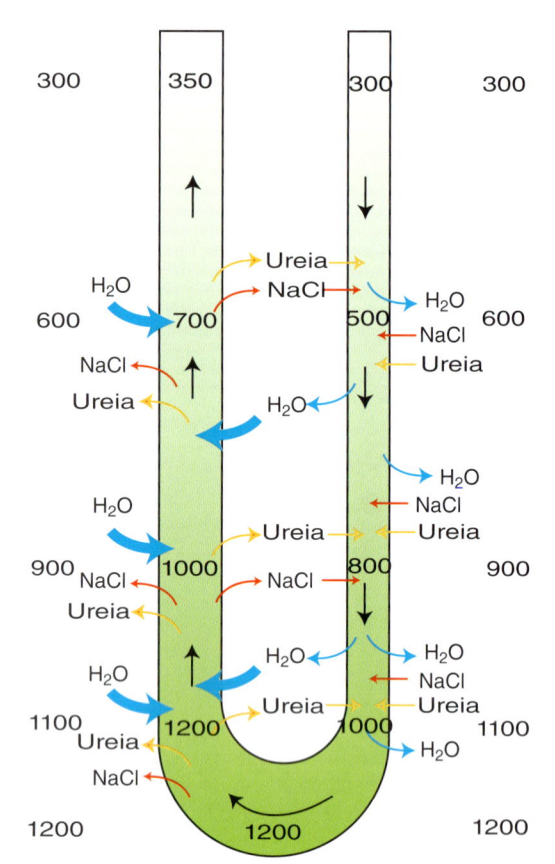

● **Figura 43.5** Troca contracorrente nos vasos retos. As paredes dos vasos retos são permeáveis à água, sal (*NaCl*) e ureia, e os vasos retos descendentes e ascendentes são paralelos e intimamente associados, com fluxos em direções opostas. O plasma entrando na medula nos vasos retos descendentes possui uma osmolalidade de cerca de 300 mOsm/kg H_2O, e aumenta progressivamente pelo equilíbrio com a osmolalidade intersticial progressivamente maior da medula interna. De modo similar, a osmolalidade plasmática diminui conforme o vaso passa por regiões de osmolalidade intersticial cada vez mais baixa. Em ambos os ramos dos vasos retos, o gradiente entre o plasma e a osmolalidade intersticial é reduzido pela movimentação de água e soluto em direções opostas. Esse sistema impede a dissipação do gradiente de concentração medular. Além disso, há uma remoção líquida de água do interstício devido à pressão hidrostática relativamente baixa e à pressão oncótica relativamente elevada nos vasos retos. O aumento da intensidade de cor representa o aumento do conteúdo soluto no lúmen dos vasos retos.

momento em que os vasos retos ascendentes deixam a medula, ocorre uma movimentação líquida de líquido para o capilar: (1) a pressão oncótica do plasma cai e (2) o fluxo sanguíneo nos vasos retos ascendentes é quase o dobro daquele nos vasos retos descendentes. Portanto, a disposição dos vasos retos em contracorrente, o equilíbrio passivo do plasma com as osmolalidades intersticiais variáveis nas diferentes regiões da medula e a pressão oncótica plasmática inicial relativamente elevada permitem a remoção de água e soluto do interstício medular sem que ocorra dissipação da hipertonicidade medular.

A reabsorção ativa de cloreto de sódio no ramo ascendente espesso e no túbulo contorcido distal dilui o líquido tubular

O ramo ascendente espesso e o túbulo contorcido distal reabsorvem Na^+ ativamente, o que orienta a reabsorção de Cl^- através de mecanismos descritos detalhadamente no Capítulo 42. Como esses segmentos são essencialmente impermeáveis à água, a reabsorção ativa do soluto leva a um declínio progressivo na osmolalidade do líquido tubular. Sendo assim, o ramo ascendente espesso e o túbulo contorcido distal são frequentemente denominados *segmentos diluidores*. O resultado é que o líquido tubular liberado para o ducto coletor é hipotônico, mesmo em um animal desidratado.

O hormônio antidiurético aumenta a concentração da urina pelo incremento da permeabilidade do ducto coletor à água e ureia

A geração da hipertonicidade medular e a diluição do líquido tubular nos segmentos distais do néfron preparam o ambiente para a eliminação da urina concentrada ou diluída, conforme justificado pelo estado volumétrico de líquido, pela tonicidade plasmática e pela pressão arterial do animal. A permeabilidade do ducto coletor à água, regulada pelo ADH (arginina vasotocina nas aves), determina a osmolalidade da urina excretada.

Durante a sobrecarga hídrica, o ADH está ausente e o ducto coletor é relativamente impermeável à água. O líquido tubular liberado pelo túbulo contorcido distal é hipotônico e se mantém assim, pois a água permanece no ducto coletor do lúmen. Portanto, na ausência de ADH, forma-se uma urina diluída e a água excedente é excretada (Figura 43.6).

Durante a desidratação, hipotensão ou depleção volumétrica, o ADH é liberado pela hipófise. A liberação de ADH é desencadeada por um pequeno aumento na osmolalidade plasmática, de 3 para 5 mOsm/kg H_2O, resultante da desidratação ou da sobrecarga de sal e pela redução da pressão arterial, como resultado da vasodilatação sistêmica, insuficiência cardíaca ou depleção volumétrica iso-osmótica causada por vômitos, diarreia ou hemorragia. Nessas circunstâncias,

o animal necessita reduzir a osmolalidade plasmática ao normal, ou restaurar o volume de líquido ou a pressão arterial.

Na presença de ADH, a água flui do líquido tubular diluído em direção às células dos ductos coletores e para o interstício medular hipertônico, abaixo do gradiente de concentração, produzindo alterações estruturais, que incluem o edema celular e a dilatação dos espaços intercelulares (Figura 43.7). Conforme o ducto coletor, agora permeável à água, atravessa a medula interna por regiões com osmolalidade do líquido intersticial progressivamente maior, o líquido tubular se equilibra pela difusão de água para o interstício e uma urina altamente concentrada é excretada.

O ADH regula, com precisão, a permeabilidade do ducto coletor à água, pela regulação da localização e abundância da proteína *aquaporina-2* (AQP2) do canal de água nas células do ducto coletor. Na ausência de ADH, a AQP2 fica contida nas vesículas citoplasmáticas das células principais e das células do DCMI (ver Figura 43.6). A secreção de ADH ativa o receptor V2 de vasopressina presente nas células principais e células DCMI, o que estimula bastante a inserção da AQP2 na membrana plasmática apical dessas células e a água passa espontaneamente através desses canais de água (ver Figura 43.7). A estimulação crônica do ADH leva a um aumento global na quantidade de AQP2 no ducto coletor; e de modo contrário, ADH cronicamente baixo leva à diminuição da expressão do AQP2. Como já mencionado, o ADH também aumenta a reabsorção de ureia pelo DCMI pelo aumento da fosforilação e expressão apical dos transportadores de ureia, UT-A1 e UT-A3, permitindo o acúmulo da maior concentração de ureia no interstício medular. Os canais de água basolaterais, aquaporina-3 e aquaporina-4, estão presentes na membrana plasmática basolateral, permitindo a movimentação de água de dentro da célula para o espaço intersticial hipertônico. Formas da condição clínica conhecida como *diabetes insípido nefrogênico*, caracterizada pela ausência de resposta renal ao ADH, são causadas por defeitos genéticos no

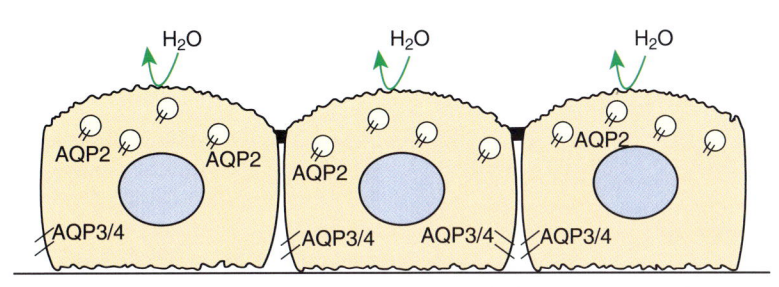

• **Figura 43.6** Epitélio do ducto coletor na ausência de hormônio antidiurético (ADH). Quando o ADH está ausente, a membrana plasmática apical é impermeável à água, e a urina diluída é excretada.

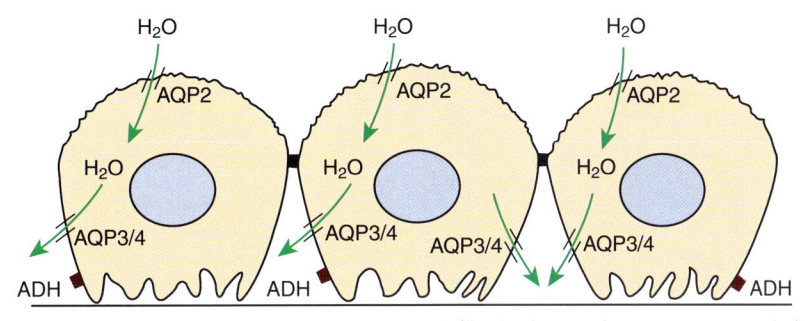

• **Figura 43.7** Permeabilidade à água da membrana plasmática apical do epitélio do ducto coletor na presença do hormônio antidiurético (ADH). O ADH se liga ao receptor de vasopressina tipo 2 (V2R, *quadrados vermelhos*) nas células principais, estimulando, assim, a inserção dos canais de água de aquaporina-2 (*AQP2*) na membrana plasmática apical e aumentando sua permeabilidade à água. A água entra nas células e passa pela membrana plasmática basolateral, via aquaporina-3 e 4 (*AQP3, AQP4*), para os espaços intracelulares laterais. As alterações morfológicas concorrentes incluem a translocação da membrana que contém os canais de água AQP2 das vesículas intracitoplasmáticas para a membrana plasmática apical, um edema celular no lúmen tubular e a dilatação dos espaços intercelulares laterais.

receptor V2 ou por anormalidades congênitas ou adquiridas das proteínas AQP2 ou uma deficiência nas mesmas, muitas vezes acompanhadas pela diminuição da expressão de outras aquaporinas.

Os efeitos do ADH o transporte de NaCl proximal ao ducto coletor também contribuem para a conservação do volume de líquido. O ADH estimula a reabsorção de NaCl no ramo ascendente espesso e túbulo contorcido distal. No ramo ascendente espesso, o aumento da reabsorção de NaCl eleva a hipertonicidade intersticial medular e dilui o líquido tubular. No túbulo contorcido distal, o aumento da captação de NaCl traz de volta o sal para a circulação sistêmica, o que leva ao aumento do volume intravascular, e dilui ainda mais o líquido tubular. Esses efeitos sobre a reabsorção de NaCl provavelmente contribuem para o aumento da reabsorção hídrica no ducto coletor pelo incremento do gradiente de concentração entre o líquido luminal do ducto coletor e o interstício medular. O ADH também aumenta a abundância e localização apical do canal epitelial de sódio, ENaC, nas células principais do ducto coletor cortical, aumentando, assim, a captação de sódio nesse segmento.

Em aves, homólogos do AQP2 estão presentes nos ductos coletores de néfrons semelhantes a mamíferos e são estimulados pela arginina vasotocina para aumentar a permeabilidade à água; um homólogo AQP4 aviário foi identificado na membrana plasmática basolateral das células do ducto coletor. A reabsorção de sal e água também ocorre distalmente aos ductos coletores. Elas não apresentam bexiga urinária; a urina flui dos rins, via ureteres, até a cloaca, onde ambos, o sal e a água, são reabsorvidos. Além disso, a urina cloacal passa de forma retrógrada para o trato digestório, onde sal e água adicionais são reabsorvidos. A importância desse processo com relação à recuperação, tanto do sal quanto da água, varia entre as espécies de aves.

As células na medula interna adaptam-se à hiperosmolalidade intersticial pelo acúmulo de osmólitos orgânicos

As células na medula interna não somente existem em um ambiente hipertônico, mas também regulam o volume celular durante as alterações na osmolalidade ambiente. São capazes de acumular *osmólitos* orgânicos, que mantêm a pressão osmótica intracelular e impedem o encolhimento das células, sem aumentos acentuados na concentração de eletrólitos intracelulares. Essas substâncias incluem sorbitol, betaína, mioinositol, aminoácidos e glicerofosforilcolina (GPC). As concentrações intracelulares desses osmólitos variam com o estado diurético do animal, aumentando durante os períodos de concentração da urina, quando a osmolalidade intersticial medular é maximizada, e reduzindo-se durante a diurese, quando a osmolalidade intersticial medular é reduzida. As alterações no teor intracelular de osmólitos orgânicos em resposta às alterações na osmolalidade ambiente ocorrem por modificações paralelas na produção (p. ex., sorbitol, GPC) ou no transporte transmembrana (p. ex., betaína, mioinositol, aminoácidos) dos osmólitos, ou por contrarregulação da degradação de osmólitos (p. ex., GPC).

CORRELAÇÕES CLÍNICAS

Diabetes insípido

Relato
Uma cliente apresenta sua Boston Terrier fêmea, de 6 meses de idade, com uma queixa de consumo de água e micção excessivos.

Exame clínico
A avaliação clínica não revela anormalidades. A cadela encontra-se alerta e ativa. A urinálise está normal e a densidade da urina é de 1,002 (osmolalidade, 152 mOsm/kg H_2O). O perfil bioquímico sérico e o hemograma completo (CBC) estão normais.

Você admite a cadela em sua clínica para um teste de privação de água modificado. A urina não se concentra, apesar de uma perda de 5% do peso corporal. Você administra vasopressina (ADH) e a densidade urinária vai para 1,029 (osmolalidade, 852 mOsm/kg H_2O) após uma hora.

Comentário
A cadela apresenta *diabetes insípido central* (DI), que é uma deficiência de ADH. O ramo ascendente espesso da alça de Henle e o túbulo contorcido distal diluem a urina. A absorção de água livre de solutos no ducto coletor depende da ação do ADH. Na ausência desse hormônio, o excesso de água é excretado e o cão ingere líquido vorazmente para prevenir a desidratação.

Outras causas da excreção de urina diluída (osmolalidade urinária bem menor do que a osmolalidade sérica) são a polidipsia psicogênica, o hiperadrenocorticismo, a terapia com glicocorticoides, a hipercalcemia, a hipopotassemia e o DI nefrogênico. A maioria dessas causas pode ser identificada por uma anamnese minuciosa, avaliação física, hemograma e perfil bioquímico sérico. Quando somente a polidipsia psicogênica, o DI central e o DI nefrogênico permanecem no diagnóstico diferencial, este em geral pode ser realizado utilizando-se o teste de privação de água modificado. Os animais com polidipsia psicogênica podem secretar ADH e têm rins normais; portanto, concentram sua urina após a privação de água. Os cães com DI podem concentrar sua urina de forma mínima ou simplesmente não a concentrar após a privação de água. Se o problema for a liberação insuficiente de ADH (DI central), a concentração da urina aumenta em resposta ao ADH exógeno. Se os rins não forem responsivos ao ADH (DI nefrogênico), a concentração da urina não aumenta em resposta a uma quantidade adicional de ADH.

Tratamento
O tratamento do DI central inclui o livre acesso à água e a administração diária de um análogo à vasopressina, como a desmopressina (DDAVP), por via parenteral ou intranasal.

Insuficiência renal crônica

Relato
Você recomenda um tratamento dentário para um Schnauzer miniatura, macho, com 15 anos de idade, que aparentemente está em boas condições de saúde. Antes da administração do anestésico geral a esse animal idoso, você obtém um hemograma, o perfil bioquímico sérico e a urinálise para detectar alguma disfunção orgânica subclínica.

Exame clínico
O CBC e o perfil bioquímico sérico estão normais. A urinálise está normal, com uma densidade urinária de 1,010 (osmolalidade, 352 mOsm/kg H_2O). Você solicita que o dono envie uma amostra da urina do cão da primeira micção do dia. A densidade dessa amostra é de 1,012 (osmolalidade, 401 mOsm/kg H_2O).

Comentário
A *insuficiência renal crônica* é comum em pacientes geriátricos, sendo provavelmente responsável pelos dois valores da densidade urinária, na "variação fixa" de 1,008 a 1,012. Esses valores correspondem a osmolalidades similares ou levemente maiores em relação à osmolalidade plasmática normal. Uma avaliação adicional deveria ser realizada para verificar se esse animal não pode diluir nem concentrar sua urina de forma significativa; no entanto, em um animal em idade avançada, na ausência de outras anormalidades clínicas ou laboratoriais, uma avaliação clínica adicional raramente é indicada.

Na insuficiência renal crônica, a perda de néfrons funcionais é inicialmente manifestada pela incapacidade de alterar significativamente a concentração da urina em resposta a uma carga de água ou à privação desta. Os néfrons residuais são inicialmente capazes de manter taxas de filtração adequadas, prevenindo a azotemia (níveis séricos elevados de creatinina e ureia), mas o aumento compensatório nas taxas de fluxo em

CORRELAÇÕES CLÍNICAS (*continuação*)

néfrons individuais provavelmente excede a capacidade do ramo ascendente espesso e do túbulo contorcido distal de diluir o líquido tubular de modo significativo, ou de gerar um gradiente de concentração medular alto. Ademais, a perda de néfrons provavelmente altera a arquitetura medular de tal maneira que o mecanismo de contracorrente e a manutenção da hipertonicidade medular ficam ainda mais comprometidos. Como resultado dessas alterações, o líquido tubular não pode ser concentrado muito acima ou diluído abaixo do nível da osmolalidade plasmática. Se houver uma perda progressiva de néfrons, a taxa de filtração glomerular continuará a reduzir-se e a insuficiência renal será estabelecida.

Tratamento

É importante estar ciente de que seu paciente apresenta insuficiência renal crônica e é incapaz de responder de forma eficaz a alterações na ingestão de sal e líquidos. O fornecimento de água deve ser interrompido apenas por períodos breves e deve-se ter cuidado no suporte do animal com líquidos intravenosos durante a anestesia, evitando uma sobrecarga líquida.

Uma dieta com baixo teor de proteínas, altamente biodisponível, que também possua baixos teores de sódio e fósforo, poderá atrasar a progressão da doença renal crônica, adiando o início da insuficiência renal, pelo menos em algumas espécies.

Questões de revisão

1. A maior parte da água filtrada é reabsorvida por qual segmento do túbulo renal?
   a. Túbulo proximal
   b. Ramos delgados da alça de Henle
   c. Ramo ascendente espesso da alça de Henle
   d. Ducto coletor cortical
   e. Ducto coletor medular interno
2. Os rins respondem rapidamente às exigências variáveis de água. A capacidade de alterar com rapidez a taxa de excreção de água pela concentração ou diluição da urina resulta de diversos fatores. Qual dos itens a seguir não contribui para essa capacidade?
   a. A geração de um interstício medular hipertônico
   b. O fluxo contracorrente e as permeabilidades diferenciais ao sal e à água nos ramos delgados da alça de Henle
   c. A diluição do líquido tubular pelo ramo ascendente espesso e pelo túbulo contorcido distal
   d. A resposta do ducto coletor ao hormônio antidiurético (ADH)
   e. O fluxo contracorrente regulado pelo ADH e a maior permeabilidade à água nos vasos retos
3. O interstício medular hipertônico é gerado, em grande parte, por:
   a. Transporte ativo de Na⁺ pela porção reta do túbulo proximal
   b. Reabsorção ativa de Na⁺ pelo ramo delgado ascendente da alça de Henle, impermeável à água

   c. Reabsorção ativa de Na⁺ pelo ramo ascendente espesso da alça de Henle, impermeável à água
   d. Aumento dos canais de água na membrana plasmática apical das células do ducto coletor, sob a influência do ADH
   e. Maior permeabilidade à ureia do ramo espesso ascendente da alça de Henle, sob a influência do ADH
4. Na desidratação, o ADH é liberado, o qual reduz a excreção de água por:
   a. Aumentar a reabsorção de água nos túbulos proximais pelo estímulo da Na⁺,K⁺-ATPase
   b. Aumentar a reabsorção de água no ramo ascendente espesso pelo estímulo da inserção de canais de água de aquaporina-2 na membrana plasmática apical
   c. Aumentar a reabsorção de água no ducto coletor pelo estímulo da atividade da Na⁺,K⁺-ATPase
   d. Aumentar a reabsorção de água no ducto coletor pelo estímulo da inserção de canais de água de aquaporina-2 na membrana plasmática apical
   e. Reduzir a taxa de filtração glomerular pela ativação do *feedback* tubuloglomerular
5. Em situações clínicas, a excreção da urina diluída pode ser causada por todos os itens a seguir, *exceto*:
   a. Doença renal crônica
   b. Administração de glicocorticoides
   c. Deficiência de ADH
   d. Hipercalcemia
   e. Hipoperfusão renal aguda

Bibliografia

Knepper MA, Kwon T, Nielsen S. Molecular physiology of water balance. *N Engl J Med*. 2015;372(14):1349–1358.

Laverty G, Skadhauge E. Adaptive strategies for post-renal handling of urine in birds. *Comp Biochem Physiol A Mol Integr Physiol*. 2008;149(3):246–254.

Nishimura H. Urine concentration and avian aquaporin water channels. *Pflugers Arch*. 2008;456(4):755–768.

Pallone TL, Edwards A, Mattson DL. Renal medullary microcirculation. *Compr Physiol*. 2012;2(1):97–140.

Pannabecker TL. Comparative physiology and architecture associated with the mammalian urine concentrating mechanism: role of inner medullary water and urea transport pathways in the rodent medulla. *Am J Physiol Regul Integr Comp Physiol*. 2013; 304:R488–R503.

Rosenthal R, Gunzel D, Theune D, et al. Water channels and barriers formed by claudins. *Ann N Y Acad Sci*. 2017;1397:100–109.

Sands JM, Layton HE. Advances in understanding the urine-concentrating mechanism. *Annu Rev Physiol*. 2014;76:387–409.

Sands JM, Layton HE, Fenton RA, et al. Urine concentration and dilution. In: Skorecki K, Chertow GM, Marsden PA, eds. *Brenner & Rector's the Kidney*. 10th ed. Philadelphia: Elsevier, Inc; 2016.

Yang B, Sands JM, eds. Urea transporters. In: *Subcell Biochem*. Vol 73. Springer Nature; 2014.

44

Equilíbrio Acidobásico

JILL W. VERLANDER

PONTOS-CHAVE

1. Os tampões, os pulmões e os rins mantêm o equilíbrio acidobásico atuando em conjunto.
2. Os rins reabsorvem essencialmente todo o bicarbonato filtrado.
3. Os rins excretam o excesso de ácidos e produzem um "novo" bicarbonato no processo da excreção líquida de ácido.
4. A excreção líquida de ácido é a soma do ácido titulável urinário mais a amônia urinária, menos o bicarbonato urinário.
5. O ácido titulável urinário é formado a partir dos prótons secretados pelas células epiteliais tubulares, que se ligam aos tampões filtrados no líquido tubular, e contribui para a formação de um novo bicarbonato.
6. O metabolismo da amônia renal gera o maior componente da excreção líquida de ácidos e produção de novo bicarbonato.
7. O túbulo proximal possui uma alta capacidade de secretar H^+, reabsorver bicarbonato e metabolizar amônia.
8. O ramo espesso ascendente da alça de Henle absorve o bicarbonato filtrado.
9. O ducto coletor determina o pH final da urina.
10. O ducto coletor pode secretar prótons e amônia, reabsorver bicarbonato e gerar urina ácida.
11. O ducto coletor pode secretar bicarbonato e gerar uma urina alcalina.

Os tampões, os pulmões e os rins mantêm o equilíbrio acidobásico atuando em conjunto

O pH normal do sangue é de aproximadamente 7,4; o funcionamento celular normal requer um pH próximo desse valor. Três sistemas mantêm a homeostase acidobásica: (1) os tampões intra e extracelulares, (2) os pulmões e (3) os rins. Os dois primeiros realizam rápidas correções no pH sanguíneo, enquanto os rins controlam a homeostase acidobásica de forma mais lenta, geram novo bicarbonato e excretam o excesso de íons de hidrogênio (H^+).

A manutenção do equilíbrio acidobásico requer a prevenção do excesso de ácido no organismo, o que constantemente produz ácido, como um subproduto do metabolismo. A quantidade de ácido produzida varia dependendo de alterações na dieta, exercícios, outras funções orgânicas e, nas aves, das fases do ciclo de postura de ovos. Portanto, os sistemas que mantêm a homeostase acidobásica devem se adaptar às alterações na carga ácida. Com menos frequência, o excesso de bases deve ser eliminado.

Vários tampões intra e extracelulares titulam o H^+ para manter um pH fisiológico. Estes incluem hemoglobina e outras proteínas, carbonato ósseo, fosfato e bicarbonato (HCO_3^-). Esses tampões normalizam o pH rapidamente após alterações agudas na carga ácida, a menos que a capacidade de tamponamento seja excedida. Além disso, durante a acidose metabólica crônica, os ossos fornecem um reservatório de tampão mobilizado para ajudar a normalizar o pH sistêmico. O excesso de H^+ e a redução de HCO_3^- no líquido extracelular promovem a dissolução óssea, tanto a físico-química quanto a mediada por osteoclastos, liberando carbonato, que tampona o H^+. Na acidose crônica, isso pode resultar em densidade mineral óssea anormalmente baixa.

O sistema respiratório também responde com rapidez para manter o pH sanguíneo normal, alterando a taxa de remoção do dióxido de carbono (CO_2) do sangue. A enzima anidrase carbônica (CA), presente nos eritrócitos e em várias outras células, catalisa o primeiro passo na seguinte reação, enquanto o segundo passo ocorre instantaneamente:

$$CO_2 + H_2O \overset{CA}{\leftrightarrow} H_2CO_3 \leftrightarrow H^+ + HCO_3^-$$

A remoção de CO_2 do sangue pela respiração altera essa reação para a esquerda e a concentração de H^+ é, consequentemente, reduzida (o pH é aumentado). Portanto, o pulmão é uma via importante de estabilização do pH sanguíneo, particularmente em resposta a alterações rápidas na carga ácida, mas não elimina o ácido do organismo.

Os rins são a terceira linha de defesa do equilíbrio acidobásico. Embora os sistemas de tamponamento e respiratório sejam capazes de estabilizar o pH sanguíneo, os rins são responsáveis pela excreção real do H^+ excedente e manutenção dos níveis plasmáticos normais de HCO_3^-. Os rins reabsorvem o bicarbonato filtrado e excretam ácido líquido de modo eficaz pelos efeitos combinados de (1) anidrases carbônicas, que disponibilizam prótons e bicarbonato para o transporte; (2) transportadores que movem o H^+ das células epiteliais para o líquido tubular e bicarbonato para o líquido intersticial; (3) tampões que "aprisionam" prótons e minimizam as elevações na concentração de H^+ no líquido tubular; e (4) metabolismo e secreção regulados da amônia renal, o que corresponde pela maior parte da resposta renal para regulação da excreção de ácidos.

Os rins reabsorvem essencialmente todo o bicarbonato filtrado

Como descrito no Capítulo 42, o túbulo proximal reabsorve a maior parte do HCO_3^- filtrado. O HCO_3^- plasmático é livremente filtrado, e essencialmente todo o bicarbonato filtrado é reabsorvido pelas células epiteliais tubulares renais. A maioria do bicarbonato filtrado é reabsorvida no final do túbulo proximal. O bicarbonato no líquido tubular não é reabsorvido pelo transporte transepitelial de HCO_3^- por si só, mas envolve um mecanismo mais complexo. O H^+ secretado através da membrana plasmática apical das células tubulares proximais é combinado com o HCO_3^- luminal para formar o ácido carbônico (H_2CO_3), que é convertido em H_2O e CO_2; a última reação é catalisada pela anidrase carbônica associada à membrana plasmática apical. O CO_2 cruza a membrana plasmática em direção à célula, pelo menos em parte, por difusão, mas também pode ser facilitado pelo canal de água, aquaporina-1, que se demonstrou funcionar *in vitro* como um canal de CO_2 nas células tubulares proximais. A anidrase carbônica intracelular catalisa a hidratação do CO_2 para formar H^+ e HCO_3^-, que são transportados através das membranas plasmáticas apical e basolateral, respectivamente, via transportadores de membrana em uma seção posterior. Por esse processo em múltiplas etapas, ilustrado na Figura 42.7, o bicarbonato filtrado é reabsorvido. Embora grandes quantidades de HCO_3^- luminal sejam reabsorvidas no túbulo proximal, nos segmentos tubulares proximais iniciais, quantidades aproximadamente proporcionais de H_2O são reabsorvidas, e assim a concentração luminal de HCO_3^- permanece semelhante àquela do filtrado glomerular até as porções seguintes do túbulo proximal.

Os rins excretam o excesso de ácidos e produzem um "novo" bicarbonato no processo de excreção líquida de ácido

Conforme previamente mencionado, embora o sistema respiratório e os ossos contribuam bastante para a manutenção do pH sanguíneo, apenas os rins são capazes de excretar o excesso de ácidos gerado como um bioproduto do metabolismo. Além disso, a reabsorção renal normal de essencialmente todo o bicarbonato filtrado não contribui para a excreção de ácidos, mas meramente restaura o bicarbonato filtrado para o plasma onde é originado. A excreção ácida líquida (EAL) renal não somente envolve a secreção de prótons pelas células, mas também a formação intracelular de "novo" bicarbonato e seu transporte para o interstício, onde pode adentrar a corrente sanguínea. Assim, a EAL renal é, em essência, equivalente à quantidade de "novo" bicarbonato disponibilizado para a circulação sistêmica, e essas quantidades variam dependendo das condições fisiológicas.

A excreção líquida de ácido é a soma do ácido titulável urinário mais a amônia urinária, menos o bicarbonato urinário

A EAL renal total é determinada pela taxa de três processos principais, que são a excreção ácida titulável, excreção de amônia e excreção de bicarbonato. É representada pela equação:

$$EAL = V (U_{TA} + U_{NH4^+} - U_{HCO3^-})$$

Em que V é o volume de urina excretado/unidade de tempo, U_{TA} é a concentração urinária e ácidos tituláveis, U_{NH4^+} é a concentração urinária de amônia, e U_{HCO3^-} é a concentração urinária de bicarbonato. Na maioria das circunstâncias em carnívoros e onívoros, o U_{HCO3^-} é essencialmente zero e a EAL é efetivamente a soma da excreção urinária de ácidos tituláveis e amônia. Entretanto, em algumas circunstâncias a excreção urinária de bicarbonato pode ser significativa, em tal caso que a excreção urinária de bicarbonato reduz a EAL. De fato, em bovinos saudáveis alimentados com silagem, a EAL é tipicamente negativa devido à carga alcalina líquida oriunda da alimentação. Por fim, embora o pH urinário

possa ser tão baixo quanto cerca de 4,3 sob condições extremas, a contribuição de prótons livres na urina para a EAL é trivial. Isso ocorre porque o menor pH urinário alcançável é equivalente a uma concentração de H^+ na faixa de 10 a 100 $\mu mol/\ell$, o que possui uma ordem de grandeza menor do que a concentração urinária de ácidos tituláveis e amônia.

Na maioria das circunstâncias, os componentes principais da EAL são a excreção de ácidos tituláveis e amônia. *Ácidos tituláveis* são solutos urinários, que são filtrados na forma de base e se ligam aos prótons secretados no líquido tubular. Ácidos tituláveis possuem um pKa maior do que o pH sistêmico e menor do que o pH urinário típico, o que permite a filtração da forma básica e titulação no líquido tubular para a forma ácida. A *amônia* também serve como um tampão no líquido tubular, mas como o pKa da amônia é alto, cerca de 9,15, ela existe quase exclusivamente como amônio no plasma e, assim, é distinta dos ácidos tituláveis. A contribuição da amônia para a EAL depende, em grande parte, da geração intracelular de amônia (NH_3) no túbulo proximal e subsequente protonação e excreção na forma iônica amônio (NH_4^+), em vez da filtração da forma básica e da titulação para a forma ácida no líquido tubular. Comparada com a excreção de ácido titulável, a excreção de amônio corresponde para mais excreção ácida sob condições basais e aumenta mais ainda quando a excreção ácida está regulada para cima; assim, a excreção de amônio é o componente mais importante da EAL renal (Figura 44.1).

O ácido titulável urinário é formado a partir dos prótons secretados pelas células epiteliais tubulares, que se ligam aos tampões filtrados no líquido tubular, e contribui para a formação de um novo bicarbonato

Os rins secretam H^+, principalmente no túbulo proximal, ramo ascendente espesso da alça de Henle e ducto coletor. Esses segmentos utilizam diferentes mecanismos para secretar prótons e para controlar o pH sanguíneo com exatidão. O túbulo proximal secreta a maior parte dos ácidos, enquanto o ducto coletor é o controlador final da EAL e pH urinário.

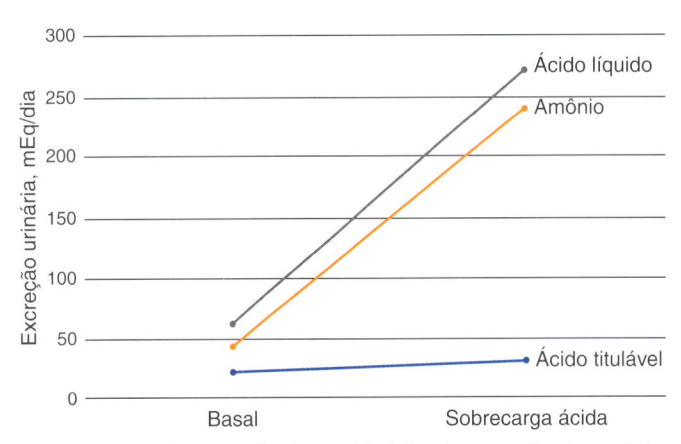

● **Figura 44.1** Comparação da contribuição da excreção de amônio e excreção de ácidos tituláveis com excreção ácida líquida (EAL) em humanos em situações basais e após sobrecarga de ácidos. A excreção de amônio corresponde a mais da metade de EAL em níveis basais. Com a sobrecarga de ácidos, a excreção de ácidos tituláveis aumenta pouco, mas a maioria do aumento na excreção ácida líquida ocorre devido ao aumento expressivo da excreção de amônio. (Fonte: Lemann J, Bushinsky DA, Hamm LL. Bone buffering of acid and base in humans. *Am J Physiol Renal Physiol.* 2003; 285:F811-F832.)

A maior parte do H⁺ secretado é transportada através da membrana plasmática apical pelos três transportadores a seguir: (1) um íon sódio (Na⁺)/permutador de H⁺, (2) uma bomba de adenosina trifosfatase de H⁺ (ATPase), e (3) uma bomba de H⁺,K⁺-ATPase. O permutador de Na⁺/H⁺ secreta o ácido através da troca eletricamente neutra de Na⁺ luminal por H⁺ intracelular. O gradiente de Na⁺ gerado pela H⁺,K⁺-ATPase basolateral direciona a troca de Na⁺/H⁺ (transporte ativo secundário). Essa troca é a principal via de secreção do H⁺ no túbulo proximal e no ramo ascendente espesso.

A bomba de Na⁺-ATPase eletrogênica transporta ativamente o H⁺ intracelular através da membrana plasmática apical, contribuindo para uma carga resultante positiva no líquido tubular. A bomba eletrogênica de prótons é o mecanismo primário de secreção de prótons no ducto coletor e também contribui para a secreção de prótons no túbulo proximal.

As bombas H⁺,K⁺-ATPase do ducto coletor, que são semelhantes às bombas de prótons gástricos e colônicos, secretam ácido ativamente através de troca eletricamente neutra de H⁺ intracelular por K⁺ no líquido tubular. Embora a bomba de H⁺-ATPase seja responsável pela maior parte da secreção de H⁺ pelo ducto coletor, a H⁺,K⁺-ATPase pode contribuir igualmente ou exceder a taxa de secreção de ácido da bomba de H⁺-ATPase sob algumas condições.

O fosfato filtrado está em sua forma básica, e o H⁺ secretado no líquido tubular titula o HPO_4^{2-} para formar o $H_2PO_4^-$. O íon de fosfato monovalente $H_2PO_4^-$ é insolúvel em lipídios e é transportado somente em taxas muito baixas nos cotransportadores apicais de Na⁺-fosfato inorgânico (P_i) presentes no túbulo proximal. Assim, os prótons ligados a $H_2PO_4^-$ secretados são retidos no líquido tubular. Esse é o principal componente da acidez titulável excretada por rins mamíferos. Outros tampões luminais que contribuem significativamente para a acidez titulável urinária são a creatinina e o citrato.

Em aves, a titulação de urato luminal forma o ácido úrico. Além de não ser lipossolúvel, o ácido úrico também apresenta uma baixa solubilidade aquosa e, consequentemente, uma proporção significativa de ácido é removida como precipitados de ácido úrico.

A amônia é o outro tampão importante, que contribui para a excreção de ácidos, sendo a excreção de amônio o principal componente da excreção ácida renal sob condições basais e durante a acidose metabólica. Ao contrário do fosfato e bicarbonato, a amônia/amônio luminal surge quase exclusivamente a partir da produção tubular proximal e secreção, e não da filtração glomerular. O papel extremamente importante da amônia na excreção ácida será discutido posteriormente.

Embora o bicarbonato filtrado tampone os prótons secretados, essencialmente todo bicarbonato filtrado é reabsorvido pelo mecanismo já descrito. Assim, embora seja essencial para a manutenção da homeostase acidobásica, não contribui para o ácido titulável urinário ou EAL.

A secreção líquida apical de ácido é coordenada com a formação intracelular e absorção basolateral de "novo" bicarbonato (*vs.* bicarbonato filtrado), o que repõe o bicarbonato plasmático consumido pela produção ácida endógena. No túbulo proximal, o bicarbonato formado na célula é transportado para o líquido intersticial, sobretudo via cotransportador de bicarbonato de sódio, NBCe1-A. No ramo ascendente espesso, há diversos mecanismos de transporte bilateral de bicarbonato. A absorção basolateral de bicarbonato é provavelmente mediada, em parte, pela substituição de HCO_3^- por Cl⁻ no cotransportador basolateral de KCl, KCC4, e por permuta basolateral entre Cl⁻/HCO_3^-, possivelmente via trocador de ânion 2 (AE2). No ducto coletor, o permutador de ânions basolateral, kAE1 é um permutador de cloreto/bicarbonato responsável pela maior parte da absorção de bicarbonato por células secretoras de ácido.

A Figura 44.2 ilustra esquematicamente a secreção coordenada de prótons, tamponamento luminal de prótons secretados formando ácidos tituláveis, além da absorção de "novo" bicarbonato.

O metabolismo da amônia renal gera o maior componente da excreção líquida de ácidos e produção de novo bicarbonato

O metabolismo renal de amônia é o principal componente na manutenção do equilíbrio acidobásico e está ilustrado na Figura 44.3. Nas células do túbulo proximal, o aminoácido *glutamina* é metabolizado,

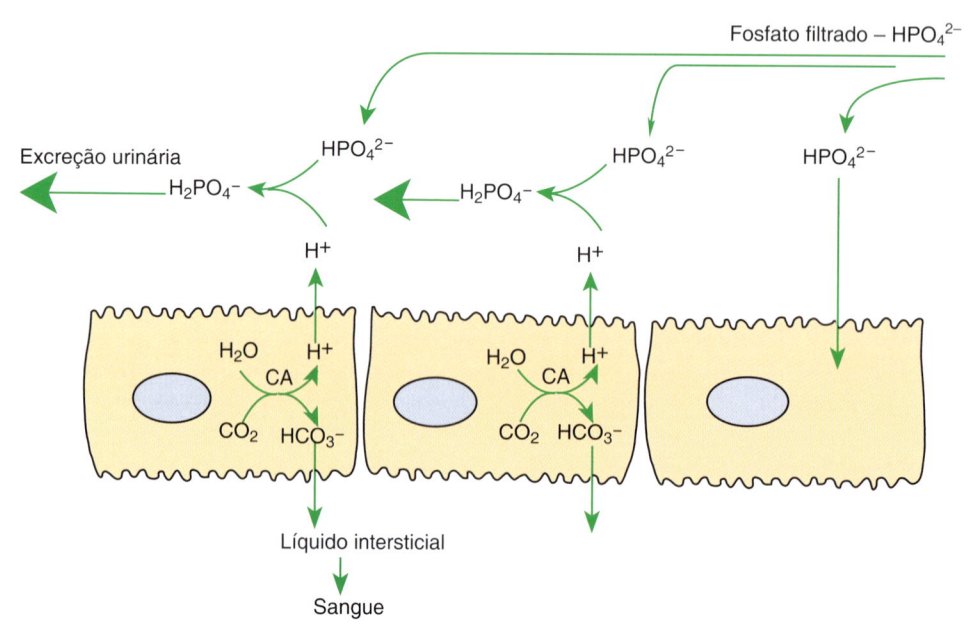

• **Figura 44.2** Ilustração esquemática da secreção de prótons e produção de novo bicarbonato, resultantes da excreção urinária de ácidos tituláveis. Tampões filtrados, principalmente HPO_4^{2-}, mas também a creatinina e o citrato, são titulados para a forma ácida no líquido tubular por prótons secretados e excretados, e o novo bicarbonato formado na célula é transportado através da membrana plasmática basolateral e absorvido para o sangue.

produzindo NH_3 e H^+. Esse processo é denominado *amoniogênese*. A amoniogênese líquida envolve enzimas citoplasmáticas e mitocondriais que metabolizam glutamina, assim como um processo que assimila amônia para sintetizar glutamina. O metabolismo de glutamina envolve a glutaminase fosfato-dependente mitocondrial e carboxiquinase fosfoenolpiruvato citoplasmática, enquanto a assimilação da amônia para formar glutamina é catalisada pela glutamina-sintetase citoplasmática. Conforme já mencionado, como o pKa da amônia é cerca de 9,15, em pH fisiológico, essencialmente toda a amônia está na forma de NH_4^+. A NH_4^+ intracelular entra no líquido tubular por meio do transporte mediado por carreadores, pela substituição do H^+ no permutador de Na^+/H^+. O metabolismo da glutamina também produz novos ânions de bicarbonato, que são transportados através da membrana plasmática basolateral e repõem o bicarbonato sistêmico. Assim, a amoniogênese do túbulo proximal permite a secreção de ácidos, a produção de novo bicarbonato e a absorção e distribuição distal do amônio. Conforme demonstrado na Figura 44.1, a amoniogênese renal e a excreção de NH_4^+ são aumentadas pela acidose, constituindo o principal componente da resposta renal a uma elevação na carga ácida.

No ramo ascendente espesso da alça de Henle, o NH_4^+ luminal é reabsorvido pela substituição de K^+ no cotransportador de $Na^+,K^+,2Cl^-$ (NKCC2). A reabsorção do NH_4^+ nesse segmento reduz a quantidade de espécies de amônia liberadas no líquido tubular até o túbulo distal final e aumenta o amônio no interstício medular.

As elevadas concentrações de NH_4^+ são aumentadas e mantidas no interstício medular por um sistema de multiplicação contracorrente

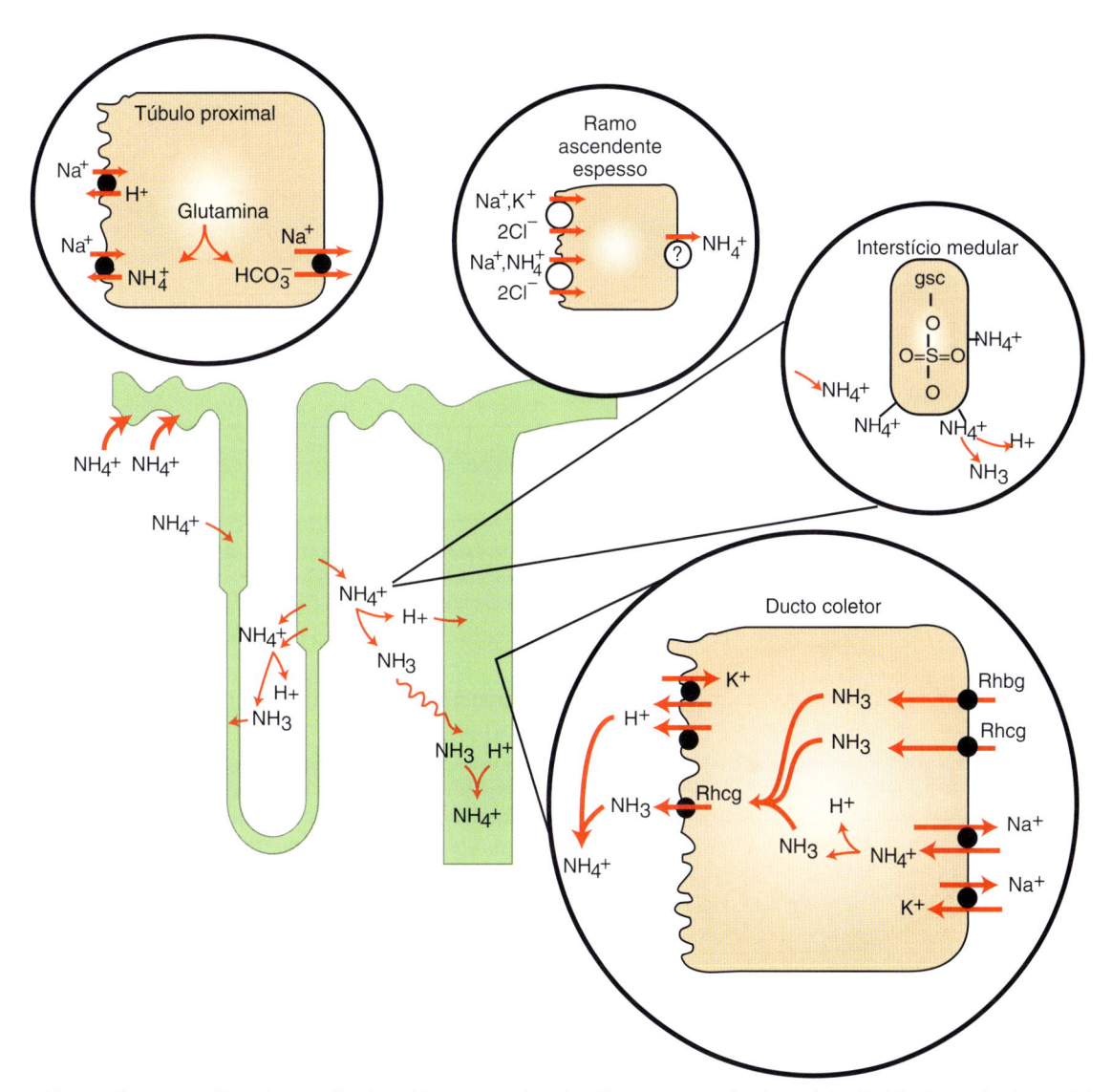

• Figura 44.3 Ilustração esquemática dos papéis dos vários segmentos do néfron na excreção de amônia. No túbulo proximal, o metabolismo da glutamina gera íon amônio (NH_4^+) e bicarbonato (HCO_3^-). O NH_4^+ é secretado no lúmen pela substituição por H^+ no permutador de Na^+/H^+ na membrana plasmática apical e o HCO_3^- é transportado para o líquido intersticial via cotransportador eletrogênico de bicarbonato de sódio, NBCel-A. O íon amônio é reciclado na alça de Henle pela reabsorção pelo ramo ascendente espesso, no qual o NH_4^+ é reabsorvido pela substituição de K^+ no cotransportador de $Na^+/K^+,2$ Cl^- na membrana plasmática apical, o que é seguido por algum tipo de transporte facilitado através da membrana plasmática basolateral. A elevação da concentração intersticial de NH_3 e NH_4^+ resulta na movimentação nos ramos delgados descendentes da alça de Henle e no retorno subsequente ao ramo ascendente espesso. Essa reciclagem medular ocasiona uma concentração elevada de amônia (NH_3) e NH_4^+ no interstício medular, assistida pela ligação reversível a sulfatidas intersticiais (demonstrada esquematicamente na visão expandida), e impede o seu retorno ao córtex, onde seria reabsorvida para o sangue. Amônia ou NH_4^+ é transportada por transportadores específicos de amônia (as glicoproteínas Rh, Rhbg e Rhcg) no ducto coletor e pela substituição de NH_4^+ por K^+ na Na^+,K^+-ATPase no ducto coletor intermedular, e é excretada na urina.

na alça de Henle similar àquele descrito no Capítulo 43, e pela ligação reversível do NH_4^+ às sulfatidas, glicoesfingolipídios aniônicos, abundantes no interstício medular. Esse processo cria um gradiente de concentração acentuado para a NH_3/NH_4^+, que favorece sua movimentação a partir do interstício medular para as células do ducto coletor medular. Até recentemente, o modelo predominante para a excreção de NH_4^+ no ducto coletor era a *difusão e retenção* de NH_3. Acreditava-se que o NH_3 se difundia livremente através das membranas plasmáticas e no líquido luminal, onde se ligava aos prótons para formar NH_4^+, tornando-os impermeáveis para passarem através das membranas plasmáticas e retidos no líquido luminal. No entanto, a NH_3, embora não seja uma molécula carregada, *é* uma molécula polar parecida com a água, e sabe-se agora que a bicamada lipídica é relativamente impermeável à NH_3. De fato, transportadores específicos de amônia, as glicoproteínas Rhcg e Rhbg, estão presentes em membranas plasmáticas da maioria dos tipos de células no ducto coletor e facilitam o transporte transepitelial de amônia. Esses transportadores são necessários para o transporte normal de amônia no ducto coletor e a excreção de amônia renal, e sua abundância e distribuição subcelular são reguladas de acordo com as condições fisiológicas que aumentam a excreção de amônia renal, como a acidose. Além disso, no terminal do ducto coletor medular interno, o NH_4^+ é transportado através da substituição por K^+ na Na^+,K^+-ATPase basolateral.

Em essência, toda a NH_3 secretada se liga ao H^+ secretado para formar NH_4^+ no líquido tubular luminal. A formação de NH_4^+ a partir de NH_3^- intraluminal e H^+ reduz a concentração de ambos NH_3 e H^+ no líquido tubular. Isso contribui para a manutenção de um gradiente favorável à difusão da NH_3 para o líquido tubular, eleva o pH do líquido tubular e reduz o gradiente eletroquímico para o H^+, criado pela secreção ativa de prótons no ducto coletor.

Por fim, os aspectos comparativos da excreção da amônia são intrigantes. A amoniogênese e a excreção da amônia são importantes mecanismos de controle da homeostase acidobásica em camundongos, ratos, cães, frangos e humanos. Nessas espécies, a excreção da amônia é responsável por até 60% da EAL em condições basais, podendo chegar até 90% da EAL em modelos de acidose metabólica. Entretanto, esses achados não podem ser generalizados para outras espécies. Os coelhos apresentam baixas taxas de excreção urinária basal de amônia e a excreção dessa substância não é aumentada durante a acidose metabólica. Em um modelo de acidose metabólica, gatos domésticos acidificaram a urina, mas aparentemente não aumentaram a amoniogênese renal e apenas aumentaram a excreção urinária de amônia a um nível comparável ao de excreção basal em camundongos. Em humanos, ratos e camundongos, a restrição dietética de potássio aumenta a excreção renal de amônia, apesar do desenvolvimento simultâneo da alcalose metabólica; mas a restrição de potássio provoca acidose metabólica em cães e gatos, e reduz a excreção renal de amônia em cães.

O túbulo proximal possui uma alta capacidade de secretar H+, reabsorver bicarbonato e metabolizar amônia

O túbulo proximal não somente reabsorve a maior parte do bicarbonato filtrado, como também contribui para a secreção ácida líquida pela secreção de prótons excretados como ácidos tituláveis, gera e secreta íon amônio, e gera novo bicarbonato no meio intracelular. O HCO_3^- é transportado para o lado do sangue do túbulo, principalmente pelo cotransportador basolateral de bicarbonato de sódio eletrogênico, NBCe1-A. Ao mesmo tempo, o H^+ é transportado

para o lúmen primariamente pelo contratransportador de Na^+/H^+, mas também pela bomba de H^+-ATPase, capaz de transportar até 35% do total de H^+ secretado pelo túbulo proximal.

Em animais com função renal normal, a secreção de ácidos, o metabolismo de amônia, e a geração e a absorção de bicarbonato no túbulo proximal estão aumentadas durante a acidose metabólica crônica. Diversos hormônios regulam a reabsorção de bicarbonato e a secreção ácida no túbulo proximal: a angiotensina II estimula o transporte pelo cotransportador basolateral de bicarbonato de sódio, NBCe1-A, o permutador apical Na^+/H^+, e a H^+-ATPase apical vacuolar; a ativação do receptor de glicocorticoide e a endotelina aumentam a permutação de Na^+/H^+; e o paratormônio suprime a permutação Na^+/H^+ e o transporte basolateral de bicarbonato de sódio.

Embora o túbulo proximal possua uma grande capacidade de secreção de H^+ e reabsorva 80% ou mais do HCO_3^- filtrado, essa estrutura não pode manter um gradiente de pH elevado através da membrana plasmática apical. A secreção líquida de H^+ nesse segmento depende, particularmente, dos tampões intraluminais já discutidos aqui, que se combinam ao H^+ secretado e previnem o aumento significativo da concentração de H^+ no líquido tubular. Como resultado, embora a maior parte da secreção renal de ácido ocorra no túbulo proximal, o pH do líquido tubular, quando deixa esse segmento, é similar ao do filtrado glomerular.

O ramo espesso ascendente da alça de Henle absorve o bicarbonato filtrado

A reabsorção de bicarbonato continua no ramo ascendente espesso da alça de Henle, que absorve cerca de 15% do bicarbonato filtrado. Anidrase carbônica gera prótons e bicarbonato para o transporte como no túbulo proximal. No ramo ascendente espesso, prótons são secretados principalmente pelo permutador apical de Na^+/H^+ de modo similar ao do túbulo proximal. Vários mecanismos de captação de bicarbonato basolateral já foram descritos, incluindo a substituição do bicarbonato pelo cloreto no cotransportador basolateral KCl, KCC4, e via permutador de ânions basolateral, AE2.

O ducto coletor determina o pH final da urina

A taxa de secreção ácida pelo ducto coletor determina o pH final da urina e a EAL pelos rins. Apesar da secreção forte de ácido no túbulo proximal e a contribuição adicional no ramo ascendente espesso, devido ao tamponamento luminal, o pH do líquido tubular que atinge o segmento conector ainda é semelhante ao do filtrado glomerular, com o pH de aproximadamente 7,4. No entanto, o pH normal da urina dos carnívoros varia de 5,5 a 7,5, o dos ruminantes varia de 6 a 9, e valores ainda mais extremos de pH ocorrem em resposta à acidose e à alcalose. O ducto coletor é responsável por sua capacidade de excretar urina com um pH muito diferente daquele do plasma.

O ducto coletor pode secretar prótons e amônia, reabsorver bicarbonato e gerar urina ácida

Ao contrário do túbulo proximal, que é um sistema de alta capacidade e de baixo gradiente para secreção de H^+, o ducto coletor possui uma menor capacidade de secreção de H^+, mas pode gerar um gradiente de concentração de H^+ acentuado.

A secreção de ácido, na maior parte do sistema de ductos coletores, é primariamente uma função de um grupo especializado de células epiteliais, as *células intercaladas*, ilustradas na Figura 42.13. As células intercaladas representam cerca de 40% das células no segmento conector, no ducto coletor cortical e no ducto coletor medular externo na maioria das espécies examinadas, diminuindo e, por fim, desaparecendo no ducto coletor medular interno. As células intercaladas contêm uma quantidade abundante de anidrase carbônica citoplasmática, que catalisa a formação de H^+ e HCO_3^- intracelular a partir de H_2O e CO_2. O ducto coletor contém subtipos específicos de células intercaladas, estrutural e funcionalmente distintos; cerca da metade das células intercaladas no córtex renal e praticamente todas na medula renal são um subtipo secretor de ácido (tipo A ou α). Nessas células, o H^+ é secretado para o líquido tubular pela bomba de prótons eletrogênica apical, H^+-ATPase, ou pelas bombas eletricamente neutras H^+,K^+-ATPase. O HCO_3^- é transportado para o lado sanguíneo da célula por um permutador de Cl^-/HCO_3^- (permutador de ânions dos rins kAE1) similar ao permutador Cl^-/HCO_3^- das membranas dos eritrócitos (Figura 44.4). As células intercaladas secretoras de ácido alteram a taxa de secreção de H^+ pela modificação dos números de bombas de prótons na membrana plasmática apical. A inserção ou remoção de vesículas membranosas contendo bombas de prótons leva a alterações estruturais, que refletem a resposta fisiológica (Figura 44.5). Essas alterações estruturais durante a acidose metabólica também coincidem com a translocação do transportador de amônia, Rhcg, a partir dos compartimentos intracelulares até a membrana plasmática apical, o que aumenta a excreção de amônia e, assim, a EAL. Em coelhos, o permutador Cl^-/HCO_3^-, kAE1, é também translocado dos compartimentos intracelulares para a membrana plasmática basolateral na acidose. Assim, as células intercaladas secretoras de ácido respondem às condições fisiológicas e alteram, proporcionalmente, a secreção de ácido. Pouco se conhece a respeito das funções e dos mecanismos de resposta da H^+,K^+-ATPase renal na acidose, mas a acidose metabólica e a hipopotassemia melhoram a H^+,K^+ATPase renal.

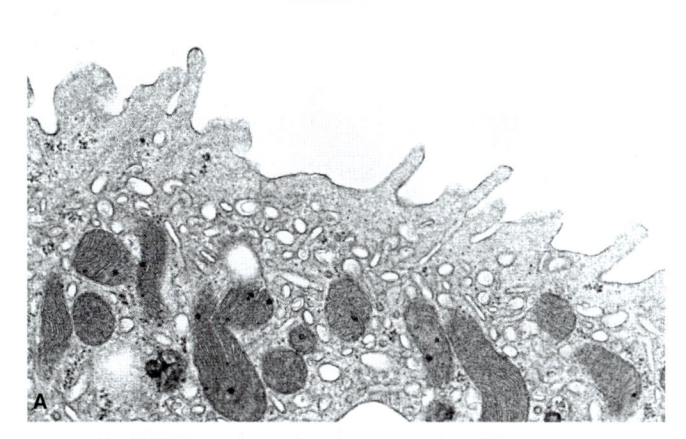

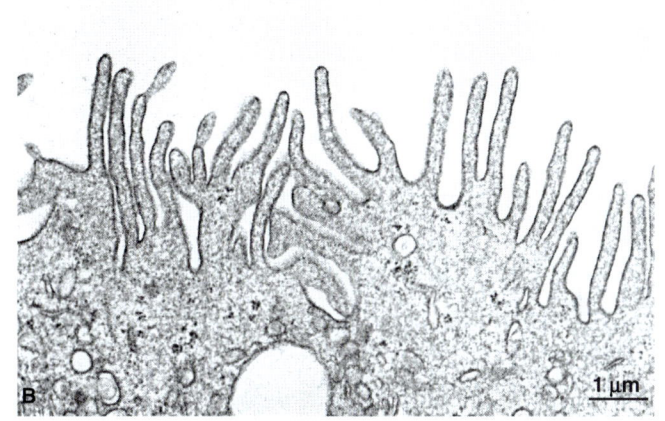

● **Figura 44.5** Micrografia eletrônica de transmissão de uma célula intercalada secretora de ácido (tipo A) do ducto coletor cortical de rato. **A.** Em um animal-controle, a membrana plasmática apical contém poucas projeções membranosas pequenas e o citoplasma apical é preenchido por inúmeras vesículas membranosas. **B.** Em um rato com acidose respiratória aguda, a superfície apical é revestida por inúmeras projeções membranosas longas e o número de perfis vesiculares citoplasmáticos apicais é bastante reduzido. Isso resulta da inserção de vesículas membranosas contendo transportadores de H^+ e transportadores de amônia, Rhcg, na membrana plasmática apical em resposta à acidose, consequentemente aumentando a capacidade secretória de ácido e amônia pela célula.

Os segmentos terminais do ducto coletor medular interno, onde as células intercaladas são em pequeno número ou estão ausentes, também podem secretar ácido. Um permutador de Na^+/H^+, uma bomba eletrogênica de prótons, uma bomba de H^+,K^+-ATPase e a substituição de NH_4^+ por K^+ na Na^+,K^+-ATPase basolateral, todos participam da secreção de ácido nesse segmento, mas a importância relativa desses mecanismos ainda não está clara.

A secreção de ácido no ducto coletor é, em geral, aumentada pela acidose e suprimida pela alcalose. Os hormônios angiotensina II, aldosterona e endotelina estimulam a H^+-ATPase nas células secretoras de ácido intercaladas no ducto coletor, mas o papel desses hormônios na homeostase acidobásica sistêmica não está totalmente compreendido.

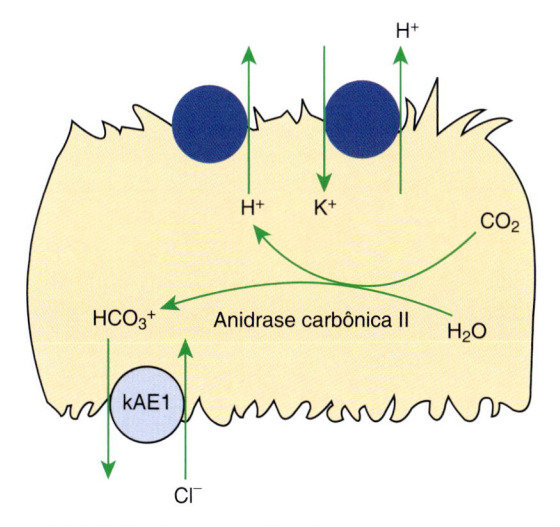

● **Figura 44.4** Ilustração esquemática dos mecanismos de secreção do H^+ e de reabsorção de HCO_3^- nas células intercaladas secretoras de ácido do ducto coletor. Dois meios de transporte ativo de H^+ através da membrana plasmática apical estão presentes: a bomba eletrogênica de prótons, H^+-ATPase e a bomba de H^+,K^+-ATPase, eletricamente neutra. A formação intracelular de H^+ e HCO_3^- a partir de CO_2 e H_2O é catalisada pela anidrase carbônica citoplasmática. A membrana plasmática basolateral contém um permutador de Cl^-/HCO_3^- (kAE1), que permite a reabsorção de HCO_3^-.

O ducto coletor pode secretar bicarbonato e gerar uma urina alcalina

O túbulo proximal reabsorve HCO_3^- e secreta H^+ independentemente da concentração plasmática de HCO_3^- e do pH sanguíneo. De fato, conforme a concentração plasmática de HCO_3^- aumenta, sua concentração no filtrado glomerular aumenta e a quantidade de reabsorção de HCO_3^- pelo epitélio do túbulo proximal também aumenta. Entretanto, porções do ducto coletor são capazes de secretar HCO_3^- líquido em resposta à alcalose. Além das células secretoras de ácido intercaladas (tipo A ou α), semelhantes às da medula, dois subtipos de células intercaladas adicionais (tipo B ou β, e não A, não B, ou tipo C), que podem secretar bicarbonato, estão presentes no segmento conector e ducto coletor cortical (Figura 44.6). Essas células são ricas em anidrase carbônica e secretam HCO_3^- por um permutador apical Cl^-/HCO_3^-, a pendrina, distinta do permutador basolateral Cl^-/HCO_3^- em células secretoras de ácido intercaladas. Células intercaladas tipo B têm uma bomba de prótons basolateral e funcionalmente representam uma imagem espelhada das células secretoras de ácido, com reabsorção ativa de H^+ e troca de Cl^- no líquido intracelular tubular HCO_3^- (Figura 44.7). As células intercaladas tipo C (não A, não B) têm o permutador apical de ânions, a pendrina, bem como a H^+-ATPase apical. Essas células intercaladas secretam bicarbonato, mas a bomba de prótons apical sugere que, sob certas circunstâncias, elas podem não contribuir para a excreção líquida de bicarbonato, mas pode ter papel mais importante na reabsorção de cloreto.

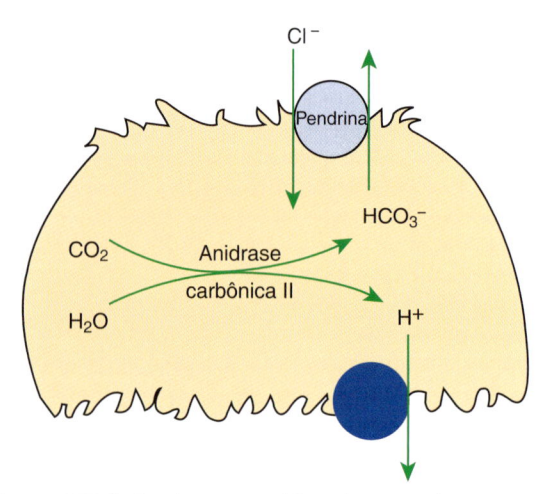

● **Figura 44.7** Ilustração esquemática do mecanismo proposto de secreção de HCO_3^- (reabsorção de H^+) na célula intercalada tipo B do ducto coletor cortical. Essas células contêm H^+-ATPase na membrana plasmática basolateral e são ricas em anidrase carbônica citoplasmática. O permutador Cl^-/HCO_3^-, a pendrina, está presente na membrana plasmática apical e medeia a secreção de bicarbonato.

A alcalose estimula e a acidose suprime a secreção de bicarbonato. A secreção de bicarbonato também é estimulada por restrição dietética de NaCl ou Cl^- isoladamente e por análogos de aldosterona e angiotensina II. Esses hormônios também melhoram o transporte apical de prótons pelas células intercaladas acidossecretoras, o que parece contraproducente. No entanto, a estimulação tanto da secreção de prótons como da permuta de cloreto/bicarbonato por esses hormônios aumenta a absorção de Cl^- e Na^+, e é um mecanismo adicional de apoio à retenção de NaCl estimulada pela aldosterona e pela angiotensina II. O papel das células intercaladas na absorção de NaCl no ducto coletor é discutido no Capítulo 42.

Na depleção de Cl^-, a quantidade dessa substância liberada no ducto coletor pode cair tanto que a secreção de bicarbonato é bloqueada porque não há Cl^- luminal suficiente para a troca por HCO_3^- intracelular. A secreção moderada de bicarbonato contribui para o desenvolvimento e a manutenção da alcalose metabólica durante a depleção de Cl^-, uma condição comum em pacientes após aspiração contínua gástrica, obstrução gastrintestinal, tratamento com diuréticos e certas formas de diarreia.

Sabe-se pouco sobre a fisiologia comparativa do controle renal do equilíbrio acidobásico em animais domésticos, embora os túbulos renais sejam similares em todos os mamíferos avaliados até o momento e tenham sido observadas células intercaladas, pelo menos, nos ductos coletores de gatos, cães, porcos e cavalos. Entretanto, é provável que haja consideráveis diferenças anatômicas e funcionais entre as espécies, sobretudo entre os carnívoros, que costumam excretar uma urina ácida, e entre os ruminantes, que normalmente excretam uma urina neutra ou alcalina.

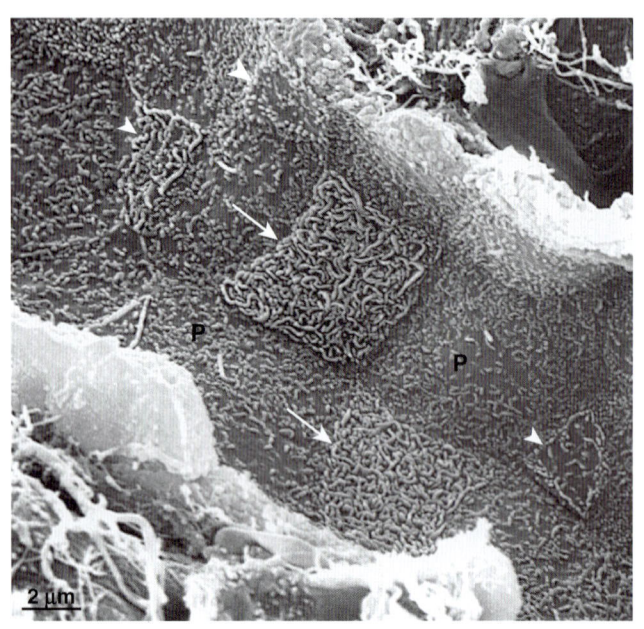

● **Figura 44.6** Micrografia eletrônica de escaneamento do ducto coletor cortical visto do lúmen tubular. Três tipos de células ficam evidentes. As células principais (*P*) são grandes, com um único cílio central e poucas microprojeções superficiais apicais. As células intercaladas do tipo A (secretoras de ácido) (*setas*) têm uma grande superfície apical coberta com pregas membranosas extensas (micropregas). As células intercaladas do tipo B (secretoras de bicarbonato) (*pontas de setas*) têm uma pequena área superficial apical coberta com microprojeções esparsas.

CORRELAÇÕES CLÍNICAS

Acidose respiratória com compensação renal

Relato

Um Pastor-alemão macho com 6 anos de idade é trazido a você com queixas de fraqueza, intolerância a exercícios e inapetência, que pioraram progressivamente ao longo das últimas 6 semanas.

Exame clínico

O cão apresenta-se em decúbito e ansioso. Apresenta frequência cardíaca acelerada, mas os pulsos estão fortes e regulares. A respiração é difícil, e estalos são ouvidos em todos os campos pulmonares. As radiografias torácicas revelam um infiltrado alveolar e intersticial pulmonar grave, difuso, com aumento dos linfonodos hílares. Você obtém amostras de sangue e urina para a realização de um hemograma completo (CBC), um painel de bioquímica sérica, urinálise e gasometria de sangue arterial (GSA). O pH urinário é de 5 e os resultados da GSA são os seguintes: pH, 7,37 (normal, 7,45); P_{O_2} (tensão do oxigênio), 58 mmHg (normal, 80 a 100 mmHg); P_{CO_2} (tensão do dióxido de carbono), 70 mmHg (normal, 31 a 35 mmHg); e HCO_3^-, 37 mEq/ℓ (normal, 18 a 24 mEq/ℓ).

Comentário

O cão apresenta *acidose respiratória crônica*, causada por infiltrados pulmonares extensos. O pulmão não é capaz de ventilar adequadamente e o

CORRELAÇÕES CLÍNICAS (*continuação*)

nível sérico de CO_2 aumenta. O CO_2 elevado favorece a produção de ácido carbônico, que libera H^+ e reduz o pH sanguíneo. Embora o nível aumentado de CO_2 contribua para o aumento dos níveis séricos de HCO_3^-, o aumento acentuado no HCO_3^- sanguíneo no caso resulta de uma maior retenção renal de HCO_3^- e da secreção de H^+. A acidose respiratória ativa as células intercaladas secretoras de ácido do ducto coletor, em que o HCO_3^- é reabsorvido e o H^+ é secretado. A concentração sérica de HCO_3^- aumenta, auxiliando no retorno do pH sanguíneo ao normal. Apesar do aumento de HCO_3^- sanguíneo, a expressão do permutador apical Cl^-/HCO_3^-, a pendrina, é suprimida pela acidose respiratória e, assim, a secreção de bicarbonato é, provavelmente, prejudicada. Um gradiente acentuado de H^+ é estabelecido nos ductos coletores e uma urina ácida é excretada. Embora a acidose metabólica também acentue a amoniogênese no túbulo proximal, consequentemente aumentando a geração de bicarbonato e a excreção de ácido na forma de íon amônio, isso não ocorre na acidose respiratória, pelo menos em ratos.

Tratamento

Estabelecer o diagnóstico e corrigir a doença pulmonar, se possível. A terapia com bicarbonato não é indicada, pois o nível sérico de bicarbonato já está elevado e o pH sanguíneo está parcialmente corrigido. A oxigenoterapia pode melhorar a Pa_{O_2}, auxiliando no suporte do animal até que um tratamento específico seja instituído.

Alcalose metabólica com acidúria paradoxal
Relato

Você examina uma vaca Holstein-Friesian com 3 anos de idade que está inapetente por 2 a 3 dias. Recentemente, a vaca deu à luz um bezerro e se recuperou, mas a produção de leite caiu nos últimos 2 dias e as fezes estão amolecidas.

Exame clínico

A avaliação física revela desidratação e uma frequência cardíaca elevada. A percussão do abdome detecta uma área de alta ressonância do lado direito. À avaliação retal, palpa-se um abomaso distendido. Você diagnostica um deslocamento de abomaso à direita e suspeita de torção abomasal. As tentativas de correção do deslocamento pelo rolamento da vaca não são bem-sucedidas. A vaca é transportada para uma clínica para cirurgia e são obtidas amostras para CBC, perfil bioquímico sérico e urinálise. O nível sérico de K^+ é de 2,7 mEq/ℓ (normal, 4 a 5,1 mEq/ℓ), o nível sérico de Cl^- é de 77 mEq/ℓ (normal, 85

a 103 mEq/ℓ), e a concentração total de CO_2 (aproximadamente equivalente à concentração sérica de HCO_3^-) é de 35 mEq/ℓ (normal, 24 a 27 mEq/ℓ). O pH da urina é de 6.

Comentário

A vaca tem *alcalose hipopotassêmica*, *hipoclorêmica* e *metabólica*, secundária ao deslocamento abomasal. A alcalose foi iniciada pela secreção contínua de HCl pelo abomaso, pelo sequestro do HCl secretado no lúmen abomasal, e pela secreção abrupta de HCO_3^- pelo intestino após a obstrução gastrintestinal. A hipopotassemia é provavelmente resultado do movimento intracelular de K^+ secundário à alcalose e pode não refletir uma diminuição nos níveis totais de K^+ no corpo, embora na alcalose metabólica crônica com depleção de cloreto podem ocorrer perdas de potássio renal significativas e causar depleção de K^+.

Os rins normalmente respondem a uma alcalose excretando urina alcalina. No entanto, nesse caso, a retração volumétrica e a hipocloremia previnem a formação da urina alcalina, resultando em *acidúria paradoxal*. O túbulo proximal reabsorve o HCO_3^- filtrado independentemente do pH plasmático ou da concentração sérica de HCO_3^-. A depleção volumétrica acentua a reabsorção de Na^+ no ducto coletor e a reabsorção de Cl^- e H_2O é aumentada como uma reação secundária à maior absorção de Na^+.

A secreção renal de HCO_3^- ocorre pela troca apical de Cl^- no líquido tubular por HCO_3^- intracelular nas células intercaladas tipo B e C (não A, não B) do ducto coletor e segmento conector. Devido à reabsorção ávida de NaCl para combater a depleção volumétrica, resta pouco Cl^- para a troca por HCO_3^- e não há uma secreção líquida de HCO_3^-. Sabe-se que a secreção de ácido no ducto coletor aumenta em resposta à aldosterona, podendo estar acentuada nesse animal com depleção volumétrica. Em roedores, a hipopotassemia ativa as células intercaladas secretoras de ácido no ducto coletor, aumenta a atividade da bomba apical de prótons, aumenta a amoniogênese no túbulo proximal e aumenta a excreção de amônia através da célula principal e células intercaladas transportadoras de amônia; esses eventos podem também ocorrer no gado e podem contribuir para a excreção de urina ácida e a manutenção da alcalose metabólica neste caso.

Tratamento

O tratamento envolve uma reposição volumétrica vigorosa usando-se solução fisiológica normal intravenosa com adição de KCl e correção cirúrgica do deslocamento abomasal.

Questões de revisão

1. Nos carnívoros, o papel usual dos rins na manutenção da homeostase acidobásica é:
   a. Secretar o bicarbonato excedente
   b. Secretar a amônia excedente
   c. Secretar o ácido excedente
   d. Secretar o dióxido de carbono excedente
   e. Secretar o tampão fosfato excedente

2. A maior parte da secreção de ácido é realizada por qual segmento do túbulo renal?
   a. Túbulo proximal
   b. Ramos finos da alça de Henle
   c. Ramo ascendente espesso da alça de Henle
   d. Túbulo contorcido distal
   e. Ducto coletor

3. Qual dos seguintes fatores *não* contribui para uma excreção de ácido eficaz pelos túbulos renais?
   a. Transporte ativo primário de bicarbonato
   b. Amoniogênese no túbulo proximal
   c. Tamponamento intraluminal pelo fosfato
   d. A anidrase carbônica intracelular e associada à membrana

   e. O transporte transmembrana de prótons pelo permutador de Na^+/H^+, pela bomba H^+-ATPase e pela bomba de H^+,K^+-ATPase

4. Qual das seguintes afirmações relacionadas aos mecanismos de regulação acidobásica pelo ducto coletor é *falsa*?
   a. O ducto coletor cortical responde à acidose pelo aumento da taxa líquida de secreção de ácido
   b. O ducto coletor cortical responde à alcalose com a secreção líquida de bicarbonato
   c. O transporte de prótons e de bicarbonato no ducto coletor é levemente alterado apenas em resposta a distúrbios acidobásicos sistêmicos
   d. O ducto coletor determina o pH final da urina
   e. As células intercaladas são amplamente responsáveis pela secreção de ácido pelo ducto coletor

5. Qual é o papel do metabolismo da amônia renal na resposta desse órgão à acidose, pelos menos em cães e roedores?
   a. A acidose aumenta a amoniogênese no túbulo proximal, o que aumenta a excreção ácida líquida e a geração de novos íons de bicarbonato
   b. A acidose aumenta a secreção de amônia do ducto coletor, o que aumenta a secreção de ácido

c. A acidose estimula a amoniogênese no túbulo proximal e inibe a secreção de amônia do ducto coletor, o que aumenta o tamponamento de amônia do plasma

d. O metabolismo renal de amônia não contribui para a regulação acidobásica renal

e. Opções a e b

Bibliografia

Hamm LL, Nakhoul N, Hering-Smith KS. Acid-base homeostasis. *Clin J Am Soc Nephrol*. 2015;10(12):2232–2242.

Wall SM, Lazo-Fernandez Y. The role of pendrin in renal physiology. *Annu Rev Physiol*. 2015;77:363–378.

Weiner ID, Verlander JW. Ammonia transporters and their role in acid-base balance. *Physiol Rev*. 2017;97(2):465–494.

Weiner ID, Verlander JW. Renal acidification mechanisms. In: Skorecki K, Chertow GM, Marsden PA, et al, eds. *Brenner & Rector's the Kidney*. ed 10. Philadelphia: Elsevier; 2016.

45

Síntese da Função Respiratória | Ventilação dos Pulmões

SUSAN L. EWART

PONTOS-CHAVE

Função respiratória

1. O sistema respiratório transporta oxigênio e dióxido de carbono entre o ambiente e o sangue.

Ventilação

1. Volumes pulmonares variam durante todo o ciclo respiratório.
2. A ventilação alveolar é o ar fresco por minuto que alcança alvéolos perfundidos enquanto a ventilação do espaço morto permanece nas vias respiratórias condutoras.
3. A ventilação requer energia muscular.
4. A elasticidade pulmonar é resultante das forças do tecido e da tensão superficial, e determina a complacência das vias respiratórias.
5. Os surfactantes reduzem o recuo elástico dos pulmões e, assim, aumentam a complacência.
6. O pulmão está mecanicamente acoplado à parede torácica.
7. O fluxo de ar sofre oposição da resistência do atrito.
8. A contração da musculatura lisa afeta os diâmetros da traqueia, dos brônquios e dos bronquíolos.
9. O esforço respiratório é aumentado pelo exercício, termorregulação e doenças.
10. A compressão dinâmica pode estreitar as vias respiratórias e limitar o fluxo de ar.
11. A distribuição da ventilação depende das propriedades mecânicas locais do pulmão.
12. Em algumas espécies, o ar passa entre regiões adjacentes do pulmão pelas vias colaterais.

Função respiratória

O sistema respiratório transporta oxigênio e dióxido de carbono entre o ambiente e os tecidos

Estruturalmente, o sistema respiratório pode ser dividido em vias respiratórias superiores e inferiores, sendo o primeiro composto das *narinas, vias nasais, faringe, laringe* e (por alguns autores) *traqueia*; essas estruturas conduzem ar para e a partir dos pulmões.

Após adentrar o tórax, a traqueia é dividida em *brônquios* principais pareados, que dão origem a diversas gerações de brônquios, seguidos por diversas ramificações de vias respiratórias menores, chamadas de *bronquíolos* (Figura 45.1). Essa *árvore traqueobrônquica* é revestida por um epitélio secretor e ciliado. As vias respiratórias maiores – traqueia e brônquios – são sustentadas por cartilagem e contêm glândulas brônquicas e células caliciformes, das quais as secreções contribuem para o revestimento da mucosa das vias respiratórias. Os bronquíolos não apresentam cartilagem, glândulas e células caliciformes; o revestimento líquido da superfície epitelial bronquiolar é originado nas células exócrinas bronquiolares (previamente denominadas células de Clara). As *vias respiratórias condutoras*, desde as narinas até os bronquíolos, servem para conduzir o ar desde o ambiente para regiões de troca gasosa dos pulmões, assim como *prepará-lo* para a remoção de partículas, aquecê-lo até a temperatura corporal e umedecê-lo até a saturação com vapor d'água.

Na periferia dos pulmões, os bronquíolos terminais são ramificados em *bronquíolos respiratórios*, então em *ductos alveolares, sacos alveolares* e, por fim, *alvéolos*. Essas estruturas periféricas são o local para troca gasosa conforme o oxigênio (O_2) se movimenta do ar alveolar para os capilares pulmonares, e o dióxido de carbono (CO_2) se move na direção reversa.

Na Figura 45.2, encontra-se a representação diagramática dos processos envolvidos na troca gasosa, incluindo *ventilação*, *distribuição* do gás dentro do pulmão, *difusão* entre os alvéolos e o sangue capilar pulmonar, *transporte* de O_2 no sangue a partir dos pulmões em direção aos capilares teciduais e de CO_2 na direção reversa, e *difusão* de gases entre sangue e tecidos.

O sistema respiratório fornece oxigênio O_2 para manter o metabolismo tecidual e remove o produto do metabolismo, CO_2. O *consumo de oxigênio* e a *produção de dióxido de carbono* variam com a taxa metabólica, que é dependente do nível de atividade do animal e condição física. O *metabolismo basal*, que é a taxa metabólica do animal em repouso, é uma função do peso corpóreo metabólico (peso corporal em $kg^{0,75}$). A consequência dessa relação é que animais menores consomem mais O_2 por kg de peso corpóreo do que animais maiores. Por exemplo, um rato de 20 g consome seis vezes mais O_2 por unidade de massa corporal que um porco de 70 kg. Essa diferença se deve principalmente aos requisitos metabólicos necessários para manter a temperatura corporal constante. Como animais menores apresentam maior área de superfície em relação ao peso corporal, eles têm uma maior superfície para perda de calor e

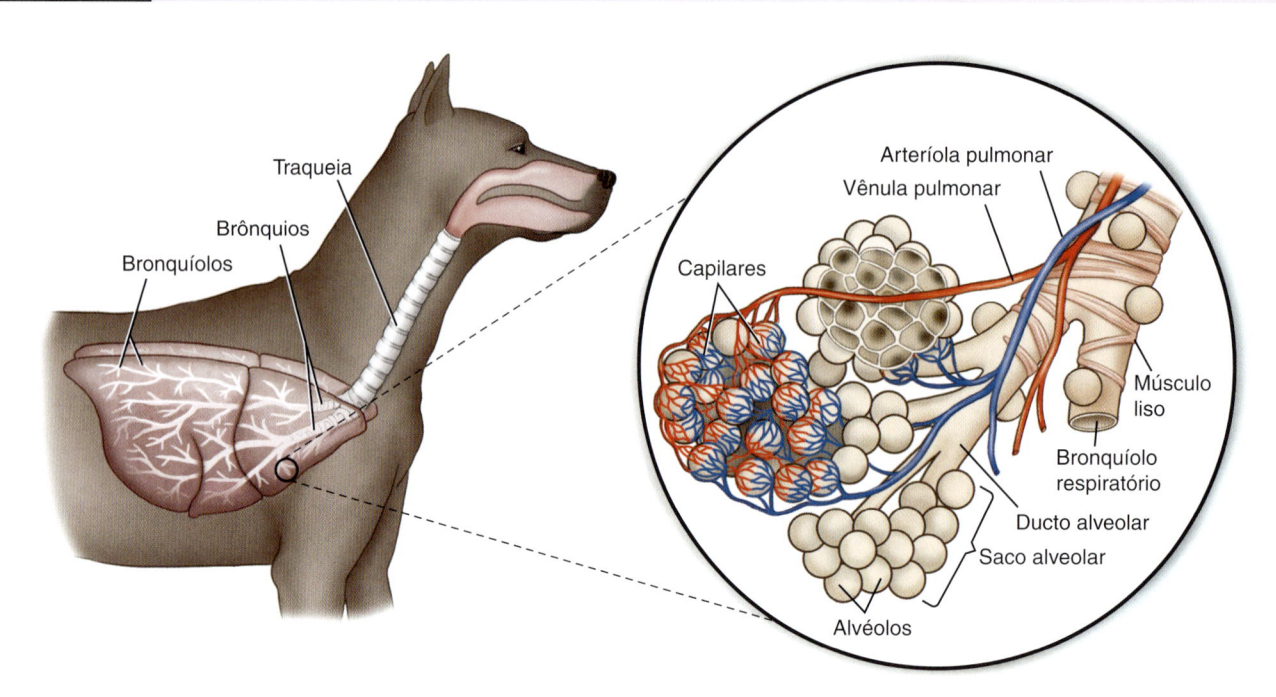

● **Figura 45.1** Anatomia do sistema respiratório. As vias respiratórias superiores são extratorácicas e incluem narinas, vias nasais, faringe e laringe. A traqueia conecta as vias respiratórias superiores e inferiores e tem porções extratorácica e intratorácica, de acordo com a região do corpo em que está localizada. Os pulmões são intratorácicos e consistem em um tubo (a traqueia), que se ramifica repetidas vezes (mais de 20 a 40) até que alcança as vias respiratórias terminais, onde a troca gasosa com o sangue capilar ocorre nos alvéolos. As estruturas de ramificação dentro dos pulmões compõem as vias respiratórias inferiores e incluem o brônquio principal esquerdo e direito, que se ramificam em brônquios lobares, seguidos pelos brônquios segmentares, então diversas gerações de brônquios menores e por fim em gerações múltiplas de bronquíolos. A ramificação continua conforme os bronquíolos levam às regiões de troca gasosa dos bronquíolos respiratórios, ductos alveolares, sacos alveolares e alvéolos.

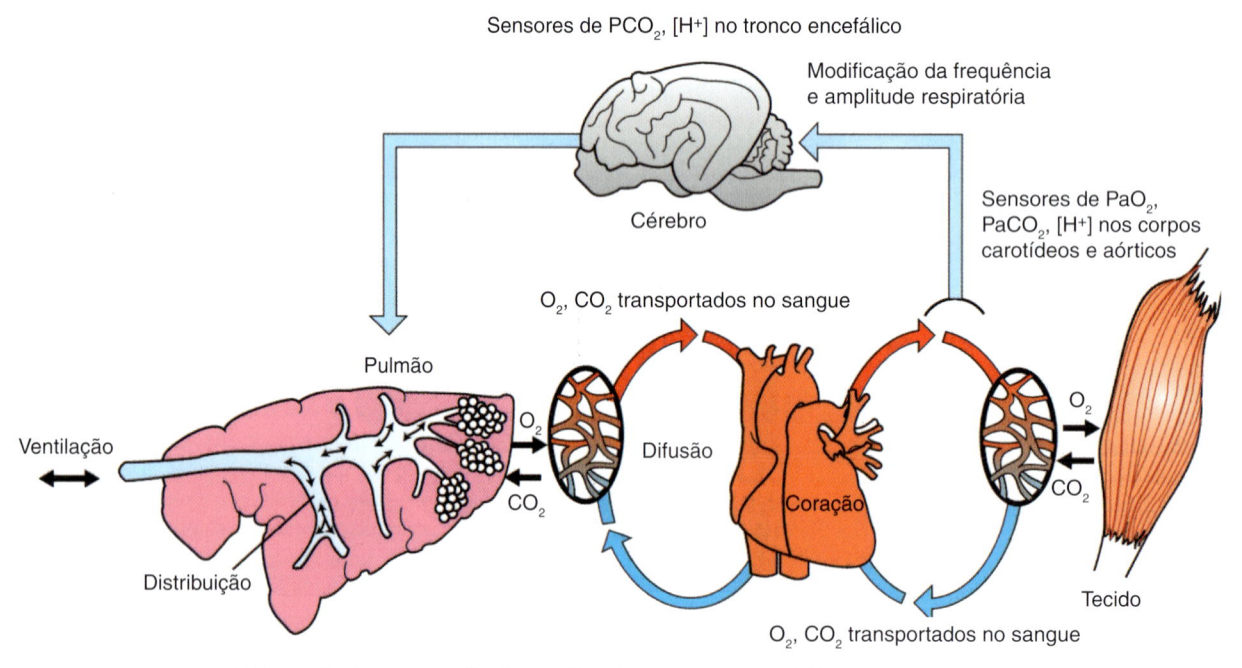

● **Figura 45.2** Representação diagramática dos processos envolvidos na troca gasosa.

menor capacidade de armazenagem de calor, necessitando, então, de maior metabolismo basal para gerar mais calor.

Quando os animais se exercitam, seus músculos precisam de mais O_2, o que leva a um aumento no consumo de O_2. O *consumo máximo de O_2* ($\dot{V}O_{2\,máx}$) está diretamente relacionado com a massa total da mitocôndria nos músculos esqueléticos. As espécies atléticas, como equinos e cães, possuem maior densidade mitocondrial e, portanto, maior $\dot{V}O_{2\,máx}$ que as espécies menos atléticas de tamanho corporal semelhante, como bovinos e caprinos. As necessidades de *troca gasosa* variam de acordo com o metabolismo e aumentam bastante durante exercício extenuante; o $\dot{V}O_{2\,máx}$ em cavalos de corrida pode chegar a 120 mℓ/kg/min, o que alcança níveis 30 vezes maiores do que os níveis basais (Figura 45.3).

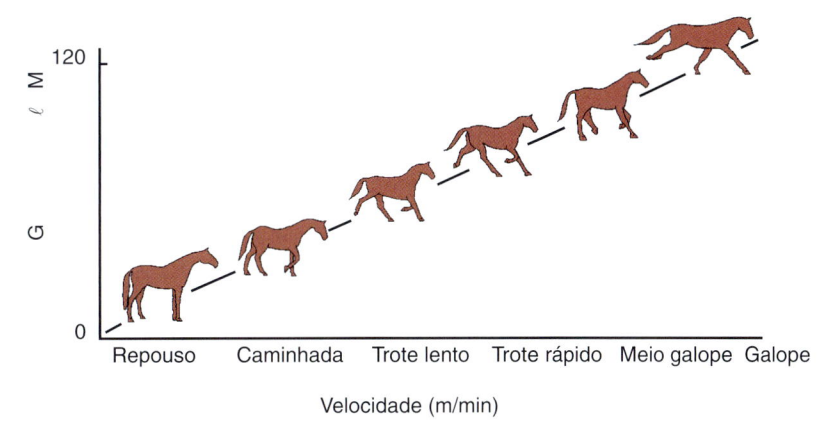

O sistema respiratório também está envolvido na comunicação por sons e feromônios, termorregulação, no metabolismo de substâncias endógenas e exógenas, e na proteção do animal contra poeiras inaladas, gases tóxicos e agentes infecciosos (ver Capítulo 50). Além disso, o aumento da pressão abdominal, que facilita a micção, a defecação e o parto, requer participação ativa dos músculos respiratórios.

Ventilação

Volumes pulmonares variam durante todo o ciclo respiratório

A facilidade com a qual o pulmão normal se expande e contrai em cada respiração ocorre devido à sua natureza extremamente complacente. Isso permite as alterações acentuadas no volume pulmonar que acontecem durante o ciclo respiratório. O volume de ar no pulmão varia desde a *capacidade pulmonar total* (CPT), que é a quantidade de ar que os pulmões conseguem manter após uma inspiração máxima, até o *volume residual* (VR), que é o volume de ar que permanece nos pulmões após a expiração máxima e forçada (Figura 45.4). Capacidade vital (CV) é o volume máximo de ar que pode ser movimentado, ou seja, a diferença de volume entre CPT e VR. O *volume tidal* (VT) é o volume de ar movimentado para dentro e fora dos pulmões durante uma respiração calma

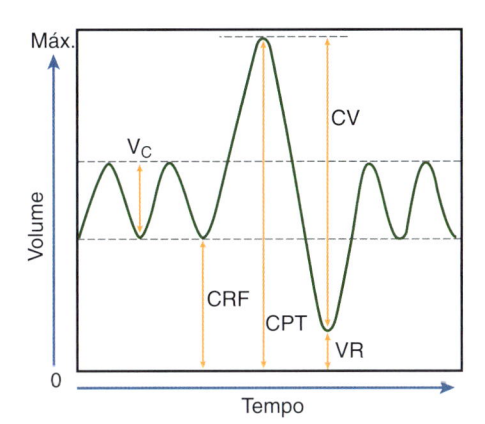

● **Figura 45.4** Volumes e capacidades pulmonares durante todo o ciclo respiratório. *CRF*, capacidade residual funcional; *VR*, volume residual; *CPT*, capacidade pulmonar total; *CV*, capacidade vital; V_T, volume corrente.

em repouso. Ao final de uma exalação calma em repouso, certa quantidade de ar (cerca de 45 mℓ/kg) permanece no pulmão; esse volume de ar é conhecido como *capacidade residual funcional* (CRF).

A ventilação alveolar é o ar fresco por minuto que alcança alvéolos perfundidos enquanto a ventilação do espaço morto permanece nas vias respiratórias condutoras

As necessidades metabólicas de O_2 requerem que um animal receba certo volume de ar dentro de seus pulmões, especificamente para os *alvéolos*, a cada minuto. O volume total de ar inspirado por minuto, conhecido como *ventilação minuto* ($\dot{V}_E$), é determinado pelo volume de cada respiração, conhecido como *volume corrente* (V_C), e a *frequência respiratória* (f) em movimentos respiratórios por minuto, conforme segue:

$$\dot{V}_E = V_T \times f$$

Um aumento da V_E, que ocorre em resposta a um aumento na taxa metabólica que demanda mais O_2, pode ser ocasionado por meio de um aumento no V_C, na f, ou em ambos.

Antes de alcançar as áreas de troca gasosa nos pulmões, o ar flui através das *vias respiratórias de condução*, as quais são as estruturas anatômicas desde as narinas até os bronquíolos. Como a troca gasosa não ocorre nessas localizações, elas são chamadas de *espaço anatômico morto* (Figura 45.5). O *espaço morto*, que se refere ao ar inalado que não participa da troca gasosa, pode também ocorrer dentro dos alvéolos. Esse *espaço morto alveolar* é o resultado de alvéolos ventilados que não são perfundidos com sangue, o que faz com que a troca gasosa não aconteça da melhor maneira, originado por alvéolos com uma má perfusão sanguínea, de modo que a troca gasosa não ocorre do modo ideal (ver Capítulo 47). O *espaço morto fisiológico* é a soma dos espaços mortos alveolar e anatômico; é o espaço morto fisiológico que determina a porção de cada respiração que está indisponível para troca gasosa. O V_C é a soma do volume de ar que adentra os alvéolos perfundidos (V_A) e o volume que permanece dentro do espaço morto fisiológico (V_D), como segue:

$$V_C = V_A + V_D$$

Para determinar a *ventilação*, multiplica-se cada lado dessa equação por f, como se segue:

$$V_C \times f = (V_A \times f) + (V_D \times f)$$

O resultado é:

$$\dot{V}_E = \dot{V}_A + \dot{V}_D$$

Portanto, a $\dot{V}_E$ é a soma da *ventilação alveolar* ($\dot{V}_A$), essencial à troca gasosa, e a *ventilação de espaço morto* ($\dot{V}_D$), a ventilação "desperdiçada".

A ventilação alveolar é o parâmetro ventilatório mais importante porque é a quantidade de ar fresco disponível para troca gasosa. Somente o ar que adentra os alvéolos que são perfundidos por sangue é considerado alveolar.

A ventilação alveolar é rigorosamente regulada para sincronizar a captação de O_2 com a eliminação de CO_2 necessárias ao metabolismo. Assim, quando um animal é submetido a um exercício, a ventilação alveolar aumenta, recebendo mais O_2 e eliminando mais CO_2.

A *fração* de cada respiração que ventila o espaço morto fisiológico é conhecida como *relação espaço morto/volume corrente* (V_D/V_C). A V_D/V_C varia muito entre as espécies. Em pequenas espécies, como cães, ela se aproxima de 33%, ao passo que em algumas espécies maiores, como bovinos e cavalos, é de aproximadamente 50% a 75%. Pelo fato de o volume do espaço morto anatômico ser relativamente constante, as alterações no V_C, f, ou em ambos, podem mudar as quantidades relativas de ar que ventilam os alvéolos e o espaço morto. Essas mudanças no V_C e na f ocorrem em animais em exercício e durante a termorregulação.

O espaço morto anatômico é importante na termorregulação (Capítulo 53). O ar que entra no sistema respiratório geralmente é mais frio que a temperatura corporal e não é saturado por vapor d'água. Conforme o ar passa pelas vias respiratórias condutoras para o pulmão, é aquecido pela transferência de calor dos capilares da circulação brônquica, a qual circunda as vias respiratórias condutoras, e umidificado até a saturação pela evaporação de água das superfícies mucosas. Quando o animal exala, o calor é perdido devido à saída de ar umidificado e aquecido do corpo. Quando algumas espécies, como os cães, estão estressadas pelo calor, elas ficam ofegantes. Um V_C baixo e uma f alta, característicos de ofegância, fazem com que maior quantidade de ar ventile o espaço morto, resultando em aumento da evaporação de água e perda de calor. Bovinos, suínos e mulas sujeitos ao estresse por calor também elevam a sua frequência respiratória e a ventilação de espaço morto em uma tentativa de perder calor. Pelo mesmo princípio, animais submetidos ao estresse pelo frio alteram seus padrões de ventilação para reduzir a ventilação do espaço morto pelo aumento do V_C e diminuição da f na tentativa de reter calor. Além disso, animais submetidos ao estresse por frio apresentam uma maior taxa metabólica, necessária para manter a temperatura corporal em situações de frio. Isso leva ao aumento do consumo de O_2 e da produção de CO_2, tornando necessário que animais submetidos ao estresse por frio otimizem a eficiência e diminuam a perda de calor pela minimização da ventilação do espaço morto, bem como pelo aumento da ventilação alveolar geral e, assim, da $\dot{V}_E$.

O veterinário precisa se assegurar de que o equipamento usado para a anestesia ou o tratamento para o trato respiratório não aumentem o espaço morto. Sondas endotraqueais excessivamente longas ou máscaras muito largas dão origem a um grande *espaço morto dentro do próprio equipamento*, que é o volume adicional de ar em um circuito respiratório, onde tanto o ar inspirado como o expirado passam através de uma via comum. A consequência do espaço morto do equipamento é que o animal deve aumentar seu V_C grande para que possa obter uma ventilação alveolar adequada.

A ventilação requer energia muscular

A *inspiração* ocorre quando os músculos respiratórios se contraem para expandir o tórax, estendendo o pulmão, e criar uma pressão subatmosférica nos alvéolos, o que faz com que o ar entre no sistema respiratório conforme se movimenta, respeitando o gradiente de pressão (Figura 45.6). Durante a *expiração*, a energia elástica armazenada no tórax e nos pulmões estendidos faz com que eles diminuam de volume, ocasionando um aumento na pressão alveolar (acima da pressão atmosférica), que leva o ar para fora do sistema respiratório. Portanto, na maioria dos mamíferos em repouso, a expiração é *passiva*, já que não exige esforço muscular. Os cavalos são uma exceção, pois apresentam uma fase ativa durante a expiração, mesmo em repouso. Em todas as espécies durante o exercício ou em algumas doenças respiratórias, a expiração tem uma fase ativa durante a qual é auxiliada pela contração muscular.

O músculo inspiratório mais importante é o *diafragma*, que é uma lâmina musculotendinosa em formato de cúpula, que separa o abdome do tórax, e é inervada pelo *nervo frênico*. Durante a contração do diafragma, a cúpula é puxada caudalmente, aumentando, assim, a cavidade torácica; seu centro tendíneo empurra as vísceras

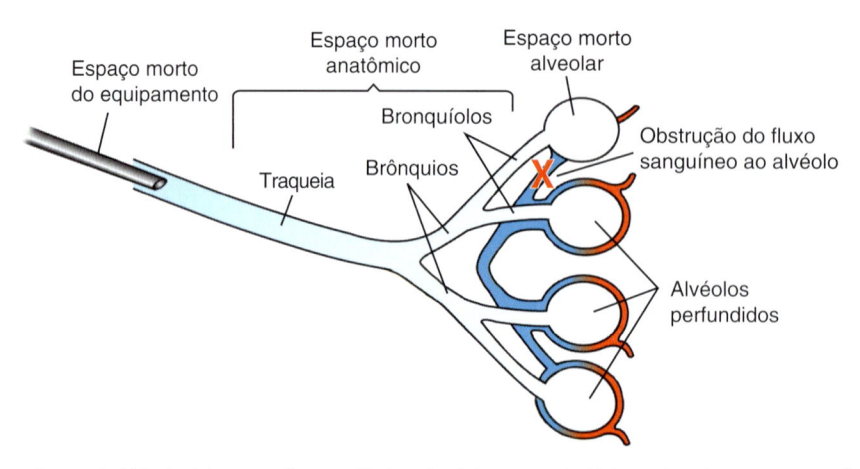

• **Figura 45.5** O espaço morto respiratório inclui as porções ventiladas do sistema respiratório onde a troca gasosa não ocorre. Quatro alvéolos esquemáticos são demonstrados ligados às vias respiratórias condutoras e perfundidos por diferentes quantidades de sangue. O volume das vias respiratórias condutoras constitui o espaço morto anatômico; a porção do tubo endotraqueal que se estende além do sistema respiratório constitui o espaço morto do equipamento; e o volume de ar que ventila os alvéolos não perfundidos é o espaço morto alveolar. O alvéolo de cima, um alvéolo não perfundido é espaço morto porque não há fluxo sanguíneo que permita troca gasosa; os três alvéolos de baixo, alvéolos perfundidos de maneira ideal, não contribuem para o espaço morto porque todo o ar participa da troca gasosa.

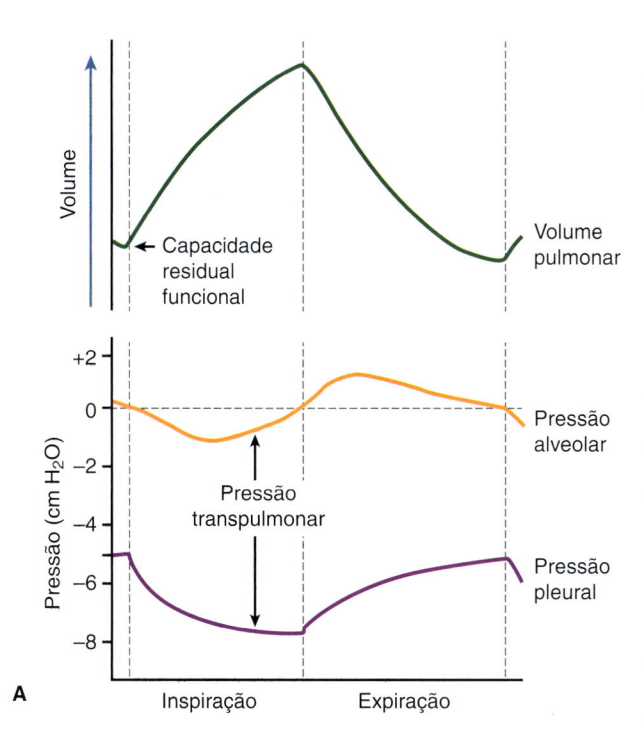

A

• **Figura 45.6 A.** Alterações no volume e pressões durante a respiração normal em repouso (*tidal*). **B** a **E.** Exemplos de mudanças de pressão que podem ser esperadas no sistema respiratório durante diferentes fases da respiração silenciosa. *Palv*, pressão alveolar; *Patm*, pressão atmosférica; *Ppl*, pressão pleural; V_C, volume corrente. Os números representam a diferença de pressão (cm H_2O) da pressão atmosférica. O gradiente Palv − Ppl é o gradiente de pressão transpulmonar (ou transmural) necessário para manter o pulmão insuflado. Patm − Palv é o gradiente de pressão motriz que guia o fluxo de ar através das vias respiratórias. Patm − Ppl é o gradiente de pressão que infla o pulmão. **B.** Antes do início da inspiração, quando o sistema respiratório está em repouso na capacidade residual funcional (CRF), não há fluxo de ar nos pulmões, pois Patm − Palv = 0 cm H_2O e a pressão pleural negativa está mantendo o pulmão parcialmente inflado (Patm − Ppl = 5 cm H_2O). **C.** Durante a inspiração, Patm − Ppl = 7 cm H_2O para aumentar o pulmão (Palv − Ppl = 5 cm H_2O) e fazer o ar fluir através das vias respiratórias (Patm − Palv = 2 cm H_2O). **D.** Ao final de uma inspiração corrente, o fluxo cessa, pois Patm − Palv = 0 cm H_2O, mas o pulmão contém mais ar (Palv − Ppl = 8 cm H_2O). **E.** Durante a expiração, o fluxo de ar reverte a direção: Patm − Palv = − 2 cm H_2O, o volume do pulmão ainda é maior que a CRF (Palv − Ppl = 8 cm H_2O), e o gradiente de pressão total permanece positivo (Patm − Ppl = 6 cm H_2O). É importante lembrar que esses gradientes de pressão mudam continuamente por meio de uma respiração e com as mudanças no volume corrente, frequência respiratória, compilação do pulmão e resistência das vias respiratórias. (**A.** Adaptada de Hall JE. *Guyton and hall textbook of medical physiology.* 12. ed. Philadelphia: Saunders; 2011.)

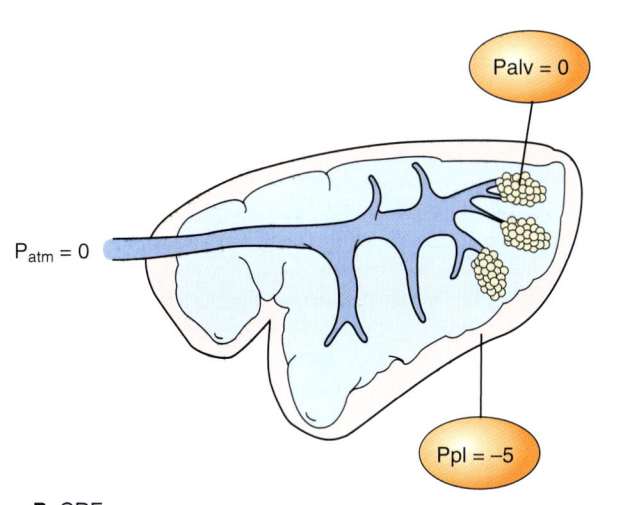

B. CRF

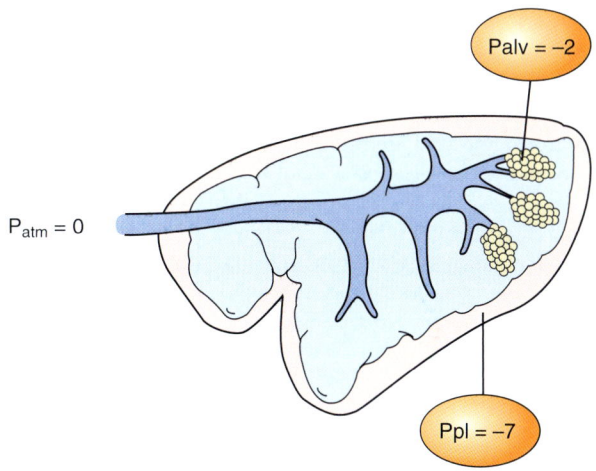

C. CRF na inspiração + 0,5 V_T

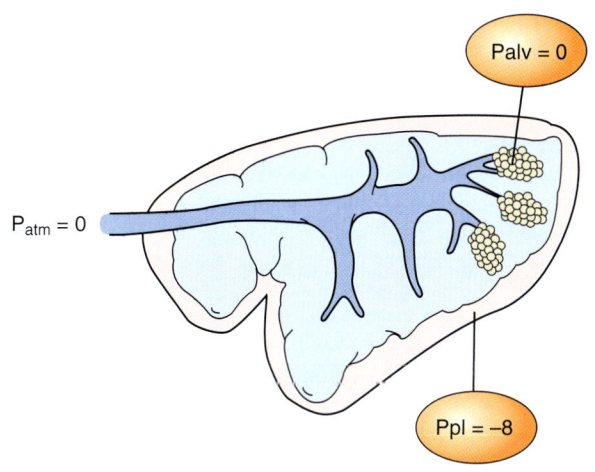

D. CRF + V_T

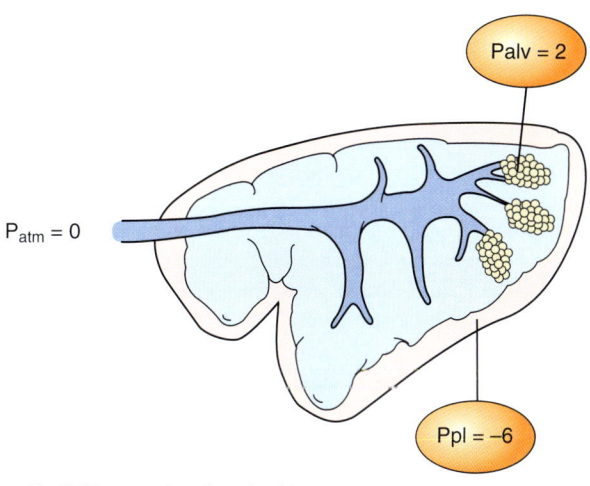

E. CRF na expiração + 0,5 V_T

abdominais, elevando a pressão intra-abdominal, que desloca, para fora, a parede do abdome e as costelas caudais, tendendo, assim, a aumentar o tórax. O alargamento do tórax cria a pressão negativa (subatmosférica) dentro das vias respiratórias necessária para fazer com que o ar siga o gradiente de pressão nos pulmões durante a inspiração.

Os músculos *intercostais externos* também são ativos durante a inspiração. As fibras desses músculos são direcionadas caudoventralmente, da borda caudal de uma costela à cranial da seguinte, de modo que a contração muscular move as costelas rostralmente e para fora. Como as costelas craniais sustentam os membros anteriores nos quadrúpedes, elas participam menos da ventilação do que as mais caudais. Outros músculos inspiratórios, incluindo os que conectam o esterno à cabeça, se contraem durante a respiração dificultosa e movem o esterno rostralmente, para auxiliar o alargamento torácico.

A pressão subatmosférica gerada dentro do trato respiratório durante a inspiração tende a pressionar as estruturas não rígidas das narinas externas, faringe e laringe em direção à linha média. A contração dos *músculos abdutores* (os quais movem estruturas para fora da linha média) ligados a essas estruturas é essencial para impedir que obstruam as vias respiratórias. Por exemplo, a *neuropatia laríngea recorrente* (também conhecida como *hemiplegia laríngea*) em cavalos é uma condição na qual a axonopatia do nervo laríngeo recorrente esquerdo resulta em atrofia do músculo abdutor laríngeo (cricoaritenóideo dorsal). O lado esquerdo da laringe não consegue abduzir durante a inalação, e animais afetados se tornam sintomáticos durante o exercício conforme a cartilagem aritenoide esquerda e a prega vocal impedem o fluxo de ar durante a inspiração. Além de limitar o fluxo de ar inspiratório, a vibração da prega vocal esquerda cria um som respiratório anormal, denominado *ronco*. Patologia semelhante ocorre em cães de raças grandes idosos com a condição *paralisia laríngea por polineuropatia de início geriátrico* (PLPIC); esses cães têm paralisia laríngea bilateral, que limita o fluxo de ar durante a inspiração e cria o som de *estridor* respiratório quando os cães são sujeitos a exercício leve ou estresse pelo calor; em casos graves, os sintomas ocorrem em repouso.

Enquanto a expiração é normalmente *passiva* (não requer contração muscular) em repouso, ela é auxiliada pelos *músculos abdominais* e os *intercostais internos* durante exercício e em algumas doenças. A contração dos músculos abdominais (reto abdominal, oblíquo abdominal interno, oblíquo abdominal externo e abdominal transverso) eleva a pressão abdominal, o que força o diafragma relaxado em direção anterior, reduzindo o tamanho da cavidade torácica. As fibras dos músculos intercostais internos são direcionadas cranioventralmente, da borda cranial de uma costela à caudal da seguinte, de modo que sua contração leva à diminuição do tamanho da cavidade torácica pela movimentação caudal e ventral das costelas. Conforme a cavidade torácica fica menor, as pressões intratorácicas aumentam, o que aumenta a pressão nos alvéolos e força a saída de ar dos pulmões.

Durante o exercício, a atividade dos músculos respiratórios aumenta para gerar um $\dot{V}_E$ aumentado. Em mamíferos corredores, a ventilação é sincronizada com a marcha em meio galope e galope, mas não durante o trote ou caminhada (Figura 45.7). A inspiração ocorre conforme os membros anteriores são estendidos e os posteriores aceleram o animal para frente. A expiração ocorre quando os membros anteriores estão em contato com o solo. Durante o galope, nos cavalos e em outros quadrúpedes, a maior parte do aumento do tórax que ocorre durante a inspiração é consequência do alongamento do tronco conforme a coluna se estende, e não de um aumento no diâmetro torácico.

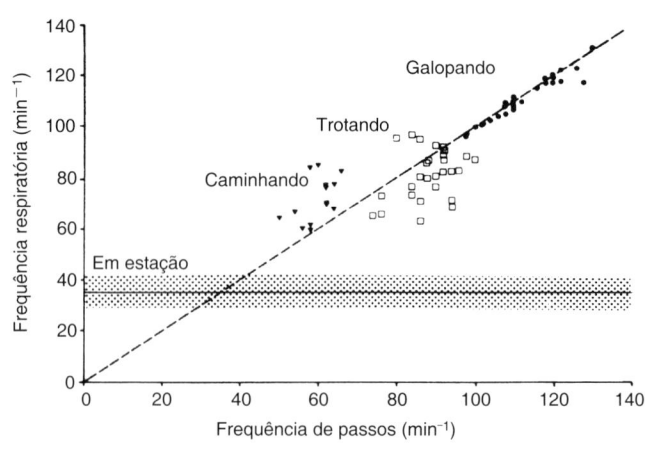

● **Figura 45.7** Relação entre marcha e respiração no equino. Na caminhada e no trote, o passo e a frequência respiratória não estão correlacionados. No galope (e meio galope), as frequências respiratória e de passos levam a uma razão 1:1. (Adaptada de Hörnicke H, Meixner R, Pollman U. *Equine exercise physiology*. Cambridge, UK: Granta Editions; 1983.)

A elasticidade pulmonar é resultante das forças do tecido e da tensão superficial, e determina a complacência das vias respiratórias

As vias respiratórias não rígidas dos pulmões são mantidas abertas ou distendidas porque, sob condições normais, a pressão nos alvéolos (Palv) é maior do que a pressão ao redor do pulmão no espaço pleural (Ppl) (Figura 45.6). Essa relação é descrita como a *pressão transmural* (ou, neste caso, *pressão transpulmonar*), que é a diferença entre a pressão dentro de uma estrutura (Palv) menos a pressão fora da estrutura (Ppl). Durante a expiração máxima forçada, a Ppl pode se tornar positiva, alcançando o valor da Palv, o que limita efetivamente o fluxo expiratório, já que as vias respiratórias não são mais mantidas abertas por uma diferença de pressão transmural.

A *complacência* (C) é a medida de distensibilidade de uma estrutura elástica e para o pulmão é calculada como a alteração no volume pulmonar (Δv) que ocorre para uma dada alteração na pressão transpulmonar (ΔP), como segue:

$$C = \Delta V/\Delta P$$

O pulmão normal é muito complacente e, assim, aumenta prontamente o volume apenas com alterações modestas nas pressões de distensão pulmonar, sobretudo próximas aos volumes correntes de repouso (Figuras 45.6A, C, D e 45.8).

Materiais que retomam (ou retornam) ao seu formato original após terem sido estirados apresentam *elasticidade*. Nos pulmões, a propriedade de elasticidade (E) está relacionada com o trabalho necessário para insuflar e deflacionar os pulmões, e é recíproca da complacência no fato de que é a pressão necessária para ocasionar uma alteração de volume, como segue:

$$E = \Delta P/\Delta V$$

A complacência pulmonar e a elasticidade são relativamente lineares pela variação dos volumes respiratórios normais em repouso, mas são menos lineares nos extremos do volume pulmonar: essa relação entre volumes pulmonares e pressões de distensão é demonstrada pela *curva pressão-volume* (Figura 45.8). A curva pressão-volume de um pulmão normal preenchido por ar é caracterizada por uma inclinação relativamente íngreme no meio da curva em volumes pulmonares próximos à CRF, de tal modo que alterações

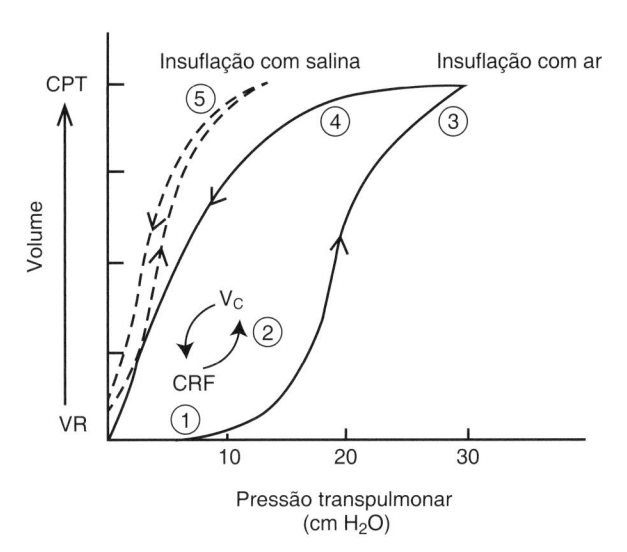

● **Figura 45.8** Curva pressão-volume do pulmão normal (*linha sólida*) e sob condições experimentais de insuflação com salina (*linha tracejada*). Observe que (1) uma alteração maior da pressão é necessária para inflar o pulmão normal a partir do volume residual quando comparado à alteração na pressão de insuflação necessária para respiração corrente normal; (2; CRF ≒ V$_T$); (3) o pulmão alcança o seu limite elástico (*capacidade pulmonar total*) na pressão transpulmonar de aproximadamente 30 cm H$_2$O; (4) as propriedades elásticas do pulmão diferem durante a inspiração e expiração de tal modo que o volume pulmonar em qualquer dada pressão durante a inspiração é menor do que o volume pulmonar na mesma pressão durante a expiração (um fenômeno conhecido com *histerese de pressão-volume*); (5) quando salina é utilizada em vez de ar para inflar o pulmão, menos pressão é necessária para a inflação, e a histerese pressão-volume é abolida. Não há interface ar-líquido quando o pulmão é insuflado com salina, de tal modo que o recolhimento elástico devido à tensão superficial é abolida, e o pulmão se torna mais fácil de inflar. *CRF*, capacidade residual funcional; *VR*, volume residual; *CPT*, capacidade pulmonar total; *Vc*, volume corrente.

relativamente pequenas na pressão transpulmonar resultam em alterações consideráveis no volume pulmonar. Tanto em volumes pulmonares baixos (VR) como altos (CPT), a inclinação da curva é muito menos íngreme, indicando que a menor alteração no volume pulmonar ocorre para uma dada pressão (ou, ao contrário, mais pressão é necessária para ocasionar uma dada alteração de volume). Isso ocorre porque a complacência pulmonar está reduzida em volumes pulmonares baixos e altos.

Na CRF, uma pressão ligeiramente subatmosférica na cavidade pleural mantém o pulmão inflado. Se o tórax for aberto e a pressão negativa que mantém os pulmões abertos for perdida, estes entram em colapso, embora certa quantidade de ar permaneça nos alvéolos, posterior a bronquíolos fechados. O colapso dos pulmões que ocorre quando o tórax é aberto, assim como o seu recolhimento a um volume menor durante a expiração, é resultado da elasticidade inerente dos pulmões, a qual é originada tanto pelas fibras elásticas como pelas forças de tensão superficial.

As *fibras de elastina* formam uma malha tecida que se estende ao longo das vias respiratórias e no interstício do septo alveolar. A natureza distensível dessa rede é ilustrada pelo fato de o pulmão de um cão de 10 kg contendo cerca de 100 mℓ de ar no VR pode expandir para 450 mℓ na CRF e para 1.100 mℓ na CPT. Conforme o pulmão se aproxima da CPT, sua insuflação adicional é limitada pela rede de colágeno da superfície pleural e também pela caixa torácica.

As *forças de tensão superficial* que contribuem para o recuo elástico do pulmão se originam da interface ar-líquido dentro dos espaços aéreos terminais (alvéolos, sacos alveolares, ductos

alveolares e bronquíolos respiratórios). Essa tensão de superfície surge a partir de *forças de coesão*, geradas por ligações de hidrogênio entre moléculas na *hipófase*, que é uma camada delgada de fluido aquoso que reveste os alvéolos. Forças de coesão na superfície de soluções aquosas (onde o líquido encontra o ar) se contraem de modo contínuo até assumir a menor área de superfície possível. Como os alvéolos são revestidos por uma fina camada de fluido aquoso, e os pulmões são complacentes, a propensão causada pela tensão de superfície para minimizar a área de superfície na interface ar-líquido entre os alvéolos ocasiona uma porção importante do recolhimento elástico dos pulmões. A importância da tensão superficial é demonstrada pelo experimento que compara as pressões necessárias para insuflar pulmões removidos quando eles são preenchidos com salina ou quando são preenchidos por ar (ver Figura 45.8). O preenchimento dos pulmões com solução salina elimina a tensão superficial, pois não há mais a interface ar-líquido; nessa condição experimental, a pressão necessária para insuflar os pulmões é amplamente reduzida porque o recolhimento elástico dos pulmões é menor.

Os surfactantes reduzem o recuo elástico dos pulmões e assim aumentam a complacência

A complacência pulmonar é a inclinação da curva pressão-volume pulmonar (ver Figura 45.8). A curva pressão-volume não é linear, indicando que a complacência varia com o estado de insuflação pulmonar. A complacência é, em geral, aferida sobre uma variação do V$_C$ e, quando ajustada para diferenças no tamanho pulmonar, não varia muito nos mamíferos adultos. Consequentemente, a maioria dos mamíferos gera alterações semelhantes na pressão pleural durante a respiração. Anestesiologistas devem considerar a complacência pulmonar ao ventilarem artificialmente um animal. Um *pulmão complacente* é prontamente insuflado. Um *pulmão com baixa complacência*, como ocorre em determinadas doenças, é mais difícil de insuflar. *Surfactantes* são um fator crítico, que é a base para a alta complacência do pulmão normal.

Se os espaços aéreos fossem simplesmente revestidos com água, a tensão superficial oriunda das forças de coesão da água seria tão grande que os alvéolos entrariam em colapso com as pressões de inflação geradas durante a respiração. A patência e a estabilidade alveolar são consequências da presença de *surfactantes pulmonares* (Figura 45.9). O surfactante é produzido nas *células epiteliais alveolares tipo II* e contém uma mistura de lipídios e proteínas, sendo o componente mais pleno o lipídio *dipalmitoil fosfatidilcolina*. O surfactante possui porções hidrofílicas e hidrofóbicas que fazem com que ele busque a superfície do líquido de revestimento alveolar, onde desloca moléculas de água na interface ar-líquido, reduzindo as forças de coesão do líquido que reveste as vias respiratórias. Assim, o surfactante reduz a tensão superficial do líquido de revestimento alveolar e aumenta a complacência pulmonar. À medida que o volume pulmonar diminui e a área de superfície alveolar é reduzida, as moléculas do surfactante ficam mais concentradas sobre ela, diminuindo ainda mais a tensão superficial e promovendo a estabilidade alveolar.

Neonatos prematuros podem ter deficiência de surfactantes, já que o surfactante é liberado para os espaços alveolares e para o líquido traqueal durante a gestação. Seu surgimento se correlaciona com a elevação dos níveis de cortisol plasmático fetal. Os animais prematuros apresentam dificuldade de inflar os pulmões devido à quantidade inadequada de surfactante. Podem ser utilizados surfactantes sintéticos para tratar recém-nascidos prematuros que não apresentam quantidade adequada de surfactante.

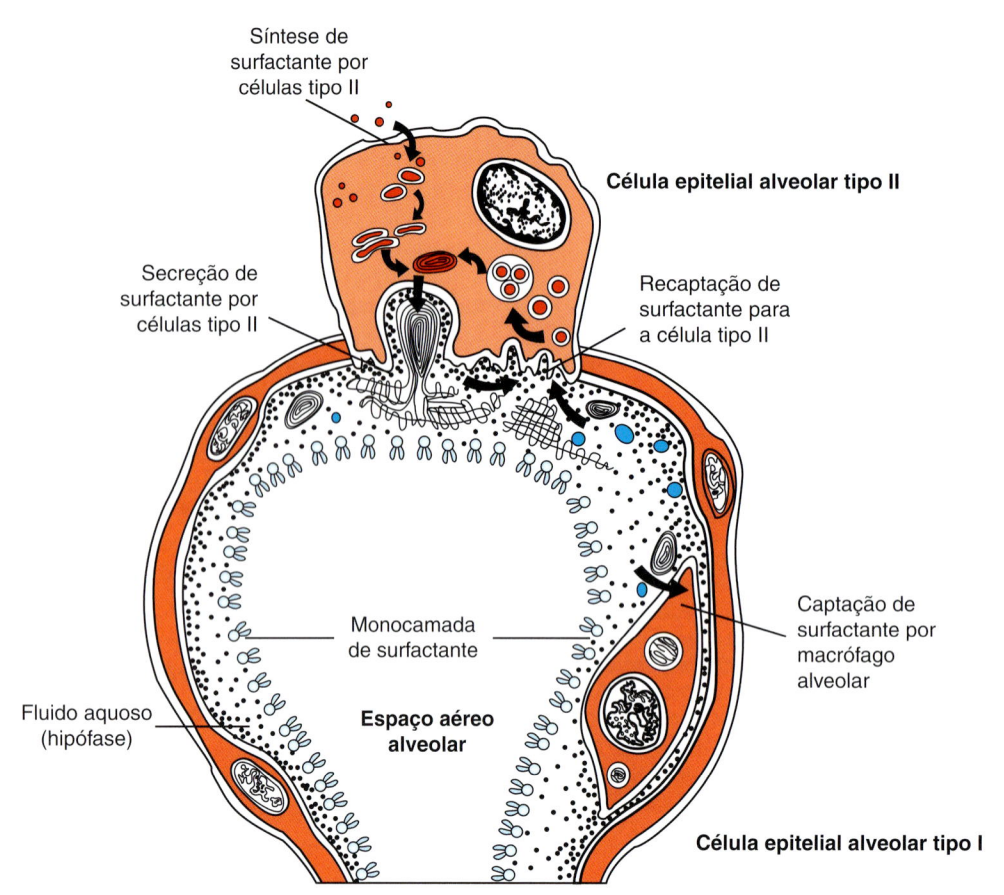

Síntese de surfactante por células tipo II

Célula epitelial alveolar tipo II

Secreção de surfactante por células tipo II

Recaptação de surfactante para a célula tipo II

Captação de surfactante por macrófago alveolar

Monocamada de surfactante

Fluido aquoso (hipófase)

Espaço aéreo alveolar

Célula epitelial alveolar tipo I

● **Figura 45.9** Diagrama de um alvéolo em que é demonstrada a síntese, liberação, distribuição e captação do surfactante. Observe os estoques de surfactante na hipófase (*círculos concêntricos* e *espirais* abaixo da monocamada surfactante).

Após o nascimento e durante toda a vida, a liberação de surfactante de células epiteliais alveolares tipo II é auxiliada por inspirações profundas, como o suspiro, que também redistribuem os surfactantes pela superfície alveolar do estoque na hipófase. Animais anestesiados e aqueles com dor torácica podem não suspirar e, consequentemente, alguns dos alvéolos entram em colapso, o que é chamado de *atelectasia*. A provisão de respirações profundas com um ventilador ou máscara de válvula respiratória (ambu) auxilia a manutenção da liberação e distribuição de surfactante, previne o colapso pulmonar e mantém a complacência pulmonar normal.

O surfactante também desempenha uma função na defesa contra patógenos, já que auxilia no batimento dos cílios, suportando, assim, as funções de depuração mucociliar. Proteínas surfactantes também apoiam os sistemas imunes inatos e adaptativos em uma série de formas, incluindo pela opsonização de patógenos, facilitando sua captação pelos macrófagos alveolares, e recrutamento de outras células inflamatórias pela ativação do sistema complemento (ver Capítulos 54 e 55).

O pulmão está mecanicamente acoplado à parede torácica

Os pulmões são recobertos pela *pleura visceral*, e o tórax é revestido pela *pleura parietal*. Essas duas superfícies pleurais, enquanto separadas por uma fina camada de líquido pleural, são mantidas proximamente apostas por *forças de adesão* de líquido pleural. Assim, os pulmões são funcionalmente acoplados à parede torácica. Há pouca resistência de atrito aos movimentos da respiração em função das propriedades lubrificantes do líquido pleural. Além disso, ao mesmo tempo em que estão separados por menos que milímetros, as duas superfícies pleurais não se tocam devido às forças de repulsão entre as superfícies adjacentes exercidas pelas prováveis cargas nos fosfolipídios aderidos a essas superfícies mesoteliais.

O espaço pleural está fechado para o ambiente e está sob uma discreta pressão negativa, gerada pelas forças elásticas de oposição da parede torácica (recolhimento para fora) e do pulmão (recolhimento para dentro) em face das forças de adesão dos líquidos pleurais. Além disso, uma pequena porção da pressão negativa do espaço pleural é o resultado da absorção de líquido pleural pelos vasos linfáticos. Como consequência do acoplamento funcional dos pulmões com o tórax à custa do líquido pleural, o sistema respiratório se comporta como uma única unidade. Portanto, quando o tórax se expande durante a inspiração, os pulmões se expandem também.

A Figura 45.6 demonstra que, na CRF, a *pressão na cavidade pleural* (Ppl) que circunda os pulmões é de aproximadamente 5 cmH_2O abaixo da pressão atmosférica ($^-$5 cmH_2O). Durante a inspiração, conforme os músculos inspiratórios se contraem, o tórax aumenta e a Ppl se torna mais negativa. Essa diminuição na Ppl, em conjunto com as forças de adesão que acoplam as superfícies pleurais visceral e parietal, faz com que o pulmão elástico se estire e aumente o seu volume, o que diminui a pressão nos alvéolos (Palv). A diminuição na Palv abaixo da pressão atmosférica (Patm) faz com que o ar flua para dentro do pulmão pela árvore traqueobrônquica.

Pelos mesmos princípios, durante a expiração, conforme os músculos inspiratórios relaxam, o tórax diminui de tamanho, assim como os pulmões dentro dele. Isso faz com que a pressão no espaço pleural se aproxime de 0 e eleve a Palv acima da Patm, o que faz com que o ar flua para fora do pulmão, seguindo o gradiente de pressão. Além disso, quando um pulmão expira ativamente abaixo da CRF, o tórax rígido cada vez mais resiste à deformação, de tal modo que o VR – o volume de ar no pulmão no final de uma expiração máxima – é determinado pelos limites aos quais a cadeia torácica possa ser comprimida. A CRF – o volume dos pulmões no final da expiração passiva – é também o ponto de equilíbrio entre a tendência elástica dos pulmões serem recolhidos para dentro com a tendência de a parede torácica ser recolhida para fora.

Em geral, o tórax é menos complacente nos grandes animais do que nos pequenos; a parede torácica rígida, encontrada no cavalo e na vaca, contrasta com a parede torácica bastante complacente dos pequenos roedores. Os neonatos precisam ter um tórax complacente para passar pelo canal de parto. É mais provável que a *atelectasia*, que é o colapso de alvéolos individuais ou de segmentos inteiros pulmonares, ocorra em espécies que têm um tórax complacente. Essa é uma razão pela qual a atelectasia é mais comum em animais recém-nascidos do que em adultos.

O fluxo de ar sofre oposição do atrito das vias respiratórias

A força que impede o fluxo aéreo ao longo das vias respiratórias é chamada de resistência das *vias respiratórias* (R). A magnitude da R determina a queda de pressão (ΔP) ao longo das vias respiratórias (denominada *pressão-motriz*), que é necessária para alcançar o fluxo de ar necessário através do trato respiratório, e pode ser calculado como segue:

$$R = \Delta P/fluxo$$

em que ΔP = Patm – Palv

A resistência ao fluxo aéreo é determinada principalmente pela *área transversa* e a medida relacionada, *raio*, das vias respiratórias, de tal modo que conforme o raio diminui, a resistência aumenta em quarta potência (resistência é proporcional à 1/raio^4). Entretanto, a ramificação da traqueia em brônquios e bronquíolos dita que o ar flua através de um grande número de vias paralelas; por isso, é a área transversa total desses diversos ramos paralelos e não o calibre das passagens individuais de ar, que determina a R total em diferentes segmentos do sistema respiratório. Assim, a área transversa total das vias respiratórias aumenta muito em direção à periferia do pulmão, à medida que a traqueia única repetidamente se ramifica até terminar em diversos milhões de alvéolos. Ao mesmo tempo que o calibre de cada via respiratória periférica individual é pequena, como há uma área transversa total grande por todas as passagens paralelas de ar geradas por ramificações repetidas, a resistência ao fluxo aéreo é menor nas vias respiratórias periféricas.

As estruturas das *vias respiratórias superiores* são uma fonte importante de R. No animal em repouso, a cavidade nasal, faringe e laringe fornecem em torno de 60% da R total (Figura 45.10). Enquanto individualmente essas vias respiratórias apresentam o maior diâmetro de qualquer passagem de ar única, elas precedem qualquer ramificação, o que faz com que o ar não flua através deles em paralelo; isso faz com que sua área transversa total seja relativamente pequena. As vias respiratórias superiores devem acomodar o volume completo de cada respiração e esse grande fluxo através de um tubo de raio modesto resulta em sua alta resistência com relação às vias respiratórias periféricas.

A resistência nasal pode ser reduzida (p. ex., durante o exercício) pela dilatação das narinas externas e pela vasoconstrição do extenso tecido vascular do nariz. A vasoconstrição reduz o volume de sangue nos seios vasculares na mucosa nasal e, como consequência, a espessura da mucosa diminui e o espaço disponível para o ar no nariz aumenta. Quando a velocidade do fluxo de ar aumenta

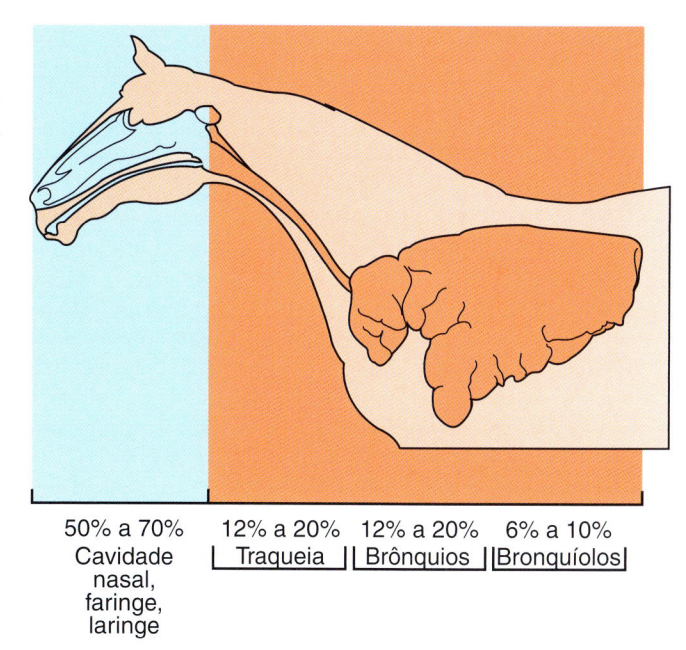

50% a 70%	12% a 20%	12% a 20%	6% a 10%
Cavidade nasal, faringe, laringe	Traqueia	Brônquios	Bronquíolos

● **Figura 45.10** Distribuição da resistência nas vias respiratórias condutoras de um cavalo. As vias respiratórias superiores contribuem para a maior parte da resistência. Na árvore traqueobrônquica, os bronquíolos contribuem com a menor fração de resistência.

durante o exercício, ou quando a cavidade nasal está obstruída, algumas espécies, como cães, respiram pela boca de modo a evitar a resistência elevada da cavidade nasal. Outras espécies, como equinos, *respiram obrigatoriamente pelo nariz* e dependem exclusivamente de uma diminuição na resistência nasal para manter o trabalho respiratório em um nível razoável. Cavalos conseguem isso abrindo as suas narinas e contraindo os vasos sanguíneos, de modo que a mucosa nasal se encolhe.

O sistema de ramificação da árvore traqueobrônquica fornece ar aos alvéolos. O número de ramificações depende do tamanho do animal. Os seres humanos têm 24 ramificações, ratos variam de mais de 12 a 20, e os cavalos têm 40 ou mais. A traqueia contém anéis cartilaginosos incompletos, enquanto os brônquios são mantidos por placas de cartilagem. Os bronquíolos não têm cartilagem e são circundados por musculatura lisa, o que faz com que sejam particularmente sujeitos a estreitamento quando a musculatura lisa das vias respiratórias contrai.

Os pulmões da maioria das espécies têm um total de seis lobos, cada um suprido por um *brônquio lobar*, que origina um brônquio segmentar filho. Mesmo em espécies em que não ocorre divisão em lobos, como no equino, observa-se o mesmo padrão de seis brônquios lobares. Em cada divisão de um brônquio de origem, os diâmetros das vias respiratórias filhas não são iguais; uma é muito mais estreita do que as que lhe deram origem, ao passo que as últimas apresentam diâmetros semelhantes entre si. Esse sistema de ramificação continua por pelo menos seis gerações de brônquios. Nos bronquíolos, as vias respiratórias são bifurcadas e dão origem a um par de bronquíolos filhos, cada qual de diâmetro semelhante à estrutura prévia. Assim, em conjunto com o padrão de ramificação multigeracional, o tamanho dos ramos filhos também contribui para a área transversa total da árvore traqueobrônquica que se expande em direção à periferia; a área transversa total aumenta apenas ligeiramente entre a traqueia e as primeiras quatro gerações de brônquios, mas ela duplica a cada divisão das vias respiratórias periféricas. O ar flui por esses diversos ramos paralelos, o que torna a área transversa efetiva das vias respiratórias periféricas muito grande, e assim a resistência ao fluxo aéreo através dessa região é muito pequena. Como resultado do padrão de ramificação da árvore traqueobrônquica, vias respiratórias maiores do que 2 a 5 mm de diâmetro contribuem em até 90% da resistência à respiração na árvore traqueobrônquica; bronquíolos e vias respiratórias menores contribuem somente com 10% (ver Figura 45.10).

A *velocidade* é uma medida de distância percorrida por unidade de tempo e, no sistema respiratório, é uma função do volume de ar que se move através do sistema e a área transversa através da qual se movimenta. Como a área transversa total aumenta bastante em direção à periferia dos pulmões, e como a velocidade é inversamente proporcional à área transversa total, a *velocidade do fluxo de ar* diminui progressivamente da traqueia aos bronquíolos. O *fluxo turbulento* de alta velocidade na traqueia e nos brônquios produz os *sons pulmonares* auscultados ao estetoscópio em um animal normal. O *fluxo de ar laminar* (fluxo de baixa velocidade) nos bronquíolos não produz nenhum som.

Os bronquíolos respiratórios, ductos alveolares, sacos alveolares e alvéolos são estruturas de troca gasosa presentes no final da árvore traqueobrônquica. A área de superfície (raio transverso) dessas estruturas é muito grande e sob condições normais apresentam resistência mínima ao fluxo de ar. Além disso, o pulmão infla, essas vias respiratórias periféricas se dilatam passivamente e a R diminui ainda mais. Isso ocorre porque o septo alveolar está conectado às vias respiratórias, puxando as vias respiratórias e fazendo com que dilatem (Figura 45.11).

A contração da musculatura lisa afeta os diâmetros da traqueia, dos brônquios e dos bronquíolos

Enquanto as características estruturais previamente descritas determinam o calibre das vias respiratórias maiores, o calibre das vias respiratórias periféricas pode ser alterado tanto por forças passivas como ativas. A contração da musculatura lisa é um fator importante,

que determina o calibre das vias respiratórias intrapulmonares. Há *musculatura lisa* nas paredes das vias respiratórias desde a traqueia até os ductos alveolares. Na traqueia, ela constitui o *músculo traqueal*, que conecta as extremidades das cartilagens traqueais em formato de C. Nos brônquios e bronquíolos, a musculatura lisa circunda as vias respiratórias. A musculatura lisa regula ativamente o diâmetro das vias respiratórias em resposta a estímulos neurais e de outros tipos. O *sistema nervoso parassimpático* inerva a musculatura lisa das vias respiratórias por meio do nervo vago, com os gânglios parassimpáticos localizados nas paredes das vias respiratórias (Figura 45.12). A ativação desse sistema causa a liberação da *acetilcolina* de fibras pós-ganglionares. A acetilcolina liga-se aos *receptores muscarínicos* na musculatura lisa das vias respiratórias, provocando a contração. Isso estreita a traqueia, os brônquios e os bronquíolos, um fenômeno conhecido como *broncoconstrição*. A broncoconstrição mediada pelo parassimpático é um dos mecanismos de proteção do pulmão. A inspiração de materiais irritantes, como a poeira, pode ativar os receptores sensoriais traqueobrônquicos conectados aos nervos aferentes vagais. Isso, por sua vez, leva à ativação do sistema parassimpático, resultando na broncoconstrição.

A musculatura lisa das vias respiratórias também se contrai em resposta a muitos *mediadores inflamatórios*, particularmente *histamina* e alguns *leucotrienos*, os quais são liberados dos mastócitos durante a reação alérgica. Alguns mediadores inflamatórios agem diretamente sobre a musculatura lisa; outros agem de modo reflexo, envolvendo *nervos aferentes não mielinizados* e o sistema parassimpático. Eles são, provavelmente, os maiores responsáveis pela obstrução de vias respiratórias que ocorre em doenças, como a obstrução recorrente das vias respiratórias (também conhecida como DPOC) em cavalos e a asma em gatos.

O relaxamento da musculatura lisa e, consequentemente, a dilatação das vias respiratórias ocorrem durante a ativação dos *receptores* β_2-*adrenérgicos* pelas *epinefrinas* circulantes liberadas da medula suprarrenal. A *norepinefrina* liberada do *sistema nervoso simpático* também causa dilatação por meio dos receptores β_2-adrenérgicos, mas em menor grau. Outro sistema broncodilatador, o *sistema*

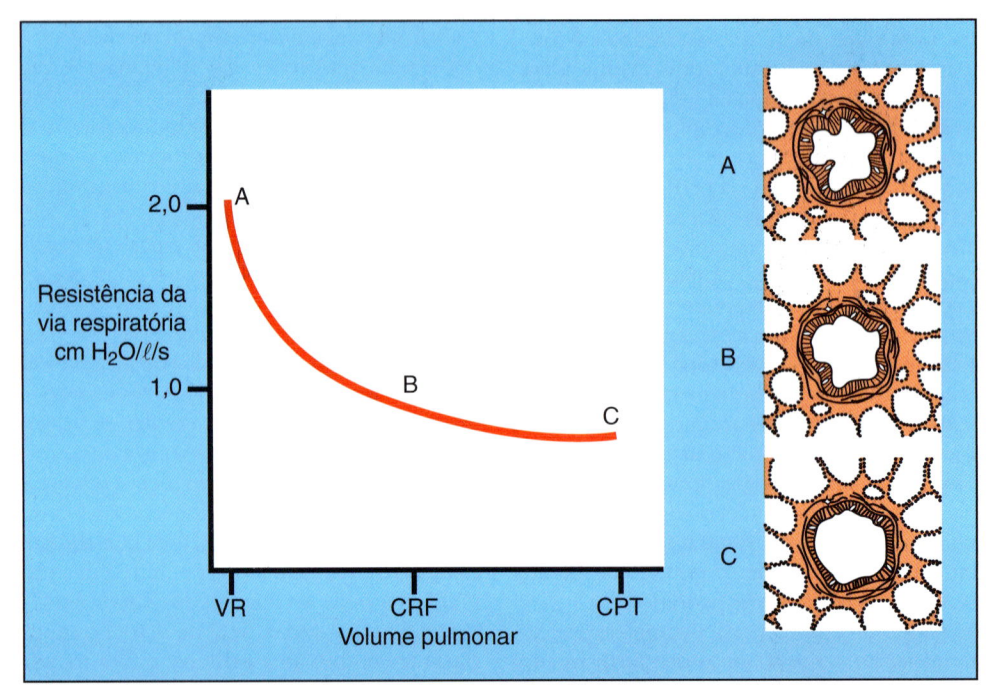

● **Figura 45.11** Efeito da mudança no volume pulmonar sobre a resistência das vias respiratórias. A via respiratória é representada nos diagramas no lado direito da figura por um *grande círculo*. A ela os alvéolos estão ligados, e o septo destes conectam a parede das vias respiratórias à superfície pleural. À medida que o volume pulmonar aumenta, o septo alveolar é estirado, aplica tensão às paredes das vias respiratórias e, assim, dilata as vias respiratórias e reduz a resistência. *CRF*, capacidade residual funcional; *VR*, volume residual; *CPT*, capacidade pulmonar total.

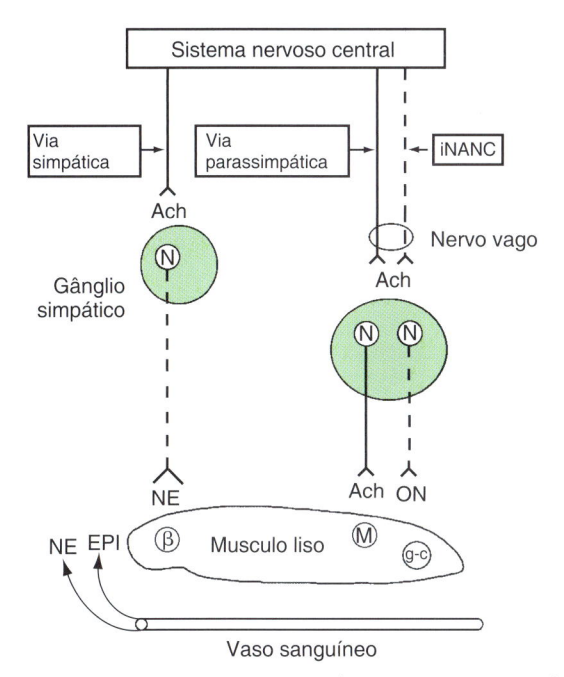

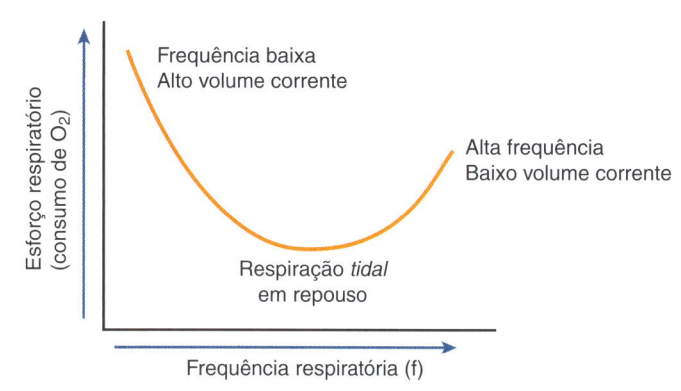

• **Figura 45.13** O esforço respiratório é minimizado pela moderação do volume corrente e frequência respiratória, até alcançar a ventilação minuto necessária. Quando alta frequência e volumes correntes baixos são utilizados para alcançar a ventilação minuto, a ventilação do espaço morto aumenta e, assim, a eficiência respiratória diminui. Além disso, a complacência diminuída com baixos volumes pulmonares aumenta o esforço respiratório. Ao contrário, mais energia é necessária quando baixas frequências e grandes volumes correntes são utilizados para atingir a mesma ventilação minuto, pois a complacência pulmonar é reduzida à medida que os volumes alcançam os limites máximos (capacidade pulmonar total).

• **Figura 45.12** Representação diagramática da inervação autônoma eferente da árvore traqueobrônquica. Os receptores muscarínicos (M) são ativados pela acetilcolina (Ach) liberada de terminações nervosas parassimpáticas pós-ganglionares. Receptores β_2-adrenérgicos da musculatura lisa (β) são ativados por catecolaminas circulantes, como a epinefrina (EPI), ou, em poucas espécies, pela liberação de norepinefrina (NE) dos nervos simpáticos. O sistema nervoso inibitório não adrenérgico e não colinérgico (iNANC), que percorre o nervo vago, libera óxido nítrico (ON), que ativa a guanililciclase (g-c) no músculo liso. N, receptores nicotínicos. (Fonte: Nadel JA, Barnes PJ, Holtzman MJ. Autonomic factors in hyperreactivity of airway smooth muscle. In: Fishman AP, Macklem PT, Mead J et al., eds. Handbook of physiology. vl. 3. Bethesda, MD: American Physiology Society; 1985.)

nervoso inibitório não colinérgico e não adrenérgico (iNCNA), está presente em algumas espécies; as fibras eferentes do iNCNA estão no nervo vago, e a neurotransmissão envolve o *óxido nítrico* (ON).

O esforço respiratório é aumentado pelo exercício, termorregulação e doenças

As demandas metabólicas da respiração normalmente necessitam de somente um pequeno custo energético. Animais em repouso respiram poucas vezes por minuto e apresentam baixas taxas de fluxo aéreo (Figura 45.13). O trabalho primário dos músculos respiratórios em repouso é ultrapassar o recolhimento elástico para o interior dos pulmões. Quando animais em estresse pelo calor aumentam sua frequência respiratória para dissipar calor, o aumento da ventilação do espaço morto (ventilação desperdiçada) diminui a eficiência respiratória e, consequentemente, aumenta o esforço para manter a ventilação alveolar adequada. Durante o exercício, tanto a frequência respiratória como o V_C aumentam em resposta à necessidade de maior ventilação alveolar. Músculos respiratórios devem, portanto, trabalhar mais para fornecer a alteração necessária na Ppl a fim de gerar maior fluxo aéreo. É comum doenças pulmonares diminuírem a complacência ou aumentarem a R, ou ambos. Como consequência, animais com doenças pulmonares devem fazer maior esforço com seus músculos respiratórios para ventilar seus pulmões. Em determinados casos, o esforço respiratório é substancial e se torna muito alto para manter a ventilação alveolar normal; nesses casos, a ventilação alveolar é

insuficiente para eliminar o CO_2 produzido pelo metabolismo. A ventilação alveolar insuficiente, que resulta em maior retenção de CO_2, é denominada *hipoventilação* (ver Capítulo 47). Quando o custo energético da respiração é maior por doenças ou estresse térmico, isso resulta em menos energia disponível para exercício ou ganho de peso, o que pode resultar em desempenho ruim ou incapacidade de crescer.

A compressão dinâmica pode estreitar as vias respiratórias e limitar o fluxo de ar

As paredes das vias respiratórias não são rígidas; portanto, as vias respiratórias podem ser comprimidas ou expandidas pelo gradiente de pressão que atravessa as suas paredes. O conhecimento do momento mais provável em que a *compressão dinâmica* ocorre pode dar pistas diagnósticas para a localização da obstrução das vias respiratórias. Na cavidade nasal, faringe e laringe, a compressão dinâmica das vias respiratórias ocorre durante a inspiração. Essas vias respiratórias extratorácicas são rodeadas por pressão subatmosférica, ao passo que a pressão dentro das vias respiratórias é subatmosférica durante a inspiração; a *pressão transmural negativa* resultante tende, portanto, a fazer com que as *vias respiratórias extratorácicas se colapsem* durante a inspiração. Devido ao seu suporte ósseo, a cavidade nasal não é propensa à compressão ou colapso, mas as narinas, a faringe e a laringe, com um suporte menor, sim. Normalmente, a contração dos músculos abdutores das narinas, faringe e laringe durante a inspiração mantém a patência e previne o colapso dessas regiões.

A neuropatia laríngea equina é um excelente exemplo do colapso dinâmico das vias respiratórias extratorácicas durante a inspiração. Nessa doença, os músculos intrínsecos do lado esquerdo da laringe perdem o seu suprimento nervoso e se atrofiam. Como já mencionado, quando os músculos abdutores da laringe não se contraem, a prega vocal esquerda é sugada para dentro do lúmen das vias respiratórias durante a inspiração, produzindo um ruído inspiratório e obstruindo as vias respiratórias, o que leva ao baixo desempenho quando os cavalos acometidos são submetidos a exercícios extenuantes. O colapso dinâmico das vias respiratórias extratorácicas não ocorre durante a expiração, pois a pressão dentro das vias respiratórias é maior do que a atmosférica, e a pressão transmural positiva resultante mantém as vias respiratórias abertas.

Nas vias respiratórias intratorácicas, o colapso dinâmico pode ocorrer durante a expiração forçada conforme a pressão intrapleural alcança pressões no lúmen das vias respiratórias intratorácicas. A *tosse* é uma *expiração forçada* durante a qual o colapso dinâmico estreita as vias respiratórias. A alta velocidade do ar através da porção estreitada das vias respiratórias facilita a remoção de material estranho. Cães de raças Toy têm alta incidência de *colapso de traqueia*. Nessa doença, a traqueia intratorácica é enfraquecida e, assim, colapsa dinamicamente durante a ventilação forçada que ocorre nos exercícios. Os cães acometidos apresentam um ruído expiratório semelhante a um "grasnar de ganso", conforme o ar é forçado pela porção intratorácica colapsada da traqueia.

A distribuição da ventilação depende das propriedades mecânicas locais do pulmão

Uma troca gasosa ótima entre ar inalado e sangue capilar requer que ar e sangue cheguem juntos ao alvéolo, isto é, a *correspondência de ventilação* e *fluxo sanguíneo* (também denominada *perfusão Q*). Obviamente, a troca gasosa não ocorre se um alvéolo recebe sangue sem nenhuma ventilação, ou vice-versa. O ideal seria que cada região do pulmão pudesse receber quantidades aproximadamente iguais de ventilação; entretanto, a distribuição da ventilação é quase sempre desigual em algum grau e se torna maior nos casos de doença. A distribuição desigual da ventilação pode ser causada por reduções locais da complacência pulmonar (p. ex., pneumonia) ou obstruções locais de vias respiratórias (p. ex., por muco ou broncoconstrição ou obstrução por corpo estranho) (Figura 45.14).

A distribuição desigual da ventilação torna-se magnificada em grandes animais em decúbito, sobretudo na posição supina e em decúbito lateral. Isso ocorre devido às regiões mais baixas dos pulmões serem comprimidas até um ponto no qual recebem pouca ou nenhuma ventilação. Isso pode causar graves desarranjos da troca gasosa, especialmente em grandes animais anestesiados, como cavalos.

Em algumas espécies, o ar passa entre regiões adjacentes do pulmão pelas vias colaterais

Os pulmões dos mamíferos diferem, no grau em que são subdivididos, em *lóbulos secundários* por tecido conjuntivo. Nos pulmões de suínos e bovinos, existe uma separação completa dos lóbulos; e em cães e gatos não há separação. Em cavalos e ovelhas, existe uma divisão parcial. O septo de tecido conjuntivo previne a *ventilação colateral* (p. ex., o movimento de ar entre os lóbulos adjacentes) em bovinos e suínos. A ventilação colateral é extensa em cães e intermediária em cavalos. A ventilação colateral fornece ar aos alvéolos quando o brônquio principal está obstruído. As diferenças de ventilação colateral indicam que as anormalidades de troca gasosa que se seguem à obstrução de vias respiratórias são mais graves em suínos e bovinos do que em cães.

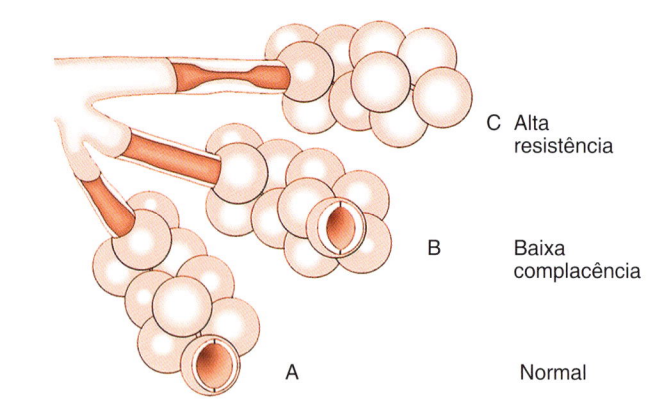

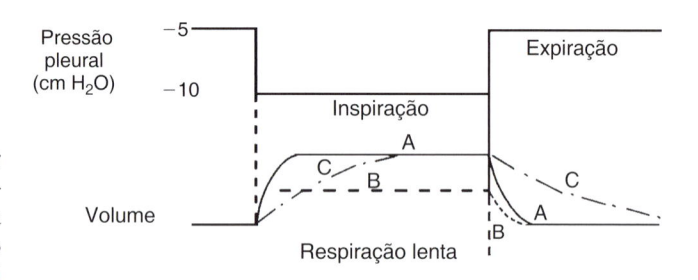

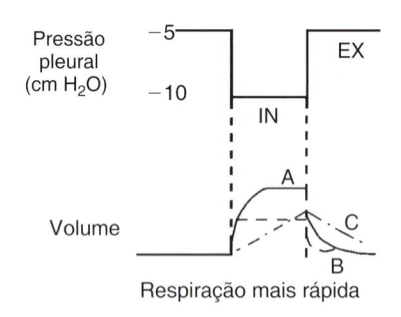

● **Figura 45.14** Efeitos das propriedades mecânicas dos pulmões no preenchimento alveolar. O alvéolo *A* é normal, o alvéolo *B* tem baixa complacência em razão das suas paredes espessadas, e as vias respiratórias que suprem o alvéolo *C* têm uma resistência alta, resultante de uma obstrução parcial. Aplicam-se mudanças graduais de pressão pleural a esses três alvéolos esquematizados, e as variações no volume surgem durante a respiração lenta e durante a mais rápida. Durante a respiração lenta, os alvéolos *A* e *C* se enchem em graus iguais, já que sua complacência é a mesma, mas o alvéolo *C* se enche mais devagar, pois sua via respiratória está parcialmente obstruída; o alvéolo *B*, com menor complacência pulmonar, se enche menos. Durante a respiração rápida, o alvéolo *C* não tem tempo de se encher; ele recebe menos ventilação que *A* e, por consequência, a ventilação é distribuída de modo mais desigual.

Agradecimento

O autor agradece ao Dr. N. Edward Robinson, pela permissão para elaborar este capítulo com base em sua obra original.

CORRELAÇÕES CLÍNICAS

Fibrose pulmonar em um cão

Relato

Um Setter inglês com 3 anos com idade, com angústia respiratória, é apresentado a um hospital-escola. Inicialmente, o dono havia observado relutância ao exercício há 3 semanas. Desde então, o animal tem apresentado dificuldade respiratória progressiva. Parece faminto, mas não se alimenta, pois "perde o ar".

Exame clínico

A inspeção revela um cão magro que respira pela boca. A frequência respiratória está elevada, mas o cão parece obter pouco ar apesar do grande esforço inspiratório, quando se observa a depressão dos espaços intercostais. Não há dificuldade na expiração; as costelas se colapsam rapidamente, e não há um esforço abdominal acentuado. O exame revela membranas mucosas ligeiramente azuladas. Os sons pulmonares não são notáveis. Todos os outros sistemas estão normais.

As radiografias do tórax mostram uma densidade miliar difusa (opacificação) nas porções do pulmão que normalmente são preenchidas por ar. Os brônquios estão normais. Os principais achados do teste de função pulmonar são mudança elevada da pressão pleural durante a respiração, R normal, e complacência pulmonar diminuída. O V_C está bastante reduzido.

Comentário

O histórico e os sinais clínicos indicam um problema respiratório. A elevada alteração na pressão pleural durante a respiração confirma o aumento do esforço necessário para respirar. Isso pode ser provocado por (1) aumento do movimento de ar resultante de uma taxa metabólica elevada, (2) obstrução de vias respiratórias, ou (3) uma redução na complacência pulmonar (enrijecimento dos pulmões). A densidade elevada em partes elásticas do pulmão que são normalmente preenchidas por ar, em conjunto com passagens de ar normais, sugere uma diminuição na complacência pulmonar mais do que uma obstrução de vias respiratórias. Isso é confirmado quando as medições da função pulmonar revelaram uma R normal e uma complacência pulmonar reduzida.

A retração dos espaços intercostais indica que o pulmão rígido está resistindo à expansão. A expiração não é um problema, pois o pulmão apresenta uma maior tendência ao colapso e as vias respiratórias estão normais.

Tratamento

Este cão tem fibrose pulmonar, que é uma doença difusa na área de troca de gás dos pulmões. É caracterizada por diminuição da complacência, o que aumenta o esforço respiratório. A cor azulada das mucosas indica aumento da dessaturação de hemoglobina, decorrente de uma troca deficiente de O_2 no pulmão doente. A biopsia revela fibrose difusa ao redor de partículas minerais nas paredes dos alvéolos. O prognóstico para esse cão não é bom.

Doença crônica das vias respiratórias em um cavalo

Relato

Uma égua Árabe de 10 anos de idade é apresentada com um histórico de tosse e intolerância progressiva ao exercício durante 2 anos. Recentemente, o problema do cavalo se agravou, de modo que o animal apresenta dificuldade respiratória enquanto está em repouso no seu estábulo. A tosse é frequente e, em geral, piora quando o cavalo é mantido em locais fechados. O cavalo tem um apetite normal; porém, está perdendo peso, mesmo com dentes normais e com boa dieta e programa de vermifugação.

Exame clínico

A inspeção revela um cavalo magro com narinas abertas e expressão de ansiedade. A frequência respiratória está elevada, e os movimentos respiratórios estão acentuados. Durante a inspiração, observa-se depressão dos espaços intercostais. A parte inicial da expiração é caracterizada por um relaxamento rápido da caixa torácica. Isso é seguido de uma contração prolongada dos músculos abdominais, que termina logo antes da próxima inspiração. Durante a contração prolongada dos músculos abdominais, pode-se ouvir respiração ruidosa quando se coloca o ouvido próximo às narinas.

O cavalo tem uma frequência de pulso elevada. As membranas mucosas das gengivas estão azuladas. A auscultação do tórax revela aumento dos sons respiratórios sobre todos os campos pulmonares e ruídos musicais audíveis no fim da expiração. Com um endoscópio inserido até a traqueia, observa-se um acúmulo excessivo de muco nas vias respiratórias.

Como o cavalo está sendo examinado em um hospital-escola, existem equipamentos para a mensuração da função pulmonar. A mudança na pressão pleural (ΔPpl) durante cada respiração é de 25 cmH$_2$O (normal, 5 a 10 cmH$_2$O), e R é de 3 cmH$_2$O/ℓ/s (normal, 1 cmH$_2$O/ℓ/s). A administração intravenosa de atropina reduz a ΔPpl para 7 cmH$_2$O e a R para 1,5 cm H$_2$O/ℓ/s. O cavalo parece menos estressado e os ruídos são reduzidos após o tratamento com atropina.

Comentário

A angústia respiratória, a tosse e a intolerância ao exercício indicam um problema respiratório. O aumento do esforço respiratório, documentado pela ΔPpl elevada, pode ser causado por obstrução de vias respiratórias, por diminuição na complacência pulmonar ou por aumento da respiração resultante de elevação na taxa metabólica. O muco nas vias respiratórias e o aumento da R destas confirmam a obstrução. Os ruídos musicais no final da expiração resultam de uma maior turbulência de ar ou vibração de muco dentro das vias respiratórias. A obstrução das vias respiratórias é causada, em parte, por broncospasmo resultante de atividade parassimpática, pois é revertido pela atropina, um antagonista parassimpático. A atropina não promove o retorno da resistência ao normal, de modo que também há uma considerável obstrução por muco e edema da parede das vias respiratórias.

As narinas abertas representam o esforço em reduzir a R dilatando as superiores. As mucosas azuladas indicam a dessaturação da hemoglobina em razão da captação inadequada de O_2 pelos pulmões doentes.

A retração dos músculos intercostais durante a inspiração indica uma maior redução na pressão pleural conforme os músculos respiratórios trabalham para inflar os pulmões e aspirar o ar pelas vias respiratórias obstruídas. A contração prolongada da musculatura abdominal, ou dificuldade respiratória, representa o esforço do cavalo para forçar o ar pelas vias respiratórias obstruídas. A perda de peso provavelmente é resultado do aumento do trabalho respiratório. A tosse é um esforço para expelir o excesso de muco.

Tratamento

Este cavalo é portador de *obstrução recorrente das vias respiratórias* (ORVA) (previamente conhecida como DPOC), um problema exacerbado pela hospedagem em estábulos com muita poeira, e pela alimentação com feno úmido e maltratado. A ORVA é uma resposta inflamatória contra partículas, antígenos e endotoxina no feno e na poeira do estábulo. O melhor tratamento para o cavalo é mantê-lo em ambiente externo, em pastos, e suplementar a sua dieta com alimentos peletizados em vez de fornecer feno. Em muitos casos, incluindo esse cavalo, são necessários tratamentos adicionais quando o cavalo passa por uma crise. O tratamento é direcionado à dilatação das vias respiratórias (broncodilatadores, como o clemburterol) e à redução da inflamação (corticosteroides inalados ou sistêmicos). A terapia com oxigênio raramente é necessária. Com um bom manejo que envolve a redução da exposição à poeira do feno, alguns cavalos não necessitam de tratamento constante. Em estágios avançados e quando se trata de cavalos de alto desempenho, porém, pode ser necessário tratamento contínuo com broncodilatadores e esteroides inalados.

Questões de revisão

1. Qual das seguintes afirmações é verdadeira?
   a. O consumo de O_2 por quilograma de peso corporal é maior em um mamífero de 50 g do que em um de 50 kg
   b. O consumo máximo de O_2 em mamíferos está diretamente relacionado com o volume da mitocôndria nos músculos esqueléticos
   c. O consumo de O_2 aumenta quando a taxa metabólica aumenta
   d. O consumo de O_2 pode aumentar em até 30 vezes durante exercício intenso
   e. Todas as sentenças acima são verdadeiras

2. A capacidade residual funcional é:
   a. O volume de ar que permanece no pulmão ao final de uma expiração forçada máxima
   b. O equilíbrio mecânico do sistema respiratório
   c. Menor que o volume residual
   d. Maior que a capacidade total do pulmão
   e. Determinada pela taxa metabólica

3. Qual dos seguintes itens inclui apenas estruturas que compõem o espaço morto anatômico?
   a. Bronquíolos respiratórios, alvéolos, traqueia, cavidade nasal
   b. Faringe, brônquios, ductos alveolares, laringe
   c. Capilares, bronquíolos respiratórios, traqueia, brônquios
   d. Faringe, cavidade nasal, traqueia, brônquios
   e. Capilares, bronquíolos respiratórios, ductos alveolares, alvéolos

4. Um cavalo tem um volume corrente (V_C) de 5 ℓ, frequência respiratória de 12 movimentos/min, e relação V_D/V_C de 0,5. Calcule a ventilação minuto ($\dot{V}_E$) e a ventilação alveolar ($\dot{V}_A$).
   a. $\dot{V}_E$ = 60 ℓ/min; $\dot{V}_A$ = 2,5 ℓ/min
   b. $\dot{V}_E$ = 30 ℓ/min; $\dot{V}_A$ = 30 ℓ/min
   c. $\dot{V}_E$ = 60 ℓ/min; $\dot{V}_A$ = 30 ℓ/min
   d. $\dot{V}_E$ = 2,5 ℓ/min; $\dot{V}_A$ = 1,25 ℓ/min
   e. $\dot{V}_E$ = 5 ℓ/min; $\dot{V}_A$ = 2,5 ℓ/min

5. Qual das seguintes situações ocorre durante a inspiração?
   a. O diafragma se contrai, a pressão pleural aumenta, a pressão alveolar diminui
   b. O diafragma relaxa, os músculos intercostais externos se contraem, a pressão pleural aumenta
   c. O diafragma relaxa, a pressão pleural diminui, os músculos intercostais internos relaxam
   d. Os músculos intercostais internos e externos se contraem, as pressões alveolar e pleural aumentam
   e. O diafragma e os músculos intercostais externos se contraem, as pressões pleural e alveolar diminuem

6. A complacência pulmonar:
   a. Possui unidade de pressão por volume (cm H_2O/ℓ)
   b. É maior na capacidade residual funcional (CRF) do que na capacidade pulmonar total (CPT)
   c. É menor quando o pulmão está inflado com salina do que quando inflado com ar
   d. É maior em pequenos mamíferos do que em grandes, mesmo quando ajustada às diferenças no tamanho do pulmão
   e. É o único determinante da variação na pressão pleural durante a respiração

7. O surfactante pulmonar:
   a. Pode ser deficiente em recém-nascidos prematuros
   b. É produzido em células epiteliais alveolares tipo II
   c. É, em parte, constituído de dipalmitoil fosfatidilcolina
   d. Reduz a tensão de superfície do líquido que reveste os alvéolos.
   e. Todas as anteriores

8. Qual dos seguintes itens *aumenta* o atrito à respiração?
   a. Administração intravenosa de um agonista β_2-adrenérgico
   b. Contração dos músculos abdutores da laringe
   c. Uma redução no volume pulmonar de CRF para volume residual
   d. Relaxamento do músculo traqueal
   e. Inibição da liberação de histamina dos mastócitos

9. A distribuição da ventilação dentro dos pulmões é influenciada por:
   a. Variações regionais na inflação pulmonar
   b. Variações regionais na resistência das vias respiratórias
   c. Variações regionais na complacência pulmonar
   d. Ventilação colateral
   e. Todas as anteriores

Bibliografia

Boron WF. Mechanics of respiration. In: Boron WF, Boulpaep EL, eds. *Medical Physiology: A Cellular and Molecular Approach*. 2nd ed. Philadelphia: Saunders; 2012.

Hall JE. *Guyton and Hall Textbook of Medical Physiology*. 13th ed. Philadelphia: Elsevier; 2016.

Hlastala MP, Berger AJ. *Physiology of Respiration*. 2nd ed. New York: Oxford University Press; 2001.

Leff AR, Schumacker PT. *Respiratory Physiology: Basics and Applications*. Philadelphia: Saunders; 1993.

Lekeux P, Art T. The respiratory system: anatomy, physiology and adaptations to exercise and training. In: Hodgson DR, Rose RJ, eds. *The Athletic Horse: Principles and Practice of Equine Sports Medicine*. 2nd ed. Philadelphia: Saunders; 2013.

Notter RH. Lung surfactants: basic science and clinical applications. In: Lenfant C, eds. *Lung Biology in Health and Disease*. Vol. 149. New York: Marcel Dekker; 2000.

Orgeig S, Hiemstra PS, Veldhuizen EJ, et al. Recent advances in alveolar biology: evolution and function of alveolar proteins. *Respir Physiol Neurobiol*. 2010;173S:S43–S54.

Robinson NE. Some functional consequences of species differences in lung anatomy. *Adv Vet Sci Comp Med*. 1982;26:1–33.

Weibel ER, Bacigalupe LD, Schmitt B, et al. Allometric scaling of maximal metabolic rate in mammals: muscle aerobic capacity as determinant factor. *Respir Physiol Neurobiol*. 2004;140(2):115–132.

West JB, Luks AM. *West's Respiratory Physiology: The Essentials*. 10th ed. Philadelphia: Wolters Kluwer; 2016.

West JB, Luks AM. *West's Pulmonary Pathophysiology: The Essentials*. 9th ed. Philadelphia: Wolters Kluwer; 2017.

46

Fluxo Sanguíneo pelos Pulmões

SUSAN L. EWART

PONTOS-CHAVE

Circulação pulmonar

1. As artérias pulmonares têm paredes mais finas e menor musculatura do que as artérias sistêmicas.
2. Os vasos sanguíneos pulmonares podem ser classificados como vasos alveolares e extra-alveolares.
3. As alterações passivas na resistência vascular resultam de mudanças na pressão vascular transmural.
4. Os vasos sanguíneos pulmonares oferecem uma baixa resistência ao fluxo.
5. A distribuição do fluxo sanguíneo pulmonar no pulmão difere entre quadrúpedes e bípedes.
6. Fatores neurais e humorais causam contração da musculatura lisa da artéria pulmonar.
7. A hipoxia alveolar é um potente constritor das pequenas artérias pulmonares.
8. A circulação pulmonar acomoda um grande aumento no fluxo sanguíneo durante o exercício.
9. A microvasculatura pulmonar filtra pequenas partículas do sangue.

Circulação brônquica

1. A circulação brônquica fornece um suprimento de sangue para as vias respiratórias e os grandes vasos, e auxilia no condicionamento do ar inalado.

Os pulmões recebem fluxo sanguíneo de dois sistemas circulatórios: a *circulação pulmonar* e a *circulação brônquica*, que é uma ramificação da circulação sistêmica. Existem várias diferenças importantes entre as circulações pulmonar e sistêmica. Primeiro, a *circulação pulmonar* recebe o débito total do *ventrículo direito*, perfunde os *capilares alveolares* e participa da troca gasosa. A *circulação brônquica* fornece um suprimento sanguíneo nutricional para as vias respiratórias e outras estruturas no pulmão. Segundo, as *artérias pulmonares carreiam sangue desoxigenado* a partir do ventrículo direito até os capilares pulmonares, onde ele se torna oxigenado e é *levado de volta ao lado esquerdo do coração pelas veias pulmonares*. Em contraste, as artérias da circulação sistêmica (incluindo brônquica) carreiam esse sangue oxigenado e as veias carreiam sangue desoxigenado (Figura 46.1). Depois, todo o débito cardíaco passa pela circulação pulmonar, ou seja, um único leito capilar, enquanto a circulação sistêmica tem uma série de leitos capilares diferentes, um para cada órgão terminal. Além disso, as pressões na circulação pulmonar são muito menores do que as pressões arteriais sistêmicas. Por fim, a resposta

vascular à hipoxia tecidual difere entre as circulações pulmonar (vasoconstrição) e sistêmica (vasodilatação). Os mecanismos para tal e as consequências dessas diferenças serão descritos em detalhes posteriormente.

Circulação pulmonar

O débito cardíaco do lado direito do coração passa através dos pulmões pelo único leito vascular da circulação pulmonar. Esse leito vascular mantém cerca de 10 a 20% do volume sanguíneo total. Assim, enquanto a *velocidade* do fluxo sanguíneo através da circulação pulmonar se aproxima daquela da circulação sistêmica, o *volume* sanguíneo na circulação pulmonar é substancialmente menor do que aquele na circulação sistêmica. Quando o débito cardíaco aumenta, como ocorre durante o exercício, a circulação pulmonar é capaz de acomodar esse aumento no fluxo sanguíneo sem um grande aumento no trabalho do ventrículo direito. Além disso, devem existir mecanismos de controle para regular a distribuição do sangue no pulmão, de maneira que o sangue perfunda, de preferência, as regiões bem oxigenadas do pulmão. A capacidade de regular o fluxo sanguíneo depende da presença de músculo liso nas paredes das pequenas artérias pulmonares. A quantidade de músculo liso varia entre as espécies.

As artérias pulmonares têm paredes mais finas e menor musculatura do que as artérias sistêmicas

As artérias pulmonares carreiam sangue desoxigenado a partir do ventrículo direito até os capilares pulmonares, que circundam os alvéolos. As artérias e arteríolas do sistema pulmonar têm paredes mais finas e menor musculatura lisa do que as artérias sistêmicas de diâmetro comparável. Isso resulta em seu tônus basal menor (em repouso) e, assim, diminui as pressões arteriais da circulação pulmonar. As artérias pulmonares principais que acompanham os brônquios são elásticas, e as arteríolas menores, adjacentes aos bronquíolos e aos ductos alveolares, são musculares, mas são ainda mais finas do que artérias sistêmicas e arteríolas. Suínos e bovinos têm camada muscular mais espessa medial nas artérias pulmonares menores; equinos têm menos músculo; e o ovino e os cães têm apenas uma fina camada muscular. Essas diferenças entre as espécies apresentam relevância clínica conforme a quantidade de músculo liso nas paredes das artérias pulmonares menores determina a *reatividade* da vasculatura à hipoxia alveolar e a outros estímulos neurais e humorais.

As pequenas arteríolas pulmonares conduzem aos capilares pulmonares, os quais formam uma extensa rede ramificada de vasos no *septo alveolar*, essencialmente acobertando a superfície,

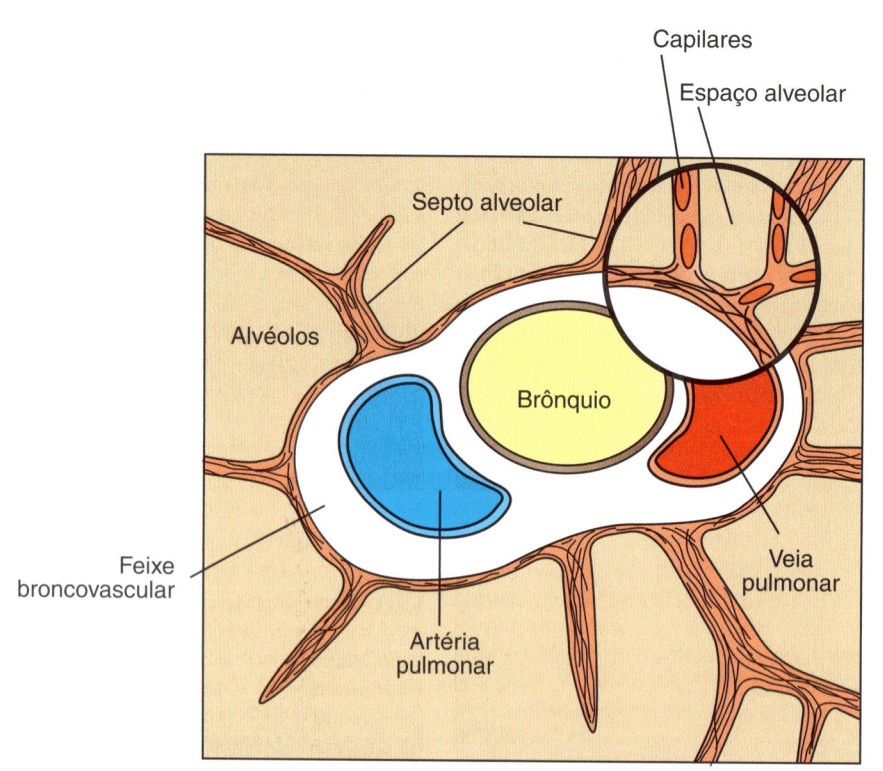

• **Figura 46.1** Representação diagramática dos vasos extra-alveolares (artéria e veia pulmonar) no feixe broncovascular e (*no detalhe*) um aumento dos vasos alveolares (capilares) no septo alveolar. O septo alveolar está ligado ao feixe broncovascular de tal modo que exerce uma tração radial sobre o feixe. Observe-se que a artéria pulmonar carreia sangue desoxigenado (*azul*) e a veia pulmonar carreia sangue oxigenado (*vermelho*).

maximizando, assim, a área de superfície para troca gasosa (ver Capítulo 47). Entretanto, nem todos os capilares são perfundidos com sangue no animal em repouso. Como resultado, quando o fluxo sanguíneo pulmonar aumenta em um animal em repouso, os vasos não perfundidos podem ser recrutados (p. ex., durante o exercício).

As *veias pulmonares* têm paredes finas e conduzem o *sangue oxigenado* dos capilares pulmonares para o *átrio esquerdo*. O sangue nas veias pulmonares serve como um reservatório de sangue para o coração esquerdo; esse reservatório está disponível para mudanças repentinas no débito cardíaco (p. ex., no início de um súbito arranque no exercício).

Os vasos sanguíneos pulmonares podem ser classificados como vasos alveolares e extra-alveolares

Capilares alveolares de paredes finas perfundem o septo alveolar (Figura 46.2). São expostos quase diretamente às mudanças cíclicas de pressão ocorridas nos alvéolos durante a respiração. Com baixos volumes pulmonares, os vasos alveolares são expostos a pressões decrescentes e apresentam menor resistência, enquanto com volumes pulmonares maiores, a resistência vascular alveolar aumenta devido a pressões alveolares crescentes.

Os *vasos extra-alveolares* incluem as artérias pulmonares e as veias, que ocorrem juntamente com brônquios em um tecido conjuntivo solto, denominado *feixe broncovascular*. Esse feixe é circundado por uma membrana limitante, à qual o septo alveolar está aderido (ver Figura 46.1). O comportamento dos vasos extra-alveolares é determinado pelas mudanças de pressão no espaço de tecido conjuntivo do feixe broncovascular,

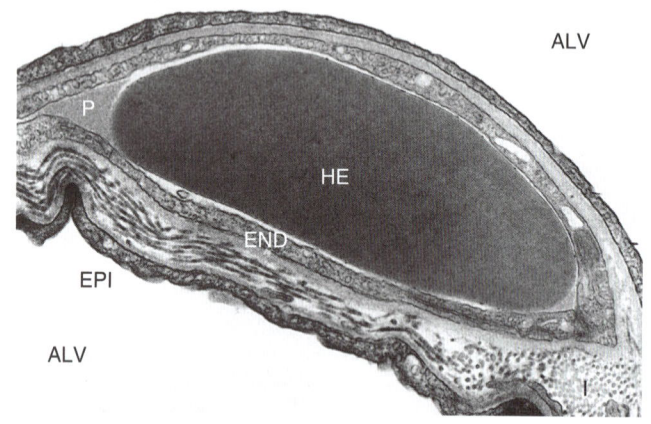

• **Figura 46.2** Micrografia eletrônica de transmissão de um capilar no septo alveolar do pulmão de um cavalo. Uma hemácia (*HE*) banhada por plasma (*P*) é mostrada em um capilar circundado por endotélio (*END*). Os alvéolos (*ALV*) estão em ambos os lados do septo, separados do capilar pelo epitélio (*EPI*) e por uma camada de interstício (*I*). O interstício é muito mais espesso em um lado do capilar do que no outro. A troca de líquido entre o capilar e o interstício ocorre basicamente no lado mais espesso. (Cortesia de WS Tyler, Department of Anatomy, University of California-Davis.)

o que aproxima a pressão pleural. Durante a inspiração, há uma queda na pressão intrapleural, o que expande os pulmões e distende o feixe broncovascular e os vasos extra-alveolares contidos lá. O feixe broncovascular é também o local inicial de acumulação de líquido de edema – denominado *edema pulmonar intersticial* – quando os animais desenvolvem edema pulmonar (ver Capítulo 50).

As alterações passivas na resistência vascular resultam de mudanças na pressão vascular transmural

O diâmetro dos vasos sanguíneos é uma função da diferença de pressão entre o interior (Pin) e o exterior (Pex) do vaso, que é denominada *pressão transmural* (P_{TM}).

$$P_{TM} = Pin - Pex$$

A pressão nos vasos aumenta quando o volume de sangue interno aumenta, como ocorre durante o exercício. Isso leva a um aumento na *pressão transmural*, que faz os vasos dilatarem. A pressão transmural também pode aumentar se a pressão ao redor dos vasos diminuir, o que ocorre em grandes artérias e veias pulmonares conforme o pulmão infla. Esses vasos estão contidos no feixe broncovascular, o qual é dilatado pela tração dos septos alveolares circunvizinhos durante a inflação pulmonar. Consequentemente, a pressão no tecido conjuntivo perivascular do feixe broncovascular diminui, causando o aumento na pressão transmural vascular; portanto, essas artérias e vasos extra-alveolares se dilatam. Esses vasos pulmonares dilatados podem acomodar mais sangue.

Os efeitos gerais do volume pulmonar sobre a resistência vascular periférica (RVP) refletem os efeitos opostos sobre vasos alveolares e extra-alveolares (Figura 46.3). Em baixos volumes (p. ex., volume residual; ver Capítulo 45), a RVP é maior, pois os vasos extra-alveolares estão estreitos. Conforme os pulmões inflam até a capacidade residual funcional (CRF; ver Capítulo 45), a resistência diminui, sobretudo devido à dilatação das artérias extra-alveolares e veias. A insuflação adicional, acima da CRF, aumenta a RVP, principalmente porque os capilares alveolares estão achatados pela alta tensão nos septos

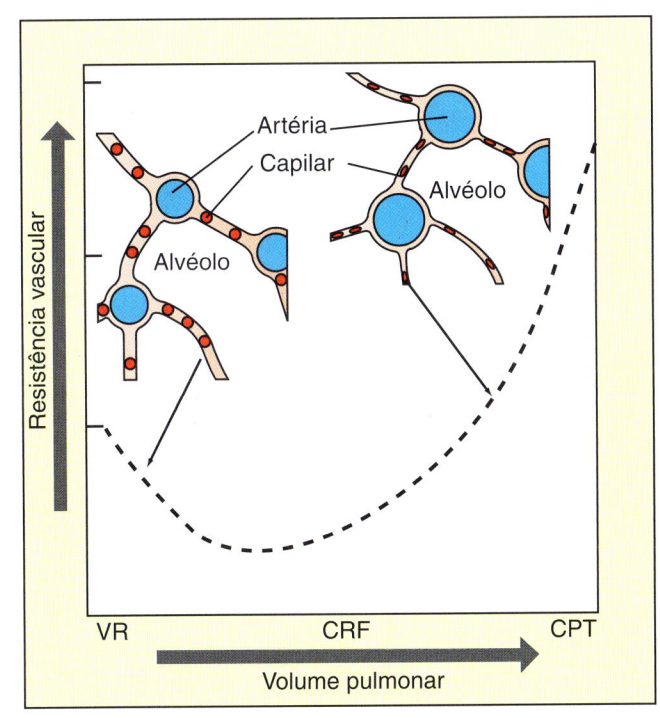

● **Figura 46.3** Alterações na resistência vascular pulmonar que ocorrem através dos volumes pulmonares. O diagrama demonstra capilares alveolares (*vermelho*) e vasos extra-alveolares, neste caso, artérias (*azul*). No volume residual (*VR*), as artérias estão estreitas, mas os capilares estão distendidos. Na capacidade pulmonar total (*CPT*), as artérias estão distendidas, mas os capilares estão achatados por conta da tensão no septo alveolar. A resistência vascular, que é a soma da resistência fornecida por vasos extra-alveolares e capilares, é mínima logo abaixo da capacidade residual funcional (*CRF*).

alveolares distendidos. Conforme o volume pulmonar alcança a capacidade pulmonar total (CPT; ver Capítulo 45), os capilares tornam-se progressivamente mais elípticos e, portanto, oferecem maior resistência ao fluxo.

Os vasos sanguíneos pulmonares oferecem uma baixa resistência ao fluxo

Embora a circulação pulmonar receba o débito total do ventrículo direito, as pressões arteriais pulmonares são muito menores que as pressões sistêmicas. Em mamíferos, as pressões arteriais pulmonares sistólica e diastólica e a pressão média são de, aproximadamente, 25, 10 e 15 mmHg, respectivamente. Essas pressões são, de certo modo, mais elevadas nos mamíferos maiores do que nos menores. *Pressões vasculares pulmonares* podem ser aferidas pelo avanço do cateter através da veia jugular em direção ao átrio direito, no ventrículo direito e na artéria pulmonar. Se o cateter for avançado até que preencha toda a artéria pulmonar, o vaso ocluído torna-se uma extensão do cateter, permitindo estimar a *pressão venosa pulmonar*, também conhecida como *pressão de oclusão pulmonar*. A pressão de oclusão pulmonar (5 mmHg, em média) é apenas ligeiramente maior do que a pressão atrial esquerda (3 a 4 mmHg, em média). A pequena diferença entre a artéria pulmonar média (15 mmHg) e o átrio esquerdo (4 mmHg) indica que a circulação pulmonar oferece baixa resistência ao fluxo sanguíneo. A RVP é calculada da seguinte maneira:

$$RVP = (P_{AP} - P_{AE})/\dot{Q}$$

Em que P_{AP} é a pressão arterial pulmonar média; P_{AE}, a pressão atrial esquerda; e $\dot{Q}$, o débito cardíaco.

A RVP é baixa em um animal normal em repouso e *diminui ainda mais* quando há um aumento no fluxo sanguíneo pulmonar e/ou na pressão vascular pulmonar, como ocorre durante o exercício. Isso acontece porque um aumento da pressão recruta vasos previamente não perfundidos. Além disso, o músculo liso vascular pulmonar relaxa durante o exercício de modo que as pequenas artérias e as veias se dilatam. Juntas, essas alterações aumentam a capacidade da vasculatura pulmonar.

Na circulação sistêmica, artérias e arteríolas fornecem a fonte primária de resistência vascular; na circulação pulmonar, a resistência é distribuída de modo mais igual através das artérias ou das arteríolas e dos capilares, com menores contribuições das veias (Figura 46.4). Ao contrário das arteríolas na circulação sistêmica, as pequenas artérias na circulação pulmonar não promovem grande resistência nem atenuam a pulsação arterial; consequentemente, o fluxo sanguíneo no capilar pulmonar é *pulsátil*.

A distribuição do fluxo sanguíneo pulmonar no pulmão difere entre quadrúpedes e bípedes

Em animais bípedes – mais notadamente seres humanos – a distribuição do sangue através da circulação pulmonar é dependente da gravidade, sendo o fluxo sanguíneo por unidade de volume pulmonar maior na parte inferior dos pulmões e menor na parte superior. A distribuição do fluxo sanguíneo pulmonar em quadrúpedes não é determinada pela gravidade, mas, em vez disso, é preferencialmente distribuído à *região caudodorsal dos pulmões* (Figura 46.5). Essa distribuição caudodorsal do sangue nos pulmões é acentuada pelo exercício e pode persistir mesmo quando a postura se altera durante a anestesia. O padrão de ramificação das artérias e arteríolas e as resistências relativas de cada vaso são os principais determinantes da distribuição do fluxo sanguíneo.

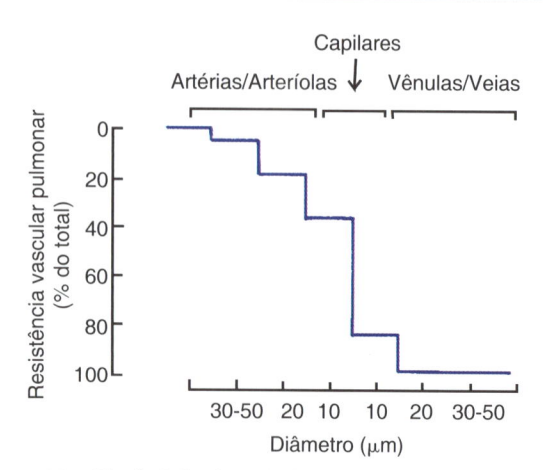

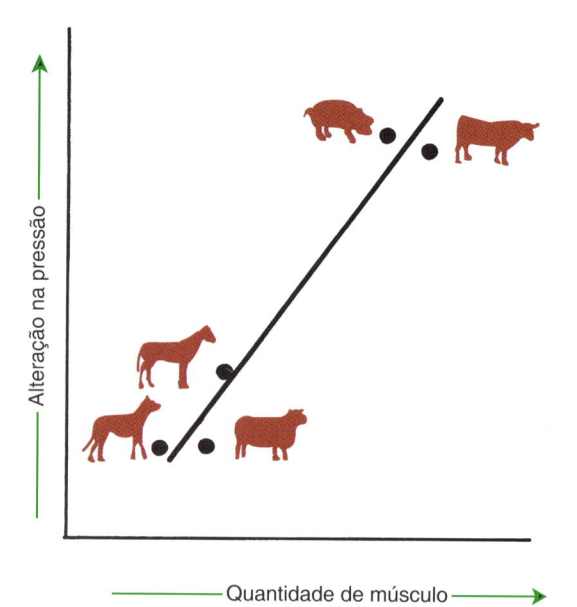

Capilares
Artérias/Arteríolas ↓ Vênulas/Veias

• **Figura 46.4** Distribuição da resistência vascular na circulação pulmonar conforme determinada por estudos com micropunção. Ao contrário da resistência na circulação sistêmica, a principal porção da resistência ao fluxo sanguíneo na circulação pulmonar está no leito capilar. (Fonte: Bhattacharya J, Staub NC. Direct measurement of microvascular pressures in the isolated perfused dog lung. *Science*. 1980; 210(4467):327-8. Copyright 1980 by the American Association for the Advancement of Science.)

• **Figura 46.6** Relação entre a quantidade de músculo na média das pequenas artérias pulmonares e a mudança na pressão arterial pulmonar quando os animais são expostos a um ambiente hipóxico. Animais com camadas musculares mais espessas em suas pequenas artérias pulmonares, como bovinos e suínos, apresentam maior resposta vascular à hipoxia do que aqueles com uma menor quantidade de músculo em seus vasos sanguíneos, como os cães e ovinos. Equinos apresentam uma resposta intermediária.

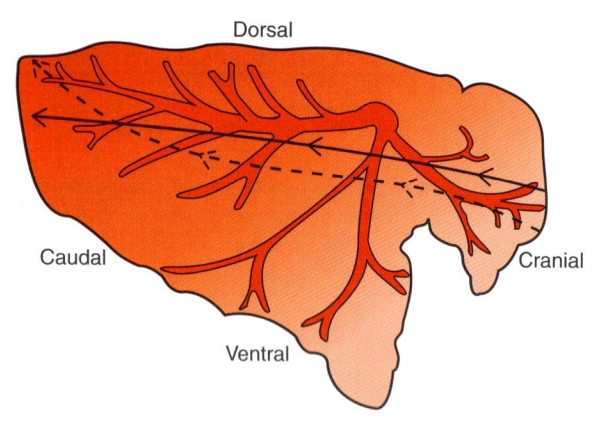

• **Figura 46.5** Representação gráfica da distribuição do fluxo sanguíneo pulmonar no pulmão do equino. O fluxo sanguíneo relativo é indicado pela intensidade do *sombreamento vermelho*. O sangue flui preferencialmente para as regiões caudodorsais do pulmão em repouso (*linha sólida*). Durante o exercício, a distribuição dorsocaudal do fluxo sanguíneo pulmonar é exacerbada (*linha tracejada*) conforme mais sangue é direcionado para longe da região cranioventral e em direção às regiões pulmonares caudodorsais. (Fonte: Hlastala MP, Bernard SL, Erikson HH *et al*. Pulmonary blood flow distribution in standing horses is not dominated by gravity. *J Appl Physiol*. 1996; 81(3):1051-61).

Fatores neurais e humorais causam contração da musculatura lisa da artéria pulmonar

Uma variedade de fatores neurais e humorais pode contrair ou relaxar o músculo liso vascular pulmonar e, deste modo, alterar a resistência ao fluxo sanguíneo. A magnitude da resposta dos vasos a esses estímulos é amplamente determinada pela quantidade de músculo liso nas pequenas artérias pulmonares, que varia entre as espécies, e é maior em bovinos (Figura 46.6).

Vários fatores humorais moderam o tônus vascular pulmonar tanto em estado de repouso como em resposta a exercícios ou doenças (Figura 46.7). Os mediadores que causam *vasodilatação*

incluem óxido nítrico (ON), bradicinina, adenosina, peptídeo natriurético atrial (ANP), prostaglandina I_2 (PGI_2, também conhecida como prostaciclina), e acetilcolina, dentre outros. *Vasoconstritores* vasculares pulmonares incluem hipoxia (discutido posteriormente), endotelina-1, serotonina (também conhecida como 5-hidroxitriptamina [5-HT]), histamina, norepinefrina, os leucotrienos C_4, D_4 e E_4, e as prostaglandinas E_2, $F_{2\alpha}$ e tromboxano.

As artérias pulmonares recebem tanto as inervações *simpáticas* quanto *parassimpáticas*; a densidade dessa *inervação autonômica* varia entre as espécies. Embora a circulação pulmonar tenha tanto receptores alfa-adrenérgicos (os quais causam vasoconstrição) quanto beta-adrenérgicos (que causam vasodilatação), o efeito final da ativação simpática é a vasoconstrição. A acetilcolina liberada pelos nervos parassimpáticos ativa receptores muscarínicos, causando vasodilatação. De modo semelhante, nervos pulmonares inibitórios não adrenérgicos e não colinérgicos (iNANC) liberam diversos mediadores, como óxido nítrico, peptídeo intestinal vasoativo e substância P, para causar vasodilatação.

A Figura 46.7 compara vários importantes agentes vasoativos e receptores envolvidos na regulação da RVP. As respostas para a ativação do receptor podem variar entre as espécies e com o grau inicial de tônus do músculo liso vascular. Respostas também podem alterar entre repouso e exercício. Alguns mediadores, como a bradicinina, ou a estimulação dos nervos inibitórios não adrenérgicos e não colinérgicos, relaxam a musculatura lisa e causam vasodilatação pela liberação de óxido nítrico do endotélio. A liberação de óxido nítrico também ocorre em resposta ao aumento no estresse de cisalhamento ao longo do endotélio, quando o fluxo sanguíneo aumenta. A maior liberação de óxido nítrico é parcialmente responsável pela dilatação da circulação pulmonar durante o exercício. Catecolaminas, bradicinina e prostaglandinas são metabolizadas pelo endotélio vascular, sendo seus efeitos, portanto, modificados por lesão endotelial.

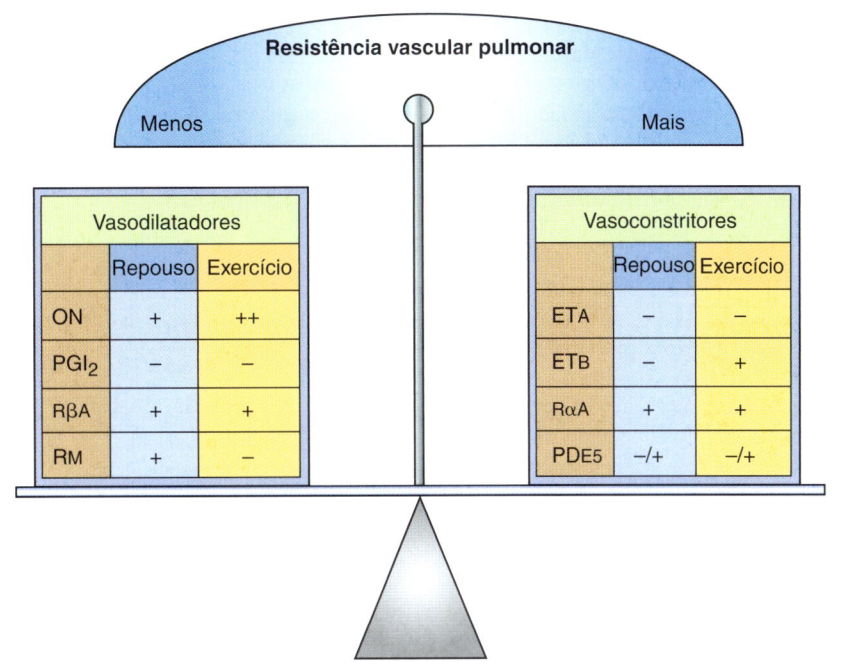

● **Figura 46.7** Importantes agentes vasoativos e receptores envolvidos na regulação da resistência vascular pulmonar durante o exercício e no repouso. Os vasodilatadores pendem a balança para menor resistência vascular pulmonar e os vasoconstritores inclinam-na para maior resistência. Os sinais + e –, ou sua combinação, representam o peso do efeito que o agente ou o receptor produz no seu lado da balança. –, nenhum efeito; *ON*, óxido nítrico; *PGI₂*, prostaciclina; *RβA*, receptor beta-adrenérgico; *RM*, receptor muscarínico; *ETA*, receptor de endotelina A; *ETB*, receptor de endotelina B; *RαA*, receptores alfa-adrenérgicos; *PDE5*, 5-fosfodiesterase. (Fonte: Merkus D, de Beer VJ, Houweling B *et al.* Control of pulmonary vascular tone during exercise in health and pulmonary hypertension. *Pharmacol Therap*. 2008, 119(3):242-63.)

A hipoxia alveolar é um potente constritor das pequenas artérias pulmonares

A distribuição do ar aos alvéolos pode ser reduzida em razão da presença local de líquido, exsudatos ou outras obstruções das vias respiratórias. O ar em tais alvéolos pouco ventilados tem uma baixa pressão parcial de oxigênio (O_2); portanto, para o animal, há pouco benefício em manter o envio de sangue para esses alvéolos. Para corrigir o problema, a *hipoxia alveolar* induz vasoconstrição das artérias pulmonares que servem a região hipóxica. Essa *vasoconstrição pulmonar hipóxica* reduz o fluxo sanguíneo nos alvéolos pouco ventilados e redistribui o fluxo sanguíneo pulmonar ao longo das regiões pulmonares mais bem ventiladas. Sob condições de *atelectasia*, quando não há ventilação à região colapsada do pulmão, o fluxo sanguíneo local é muito reduzido por uma combinação de vasoconstrição em resposta à hipoxia local, assim como fechamento de vasos conforme o pulmão colapsa. Contrastando com essa vasoconstrição induzida por hipoxia das artérias pulmonares, as artérias sistêmicas respondem à hipoxia tecidual local com vasodilatação, aumentando, assim, o fluxo sanguíneo e o fornecimento de O_2 aos tecidos afetados.

Apesar de a resposta vasoconstritora pulmonar à hipoxia estar presente em todas as espécies, a magnitude dessa resposta varia bastante. Entre os mamíferos domésticos, a resposta é mais vigorosa nos bovinos e nos porcos, menos vigorosa nos cavalos e mínima nas ovelhas e nos cães. O aumento na pressão vascular pulmonar em resposta à hipoxia alveolar e outros estímulos é maior em bovinos do que na maioria de outras espécies por conta da maior quantidade de musculatura lisa em suas artérias pulmonares (ver Figura 46.6).

A vasoconstrição hipóxica é benéfica quando há hipoxia alveolar localizada, mas quando a hipoxia pulmonar é generalizada, como pode ocorrer quando os animais vivem em elevada altitude ou

quando têm doença pulmonar difusa, a vasoconstrição pode ter consequências negativas graves. Em alguns bovinos que pastam em elevadas altitudes, a hipoxia da altitude causa uma vigorosa e generalizada vasoconstrição pulmonar hipóxica (Figura 46.8). Esta leva a um aumento na pressão arterial pulmonar, que aumenta o trabalho do ventrículo direito e leva à *insuficiência cardíaca congestiva*

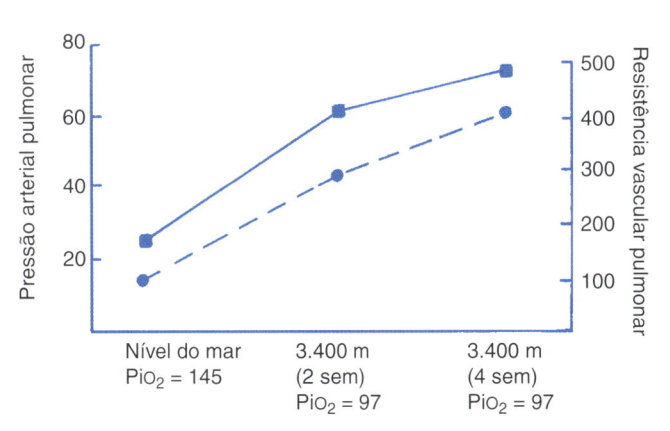

● **Figura 46.8** Mudança na pressão arterial pulmonar média (*quadrados, linha contínua*) e na resistência vascular pulmonar (*círculos, linha tracejada*) em bezerros 2 e 4 semanas após serem transportados do nível do mar para uma altitude de 3.400 m. Tanto a resistência vascular quanto a pressão arterial aumentam quando os bezerros são expostos à hipoxia da alta altitude. A pressão e a resistência continuam a aumentar enquanto eles estão em alta altitude por causa da proliferação de músculo liso nas pequenas artérias pulmonares. As unidades de pressão estão em mmHg; as unidades de resistência, em dina-s/cm⁵; a pressão parcial de O_2 inspirada (Pio₂) em mmHg. (Fonte: Ruiz AV, Bisgard GE, Will JA. Hemodynamic response to hypoxia and hyperoxia in calves at sea level and altitude. *Pflugers Arch*. 1973; 344(4):275-86.)

direita. Essa síndrome clínica é conhecida como doença da *alta altitude do bovino* ou *doença do peito* porque o líquido edematoso se acumula nas porções dependentes (ventrais) do tórax, denominado peito. Quando os animais têm vasoconstrição pulmonar hipóxica generalizada como resultado de doença pulmonar, a insuficiência cardíaca congestiva direita resultante é conhecida como *cor pulmonale*. Em animais submetidos à resposta constritora hipóxica contínua à altitude ou pneumopatias, a hipoxia crônica pode resultar em hipertensão pulmonar sustentada, causada por um aumento na quantidade de musculatura lisa na camada média das pequenas artérias pulmonares.

A magnitude da resposta vasoconstritora pulmonar à hipoxia é geneticamente influenciada, e aferições da pressão na artéria pulmonar em bovinos que pastam em altas altitudes permitiram a seleção de gado que é menos suscetível à doença bovina da alta altitude. Algumas espécies, como ovelhas e lhamas, conseguem tolerar as condições hipóxicas em altitude elevada porque suas células endoteliais pulmonares produzem maior quantidade de óxido nítrico vasodilatador. Bovinos não apenas têm mais artérias pulmonares musculares, como também produzem pouco óxido nítrico para contrabalançar a vasoconstrição induzida pela hipoxia.

A circulação pulmonar acomoda um grande aumento no fluxo sanguíneo durante o exercício

Para transportar o O_2 extra necessário para o esforço muscular, o débito cardíaco aumenta de seis a oito vezes durante o exercício árduo. Esse aumento no fluxo sanguíneo passa através da circulação pulmonar, onde coleta o O_2. Para acomodar o aumento no fluxo sanguíneo, os vasos sanguíneos pulmonares se dilatam; ou seja, a RVP diminui. Essa dilatação é, em parte, passiva, como resultado do aumento na pressão intravascular, que advém do fluxo sanguíneo aumentado. Além disso, a liberação de óxido nítrico pelo endotélio, induzida pelo fluxo, causa o relaxamento do músculo liso e a dilatação do vaso.

Na maioria das espécies, a pressão arterial pulmonar durante o exercício árduo é de cerca de 35 mmHg, mas em equinos ela aumenta para mais de 90 mmHg. O aumento é atribuível, em grande parte, a uma pressão atrial esquerda muito elevada (50 mmHg ou mais), que é provavelmente necessária para o rápido enchimento ventricular esquerdo quando a taxa do coração exceder os 200 bpm. Quando a pressão do átrio esquerdo é elevada, as pressões arteriais e capilares pulmonares devem necessariamente ser ainda maiores para manter o fluxo sanguíneo através do pulmão, e impedir o armazenamento nele. Essas altas pressões intravasculares associadas ao exercício causam o extravasamento de eritrócitos dos capilares pulmonares quando os cavalos se exercitam de maneira árdua, fenômeno conhecido como *hemorragia pulmonar induzida pelo exercício*.

A microvasculatura pulmonar filtra pequenas partículas do sangue

Em conjunto com as artérias pulmonares convencionais que seguem a árvore brônquica, existem também artérias supranumerárias que fornecem fluxo sanguíneo auxiliar às vias respiratórias de troca gasosa. Essa vasculatura pulmonar extensa, com suporte adicional oriundo da vasculatura brônquica, fornece canais colaterais para o fluxo sanguíneo aos pulmões. Sendo assim, a vasculatura pulmonar é idealmente apropriada para aprisionar pequenas partículas, incluindo trombos embólicos, partículas de gordura e células tumorais que se formam dentro ou adentram a circulação, sem comprometer substancialmente o fluxo sanguíneo necessário

aos pulmões. Se tais êmbolos fossem se alojar nos leitos vasculares sistêmicos, os quais tipicamente têm pouca circulação colateral, a hipoxia tecidual ocorreria na maioria dos casos. Além de sua circulação colateral, a vasculatura pulmonar também tem formas de remover pequenos êmbolos alojados na circulação pulmonar através de sistemas enzimáticos proteolíticos e anticoagulantes bem desenvolvidos.

Circulação brônquica

A circulação brônquica fornece um suprimento de sangue para as vias respiratórias e os grandes vasos, e auxilia no condicionamento do ar inalado

A *circulação brônquica* faz parte da circulação sistêmica. A origem da circulação brônquica, que recebe menos de 2% do débito cardíaco do ventrículo esquerdo, varia entre as espécies, mas tipicamente surge a partir da aorta ou das artérias intercostais. Artérias da circulação brônquica seguem a árvore traqueobrônquica até os bronquíolos terminais e formam um *plexo peribrônquico* no tecido conjuntivo ao longo da extensão das vias respiratórias. Os ramos desse plexo penetram a camada de músculo liso da parede brônquica e formam um *plexo vascular subepitelial*, que tem a função de aquecer o ar inalado. Também saem ramos para formar os *vasa vasorum* (vasos sanguíneos nutrientes) dos vasos pulmonares e aorta torácica. Os vasos brônquicos também irrigam estruturas mediastinais, como o terço inferior do esôfago e o pericárdio. Em bovinos, ovinos, suínos e equinos, as artérias brônquicas fornecem fluxo sanguíneo à pleura visceral; em cães, gatos e macacos, isso não ocorre.

A drenagem venosa da circulação brônquica é singular no fato de que retorna ao coração tanto pela circulação sistêmica como pulmonar. Especificamente, cerca de 20% do sangue venoso brônquico retorna ao átrio direito pela veia ázigos. Assim, o sangue desoxigenado oriundo das veias brônquicas retorna ao coração direito, o que é típico da circulação sistêmica. Em contraste, os cerca de 80% remanescentes de sangue venoso brônquico desoxigenado são drenados para as veias pulmonares e, então, ao átrio esquerdo; essa configuração única e aparentemente ilógica faz com que o sangue desoxigenado das veias brônquicas se misture com o sangue oxigenado que deixa os pulmões nas veias pulmonares e retorne ao coração esquerdo. Anastomoses vasculares entre os capilares brônquicos ou veias e capilares pulmonares ou veias permitem que o sangue desoxigenado oriundo da circulação brônquica desvie dos alvéolos e retorne ao átrio esquerdo sem ter participado da troca gasosa. Essa configuração vascular é uma forma de desvio anatômico porque o sangue desoxigenado que deixa a circulação brônquica não passa pelos alvéolos e se torna oxigenado, mas em vez disso é desviado diretamente para o lado esquerdo do coração (átrio esquerdo) para distribuição na circulação arterial sistêmica. A pequena quantidade de sangue brônquico desoxigenado que é misturado ao sangue oxigenado que deixa os pulmões contribui para a pequena diferença entre as pressões parciais de O_2 alveolar e arterial que ocorre sob condições normais (ver Capítulo 47).

A circulação pulmonar é singular no fato de que a capacidade para a angiogênese (o crescimento de novos vasos sanguíneos), a qual outros leitos vasculares empregam para restaurar a perfusão para tecidos em face da obstrução vascular. Por conta disso, quando partes da circulação pulmonar estão obstruídas, é a circulação brônquica que se prolifera e mantém o fluxo sanguíneo para as partes afetadas do pulmão. Como grande parte da circulação brônquica é drenada para as veias pulmonares, o sangue que irriga o parênquima pulmonar pela neovascularização brônquica, que ocorre em resposta à obstrução da artéria pulmonar, tem uma via para retornar ao coração esquerdo. A circulação brônquica também prolifera quando as vias respiratórias estão inflamadas. Em condições inflamatórias agudas, esse remodelamento vascular brônquico pode ajudar a cicatrização tecidual; entretanto, cronicamente, pode levar à *hemoptise* (tossir sangue).

A pressão de influxo para a circulação brônquica é a pressão arterial sistêmica, mas a pressão do fluxo de saída varia, dependendo se a drenagem venosa é realizada através das veias ázigos ou pulmonares. Alterações na pressão dos leitos vasculares sistêmico e pulmonar afetam a magnitude do fluxo sanguíneo brônquico. O aumento na pressão sistêmica aumenta o fluxo brônquico, mas o aumento na pressão vascular pulmonar (pressão para baixo) reduz o fluxo e pode até mesmo revertê-lo. Sob condições de hipoxia, as artérias brônquicas se dilatam; ao contrário, as artérias pulmonares se contraem sob tais condições.

Agradecimento

O autor agradece ao Dr. N. Edward Robinson pela permissão para elaborar este capítulo com base em sua obra original.

CORRELAÇÕES CLÍNICAS

Doença da alta altitude em bovinos ("doença do peito") em uma novilha

Relato

Uma novilha Hereford com 2 anos de idade era mantida durante o inverno em uma fazenda no vale das Montanhas Rochosas, fora de Denver, Colorado. Na última primavera, a novilha foi transportada para Climax, Colorado (3.460 m de altitude, 11.360 pés), para a pastagem de verão. Após 3 semanas, os donos notaram que o animal estava tendo certa dificuldade em respirar, estava relutante em mover-se ao redor da pastagem e havia desenvolvido um peito aumentado e pendular, e um edema na região da mandíbula.

Exame clínico

A inspeção da novilha revela um animal letárgico e em má condição corporal. As frequências respiratória e cardíaca estão elevadas. O ar parece circular bem através das narinas. A observação mais relevante é um peito volumoso e pendular; o edema estende-se para o pescoço e para a área submandibular. As veias jugulares estão distendidas.

A palpação do aumento de volume no peito revelou que este é pesado e que, quando comprimido, a impressão dos dedos permanece por algum tempo. O edema submandibular apresenta as mesmas características quando palpado. As membranas mucosas da novilha têm coloração normal e os sons pulmonares estão inalterados.

Comentário

O edema no peito e nas regiões submandibulares, que cedem à palpação, é uma evidência de acúmulo de edema intersticial nas áreas dependentes (gravidade) da novilha, nas quais há tecido conjuntivo frouxo. O acúmulo de edema nessas regiões é um indicativo de um aumento na pressão venosa sistêmica, que também está causando a distensão jugular. Ambos são causados pela *insuficiência cardíaca congestiva direita*.

A causa mais comum de insuficiência cardíaca congestiva em uma novilha pastando em elevada altitude é a vasoconstrição difusa da circulação pulmonar como resultado da hipoxia crônica (pressão parcial de O_2 inspirada [P_{IO_2}] em uma elevação de 3.400 m é de 96 mmHg, comparada com 149 mmHg no nível do mar). O músculo liso das artérias pulmonares contrai em resposta à hipoxia; caso essa resposta seja mantida por várias semanas, a quantidade de músculo liso na artéria pulmonar aumenta. Além do mais, o animal produz eritrócitos extras na tentativa de transportar mais O_2. Esses eritrócitos extras aumentam o hematócrito e tornam o sangue mais viscoso, dificultando o bombeamento ao longo dos leitos capilares. A manutenção do débito cardíaco na presença de elevada RVP e de viscosidade sanguínea aumentada requer um aumento nas pressões arterial pulmonar e ventricular direita. O persistente trabalho contra a pressão aumentada resulta em insuficiência cardíaca congestiva direita. Como a doença da alta altitude em bovinos tem um componente genético, essa novilha não deveria ser utilizada para reprodução.

Tratamento

Para tratamento imediato, esse animal deve ser removido para uma área de menor altitude e pode ser submetido à oxigenoterapia para aliviar ainda mais o estímulo hipóxico. O espasmo vascular na circulação pulmonar e o hematócrito diminuem, uma vez que o estímulo hipóxico é removido. Isso causaria uma redução na pressão arterial pulmonar, que resultará em algum alívio. Entretanto, a pressão arterial pulmonar pode não diminuir até níveis normais, por causa da quantidade elevada de músculo liso agora presente nas artérias pulmonares. Nos estágios iniciais da doença, esse processo poderia ser reversível. Quando os sinais cardíacos se desenvolvem, entretanto, o prognóstico é reservado. Tratamentos adicionais de suporte, incluindo diuréticos, devem ser implementados.

Garanhão com epistaxe bilateral pós-corrida

Relato

Um cavalo Puro-sangue castrado, de 4 anos de idade, tem corrido frequentemente. Ele tem tido um bom desempenho no início das corridas, mas tem se cansado muito no final. Na última vez em que o cavalo correu, o treinador notou sangue saindo de suas narinas ao final da corrida. O cavalo não teve nenhum outro problema até agora.

Exame clínico

Os parâmetros do exame físico estão normais. Um exame de reinalação é realizado para detectar alterações sutis nos pulmões; nenhuma foi identificada. O exame endoscópico realizado em repouso revela uma quantidade mínima de sangue escuro na traqueia distal. O lavado broncoalveolar (LBA) é realizado, e a citologia da amostra é caracterizada predominantemente por eritrócitos com uma pequena porcentagem de neutrófilos. Cultura para bactéria é negativa.

Comentário

Esse cavalo tem um caso clínico de hemorragia pulmonar induzida pelo exercício (HPIE). Embora a maioria dos cavalos de corrida tenham vazamento de sangue em suas passagens de ar durante exercício intenso, o sangramento das narinas ocorre em menos do que 0,5%. Como certa quantidade de hemorragia pulmonar é comum após o esforço intenso da corrida, é importante descartar outras causas de desempenho ruim em cavalos de corrida com evidências de HPIE.

O cavalo que se exercita tem um consumo muito elevado de O_2, que necessita de um débito cardíaco elevado para o transporte de O_2 dos pulmões para os músculos. O ritmo cardíaco é de mais de 200 bpm e bombeia cerca de 1,5 ℓ de sangue por batida. Para o enchimento ventricular esquerdo ocorrer no curto espaço de tempo disponível, a pressão venosa pulmonar deve ser muito alta. A manutenção do fluxo de sangue requer que a pressão arterial pulmonar exceda a pressão venosa pulmonar; assim, as pressões de toda a circulação pulmonar são elevadas. Na verdade, a pressão capilar pulmonar pode ser tão alta quanto 100 mmHg. As altas pressões capilares pulmonares criam uma grande diferença de pressão entre os alvéolos e o leito capilar pulmonar, levando a uma ruptura das junções compactas epiteliais e endoteliais, o que resulta em sangramento nos alvéolos. Recentemente, o estreitamento das pequenas veias pulmonares decorrente do engrossamento da parede também foi identificado em cavalos com HPIE. Por obstruir o fluxo venoso, isso contribui ainda mais para a alta pressão capilar.

Tratamento

A furosemida é um diurético que, quando utilizada profilaticamente (4 horas antes do exercício extenuante), diminui a HPIE. Ao aumentar a micção, a furosemida reduz o volume do sangue, o que diminui a pressão capilar pulmonar. Esse medicamento pode ser legalmente utilizado no dia da corrida nos EUA e em alguns outros países.

Questões de revisão

1. Qual das seguintes afirmações descreve precisamente a circulação pulmonar?
   a. Artérias pulmonares carreiam sangue oxigenado do ventrículo direito para os capilares alveolares
   b. A camada medial das artérias pulmonares principais é composta de uma espessa camada de músculo liso
   c. As veias pulmonares retornam o sangue para o átrio direito
   d. A circulação pulmonar recebe o débito total do ventrículo direito
   e. Todas as anteriores

2. Durante o exercício, o débito cardíaco pode aumentar cinco vezes, mas a pressão arterial pulmonar pode nem mesmo dobrar. Isso ocorre porque:
   a. A resistência vascular pulmonar diminui durante o exercício
   b. Os capilares não perfundidos são recrutados durante o exercício
   c. Os vasos previamente perfundidos são distendidos durante o exercício
   d. Fatores que dilatam as artérias pulmonares são liberados pelo endotélio durante o exercício
   e. Todas as anteriores

3. Qual das seguintes condições causará o maior aumento na pressão arterial pulmonar?
   a. Exposição de uma vaca à hipoxia da elevada altitude
   b. Um fluxo sanguíneo pulmonar duas vezes maior
   c. Estímulo do nervo vago (sistema parassimpático) em uma ovelha
   d. Oscilação no volume inalado em um cavalo
   e. Nenhuma das anteriores

4. A circulação brônquica:
   a. Recebe o débito total do ventrículo direito
   b. Drena para dentro da circulação pulmonar e da veia ázigos
   c. Apresenta vasoconstrição em resposta à hipoxia
   d. Fornece fluxo sanguíneo apenas para os brônquios e para nenhuma outra estrutura
   e. Tem uma pressão arterial brônquica de mesma magnitude que a pressão arterial pulmonar

5. A resistência vascular periférica (RVP) é calculada por:
   a. RVP = (pressão no ventrículo direito – pressão no ventrículo esquerdo)/débito cardíaco
   b. RVP = (pressão aórtica – pressão no átrio direito)/débito cardíaco
   c. RVP = (pressão na artéria pulmonar – pressão no átrio esquerdo)/débito cardíaco
   d. RVP = (pressão no átrio esquerdo – pressão venosa pulmonar)/débito cardíaco
   e. Nenhuma das anteriores

Bibliografia

Bailie EM. The anatomy and physiology of the bronchial circulation. *J Aerosol Med.* 1996;9(1):1–8.

Boron WF. Ventilation and perfusion of the lungs. In: Boron WF, Boulpaep EL, eds. *Medical Physiology: A Cellular and Molecular Approach.* 3rd ed. Philadelphia: Saunders; 2017.

Deffebach ME, Charan NB, Lakshminarayan S, et al. State of art. The bronchial circulation. Small, but a vital attribute of the lung. *Am Rev Respir Dis.* 1987;135(2):463–481.

Hinchcliff KW, Couetil LL, Knight PK, et al. Exercise induced pulmonary hemorrhage in horses: American College of Veterinary Medicine consensus statement. *J Vet Intern Med.* 2015;29(3):743–758.

Hlastala MP, Berger AJ. *Physiology of Respiration.* 2nd ed. New York: Oxford University Press; 2001.

Holt TN. *Overview of Bovine High-Mountain Disease, Merck Veterinary Manual.* Kenilworth, NJ: Merck & Co., Inc; 2016.

Leff AR, Schumacker PT. *Respiratory Physiology: Basics and Applications.* Philadelphia: Saunders; 1993.

Lekeux P, Art T. The respiratory system: anatomy, physiology and adaptations to exercise and training. In: Hodgson DR, McGowan CM, McKeever K, eds. *The Athletic Horse: Principles and Practice of Equine Sports Medicine.* 2nd ed. Philadelphia: Saunders; 2014.

Lumb AB. *Nunn's Applied Respiratory Physiology.* 7th ed. London: Churchill Livingstone; 2010.

Merkus D, de Beer VJ, Houweling B, et al. Control of pulmonary vascular tone during exercise in health and pulmonary hypertension. *Pharmacol Ther.* 2008;119(3):242–263.

Mitzner W, Wagner EM. Vascular remodeling in the circulations of the lung. *J Appl Physiol.* 2004;97(5):1999–2004.

Murray JF. *The Normal Lung.* 2nd ed. Philadelphia: Saunders; 1986.

Robinson NE. Some functional consequences of species differences in lung anatomy. *Adv Vet Sci Comp Med.* 1982;26:1–33.

Ruiz AV, Bisgard GE, Will JA. Hemodynamic response to hypoxia and hyperoxia in calves at sea level and altitude. *Pflugers Arch.* 1973;344(4):275–286.

Suresh K, Shimoda LA. Lung circulation. *Compr Physiol.* 2016;6:897–943.

West JB, Luks AM. *West's Respiratory Physiology: The Essentials.* 10th ed. Philadelphia: Wolters Kluwer; 2016.

Wolin MS, Gupte SA, Mingone CJ, et al. Redox regulation of responses to hypoxia and NO-cGMP signaling in pulmonary vascular pathophysiology. *Ann N Y Acad Sci.* 2010;1203:126–132.

47

Troca Gasosa

SUSAN L. EWART

PONTOS-CHAVE

1. A composição de uma mistura gasosa pode ser descrita por sua composição fracional ou pelas pressões parciais.
2. A composição do gás alveolar é determinada pela ventilação alveolar e pela troca de oxigênio e dióxido de carbono.
3. Distúrbios na troca gasosa resultam em hipoxemia.
4. Hipoventilação alveolar é sinônimo de elevação da pressão parcial arterial de dióxido de carbono (P_aCO_2).
5. A troca de oxigênio e dióxido de carbono entre os alvéolos e o sangue capilar pulmonar ocorre por difusão.
6. A troca de gases entre o sangue e os tecidos também ocorre por difusão.
7. O volume de ventilação alveolar em relação ao fluxo de sangue capilar pulmonar – a relação ventilação/perfusão ($\dot{V}_A/\dot{Q}$) – determina a adequação da troca gasosa pulmonar.
8. As pressões parciais gasosas do sangue arterial sistêmico são determinadas pelas pressões parciais gasosas do sangue capilar que passa em cada alvéolo.
9. Os desvios (shunts) da direita para a esquerda contribuem para a hipoxemia por permitir que o sangue se desvie dos alvéolos ventilados.
10. Parte de cada movimento respiratório ventila o espaço morto e não participa da troca gasosa.
11. As pressões parciais arteriais de oxigênio (P_aO_2) e de dióxido de carbono (P_aCO_2) são aferidas para avaliar a troca gasosa.

A composição de uma mistura gasosa pode ser descrita por sua composição fracional ou pelas pressões parciais

Entender a troca gasosa requer a compreensão da composição dos gases e das forças que levam ao seu movimento nos pulmões, no sangue e nos tecidos. Por conveniência, os fisiologistas usam muitas abreviaturas quando descrevem a troca gasosa (Tabela 47.1). O ar ambiente consiste em 21% de oxigênio (O_2) (a *fração de O_2* no ar ambiente, FO_2, é de 0,21) e 78% de nitrogênio (N_2) com outros gases, incluindo dióxido de carbono (CO_2) e vapor d'água, em conjunto compondo a pequena fração restante. Em elevadas altitudes, como nas montanhas, o ar ainda contém 21% de O_2, mas como a pressão atmosférica diminui conforme a altitude aumenta, a *quantidade total* de O_2 disponível para respiração está reduzida.

Em pressões atmosféricas menores, as moléculas de O_2 são agrupadas com menos densidade e, portanto, a *pressão parcial* de O_2 (PO_2) no ar é diminuída. É essa pressão parcial que é importante no movimento de O_2 para o sangue e fora dele.

A PO_2 em uma mistura seca de gases é determinada pela *pressão atmosférica* (P_{atm}) e a *fração de O_2* (FO_2) dessa mistura da seguinte maneira:

$$PO_2 = P_{atm} \times FO_2$$

Na atmosfera, FO_2 é de 0,21; então, a PO_2 no ar seco ao nível do mar, em que a P_{atm} = 760 mmHg, é de aproximadamente 160 mmHg:

$$PO_2 = 760 \times 0,21 = 160 \text{ mmHg}$$

Tabela 47.1	Abreviaturas comuns usadas na troca gasosa.
Abreviatura	**Definição**
$A\text{-}aDo_2$	Diferença de tensão alvéolo-arterial de oxigênio
F_iO_2	Fração de oxigênio no ar inspirado
FO_2	Fração de oxigênio em uma mistura gasosa
P_aCO_2	Pressão parcial arterial de dióxido de carbono
P_ACO_2	Pressão parcial alveolar de dióxido de carbono
P_aO_2	Pressão parcial arterial de oxigênio
P_AO_2	Pressão parcial alveolar de oxigênio
P_{atm}	Pressão atmosférica
$P_{cap}CO_2$	Pressão parcial capilar de dióxido de carbono
$P_{cap}O_2$	Pressão parcial capilar de oxigênio
PCO_2	Pressão parcial de dióxido de carbono
P_{H_2O}	Pressão parcial do vapor d'água
P_iO_2	Pressão parcial de oxigênio inspirado
PO_2	Pressão parcial de oxigênio
P_vCO_2	Pressão parcial venosa de dióxido de carbono
P_vO_2	Pressão parcial venosa de oxigênio
$\overline{V}$	Sangue venoso misto
$\dot{Q}$	Perfusão
R	Relação de troca respiratória
$\dot{V}$	Ventilação
$\dot{V}_A$	Ventilação alveolar
$\dot{V}CO_2$	Taxa de produção de dióxido de carbono
$\dot{V}_A/\dot{Q}$	Relação entre a ventilação alveolar e o fluxo sanguíneo capilar pulmonar

Assim como a P_{atm} pode variar com a altitude, a FO_2 pode também variar sob determinadas circunstâncias. Embora a fração de O_2 no ar que é *inspirado* (F_iO_2) ao respirar ar atmosférico normal seja de 0,21, o valor de F_iO_2 pode variar em até 100%. Por exemplo, quando um paciente é suplementado com oxigenoterapia nasal com 100% de O_2, a F_iO_2 aumentará.

Durante a inspiração, o ar é aquecido à temperatura corporal e umidificado até a saturação nas vias respiratórias maiores. A concentração de O_2 e de outros gases é reduzida pela presença de moléculas de água sob a forma de vapor no ar umedecido; assim, a PO_2 é menor no ar umidificado do que no ar seco. A PO_2 de gás umidificado nas vias respiratórias é calculada da seguinte maneira:

$$PO_2 = (P_{atm} - P_{H_2O}) \times F_iO_2$$

Em que P_{H_2O} é a *pressão parcial do vapor d'água* em temperatura corporal. A P_{H_2O} é determinada pela temperatura e pelo percentual de saturação do ar com água. Em um mamífero com temperatura corporal de 38°C, a P_{H_2O} no ar saturado equivale a 50 mmHg; assim, no nível do mar, em que a P_{atm} = 760 mmHg, a P_iO_2 do gás aquecido e completamente umidificado nas vias respiratórias condutivas é de cerca de 149 mmHg

$$P_iO_2 = (760 \text{ mmHg} - 50 \text{ mmHg}) \times 0,21 = 149 \text{ mmHg}$$

A composição do gás alveolar é determinada pela ventilação alveolar e pela troca de oxigênio e dióxido de carbono

O O_2 é consumido e o CO_2 é produzido durante o metabolismo aeróbico. O dióxido de carbono gerado nos tecidos pelo metabolismo é transferido aos pulmões pelo sangue. Apesar do fato de que o CO_2 é constantemente produzido, sua quantidade no ar inspirado é desprezível. Por isso, a *pressão parcial alveolar de CO_2* (P_ACO_2) é determinado pela taxa de produção de CO_2 ($\dot{V}CO_2$) em relação ao volume de *ventilação alveolar* ($\dot{V}_A$):

$$P_ACO_2 = P_{atm} - P_{H_2O}) \times (\dot{V}CO_2/\dot{V}_A)$$

É verificado a partir dessa equação que se a $\dot{V}CO_2$ aumenta, como ocorre durante o aumento do metabolismo do exercício, a $\dot{V}_A$ também deve aumentar se a P_ACO_2 permanecer constante. Se a $\dot{V}_A$ não aumentar o suficiente, a P_ACO_2 subirá. De modo similar, se a $\dot{V}CO_2$ permanecer constante e a $\dot{V}_A$ cair à metade, então a P_ACO_2 dobrará.

Como o O_2 é constantemente consumido, a pressão parcial de O_2 no ar alveolar (P_AO_2) é menor que a pressão parcial de O_2 no ar inspirado (P_iO_2). Durante a respiração, a P_ACO_2 flutua por um valor médio, aumentando na inspiração e diminuindo na expiração. A pressão parcial média de O_2 nos alvéolos é a diferença entre o O_2 inspirado menos o O_2 consumido, que pode ser calculada a partir da *equação do gás alveolar*, uma versão simplificada, que é:

$$P_ACO_2 = P_iO_2 - O_2 \text{ consumido}$$

A P_iO_2 é uma função da fração de O_2 no ar inspirado, a pressão atmosférica e a pressão de água adicionada pela umidificação durante a inspiração, conforme previamente descrito. O O_2 consumido é uma função do CO_2 produzido e o tipo de combustível metabolizado, como segue:

$$O_2 \text{ consumido} = P_ACO_2/R$$

Em que R, é a *razão de troca respiratória* (também denominada *quociente respiratório*, QR) é a relação entre a quantidade de CO_2 produzido e a quantidade de O_2 consumido. A razão de troca respiratória é determinada por substratos, sendo metabolizados no animal (Boxe 47.1).

• **Boxe 47.1** **Emergências clínicas normalmente provocadas por ansiedade.**

- Combustível: glicose, R = 1,0
- Combustível: ácidos graxos livres, R = 0,7
- Combustível: mistura típica de glicose e ácidos graxos livres, R = 0,8

Obs.: a proteína não é completamente oxidada *in vivo*, o que faz com que seu valor R seja difícil de quantificar, mas é estimado em 0,82.

Considerando tudo isso, é possível calcular a pressão parcial de O_2 no ar alveolar como:

$$P_AO_2 = ([P_{atm} - P_{H_2O}) \times F_iO_2] - P_ACO_2/R$$

A seguinte forma modificada da equação dos gases alveolares, na qual a pressão parcial arterial de CO_2 (P_aCO_2) é substituída pela pressão parcial alveolar de CO_2 (P_ACO_2), é utilizada quando valores de P_aCO_2 oriundos da hemogasometria estão disponíveis, mas valores de P_ACO_2, que necessitam de capnografia, estão indisponíveis (a menos que observado de outro modo, neste capítulos os termos *arterial* e *Pa* referem-se a *artérias sistêmicas*):

$$P_AO_2 = ([P_{atm} - P_{H_2O}) \times F_iO_2] - P_aCO_2/R$$

Assumindo um R médio de 0,8 e uma P_aCO_2 de 40 mmHg, a P_AO_2 média seria de cerca de 100 mmHg sob condições normais ao nível do mar.

$$P_AO_2 = [(760 \text{ mmHg} - 50 \text{ mmHg}) \times 0,21] - 40 \text{ mmHg}/0,8 = 99 \text{mmHg}$$

P_ACO_2 é aferida pela hemogasometria arterial, enquanto a P_ACO_2 é aferida de forma não invasiva pela *capnografia* como CO_2 *tidal* final ($ETCO_2$; ver Capítulo 48). A *capnografia* é um dispositivo de monitoramento que afere as concentrações de CO_2 no ar expirado; na medicina veterinária, a capnografia é mais utilizada em pacientes intubados durante a anestesia, mas também pode ser utilizada em um animal acordado. Como o CO_2 é altamente solúvel e é equilibrado prontamente através do epitélio alveolar, as pressões parciais alveolar e arterial de CO_2 são muito semelhantes sob condições normais. Quando valores de P_ACO_2 e P_ACO_2 divergem, o gradiente entre eles pode ser um útil auxílio diagnóstico para diversos distúrbios respiratórios e circulatórios.

Em resumo, a equação do gás alveolar demonstra que a P_AO_2 é determinada pela P_iO_2 e a troca de O_2 por CO_2. Ela também demonstra que sempre que a P_ACO_2 aumenta, a P_AO_2 diminui, e vice-versa. A comparação de valores calculados das pressões parciais alveolar e arterial de O_2 é clinicamente útil para diferenciar as causas de hipoxemia.

Distúrbios na troca gasosa resultam em hipoxemia

A *hipoxemia* é o estado de baixa pressão parcial de O_2 no sangue arterial (P_AO_2) e é uma das principais causas de *hipoxia*, que é o estado de níveis inadequados de O_2 que alcançam os tecidos. Níveis baixos de O_2 inspirado ou distúrbios na troca gasosa pelos seguintes mecanismos podem resultar em hipoxemia: hipoventilação alveolar, distúrbios na difusão, baixas relações entre ventilação e perfusão, desvios da direita para a esquerda e exercício intenso em atletas de elite, como cavalos de corrida (Tabela 47.2). Os processos fisiológicos normais para esses aspectos de troca gasosa e como eles podem ser prejudicados estão descritos nas seções seguintes.

A determinação da causa de hipoxemia em pacientes clínicos é importante para o tratamento apropriado do caso. A comparação entre a P_AO_2, conforme calculada pela equação do gás alveolar, com a P_AO_2, conforme aferida pela hemogasometria, pode ajudar a distinguir a causa da hipoxemia (Tabela 47.2). A diferença entre esses dois valores é denominada *diferença alveolar-arterial de O_2 (A-aDO$_2$, também conhecida como *gradiente alveolar-arterial O_2)* e varia entre 5 e 10 mmHg em pacientes normais. O A-aDO$_2$ permanece normal em pacientes hipoxêmicos quando tanto os pulmões como o sangue sofrem com a diminuição da oxigenação, como ocorre na hipoventilação alveolar, ou quando a P_iO_2 está substancialmente diminuída como ocorre em altitudes de cerca de 1.500 m (5.000 pés) ou mais. Em contraste, o A-aDO$_2$ está aumentado em pacientes hipoxêmicos quando o fornecimento de O_2 aos pulmões está normal, mas sua captação está prejudicada por anormalidades da difusão, baixas relações entre ventilação-perfusão, ou desvio da direita para esquerda.

Hipoventilação alveolar é sinônimo de elevação da pressão parcial arterial de dióxido de carbono (P_aCO_2)

Hipoventilação alveolar é definida como uma diminuição na ventilação alveolar em relação à produção de CO_2; essa diminuição relativa na ventilação resulta em acúmulo de CO_2 nos alvéolos, com subsequente aumento da P_aCO_2 conforme as pressões parciais alveolar e arterial de CO_2 se equilibram através do epitélio alveolar. Assim, *a hipoventilação alveolar é diagnosticada clinicamente pela presença de aumento da P_ACO_2*. Além disso, como o CO_2 se acumula no alvéolo durante a hipoventilação, ocorre uma diminuição do deslocamento alveolar de O_2, resultando em P_AO_2 e, posteriormente, na sua diminuição. A Figura 47.1 mostra as causas da hipoventilação alveolar. Ela ocorre quando (1) os centros respiratórios do sistema nervoso central estão doentes, lesados ou deprimidos (anestésicos, opioides); (2) há danos ou distúrbios nas vias de condução nervosas ou em suas origens, como lesões na medula espinal (p. ex., cornos ventrais motores), ou insulto ao nervos frênicos que inervam o diafragma; (3) a junção neuromuscular está doente (intoxicação por anticolinesterásicos, miastenia *gravis*); (4) há doença ou danos ao tórax (acidente automotivo), espaço pleural ou músculos respiratórios; (5) há obstrução grave das vias respiratórias (obstrução por corpos estranhos, hemiplegia laríngea em cães com polineuropatia com paralisia laríngea de início geriátrico [PPLIG], ou equinos com neuropatia laríngea recorrente esquerda); ou (6) há doença pulmonar grave que diminui a complacência pulmonar.

O oposto da hipoventilação alveolar, a *hiperventilação alveolar*, causa uma diminuição da P_ACO_2, uma vez que a ventilação é aumentada em relação à produção de CO_2. Assim, de acordo com a equação do gás alveolar, conforme a P_ACO_2 diminui, a P_AO_2 aumenta. A hiperventilação ocorre quando a necessidade de ventilação é aumentada por estímulos, como a hipoxemia, hipoxia, acidose ou aumento na temperatura corpórea, assim como devido à dor, medo ou ansiedade.

Tabela 47.2 Causas de hipoxemia e suas características distintas.

Causa	A-aDO$_2$	P_aCO_2	Resposta à oxigenoterapia	Comentário
Hipoventilação alveolar	Normal	Aumentada	Melhora	
Baixa P_iO_2	Normal	Normal (ou reduzida)*	Melhora	Situação específica a altas altitudes ou anestesia
Baixa $\dot{V}_A/\dot{Q}$	Aumentada	Normal (ou aumentada ou reduzida)**	Melhora	Causa comum de hipoxemia
Desvio da direita para a esquerda	Aumentada	Normal (ou reduzida)*	Melhora mínima	
Distúrbios da difusão	Aumentada	Normal (ou reduzida)*	Melhora	Causa incomum de hipoxemia; frequentemente necessita de exercícios para induzir os sintomas
Esforço intenso de atleta de elite	Aumentada	Aumentada	Não aplicável	Hemogasometria retorna ao normal após o exercício

*P_aCO_2 pode estar reduzida por aumento reflexo da ventilação (induzida por hipoxemia). **Na maioria do casos, a P_aCO_2 está normal ou reduzida por aumento reflexo da ventilação (induzida pela hipoxemia); entretanto, em alguns casos, o esforço adicional desse aumento compensatório da ventilação não é sustentado e a P_aCO_2 aumenta.

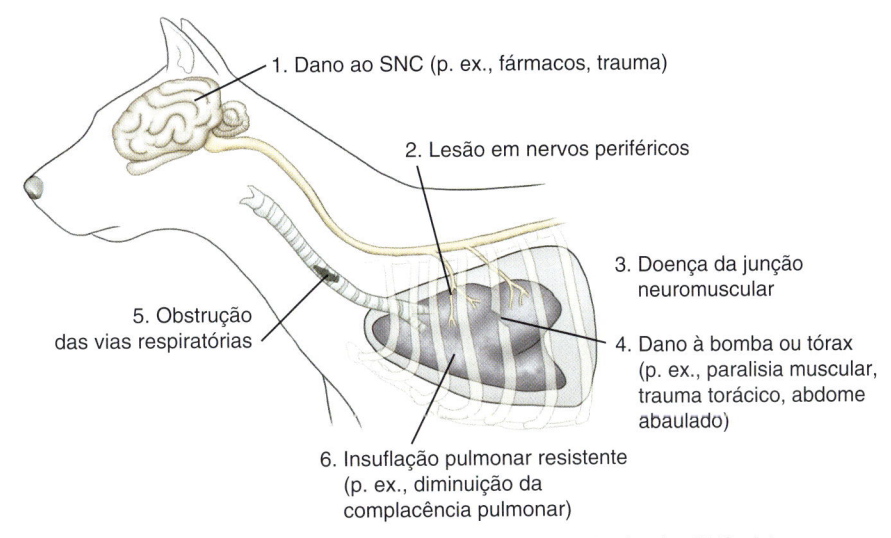

1. Dano ao SNC (p. ex., fármacos, trauma)

2. Lesão em nervos periféricos

3. Doença da junção neuromuscular

4. Dano à bomba ou tórax (p. ex., paralisia muscular, trauma torácico, abdome abaulado)

5. Obstrução das vias respiratórias

6. Insuflação pulmonar resistente (p. ex., diminuição da complacência pulmonar)

• **Figura 47.1** Representação diagramática das causas da hipoventilação alveolar. *SNC*, sistema nervoso central.

A troca de oxigênio e dióxido de carbono entre os alvéolos e o sangue capilar pulmonar ocorre por difusão

A *difusão* é o movimento passivo de gases por um gradiente (pressão parcial) de concentração. A taxa da movimentação gasosa entre os alvéolos e o sangue é determinada pelas propriedades físicas do gás (D), pela área de superfície disponível para a difusão (A), pela espessura da barreira hematoaérea (T) e pelo gradiente da pressão motriz do gás entre o alvéolo e o sangue capilar. As equações para difusão de O_2 e CO_2 estão descritas como segue:

$$\text{Taxa de difusão de } O_2 = DO_2 \times A \times (P_AO_2 - P_{cap}O_2)/T$$

$$\text{Taxa de difusão de } CO_2 = DCO_2 \times A \times (P_ACO_2 - P_{cap}CO_2)/T$$

O *coeficiente de difusão* (D) de um gás é determinado por seu peso molecular e solubilidade. Embora o peso molecular do CO_2 seja ligeiramente maior do que o do O_2, a solubilidade do CO_2 é muito maior do que a do O_2, o que resulta na difusão do CO_2 através do septo alveolar cerca de 20 vezes mais rápido do que do O_2.

A *área de superfície (A)* disponível para a difusão é a área de alvéolos ventilados, adjacentes aos capilares pulmonares perfundidos. Durante o exercício, mais capilares são perfundidos por sangue e, assim, a área de superfície alveolar disponível para difusão aumenta. Em contraste, a desidratação e determinadas doenças vasculares pulmonares diminuem a área de superfície dos capilares perfundidos.

A *espessura (T) da barreira* que separa ar e sangue é aquela do septo alveolar, que tem menos de 1 μm de espessura (Figura 47.2). Embora muito fina, o septo alveolar consiste em diversas camadas, incluindo uma camada de líquido e surfactante revestindo a superfície alveolar; uma camada epitelial, em geral formada por células epiteliais alveolares tipo I; uma membrana basal alveolar; interstício de espessura variável; uma membrana basal endotelial; e uma camada de endotélio vascular. Em mamíferos, essas seis camadas constituem o "lado espesso" do septo alveolar, enquanto o "lado fino" tem apenas quatro camadas, já que apresenta uma única membrana basal compartilhada pelo epitélio alveolar e endotélio capilar, e ausência de um interstício (Capítulos 46 e 50). Além de movimentar os gases por essa barreira hematoaérea, a difusão também os movimenta em direção ao plasma, permitindo o acesso de O_2 aos eritrócitos e à hemoglobina.

A *pressão motriz* para difusão de gás é a diferença na pressão parcial gasosa entre o alvéolo e o sangue capilar. O sangue que entra nos capilares alveolares vindo de pequenas artérias pulmonares é conhecido como sangue venoso misto, já que retornou do lado direito do coração pelas veias provenientes de todas as partes da circulação sistêmica. Em um animal em repouso, o sangue venoso misto que entra nos capilares alveolares possui uma pressão parcial de O_2 (P_VO_2) de cerca de 40 mmHg; a P_AO_2 se aproxima de 100 mmHg. Assim, o gradiente de pressão motriz de 60 mmHg (100 a 40) causa a rápida difusão do O_2 no capilar, onde se combina com a hemoglobina. A hemoglobina transporta o O_2 do plasma, o que ajuda a manter o gradiente de pressão para a difusão de O_2.

A pressão parcial de CO_2 no sangue venoso misto (P_VCO_2) que retorna aos pulmões é de cerca de 46 mmHg, e a P_ACO_2 é de 40 mmHg. Assim, a pressão motriz para difusão de CO_2 do sangue para o alvéolo é de apenas 6 mmHg. Apesar dessa pequena pressão motriz, o volume de CO_2 difundido por minuto entre os capilares e os alvéolos é semelhante ao volume de O_2 que se movimenta na direção oposta. A solubilidade 20 vezes maior do CO_2 comparada ao O_2 compensa o pequeno gradiente de pressão motriz. Pela mesma razão, a difusão de CO_2 entre o sangue e os alvéolos é raramente afetada por doenças pulmonares.

Em condições normais, no animal em repouso, leva aproximadamente 0,75 segundo para que cada eritrócito siga através de um capilar pulmonar; o equilíbrio entre as pressões parciais de O_2 alveolar e capilar ocorre no início daquele tempo de trânsito (em 0,25 segundo) (Figura 47.3). Durante o exercício intenso, os músculos extraem grande quantidade de O_2 do sangue de tal modo que o sangue venoso misto que retorna ao pulmão contém pouco O_2. Além disso, no exercício, o débito cardíaco é alto e a *velocidade do fluxo de sangue* através dos capilares é rápida. Assim, mais a O_2 deve ser transferido em um tempo menor do que o requerido em um animal em repouso. Nessas condições extremas, pode não ocorrer o equilíbrio de difusão, e a P_AO_2 pode diminuir durante o exercício intenso (Figura 47.3). Essa hipoxemia arterial associada ao exercício é vista em cavalos de corrida puros-sangues e cães de corrida ou trabalho.

Em pulmões doentes, a difusão do O_2 através do septo alveolar pode ser impedida em decorrência de edema, inflamação ou fibrose, que espessa a barreira hematoaérea (T) ou reduz a área de superfície (A) disponível para a troca gasosa. Embora essas situações relativas à arquitetura das vias respiratórias impeçam a difusão de gases através do septo alveolar, há uma grande capacidade de reserva para difusão de tal modo que a hipoxemia decorrente de distúrbios na difusão é incomum no animal em repouso. Em contraste, distúrbios na difusão são notáveis por causar hipoxemia durante o exercício; isso ocorre porque o exercício aumenta a velocidade do fluxo sanguíneo, o que reduz o tempo de contato entre gases e sangue nos capilares pulmonares, e esgota ainda mais a capacidade de reserva de difusão. A administração de O_2 é útil para tratar a hipoxemia consequente a distúrbios de difusão conforme o aumento da P_AO_2 fornece uma maior pressão motriz para fornecer O_2 no sangue (ver Tabela 47.2).

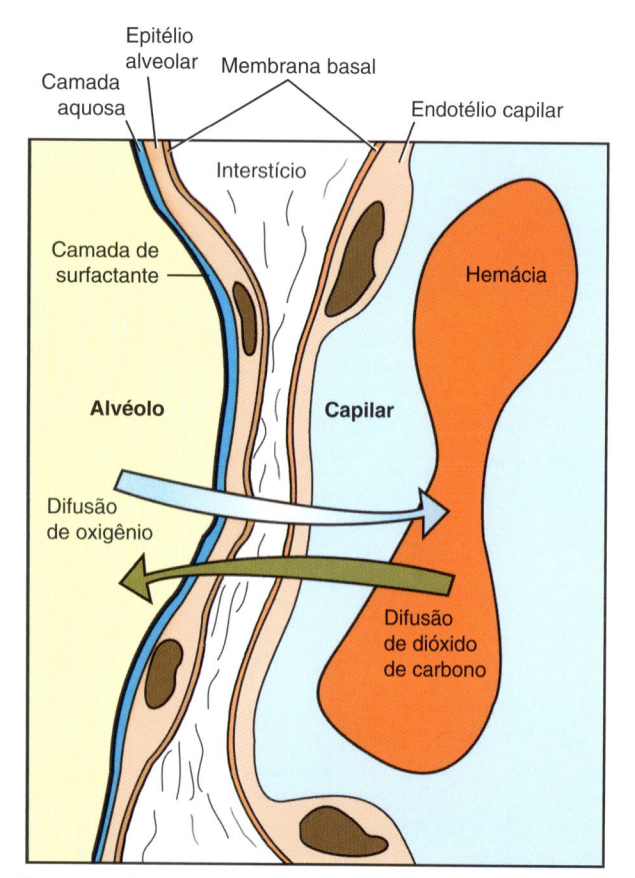

• **Figura 47.2** Representação diagramática da barreira hematoaérea no pulmão mostrando o caminho para a difusão do O_2 e do CO_2 entre o alvéolo e o eritrócito presente no capilar pulmonar.

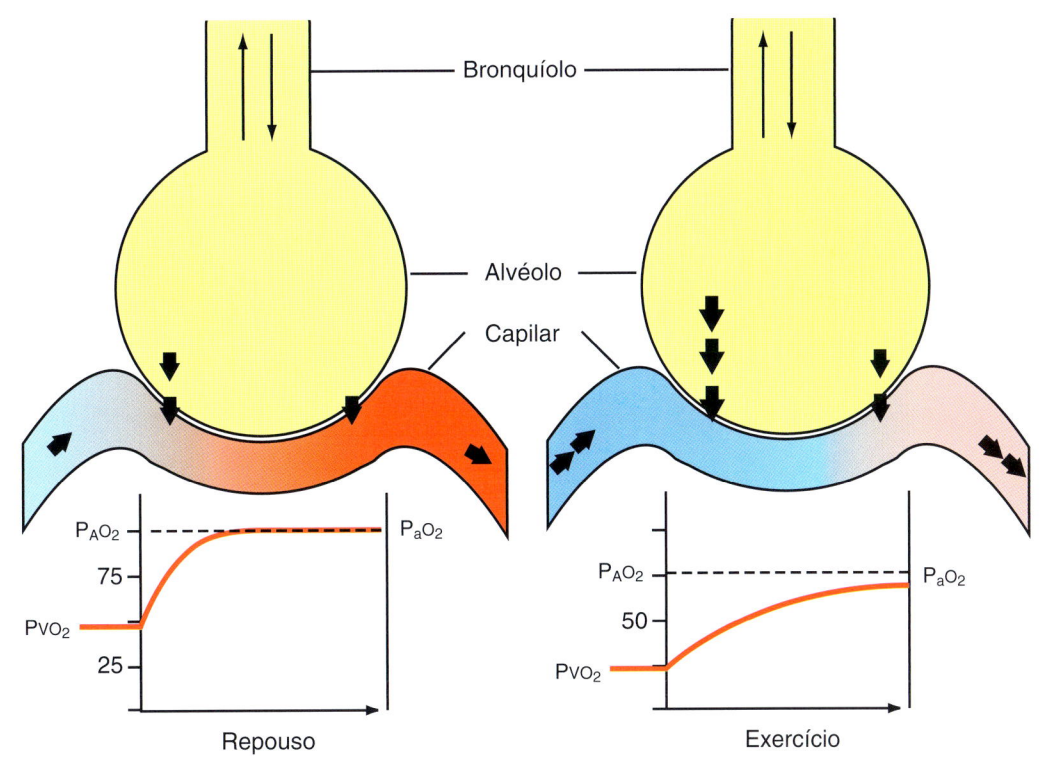

● **Figura 47.3** Representação esquemática de dois alvéolos e capilares pulmonares mostrando o aumento na tensão de oxigênio (P_{O_2}) que ocorre enquanto o sangue passa através dos capilares. O número de *setas* entre o alvéolo e o capilar indica a magnitude dos fluxos de O_2. Em um animal em repouso, a $P_{V_{O_2}}$ é de cerca de 40 mmHg, e o ar e o sangue rapidamente se equilibram. Em um animal em exercício, a $P_{V_{O_2}}$ está reduzida e, apesar de os fluxos de O_2 serem alto, o sangue não está em equilíbrio com a $P_{A_{O_2}}$ antes de deixar o alvéolo. $P_{A_{O_2}}$, pressão parcial alveolar de oxigênio; $P_{A_{O_2}}$, pressão parcial arterial de oxigênio; $P_{V_{O_2}}$, pressão parcial venosa mista de oxigênio.

A troca de gases entre o sangue e os tecidos também ocorre por difusão

A $P_{A_{O_2}}$ do sangue que entra nos capilares teciduais provenientes das artérias sistêmicas varia entre 85 e 100 mmHg, enquanto a $P_{A_{CO_2}}$ é de cerca de 40 mmHg. À medida que o sangue passa por esses capilares, é exposto a tecidos que consomem O_2 e produzem CO_2. A *pressão parcial tecidual de O_2* é determinada pela taxa de distribuição de O_2 em relação à sua taxa de consumo; esse valor é de cerca de 40 mmHg. Do mesmo modo, a *pressão parcial tecidual de CO_2* é determinada pela taxa de produção tecidual dele em relação à sua taxa de remoção pelo sangue; esse valor é de cerca de 46 mmHg. Como resultado das diferenças de pressão parcial entre os tecidos e os capilares, o O_2 se difunde para fora do sangue em direção aos tecidos, enquanto o CO_2 se difunde para fora dos tecidos em direção ao sangue até que as pressões parciais de cada gás teciduais e sanguíneas se igualem. Os tecidos com alta demanda de O_2 possuem mais capilares por grama de tecido. Com isso, há maior superfície (A) de difusão, o que também significa que a distância máxima entre o tecido e o capilar mais próximo é menor do que em tecidos pouco vascularizados.

Durante o exercício, o fluxo sanguíneo muscular aumenta, em parte, como resultado do recrutamento de capilares que não são perfundidos no animal em repouso. O *recrutamento capilar* traz o sangue para as proximidades dos tecidos em metabolização e diminui a taxa de fluxo do sangue, o que permite um tempo maior para o equilíbrio difusional. Além disso, o aumento na utilização de O_2 e na produção de CO_2 por músculos durante o exercício diminui a P_{O_2} e aumenta a P_{CO_2} do músculo, o que aumenta o gradiente de pressão dirigida para a difusão.

O volume de ventilação alveolar em relação ao fluxo de sangue capilar pulmonar – a relação ventilação/perfusão $\dot{V}_A/\dot{Q}$ – determina a adequação da troca gasosa pulmonar

Nos pulmões, a troca gasosa é conseguida pela íntima aposição entre o ar alveolar e o sangue capilar. O ideal é que cada um dos milhões de alvéolos recebesse ar e sangue em quantidades ótimas para a troca gasosa, ou seja, a ventilação alveolar ($\dot{V}_A$) e a perfusão ($\dot{Q}$) deveriam ser pareadas. Entretanto, mesmo em animais jovens e saudáveis, há um certo grau de disparidade entre a ventilação e perfusão. Em condições patológicas, essa disparidade se torna mais extrema e leva à *hipoxemia*, ou seja, baixa $P_{A_{O_2}}$. O equilíbrio entre ventilação e perfusão em animais bípedes (incluindo seres humanos) é ainda mais complicado por sua postura ereta e o maior efeito da gravidade sobre o sangue (por conta de sua maior massa) do que sobre o ar. Especificamente, em espécies bípedes, o topo dos pulmões recebe uma maior proporção da ventilação, e a porção inferior dos pulmões recebe uma proporção maior direcionada pela gravidade de perfusão, contribuindo para o desequilíbrio entre ventilação e perfusão mesmo sob condições normais.

A Figura 47.4 mostra alvéolos e capilares esquemáticos com três relações ventilação/perfusão ($\dot{V}_A/\dot{Q}$). O alvéolo no centro é ideal (próximo ao normal): recebe ventilação e fluxo sanguíneo com uma $\dot{V}_A/\dot{Q}$ de cerca de 1. O sangue venoso misto chega a cada alvéolo com uma P_{O_2} de 40 e uma P_{CO_2} de 46 mmHg, equilibra-se com as pressões parciais gasosas alveolares e deixa o alvéolo normal com uma P_{O_2} e uma P_{CO_2} de final de capilar de 100 e 40 mmHg, respectivamente. O alvéolo da esquerda

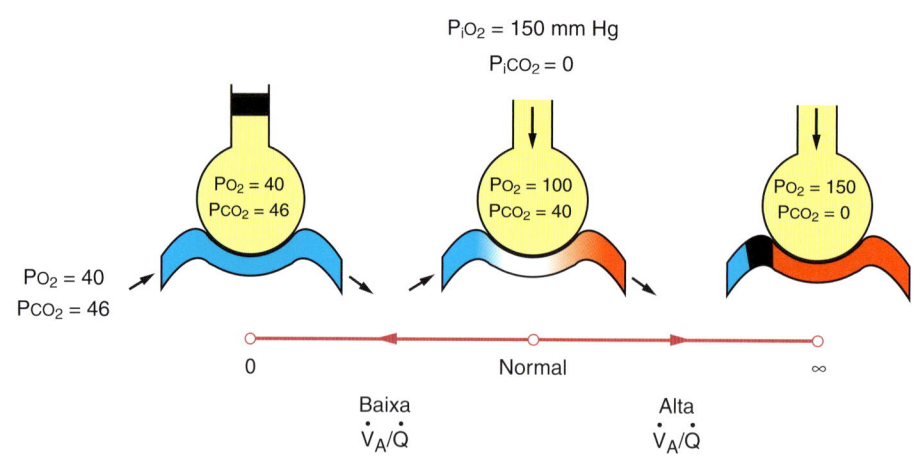

- **Figura 47.4** Representação diagramática de três alvéolos e seus capilares mostrando-se o efeito de diferentes relações de ventilação/perfusão ($\dot{V}_A/\dot{Q}$) sobre as pressões parciais de O_2 e CO_2 (Po_2 e Pco_2, respectivamente). Consulte o livro para explicação. P_iO_2, pressão parcial de oxigênio inspirado; P_iCO_2, pressão parcial de dióxido de carbono inspirado. (Adaptada de West JB, Luks AM. *West's respiratory physiology*: *the essentials*. 10th ed. Philadelphia: Wolters Kluwer; 2016.)

é servido por um bronquíolo obstruído; portanto, não recebe ventilação. Sua $\dot{V}_A/\dot{Q}$ é extremamente baixa (neste caso extremo, zero) e o sangue passa por ele sem participar da troca gasosa; isso é denominado desvio da direita para a esquerda porque o sangue flui ("desviado") do lado direito do coração (ventrículo direito) para o lado esquerdo do coração (átrio esquerdo) sem passar por alvéolos ventilados (ver Capítulo 46 para outras causas de desvios). Ao contrário, o alvéolo à direita não recebe fluxo sanguíneo, mas continua a ventilar; sua $\dot{V}_A/\dot{Q}$ é alta (infinita). Nesse alvéolo, a composição do gás alveolar se aproxima daquela do ar inspirado; mas, como não há fluxo sanguíneo, o alvéolo não contribui na troca gasosa; este é o espaço morto alveolar.

Os milhões de unidades de troca gasosa nos pulmões podem ter $\dot{V}_A/\dot{Q}$ variando de zero ao infinito. Em indivíduos normais, a variação de $\dot{V}_A/\dot{Q}$ é de fato relativamente pequena e variou pelos pulmões em cerca de 0,8, o que significa que, na média, há discretamente mais perfusão do que ventilação alcançando os alvéolos (Figura 47.5). Todo alvéolo com baixa $\dot{V}_A/\dot{Q}$ é relativamente perfundido em excesso e/ou subventilado. A Figura 47.6 mostra que a Po_2 do sangue que deixa essas unidades de baixa $\dot{V}_A/\dot{Q}$ é substancialmente diminuída, mas a Pco_2 geral é menos afetada e pode estar até mesmo na faixa normal (ver final da próxima seção). Unidades com baixa $\dot{V}_A/\dot{Q}$ ocorrem com mais frequência nas doenças pulmonares quando a ventilação é impedida pela obstrução aérea ou patologias relacionadas.

O alvéolo localizado à direita da unidade normal na Figura 47.6 possui alta $\dot{V}_A/\dot{Q}$; a ventilação é alta quando comparada com o fluxo sanguíneo. Isso pode ocorrer quando o fluxo sanguíneo para parte dos pulmões é reduzido, como em casos de obstrução vascular ou vasoconstrição pulmonar hipóxica. O sangue saindo de tais unidades tem Po_2 elevada e Pco_2 diminuída; entretanto, isso não compensa a diminuição da P_aO_2 do sangue oriundo das unidades com baixa $\dot{V}_A/\dot{Q}$, como será descrito posteriormente.

As pressões parciais gasosas do sangue arterial sistêmico são determinadas pelas pressões parciais gasosas do sangue capilar que passa por cada alvéolo

O sangue que retorna dos pulmões para o coração esquerdo a fim de ser distribuído aos tecidos vem de capilares associados a milhões de alvéolos, cada um com sua própria $\dot{V}_A/\dot{Q}$. O conteúdo

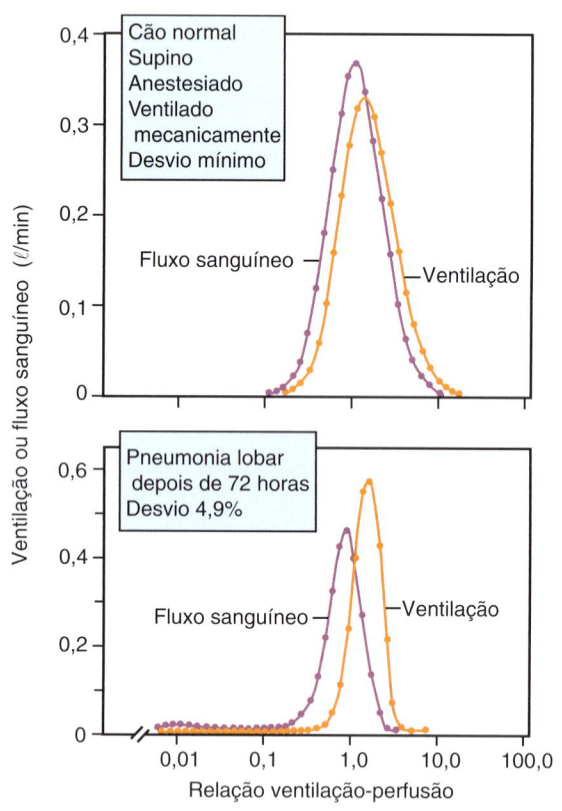

- **Figura 47.5** Distribuição da ventilação (círculos laranjas) e fluxo sanguíneo (círculos vermelhos) em função da relação ventilação:perfusão ($\dot{V}_A/\dot{Q}$). *Em cima*, no cão normal, a maior parte do fluxo sanguíneo e a ventilação são recebidos por unidades de troca gasosa com uma ($\dot{V}_A/\dot{Q}$) próxima de 1,0. Nenhum fluxo sanguíneo e nenhuma ventilação é recebido por unidades com ($\dot{V}_A/\dot{Q}$) extremamente altas ou extremamente baixas. *embaixo*, no cão com pneumonia, uma porção aumentada (4,9%) do fluxo sanguíneo é recebida por unidades com baixa ($\dot{V}_A/\dot{Q}$), ou seja, unidades com pouca ou nenhuma ventilação (desvio). (Fonte: Wagner PD, Laravuso RB, Goldzimmer E *et al*. Distributions of ventilation-perfusion ratios in dogs with normal and abnormal lungs. *J Appl Physiol*. 1975; 38(6):1099-109.)

de O_2 e CO_2 no sangue que deixa cada alvéolo varia devido a essas diferentes $\dot{V}_A/\dot{Q}$ (Figura 47.6). Assim, as pressões parciais gasosas do sangue arterial são determinadas pela distribuição $\dot{V}_A/\dot{Q}$ nos pulmões.

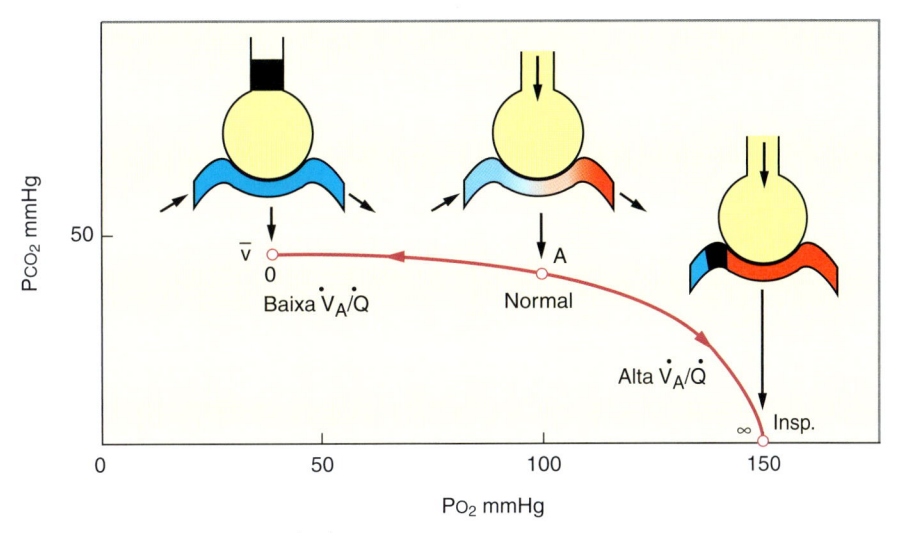

● **Figura 47.6** Efeito das relações ventilação/perfusão ($\dot{V}_A/\dot{Q}$) sobre as pressões parciais de O_2 e de CO_2 alveolares. Três alvéolos são mostrados, mas as ($\dot{V}_A/\dot{Q}$) podem variar de zero ao infinito. Quando um alvéolo não recebe ventilação ($\dot{V}_A/\dot{Q}$) = 0, *esquerda*), o gás alveolar se equilibra com o sangue venoso misto e não há troca gasosa. Quando um alvéolo não recebe fluxo sanguíneo mas a ventilação continua ($\dot{V}_A/\dot{Q}$) = ∞ *direita*), a composição do gás alveolar se aproxima daquela do ar inspirado. Todos os alvéolos entre esses dois extremos de ($\dot{V}_A/\dot{Q}$) possuem alguma troca gasosa e sua composição gasosa é mostrada pela *linha vermelha*. Um alvéolo normal (ideal) *(centro)* com uma ($\dot{V}_A/\dot{Q}$) = 0,8 tem P_{O_2} e P_{CO_2} de 100 e 40 mmHg, respectivamente. $\overline{V}$, sangue venoso misto; *Insp.*, ar inspirado. (Adaptada de West JB, Luks AM. *West's respiratory physiology: the essentials*. 10th ed. Philadelphia: Wolters Kluwer; 2016.)

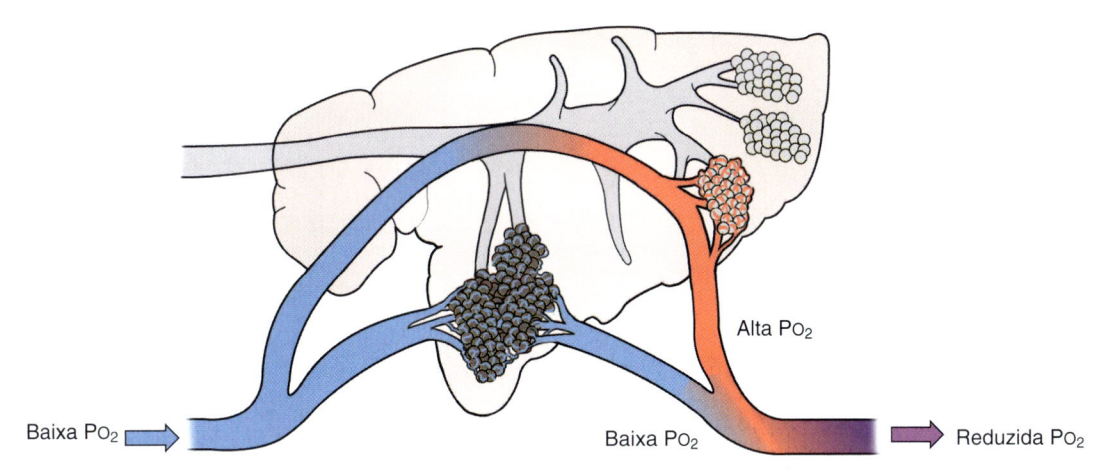

● **Figura 47.7** Representação diagramática de uma região com pneumonia em um pulmão saudável. A região pneumônica não recebe ventilação; então, o fluxo sanguíneo através dessa região não coleta nenhum oxigênio (ou seja, forma um desvio da direita para a esquerda). Quando esse sangue mal oxigenado se mistura com o sangue bem oxigenado vindo do pulmão saudável, o resultado é uma tensão de oxigênio menor que a normal no sangue que retorna às artérias sistêmicas para distribuição aos tecidos.

Doenças pulmonares acentuam a disparidade entre ventilação e perfusão devido à obstrução das vias respiratórias, ao preenchimento dos alvéolos com exsudatos, e a obstruções do fluxo sanguíneo. Essa disparidade entre ventilação e perfusão possui um importante efeito sobre a troca de O_2 e é a causa mais comum de hipoxemia. Regiões com baixa $\dot{V}_A/\dot{Q}$ apresentam um efeito muito maior do que as regiões com alta $\dot{V}_A/\dot{Q}$ sobre os valores gerais de P_aO_2 por diversas razões. Primeiro, regiões de alta $\dot{V}_A/\dot{Q}$ apresentam – por definição – baixo fluxo sanguíneo, o que faz com que o volume de sangue com valores aumentados de P_aO_2 seja limitado. Segundo, a extensão à qual os valores de P_aCO_2 podem aumentar é restrita pela P_iO_2, que chega ao máximo a 149 mmHg ao respirar ar ambiente. Por fim, o conteúdo total de O_2 (CaO_2) do sangue oriundo de regiões de alta $\dot{V}_A/\dot{Q}$ é somente minimamente aumentado; por causa do formato sigmoide da *curva de dissociação da oxi-hemoglobina* (ver Capítulo 48), incrementos na P_{O_2} acima de 80 mmHg adicionam muito pouco O_2 ao sangue. Assim, mesmo se a redistribuição da ventilação e/ou perfusão

que cria regiões de baixa $\dot{V}_A/\dot{Q}$ for acompanhada pela criação de regiões de alta $\dot{V}_A/\dot{Q}$, os alvéolos relativamente hiperventilados (alta $\dot{V}_A/\dot{Q}$ com alta P_aO_2 não podem adicionar oxigênio suficiente na circulação para compensar a deficiência decorrente da existência de alvéolos hipoventilados (com uma baixa $\dot{V}_A/\dot{Q}$ e com baixa P_aO_2. Assim, a hipoxemia acomete, em vários graus, o pulmão doente.

Em contraste ao O_2, desigualdades entre ventilação e perfusão possuem menor efeito sobre a troca de CO_2 entre os alvéolos e o sangue. O dióxido de carbono é bastante solúvel e, uma vez que sua curva de dissociação (Capítulo 48) é quase linear, o alvéolo hiperventilado pode compensar aqueles que são hipoventilados. Além disso, a hipoxemia – por desigualdades de $\dot{V}_A/\dot{Q}$ ou outros mecanismos – estimula os quimiorreceptores periféricos a aumentar a ventilação alveolar (Capítulo 49), o que serve para reduzir a P_aCO_2. Por isso, a *hipercapnia,* também chamada *hipercarbia* (P_aCO_2 aumentada), como uma característica da doença pulmonar é menos comum do que a hipoxemia (ver Tabela 47.2).

À medida que o grau de disparidade $\dot{V}_A/\dot{Q}$ aumenta e a troca de O_2 se torna menos eficiente, a diferença entre as P_AO_2 e P_aO_2 médias aumenta, elevando, assim, a A-aDO_2 (ver Tabela 47.2).

Os desvios (shunts) da direita para a esquerda contribuem para a hipoxemia por permitir que o sangue desvie dos alvéolos ventilados

Em *desvios da direita para a esquerda*, o sangue do ventrículo direito se desvia dos alvéolos ventilados e retorna para o átrio esquerdo. Um exemplo é apresentado na Figura 47.7, em que o sangue que flui para um lobo pulmonar consolidado (não ventilado), em decorrência da grave broncopneumonia, não é oxigenado; como resultado, as pressões parciais de O_2 e CO_2 do sangue capilar que deixa esses alvéolos doentes são as mesmas do sangue desoxigenado que entrou nos pulmões. Quando esse sangue se mistura com o sangue que perfundiu o pulmão saudável, ele dilui o conteúdo de O_2 de tal modo que o sangue que entra nas artérias sistêmicas tem um P_aO_2 menor que o normal. Esses desvios da direita para a esquerda possuem uma $\dot{V}_A/\dot{Q}$ igual a zero e são formados quando os alvéolos entram em colapso (*atelectasia*), são hipoventilados em decorrência de uma *obstrução aérea* completa ou são preenchidos por exsudatos, como ocorre na pneumonia. Os desvios da direita para a esquerda também podem ser resultado de defeitos cardíacos congênitos complexos, como a *tetralogia de Fallot*, que permite que o sangue passe diretamente do átrio direito para as câmaras esquerdas do coração, desviando dos pulmões. Esses desvios patológicos da direita para a esquerda são um grande distúrbio para a troca de O_2, levando, assim, à hipoxemia. É interessante ressaltar que uma pequena quantidade de desvio fisiologicamente normal de sangue está presente em animais normais e saudáveis devido à anatomia normal das circulações brônquicas e coronarianas (ver Capítulo 46); o sangue desoxigenado oriundo das *veias brônquicas* segue através das anastomoses broncopulmonares até as *veias pulmonares*, que carreiam sangue oxigenado que deixa os pulmões. De modo semelhante, uma porção de sangue nas veias coronarianas é drenada diretamente para o coração esquerdo. Esses desvios anatômicos normais contribuem para a pequena diferença entre PO_2 alveolar e arterial sob condições normais. Na presença de desvios patológicos da direita para esquerda, a A-aDO_2 se alarga (ver Tabela 47.2). Uma característica singular do desvio da direita para a esquerda é que o tratamento com oxigenoterapia não melhora substancialmente a hipoxemia induzida pelo desvio. Como a fração do desvio não está passando por alvéolos ventilados (e, em alguns casos, não está passando por nenhum alvéolo), aumentar a P_iO_2, e assim a P_AO_2, não melhora a oxigenação do sangue desviado.

Parte de cada movimento respiratório ventila o espaço morto e não participa da troca gasosa

A *ventilação do espaço morto* consiste em gás que não participa das trocas gasosas. Isto inclui tanto o espaço morto anatômico quanto o espaço morto alveolar (ver Capítulo 45). Este último é constituído por alvéolos que recebem ventilação, mas não fluxo sanguíneo; assim, possuem uma $\dot{V}_A/\dot{Q}$ infinita (ver Figura 47.6, à direita). O *espaço morto alveolar* pode se formar quando o fluxo sanguíneo pré-capilar aos pulmões é limitado, como ocorre na embolia pulmonar. Os alvéolos nessas regiões apresentam P_AO_2 elevada e níveis deprimidos de P_ACO_2, alcançando os níveis do ar inspirado, pois não participam da troca gasosa com o sangue.

O fluxo reduzido de sangue após os alvéolos ventilados reduz a oportunidade para a eliminação de CO_2, que na maioria dos casos resulta em aumento da ventilação minuto em resposta à estimulação de quimiorreceptores pelo CO_2 retido; o aumento da ventilação minuto está acompanhado de um aumento do esforço respiratório. Sob essas circunstâncias, a P_aCO_2 não está aumentada, contanto que o maior esforço respiratório possa ser mantido. Entretanto, em alguns pacientes, como aqueles com redução da complacência pulmonar, esse aumento do esforço respiratório não pode ser sustentado e os seus valores de P_aCO_2 eventualmente sobem.

As pressões parciais arteriais de oxigênio (P_aO_2) e de dióxido de carbono (P_aCO_2) são aferidas para avaliar a troca gasosa

Uma amostra de sangue arterial é utilizada para avaliar a troca gasosa pulmonar, já que esse sangue acabou de passar pelos pulmões. Em contraste, uma amostra de sangue venoso não é adequada, sobretudo para avaliação da oxigenação, uma vez que sua composição varia, dependendo da relação entre o fluxo sanguíneo e a taxa metabólica do tecido de origem. As pressões parciais gasosas do sangue arterial são o resultado final de processos individuais envolvidos na troca gasosa e, portanto, são influenciadas pela *composição do ar inspirado, pela ventilação alveolar, pela difusão gasosa* e *pelo equilíbrio entre ventilação e perfusão*. Todos esses fatores devem ser considerados ao se avaliar valores de hemogasometria.

O ar inspirado contém, em geral, 21% de O_2 ($F_iO_2 = 0,21$); mas, durante a anestesia ou oxigenoterapia, a administração de O_2 aumenta a F_iO_2, o que causa um aumento na sua P_iO_2. Embora flutuações diárias na pressão atmosférica causem apenas mudanças discretas na P_{iO_2}, a sua diminuição em grandes altitudes resulta em maior queda nessa tensão. Como resultado, há diminuição na P_AO_2 e, portanto, na P_aO_2, quando os animais sobem a tais altitudes. Nas localidades geográficas apropriadas, as alterações na P_aO_2 induzidas pela altitude devem sempre ser consideradas quando as pressões parciais no sangue são avaliadas.

A adequação da ventilação alveolar é aferida examinando-se a P_aCO_2; ela se eleva acima de 40 mmHg quando os animais estão hipoventilados e diminui na hiperventilação. Além disso, na hipoventilação ocorre diminuição na P_AO_2 e na P_aO_2 em face de níveis normais de A-aDO_2, enquanto a hiperventilação aumenta essas pressões parciais de O_2.

A difusão anormal e a disparidade na $\dot{V}_A/\dot{Q}$ prejudicam a transferência de O_2 do alvéolo para o sangue arterial, aumentando a A-aDO_2 e reduzindo a P_aO_2. A P_aCO_2 raramente aumenta por causa desses problemas por duas razões. Primeira, a alta solubilidade do CO_2 permite a fácil difusão através do pulmão sadio remanescente. Segunda, a hipoxia causada pela doença pulmonar estimula a ventilação. O aumento resultante na ventilação alveolar mantém a P_aCO_2 normal ou até pode reduzi-la a níveis ainda mais baixos.

Em animais com pulmões sadios, a administração de O_2 (aumentando a F_iO_2) aumenta a P_aO_2. Se o desequilíbrio $\dot{V}_A/\dot{Q}$ se agravar, a administração de O_2 apenas aumentará modestamente a P_aO_2, em especial na presença de desvios da direita para a esquerda. Ao mesmo tempo, a A-aDO_2 aumentará. A resposta da P_aO_2 ao O_2 é uma boa maneira de avaliar o tipo e a gravidade da doença pulmonar (ver Tabela 47.2).

A P_aO_2 tende a ser menor em animais recém-nascidos do que em adultos. Isso ocorre porque há um maior desequilíbrio entre a ventilação e o fluxo sanguíneo em pulmões imaturos.

É importante observar que o equipamento que afere os valores da hemogasometria é tipicamente limitado a centros veterinários maiores de referência; em vez disso, vários veterinários utilizam oximetria de pulso para avaliar a saturação de O_2 de hemoglobina (SO_2), que é uma função de (mas não equivalente a) P_aO_2 (Capítulo 48 para discussão de SO_2). Para a avaliação de CO_2 na ausência de um hemogasômetro, os médicos veterinários podem utilizar a capnografia para aferir o CO_2 *tidal* final ($ETCO_2$), o que dá uma aproximação próxima da P_aCO_2. $ETCO_2$ é cerca de 2 a 5 mmHg menor que a P_aCO_2 sob condições normais; o gradiente (diferença) entre as duas aferições é aumentado pelo espaço morto alveolar.

Agradecimento

O autor agradece ao Dr. N. Edward Robinson pela permissão para elaborar este capítulo com base em sua obra original.

CORRELAÇÕES CLÍNICAS

Hipoventilação em um Bulldog inglês

Relato

Você examina um Bulldog inglês com 2 anos de idade. Normalmente, o cão adora passeios curtos e lentos. Nos últimos 6 meses, a respiração do animal ficou cada vez mais ruidosa. Quando acordado, o cão apresenta, a cada inspiração, um ruído seco; quando dorme, ronca alto e acorda com frequência, levantando-se e virando-se antes de se deitar novamente. Em uma ocasião, o dono tentou levá-lo para correr, mas o cão desmaiou, fazendo um ruído alto na garganta enquanto tenta respirar.

Exame clínico

O cão apresenta bom estado geral; mas, andando pela sala, você percebe os ruídos que ele emite enquanto respira. Você também observa que as membranas mucosas dos lábios apresentam um tom azulado. O cão está em estação enquanto você anda pela sala; mas, enquanto você conversa com o dono, ele se deita e aparentemente começa a dormir. Com isso, os ruídos respiratórios ficam ainda mais altos.

No exame físico, não são observadas anormalidades no coração ou no trato digestório, mas há várias alterações no trato respiratório. As narinas externas do animal são incomumente pequenas e é difícil introduzir um espéculo para examinar a cavidade nasal. Quando a boca do cão é aberta, uma quantidade excessiva de tecido mole é observada na faringe e é impossível movê-la para o lado para examinar a laringe. A auscultação pulmonar não é de grande ajuda, pois os sons gerados pelo tecido solto, que vibra nas vias respiratórias superiores, são transmitidos para o pulmão. As radiografias não revelam alterações pulmonares e a traqueia é bem estreita. Uma amostra de sangue arterial é obtida para hemogasometria. A P_aO_2 é de 50 mmHg (normal, 85 a 100), e a P_aCO_2 é de 75 mmHg (normal, 35 a 40). A A-aDO_2 é calculada em 5,35 mmHg (normal 5 a 10 mmHg).

Comentário

Esta condição do cão é consistente com a *síndrome braquicefálica*, vista em raças de cães braquicefálicos (configuração mais curta do crânio), principalmente Bulldogs. Em geral, essa síndrome inclui estenose (estreitamento) das narinas externas e obstrução da faringe por dobras pendulosas de tecido mole em excesso. Em alguns desses cães, a traqueia também é estreita. Cães afetados apresentam dificuldade para respirar, sobretudo durante a inspiração, quando a pressão subatmosférica na via respiratória superior puxa o tecido solto para o seu lúmen, causando obstrução das vias respiratórias. Em geral, os cães acometidos por essa síndrome emitem muitos ruídos durante a inspiração, quando o tecido solto vibra. Na expiração, há menos dificuldade, já que a pressão maior que a atmosférica na faringe tende a empurrar esse tecido e abrir a via. Ao longo do tempo, a pressão excessivamente subatmosférica durante a inspiração pode deformar a laringe.

A obstrução na via respiratória superior nesse cão está limitando a ventilação de forma tão grave que o cão está sofrendo de hipoventilação alveolar, como indicado pela P_aCO_2 elevada. Uma elevação na P_aCO_2 ocorre quando a ventilação alveolar não é suficiente para remover o CO_2 que é produzido pelo organismo. O acúmulo de CO_2 nos alvéolos e a falta de ventilação também diminuem a P_aO_2, o que leva à diminuição da P_aO_2 (hipoxemia), como observado nesse animal. A hipoxemia, então, provoca um aumento da hemoglobina dessaturada, o que causa o tom azulado (cianose) das membranas mucosas do cão.

Tratamento

O tratamento recomendado para esse cão é a remoção cirúrgica de parte dos tecidos em excesso nas vias respiratórias superiores e o alargamento das narinas externas. Isso aliviará, em parte, a obstrução e melhora a ventilação. Porém, com o estreitamento de traqueia observado nesse cão, é pouco provável que ele algum dia possa se exercitar em um nível significativo, embora sua condição física possa ser melhorada o bastante para ser mantido como um bom animal de estimação.

Hipoxemia em um cavalo anestesiado da raça Clydesdale

Relato

Um cavalo da raça Clydesdale, com 2 anos de idade e 750 kg chega para a retirada do testículo retido no abdome, um procedimento que requer anestesia. Você sabe que a anestesia de cavalos de grande porte pode levar a problemas na troca gasosa; portanto, você possui um aparelho anestésico capaz de fornecer ventilação e suplementar o animal com O_2 extra. O cavalo é anestesiado com um anestésico intravenoso de curta duração, posicionado em decúbito dorsal e um tubo endotraqueal é inserido. O cavalo é conectado ao equipamento de anestesia e submetido a O_2 100% contendo isoflurano para anestesia. A ventilação não é assistida.

Após 30 minutos da indução da anestesia, o técnico veterinário coleta uma amostra de sangue arterial para monitorar a troca gasosa no cavalo. A P_aO_2 é de 70 mmHg e a P_aCO_2 é de 65 mmHg. Você está satisfeito com os resultados da gasometria? Se não, o que pode ser feito para melhorar a troca gasosa?

Comentário

É provável que vários fatores contribuam para anormalidades dos gases sanguíneos nesse caso. A elevação da P_aCO_2 mostra que o cavalo está sofrendo de hipoventilação alveolar; isto é, a ventilação recebida pelos alvéolos é insuficiente para remover o CO_2 que é produzido no animal. Provavelmente, isso é decorrente da depressão do sistema nervoso central (SNC) pelos gases anestésicos, que leva à diminuição do estímulo respiratório. Além disso, o posicionamento do cavalo em decúbito dorsal faz com que as vísceras pesadas empurrem o diafragma, dificultando a ventilação. A hipoventilação alveolar em um animal anestesiado pode ser corrigida pelo uso de ventilação com pressão positiva. Você possui um ventilador como parte do equipamento anestésico e escolhe ventilar o cavalo para retornar a P_aCO_2 a níveis aceitáveis.

A P_aO_2 de 70 mmHg mostra que o cavalo está com problemas consideráveis na troca de O_2. Embora a P_aO_2 de 70 mmHg seja suficiente para saturar a maior parte da hemoglobina, ela é muito pequena em um animal recebendo O_2 a 100%. Sob condições normais, quando os animais respiram O_2 a 100%, as pressões parciais alveolar e arterial de O_2 aumentarão mais que 600 mmHg (ver a equação de gases alveolares).

Nesse cavalo, a P_aO_2 é calculada em 628,75 mmHg, de modo que a A-aDO_2 (628,75 a 70) aumentou para 558,75 mmHg (normal de 5 a 10 mmHg).

Essa alta A-aDO_2 não é comum em mamíferos grandes anestesiados. O posicionamento do cavalo em decúbito dorsal, com o consequente peso das vísceras empurrando o diafragma e comprimindo os pulmões, pode levar a graves desigualdades $\dot{V}_A/\dot{Q}$ e desvios. Partes do pulmão dependente não conseguem ventilar, embora continuem a receber o fluxo sanguíneo; assim, formam-se desvios da direita para a esquerda. Esses desvios causam hipoxemia arterial. Enquanto a P_aO_2 for suficiente para saturar a hemoglobina, o cavalo não corre perigo. O ponto perigoso é a recuperação anestésica. O cavalo deve ser suplementado com O_2 até que esteja suficientemente consciente para permanecer na posição ventral sem auxílio e, por fim, se levantar. O retorno a essas posturas elimina os desvios da direita para a esquerda, restaura a relação $\dot{V}_A/\dot{Q}$ ao normal e melhora a troca gasosa.

Questões de revisão

1. Calcule a P_AO_2 de uma vaca anestesiada quando a pressão atmosférica é de 750 mmHg, a P_{H_2O} na temperatura corpórea = 50 mmHg, e a P_aCO_2 = 80 mmHg. A vaca está respirando uma mistura de O_2 a 50% e nitrogênio a 50%. Assuma que a taxa de troca respiratória é 0,8.
  a. 250 mmHg
  b. 620 mmHg
  c. 275 mmHg
  d. 195 mmHg
  e. 670 mmHg

2. Qual das situações a seguir vai diminuir a taxa de transferência de O_2 entre o ar alveolar e o sangue capilar pulmonar?
  a. Aumentar a P_AO_2 de 100 para 500 mmHg
  b. Perfundir os capilares pulmonares que não estavam sendo perfundidos
  c. Diminuir a P_vO_2 de 40 para 10 mmHg
  d. A destruição dos septos alveolares e dos capilares alveolares por uma doença conhecida como *enfisema alveolar*
  e. Nenhuma das anteriores

3. Durante o exercício, o recrutamento de capilares musculares que não são perfundidos em um animal em repouso resulta em todos os seguintes eventos, exceto:
  a. Um aumento na velocidade do fluxo sanguíneo capilar
  b. Um aumento na área de superfície para a difusão gasosa entre os tecidos e o sangue
  c. Uma diminuição na distância entre os capilares teciduais
  d. A manutenção da PO_2 tecidual na presença da maior demanda por O_2
  e. Uma distância menor para a difusão gasosa

4. Qual das seguintes situações pode potencialmente resultar em mais regiões com baixa relação $\dot{V}_A/\dot{Q}$ no pulmão?
  a. A atelectasia de um lobo pulmonar de um cachorro
  b. A obstrução de ambas as artérias pulmonares
  c. A duplicação da ventilação para o lobo cranial direito enquanto o fluxo sanguíneo permanece constante
  d. A vasoconstrição das artérias pulmonares do pulmão esquerdo de uma vaca
  e. Nenhuma das anteriores

5. Qual das seguintes afirmações está correta?
  a. Desvios da direita para a esquerda representam uma relação $\dot{V}_A/\dot{Q}$ extremamente alta
  b. Desvios da direita para a esquerda não causam elevação da A-aDO_2
  c. O aumento do espaço morto alveolar pode resultar em elevação do número de unidades com alta $\dot{V}_A/\dot{Q}$ no pulmão
  d. O formato da curva de dissociação de oxi-hemoglobina significa que unidades $\dot{V}_A/\dot{Q}$ baixas no pulmão não são a causa de hipoxemia (baixa P_aO_2)
  e. A oclusão total da artéria pulmonar direita aumenta a fração do desvio da direita para a esquerda em 50%

6. Um cavalo apresenta dificuldade para respirar, principalmente durante o exercício. Em repouso, as pressões parciais arteriais são P_aO_2 = 55 mmHg e P_aCO_2 = 70 mmHg. Após administrar O_2 para que o animal respire, a P_aO_2 aumenta para 550 mmHg e a P_aCO_2 permanece inalterada. A causa dessas pressões parciais gasosas é:
  a. Desvio da direita para a esquerda devido a um defeito cardíaco complexo
  b. Hiperventilação alveolar
  c. Um grande número de alvéolos com alta relação ($\dot{V}_A/\dot{Q}$)
  d. Hipoventilação alveolar
  e. Nenhuma das anteriores

Bibliografia

Boron WF, Boulpaep EL. *Medical Physiology*. 3rd ed. Philadelphia: Saunders; 2017.

Hlastala MP, Berger AJ. *Physiology of Respiration*. 2nd ed. New York: Oxford University Press; 2001.

Leff AR, Schumacker PT. *Respiratory Physiology: Basics and Applications*. Philadelphia: Saunders; 1993.

Lekeux P, Art T, Hodgson DR. The respiratory system: anatomy, physiology and adaptations to exercise and training. In: Hodgson DR, McGowan CM, eds. *The Athletic Horse: Principles and Practice of Equine Sports Medicine*. St. Louis: Saunders; 2014.

Petersson J, Glenny RW. Gas exchange and ventilation-perfusion relationships in the lung. *Eur Respir J*. 2014;44:1023–1041.

Poole DC, Erickson HH. Highly athletic terrestrial mammals: horses and dogs. *Compr Physiol*. 2011;1(1):1–37.

West JB, Luks AM. *West's Respiratory Physiology: The Essentials*. 10th ed. Philadelphia: Wolters Kluwer; 2016.

West JB, Luks AM. *West's Pulmonary Pathophysiology: The Essentials*. 9th ed. Philadelphia: Wolters Kluwer; 2017.

48

Transporte de Gases no Sangue

SUSAN L. EWART

PONTOS-CHAVE

Transporte de oxigênio

1. A maior parte do oxigênio é transportado em combinação com a hemoglobina, mas uma pequena quantidade está dissolvida no plasma.
2. Uma molécula de hemoglobina pode combinar-se reversivelmente com quatro moléculas de oxigênio.
3. A curva de dissociação da oxi-hemoglobina descreve a relação entre pressões parciais de oxigênio e saturação de hemoglobina.
4. A afinidade da hemoglobina pelo oxigênio varia com a temperatura, pH, pressão parcial do dióxido de carbono e concentração de 2,3-BPG.
5. A cianose resulta do aumento da hemoglobina dessaturada.
6. A oximetria é uma medida clinicamente útil da saturação de oxigênio.
7. A hemoglobina tem afinidade muito maior pelo monóxido de carbono do que pelo oxigênio.
8. A metemoglobinemia ocorre em certos estados tóxicos, notadamente na intoxicação por nitrito.
9. Os veterinários frequentemente manejam o transporte de oxigênio.

Transporte do dióxido de carbono

1. O dióxido de carbono é transportado no sangue tanto em solução no plasma quanto em combinações químicas.
2. O teor de dióxido de carbono do sangue depende de P_{CO_2}, P_{O_2} e capacidade de tamponamento.
3. Capnografia é um indicador clinicamente útil da P_{CO_2}.

Transporte de gás durante o exercício

1. As demandas de oxigênio do exercício são satisfeitas pelo aumento do fluxo sanguíneo, dos níveis de hemoglobina e da extração de oxigênio do sangue.

Transporte de oxigênio

A maior parte do oxigênio é transportada em combinação com a hemoglobina, mas uma pequena quantidade está dissolvida no plasma

O oxigênio (O_2) é transportado no sangue aos tecidos por todo o corpo para manter o metabolismo aeróbico. Animais consomem aproximadamente 5 mililitros (mℓ) de O_2 de cada 100 mℓ de sangue à medida que passa através dos capilares. Entretanto, o O_2 é pouco solúvel e, por isso, não é bem dissolvido no componente plasmático do sangue. Por conta de sua baixa solubilidade, menos da metade de mililitro de O_2 é dissolvido por decilitro (dℓ, 100 mℓ = 1 dℓ) de sangue arterial sob condições atmosféricas normais no nível do mar, o que faz com que um método adicional de transporte de O_2 seja necessário; a proteína pigmentada *hemoglobina* (Hb) é o transportador primário de O_2 no sangue. Sem hemoglobina, o débito cardíaco teria de ser desordenadamente alto para manter o suprimento de O_2 aos órgãos do corpo. Como um pigmento, a hemoglobina tem coloração vermelha brilhante quando seus sítios de ligação estão saturados com O_2 e se torna de coloração arroxeada conforme se liga a menos O_2.

Quando o sangue nos capilares pulmonares flui pelos alvéolos ventilados, o O_2 passivamente difunde-se do alvéolo para o sangue até as pressões parciais se equilibrarem; isto é, quando não há mais diferença de pressão motriz entre as pressões parciais de O_2 nos alvéolos e no sangue.

A pressão parcial de O_2 (P_{O_2}) em uma amostra de sangue é uma aferição de O_2 *dissolvido* no plasma. Embora a quantidade de O_2 dissolvida no plasma seja pequena, ela aumenta diretamente à medida que a P_{O_2} aumenta; 0,003 mℓ de O_2 dissolve-se em cada 1 dℓ de plasma para cada 1 mmHg de pressão parcial de O_2 (Figura 48.1). Sob condições atmosféricas normais no nível do mar, a pressão parcial de O_2 no sangue arterial (P_aO_2) é de aproximadamente 100 mmHg; portanto, 0,3 mℓ de O_2 está dissolvido em cada decilitro de sangue. Se um animal respira O_2 puro, sua P_aO_2 aumenta para pelo menos 600 mmHg e, assim, 1,8 mℓ de O_2 (600 mmHg $\times$ 0,003 mℓ/dℓ/mmHg) é dissolvido em cada decilitro de plasma. Embora seja um incremento substancial na quantidade de O_2 dissolvida no sangue, é ainda insuficiente para atender as necessidades teciduais de aproximadamente 5 mℓ de O_2 por dℓ de sangue.

Uma molécula de hemoglobina pode combinar-se reversivelmente com quatro moléculas de oxigênio

A hemoglobina dos mamíferos consiste em quatro unidades, cada uma contendo um *heme* e sua proteína associada, *globina*. As quatro globinas, em conjunto, consistem em dois pares de cadeias de polipeptídeos cujas sequências de aminoácidos definem os diferentes tipos de hemoglobina mamífera. A hemoglobina adulta contém duas cadeias alfa (α) e duas cadeias beta (β); a hemoglobina fetal contém duas cadeias α e duas cadeias gama (γ). O *heme* é uma protoporfirina que consiste em quatro pirróis com um ferro ferroso (Fe^{2+}) no centro. Cada ferro ferroso pode combinar-se reversivelmente com uma única molécula de O_2. A molécula completa de hemoglobina apresenta quatro hemes,

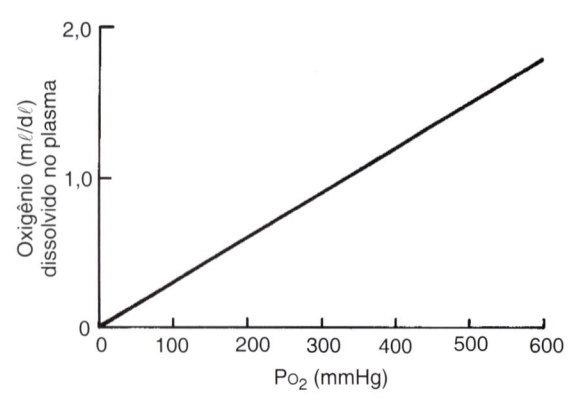

• Figura 48.1 Quantidade de O_2 dissolvido no plasma como uma função da Po_2.

cada um com sua globina associada, e assim pode se combinar reversivelmente com até quatro moléculas de O_2 (Figura 48.2). Quando todos os hemes de uma molécula de hemoglobina se ligam a uma molécula de O_2, essa molécula de hemoglobina se torna *completamente saturada*. Sob condições atmosféricas normais no nível do mar, a P_aO_2 é de 100 mmHg e a hemoglobina no sangue arterial está quase que completamente saturada. O sangue venoso misto sob essas condições normais tem uma PvO_2 de aproximadamente 40 mmHg e hemoglobina que está 75% saturada; isso significa que sob condições normais, na média, somente uma única molécula de O_2 é removida de cada hemoglobina para satisfazer as necessidades teciduais de O_2.

A combinação *reversível* do O_2 com a hemoglobina é essencial para o *carregamento* de hemoglobina por O_2, conforme o sangue passa os alvéolos nos pulmões, e o *descarregamento* de O_2 da hemoglobina, à medida que o sangue segue através dos capilares teciduais. O carregamento e o descarregamento são processos de quatro etapas, e a afinidade pelo O_2 de cada heme é influenciada pela oxigenação dos outros três hemes em uma molécula de hemoglobina. Isto significa que, quando a primeira unidade heme é oxigenada, ocorre uma alteração conformacional na hemoglobina que aumenta a afinidade

da hemoglobina pelo próximo O_2, de tal modo que o próximo O_2 se liga à hemoglobina mais facilmente e com maior afinidade. De maneira semelhante, o terceiro e então o quarto O_2 se ligam com facilidade e afinidade crescentes; esse processo em etapas facilita o carregamento de O_2 pela hemoglobina em capilares alveolares. Essas interações *heme-heme* são responsáveis pelo formato sigmoide da curva de dissociação da oxi-hemoglobina (Figura 48.3). O reverso ocorre nos tecidos, onde o descarregamento da primeira molécula de O_2 da hemoglobina resulta em diminuição da afinidade do heme pelo O_2 remanescente, de tal forma que a segunda molécula de O_2 é descarregada mais facilmente. Do mesmo modo, o terceiro e então o quarto O_2 são descarregados com maior facilidade. Entretanto, o descarregamento de mais de um único O_2 é incomum já que sob condições normais somente uma única molécula de O_2 oriunda de cada hemoglobina precisa ser descarregada nos tecidos para atender as demandas metabólicas. Portanto, a segunda, terceira e quarta moléculas ligadas a cada hemoglobina atuam como uma reserva para quando as demandas metabólicas aumentarem ou quando os estoques de O2 forem limitados.

A curva de dissociação da oxi-hemoglobina descreve a relação entre pressões parciais de oxigênio e saturação de hemoglobina

A curva de dissociação da oxi-hemoglobina é uma ferramenta valiosa para a compreensão da oxigenação plasmática em pacientes clínicos (ver Figura 48.3). Ela demonstra que, conforme a Po_2 aumenta, a saturação de hemoglobina com O_2 aumenta, mas não de maneira linear. O eixo vertical da curva de dissociação da oxi-hemoglobina traça a *saturação de oxigênio* (SO_2), também denominada *percentual de saturação de oxigênio da hemoglobina*, que é uma medida da porcentagem geral dos locais de ligação na hemoglobina ocupados por O_2. Embora a SO_2 de qualquer única molécula de hemoglobina esteja limitada a valores de 0, 25, 50, 75 ou 100% (correspondente a 0 a 4 moléculas de O_2), os valores gerais de SO_2 para sangue arterial (SaO_2) sob condições normais varia de 96 a 98%, e para o sangue venoso misto (SvO_2) é de aproximadamente 75%. A relação não

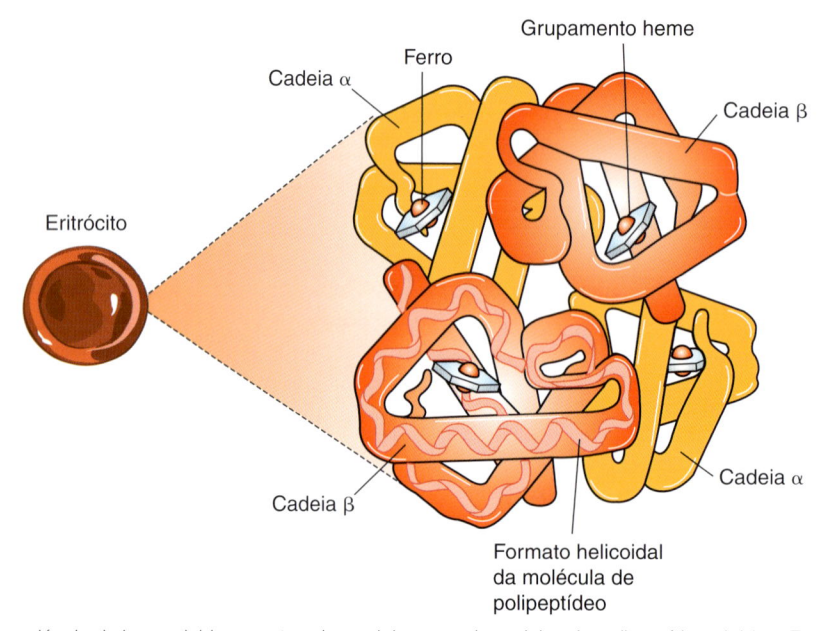

• Figura 48.2 Estrutura da molécula de hemoglobina mostrando os dois pares de cadeias de polipeptídeo globina. Em cada globina localiza-se um heme, sendo quatro ao todo. O ferro ferroso no centro de cada heme oferece o sítio de ligação para o O_2 molecular. (Fonte: Mader SS. *Inquiry into life*. 8th ed. New York, NY: McGraw-Hill; 1997.)

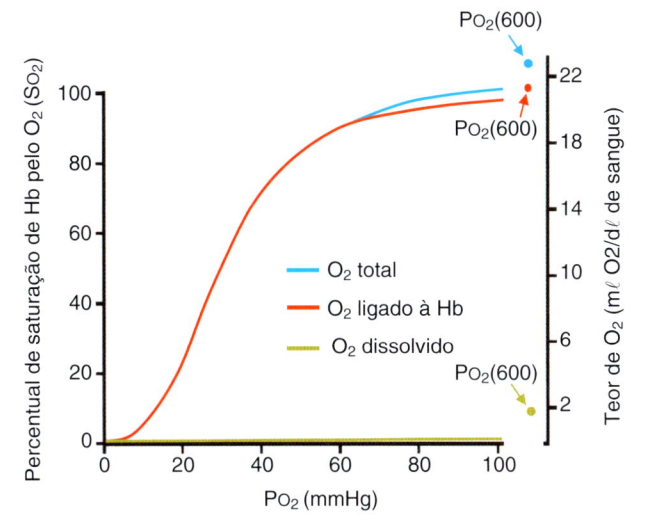

• Figura 48.3 Curva de dissociação da oxi-hemoglobina em *condições fisiológicas normais* de pH 7,4, P_{CO_2} 40 mmHg e temperatura corporal de 37°C. A inclinação da curva é íngreme ao redor dos valores de P_{O_2} típicos de sangue venoso misto (cerca de 40 mmHg) e relativamente plana ao redor de valores de P_{O_2} de aproximadamente 70 mmHg, o que reflete o descarregamento e carregamento facilitados de O_2 pela hemoglobina, respectivamente. (Adaptada de Boron WF, Boulpaep EL. *Medical physiology*. 3rd ed. Philadelphia: Elsevier; 2017; Fonte: Severinghaus JW. Simple, accurate equations for human blood O_2 dissociation computations. *J Appl Physiol.* 1979; 46(3):599-602.)

linear entre P_{O_2} e SO_2, observada no formato sigmoide da curva de dissociação da oxi-hemoglobina, ocorre em razão das interações heme-heme que aumentam a afinidade para ligação de O_2 à hemoglobina com cada molécula sucessiva de O_2 ligada, como descrito anteriormente. O sangue que passa pelos alvéolos oxigenados nos pulmões encontra as condições fisiológicas da curva de dissociação da oxi-hemoglobina em seu platô, conforme a P_{O_2} se aproxima de 100 mmHg e a SO_2 se aproxima de 100%, devido à ligação facilitada de O_2 com a hemoglobina em seu estado próximo de saturado. Pelo contrário, a liberação de O_2 da hemoglobina nos tecidos é facilitada pela ligação progressivamente mais fraca entre O_2 e hemoglobina com valores inferiores de P_{O_2}. Esse desligamento facilitado do O_2 é demonstrado pela inclinação alterada da curva de oxi-hemoglobina à medida que se torna significativamente mais íngreme com valores de P_{O_2} próximos e acima de 40 mmHg. Consequentemente, há muito mais descarregamento de O_2 da hemoglobina (e assim valores inferiores de SO_2) com valores de P_{O_2} na faixa observada em tecidos e, subsequentemente, no sangue venoso misto.

A saturação de oxigênio da hemoglobina é uma função da P_{O_2} e é *independente das concentrações de hemoglobina* do sangue. Essa independência da concentração de hemoglobina tem importantes implicações clínicas já que os valores de P_aO_2 e S_aO_2 não são afetados pela concentração menor da hemoglobina na anemia, enquanto a capacidade carregadora do O_2 e o conteúdo de O_2 (descrito posteriormente) estão diminuídos na anemia. Observe que, no sangue venoso misto, a saturação de O_2 e a pressão parcial (P_VO_2) podem estar diminuídas em estados de anemia grave quando uma quantidade maior de O_2 deve ser descarregada nos tecidos para atender as necessidades metabólicas.

Em uma P_{O_2} maior que 70 mmHg, aproximadamente, a curva de dissociação da oxi-hemoglobina se torna plana, indicando que um aumento complementar na P_{O_2} adiciona pouco O_2 à hemoglobina (Figura 48.3). Nesse ponto, a hemoglobina está *completamente saturada* com O_2, pois cada heme está ligado a uma molécula de O_2. O fato de a hemoglobina tornar-se praticamente saturada com

o O_2 a uma P_{O_2} de mais de 70 mmHg tem implicações clínicas importantes. Vários animais vivem em altitudes consideravelmente acima do nível do mar, onde a pressão atmosférica diminuída resulta em baixa pressão parcial de O_2 inspirado (P_iO_2). Embora esses animais apresentem P_aO_2 menor que as suas contrapartes que vivem no nível do mar, eles ainda são capazes de transportar suficiente O_2 para os tecidos porque a sua hemoglobina está suficientemente saturada com O_2. Entretanto, em altitudes extremas, a P_iO_2 cai até um ponto no qual a hemoglobina não pode ser adequadamente saturada com O_2 (Boxe 48.1); por exemplo, em uma altitude de 11.360 pés (~ 3.460 m), a pressão atmosférica é de 508 mmHg, de tal forma que a P_iO_2 cai para 96 mmHg, resultando em uma pressão parcial alveolar de O_2 (P_AO_2) de 46 mmHg (ver Capítulo 47) e uma SO_2 de aproximadamente 80% no animal normal.

Quando a P_{O_2} cai a níveis menores que 60 mmHg, aproximadamente, como ocorre nos tecidos, a curva de dissociação da oxi-hemoglobina tem uma inclinação mais íngreme, que reflete a decrescente afinidade da hemoglobina pelo O_2 conforme começa a descarregar nos tecidos.

A P_{O_2} tecidual varia de acordo com a relação entre o fluxo e metabolismo de cada tecido, mas a média da P_{O_2} tecidual é de 40 mmHg. O sangue exposto a esta P_{O_2} perde aproximadamente 25% do seu O_2 para os tecidos. Mais O_2 é extraído do sangue nos tecidos de metabolismo rápido em que a P_{O_2} tecidual é menor. O O_2 que continua combinado com a hemoglobina forma uma reserva, que pode ser utilizada em situações de aumento do metabolismo, como ocorre durante o exercício.

Em conjunto com a saturação de O_2, existem vários outros índices de transporte de O_2 utilizados para avaliar os diferentes aspectos desse processo. A *capacidade de carreamento de oxigênio* (ou *capacidade de oxigênio*) descreve a quantidade de O_2 que pode ser "carreado" pela hemoglobina por decilitro de sangue; é uma função da quantidade de hemoglobina por decilitro de sangue e a quantidade de O_2 que cada hemoglobina pode ligar quando completamente saturada. Sob condições normais, cada decilitro de sangue contém aproximadamente 15 g de hemoglobina, e cada grama de hemoglobina se liga a 1,35 $m\ell$ de O_2 (a variação é de 1,34 a 1,39 $m\ell$/g), em tal caso, a capacidade de carreamento de O_2 é 15 g/dℓ × 1,35 mℓ/g = 20,25 mℓ O_2/dℓ de sangue. A capacidade de carreamento de O_2 é uma indicação da quantidade máxima de O_2 que *pode ser* carreada, e, ainda, a quantidade que é carreada também depende de quantos dos quatro hemes em cada hemoglobina se ligou a uma molécula de O_2; isso é denominado *saturação de oxigênio* (SO_2) como descrito anteriormente. Por fim, o *conteúdo de oxigênio* (ou *concentração de oxigênio*) do sangue é uma medida da quantidade *total* de O_2 presente em cada decilitro de sangue. O conteúdo de oxigênio é geralmente aferido no sangue arterial (CaO_2) e é determinado pela capacidade de carreamento de O_2, a saturação de O_2 e a quantidade de O_2 dissolvida no sangue, como segue: conteúdo de oxigênio do sangue arterial = (capacidade de carreamento de O_2 × % de saturação da hemoglobina) + mℓ de O_2 em solução

$$CaO_2 = ([Hb\ g/d\ell \times 1,35\ m\ell\ O_2/g\ Hb] \times S_aO_2\ \%) + (0,003 \times P_aO_2\ mmHg)$$

• Boxe 48.1 | Pressão parcial de oxigênio no ar inspirado em diferentes altitudes.

$P_iO_2 = (P_{atm} − P_{H_2O}) \times F_iO_2$
$F_iO_2 = 21\%$ no ar ambiente
$P_{atm} = 760$ mmHg ao nível do mar
$P_{H_2O} = 50$ mmHg com temperatura corporal de 38°C
$P_iO_2 = (760\ a\ 50) \times 0,21 = 149$ mmHg ao nível do mar
$P_{atm} = 508$ mmHg em 11.360 pés de altitude (~ 3.460 m)
$P_iO_2 = (508\ a\ 50) \times 0,21 = 96$ mmHg em 11.360 pés de altitude (~ 3.460 m)

Considerando os valores normais de sangue arterial de 15 g Hb/dℓ de sangue, 1 g de hemoglobina carreia 1,35 mℓ de O_2; SaO_2 = 98%; 0,003 mℓ de O_2 dissolve/dℓ de plasma para cada 1 mmHg de pressão parcial de O_2; e P_aO_2 = 100 mmHg, apresentam-se os seguintes resultados:

$$CaO_2 = ([15 \text{ g/d}\ell \times 1,35 \text{ m}\ell\ O_2/\text{g Hb}] \times 98\%) + (0,003 \times 100 \text{ mmHg}) = 20,145 \text{ m}\ell\ O_2/\text{d}\ell \text{ sangue}$$

Como a vasta maioria de O_2 é transportado ligado à hemoglobina e, sob circunstâncias normais, a hemoglobina no sangue arterial é quase que completamente saturada com O_2, a capacidade carreadora de O_2 e CaO_2 é, tipicamente, quase a mesma em um indivíduo normal. A Figura 48.4 mostra o efeito da concentração da hemoglobina e PO_2 sobre o conteúdo de O_2 do sangue. A concentração de hemoglobina é uma função da concentração de eritrócitos, denominada *hematócrito* ou *volume globular*, de tal forma que a concentração de hemoglobina é aproximadamente um terço do hematócrito. O hematócrito reduzido da *anemia* resulta em diminuição da concentração de hemoglobina e subsequentes reduções na capacidade carreadora de O_2 e conteúdo de O_2. O oposto ocorre quando o hematócrito aumenta como na policitemia, com o resultante aumento da capacidade carreadora de O_2 e conteúdo de O_2. Em algumas espécies, mais notavelmente equinos e em menor extensão em cães, o baço armazena hemácias e contrai-se durante o exercício, liberando esses eritrócitos adicionais e, então, aumentando a capacidade carreadora de O_2, assim como o conteúdo de O_2 do sangue.

Em resumo, as alterações na concentração de hemoglobina afetarão o conteúdo de O_2 pela alteração da capacidade carreadora de O_2, enquanto alterações na PO_2 plasmática influirão na saturação de O_2, que por sua vez influi no conteúdo de O_2. Apesar do fato de que a maioria do O_2 é carreado no sangue ligado à hemoglobina, é somente o O_2 dissolvido no plasma que determina a PO_2. É importante compreender que os valores de PO_2 aferidos em uma hemogasometria não indicam a concentração de hemoglobina.

A afinidade da hemoglobina pelo oxigênio varia com a temperatura, ph, pressão parcial do dióxido de carbono e concentração de 2,3-BPG

Embora todos os mamíferos apresentem curvas de dissociação da hemoglobina com formatos semelhantes, a posição da curva em relação à PO_2 varia de acordo com a espécie (Figura 48.5) e condições fisiológicas (Figura 48.6). A *posição da curva* pode ser descrita pela mensuração da P_{50}, a pressão parcial de O_2 em que a hemoglobina é 50% saturada com O_2. A P_{50} é uma aferição da afinidade da hemoglobina pelo O_2. Valores normais para P_{50} em animais domésticos variam com uma PO_2 de aproximadamente 24 a 34 mmHg, com as espécies maiores tendo valores, de certo modo, menores (Figura 48.5). Uma P_{50} maior indica que uma PO_2 maior é necessária para manter a saturação de O_2 em 50%, o que é refletido em um desvio da curva de saturação de oxi-hemoglobina para a direita, chamado de desvio à direita. Um *desvio à direita* na curva reflete o descarregamento facilitado de O_2 nos tecidos. Ao contrário, uma P_{50} diminuída indica que a saturação de O_2 em 50% é mantida em uma PO_2 plasmática menor, com correspondente *desvio à esquerda* na curva de dissociação da oxi-hemoglobina. Um desvio à esquerda da curva reflete descarregamento facilitado de O_2 para a hemoglobina nos pulmões.

A posição da curva de oxi-hemoglobina é dinâmica já que responde continuamente a condições fisiológicas normais. Um aumento no metabolismo tecidual produz calor, elevando a temperatura do sangue e desviando a curva de dissociação da oxi-hemoglobina para a direita (P_{50} aumenta). Esse desvio reflete a dissociação facilitada do O_2 da hemoglobina e liberação do O_2 para os tecidos; é dito então que a hemoglobina tem "menos afinidade" pelo O_2. Inversamente, o esfriamento do sangue, como ocorre nos pulmões (com relação ao músculo em exercício) ou nos tecidos em estado de hipotermia, desvia a curva de dissociação para a esquerda (diminui P_{50}). Por causa dessa afinidade aumentada da hemoglobina pelo O_2, a PO_2 tecidual deve ser menor que o usual para liberar o O_2 da hemoglobina.

Alterações na pressão parcial do dióxido de carbono (PCO_2) e no pH também influem na afinidade da hemoglobina pelo O_2. O desvio na curva de dissociação da oxi-hemoglobina resultante da alteração na PCO_2 é chamado de *efeito Bohr*. Esse desvio resulta em parte da combinação do CO_2 com a hemoglobina, mas é principalmente devido à diminuição do pH pela produção de íons hidrogênio, que segue a reação química do CO_2 no sistema tampão

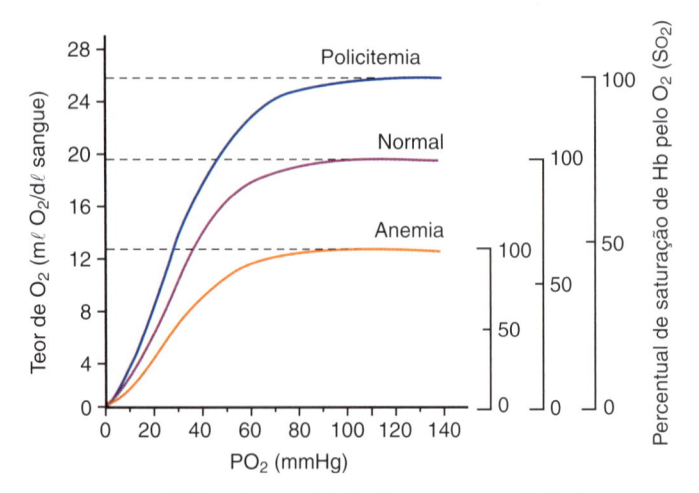

• **Figura 48.4** Efeitos da capacidade de carreamento de O_2 (concentração de hemoglobina) e PO_2 sobre o teor de O_2 (eixo vertical esquerdo) no sangue *normal* ([Hb] = 15 g/dℓ), *anêmico* (Hb = 10 g/dℓ) e *policitêmico* (Hb = 20 g/dℓ). A saturação de O_2 (eixo vertical direito) é determinada pela PO_2, mas não é alterada pela capacidade de carreamento de O_2.

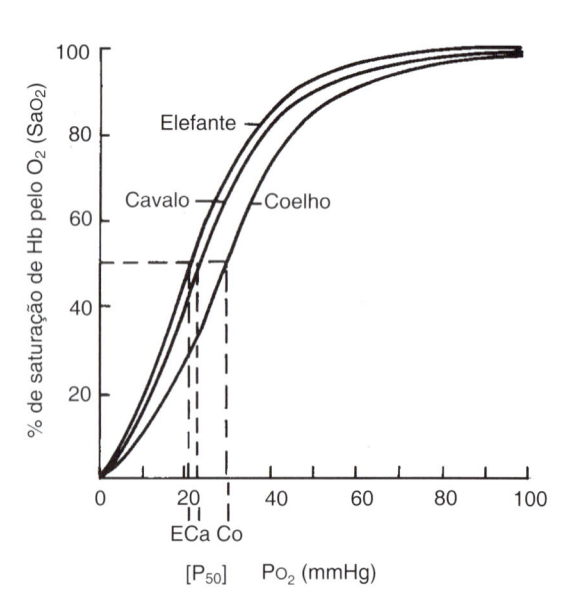

• **Figura 48.5** Curvas de dissociação da oxi-hemoglobina de três espécies. Embora as curvas apresentem formatos semelhantes em todos os mamíferos, elas não se sobrepõem. As diferenças entre as curvas podem ser expressas pela pressão parcial em que a hemoglobina é 50% saturada com O_2 (P_{50}). A P_{50} para cada espécie é indicada como *E* (elefante), *Ca* (cavalo) e *Co* (coelho).

do bicarbonato (ver adiante e no Capítulo 52). Uma mudança no pH altera a ligação do O_2 mudando a estrutura da hemoglobina. Como resultado, um pH mais alto e mais alcalino desvia a curva de dissociação da oxi-hemoglobina para a esquerda, e um pH mais baixo e mais ácido desvia a curva para a direita (Figura 48.6). O efeito Bohr não é constante entre as espécies; uma dada alteração no pH produz um desvio mais acentuado na curva de dissociação da oxi-hemoglobina em mamíferos pequenos, os quais apresentam taxas metabólicas basais maiores em relação às suas massas corpóreas do que mamíferos grandes. Isso garante o fornecimento de O_2 adequado a espécies com alta atividade metabólica.

O metabólito fisiológico normal final que afeta a afinidade da hemoglobina para O_2 é o 2,3-bifosfoglicerato (2,3-BPG, também conhecido como 2,3-difosfoglicerato [2,3-DPG]). Os eritrócitos não apresentam mitocôndria e, assim, dependem da glicólise para produção de energia; 2,3-BPG é um subproduto da glicólise. O 2,3-BPG liga-se à hemoglobina de fora que estabiliza a molécula de hemoglobina na ausência de O_2 e, assim, diminui a afinidade da hemoglobina pelo O_2, como refletida em uma P_{50} aumentada e desvio à direita da curva de oxi-hemoglobina. A glicólise é estimulada pela PO_2 reduzida; portanto, a produção de 2,3-BPG é aumentada por hipoxia crônica, anemia e aclimatação a altas altitudes com a facilitação resultante do descarregamento de O_2 aos tecidos. Em contraste, uma redução nos níveis de 2,3-BPG, que ocorre no sangue armazenado, desvia a curva de dissociação para a esquerda. Nem todas as formas de hemoglobina se ligam à 2,3-BPG igualmente; a hemoglobina de equinos, cães, coelhos, porquinhos-da-índia e camundongos contêm altos níveis de 2,3-BPG ligada, enquanto ruminantes e gatos apresentam baixos níveis de 2,3-BPG ligada. Parece haver ainda maior variação entre espécies em termos da possibilidade de níveis maiores de 2,3-BPG necessariamente igualarem a maior ação de modificação da afinidade entre hemoglobina e O_2. Finalmente, as cadeias gama da hemoglobina fetal não se ligam à 2,3-BPG, tornando a hemoglobina fetal amplamente irresponsiva à 2,3-BPG. Isso resulta no desvio à esquerda da curva de oxi-hemoglobina fetal, que é uma adaptação importante do feto para a situação normal em condições uterinas de menor P_{O_2} comparada a valores adultos de P_{O_2} (ver Capítulo 51).

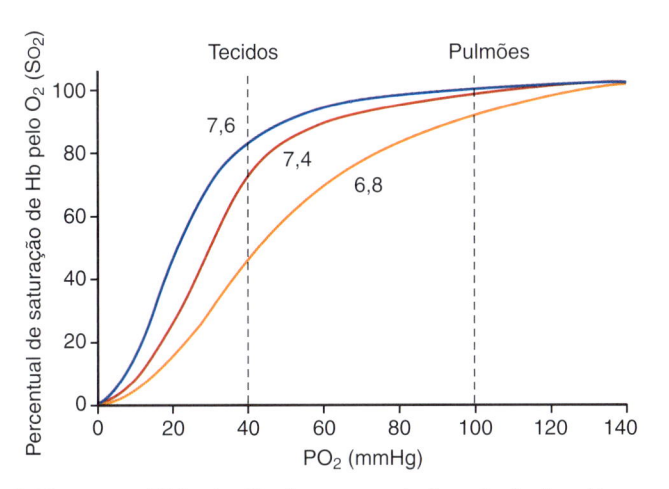

• **Figura 48.6** Efeito do pH sobre a curva de dissociação da oxi-hemoglobina. Uma diminuição no pH desloca a curva de dissociação para a direita e um aumento no pH desvia a curva para a esquerda. Os desvios na curva de dissociação refletem efeito muito menor no percentual de saturação de hemoglobina quando a transferência de O_2 para o sangue é iniciada nos pulmões (*i. e.*, PO_2 = 100 mmHg) do que quando o O_2 é descarregado nos tecidos (*i. e.*, PO_2 = 40 mmHg).

A cianose resulta do aumento da hemoglobina dessaturada

A alteração na coloração da hemoglobina de vermelha para azulada conforme aumenta a hemoglobina dessaturada é conhecida como *cianose*. É observada nas membranas mucosas de animais quando o sangue nos capilares subjacentes contém uma quantidade aumentada de hemoglobina dessaturada, que tipicamente ocorre conforme diminui a saturação de O_2. Como a cianose resulta da cor azulada da hemoglobina dessaturada, e não da redução no número de moléculas saturadas de hemoglobina, ela pode ser pronunciada em pacientes com policitemia (em que há mais moléculas de hemoglobina que podem se tornar dessaturadas) e menos evidentes em pacientes anêmicos. A cianose pode ser uma característica em uma série de anormalidades respiratórias e circulatórias.

A oximetria é uma medida clinicamente útil da saturação de oxigênio

A saturação de oxigênio pode ser aferida diretamente a partir do sangue arterial (SaO_2) ou indiretamente em localizações periféricas, como na língua, lábios, pinas ou pregas cutâneas glabras minimamente pigmentadas pela oximetria de pulso (SpO_2). Oxímetros distinguem a hemoglobina oxigenada da dessaturada (parcialmente oxigenada) com base em diferenças em sua absorção de luz de comprimento de onda vermelho e infravermelho, que é emitida a partir de um diodo e transmitida a um detector. Como a oximetria de pulso não é invasiva, ele é clinicamente útil para aferição da saturação de O_2 e, pela curva de dissociação da oxi-hemoglobina, predizer a P_aO_2. Entretanto, oxímetros baseados na tecnologia de comprimento de onda duplo (vermelho e infravermelho) não fornecem aferições precisas na presença de dis-hemoglobinemias, tais como a carboxi-hemoglobina e metemoglobina. As dis-hemoglobinas são derivadas da hemoglobina que não se ligam reversivelmente ao O_2. A co-oximetria é um tipo de oximetria que mede diversas absorções de comprimento de onda para distinguir as várias formas de hemoglobina, incluindo oxi-hemoglobina, desoxi-hemoglobina, assim como as dis-hemoglobinas carboxi-hemoglobina e metemoglobina, como descrito posteriormente. A co-oximetria é realizada no sangue, e a co-oximetria de pulso é realizada de forma não invasiva, como a oximetria de pulso.

A hemoglobina tem afinidade muito maior pelo monóxido de carbono do que pelo oxigênio

O monóxido de carbono (CO) é um gás gerado pela queima dos combustíveis à base de carbono. Em espécies veterinárias, a intoxicação por CO está frequentemente associada à inalação de fumaça. O monóxido de carbono se liga aos mesmos locais na hemoglobina que o O_2, formando carboxi-hemoglobina. A afinidade da hemoglobina pelo CO_2 excede em muito a afinidade da hemoglobina pelo O_2 – mais de 200 vezes maior – e como resultado a exposição a níveis de CO menores que 1% podem saturar a hemoglobina e deslocar o O_2, levando à morte. O monóxido de carbono não somente desloca o O_2 ligado à hemoglobina, como também desvia a curva de dissociação da oxi-hemoglobina bastante para a esquerda. Este desvio à esquerda exagerado na presença de CO significa que a hemoglobina tem uma afinidade muito maior pelo O_2 ligado remanescente de tal forma que este não é prontamente liberado aos tecidos, resultando em hipoxia tecidual. A carboxi-hemoglobina não é distinguível da oxi-hemoglobina pela oximetria de pulso padrão, resultando em aferições de SpO_2 que estão falsamente altas na intoxicação por CO. Assim, a co-oximetria ou co-oximetria de pulso é superior para detecção da intoxicação por CO. O tratamento da intoxicação por CO requer a remoção da fonte de CO e administração de O_2 para deslocar o CO da hemoglobina.

A metemoglobinemia ocorre em certos estados tóxicos, notadamente na intoxicação por nitrito

Quando o ferro ferroso normal (Fe^{2+}) da hemoglobina é *oxidado por nitritos* e outras toxinas em ferro férrico (Fe^{3+}), é formada *metemoglobina* de coloração marrom. A metemoglobina não se liga ao O_2, assim a saturação de O_2 e a capacidade de carreamento de O_2 do sangue são funcionalmente reduzidas. A metemoglobina redutase é uma enzima presente em eritrócitos que funciona para reduzir as normalmente pequenas quantidades de metemoglobina de volta para hemoglobina; esta enzima é inadequada na presença de oxidação excessiva, ponto em que ocorre metemoglobinemia. A produção de metemoglobina em animais de companhia pode resultar da ingestão de uma série de itens comuns, incluindo paracetamol, alho, cebolas, naftalina (bolas de mofo), paradiclorobenzeno (limpador de vaso sanitário), e, em ruminantes, da ingestão de alimentos estragados ou alimentos ricos em nitrato, como o capim-sudão. A oximetria de pulso é imprecisa na presença de metemoglobina porque ela absorve comprimentos de onda vermelho e infravermelho igualmente, resultando em aferições predefinidas de 85% da SpO_2, independentemente dos verdadeiros valores saturação de O_2 da hemoglobina. Assim, a co-oximetria e a co-oximetria de pulso são superiores para distinguir a metemoglobina da oxi e desoxi-hemoglobina.

Os veterinários frequentemente manejam o transporte de oxigênio

O uso de anestesia inalatória e o tratamento da anemia, da policitemia, da doença pulmonar e dis-hemoglobinemias exigem uma compreensão do transporte de O_2 e da curva de dissociação da oxi-hemoglobina. Em um animal saudável (Hb no sangue = 15 g/dℓ) respirando ar contendo O_2 a 21% (fração de O_2 inspirado [F_iO_2] = 0,21), a hemoglobina é praticamente saturada com O_2 na P_aO_2 normal de 85 a 100 mmHg (Tabela 48.1). Anestesiar um animal saudável com uma mistura de gases contendo O_2 a quase 100% (F_iO_2 = 1) eleva a P_aO_2 a mais de 600 mmHg, mas isso não exerce nenhum efeito sobre a capacidade de carreamento do O_2 (não houve mais adição de hemoglobina ao sangue) e apenas eleva ligeiramente seu teor; não pode mais haver adição de O_2 à hemoglobina, porém um pouco mais encontra-se dissolvido em solução no plasma. Em contrapartida, respirar O_2 a menos de 21% (p. ex., quando a F_iO_2 é de 0,15) diminui a P_aO_2 e reduz tanto

a saturação de O_2 como o conteúdo de O_2. A mesma situação surge quando a P_aO_2 é reduzida em função de doença pulmonar ou elevação a altitudes de cerca de 1.500 m (5.000 pés) ou mais.

Animais anêmicos têm deficiência de hemoglobina e, por conseguinte, apresentam capacidade reduzida de carreamento de O_2. A menos que eles também tenham doença pulmonar, sua P_aO_2 é normal. Seu teor de O_2 é reduzido por causa da baixa capacidade de carreamento de O_2; mas, pelo de fato de a P_aO_2 estar normal, toda a hemoglobina é saturada de modo que a SaO_2 e SpO_2 estão normais. A policitemia é simplesmente a situação inversa; por conta do seu hematócrito maior e concentração de hemoglobina, a capacidade de carreamento de O_2 e o teor de O_2 estão aumentados em animais policitêmicos. Entretanto, como a P_aO_2 e a SaO_2 estão essencialmente em valores máximos sob condições normais, elas não alteram na policitemia.

É necessária apenas uma fração muito pequena de CO no ar para causar intoxicação e ainda assim esta não é suficiente para reduzir a F_iO_2 de forma mensurável, de modo que a P_aO_2 não é reduzida. O CO não reduz a quantidade de hemoglobina; mas, por ligar-se a ela tão avidamente, ele reduz a quantidade de hemoglobina disponível para a ligação ao O_2.

Transporte de dióxido de carbono

O dióxido de carbono é transportado no sangue tanto em solução no plasma quanto em combinações químicas

Ao contrário do O_2, que é ligado somente à hemoglobina, o CO_2 é transportado no sangue de várias formas (Figura 48.7). O CO_2 é produzido em tecidos; portanto, a P_{CO_2} tecidual é maior que a P_{CO_2} do sangue que chega aos capilares. O CO_2 difunde-se a favor de um gradiente de concentração dos tecidos para o sangue. Quando o sangue deixa os tecidos, seu P_{CO_2} aumenta aproximadamente de 40 para 46 mmHg, com os valores exatos dependendo da proporção específica do tecido entre fluxo sanguíneo e metabolismo.

A maior parte do CO_2 difunde-se para dentro dos eritrócitos, onde passa por uma das duas reações químicas para formar ácido carbônico ou carbamino-hemoglobina. A maior parte (64%) do CO_2 combina-se com água e forma *ácido carbônico* (H_2CO_3), que então se dissocia em *bicarbonato* (HCO_3^-) e *íon hidrogênio* (H^+), como a seguir:

$$CO_2 + H_2O \leftrightarrow H_2CO_3 \leftrightarrow H^+ + HCO_3^-$$

A hidratação do CO_2 para formar H_2CO_3 ocorre muito rapidamente nos eritrócitos graças à presença da enzima *anidrase carbônica* (AC), que acelera a taxa de reação várias centenas de vezes. A ionização do H_2CO_3 ocorre rapidamente para produzir

Tabela 48.1	Efeito de algumas situações comuns sobre a pressão parcial arterial de oxigênio (P_aO_2), teor e capacidade de carreamento de oxigênio, saturação percentual da hemoglobina (SaO_2) e teor de oxigênio.			
	P_aO_2 (mmHg)	Capacidade de carreamento de O_2 (mℓ O_2/dℓ de sangue)	SaO_2 (%)	Teor de O_2 (mℓ O_2/dℓ de sangue)
Respiração do ar ambiente (O_2 a 21%)	Normal (85 a 100)	Normal (cerca de 20.25)	cerca de 98	Normal (cerca de 20.145)
Respiração de O_2 a 100%	Aumentada ($\approx$ 600) Menor aumento com doença pulmonar	Normal	cerca de 99	Discretamente aumentado (cerca de 22)
Respiração de O_2 a 15%	Reduzida (cerca de 55)	Normal	Reduzido (cerca de 88)	Reduzido (cerca de 18)
Anemia	Normal	Reduzida	Normal	Reduzido
Policitemia	Normal	Aumentada	Normal	Aumentado

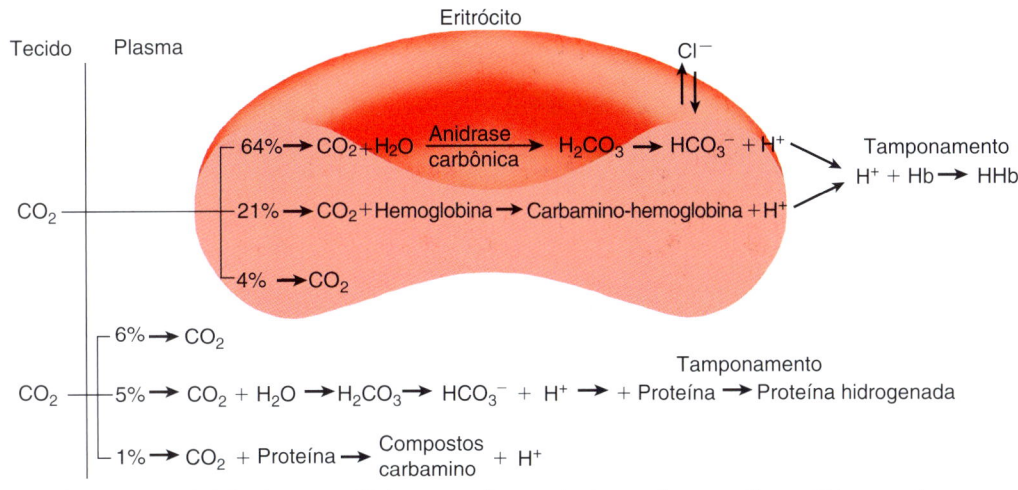

● **Figura 48.7** Formas de transporte de CO_2 do sangue. Todas as reações mostradas no diagrama são revertidas quando o sangue atinge o pulmão e o CO_2 difunde-se nos alvéolos. H_2CO_3, ácido carbônico; HCO_3^-, bicarbonato.

H^+ e HCO_3^- dentro dos eritrócitos. Essas reações reversíveis são mantidas movendo-se para a direita porque o H^+ é *tamponado*, ou seja, removido da solução pela ligação à hemoglobina (HHb). De modo semelhante, o gradiente que direciona o movimento de CO_2 dos tecidos para o sangue capilar deve ser mantido; ele é facilitado pelo fato de que a desoxi-hemoglobina é um tampão melhor do que a oxi-hemoglobina, por ter natureza de ser um ácido mais fraco (ver Capítulo 52). Assim, a desoxi-hemoglobina, que é gerada conforme o sangue passa através dos capilares teciduais, é combinada prontamente com H^+ e facilita a formação de HCO_3^- a partir do CO_2, o que diminui a concentração de CO_2 no sangue. A maior parte do HCO_3^- produzido pelo eritrócito difunde-se para fora da célula seguindo o gradiente de concentração. O íon cloreto (Cl^-) difunde-se para o eritrócito conforme o HCO_3^- se difunde para fora para manter a neutralidade eletroquímica.

As reações $CO_2 + H_2O \leftrightarrow H_2CO_3 \leftrightarrow H^+ + HCO_3^-$ também ocorrem no plasma, correspondendo a outros 5% do transporte de CO_2, mas a reação é muito mais lenta em virtude da diminuição da proximidade com a anidrase carbônica.

Os *compostos carbaminos* são a segunda forma mais comum na qual o CO_2 é transportado no sangue. Esses compostos carbaminos são formados por acoplamento de CO_2 com os grupos de proteínas amina (–NH), em particular a hemoglobina. Observe que o CO_2 em sua ligação aos grupos amino não se liga à mesma posição na hemoglobina que o O_2, que se liga à fração heme. Aproximadamente 21% do CO_2 é transportado como carbamino-hemoglobina dentro dos eritrócitos, enquanto outro 1% de CO_2 é transportado como outras proteínas carbamino que se formam no plasma.

Finalmente, aproximadamente 6% do CO_2 que entra no sangue é transportado dissolvido no plasma, enquanto os 4% remanescentes do CO_2 são transportados no citoplasma de eritrócitos.

Quando o sangue venoso alcança os pulmões, o CO_2 difunde-se de acordo com seu gradiente de concentração do plasma e eritrócitos para os alvéolos onde é finalmente expirado, assim fazendo com que as reações mostradas na Figura 48.7, que são todas reversíveis, sejam desviadas para a esquerda. Simultaneamente, a oxigenação da hemoglobina libera íons H^+, que se combinam com HCO_3^- para formar H_2CO_3 e, em seguida, pela desidratação $CO_2 + H_2O$.

O teor de dióxido de carbono do sangue depende de Pco₂, Po₂ e capacidade de tamponamento

O *teor de dióxido de carbono* no sangue como uma função de P_{CO_2} é retratado nas curvas de equilíbrio (também conhecido como dissociação) mostradas na Figura 48.8. As curvas são mostradas para sangue oxigenado (P_{O_2} = 100 mmHg), para sangue parcialmente desoxigenado (P_{O_2} = 50 mmHg) e para sangue desoxigenado (P_{O_2} = 0 mmHg). Ao contrário da curva de dissociação da oxi-hemoglobina, as curvas de CO_2 são praticamente lineares e não apresentam um platô na taxa fisiológica; assim, o CO_2 pode ser adicionado ao sangue à medida que a capacidade de tamponamento esteja disponível. Conforme a P_{O_2} ou saturação de hemoglobina caem, o teor sanguíneo de CO_2 aumenta. Esse maior teor de CO_2 do sangue desoxigenado resulta da maior capacidade de tamponamento da desoxi-hemoglobina comparada à hemoglobina saturada por O_2.

Capnografia é um indicador clinicamente útil da Pco₂

A *capnografia* é uma aferição não invasiva da P_{CO_2} na respiração, utilizada para avaliar o CO_2 *final tidal* (Figura 48.9); esta é a pressão parcial de CO_2 na última porção de ar expirado de cada respiração, o que contém ar alveolar. Sob circunstâncias normais, os valores tidais finais de CO_2 são muito semelhantes, mas ligeiramente menores do que a P_aCO_2 (até 5 mmHg de diferença). A diferença normal entre CO_2 final tidal e P_aCO_2 ocorre devido à pequena quantidade de ventilação de espaço morto alveolar, na qual alvéolos ventilados não são perfundidos, de tal forma que o CO_2 não está presente no ar do alvéolo afetado (ver Capítulos 45 e 47). Ademais, o gradiente entre CO_2 final tidal e P_aCO_2 pode

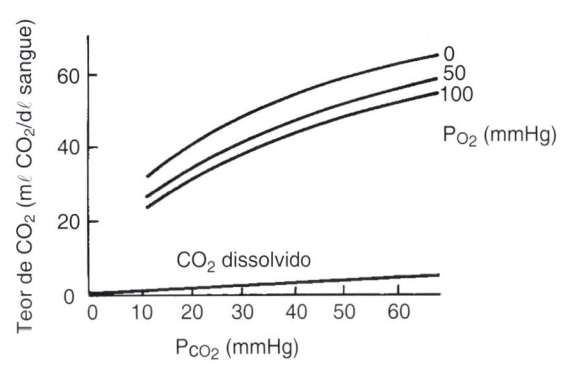

● **Figura 48.8** Curvas de equilíbrio do CO_2 mostrando a quantidade de CO_2 contida no sangue (conteúdo de CO_2) como função da P_{CO_2}. As *curvas* são mostradas para o CO_2 dissolvido e para o conteúdo total de CO_2 em P_{O_2} de 0, 50 e 100 mmHg.

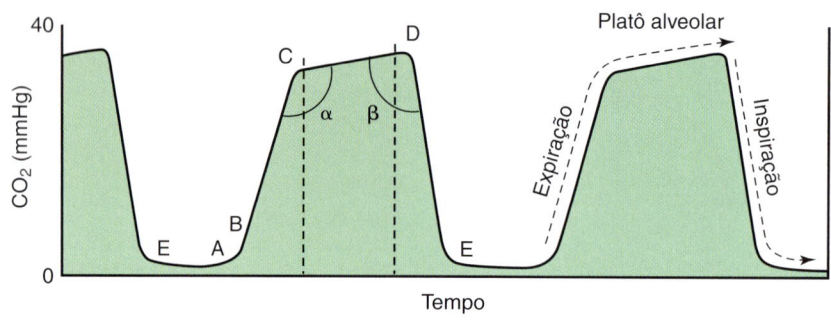

● **Figura 48.9** Formas de onda normais no capnógrafo. A capnografia afere o CO_2 na abertura das vias respiratórias durante todo o ciclo respiratório. Durante a inspiração, os níveis de CO_2 na capnografia alcançam 0, refletindo o mínimo teor de CO_2 do ar inspirado. Durante a expiração, os níveis de CO_2 aumentam conforme o ar que participou da troca gasosa é expirado. O CO_2 cai rapidamente no início da inspiração (D a E) em razão da mistura do gás alveolar residual e ar inspirado fresco. O CO_2 permanece baixo durante o restante da inspiração (E a A). Os níveis de CO_2 aumentam rapidamente durante o início da expiração (B a C) conforme o ar do espaço morto que não participou da troca gasosa é expirado, seguido pela expiração do gás alveolar que foi equilibrado com a P_{CO_2} capilar pulmonar. O aumento do CO_2, então, é melhor até quase o final da expiração (D) durante a qual o ar alveolar não diluído é expirado. O CO_2 final tidal é o valor do CO_2 aferido no final da expiração de uma respiração (D) tidal (em repouso normal), já que esta porção de ar expirado reflete melhor o gás alveolar. (Cortesia de Dr. Andrew Claude, Department of Small Animal Clinical Sciences, Michigan State University.)

ser um auxílio útil no diagnóstico para diversas anormalidades respiratórias e circulatórias. Por exemplo, na hipoventilação descomplicada em que a produção de CO_2 excede a ventilação alveolar, o aumento de CO_2 no sangue resulta em incremento semelhante do CO_2 no ar alveolar; assim, a diferença entre CO_2 final tidal e P_aCO_2 permanece inalterada. Em contraste, a diferença entre o CO_2 final tidal e P_aCO_2 é elevada por incrementos na ventilação do espaço morto alveolar, como resultado de tromboembolismo pulmonar, desequilíbrio entre ventilação e perfusão, hipovolemia e diminuição do débito cardíaco, entre outras condições. Doenças pulmonares obstrutivas que limitam a expiração também aumentam o gradiente entre CO_2 final tidal e P_aCO_2.

Transporte de gás durante o exercício

As demandas de oxigênio do exercício são satisfeitas pelo aumento do fluxo sanguíneo, dos níveis de hemoglobina e da extração de oxigênio do sangue

As demandas por transporte de gás no sangue não são constantes, mas variam de acordo com o metabolismo. O exercício intenso representa a demanda mais extrema aos mecanismos de transporte de gases. O consumo de O_2 de um cavalo galopante pode aumentar os níveis de repouso até 30 vezes. A Figura 48.10 mostra como esta demanda extra de O_2 é satisfeita. Parte da demanda é provida pelo aumento do *débito cardíaco*, que causa o aumento da quantidade de sangue fluindo pelos pulmões por minuto. Isso permite um aumento na captação de O_2 dos pulmões. O débito cardíaco é também redistribuído, com um aumento na fração do sangue dirigido para os músculos em exercício. O aumento no débito cardíaco e a redistribuição aumentam o fluxo sanguíneo muscular em aproximadamente 20 vezes.

Equinos em exercício também atingem a demanda aumentada de O_2 pelo aumento do número de eritrócitos circulantes, e, portanto, pelo aumento na quantidade de hemoglobina. A contração muscular do baço força a entrada dos eritrócitos armazenados na circulação e pode aumentar o hematócrito de 35 para 50%. Isso significa quase 50% a mais de sítios de ligação do O_2, aumentando a capacidade de carreamento de O_2 do sangue. O benefício de um aumento no hematócrito é limitado porque isso aumenta a viscosidade do sangue, que tende a tornar mais lento o fluxo de sangue pelos capilares e

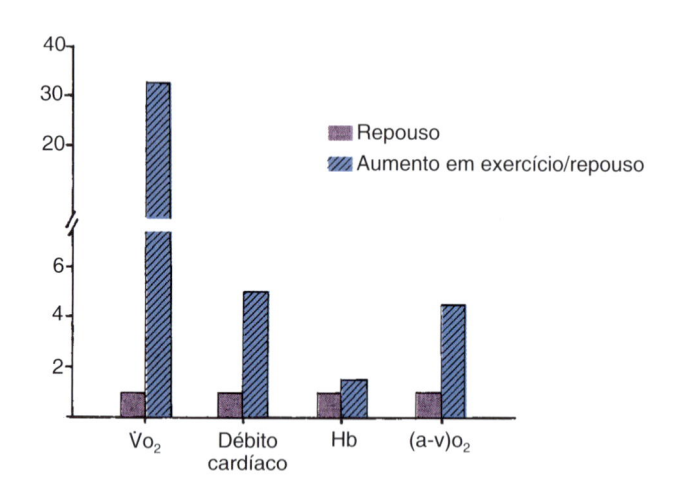

● **Figura 48.10** Consumo de oxigênio ($\dot{V}_{O_2}$), débito cardíaco, concentração de hemoglobina (Hb) e diferença de O_2 arteriovenosa [(a-V)O_2] em um cavalo durante o repouso e durante extenuante exercício a galope. O aumento de trinta vezes no $\dot{V}_{O_2}$ é conseguido pelo aumento de 5 vezes no débito cardíaco, aumento de 50% na hemoglobina e aumento de quatro vezes no (a-V)O_2.

aumentar a atividade cardíaca. O aumento do fluxo sanguíneo no músculo, juntamente com o aumento do hematócrito, aumenta a liberação de O_2 no músculo. Um músculo em exercício extrai uma porcentagem maior de O_2 do sangue do que um músculo em repouso. Isso é obtido da seguinte forma: (1) o gradiente de difusão do O_2 é aumentado pela diminuição na P_{O_2} muscular, que resulta no aumento do metabolismo aeróbico; e (2) a afinidade da hemoglobina pelo O_2 é diminuída (como observado por um desvio à direita na curva de dissociação da oxi-hemoglobina) pela temperatura mais alta do músculo em exercício e pelo pH mais baixo resultante da liberação de CO_2 e íons hidrogênio pelo músculo. Como resultado da maior extração de O_2 do sangue capilar conforme perfunde os tecidos, a diferença de teor arteriovenoso de O_2 é maior.

O próprio músculo contém um pigmento de ligação ao O_2, a *mioglobina*, que fornece um pequeno estoque de O_2. No entanto, a principal função da mioglobina é transferir o O_2 entre as células musculares. A mioglobina, de forma semelhante à hemoglobina, é um pigmento contendo ferro; mas, ao contrário da hemoglobina, a mioglobina contém apenas um grupamento heme. Como resultado, a curva de dissociação não é sigmoide e, sim, hiperbólica. A afinidade da mioglobina pelo O_2 é alta nos valores de PO_2 observados nos tecidos; por exemplo, a mioglobina está aproximadamente 75% saturada com O_2 em uma PO_2 de 20 mmHg enquanto a hemoglobina está somente cerca de 25% saturada com O_2 em uma PO_2 de 20 mmHg. Em contraste, a mioglobina libera O_2 prontamente na presença de PO_2 muito baixas devido à inclinação íngreme de sua curva de dissociação de O_2 em valores de PO_2 entre 0 e cerca de 5 mmHg. Como resultado dessas dissociações características, a mioglobina libera o O_2 apenas quando a PO_2 intracelular é muito baixa. A mioglobina é mais abundante em fibras musculares de contração lenta, que são aptas ao trabalho aeróbico contínuo, do que em fibras de contração rápida, que geralmente são usadas para curtos períodos de atividade anaeróbica. A quantidade de mioglobina aumenta com o exercício físico.

Em resumo, o aumento na demanda de O_2 durante o exercício é satisfeito pelo aumento do fluxo sanguíneo, hematócrito, extração de O_2 do sangue e, em menor grau, pela liberação do O_2 da mioglobina. Esses mecanismos são empregados sempre que surgem uma demanda incomum de troca de gases. Por exemplo, a capacidade de carreamento do O_2 está diminuída na anemia, mas a liberação de O_2 para os tecidos pode ser preservada um pouco pelo aumento no débito cardíaco e pelo aumento na extração de O_2 da hemoglobina.

Agradecimento

O autor agradece ao Dr. N. Edward Robinson pela permissão para a criação deste capítulo com base em sua obra original.

CORRELAÇÕES CLÍNICAS

Infestação por pulgas em um gato

Relato

Um gato é levado até você porque sua dona percebeu que ele parece fraco e recentemente cambaleou enquanto andava pela casa. O apetite do gato é bom e, apesar da fraqueza, sua dona relata que ele está bem.

Exame clínico

A inspeção do animal, que está quieto em repouso sobre a mesa de exame, mostra que ele está razoavelmente bem. A taxa respiratória não parece estar elevada, e, a certa distância, não existem sinais óbvios de doença. Quando você coloca suas mãos no dorso do gato, imediatamente percebe um material com aspecto granuloso na pelagem do animal. Exames adicionais da pele mostram um material vermelho-acastanhado entrando na pele, e você percebe muitas pulgas fugindo quando o pelo é afastado. Quando você umedece um pouco desse material, ele produz um líquido vermelho. As membranas mucosas do gato estão quase brancas e o exame das mucosas estressa o animal, que começa a respirar rapidamente. A frequência de pulso do gato está elevada, mas os sons pulmonares estão normais. Todos os sistemas corporais parecem normais ao exame físico. Você colhe uma amostra sanguínea; o hematócrito é 10% (normal, 30 a 45%).

Comentário

Este gato apresenta uma grave infestação de pulgas. O material granulado na pelagem são fezes das pulgas que contêm hemoderivados que ficam vermelhos ao serem umedecidos. A infestação é confirmada pela observação de várias pulgas na pelagem. As pulgas se alimentam por hematofagia e podem induzir anemia quando presentes em grande quantidade, como é o caso deste gato. Se a infestação por pulgas ocorre gradualmente, a anemia é lenta no início, e o animal hospedeiro pode apresentar poucos sinais clínicos até a infestação e a anemia se tornarem graves. A anemia é confirmada pela presença de membranas mucosas pálidas e hematócrito baixo. A rápida frequência cardíaca é uma resposta à anemia. Para liberar O_2 suficiente aos tecidos, o débito cardíaco precisou ser aumentado pelo aumento da frequência cardíaca. Quando o gato é estressado durante o exame, percebem-se sinais de angústia respiratória por causa da liberação inadequada de O_2 aos tecidos; isso causa produção de ácido láctico como resultado do metabolismo anaeróbico. A resultante diminuição do pH estimula os quimiorreceptores, causando os sinais de angústia respiratória.

Tratamento

O tratamento deste gato é feito em duas etapas. Inicialmente, você administra sangue para aumentar o hematócrito do gato e proporcionar-lhe capacidade carreadora de O_2 suficiente até que ele possa gerar novos eritrócitos. Na segunda etapa, você trata a infestação por pulgas e ensina sua dona como eliminar pulgas da casa.

Algumas semanas depois, a dona retorna com o animal e relata que não ocorreu nenhum outro problema. Ela utiliza regularmente o aspirador de pó para retirar ovos e larvas de pulgas da casa.

Fibrilação atrial em um cavalo

Relato

O dono de um puro-sangue castrado de 3 anos de idade está preocupado porque o animal não é mais capaz de completar seu programa de treinamento.

Até 1 semana atrás, o animal apresentava boa performance durante seus treinamentos diários. Nos últimos 2 dias, o cavalo mostrou-se relutante em realizar os exercícios e, quando forçado a fazê-lo, começou a cambalear e exibiu fraqueza nas patas posteriores.

Exame clínico

A inspeção do cavalo revela um puro-sangue de aspecto normal em condição excelente. O animal está em pé na sua baia, comendo, e parece alerta quando entram na baia. O exame clínico revela membrana mucosa de coloração normal, nenhuma alteração nos sons pulmonares e nenhuma alteração nos sistemas gastrintestinal, urinário ou nervoso. Quando você mede a pulsação, percebe o pulso irregular tanto na amplitude quanto na frequência. Vários pulsos seguem-se uns aos outros rapidamente e, em seguida, ocorrem pausas prolongadas. Não há um padrão consistente de irregularidade. A auscultação do coração revela uma irregularidade semelhante nas bulhas cardíacas.

Você colhe uma amostra de sangue para mensurar o hematócrito, que é normal. Você também realiza um eletrocardiograma (ECG), que revela padrão irregular contínuo de múltiplas ondas P com menos complexos QRS e irregulares.

Comentário

O histórico, o ritmo cardíaco e o ECG são típicos de fibrilação atrial. As múltiplas ondas P observadas no ECG são resultantes da despolarização em circuito dos átrios. Na fibrilação atrial, o átrio contrai-se e relaxa de forma descoordenada. O nodo atrioventricular é ativado em intervalos que variam de um ciclo para outro; portanto, não há intervalo constante entre as contrações ventriculares. O tempo variável entre as contrações ventriculares permite graus variáveis de enchimento ventricular, resultando em volumes sistólicos irregulares; consequentemente, o pulso varia em amplitude e em frequência.

O ritmo ventricular irregular pode ser suficiente para manter o débito cardíaco no animal em repouso, mas o débito cardíaco não pode gerar aumento suficiente durante os exercícios. Como resultado, a liberação de O_2 para os músculos é inadequada para sustentar os exercícios. Esse é um exemplo de insuficiência na liberação de O_2 resultante de um fluxo sanguíneo inadequado.

Tratamento

A fibrilação atrial em cavalos é tratada com cardioversão elétrica ou pela administração de sulfato de quinidina. O sulfato de quinidina tem um efeito inotrópico negativo sobre o miocárdio e torna mais lento o tempo de condução do nodo atrioventricular, o que permite o restabelecimento dos ritmos atrial e ventricular normais. Com tratamento eficaz, a frequência cardíaca do cavalo provavelmente retornará ao normal com o tratamento se não houver uma doença cardíaca subjacente. Este cavalo foi tratado com sulfato de quinidina e permaneceu em repouso por 1 semana antes de retornar aos treinamentos. Alguns meses depois, o dono relata que o cavalo está bem.

Este cavalo é um adulto jovem sem evidências de doença cardíaca (p. ex., sopro, sinais de insuficiência cardíaca). O tratamento de um cavalo com doença cardíaca subjacente apresenta riscos associados, e o animal pode não retornar ao ritmo cardíaco normal. Portanto, na maioria dos casos, o ecocardiograma é recomendado antes do tratamento para determinar se o cavalo apresenta uma doença cardíaca subjacente. Se presente, qualquer doença deve ser tratada inicialmente. Em alguns cavalos, a doença subjacente é mais significativa e o tratamento da fibrilação não é realizado.

Questões de revisão

1. Se 1 g de hemoglobina tem capacidade de O_2 de 1,36 mℓ de O_2, qual é o conteúdo de O_2 do sangue contendo 10 g de hemoglobina quando a PO_2 do sangue é de 70 mmHg?
   a. 13,6 mℓ O_2/dℓ sangue
   b. 9,5 mℓ O_2/dℓ sangue
   c. 6,8 mℓ O_2/dℓ sangue
   d. 21 mℓ O_2/dℓ sangue
   e. Não pode ser calculado com as informações fornecidas

2. Um aumento no pH do sangue irá:
   a. Desviar a curva de dissociação da oxi-hemoglobina para a direita
   b. Diminuir a P_{50}
   c. Diminuir a afinidade da hemoglobina pelo O_2
   d. Diminuir a capacidade de O_2 do sangue
   e. Todas as alternativas anteriores

3. Qual das seguintes condições diminui o conteúdo de O_2, mas não altera a P_aO_2 ou a porcentagem de saturação da hemoglobina?
   a. Ascender a uma altitude de 3.500 m
   b. Policitemia
   c. Respirar O_2 a 50%
   d. Anemia
   e. Desenvolvimento de um grande desvio da direita para a esquerda

4. Todas as seguintes condições desviam a curva de dissociação da oxi-hemoglobina para a direita, exceto:
   a. Aumento de pH
   b. Aumento de PCO_2
   c. Aumento de 2,3-BPG
   d. Aumento de temperatura

5. Quantitativamente, a forma mais importante de CO_2 no sangue é:
   a. HCO_3^- produzido no plasma
   b. CO_2 dissolvido no plasma
   c. HCO_3^- produzido no eritrócito
   d. CO_2 dissolvido no eritrócito
   e. CO_2 combinado com proteínas plasmáticas

6. A oxigenação da hemoglobina nos pulmões ajuda a liberação de CO_2 do sangue porque:
   a. O O_2 combina-se com grupamentos –NH na hemoglobina e desloca o CO_2 dos componentes carbaminos
   b. O O_2 combina-se com o HCO_3^- e produz CO_2
   c. O O_2 facilita o movimento dos íons cloreto para fora do eritrócito
   d. O O_2 combina-se com a hemoglobina, tornando-a um tampão melhor, que retém H^+
   e. Nenhuma das alternativas anteriores

Bibliografia

Bartels H. Comparative physiology of oxygen transport in mammals. *Lancet.* 1964;2(7360):601–604.

Bliss S. Anemia and oxygen delivery. *Vet Clin North Am Small Anim Pract.* 2015;45:917–930.

Boron WF. Transport of oxygen and carbon dioxide in the blood. In: Boron WF, Boulpaep EL, eds. *Medical Physiology.* 3rd ed. Philadelphia: Saunders; 2017.

Brauner CJ, Wang T. The optimal oxygen equilibrium curve: a comparison between environmental hypoxia and anemia. *Amer Zool.* 1997;37:101–108.

Bunn HF. Differences in the interaction of 2,3-diphosphoglycerate with certain mammalian hemoglobins. *Science.* 1971; 172(3987):1049–1050.

Burggren W, McMahon B, Powers D. Respiratory functions of blood. In: Prosser CL, eds. *Comparative Animal Physiology: Environmental and Metabolic Animal Physiology.* 4th ed. New York: Wiley-Liss; 1991.

Collins J-A, Rudenski A, Gibson J, Howard L, O'Driscoll R. Relating oxygen partial pressure, saturation and content: the haemoglobin-oxygen dissociation curve. *Breathe.* 2015;11(3):194–201.

Haskin SC. Hypoxemia. In: Silverstein D, Hopper K, eds. *Small Animal Critical Care Medicine.* 2nd ed. Elsevier; 2015.

Hlastala MP, Berger AJ. *Physiology of Respiration.* 2nd ed. New York: Oxford University Press; 2001.

Kitchen H, Brett I. Embryonic and fetal hemoglobin in animals. *Ann N Y Acad Sci.* 1974;241(0):653–671.

Leff AR, Schumacker PT. *Respiratory Physiology: Basics and Applications.* Philadelphia: Saunders; 1993.

Lekeux P, Art T, Hodgson DR. The respiratory system: anatomy, physiology and adaptations to exercise and training. In: Hodgson DR, McGowan CM, eds. *The Athletic Horse: Principles and Practice of Equine Sports Medicine.* St. Louis: Saunders; 2014.

West JB, Luks AM. *West's Respiratory Physiology: The Essentials.* 10th ed. Philadelphia: Wolters Kluwer; 2016.

West JB, Luks AM. *West's Pulmonary Pathophysiology: The Essentials.* 9th ed. Philadelphia: Wolters Kluwer; 2017.

49

Controle da Ventilação

SUSAN L. EWART

PONTOS-CHAVE

1. A ventilação é regulada para atender as exigências metabólicas de oferta de oxigênio e remoção de dióxido de carbono.

Controle central da ventilação
1. A ritmicidade respiratória tem origem no tronco encefálico.

Receptores de músculos respiratórios pulmonares e somáticos
1. Os receptores de estiramento, os receptores irritantes e os receptores justacapilares modificam o ritmo respiratório.
2. Os mecanorreceptores dos músculos respiratórios somáticos monitoram o esforço exercido pelos músculos respiratórios.

Quimiorreceptores
1. Hipoxemia, hipercapnia e acidose estimulam a ventilação por meio de quimiorreceptores.
2. Os quimiorreceptores periféricos monitoram pressões parciais de oxigênio (P_{O_2}) e dióxido de carbono (P_{CO_2}) e concentração de íons de hidrogênio.
3. Quimiorreceptores centrais monitoram a P_{CO_2} e a concentração de íons hidrogênio.
4. Sob algumas condições extremas, a resposta do quimiorreceptor parece paradoxal.
5. A respiração integrada envolve o gerador de padrão central e contribuições de diversos receptores respiratórios.
6. A subida a grandes altitudes é acompanhada por uma diminuição na pressão parcial de oxigênio inspirado (P_iO_2) e, consequentemente, pela hipoxemia, o que leva a um aumento da ventilação.
7. Durante o exercício, a ventilação deve aumentar, pois os tecidos exigem mais oxigênio e produzem mais dióxido de carbono.

A ventilação é regulada para atender as exigências metabólicas de oferta de oxigênio e remoção de dióxido de carbono

Os animais constantemente variam seus níveis de atividade, respirando ar de diferentes composições e graus de pureza. Para permitir que o sistema respiratório responda a essas diferentes situações, os mecanismos de controle monitoram (1) a composição química do sangue, (2) o esforço exercido pelos músculos respiratórios sobre os pulmões e (3) materiais estranhos no trato respiratório. Essa informação está integrada a outras atividades não respiratórias, como a termorregulação, a vocalização, eructação e parto e a eructação, para produzir um padrão respiratório que mantenha a troca gasosa.

A Figura 49.1 apresenta um diagrama de controle por retroalimentação do sistema respiratório. Os sinais dos neurônios do *gerador de padrão central* que regulam a atividade dos músculos respiratórios, os quais, por meio da contração, iniciam a ventilação alveolar. As mudanças na ventilação alveolar influem nas pressões parciais de gás e no pH no sangue, que são monitorados pelos *quimiorreceptores* periféricos e centrais. Outros receptores localizados no pulmão e vias respiratórias superiores são sensíveis ao estiramento mecânico das vias respiratórias durante inspiração, irritantes das vias respiratórias e mediadores inflamatórios ou agentes químicos na circulação. Finalmente, mecanorreceptores nos músculos respiratórios somáticos monitoram o esforço respiratório. Esses vários receptores enviam sinais de volta para o gerador de padrão central de modo que os ajustes necessários à ventilação possam ser realizados (Figura 49.2).

Controle central da ventilação

A ritmicidade respiratória tem origem no tronco encefálico

A aparentemente simples natureza da respiração rítmica para dentro e para fora, envolve redes complexas neurais que incluem o *gerador de padrão central* (GPC), localizado na ponte e na medula do tronco encefálico. Embora a compreensão do GPC seja incompleta, há um consenso de que neurônios respiratórios incluem aqueles do *grupo respiratório pontino* (parabraquial lateral e áreas Kolliker-Fuse) e várias áreas medulares, especialmente o núcleo retrotrapezoide (NRT), os *complexos Bötzinger* e *pré-Bötzinger* e os grupos respiratórios ventral rostral e ventral caudal (GRVr e GRVc, respectivamente) (Figura 49.3). Esses núcleos estão arranjados em uma coluna que se estende desde a ponte lateral até a medula ventrolateral e, portanto, são referidos como coluna lateral respiratória (CLR). Um *grupo respiratório dorsal* de neurônios localizados no núcleo do trato solitário da medula transmite informações ao GPC a partir de quimiorreceptores, receptores de estiramento e receptores irritantes.

Aparentemente a ritmicidade da respiração em repouso normal (*eupneica*) é originada das interações inibitórias entre diversos microcircuitos neuronais excitatórios, produzindo as fases respiratórias rítmicas da inspiração, pós-inspiração (expiração passiva) e expiração (estágio tardio ou ativo). Durante a inspiração, há um aumento na atividade dos neurônios inspiratórios do grupo pré-Bötzinger e do GRVr associado à ativação do nervo frênico e nervo intercostal, que sinaliza a contração do diafragma e da musculatura intercostal

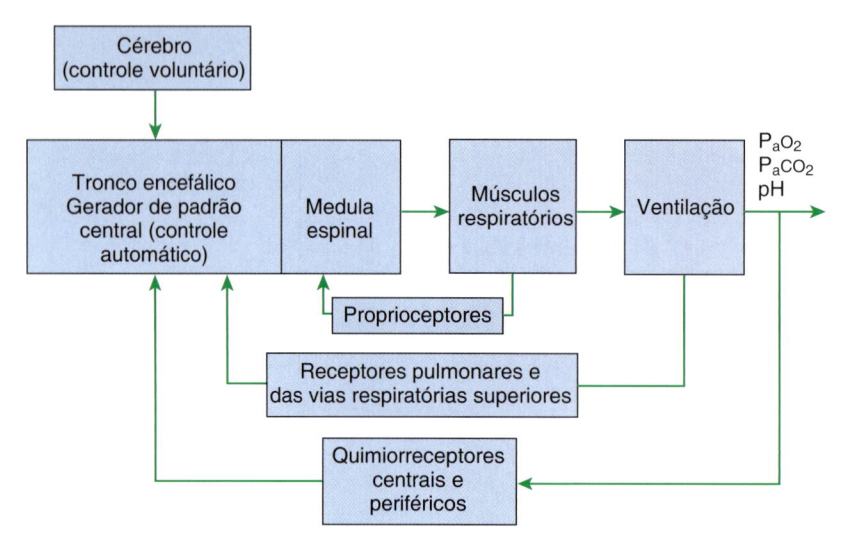

Figura 49.1 Diagrama do controle de *retroalimentação* para regulação da ventilação. O gerador de padrão central no tronco encefálico comanda os músculos respiratórios que estão envolvidos na ventilação e podem ser sobrepostos pelo controle voluntário do cérebro. Mudanças na ventilação podem causar alterações nas pressões parciais de gases no sangue (P_aO_2, P_aCO_2) e no pH, que são monitoradas por quimiorreceptores centrais e periféricos. Os receptores pulmonares detectam o estiramento dos tecidos do pulmão e a presença de materiais neste e nas vias respiratórias. Os proprioceptores dos músculos respiratórios monitoram a quantidade de esforço aplicado pelos músculos. P_aO_2, pressão parcial arterial de O_2; P_aCO_2, pressão parcial arterial de dióxido de carbono.

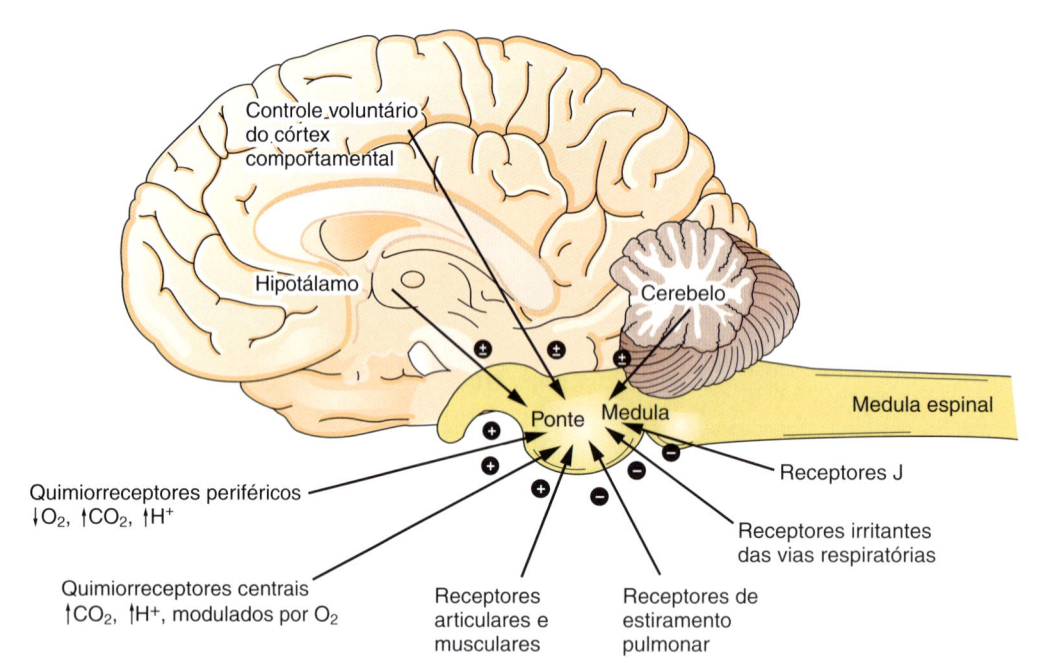

Figura 49.2 Visão geral dos mecanismos de controle ventilatório. A ritmicidade respiratória originária da medula e da ponte é modulada por múltiplas entradas. Símbolos: +, estimulador; −, inibitório; ±, estimulador ou inibitório. A saída motora para o diafragma e os músculos intercostais das vias respiratórias superiores não são mostrados. (Fonte: Carroll JL, Agarwal A. Development of ventilatory control in infants. *Paediatr Respir Rev.* 2010; 11[4]:199-207.)

externa, respectivamente. Essa maior atividade pode ser também amplificada por um incremento do estímulo respiratório químico, como a hipercapnia ou hipoxemia. A interrupção da inspiração pode resultar de descargas vagais a partir de *receptores de estiramento pulmonar* ou de um *desativador* pontino central. Há uma complexa interação entre o volume corrente e a duração da inspiração relacionada a esses sinais dos receptores de estiramento pulmonar retransmitidos ao cérebro. Essa interação leva a um maior volume corrente e a uma maior frequência respiratória quando se eleva a descarga química para a respiração.

Quando os neurônios inspiratórios são inibidos, a inspiração é finalizada e a expiração ocorre passivamente como resultado do recuo elástico dos pulmões. A atividade em alguns neurônios inspiratórios (complexo pré-Bötzinger) na fase inicial da expiração provoca uma atividade muscular inspiratória, o que causa uma "pausa" na expiração e regula a taxa do fluxo de ar expiratório. Em uma fase mais posterior da expiração, a pausa é cancelada. Quando o estímulo respiratório é baixo, a segunda fase da expiração inicia-se mais tardiamente do que quando essa descarga é alta. Se a expiração for ativa, como ocorre durante o exercício, os neurônios

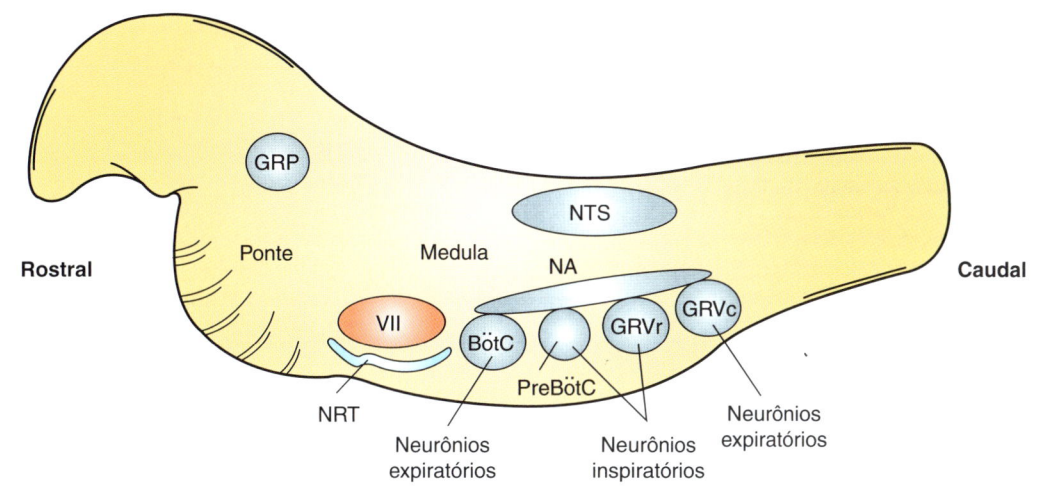

● **Figura 49.3** Diagrama do tronco encefálico mostrando as estruturas na medula e na ponte envolvidas no controle da respiração. *BötC*, complexo Bötzinger; *PreBötC*, complexo pré-Bötzinger; *GRVc*, grupo respiratório ventral caudal; *GRVr*, grupo respiratório ventral rostral; *NA*, núcleo ambíguo; *NTS*, núcleo do trato solitário, *NRT*, núcleo retrotrapezoide/grupo respiratório parafacial; *GRP*, grupo respiratório pontino. VII, o núcleo facial é mostrado como referência anatômica.

expiratórios (complexo Bötzinger e GRVr) são ativados na última parte da expiração levando à contração dos músculos expiratórios (músculos intercostais abdominais e internos).

Opioides são uma classe de analgésicos que podem induzir depressão respiratória, com consequências potencialmente fatais. Receptores de opioides são abundantes no tronco encefálico, corpos carotídeos e em mecanorreceptores por todo o sistema respiratório. O mecanismo primário pelo qual opioides deprimem a ventilação parece ser a supressão da geração do ritmo.

A ritmicidade da respiração é frequentemente comandada pelas exigências de regiões cerebrais superiores para atividades como vocalização, deglutição, defecação e parto, as quais requerem a participação ativa do sistema respiratório.

Receptores dos músculos respiratórios pulmonares e somáticos

Os receptores de estiramento, os receptores irritantes e os receptores justacapilares modificam o ritmo respiratório

O nervo vago inclui axônios aferentes, tanto mielinizados quanto não mielinizados, transmitindo informações *sensoriais* do pulmão. Os axônios mielinizados, são provenientes da adaptação lenta de receptores de estiramento pulmonar, *receptores irritantes* e receptores J aos neurônios respiratórios da ponte e medula.

Os *receptores de estiramento pulmonar de adaptação lenta* são mecanorreceptores que possuem axônios mielinizados e terminações nervosas associadas ao músculo liso na traqueia e no brônquio principal, e em menor grau às vias respiratórias intrapulmonares menores. Eles são estimulados por deformação do músculo liso que circunda as paredes das vias respiratórias, como quando as vias respiratórias intratorácicas são estiradas durante a insuflação pulmonar. A frequência de descargas desses receptores aumenta conforme o pulmão é insuflado, o que resulta em retroalimentação negativa sobre a inspiração (*reflexo de Hering-Breuer*). Desta forma, modulam a frequência respiratória e impedem a superinsuflação. A interrupção do estímulo desses receptores pela vagotomia leva a uma respiração mais lenta e a um aumento no volume corrente. Receptores de estiramento pulmonar de adaptação lenta podem

ser responsáveis, em parte, pela importante tarefa de minimizar o esforço respiratório; isso é feito pelo ajuste da frequência e amplitude respiratória de tal forma que seja obtida adequada ventilação alveolar com mínimo esforço dos músculos respiratórios. Em cada respiração, os músculos respiratórios precisam trabalhar para vencer o recolhimento interno dos pulmões durante a inspiração. Durante a expiração ativa, como ocorre no exercício ou na presença de determinadas doenças das vias respiratórias, os músculos respiratórios também têm que vencer o recolhimento externo da parede torácica (ver Capítulo 45, Figura 45.13). A retroalimentação dos receptores de estiramento pulmonar de adaptação lenta pode também afetar o tônus da musculatura lisa das vias respiratórias e, dessa maneira, a resistência das vias respiratórias.

Os *receptores irritantes*, também conhecidos como *receptores de estiramento de adaptação rápida*, são terminações nervosas mielinizadas que se ramificam entre as células epiteliais da nasofaringe até os brônquios. São responsivos a estímulos nocivos, incluindo gases irritantes, poeira, ar frio e alguns mediadores inflamatórios. Eles também são estimulados por deformação mecânica das vias respiratórias, como aquela que resulta do acúmulo de muco. A estimulação desses receptores irritantes pulmonares provoca tosse, broncoconstrição, secreção de muco e respiração rápida e superficial (*taquipneia*), sendo todas respostas protetoras para eliminar materiais irritantes do sistema respiratório. Esses receptores também podem iniciar os suspiros que supostamente redistribuem o surfactante pulmonar sobre a superfície alveolar.

A estimulação dos receptores irritantes localizados na cavidade nasal provoca o ato de fungar e de espirrar, ao passo que a estimulação dos receptores da laringe e da faringe pode causar tosse, apneia ou broncoconstrição. Os receptores de temperatura na faringe resfriados pelo fluxo de ar, alertam o animal caso haja um fluxo de ar insuficiente, de modo que ajustes adequados possam ser feitos nos músculos inspiratórios para aumentar o fluxo.

As *fibras pulmonares C* são fibras nervosas desmielinizadas que se originam perifericamente nos *receptores justacapilares* (ou *J*) localizados no interstício pulmonar próximos aos alvéolos e capilares pulmonares, assim como nas paredes das vias respiratórias condutoras. Eles monitoram a composição sanguínea e respondem a químicos na circulação. Eles também são responsivos à estimulação mecânica conforme detectam o grau de distensão do interstício. Assim como os receptores irritantes pulmonares, a estimulação dos receptores J resulta em respiração rápida e superficial, produção de muco e broncoconstrição. Essas respostas protetoras acompanham doenças alérgicas, infecciosas ou vasculares.

Os mecanorreceptores dos músculos respiratórios somáticos monitoram o esforço exercido pelos músculos respiratórios

Feixes musculares e *tendões de órgãos* são mecanorreceptores proprioceptivos ativados por alterações no comprimento e tensão de músculos somáticos, respectivamente (ver Capítulo 8). Esses receptores sentem o maior comprimento das contrações necessário para ventilação quando músculos respiratórios são incapazes de atingir seu comprimento apropriado ou tensão, em virtude de estreitamento ou obstrução das vias respiratórias, e modificam a força de contração dos músculos respiratórios proporcionalmente. Para os feixes musculares dos músculos respiratórios, o estiramento esperado durante os movimentos respiratórios pode ser regulado pelo sistema de neurônio motor γ (ver Capítulos 8 e 10). A densidade dos feixes musculares e órgãos tendinosos varia pelos diferentes músculos respiratórios, e os efeitos da estimulação desses receptores podem variar com a localização anatômica do grupo muscular. O diafragma apresenta diversos órgãos tendinosos e poucos feixes musculares, enquanto os músculos intercostais são bem providos com *órgãos tendinosos* e feixes musculares.

Quimiorreceptores

Hipoxemia, hipercapnia e acidose estimulam a ventilação por meio de quimiorreceptores

Os quimiorreceptores monitoram a concentração de íon hidrogênio [H$^+$] e pressões parciais de dióxido de carbono (PCO_2) e oxigênio (PO_2) em várias regiões do corpo. Os níveis dessas substâncias detectadas por quimiorreceptores é enviado para os neurônios do controle respiratório na ponte e na medula, e são utilizados para modular a ventilação, assim como para manter os valores dos gases sanguíneos em sua faixa normal. Quimiorreceptores fornecem uma descarga tônica para a respiração quando esta é normal. Conforme a composição do sangue sai do normal, alterações em pH, PCO_2 e PO_2 produzem grandes mudanças na ventilação.

Existem dois tipos de quimiorreceptores: periféricos e centrais. Os quimiorreceptores centrais são responsáveis por mais de dois terços do controle mediado quimicamente da ventilação, enquanto os quimiorreceptores periféricos são responsáveis pelo restante. A resposta dos quimiorreceptores centrais é limitada à PCO_2 e ao pH; é mais lenta, mas mais robusta do que a resposta à hipoxemia detectada por quimiorreceptores periféricos. O regulador químico primário da ventilação é o H$^+$, que é derivado do CO_2 arterial e detectado por quimiorreceptores centrais.

Os quimiorreceptores periféricos monitoram pressões parciais de oxigênio (PO_2) e dióxido de carbono (PCO_2) e concentração de íons de hidrogênio

Os *quimiorreceptores periféricos* incluem os corpos aórticos e corpos carotídeos. Essas estruturas são diferentes dos barorreceptores do seio carotídeo e seio aórtico presentes nessas mesmas localizações. Corpos carotídeos e aórticos respondem a alterações na PO_2, PCO_2, e [H$_+$] arteriais pela sinalização através de suas fibras nervosas aferentes aos núcleos respiratórios na ponte e na medula, até modificar a ventilação para manter os gases sanguíneos na faixa normal.

Os *corpos aórticos* estão localizados ao redor do arco aórtico e são inervados pelo nervo vago. Eles parecem ser mais ativos no feto e são de importância menos compreendida no adulto.

Os *corpos carotídeos* (Figura 49.4A) estão localizados próximos à bifurcação das artérias carotídeas interna e externa e são supridos por um ramo do nervo glossofaríngeo, chamado nervo do seio carotídeo. Eles são estruturas pequenas e nodulares com um fluxo sanguíneo extremamente alto por grama de tecido. Essa alta relação entre o fluxo sanguíneo e o metabolismo permite que os corpos carotídeos obtenham O_2 a partir do que está dissolvido no sangue. Consequentemente, não há diferença arteriovenosa na saturação de hemoglobina e somente uma pequena diferença entre P$_a$O$_2$ e P$_v$O$_2$ conforme o sangue passa pelos corpos carotídeos.

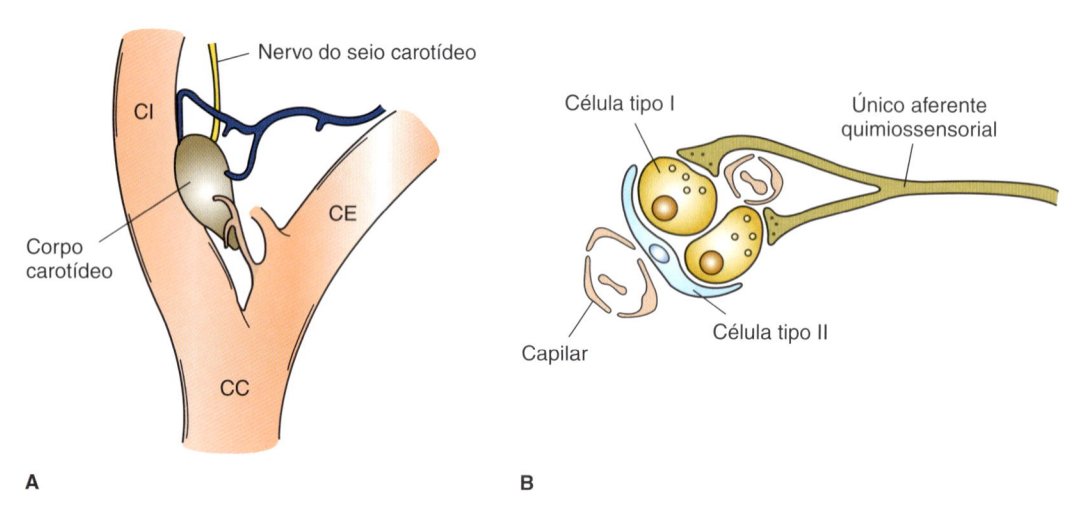

• **Figura 49.4 A.** Desenho do corpo carotídeo situado na bifurcação da artéria carótida comum (*CC*) em ramos externos (*CE*) e internos (*CI*). **B.** Desenhos do arranjo celular básico dentro do corpo carotídeo. Fibras aferentes quimossensoriais estão em contato sináptico com células do tipo I (glomo) preenchidas com receptores. Aglomerados de células do tipo I são encapsulados por células tipo II (sustentaculares), e o órgão recebe um rico fornecimento de sangue capilar. (Fonte: Peers C, Wyatt CN, Evans AM. Mechanisms for acute O_2 sensing in the carotid body. *Respir Physiol Neurobiol.* 2010; 174[3]:292-8.)

Os corpos carotídeos contêm diversos tipos celulares. As células tipo I, ou *células do glomo*, fazem sinapse com axônios aferentes que transmitem a informação de volta ao cérebro (ver Figura 49.4B). Essas células do glomo contêm uma variedade de neurotransmissores, incluindo as catecolaminas, mas especialmente a *dopamina*. As células do glomo, muito provavelmente, são responsáveis pela *quimiossensibilidade* dos corpos carotídeos, pois eles se despolarizam quando a PO_2 diminui. Alternativamente, eles podem modificar quimiossensibilidade dos terminais nervosos aferentes. As células tipo II, ou *sustentaculares*, fornecem suporte estrutural aos axônios e vasos sanguíneos que se ramificam no corpo carotídeo.

Quando os corpos carotídeos são perfundidos com sangue com baixa PO_2, alta PCO_2, ou pH baixo, a frequência de descargas nas fibras aferentes nervosas do seio carotídeo aumenta. O gatilho primário para a sinalização aferente dos corpos carotídeos é a diminuição da PO_2. Ocorrem aumentos discretos na frequência de descarga e, consequentemente, na ventilação quando a PO_2 diminui do nível não fisiológico de 500 para 70 mmHg. Reduções adicionais da PO_2 levam a um aumento mais rápido da ventilação, particularmente quando a PO_2 é menor que 60 mmHg, que é o nível no qual a inclinação da curva de dissociação da oxi-hemoglobina se torna inclinada e a hemoglobina começa a se dessaturar. É importante observar que a ventilação não aumenta em resposta a uma anemia discreta ou intoxicação por monóxido de carbono (CO), condições que reduzem o *teor de O_2* do sangue (ver Capítulo 48), mas não alteram a PO_2. Isso ocorre porque a PO_2, e não o teor de O_2, é o estímulo dos corpos carotídeos.

Além de responder à redução da PO_2, os corpos carotídeos também aumentam seus disparos conforme a PCO_2 aumenta e/ou o pH diminui; a hipercapnia ou a acidose resulta em um aumento quase que linear na ventilação. Quimiorreceptores periféricos respondem ao aumento da PCO_2 e diminuição da PO_2 de tal modo que a resposta é maior se ambos os distúrbios estiverem presentes. Ademais, a hipercapnia serve para aumentar a sensibilidade dos quimiorreceptores periféricos à redução da PO_2. Finalmente, os quimiorreceptores dos corpos carotídeos têm um papel importante na resposta respiratória aos distúrbios acidobásicos metabólicos; como os quimiorreceptores centrais têm acesso limitado ao H^+ derivado da periferia (como será descrito posteriormente), a detecção por parte dos quimiorreceptores periféricos das alterações de $[H^+]$ causadas pelo metabolismo é importante para a compensação respiratória dos distúrbios acidobásicos metabólicos (ver Capítulo 52).

A Figura 49.5 apresenta os possíveis mecanismos de quimiossensibilidade dos corpos carotídeos. Em ambos os mecanismos, as células do glomo são despolarizadas por hipoxia tecidual no corpo carotídeo. A despolarização envolve os canais de potássio (K^+) e provoca uma elevação no cálcio intracelular (Ca_i^{2+}). O último causa liberação de neurotransmissores, principalmente dopamina e acetilcolina, que ativam os terminais nervosos aferentes. A hipercapnia e as mudanças no pH do sangue podem também liberar neurotransmissores por meio da redução do pH nas células do glomo carotídeo.

Quimiorreceptores centrais monitoram a Pco_2 e a concentração de íons hidrogênio

Quimiorreceptores centrais detectam alterações na PCO_2 e $[H^+]$ no líquido cefalorraquidiano e líquido extracelular cerebral, mas eles são *insensíveis à PO_2*. O dióxido de carbono em particular é um estímulo potente para os quimiorreceptores centrais. Aumentos na PCO_2 cerebral de aproximadamente 5 mmHg resultam em um aumento de 50% na ventilação; incrementos ainda maiores na PCO_2 estimulam ainda mais a ventilação e também causam uma

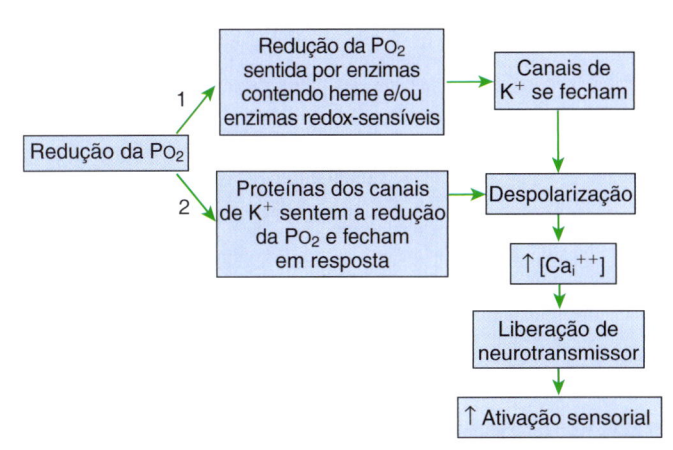

• **Figura 49.5** Mecanismos hipotéticos de quimiossensibilidade no corpo carotídeo. *1*, a redução da PO_2 é detectada por enzimas na célula do glomo, levando à oclusão dos canais de potássio (K+), despolarização e liberação do neurotransmissor. *2*, a pressão parcial de oxigênio é sentida diretamente pelos canais de potássio das células do glomo, causando sua oclusão. (Adaptada de Prabhaker NR. Oxygen sensing by the carotid body chemoreceptors. *J Appl Physiol.* 2000; 88[6]:2287-95.)

sensação de desconforto respiratório. Embora a hipercapnia seja o estímulo primário para quimiorreceptores centrais, sua ação ocorre através do H^+ como se segue: CO_2 tem pronto acesso aos quimiorreceptores centrais porque, ao contrário dos íons como H^+, é altamente solúvel e, assim, prontamente se difunde através da *barreira hematencefálica*. Assim que cruza a barreira hematencefálica, o CO_2 exerce os seus efeitos principais sobre os quimiorreceptores centrais pela conversão em H^+ nas reações do sistema tampão de bicarbonato:

$$CO_2 + H_2O \leftrightarrow H_2CO_3 \leftrightarrow H^+ + HCO_3^-$$

Conforme a $[H^+]$ aumenta, a diminuição do pH do cérebro ativa os quimiorreceptores centrais até estimular a ventilação. Do contrário, a diminuição da PCO_2 resulta em menor volume de CO_2 cruzando a barreira hematencefálica, com resultante menor $[H^+]$ e maior pH, o que atua nos quimiorreceptores centrais para reduzir a ventilação.

A acidose metabólica também pode estimular a ventilação sinalizando através de quimiorreceptores centrais, mas esse processo é mais lento porque o aumento da $[H^+]$ gerado por ácidos fixos retidos ou a perda de bases tampões não cruza prontamente a barreira hematencefálica, o que faz com que a resposta ventilatória à alteração de $[H^+]$ seja primariamente oriunda dos quimiorreceptores periféricos.

A localização precisa dos quimiorreceptores centrais que afetam a respiração não é clara. Os aumentos de ventilação podem ser provocados pela sonda ácida local, de várias partes do cérebro, e esse estímulo exerce um efeito especialmente forte na superfície ventral da medula, em particular na região do NRT. Esse é um pequeno grupo de neurônios glutaminérgicos medulares localizados no núcleo motor facial e rostral às estruturas envolvidas na GPC. O NRT pode ser mais importante para a detecção das pequenas alterações do CO_2 induzidas no pH do líquido intersticial do cérebro que regulam a ventilação minuto a minuto (Figura 49.6). Essa hipótese é fortemente apoiada por evidências em crianças e ratos com uma mutação na transcrição do fator PhoxB2. As crianças desenvolvem a síndrome de hipoventilação central; e os ratos, nos quais há perda de neurônios específicos do NRT, perdem a sensibilidade respiratória ao CO_2, têm distúrbios respiratórios e morrem mais cedo. As células do NRT são altamente sensíveis ao ácido e, também, vigorosamente ativadas pelas informações do corpo carotídeo. Sob condições de

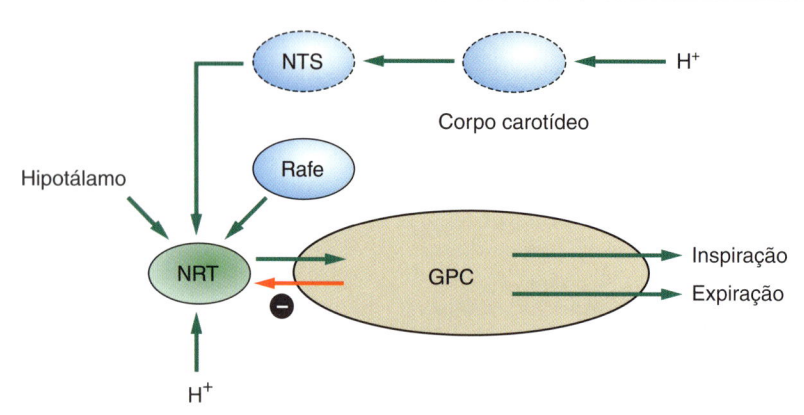

● **Figura 49.6** O possível papel dos neurônios quimossensíveis do núcleo retrotrapezoide (*NRT*) na regulação da respiração. Os neurônios NRT regulam a respiração de acordo com o pH ao redor, mas também baseados na força dos insumos recebidos dos corpos carotídeos, de outros quimiorreceptores no hipotálamo, da rafe medular e do núcleo do trato solitário (*NTS*). Os neurônios NRT fornecem uma descarga primária para o gerador de padrão central (*GPC*) na medula, que também pode exercer retroalimentação negativa no NRT. *Verde*, excitação; *vermelho*, inibição. (Adaptada de Guyenet PG, Stornetta RL, Bayliss DA. Central respiratory chemoreception. *J Comp Neurol*. 2010; 518[19]:3883-906.)

baixa descarga respiratória, por exemplo, durante o sono, o NRT pode estar na região quimiossensível primária; mas é também uma região de integração para entradas de outros tecidos quimiossensíveis no cérebro e, especialmente, no corpo carotídeo a partir de centros cerebrais superiores, particularmente do hipotálamo. Durante o sono, o NRT fornece a maior descarga quimiossensorial; mas, durante a vigília, a sua função é mais como uma estação de retransmissão de informações de centros superiores e outros quimiorreceptores.

Sob algumas condições extremas, a resposta do quimiorreceptor parece paradoxal

A ocorrência de doenças respiratórias graves e/ou condições ambientais caracterizadas por redução do O_2 ou aumento do CO_2 pode resultar em respostas fisiológicas que levam a maiores distúrbios da oxigenação sanguínea e tecidual. Essas respostas paradoxais podem ocorrer pelos seguintes mecanismos.

Doenças pulmonares graves podem resultar em estímulo ventilatório menos agudo. Na presença de hipercapnia crônica que resulta de distúrbios respiratórios permanentes, há tempo para os íons HCO_3^- se equilibrarem através da barreira hematencefálica e neutralizarem o pH ácido nos tecidos ao redor dos quimiorreceptores centrais, removendo, assim, o estímulo quimiorreceptor central para ventilação. Nesse caso, o estímulo primário para ventilação é agora tomado pelos quimiorreceptores periféricos conforme eles detectam P_aO_2 baixa. Se um paciente nessa condição for submetido à oxigenoterapia de tal maneira que a P_aO_2 aumente para níveis de aproximadamente 60 mmHg, o estímulo remanescente dos quimiorreceptores periféricos é perdido e a ventilação é comprometida.

Outra resposta potencialmente desvantajosa está relacionada à atividade vascular que pode estar ligada aos quimiorreceptores centrais. Como a elevação da P_aCO_2 que ocorre pela hipoventilação é frequentemente acompanhada por hipoxemia, quando a P_aCO_2 sobe, ocorre vasodilatação dos vasos sanguíneos cerebrais para garantir um suprimento suficiente de O_2. Pelo mesmo sinal, na presença de hiperventilação, quando a P_aCO_2 cai, o suprimento vascular ao cérebro sofre vasoconstrição, resultando em redução do fluxo sanguíneo ao cérebro e leve vertigem.

Finalmente, os neurônios respiratórios são deprimidos por condições extremas de P_aO_2 muito baixa e P_aCO_2 muito alta. Essas respostas aparentemente ilógicas sob condições extremas podem ocorrer em ambientes fechados como sistemas de anestesia com circuito fechado (assim como submarinos e cápsulas espaciais).

A respiração integrada envolve o gerador de padrão central e contribuições de diversos receptores respiratórios

O padrão de respiração minuto a minuto que os veterinários reconhecem como normal ou anormal, envolve as ações integradas dos GPC, NRT, quimiorreceptores, aferentes vagais de receptores pulmonares, mecanorreceptores de músculos esqueléticos respiratórios e centros cerebrais superiores (ver Figuras 49.2, 49.3 e 49.6). A complexidade do controle geral integrado é ilustrada pelos seguintes exemplos: (1) normalmente, os quimiorreceptores periféricos são responsáveis por 40 a 50% da descarga tônica para ventilar; por isso, a administração de O_2 suprime ventilação em animais saudáveis; (2) as alterações no pH cerebral detectadas por quimiorreceptores centrais fornecem o controle fino sobre a respiração, mas isso é muito influenciado pela informação dos quimiorreceptores periféricos pelo ato de dormir e acordar e pela temperatura corporal; (3) a *acidose metabólica*, que é uma consequência do aumento da produção de H^+ sem uma mudança na P_aCO_2, aumenta a ventilação pela ativação de ambos os quimiorreceptores centrais e periféricos; (4) a P_aCO_2 permanece constante durante o exercício aeróbico, em parte por causa de um aumento antecipado na ventilação, que começa no início do exercício antes da produção de CO_2 ter aumentado; (5) a sensação de dificuldade respiratória (*dispneia*) e a frequência respiratória alterada que acompanham a inflamação do pulmão são consequências do aumento de estímulos de corpos carotídeos, receptores de estiramento pulmonar, fibras C e feixes musculares e órgãos tendinosos dos músculos respiratórios.

A subida a grandes altitudes é acompanhada por uma diminuição na pressão parcial de oxigênio inspirado (P_iO_2) e, consequentemente, pela hipoxemia, o que leva a um aumento da ventilação

A fração de O_2 no ar é constante em todo o mundo ($F_iO_2 = 0,21$), mas a pressão atmosférica diminui à medida que aumenta a altitude. Consequentemente, a P_iO_2 no ar diminui com o aumento da altitude (ver Capítulo 47). A resposta ventilatória a essa hipoxemia pela altitude varia, dependendo da duração, menos do que 1 h ou muitos dias. A hipoxemia aguda, pela qual se passa na primeira subida a grandes altitudes, causa hiperventilação mediada pela ativação dos quimiorreceptores periféricos. Essa hiperventilação serve para aumentar a P_aO_2 a níveis normais, como pretendido, mas também diminui a P_aCO_2 e aumenta o pH, criando uma alcalose respiratória (ver Capítulo 52). Essa alcalose respiratória inadvertida atenua a resposta hiperventilatória à hipoxemia. Com o passar do tempo (horas a dias), os rins começam a compensar a alcalose respiratória pela eliminação de HCO_3^-, reduzindo assim o pH. De modo semelhante, o pH do líquido cefalorraquidiano (LCR) é modificado pelo movimento para fora do bicarbonato em resposta à alcalose. Esses mecanismos compensatórios fazem que o pH retorne ao normal, o que, mais tarde, remove os efeitos atenuantes da ventilação induzidos pela alcalose inicial. Nesse ponto, com a alcalose respiratória compensada em face à hipoxemia permanente induzida pelo ambiente (quando o animal permanece em altas altitudes e a hiperventilação não foi suficiente para restaurar a P_aO_2 ao normal), a ventilação novamente aumenta. A ventilação pode permanecer de certa forma elevada durante horas a dias após a remoção do estímulo hipóxico porque este aumenta a quimiossensibilidade das células do glomo dos corpos carotídeos.

Os ajustes a longo prazo à hipoxemia e subsequente hipoxia tecidual envolvem (1) a produção de mais eritrócitos (aumento do hematócrito) sob influência da eritropoetina, (2) a redução da afinidade da hemoglobina por O_2 (facilitando a liberação aos tecidos) devida às altas concentrações de 2,3-bifosfoglicerato (2,3-BFG), (3) um aumento na área de superfície pulmonar disponível para difusão e (4) um aumento da densidade capilar na musculatura. Esses ajustes são suficientes para restaurar o consumo máximo de O_2 ao normal em altitudes moderadas (< 2.000 metros), mas não extremas.

Durante o exercício a ventilação deve aumentar, pois os tecidos exigem mais oxigênio e produzem mais dióxido de carbono

A elevação da ventilação após o começo do exercício é rápida inicialmente, depois progride mais lentamente, e, se a carga de trabalho permanecer constante, atinge uma estabilidade após aproximadamente 4 minutos. Embora a *resposta ventilatória ao exercício* tenha sido bem descrita, as razões para o aumento da ventilação ainda não estão bem esclarecidas.

Os principais estímulos químicos para a ventilação – P_aO_2, P_aCO_2 e pH – não se alteram na maioria dos animais durante o exercício aeróbico moderado. Essa observação mostra que o aumento na ventilação é bem sincronizado com as necessidades teciduais e que outros fatores, além da descarga química, aumentam a ventilação durante o exercício. A principal hipótese para o estímulo ventilatório induzido pelo exercício baseia-se na função dos *neurônios de comando central* conectados através dos NRT aos neurônios do GPC. Esses neurônios de comando supostamente controlam as respostas dos sistemas cardiovascular e respiratório necessárias para manter a oferta de O_2 e a remoção de CO_2 durante o exercício. Outros fatores que podem contribuir para o estímulo ventilatório durante o exercício incluem (1) reflexos que se originam da movimentação dos membros em exercício, (2) aumento no débito cardíaco, (3) a necessidade de manter a termorregulação e (4) estímulos psicogênicos relacionados com a antecipação do início do exercício.

Quando o *limiar anaeróbico* é excedido, a produção de ácido láctico reduz o pH do sangue. Este último estimula o aumento na ventilação, o que provoca a redução na P_aCO_2. No cavalo, o aumento na ventilação, que pode ocorrer durante o exercício, pode ser limitado pela frequência respiratória, que está vinculada à frequência de passos, sendo um movimento respiratório para cada passo. Durante o exercício anaeróbico vigoroso, o pH arterial do cavalo diminui progressivamente, embora a ventilação permaneça constante. Quando o exercício é interrompido, a ventilação aumenta ainda mais, presumivelmente porque as restrições impostas pela locomoção são removidas.

Agradecimento

O autor agradece ao Dr. N. Edward Robinson pela permissão para a criação deste capítulo com base em sua obra original.

CORRELAÇÕES CLÍNICAS

Hipoxemia com hiperventilação em um filhote de Samoieda

Relato

Uma cadela Samoieda intacta com 8 meses de idade é encaminhada a você por apresentar relutância ao exercício. Desde que sua dona a adquiriu, ela tem observado que seu comportamento não é como o de um filhote; ela se cansa facilmente e prefere dormir a brincar.

Exame clínico

O filhote é pequeno para sua idade e raça. Quando quieto na sala de exames, o cão respira normalmente; mas, quando você o chama e ele corre em sua direção, sua frequência respiratória aumenta e ele começa a ficar ofegante. Nesse ponto, você nota que a língua e a gengiva do cão têm uma coloração azulada.

Antes de terminar o exame, você já suspeita de uma anomalia cardíaca congênita. Esta suspeita se deve ao histórico e à idade do cão, e porque ele fica cianótico com um nível mínimo de exercício.

A palpação do cão mostra que, mesmo sendo pequeno, ele não é magro. As principais anomalias são cianose das mucosas, frequência cardíaca alta e sons cardíacos anormais e altos. Ausculta-se um sopro sobre a área da valva tricúspide durante a sístole. O sopro (grau 4/5) é turbulento o suficiente para produzir um frêmito palpável na parede torácica. Você explica suas suspeitas sobre o defeito cardíaco à dona, e juntos vocês decidem requisitar alguns exames para determinar a natureza do defeito.

Um ecocardiograma, realizado para determinar o tipo de anomalia cardíaca, revela um grande orifício entre os átrios esquerdo e direito devido a um forame oval patente. Antes da angiografia, realizou-se gasometria do sangue arterial para avaliação pré-anestésica; a P_aO_2 é de 61 mmHg (normal, 85 a 100 mmHg) e a P_aCO_2 é de 23 mmHg (normal, 35 a 45 mmHg).

A angiografia é bem-sucedida. Insere-se um cateter dentro do átrio direito do cão, e o corante é injetado. Parte do corante passa para o ventrículo direito, mas uma grande quantidade atravessa o átrio direito, segue para o átrio esquerdo e dele vai para a circulação sistêmica.

Comentário

Os resultados da gasometria são bastante típicos de um animal com um grande distúrbio de troca de O_2; esse cão tem um desvio da direita para a esquerda através de um defeito cardíaco. Grande quantidade de sangue venoso misto retorna ao coração desviando-se dos pulmões, o que resulta em uma baixa P_aO_2. A P_aO_2 é baixa o suficiente para provocar um aumento importante da ventilação pelo estímulo dos quimiorreceptores periféricos. Esse aumento na ventilação causa eliminação excessiva de CO_2, resultando em uma P_aCO_2 reduzida. A ventilação aumentou, mas não o suficiente para resolver a hipoxemia; isso ocorre porque a baixa P_aCO_2 que age no quimiorreceptor central atenua a elevação da ventilação.

O ecocardiograma e a angiografia são indicativos de forame oval patente. Normalmente, isso não levaria a um desvio da direita para a esquerda, pois a pressão no átrio esquerdo geralmente é maior do que no átrio direito. Porém, este cão provavelmente tem também anomalias da valva tricúspide que causam obstrução parcial. Isso é suficiente para aumentar a pressão no átrio direito e fazer com que o sangue passe do lado direito para o lado esquerdo através do forame oval.

CORRELAÇÕES CLÍNICAS (*continuação*)

Tratamento

O defeito cardíaco deverá ser corrigido cirurgicamente para que o cão sobreviva. Geralmente, o ecocardiograma é feito antes da angiografia, pois pode determinar melhor a extensão das anormalidades e é mais seguro. Um angiograma pode ser realizado, se necessário. No caso de algumas anomalias cardíacas, pode-se ocluir o forame oval com um dispositivo inserido com o auxílio de um cateter. Porém, se houver outras anomalias cardíacas, o método de reparo pode ser alterado.

Hipoventilação em um São Bernardo anestesiado
Relato

Um macho São Bernardo, castrado, com 2 anos de idade é encaminhado a você para o tratamento de uma fratura de fêmur. Você opta pela colocação de um pino intramedular, e o cão precisará de anestesia. Ele é anestesiado com barbiturato, e insere-se um tubo endotraqueal, administrando-se O_2 com isoflurano a 2%. Não se realiza ventilação, permitindo a inspiração espontânea da mistura anestésica. A técnica veterinária que observa o cão nota que o balão de gás do aparelho de anestesia não se move muito quando o cão respira. Então, ela coleta uma amostra de sangue arterial para gasometria. A mensuração revela uma P_aO_2 de 480 mmHg e uma P_aCO_2 de 90 mmHg (normal, 35 a 40 mmHg).

Comentário

Este é um exemplo de hipoventilação alveolar. O dióxido de carbono é produzido mais rapidamente do que está sendo eliminado pelos pulmões, de tal forma que a P_aCO_2 está elevada. A P_aO_2 é suficiente porque o cão está sendo submetido à oxigenoterapia; a P_aO_2 medida é aceitável para um cão que recebe O_2. A hipoventilação é comum em animais anestesiados, particularmente quando a anestesia é induzida com um barbitúrico. Barbitúricos deprimem os centros de controle respiratório e são propensos a causar apneia. A hipoventilação também ocorre porque a P_aO_2 elevada não fornece estímulo para os quimiorreceptores periféricos. Além disso, a resposta ventilatória ao CO_2 é deprimida pela anestesia e, portanto, é necessário um aumento maior do que o normal na P_aCO_2 para deflagrar uma elevação na ventilação.

Tratamento

O cão precisa de mais ventilação alveolar para reduzir a P_aCO_2 e prevenir a acidose respiratória. A ventilação adicional pode ser fornecida por ventilação assistida comprimindo-se o balão do aparelho de anestesia ou pela instituição de ventilação mecânica completa. Quando o cão se recuperar da anestesia, seus próprios mecanismos de controle da respiração regularão a ventilação alveolar e a P_aCO_2 voltará ao normal.

Questões de revisão

1. Acredita-se que a ritmicidade respiratória tenha origem no:
   a. Corpo carotídeo
   b. Gerador de padrão central
   c. Quimiorreceptor central
   d. Receptores de estiramento pulmonar de adaptação rápida
   e. Nenhuma das anteriores
2. Quais dos seguintes receptores possuem fibras nervosas aferentes no nervo glossofaríngeo?
   a. Corpos carotídeos
   b. Receptores de estiramento pulmonar de adaptação lenta
   c. Corpos aórticos
   d. Receptores de estiramento intercostais
   e. Receptores de estiramento pulmonar de adaptação rápida
3. Qual das seguintes afirmações descreve corretamente os corpos carotídeos?
   a. Os corpos carotídeos podem aumentar a ventilação em resposta a uma baixa PO_2, mas não em resposta a um aumento na PCO_2
   b. Os corpos carotídeos têm uma baixa relação fluxo sanguíneo/metabolismo
   c. Acredita-se que a quimiorrecepção ocorra nas células sustentaculares
   d. Os corpos carotídeos estão localizados próximos à bifurcação das artérias carótidas interna e externa
   e. Todas as anteriores

4. Os neurônios retrotrapezoides:
   a. São altamente sensíveis a aumentos na concentração de íons hidrogênio
   b. Recebem entradas do corpo carotídeo através do núcleo do trato solitário
   c. Fornecem informações para o gerador de padrão central
   d. Recebem as entradas dos centros superiores, como o hipotálamo
   e. São descritos por todas as opções acima
5. Qual das seguintes alternativas está correta sobre o papel da P_aCO_2 na respiração?
   a. A P_aCO_2 exerce os seus efeitos sobre a ventilação, alterando o pH do líquido intersticial do cérebro
   b. A P_aCO_2 não tem efeito sobre o corpo carotídeo
   c. A P_aCO_2 permanece constante quando a hipoxemia aumenta a ventilação durante uma ascensão a altas altitudes
   d. A P_aCO_2 é bem menos importante que o P_aO_2 na regulação da respiração
   e. Nenhuma das anteriores
6. Quais dos seguintes receptores parecem iniciar a tosse como resposta a uma deformação mecânica das vias respiratórias?
   a. Receptores justacapilares
   b. Receptores de estiramento de adaptação rápida
   c. Receptores de estiramento de adaptação lenta
   d. Órgãos tendinosos intercostais
   e. Nenhuma das anteriores

Bibliografia

Burki NK, Lee LY. Mechanisms of dyspnea. *Chest.* 2010;138(5):1196–1201.

Carroll JL, Agarwal A. Development of ventilatory control in infants. *Paediatr Respir Rev.* 2010;11(4):199–207.

Dutschmann M, Dick TW. Pontine mechanisms of respiratory control. *Compr Physiol.* 2012;2:2443–2469.

Guyenet PG, Bayliss DA. Neural control of breathing and CO_2 homeostasis. *Neuron.* 2015;87(5):946–961.

Hlastala MP, Berger AJ. *Physiology of Respiration.* 2nd ed. New York: Oxford University Press; 2001.

Leff AR, Schumacker PT. *Respiratory Physiology: Basics and Applications.* Philadelphia: Saunders; 1993.

Richerson GB, Boron WF. Control of ventilation. In: Boron WF, Boulpaep EL, eds. *Medical Physiology.* 3th ed. Philadelphia: Saunders; 2017.

West JB, Luks AM. *West's Respiratory Physiology: The Essentials.* 10th ed. Philadelphia: Wolters Kluwer; 2016.

Widdicombe J. Functional morphology and physiology of pulmonary rapidly adapting receptors (RARs). *Anat Rec A Discov Mol Cell Evol Biol.* 2003;270A:2–10.

Widdicombe JG, Sant'Ambrogio G. *Mechanoreceptors in Respiratory Systems. Advance in Comparative and Environmental Physiology.* Vol 10. Springer-Verlag Berlin Heidelberg. 1992.

50
Funções Não Respiratórias do Pulmão

SUSAN L. EWART

PONTOS-CHAVE

Mecanismos de defesa do sistema respiratório

1. O pulmão do animal é protegido por mecanismos de defesa imunes inatos e adaptativos.
2. A deposição de partículas no trato respiratório depende do tamanho da partícula e ocorre por impactação, sedimentação e difusão.
3. A depuração mucociliar remove partículas que estão depositadas nas paredes das vias respiratórias superiores e árvore traqueobrônquica.
4. Células dendríticas e macrófagos alveolares capturam partículas depositadas na superfície das vias respiratórias e eliciam respostas imunes inatas e adaptativas.
5. As citocinas e as quimiocinas comunicam respostas de defesas adaptativas.

Troca de líquido pulmonar

1. O pulmão produz linfa continuamente como resultado do movimento de líquido da microvasculatura para o interstício pulmonar.
2. O líquido pleural tem origem na filtração dos capilares na pleura parietal e é reabsorvido através das estomas que se conectam com os vasos linfáticos.

Funções pulmonares relacionadas ao metabolismo

1. O pulmão metaboliza diversas substâncias bioquímicas, remove toxinas do sangue, e suas ações afetam a termorregulação.

Mecanismos de defesa do sistema respiratório

O pulmão do animal é protegido por mecanismos de defesa imunes inatos e adaptativos

O sistema respiratório é continuamente exposto ao ar ambiente e a toda poeira orgânica, patógenos e toxinas que ele pode conter, incluindo: partículas de origem vegetal e animal; agentes infecciosos, como bactérias, vírus e fungos; alergênios, como esporos e pólen; e outros agentes, como endotoxinas. Além disso, rebanhos que estão confinados ou transportados estão comumente sujeitos a gases poluidores adicionais, como amônia, fumaça de diesel, óxidos de nitrogênio e ozônio. Em conjunto com substâncias lesivas inaladas para o pulmão estão diversas partículas inócuas e organismos comensais. O sistema respiratório apresenta uma variedade de mecanismos de defesa para protegê-lo contra substâncias potencialmente danosas, assim como distinguir patógenos de substâncias inofensivas.

A resposta imune nos pulmões é complicada e envolve vários tipos celulares, moléculas de sinalização e compostos com outras ações enzimáticas, oxidantes e antimicrobianas. Ela é geralmente categorizada em *respostas imunes inata* e *adaptativa* (ou *adquirida*) com comunicação bem coordenada entre os dois sistemas.

Os *mecanismos de defesa não específicos* são fornecidos pelo *sistema imune inato* (ver Capítulo 54), que imediatamente protege contra muitas substâncias inaladas. A imunidade inata inclui *depuração mucociliar, tosse, espirro e macrófagos alveolares*, como as células fagocitárias residentes nos alvéolos. Além disso, as *células dendríticas* continuamente amostram o ambiente das vias respiratórias e apresentam quaisquer patógenos que encontram para células que regulam respostas imunes adicionais. Por fim, os *receptores Toll-like* da superfície de muitos tipos de células imunes inatas reconhecem as moléculas comuns a muitas bactérias e fungos. Quando ativados, estes receptores iniciam imediatamente os mecanismos que levam à expressão de peptídeos antimicrobianos e moléculas pró-inflamatórias.

Os *mecanismos de defesa específicos* compreendem o sistema imune adaptativo (ver Capítulo 55) e são direcionados contra patógenos nocivos específicos após exposição. Durante a exposição inicial, respostas imunes adaptativas demandam vários dias para se tornarem ativadas; elas subsequentemente desenvolvem uma memória imune que protege mais rapidamente contra futuros ataques pelo mesmo organismo. Linfócitos T e B são as células efetoras primárias da resposta imune adaptativa conforme eles orquestram a produção e liberação de citocinas, quimiocinas e anticorpos, e a ativação e recrutamento de outras células.

Quando a resposta imune é vencida por patógenos, os animais podem desenvolver doenças, como pneumonia e pleurite. A falha do sistema imune em distinguir patógenos de materiais inócuos resulta na alergia, cujos sintomas são geralmente respiratórios.

A deposição de partículas no trato respiratório depende do tamanho da partícula e ocorre por impactação, sedimentação e difusão

Materiais suspensos no ar são inalados como aerossóis ou como gases tóxicos. O termo *aerossol* refere-se a coleções de *partículas* ou *gotículas* suficientemente pequenas para permanecerem suspensas no ar por um determinado período. Como estão relacionadas às vias respiratórias, as partículas podem ser descritas como inaláveis ou respiráveis. Os *particulados inaláveis* têm um diâmetro mediano de 10 micrômetros (μm) ou menos (denominados PM10). Os *particulados respiráveis* têm um diâmetro de 2,5 μm ou menos (PM2,5). Incrementos nas concentrações atmosféricas dos particulados estão associados a efeitos adversos de saúde, incluindo piora de doenças respiratórias e cardiovasculares. Conforme as partículas menores penetram locais mais distantes nos pulmões, a exposição a PM2,5 causa maiores riscos do que a exposição a PM10. Animais confinados frequentemente estão expostos a concentrações maiores do que as que, reconhecidamente, provocam doença respiratória em seres humanos.

As partículas e os aerossóis são removidos do ar quando entram em contato com a superfície epitelial úmida das vias respiratórias superiores ou árvore traqueobrônquica (Figura 50.1). A distância que as partículas e os aerossóis percorrem dentro do trato respiratório depende do seu tamanho. Partículas grandes, maiores do que 5 μm de diâmetro, entram em contato com a parede das vias respiratórias por *impactação inercial*. A impactação inercial ocorre nas curvaturas das vias respiratórias maiores, pois as partículas grandes, que se movimentam em alta velocidade, apresentam tanto *momentum* que não conseguem acompanhar as curvas. Nos locais de impactação inercial, há acúmulos de tecido linfoide, como as amígdalas e o tecido linfoide associado ao brônquio (TLAB), presumivelmente para orquestrar uma resposta imunológica ao material que chega à superfície da via respiratória. Conforme a velocidade do fluxo de ar diminui nas regiões mais profundas do pulmão, as partículas de 1 a 5 μm de diâmetro depositam-se nas paredes das vias respiratórias por *sedimentação*. As partículas menores alcançam as vias respiratórias periféricas e os alvéolos, onde entram em contato com a superfície epitelial por *difusão* através da fina camada de líquido aquoso que reveste os alvéolos ou são exaladas. Os fármacos inalados devem ser fornecidos sob a forma de uma partícula de 1 a 5 μm, de modo que seja depositada nas paredes das vias respiratórias e permaneça nos pulmões.

A deposição de partículas e aerossóis no trato respiratório é também influenciada pelo padrão respiratório. A respiração profunda e lenta transporta partículas até regiões mais profundas do pulmão, ao passo que a respiração superficial e rápida exacerba a deposição inercial nas vias respiratórias maiores. A broncoconstrição aumenta a deposição de partículas nas vias respiratórias mais centrais, ao passo que a broncodilatação favorece uma distribuição mais periférica.

A deposição de *gases tóxicos* depende de sua solubilidade e concentração. Gases altamente solúveis, como o dióxido de enxofre (SO_2), são removidos pelas narinas quando em baixas concentrações; mas, quando as mesmas são mais altas, eles podem penetrar profundamente no sistema respiratório. Gases menos solúveis podem chegar aos alvéolos. Os gases tóxicos estimulam uma variedade de mecanismos de proteção, como a broncoconstrição, a hipersecreção de muco, a tosse e o espirro (ver Capítulo 49).

A depuração mucociliar remove partículas que estão depositadas nas paredes das vias respiratórias superiores e árvore traqueobrônquica

As partículas depositadas sobre a superfície epitelial das vias respiratórias superiores e árvore traqueobrônquica são removidas por *depuração mucociliar* conforme elas são transportadas até a faringe, onde então são deglutidas ou expectoradas. O sistema de depuração mucociliar consiste em camadas de muco em gel e em solução que recobrem as células epiteliais ciliadas (Figura 50.2). A camada em solução de baixa viscosidade, através da qual os cílios se movimentam, banha a superfície das células epiteliais. Durante o ato de movimentação em direção anterior, os cílios estendidos alcançam a viscosa camada em gel sobrejacente, na qual as partículas inaladas se encontram presas, e as propalam para o sistema traqueobrônquico ou através da cavidade nasal. As taxas de depuração e a frequência de movimentação nos brônquios e traqueia são mais rápidas do que nos bronquíolos; essa taxa diferencial de transporte de muco é necessária para que a traqueia e os brônquios sejam capazes de movimentar adequadamente o muco liberado para eles a partir da vasta área de superfície das vias respiratórias periféricas. Em grandes mamíferos, a gravidade também desempenha um importante papel na aceleração da depuração mucociliar. Ao evitar que um cavalo abaixe a sua cabeça, reduz-se a taxa de depuração mucociliar dos pulmões. Como consequência, o número de bactérias na traqueia aumenta, e isso pode levar à pneumonia. A impossibilidade de os cavalos abaixarem a sua cabeça quando presos a uma charrete pode explicar por que o transporte por distâncias longas é o maior fator de risco para o desenvolvimento de pneumonia em cavalos.

O muco do trato respiratório se origina de vários locais (ver Figura 50.2). Nos bronquíolos respiratórios, as *células exócrinas bronquiolares* não ciliadas (antes denominadas *células Clara*)

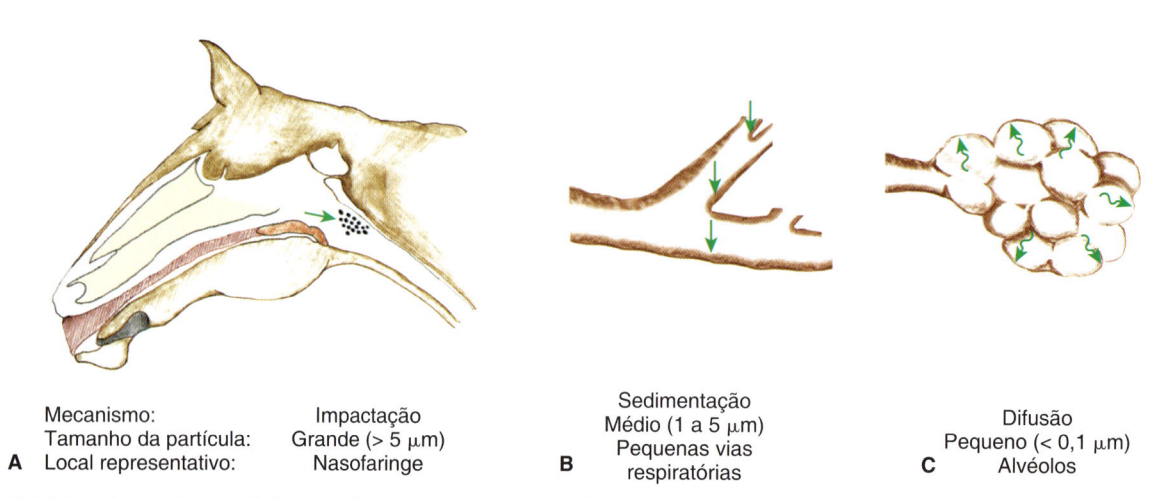

Mecanismo:	Impactação	Sedimentação Médio (1 a 5 μm)	Difusão
Tamanho da partícula:	Grande (> 5 μm)	Pequenas vias	Pequeno (< 0,1 μm)
A Local representativo:	Nasofaringe	**B** respiratórias	**C** Alvéolos

● **Figura 50.1** Mecanismos de deposição de partículas na árvore traqueobrônquica. **A.** Partículas grandes são depositadas por impactação nas curvaturas das vias respiratórias maiores. **B.** Partículas de tamanho médio são depositadas nas vias respiratórias menores por sedimentação. **C.** Partículas pequenas entram em contato com as paredes dos alvéolos por difusão.

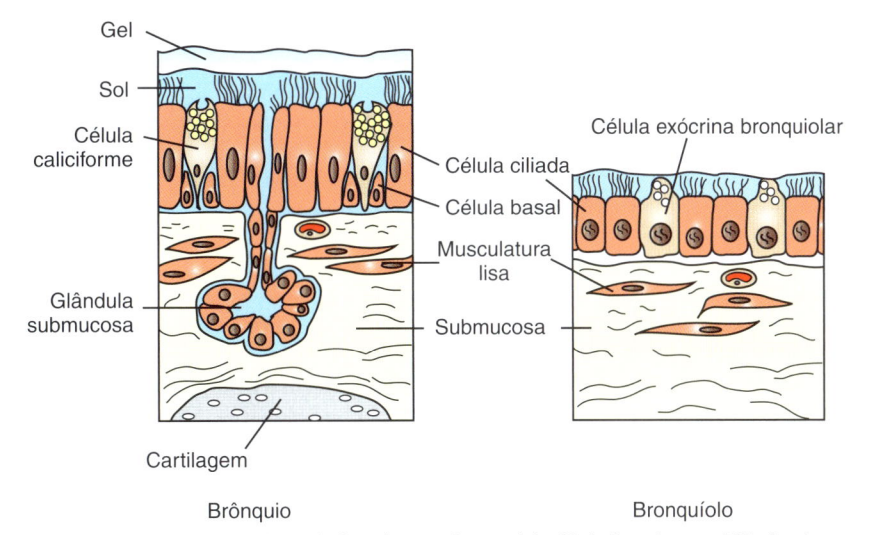

Figura 50.2 Diagrama do epitélio e da submucosa de um brônquio e um bronquíolo. No brônquio, o epitélio é colunar pseudoestratificado e inclui células caliciformes, células ciliadas e células basais, sendo que as últimas não alcançam a superfície do epitélio. Uma glândula brônquica é apresentada na submucosa com o seu ducto passando através da musculatura lisa. A cartilagem está subjacente à camada submucosa. Os cílios se movimentam dentro de uma camada em solução sobre a qual está uma camada de muco em gel. No bronquíolo, o epitélio é cuboide e é uma mistura de células ciliadas e células exócrinas bronquiolares. O músculo liso é mostrado na submucosa. Os bronquíolos normalmente não possuem glândulas submucosas ou células caliciformes, e não possuem cartilagem em suas paredes.

conciliadas constituem-se na fonte de líquido que reveste as vias respiratórias. Nas vias respiratórias maiores, as *células caliciformes* produzem secreções mucosas. Nos brônquios, as *glândulas submucosas* produzem tanto secreções serosas quanto mucosas. As secreções são reguladas pelo sistema nervoso autônomo. Por todo o trato respiratório, o movimento transepitelial de água e íons pode modificar a composição da camada mucosa. A troca de íons e de líquido é auxiliada pelos microvilos na superfície das células epiteliais, que funcionam para aumentar a área de superfície disponível para troca.

Modificações na quantidade, na composição e na viscosidade do muco ocorrem em resposta a muitos estímulos, e podem ser a causa ou a consequência da doença respiratória. O epitélio normal das vias respiratórias regula as taxas de absorção de sódio (Na^+) e de secreção de cloreto (Cl^-) para regular a profundidade da camada mucosa para a melhor função ciliar. Uma modificação na profundidade ou na viscosidade da camada em solução compromete a função ciliar, e mudanças nas propriedades viscoelásticas da camada em gel alteram as taxas de depuração. A discinesia ciliar primária é uma condição hereditária na qual a função dos cílios é prejudicada. Esta doença ocorre em várias raças de cães e resulta em sintomas respiratórios crônicos e pneumonia, em conjunto com sinais clínicos relacionados à disfunção dos cílios em outros órgãos.

A *tosse* faz parte do mecanismo de depuração do trato respiratório e é deflagrada pelo estímulo dos *receptores irritantes subepiteliais*, ou receptores de estiramento, que são mais numerosos nos brônquios maiores. Os receptores podem ser estimulados pela deformação mecânica resultante de corpos estranhos ou quantidades excessivas de material como muco sobre a superfície epitelial. O reflexo da tosse se torna hiper-responsivo quando as passagens de ar estão inflamadas e/ou o epitélio do trato respiratório está lesionado (p. ex., por infecções virais). A tosse é eficaz para remover as secreções mucoides da traqueia intratorácica e grandes brônquios, mas não auxilia na remoção de muco de brônquios mais periféricos e bronquíolos. O *espirro* é mediado por neurônios nociceptivos do tipo C e tem como função expelir irritantes, muco e as partículas contidas dentro das vias respiratórias superiores.

Células dendrítica e macrófagos alveolares capturam partículas depositadas na superfície das vias respiratórias e eliciam respostas imunes inatas e adaptativas

As *células dendríticas* residentes pulmonares estão presentes primariamente no aspecto basolateral do epitélio das vias respiratórias. Elas servem como células sentinelas, fazendo a amostragem das superfícies alveolares e das vias respiratórias condutoras em busca de antígenos e, subsequentemente, iniciando respostas celulares imunes apropriadas de acordo com o antígeno encontrado. Células dendríticas não somente orquestram a resposta imune contra patógenos virais e bacterianos como também são criticamente importantes para garantir a tolerância imunológica quando apresentadas a antígenos inócuos, de tal forma que a inflamação não seja induzida desnecessariamente; a alergia é um resultado de falha da tolerância imunológica.

Os *macrófagos alveolares*, que constituem a maioria das células dos líquidos de revestimento alveolar, são os principais fagócitos residentes do pulmão normal e são uma parte importante do sistema imune inato. As proteínas surfactantes, o complemento, as opsoninas e as lisozimas nas secreções do trato respiratório auxiliam os macrófagos a eliminarem os patógenos, como bactérias. Uma vez fagocitadas, as partículas são destruídas pelo macrófago ou transportadas para fora dos pulmões. Alguns macrófagos entram no sistema de depuração mucociliar diretamente a partir dos alvéolos; outros atravessam a parede alveolar e entram nos tecidos linfoides associados às vias respiratórias. No tecido linfoide, os macrófagos servem como *células apresentadoras de antígenos* (CAP), e, nessa função, são essenciais no comando da resposta imune adaptativa pulmonar.

Os macrófagos alveolares adaptam-se aos altos níveis de oxigênio (O_2) dos alvéolos, e a hipoxia deprime sua função de fagocitose. A função dos macrófagos também é suprimida pelos glicocorticoides endógenos que são liberados das glândulas suprarrenais em momentos de estresse e pelos corticosteroides sintéticos que são utilizados para aliviar a inflamação (p. ex., na artrite ou asma). A supressão da função dos macrófagos induzida por estresse contribui para a doença respiratória em animais transportados por longas distâncias. Além disso, a administração excessiva de corticosteroides sintéticos pode fazer com que os animais se tornem mais suscetíveis às infecções pulmonares virais e bacterianas. As infecções virais também suprimem a ação macrofágica; isso ocorre aproximadamente 7 dias após a inoculação com o vírus (Figura 50.3) e contribui para as infecções bacterianas secundárias que comumente se seguem a uma doença respiratória viral.

Os macrófagos alveolares constituem-se na primeira linha de defesa. Quando um grande número de partículas é inalado, outros fagócitos do sangue, particularmente *neutrófilos polimorfonucleares* (PMN ou neutrófilos), auxiliam os macrófagos. Células fagocíticas liberam *radicais de O_2 tóxicos* e *enzimas proteolíticas* para degradar as bactérias invasoras, mas também lesionam o tecido pulmonar durante esse processo. Os inibidores endógenos da protease (p. ex., α_1-antitripsina) e os antioxidantes (p. ex., glutationa peroxidase, ácido ascórbico) protegem o pulmão de seus próprios mecanismos de defesa.

As citocinas e as quimiocinas comunicam respostas de defesas adaptativas

Quando agentes infecciosos, a resposta alérgica ou a inalação de partículas ou gases tóxicos lesionam os pulmões, um processo inflamatório elaborado é elicitado. *Citocinas* são mediadores químicos produzidos e liberados por células do sistema imune que direcionam as ações de outras células pelas vias de sinalização, fornecendo meios para comunicação entre as células envolvidas no processo inflamatório. *Quimiocinas* (*citocinas quimiotáticas*) são um subgrupo de citocinas que promovem quimiotaxia, atraindo, assim, células inflamatórias ao local da lesão. Citocinas e quimiocinas são produzidas e liberadas pelos macrófagos, linfócitos, células endoteliais e epiteliais, e várias outras células envolvidas no processo inflamatório. As funções das citocinas e das quimiocinas são atrair células inflamatórias para o local da lesão e fornecer uma forma de comunicação entre as células envolvidas no processo inflamatório. Além de estabelecer a inflamação inicial associada à lesão, elas também estão envolvidas na regulação da resposta inflamatória e orquestração do remodelamento tecidual para promover a cicatrização.

Um exemplo da interação entre citocinas e quimiocinas na inflamação ocorre quando há lesão física ao epitélio pulmonar ou a presença de bactérias no pulmão; qualquer um desses estímulos causa a liberação das citocinas fator de necrose tumoral (TNF) e interleucina (IL)-1 a partir dos macrófagos. Essas citocinas agem para atrair neutrófilo para a área lesionada do pulmão. Além disso, o TNF e a IL-1 iniciam mecanismos que fazem com que células epiteliais (p. ex., alveolares tipo II) e endoteliais produzam a quimiocina IL-8, a qual prolonga a resposta inflamatória, além de ser um potente quimiotáxico de células inflamatórias. As células epiteliais brônquicas lesadas também são capazes de produzir IL-1, IL-6, fator estimulante de colônia de granulócito-macrófago (GM-CSF) e IL-8, todos desempenhando funções na cascata de inflamação. Outras citocinas, como IL-4, IL-5, IL-9, IL-13, IL-17 e IL-22, estão envolvidas na inflamação alérgica.

Troca de líquido pulmonar

O pulmão produz linfa continuamente como resultado do movimento de líquido da microvasculatura para o interstício pulmonar

No pulmão, como em outros órgãos, existe um movimento contínuo de água e solutos do leito capilar para o interstício pulmonar. As forças hidrostáticas e osmóticas que governam o movimento de líquido são as mesmas que as de outros órgãos; mas, pelo fato de a vasculatura pulmonar operar sob baixa pressão, a magnitude das forças é diferente e as consequências são mais graves. Aproximadamente 60% da filtração de líquido ocorrem a partir dos capilares alveolares, 15% a partir de pequenas artérias extra-alveolares e 20% de veias extra-alveolares.

A Figura 50.4 representa um capilar em um septo alveolar. A filtração de líquido normalmente ocorre entre o capilar e o tecido intersticial no lado espesso do septo alveolar, onde uma camada de interstício está interposta entre o endotélio capilar e a membrana basal epitelial. O líquido filtrado dos capilares pulmonares não se acumula nesse interstício, mas se move através dele porque tem baixa complacência em consequência das ligações *proteoglicanas* entre as estruturas. No lado delgado do septo alveolar, falta um tecido intersticial, pois o endotélio capilar compartilha a membrana basal com o epitélio alveolar.

As células do endotélio capilar pulmonar são unidas por junções frouxas que fornecem uma passagem para o movimento de líquido, pequenas moléculas e íons entre o lúmen capilar e o espaço intersticial. Essas junções são frouxas o suficiente para que algumas pequenas proteínas, como albumina, possam cruzar levando a concentração de albumina do líquido intersticial pulmonar próxima da metade da concentração do sangue. Em estados patológicos, como inflamações, o endotélio se torna mais permeável; isso permite que moléculas maiores passem entre células endoteliais adjacentes e assim se movimentem entre o lúmen capilar e o espaço intersticial. O

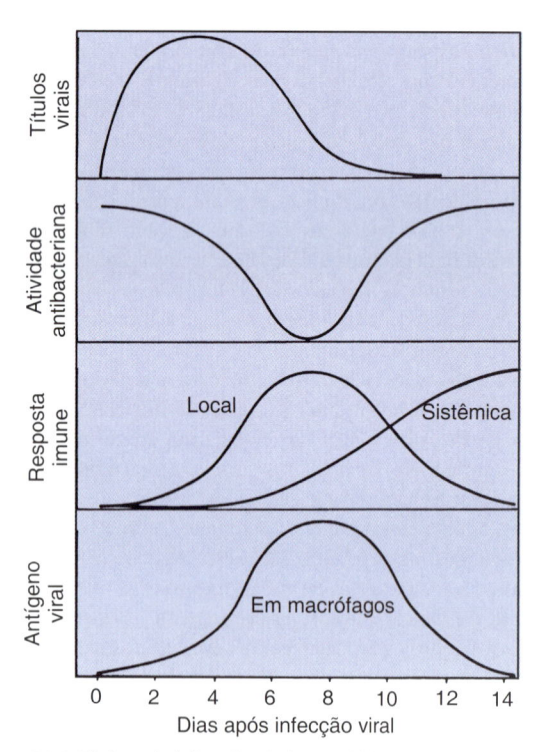

• **Figura 50.3** Efeitos da infecção viral na atividade antibacteriana dos macrófagos alveolares. A atividade antibacteriana fica deprimida por 7 dias após a infecção viral experimental. Nesse momento, o antígeno viral está localizado nos macrófagos, que são lesionados pela resposta imune local ao vírus. (Fonte: Jakab GT. Viral-bacterial interactions in respiratory tract infections: a review of the mechanisms of virus-induced suppression of pulmonary antibacterial defenses. In: Loan RW, ed. *Bovine respiratory disease: a symposium*. College Station, Tex, Texas A&M: University Press; 1984.)

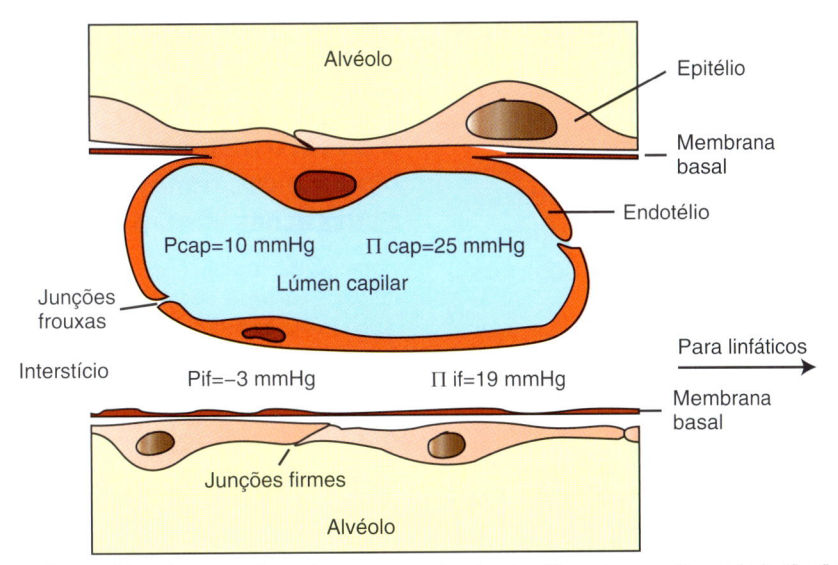

● **Figura 50.4** Representação diagramática de um capilar pulmonar no septo alveolar. *Na parte superior*, no lado "fino" do septo, o endotélio capilar e o epitélio alveolar compartilham uma membrana basal. *Na parte inferior*, no lado "grosso" do septo, o endotélio e o epitélio são separados por uma camada de tecido intersticial. Os valores típicos das pressões hidrostáticas dos líquidos capilar e intersticial (Pcap e Pif) e das pressões oncóticas (Πcap e Πif) são apresentados.

aumento da permeabilidade é indicado por uma diminuição do coeficiente de reflexão (σ) na equação de Starling (ver adiante).

Ao contrário das conexões frouxas entre as células endoteliais capilares pulmonares, o epitélio alveolar contém junções firmes que restringem amplamente a passagem de líquido e moléculas sob condições normais. Desse modo, o epitélio alveolar é menos permeável do que o endotélio capilar pulmonar e o líquido não extravasa a partir do interstício em direção ao espaço do ar alveolar, a menos que o epitélio esteja danificado ou exista considerável acúmulo de líquido no interstício.

As forças descritas na *equação de Starling* governam o movimento de líquido através do endotélio capilar pulmonar, como segue:

Fluxo do líquido = K × [(Pcap – Pif) – σ (Πcap – Πif)]

Em que *K* é a taxa de fluxo (mℓ/h) por unidade de pressão através do endotélio e é referida como o *coeficiente de filtração* capilar; *Pcap* é a pressão hidrostática capilar; *Pif* é a pressão hidrostática do líquido intersticial; Π*cap* e Π*if* são as pressões osmóticas coloidais (oncóticas) do capilar e do interstício, respectivamente; e σ é o *coeficiente de reflexão*, que indica o quão efetivo o endotélio capilar é com relação a prevenir o movimento de proteínas e outros solutos (ver Capítulo 23). Os valores para o coeficiente de reflexão (σ) variam desde 0, indicando que não há barreira (vazada) para a passagem de solutos, até 1,0, indicando que não há passagem de solutos (barreira estreita), com uma variação típica para capilares pulmonares de 0,5 a 0,7 sob condições normais. A Pcap e a Πif são ambas forças que promovem o movimento de líquido para fora dos capilares, enquanto a Pif e Πcap servem para reter líquido no lúmen capilar.

Quando os valores normais apresentados na Figura 50.4 são inseridos na equação de Starling, a força resultante é positiva e favorece a filtração de líquido para fora dos capilares para o interstício pulmonar. O líquido que é continuamente filtrado dos capilares não se acumula no interstício de baixa complacência do septo alveolar, movendo-se em direção aos tecidos perivascular e peribrônquico, onde os *vasos linfáticos* estão localizados. O transporte de líquido para fora do pulmão ao longo dos vasos linfáticos, auxiliado pela vasomoção e pelas válvulas linfáticas, mantém o líquido intersticial no espaço perivascular e peribrônquico em baixa pressão.

A filtração de líquido para fora dos capilares pulmonares varia com as mudanças na permeabilidade vascular (σ) e com as pressões hidrostática (P) e oncótica (Π). Os aumentos na pressão hidrostática capilar ocorrem durante exercício e em animais com insuficiência cardíaca esquerda. Essas pressões elevadas resultam no aumento do fluxo de líquido para o interstício. Durante os exercícios, os vasos linfáticos removem este líquido filtrado tão rapidamente que há pouco acúmulo total. Isso é particularmente notável no cavalo que se exercita muito, no qual a pressão capilar pulmonar excede 60 mmHg. Foi relatado que o fluxo de líquido dos capilares pulmonares chega a 8 ℓ/min. Do mesmo modo, na insuficiência cardíaca, os linfáticos acumulam grandes aumentos no fluxo de líquido. Como a transferência de líquido para fora dos capilares aumenta ainda mais, um excesso de líquido se acumula ao redor dos brônquios e dos grandes vasos sanguíneos nos espaços peribrônquicos e perivasculares, que são complacentes. Com incrementos grandes ou sustentados no fluxo de líquido através do *endotélio capilar pulmonar*, as pontes proteoglicanas no septo alveolar se rompem, o que aumenta em muito a complacência dessa região e possibilita movimentos de líquido ainda maiores para o interstício. Esse líquido é denominado *edema intersticial pulmonar* e é observado radiograficamente como coxins peribrônquicos. Quando a pressão do líquido dentro do interstício pulmonar excede a capacidade de barreira do epitélio alveolar, ocorre *edema alveolar* clinicamente evidente conforme o líquido adentra os espaços aéreos através das células epiteliais ou ao nível dos bronquíolos. Isso é observado radiograficamente como opacificação pulmonar e/ou *broncogramas aéreos*, nos quais brônquios preenchidos por ar (de aparência preta em uma radiografia) são mais visivelmente distintos quando adjacentes aos alvéolos preenchidos por líquido (de aparência cinza ou branca em uma radiografia). O líquido espumoso, típico da forma clínica do edema pulmonar, resulta da mistura do ar, do líquido de edema e do surfactante dentro das vias respiratórias.

O aumento da filtração de líquido e o edema pulmonar também podem ser resultantes de uma diminuição na pressão oncótica plasmática, que é resultado da *hipoproteinemia*. A hipoproteinemia pode ser causada por doenças, desnutrição ou pela administração demasiadamente vigorosa dos líquidos intravenosos, diluindo as proteínas plasmáticas. O aumento da permeabilidade vascular pulmonar ocorre em muitas doenças pulmonares inflamatórias, como a pneumonia. Isso resulta dos efeitos dos produtos de células inflamatórias, como radicais de O_2, sobre o endotélio. O líquido rico em proteínas extravasa para o interstício, elevando a pressão oncótica do líquido intersticial e causando atração osmótica de água do vaso para o interstício.

O líquido pleural tem origem na filtração dos capilares na pleura parietal e é reabsorvido através das estomas que se conectam com os vasos linfáticos

Durante a respiração, os pulmões deslizam sobre a parede torácica com pouca resistência de atrito. Isso ocorre por conta das duas membranas pleurais, denominadas *visceral* (interna) e *parietal* (externa), que são revestidas por fosfolipídios carregados negativamente que criam discreta repulsão entre as membranas, permitindo que elas deslizem facilmente umas sobre as outras. Adicionalmente, o *espaço pleural* contém uma pequena quantidade de líquido que lubrifica ainda mais as superfícies pleurais. O volume de líquido pleural é baixo (aproximadamente 0,26 mℓ/kg) e é trocado aproximadamente a cada hora. A captação contínua de *líquido pleural* pelos linfáticos auxilia na manutenção das superfícies visceral e parietal próximas uma da outra. O conteúdo proteico do *líquido pleural* normalmente é baixo (1,5 g/dℓ), mas as forças de Starling resultantes favorecem a filtração de líquido para o espaço pleural. Em condições normais, o líquido entra no espaço pleural através da filtração pelos capilares na pleura parietal (mas não na visceral) e é removido pelos vasos linfáticos que se comunicam diretamente com o espaço pleural por meio de estomas (orifícios) na superfície da pleura parietal. A densidade de *estomas* é particularmente alta próxima à parte tendínea do diafragma e no lado mediastínico da cavidade pleural. O movimento de líquido em direção ao espaço pleural é governado pelas mesmas forças de Starling que determinam o fluxo de líquido através do endotélio capilar pulmonar. Embora essa capacidade de reserva para depuração por vasos linfáticos exceda amplamente a taxa normal de produção de líquido pleural, pode haver acúmulo de líquido na cavidade pleural quando há aumento das pressões capilares, quando as pressões oncóticas plasmáticas caem ou quando a permeabilidade vascular se eleva por inflamação da pleura, denominada *pleurite*. Embora ambas as membranas pleurais sejam supridas pela circulação sistêmica (pleura parietal irrigada pelas artérias intercostais e pleura visceral irrigada pelas artérias brônquicas), o acúmulo de líquido pleural (efusão plural) é mais intimamente relacionado às pressões vasculares pulmonares do que às pressões vasculares sistêmicas. Isso pode estar relacionado ao fato de que as veias da pleura visceral drenam para a circulação pulmonar (embora as veias da pleura parietal drenem para a circulação sistêmica através da veia cava anterior). Ademais, a efusão pleural devida à alteração das forças de Starling ocorre somente após o desenvolvimento do edema pulmonar.

Diversos outros estados patológicos estão associados ao acúmulo de líquido pleural. O *quilotórax* é o acúmulo de líquido linfático no espaço pleural como resultado do distúrbio de vasos linfáticos intratorácicos, e de forma semelhante, o *hemotórax* (acúmulo de sangue no espaço pleural) é o resultado do distúrbio dos vasos sanguíneos intratorácicos. Por fim, o líquido ascítico na cavidade peritoneal pode ser translocado para o espaço pleural através dos vasos linfáticos ou rendas (lacerações) diafragmáticas. Na presença de condições inflamatórias como a pleurite, se ocorrer acúmulo de fibrina no espaço pleural, os vasos linfáticos se tornam obstruídos, e assim a drenagem é comprometida. Como resultado, grandes volumes de líquido podem se acumular entre os pulmões e a parede torácica, impedindo a ventilação e necessitando de drenagem por meio do uso de drenos torácicos.

Funções pulmonares relacionadas ao metabolismo

O pulmão metaboliza diversas substâncias bioquímicas, remove toxinas do sangue, e suas ações afetam a termorregulação

Como recebe o débito cardíaco total, o leito capilar pulmonar, com sua vasta superfície endotelial, é idealmente posicionado para depurar o sangue de substâncias produzidas em outras partes do corpo. A superfície da célula endotelial, que é ampliada por projeções e depressões conhecidas como *cavéolas*, é o local de muitas enzimas envolvidas na captação e no metabolismo de substâncias vasoativas.

Os pulmões têm um papel importante na regulação da pressão arterial e do volume de líquido por meio do sistema renina-angiotensina-aldosterona (ver Capítulos 34 e 41). Nesse sistema, o *angiotensinogênio* é produzido no fígado e é metabolizado em *angiotensina I* pela renina oriunda das células justaglomerulares renais. A angiotensina I é então ativada em *angiotensina II* pela dipeptidil carboxipeptidase, outrora conhecida como *enzima conversora de angiotensina* (ECA). Ela está presente na superfície luminal das células endoteliais pulmonares e, desta forma, tem pronto acesso a todo o débito cardíaco. A angiotensina II é um potente vasoconstritor e também estimula a liberação de *aldosterona* e *hormônio antidiurético* (também conhecido como *vasopressina*), os quais atuam ainda mais para suportar a pressão sanguínea pela retenção de sódio e água, e promovendo vasoconstrição. A ECA pulmonar também *inativa* o potente vasodilatador *bradicinina*. Assim, as ações da ECA para aumentar a angiotensina II e diminuir a bradicinina fornecem estímulos potentes para retenção de líquido e elevação da pressão arterial. Inibidores da ECA constituem uma importante classe de farmacêuticos utilizados para redução da pressão arterial.

Vários componentes adicionais do sistema renina-angiotensina-aldosterona têm sido identificados nos últimos anos. Um dos metabólitos mais importantes desse sistema é a angiotensina-1-7 (ANG-1-7), que é produzida quando a enzima conversora de angiotensina-2 (ECA2) atua sobre a angiotensina II. A ECA2, assim como a ECA, é extensivamente expressa nos pulmões. A ANG-1-7 tem propriedades vasodilatadoras e, dessa maneira, pode ter um papel terapêutico na hipertensão pulmonar.

Os pulmões também inativam diversos neurotransmissores e mediadores inflamatórios. O neurotransmissor *serotonina* é quase totalmente removido por captação para dentro das células endoteliais, onde é degradada pela monoamina oxidase. A *norepinefrina* também é removida em algum grau. Os *leucotrienos* são degradados pelos neutrófilos, que são numerosos na circulação pulmonar. Vários tipos celulares no pulmão são fontes importantes de produção e destruição de *prostaglandinas* (PG), em particular PGE_2 e PGF_2.

Muitas substâncias exógenas também são removidas do sangue pelo endotélio pulmonar. Às vezes, esse processo pode causar grave lesão pulmonar. Por exemplo, as toxinas das espécies de plantas *Crotalaria* podem provocar hipertrofia da musculatura lisa das arteríolas pulmonares, causando hipertensão pulmonar.

Os processos metabólicos corporais podem gerar uma grande quantidade de calor. O sistema respiratório é importante para termorregulação já que alterações na frequência respiratória e volume corrente (amplitude) afetam a perda de calor. Esse tópico será abordado no Capítulo 53.

Agradecimento

O autor agradece ao Dr. N. Edward Robinson pela permissão para a criação deste capítulo com base em sua obra original.

CORRELAÇÕES CLÍNICAS

Pleurite em um cavalo puro-sangue
Relato
Em sua clínica na Califórnia, você é requisitado para examinar um garanhão puro-sangue, com 3 anos de idade, que chegou no dia anterior, tendo viajado de caminhão oriundo de uma pista de corrida de Nova York. Na chegada, o cavalo estava letárgico. Esta manhã, o garanhão se recusou a comer e beber, e está respirando rapidamente. O dono relata que em Nova York o cavalo estava em uma pista de corrida onde havia muito trânsito de cavalos jovens, muitos dos quais estavam tossindo.

Exame clínico
Ao chegar à fazenda, o dono leva você até o estábulo onde o cavalo está em estação com os cotovelos ligeiramente abduzidos, cabeça baixa e narinas dilatadas. A grama e o feno da alimentação matinal estão intactos. O cavalo tem uma frequência respiratória de 30 movimentos/minuto (normal, 12 a 20). Nos questionamentos adicionais, o dono relata que o cavalo estava da mesma forma quando chegou de Nova York, mas ele pensou que estivesse somente cansado devido à viagem. O caminhoneiro relatou que o cavalo bebeu pouco quando ofereceu água no terceiro dia de viagem pelo país e apenas mordiscou seu feno. Ele estava no caminhão com quatro outros cavalos. A condição destes cavalos é desconhecida.

Você examina o cavalo e observa que está febril, e sua frequência de pulso e a frequência respiratória estão elevadas. O cavalo fica ansioso quando abordado e, particularmente, quando as mãos são colocadas e pressionadas sobre a caixa torácica. As mucosas do cavalo estão vermelho-pálidas. A auscultação do abdome revela sons gastrintestinais mínimos e não há nenhuma evidência de fezes no estábulo. Você ausculta o sistema respiratório e observa sons mais altos e mais rudes do que o normal na traqueia e na porção dorsal dos pulmões bilateralmente. Porém, observa silêncio pulmonar na região ventral bilateralmente.

Você realiza um exame ultrassonográfico do tórax e observa que há um acúmulo de líquido na metade ventral do tórax, com áreas de consolidação pulmonar (nas quais os espaços aéreos estão preenchidos por líquido e/ou materiais sólidos, como exsudato ou debris celulares) e aderências entre as membranas pleurais, obscurecendo a silhueta cardíaca e grande parte do pulmão. Na parte dorsal do tórax, o tecido pulmonar apresenta densificações radiográficas com aparência de algodão, sugerindo que estão em espaços alveolares. Com o auxílio de um ultrassom, uma cânula é inserida na cavidade pleural direita para drenar o líquido, que tem odor fétido, está turvo e contém fragmentos de tecido fibrinoso; 10 ℓ são removidos. Repete-se o procedimento do lado esquerdo, com resultados semelhantes.

A cultura bacteriana do líquido pleural apresenta crescimento de um organismo anaeróbico (*Bacteroides fragilis*), que provavelmente é responsável pelo odor fétido do líquido pleural. O hemograma completo revela redução do número de neutrófilos circulantes e grande número de formas imaturas de neutrófilos (bastonetes). Isso é uma indicação de que as fontes de neutrófilos do corpo foram exauridas e que a medula está liberando formas imaturas. Presumivelmente, os neutrófilos estão sendo sequestrados dentro dos pulmões e da cavidade pleural.

Comentário
O histórico e as manifestações clínicas deste cavalo são bastante típicos de um caso de pleuropneumonia. Em Nova York, este cavalo foi exposto a outros animais que estavam tossindo, provavelmente como resultado de uma infecção viral, como *influenza* ou herpesvírus equino (também conhecido como rinopneumonite equina viral). As viroses respiratórias geralmente comprometem os mecanismos de defesa do pulmão de duas maneiras. Primeira, elas desnudam o epitélio traqueobrônquico de cílios e, assim, reduzem a limpeza mucociliar das vias respiratórias. Segunda, elas comprometem a função dos macrófagos. Essa combinação de eventos resulta na deposição de bactérias nos pulmões e na falha destes em removê-las, seja pelo sistema ciliar ou pelos macrófagos. Como resultado, as bactérias se multiplicam. O estresse provocado pelo transporte piora a situação. O estresse resulta na liberação de corticosteroides a partir da glândula suprarrenal, e isso suprime ainda mais os mecanismos de defesa do pulmão. A adipsia provoca desidratação, que pode tornar mais difícil a eliminação do muco. O fato de manter a cabeça do cavalo elevada durante o transporte também compromete a depuração mucociliar.

Como resultado desses eventos, o cavalo adquiriu uma infecção bacteriana pulmonar, o que provocou a migração de grande número de neutrófilos para dentro dos alvéolos.

Quando a infecção se disseminou para a cavidade pleural, os neutrófilos também migraram para essa região. A liberação dos produtos de neutrófilos responsáveis pela destruição das bactérias causa uma lesão extensa às membranas do epitélio alveolar, capilares pulmonares e capilares pleurais. A proteína que extravasa para dentro dos espaços alveolares, interstício pulmonar e cavidade pleural eleva a pressão osmótica dentro dessas regiões. Isso resulta no movimento de líquido dos espaços vasculares para os alveolares, interstício e cavidade pleural. Dentro da cavidade pleural, o líquido acumulou-se ventralmente em virtude da gravidade e oculta os sons pulmonares na porção ventral do tórax.

Tratamento
O cavalo é transferido para o leito hospitalar para que possa ser fornecido cuidado intensivo. Drenos torácicos permanentes são inseridos na cavidade pleural bilateralmente de modo que o líquido possa ser drenado repetidas vezes. O cavalo é tratado com antibióticos de amplo espectro, com base nos resultados de cultura e antibiograma, anti-inflamatórios não esteroidais (flunexin meglumina) e terapia de suporte. Você informa ao proprietário que a terapia provavelmente precisará ser mantida durante algumas semanas e que as chances do cavalo retornar à performance atlética não chegam a 60%.

Insuficiência mitral em um cão
Relato
Uma Cocker Spaniel castrada com 12 anos de idade é encaminhada para seu hospital veterinário por causa de uma deterioração recente em sua condição. A cadela era um animal fiel e sempre gostava de se exercitar com seu dono, mas nos últimos meses o dono observou nela uma crescente relutância para praticar exercícios. A cadela também tosse, especialmente quando se levanta após um descanso. Nos últimos dias, ela se recusou a sair de casa e tem comido pouco. Você relata ao dono uma suspeita de que a cadela apresenta uma cardiopatia, o que está provocando o acúmulo de líquido nos pulmões.

Exame clínico
Você examinou esta cadela em muitas ocasiões, e ela sempre foi amigável; mas, quando você entra na sala de exames, a cadela o cumprimenta apenas com um leve balanço da cauda. Ela permanece com sua cabeça baixa e sua língua para fora; está arfando. Ela caminha de forma relutante em sua direção quando você a chama. Antigamente, ela era gorda, mas agora está com peso normal; logo, nos últimos meses, ela perdeu peso.

Você coloca o animal sobre a mesa de exame e avalia as suas mucosas, que parecem úmidas e de coloração normal, e o tempo de preenchimento capilar. A temperatura da cadela está normal. Ela está ofegante, o que torna a auscultação torácica difícil, mas nas ocasiões em que ela respira sem ofegar, você observa sons aumentados na traqueia e em todos os campos pulmonares, que parecem líquido borbulhando dentro dos espaços aéreos dos pulmões. A frequência cardíaca está aumentada e um murmúrio grave é audível na área sobre a mitral durante a sístole. Você diz ao dono que suspeita que a cadela tem uma cardiopatia, que está causando acúmulo de líquido nos pulmões.

Você realiza o exame radiográfico do tórax e obtém uma amostra de sangue para hemogasometria. As radiografias torácicas mostram um coração aumentado, particularmente o ventrículo esquerdo. Os pulmões estão difusamente mais densos do que o normal, e as densificações têm aparência de algodão. Nota-se broncograma aéreo. O broncograma aéreo e a aparência das densidades pulmonares sugerem patologia alveolar. Também há maior densificação ao longo das paredes das vias respiratórias principais. A pressão parcial arterial de O_2 (PaO_2) é de 70 mmHg (normal, 85 a 100 mmHg), e a pressão parcial arterial de dióxido de carbono ($PaCO_2$) é de 30 mmHg (normal, 35 a 45 mmHg).

Realiza-se um ecocardiograma para investigar mais o coração e a valva mitral. O ecocardiograma demonstra espessamento do folheto septal da valva mitral, bem como do lateral. Ocorre um prolapso da valva mitral durante a sístole ventricular. O ventrículo esquerdo parece dilatado, e a contratilidade ventricular esquerda está diminuída. Observa-se fluxo sanguíneo regurgitante através da valva mitral.

CORRELAÇÕES CLÍNICAS (*continuação*)

Comentário

A insuficiência cardíaca esquerda está acompanhada de insuficiência de valva mitral, e assim o sangue volta para o átrio esquerdo durante a sístole, o que origina o sopro. A elevação da pressão do átrio esquerdo, resultante da regurgitação mitral, está levando ao aumento da pressão nas veias e capilares pulmonares. A pressão hidrostática capilar pulmonar aumentada causa a filtração de líquido para o interstício e agora para dentro dos espaços alveolares. Essa condição provavelmente tem progredido durante algum tempo, e, apenas quando se tornou grave o suficiente para que o líquido se acumulasse nos espaços aéreos pulmonares, o dono notou a deterioração da condição da cadela.

A hipoxemia é um resultado da assincronia entre ventilação e perfusão por causa do acúmulo de líquido dentro dos espaços alveolares. Esses espaços cheios de líquido ainda estão perfundidos, mas o sangue que passa por esta região não capta uma quantidade suficiente de O_2 conforme o líquido aumenta a barreira à difusão. Isso provoca hipoxemia. A hipoxemia estimula a ventilação, e o aumento na ventilação total dos pulmões é suficiente para eliminar mais dióxido de carbono (CO_2) do que o normal; assim, a Pa_{CO_2} está discretamente reduzida em 30 mmHg.

Tratamento

O cão é tratado com um diurético, um inibidor da enzima conversora de angiotensina e um glicosídeo digitálico. O diurético e o inibidor da enzima conversora de angiotensina reduzem o volume vascular e as pressões intravasculares; eles, portanto, reduzem a quantidade de líquido que está sendo filtrada para o pulmão, assim como reduzem o trabalho cardíaco. Isso leva à resolução do edema com o decorrer do tempo. O glicosídeo digitálico aumenta a contratilidade do coração e o débito cardíaco da cadela, o que melhora sua habilidade de se exercitar. Você diz ao tutor que esses tratamentos melhorarão a qualidade de vida da cadela, mas não são curativas e a insuficiência cardíaca continuará a progredir com o passar do tempo.

Questões de revisão

1. Partículas maiores que 5 μm de diâmetro são depositadas no trato respiratório por:
   a. Deposição inercial nas pequenas vias respiratórias
   b. Sedimentação nas vias respiratórias
   c. Difusão nos alvéolos
   d. Deposição inercial nas grandes vias respiratórias
   e. Sedimentação nos alvéolos
2. Quanto ao sistema mucociliar:
   a. Consiste em uma camada em gel, na qual os cílios se movimentam, sobreposta por uma camada em solução que aprisiona partículas
   b. É restrito à cavidade nasal e traqueia, e não se estende para os brônquios
   c. Consiste, em parte, em muco produzido por células caliciformes nos bronquíolos respiratórios e por células exócrinas bronquiolares na traqueia
   d. Tem uma frequência de transporte mais rápida na traqueia do que nos bronquíolos
   e. Não existem células ciliadas nos bronquíolos; assim, o muco deve ser puxado para as vias respiratórias maiores por arrastamento viscoso
3. A fagocitose de partículas inaladas:
   a. Geralmente é feita por células alveolares tipo II
   b. Sempre pode ser realizada por macrófagos alveolares
   c. Algumas vezes requer tanto macrófagos quanto neutrófilos
   d. É acentuada pela hipoxia alveolar
   e. Nenhuma das anteriores
4. O movimento de líquido entre os capilares pulmonares e os vasos linfáticos pulmonares:
   a. Não ocorre em um animal normal
   b. É acentuado pelo aumento na pressão hidrostática capilar
   c. É acentuado por um aumento na pressão oncótica capilar
   d. Ocorre por meio da superfície alveolar
   e. É facilitado por uma pressão positiva nos espaços peribrônquicos do feixe broncovascular
5. Qual dos seguintes itens ocorre como resultado das enzimas localizadas no endotélio pulmonar?
   a. Conversão da angiotensina I em angiotensina II
   b. Conversão de angiotensinogênio em angiotensina I
   c. Liberação de renina
   d. Conversão de renina em angiotensina II
   e. Nenhuma das anteriores

Bibliografia

Agostoni E, Zocchi L. Pleural liquid and its exchanges. *Respir Physiol Neurobiol*. 2007;159:311–323.

Chambers LA, Rollins BM, Tarran R. Liquid movement across the surface epithelium of large airways. *Respir Physiol Neurobiol*. 2007;159(3):256–270.

Dela Cruz CS, Koff JL. Innate and adaptive immunity in the lung. In: Grippi MA, Elias JA, Fishman JA, et al, eds. *Fishman's Pulmonary Diseases and Disorder*. 5th ed. New York: McGraw-Hill; 2015.

Kopf M, Schneider C, Nobs SP. The development and function of lung-resident macrophages and dendritic cells. *Nat Immunol*. 2015;16:36–44.

Leff AR, Schumacker PT. *Respiratory Physiology: Basics and Applications*. Philadelphia: Saunders; 1993.

Lekeux P, Art T, Hodgson DR. The respiratory system: anatomy, physiology and adaptations to exercise and training. In: Hodgson DR, McGowan CM, eds. *The Athletic Horse: Principles and Practice of Equine Sports Medicine*. St. Louis: Saunders; 2014.

Lumb AB. *Nunn's Applied Respiratory Physiology*. 8th ed. Elsevier; 2017.

Miserocchi G. Mechanisms controlling the volume of pleural fluid and extravascular lung water. *Eur Respir Rev*. 2009;18(114):244–252.

Siegford J, Powers W, Grimes-Casey HG. Environmental aspects of ethical animal production. *Poult Sci*. 2008;87(2):380–386.

51

Transporte Fetal e Neonatal de Oxigênio

SUSAN L. EWART

PONTOS-CHAVE

1. O feto depende da placenta para trocas de gás, nutrientes e subprodutos metabólicos.
2. A eficiência da troca gasosa na placenta depende da disposição dos vasos sanguíneos fetais e maternos, que varia de acordo com a espécie.
3. A circulação fetal mistura sangue oxigenado e desoxigenado em vários pontos, de maneira que o feto vive em um estado de hipoxemia relativa.
4. O transporte de oxigênio fetal é auxiliado pela hemoglobina fetal, que tem alta afinidade pelo oxigênio.
5. O pulmão desenvolve-se em três estágios e, na ocasião do nascimento, deve haver surfactante pulmonar.
6. No momento do parto, ou logo após, os vasos umbilicais se rompem, a resistência vascular pulmonar diminui, e o forame oval, ducto arterioso e ducto venoso se fecham.

O feto depende da placenta para trocas de gás, nutrientes e subprodutos metabólicos

Do momento da concepção até o nascimento, o *feto* depende da mãe para o suprimento de oxigênio (O_2) e nutrientes, e para a remoção de dióxido de carbono (CO_2) e outros subprodutos metabólicos. No início da gestação, essas substâncias são trocadas por difusão através dos líquidos uterinos. À medida que o *concepto* aumenta de tamanho, o órgão especializado nessas trocas, conhecido como *placenta*, se desenvolve e passa a ser essencial. A placenta mantém o sangue materno e o fetal em íntima justaposição em uma grande área de superfície provida por uma rede de capilares. A troca de nutrientes e de gases ocorre na placenta; assim como no pulmão, o sangue desoxigenado é carreado para a placenta em artérias, e o sangue mais bem oxigenado deixa a placenta em uma veia.

A classificação macroscópica da placenta varia muito nas diferentes espécies (Tabela 51.1). Em cavalos e porcos, a placenta é *difusa* e reveste a maior parte do epitélio uterino. Em ruminantes, possui fileiras de *cotilédones* discretos, circulares ou ovais ligados a aproximadamente 100 *carúnculas* altamente vascularizadas no epitélio uterino. Em cães, a placenta é *zonária*, formando uma faixa circular ao redor do *alantocórion* de cada filhote.

Além de diferirem na quantidade de superfície uterina à qual estão aderidas, as placentas também diferem no número de camadas de células que separam o sangue materno do fetal (Tabela 51.1). Em cavalos, porcos, ovelhas e vacas, o *córion* fetal é adjacente ao epitélio uterino materno (placentação *epiteliocorial*), ao passo que, em cães e gatos, o córion está adjacente ao endotélio dos vasos maternos (placentação *endoteliocorial*). Em roedores e na maioria dos primatas, o córion invade a mucosa uterina e rompe os capilares maternos, de maneira a ficar embebido no sangue materno (placentação *hemocorial*).

A eficiência da troca gasosa na placenta depende da disposição dos vasos sanguíneos fetais e maternos, que varia de acordo com a espécie

A troca de gases e outras substâncias através da placenta é determinada por vários fatores, que incluem a quantidade de superfície justaposta entre os tecidos fetais e maternos e o número de camadas de células que separam o sangue materno do fetal. Outro fator que determina a troca é a disposição dos vasos sanguíneos maternos e fetais dentro das pequenas e interdigitadas vilosidades da placenta (Figura 51.1). O fluxo em *contracorrente* do sangue fetal e materno propicia uma troca mais eficiente e permite o equilíbrio entre as pressões parciais gasosas *arteriais* do sangue fetal e materno. Ao contrário, o fluxo *concomitante* de sangue materno e fetal permite que os vasos fetais se equilibrem com as pressões parciais gasosas *venosas* maternas, fornecendo, assim, uma pressão parcial de O_2 (P_{O_2}) muito menor ao feto. Nos tipos de equilibradores em *corrente cruzada* e em *reservatório*, alças capilares fetais seguem para os vasos maternos ou para uma coleção de sangue materno. Nenhum modelo simplificado descreve facilmente

Tabela 51.1	Placentação em mamíferos domésticos.	
Espécies	**Classificação**	
	Macroscópica	**Histológica**
Cavalo	Difusa	Epiteliocorial
Porco	Difusa	Epiteliocorial
Vaca	Cotiledonária	Epiteliocorial
Ovelha	Cotiledonária	Epiteliocorial
Cabra	Cotiledonária	Epiteliocorial
Cão	Zonária	Endoteliocorial
Gato	Zonária	Endoteliocorial
Coelho	Discoide	Hemocorial
Porquinho-da-índia	Discoide	Hemocorial

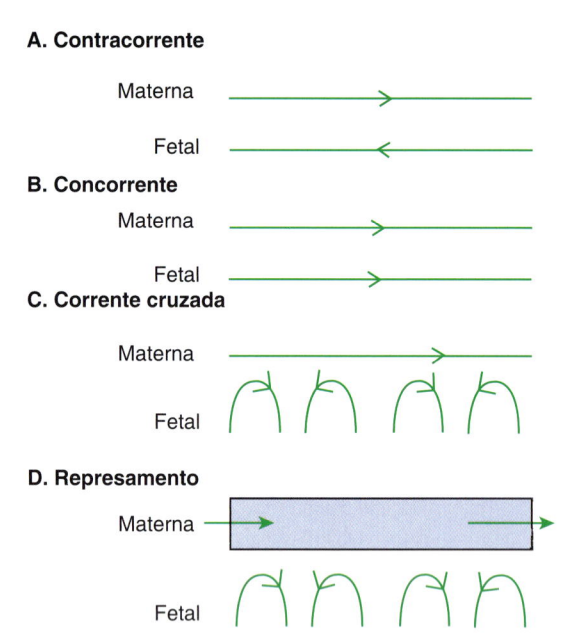

A. Contracorrente

Materna

Fetal

B. Concorrente

Materna

Fetal

C. Corrente cruzada

Materna

Fetal

D. Represamento

Materna

Fetal

● **Figura 51.1** Representação esquemática das possíveis disposições dos vasos sanguíneos fetais e maternos. As *setas* indicam a direção do fluxo sanguíneo. (Fonte: Dawes GS. *Fetal and neonatal physiology: a comparative study of the changes at birth*. Chicago, IL: Year Book Medical; 1968.)

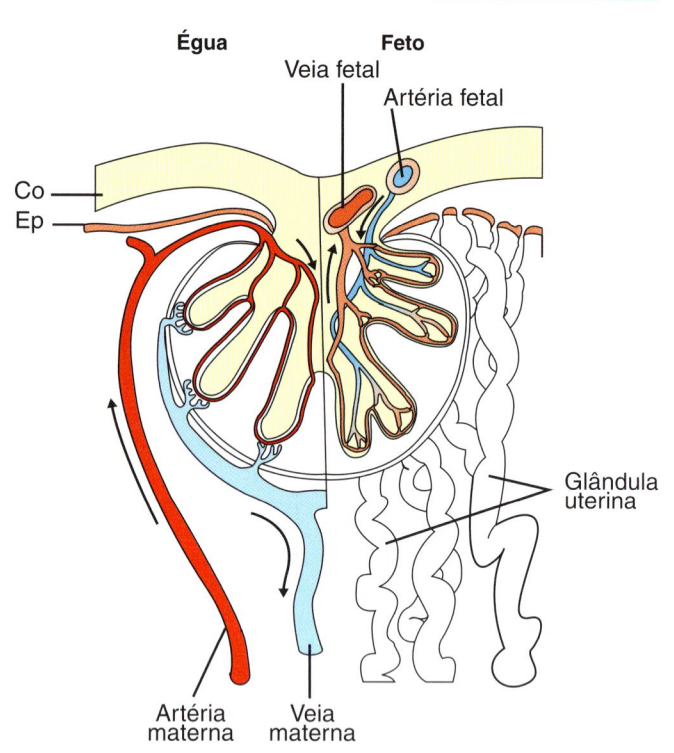

Égua Feto
Veia fetal
Artéria fetal

Co
Ep

Glândula uterina

Artéria materna Veia materna

● **Figura 51.2** Diagrama mostrando a disposição dos vasos sanguíneos maternos e fetais nos microcotilédones da placenta equina difusa. As *setas* na metade superior mostram as direções contracorrentes do fluxo sanguíneo materno e fetal. Para transparência ilustrativa, os vasos maternos e fetais são demonstrados em lados opostos da linha vertical central nesta figura, enquanto *in situ* os vasos maternos e fetais estão em íntima aposição um ao outro. *Co*, corioalantoide; *Ep*, epitélio uterino. (Adaptada de Tsutsumi Y. The vascular pattern of the placenta in farm animals (horse, pig, cow, sheep and rabbit). *J Facul Agr*, *Hokkaido Univ*. 1962; 52(3):372-482.)

esses tipos de trocadores. É provável que várias disposições diferentes de vasos sejam encontradas nas placentas de todas as espécies, mas algumas espécies parecem ter mais as características de trocadores em contracorrente e outras as de equilibradores (concomitantes) venosos. Por exemplo, a placenta cotiledonária da ovelha funciona como um equilibrador venoso, enquanto a placenta hemocorial da coelha parece ser um trocador do tipo contracorrente. A Figura 51.2 mostra a disposição dos vasos no microcotilédones da placenta difusa do cavalo, uma espécie na qual o fluxo sanguíneo fetal e materno está primariamente em sistema contracorrente. Observe o sangue desoxigenado (azul) nas *artérias umbilicais* do feto e o sangue relativamente mais oxigenado (avermelhado) na veia *umbilical fetal*.

A troca gasosa placentária tem sido mais bem estudada em ovinos (Figura 51.3), uma espécie na qual predomina o fluxo contracorrente do sangue fetal e materno. Tipicamente, o sangue materno entra no útero através da artéria uterina com P_{O_2} de 99 mmHg e sai através das veias uterinas com P_{O_2} de 53 mmHg. Um pouco do sangue materno que entra no útero irriga o miométrio e o endométrio, mas a maior parte participa da troca gasosa no cotilédone. O sangue fetal desoxigenado alcança a placenta através da artéria umbilical e entra no cotilédone com P_{O_2} de 23 mmHg. Ocorre troca gasosa placentária, e o sangue que deixa a placenta na veia umbilical tem P_{O_2} que foi elevada para 35 mmHg. Como a placenta da ovelha é um equilibrador venoso, a P_{O_2} máxima possível seria de 53 mmHg; entretanto, esse limite máximo não é alcançado porque o sangue fetal que forneceu fluxo sanguíneo nutritivo para o córion dilui o sangue mais bem oxigenado que drena do cotilédone. O trocador em contracorrente da égua é, de certo modo, mais eficiente conforme a P_{O_2} arterial alcança em média 33 mmHg, e a P_{O_2} venosa umbilical, 48 mmHg.

A proporção de placenta disponível para troca determina, em parte, o tamanho final do feto. Na ovelha, se as carúnculas uterinas forem removidas cirurgicamente, de maneira a haver menos locais para formação de cotilédones fetais, o peso dos cordeiros no final da gestação será menor. A placenta difusa do cavalo pode suportar

apenas um feto a termo. No caso de gêmeos, um dos potros normalmente morre no útero ou é muito pequeno. Em cavalos, é raro que gêmeos sobrevivam até o final da gestação e sejam do mesmo tamanho.

A circulação fetal mistura sangue oxigenado e desoxigenado em vários pontos, de maneira que o feto vive em um estado de hipoxemia relativa

No animal adulto, o débito cardíaco dos ventrículos direito e esquerdo é separado e perfunde as circulações pulmonar e sistêmica, respectivamente. No feto, o débito dos dois lados do coração mistura-se em vários pontos, de maneira que, ao se referir à circulação fetal, o termo *débito cardíaco combinado* é utilizado para indicar o débito total (combinado) dos ventrículos direito e esquerdo. No feto ovino, o débito cardíaco combinado é de 500 mℓ/min/kg, em média. O débito do ventrículo direito ultrapassa o do esquerdo (Figura 51.4A). Pelo fato de os ventrículos direito e esquerdo do feto bombearem para uma circulação comum, os dois possuem tamanhos e espessuras de parede iguais.

A placenta, que tem *baixa resistência vascular*, recebe aproximadamente 50% do débito cardíaco combinado através das *artérias umbilicais*. A *veia umbilical* carreia sangue que foi oxigenado na placenta de volta ao feto onde inicialmente encontra o fígado. Em espécies como ovinos, cerca de metade do sangue venoso umbilical desvia do fígado através de um canal de baixa resistência conhecido como

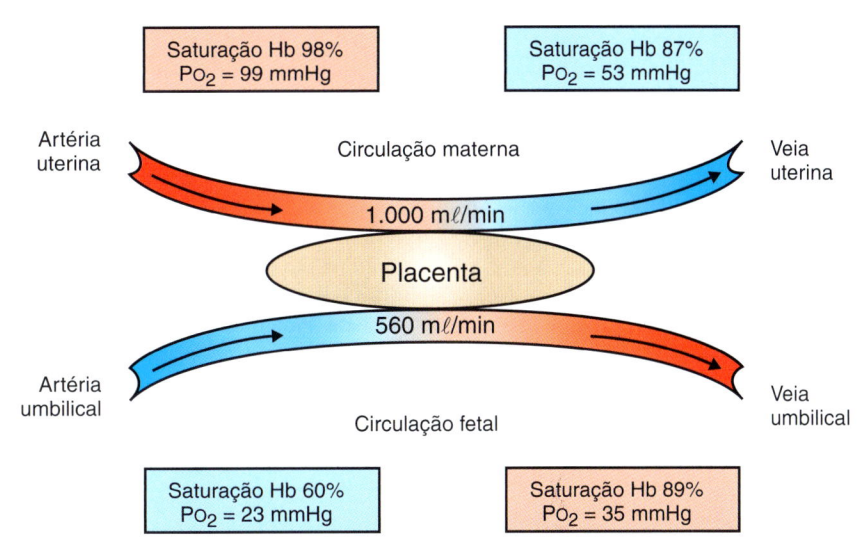

• **Figura 51.3** Fluxo sanguíneo placentário, pressão parcial de O_2 (P_{O_2}) e saturação da hemoglobina (*Hb*) na circulação uterina (materna) e umbilical (fetal) da ovelha. (Adaptada de Comline RS, Silver M. P_{O_2}, P_{CO_2} and pH levels in the umbilical and uterine blood of the mare and ewe. *J Physiol*. 1970; 209:587-608; Battaglia FC, Meschia G. *An introduction to fetal physiology*. Orlando, FL: Academic Press; 1986.)

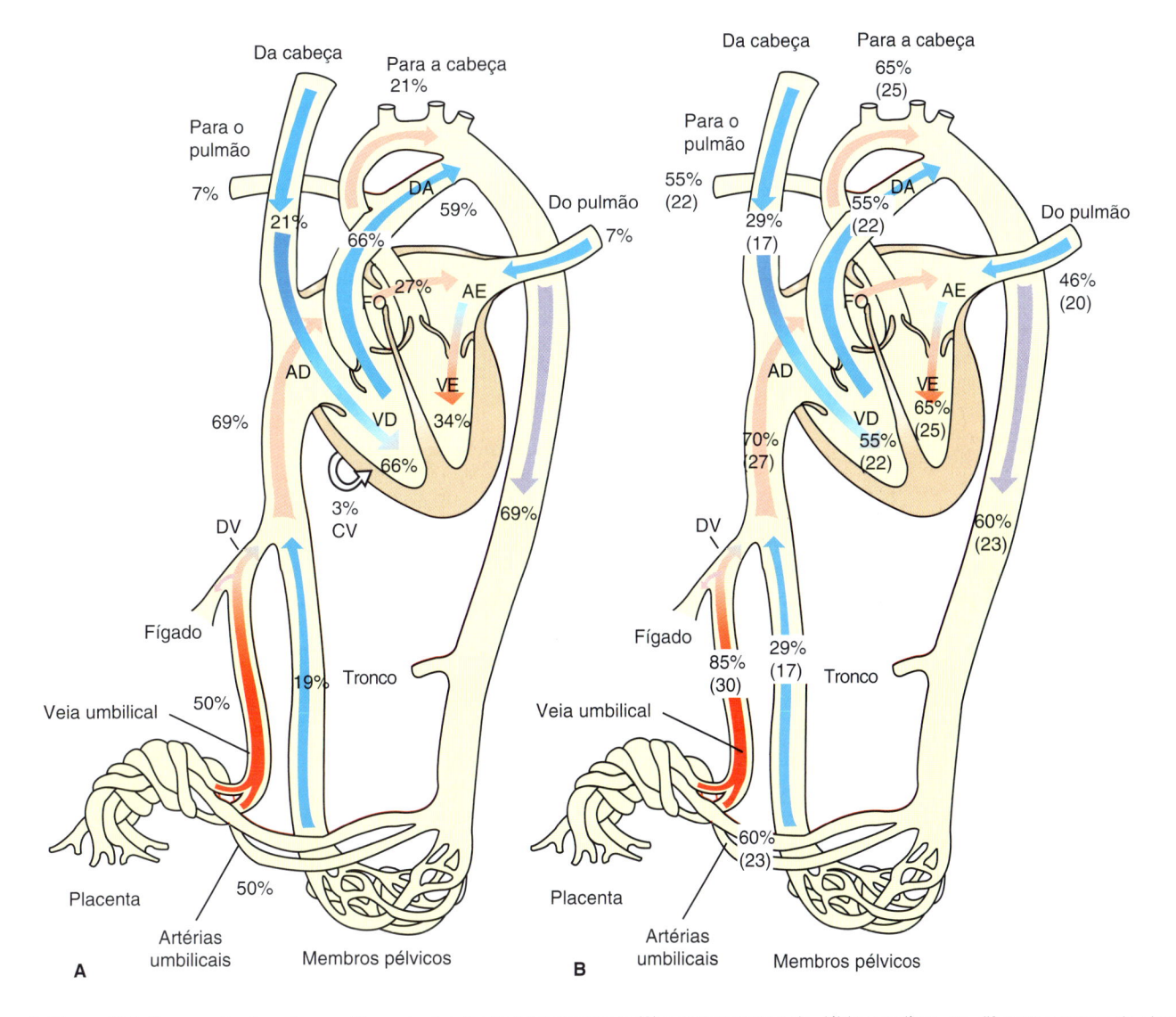

• **Figura 51.4** Representações diagramáticas da circulação fetal revelando (**A**) a porcentagem do débito cardíaco em diferentes partes da circulação, e (**B**) porcentagem de saturação de hemoglobina pelo O_2 e pressão parcial de O_2 em mmHg (em parênteses). *VC*, vasos coronarianos; *DA*, ducto arterioso; *DV*, ducto venoso; *FO*, forame oval; *AE*, átrio esquerdo; *VE*, ventrículo esquerdo; *AD*, átrio direito; *VD*, ventrículo direito.

ducto venoso; em outras espécies, como suínos e equinos, o ducto venoso desaparece no início da gestação e o sangue venoso umbilical flui através dos capilares hepáticos. No fígado, o sangue oxigenado proveniente da placenta mistura-se com uma pequena quantidade de sangue menos oxigenado que drena os sinusoides hepáticos. O sangue oriundo das veias hepáticas ou do ducto venoso entra na veia cava posterior, onde se mistura com sangue pouco oxigenado, drenando a extremidade posterior do feto. Assim, o sangue que retorna para o átrio direito tem P_{O_2} de aproximadamente 27 mmHg. A Figura 51.4B demonstra a saturação de hemoglobina por O_2 e P_{O_2} por toda a circulação fetal.

Uma via de baixa resistência, o *forame oval*, conecta os átrios direito e esquerdo, e uma estrutura conhecida como *crista divisória* dirige o sangue mais oxigenado da veia cava posterior através do forame oval para o átrio esquerdo. O sangue mais pobremente oxigenado que retorna para o átrio direito pela veia cava cranial dirige-se para o ventrículo direito. Ao contrário dos padrões de fluxo sanguíneo no período pós-natal, a maior parte do débito do ventrículo direito não passa pelos pulmões; isso ocorre porque os pulmões do feto têm alta resistência vascular. Outro canal de baixa resistência, o *ducto arterioso*, conecta a *artéria pulmonar* à *aorta* e permite que a maior parte do sangue que deixa o ventrículo direito seja desviado dos pulmões e acesse a aorta em vez disso. É importante observar que a disposição da circulação fetal permite que sangue mais oxigenado (P_{O_2} 25 mmHg) siga do ventrículo esquerdo para a aorta descendente e então para vasos braquicefálicos que irrigam a porção anterior do feto, incluindo o cérebro e membros torácicos. O sangue menos oxigenado que procede do ducto arterioso (P_{O_2} 22 mmHg) entra na aorta, a partir dos vasos braquicefálicos, seguindo o fluxo; assim, os tecidos da porção posterior do animal e a placenta recebem sangue com oxigenação discretamente menor.

O fluxo sanguíneo do átrio direito para o esquerdo através do forame oval, assim como o da artéria pulmonar para a aorta através do canal arterial, requer que a pressão do lado direito da circulação fetal seja maior do que a do lado esquerdo. Essa diferença de pressão é oposta àquela do estado pós-natal e ocorre no feto porque o lado esquerdo da circulação fornece a maior parte de seu débito para a placenta, de *baixa resistência*, ao passo que o lado direito da circulação fetal sofre oposição da circulação pulmonar, de *alta resistência*. No final da gestação, a pressão arterial sistêmica no cordeiro é de cerca de 42 mmHg.

A circulação fetal não é um sistema passivo, sendo capaz de regulação considerável, particularmente à medida que o feto amadurece. A hipoxia fetal pode estimular vasodilatação no coração e no cérebro, e vasoconstrição nos intestinos, rins e tecidos esqueléticos. A circulação pulmonar fetal se contrai vigorosamente quando o feto está hipóxico. Tal constrição desvia mais sangue para os tecidos sistêmicos através do ducto arterioso.

O transporte de oxigênio fetal é auxiliado pela hemoglobina fetal, que tem alta afinidade pelo oxigênio

O sangue arterial do feto tem P_{O_2} mais baixa do que no estado pós-natal porque a placenta não é um intercambiador de gás muito eficiente e porque sangue oxigenado e desoxigenado se misturam em vários pontos da circulação fetal. O feto adapta-se a esse estado de hipoxia crônica conforme se segue. Em comparação com o estado pós-natal, o feto tem um débito cardíaco alto que leva para os tecidos um grande volume de sangue por minuto. O feto também apresenta um hematócrito mais alto, o que aumenta

sua capacidade de carreamento de O_2. Ademais, seus eritrócitos contêm hemoglobina com *alta afinidade* por O_2. Finalmente, níveis inferiores teciduais de O_2 criam um gradiente de difusão para a liberação de O_2 da hemoglobina fetal.

Dependendo da espécie, os eritrócitos no concepto em desenvolvimento contêm *hemoglobina embrionária, fetal* ou *adulta*. A hemoglobina de mamíferos adultos possui quatro subunidades de globina que consistem em duas cadeias alfa e duas cadeias beta ($\alpha_2\beta_2$) de polipeptídeos. A maioria das espécies tem uma ou mais formas de hemoglobina embrionária (ϵ), e algumas espécies (como ovinos) apresentam uma hemoglobina fetal distinta que possui cadeias gama no lugar das cadeias beta ($\alpha_2\gamma_2$). Essas cadeias de globina embrionárias e fetais se ligam ao O_2 com maior afinidade. Após o nascimento, há reposição gradativa da hemoglobina fetal por hemoglobina adulta.

Equinos e cães não têm hemoglobina fetal $\alpha_2\gamma_2$, em vez disso, seus eritrócitos possuem níveis reduzidos de *2,3-bifosfoglicerato* (2,3-BPG, também chamado de 2,3-DPG), que é uma molécula que diminui a afinidade de ligação da hemoglobina pelo O_2; sua ausência serve, assim, para aumentar a afinidade da hemoglobina pelo O_2. Outras espécies, incluindo ruminantes, apresentam 2,3-BPG em seus eritrócitos fetais, mas sua hemoglobina fetal não responde a ele.

Esses mecanismos pelos quais a hemoglobina fetal alcança maior afinidade pelo O_2 resultam em uma pressão parcial inferior na qual a hemoglobina está 50% saturada com O_2 (P_{50}) (ver Capítulo 48). Isso é refletido no *desvio à esquerda* da curva de *dissociação da oxi-hemoglobina* para o sangue fetal comparado ao sangue materno (Figura 51.5). Em algumas espécies, como gatos, a diferença na P_{50} entre o feto e o adulto é pequena, enquanto em ruminantes é de 10 a 20 mmHg.

A alta afinidade da hemoglobina fetal pelo O_2 permite que haja uma saturação de O_2 de 85% na veia umbilical, em que a P_{O_2} é de 30 mmHg, e uma saturação de 60% na aorta, com P_{O_2} de 23 mmHg (ver Figuras 51.4B e 51.5). Desse modo, embora as *pressões parciais* de O_2 fetais sejam consideravelmente inferiores do que os valores pós-natais, os níveis de *saturação* de O_2 pré e pós-natais são menos discrepantes. A alta afinidade da hemoglobina fetal pelo O_2 não apenas permite o transporte de O_2 com P_{O_2} baixa na vasculatura fetal, mas também exige que os tecidos fetais tenham uma P_{O_2} extremamente baixa. A baixa P_{O_2} tecidual proporciona um gradiente de concentração de O_2 para descarregar o O_2 da hemoglobina fetal. Portanto, em comparação com o adulto, o feto vive em um estado de hipoxia tecidual.

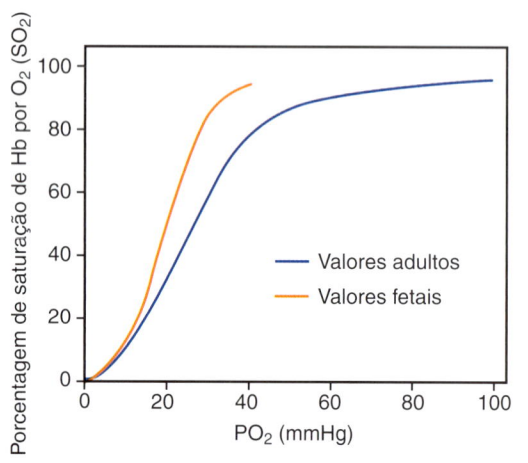

● **Figura 51.5** Curvas de dissociação da oxi-hemoglobina fetal e adulta. Observe a curva de dissociação do feto deslocada para a esquerda do adulto, de modo que, em determinada P_{O_2}, a hemoglobina fetal apresenta saturação percentual mais alta do que a adulta. P_{O_2}, pressão parcial de O_2.

O pulmão desenvolve-se em três estágios e, na ocasião do nascimento, deve haver surfactante pulmonar

Na ocasião do nascimento, o pulmão precisa estar pronto para assumir as funções de troca gasosa da placenta. O pulmão desenvolve-se em três estágios de duração equivalente. Durante o primeiro terço da gestação, iniciando-se como um desenvolvimento do intestino primitivo, o broto pulmonar invade o *mesênquima* do tórax, dividindo-se em todas as principais vias respiratórias. Concomitantemente, as principais ramificações dos vasos sanguíneos se desenvolvem. Como as vias respiratórias primordiais são revestidas por um epitélio cuboide e em corte transversal se assemelham a uma glândula, esse estágio do desenvolvimento é conhecido como estágio *pseudoglandular*. No segundo estágio de desenvolvimento – ou estágio *canalicular* –, os bronquíolos se desenvolvem, as vias respiratórias formam lúmen e os capilares invadem a região bronquiolar em desenvolvimento. No estágio final, ou estágio do *saco alveolar*, desenvolvem-se sacos alveolares e, em algumas espécies, alvéolos. De modo geral, o estágio de maturidade pulmonar na ocasião do nascimento coincide com a maturidade do feto. Cordeiros e leitões têm alvéolos bem desenvolvidos; mas seres humanos e, especialmente, roedores têm sacos alveolares com paredes mais espessas. Nestas últimas espécies, os alvéolos se desenvolvem depois do nascimento à medida que o animal cresce.

O *surfactante pulmonar* é essencial para que o pulmão se torne e permaneça inflado após o nascimento (ver Capítulo 45). A síntese de surfactante se inicia durante o estágio pseudoglandular de desenvolvimento, e, por volta da metade da gestação, há um aumento na síntese de componentes surfactantes, como a lecitina, dentro dos pulmões. Tal aumento na síntese de lecitina coincide com o aparecimento de *células epiteliais alveolares tipo II* (uma fonte primária de surfactante) e com um aumento no fluxo sanguíneo pulmonar. Parte dessa lecitina é secretada nos lumens alveolares e aparece no líquido amniótico, onde pode ser medida como um indicador do estado de maturidade pulmonar. No feto, o amadurecimento do pulmão coincide com um aumento no nível de glicocorticoide (cortisol) sérico. De fato, os glicocorticoides (dois terços de origem fetal e um terço de origem materna) desempenham um papel essencial no amadurecimento do pulmão.

Até o momento do parto, a resistência vascular da circulação pulmonar fetal é alta por duas razões. Primeiro, o pulmão do feto não é inflado; portanto, a vasculatura pulmonar está relativamente comprimida nesse volume pulmonar reduzido. Além disso, a hipoxia do feto mantém o músculo liso vascular pulmonar em um estado de contração que estreita as artérias (ver Capítulo 46). Os primeiros movimentos respiratórios após o nascimento aliviam essas duas condições.

O pulmão fetal secreta líquido, o qual é rico em cloreto e pobre em bicarbonato e proteínas, até cerca de 2 dias antes do nascimento. O líquido segue para a traqueia e passa para a cavidade amniótica através da boca do feto. Esse líquido serve para distender parcialmente os pulmões e é necessário para o crescimento pulmonar normal. O líquido contido nos espaços alveolares e nas vias respiratórias é, em parte, espremido para fora do pulmão à medida que o tórax é comprimido durante o nascimento. A maior parte é reabsorvida nos vasos linfáticos e sanguíneos logo após o nascimento.

Por volta do primeiro terço da gestação, o feto começa a realizar *movimentos respiratórios*, embora isso movimente pouco líquido de um lado para outro nas vias respiratórias. Esses movimentos preparam os músculos respiratórios para sua função pós-natal.

No momento do parto, ou logo após, os vasos umbilicais se rompem, a resistência vascular pulmonar diminui, e o forame oval, ducto arterioso e ducto venoso se fecham

No período pré-natal, o feto depende da placenta e da mãe para as trocas com o ambiente, mas o pulmão e outros órgãos precisam estar prontos para assumirem suas funções após o nascimento. Durante um parto normal, o recém-nascido emerge do canal do parto aproximadamente ao mesmo tempo em que a placenta se separa da parede uterina. É provável que a troca gasosa placentária continue satisfatória até o terceiro estágio do trabalho de parto. Se o parto for prolongado, a placenta pode descolar-se antes da liberação do recém-nascido, constituindo-se em uma emergência médica.

Normalmente, o recém-nascido respira pela *primeira vez* imediatamente após o parto. Os estímulos para isso são (1) a hipoxia e a hipercarbia, que resultam da perda do intercambiador placentário; (2) o resfriamento do feto à medida que tem contato com as temperaturas do ambiente e os líquidos fetais se evaporam da pele; e (3) um aumento generalizado na capacidade sensorial do feto à medida que ele é acariciado e aconchegado pela mãe. Para expandir inicialmente o pulmão, os músculos respiratórios precisam criar uma pressão intratorácica 60 cmH_2O menor do que a pressão atmosférica. Esta é muito menor do que os -2 a -5 cmH_2O gerados pelo volume em repouso (corrente) respiratório dos adultos. A primeira respiração exige um esforço maior para mover o líquido ao longo das vias respiratórias pela árvore traqueobrônquica antes que o ar possa penetrar nos alvéolos e para abrir os alvéolos cheios de líquido. Nem todos os alvéolos conseguem se inflar durante a primeira respiração, mas inspirações subsequentes inflam todo o pulmão e distribuem surfactante por toda a superfície alveolar. O surfactante estabiliza os alvéolos e impede que colapsem, possibilitando, assim, o estabelecimento de um volume pulmonar expiratório final estável conhecido como *capacidade residual funcional* (ver Capítulo 45). Após os movimentos respiratórios iniciais, a pressão parcial de O_2 arterial (Pa_{O_2}) é muito mais alta do que era antes do nascimento.

Embora o feto esteja em um estado de hipoxia em comparação ao adulto, os corpos carotídeos não são responsáveis por estimular os movimentos respiratórios no útero. De fato, a hipoxia fetal exagerada inibe os movimentos respiratórios fetais e reduz a taxa metabólica para reduzir a demanda de O_2. Ao nascimento, os corpos carotídeos são relativamente insensíveis à hipoxia; porém, na presença das concentrações de O_2 encontradas no ar, eles desenvolvem a sensibilidade adulta a déficits de O_2 em poucas semanas.

A inflação e a oxigenação do pulmão ao nascimento diminuem a resistência vascular pulmonar, o que leva a uma pressão menor na artéria pulmonar no ventrículo direito e no átrio direito. Quase ao mesmo tempo, os vasos umbilicais se rompem porque o animal luta para se levantar, ou o cordão é rompido pela mãe. O fluxo sanguíneo umbilical é sustado por vasoconstrição local nos vasos umbilicais. A perda da circulação placentária de baixa resistência aumenta a resistência vascular sistêmica, que resulta em um aumento de pressão na aorta, no ventrículo esquerdo e no átrio esquerdo. Adicionalmente, o incremento pós-natal imediato na oxigenação tecidual que se segue à respiração, reverte a vasodilatação sistêmica induzida por hipoxia, o que aumenta ainda mais as pressões vasculares sistêmicas. Em decorrência dessas alterações, a pressão aórtica excede a arterial pulmonar e a atrial esquerda excede a direita; portanto, o fluxo sanguíneo através do ducto arterioso e do forame oval se inverte, respectivamente. A inversão do fluxo forma uma válvula que fecha e oclui o forame. Durante os dias ou as semanas seguintes, essa válvula adere à parede do átrio, fechando, assim, permanentemente o forame.

O ducto arterioso contém musculatura lisa em excesso e durante a gestação é ativamente mantido em um estado vasodilatador por hipoxia tecidual e prostaglandinas, em particular prostaglandina E_2 (PGE_2). A reversão do fluxo sanguíneo no ducto arterioso no período pós-natal expõe a parede do canal ao sangue bem oxigenado; isso remove a vasodilatação ocasionada pela hipoxia e causa a constrição do músculo liso na parede do ducto arterioso, impedindo o fluxo sanguíneo. Adicionalmente, os níveis de PGE_2 caem no período pós-natal, e a perda desse estímulo vasodilatador contribui ainda mais para a constrição do ducto arterioso. Quando o ducto arterioso está contraído e com o fluxo interrompido, ele é gradualmente convertido em uma faixa fibrosa não persistente de tecido cicatricial. Fármacos, como a indometacina, que inibem a síntese de prostaglandinas, podem ser utilizados para constrição do ducto arterioso se ele continuar persistente.

Em uma espécie na qual o ducto venoso continua persistente durante toda a gestação, como na ovelha, esse desvio vascular é fechado pela constrição da musculatura lisa no período de algumas horas após o nascimento, aumentando assim o fluxo sanguíneo através do fígado. O ducto venoso funcionalmente fechado se torna um remanescente fibroso conhecido como *ligamento venoso*. A incapacidade de fechamento do ducto venoso resulta em *shunt* portossistêmico.

As alterações descritas convertem a circulação fetal na circulação do adulto, que é capaz de suportar a função de troca gasosa do pulmão. O que chama a atenção é que tais alterações ocorrem rotineiramente e sem assistência médica em quase todos os partos de animais.

Agradecimento

O autor agradece ao Dr. N. Edward Robinson pela permissão para criar este capítulo com base em sua obra original.

CORRELAÇÕES CLÍNICAS

Persistência do ducto arterioso em um Spitz alemão

Relato
Um filhote de Spitz alemão com 7 semanas de idade, fêmea, é levado até você porque não está crescendo tão rapidamente quanto os outros filhotes da mesma ninhada. O criador diz que o filhote está letárgico e prefere dormir enquanto os outros brincam.

Exame clínico
O exame clínico revela um filhote pequeno com frequência cardíaca rápida. As mucosas gengivais são rosadas, e a temperatura é normal. Ao segurar o cãozinho pelo tórax, você percebe uma vibração na região cardíaca. Ao auscultar, você ouve um sopro alto, quase contínuo, durante a sístole e a diástole, e você lembra que isso se chama *sopro de maquinaria*. É difícil ouvir os ruídos respiratórios porque o sopro é audível por todo o tórax.

Uma radiografia revela o coração ligeiramente aumentado, mas os pulmões parecem normais, embora de certa forma comprimidos pelo coração. Realiza-se um ecocardiograma, que caracteriza melhor o fluxo sanguíneo cardíaco e confirma a suspeita de persistência do ducto arterioso (PDA). A velocidade do fluxo sanguíneo através do canal e seu diâmetro médio indicam que o cão é candidato à correção cirúrgica de PDA.

Comentário
Os achados clínicos e radiográficos em um filhote de cão dessa idade são característicos de PDA. Em alguns animais, o canal não se fecha depois do nascimento, e o sangue continua a fluir através dele – normalmente da aorta para a artéria pulmonar –, causando dois problemas para o animal. Primeiro, o ventrículo esquerdo precisa aumentar seu débito para irrigar os tecidos sistêmicos porque passa muito sangue através do canal. Em segundo lugar, a circulação pulmonar tem uma sobrecarga de volume que aumenta a pressão contra a qual o ventrículo direito precisa trabalhar. Dependendo da magnitude da PDA, essa sobrecarga resulta em dilatação dos ventrículos e, às vezes, em hipertrofia do miocárdio, que é vista em radiografias como um coração aumentado. O cãozinho não está crescendo e está apático porque os tecidos não estão recebendo um fluxo normal de sangue. Embora a correção cirúrgica da PDA permita que o filhote leve uma vida normal, pode não ser prudente destinar esse animal à reprodução porque a condição pode ser hereditária.

Tratamento
O canal persistente é fechado por meio de ligação cirúrgica, e espera-se que o filhote tenha uma vida normal. Recentemente, o uso de um procedimento de oclusão transarterial com mola foi bem-sucedido no tratamento de animais com PDA. Até certo ponto, a escolha do tratamento é ditada pelo tamanho do desvio, bem como pela presença ou não de insuficiência cardíaca.

Égua prenhe com placentite

Relato
Um cliente liga para você porque sua égua Warmblood de 16 anos de idade que está prenhe e tem previsão de parir em 30 dias apresenta secreção vaginal de odor fétido. Esta é a sexta gestação da égua. Ela nunca teve complicações relacionadas à prenhez. A égua foi vacinada contra herpesvírus equino (também denominado rinopneumonite viral) aos 5, 7 e 9 meses de gestação. Os clientes recentemente aprenderam que o capim festuca, quando infectado pelo fungo *Acremonium coenephialum*, pode fazer com que reprodutoras abortem no final da gestação. Alarmados por esse risco e pela presença desse capim em seu pasto, eles trocaram a alimentação da égua por forragem sem esse capim e a colocaram em um lote seco em vez do pasto.

Exame clínico
A temperatura, a frequência de pulso e a frequência respiratória da égua estão normais. Os resultados do exame físico geral estão dentro dos limites normais, com exceção de certa quantidade de secreção vaginal marrom de odor discretamente fétido. Você recomenda palpar a égua pelo reto, realizar uma ultrassonografia reprodutiva da égua e feto, realizar um exame vaginal, e possivelmente coletar amostras para cultura e citologia. Seu exame retal revela que o feto está na apresentação normal. Na ultrassonografia, você observa que a frequência cardíaca fetal está elevada e que a espessura combinada do útero e placenta está aumentada em alguns locais. Você coleta amostras na cúpula vaginal para cultura e citologia.

Comentário
Você está preocupado com que a égua tenha placentite, em virtude da infecção bacteriana ou da intoxicação por festuca. A ausência de febre é mais indicativa de intoxicação por festuca do que infecção, mas você a colocará em regime antimicrobiano para diminuir a chance de infecção ascendente e perda da prenhez. Os equinos têm placenta epiteliocorial difusa, e a placentite pode afetar o fluxo de oxigênio ao feto, causando, assim, o aumento da frequência cardíaca fetal.

Tratamento
Neste caso, ou considerando uma infecção microbiana ou a intoxicação por capim festuca como possíveis causas dos sinais clínicos, a égua é tratada para ambas as condições. Você prescreve as seguintes medicações: (1) progesterona oral na forma de suplementação diária para ajudar a suportar a placenta e prenhez; (2) medicação anti-inflamatória não esteroide flunexin meglumina para reduzir a inflamação, e (3) antibióticos de amplo espectro. Você avisa ao cliente que a gestação apresenta um prognóstico reservado porque a placentite pode limitar o fornecimento de oxigênio e nutrientes ao feto. Neste caso, o feto morre no útero e é abortado pela égua.

Potro dispneico

Relato
Um potro Árabe com 8 horas de vida é levado para o clínico por distrição respiratória. Os proprietários relatam que a égua pariu normalmente, mas o potro teve um aumento do esforço respiratório e parece aflito; não foi amamentado com a frequência necessária e está passando muito tempo deitado. A égua está agindo normalmente e parece ter um bom suprimento de colostro e leite.

CORRELAÇÕES CLÍNICAS (*continuação*)

Exame clínico

O potro apresenta aumentos da temperatura, frequência respiratória e frequência cardíaca, com sopro contínuo que é mais facilmente audível sobre a base cardíaca esquerda. As membranas mucosas estão alteradas (coloração vermelho brilhante), o tempo de preenchimento capilar está prolongado, os pulsos periféricos estão fracos, e as extremidades estão frias; esses achados sugerem pobre perfusão e, possivelmente, sepse. Os sons gastrintestinais estão diminuídos. Os exames de sangue, que compreendem hemograma e perfil bioquímico sérico, revelam que o potro tem leucocitose (aumento da contagem das células brancas), fibrinogênio aumentado, globulinas e albumina baixas e eletrólitos normais; esses achados são indicativos de infecção. Os valores de hemogasometria arterial indicam acidose respiratória (ver Capítulo 52) com baixa pressão parcial de oxigênio (Pa_{O_2}), denominada hipoxemia (ver Capítulo 47). A ultrassonografia do tórax do potro revela pneumonia.

Comentário

O potro tem pneumonia, sepse e evidências de que os desvios circulatórios fetais provavelmente ainda estejam abertos. Essas condições podem estar relacionadas a anormalidades da resistência vascular pulmonar (ver Capítulo 46). Normalmente, após o nascimento, a resistência vascular pulmonar diminui para aproximadamente 10% dos níveis fetais, o que permite que o fluxo sanguíneo pulmonar aumente conforme as pressões arteriais pulmonares caem. Substâncias vasoativas supostamente são responsáveis pela regulação do tônus das arteríolas pulmonares e, portanto, pela resistência

vascular pulmonar e pressão arterial. O aumento das pressões parciais arteriais de O_2, que ocorre após o nascimento conforme o potro começa a respirar, é necessário para resolução da hipertensão pulmonar que é característica do estado fetal. Embora os mecanismos exatos para a diminuição normal na resistência vascular pulmonar após o nascimento sejam desconhecidos, o óxido nítrico e endotelina supostamente estão envolvidos. Em alguns potros, a resistência vascular pulmonar não cai e o potro mantém o desvio da direita para esquerda de sangue através do forame oval e/ou ducto arterioso persistentes. Além disso, a condição de sepse, que é uma inflamação sistêmica em resposta a uma infecção, pode atuar sustentando os níveis pré-natais de elevação da resistência vascular pulmonar.

Tratamento

O potro é submetido a antibióticos de amplo espectro e terapia de suporte. Em uma tentativa de tratar a hipoxemia, o potro é suplementado com oxigênio por meio de uma sonda nasal. Apesar da oxigenoterapia, a oxigenação do potro não melhora. A falha em responder ao oxigênio nasal sugere que o potro manteve (ou reverteu para) o desvio circulatório fetal da direita para esquerda de sangue (ver Capítulo 47) através do forame oval e ducto arterioso persistentes em virtude da persistência de hipertensão pulmonar. Potros com evidência de hipertensão pulmonar e desvios circulatórios fetais são frequentemente mantidos em ventiladores para tratar a hipoxemia e resolver a acidose respiratória. Estratégias para dilatar os vasos pulmonares utilizando óxido nítrico inalado têm sido tentadas.

Questões de revisão

1. O canal vascular que permite que o sangue fetal passe da artéria pulmonar para a aorta é conhecido como:
   a. Forame oval
   b. Canal arterial
   c. Ducto venoso
   d. Cotilédone fetal
   e. Alantoide

2. Qual das seguintes sequências de eventos que ocorrem após o nascimento é a correta?
   a. Fechamento do forame oval, primeira respiração, ruptura dos vasos umbilicais
   b. Diminuição na pressão atrial direita, primeira respiração, fechamento do canal arterial
   c. Primeira respiração, fechamento do canal arterial, diminuição na pressão arterial pulmonar
   d. Primeira respiração, diminuição na pressão arterial pulmonar, fechamento do Forame oval
   e. Fechamento do forame oval, fechamento do canal arterial, primeira respiração

3. Qual das seguintes estruturas fetais contém sangue com a P_{O_2} mais alta?
   a. Aorta
   b. Canal arterial
   c. Artéria pulmonar
   d. Ventrículo esquerdo
   e. Artéria umbilical

4. Qual das seguintes afirmações a respeito da circulação fetal é verdadeira?
   a. A pressão atrial direita é maior do que a pressão atrial esquerda
   b. A resistência vascular pulmonar é alta
   c. A placenta recebe cerca de 45% do débito combinado de ambos os ventrículos
   d. O débito do ventrículo direito é maior do que o do esquerdo
   e. Todas as anteriores

5. Qual das seguintes frases não descreve corretamente o pulmão *in utero*?
   a. Na ovelha, células tipo II, que produzem surfactante, estão presentes nos primeiros dias de gestação
   b. Um líquido rico em cloreto é secretado nas vias respiratórias e flui para a cavidade amniótica
   c. Os componentes de surfactante podem ser detectados no líquido amniótico quando o pulmão se aproxima da maturidade
   d. Todos os ramos principais da árvore traqueobrônquica estão presentes no nascimento; porém, em algumas espécies, os alvéolos continuam a multiplicar-se depois do parto
   e. Ocorrem movimentos respiratórios *in utero*, mas o volume de líquido movimentado para dentro e para fora do pulmão é pequeno

6. O transporte de O_2 fetal é auxiliado por:
   a. Hemoglobina fetal, que tem menos capacidade para ligar-se ao O_2 do que a hemoglobina do adulto
   b. Hemoglobina fetal, que tem P_{50} menor do que a hemoglobina do adulto
   c. Débito cardíaco menor por quilo de peso corporal do que no adulto
   d. Débito cardíaco que libere preferencialmente o sangue com P_{O_2} mais alta para a placenta
   e. Pulmão fetal, que é um eficiente intercambiador de gás

7. Qual dos seguintes mamíferos domésticos tem uma placenta epiteliocorial difusa na qual o fluxo sanguíneo materno e fetal nos microcotilédones é do tipo contracorrente?
   a. Cão
   b. Vaca
   c. Cavalo
   d. Coelho
   e. Ovelha

Bibliografia

Battaglia FC, Meschia G. *An Introduction to Fetal Physiology.* Orlando, Fla: Academic Press; 1986.

Campbell FE, Thomas WP, Miller SJ, et al. Immediate and late outcomes of transarterial coil occlusion of patent ductus arteriosus in dogs. *J Vet Intern Med.* 2006;20(1):83–96.

Carroll JL, Agarwal A. Development of ventilatory control in infants. *Paediatr Respir Rev.* 2010;11(4):199–207.

Comline RS, Silver M. PO2, PCO2 and pH levels in the umbilical and uterine blood of the mare and ewe. *J Physiol.* 1970;209:587–608.

Dawes GS. *Foetal and Neonatal Physiology: A Comparative Study of the Changes at Birth.* Chicago: Year Book Medical; 1968.

Faber JJ, Thornburg KL. *Placental Physiology: Structure and Function of Fetomaternal Exchange.* New York: Raven Press; 1983.

Hafez S. Comparative placental anatomy: divergent structures serving a common purpose. *Prog Mol Biol Transl Sci.* 2017;145:1–28.

Kay HH, Nelson DM, Wang Y, eds. *The Placenta: From Development to Disease.* Oxford, UK: Wiley-Blackwell; 2011.

Kitchen H, Brett I. Embryonic and fetal hemoglobin in animals. *Ann N Y Acad Sci.* 1974;241(0):653–671.

Koterba A, Drummond W, Kosch P. *Equine Clinical Neonatology.* Baltimore, MD: Williams and Wilkins; 1990.

Leff AR, Schumacker PT. *Respiratory Physiology: Basics and Applications.* Philadelphia: Saunders; 1993.

Lister G, Jones EE. Fetal and neonatal physiology. In: Boron WF, Boulpaep EL, eds. *Medical Physiology.* 3rd ed. Philadelphia: Elsevier; 2017.

Morton S, Brodsky D. Fetal physiology and the transition to extrauterine life. *Clin Perinatol.* 2016;43(3):395–407.

Reed SM, Bayly WM, Sellon DC. *Equine Internal Medicine.* 3rd ed. St. Louis, MO: Saunders.; 2010.

Silver M, Steven DH, Comline KS. Placental exchange and morphology in ruminants and the mare. In: Comline KS, Cross KW, Dawes GS, et al, eds. *Foetal and Neonatal Physiology: Proceedings of the Sir Joseph Barcroft Centenary Symposium.* Cambridge, UK: Cambridge University Press; 1973.

Smith B. *Large Animal Internal Medicine.* 4th ed. St. Louis, MO: Mosby Elsevier.; 2009.

Smith LJ, McKay KO, van Asperen PP, et al. Normal development of the lung and premature birth. *Paediatr Respir Rev.* 2010; 11(3):135–142.

52

Homeostase Acidobásica

SUSAN L. EWART

PONTOS-CHAVE

Regulação acidobásica

1. A constância relativa do pH corporal é essencial, porque o metabolismo requer enzimas que atuem em pH ideal.
2. A concentração do íon hidrogênio é medida como pH.
3. Um ácido pode doar um íon hidrogênio e uma base pode receber um íon hidrogênio.
4. Tampões se ligam de forma reversível a íons hidrogênio e evitam alterações importantes no pH.
5. Anidrases carbônicas catalisam a hidratação reversível do dióxido de carbono.
6. Bicarbonato e hemoglobina são os mais importantes tampões do sangue.
7. Os tampões do sangue fornecem a primeira defesa contra uma alteração no pH do sangue, mas, no final, os pulmões e os rins precisam corrigir a carga de íons hidrogênio.
8. Alterações na ventilação podem mudar rapidamente a pressão parcial de dióxido de carbono e, portanto, alterar o pH.
9. A produção metabólica de ácidos fixos requer que os rins eliminem íons hidrogênio e conservem bicarbonato.
10. Tampões e trocadores de íons regulam o pH intracelular.

Distúrbios acidobásicos

1. Distúrbios acidobásicos primários são tipicamente acompanhados por mecanismos compensatórios que movem o pH em direção aos valores normais.
2. O excesso de bases é uma medida do componente metabólico do estado acidobásico e sua avaliação facilita a avaliação de distúrbios acidobásicos mistos.
3. Acidose respiratória é causada pelo acúmulo de dióxido de carbono, que diminui o pH do sangue.
4. Alcalose respiratória é causada pela perda de dióxido de carbono, que aumenta o pH do sangue.
5. Acidose metabólica é causada pelo acúmulo de ácidos fixos ou pela perda de base tampão, que diminui o pH do sangue.
6. Alcalose metabólica é causada pela eliminação excessiva de íons hidrogênio ou acúmulo de tampão de base, o que aumenta o pH sanguíneo.
7. A compensação respiratória para alterações acidobásicas ocorre rapidamente; a compensação renal leva horas a dias.
8. A compensação apropriada para distúrbios acidobásicos pode ser prevista.
9. Potássio, cloreto e outros íons afetam a homeostase acidobásica.
10. A hemogasometria arterial é utilizada para o diagnóstico de distúrbios acidobásicos.

Regulação acidobásica

A constância relativa do pH corporal é essencial, porque o metabolismo requer enzimas que atuem em pH ideal

Para o funcionamento ideal das células, a composição iônica dos líquidos corporais é mantida dentro de limites razoavelmente estreitos. A regulação da concentração do íon hidrogênio (H^+, também denominado *próton*) é extremamente importante porque determina a *acidez* ou a *alcalinidade* dos líquidos corporais. A concentração dos íons hidrogênio ($[H^+]$) é relatada como pH. A sigla pH deriva do termo *potencial hidrogeniônico*, que significa "o poder do hidrogênio" e é calculado como o $\log_{10}$ negativo da $[H^+]$ em mol/ℓ. Desvios acentuados do pH para além dos limites normais podem perturbar de forma drástica o metabolismo celular e, portanto, a função corporal. A atividade da bomba ATPase de sódio-potássio (Na^+-K^+-ATPase), por exemplo, cai pela metade quando o pH diminui uma unidade, e a atividade da fosfofruto-quinase (uma enzima reguladora-chave na via glicolítica) diminui em 90% quando a redução do pH é de apenas 0,1 unidade.

O pH do sangue arterial sob condições normais é de 7,4 (faixa normal 7,36 a 7,44). Acidemia é o estado de aumento da acidez do sangue, enquanto a alcalemia é o estado oposto de diminuição da acidez sanguínea (ou seja, aumento da alcalinidade). Os termos *acidose* e *alcalose* descrevem o processo pelo qual esses desarranjos de pH sanguíneo ocorrem. Como o pH é relatado como um $\log_{10}$ negativo, mais ácido resulta em pH menor, o que faz com que o pH sanguíneo abaixo e acima da faixa normal seja referido como acidose e alcalose, respectivamente (ver a próxima seção para maiores detalhes sobre a aferição do pH). A variação do pH que é compatível com a vida é de aproximadamente 6,85 a 7,8, mas essas mudanças extremas são raras porque tampões, os pulmões e os rins trabalham em conjunto para regular minuciosamente o pH.

Em um animal de 70 kg, aproximadamente 15.000 milimol (mM) de H^+ são produzidos diariamente quando se adiciona dióxido de carbono (CO_2) ao sangue para transporte dos tecidos para os pulmões. Se os pulmões eliminam CO_2 com a mesma velocidade com que ele é produzido nos tecidos, não há ganho líquido de H^+ pelo organismo. Entretanto, o equilíbrio entre a produção e a eliminação de CO_2 pode ser perturbado durante exercício ou no caso de doença respiratória, ameaçando, assim, a homeostase acidobásica do corpo.

Aproximadamente 40 mM/dia de H^+ são produzidos durante o metabolismo de proteínas (como ácidos sulfúrico e fosfórico), gorduras (como cetoácidos) e a oxidação incompleta da glicose (ácido láctico). Outros 30 mM/dia, aproximadamente, de H^+ são absorvidos nos intestinos. Embora a quantidade de H^+ dessas fontes seja menor do que aquela oriunda da produção derivada do transporte de CO_2, eles devem ser eliminados continuamente. Em casos de doença a carga de H^+ imposta ao organismo frequentemente está aumentada, em virtude de um aumento na decomposição tecidual (catabolismo), ou porque os rins não conseguem eliminar H^+. A perda de H^+, como ocorre em casos de êmese, pode criar um déficit relativo de H^+.

Para compreender como o organismo regula o pH e como são diagnosticados e tratados os distúrbios acidobásicos, é necessário entender os conceitos de ácidos, bases e tamponamento.

A concentração do íon hidrogênio é medida como pH

Por convenção, a concentração de H^+ é expressa em unidades de pH, onde o pH é o *log_{10} negativo* da $[H^+]$ em mol/ℓ. A escala dos valores de pH varia de 0 (mais ácido) a 14 (mais básico), sendo que o valor de 7 é neutro. A água contém 1×10^{-7} mol/ℓ de ($[H^+]$) e uma concentração igual de íons hidroxila (OH^-), e assim tem pH de 7,0, ou seja, um pH neutro. Um aumento na $[H^+]$ diminui o pH, resultando em uma solução mais ácida. Por exemplo, um aumento de dez vezes em $[H^+]$ reduz o pH em 1,0 unidade, enquanto o dobro de $[H^+]$ reduz o pH em 0,3 unidade. Do contrário, uma diminuição da $[H^+]$ aumenta o pH, resultando em uma solução mais alcalina.

A variação fisiológica do pH sanguíneo, de 6,85 a 7,80, representa $[H^+]$ de $1,4 \times 10^{-7}$ a $1,6 \times 10^{-8}$ mol/ℓ (unidades equivalentes de $[H^+]$ são relatadas como Eq/ℓ). Assim, embora a concentração de íons hidrogênio seja regulada, podem ocorrer mudanças, com magnitude de até 10 vezes, muito maiores do que as flutuações observadas na concentração de outros íons, como Na^+ ou K^+. As variações muito pequenas entre o pH normal e fisiológico indicam que o pH é regulado rigorosamente; entretanto, pequenas alterações no pH refletem grandes alterações na $[H^+]$.

Um ácido pode doar um íon hidrogênio e uma base pode receber um íon hidrogênio

Ácidos são moléculas que podem *doar um próton ou aceitar um par de elétrons*. *Ácidos fortes* são aqueles que são completamente dissociados em soluções aquosas e, desta forma, são poderosos doadores de prótons. O ácido clorídrico (HCl) é um *ácido forte* porque se dissocia completamente na água, em H^+ e Cl^-. Ao contrário, ácidos fracos não se dissociam completamente em solução. O ácido carbônico (H_2CO_3) é um ácido fraco porque é dissociado incompletamente em solução em íons hidrogênio e bicarbonato (HCO_3^-), com certa quantidade remanescente de H_2CO_3, o que quer dizer que nem todos os seus prótons são liberados e disponíveis para alterar o pH. Observe que a força do ácido refere-se à dissociação do primeiro próton; alguns ácidos fortes, como H_2SO_4, somente perdem um dos seus prótons ($H_2SO_4 \rightarrow H^+ + HSO_4^-$), assim como alguns ácidos fracos, como H_2CO_3, que perdem somente um único próton ($H_2CO_3 \rightarrow H^+ + HCO_3^-$).

Bases são moléculas que *aceitam prótons* ou *doam um par de elétrons*. O íon cloreto (Cl^-) é uma base, porque tem potencial para receber um H^+, mas é uma *base fraca*, porque o HCl se dissocia completamente na água. O bicarbonato, entretanto, é uma *base relativamente forte*, que pode receber um H^+ e formar ácido carbônico não dissociado. Esta última reação remove H^+ da solução, e o $[H^+]$ diminui, causando aumento do pH. Bases não precisam ser íons; a amônia (NH_3), por exemplo, é uma base porque pode receber um próton e tornar-se íon amônio (NH_4^+).

Essa reação tem pouca importância no sangue, mas é importante no túbulo coletor renal.

Para compostos fisiológicos, ácidos e bases possuem *pares conjugados* nos quais o ácido fraco (p. ex., H_2CO_3) é dissociado em prótons e em seu conjugado, uma base forte (HCO_3^-). De modo semelhante, um ácido forte (p. ex., HCl) é dissociado em prótons e em sua base fraca conjugada (Cl^-). Além disso, as proteínas atuam como tampões, graças aos grupos terminais carboxila e amino, que podem doar ($R\text{-}COOH \rightarrow R\text{-}COO^- + H^+$) ou receber ($R\text{-}NH_2 + H^+ \rightarrow R\text{-}NH_3^+$) prótons, respectivamente.

Tampões se ligam de forma reversível a íons hidrogênio e evitam alterações importantes no pH

O pH é uma medida de H^+ que *não está ligado a tampões*. *Tampões* são substâncias que se *ligam de forma reversível ao H^+*. Dessa maneira, tampões minimizam a alteração de pH de uma solução em face ao ácido adicionado (pela ligação ao próton adicionado) ou base (pela liberação de prótons para ligação à base adicionada). O sistema tampão mais importante no sangue é baseado nas interações químicas entre CO_2 e HCO_3^-. Esse *sistema tampão* é variavelmente denominado sistema tampão bicarbonato ou CO_2/HCO_3^- ou HCO_3^-/H_2CO_3 e é caracterizado pelas seguintes reações:

$$CO_2 + H_2O \rightleftharpoons H_2CO_3 \rightleftharpoons H^+ + HCO_3^-$$

Observe que essas reações são reversíveis. A direção primária das reações é dependente das concentrações relativas de compostos em cada lado das equações.

Sistemas tampões fisiológicos contêm um ácido fraco e sua base ou sal conjugado (um sal é um ácido no qual parte do H^+ é substituído por outro cátion). Por exemplo, o ácido carbônico (H_2CO_3) não se dissocia completamente em íons hidrogênio (H^+) e bicarbonato (HCO_3^-), sendo que certa quantidade de ácido carbônico permanece não dissociado; seu sal conjugado, bicarbonato de sódio ($NaHCO_3$), é dissociado completamente em íons sódio (Na^+) e bicarbonato (HCO_3^-). Assim, em uma solução tamponada com ácido carbônico e bicarbonato de sódio, existem íons sódio, hidrogênio e bicarbonato, e ácido carbônico não dissociado. Quando se adiciona à solução um ácido forte, como o ácido clorídrico, os H^+ acrescentados perturbam o equilíbrio de dissociação do ácido carbônico; o H^+ então se combina com o íon bicarbonato para formar ácido carbônico, reduzindo o $[H^+]$ e evitando uma mudança maior no pH.

Por outro lado, se uma base como hidróxido de sódio (NaOH) for adicionada a uma solução tamponada com H_2CO_3 e $NaHCO_3$, os íons hidroxila (OH^-) criados pela dissociação do NaOH, combinam-se com o H^+ para formar água. A redução de H^+ causa dissociação de mais ácido carbônico e liberação de H^+, evitando, novamente, uma mudança significativa no pH.

A extensão à qual um ácido fraco é dissociado e as concentrações resultantes de $[H^+]$, base e um ácido não dissociado, é determinada pela *constante de dissociação* (K_a), e pode ser descrita pela lei de ação das massas. Para o ácido carbônico:

$$K_a = [H^+] \, [HCO_3^-]/[H_2CO_3]$$

Obtendo-se logaritmos de ambos os lados desta equação, temos:

$$\log K_a = \log ([H^+] \, [HCO_3^-]/[H_2CO_3])$$

A utilização das propriedades dos logaritmos resulta em:

$$\log K_a = \log[H^+] + \log[HCO_3^-]/[H_2CO_3]$$

O rearranjo desta equação produz:

$$-\log[H^+] = {}^-\log K_a + \log[HCO_3^-]/[H_2CO_3]$$

Como $-\log[H^+]$ é o pH e $-\log K_a$ é chamado de pK_a; portanto:

$$pH = pK_a + \log[HCO_3^-]/[H_2CO_3]$$

Esta é a *equação de Henderson-Hasselbach* para o sistema tampão bicarbonato. Ela pode ser escrita de forma genérica para qualquer sistema tampão:

$$pH = pK_a + \log[base]/[ácido]$$

Essa equação mostra que o pH de uma solução é determinado pela razão entre a concentração de base (o receptor de H^+) e o ácido não dissociado (o doador de H^+), e pelo pK_a do sistema tampão. O pK_a para um sistema tampão é o pH no qual há quantidades iguais de ácido fraco e sua base conjugada. Cada sistema tampão possui um valor específico de pK_a. Tampões que possuem um pK_a próximo ao pH corporal normal de 7,4 são tampões fisiológicos mais específicos.

A Figura 52.1 é uma representação gráfica da equação de Henderson-Hasselbach demonstrando a alteração no pH que ocorre quando se adiciona ácido a um sistema tampão fosfato com um pK_a de 6,8. Inicialmente, à medida que se adiciona ácido, há uma queda acentuada no pH. Conforme se adiciona uma quantidade maior de ácido à solução, o pH pouco muda. Os íons hidrogênio combinam-se com íons fosfato hidrogênio (HPO_4^{2-}) e formam íons fosfato di-hidrogênio ($H_2PO_4^-$). Finalmente, o pH diminui consideravelmente. A zona onde o pH pouco se modifica à medida que se acrescenta ácido (*i. e.*, onde a capacidade de tamponamento é ótima), situa-se em torno de ± 1 unidade de pH do pK_a. Observe que, quando o pH se iguala ao pK_a, 50% do tampão foi consumido. A partir dessa curva de tampão, é evidente que um tampão eficaz deve ter um pK_a dentro de ± 1 unidade de pH da solução em que atua. Portanto, os tampões sanguíneos ideais devem ter um pK_a entre 6,4 e 8,4. Além disso, precisam ser suficientemente abundantes para serem eficazes.

Anidrases carbônicas catalisam a hidratação reversível do dióxido de carbono

A enzima *anidrase carbônica* (AC) é uma catalisadora para a reação reversível entre ácido carbônico e dióxido de carbono mais água, como segue:

$$CO_2 + H_2O \overset{CA}{\rightleftharpoons} H_2CO_3 \rightleftharpoons H^+ + HCO_3^-$$

Embora a conversão de CO_2 e H_2O em H_2CO_3 (e a reação reversa) ocorra na ausência de anidrase carbônica, sua taxa é

amplamente acelerada por este catalisador. A dissociação/associação entre H_2CO_3 e os íons H^+ e HCO_3^- é rápida e não necessita de um catalisador.

Existem várias diferentes isoformas de anidrases carbônicas presentes em uma série de tecidos. Anidrases carbônicas estão presentes nos eritrócitos e na maioria dos segmentos do rim, com importantes ações nos túbulos proximais e ducto coletor (ver Capítulo 42). A anidrase carbônica mantém a hidratação do CO_2 ocorrendo em velocidades fisiológicas; sua presença em eritrócitos e células renais é de fundamental importância para a rápida resposta aos níveis dinâmicos de CO_2 que ocorrem a partir da respiração celular e do transporte de gases e, assim, para a manutenção do pH corporal normal.

Bicarbonato e hemoglobina são os mais importantes tampões do sangue

O sistema mais importante para tamponamento do sangue é fundamentado em reações reversíveis entre HCO_3^-, H_2CO_3 e CO_2. Esse sistema de tampão bicarbonato tem um pK_a de 6,1; à medida que este pK_a está mais de 1 unidade distante do pH fisiológico normal de 7,4, pode parecer que esse sistema tampão é inadequado para o tamponamento do sangue. Entretanto, para esse sistema, a maior diferença entre pK_a e pH fisiológico é de menor consequência por duas razões. Primeira, há grande quantidade de HCO_3^- no sangue, tipicamente de 24 milimoles/litro (mM/ℓ), tornando-o rapidamente disponível para tamponamento. Segunda, os rins podem regular a concentração de HCO_3^-, e os pulmões podem regular a concentração de CO_2 (e por extensão de H_2CO_3). Como as concentrações de ácido e base podem ser reguladas, o sistema bicarbonato é um *sistema aberto*.

A Figura 52.2 mostra o valor desse sistema aberto na manutenção do pH do organismo. É preciso observar que a concentração de H_2CO_3 ($[H_2CO_3]$) em solução é diretamente proporcional à pressão parcial de CO_2 (P_{CO_2}); uma molécula de H_2CO_3 está em equilíbrio com 340 moléculas de CO_2. Portanto, $[H_2CO_3]$ pode ser calculada como $1/340 \times P_{CO_2}$ que é simplificada para $0,03 \times P_{CO_2}$. Na Figura 52.2A e B, *painel superior*, 5 mM de HCl são adicionados ao plasma. A Figura 52.2A mostra o que acontece em um sistema fechado onde a quantidade total de tampão permanece constante. Nesse sistema fechado, 5 mM de HCl reagem com 5 mM de HCO_3^- para formarem 5 mM de H_2CO_3. Em consequência dessa reação, a $[HCO_3^-]$ cai de 24 para 19 mM/ℓ, a $[H_2CO_3]$ aumenta de 1,2 para 6,2 mM/ℓ e a P_{CO_2} aumenta de 40 para 206 mmHg. Usando-se a lei de ação das massas, pode-se calcular que o $[H^+]$ aumenta de 4×10^{-8} para $2,57 \times 10^{-7}$ mol/ℓ (= 40 – 257 mEq/ℓ) ou, em outras palavras, o pH diminui de 7,4 para 6,59. Se o sistema for aberto (*painel superior* da Figura 52.2B), CO_2 é liberado para o ambiente na mesma velocidade em que é produzido, de maneira que a P_{CO_2} e, portanto, a $[H_2CO_3]$ permaneçam constantes, em seguida a $[H^+]$ aumenta até apenas 5×10^{-8} mol/ℓ (= 50 nEq/ℓ) e o pH diminui apenas até 7,3. Na Figura 52.2B, o *painel inferior* mostra vantagens semelhantes para o sistema aberto quando se adiciona uma base forte ao sistema tampão. Com relação ao sistema tampão HCO_3^-/H_2CO_3, na maioria das condições, o corpo funciona como um sistema aberto, de modo que as alterações no pH são reduzidas ao mínimo. Entretanto, quando os tecidos estão isquêmicos, eles não têm conexão alguma com os pulmões e o CO_2 não pode ser eliminado. Então, o tecido isquêmico funciona como um sistema fechado, de maneira que as mudanças de pH no interior do tecido podem ser drásticas.

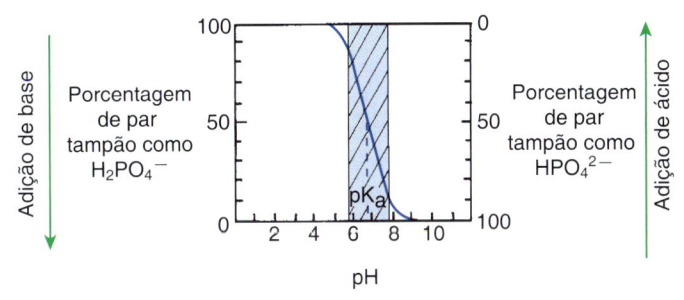

• **Figura 52.1** Curva de titulação para o sistema tampão fosfato. O pK_a é de 6,8. A *área sombreada* representa a faixa de pH em que esse tampão é eficaz.

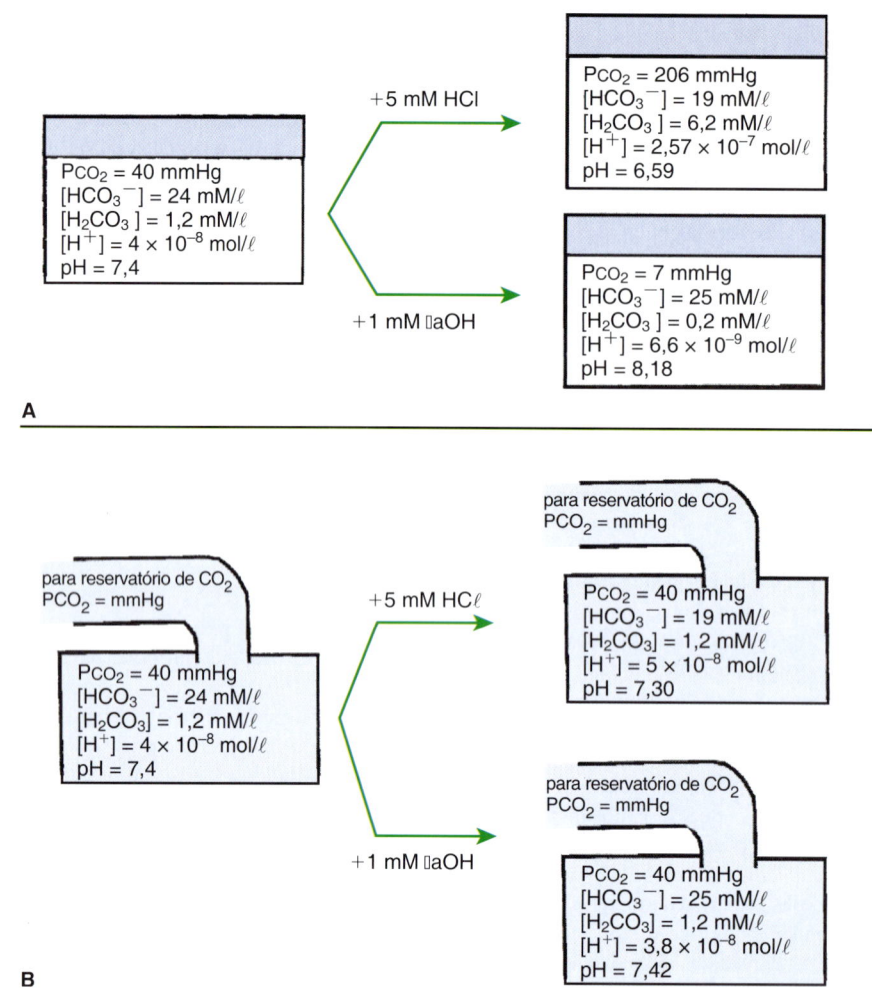

● **Figura 52.2** Função de tampão do sistema tampão bicarbonato sob condições fechada e aberta. **A.** Em condições fechadas, a quantidade total do tampão (componentes, base + ácido) permanece constante. Essa condição resulta em maiores alterações no pH após adição de ácidos ou bases. **B.** Em condições abertas, a P_{CO_2} do sistema e, portanto, a concentração de ácido carbônico $[H_2CO_3]$, mantêm-se em um nível fixo, pelo equilíbrio contínuo da fase líquida com um reservatório de gás da P_{CO_2} constante. Essa condição minimiza o efeito da adição de ácidos ou bases. O termo $[H_2CO_3]$ denota a concentração combinada de ácido carbônico e CO_2 dissolvido. (Fonte: Madias NE, Cohen JJ. Acid-base chemistry and buffering. In: Cohen JJ, Kassirer JP, eds. *Acid-base*. Boston: Little, Brown; 1982.)

O sistema tampão HCO_3^-/H_2CO_3 é muito valioso para os clínicos, porque seus componentes podem ser facilmente mensurados no laboratório clínico, podendo assim ser usados para diagnosticar distúrbios acidobásicos. Não é necessário medir os componentes de cada sistema tampão para diagnosticar distúrbios acidobásicos. Quando um sistema é conhecido, as alterações nos outros podem ser previstas. Para estimativa clínica do balanço acidobásico, a equação de Henderson-Hasselbach para o sistema bicarbonato (pKa = 6,1) é utilizada como segue; sob condições normais, o pH do sangue arterial é 7,4, $[HCO_3^-]$ é de 24 mM/ℓ, e a pressão parcial arterial de CO_2 (Pa_{CO_2}) é de 40 mmHg (lembrar que $[H_2CO_3] = (0,03 \times P_{CO_2})$.

$$7,4 = 6,1 + (\log[(24)/(0,03 \times 40)] = 6,1 + \log20$$

Essa equação demonstra que um pH normal do sangue requer uma razão entre $[HCO_3^-]$ e $[0,03 \times P_{CO_2}]$ de 20:1. Um aumento ou redução nessa razão aumenta ou reduz o pH, respectivamente.

Hemoglobina é também um importante tampão sanguíneo porque é abundante e porque os resíduos imidazol da globina histidina possuem um pK_a mais próximo ao pH sanguíneo normal. Na realidade, o pK_a da hemoglobina é alterado de acordo com o seu grau de oxigenação. Como o pK_a da desoxi-hemoglobina (pK_a = 7,93) é mais próximo ao pH sanguíneo normal do que o pK_a da oxi-hemoglobina (pK_a = 6,68), a desoxi-hemoglobina fornece

maior capacidade de tamponamento do que a oxi-hemoglobina. Quando o sangue arterial adentra os capilares teciduais, o oxigênio (O_2) deixa a hemoglobina, de tal forma que a desoxi-hemoglobina resultante é um tampão excelente para o H^+ produzido pelas reações bicarbonato-ácido carbônico quando CO_2 é adicionado ao sangue.

O outro tampão sanguíneo com um pK_a fisiológico é o sistema $HPO_4^{2-}/H_2PO_4^-$, com um pK_a de 6,8 (ver Figura 52.1). A concentração normalmente baixa de fosfato no sangue torna esse sistema de tamponamento quantitativamente menos importante nessa localização; entretanto, é importante nos túbulos renais onde o fosfato se torna concentrado. As proteínas plasmáticas também fornecem uma pequena quantidade de tamponamento sanguíneo.

Os tampões do sangue fornecem a primeira defesa contra uma alteração no pH do sangue, mas, no final, os pulmões e os rins precisam corrigir a carga de íons hidrogênio

Quando o pH normal do organismo é ameaçado por uma mudança na produção ou eliminação de H^+, a primeira linha de defesa é fornecida por tampões no sangue e nos tecidos. Entretanto, os tampões apenas atenuam as alterações imediatas e de larga escala no pH, não podendo corrigir o problema de base pelo aumento ou diminuição da eliminação de H⁺ ou substituindo a perda da capacidade de tamponamento. Por fim, o pH precisa ser corrigido por ajustes na ventilação ou por alterações na função renal. Como os pulmões podem alterar a Pa_{CO_2} (que reflete a $[HCO_3]$) e os rins podem regular a concentração de HCO_3^-, a equação de Henderson-Hasselbach pode ser entendida da seguinte maneira:

$$pH = pK_a + \log \text{(função renal/ventilação)}$$

Alterações na ventilação podem mudar rapidamente a pressão parcial de dióxido de carbono e, portanto, alterar o pH

À medida que o sangue flui através dos tecidos, o CO_2 difunde-se para o plasma e eritrócitos, onde é formado ácido carbônico, dissociando-se, em seguida, em íons hidrogênio e bicarbonato:

$$H_2O + CO_2 \rightarrow H_2CO_3 \rightarrow H^+ + HCO_3^-$$

Como $[HCO_3^-]$ inicial no sangue é maior do que $[H_2CO_3]$, o aumento relativo de $[H_2CO_3]$ é maior do que de $[HCO_3^-]$ e, portanto, a razão $[HCO_3^-]/[H_2CO_3]$ (i. e., $[HCO_3^-]/[0,03 \times P_{CO_2}]$) diminui e, consequentemente, o pH também. Em outras palavras, CO_2 entra nesse sistema sendo que a P_{CO_2} faz com que o denominador da equação $[HCO_3^-]/[0,03 \times P_{CO_2}]$ aumente, e assim o pH cai. Nos pulmões, o CO_2 deixa o sangue e o pH aumenta novamente, por isso o sangue venoso é mais ácido que o arterial. Normalmente, os pulmões eliminam CO_2 com a mesma rapidez com que ele é produzido pelos tecidos, de forma que a Pa_{CO_2} e o pH do sangue arterial permanecem relativamente constantes.

Os pulmões podem provocar alterações relativamente rápidas no pH do sangue, aumentando ou diminuindo a eliminação de CO_2. Quando a ventilação aumenta em relação à produção de CO_2 (*hiperventilação*), a Pa_{CO_2} diminui, a razão $[HCO_3^-/0,03 \times Pa_{CO_2}]$ aumenta e o pH aumenta. Por outro lado, quando a ventilação diminui em relação à produção de CO_2 (*hipoventilação*), a Pa_{CO_2} aumenta, a $[HCO_3^-/0,03 \times Pa_{CO_2}]$ diminui e o pH diminui. A Figura 52.3 mostra como $[HCO_3^-]$ e o pH se modificam à medida que a P_{CO_2} do sangue aumenta ou diminui.

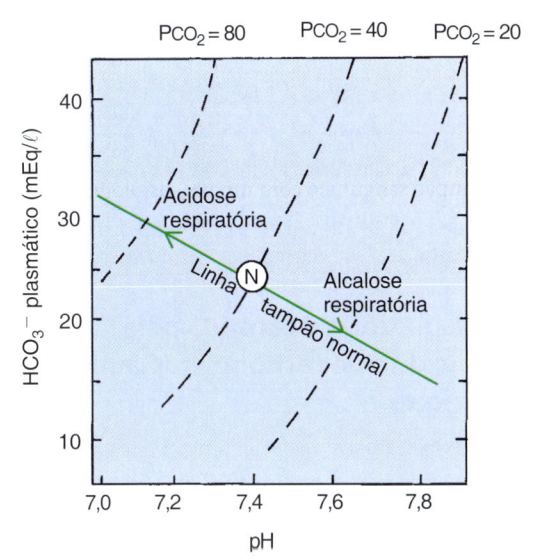

• **Figura 52.3** Diagrama de pH-bicarbonato mostrando o efeito do aumento e da diminuição da P_{CO_2} sobre a concentração de pH e HCO_3^-. À medida que a P_{CO_2} aumenta ou diminui, as alterações no pH e na concentração bicarbonato são previstas pela linha normal do tampão. *N*, composição normal do sangue arterial.

A produção metabólica de ácidos fixos requer que os rins eliminem íons hidrogênio e conservem bicarbonato

Embora a reação do CO_2 com água para liberar H⁺ seja uma fonte importante de ácidos, o organismo produz outros ácidos, conhecidos como ácidos fixos, ácidos metabólicos ou ácidos não voláteis, que não podem ser eliminados pela respiração. Quando se adicionam ácidos fixos ao sangue, como, por exemplo, ácido sulfúrico proveniente do metabolismo de proteínas, os íons hidrogênio são tamponados, em parte, pelo HCO_3^-. O tamponamento resulta na conversão de HCO_3^- em H_2CO_3 e então em CO_2, que é eliminado pelos pulmões. Os ácidos fixos são produzidos continuamente e poderiam consumir o HCO_3^- do organismo se os rins não o regenerassem continuamente.

O papel dos rins no equilíbrio acidobásico está descrito no Capítulo 44. Resumindo, grandes quantidades de HCO_3^- são filtradas diariamente através dos glomérulos e subsequentemente reabsorvidas nos túbulos renais. A quantidade de HCO_3^- reabsorvida depende da quantidade filtrada, que é determinada pela concentração plasmática de HCO_3^-, pela taxa de *filtração glomerular* e pela taxa de secreção de H⁺ pelas células tubulares renais. Esta última é controlada, em parte, pelo estado acidobásico do organismo.

Quando a P_{CO_2} está alta, a reação:

$$CO_2 + H_2O \rightarrow H_2CO_3 \rightarrow H^+ + HCO_3^-$$

dentro dos *túbulos renais* dirige-se para a direita, produzindo mais H⁺ para secreção no *lúmen tubular* e mais HCO_3^- para retornar ao sangue. Quando a P_{CO_2} está baixa, diminui a eliminação de H⁺ e, portanto, também diminui a reabsorção de HCO_3^-.

Amônia, um importante tampão encontrado no túbulo renal distal, é produzida pela ação da *glutaminase* sobre a *glutamina*. Na acidose, a atividade da glutaminase aumenta, resultando em maior produção de amônia, aumento da capacidade de tamponamento do líquido tubular renal e, portanto, maior capacidade de eliminar H⁺.

Tampões e trocadores de íons regulam o pH intracelular

Enquanto o bicarbonato e a hemoglobina proporcionam uma fonte mais imediata de tampão para evitar alterações drásticas no pH do sangue, *tampões intracelulares* nos tecidos corporais, excetuando-se o sangue, fornecem outra grande reserva de capacidade de tamponamento. Para penetrar nas células, o H⁺ precisa ser intercambiado com outros cátions, como o Na⁺ e K⁺. Uma vez na célula, o H⁺ é tamponado por *aminoácidos*, *peptídeos*, *proteínas* e *fosfatos orgânicos*. Esses tampões fornecem aproximadamente cinco vezes a capacidade de tamponamento do líquido extracelular. Como regra geral, o tamponamento intracelular acompanha o extracelular, mas, por causa da grande capacidade de tamponamento intracelular, as alterações no pH são menos drásticas no citosol.

Dois *trocadores iônicos* desempenham um papel importante na regulação do pH intracelular. O trocador Na⁺/H⁺ usa a energia derivada do gradiente de Na⁺ extracelular para o intracelular, para retirar H⁺ das células. Os trocadores Cl/HCO_3^- utilizam um mecanismo similar para retirar HCO_3^- da célula. Quando aumenta a concentração de H⁺ no interior da célula, aumenta também a atividade do trocador Na⁺/H⁺, de maneira a expulsar mais H⁺. Ao mesmo tempo, a atividade do trocador Cl^-/HCO_3^- é *inibida*, de maneira que o HCO_3^- se acumula no interior da célula. Esses dois mecanismos podem fazer o pH intracelular voltar ao normal, uma vez que o pH extracelular também está normal. Entretanto, se o pH extracelular está baixo, o trocador Na^+/H^+ tem dificuldade para expulsar H^+ e, portanto, o pH intracelular tende a se tornar ácido. Se o citosol passa a ser alcalino, a atividade do trocador Cl^-/HCO_3^- é facilitada, e o trocador Na^+/H^+ é inibida para restaurar o pH. Essa ação corretiva é inibida quando o pH extracelular também é alcalino.

Distúrbios acidobásicos

Distúrbios acidobásicos primários são tipicamente acompanhados por mecanismos compensatórios que movem o pH em direção aos valores normais

Na maioria das doenças, os sistemas de tamponamento, os pulmões e os rins mantêm o pH dentro de limites toleráveis, mas, no caso de doença grave, esses mecanismos homeostáticos podem ser inadequados, podendo ocorrer alterações no pH, com risco de morte. No diagnóstico e tratamento de alterações acidobásicas, é importante compreender que a mudança no pH do sangue é provocada por uma alteração primária, seguida por mudanças compensatórias que tentam restaurar o pH a níveis normais. Como o organismo tenta corrigir a alteração, o clínico deve diferenciar entre a causa primária do problema e as alterações compensatórias. Os problemas primários são acúmulo ou eliminação em excesso de CO_2 (alterações respiratórias), ou de ácidos fixos ou bases tampões (alterações metabólicas).

O excesso de bases é uma medida do componente metabólico do estado acidobásico e sua avaliação facilita a avaliação de distúrbios acidobásicos mistos

O *total de base tampão* é a soma das concentrações de tampões sanguíneos disponíveis. Para facilitar a interpretação clínica do estado acidobásico, os clínicos utilizam os parâmetros do *excesso de bases* e/ou o termo inverso, *déficit de bases*, para indicar o componente metabólico dos distúrbios acidobásicos. Por convenção, o total de base tampão é tipicamente relatada como excesso de bases, com uma variação normal de +3 a –3 mM/ℓ. Os valores de excesso de bases maiores que +3 mM/ℓ indicam excesso de bases com relação à quantidade de *ácidos não voláteis* (ácidos no organismo que não sejam CO_2, como ácido láctico, ácido acetoacético e ácido β-hidroxibutírico), o que é compatível com alcalose metabólica. Ao contrário, valores de excesso de bases menores do que –3 mM/ℓ indicam bases insuficientes com relação à carga de ácidos não voláteis, o que é indicativo de uma acidose metabólica. Embora o valor de HCO_3^- seja fundamental para avaliação do balanço acidobásico de um paciente, sua interpretação pode ser complicada pelo fato de que o HCO_3^- pode ser afetado por alterações na P_{CO_2} devido a respostas compensatórias normais. Assim, o excesso de bases é utilizado em conjunto com o HCO_3^- para avaliação mais precisa do estado acidobásico. Além disso, a avaliação do excesso de bases é particularmente valiosa em face a distúrbios acidobásicos mistos, nos quais diversos distúrbios metabólicos e respiratórios e/ou acidóticos e alcalóticos coexistem. Valores de excesso de bases permanecem na variação normal em distúrbios acidobásicos de origem unicamente respiratória; isso ocorre porque distúrbios acidobásicos respiratórios resultam de alterações nos valores de P_{CO_2}, e não de ganho ou perda de ácidos não voláteis ou bases tampões.

Acidose respiratória é causada pelo acúmulo de dióxido de carbono, que diminui o pH do sangue

A *acidose respiratória* é causada por um pH ácido e aumento da Pa_{CO_2}. É causada por *hipoventilação alveolar*, que pode ser decorrente de lesão ou depressão dos centros respiratórios, lesão na bomba respiratória (p. ex., costelas fraturadas, timpanismo), ou doença respiratória grave que provoque obstrução das vias respiratórias ou enrijeça excessivamente os pulmões. Quando ocorre hipoventilação alveolar, a P_{CO_2} aumenta porque os pulmões eliminam incompletamente o CO_2. A reação:

$$CO_2 + H_2O \rightarrow H_2CO_3 \rightarrow H^+ + HCO_3^-$$

é dirigida para a direita pelo acúmulo de CO_2; o H^+ se acumula e o pH cai. Simultaneamente há um acúmulo de bicarbonato, mas a quantidade é pequena demais para manter a razão $[HCO_3^-]/[0,03 \times P_{CO_2}]$ ao valor normal de 20:1.

No sangue, outros tampões, além do bicarbonato, não apenas captam o H^+ produzido pelo acúmulo de CO_2, como também auxiliam no acúmulo de HCO_3^- como se segue:

$$CO_2 + H_2O \rightarrow H_2CO_3 \rightarrow H^+ + HCO_3^-$$
$$\downarrow$$
$$H^+ + Hb^- \rightarrow HHb$$

Ao tamponar o H^+, a hemoglobina (Hb^-) empurra a primeira reação para a direita e produz HCO_3^-. Esse acúmulo de bicarbonato, mostrado na *linha tampão normal* do esquema pH-HCO_3^- (Figura 52.3), ainda é insuficiente para manter uma razão $[HCO_3^-]/[0,03 \rightarrow P_{CO_2}]$, portanto o pH diminui. Em consequência dessas diferentes reações, os achados característicos na acidose respiratória aguda são uma Pa_{CO_2} elevada, uma queda no pH e um aumento mínimo no aumento compensatório do $[HCO_3^-]$. Os valores do excesso de bases estão na variação normal à medida que não houve alteração na quantidade de ácidos não voláteis ou total de base tampão.

A forma ideal de o clínico corrigir a acidose respiratória é restaurar a ventilação alveolar. Entretanto, como as doenças que impedem a ventilação provocam acidose respiratória, essa opção não está disponível para o animal, devendo-se utilizar outras maneiras de corrigir o pH, principalmente mecanismos renais. A P_{CO_2} elevada e o pH baixo levam ao aumento da produção de H^+ e NH_3^+ pelos rins. Isso aumenta a eliminação de H^+ pela urina e gera novo HCO_3^-, e, como a $[HCO_3^-]$ plasmática aumenta, a razão $[HCO_3^-]/[0,03 \times P_{CO_2}]$ e o pH são ajustados para o valor normal. O HCO_3^- recém-criado soma-se ao total de base tampão e, portanto, causa um excesso de base. A Figura 52.4 mostra como esse acúmulo de HCO_3^- restaura o pH normal durante a acidose respiratória, embora a P_{CO_2} permaneça constante.

Alcalose respiratória é causada pela perda de dióxido de carbono, que aumenta o pH do sangue

A *alcalose respiratória* é caracterizada por um pH alcalino e diminuição da Pa_{CO_2}. É causada pela *hiperventilação alveolar*, que resulta da estimulação de quimiorreceptores por hipoxemia, ou da estimulação de receptores intrapulmonares decorrente de inflamação ou lesão pulmonar. O uso muito intenso de um ventilador também pode provocar hiperventilação no animal anestesiado. Dióxido de carbono é eliminado com maior rapidez do que é produzido pelos tecidos, e a P_{CO_2} sanguínea diminui. As alterações bioquímicas no sangue são o inverso das que ocorrem na acidose respiratória

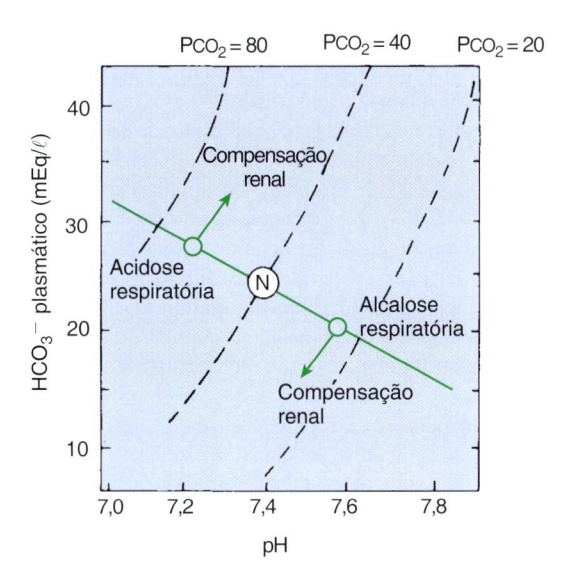

• **Figura 52.4** Diagrama de pH-bicarbonato mostrando os efeitos da acidose e da alcalose respiratória sobre o pH, a concentração de HCO_3^- e a P_{CO_2} do sangue arterial. Na acidose respiratória aguda, à medida que a P_{CO_2} aumenta, as mudanças na concentração do pH e bicarbonato são previstas pela linha normal do tampão. A compensação renal leva a um acúmulo de HCO_3^-, que aumenta o pH, enquanto a P_{CO_2} permanece constante (seta verde para cima). Na alcalose respiratória, Pa_{CO_2} e HCO_3^- diminuem e o pH aumenta. Os rins compensam eliminando HCO_3^-, que reduz o pH (seta verde para baixo). *N*, composição normal do sangue arterial.

à medida que o déficit relativo de CO_2 direciona as reações do sistema tampão bicarbonato para a esquerda:

$$CO_2 + H_2O \leftarrow H_2CO_3 \leftarrow H^+ + HCO_3^-$$
$$\uparrow$$
$$H^+ + Hb^- \leftarrow HHb$$

À medida que o CO_2 é eliminado, forma-se H_2CO_3 a partir de H^+ e HCO_3^-, de maneira que o pH aumenta e a $[HCO_3^-]$ diminui. O íon hidrogênio é fornecido por liberação a partir de outros tampões que não o bicarbonato, como a hemoglobina. Como resultado destas várias reações, os achados característicos na alcalose respiratória aguda são diminuição da Pa_{CO_2}, aumento do pH e redução compensatória da $[HCO_3^-]$. Outros tampões então substituem o bicarbonato reduzido. Não há alteração no total de base tampão de tal forma que os valores do excesso de bases permanecem na faixa normal. O aumento na taxa $[HCO_3^-]/[0,03 \times P_{CO_2}]$ aumenta o pH.

A Figura 52.4 mostra o aumento no pH e a diminuição na $[HCO_3^-]$ à medida que a P_{CO_2} diminui. Para ajustar o pH ao normal, deve-se sustar a hiperventilação ou fazer os rins eliminarem HCO_3^-. Este último ocorre porque a baixa P_{CO_2} e a alcalose reduzem a produção de H^+ e NH_3 pelos rins. Quando o H^+ não é produzido em quantidades suficientes para capturar todo o HCO_3^- filtrado, este último extravasa na urina, sendo perdido pelo corpo, movimentando o pH para um valor mais normal.

Acidose metabólica é causada pelo acúmulo de ácidos fixos ou pela perda de base tampão, que diminui o pH do sangue

Acidose metabólica é caracterizada por um pH ácido e diminuição do HCO_3^-. É a alteração acidobásica mais comum. Durante o metabolismo, há uma produção contínua de ácidos fixos; um aumento

na sua produção ou falha na eliminação de H^+ pelos rins é uma causa da acidose metabólica. O aumento da produção de ácidos fixos resulta do catabolismo de proteínas ou da produção de cetona durante balanço energético negativo ou a partir do metabolismo anaeróbico, que leva à acidose láctica. Em ruminantes, a alimentação com excesso de carboidratos pode aumentar a produção de H^+ no rúmen (*acidose ruminal*). Os íons H^+ absorvidos provocam acidose metabólica.

Como é a quantidade relativa de H^+ em relação à capacidade de tamponamento que determina o pH, uma perda do tampão de base também causa acidose metabólica. Por exemplo, a diarreia é uma causa comum de acidose metabólica porque quantidades excessivas de HCO_3^- são perdidas nas fezes.

Na acidose metabólica, o H^+ que se acumula no sangue combina com HCO_3^- e outros tampões, o que causa um déficit de bases (relatado na hemogasometria como excesso de bases mais negativo do que -3 mM/ℓ). O aumento do H^+ também direciona as reações do sistema tampão bicarbonato para a esquerda e o CO_2 resultante da combinação H^+ e HCO_3^- é eliminado por ventilação. O esgotamento de HCO_3^- reduz a razão $[HCO_3^-]/[0,03 \times P_{CO_2}]$; assim, o pH diminui (Figura 52.5).

$$CO_2 + H_2O \leftarrow H_2CO_3 \leftarrow H^+ + HCO_3^-$$

Os achados característicos na acidose metabólica aguda são diminuição do HCO_3^-, diminuição do pH, excesso de bases anormal e uma diminuição compensatória de Pa_{CO_2}, como segue. A queda no pH que acompanha a acidose metabólica estimula a ventilação. Esse aumento na ventilação alveolar tem um efeito compensatório sobre a acidose metabólica, pela eliminação de CO_2, levando a uma diminuição na P_{CO_2} que, por fim, ajusta a razão $[HCO_3^-]/[0,03 \times P_{CO_2}]$ e o pH aumenta de volta para o normal (ver Figura 52.5). A restauração completa do equilíbrio

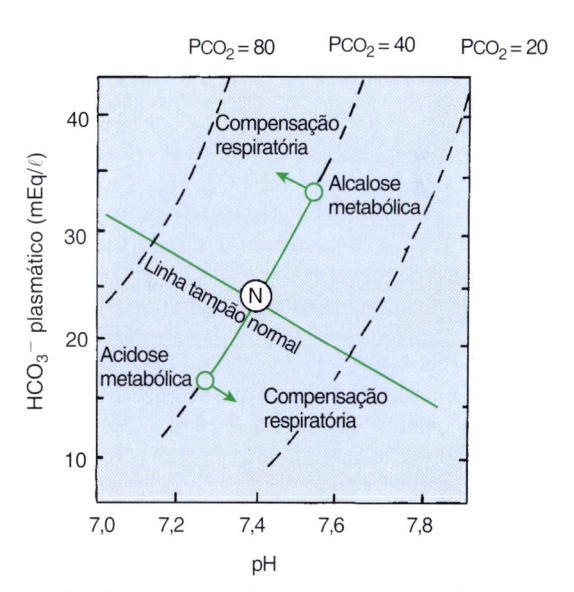

• **Figura 52.5** Diagrama de pH-bicarbonato mostrando os efeitos da acidose e da alcalose metabólica sobre o pH, a concentração de HCO_3^- e a P_{CO_2} do sangue arterial. Na acidose metabólica não compensada, há uma redução na concentração de bicarbonato, que leva a uma queda no pH, enquanto a P_{CO_2} permanece constante (círculo aberto abaixo). A compensação respiratória resulta em redução na P_{CO_2}, com subsequente elevação do pH e movimento dos pontos paralelos à linha normal do tampão (seta abaixo). Na alcalose metabólica, HCO_3^- aumenta, causando um aumento no pH (círculo aberto acima). A compensação respiratória se dá por hipoventilação alveolar, levando a um aumento na Pa_{CO_2} e a um retorno do pH ao normal (seta acima). *N*, Composição normal do sangue arterial.

acidobásico normal requer a recuperação da base gasta pelos rins ou por tratamento com líquidos intravenosos que contêm tampões, como bicarbonato ou lactato.

Alcalose metabólica é causada pela eliminação excessiva de íons hidrogênio ou acúmulo de tampão de base, o que aumenta o pH sanguíneo

A *alcalose metabólica* é caracterizada por parâmetros da hemogasometria de um pH alcalino e aumento de HCO_3^-. Esse aumento do bicarbonato é relativo ao $[H^+]$, e desta forma, a alcalose metabólica ocorre mais comumente em razão de uma perda de H^+ do que ao ganho absoluto de HCO_3^-. A causa mais comum de alcalose metabólica é o *vômito*, durante o qual o corpo perde conteúdo gástrico rico em H^+. Em ruminantes, o deslocamento para o lado direito ou vólvulo do abomaso provoca alcalose metabólica, porque os íons H^+ são retidos no *abomaso*. A alcalose metabólica também pode resultar da depleção de K^+, porque baixas concentrações de elemento no sangue (hipopotassemia) resultam no aumento da excreção de H^+ pelos rins (ver adiante).

A perda corporal de H^+ libera tampão, de maneira que a concentração plasmática de $[HCO_3^-]$ e o total de base tampão aumentam. A razão $[HCO_3^-]/[0,03 \times P_{CO_2}]$, o pH e o excesso de base aumentam (ver Figura 52.5). O aumento do pH reduz o estímulo para ventilar; a ventilação alveolar diminui, de maneira que a P_{CO_2} aumenta. Isso ajusta a taxa $[HCO_3^-]/[0,03 \times P_{CO_2}]$ ao patamar normal e, portanto, o pH diminui em direção ao normal (Figura 52.5). Desta forma, os achados característicos da hemogasometria na alcalose metabólica são aumento do HCO_3^-, aumento do pH e um aumento compensatório da Pa_{CO_2}.

A compensação respiratória para alterações acidobásicas ocorre rapidamente; a compensação renal leva horas a dias

Os pulmões compensam os problemas de origem metabólica, enquanto os rins compensam os distúrbios de origem respiratória. Como os *quimiorreceptores* respondem quase imediatamente às alterações no pH do sangue, e como alterações na ventilação modificam rapidamente a P_{CO_2}, a compensação respiratória para distúrbios acidobásicos metabólicos primários ocorre quase imediatamente. Por essa razão, é incomum observar acidose ou alcalose metabólica primária, sem compensação respiratória, a menos que o paciente tenha um distúrbio respiratório concomitante. A resposta renal para um distúrbio acidobásico respiratório primário é menos rápida, ocorrendo mudanças na produção de NH_3 e HCO_3^- durante horas, podendo chegar a vários dias.

Como mecanismos compensatórios ajustam o pH ao normal, existe menos "sinalização errada" para estimular a compensação; assim, os mecanismos compensatórios isolados raramente restauram o pH normal. Na acidose metabólica, por exemplo, o pH baixo estimula a ventilação para reduzir a Pa_{CO_2}. Entretanto, à medida que o pH retorna ao normal, o estímulo respiratório para compensação diminui e, portanto, a restauração do pH normal raramente se completa. A restauração completa do equilíbrio acidobásico normal exige a correção da causa primária da acidose ou alcalose.

A compensação apropriada para distúrbios acidobásicos pode ser prevista

Vários processos mórbidos resultam em distúrbios acidobásicos e não é incomum que pacientes em estado crítico tenham mais de uma condição que altera o balanço acidobásico. Por exemplo, um gato que tem diabetes e asma pode ter tanto uma acidose metabólica como uma acidose respiratória. Um gato em insuficiência renal que esteja com êmese pode ter tanto acidose metabólica como alcalose metabólica. Quando mais de uma anormalidade acidobásica primária está presente, isso é chamado de *distúrbio acidobásico misto*. Em *distúrbios acidobásicos simples* (ou *não complicados*), onde um único distúrbio é a causa de base da alteração da hemogasometria, a compensação apropriada pode ser prevista.

Como observado anteriormente, a compensação respiratória para distúrbios metabólicos é rápida à medida que alterações na ventilação respondem quase que imediatamente aos sinais dos quimiorreceptores. Em casos de acidose metabólica, a resposta respiratória compensatória é a hiperventilação a fim de diminuir a Pa_{CO_2}. Na acidose metabólica não complicada, a Pa_{CO_2} esperada aferida em mmHg = $35 - [(22 - HCO_3^- \text{ mM}/\ell) \times 0,7]$. Se o paciente tem uma Pa_{CO_2} que caiu ao valor esperado com base nesta fórmula, é dito que o paciente foi completamente compensado. Se a Pa_{CO_2} estiver notadamente mais alta do que o valor esperado, o paciente não está completamente compensado e, desta forma, pode ter uma doença primária adicional que impede uma resposta completa.

Em casos de alcalose metabólica, a resposta respiratória compensatória é a hipoventilação para reter CO_2. Em distúrbios não complicados, a Pa_{CO_2} esperada aferida em mmHg = $35 + [(HCO_3 - \text{mM}/\ell - 22) \times 0,7]$. Nesse caso, se a Pa_{CO_2} foi elevada ao nível esperado, o paciente está compensando completamente. Entretanto, a resposta compensatória da hipoventilação demonstrou ser bastante variável à medida que existem vários influenciadores da ventilação, incluindo dor e medo, de tal forma que o paciente pode não diminuir a ventilação à extensão necessária para corrigir seus distúrbios acidobásicos. Por essa razão, os valores de Pa_{CO_2} dentro de ±3 mmHg do valor esperado com base na fórmula são considerados indicativos de compensação apropriada.

A resposta compensatória metabólica ao distúrbio respiratório primário é bifásica, com modesta compensação em condições agudas e maior compensação esperada em condições crônicas, nas quais o rim teve tempo para ajustar a retenção ou secreção de íons apropriados. Na acidose respiratória, a compensação apropriada é uma retenção de HCO_3^-, e assim um aumento nos valores arteriais de HCO_3^-. Na acidose respiratória aguda, o HCO_3^- compensatório esperado em mM/ℓ = $22 + [(P_{CO_2} - 35) \times 0,15]$. Na acidose respiratória crônica, o HCO_3^- compensatório esperado em mM/ℓ = $22 + [(P_{CO_2} - 35) \times 0,35]$, refletindo a maior alteração no HCO_3^- que os rins podem ocasionar com o passar do tempo. A variação para ambas essas fórmulas de compensação é de +/– 2 mM/ℓ.

A compensação metabólica par alcalose respiratória é uma diminuição do HCO_3^-, com base na seguinte fórmula. Na alcalose respiratória aguda, o HCO_3^- esperado em mM/ℓ = $22 - [(35 - P_{CO_2}) \times 0,25]$. Na alcalose respiratória crônica, o HCO_3^- esperado em mM/ℓ = $22 - [(35 - P_{CO_2}) \times 0,55]$. A variação para ambas essas fórmulas de compensação é de +/– 2 mM/ℓ.

É importante observar que a compensação apropriada para distúrbios acidobásicos direciona o pH em direção aos níveis normais, mas tipicamente não consegue retorná-lo a esses valores.

Potássio, cloreto e outros íons afetam a homeostase acidobásica

Distúrbios acidobásicos interferem na distribuição de K^+ no organismo. Uma queda no pH do sangue leva a um aumento na concentração plasmática de K^+ $[K^+]$ (hiperpotassemia), ao passo que uma alcalose sanguínea leva a uma redução na $[K^+]$ do plasma (hipopotassemia). A *hiperpotassemia* que acompanha a acidose sanguínea é decorrente da redução da atividade da bomba de Na^+-K^+-ATPase e do cotransportador $Na^+/K^+/Cl^-$, que normalmente leva K^+ de volta para a célula. Além disso, a acidose intracelular libera K^+ a partir de ânions intracelulares que não se difundem, de maneira que uma quantidade maior de K^+ está livre para sair da célula. No caso de alcalose sanguínea, uma $[HCO_3^-]$ alta pode estimular a captação de K^+ para a célula.

Assim como alterações no pH do sangue afetam a $[K^+]$, o inverso também é verdadeiro. A *hipopotassemia* frequentemente está associada à indução de alcalose metabólica através de ações do K^+ no túbulo renal e ducto coletor. Especificamente, a hipopotassemia leva ao aumento da eliminação de H^+, aumentando a troca tubular de Na^+/H^+ e o cotransporte basolateral de Na^+/HCO_3^-, aumentando a síntese de NH_3 e a excreção de NH_4^+ e desviando o H^+ para as células em troca pelo K^+ pela H^+/K^+-ATPase nos ductos coletores. De maneira semelhante, a *hiperpotassemia* está associada à indução de *acidose metabólica* à medida que o aumento do K^+ inibe a síntese de NH_3 e excreção de NH_4^+ no túbulo renal e ducto coletor.

A depleção do cloreto pode manter uma alcalose metabólica após a causa inicial de alcalose (como a êmese) ser resolvida, pois na ausência de Cl^-, o rim deve reabsorver HCO_3^- em conjunto com o Na^+ para manter a neutralidade elétrica. Ao contrário, quando a acidose metabólica ocorre em virtude da perda de HCO_3^- (em vez do ganho de H^+), a diminuição do HCO_3^- será balanceada por uma retenção de Cl^-, levando à acidose metabólica hiperclorêmica.

No sangue, a concentração total de cátions (concentração de $Na^+ + K^+ + Mg^{2+} + Ca^{2+}$) deve igualar-se aproximadamente à concentração total de ânions (concentração de $HCO_3^- + Cl^-$). Normalmente, o total de cátions aferido excede o de ânions aferidos, e a diferença é chamada de *intervalo aniônico*. Esse intervalo resulta da presença de ânions não contabilizados (não aferidos), oriundos de ácidos fixos, como o lactato. Quando a acidose metabólica ocorre por aumento da produção de ácidos fixos, o ânion gap aumenta.

A hemogasometria arterial é utilizada para o diagnóstico de distúrbios acidobásicos

Amostras de sangue arterial são ideais para determinar a anormalidade acidobásica, especialmente se houver suspeita de um componente respiratório. Embora amostras de sangue venoso sejam comparáveis a amostras arteriais para avaliação de pH e HCO_3^-, os valores venosos e arteriais para P_{CO_2} são somente comparáveis quando na faixa normal (não comparáveis na hipercapnia). Valores de P_{O_2} venosos e arteriais não são comparáveis à medida que diferem em até 60 mmHg em indivíduos normais. Amostras para hemogasometria devem ser obtidas e manuseadas anaerobicamente.

Recomenda-se que os dados da hemogasometria arterial sejam analisados obedecendo os seguintes passos:

1. Avaliar Pa_{O_2} para determinar se a oxigenação está adequada.
2. Avaliar o pH para determinar se há um distúrbio acidobásico; o pH está normal (7,36 a 7,44), acidótico (< 7,36) ou alcalótico (pH > 7,44)?
3. Se o pH estiver acidótico, isso será devido ao aumento da Pa_{CO_2} (o que indicaria uma origem respiratória) ou à diminuição de HCO_3^- (o que indicaria uma origem metabólica)?
4. Se o pH estiver alcalótico, isso será devido à diminuição da Pa_{CO_2} (o que indicaria uma origem respiratória) ou ao aumento de HCO_3^- (o que indicaria uma origem metabólica)?
5. Determinar se há compensação e no nível esperado.

Exemplos são fornecidos na Tabela 52.1.

Tabela 52.1	**Exemplos de alterações na gasometria arterial.**		
pH	Pa_{CO_2}	HCO_3^-	Diagnóstico
7,4	40	24	Normal
7,26	60	27	Acidose respiratória; completamente compensada se aguda, parcialmente compensada se crônica
7,35	60	32	Acidose respiratória; completamente compensada (crônica)
7,2	40	15	Acidose metabólica; não compensada
7,35	24	11	Acidose metabólica; completamente compensada
7,47	20	14	Alcalose respiratória; completamente compensada (crônica)
7,55	42	34	Alcalose metabólica; parcialmente compensada
7,2	50	19	Acidose metabólica e respiratória mistas
7,6	20	20	Alcalose respiratória; completamente compensada se aguda, parcialmente compensada se crônica
7,3	28	9	Acidose metabólica; parcialmente compensada

Pa_{CO_2}, pressão parcial arterial de CO_2 (mmHg); HCO_3^-, bicarbonato (mEq/ℓ).

CORRELAÇÕES CLÍNICAS

Obstrução das vias respiratórias superiores em um Boston Terrier

Relato
Uma cadela castrada Boston Terrier com 1 ano de idade apresenta sinais de angústia respiratória grave. Tem dificuldade para inspirar e produz um som sibilante durante a inspiração. O esforço de caminhar amplifica a angústia. Uma amostra de gasometria arterial revela que a Pa_{CO_2} é de 80 mmHg (normal, 35 a 45 mmHg), o pH é 7,3, a $[HCO_3^-]$ de 39 mM/ℓ (normal, 22 a 26) e o excesso de base é de 10 mM/ℓ (normal ± 2) (Figura 52.6).

Exame clínico
O exame revela narinas excessivamente estreitadas (estenosadas) e excessivas dobras de tecido no palato mole, este último ocluindo a glote. A laringe e a traqueia parecem normais.

Tratamento
Realiza-se a cirurgia reconstrutora no cão para alargar as narinas e remover do palato os tecidos em excesso. Duas semanas depois da cirurgia, a angústia respiratória está bastante reduzida. A hemogasometria arterial revela Pa_{CO_2} de 45 mmHg, pH 7,39, $[HCO_3^-$ de 27 mM/ℓ e o excesso de base é de 2 mM/ℓ.

Comentário
Antes da cirurgia, o animal está em acidose, com uma Pa_{CO_2} elevada e excesso de base. Somente a Pa_{CO_2} elevada explica a acidose, de maneira que o cão tem acidose respiratória. O aumento na $[HCO_3^-]$ é causado principalmente pela criação de novo HCO_3^- (excesso de base) pelos rins e indica que a condição tem pelo menos vários dias de duração. A acidose respiratória foi causada por hipoventilação alveolar decorrente da obstrução das vias respiratórias superiores. A cirurgia corrige a obstrução e alivia a hipoventilação.

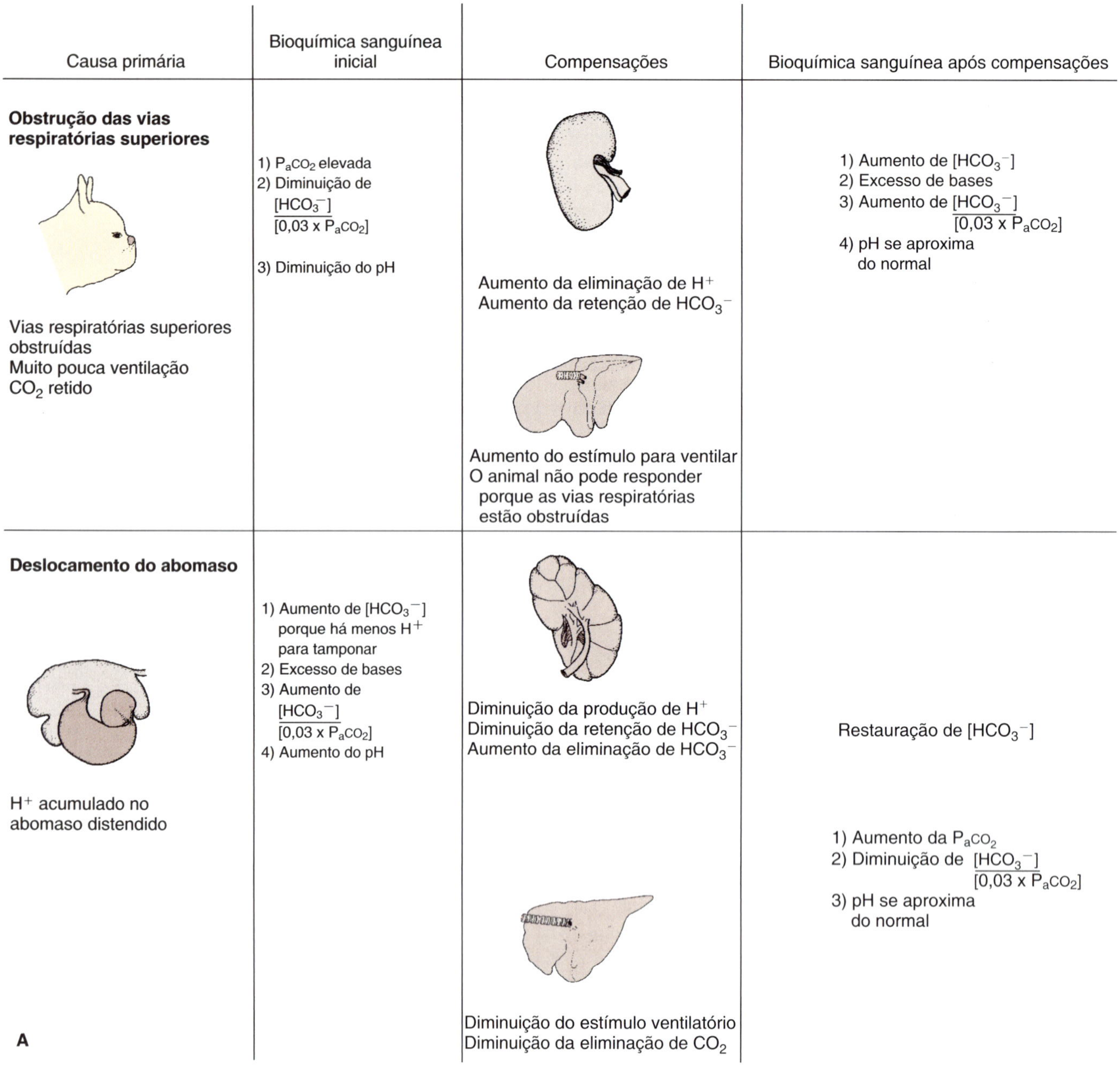

Causa primária	Bioquímica sanguínea inicial	Compensações	Bioquímica sanguínea após compensações
Obstrução das vias respiratórias superiores Vias respiratórias superiores obstruídas Muito pouca ventilação CO_2 retido	1) P_aCO_2 elevada 2) Diminuição de $[HCO_3^-]$ $\overline{[0,03 \times P_aCO_2]}$ 3) Diminuição do pH	Aumento da eliminação de H^+ Aumento da retenção de HCO_3^- Aumento do estímulo para ventilar O animal não pode responder porque as vias respiratórias estão obstruídas	1) Aumento de $[HCO_3^-]$ 2) Excesso de bases 3) Aumento de $[HCO_3^-]$ $\overline{[0,03 \times P_aCO_2]}$ 4) pH se aproxima do normal
Deslocamento do abomaso H^+ acumulado no abomaso distendido	1) Aumento de $[HCO_3^-]$ porque há menos H^+ para tamponar 2) Excesso de bases 3) Aumento de $[HCO_3^-]$ $\overline{[0,03 \times P_aCO_2]}$ 4) Aumento do pH	Diminuição da produção de H^+ Diminuição da retenção de HCO_3^- Aumento da eliminação de HCO_3^- Diminuição do estímulo ventilatório Diminuição da eliminação de CO_2	Restauração de $[HCO_3^-]$ 1) Aumento da P_aCO_2 2) Diminuição de $[HCO_3^-]$ $\overline{[0,03 \times P_aCO_2]}$ 3) pH se aproxima do normal

A

• **Figura 52.6** Representação esquemática das alterações acidobásicas iniciadas por obstrução das vias respiratórias superiores, deslocamento do abomaso e diarreia neonatal do potro. (*continua*)

CORRELAÇÕES CLÍNICAS (*continuação*)

Essa correção fez o pH retornar a um nível normal. Duas semanas depois da cirurgia, o excesso de base estava praticamente eliminado.

Torção do abomaso em uma vaca
Relato
Uma vaca holandesa deu cria há 2 semanas e ficou inapetente há 2 dias. Nas últimas 12 horas, ficou letárgica e seu flanco direito está distendido. O exame mostrou que a vaca está desidratada e suas extremidades estão frias. O exame retal e a percussão revelam um órgão grande e cheio de líquido entre o rúmen e a parede abdominal direita. Uma amostra do líquido, obtida por via percutânea do órgão distendido, está rica em Cl$^-$ e muito ácida. Uma amostra para hemogasometria arterial revela que a P_aCO_2 é de 50 mmHg (normal, 35 a 45), o pH é 7,6, a $[HCO_3^-]$ é de 50 mM/ℓ (normal, 22 a 26) e o excesso de base é de 24 mM/ℓ (normal, ± 2) (ver Figura 52.6).

Comentário
A história clínica e as alterações físicas são típicas de deslocamento à direita do abomaso. Tal condição às vezes ocorre logo após o parto em vacas leiteiras alimentadas com altos níveis de concentrados e ração picada. O abomaso se distende e pode ser deslocado, de maneira que sua entrada e sua saída ficam obstruídas. O líquido rico em Cl$^-$ e H^+ continua a ser secretado, ficando retido no abomaso. A perda sanguínea de H^+ resulta em um excesso de base e causa a alcalose metabólica. A alcalose deprime a ventilação, que eleva a P_aCO_2. Trata-se de uma compensação para restaurar o pH normal.

Tratamento
O deslocamento do abomaso deve ser corrigido cirurgicamente. Entretanto, a alcalose metabólica e o déficit de líquido devem ser tratados concomitantemente, para haver uma chance melhor de recuperação. A alcalose é acentuada

Causa primária	Bioquímica sanguínea inicial	Compensações	Bioquímica sanguínea após compensações
Diarreia neonatal 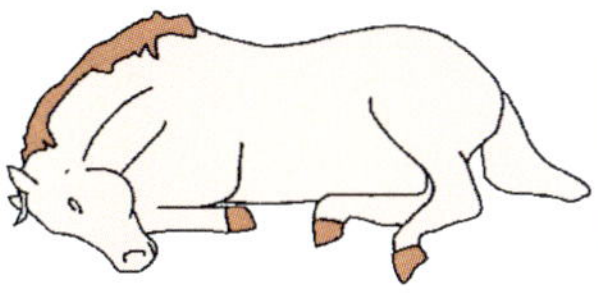 Líquido e eletrólitos, incluindo perda de HCO_3^- nas fezes	1) Diminuição de $[HCO_3^-]$ 2) Déficit de bases 3) Aumento de $\dfrac{[HCO_3^-]}{[0,03 \times P_aCO_2]}$ 4) Diminuição do pH	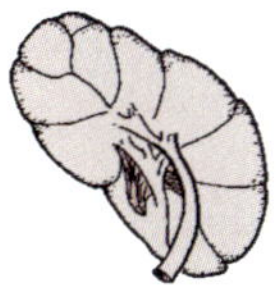 Aumento da eliminação de H^+ Reabsorção completa de $[HCO_3^-]$ Aumento da produção de HCO_3^-	Restauração de $[HCO_3^-]$ 1) Diminuição de P_{CO_2} 2) Aumento de $\dfrac{[HCO_3^-]}{[0,03 \times P_aCO_2]}$ 3) pH se aproxima do normal
B		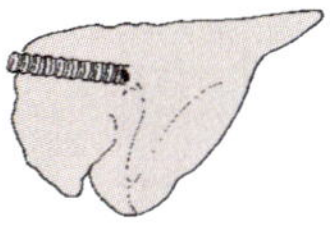 Aumento do estímulo ventilatório Aumento da eliminação de CO_2	

● **Figura 52.6** (*continuação*)

CORRELAÇÕES CLÍNICAS (*continuação*)

pela perda de Cl^- no abomaso, junto com H^+. A depleção de Cl^- permite que os rins eliminem o excesso de HCO_3^- e restaura o pH normal. Na prática, isso é conseguido tratando-se a vaca por via intravenosa com grandes volumes de solução de NaCl a 0,9%.

Diarreia neonatal em um potro
Relato
Um potro com 2 semanas de vida tem diarreia profusa. Está letárgico e frio ao toque, com os olhos afundados nas órbitas e opacos, e em decúbito sobre uma poça de fezes. O hematócrito do potro é de 65% (normal, 30 a 40), o pH é 7,2 (normal, 7,4), a Pa_{CO_2} é de 30 mmHg (normal, 35 a 45), a $[HCO_3^-]$ é de 12 mM/ℓ (normal, 22 a 26) e o déficit de base é de 15 mM/ℓ (normal ± 2) (ver Figura 52.6).

Comentário
O potro apresenta sinais clínicos típicos de desidratação grave decorrente da perda excessiva de líquido nas fezes. A perda de líquido a partir do compartimento intravascular reduz o volume sanguíneo e o débito cardíaco. Para manter a pressão sanguínea, ocorre vasoconstrição nas extremidades que, portanto, têm menos fluxo sanguíneo e ficam frias. A perda de líquido do espaço intersticial provoca ressecamento dos olhos e do focinho, o aspecto

afundado dos olhos e a rigidez da pele. O hematócrito aumentado de 65% confirma a desidratação.

A fezes contêm HCO_3^- e sua perda excessiva causa déficit de base e queda no pH. Além disso, a má perfusão tecidual resulta em acidose láctica. A acidose resulta da perda de base tampão e do acúmulo de ácido láctico, tratando-se de uma acidose metabólica. A acidose estimula a ventilação, que reduz a Pa_{CO_2} na tentativa de corrigir o pH. O potro tem uma acidose metabólica, parcialmente corrigida por uma redução na Pa_{CO_2}.

Tratamento
Este potro precisa de reposição de líquido para aumentar o volume plasmático, elevar o débito cardíaco e restaurar a perfusão circulatória. O líquido deve conter eletrólitos, para repor a perda na diarreia, e uma fonte de tampão, como lactato ou bicarbonato. Uma boa escolha poderia ser a solução de lactato de Ringer suplementada com mais bicarbonato. Se a homeostase respiratória e acidobásica do potro puder ser mantida até que a diarreia cesse, ele terá uma chance moderada de recuperação. Uma séria preocupação é a possibilidade de este potro de 2 semanas ter uma diarreia de causa infecciosa. Ele poderia apresentar sepse decorrente da infecção ou poderia ter uma septicemia inicial, que agora se manifesta como diarreia. Qualquer que seja a situação, a maior parte dos casos exige antibióticos para tratar a infecção.

Questões de revisão

1. Pa_{CO_2} elevada, pH baixo e ausência de excesso ou déficit de base são característicos de:
  a. Acidose respiratória aguda
  b. Alcalose respiratória aguda
  c. Acidose metabólica
  d. Alcalose metabólica
  e. Nenhuma das alternativas anteriores

2. Pa_{CO_2} elevada, pH alcalino e excesso de base são característicos de:
  a. Acidose respiratória crônica
  b. Alcalose respiratória crônica

  c. Acidose metabólica
  d. Alcalose metabólica
  e. Nenhuma das alternativas anteriores

3. Pa_{CO_2} baixa, pH ácido e déficit de base são característicos de:
  a. Acidose respiratória crônica
  b. Alcalose respiratória aguda
  c. Acidose metabólica
  d. Alcalose metabólica
  e. Nenhuma das alternativas anteriores

4. O distúrbio acidobásico mais provável de ser encontrado em um cão no topo do Monte McKinley (Denali), no Alasca (altitude de 6.353 m) é:
   a. Acidose respiratória
   b. Alcalose respiratória
   c. Acidose metabólica
   d. Alcalose metabólica
   e. Nenhuma das alternativas anteriores
5. O túbulo distal dos rins afeta o equilíbrio acidobásico:
   a. Alterando o pK_a do tampão HCO_3^-/H_2CO_3
   b. Concentrando CO_2 na célula tubular renal

   c. Gerando novo HCO_3^-
   d. Usando amônia para tamponar H^+
   e. c e d
6. Qual dos seguintes tampões será mais eficaz no sangue (pH = 7,4)?
   a. HX/X^-, pK_a = 4,2, abundante
   b. HY/Y^-, pK_a = 7,2, escasso
   c. HZ/Z^-, pK_a = 9,6, escasso
   d. HW/W^-, pK_a = 7,6, abundante
   e. HA/A^-, pK_a = 10,2, abundante

Bibliografia

Boron WF. Acid-base physiology. In: Boron WF, Boulpaep EL, eds. *Medical Physiology*. 3rd ed. Philadelphia: Saunders; 2017.

Cohen JP, Kassirer JJ, eds. *Acid-Base*. Boston: Little, Brown; 1982.

DiBartola SP. Introduction to acid-base disorders. In: DiBartola SP, eds. *Fluid, Electrolyte, and Acid-Base Disorders in Small Animal Practice*. 4th ed. St Louis: Saunders; 2012.

Gamble JL. *Acid-Base Physiology: A Direct Approach*. Baltimore: Johns Hopkins University Press; 2000.

Hall JE. *Guyton and Hall Textbook of Medical Physiology*. 13th ed. Philadelphia: Saunders; 2016.

Hamm LL, Nakhoul N, Hering-Smith KS. Acid-base homeostasis. *Clin J Am Soc Nephrol*. 2015;10:2232–2242.

Hlastala MP, Berger AJ. *Physiology of Respiration*. 2nd ed. New York: Oxford University Press; 2001.

Purkerson JM, Schwartz GJ. The role of carbonic anhydrases in renal physiology. *Kidney Int*. 2007;71:103–115.

West JB, Luks AM. *West's Respiratory Physiology: The Essentials*. 10th ed. Philadelphia: Wolters Kluwer; 2016.

53

Termorregulação

SUSAN L. EWART

PONTOS-CHAVE

1. A temperatura é o principal fator que interfere na função dos tecidos.
2. Animais ectodérmicos e endotérmicos usam diferentes estratégias para regular a temperatura corporal.
3. A temperatura corporal depende do equilíbrio entre o ganho e a perda de calor.

Produção de calor

1. Calor é um subproduto de todos os processos metabólicos.
2. Tremores produzem calor por contração muscular.
3. A termogênese não decorrente de tremores é um aumento na taxa metabólica basal, causada pela oxidação do tecido adiposo marrom para produzir calor.

Transferência de calor pelo corpo

1. O calor é transferido pelo sangue.
2. Mecanismos de troca de calor em contracorrente são usados para conservar e perder calor.

Troca de calor com o ambiente

1. A troca de calor por convecção ocorre conforme o corpo aquece o ar ou a água em sua superfície.
2. A troca de calor por condução ocorre quando o corpo está em contato com uma superfície mais quente ou mais fria.
3. A troca de calor por radiação ocorre conforme o calor é transferido entre objetos por radiação infravermelha.
4. A perda de calor por evaporação ocorre quando a água presente no suor, na saliva e nas secreções respiratórias é convertida em vapor d'água.

Regulação da temperatura

1. Mamíferos e aves regulam o ganho e a perda de calor para manterem a temperatura corporal dentro de um limite restrito.
2. Termorreceptores periféricos e centrais sentem as temperaturas ambientais e do corpo, respectivamente.
3. As informações provenientes de termorreceptores periféricos e centrais são integradas no hipotálamo para regular a perda e conservação de calor.

Respostas integradas

1. As respostas ao estresse causado pelo calor incluem vasodilatação periférica, aumento do resfriamento evaporativo e modificações comportamentais.
2. As respostas a estresse causado pelo frio incluem vasoconstrição periférica, piloereção, aumento da produção metabólica de calor por termogênese, por tremores ou não, e modificações comportamentais.
3. A febre é uma elevação da temperatura corporal decorrente de uma elevação no ponto de ajuste termorregulador.

Distúrbios do estresse pelo calor e pelo frio

1. Intermação ocorre quando a produção ou o ganho de calor excede a perda, de maneira que a temperatura corporal se eleva a níveis perigosos.
2. Mecanismos termorreguladores de dissipação de calor podem causar hipovolemia e hipotensão, resultando em exaustão pelo calor.
3. Hipotermia ocorre quando a perda de calor excede sua produção, de maneira que a temperatura corporal cai a níveis perigosos.
4. Queimadura por congelamento ocorre quando se formam cristais de gelo nos tecidos das extremidades.

A temperatura é o principal fator que interfere na função dos tecidos

A função corporal normal depende de processos químicos e físicos sensíveis a alterações na temperatura, de modo que os animais utilizam várias estratégias para regular a temperatura de seus tecidos. Cada espécie possui uma faixa relativamente estreita para temperatura corporal normal que se esforça para manter (Tabela 53.1). Quando se deixa a *temperatura corporal* cair muito abaixo do valor normal, os processos metabólicos se tornam mais lentos e as funções corporais são comprometidas. Abaixo de cerca 34°C, o animal perde a capacidade de regular sua própria temperatura.

No outro extremo, um aumento na temperatura acima de aproximadamente 42°C (107°F) pode resultar em intermação e provocar lesões cerebrais fatais.

Animais ectotérmicos e endotérmicos usam diferentes estratégias para regular a temperatura corporal

Peixes, répteis e anfíbios são chamados de *ectotérmicos* porque dependem de fontes externas para manter sua temperatura corporal. A faixa de temperatura corporal de ectotérmicos pode variar com

Tabela 53.1	Temperatura retal (em °C) de mamíferos domésticos.	
Espécies	Média	Limites
Gato	38,6	38,1 a 39,2
Gado (de corte)	38,3	36,7 a 39,1
Gado (de leite)	38,6	38,0 a 39,3
Cão	38,9	37,9 a 39,9
Burro	37,4	36,4 a 38,4
Cabra	39,1	38,5 a 39,7
Cavalo	37,7	37,2 a 38,2
Porco	39,2	38,7 a 39,8
Ovelha	39,1	38,5 a 39,9

a temperatura do ambiente. Animais que sofrem uma variação considerável das temperaturas corporais são denominados *pecilotérmicos*. Ectotérmicos utilizam métodos comportamentais para impedir alterações importantes em sua temperatura. Por exemplo, o lagarto desfruta de uma rocha exposta ao sol para aumentar sua temperatura de manhã cedo e se esconde sob a rocha mais tarde no dia para evitar superaquecimento. Às vezes, os veterinários são consultados para opinarem sobre o manejo de ectotérmicos cativos; é importante lembrar aos donos que devem providenciar aquecimento suplementar caso queiram que seu animal ectotérmico fique ativo nas épocas mais frias do ano.

Mamíferos e aves são classificados como *endotérmicos* porque eles dependem mais de fontes internas de calor e como *homeotérmicos* porque mantêm a temperatura corporal relativamente constante na presença de alterações consideráveis na temperatura ambiente. Embora a manutenção de uma temperatura constante permita que os mamíferos vivam em uma ampla variedade de ambientes, permanecendo ativos durante as épocas frias do ano, isso não ocorre sem custo. Os endotérmicos precisam manter um alto índice metabólico para produzirem o calor necessário à manutenção da temperatura corporal. Isso exige uma alta captação de energia e, portanto, um tempo considerável na busca por alimento. Ectotérmicos

requerem bem menos energia, sendo mais capacitados a sobreviverem a épocas de escassez de alimentos. Como a maioria dos veterinários lida principalmente com mamíferos e aves, este capítulo enfoca a manutenção da temperatura corporal normal de endotérmicos.

A temperatura corporal depende do equilíbrio entre o ganho e a perda de calor

O calor do corpo provém do metabolismo e de fontes externas (Figura 53.1). Quando ingerida, a energia alimentar produz calor em todos os estágios do processo metabólico. No final, toda a energia do alimento é convertida em calor, que se dissipa no ambiente. A produção de calor pelo corpo está relacionada à taxa metabólica. A função celular exige a manutenção de uma taxa metabólica basal (TMB). Durante o exercício, a produção de calor metabólico pode aumentar mais de 10 vezes. Se o calor não for dissipado para o ambiente, a temperatura pode aumentar até níveis perigosos. Além disso, essa elevação da temperatura do corpo aumenta a taxa metabólica, o que eleva ainda mais a produção de calor.

Os animais ganham calor a partir do ambiente por *convecção* (maior parte do movimento de moléculas no gás ou líquido), quando a temperatura ambiente excede a temperatura corporal; por *condução*, quando em contato com um objeto mais aquecido; e quando estão expostos a fontes que *irradiam calor*. Esta última maneira ocorre quando um animal é exposto à luz solar ou está próximo a objetos sólidos mais quentes do que o seu corpo.

Há perda de calor para o ambiente por *irradiação* da superfície do corpo para um objeto mais frio; por *convecção*, à medida que o corpo aquece o ar ou a água ao seu redor; por *evaporação* de secreções respiratórias, suor ou saliva; e por *condução* para superfícies mais frias com as quais o animal esteja em contato. Uma pequena parcela do calor também é perdida na urina e nas fezes.

Muitas das fontes metabólicas de calor, como o fígado, o coração e os músculos dos membros, estão distantes da pele, que é o local de perda de calor. Portanto, é necessário haver transferência de calor entre esses locais. Os tecidos corporais são maus condutores, de maneira que o calor é transferido principalmente por convecção na circulação.

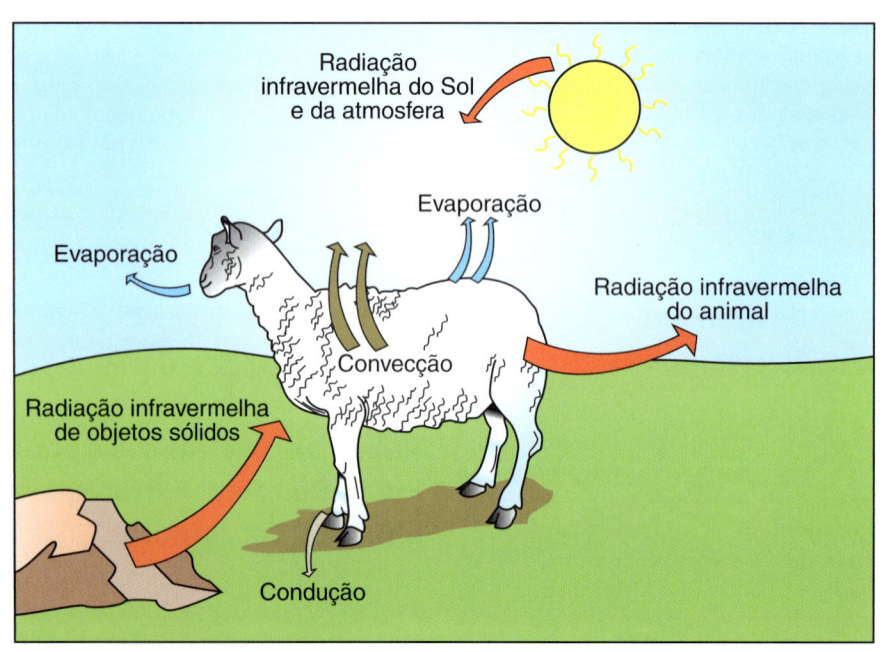

● **Figura 53.1** Representação dos ganhos e perdas de calor entre um mamífero e o ambiente.

Produção de calor

Calor é um subproduto de todos os processos metabólicos

A Tabela 53.2 mostra a quantidade de calor produzida pelo metabolismo de carboidratos, gorduras e proteínas. A *taxa metabólica basal* (TMB) é o índice do metabolismo energético medido sob estresse mínimo, enquanto o animal está em jejum. A TMB é maior nos endotérmicos do que nos ectodérmicos porque os primeiros precisam gerar calor para manter a temperatura corporal. A TMB por quilograma de peso é maior nos animais menores do que nos maiores. Tal necessidade deve-se, em parte, à maior razão entre a área de superfície e o volume dos animais menores, o que fornece uma área maior para perda de calor. A Figura 53.2 ilustra a relação entre peso corporal e produção diária de calor.

Tremores produzem calor por contração muscular

Tremer é um recurso utilizado para aumentar a produção metabólica de calor. Grupos antagônicos de músculos esqueléticos (flexores e extensores) são ativados de maneira a não produzirem trabalho útil. A energia química utilizada para tremer é transferida para o interior do corpo como calor. Se necessário, os tremores podem continuar por várias horas e conseguem dobrar a produção de calor. Explosões rápidas de tremor podem mesmo elevar 4 vezes a produção de calor.

A termogênese não decorrente de tremores é um aumento na taxa metabólica basal, causada pela oxidação de tecidos adiposos marrons para produzir calor

Quando os animais ficam expostos ao frio durante períodos prolongados, desenvolvem a capacidade de aumentar a produção metabólica de calor sem tremores, denominada *termogênese não decorrente de tremor*. Esse aumento no metabolismo é mediado por um aumento na secreção de hormônios tireoidianos e pelos efeitos calorigênicos das catecolaminas sobre os lipídios. A Tabela 53.2 mostra que o metabolismo de gorduras é um modo eficaz de produzir calor.

Tabela 53.2	Quantidade de calor produzida pelo metabolismo dos principais tipos de alimentos.		
	Produção de calor (kcal/g)		
Tipos de alimentos	Por grama de alimento	Por litro de O_2 consumido	Por litro de CO_2 produzido
Carboidratos	4,1	5,05	5,05
Gorduras	9,6	4,75	6,67
Proteínas (até ureia)	4,2	4,46	5,57

Tecido adiposo marrom (*gordura marrom*) é uma gordura rica em mitocôndria, vascular, especializada, usada para gerar calor pelo desacoplamento da cadeia de transporte de elétrons no interior da sua mitocôndria. Esse mecanismo de desacoplamento é mediado pela proteína termogenina e resulta na geração de calor em vez de ATP quando os prótons que se movimentam pela cadeia de transporte de elétrons cruzam a membrana mitocondrial. O tecido adiposo marrom é amplamente distribuído no organismo de todos os mamíferos e é prevalente, sobretudo, em pequenos mamíferos e neonatos, nos quais forma depósitos subcutâneos e no tronco. A liberação neural, induzida pelo estresse por frio de norepinefrina primariamente a partir do suprimento nervoso adrenérgico, ativa os receptores β_3-adrenérgicos nos adipócitos marrons; isso aumenta o metabolismo de gordura para produzir calor distribuído ao corpo através da corrente sanguínea. Além disso, sob estresse causado pelo frio, os locais anatômicos que classicamente contêm principalmente tecido adiposo branco podem sofrer uma transformação para "escurecer" ou tornar "bege" o tecido adiposo, que apresenta características de adipócitos marrons (mitocôndria desacoplada) e brancos (lipídios), e contribui para geração de calor.

Transferência de calor pelo corpo

O calor é transferido pelo sangue

Como o calor é produzido por tecidos metabolicamente ativos, a maior parte do calor é produzida por músculos dos membros e pelo fígado. O calor é eliminado através da pele e do trato respiratório; portanto, é necessário que seja distribuído por todo o corpo. Os tecidos têm uma *condutividade térmica* ruim; assim, a condução não é uma maneira eficiente de *distribuição* de calor.

O sangue que perfunde um órgão metabolicamente ativo recolhe calor e transfere-o para as partes mais frias do corpo por *convecção circulatória*. A redistribuição do fluxo sanguíneo pode liberar calor de preferência para determinadas regiões do corpo, ou permitir que regiões se resfriem, como ocorre quando a manutenção da temperatura do cérebro e das principais vísceras (*temperatura interna*) está ameaçada.

Sob condições de estresse pelo calor, a transferência circulatória de calor para a pele pode ser drasticamente aumentada por meio de dois mecanismos (Figura 53.3). Primeiro, as *arteríolas* dos leitos vasculares cutâneos se dilatam, o que resulta em aumento do fluxo sanguíneo capilar. Em segundo lugar, abrem-se *anastomoses arteriovenosas* nos membros, nas orelhas e no focinho, que canalizam o fluxo sanguíneo a veias mais superficiais. Essas duas ações aumentam bastante o fluxo total de sangue para a periferia, e a maior liberação de calor eleva a temperatura da pele, o que facilita a perda de calor. Por outro lado, sob estresse provocado pelo frio, os leitos vasculares cutâneos se contraem e as anastomoses arteriovenosas se fecham, de maneira que a temperatura da pele e dos membros diminui. Isso resulta em uma perda menor de calor a partir da

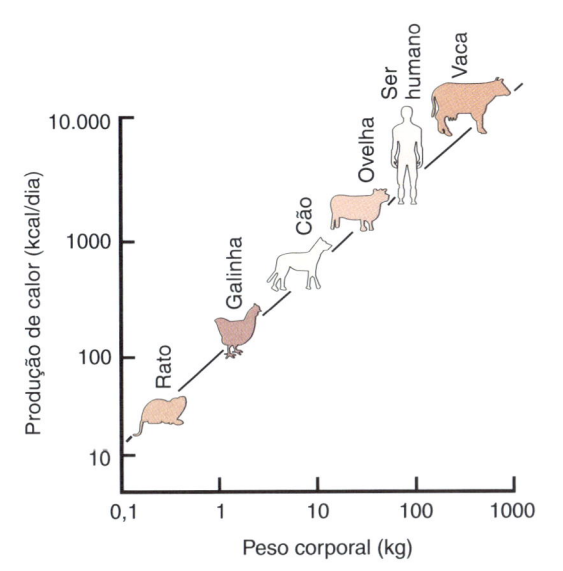

• **Figura 53.2** Relação entre o peso corporal e a produção de calor.

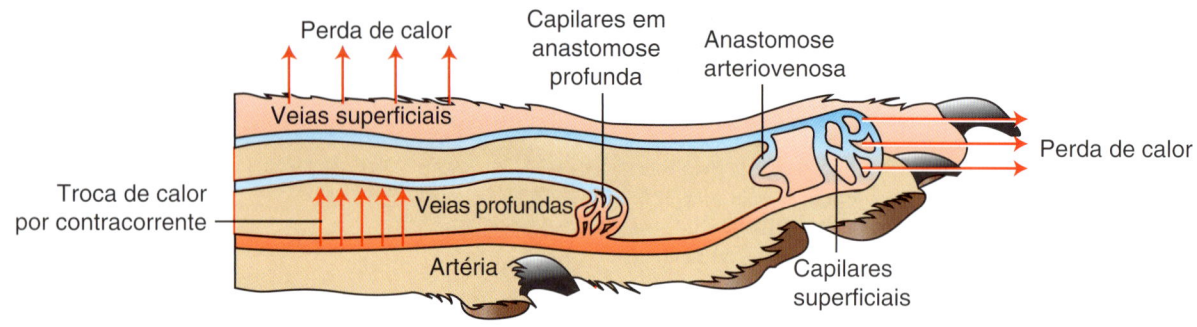

Perda de calor

Capilares em anastomose profunda

Anastomose arteriovenosa

Veias superficiais

Perda de calor

Troca de calor por contracorrente

Veias profundas

Artéria

Capilares superficiais

• **Figura 53.3** Representação de um membro demonstrando a irrigação arterial e drenagem venosa por veias profundas e superficiais. Sob condições quentes, o sangue perfunde os leitos capilares mais superficiais e o calor é perdido para o ambiente através da pele. A abertura das anastomoses arteriovenosas facilita a distribuição de sangue aos vasos superficiais. O sangue retorna a partir desses leitos vasculares superficiais através das veias superficiais e isso fornece uma fonte adicional de perda de calor. Sob condições frias, a vasoconstrição periférica ocorre, as anastomoses arteriovenosas se fecham, e o fluxo sanguíneo ao membro é direcionado aos leitos vasculares mais profundos e retorna ao tronco através das veias profundas; a troca de calor por contracorrente entre as artérias e as veias profundas conserva o calor corporal.

pele e em um gradiente de temperatura ao longo dos membros (Figura 53.4). Sob intenso estresse pelo frio, a temperatura da pele das extremidades pode aproximar-se da temperatura ambiente. Os lipídios das extremidades dos membros têm um ponto de fusão mais baixo do que os do centro do corpo, de maneira que as gorduras nessas localizações não se solidificam prontamente em estresse extremo pelo frio.

Mecanismos de troca de calor em contracorrente são usados para conservar e perder calor

Quando a temperatura ambiente está elevada, o sangue que perfunde os leitos vasculares cutâneos retorna para o centro através das veias superficiais, a partir das quais o calor é perdido para a pele e para o ar. Sob condições de frio, o fluxo sanguíneo dos membros retorna para o centro do corpo através das veias profundas que acompanham as artérias (ver Figura 53.3). Assim, o calor é transferido por *troca em contracorrente*, do sangue arterial aquecido para o sangue venoso, mais frio, e, desse modo, retorna para o centro do corpo.

Uma troca de calor em contracorrente semelhante ocorre na *rede carotídea* de ovinos e alguns outros ungulados. Nesse sistema, a artéria carótida forma uma rede (rede de vasos em anastomose), banhada em um seio de sangue venoso drenado a partir da cavidade nasal. O sangue venoso mais frio do focinho resfria o sangue arterial, que irriga o cérebro e o protege de elevadas temperaturas. Esse mecanismo se torna importante durante o exercício quando o aumento na ventilação ajuda o resfriamento do sangue que drena do nariz. Consequentemente, o sangue arterial transportando calor dos músculos em exercício é esfriado antes de entrar no cérebro.

Vários animais, incluindo os seres humanos e os equinos, não possuem rede carotídea e dependem de outros mecanismos termorreguladores para resfriar o cérebro durante exercício. Em equinos, as *bolsas guturais* podem servir para esse propósito. As bolas guturais são estruturas preenchidas por ar que circundam as artérias carótidas internas. Esse arranjo anatômico permite que o calor seja transferido do sangue nas artérias carótidas internas para o ar das bolsas guturais, protegendo, assim, o cérebro contra hipertermia (Figura 53.5). Além disso, os seios venosos cavernosos intracranianos podem auxiliar no resfriamento do cérebro do cavalo durante o exercício. Acredita-se que tal mecanismo funcione da mesma maneira que a rede carotídea, mas de maneira menos eficiente.

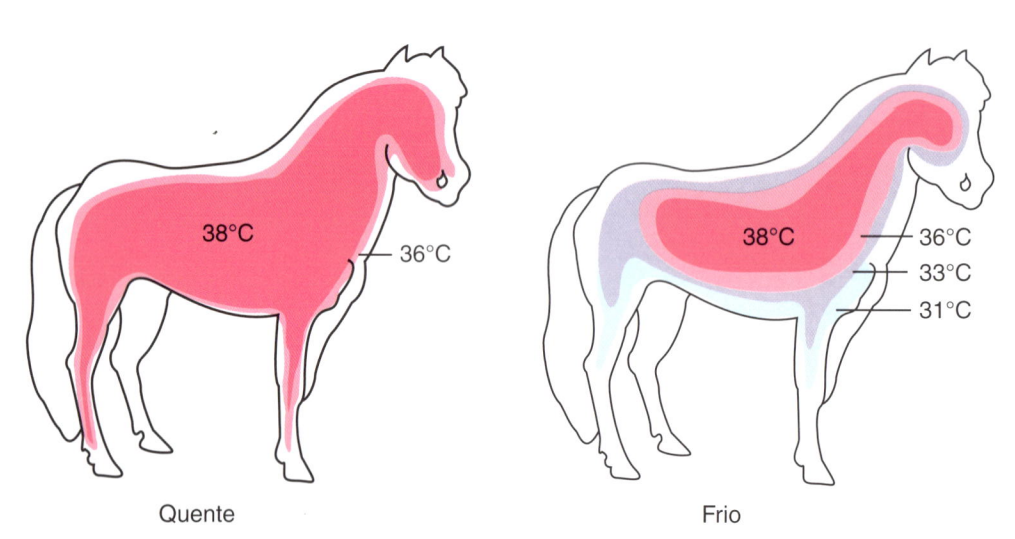

38°C

36°C

Quente

38°C

36°C
33°C
31°C

Frio

• **Figura 53.4** Representação da distribuição das temperaturas em um pônei sob condições ambientais quentes e frias. Em condições quentes, a temperatura corporal central desce para os membros e se aproxima da superfície da pele do animal. Em condições frias, a vasoconstrição dos vasos sanguíneos periféricos resulta em um gradiente de temperaturas entre o centro do corpo e as extremidades. A temperatura central se mantém apenas no abdome, no tórax e no cérebro do animal. Os tecidos mais periféricos podem esfriar consideravelmente.

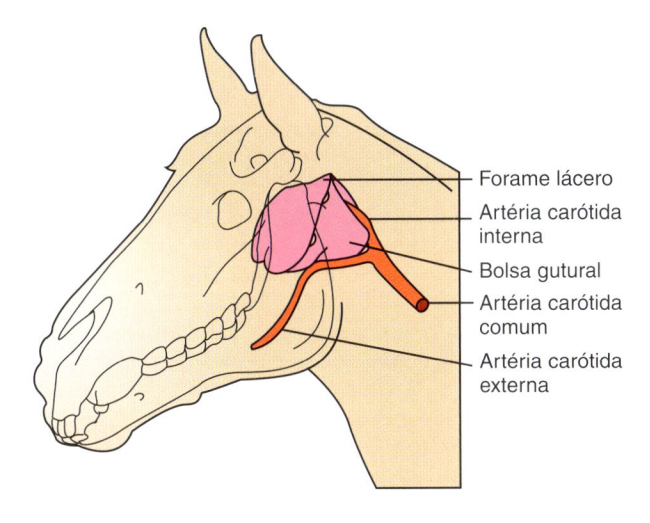
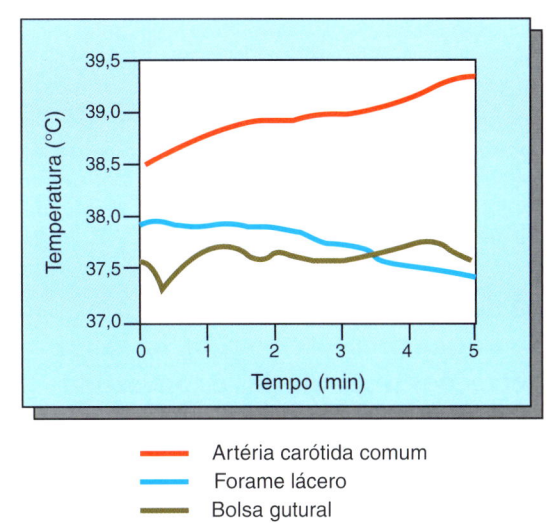

- **Figura 53.5** As bolsas guturais esfriam o sangue que passa pela artéria carótida interna em seu trajeto para o cérebro. *À esquerda*, disposição anatômica das bolsas guturais e das artérias carótidas no crânio. *À direita*, gráfico das temperaturas do sangue e da bolsa gutural durante um período de meio galope. Observe que, embora a temperatura do sangue que entra na bolsa gutural pela artéria carótida comum aumente com a duração do exercício, a temperatura no forame lácero, onde a artéria carótida interna penetra no crânio, diminui ligeiramente.

Troca de calor com o ambiente

A troca de calor por convecção ocorre conforme o corpo aquece o ar ou a água em sua superfície

Quando líquidos, como o ar ou a água em contato com a pele, são aquecidos pelo corpo, eles fluem, expondo, assim, a pele a líquidos mais frios; este é o resfriamento por *convecção*. Como é preciso uma quantidade maior de calor para aquecer a água do que para o aquecimento de uma massa equivalente de ar, os animais aquáticos perdem mais calor no resfriamento por convecção do que os mamíferos terrestres. A quantidade de calor perdida por convecção depende do *gradiente térmico* (diferença de temperatura) entre a pele do animal e o líquido que a recobre; um gradiente térmico maior resulta em uma perda maior de calor. Na *convecção natural*, o ar ou a água aquecidos se elevam da superfície do animal porque são menos densos do que o líquido mais frio. Na *convecção forçada*, o líquido mais frio move-se sobre a superfície da pele por meio de uma brisa ou corrente de ar, ou simplesmente porque os membros do animal estão se movimentando. A convecção forçada é mais eficiente do que a natural, como um procedimento de perda de calor, porque o gradiente térmico se mantém pela renovação constante da água ou do ar mais frios que recobrem a superfície da pele. Animais jovens ou pequenos, deixados em um local com correntes de ar frio, podem perder rapidamente bastante calor corporal por convecção, devendo ser protegidos de tais situações.

O gradiente térmico para a perda de calor pode ser alterado por modificações no fluxo sanguíneo cutâneo e pela quantidade de *isolamento* que separa os órgãos centrais do animal do ambiente. O aumento do fluxo sanguíneo para a pele eleva a temperatura e, portanto, aumenta a perda de calor, enquanto uma redução no fluxo sanguíneo cutâneo reduz essa perda. A penugem e os pelos aprisionam o ar e prejudicam a convecção. A espessura da camada de pelos pode ser alterada por *piloereção* (elevação dos pelos) e pelo crescimento de uma pelagem mais espessa em preparação para o inverno. A espessa camada de gordura dos mamíferos marinhos também proporciona uma camada de isolamento. Uma redução

na área da superfície corporal exposta também provoca uma redução na perda de calor por convecção. O animal consegue essa condição enroscando-se ou amontoando-se com os outros filhotes da ninhada. Pelo contrário, animais podem aumentar a perda de calor por convecção assumindo uma postura estirada.

A convecção é um recurso importante de termorregulação. Embora o calor possa ser tanto dissipado quanto ganho por convecção, o ganho de calor por convecção não é comum.

A troca de calor por condução ocorre quando o corpo está em contato com uma superfície mais quente ou mais fria

Quando um animal está em contato direto com um objeto que possui boas propriedades condutivas, o calor pode ser prontamente perdido ou ganho. Por exemplo, o metal é um bom condutor de calor de tal forma que é transferido com rapidez e eficiência entre o corpo e o metal em contato. Uma mesa de cirurgia de aço inoxidável fria pode ser um sorvedouro de calor, sobretudo para um pequeno animal anestesiado. Para tais animais, deve-se providenciar isolamento ou uma fonte de calor. Do mesmo modo, leitões recém-nascidos podem perder muito calor deitando-se sobre um chão frio de concreto. Porcos adultos se resfriam por condução quando chafurdam em poças de lama fria. De maneira alternativa, o calor pode ser ganho por condução quando o animal está em contato com um objeto mais aquecido, como uma garrafa de água quente. Assim, o calor pode ser tanto ganho como dissipado por condução.

A troca de calor por radiação ocorre conforme o calor é transferido entre objetos por radiação infravermelha

Todos os objetos sólidos emitem *radiação eletromagnética* na faixa de *infravermelho*. Objetos quentes emitem um comprimento de onda menor e produzem mais emissões por unidade de tempo do que objetos frios. Quando essas emissões atingem outro objeto, algumas são absorvidas e, assim, transferem calor. Essa troca de calor por radiação ocorre sem contato entre objetos e pode resultar em dissipação ou ganho de calor. Embora todos os objetos em uma temperatura acima do zero absoluto emitam calor radiante, sua transferência se dá de objetos quentes para objetos frios. A perda de calor por radiação pode ocorrer mesmo quando o animal está cercado por um ambiente aquecido ou neutro do ponto de vista térmico. Por exemplo, o calor pode ser perdido por um animal para as paredes sem isolamento de uma instalação, mesmo quando o ar ambiente está aquecido.

A perda de calor por evaporação ocorre quando a água presente no suor, na saliva e nas secreções respiratórias é convertida em vapor d'água

Uma caloria é uma unidade de energia de calor; 1 caloria é a energia necessária para elevar a temperatura de 1 grama de água em 1°C. A *evaporação* de 1 ℓ de água como vapor d'água requer 580 quilocalorias (kcal). Se o corpo fornece esse calor, a evaporação pode ser a principal maneira de perda de calor. Parte da *perda por evaporação* ocorre continuamente pela difusão da água através da pele e pela perda de vapor d'água a partir das vias respiratórias. Essa perda de água é *obrigatória*, mas, sob estresse térmico, o resfriamento evaporativo pode aumentar bastante porque as *glândulas sudoríparas* são ativadas ou o animal começa a *ofegar* ou se lambuza com *saliva*.

A evaporação é a única forma de termorregulação limitada à perda de calor; o valor não pode ser ganho por evaporação. A perda de calor por evaporação torna-se cada vez mais importante à medida que a temperatura ambiente se aproxima da temperatura do corpo; esta é a única maneira disponível de perda de calor quando a temperatura ambiente ultrapassa a do corpo. A eficiência da perda de calor por evaporação diminui conforme a *umidade ambiente* aumenta, de tal modo que a perda de calor por evaporação não é funcional quando o ar está saturado com vapor d'água.

Todos os mamíferos com placenta, com exceção dos roedores e lagomorfos, possuem glândulas sudoríparas, mas em cães e suínos essas glândulas são pouco desenvolvidas e de pouca utilização na termorregulação. A sudorese ocorre a partir de dois tipos de glândulas sudoríparas tubulares e espiraladas localizadas na derme. As *glândulas apócrinas* produzem uma secreção de conteúdo proteico, enquanto as *glândulas écrinas* produzem uma secreção aquosa. Glândulas apócrinas produzem a sudorese termorreguladora dos animais ungulados, ao passo que, em primatas, o suor é produzido pelas glândulas écrinas. Comparado ao plasma, o suor secretado possui íons semelhantes, mas é hipotônico; cavalos são a exceção, já que o seu suor é hipertônico com relação ao plasma. À medida que o suor passa para a pele ao longo do ducto, sua composição se altera pela reabsorção de íons. Se houver pouca secreção, quase todo o sódio, o cloreto e a água são absorvidos. Portanto, o suor atingindo a pele é uma solução concentrada de ureia, ácido láctico, íons de potássio e, no caso de mamíferos com casco, proteína. Quando as taxas de secreção são altas, menos sódio e cloreto são absorvidos, mais água é perdida e outros constituintes são consequentemente diluídos. Em ambientes quentes, a aclimatação aumenta a sudorese, e devido à maior secreção de *aldosterona*, a maior parte do sódio e do cloreto é reabsorvida antes que o suor atinja a pele. Na maior parte das espécies, a sudorese está sob o controle de *fibras nervosas simpáticas colinérgicas* (glândulas sudoríparas são uma das poucas localizações onde os neurônios simpáticos utilizam acetilcolina em vez de norepinefrina), mas em cavalos o controle ocorre através de receptores adrenérgicos β_2, ativados por catecolaminas oriundas de nervos simpáticos ou da medula adrenal.

Ofegar é um modo de aumentar a evaporação a partir do trato respiratório. Pequenos volumes correntes são movimentados em uma frequência rápida (200 respirações/min.) no espaço morto respiratório. A frequência do ofego é próxima da frequência ressonante do sistema respiratório, de maneira que o trabalho de respirar é minimizado e não se soma substancialmente à carga de calor em animais normais. Pela ventilação primariamente do espaço morto, são evitadas hiperventilação grave e alcalose respiratória. No animal ofegante, dois mecanismos elevam ainda mais a perda de calor pela evaporação. Primeiro, o ingurgitamento vascular da mucosa respiratória e oral fornece quantidade máxima de calor à superfície do trato respiratório, aumentando, assim, a perda de calor pela evaporação. Além disso, o aumento da salivação eleva a perda de calor evaporativa porque há mais líquido para ser evaporado.

Animais com algum tipo de obstrução das vias respiratórias, incluindo raças de cães braquicefálicas, estão particularmente suscetíveis ao estresse térmico por calor à medida que o esforço respiratório é maior na ausência de estresse por calor, o que faz com que sua produção de calor seja elevada em repouso. Por conta do comprometimento respiratório, esses animais podem não ser capazes de utilizar a ofegância de modo efetivo para dissipar o calor.

Em aves, a *bolsa gular* (vibração da porção superior da garganta) é outro método para aumentar o fluxo de ar no espaço morto respiratório. Mesmo em mamíferos que não ofegam, como cavalos, é provável que a perda de calor por evaporação pelo trato respiratório aumente durante o exercício prolongado, porque aumenta a ventilação do espaço morto.

A importância relativa dos diferentes modos de perda de calor por evaporação varia entre os mamíferos. Em equinos e bovinos, a sudorese é a principal forma de perda por evaporação. Ovelhas suam, mas o ofego também tem importância considerável nessa espécie. Os cães dependem quase exclusivamente do ofego. Roedores pequenos, que não ofegam nem transpiram, aumentam a perda de calor por evaporação passando saliva ou água nos pelos.

Regulação da temperatura

Mamíferos e aves regulam o ganho e a perda de calor para manterem a temperatura corporal dentro de um limite restrito

É comum medir a temperatura corporal como parte do exame clínico de mamíferos. Isso porque a temperatura corporal é mantida dentro seus limites razoavelmente restritos apesar de grandes variações nas condições ambientes. Em animais doentes, a capacidade para regular a temperatura pode estar prejudicada, por exemplo, pela desidratação. Além disso, patógenos e outros agentes produzem *pirógenos*, que podem provocar um aumento na temperatura corporal. A *temperatura retal* (ver Tabela 53.1) é um pouco mais baixa que a *temperatura central* do animal, e as alterações na primeira permanecem posteriores às alterações na segunda. Entretanto, a temperatura retal é uma medida adequada para mamíferos domésticos, e fornece uma boa indicação da temperatura central.

Em animais homeotérmicos bem hidratados vivendo em climas temperados, a variação de temperatura corporal normal é bastante restrita. Contudo, há algumas exceções interessantes do ponto de vista fisiológico. Por exemplo, camelos em condições desérticas de muito calor e restrição hídrica sofrem vários graus de aumento da temperatura corporal durante o dia e diminuição comparável na temperatura corporal pela noite. Esse ritmo circadiano de ganho e perda de calor é uma compensação fisiológica entre perda de calor e perda hídrica; pela redução da perda de calor evaporativa durante o dia, o animal está protegido da desidratação com a consequência adaptativa de aumento da temperatura corporal.

Para manter a temperatura dentro de limites restritos, o animal precisa regular o ganho e a perda de calor para o seu corpo. Obviamente, ambos não podem ser iguais o tempo todo. Durante o exercício, por exemplo, a produção de calor ultrapassa a sua perda. O calor é armazenado no corpo e depois se dissipa, quando o exercício termina. A *capacidade de calor específico* (capacidade da massa absorver calor sem alterar a temperatura) dos tecidos corporais é semelhante à da água, que é relativamente alta comparada a algumas substâncias como os metais. Portanto, grandes quantidades de calor podem ser armazenadas sem que haja um aumento de temperatura potencialmente letal.

Termorreceptores periféricos e centrais sentem as temperaturas ambientais e do corpo, respectivamente

Para regular a temperatura do corpo, os animais têm uma série de *termorreceptores* que sentem temperaturas em diferentes localizações no corpo. Tais sensores retransmitem informações para o cérebro, que, então, dá início a mecanismos que aumentam ou diminuem a perda ou a produção de calor.

Quando um animal é exposto a uma alteração de temperatura ambiente, pode ocorrer perda ou ganho considerável de calor antes que ocorra uma modificação na temperatura central. Temperaturas ambientes são detectadas por *termorreceptores periféricos* localizados na pele. Esses termorreceptores periféricos possuem canais iônicos de potencial de receptor transitório (PRT), que são ativados em temperaturas específicas. Diferentes tipos de canais PRT respondem a estímulos de frio e calor (Figura 53.6). Existem alguns agonistas químicos para canais PRT úteis para a compreensão de suas funções. Por exemplo, o mentol é um agonista para o receptor de frio TRPM8, e assim a aplicação de compostos que contêm mentol à pele ou às membranas mucosas evoca uma sensação de frio. A capsaicina, encontrada em pimentas picantes, é uma agonista para o receptor de calor-dor TRPV1.

Os termorreceptores mais numerosos na pele respondem ao frio. Se esses termorreceptores forem ativados, o corpo pode desencadear mecanismos para conservação e produção de calor antes que a temperatura central diminua. Os receptores cutâneos de frio são particularmente sensíveis à *taxa* de redução da temperatura. Por isso, podem ocorrer tremores depois do exercício, à medida que a pele se resfria rapidamente pela evaporação do suor, embora a temperatura central ainda possa estar normal ou ligeiramente elevada. Também existem receptores cutâneos sensíveis ao calor, que podem iniciar a perda de calor quando a temperatura da pele se eleva.

Neurônios termossensíveis também estão presentes no hipotálamo, na medula espinal, nos grandes vasos e nas vísceras abdominais. A localização profunda desses *termorreceptores centrais* é ideal para a detecção de temperaturas corporais centrais. Eles fornecem retroalimentação para o centro termorregulador no hipotálamo, que integra as informações de vários termorreceptores e direciona a geração ou a dissipação necessária de calor.

As informações provenientes de termorreceptores periféricos e centrais são integradas no hipotálamo para regular a perda e a conservação de calor

A Figura 53.7 mostra os *mecanismos de controle por retroalimentação* para a regulação da temperatura do corpo. A integração central das informações oriundas de vários termorreceptores ocorre na parte anterior do hipotálamo. As informações procedentes dos termorreceptores centrais de temperatura parecem predominar sobre as informações oriundas dos termorreceptores periféricos na pele. Por isso, uma elevação na temperatura central de apenas 0,5°C causa um aumento de sete vezes na quantidade do fluxo sanguíneo cutâneo. Do mesmo modo, uma diminuição modesta na temperatura central desencadeia vasoconstrição e tremores. O efeito dos termorreceptores centrais é cerca de 20 vezes maior do que o dos termorreceptores periféricos.

O hipotálamo tem um *ponto de ajuste* termorregulador. Os mecanismos de perda de calor são iniciados quando a temperatura central se eleva acima do ponto de ajuste; quando a temperatura

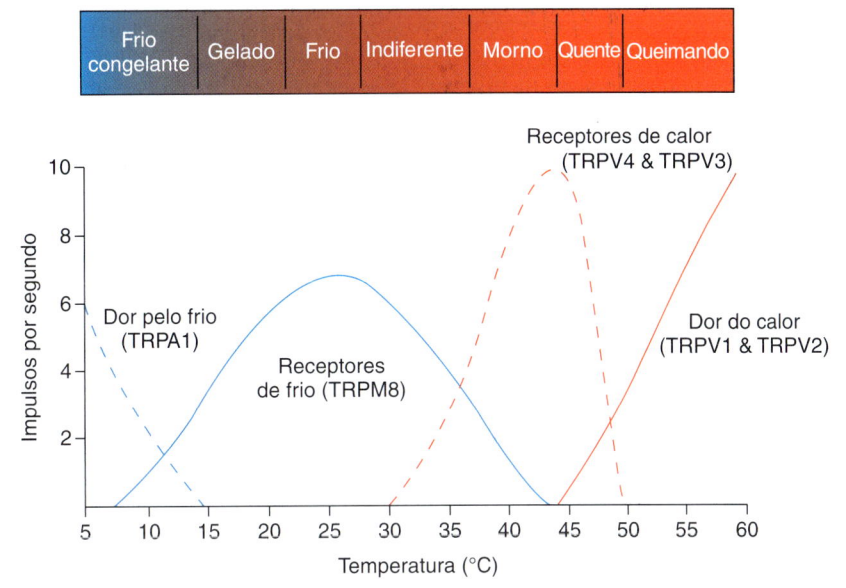

• **Figura 53.6** Termorreceptores cutâneos sentem temperaturas frias e quentes, assim como dor por frio e por calor em temperaturas extremas. Estão demonstradas frequências de descarga temperatura-específicas para diferentes classes de termorreceptores, assim como os diversos canais iônicos receptores de potencial transitório (RPT), que são os substratos para aquelas respostas dos termorreceptores. (Fonte: Hall JE. *Guyton and hall textbook of medical physiology*. 13th ed. Philadelphia, PA: Elsevier; 2016.)

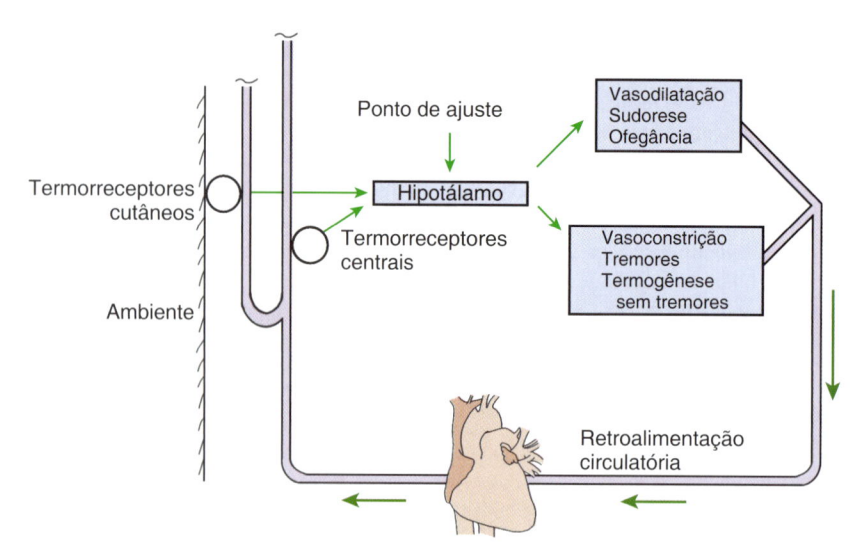

● **Figura 53.7** Mecanismos de controle por retroalimentação para a regulação da temperatura corporal. Os termorreceptores na pele e no centro do corpo liberam informações para o hipotálamo, que ajusta as respostas para conservar e produzir ou perder calor. Os resultados dessas respostas são retransmitidos para os receptores através da retroalimentação circulatória.

cai abaixo do ponto de ajuste, começa a conservação ou a produção de calor. Informações oriundas de termorreceptores periféricos podem modificar discretamente o ponto de ajuste, de maneira que o tremor começa a uma temperatura central mais elevada quando a pele está fria do que quando está quente. Do mesmo modo, a sudorese é iniciada a uma temperatura central mais elevada quando a pele está fria do que quando está quente.

Respostas integradas

As respostas ao estresse causado pelo calor incluem vasodilatação periférica, aumento do resfriamento evaporativo e modificações comportamentais

Para todos os mamíferos e aves, existe uma variação da temperatura ambiente em que a temperatura corporal pode ser mantida em uma faixa normal, principalmente por mecanismos vasomotores (Figura 53.8). Essa zona de *neutralidade térmica* varia com a taxa metabólica e a quantidade de isolamento. Suínos, os quais não possuem pelagem, têm uma zona de neutralidade térmica evidentemente mais alta do que os ovinos, que têm espessa cobertura de lã. O gado leiteiro com alta produção de leite produz tanto calor metabólico que sua zona de neutralidade térmica é de 4° a 15°C (39° a 59°F), consideravelmente inferior àquela de outras espécies animais domésticas. Na zona de neutralidade térmica, a temperatura corporal pode ser regulada por mecanismos vasomotores que aumentam ou diminuem o fluxo sanguíneo na pele e, portanto, modificam a quantidade de calor perdida por convecção e irradiação.

Quando um animal endotérmico é exposto a estresse pelo calor, a resposta inicial é a vasodilatação, que aumenta o fluxo sanguíneo na pele e nos membros. A consequente elevação da temperatura da pele e a extensão da temperatura central pelos membros aumentam o gradiente de temperatura entre a pele e o ambiente, resultando em mais perda de calor por convecção e radiação (ver Figura 53.4).

Quando a vasodilatação não consegue manter uma temperatura normal, o resfriamento evaporativo é aumentado pela sudorese, pelo ofego ou por ambos. Como já observado, o resfriamento evaporativo é o único método de perda de calor disponível quando a temperatura ambiente excede a da pele, sendo mais eficaz quando a

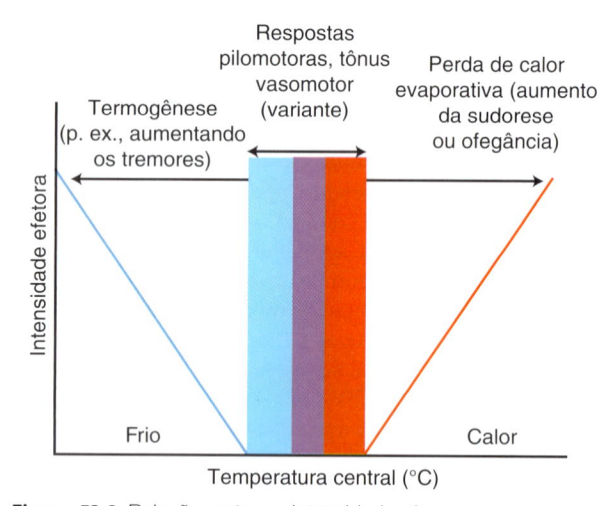

● **Figura 53.8** Relação entre a intensidade das respostas termorreguladoras (linhas azuis e vermelhas) e a temperatura central. O ponto de ajuste para a regulação da temperatura está indicado pela zona da barra roxa. De cada lado desse ponto, há uma zona na qual a temperatura pode ser mantida por respostas vasomotoras (*zonas de barras azul e vermelha*). Conforme a temperatura se desvia mais drasticamente a partir do ponto de ajuste, há necessidade de aumentar a termogênese durante o estresse pelo frio ou aumentar a perda de calor durante o estresse pelo calor por meios que não sejam a ação vasomotora. (Adaptada de Bligh J. Temperature regulation in environmental physiology of animals. In: Bligh J, Cloudsley-Thompson JL, MacDonald AG, eds. *Environmental physiology of animals*. Oxford, UK: Blackwell Scientific; 1976.)

umidade relativa é baixa. A Figura 53.9 mostra que vacas a uma temperatura de −10°C perdem menos que 15% de seu calor por evaporação; porém, à medida que a temperatura ambiente aumenta até cerca de 32°C, elas perdem cerca de 80% por evaporação. Conforme a umidade relativa do ar aumenta, os animais têm cada vez mais dificuldade para perder calor, de maneira que o exercício em condições quentes e úmidas pode resultar em intermação. De modo alternativo, mecanismos termorreguladores podem levar a distúrbios do balanço hídrico, que resultam em exaustão pelo calor. A intermação e a exaustão pelo calor podem ser questões importantes para cavalos que competem no verão, quando são combinadas à alta umidade, como ocorreu nas Olimpíadas de Atlanta (1996),

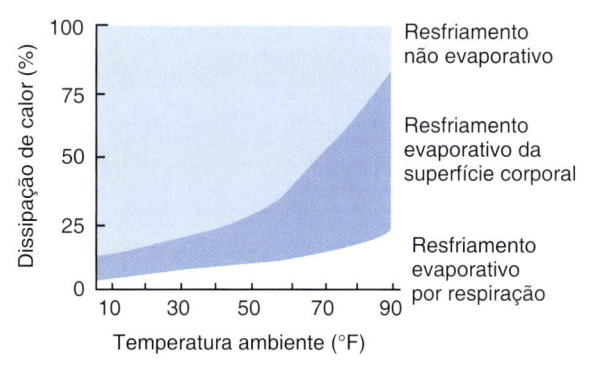

Figura 53.9 Métodos de perda de calor usados por uma vaca à medida que a temperatura ambiente aumenta. Em baixas temperaturas, a maior parte da perda de calor ocorre por resfriamento não evaporativo (*sombreado roxo claro*); porém, conforme a temperatura ambiente aumenta, a vaca passa a depender cada vez mais da evaporação (*sombreado roxo mais escuro e branco*).

Pequim (2008) e Rio de Janeiro (2016). A intermação e a exaustão pelo calor são descritas com mais detalhes posteriormente na seção *Distúrbios do Estresse pelo Calor e Frio.*

Os animais também usam métodos comportamentais para resistir ao estresse pelo calor. Tais métodos, que incluem buscar sombra, permanecer na água e espojar-se na lama, não estão à disposição dos rebanhos criados em sistemas intensivos, e o acesso pode ser limitado a animais de companhia também. Em ambientes quentes, proprietários e produtores precisam assumir responsabilidade pelo bem-estar e pela sobrevivência dos animais. Como o gado leiteiro de alta produção tem uma zona de neutralidade térmica muito baixa, sua principal exigência em climas quentes é de sombra, uma preocupação maior do que uma fonte de calor ou um isolamento em climas frios.

As respostas a estresse causado pelo frio incluem vasoconstrição periférica, piloereção e aumento da produção metabólica de calor por termogênese por tremores ou não, e modificações comportamentais

À medida que ocorre a diminuição da temperatura ambiente, no início os animais endotérmicos conservam calor por vasoconstrição periférica. Isso estabelece um gradiente de temperatura ao longo dos membros e reduz a temperatura da pele, de modo a existir apenas um limitado gradiente de temperatura para a perda de calor por convecção e irradiação (ver Figura 53.4). A piloereção proporciona isolamento e também diminui a perda de calor. Um estresse adicional pelo calor desencadeia um aumento na produção de calor metabólico por termogênese decorrente ou não de tremores. Mamíferos adultos são capazes de tremer, e os que nascem em um estágio adiantado de desenvolvimento, como cordeiros e potros, também podem fazê-lo. Filhotes de cão e outros recém-nascidos menos desenvolvidos não conseguem tremer; eles dependem do calor de sua mãe e do ninho para se proteger contra o frio. O tecido adiposo marrom, presente em vários neonatos e mamíferos pequenos, fornece uma fonte de energia termogênese não decorrente de tremores.

A exposição crônica de animais ao frio resulta em aumento da secreção de *tiroxina* e do metabolismo basal, que eleva a produção basal de calor. Quando os animais são alojados em condições nas quais recebem luz natural, a espessura da pelagem aumenta nas épocas frias do ano. O crescimento dos pelos resulta da menor duração do dia à medida que o frio se aproxima.

Adaptações comportamentais ao estresse pelo frio incluem se encolher, se empilhar ou amontoar com os filhotes da ninhada, e buscar a luz do Sol e/ou contato com objetos aquecidos. Esses comportamentos servem para diminuir a perda de calor e aumentar o ganho dele.

A febre é uma elevação da temperatura corporal decorrente de uma elevação no ponto de ajuste termorregulador

A febre, também conhecida como *pirexia*, surge em resposta a uma elevação no ponto de ajuste termorregulador do animal e com frequência acompanha as doenças infecciosas. Acredita-se que a febre seja uma adaptação evolucionária para o combate de infecções. Estudos indicam que o aumento da temperatura corporal durante a infecção intensifica a atividade dos leucócitos (ver Capítulo 54). Isso resulta em queda na morbidade e mortalidade dos animais em consequência de infecções.

Os mecanismos moleculares que são a base do desenvolvimento da febre são complexos, envolvendo citocinas, prostaglandinas, fator de complemento 5ª (C5a) e norepinefrina, dentre outros fatores que, em conjunto, desencadeiam uma resposta febril. Tanto mecanismos humorais (fatores carreados em líquidos, como sangue ou linfa) como neurais para febre têm sido propostos. O conhecimento sobre essas cascatas intrínsecas de eventos está evoluindo continuamente, e uma revisão dos princípios básicos é fornecida aqui.

Moléculas que induzem febre são denominadas *pirógenos*. *Pirógenos exógenos* são pirógenos que se originam fora do organismo; eles podem ter origem microbiana ou não microbiana e incluem diversas bactérias, vírus, fungos, toxinas, complexos antígeno-anticorpo e fármacos, dentre outras substâncias. A indução da febre começa quando pirógenos exógenos entram no organismo e ativam o sistema imune inato (Figura 53.10). Mais especificamente, os pirógenos ativam o complemento (um sistema de proteínas plasmáticas que auxiliam o ataque de anticorpos/fagocítico ou lise de patógenos), assim como interagem com receptores *Toll-like* (TLR; ver Capítulo 54) em monócitos e macrófagos, incluindo macrófagos hepáticos especializados, denominados células de Kupffer, que são expostos a pirógenos exógenos circulantes conforme o sangue é filtrado através dos sinusoides hepáticos. Os diversos mediadores induzidos, à medida que os pirógenos exógenos estimulam monócitos e macrófagos, são transportados no sangue ao cérebro e, assim, esse sistema de sinalização é referido como o *mecanismo humoral de indução da febre* (Figura 53.10). Componentes importantes do mecanismo humoral da febre são gerados pelo início da via de sinalização-TLR à medida que ela estimula a produção de citocinas (diversas moléculas de sinalização celular do sistema imune), que podem servir como *pirógenos endógenos*, assim denominadas, já que são produzidas no interior do organismo. As citocinas envolvidas na cascata de sinalização pirogênica incluem a interleucina (IL)-1, assim como o fator de necrose tumoral-alfa (TNF-α), a IL-6 e as interferonas (IFN).

Quando liberados no sangue, os pirógenos endógenos seguem até a rede vascular suprindo a região termorreguladora do hipotálamo anterior, denominada *órgão vascular da lâmina terminal* (OVLT). Essa região do hipotálamo é altamente vascularizada e quase não existe barreira hematencefálica nesse local, de tal modo que os pirógenos endógenos e as prostaglandinas penetram facilmente no cérebro a partir da corrente sanguínea. Na área hipotalâmica pré-óptica anterior (POA) vizinha, os pirógenos endógenos atuam sobre as células endoteliais vasculares produzindo mais *prostaglandina E₂* (PGE₂) induzida pela COX, que é o mediador central da resposta febril. Essa PGE₂, localmente produzida, eleva o ponto de ajuste termorregulador.

Em conjunto com a sinalização de pirógenos mediada pela resposta humoral descrita anteriormente, há evidências crescentes de um *mecanismo neural para a indução da febre*. Assim como a via humoral para sinalização de pirógenos, a via mediada pela resposta neural começa com a circulação de pirógenos exógenos através dos sinusoides hepáticos. No mecanismo neural, os pirógenos ativam o complemento nas células Kupffer, o que leva à subsequente produção de PGE_2; essa PGE_2 se liga no local a fibras nervosas aferentes (sensoriais) vagais hepáticas, que transmitem a mensagem pirogênica para a POA. Assim, a presença de pirógenos é rapidamente detectada e a reposta febril pode ser iniciada dentro de minutos.

Quando o ponto de ajuste termorregulador se eleva, o animal inicia resposta para conservar e produzir calor até que a temperatura corporal alcance o novo ponto de ajuste (Figura 53.11). Tremores, vasoconstrição periférica, piloereção e comportamento de aglomeração são característicos do início da febre. Quando o novo ponto de ajuste é alcançado, o animal mantém seu corpo na temperatura até que a produção de pirógenos cesse e seja depurado do organismo. Quando isso ocorre, o ponto de ajuste diminui novamente, aproximando-se do normal e o animal inicia mecanismos de perda de calor, como vasodilatação e sudorese para baixar a temperatura corporal. Como a produção local de PGE_2 no hipotálamo está envolvida na elevação do ponto de ajuste, empregam-se fármacos anti-inflamatórios não esteroidais (AINE; p. ex., ácido acetilsalicílico, flunexina, ibuprofeno) para o tratamento da febre. Essas drogas antipiréticas bloqueiam a enzima ciclo-oxigenase, uma enzima integrante da cascata do ácido araquidônico, bloqueando, assim, a produção de prostaglandinas.

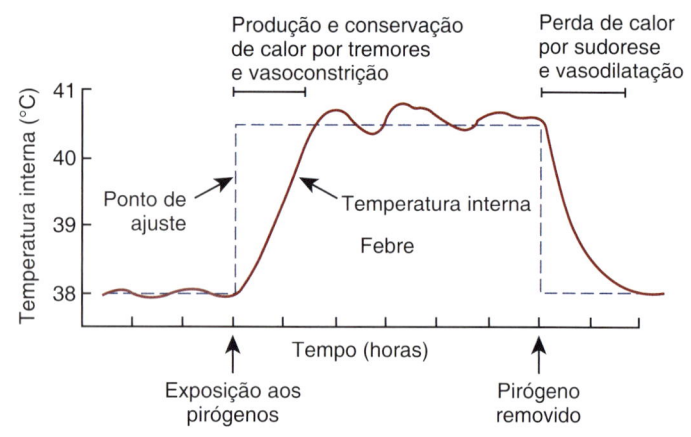

● **Figura 53.11** Eventos envolvidos na febre. A exposição a pirógeno aumenta o ponto de ajuste para o sistema de regulação de temperatura. Isso resulta em produção e conservação de calor para elevar a temperatura corporal, que, por sua vez, resulta em febre. Quando os pirógenos são removidos do organismo, a febre cessa, o ponto de ajuste diminui, e o calor precisa ser perdido pelo corpo por sudorese e vasodilatação.

Distúrbios do estresse pelo calor e pelo frio

Intermação ocorre quando a produção ou o ganho de calor excede a perda, de maneira que a temperatura corporal se eleva a níveis perigosos

Em climas quentes e úmidos, o animal tem dificuldade para perder calor, porque o resfriamento evaporativo não pode ocorrer de maneira eficaz. Nessas condições, o exercício extenuante exacerba o risco de resfriamento ineficaz. Do mesmo modo, quando os cães são trancados dentro de carros em temperaturas quentes, seu ofego satura o ar com vapor d'água, de maneira que passa a ser impossível haver mais perda de calor por evaporação. Essas condições ambientais diminuem ou até mesmo impedem a perda de calor corporal, o que pode resultar em *intermação*. A intermação é a elevação na temperatura corporal devido à falha de mecanismos termorreguladores em condições de alta temperatura, que é exacerbada por alta umidade e/ou exercício. À medida que a temperatura do corpo se eleva, a taxa metabólica aumenta, produzindo mais calor. Além disso, o ofego e a sudorese levam à desidratação, o que diminui o volume circulatório e torna mais difícil transferir calor para a pele. Quando a temperatura corporal ultrapassa de 41,5 a 42,5°C, a função celular fica muito prejudicada e há perda da consciência. Como foi notado anteriormente, o sistema respiratório é importante para perda de calor pela liberação para as membranas mucosas, assim como pelo ofego. Assim, animais com um sistema respiratório comprometido, devido a doenças (como pneumonia) ou conformação racial (associada à distorção da cavidade nasal e laringofaringe em raças braquicefálicas de cães e gatos), possuem maior risco de falha na dissipação de calor.

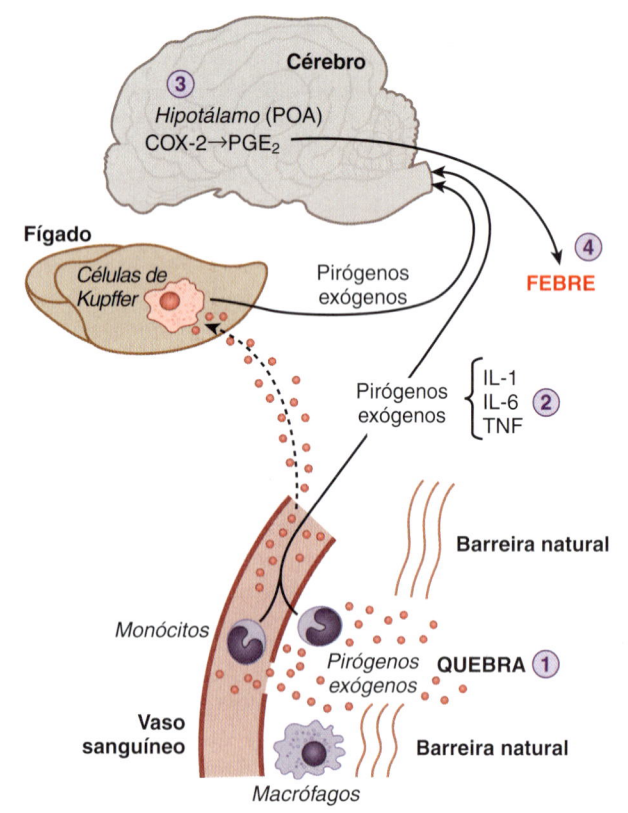

● **Figura 53.10** Mecanismos humorais de indução de febre envolvem (1) uma quebra na barreira natural do organismo, permitindo a entrada de pirógenos exógenos, (2) uma cascata de sinalização imune, que resulta em produção de monócitos/macrófagos/células de Kupffer de pirógenos endógenos, que são transportados para a POA, onde (3) a enzima COX-2 induz a produção de PGE_2, e (4) PGE_2 atua para elevar o ponto de ajuste termorregulador, resultando em febre. O papel do sistema complemento não está representado. *COX-2*, ciclo-oxigenase 2; *IL-1*, interleucina-1; *IL-6*, interleucina-6; *PGE₂*, prostaglandina E₂; *POA*, área hipotalâmica pré-óptica anterior; *TNF*, fator de necrose tumoral.

Mecanismos termorreguladores de dissipação de calor podem causar hipovolemia e hipotensão, resultando em exaustão pelo calor

A *exaustão pelo calor* é outra condição que ocorre em ambientes quentes. A exaustão pelo calor é um produto da desidratação, que resulta de sudorese ou ofegância em profusão, o que leva à hipovolemia e subsequente hipotensão. A tentativa do organismo em dissipar calor por vasodilatação periférica contribui ainda mais para a hipotensão. É a profunda hipotensão resultante que causa os sinais de fraqueza ou colapso, característicos de exaustão pelo calor. Deve ser observado que a exaustão pelo calor não é uma incapacidade dos mecanismos de perda de calor, e em vários casos a temperatura corporal de animais afetados está na faixa normal.

Hipotermia ocorre quando a perda de calor excede sua produção, de maneira que a temperatura corporal cai a níveis perigosos

Animais pequenos ou doentes, expostos a um ambiente frio, podem perder mais calor do que são capazes de gerar, e sua temperatura corporal pode cair até um ponto em que os mecanismos termorreguladores não funcionam mais. A capacidade do sistema termorregulador para regular a temperatura central do corpo fica prejudicada quando a temperatura corporal cai abaixo de 34°C (94°F). Os neonatos parecem ser mais capazes de suportar resfriamento do que os adultos, e em alguns casos cordeiros, leitões e filhotes de cães que estão comatosos devido à hipotermia podem ser reanimados pelo aquecimento, levando ao ditado "um paciente hipotérmico não está morto até que esteja aquecido e morto".

Queimadura por congelamento ocorre quando se formam cristais de gelo nos tecidos das extremidades

Em condições extremamente frias, quando as extremidades estão em vasoconstrição para conservar calor, os tecidos podem esfriar até abaixo do ponto de congelamento da água tecidual. *Queimadura por congelamento* é a condição de formação de cristais de gelo nos tecidos, com resultante lise celular e necrose tecidual. Um mecanismo utilizado para prevenir tal lesão pelo frio é a vasodilatação induzida pelo frio; esta é uma flutuação cíclica no fluxo sanguíneo aos tecidos periféricos, causada por dilatação intermitente da musculatura lisa vascular, o que permite o aumento do fluxo sanguíneo às extremidades. Isso fornece suficiente quantidade de sangue quente para evitar a lesão pelo frio, alternando com a vasoconstrição para limitar a perda periférica de calor. Esse mecanismo é importante em animais de clima frio, que invernam expostos ao frio.

Agradecimento

O autor agradece ao Dr. N. Edward Robinson pela permissão para criar este capítulo com base em sua obra original.

CORRELAÇÕES CLÍNICAS

Influenza em suínos

Relato

Você é chamado para examinar um grupo de suínos com 3 meses de idade em uma granja de crescimento e finalização em sistema intensivo. O grupo de 20 porcos está em um cercado, e existem outros cercados semelhantes na propriedade. Nos últimos 2 dias, os animais desse grupo em particular estiveram relutantes em comer e começaram a se aglomerar. O dono observou que os porcos do lado de fora da aglomeração procuravam continuamente penetrar no meio dos outros para alcançar o centro e pareciam estar trêmulos. Nessa ocasião, os demais porcos da criação não estavam acometidos. Quando você entra na granja e incomoda os porcos, eles começam a espirrar e tossir, e alguns estão relutantes em se mover.

Exame clínico

Três porcos são apanhados e é observado que suas temperaturas retais estão próximas de 41°C (normal, 38,7 a 39,8°C). Eles têm secreção nasal, e suas conjuntivas e mucosas nasais estão congestas. Você trata os porcos com antibióticos e depois de vários dias eles se recuperam; entretanto, a doença se dissemina progressivamente por todos os outros cercados do curral. Todos os porcos apresentam os mesmos sinais clínicos e nenhum morre da doença. São colhidas amostras de líquido oral dos porcos acometidos de forma aguda para exames para vírus Influenza A e vírus da síndrome reprodutiva e respiratória porcina (SRRP) por reação em cadeia de polimerase por transcriptase reversa (PCR-rt).

As amostras são positivas para o vírus da influenza A, que apresenta alta taxa de morbidade, mas uma baixa taxa de mortalidade.

Comentário

Os sinais clínicos dessa doença são provocados, em grande parte, pelo desenvolvimento da febre. Os porcos examinados tinham temperatura elevada, porque a infecção tinha modificado o ponto de ajuste dos seus centros reguladores para um valor mais alto. Para aumentar a temperatura corporal até esse novo valor, os porcos se aglomeravam, e os que ficavam do lado de fora tremiam para gerar calor metabólico. Quando a infecção foi superada e os pirógenos foram removidos pelo metabolismo, o comportamento dos porcos se modificou: eles precisavam perder calor, de maneira que se separaram e se moviam mais livremente pelo cercado.

Intermação em um cão Boxer

Relato

Às três horas da tarde de 1 dia quente (95°F, 35°C) e úmido de agosto, você recebe um chamado aflito de um cliente. Ele deixou seu cão Boxer com 10 anos de idade no jardim no meio da tarde. Não havia água ou sombreamento no jardim. Quando ele foi ver o cão, cerca de 1 hora depois, ele estava prostrado, com a língua pendurada para fora da boca e minimamente responsivo quando chamado. Você orienta o cliente a trazer imediatamente o cão para a clínica e manter as janelas abertas do carro durante o trajeto de cerca de 800 metros.

Exame clínico

Ao chegar à clínica, o cão está fraco e não consegue responder quando chamado pelo nome. Sua boca está aberta, a língua estendida e as mucosas estão secas. A temperatura corporal é de 42,2°C (normal, 37,9 a 39,9°C).

Pela história, temperatura corporal do animal e ausência de resposta, você diagnostica intermação. O cão é colocado em um banho com água fria e administram-se líquidos intravenosos. Dentro de cinco a dez minutos, o animal começa a olhar ao redor e reconhece seu dono. O banho continua por mais duas horas, quando a temperatura corporal da cadela chega perto do normal. Ele passa a noite no hospital e recebe alta no dia seguinte, para alívio do dono.

Comentário

A alta temperatura ambiente e a falta de acesso à sombra ocasionaram uma situação em que a temperatura ambiente excedeu a temperatura corporal. Nesse momento, o único mecanismo disponível para a perda de calor é a evaporação da água a partir do trato respiratório, o que o cão tenta fazer ofegando e salivando. Por um curto período, esta é uma maneira eficaz de perder calor. Mas o ofego resulta em desidratação, o que reduz o volume circulatório e assim diminui a capacidade de transferência de calor para a superfície corporal do cão por convecção. A convecção reduzida resulta da vasoconstrição de vasos sanguíneos periféricos para manter a pressão sanguínea na presença de volemia reduzida, o que resulta em menos sangue (e assim menos calor) fluindo para as extremidades a partir do centro do corpo. Eventualmente, o animal não pode dissipar calor suficiente, e a temperatura corporal começa a subir. Cães braquicefálicos, como os Boxers, têm uma desvantagem adicionada na regulação de temperatura: o nariz curto e as convoluções na parede da faringe aumentam o trabalho da respiração, sobretudo quando os cães ofegam. Esse trabalho aumentado é uma fonte adicional de calor corporal. A configuração anatômica das vias respiratórias dos braquicefálicos, caracterizada por um esqueleto facial encurtado com estruturas de tecidos moles da cavidade oral que não são proporcionalmente reduzidas, e podem também incluir narinas estenosadas, palato mole alongado, sáculos laríngeos evertidos, edema laríngeo e traqueia hipoplásica, reduz ainda mais a efetividade do resfriamento evaporativo em animais braquicefálicos.

O tratamento dessa condição consiste em reduzir a temperatura corporal e restaurar a função circulatória o mais rapidamente possível. Por isso, a cadela foi colocada em um banho de água fria para reduzir a temperatura corporal, recebendo ainda líquidos intravenosos, para reidratá-la pela expansão de seu volume circulatório e restauração da capacidade circulatória para redistribuir o calor pelo corpo.

Questões de revisão

1. A sudorese é um mecanismo de resfriamento eficaz porque:
   a. A secreção de suor produz calor, que é transportado para a superfície da pele no suor
   b. A conversão do suor em vapor d'água requer calor, que é fornecido para a pele por meio do fluxo sanguíneo
   c. O suor que goteja do corpo leva embora grande quantidade de calor
   d. Os íons existentes no suor carregam grande quantidade de calor do corpo

2. No frio, os animais conservam e produzem calor. Qual dos seguintes métodos é empregado para conservação de calor?
   a. Tremores
   b. Metabolismo da gordura marrom
   c. Aumento da secreção de tiroxina
   d. Mecanismo de troca de calor em contracorrente nos membros
   e. Todas as anteriores

3. Qual dos seguintes métodos de perda de calor pode ocorrer em um animal (temperatura do corpo = 38°C) que permanece em uma sala (temperatura = 40°C) com umidade relativa do ar igual a zero? As paredes da sala estão com uma temperatura de 30°C.
   a. Convecção e evaporação
   b. Convecção e irradiação
   c. Evaporação e irradiação

   d. Somente irradiação
   e. Convecção, evaporação e irradiação

4. Qual das seguintes frases descreve a termorregulação?
   a. Termorreceptores presentes no cérebro e na pele podem iniciar respostas termorreguladoras
   b. Os termorreceptores cerebrais têm maior influência sobre a termorregulação do que os cutâneos
   c. A temperatura central do corpo na qual começam os tremores é mais alta quando a pele está fria do que quando está quente
   d. O resfriamento da pele pode desencadear tremores mesmo quando a temperatura central está normal
   e. Todas as anteriores

5. Qual das seguintes frases descreve corretamente a febre?
   a. Ela ocorre quando o ponto de ajuste para a temperatura corporal diminui
   b. Ela é acompanhada por sudorese, para que haja perda de calor à medida que a temperatura corporal se eleva
   c. Ela é acompanhada por tremores para que haja ganho de calor à medida que a temperatura corporal diminui conforme os pirógenos são metabolizados
   d. Ela pode ser iniciada por pirógenos de bactérias ou leucócitos
   e. Todas as anteriores

Bibliografia

Boron WF, Boulpaep EL, eds. *Medical Physiology*. 3rd ed. Philadelphia: Saunders; 2017.

Cinti S. Between brown and white: novel aspects of adipocyte differentiation. *Ann Med.* 2011;43(2):104–115.

Gordon CJ. The mouse thermoregulatory system: its impact on translating biomedical data to humans. *Physiol Behav.* 2017;179:55–66.

Hales JR. The partition of respiratory ventilation of the panting ox. *J Physiol.* 1967;188(2):45P–46P.

Li Y, Lasar D, Fromme T, Klingenspor M. White, brite, and brown adipocytes: the evolution and function of a heater organ in mammals. *Can J Zool.* 2014;92:615–626.

Maughan RJ, Lindinger MI. Preparing for and competing in the heat: the human perspective. *Equine Vet J Suppl.* 1995;20:8–15.

Randall D, Burggren W, French K. *Eckert Animal Physiology: Mechanisms and Adaptations*. 5th ed. New York: Freeman; 2001.

Roth J, Blatteis CM. Mechanisms of fever production and lysis: lessons from experimental LPS fever. *Compr Physiol.* 2014; 4:1563–1604.

Schmidt-Nielsen K. *Animal Physiology: Adaptation and Environment*. 5th ed. Cambridge, UK: Cambridge University Press; 1997.

Sherwood L, Klandorf H, Yancey PH. *Animal Physiology, From Genes to Organisms*. 2nd ed. Belmont, CA: Cengage; 2013.

Tansey EA, Johnson CD. Recent advances in thermoregulation. *Adv Physiol Educ.* 2015;39:139–148.

54

Antígenos e Imunidade Inata

S. ANSAR AHMED E GERHARDT G. SCHURIG

PONTOS-CHAVE

Antígenos
1. Os antígenos (ou imunógenos) estimulam as células imunes a induzir uma resposta imune.
2. O grau da resposta imune depende de diversas características do antígeno.

Defesa do organismo contra antígenos invasores
1. Tanto o mecanismo inespecífico quanto o imunológico defendem o organismo contra antígenos invasores.
2. Uma primeira linha de defesa inclui a pele e certos líquidos corpóreos externos e internos.
3. Uma segunda linha de defesa consiste em células fagocíticas das linhagens mieloide e monocítica-macrofágica.
4. As citocinas derivadas de macrófagos podem induzir uma variedade de processos fisiológicos para ajudar a combater antígenos infecciosos.

O sistema imune desempenha duas funções vitais críticas para a manutenção da homeostase e da sobrevivência: induzir uma resposta efetiva e segura (1) contra antígenos estranhos (infecciosos e não infecciosos) e (2) evitar a resposta a componentes dos antígenos "próprios" por impor controles regulatórios rigorosos sobre células autorreativas perigosas, capazes de montar ataques imunes devastadores em tecidos "próprios". Uma vez que a indução das respostas imunes depende de antígenos, este capítulo discute inicialmente a natureza e as características dos antígenos.

Antígenos

Os antígenos (ou imunógenos) estimulam as células imunes a induzir uma resposta imune

Um *antígeno*, ou *imunógeno*, é definido como toda substância capaz de estimular células imunes (células T e B) a induzir uma resposta imune. Os antígenos podem ser divididos, de modo geral, em duas amplas categorias: (1) infecciosos (microbianos) e (2) não infecciosos (Figura 54.1). Os *antígenos infecciosos* incluem componentes derivados de bactérias, vírus, protozoários e helmintos. Os *antígenos não infecciosos* incluem aqueles derivados do "próprio" organismo (autoantígenos), alimento, vegetais, poeira

ou veneno de insetos e animais, assim como proteínas sintéticas e de superfície de membrana.

Um antígeno é composto de muitas unidades moleculares, às quais se liga um anticorpo. Essas pequenas unidades sobre um antígeno são chamadas de *epítopos* antigênicos, ou *determinantes antigênicos*. Assim, um único antígeno pode ser composto de muitos epítopos antigênicos. No senso estrito, os anticorpos se ligam a um epítopo antigênico de um antígeno. Alguns desses epítopos antigênicos são compartilhados entre diferentes bactérias (p. ex., epítopos da *Brucella* e *Yersinia*) ou entre uma bactéria e células do hospedeiro (p. ex., proteínas de choque térmico de *Mycobacterium* e o tecido sinovial; *Mycoplasma* e tecido pulmonar). Esses tipos de epítopos antigênicos são chamados de *epítopos de reação cruzada*.

A Figura 54.2 mostra as seguintes estruturas antigênicas da bactéria:

- *Parede celular bacteriana*: as paredes celulares das bactérias gram-positivas diferem daquelas das bactérias gram-negativas. As bactérias gram-positivas são compostas de uma fina camada de cadeias curtas de aminoácidos ou peptídeos e carboidratos (*peptideoglicanos*). A parede celular das bactérias gram-negativas possui uma fina camada de peptideoglicano e é composta, em sua maioria, de *lipopolissacarídeos*, os quais são potentes endotoxinas
- *Cápsula*: certas bactérias produzem uma cobertura externa protetora, denominada cápsula, a qual é composta de polissacarídeos
- *Pili* (fímbrias): essas pequenas estruturas proteicas semelhantes a pelos sobre algumas bactérias as capacitam para aderir a células-alvo do hospedeiro e transferir informação genética de uma bactéria para outra
- *Flagelo*: algumas bactérias possuem flagelos para a mobilidade. O flagelo contém uma proteína chamada *flagelina*, a qual pode ser antigênica
- *Ácidos nucleicos*: os ácidos nucleicos, como o ácido desoxirribonucleico (DNA) bacteriano, tendem a ser antigênicos em razão das diferenças na metilação, quando comparados ao DNA dos mamíferos. Os anticorpos contra o DNA bacteriano tendem a apresentar reação cruzada com o DNA do hospedeiro.

Os vírus têm ácido nucleico (ácido ribonucleico [RNA] ou DNA), envolto por uma cobertura proteica denominada capsídio. Alguns têm um *envelope*, estrutura lipídica semelhante à membrana, cobrindo o capsídio. Sobre o envelope, estão as projeções de glicoproteínas que o vírus utiliza para se aderir às células-alvo do hospedeiro. Todos esses componentes podem ser antigênicos.

As estruturas externas dos protozoários e helmintos tendem a ser antigênicas. Do mesmo modo, os esporos fúngicos são antigênicos. O pólen, as glicoproteínas de certos alimentos, a única estrutura bioquímica de substâncias químicas sintéticas, a saliva de insetos

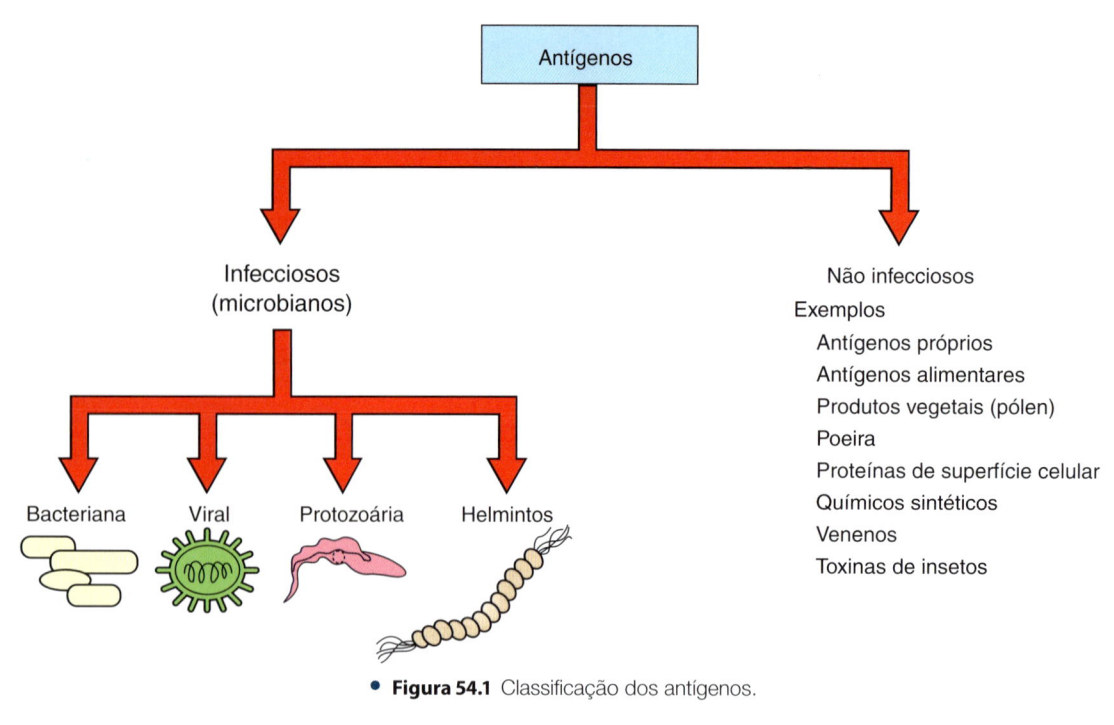

● **Figura 54.1** Classificação dos antígenos.

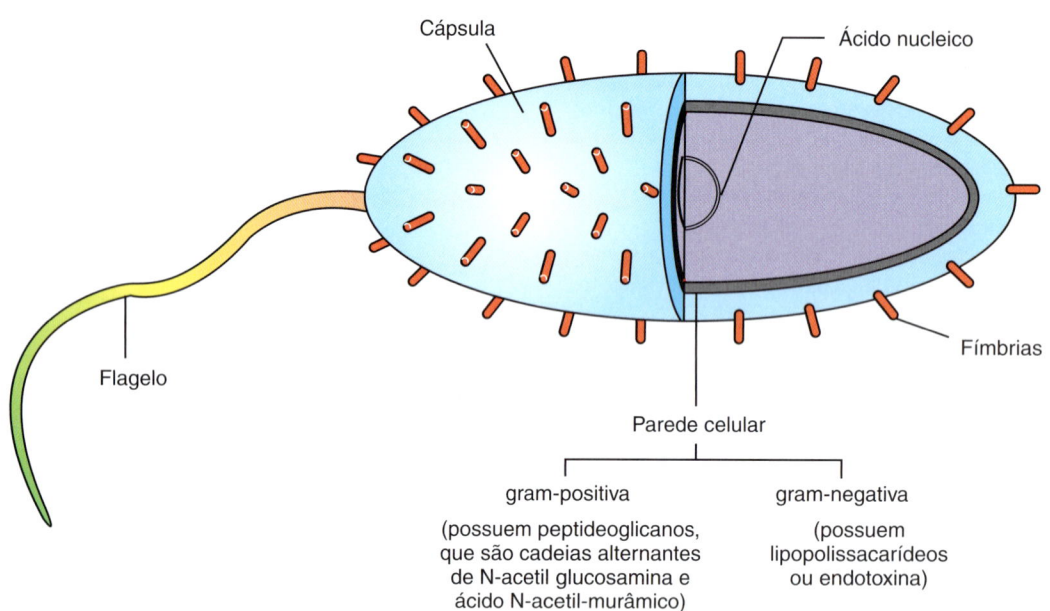

● **Figura 54.2** Estruturas antigênicas da bactéria (nem todas as bactérias possuem todas essas estruturas).

e os venenos são todos bons antígenos. Está além do escopo deste capítulo discutir cada um desses antígenos em detalhes.

O sistema imune está exposto e tolera os antígenos "próprios", encontrados em todos os tecidos próprios. Esses antígenos podem ser antígenos de superfície celular (p. ex., tireoglobulina, peptídeos de mielina) ou antígenos internos (p. ex., cardiolipina, ácidos nucleicos, histonas). Em alguns indivíduos alérgicos, os antígenos derivados dos alimentos (p. ex., amendoim, morango, peixe) ou plantas (p. ex., pólen, esporos) induzem uma reação imune imediata e potente. Muitas substâncias químicas sintéticas e drogas são mínimas em tamanho e tendem a ser adsorvidas aos antígenos de superfície das células para criar um novo epítopo antigênico. Com a crescente síntese de substâncias químicas (pesticidas, químicos agrícolas, fármacos e produtos de consumo, para citar algumas), é provável que, no futuro, as substâncias químicas sintéticas se tornem uma importante classe de antígenos.

O grau de resposta imune depende de diversas características do antígeno

O grau da resposta imune induzida por um antígeno é chamado de *antigenicidade* ou *imunogenicidade*. O entendimento das características dos antígenos que provocam uma resposta imune forte ou fraca fornece um conhecimento sobre a capacidade do organismo em combater antígenos invasores de maneira satisfatória. Além disso, esse entendimento é útil no desenvolvimento de preparações de vacinas com antigenicidade potente. As características que contribuem para uma antigenicidade potente incluem as seguintes:

● *Antígenos estranhos versus antígenos próprios*: os antígenos considerados estranhos ao corpo do hospedeiro tendem a ser altamente antigênicos. Por exemplo, se um cavalo for inoculado separadamente com antígenos derivados de um cão ou de seus próprios tecidos, o cavalo montará uma resposta imune forte aos antígenos do cão, mas nem tanto aos próprios antígenos

- *Tamanho*: o tamanho do antígeno também influencia o nível da resposta imune. Os antígenos grandes permitem um melhor processamento pelas células apresentadoras de antígenos (p. ex., macrófagos, células dendríticas) e subsequente apresentação dos peptídeos antigênicos aos linfócitos para a indução de uma resposta imune. Os exemplos de antígenos grandes incluem toxinas bacterianas ou de insetos, capsídios virais, proteínas de superfície de protozoários e de helmintos, e venenos. Por outro lado, os antígenos muito pequenos (p. ex., pequenos antígenos sintéticos, hormônios endógenos, pesticidas) tendem a ser ineficazes em provocar uma resposta imune. Os antígenos muito pequenos são inerentemente incapazes de induzir uma resposta imune; entretanto, quando ligados a uma grande proteína, podem ser antígenos potentes. Esses componentes pequenos são referidos como *haptenos*. Um bom exemplo de um hapteno é um veneno químico derivado da urtiga, o urushiol, o qual se combina prontamente com muitas proteínas (p. ex., proteínas da pele) para induzir uma resposta imune vigorosa
- *Estrutura e complexidade bioquímicas*: em geral, as proteínas tendem a ser mais antigênicas que os lipídios e carboidratos. O grande tamanho, isoladamente, é insuficiente para provocar uma boa resposta imune. Por exemplo, muitos açúcares e lipídios, mesmo os de tamanho grande, são ineficazes em induzir uma resposta imune, pois consistem em uma repetição simples de unidades (p. ex., repetição de açúcar no amido), o que carece de complexidade. Os carboidratos completos e lipídios, por outro lado, como são encontrados em muitos micróbios, são imunógenos fortes. Os carboidratos e lipídios, quando combinados com proteína para formar glicoproteínas e lipoproteínas, respectivamente, têm sua complexidade aumentada e, assim, são bons antígenos
- *Estabilidade e degradabilidade*: a estabilidade de um antígeno é uma característica importante para que haja resposta do sistema. Os antígenos flexíveis, como a flagelina em uma bactéria, são pouco imunogênicos. Contudo, quando estabilizada e tornada menos flexível, como se faz nas preparações de vacinas, a flagelina tende a ser um potente imunógeno. Para uma resposta imune ser iniciada, o antígeno ingerido pelas células fagocíticas (p. ex., macrófagos) precisa ser degradado e quebrado em pequenos peptídeos. Os linfócitos (células T) apenas responderão a peptídeos e não a moléculas grandes nativas. Os antígenos, como pinos de aço ou válvulas cardíacas plásticas, mesmo que grandes e complexos, são inertes e não degradáveis e, assim, não são bons antígenos.

As proteínas grandes e complexas (lipoproteínas ou glicoproteínas), que podem ser degradadas e processadas, tendem, portanto, a ser excelentes antígenos. Outros parâmetros que influenciam uma capacidade individual em responder a antígenos incluem a genética (p. ex., genes do complexo principal de histocompatibilidade), biomoléculas endógenas, que regulam e modulam as respostas imunes (p. ex., hormônios, neuropeptídeos) e o grau e a via de exposição aos antígenos.

Um anticorpo induzido em resposta a um antígeno irá ligar-se especificamente ao antígeno. Qualquer mínima alteração no antígeno causará impacto negativo na capacidade do anticorpo de se ligar ao antígeno. Portanto, muitas vezes os micróbios invasores alteram seus antígenos para evitar a ligação de anticorpos induzidos, escapando, assim, do ataque imune.

Defesa do organismo contra antígenos invasores

Tanto o mecanismo inespecífico quanto o imunológico defendem o organismo contra antígenos invasores

O organismo é confrontado literalmente com bilhões de antígenos. Consequentemente, um único desafio apresentado ao sistema imune é responder efetivamente apenas aos antígenos estranhos, enquanto reprime a resposta a antígenos "próprios". A indução de respostas imunes exige energia e proteína, e os antígenos requerem intensa divisão celular (e, consequentemente, a utilização de reservas de proteínas). O organismo não pode elaborar respostas imunes para cada um dos inumeráveis antígenos que encontra com frequência. Em vez disso, o organismo é bem equipado para lidar com antígenos efetivamente antes de recorrer à resposta imune específica.

De início, a maioria dos antígenos é processada de modo eficaz pelos mecanismos não específicos de defesa, como barreiras físicas, imprevisíveis e extraordinárias (p. ex., pele e outras superfícies corpóreas), e líquidos corpóreos antimicrobianos (p. ex., lisozimas nas lágrimas, saliva, sucos digestivos). Esses são considerados a primeira linha de defesa e são discutidos a seguir. Se os antígenos sobreviverem a essa "blindagem corpórea", as células fagocíticas (p. ex., neutrófilos, macrófagos-monócitos) e células matadoras naturais (NK, NK-T) podem eliminar efetivamente os antígenos invasores. Essas células ingerem e destroem uma grande variedade de antígenos e, assim, não são antígeno-específicas. Essas defesas celulares constituem uma segunda linha de defesa do organismo. A defesa inicial do organismo (física, química e fagocítica, células apresentadoras de antígenos; células *natural killers* forma o *sistema imune inato*. As células apresentadoras de antígenos interagem intimamente com células T e B específicas para induzir uma resposta imune específica. Assim, as respostas imunes específicas pelo sistema imune "adaptativo" tendem a ser a última linha de defesa do organismo (ver Capítulo 55). Coletivamente, tanto o mecanismo não imune quanto o imune contêm efetivamente os micróbios invasores.

Uma primeira linha de defesa inclui a pele e certos líquidos corpóreos externos e internos

A barreira de defesa física inespecífica inclui as superfícies corpóreas externas, como a pele, e superfícies corpóreas internas, como os tratos gastrintestinal (GI), reprodutivo, respiratório e urogenital. A pele desempenha o papel principal na prevenção da entrada de organismos, por meio de uma variedade de recursos não imunológicos, incluindo a secreção de sebo das glândulas sebáceas, a qual mantém um baixo pH, e secreção de enzimas que não são úteis para os patógenos invasores. A descamação natural periódica da pele também resulta no deslizamento de quaisquer patógenos invasores. Bactérias não patogênicas também ocupam a superfície da pele, evitando, desse modo, a aderência de organismos patogênicos às suas células-alvo, o que é o pré-requisito para a entrada no organismo. Quaisquer alterações na pele, como cortes, queimaduras, ressecamento ou uma pele muito úmida, resultarão na entrada de micróbios. Além dos mecanismos não imunológicos, a pele é rica também em células dendríticas (células de Langerhans) e células T γ-δ, que contribuem para repelir os patógenos invasores. A ação natural de lavagem da urina e do leite auxilia na eliminação de antígenos infecciosos, como pode ser evidenciado pelas condições infecciosas que resultam da estase da urina e do leite.

Muitos líquidos corpóreos são inóspitos para patógenos invasores. Por exemplo, o muco nos tecidos mucosos (tratos respiratório, urogenital e GI), saliva, lágrimas, sucos digestivos e urina são ricos em enzimas (p. ex., lisozimas) e possuem baixo pH. Como ocorre com a pele, o trato GI é coberto por bactérias não patogênicas, as quais impedem a adesão de bactérias patogênicas às células-alvo. Além disso, a flora bacteriana residente normal dos tecidos gástricos secreta os ácidos butírico e láctico, os quais não apenas mantêm o baixo pH nos líquidos digestivos como também são bacteriostáticos para outros micróbios. O epitélio vaginal é rico em glicogênio e promove o crescimento de *Lactobacillus*, que secretam o ácido láctico. No trato respiratório, a carga antigênica é diminuída por uma variedade de mecanismos, incluindo a turbulência criada quando o ar é inalado devido à constituição anatômica do trato respiratório posterior, o qual se estreita e se ramifica. Os microrganismos no ar inalado são transportados por essa turbulência e são forçados contra as paredes do trato respiratório, ricas em muco viscoso e em lisozimas bactericidas. A ação ciliar do trato respiratório também elimina os antígenos com eficácia.

Uma segunda linha de defesa consiste em células fagocíticas das linhagens mieloide e monocítica-macrofágica

Quando um antígeno resiste à primeira linha de defesa do organismo (*i. e.*, superfícies corpóreas) e penetra nos vasos sanguíneos e tecidos, a defesa do organismo conta com a resposta celular. As células principais envolvidas na defesa celular são as fagocíticas, parte integral da *imunidade inata*. Essas células, com base em sua origem celular, são divididas amplamente em linhagens mieloide e monocítica-macrofágica. Inclusos na linhagem mieloide, estão os neutrófilos, eosinófilos e basófilos. A série monocítica-macrofágica inclui monócitos e macrófagos. Os *neutrófilos* constituem a maior porcentagem de leucócitos na maioria das espécies (60 a 65%), exceto em ruminantes (20 a 25%). Os neutrófilos têm um tempo de vida curto no sangue (meia-vida, de aproximadamente 12 horas), mas nos tecidos sua longevidade aumenta para diversos dias. Os neutrófilos têm cerca de 12 µm de diâmetro, com núcleo multi-lobulado e citoplasma rico em grânulos. A população de grânulos é composta tanto de grânulos primários como secundários. Os grânulos primários contêm enzimas bactericidas importantes como mieloperoxidase, lisozimas, hidrolases ácidas (p. ex., β-glicuronidase, catepsina) e proteases neutras contra hidrolases e elastase. Os neutrófilos também possuem *defensinas*, proteínas pequenas, que são inseridas entre as bicamadas lipídicas e rompem as interações emergentes das membranas lipídicas. Os grânulos secundários incluem lisozimas, lactoferrina e colagenases.

Os neutrófilos são considerados as primeiras células que respondem no combate aos antígenos invasores. A função primária do neutrófilo é capturar e destruir os antígenos. Os neutrófilos, ao contrário dos monócitos e macrófagos, respondem com rapidez a antígenos invasores e fagocitam prontamente os antígenos. Todavia, os neutrófilos carecem da capacidade de apresentar antígenos aos linfócitos. Os neutrófilos destroem os antígenos por dois mecanismos diferentes, porém complementares: (1) fagocitose e (2) explosão respiratória. A fagocitose, por sua vez, é dividida em quatro estágios arbitrários: (1) quimiotaxia, (2) aderência ou ligação, (3) fagocitose e (4) destruição (Figura 54.3).

Os neutrófilos são atraídos ao local da infecção nos tecidos por quimiocinas e mensageiros químicos liberados quando os tecidos são lesados. Em resposta aos sinais químicos e quimiocinas, as células endoteliais vasculares induzem a expressão de moléculas de adesão. Os neutrófilos se ligam a essas moléculas de adesão celular

(MAC) por meio de receptores específicos e são impulsionados a deixar a circulação cruzando as paredes dos capilares (diapedese) para o interior dos tecidos. Quando os neutrófilos se movem para fora da circulação, vão em direção aos antígenos. O contato entre os neutrófilos e o antígeno é imensamente facilitado quando os antígenos estão cobertos ou ligados por proteínas do hospedeiro, como complemento ou anticorpos. Essas proteínas, que aumentam o contato e a fagocitose pelos neutrófilos ou outros fagócitos, são chamadas de *opsoninas*. O contato dos neutrófilos com antígenos desencadeia a invaginação da membrana celular (por ação da actina e da miosina) e o antígeno é aprisionado em um vacúolo denominado *fagossomo*. Os grânulos primários se movem em direção ao fagossomo e se fundem à sua membrana para formar os *fagolisossomos*, e, no processo, os grânulos liberam biomoléculas bacteriostáticas e bactericidas deletérias. Assim, no contido ambiente dos fagolisossomos, o antígeno é destruído.

Um mecanismo simultâneo utilizado pelos neutrófilos para matar os antígenos microbianos invasores envolve a *explosão respiratória* (ver Figura 54.3). Quando há o contato do neutrófilo com o antígeno, o consumo de oxigênio aumenta imediatamente de 70 a 100 vezes. Isso resulta na ativação de uma enzima, a nicotinamida adenina dinucleotídio fosfato (NADPH) *oxidase*, a qual forma uma cadeia de transporte de elétrons com NADPH citosólico como um elétron doador de oxigênio. Uma molécula de oxigênio aceita dois elétrons doados para resultar em um ânion superóxido (O_2^-). Esse O_2^-, sob a influência da enzima superóxido desmutase e na presença de água, reagirá quimicamente para produzir peróxido de hidrogênio (H_2O_2), que é tóxico aos micróbios. Esse H_2O_2, sob a influência da mieloperoxidase e utilizando íons cloreto (Cl^-), catalisa as reações oxidativas para formar H_2O_2 e íons haleto. Todos esses produtos são altamente tóxicos aos antígenos. Sabe-se também que os neutrófilos liberam o oxigênio *singlete* radical hidroxila, tóxico às bactérias.

Os neutrófilos possuem energia limitada e tempo de vida um tanto curto. A NETose, uma forma de morte celular de neutrófilos identificada há relativamente pouco tempo, é caracterizada pela liberação de armadilhas extracelulares de neutrófilos (NET) carregadas com moléculas antimicrobianas (ver Figura 54.3). Ativação de neutrófilos por lipopolissacarídeos (LPS) bacterianos ou citocinas pró-inflamatórias, como o fator de necrose tumoral alfa (TNF-α) e IL-8, induz a formação de NET. Essas NET liberadas contêm cromatina nuclear ou mitocondrial, são ricas em histonas (a citrulinação de histonas favorece as NET), e supostamente aprisionam bactérias, protozoários e fungos patogênicos. As NET são como uma aranha lançando teias para aprisionar antígenos em sua rede "pegajosa" para eliminá-los e também estimulam as células B. Há algumas evidências de que a formação de NET também possa ocorrer em neutrófilos sobreviventes.

Neutrófilos em degeneração podem também liberar elastases e colagenases, que servem como poderosos quimiotáticos para um outro grupo de fagócitos chamado *macrófagos* e, portanto, os neutrófilos são referidos algumas vezes como "mártires do sistema imune". Os macrófagos são atraídos pelos produtos bacterianos como também por fatores quimiotáticos liberados dos tecidos lesados. Os macrófagos diferem dos neutrófilos em diversos aspectos importantes. Os macrófagos, mesmo não sendo células respondedoras rápidas, apresentam uma grande capacidade para fagocitar antígenos repetidas vezes. Essas células de vida longa secretam grandes quantidades de citocinas e quimiocinas, que desempenham um papel-chave na regulação das respostas imunes. Algumas dessas células ainda têm a capacidade de apresentar antígenos ao sistema imune. Os macrófagos estão presentes em todos os tecidos corpóreos onde é provável haver a entrada de antígenos.

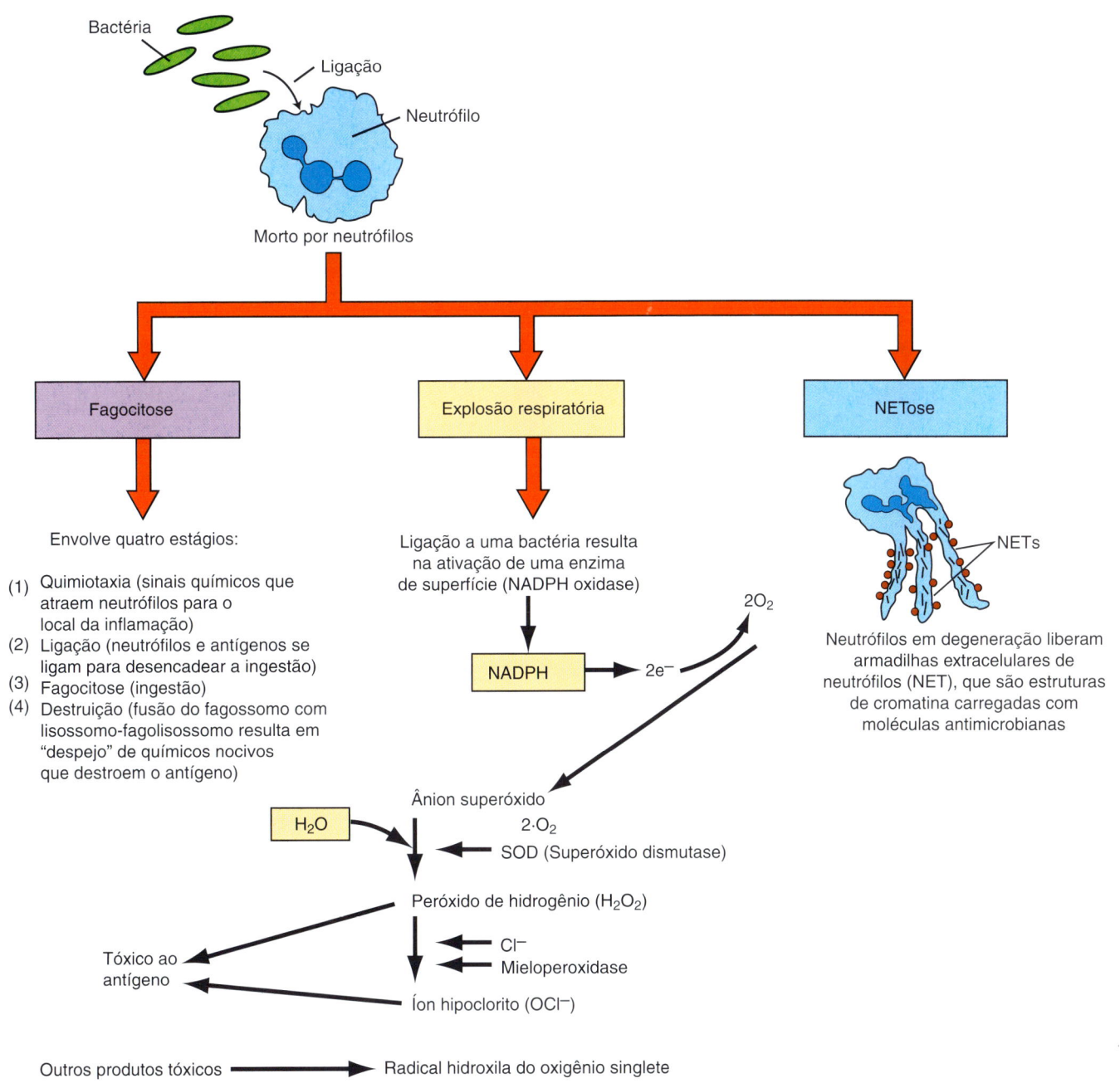

● **Figura 54.3** Eliminação do material estranho pelos neutrófilos por três diferentes mecanismos, mas complementares (fagocitose, exploração respiratória e NEToses). *NADPH*, nicotinamida adenina dinucleotídio fosfato.

Os macrófagos são células redondas ou alongadas e expressam muitos receptores de superfície, que incluem os antígenos I e II do complexo principal de histocompatibilidade (MHC classes I e II). Os MHC classes I e II desempenham um papel principal no reconhecimento e na apresentação de antígeno (Capítulo 55). Os macrófagos diferem em sua morfologia de acordo com os tecidos e, assim, são conhecidos por diferentes nomes. Por exemplo, nos órgãos linfoides, essas células são macrófagos, enquanto no fígado são conhecidas como *células de Kupffer* (Figura 54.4). Os macrófagos derivam de células hematopoéticas da medula óssea e são inicialmente denominados *monoblastos*, os quais maturam e se movem para a circulação, passando a ser conhecidos como *monócitos*. Quando os monócitos se movem para os tecidos, passam a ser denominados *macrófagos*. Os macrófagos são maiores que os neutrófilos e são ricos em retículo endoplasmático rugoso e complexo de Golgi, indicando sua grande capacidade de produzir e secretar proteínas imunorreguladoras.

Células imune inatas, sobretudo os macrófagos, expressam receptores do tipo Toll (TLR), que reconhecem sequências/moléculas específicas em micróbios chamadas padrões moleculares associados ao patógeno (PAMP). Esses receptores atuam como receptores de reconhecimento de padrões, que desencadeiam uma resposta imune inata aos patógenos ou outros estímulos antigênicos. Até agora, 13 TLR foram identificados em mamíferos. Os TLR1, 2, 4, 5 e 6 localizam-se na membrana superficial da célula, enquanto os TLR3, 7, 8 e 9 são encontrados intracelularmente. A combinação de TLR1 com TLR2 reconhece uma ampla variedade de produtos fúngicos e protozoários, incluindo peptideoglicanos e LPS. O TLR2 isolado, além de reconhecer ligantes endógenos como proteína de choque térmico 70 (Hps70), pode reconhecer lipopeptídeos

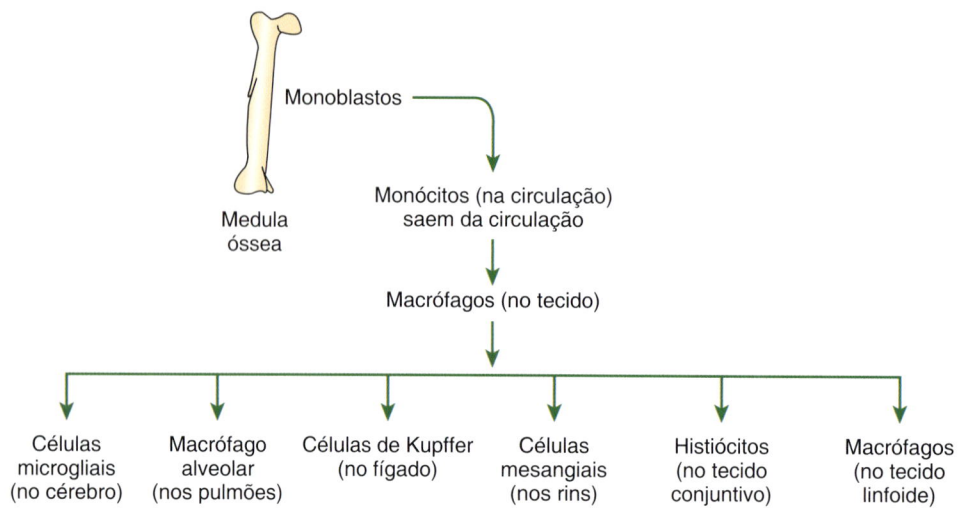

• **Figura 54.4** Localização anatômica dos macrófagos por todo o organismo.

diacilados bacterianos quando o receptor é combinado com TLR6. O TLR4 é ativado pelo LPS em bactérias gram-negativas. O TLR5 é expresso na superfície bacteriana das células epiteliais intestinais e é ativado pela flagelina bacteriana. Os TLR reconhecem patógenos intracelulares como o vírus. Com respeito à ativação de TLR, a ativação do TLR4 pode resultar no início de dois mecanismos de sinalização distintos, um dos quais trata-se de uma via dependente de um fator de diferenciação mieloide 88 (MyD88). Genes induzidos por essa via são principalmente aqueles que codificam para moléculas pró-inflamatórias (p. ex., interleucinas 1α, 1β, 6, 12; ciclo-oxigenase 2; TNF-α).

Além dos TLR, outras moléculas de reconhecimento padrão têm também sido identificadas em células imunes inatas. Estas incluem receptores de lecitina do tipo C (CLR) e receptores NOD-*like* (NLR). Os CLR são uma grande família de proteínas que contêm domínios de lecitina tipo-C. O receptor decitina é um exemplo prototípico de CLR presentes na superfície de neutrófilos, macrófagos e células dendríticas. Os receptores de decitina reconhecem β-glucanos para iniciar respostas pró-inflamatórias especialmente contra fungos, cujas paredes celulares contêm β-glucanos, e o seu papel no reconhecimento de outros patógenos, como o *Mycobacterium tuberculosis*, é também conhecido. Os NLR (22 relatados em seres humanos) são sensores citosólicos para a parede celular bacteriana, rica em peptideoglicanos, que promovem citocinas inflamatórias, quimiocinas, defensinas e óxido nítrico, dentre outros produtos antimicrobianos que atacam patógenos.

A ingestão do antígeno ativará a maquinaria metabólica dos macrófagos, incluindo o aumento lisossômico e a atividade bactericida, e regulará positivamente o gene *óxido nítrico sintetase induzível* (iONS), que codifica para a proteína iONS, a qual, por sua vez, é responsável pelo aumento da liberação do potente antimicrobiano óxido nítrico (ON). Os macrófagos também liberam diversos radicais livres do oxigênio, que também são antimicrobianos. Assim, os macrófagos ajudam a destruir os antígenos por fagocitose e explosão respiratória (radicais livres de oxigênio e nitrogênio) (ver Figura 54.3). Os macrófagos podem secretar potencialmente mais de 100 proteínas. Algumas dessas proteínas, como a interleucina-1 (IL-1), interleucina-12 (IL-12), TNF-α, interleucina-18 (IL-18) e interleucina-27 (IL-27), desempenham um papel central na ativação dos linfócitos, sobretudo os linfócitos T *naïve* (virgens) (Figura 54.5). Após uma resposta imune efetiva ser iniciada, os macrófagos também secretam citocinas, como a interleucina-10 (IL-10) e o fator de crescimento de transformação beta (TGF-β), que regulam negativamente o sistema imune.

Quando os antígenos são depurados pelos macrófagos, essas células também desempenham um papel importante na reparação do tecido lesado. Os macrófagos secretam fatores angiogênicos para melhorar o aporte sanguíneo. Por exemplo, a IL-1 secretada pelos macrófagos estimula os fibroblastos a secretar colágeno para reconstruir os tecidos.

As citocinas derivadas dos macrófagos podem induzir uma variedade de processos fisiológicos para ajudar a combater antígenos infecciosos

Fisiologicamente, um componente-chave no combate aos antígenos infecciosos é a indução da *febre*, a qual é mediada pela liberação de citocinas pirogênicas, como a IL-1, IL-6 e TNF-α pelos macrófagos (Figura 54.6). Essas citocinas atuam em múltiplos tecidos para montar um esforço coordenado com o objetivo de eliminar os micróbios invasores. Por exemplo, elas atuam em regiões termorreguladoras no hipotálamo para induzir a febre, que é parte integral do processo. A febre acelera a mobilidade dos neutrófilos, melhora sua capacidade fagocítica e ativa linfócitos e proteínas do complemento, enquanto impede o crescimento das bactérias. Essas citocinas também atuam no fígado estimulando a produção de proteínas de fase aguda, que funcionam como opsoninas para promover a fagocitose. Além disso, essas citocinas atuam nas regiões do hipotálamo associadas ao sono em um esforço para conservar energia e redirecionar a energia em direção aos desafios infecciosos. Os principais componentes imunoprotetores (p. ex., anticorpos, citocinas, complemento) são proteínas e, assim, essas citocinas aumentam a reserva de aminoácidos atuando sobre os músculos e induzindo uma leve proteólise e liberação de aminoácidos, essencial para a síntese de vários componentes imunoprotetores.

Outra característica importante de alguns macrófagos é a sua capacidade de apresentar antígenos e estimular as células T a fim de iniciar a resposta imune específica adaptativa. Outras células fazem parte do sistema imune inato e também servem como *células apresentadoras de antígenos* (APC); essas incluem as células dendríticas e as células B. As *células dendríticas* são consideradas as mais potentes células de apresentação de antígenos. Essas células apresentam longos dendritos que permitem fisicamente que elas interajam de modo simultâneo com muitos antígenos. As células dendríticas são abundantes nos órgãos linfoides, pele e outros tecidos que com frequência encontram antígenos. O papel das APC na resposta imune adaptativa é discutido no Capítulo 55.

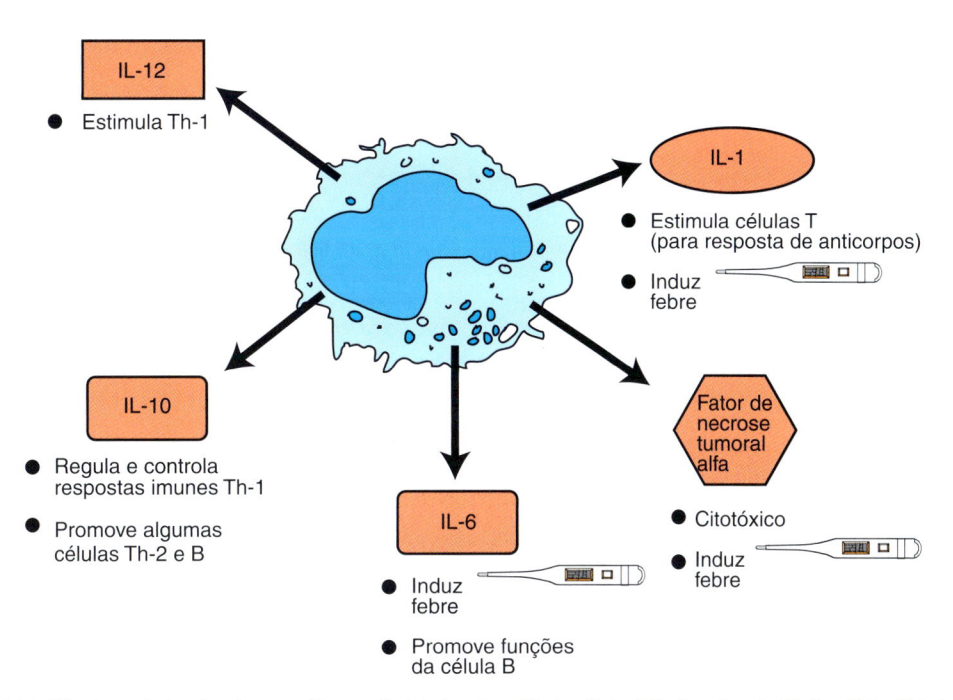

• **Figura 54.5** Citocinas derivadas de macrófagos. *IL*, interleucina; *Th-1*, células T-*helper* tipo 1; *Th-2*, células T-*helper* tipo 2.

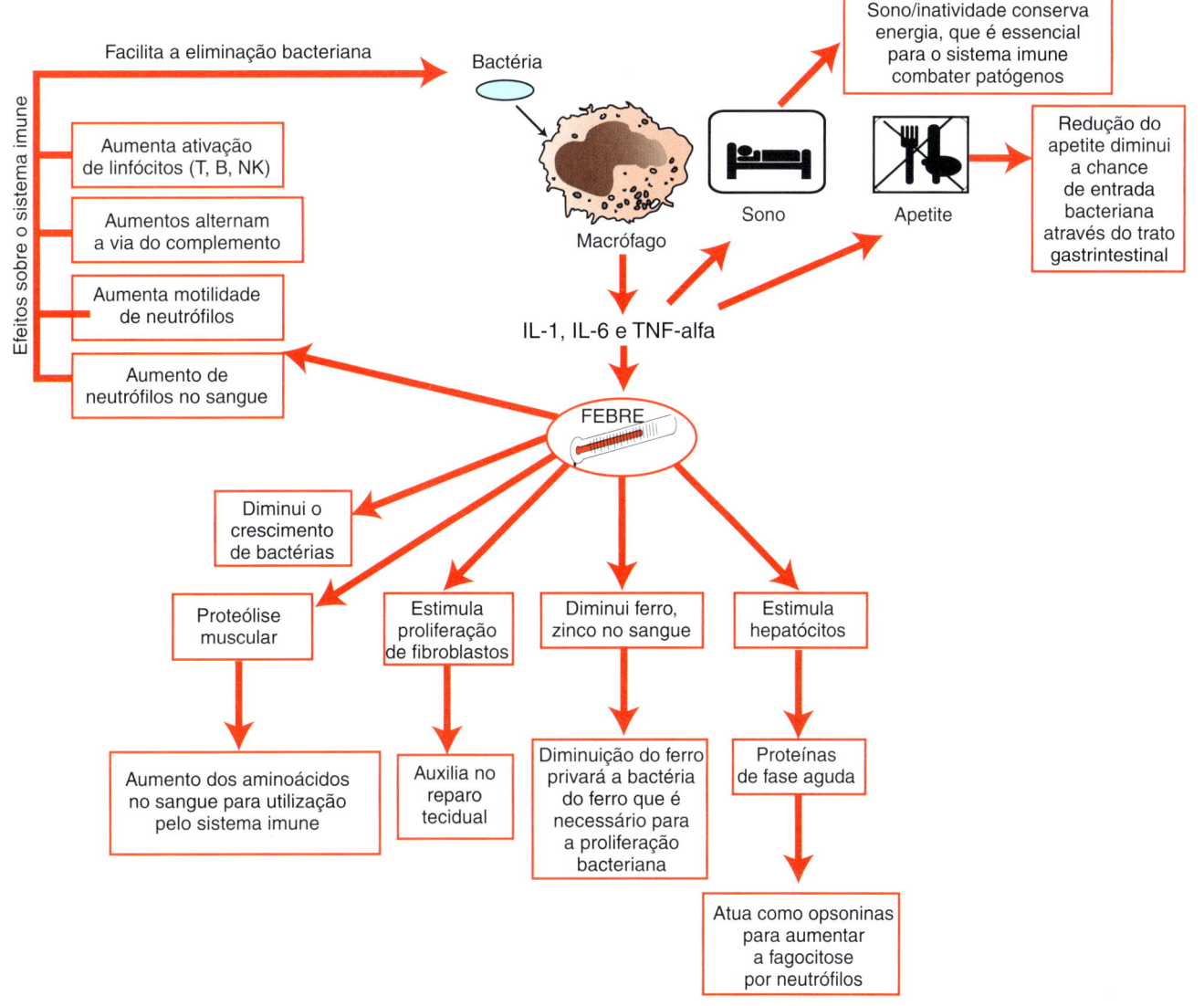

• **Figura 54.6** Citocinas pirogênicas, febre e eliminação do patógeno.

CORRELAÇÕES CLÍNICAS

Aumento de volume de linfonodos em um potro

Relato
Um potro com 2 anos de idade, recém-retornado do treinamento, apresentou uma notável secreção nasal bilateral por pelo menos 2 dias. O potro não comeu no último dia e parece deprimido. Ele também parecia ter considerável aumento de volume sob a mandíbula e na área torácica.

Exame clínico
Ao exame físico, o potro apresenta temperatura corpórea de 39,2°C, mas uma frequência cardíaca normal de 36 bpm e uma frequência respiratória normal de 12 ciclos/min. O cavalo apresenta secreção nasal purulenta bilateral. Os linfonodos submandibulares e na área torácica estão aumentados de volume. Não havia nenhuma outra alteração.

Comentário
Esse potro foi vacinado contra encefalite equina do Oeste e do Leste, assim como para rinopneumonite, influenza, raiva, tétano e vírus do Nilo ocidental. Contudo, o potro não foi vacinado contra *Streptococcus equi* (*S. equi*), agente causador de garrotilho. Os cavalos jovens não vacinados contra *S. equi* que tenham sido transportados são de risco para essa doença. Com base nos sinais clínicos de febre, secreção mucopurulenta bilateral e sons pulmonares e frequência respiratória normais, essa doença é uma provável infecção respiratória superior. O histórico de vacinação e os sinais clínicos indicam que o *S. equi* é o patógeno mais provável.

Os cavalos são expostos ao *S. equi* via inalação, ingestão e exposição das superfícies conjuntivais; contato com outros cavalos infectados ou ambiente contaminado. A bactéria entra nas células das criptas tonsilares e superfície ventral do palato mole e migram por todo o trato respiratório superior, infectando os linfonodos e também se replicando ali, extracelularmente. A maioria dos casos se resolve após longo tempo. Em outros cavalos, entretanto, as bolsas guturais podem tornar-se infectadas, ou o animal pode tornar-se sistemicamente infectado e desenvolver abscessos em outras partes do corpo (p. ex., linfonodos). Na última situação, a síndrome é conhecida como "garrotilho bastardo".

A resposta imune associada à infecção inicia-se com a resposta inata da mucosa. Ocorre o aumento do número de neutrófilos em seu sangue (neutrofilia). O número de linfócitos no sangue pode variar, mas há uma marcada reação nos linfonodos locais à infecção. Esses cavalos apresentam linfadenopatia grave dos linfonodos regionais em decorrência do número elevado de neutrófilos e linfócitos. A combinação de ambas as respostas, imune inata e adquirida, é capaz de controlar a infecção, e, por fim, o cavalo elimina o patógeno. Novamente, entretanto, em uma pequena porcentagem dos cavalos infectados, o *S. equi* migra para os linfonodos sistêmicos para causar o garrotilho bastardo em algum momento posterior da vida do animal.

O diagnóstico pode ser estabelecido com base no histórico, nos sinais clínicos e na combinação de testes diagnósticos. Tradicionalmente, esses cavalos apresentam neutrofilia no sangue periférico. O diagnóstico definitivo é embasado na cultura do agente, muitas vezes a partir dos linfonodos regionais, usando-se um aspirado. Em muitos casos, há uma preocupação com relação a uma epidemia em um determinado estábulo porque esse agente é altamente infeccioso, e os cavalos e os estábulos infectados precisam ficar em quarentena para evitar uma disseminação maior da doença. Outro teste para o diagnóstico definitivo é reação em cadeia da polimerase (PCR).

Tratamento
O tratamento da infecção por *S. equi* varia de acordo com os sinais clínicos e a população de risco. Nos primeiros estágios da infecção, com sinais clínicos de febre, depressão, anorexia e descarga nasal mucopurulenta bilateral, porém sem linfadenopatia ou com linfadenopatia limitada, esses cavalos podem muitas vezes ser tratados sistemicamente com antibióticos e em geral a doença se resolverá. Contudo, quando os linfonodos estão começando a tornar-se aumentados em volume ou abscedidos, o tratamento antimicrobiano irá prevenir que haja mais disseminação da infecção, mas não ajudará na sua depuração. Quando os antibióticos são suspensos, a doença continua a progredir. Alguns cavalos tornam-se muito deprimidos, com marcada linfadenopatia, que pode afetar a respiração. Nesses animais, os linfonodos são muitas vezes drenados. Em alguns deles, é necessário fazer uma traqueostomia, e nesse caso os cavalos são tratados com antibióticos sistêmicos para evitar infecções secundárias. A desinfecção do ambiente é crítica para o controle do garrotilho na população.

Novilha com infecção recorrente

Relato
Uma novilha leiteira de 8 semanas apresenta tosse. Ela parecia estar bem ao nascer, mas, nas últimas 6 a 7 semanas, começou a perder peso. Nenhum dos outros novilhos com idades similares alojados em currais foi afetado.

Exame clínico
Sua temperatura está aumentada, assim como sua frequência cardíaca (taquicárdica) e frequência (taquipneica) e esforço respiratórios. Ela apresenta sons pulmonares aumentados consistentes com pneumonia. Suas fezes também estão um pouco mais amolecidas que o normal. É feita a coleta de sangue para um hemograma completo, bem como para um teste de turbidez do sulfato de zinco, a fim de examinar os níveis do anticorpo imunoglobulina G (IgG). O hemograma revela contagens bastante elevadas de neutrófilos. Os níveis de IgG estão normais.

Comentário
Suspeita-se de deficiência de adesão leucocitária bovina (DALB) nessa novilha. Trata-se de uma doença autossômica recessiva. Ocorre uma expressão prejudicada da família CD11/CD18 (integrinas β2) das moléculas de adesão leucocitária e isso evita que os neutrófilos migrem para os tecidos. Portanto, os novilhos são propensos a desenvolver infecção(ões). Os animais podem ser detectados pelo teste de DNA por meio de PCR. As células também podem ser coradas com anticorpos e examinadas por citometria de fluxo para a expressão de CD18. Animais acometidos muitas vezes têm infecções dos sistemas GI e respiratório, bem como das estruturas sinoviais (articulações).

Tratamento
O tratamento limita-se ao tratamento de suporte e fluidoterapia, dependendo da infecção específica. Os animais acometidos sucumbirão à infecção. A eutanásia de um animal sabidamente acometido por DALB deve ser considerada pelo fato de esta ser autossômica recessiva e poder ser transmitida a gerações futuras.

Questões de revisão

1. Qual das seguintes afirmações é correta em relação aos macrófagos?
   a. Eles são o primeiro tipo de células a aparecer na circulação e podem fagocitar repetidas vezes em resposta à invasão por antígenos microbianos
   b. Eles secretam citocinas anti-inflamatórias que previnem a febre
   c. Eles apresentam o complexo principal de histocompatibilidade (MHC) classe I e alguns macrófagos também possuem o MHC classe II, e, assim, podem servir como células apresentadoras de antígenos
   d. Eles não possuem a capacidade de secretar proteínas
   e. Eles, na realidade, são linfócitos

2. Qual das seguintes sentenças é correta a respeito dos neutrófilos?
   a. Eles podem destruir antígenos rapidamente por fagocitose, explosão respiratória e NETose
   b. Eles são linfócitos, que são as primeiras células a destruir os antígenos
   c. Eles são os principais produtores de IL-1
   d. Eles são células processadoras de antígenos eficientes
   e. Todas as afirmativas anteriores

3. As células apresentadoras de antígenos (APC) incluem quais das que se seguem?
   a. Células dendríticas
   b. Macrófagos selecionados
   c. Células B
   d. Células T
   e. Respostas a, b e c

4. Qual das seguintes afirmações é correta em relação ao antígeno?
   a. Proteínas altamente degradáveis e substâncias grandes e inertes não são bons antígenos (*i. e.*, não são capazes de induzir uma resposta imune forte)
   b. As moléculas grandes são bons antígenos, e, portanto, grandes moléculas, como os polissacarídeos, com açúcares em repetição simples, são bons antígenos
   c. As proteínas complexas grandes (especialmente os antígenos estranhos) são boas em induzir uma resposta imune
   d. Os antígenos não direcionam uma resposta imune
   e. Lipídios, porém não as lipoproteínas, são excelentes antígenos

Bibliografia

Abbas AK, Lichtman AH, Pillai S. *Cellular and Molecular Immunology*. 8th ed. Philadelphia: Saunders; 2014.

Brubaker SW, Bonham KS, Zanoni I, Kagan JC. Innate immune pattern recognition: a cell biological perspective. *Ann Rev Immunol*. 2015;33:257–290.

Costa LR, Barrington GM. Immunologic disorders. In: Smith BP, eds. *Large Animal Internal Medicine*. 5th ed. St Louis: Mosby Elsevier; 2015.

Delves PJ, Martin SJ, Burton DR, Roitt IM. *Roitt's Essential Immunology*. 13th ed. Malden, MA: Wiley-Blackwell; 2017.

Janeway C. *Immunobiology: The Immune System in Health and Disease*. 8th ed. New York: Garland Science; 2011.

Jorch SK, Kubes P. An emerging role for neutrophil extracellular traps in noninfectious disease. *Nat Med*. 2017;23(3):279–287.

Kumar H, Kawai T, Akira S. Pathogen recognition by the innate immune system. *Int Rev Immunol*. 2011;30(1):16–34.

Nagahata H. Bovine leukocyte adhesion deficiency (BLAD): a review. *J Vet Med Sci*. 2004;66(12):1475–1482.

Parham P. *The Immune System*. 4th ed. New York: Garland Science; 2014.

Rao CV. *Immunology: A Textbook*. 3rd ed. Harrow, UK: Alpha Science; 2017.

Tizzard IR. *Veterinary Immunology: An Introduction*. 9th ed. Philadelphia: Saunders; 2013.

55

Resposta Imune Específica | Imunidade Adquirida

S. ANSAR AHMED E GERHARDT G. SCHURIG; CONTRIBUIÇÕES DE XIN M. LUO

PONTOS-CHAVE

Células T (linfócitos T)

1. As células T maduras se desenvolvem a partir das células-tronco linfoides que migraram para o timo.
2. As células T fazem parte de uma população heterogênea de células T citotóxicas e células T-helper (Th).

Interações das células apresentadoras de antígenos e células T

1. As proteínas do complexo principal de histocompatibilidade (MHC) são considerados reguladores centrais do sistema imune.
2. Os antígenos do MHC classe I das células nucleadas infectadas desempenham papel principal na ativação de células T citotóxicas.
3. Os antígenos do MHC classe II ou células apresentadoras de antígenos desempenham papel principal na ativação seletiva de células Th.

Anticorpos

1. A exposição inicial a antígenos estranhos induz um lento início do aparecimento de anticorpos, enquanto a exposição subsequente induz um aparecimento mais rápido de anticorpos de longa duração.
2. Os anticorpos, ou imunoglobulinas, são moléculas glicoproteicas que podem ser divididas em cinco isótipos ou classes.
3. A população de células B produz anticorpos contra milhões de diferentes antígenos, já que a interação anticorpo-antígeno é específica.
4. Citocinas promovem a diferenciação de células B.
5. A expansão de uma população de células B de memória antígeno-específicas na exposição inicial ao antígeno resulta em uma resposta imune secundária mais rápida e mais difundida.

Regulação das respostas imunes

1. As ações, secreções e expressão de moléculas de superfície das células imunes desempenham um papel importante na regulação da resposta imune do organismo.

Como discutido no Capítulo 54, a imunidade inata oferece defesa eficaz contra uma vasta gama de patógenos. As principais características da imunidade inata incluem (1) resposta rápida contra patógenos invasores; (2) não especificidade; e (3) barreiras físicas, químicas e celulares (células fagocíticas, células *natural killer* [NK]). A resposta do sistema imune inato, contudo, não é duradoura e não induz a memória imunológica (*i. e.*, capacidade de rememorar a exposição prévia ao antígeno e responder efetiva e especificamente contra o agressor). Para se instalar uma imunidade duradoura, é preciso ativar outra arma do sistema imune. Essa é referida como *imunidade adquirida*, a qual envolve a ativação de linfócitos B e T. As *células apresentadoras de antígenos* (APC), uma parte do sistema imune inato, representam papel central na ativação dos linfócitos. Os *linfócitos T* (células T) ativados secretam citocinas essenciais para a defesa contra patógenos intracelulares, ativação de outras células e coordenação das respostas imunes. Os *linfócitos B* (células B) apresentam duas funções principais: (1) secretar anticorpos que se ligam especificamente ao antígeno que induziu a resposta imune e (2) atuar como APC.

Antes de discutir como os antígenos são apresentados para os linfócitos específicos, é importante entender os diferentes tipos de células imunes (Figura 55.1). Todas as células do sistema imune são derivadas de células-tronco multipotentes localizadas principalmente na medula óssea dos ossos longos. Essas células-tronco multipotentes, subsequentemente, dão origem às células-tronco primordiais, como as células-tronco linfoides e mieloides. As células-tronco mieloides dão origem aos monócitos, os quais maturam nos tecidos para se tornarem macrófagos ou células dendríticas. As células-tronco linfoides dão origem às células B, T, NK e células dendríticas linfoides. As células maduras são encontradas circulando por todo o organismo, porém mais concentradas nos órgãos linfoides periféricos (p. ex., linfonodos, baço) e nos tecidos linfoides associados ao intestino, onde se localiza a maioria das interações complexas com antígenos.

As aves, diferentemente dos mamíferos, apresentam um único órgão linfoide chamado *bursa de Fabricius*, onde se desenvolvem as células B. Esse órgão redondo, em forma de saco, está localizado acima da cloaca. Análoga ao timo, a bursa consiste em linfócitos incrustados em tecidos epiteliais. Os mamíferos não apresentam um órgão linfoide preciso que seja equivalente a essa bursa. Acredita-se que a medula óssea e as placas de Peyer ileais sejam os principais órgãos onde se desenvolvem os linfócitos B nos mamíferos.

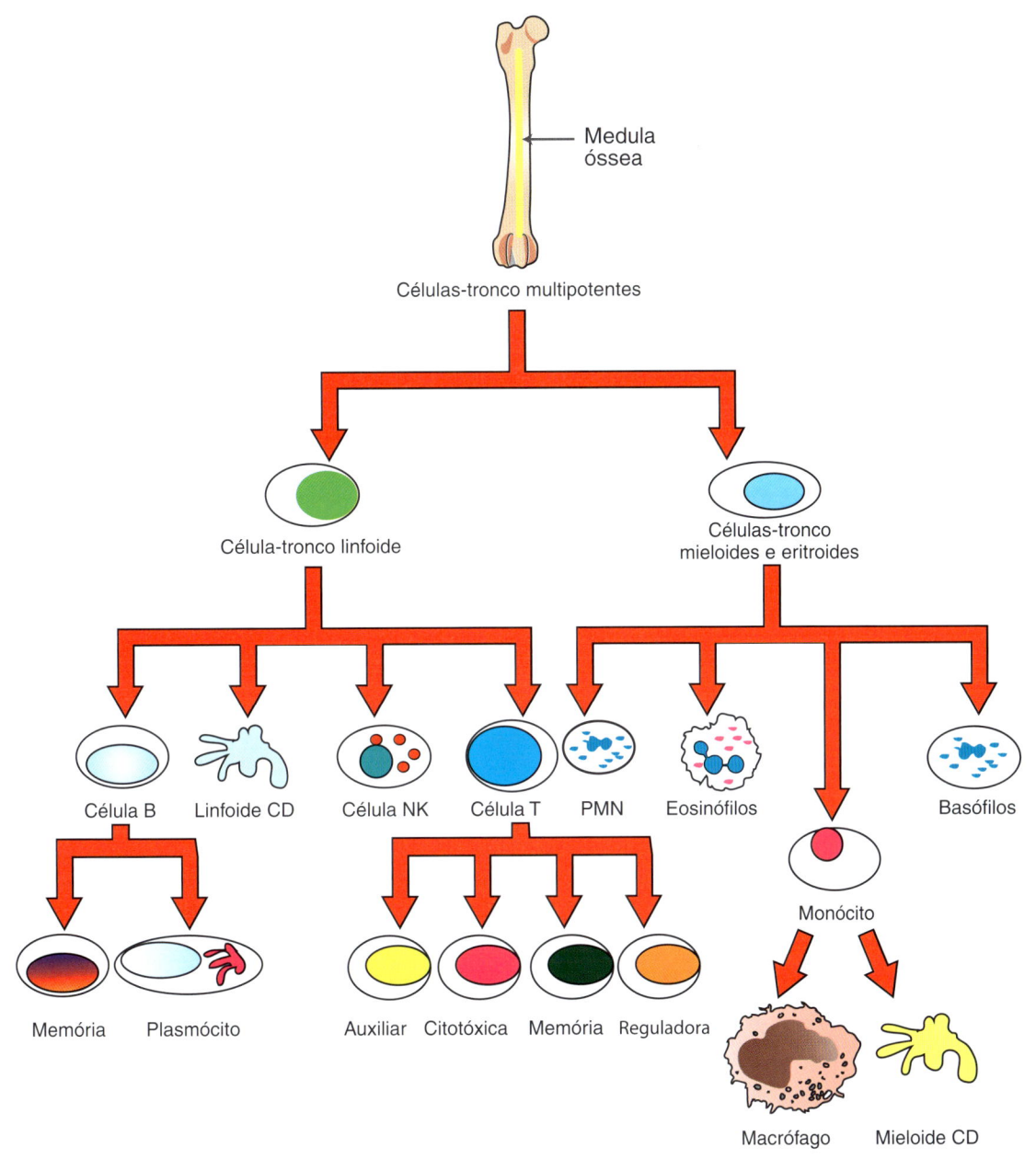

● **Figura 55.1** Linfopoese: desenvolvimento de diversos tipos de linfócitos. *CD*, células dendríticas; *NK*, *natural killer*; *PMN*, leucócitos e neutrófilos polimorfonucleares.

Células T (linfócitos T)

As células T maduras se desenvolvem a partir das células-tronco linfoides que migraram para o timo

As células-tronco linfoides destinadas a se tornarem células T migram para o timo e são referidas como *timócitos* (o timo se estende aproximadamente da base da traqueia até defronte do coração). As células mais recentemente migradas da medula óssea atingem o córtex do timo e carecem de importantes marcadores de superfície celular, como os receptores de células T (TCR), CD4 e CD8, os quais são essenciais para a ativação das células T. Esses timócitos imaturos são submetidos a um processo altamente complexo de desenvolvimento e maturação em células T maduras. Durante o desenvolvimento, as células começam a adquirir tanto

os marcadores de superfície, CD4 e CD8 (duplo positivo), quanto os TCR. Quando as células estão mais maduras, elas perdem ou o marcador CD4 ou o CD8. As células CD4$^+$/CD8$^+$ que perdem o marcador CD8 tornam-se células CD4$^+$/CD8$^-$, conhecidas como células T-helper (Th), enquanto aquelas duplo-positivas que perdem o marcador CD4 tornam-se células CD4$^-$/CD8$^+$, ou células T citotóxicas.

A seleção para a sobrevivência das células T durante esse processo de desenvolvimento é extremamente rigorosa e discriminatória. Durante o desenvolvimento, os timócitos aprendem duas lições importantes: (1) as células T respondem apenas a antígenos estranhos (seleção positiva) e (2) as células não responderão a antígenos "próprios" (seleção negativa). É essencial aprender essas duas lições críticas para a sobrevivência do organismo. Portanto, qualquer timócito em desenvolvimento que se desviar do aprendizado dessas duas lições essenciais é exterminado por apoptose (seleção negativa). Consequentemente, mais de 90% dos timócitos em desenvolvimento morrem no timo. As células marcadas para a morte intratímica incluem aquelas que são defeituosas (*i. e.*, não conseguem se ligar a antígenos ou apresentam receptores truncados) ou autorreativas (ligam-se fortemente a peptídeos "próprios"). Assim, apenas as células T (CD4⁺ ou CD8⁺) competentes, selecionadas positivamente, recebem permissão para emigrar do timo como células T.

As células T constituem-se em uma população heterogênea de células T citotóxicas e células T-helper

Todas as células T expressam um receptor de antígeno de célula T (TCR), CD28 e moléculas associadas, e CD4 (células helper) ou CD8 (células citotóxicas). O TCR se liga especificamente a peptídeos antigênicos apresentados pelas APCs. Com base nas distintas funções das células T, essas células são subdivididas em dois tipos principais: (1) células helper e (2) células citotóxicas. As células Th secretam proteínas chamadas *citocinas* que atuam sobre outras células imunes para prover ajuda e coordenar as respostas imunes. As células Th expressam o receptor CD4. Essas células expressam a molécula CD8 (e não CD4) e apresentam grânulos ricos em serina granzima esterase. As células T citotóxicas também apresentam perforinas e linfotoxinas que são importantes para iniciar a citotoxicidade e para matar as células infectadas e anormais.

As células Th, com base nas citocinas predominantemente secretadas, são ainda divididas em três tipos principais: Th-1, Th-2 e Th-17. As células Th-1 secretam, predominantemente, interleucina-2 (IL-2), interferona-gama (IFN-γ) e fator de necrose tumoral beta (TNF-β). A imunidade Th-1 é crítica para a defesa contra patógenos intracelulares (vírus, bactérias ou protozoários) e certos tipos de tumor. As células Th-1 são geradas preferencialmente quando células CD4⁺ *naïve* são expostas a IL-12, uma citocina de APC (Figura 55.2). A falha em gerar células Th-1 cria suscetibilidade a essas infecções. A ativação anormal de células Th-1 pode resultar em uma grande variedade de condições inflamatórias, incluindo estados autoimunes.

A ativação de células CD4⁺ com a interleucina-4 (IL-4) leva à diferenciação em células Th-2 (ver Figura 55.2). As células Th-2 secretam predominantemente IL-4, interleucina-6 (IL-6), interleucina-5 (IL-5) e interleucina-10 (IL-10). A geração de células Th-2 é essencial para a defesa contra patógenos extracelulares, neutralização de toxinas e vírus nos líquidos corpóreos e ativação de outras células do sistema imune. A regulação anormal das células Th-2 leva a alergias.

A ativação de células CD4 Th com IL-6 e o fator de crescimento transformador beta (TGF-β) induz a diferenciação de células Th-17, que secretam uma potente citocina pró-inflamatória, a interleucina-17 (IL-17; ver Figura 55.2). Essa citocina agora é reconhecida como um importante mediador de doenças inflamatórias e autoimunes. A IL-17 atua sobre as células-alvo para ativar moléculas sinalizadoras-chave para promover a inflamação por meio de diversos mecanismos, que incluem: (1) recrutamento de células inflamatórias (p. ex., neutrófilos, monócitos e macrófagos) para o local da inflamação; (2) ação sobre células-alvo (p. ex., fibroblastos, células epiteliais) para estimular uma vasta gama de moléculas fortemente pró-inflamatórias (p. ex., IL-6, proteína quimiotática monocítica 1, óxido nítrico); e (3) fazer sinergia com os ligantes TLR. Embora a IL-17 proteja na infecção, sabe-se que a superprodução de IL-17 agrava certas doenças (p. ex., doenças autoimunes como lúpus eritematoso sistêmico e esclerose múltipla).

A exposição de células CD4 a apenas TGF-β (p. ex., na ausência de IL-6) impulsionará sua diferenciação como células T regulatórias (células Treg; ver Figura 55.2). As células Treg são uma população de células T que agem como potentes supressores da resposta imune mediada pela célula T e de células T autorreagentes em doenças autoimunes. As Tregs utilizam uma vasta gama de mecanismos supressores que incluem a liberação de citocinas imunossupressoras TGF-β e IL-10, e contato célula-célula. IL-10 e TGF-β secretadas pelas Tregs são cruciais para a diminuição das respostas imunes em alergias, queimaduras, gravidez, câncer, doenças virais e doenças autoimunes. As células Treg podem inibir e infrarregular todos os três subconjuntos (Th-1, Th-2, e Th-17) de células CD4 (ver Figura 55.2). A má regulação das células Treg pode causar doenças inflamatórias massivas, enquanto excessivo número ou exacerbada função de Tregs pode levar à diminuição da resposta imune que provoca infecções graves. Portanto, fisiologicamente, as células Treg devem ser muito bem balanceadas para manter o estado imunológico adequado.

Assim, fica claro que o sistema imune precisa iniciar o tipo de resposta imune correto para manter a homeostase e defender apropriadamente o hospedeiro contra a invasão de diferentes tipos de patógenos.

Interações das células apresentadoras de antígenos e células T

As proteínas do complexo principal de histocompatibilidade são consideradas reguladores centrais do sistema imune

A ativação de células T específicas é altamente dependente de interações com as proteínas do complexo principal de histocompatibilidade (MHC), as quais apresentam uma capacidade única de se ligarem a peptídeos antigênicos processados. Portanto, as proteínas do MHC são consideradas os reguladores centrais do sistema imune. As proteínas do MHC são codificadas por um número de genes que são agrupados em um cromossomo e conhecidos como o *locus MHC*. O complexo gene MHC é herdado como um bloco de genes e é conhecido por codificar três categorias de proteínas ou antígenos: antígenos classe I, classe II e classe III. O número de genes que codifica os antígenos classe I varia de espécie para espécie; por um lado, com um grande número em seres humanos (> 30), em comparação a um limitado número de genes em porcos, perus e chitas, por outro lado. Em geral, todas as células nucleadas expressam o antígeno classe I, que é uma cadeia α peptídica simples de aproximadamente 45 quilodáltons (kDa) ligada

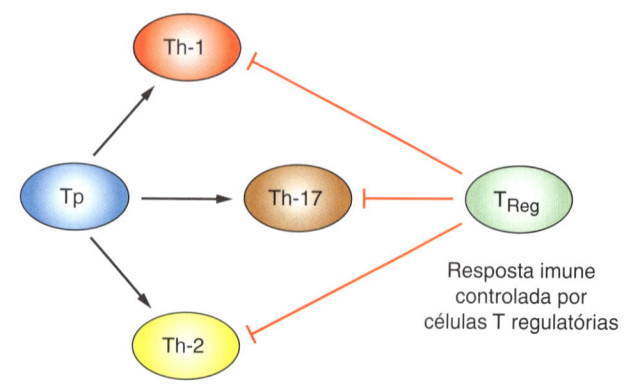

• **Figura 55.2** Células precursoras T (Tp) se diferenciam em células T-helper (Th) Th-1, Th-2 ou Th-17 com base nos sinais das citocinas. A geração de células T regulatórias (Treg) inibirá os três tipos de células para infrarregular as respostas imunes.

à β2-microglobulina (uma proteína não MHC que se acredita ser essencial para o enovelamento apropriado e estabilização da cadeia α). Os antígenos classe I podem ligar-se a peptídeos (p. ex., peptídeos virais) e servir como receptores para moléculas CD8 sobre as células citotóxicas. Os antígenos classe I apresentam uma alta taxa de mutação, mas não de recombinação. Essas mutações permitem aos antígenos classe I alterar sua capacidade de se ligar a antígenos peptídicos endógenos processados.

Os antígenos MHC classe I de células nucleadas infectadas desempenham papel principal na ativação de células T citotóxicas

A morte citotóxica intracelular de células infectadas, cancerosas ou autorreativas é uma etapa essencial na sobrevivência, por conter as células infectadas ou a disseminação de células deletérias. Por exemplo, uma infecção viral de qualquer célula do organismo provoca replicação viral na célula, e alguns desses peptídeos virais irão ligar-se fisicamente aos antígenos intracelulares do MHC classe I (Figura 55.3). Esse complexo peptídeo viral-MHC classe I é carreado para a superfície e exposto como uma molécula de MHC classe I alterada. A molécula TCR de uma célula citotóxica CD8⁺ efetora reconhecerá o complexo molécula classe I-peptídeo para iniciar a citotoxicidade por pelo menos quatro mecanismos distintos, porém complementares. Primeiro, o contato de uma célula citotóxica CD8⁺ com uma célula infectada expondo o complexo MHC classe I–peptídeos resultará imediatamente no reconhecimento citoplasmático na célula CD8⁺. Isso inclui o alinhamento de grânulos e complexo de Golgi ao local de contato. As perforinas polimerizam-se nas células citotóxicas para formar finos tubos injetores, referidos como complexos de ataque à membrana (CAM) que "furam" orifícios nas células-alvo. As granzimas são passadas das células citotóxicas para as células-alvo através dos tubos de perforinas, para iniciar a apoptose.

Os outros três mecanismos pelos quais as células CD8⁺ induzem as células-alvo à apoptose são (1) a secreção de linfotoxina α (fator de necrose tumoral alfa, TNF-α), que se liga ao seu receptor específico sobre a célula-alvo para iniciar a apoptose; (2) as interações do ligante CD95 nas células T com o receptor "de morte" CD95 nas células-alvo; e (3) secreção de granulisina, um peptídeo antibacteriano encontrado em grânulos, que ativa as enzimas de degradação de lipídios (esfingomielinases). Isso, por sua vez, resulta no aumento de saponinas, incluindo ceramida, a qual estimula a apoptose. A granulisina destrói não só células-alvo infectadas, como também bactérias, contendo assim a infecção.

Os antígenos do MHC classe II ou células apresentadoras de antígenos desempenham papel principal na ativação seletiva de células T-helper

A expressão dos antígenos de superfície do MHC classe II é altamente restrita. Esses antígenos apenas estão presentes em tipos selecionados de células, incluindo células dendríticas, macrófagos selecionados, células B e ceratinócitos. A presença dos antígenos classe II em suas superfícies dota essas células com uma capacidade única de apresentar antígenos às células Th CD4⁺ (Figura 55.4). Portanto, essas células são chamadas de APC profissionais. Os antígenos classe II são moléculas de cadeia dupla compostas de uma cadeia α de glicoproteína, de 33-kDa, e uma cadeia mais curta, β, de 27-kDa, as quais formam um sulco em cada peptídeo antigênico (exógeno) processado ao qual se ligam. Por exemplo, quando um macrófago fagocita um antígeno e o quebra em peptídeos no vacúolo, o MHC classe II intracelular liga-se a esses peptídeos processados e esse complexo se move para a superfície da célula para ser apresentado às células T CD4⁺. O peptídeo antigênico processado liga-se especificamente ao TCR das células T, e as proteínas do MHC classe II (sobre as APC) interagem especificamente com a molécula CD4 sobre as células T. Essas interações são os

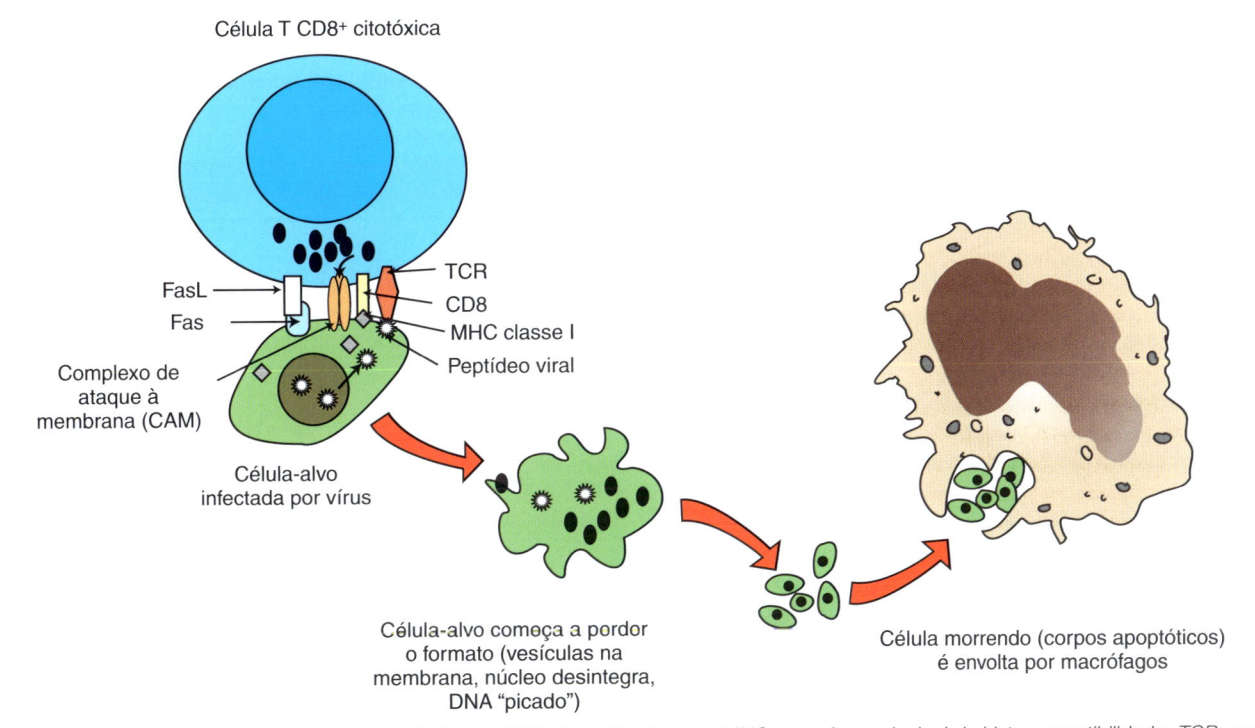

● **Figura 55.3** Mecanismo da citotoxicidade mediada por CD8. *FasL*, Fas ligante; *MHC*, complexo principal de histocompatibilidade; *TCR*, receptor de célula T.

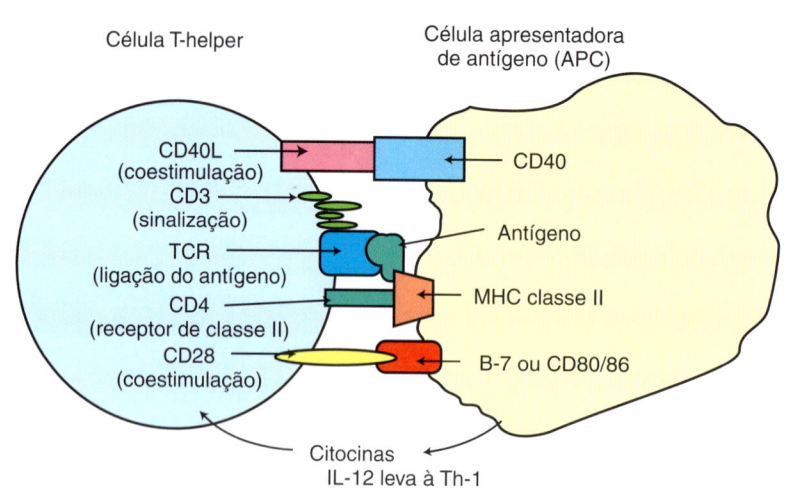

Célula T-helper

Célula apresentadora de antígeno (APC)

- CD40L (coestimulação)
- CD3 (sinalização)
- TCR (ligação do antígeno)
- CD4 (receptor de classe II)
- CD28 (coestimulação)

- CD40
- Antígeno
- MHC classe II
- B-7 ou CD80/86

Citocinas
IL-12 leva à Th-1

● **Figura 55.4** Interação entre moléculas de células T-helper e células apresentadoras de antígenos. *IL*, interleucina; *MHC*, complexo principal de histocompatibilidade; *TCR*, receptor de célula T; *Th-1*, célula T-helper tipo 1; *Th-2*, célula T-helper tipo 2.

primeiros passos na ativação de células Th. A ativação das células T é altamente regulada porque sua ativação inadvertida pode ter profundas e amplas consequências; as citocinas secretadas pela ativação das células Th podem afetar uma grande gama tanto de células linfoides como de células não linfoides.

A ativação das células T CD4⁺ requer pelo menos dois sinais para ativação. O sinal de ativação primário determina a especificidade entre as interações dos peptídeos antigênicos e as moléculas de MHC sobre as APC com o complexo TCR/CD3 das células T. O segundo sinal é referido como um *sinal coestimulador*. Os sinais coestimuladores incluem a interação do CD28 e/ou CD40L, ambos residentes em células T, com o CD80/86 e/ou CD40, ambos residentes nas APC. As citocinas liberadas das APC, como a interleucina-12 (IL-12), a interleucina-18 (IL-18) e a interleucina-27 (IL-27), promovem a geração de uma subpopulação de células Th-1.

A ativação das células T é estritamente controlada, com duas restrições principais. Primeira, as células T não podem reconhecer antígenos livres; em vez disso, reconhecem pequenos peptídeos que são produtos de antígenos processados pelas APC. Segunda, o antígeno processado precisa estar associado fisicamente às moléculas de MHC. Isso resulta em interações moleculares do antígeno peptídico ligado à molécula de MHC classe I ou classe II sobre as células ou APC, com o TCR e o CD8, ou TCR e CD4 sobre as células T, respectivamente.

Como mencionado anteriormente, as células T irão interagir especificamente com peptídeos antigênicos por meio de um reconhecimento específico pelo TCR das células T, de forma análoga ao receptor de células B (BCR) nas células B. O TCR das células T pertence à superfamília de imunoglobulinas e, assim, apresenta regiões constantes e variáveis ao longo da transmembrana e domínios citosólicos. De modo semelhante às células B, a porção variável da cadeia de TCR determina a ligação específica ao peptídeo antigênico. Por existir mais antígenos no universo do que o número atual de células T, essas células têm adaptado uma variedade de mecanismos moleculares para interagir especificamente com um incontável número de antígenos. Esses mecanismos incluem a recombinação de genes TCR (semelhantes ao BCR), troca de cromátides-irmãs não iguais, e inserção de nucleotídios em vários locais dos segmentos variáveis dos genes. Uma diferença importante entre o TCR e o BCR é que o TCR não se submete à mutação somática. Se o TCR pudesse sofrer mutação somática, poderia haver uma grande chance de gerar, inadvertidamente, um TCR reativo contra antígenos "próprios", resultando em condições autoimunes devastadoras. Esse atributo é crítico para a sobrevivência, pois as

células T, diferentemente das células B, podem afetar um grande número de diversas células linfoides e não linfoides mediante secreção de citocinas.

Anticorpos

A exposição inicial a antígenos estranhos induz um lento início do aparecimento de anticorpos, enquanto a exposição subsequente induz um aparecimento mais rápido de anticorpos de longa duração

A exposição de um animal a um antígeno estranho elicia, geralmente, uma resposta imune específica. Essa resposta pode envolver a produção de (1) células T especificamente reativas ou (2) anticorpos capazes de se ligar especificamente com o antígeno estranho. Tipicamente, se o animal for exposto a um antígeno estranho em particular pela primeira vez, por diversos dias não será detectado nenhum anticorpo específico para aquele antígeno no sangue ou nas secreções. Esse "lapso" de tempo pode durar por até 1 semana, tempo em que os anticorpos capazes de se ligar ao antígeno aparecem na circulação e começam a aumentar em quantidade pelas próximas 2 ou 3 semanas. Depois desse período, a quantidade de anticorpos atinge um platô e diminui até finalmente desaparecer. A quantidade de anticorpos produzida e a duração da resposta dependem muito da natureza do antígeno, grau e via de exposição, e de se o antígeno está em combinação com estimuladores imunes (adjuvantes).

O tipo de resposta obtida após uma primeira exposição a um antígeno específico é chamado de resposta imune primária (Figura 55.5). Se o animal for reexposto ao antígeno, o lapso de tempo será muito curto, serão obtidos níveis muitos maiores de anticorpos específicos e a resposta em geral continua por um período significativamente mais longo. Essa resposta à segunda exposição ao antígeno é chamada de resposta imune secundária ou resposta imune anamnéstica (memória).

Os anticorpos, ou imunoglobulinas, são moléculas de glicoproteínas que podem ser divididas em cinco isótipos ou classes

Anticorpos são moléculas de glicoproteínas que são produzidas por linfócitos B. Os anticorpos, também chamados de imunoglobulinas,

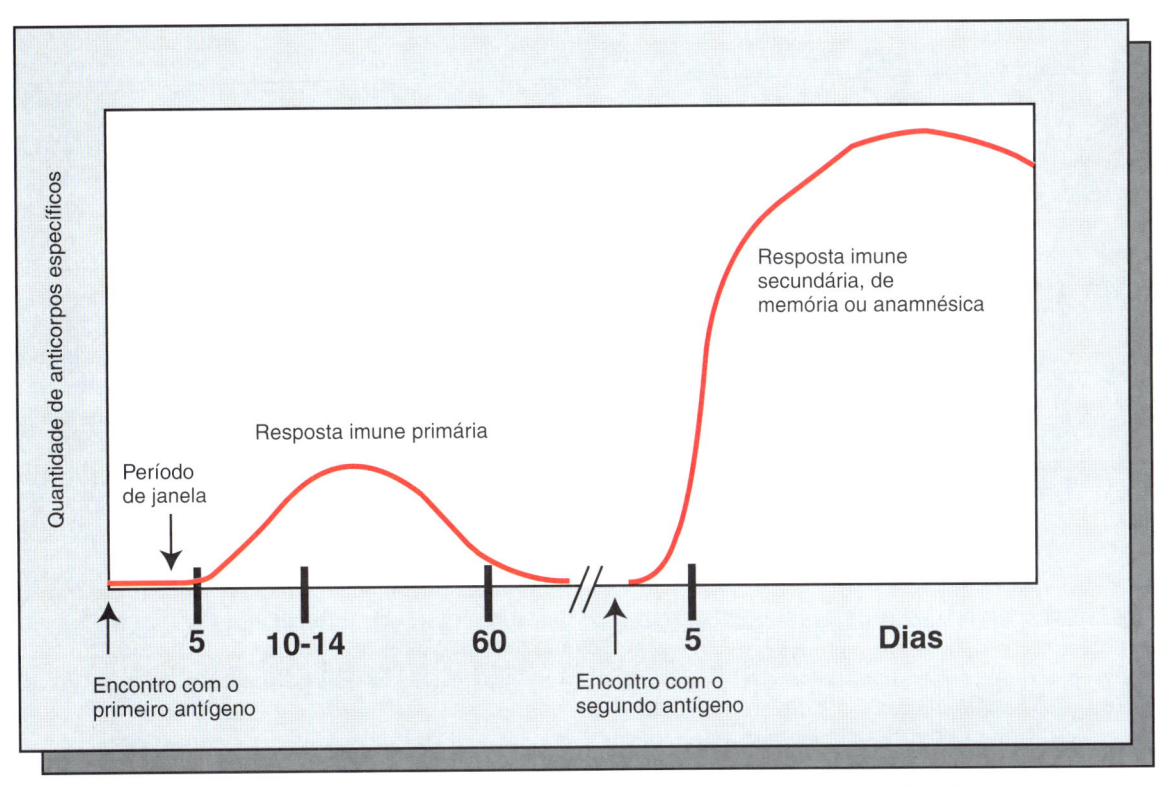

● **Figura 55.5** Dinâmica geral e características das respostas imunes primárias e secundárias de anticorpos.

são compostos basicamente por quatro moléculas de glicoproteína. São encontrados na superfície das células B, onde servem como receptores de antígenos (BCR), ou livres no sangue e secreções após terem sido secretados pelas células B. Esses anticorpos livres, ou solúveis, podem neutralizar os antígenos e auxiliar na sua remoção. A estrutura básica de uma molécula de anticorpo tem duas cadeias curtas de glicoproteínas idênticas chamadas de cadeias leves (L) e duas cadeias longas idênticas chamadas de cadeias pesadas (H [*heavy*]), que são mantidas juntas por ligações de dissulfeto (Figura 55.6). As cadeias L são constituídas por duas metades, ou domínios; a metade localizada na terminação carboxila da cadeia é chamada de porção constante da cadeia L (C_L), e a metade localizada na terminação amino é chamada de porção variável (V_L). A cadeia H é composta por domínio variável (V_H) e geralmente três domínios constantes (CH_1, CH_2, CH_3). As terminações aminoterminais da cadeia L (V_L) e da cadeia H (V_H) se unem para formar um local de ligação ou combinação ao antígeno (Figura 55.7). Portanto, existem dois locais idênticos de combinação com antígeno por molécula básica de imunoglobulina. As terminações carboxila das duas cadeias H formam a porção Fc das moléculas; essa terminação é a porção capaz de se ligar aos receptores Fc nas células especializadas e é a parte da molécula ligada à membrana das células B quando a imunoglobulina serve como receptor de antígeno (BCR) para a célula.

Dependendo do peso molecular e de outras características, as imunoglobulinas podem ser divididas em classes, ou isótipos. Existem, basicamente, cinco isótipos: IgM, IgG, IgA, IgE e IgD. A imunoglobulina M solúvel (IgM) consiste em cinco moléculas básicas de anticorpo que são conectadas por ligações dissulfeto e uma cadeia curta de proteína adicional para formar um pentâmero. Portanto, uma molécula de IgM tem dez locais idênticos de combinação com antígeno. Seu peso molecular é cerca de 900 kDa. Nas respostas imunes primárias, a IgM é a imunoglobulina predominante. Devido ao seu grande tamanho, raramente a IgM é encontrada

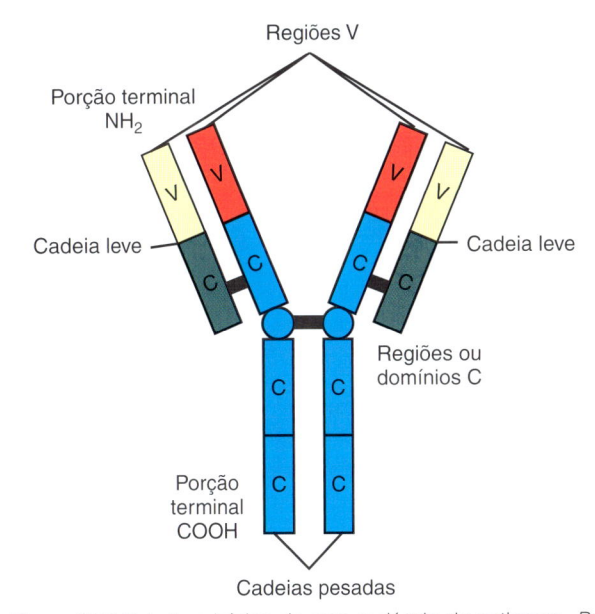

● **Figura 55.6** Estrutura básica de uma molécula de anticorpo. *Barra preta*, ligação dissulfeto; *círculo azul*, dobradiça da cadeia pesada; *C*, região constante; *V*, região variável.

em líquidos corpóreos outros que não o sangue. A forma BCR da IgM é um monômero de 180 kDa.

A imunoglobulina G (IgG) apresenta a estrutura de uma molécula básica de anticorpo (monômero) anteriormente descrita e seu peso molecular é de 180 kDa. A IgG tem dois locais de combinação com antígeno e é a imunoglobulina predominantemente detectada na resposta imune secundária. Ela é capaz de se mover para fora do sistema circulatório e aparecer em líquidos corpóreos e também em secreções.

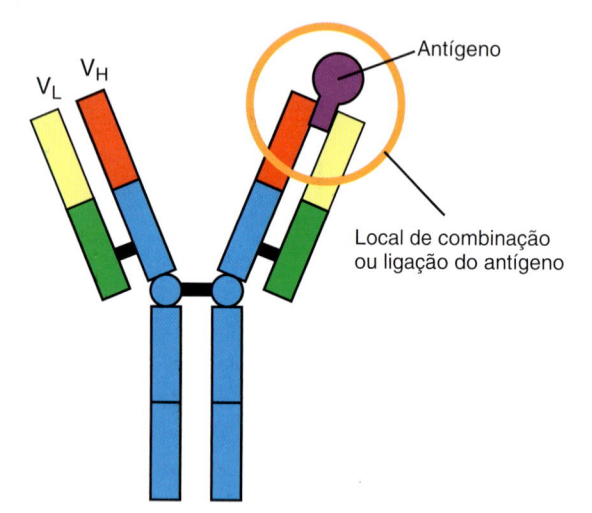

● **Figura 55.7** Local de combinação antígeno-anticorpo. V_H, região variável de cadeia pesada; V_L, região variável de cadeia leve.

A imunoglobulina A (IgA) é encontrada em pequenas quantidades na circulação como um monômero e em quantidades muito maiores em secreções, onde é encontrada como a imunoglobulina predominante e primordialmente como um dímero. É produzida por plasmócitos (células B maduras) localizados sob as superfícies corpóreas como a pele, glândulas mamárias e tratos intestinal, respiratório, genital e urinário. A IgA é encontrada em secreções e tem uma molécula secretória ligada a ela que protege a IgA das proteases intestinais. A IgA secretória é a principal imunoglobulina encontrada nas superfícies mucosas e tem quatro locais de combinação com antígeno em sua estrutura dimérica. Sua principal função é evitar que o antígeno possa aderir a essas superfícies. Assim, a IgA bloqueia a penetração do antígeno no corpo. As respostas com IgA são eliciadas principalmente se a exposição ao antígeno for por contato com as superfícies mucosas, como as dos tratos respiratório superior e intestinal. As respostas com IgM e IgG são eliciadas por contato parenteral com o antígeno (intradérmico, subcutâneo, intramuscular e vias sistêmicas).

A imunoglobulina E (IgE) é um monômero, e sua cadeia H contém quatro domínios constantes, além do domínio variável. É encontrada em quantidades muito pequenas sistemicamente, e a maioria das IgE está ligada a basófilos e mastócitos (mediadores de reações inflamatórias e alérgicas) através de sua porção Fc. A IgE é capaz de se ligar ao antígeno enquanto está ligada a essas células, eliciando, desse modo, reações alérgicas.

A imunoglobulina D (IgD) é um monômero e tem apenas dois domínios constantes em sua cadeia H. A IgD está ligada principalmente à membrana de células B e é secretada em quantidades insignificantes no soro. Quantidades ínfimas de IgD são secretadas.

A população de células B produz anticorpos contra milhões de diferentes antígenos, já que a interação anticorpo-antígeno é específica

Os anticorpos se ligam ao antígeno por meio de seus locais de ligação a antígeno. Cada local de ligação a antígeno é formado por uma interação estérica dos domínios V_L e V_H, os quais ficam em contato próximo em razão do enovelamento tridimensional das cadeias de glicoproteína nas quais eles residem. Essa ligação estérica essencialmente forma uma fissura, e qualquer estrutura antigênica que se encaixa nessa fissura é reconhecida e liga-se ao local de ligação ao antígeno. Portanto, se um antígeno pode se ligar ao local de combinação ao antígeno no BCR, finalmente (após

um conjunto de interações de sinais) desencadeia-se a replicação (expansão clonal) de células B, dando origem a muitas células B "idênticas", as quais, por fim, produzem e secretam imunoglobulinas solúveis específicas para um antígeno.

É importante enfatizar que as respostas antígeno-anticorpo são específicas. Os anticorpos produzidos após a exposição a um antígeno irão se ligar apenas àquele antígeno ou a outros antígenos estruturalmente similares ao antígeno original (reação cruzada). A questão é: "Como o sistema imune consegue responder a literalmente milhões de diferentes antígenos estranhos de um modo específico?" Três fatos são cruciais para se entender essa situação. Primeiro, o BCR é uma imunoglobulina, e a especificidade da imunoglobulina secretada por uma célula B em particular é a mesma especificidade deste BCR. Segundo, uma célula B individual pode ter apenas BCR de especificidade idêntica. Terceiro, cada célula B (e há milhões) no organismo tem, essencialmente, um BCR com um local diferente de combinação com antígeno, pois as células B sofrem mutações gênicas aleatórias nos genes codificadores de seus domínios V_L e V_H durante a primeira fase do seu desenvolvimento (ontogenia). Uma vez que esses domínios compõem o local de combinação com o antígeno uma simples alteração de um aminoácido em uma das regiões altera a interação estérica desses domínios, dando origem a "fissuras" diferentes com diferentes habilidades de combinação com antígeno.

Citocinas promovem a diferenciação de células B

A ativação de células B requer diversos sinais que incluem (1) ligação cruzada de antígenos com a superfície de IgM ou BCR; (2) interação entre CD40 nas células B e ligante CD40 nas células Th; e (3) expressão de receptores de citocinas em células B que reconhecem citocinas produzidas por células Th. Ao passo que as células B podem se proliferar com os dois primeiros sinais, elas não se diferenciariam em células produtoras de anticorpos a menos que o terceiro sinal esteja presente. A diferenciação de células B envolve três processos: troca de classe (alteração do isótipo), maturação da afinidade (perpetuação seletiva de células com aumento da afinidade pelo antígeno) e formação de plasmócitos (geralmente de vida curta, secretores de anticorpos em alta taxa) e células de memória (clones de sobrevida maior das células expostas a antígenos). Todos esses processos requerem as funções das citocinas de Th. IL-4, por exemplo, estimula a proliferação e maturação da afinidade de células B, assim como a diferenciação e troca de classe para células B produtoras de IgG1 ou IgE em camundongos. TGF-β, por outro lado, promove a diferenciação e troca para células B produtoras de IgA- ou IgG2b. IFN-γ estimula a diferenciação e troca para células B produtoras de IgG2a- ou IgG3 em camundongos. Finalmente, a formação de plasmócitos requer as funções de IL-6 (rato), IL-10 (ser humano) e IL-21 (rato e ser humano) (Figura 55.8).

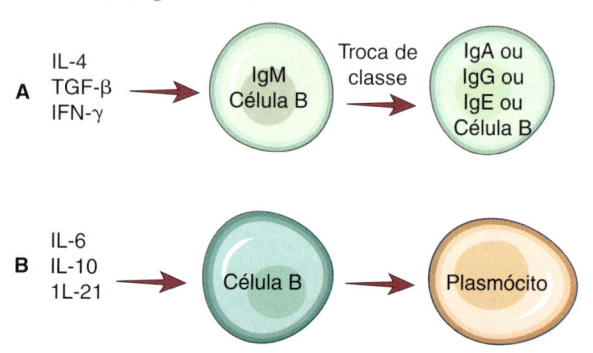

● **Figura 55.8** Citocinas promovem a diferenciação das células B na troca de classe (A) e formação de plasmócitos (B). *IFN*, interferona; *Ig*, imunoglobulina; *IL*, interleucina; *TGF*, fator de transformação de crescimento.

A expansão de uma população de células B de memória antígeno-específicas na exposição inicial ao antígeno resulta em uma resposta imune secundária mais rápida e mais difundida

Quando o hospedeiro é exposto a um antígeno estranho, todas as células B existentes que têm um BCR capaz de se ligar ao antígeno estranho são capazes de reagir a esse antígeno. Inicialmente, entre os milhões de diferentes células B, o BCR de alguns irão ligar-se aos antígenos. Essa ligação permite que aquelas células B correspondentes se multipliquem, criando muito mais células B com o mesmo BCR. Essa rápida expansão de células B antígeno-específicas é referida como expansão clonal específica. As células B recém-geradas começam a produzir e secretar anticorpos específicos. Os anticorpos específicos começam a aparecer na circulação, e conforme aumenta a expansão clonal, aumenta também a quantidade de anticorpos específicos na circulação. Todas as células B iniciam a sua produção de anticorpos específicos pela produção de isótipos IgM. Em meio apropriado (p. ex., sequência apropriada de sinais), as células B param de produzir IgM e trocam a produção para IgG ou outro isótipo (IgA ou IgE). Por exemplo, IL-4 secretado pelas células Th-2 induzirá a troca de IgM para IgE. Por outro lado, células Treg podem bloquear a produção de citocinas de células Th-1 e Th-2, que poderiam causar diminuição da troca específica de isótopos em células B. No entanto, é importante compreender que a especificidade antigênica do anticorpo não muda. Essas dinâmicas são consistentes com aquelas observadas em uma resposta imune primária e secundária.

Quando o hospedeiro encontra um antígeno pela primeira vez, poucas células B existentes são capazes de reconhecer este antígeno, mas uma vez reconhecido por essas poucas células B, estas sofrem expansão clonal. Portanto, a produção de anticorpos começa a crescer, aparece na circulação e a IgM predomina durante a resposta imune primária. O longo "lapso" de tempo representa o período necessário para produzir um significativo número de células B produtoras de anticorpos por meio da expansão clonal. Algumas células B começam a trocar a produção do isótipo para IgG, explicando por que a IgG aparece durante as fases finais da resposta imune primária. Quando o antígeno é neutralizado pelos anticorpos, a estimulação das células B é interrompida, a produção de anticorpos cai até cessar, e muitas células B na população expandida tornam-se células B de memória de vida longa.

Se o hospedeiro se encontra na presença do mesmo antígeno pela segunda vez, o antígeno é reconhecido pela população vastamente expandida de células B de memória antígeno-específicas, da qual muitas células trocaram sua capacidade de produção de anticorpos para um outro isótipo que não a IgM, principalmente a IgG. Essa população expandida de células inicia rapidamente a produção de anticorpos em razão da maior população de células produtoras de anticorpos e da maior probabilidade de estarem em um estado produtor de IgG. O lapso de tempo é, portanto, muito curto, e uma grande quantidade de IgG é produzida, típico de uma resposta imune secundária. Finalmente, assim como na resposta imune primária, a expansão clonal é interrompida e a produção de anticorpos diminui e finalmente cessa. Confrontos futuros com o mesmo antígeno resultarão em respostas imunes secundárias, as quais são caracterizadas por um curto "lapso de tempo" e por uma produção sustentada de IgG ou outros isótipos (IgA ou IgE).

A estimulação antigênica do BCR não é um sinal suficiente para iniciar a expansão clonal de células B e a produção de anticorpos. Muitos outros sinais precisam atingir as células B após seu BCR ter reconhecido o antígeno. Esses sinais, muitas vezes representados por interleucinas, vêm das células Th que reconheceram o antígeno através do complexo mecanismo de interações com as APC (ver discussão anterior). De modo interessante, as células B que se ligaram ao antígeno também são capazes de interagir com células Th, auxiliando-as a reconhecer o antígeno. Uma interação célula B-célula T também é necessária para que as células B troquem sua produção de IgM por outro isótipo. As células B devem interagir com as interleucinas provenientes das células Th. A natureza das interleucinas e o momento em que elas alcançam as células B desempenham um papel importante na decisão de para qual isótipo a célula B deve fazer a troca.

Regulação das respostas imunes

As ações, secreções e expressão de moléculas de superfície das células imunes desempenham um papel importante na regulação da resposta imune do organismo

Como o antígeno é depurado pelos anticorpos ou células T, é imperativo que a resposta imune retorne ao seu estado normal para manter a homeostase. A falha na regulação negativa da reatividade imune aumentada provavelmente resultará em inúmeras condições patológicas, incluindo autoimunidade, tumores linfoides, alergias, amiloidose e aborto. O organismo tem múltiplos mecanismos para regular negativamente o sistema imune. As células imunes secretam, elas próprias, diversas biomoléculas que regulam negativamente a atividade imune. Essas incluem a prostaglandina E_1 (PGE_1), a qual aumenta o monofosfato cíclico de adenosina (AMPc) para suprimir a atividade fisiológica das células. Como já mencionado, as células imunes também secretam citocinas, como TGF-β e IL-10, que controlam as respostas imunes. A importância dessas citocinas na regulação negativa das respostas imunes é evidente na inflamação imunomediada que ocorre em camundongos com deleção do gene TGF-β. Os próprios anticorpos podem regular negativamente suas respostas imunes por ligarem-se aos receptores Fc sobre as células B. Essa ligação cruzada com os receptores Fc resulta na emissão de sinais inibitórios. As respostas imunes são dirigidas pelos antígenos, logo a depuração dos antígenos por meio de mecanismos imunes causa diminuição da carga antigênica e, assim, diminui a ativação de linfócitos induzida por antígeno.

Como mencionado anteriormente, a ativação de células T requer pelo menos dois sinais. O segundo sinal é alterado pelo aumento de secreção de moléculas ou de células T que emitem um sinal negativo para abafar a ativação de células T. É importante lembrar a recente descoberta das células Treg, uma pequena porcentagem de células T ($< 5\%$) que são $CD4^+/CD25^+/FoxP3^+$ e que apresentam poderosos efeitos de regulação negativa. A importância dessas células na regulação negativa das respostas imunes é evidente, pois defeitos dessas células resultam em doenças autoimunes disseminadas em muitos modelos experimentais. Ao contrário, a administração de células Treg leva à prevenção de ataques inflamatórios. Essas células são promissoras para a compreensão da biologia da regulação imune e da terapia de diversas doenças inflamatórias. Há conhecimentos crescentes sobre esses subconjuntos de células T em animais domésticos.

CORRELAÇÕES CLÍNICAS

Potranca em mau estado

Relato

Uma potranca árabe, com 4 semanas de idade, passou a apresentar depressão, tosse e secreção nasal. O animal nasceu sem problemas aparentes. Os níveis de imunoglobulinas foram verificados e estavam normais. Contudo, a potranca não estava saudável e parecia estar repetidamente doente com infecções na pele e respiratórias.

Exame clínico

A potranca apresentava temperatura corpórea de 38,8°C (elevada), frequência cardíaca de 60 bpm (elevada) e uma frequência respiratória de 48 movimentos respiratórios/min (elevada). À auscultação, observaram-se estertores e sibilos (sons pulmonares anormais). O tempo de preenchimento capilar (TPC) está prolongado e as membranas mucosas apresentam coloração rósea mais escura do que o normal. A potranca também apresenta abrasões e celulite nessas áreas da pele.

Comentário

Com o aumento da temperatura, sons pulmonares anormais, baixa perfusão (TPC prolongado, membranas mucosas mais escuras do que o normal) e frequência respiratória aumentada, essa potranca provavelmente tem uma infecção respiratória, mais provavelmente de origem bacteriana. Além disso, com base nas abrasões cutâneas, provavelmente a potranca tem uma infecção cutânea, o que é incomum em potros normais e saudáveis. Com base na idade, raça e infecções recidivantes, provavelmente essa potranca tem imunodeficiência combinada (IDC), um distúrbio genético autossômico recessivo. Os potros com IDC apresentam um defeito na proteinoquinase dependente de DNA. Isso resulta na incapacidade de produzir células T e B maduras. Como consequência, o sistema imune do potro é limitado. Uma resposta imune inata normalmente funcionante é apresentada, composta de neutrófilos, macrófagos, células dendríticas e células NK, porém falta a resposta imune adaptativa normal. As células B não produzem anticorpos e há um número insuficiente de células T para produzir citocinas a fim de auxiliar na resposta imune e controlar a infecção. Essa potranca apresenta evidências de infecções recidivantes com base no histórico e parece ter infecções na pele e respiratória simultâneas.

Os potros com esse tipo de histórico, incluindo aqueles com baixa contagem de linfócitos e baixos níveis de imunoglobulinas, são candidatos suspeitos de IDC. Contudo, um diagnóstico definitivo é fundamentado em testes genéticos e necropsia. Tipicamente, os potros com IDC apresentam timo e linfonodos rudimentares devido à falta de linfócitos e centros germinativos. Geralmente o baço também é reduzido em tamanho.

Tratamento

O prognóstico da IDC é mau, já que é um distúrbio genético do qual a potranca não pode se recuperar. Em muitos casos, até um diagnóstico definitivo ser estabelecido, esses potros são tratados com antibióticos para as infecções e tratamento de suporte. Uma vez estabelecido o diagnóstico definitivo com base em testes genéticos, contudo, os potros geralmente são submetidos à eutanásia em razão do mau prognóstico em relação à sobrevida.

Edema submandibular em cavalo castrado Rocky Mountain com 20 anos de idade

Relato

Um cliente liga para você porque notou que seu cavalo mais velho tinha um edema submandibular. Inicialmente eles pensaram que poderia ser por uma picada de mosquito ou ferroada, mas agora observaram que aumentou há 1 ou 2 semanas. O cavalo não apresenta quaisquer outros sintomas. Ele está bem de saúde ultimamente e está com as vacinações, vermifugações e teste de Coggins (um exame para anemia infecciosa equina) atualizados.

Exame clínico

A temperatura, pulso e frequência respiratória do cavalo estão normais. A única coisa notável ao seu exame físico é o exame abaixo da mandíbula, que está caudal aos linfonodos submandibulares. É firme, de consistência relativamente homogênea, indolor e mede cerca de 4 cm × 2 cm × 2,5 cm. Você também observa que ele possui vários carrapatos de cervos (*Ixodes scapularis*) em seu abdome. O proprietário comenta que tem tido bastante dificuldade em manter os carrapatos afastados. Exames de sangue de rotina demonstram aumento da contagem de leucócitos, incluindo linfócitos, aumento do fibrinogênio, e aumento das globulinas, o que sugere uma reposta inflamatória. Você recomenda a biopsia da massa e realização de exames para detecção de anticorpos contra doença de Lyme.

Comentário

O resultado da biopsia revela vários linfócitos e histiócitos presentes, o que é inespecífico para certo tipo de processo inflamatório, potencialmente em razão da infecção. Ele não possui outras massas presentes. O exame de Lyme mede a resposta de anticorpos distintos a desvios na expressão antigênica em espiroquetas bacterianas que causam doença de Lyme, *Borrelia burgdorfri*. durante a evolução da infecção. O teste de Lyme retorna com altos níveis de anticorpos contra OspF (proteína F de superfície externa), o que é mais consistente com infecções crônicas. O perfil de DNA utilizando reação de cadeia em polimerase (PCR) da massa é positivo para *B. burgdorferi*. Em casos raros de equinos infectados por *B. burgdorferi*, eles podem desenvolver pseudolinfoma, que é um processo linfoproliferativo benigno que mimetiza o linfoma verdadeiro. Portanto, a identificação da causa é fundamental. Nos poucos casos relatados, os cavalos respondem bem ao tratamento. A resposta inflamatória supostamente está associada à infecção, neste caso por *B. burgdorferi*, mas não é sabido o motivo pelo qual esses cavalos desenvolvem pseudolinfoma.

Tratamento

O cavalo é tratado com minociclina, um antibiótico de amplo espectro, durante 28 dias. Neste momento, a massa desapareceu. Nenhum tratamento adicional foi recomendado.

Questões de revisão

1. As células T têm, em sua superfície:
   a. Receptor de antígeno de célula T
   b. Moléculas CD3
   c. CD4 ou CD8
   d. Moléculas CD28
   e. Todas as anteriores
   f. Opções a e b
2. Qual das seguintes afirmações com relação às células CD4⁺ está correta?
   a. São tidas como um tipo supressor/citotóxico de células T
   b. A molécula CD4 sobre as células T é um receptor para as moléculas classe I sobre as células apresentadoras de antígenos
   c. Auxiliam as células T, B e NK e os macrófagos por meio da secreção de citocinas críticas como a IL-2
   d. A molécula CD4 reconhece a CD8
   e. A molécula CD4 liga-se ao MHC classe I
3. Qual das seguintes afirmações a respeito das células citotóxicas é correta?
   a. As células-alvo infectadas por vírus sofrem morte celular necrótica pelas células citotóxicas
   b. As células citotóxicas liberam granzimas (através de orifícios "furados" pelas perforinas) dentro das células-alvo
   c. As células citotóxicas expressam moléculas CD4, porém carecem de TCR
   d. As células citotóxicas não secretam interferona-γ e não são células T

4. As células citotóxicas T podem destruir suas células-alvo por meio de:
   a. Perforinas e granzimas
   b. Fagocitose
   c. Explosão respiratória
   d. Todas as anteriores
   e. Nenhuma das alternativas anteriores
5. Uma molécula simples de anticorpo consiste em:
   a. Uma cadeia pesada e uma cadeia leve
   b. Duas cadeias pesadas e duas cadeias leves ligadas por pontes peptídicas
   c. Duas cadeias pesadas e duas cadeias leves ligadas por pontes dipeptídicas
   d. Duas cadeias pesadas e duas cadeias leves ligadas por pontes dissulfeto

6. Qual das seguintes afirmações com relação à resposta de anticorpos primária e secundária está correta?
   a. A resposta primária apresenta um lapso de tempo curto, fase exponencial rápida, fase constante/de pico curta e declínio lento
   b. A resposta secundária apresenta um longo lapso de tempo, fase exponencial lenta, fase constante/de pico curta e declínio lento
   c. A resposta primária apresenta longo lapso de tempo, fase exponencial lenta, fase constante/de pico curta e declínio rápido
   d. A resposta secundária apresenta um lapso de tempo curto, fase exponencial lenta, fase constante lenta e declínio lento

Bibliografia

Abbas AK, Lichtman AH. *Cellular and Molecular Immunology*. 8th ed. Philadelphia: Saunders; 2014.

Delves PJ, Martin SJ, Burton DR, Roitt IM. *Roitt's Essential Immunology*. 13th ed. Malden, Mass: Wiley-Blackwell; 2017.

Janeway C. *Immunobiology: The Immune System in Health and Disease*. 8th ed. New York: Garland Science; 2011.

Jonuleit H, Tuettenberg A, Steinbrink K. Research in practice: regulatory T cells—targets for therapeutic approaches? *J Dtsch Dermatol Ges*. 2011;9(1):8–11.

LeRoith T, Ahmed S. Regulatory T cells and viral disease. In: Khatami M, eds. *Open Access Book Project; Inflammatory Diseases/Book 1*. Rijeka, Croatia: INTECH Open Access Publisher; 2011.

Parham P. *The Immune System*. 4th ed. New York: Garland Science; 2014.

Rao CV. *Immunology: A Textbook*. 3rd ed. Harrow, UK: Alpha Science; 2017.

Sakaguchi S. Regulatory T cells: history and perspective. *Methods Mol Biol*. 2011;707:3–17.

Sears KP, Divers TJ, Neff RT, et al. A case of Borrelia-associated cutaneous pseudolymphoma in a horse. *Vet Dermatol*. 2012;23:153–156.

Tizzard IR. *Veterinary Immunology: An Introduction*. 9th ed. Philadelphia: Saunders; 2013.

Apêndice

Respostas das Questões de Revisão

Capítulo 1	1. b	2. c	3. d	4. b	5. d
Capítulo 2	1. d	2. b	3. b	4. e	5. c

Capítulo 3	1. d	2. a	3. c	4. d
Capítulo 4	1. e	2. c	3. a	4. b	5. a
Capítulo 5	1. d	2. b	3. c	4. b	5. a
Capítulo 6	1. d	2. a	3. d	4. c	5. d	6. b
Capítulo 7	1. c	2. c	3. a	4. a	5. d
Capítulo 8	1. a	2. c	3. b	4. d
Capítulo 9	1. c	2. a	3. c	4. a	5. e	6. e
Capítulo 10	1. c	2. e	3. b	4. c	5. e	6. a
Capítulo 11	1. c	2. b,e	3. c	4. a	5. c,e
Capítulo 12	1. c / 7. d	2. b	3. e	4. b	5. a	6. b
Capítulo 13	1. d	2. b	3. a	4. e	5. a	6. e
Capítulo 14	1. b	2. a	3. c	4. d	5. c
Capítulo 15	1. a	2. c	3. a	4. e	5. a,e	6. d
Capítulo 16	1. c	2. d	3. c	4. a	5. a
Capítulo 17	1. d	2. c,e	3. b	4. c	5. a

Capítulo 18	1. d / 7. b	2. c	3. a	4. a	5. e	6. e
Capítulo 19	1. b / 7. d	2. c	3. a	4. c	5. e	6. a
Capítulo 20	1. b / 7. d	2. e	3. d	4. b	5. d	6. a
Capítulo 21	1. d / 7. a	2. b	3. b	4. c	5. d	6. e
Capítulo 22	1. a / 7. d	2. b / 8. e	3. c	4. e	5. b	6. d
Capítulo 23	1. c / 7. a	2. b / 8. d	3.c	4. d	5. e	6. a
Capítulo 24	1. d / 7. a	2. e / 8. b	3. d	4. b	5. a	6. c
Capítulo 25	1. e / 7. d	2. c	3. a	4. e	5. b	6. c
Capítulo 26	1. c / 7. e	2. b / 8. c	3. a / 9. d	4. e / 10. d	5. a / 11. a	6. c / 12. b

Capítulo 27	1. d / 7. b	2. d / 8. d	3. a / 9. b	4. c / 10. c	5. d	6. b

Capítulo 28	1. d / 7. d	2. d / 8. a	3. b / 9. c	4. c / 10. b	5. e / 11. d	6. d
Capítulo 29	1. d	2. a	3. b	4. a	5. c
Capítulo 30	1. b	2. c	3. e	4. b	5. a	6. c
Capítulo 31	1. d	2. c	3. a	4. c	5. d
Capítulo 32	1. c	2. d	3. e	4. b	5. a

Capítulo 33	1. c	2. c	3. c	4. e	5. b
Capítulo 34	1. a	2. c	3. b	4. d	5. d

Capítulo 35	1. d	2. d	3. d	4. c	5. c
Capítulo 36	1. b	2. b	3. a	4. e	5. c
Capítulo 37	1. e	2. e	3. c	4. e	5. f	6. f
Capítulo 38	1. a,c,d,e,f	2. b	3. c	4. e	5. f
Capítulo 39	1. d	2. d	3. b	4. c	5. c
Capítulo 40	1. c	2. b	3. d	4. d	5. d

Capítulo 41	1. c	2. d	3. a	4. d	5. e
Capítulo 42	1. a	2. d	3. d	4. d,e	5. a,b,e
Capítulo 43	1. a	2. e	3. c	4. d	5. e
Capítulo 44	1. c	2. a	3. a	4. c	5. e

Capítulo 45	1. e / 7. e	2. b / 8. c	3. d / 9. e	4. c	5. e	6. b
Capítulo 46	1. d	2. e	3. a	4. b	5. c
Capítulo 47	1. a	2. d	3. a	4. a	5. c	6. d
Capítulo 48	1. e	2. b	3. d	4. a	5. c	6. e
Capítulo 49	1. b	2. a	3. d	4. a	5. a	6. b
Capítulo 50	1. d	2. d	3. c	4. b	5. a

Capítulo 51	1. b / 7. c	2. d	3. d	4. e	5. a	6. b
Capítulo 52	1. a	2. d	3. c	4. b	5. e	6. d
Capítulo 53	1. b	2. d	3. c	4. e	5. d

Capítulo 54	1. c	2. a	3. e	4. c
Capítulo 55	1. e	2. c	3. c	4. a	5. d	6. c

Índice Alfabético